国家卫生健康委员会专科医师培训规划教材

整形外科学

PLASTIC SURGERY

主 编

李青峰

副主编

韩 岩 胡志奇 郭 澍 郝立君 马显杰

人民卫生出版社

·北 京·

图书在版编目（CIP）数据

整形外科学 / 李青峰主编 . —北京：人民卫生出版社，2022.11

国家卫生健康委员会专科医师培训规划教材

ISBN 978-7-117-33287-3

Ⅰ.①整… Ⅱ.①李… Ⅲ.①整形外科学 –教材 Ⅳ.①R62

中国版本图书馆 CIP 数据核字（2022）第 112405 号

整形外科学

Zhengxing Waikexue

主　　编：李青峰
出版发行：人民卫生出版社（中继线 010-59780011）
地　　址：北京市朝阳区潘家园南里 19 号
邮　　编：100021
E - mail：pmph @ pmph.com
购书热线：010-59787592　010-59787584　010-65264830
印　　刷：北京华联印刷有限公司
经　　销：新华书店
开　　本：889 × 1194　1/16　　印张：46
字　　数：1424 千字
版　　次：2022 年 11 月第 1 版
印　　次：2022 年 11 月第 1 次印刷
标准书号：ISBN 978-7-117-33287-3
定　　价：179.00 元
打击盗版举报电话：010-59787491　E-mail：WQ @ pmph.com
质量问题联系电话：010-59787234　E-mail：zhiliang @ pmph.com
数字融合服务电话：4001118166　E-mail：zengzhi @ pmph.com

编委名单

（按姓氏笔画排序）

马显杰　空军军医大学西京医院
王　斌　上海交通大学医学院附属第九人民医院
亓发芝　复旦大学附属中山医院
韦　敏　上海交通大学医学院附属第九人民医院
龙剑虹　中南大学湘雅医院
刘林嶓　郑州大学第一附属医院
孙家明　华中科技大学同济医学院附属协和医院
李圣利　上海交通大学医学院附属第九人民医院
李青峰　上海交通大学医学院附属第九人民医院
杨　军　上海交通大学医学院附属第九人民医院
杨大平　哈尔滨医科大学附属第二医院
岑　瑛　四川大学华西医院
余墨声　武汉大学人民医院
张兰成　天津市口腔医院
张金明　中山大学孙逸仙纪念医院
张菊芳　浙江大学医学院附属杭州市第一人民医院
陈敏亮　中国人民解放军总医院第四医学中心
林晓曦　上海交通大学医学院附属第九人民医院
郝立君　哈尔滨医科大学附属第一医院
胡志奇　南方医科大学南方医院
徐靖宏　浙江大学医学院附属第一医院
高建华　南方医科大学南方医院
郭　澍　中国医科大学附属第一医院
陶　凯　中国人民解放军北部战区总医院
章一新　上海交通大学医学院附属第九人民医院
章庆国　中国医学科学院整形外科医院
韩　岩　中国人民解放军总医院第一医学中心
谭　谦　南京大学医学院附属鼓楼医院
熊　猛　东南大学附属中大医院
霍　然　山东省立医院

编者名单

（按姓氏笔画排序）

马　刚　上海交通大学医学院附属第九人民医院
王　炜　上海交通大学医学院附属第九人民医院
王　健　上海交通大学医学院附属第九人民医院
刘　阳　上海交通大学医学院附属第九人民医院
刘　凯　上海交通大学医学院附属第九人民医院
刘　勇　四川大学华西医院
祁　敏　中南大学湘雅医院
李　东　北京大学第三医院
杨　锋　南华大学附属第二医院
肖海涛　四川大学华西医院
余　力　上海交通大学医学院附属第九人民医院
张如鸿　上海交通大学医学院附属第九人民医院
张余光　上海交通大学医学院附属第九人民医院
张艳阁　四川大学华西医院
张智勇　中国医学科学院整形外科医院
陈俊杰　四川大学华西医院
林　枫　中国人民解放军北部战区总医院
罗旭松　上海交通大学医学院附属第九人民医院
周志强　中国人民解放军总医院第一医学中心
赵月强　武汉大学人民医院
胡晓洁　上海交通大学医学院附属第九人民医院
侯　敏　天津市口腔医院
昝　涛　上海交通大学医学院附属第九人民医院
祝　联　上海交通大学医学院附属第九人民医院
袁　捷　上海交通大学医学院附属第九人民医院
柴　岗　上海交通大学医学院附属第九人民医院
徐海倩　哈尔滨医科大学附属第一医院
郭芳芳　东南大学附属中大医院
郭丽丽　郑州大学第一附属医院
陶　然　中国人民解放军总医院第一医学中心
曹卫刚　上海交通大学医学院附属第九人民医院
董佳生　上海交通大学医学院附属第九人民医院
蒋朝华　上海交通大学医学院附属第九人民医院
程开祥　上海交通大学医学院附属第九人民医院
谢　芸　上海交通大学医学院附属第九人民医院
谢　峰　上海交通大学医学院附属第九人民医院

编写秘书

陈　辉　上海交通大学医学院附属第九人民医院
金奚佳　上海交通大学医学院附属第九人民医院

致谢

（按姓氏笔画排序）

丁健科　空军军医大学西京医院
于一佳　浙江大学医学院附属第一医院
于文心　上海交通大学医学院附属第九人民医院
马　恬　中国医学科学院整形外科医院
马　超　中国人民解放军总医院第一医学中心
仇雅璟　上海交通大学医学院附属第九人民医院
朱　明　上海交通大学医学院附属第九人民医院
华　晨　上海交通大学医学院附属第九人民医院
许　枫　上海交通大学医学院附属第九人民医院
孙　笛　上海交通大学医学院附属第九人民医院
芦　笛　首都医科大学附属北京友谊医院
李　果　中国人民解放军总医院第一医学中心
李海洲　上海交通大学医学院附属第九人民医院
张　亦　上海交通大学医学院附属第九人民医院
张国佑　上海交通大学医学院附属第九人民医院
陈骁俊　上海交通大学医学院附属第九人民医院
郑丹宁　上海交通大学医学院附属第九人民医院
姚　尧　南方医科大学南方医院
徐　苗　上海交通大学医学院附属第九人民医院
徐　梁　上海交通大学医学院附属第九人民医院
徐祥文　上海交通大学医学院附属第九人民医院
高　雅　上海交通大学医学院附属第九人民医院
高雅姗　上海交通大学医学院附属第九人民医院
黄　昕　上海交通大学医学院附属第九人民医院
盛玲玲　上海交通大学医学院附属第九人民医院

主编简介

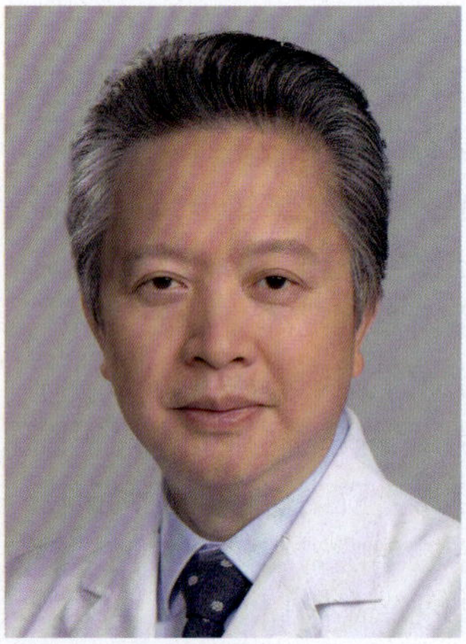

李青峰，上海交通大学医学院附属第九人民医院副院长、整复外科主任、教授、博士生导师。教育部“长江学者”特聘教授、国家杰出青年科学基金获得者。现为中国医师协会整形外科分会名誉会长、美国整形外科医生协会（AAPS）外籍会员（Fellow）、《中国整形与重建外科（英文）》（CJPRS）主编、《美国转化医学杂志》（AJTM）副主编、美国重建移植学会（ASRT）发起会员等。

从事医学教学 30 余年，带领研究团队先后完成国家自然科学基金项目、国家“十二五”科技支撑计划等 20 余项研究，编撰教材、专著 18 部。在创伤修复、体表肿瘤、再生医学等治疗上提出和建立了多项有影响的创新思想和治疗方法。在 *Lancet*、*Annals of Surgery*、*Biomaterial* 等杂志发表论文 200 余篇，成果编入多部本专业国际专著。先后获得国家科学技术进步奖二等奖、教育部科学技术进步奖一等奖等。其所在学科为国家重点学科，在国际上享有广泛声誉。

副主编简介

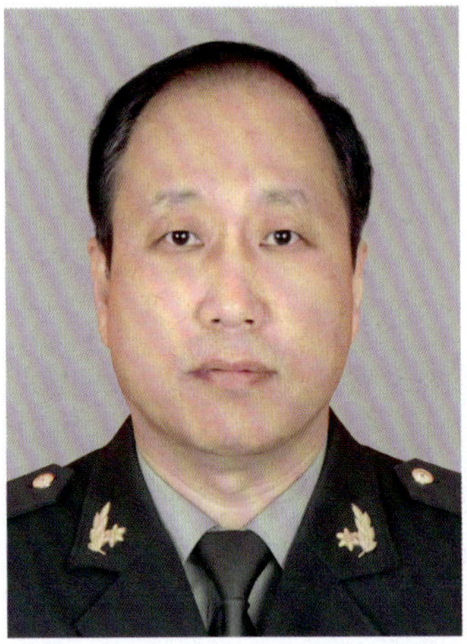

韩　岩，中国人民解放军总医院第一医学中心整形修复科主任、教授，博士生导师。中华医学会显微外科学分会副主任委员、中华医学会医学美学与美容学分会常务委员、中国医师协会美容与整形医师分会副会长、中国医师协会显微外科医师分会副会长、中国整形美容协会常务理事等多个学术职务。

从事整形和美容外科工作30余年，成功实施国内首例、世界第2例异体颜面复合组织移植术。承担多项国家自然科学基金面上项目和军队课题，发表学术论文60余篇，其中SCI论文40余篇，参编专著8部。获得国家科学技术进步奖一等奖和军队医疗成果一等奖，以第一作者发明实用新型专利5项。荣获“人民好医生”“国之名医”称号。

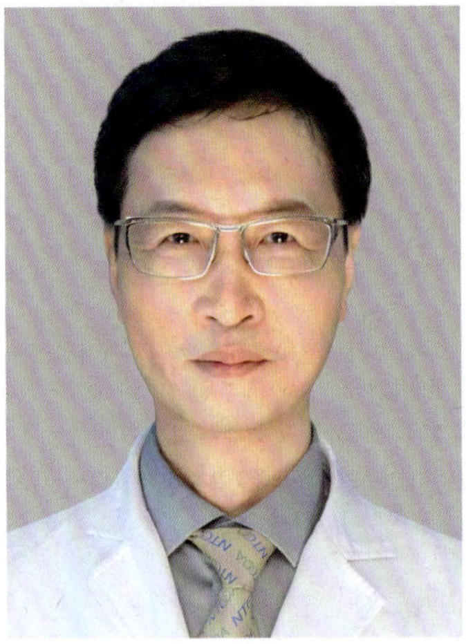

胡志奇，南方医科大学南方医院整形美容外科主任、教授、博士生导师、博士后合作导师。中国医师协会美容与整形医师分会副会长、中华医学会医学美学与美容分会常务委员，中国整形美容协会常务理事，广东省医学会医学美容学分会主任委员，广东省医疗美容质控中心主任。

从事整形显微美容外科37年。主持国家自然科学基金项目6项，省部级课题7项，获得专利6项。以第一作者荣获广东省科技进步奖一等奖、广东省医学科技进步奖一等奖、广东省科技进步奖三等奖和军队医疗成果三等奖各1项。发表SCI论文100余篇，主编专著2部，参编教材、专著10余部。

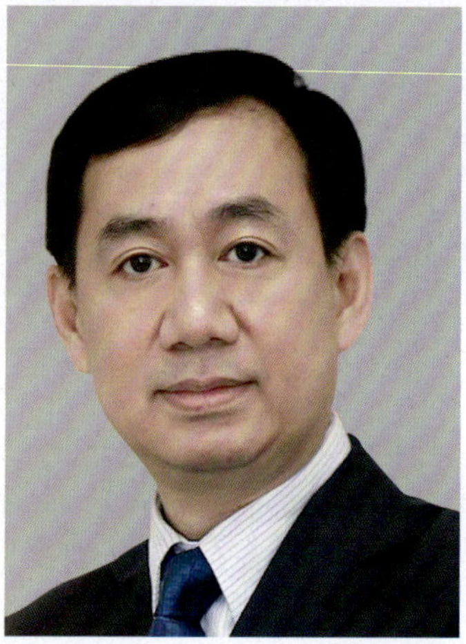

郭 澍，中国医科大学附属第一医院整形外科主任、教授、博士生导师。中华医学会整形外科分会常务委员、中华医学会医学美学与美容学分会常务委员、中国研究型医院学会整形外科学专业委员会副主任委员、中国医师协会美容与整形医师分会委员。《中华整形外科杂志》编委、《中华医学美学美容杂志》编委、《中国美容整形外科杂志》副主编等。

从事整形外科临床、教学、科研工作 30 余年，主持包括 2 项国家自然科学基金面上项目在内的国家及省部级课题 11 项，主编著作 4 部、参编著作 5 部，发表学术论文 120 余篇，SCI 收录论文 47 篇，获发明专利 6 项，省部及市级科技奖励 6 项。荣获辽宁省“兴辽英才计划”科技创新领军人才、辽宁特聘教授、首届“辽宁青年名医”等称号。

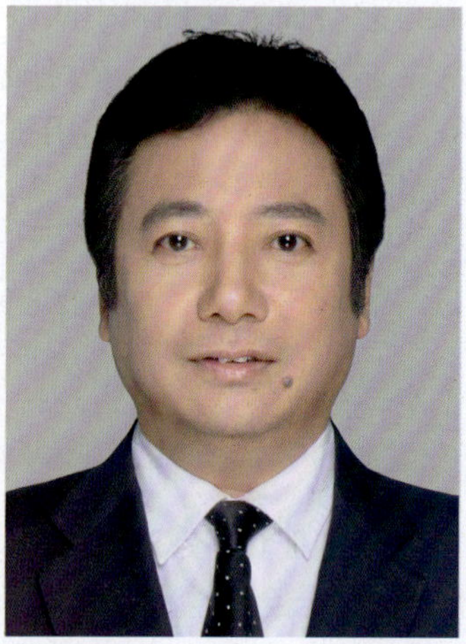

郝立君，哈尔滨医科大学附属第一医院整形美容中心主任、教授、博士生导师。中华医学会医学美学与美容分会副主任委员，中国医师协会美容与整形医师分会副会长。

从事临床教学工作 35 年，在乳房整形、各种组织修复重建、面部年轻化等方面有独到见解，技术全面，经验丰富。发表论文 100 余篇，主编著作 3 部，参编 7 部，获国家实用新型专利 2 项，主持国家自然科学基金项目等 5 项。荣获中国医师协会美容与整形医师分会设立的行业最高奖 2 次。曾荣获“国之名医”及首届“龙江名医”称号。

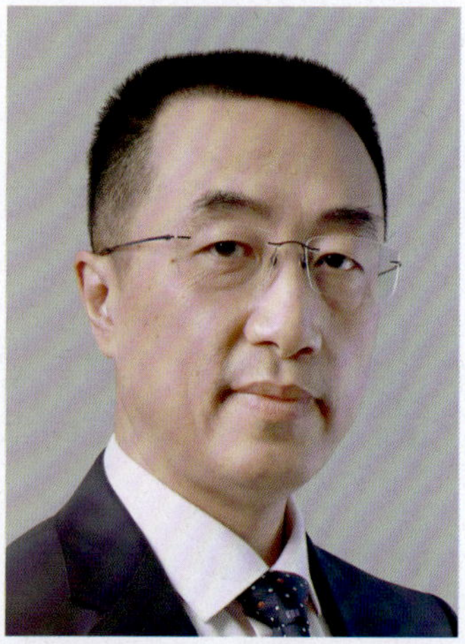

马显杰，空军军医大学西京医院整形外科主任、教授，博士生导师。中国医师协会整合医学分会主任委员，中国医师协会美容与整形医师分会常委，中华医学会整形外科学分会委员，中华医学会医学美学与美容学分会委员，《中国美容整形外科杂志》副主编、《中国美容医学》常务编委、《中华烧伤与创面修复杂志》常委编委、《中华整形外科杂志》编委、《临床外科杂志》编委、《中华烧伤杂志》编委、《中华医学美学美容杂志》特邀编委等。

从事整形外科 30 余年，共参编专著 20 余部，发表学术论文 140 余篇，其中 SCI 论文 40 余篇。主持国家自然科学基金课题 4 项。获得国家科学技术进步奖一等奖、三等奖，军队医疗成果一等奖，军队科学技术进步奖二等奖、三等奖。

前言

早在古代，就有修补人体各种畸形和残缺的文字记载。公元前6世纪，印度Sushruta为患者施行鼻再造，希腊Celsus应用皮瓣推进术修补鼻、唇及耳部的缺损。据《晋书》记载，公元256~316年中国就开展唇裂的修复手术。16世纪意大利Tagliacozzi（1597年）应用上臂皮瓣进行全鼻再造。这些都是整形外科早期萌芽状态的缩影。进入19世纪后，欧洲有关整形外科的专著问世，才使整形外科成为一个专业进入了人们的视野，法国的Labat（1834年）、Blandin（1836年）、Serre（1842年）出版了有关修复重建的专著，整形外科作为一个独立的专科初成雏形。

整形外科早期最重要的进展，是皮肤游离移植的应用和组织移植概念的确立，迄今这些仍为整形外科基本治疗手段之一。Jacques Reverdin（1869年）在巴黎内克尔医院将2mm×3mm表皮移植于肉芽创面，以促进创口愈合，为创面愈合的治疗开创了一个新纪元。Ollier（1872年）将带有部分真皮层的大张断层皮片进行移植，Wolfe（1876年）用了全厚皮片移植治疗睑外翻获得成功。19世纪后期，皮肤移植已成为慢性创面治疗的首选方案。

在第一次世界大战期间，大量士兵遭受面部创伤，产生了严重畸形，返回家园后，发现自己已无法融入社会。这些创伤修复的需求促使了一门新兴学科，即整形外科的产生和发展，以至于整形外科被形容是从第一次世界大战的战火中飞出的"金凤凰"。第二次世界大战结束后，整形重建技术已获得飞速的进步，皮瓣转移（管状或带蒂皮瓣）和组织移植（皮肤、神经骨、脂肪等）成为常规治疗方法。

20世纪60年代显微外科技术的建立，带动了移植与再植外科的发展。不仅体现在断肢（指）再植和带血管的组织移植上，也推动了肾脏等器官移植的发展。继Dr. Medawar因异体皮肤移植发现移植免疫排斥反应获得诺贝尔奖后，Dr. Murray因实施首例肾移植，再次获得了诺贝尔奖。同时，随之发展的各类皮瓣技术，极大地提高了整形外科医生在创伤修复和器官再造上的能力，使显微外科技术成为整形外科的重要基石。Paul Tessier（1969年）提出颅面外科的概念和技术，确立了颅面外科这一重要分支的产生和发展，也使得整形外科从软组织修复，拓展到复杂颅面骨的修复和矫正治疗，整形外科诊治能力得到了进一步的提升。颅面外科技术也成为整形外科的另一重要基石。20世纪80年代以来，显微重建外科和颅面外科得到了充分的发展和完善，也是现代整形外科的成熟时期。进入21世纪后，激光、内镜、介入等技术的应用，进一步拓展了整形外科的治疗范围，提高了疗效，减少了创伤；同时，对整形外科各类疾病机制的研究和认识，也促使整形外科的发展在深度和广度上得到加强。

我国现代整形外科发展较晚，20世纪30~40年代张先林、倪葆春等开展了唇腭裂及植皮等手术。50年代美国Webster教授在上海举办了中国第一个整形外科专业学习班。50~60年代北京、上海、西安等地相继成立了首批4个整形外科学科。我国整形外科虽然起步较晚，但发展迅速，特别在显微重建外科、颅面外科、淋巴水肿治疗等领域取得了系列成果，涌现了张涤生、宋儒耀等一大批优秀学者，为整形外科的发展作出了杰出的贡献。

近年来，科学知识和技术的发展带动了医学各专科的进步，同样，也深刻影响着整形外科的发展。例如，三维数字技术在诊断、手术设计及植入物打印等方面的应用，进一步完善了整形外科的精准治疗与完美效果的有机统一。随着在干细胞技术、基因工程和生物材料等领域的不断发展和深入，现代整形外科与前沿的再生医学、精准医学和生物医学工程等深度结合，产生了巨大的发展动力，将为整形外科治疗方法与技术带来革命性的进步。

李青峰

2022 年 6 月

目录

第一章

整形外科概论

第一节　整形外科的基本原则和技术

一、概述

（一）定义与治疗范围

整形外科是现代外科学的一门分支学科，是通过手术方法或组织移植等多种手段，对组织或器官的缺损、畸形进行形态和功能上的修复与重建。随着现代医学的发展，包括再生医学、数字医学、生物医学工程等的兴起，整形外科的跨学科特点愈见明显，和其他学科相互渗透融合，进一步提高了“使伤者不残，残者不废，健康者更自信”的治疗能力。

整形外科治疗范围包括：①对各类先天性体表组织器官畸形的整形修复；②后天获得性（如创伤、感染、肿瘤切除等）组织器官缺损的修复和功能重建；③各类体表肿瘤的诊断与治疗；④血管、淋巴管畸形和淋巴水肿的诊疗；⑤对健康人进行各类形态整形，改善功能，增进自信。

（二）整形外科的治疗特点

整形外科几乎与所有的临床外科学科都有密不可分的联系，但也有自身的特殊性。大部分整形外科患者常带着显而易见的畸形来寻求医生的帮助，相对于其他学科，较易于得出正确的诊断。同一名患者的同一种畸形，对不同的整形外科医师而言，往往会得出不同的治疗方案，这就是整形外科的特殊性和治疗的多样性。同时，相同的治疗方案在不同个体间的治疗结果也有天壤之别。因此，治疗方案的设计极为重要，兹将一些特殊的诊断和治疗原则叙述如下。

1. 畸形或缺损的范围和功能损伤的评估　整形外科医生必须先对畸形或缺损作出一个正确的估测，如实际范围、大小和深度，邻近组织及器官被牵拉移位的程度及对功能的影响；深部组织（如软骨及骨骼）有无骨折、移位或缺损的情况；关节活动、肌腱粘连等所引起的功能障碍等都必须进行仔细地检查和估测。

瘢痕切除后，挛缩得到松解，局部创面会增大 2~3 倍之多，术前应依据毗邻的人体解剖或体表标志点，估计出在手术中所需要的皮片或皮瓣的近似面积，并在手术切除时实际测量。

2. 手术方法的选择　为帮助临床医生更好地选择治疗方案，阶梯原则的概念应运而生：直接缝合关闭创面—游离植皮覆盖—局部皮瓣转移—远处带蒂皮瓣—游离皮瓣移植。“重建阶梯”的宗旨是尽量采用简单的方法实现修复创面的目的。但是，随着技术水平的提高，这一理念受到了挑战，人们不再从“最简单的”开始，而是从使用“最好的”方法开始，只要能够完全满足修复的需要，哪怕方法再复杂也是一种选择，即所谓“电梯原则”。应该强调的是“最好的方法”与再生实际能力以及患者的综合情况密切相关。

3. 移植组织的选择　在畸形修复和功能重建时，可以根据畸形的程度、部位及范围来选择所需要移植的组织，依据创面情况（如肉芽创面、新鲜创面、骨外露或骨缺损等）来选择不同的修复方法，如游离植皮时要考虑皮片的厚度及部位，皮片与皮瓣的适应证，邻近或远位皮瓣，带蒂皮瓣或游离皮瓣的选择；应用软骨、骨及人工骨修复骨缺损；选择神经吻合、神经移植或转位术修复神经缺损；选择脂肪充填，筋膜移植，生物材料或组织工程学技术修复各种凹陷性畸形。面对众多的移植组织，整形外科医师应集思广益，善于学习他人的经验，取长补短，以得出最佳方案。

4. 手术时机的选择 整形外科医师对手术时机的选择也是非常重要的，许多先天性畸形，唇腭裂、颅面畸形、小耳畸形，及上睑下垂等都有最佳的手术时机，与小儿承受麻醉的能力、生长发育的影响等有关。

治疗时机的选择直接影响到患者功能康复及身心健康。例如对于手部深度烧伤造成的手畸形的治疗，宜在瘢痕挛缩造成手部关节继发畸形发生之前进行，即使手部创面尚未全部愈合，也可以进行治疗，而不必等到创面愈合，瘢痕"成熟"后再进行治疗。

5. 麻醉方法的选择 整形外科手术往往手术范围广，手术部位多，具体应选择何种麻醉方法为宜，应根据患者的体质、病变的性质、范围、手术部位以及麻醉药物对机体可能产生的影响等多方面加以综合考虑，从而选择安全、有效、简便的麻醉方法，对于复杂手术，术前应与麻醉医师讨论，制订合理的麻醉方案。

二、整形外科治疗中应遵循的原则

（一）整形外科心理与伦理原则

1. 心理评估的原则 整形外科手术的主要作用是对于患者的体象进行一定程度的改变。体象是人们的思维对于躯体的主观性认知，由人际因素、环境因素和时间因素构成，客观实际的外观形象仅占据一部分。

由于患者的手术动机往往出于对自身体象的不满和改变的需求，而其后面的真正原因却可以十分复杂，如体像障碍、强迫症、抑郁症等。医师对于患者的人格特征、心理模式与术前动机的认知，极大程度上决定了医师对于患者不同的应对策略、手术方案以及后续不同的体象改变效果。

除却术前评估患者是否适合进行手术，医师也应密切关注术前、术中以及术后患者可能表现出的心理障碍与行为改变，对于患者的精神疾患与整形美容手术的心理禁忌证具有足够敏锐的感知。必要时，医师应及时寻求心理医师的介入与帮助。

最佳的整形外科手术效果取决于整形外科医师对于患者心理反应的了解与良好和谐的医患互动。

2. 伦理优先的原则 整形外科中出现的伦理道德问题对于医师而言非常普遍。伦理道德规范不仅是专业操作规范的准则，亦是职业道德操守的基石，是不容忽视的决策因素。

医师应权衡整形外科手术的多个方面，系统性地评估并选择手术患者，基于患者实情而非经济利益来设计手术方案。

医师应与患者建立合理的医患关系，维护自身与患者的根本权益，并如实告知患者准备进行的手术方案、手术中可能存在的风险与手术后的真实结果，避免不必要的法律陷阱与人际纠纷。

医师同时应避免利用媒体与高曝光率的名人，对整形美容消费进行强烈的暗示诱导与虚假广告的宣传。

临床医学实践中反复的决断、讨论与验证将为医师奠定整形外科中伦理道德的经验基础，使其具备对于传统伦理道德的深刻认知与合理变通的决策能力。

（二）整形外科商业原则与法律问题

1. 商业原则 参与整形外科医疗业务运行的不仅包括专业人员如医师、护士和管理者，还有药品制造商、医疗仪器设备生产商。即使整形外科医师所提供的医疗服务非商业类产品，但医师周边都是商业行为。遗憾的是医师都未有机会接受过相关的认识和教育，一旦医疗沾染上商业的灰色问题，将置医疗于道德的底线下。事实上，当前迫切需要商业思维和业务流程的讨论和教育，以便将医疗产品以公平的方式提供给所有人，以促使医疗市场的健康发展。

整形外科医师在商业市场运作中起着举足轻重的地位，希腊字 plastikos，中文含义是形状或模具，用以表示整形外科既是为患者提供整形重建的服务，同时也提供整形美容服务，后者因面对的不是伤者和患者，具有很大的商业或市场属性。对整形外科医师而言，商业原则概念的理解和应用是至关重要的。身为一名整形外科医师至少要领会商业语言以便于医疗管理者、销售人员、营销公司进行有效地交流，能充分利用商业原则提高医疗服务质量，同时与商业追求，特别是灰色问题，划清界限。

2. 法律问题　整形外科医师与法律系统之间有千丝万缕的关联。值得注意的是，在医学领域，如果一件事情没有被有效记录，那么等同于证明其没有发生。而医学实践却充满了不能被明确证明的行为。这就导致了医学与法律之间的主要矛盾。

(1) 知情同意：程序化地签署知情同意书不论是在法律层面还是在庇护患者方面都是必需的，其关键只要是患者想要或需要知道的信息就必须在知情同意书中体现，以便他们作出知情选择。

签署知情同意书的目的是在医师与患者之间达到高度一致和理解，医师有责任列出手术的风险，如果患者不能完全理解知情同意书的内容，那么建议不要进行手术。

(2) 隐私权：隐私权充分保护患者的个人信息，包括医疗信息、照片、实验室检查结果等，整形外科医师在使用患者的照片与信息时必须十分小心，由此带来的一切问题皆由医师个人承担。

(3) 审美实践的责任：整形外科手术在这方面有其特殊的危险性。患者没有将自己的责任与其不现实的目标结合起来，医师的误判将承担由此引起的责任。任何风险和并发症都可能引起法律上的纠纷，及时在知情同意书里完全标明，包括在同意书中列出额外的风险。当然最好是婉拒不切实际的患者。

（三）整形外科治疗的基本原则

任何整形外科手术要取得令人满意的手术效果，必须在术前对手术方案作精心设计，术中操作认真、规范，术后仔细观察护理，并配合完善的康复治疗，保证治疗的完整性。手术切口是手术开始的第一步，术后如果切口发生感染、坏死或瘢痕增生，都将直接影响手术效果。整形外科手术其基本概念是修残补缺，因此往往有拆东墙补西墙之嫌。补缺则绝大部分是通过自体组织移植的方法来完成的。患者的年龄，全身营养状况，局部血运及手术操作，缝合、止血都会影响组织的存活和切口的愈合，其中手术的基本操作技术与术后创面的愈合良好程度有密不可分的联系，因此，必须遵守手术操作的基本原则。

1. 无菌原则　整形外科手术较之一般的外科技术，手术范围广，可能同时在躯体的多个部位施行手术。由于操作复杂，手术时间长，因此造成术后创面感染的概率也随之增多。患者组织移植后局部血运受到影响，抗感染的能力随之下降，因此无菌操作就显得更为重要，手术野消毒范围要大而更加严密。一个刃厚或薄的中厚皮片移植后能否成活及成活率的高低，也和感染的轻重有关。皮片一旦坏死，手术失败又要寻找新的皮片来源，造成患者不必要的经济损失和精神上的痛苦。

正确使用抗菌药物对预防感染可起到一定作用，但它不能替代无菌技术。每位整形外科医师一定要在思想上重视，在实际操作中严格执行无菌观念，才能防患于未然，取得最佳的手术效果。

2. 微创原则　任何一个手术切口都是对组织的创伤，提倡微创伤手术，是告知每一位手术医师在脑海中要形成这样一种观念，在手术中尽量避免不必要的创伤，每一步的操作都是必要的，术中要仔细，动作要轻柔，爱护组织，使术中组织受到的创伤尽量减少到最低程度。手术动作要迅速、正确而不粗暴，避免不必要的牵拉、挤压、钳夹或撕裂。要真正掌握这一切，冰冻三尺，非一日之寒，需不断地摸索，在实践中积累经验。手术中的器械要配备合理，手术操作要熟练以减少手术创伤，同时，避免用过热或干燥的敷料伤及组织。

3. 创面闭合原则　术后发生出血或组织内留有死腔存在而造成血肿或积液，将会导致手术失败。血肿影响手术创面的愈合，造成瘢痕和畸形，游离移植皮片下的血肿，将使皮片未及时血管化而坏死。血肿压迫血管也会使游离皮瓣坏死。因此，在手术中必需彻底止血，严密按层次缝合伤口，消灭死腔。必要时放置引流物。术后包扎要增加适当压力。

在整形外科各类手术中，应彻底关闭所有创面。因为创面的存在不可避免地会导致感染的发生，形成肉芽创面，创面延期愈合，从而形成过度的瘢痕增生，瘢痕组织具有挛缩及粘连的特性，影响到最终的手术效果。因此，在手术时应消灭一切可能存在的创面，即使是很微小的创面，让其自行愈合，也会产生瘢痕。在手部和面部整形重建手术时尤为重要，否则瘢痕形成将影响外形的美观及功能的恢复。

4. 缝合原则　创口的缝合要在适度的张力下进行，过紧或过度松弛的缝合都是不适宜的。过分松弛则会造成局部组织过多，导致组织堆积臃肿。缝合时张力过多将产生过多的瘢痕组织，也会导致皮瓣的远端因缺血而部分坏死，如在面部则易造成附近组织、器官的牵拉畸形。严重的会造成创面裂开。如过大的张力缝合不可避免时，可考虑在切口两侧作松弛切口或在切口附近另作皮瓣转移，以达到减张缝合的目的。

三、整形外科的基本技术

(一) 整形外科常规技术

1. 切口　整形外科手术所作的皮肤切口，不仅是作为一个手术进路，而且切口愈合后的外观与形态美有直接的关系，并影响到手术效果，因此要求愈合后产生尽可能少的瘢痕而不影响功能，为此在作手术切口时应注意下述各点。

(1) 为了使切口愈合后不至于产生明显瘢痕，切口的方向，首先应选择与皮纹或皱纹相平行的方向(图 1-1-1)。切口方向应与朗格氏线(Langer's lines)平行，因皮肤含有弹性纤维，此纤维与皮纹多为平行。若切口与皮纹垂直，就会过多切断纤维，造成切口的最大分裂(图 1-1-2)。缝合后张力增大，愈合后亦将产生更多的瘢痕。因此切口应顺皮纹进行，忌作垂直横过皮纹的切口。如必须横过皮纹时，应改变方向使成锯齿状切口。

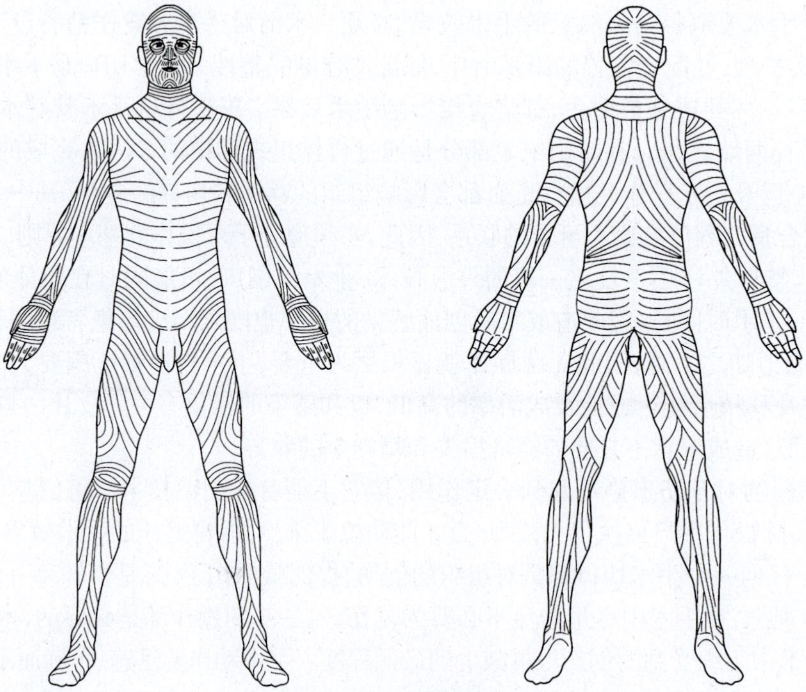

图 1-1-1　体表皮纹方向

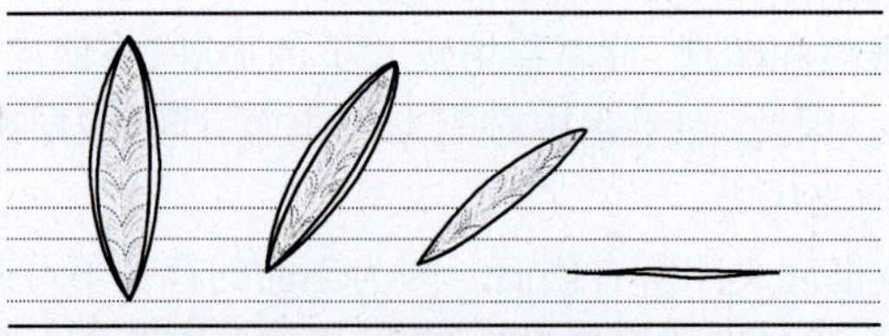

图 1-1-2　切口与皮纹的关系

垂直切口，皮肤裂口最大，平行皮纹切口，裂口最小。

在额面部手术时，由于所作切口与外貌有密切关系，除沿皮纹或皱纹作切口外，尚可选择沿发际或沿着皮肤与黏膜交界处切开，或在自然皱褶处切开(如鼻唇沟)(图 1-1-3)，或选在较隐蔽的部位，如沿下颌骨下缘处作切口。

⑵ 在四肢关节部位手术时，避免作与长轴平行的切口，否则愈合后就会产生直线形挛缩性瘢痕，影响关节运动。因此，在这些部位作切口时，应尽量作与该部位垂直的切口，或采用 Z、L、S 等形状的切口。拇指处于内收、外展、对掌 3 种位置时，虎口所出现的皱纹或褶皱方向不一样，只有作四瓣或五瓣 Z 成形术，才能满足不同方向皮纹的要求，避免切口挛缩。

⑶ 手部：手部切口更应考虑手部的感觉功能。应避免在 1~4 指的桡侧作切口，小指则避免在尺侧作切口。

⑷ 切开：切开时，刀刃必须锋利，切口整齐，切口全长与深度一挥而就，切透全层皮肤，创缘垂直，切忌作来回式拉锯切割(图 1-1-4)。在毛发部位作切口时，切口应沿毛囊行走方向斜切，遵守逐层切开组织的操作原则，以免损伤毛囊，影响毛发生长。

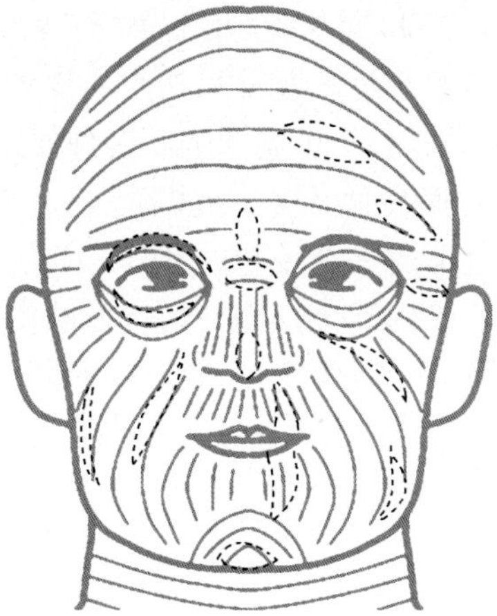

图 1-1-3　面部最佳切口示意图

2. 剥离　整形外科手术较之其他外科手术，手术剥离的机会更多，要求更高。如组织剥离不良，层次不清，可造成瘢痕组织清除不彻底、出血多、组织损伤多，甚至误伤重要组织等不良后果。因此，剥离组织时必须要做到层次分明。一般可分为锐性和钝性剥离两种方法，正确的剥离方法是将刀刃与组织面呈 90°进行分离(图 1-1-5)。一般来说，四肢和躯干应在深筋膜浅层进行剥离；面部应在脂肪浅层剥离；头皮组织则应在帽状腱膜下层进行。正确的剥离方法，清晰的剥离层次，将有效地减少出血与损伤，从而达到理想的手术效果。

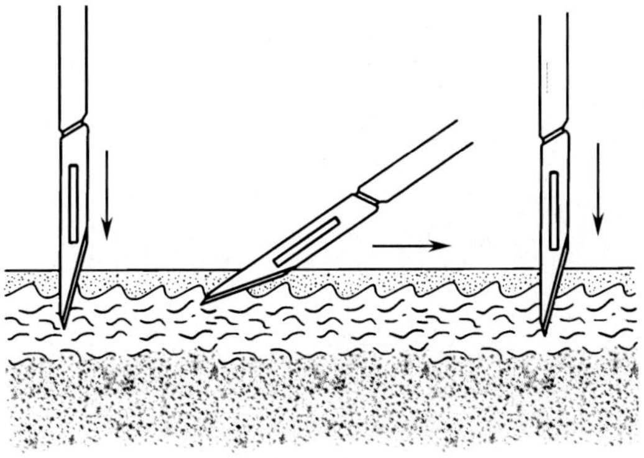

图 1-1-4　正确的皮肤切开方法

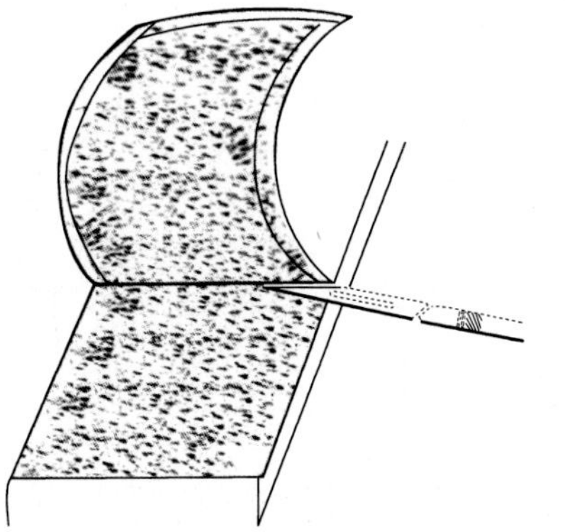

图 1-1-5　正确的组织剥离方法使刀刃与组织面呈 90°

3. 止血　彻底止血，防止术后血肿形成继发感染，故止血是手术重要步骤之一。针对不同的出血，采取各异的止血方法。

⑴ 动脉、静脉出血：有明显出血时，如血管较粗，可应用细丝线结扎止血。止血钳需用小型、尖头者，尽量钳在出血点上，避免过多钳住周围组织，以减少对组织的损伤。高频电流电凝止血法可以凝结小血管口而达到止血目的，所造成的小点组织炭化并不致影响创口愈合，还会减少线头结扎及缩短手术时间。目前多采用双极电凝器。

⑵ 毛细血管出血：当有弥漫性渗血时，一般多采用温热生理盐水(70℃左右为宜)纱布压迫止血，加压需有足够时间，直到血管腔口闭塞为止，一般需要 5 分钟左右，然后慢慢移去纱布。手术者须有耐心，用足够的时间进行压迫，一般不难控制。如估计手术后可能有渗血发生，可考虑安放引流片或引流管，或应用负压吸引装置，加压包扎，以及术后制动等措施以预防之。

4. 缝合　缝合是整形外科手术中一项重要而技巧性强的操作，一般应使用细针及细线(3-0 或 5-0)进行分层缝合，各组织应确切而严密地对合，以确保无张力过大或死腔的存在。

(1)间断缝合法:每缝一针,打一个结,互不相连。应靠近创口边缘处进针(2~3mm),每一针之间的间距亦较接近。缝针穿透全层皮肤后,应将创缘在稍向外翻的情况下缝合,这样可以消灭死腔,且可使创口愈合平坦,不出现凹陷。这种外翻式缝合的操作将缝针刺入一侧创缘后,稍斜向外侧(一般不呈直角)穿透全层皮肤而至皮下组织后,再转向对侧相等部位而穿出皮肤表面。这样使缝线圈在深部组织处比在浅组织处形成一个较宽的环(图 1-1-6)。相反,如刺入皮肤的缝线圈浅部较深部组织处为大,则打结后,可使创缘皮肤内卷,愈合后,切口处的皮肤表面即出现低陷现象(图 1-1-7)。如未穿透全层皮肤组织而进行缝合,很可能会遗留死腔,导致分泌物或淤血块淤积。

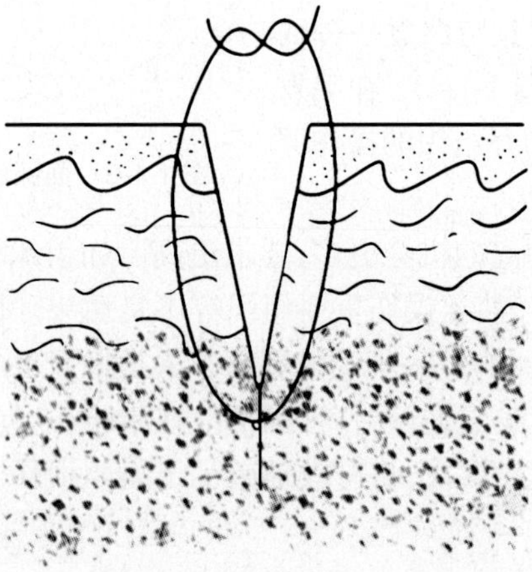

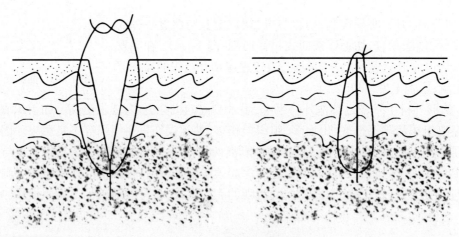

图 1-1-6 正确的间断缝合法

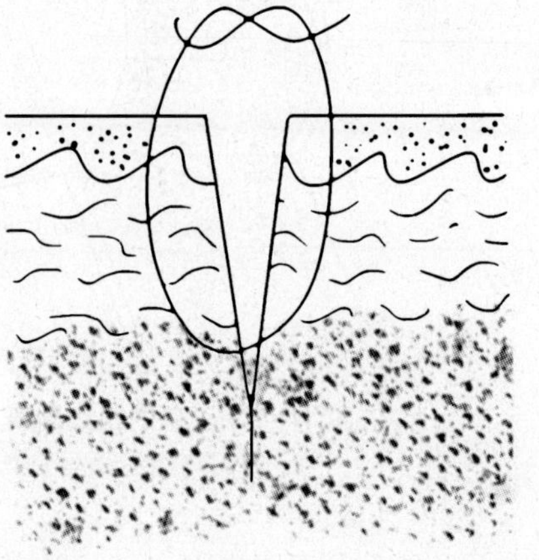

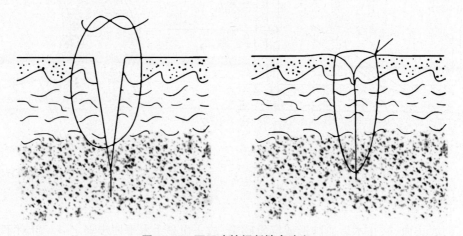

图 1-1-7 不正确的间断缝合法之一

(2)皮内缝合法:使真皮层密切对合,减少皮肤表面张力,从而减少切口瘢痕。在真皮底层作间断式缝合,将针先在真皮下方组织刺入,转而向上,在真皮内穿出,再刺入对侧真皮,向下在真皮底层处穿出打结,最后作皮肤表层组织的间断缝合(图 1-1-8)。

(3)褥式缝合法:一般可分横式和纵式褥式缝合法两种(图 1-1-9)。横式褥式缝合法是由两个间断缝合联合而成;纵式间断缝合系将褥式缝线缝在一个水平面上。这两种缝合方法均可使创口边缘外翻,对合良好。多用在缝合容易内卷的皮肤创口上,如阴囊、手部皮肤以及陷凹处的创口边缘。一般可与间断缝合相隔应用。

(4)连续真皮层缝合法:多用于面部美容手术而创缘两侧组织张力很小时,以减少切口处瘢痕。将缝针先从一侧创口端外进针,在创缘真皮层穿出,然后在真皮深层横向地向其表浅层穿出,再由对侧真皮浅层向深层穿出。如此两侧对称地相互交替,有序地向创口另一端进行,直到在创口末端皮肤上穿出(图 1-1-10)。

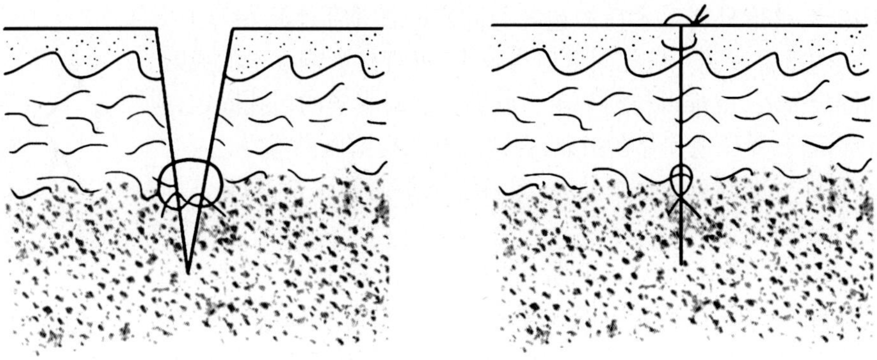

图 1-1-8 皮内缝合法

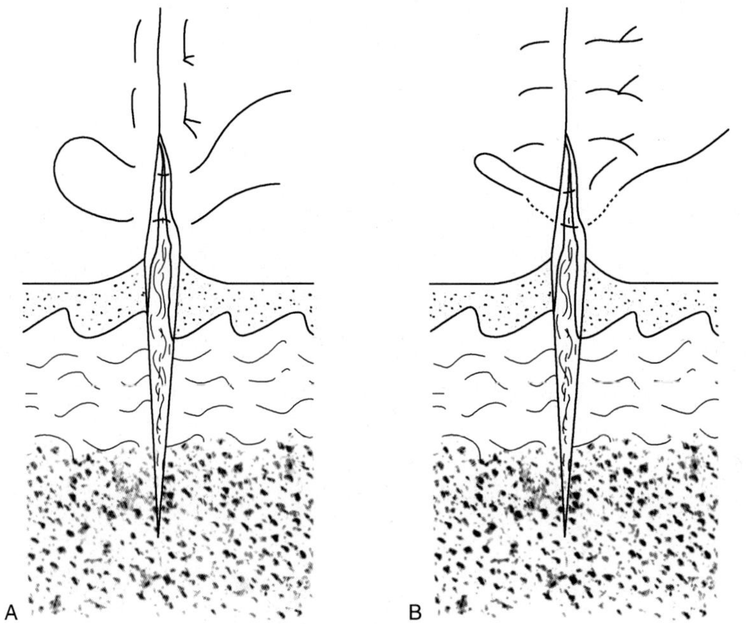

图 1-1-9 褥式缝合法

A. 横式褥式法；B. 纵式褥式法。

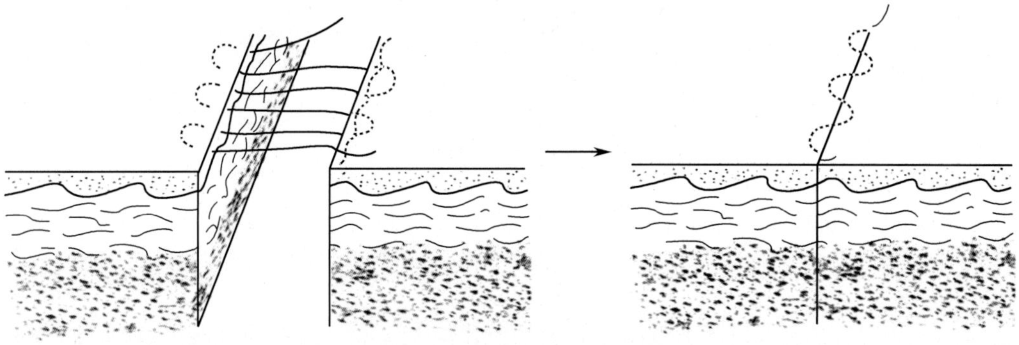

图 1-1-10 连续皮内缝合法

(5) 皮瓣三角形尖端缝合法：皮瓣三角尖端处皮肤常因缝合处血运受阻而坏死，较好的方法是将尖端下方两侧皮肤边缘作一般的皮肤缝合，而将缝合线同时穿过三角尖端的皮内部分，就可避免尖端因缝线压迫而发生坏死（图 1-1-11）。

5. 包扎与固定 整形外科手术后的包扎与固定同样是手术取得良好效果的一个不可或缺的重要步骤。包扎固定适当与否，可直接影响手术的成败。如皮片移植包扎固定欠妥，就难以与创基建立血供。皮瓣术毕的包扎固定，应避免移植组织蒂部扭转、受压迫和存在张力，否则会导致皮瓣血供障碍。

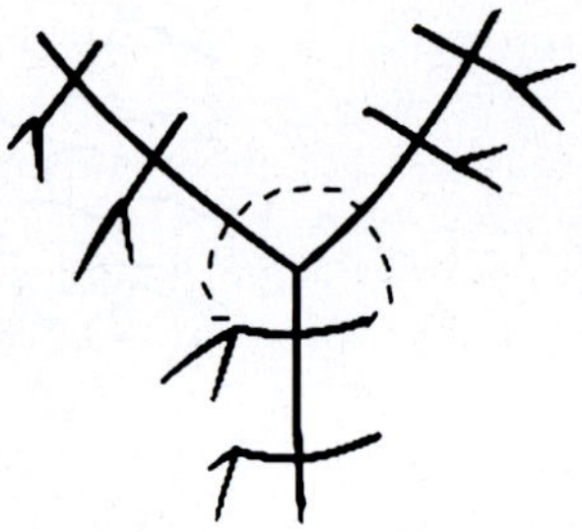
图 1-1-11 三角缝合法

(1) 敷料应有足够宽度以覆盖整个创面，敷料边缘距离创缘 6~10cm，以防止术后创面污染，继发感染。

(2) 常用的包扎敷料有无菌纱布、绷带、各种透气胶带、胶纸、弹性网套等。固定用材料有石膏夹板、热塑夹板、木夹板等。敷料需要有一定的厚度与弹性，并加上均匀的压力。适当的压力不但能消灭死腔，防止渗出液和出血，同时又能减少水肿，有利静脉回流，从而促进创口愈合并减少瘢痕形成。但应避免过大压力，否则会影响血运。

(3) 手部和皮瓣远处转位移植的包扎：手指应分开，指尖外露，各指间关节微屈，拇指呈对掌位。皮瓣转位移植时，应将有关肢体及关节包扎固定，使皮瓣无张力或扭曲。此时的包扎固定起到制动作用，以免影响组织移植过程中的血运。

（二）整形外科特色技术

整形外科常用的闭合创面方法：

1. 分次和多次切除缝合法 面部病灶的切除宽度若超过 1.5cm，则单次切除后难以直接缝合，可顺皮纹设计梭形，梭弧形切口分次加以切除，若宽度超过 2.5cm 以上，通常需要经 3 次手术切除。

2. 辅助性切口 对于体表缺损较大的创面，缝合时可在创口邻近设计辅助切口（图 1-1-12），充分剥离皮下组织，形成宽蒂的皮瓣，再运用皮瓣的滑行、推进或旋转等方式进行创面覆盖，使缝合线呈一定形状的几何图形。临床上常见的三角形、矩形或半圆形等缺损的创面，均可按此法灵活应用进行修复。

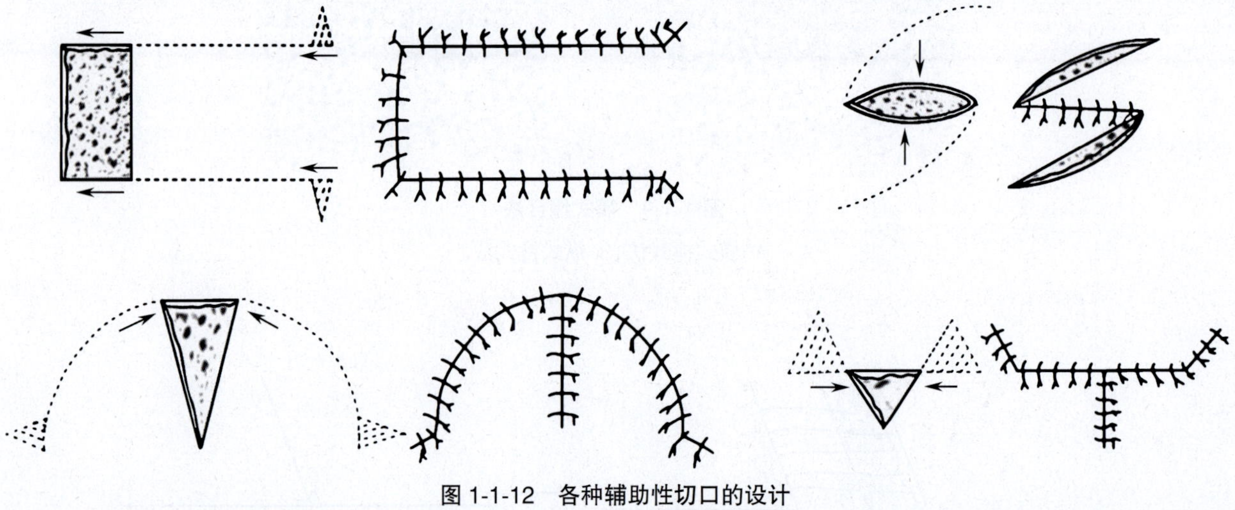
图 1-1-12 各种辅助性切口的设计

3. 对偶三角形皮瓣成形术 对偶三角形皮瓣成形术又称 Z 成形术或交错皮瓣成形术，是实用、有效，且应用广泛的一种基本修复方法。该法能松解瘢痕挛缩或改变张力线的方向与位置，为治疗或预防瘢痕挛缩的有效手段。

以瘢痕挛缩线或张力线为纵轴，在轴的末端，各向相对方向作一切口，称为臂，形成大小、形状完全相同的两个三角形。两个皮瓣的角度以 60° 为最佳。皮瓣经切开、剥离、松解后，互换位置再予以缝合，即可松解挛缩的瘢痕（图 1-1-13）。易位后所增加的长度约为中央切口长度的 36.5%。Z 形皮瓣的两个三角皮瓣，可以角度相等，也可制成一个角度大，另一个小些，称为不对称的 Z 成形术。当瘢痕较长，邻近软组织量不足，作一较大的 Z 形切口有困难时，也可以设计多个连续小 Z 形切口，以解除挛缩的瘢痕。

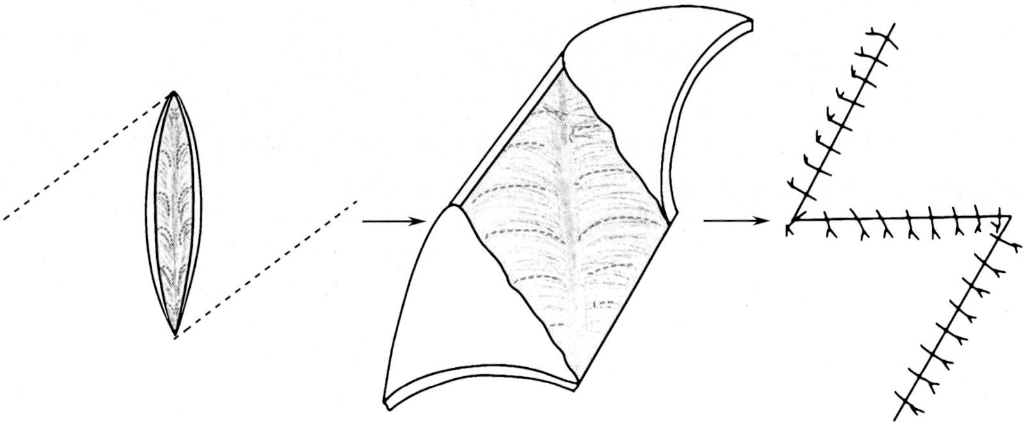

图 1-1-13　Z 成形术切开及互换位置示意图

Z 成形术的三角形组织瓣必须具有充分宽度，有良好的血供；三角瓣的尖端应保持略成圆形末端，以防止发生坏死；在互换位置过程中，特别是在较小的 Z 形手术时，应注意避免因缝合不当而阻碍了皮瓣的血供。此外，由多个“Z”字组成的连续“Z”字改形，也是常用的治疗方法(图 1-1-14)。

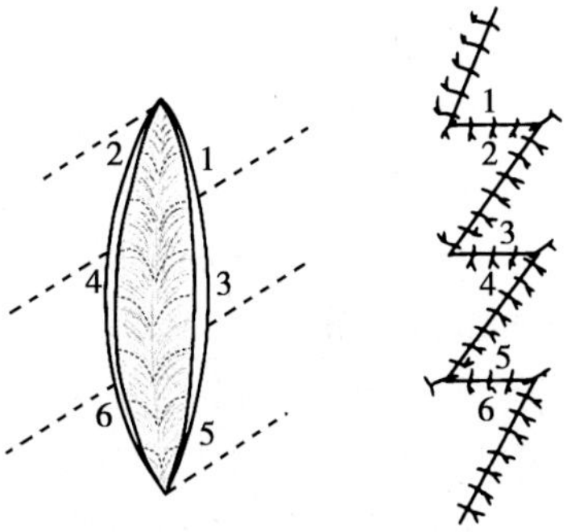

图 1-1-14　多个 Z 成形术

1、2、3、4、5、6 指代 Z 成形术中用来交错缝合的三角形皮瓣，其中 1、2 为第一对交错瓣，3、4 为第二对交错瓣，5、6 为第三对交错瓣。

4. V-Y 成形术　在错位组织处作 V 形切口，邻近组织作皮下潜行剥离，然后将 V 形切口尖端双侧组织拉拢缝合。同时，将 V 形切口内的三角形皮瓣上推(即转移、还原错位组织)。缝合双侧 Y 形切口，将切口内所形成的三角形皮瓣拉向下方至 Y 形切口的底尖部，缝成 V 形，以达到组织转移的目的。该手术适用于轻度的局限性下睑外翻，下唇唇缘外翻，鼻小柱延长术等。V-Y 成形术是临床上最常用而有效的手术之一(图 1-1-15)。

5. 多个锯齿形手术　面部出现直线形瘢痕与皮纹垂直时，多个锯齿形手术是常用的手术。将一条直线形瘢痕分解切开成多个相互对称的小三角锯齿形皮瓣，相对拉拢，镶嵌缝合成一条曲折的缝合线，这时并未将皮瓣异位转移，故无延长效果，但在很大程度上可以改善瘢痕外观，达到美容目的(图 1-1-16)。

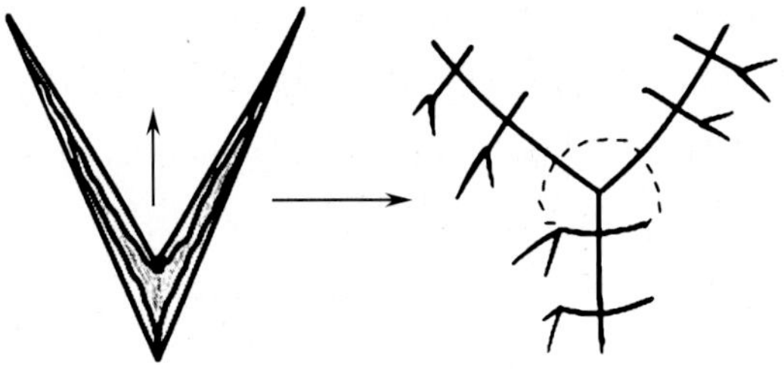

图 1-1-15　V-Y 成形术

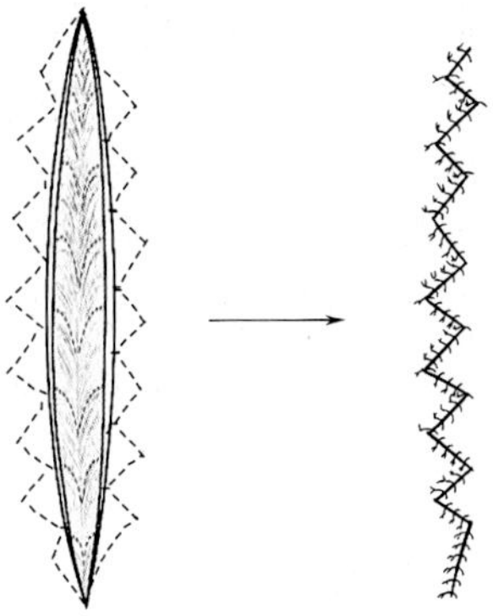

图 1-1-16　多个锯齿形手术

6. 旋转推进皮瓣术　其适应证为眉间、下睑、鼻根及面颊部肿块或瘢痕切除后遗留的创面，在旋转皮瓣蒂部的基底，长弧形切口的末端作一逆行切口，并行皮下剥离，将皮瓣旋转推进、闭合创面。

7. 整形外科专科技术　在整形外科的治疗中，显微外科技术、颅面外科技术、软组织扩张技术、植皮技术、光电治疗技术等均为常规需掌握的基本技术，详见相应章节。

(李青峰)

第二节 创面愈合与创面修复

创面愈合是一个主要由细胞因子、细胞外基质和各种细胞等相互协调的复杂过程,创面修复是创面愈合的重要组成部分,有效的创面修复需要一系列精密的多因素调控。

一、创面愈合

(一) 创面愈合的三阶段

1. 炎症期(1~6 天) 主要表现为伤后 5~10 分钟受损血管即出现收缩,同时由血小板和纤维蛋白凝结成凝块(凝血级联反应终产物)参与凝血。由组胺、5- 羟色胺(血小板分泌)和一氧化氮(内皮细胞)介导,从而引起血管舒张和通透性增加。此外,由血小板产物(α- 颗粒)、凝血级联反应、补体激活(C5a)、组织产物和细菌产物发出趋化信号引起细胞迁移。

细胞迁移首先发生细胞与血管壁黏附增加,进而发生细胞渗出穿过血管壁,纤维原可产生细胞迁移的起始基质。在这一过程,不同的细胞发挥不同的作用:如中性粒细胞在 24~28 小时产生炎性产物和吞噬作用,是伤口愈合的非关键因素;巨噬细胞在 48~96 小时成为主要细胞种类(直到成纤维细胞增生),是对伤口愈合最关键的协调生长因子;淋巴细胞在 5~7 天产生,其功能不明,可能调节胶原酶和细胞外基质(extracellular matrix,ECM)重塑。

组织损伤引发的炎症反应,是一种防御反应,为创伤部位随后的愈合准备,是机体血管化组织对损伤的反应。主要包括:①细菌和其他病原体进入创面;②创面处血液中的血小板释放凝血蛋白;③肥大细胞分泌介导血管扩张和血管收缩的因子,传送血浆、血液和中性粒细胞到受伤部位;④中性粒细胞和巨噬细胞通过吞噬作用去除病原体;⑤巨噬细胞分泌细胞因子,趋化免疫细胞到创面处并激活参与组织修复的细胞;⑥炎症反应持续进行、直到异物被消除以及创面修复。在细胞和分子水平,炎症是多个系统的受体和配体共同调节的结果,影响着转录和翻译后的进程,这对宿主防御机制和消除感染十分必要。在正常的愈合过程中,炎症反应的特征是特定的白细胞亚群在空间和时间上的模式变化。任何失调的炎症反应将使创面难以愈合,从而形成慢性难愈创面。

2. 纤维增生期(4 天 ~3 周) 基质形成过程主要有成纤维细胞在 2~3 天进入伤口,7 天成为主要细胞,5 天至 3 周时高效分泌胶原黏多糖(glycosaminoglycan,GAG)产生:先为透明质酸,然后是 4- 硫酸软骨素、硫酸软骨素 B 和硫酸肝素,紧接着胶原产生,随后血管化增加,血管内皮生长因子(vascular endothelial growth factor,VEGF)/ 一氧化氮(NO)引起血管化过程。

该期与炎症期可重叠,可支持上皮再生、心血管的形成以及成纤维细胞进入并分布于细胞外基质。此阶段开始时,巨噬细胞已经开始降解纤维血凝块,侵入的内皮细胞和成纤维细胞迅速充填该空间。迁移的成纤维细胞产生生长因子,诱导角质形成细胞迁移和增殖。活化的巨噬细胞产生多种细胞因子,如血小板衍生生长因子(platelet derived growth factor,PDGF)和肿瘤坏死因子 -α(tumor necrosis factor-alpha,TNF-α)。这些生长因子诱导成纤维细胞产生角质细胞生长因子,进而诱导创面再上皮化。

3. 成熟 / 重塑期(3 周 ~1 年) 3~5 周后胶原分解与合成达到平衡,之后在数量上没有大的变化。胶原组织增加和交联更强,同时 Ⅰ 型胶原取代 Ⅲ 型胶原,恢复 4 : 1 比例,而 GAGs、水分、血管及细胞数量下降,使得张力高峰出现在 60 天时,相当于受伤前力量的 80%。

在这个阶段,所有损伤后激活的进程均逐步减弱或停止。大部分内皮细胞、巨噬细胞和成纤维细胞凋亡或离开创伤部位,留下一个含有少量细胞的团块。团块主要包括胶原和其他细胞外基质。上皮与间质的相互作用可不断调节皮肤的完整性和动态平衡。此外 6~12 个月之后,细胞外基质开始从 Ⅲ 型胶原为主的状态转化成 Ⅰ 型胶原为主的状态。这个过程由仍留在瘢痕部位的表皮细胞、内皮细胞、成纤维细胞和巨噬细胞分泌的基质金属蛋白酶完成,这可以加强组织修复的抗拉伸性。然而,该组织永远不会恢复到未受伤时皮肤的状态和性质。

（二）胶原产生

胶原由 3 个多肽缠绕在一起成为螺旋，高浓度的羟脯氨酸和羟赖氨酸（只在胶原、弹力纤维和补体 C1q 中发现）。根据氨基酸序列不同有时超过 20 种胶原存在：Ⅰ型，最丰富（90% 身体胶原），主要存在于皮肤、肌腱和骨；Ⅱ型，角膜和透明软骨中；Ⅲ型，血管和肠壁，子宫和皮肤（皮肤中Ⅰ/Ⅲ比例是 4∶1）中；Ⅳ型，只在膜的基质中存在。甲状旁腺素、肾上腺皮质激素和秋水仙碱可激活胶原酶，而血清 α_2- 巨球蛋白、半胱氨酸和孕激素则发挥抑制胶原酶作用。

胶原作为细胞生长的依附和支持物，能诱导上皮细胞等的增殖、分化和移行。创面愈合过程中，组织内的胶原与成纤维细胞在创面收缩中有重要作用。成纤维细胞内的收缩成分是创面收缩力的重要来源。瘢痕组织的成熟、胶原类型与创面收缩很有关系。富含Ⅰ型胶原的基质比含Ⅲ型胶原的基质收缩更明显，未成熟的肉芽组织中含有较多的Ⅰ型胶原，比成熟瘢痕收缩更明显。成纤维细胞与肌成纤维细胞收缩创面的作用是在与胶原相互作用下进行的。

（三）生长因子

血小板衍生生长因子（platelet derived growth factor，PDGF）：由血小板、巨噬细胞和角质细胞分泌，生物学效应包括趋化作用、促进伤口愈合。

白介素 -1（interleukin 1，IL-1）和 TNF-α：由中性粒细胞分泌，可以控制成纤维细胞和胶原的上调与下调。

转化生长因子 -β（transforming growth factor beta，TGF-β）：由巨噬细胞和血小板分泌，可以促进胶原产生、重塑、上皮化和趋化作用。

血管内皮生长因子（vascular endothelial growth factor，VEGF）：角质细胞和血小板来源，在血管形成中发挥作用。

此外，还有表皮生长因子（epidermal growth factor，EGF），成纤维细胞生长因子（fibroblast growth factors，FGF），胰岛素样生长因子（insulin-like growth factor，IGF），角质细胞生长因子（keratinocyte growth factor，KGF）等。

大量的临床研究已证实，生长因子在创面愈合中发挥关键作用，在慢性创面中低表达。尽管早期有研究用生长因子治疗慢性创面，但传统的单剂量生长因子注射治疗结果收效并不明显。令人失望的结果背后的原因可能与多种因素有关，如生长因子所固有的短半衰期、复杂的创面局部微环境、蛋白酶的丰富活性、如何有效地进行局部应用等。但最新的组织工程和再生医学的研究进展为未来生长因子应用提供了能够以空间为导向的方式，从而可以拓展或改进局部应用多种生长因子的技术。这些技术主要包括聚合物系统、支架和水凝胶等，当生长因子以这种仿生方式传递时，局部的靶向创面损伤组织修复可以得到明显改善。相比于传统的局部给药方式，新型给药方式的改进，具有潜在的促进慢性创伤加速愈合的能力。

（四）上皮化

失去接触抑制的细胞在伤口边缘或在附属器中（未穿透全层的伤口）变平，打破与邻近细胞的接触（整合素），随后细胞越过创面与另一个细胞接触，然后重建接触抑制。在伤口边缘细胞迁移过程中，基底细胞更进一步从伤口边缘后方增生至需要桥接伤口的细胞数量，从而在迁移停止后从基底层到角质层重新建立表皮。

再上皮化是创面愈合的一个关键组成部分。皮肤如发生上皮化障碍将直接导致创面的不愈合。其主要过程由于激活角质细胞增殖、迁移、分化和重组的深层真皮结构，进而形成新的上皮及附属器。角质细胞来源于上皮干细胞，作为表皮的主要细胞成分，主要位于毛囊隆突和表皮的基底层。表皮损伤后，来源于毛囊隆突和表皮的基底层上皮干细胞转变成角质形成细胞，参与创面再上皮化。相比于毛囊隆突来源的上皮干细胞所发挥的短暂的促进上皮化作用，来源于表皮基底层的上皮干细胞发挥长期的上皮损伤修复作用。

（五）创面收缩

创面收缩主要由散布于肉芽化的伤口的肌成纤维细胞，其胞质内有收缩性微管和明显的细胞黏附结构(桥粒和囊斑黏附成分),其作用是收缩整个创面。第3天开始出现,在10~21天时到达高峰,在收缩完成后消失。当伤口内真皮成分较多时收缩较少,就像全厚皮比刃厚皮的后期挛缩要少一样。

(六)创面愈合类型

1. 一期愈合　伤口边缘在数小时内对合良好。

2. 二期愈合　伤口通过收缩和表皮化自行愈合。

3. 延期愈合　亚急性或慢性伤口通过锐性清创将其转成急性伤口,然后一期愈合,与一期缝合的愈合类似。

(七)创面愈合的影响因素

影响创面愈合的因素主要包括:增生性瘢痕和瘢痕的倾向性因素、导致愈合延迟的遗传性因素、典型的胶原和弹性蛋白生成和分解异常,可导致皮肤松弛加速、脆性增加和弹性减小时可能导致全身性问题(如动脉瘤)。例如,弹性假黄色瘤(胶原分解增加)、皮肤弹性过度(又名埃勒斯 - 当洛斯综合征,Ehlers-Danlos syndrome,胶原异常交联)、早老症、维尔纳综合征、大疱表皮性松解症等。

不同的皮肤类型,如色素沉着(Fitzpatrick 分型)、弹性、厚度、皮脂腺情况和部位(如肩部、胸骨、耳垂等)、年龄等也会影响愈合速度。

此外,虽具体机制不详,但研究表明肥胖患者所引起的低水平炎症反应可阻碍创面的愈合。体育锻炼可能加速创面愈合。相比于雄激素对创面愈合过程的干扰,雌激素发挥正向促进创面愈合的作用。而应激抑制创面愈合作用,其作用的机理可能与应激过程产生相关联的神经免疫活动有关。

1. 系统性因素　合并基础疾病,如糖尿病、动脉粥样硬化、肾衰竭、免疫缺陷、营养缺乏、微量元素缺乏(如锌、铜、铁等)、低蛋白质(如清蛋白、前清蛋白、腺苷蛋氨酸或结合珠蛋白等)等也会影响创面愈合。近年来的研究表明,神经内分泌和免疫反应在创面愈合中发挥重要作用。主要通过相关的细胞,如T细胞、肥大细胞、巨噬细胞合成并分泌相应的介质和免疫因子,从而发挥作用。

与类固醇作用相反,维生素被发现可参与创面愈合调控,可发挥促进表皮化(维生素A)、胶原代谢(维生素C)和抗氧化物、稳定胞膜(维生素E)的作用。当缺乏时会导致维生素C缺乏病,如成纤维细胞不成熟、胶原合成缺乏、毛细血管出血、张力下降等。

2. 药物因素　不同的药物或其他因素也可影响创面愈合,如吸烟可增加血管收缩(尼古丁,也包括尼古丁口香糖),从而增加碳氧血红蛋白并减少携氧量(一氧化碳)。类固醇使伤口愈合能力减弱,抗肿瘤药减少成纤维细胞增殖和伤口收缩,如在伤口闭合10~14天后再应用,则没有不良反应或很少。抗炎药物可能减少胶原合成约45%,而山黧豆素可阻止胶原交联,降低张力,β- 氨基丙腈(BAPN)可能应用于减少瘢痕组织的治疗。

3. 局部因素　除异物本身可以携带细菌或有些异物(如火药微粒、磷粒等)本身具有一定的组织毒性外,异物还可以刺激周围组织,加重急性炎症期的反应过程。各种血管病变(如脉粥样硬化等)导致心排血量、远端灌注及氧携带量等不足是愈合失败和伤口感染的最常见原因。局部临床感染(细菌总量>10^5个),可减少氧张力,降低pH,增加胶原酶活性,延缓上皮化和血管形成,延长炎症期和水肿期,从而使得创面愈合延迟。

4. 慢性创面　慢性创面中金属蛋白酶过多,促使细胞外基质反转,从而延缓伤口愈合。因此临床中慢性伤口清创去除过多的肉芽组织和金属蛋白酶,将其转化为急性伤口状态,从而促进愈合。侵袭性压疮是由于高比例的胶原酶活性和保护机制缺失引起(如糖尿病神经病变或脊髓损伤等)。放射因素可导致小血管瘀滞 / 阻塞,破坏成纤维细胞,对细胞核造成慢性损伤。此外,湿度(加速表皮化)、温度(增加张力,更好地灌注)、自由基(由缺血、再灌注、炎症、放射、维生素缺乏或化学成分造成活性氧成分增加)均可影响创面的愈合。

干细胞(如表皮、骨髓来源的干细胞、诱导的多能干细胞等)在创面愈合中发挥重要作用,主要包括:多能干细胞在损伤部位局部微环境作用下,转变为相关的组织修复细胞,发挥促进创面愈合的作用;在创面局部发挥自分泌和旁分泌的作用,分泌大量组织再生和创面愈合相关的生长因子。虽然利用干细胞的再生医学研究进展很快，但离临床推广应用还有距离。这主要归因于缺乏干细胞的基本生物学信息，仍然不足以证明其临床应用的有效性。目前大多数临床研究都在静脉中应用间充质干细胞，因此了解它们在血流中的转运十分重要。此外，由于很难了解移植的间充质干细胞定位于何处，更好地了解其归巢机制有可能揭示间充质干细胞如何发挥治疗作用。例如，目前还不清楚在创面处应用的机制是否具有位置特异性。此外，有研究提出，血小板可能在将干细胞募集到损伤部位的过程中起到了重要作用。更好地理解组织归巢过程中干细胞的应用机制，将使我们能够制订新的策略以促进这些稀有细胞募集。

小 RNA 是存在于真核生物的一类新的调控因子。与其他小干扰 RNA（siRNA）一样，miRNA 通过 mRNA 去稳定化和翻译抑制作用，实现转录后的基因沉默。miRNA 已成为整体创伤愈合过程中的一个关键调控环节。

（八）瘢痕

增生性瘢痕一般高出皮面，但仍在原瘢痕界限范围内，比瘢痕疙瘩更为常见（占伤口的 5%~15%）。主要好发于张力部位、面部和屈肌面，切除和辅助治疗后复发率较低。而瘢痕疙瘩通常生长超出原伤口边界，可能出现于有深部损伤的情况（较增生性瘢痕更少见），可受基因和内分泌影响（在青春期和妊娠期生长增加）。极少消退，对切除和治疗更抵抗。

增生性瘢痕和瘢痕疙瘩的组织学相似，区分主要通过临床表现（表 1-2-1）。

表 1-2-1　增生性瘢痕和瘢痕疙瘩比较

比较点	增生性瘢痕	瘢痕疙瘩
基因	家族发病率低	明显的家族倾向
人种	种族差别小	黑人多于白人
性别	性别比例相等	女性多于男性
年龄	任何年龄均可见，但大多<20 岁	多发生于 10~30 岁
边界	保持在伤口边界内	超过伤口边界
自然病程	伤后迅速出现，随时间自然消退	伤后数月内出现，极少消退
部位	张力部位、面部和屈肌面	多在面部、耳垂、前胸、肩部
发病因素	张力和伤口愈合时间	可能为自身免疫现象
治疗	外用硅酮类产品、压迫疗法、硬胶膜覆盖、手术治疗及光电治疗	与增生性瘢痕相同，但手术治疗可能会加重、预后较差

二、创面处理

（一）创面处理的基本原则

创面修复是指由于不同致伤因素所致皮肤软组织缺损后，自身组织通过再生、修复或人为干预治疗，从而达到创面愈合目的的一系列过程。愈合分两种：一期愈合，即组织修复以原来的细胞为主，仅含少量的纤维组织，局部无感染、血肿或坏死组织，再生修复过程迅速，结构和功能修复良好；二期愈合，即以纤维组织修复为主，不同程度地影响结构和功能恢复，多见于损伤程度重、范围大、坏死组织多，且常伴有感染而未经合理的早期外科处理的伤口。因此，在处理创面时，应采取合理的措施，创造条件，争取达到一期愈合。创面愈合因病理生理过程不同分为急性创面愈合和慢性创面愈合，其处理原则也存在差异。

（二）急性创面处理的基本原则

1. 创面局部因素和全身情况　当致伤因素严重时，如碾压伤、撕脱伤、电击伤、烧伤等，常伴有生命体征不稳定，甚者出现失血性休克、急性肾衰竭、急性呼吸窘迫综合征。此时，若不考虑全身情况，一味追求创面的修复，则会产生严重的后果。所以，创面修复要以生命体征平稳、全身情况稳定为先决条件。

2. 清创　外科清创术能有效清除创面上几乎所有的坏死组织。狭义上讲，清创术是指清除创面上明显失活的、沾染或污染的组织和异物的外科处理过程；广义而言，对创伤或感染造成的深部坏死组织的手术切除也属于清创术的范畴，或称之为扩创。清创要求因创面不同而不同：①清洁创面不需要进行清创，伤口清洗或消毒后选择适当的方法及时覆盖创面；②开放性伤口，常常有污染应行清创术，使之由污染创面变成清洁创面，为组织愈合创造良好条件。清创时间越早越好，伤后6~8小时内清创一般都可达到一期愈合。如果伤口污染较重或处理时间已超过伤后8~12小时，但未发现明显的感染者，皮肤缝合暂不完全闭合，伤口内留置引流条。24~48小时伤口未发现明显感染者，可拔除引流，并通过预留线，闭合创面。如伤口已经感染，则应拆去缝合线按感染伤口处理。③感染创面则采取清创引流，促进肉芽组织生长。若创缘周围组织有感染迹象，还应全身应用抗生素。

少数创面组织呈渐进性坏死，往往需要反复多次清创。

3. 尽早以外科手段修复创面　创面修复应把握尽早原则，力争达到一期愈合。方法有换药，缝合，植皮，皮瓣和肌皮瓣，游离皮瓣，人工真皮与自体表皮复合移植等。

（三）慢性创面处理的基本原则

1. 病因诊疗　在慢性创面愈合过程中某些病因导致了其愈合进程的停滞或受阻，因而明确病因是关键。

(1)有些创面的形成可以找到明确病因，积极去除病因，如异物或坏死组织、控制感染、改善循环等，创面往往能得到完全愈合。

(2)有些创面的形成虽可找到明确病因，但无法去除，只能通过缓解或治疗减轻，如糖尿病、截瘫等，为创面提供适合愈合的基础条件。

(3)有些创面的形成找不到明确病因，此时需多考虑一些少见、罕见病种，力求寻找到病因。否则，即使暂时封闭了创面，复发也难以避免。

2. 创面床的准备　慢性创面的特征就是愈合困难或“停滞”，而创面准备的目的就是通过一系列的治疗措施将慢性创面的分子、细胞环境转换成类似急性可愈合的创面。目前，普遍认同的创面床准备的基本原则即“TIME”原则，“T”清除创面坏死组织(tissue)，“I”控制炎症、减轻感染(infection/inflammation)，“M”保持创面正常的湿度为肉芽组织生长和创面上皮化创造条件(moisture)，“E”去除创缘迁移受损的表皮(epidermis，non migrating)。

3. 修复创面　慢性创面修复常见方法如换药，缝合，植皮，皮瓣和肌皮瓣，游离皮瓣，皮肤扩张术，人工真皮与自体表皮复合移植，DSA血管扩张、支架置入，血管旁路移植术等。慢性创面愈合过程影响因素很多，因此也需要考虑心肺功能、营养状况，影响创面愈合的并发症、血流动力学、湿润平衡、压力、水肿、温度、pH等。

鉴于以上，大多数创面处理的基本原则可总结如下：

(1)改善全身情况。

(2)清除失活组织。

(3)减少创面的生物负荷。

(4)改善血流(保暖、输液、血管再通)。

(5)减轻水肿(抬高患处、加压包扎)。

(6)适当地使用敷料，选择性地应用生物敷料。

(7)必要时使用药物治疗法。

(8)必要时使用皮片或皮瓣等移植手术关闭创口。

（四）创面处理的方法

1. 清创　通过减轻生物负荷，为创面愈合提供条件，分为非外科性清创和外科清创术。

(1)非外科清创包括：①自溶性清创，通过自身能力去消化和去除自身坏死组织；②酶类清创，通过内源性或外源性酶类消化和去除坏死组织；③生物清创，通常使用幼蛆消除坏死组织并留下存活组织，并通过数种机制来促进愈合，包括酶清除，减少细菌数，刺激创面基底，是一种非常有效的治疗；

④机械清创，借用外力去除细菌、外来物或坏死碎片，方法包括敷料的应用、液体灌注系统、涡流、脉冲灌洗等。

(2)外科清创术是用外科手术的方法，清除开放伤口内的异物，切除坏死、失活或严重污染的组织、缝合伤口，使之尽量减少污染，甚至变成清洁伤口，达到一期愈合，有利受伤部位的功能和形态的恢复。包括：①切痂清创术，通常指筋膜切除清创术，重者延展至脂肪层或更深层组织；②削痂清创术，切除薄层的焦痂直到有活性真皮或其下方的脂肪层，能最大限度地保留了活性组织，以达到恢复最佳功能和外观的目的；③皮肤摩擦术，是削痂清创术的改良，该方法比削痂更精细，出血量更少；④激光清创术，依靠光热激光的凝结作用清除坏死组织；⑤超声清创术，利用超声波的"空化效应"，有效去除坏死组织，杀灭细菌；⑥水动力清创术，通过特殊装置产生一个高压微细水柱喷射流对创面进行精细清创，高速流动的气体附近会产生低压形成真空，产生吸附作用，从而将失活组织、细菌和生物膜切除并从创面上回吸收走；⑦脉冲灌洗，分为低压和高压系统，作为一种机械清创的附属产物，其价值仍存在争论。

2. 换药　指各类创口或创面，由于局部组织病理反应，出现渗液、感染或坏死、组织缺损等不同的临床表现而采取恰当的处理，包括检查伤口、清除脓液、分泌物及坏死组织、清洁伤口或创面及敷料和包扎等。换药不能简单理解为更换敷料，它是预防和控制伤口或创面感染，消除妨碍创面愈合因素，促进其愈合的重要措施，对创面进行恰当的换药，能为手术修复提供一个良好、健康的创面床，甚至达到创面直接愈合。

(1)换药常用消毒剂

1)碘：碘是高效消毒防腐剂。临床上 2% 碘酊用于皮肤消毒及防治皮肤创口感染，2% 碘甘油用于各种黏膜炎症。使用后 1 分钟，用 70%~75% 乙醇脱碘。碘对皮肤、黏膜有刺激性，浓度过高可引起皮肤发泡、脱皮和皮炎，皮肤外用有微量被吸收。偶有碘过敏反应。

2)聚维酮碘(碘伏)：聚维酮碘是碘与表面活性剂聚维酮相结合而成的新型消毒剂，聚维酮(聚乙烯吡咯酮)起载体和助溶作用。对碘过敏者慎用。黏膜创伤或感染，用 0.025%~0.1% 溶液冲洗或涂擦；皮肤感染或消毒 0.5% 溶液局部涂擦。

3)乙醇(酒精)：乙醇是常用的皮肤消毒剂。临床上皮肤消毒：75%(体积分数)局部涂擦；防止褥疮：40%~50%(体积分数)局部涂擦长期卧床皮肤消毒；高热患者的物理降温：20%~30%(体积分数)涂擦皮肤。

(2)换药常用的药物

1)生理盐水(0.9% 氯化钠溶液)：一般用于肉芽组织创面或感染创面的清洗、湿敷，主要是为了冲洗和湿化。使用拧干的湿生理盐水纱布湿敷覆盖创面，有利于创面组织的生长，同时利用纱布引发的虹吸现象充分引流、清理创面的分泌物。但由于潮湿的环境也是细菌生长的温床，细菌在 6~8 小时就会进入对数增生期，故对于感染严重的创面，要做到勤换药(最好 3~4 次 /d)。不当的(面积大、时间久)生理盐水湿敷可以引起创面的感染加重和组织水肿。

2)高渗盐水：3%~10% 盐水具有较强脱水作用，用于肉芽水肿明显的创面，目的是创面能达到局部脱水作用。浓度不宜太高，一般为 2%~3% 即可，浓度过高可引起剧痛。

3)3% 过氧化氢(双氧水)：与组织中的过氧化氢酶接触后迅速分解释放出氧，对细菌组织发生氧化作用，干扰其酶系统功能，发挥杀菌和除臭作用。主要用于清洗外伤伤口、腐败或恶臭的伤口及化脓性伤口和溃疡，尤其适用于厌氧菌感染的伤口。也可以去除黏附的敷料和伤口的血痂或分泌物。

4)0.1%~0.2% 依沙吖啶溶液(利凡诺)：能抑制革兰氏阳性菌，对链球菌有较强的抗菌作用。多用于外科创伤、皮肤黏膜的洗涤和湿敷。对皮肤急性网状淋巴管炎湿敷有治疗作用。和碘制剂有配伍禁忌，故使用碘伏消毒后，需用无菌盐水冲洗清洁后，方可外用本品湿敷。

5)2% 莫匹罗星软膏：局部外用抗生素，与系统抗生素不易发生交叉耐药。对皮肤感染有关的金黄色葡萄球菌、表皮葡萄球菌、化脓性链球菌有很强的抗菌活性。对耐药金黄色葡萄球菌也有效。亲水性软膏可直接涂抹于创面，主要用于原发性皮肤感染，如脓疱病、疖痈、毛囊炎等及继发细菌感染的创面、溃疡。

6)锌制剂(磺胺嘧啶锌)：磺胺嘧啶具有抑菌作用，对多数的革兰氏阳性及阴性菌、酵母菌和其他真菌均有良好抗菌作用，且不为对氨基苯甲酸所拮抗。锌能破坏细菌的 DNA 结构，也具有抑菌作用，锌离子的释放满足了上皮修复所需，有控制感染和促进创面愈合的双重作用。主要用于烧伤继发创面感染、外伤所致新鲜创面、慢性溃疡和脓腔。

7）银制剂（磺胺嘧啶银，sulfadiazine-Ag，SD-Ag）：磺胺嘧啶的抑菌作用，联合所含银盐的收敛作用，可促进创面干燥、结痂和早期愈合。

8）生长因子：在目前发现的众多生长因子中，重组人表皮生长因子（recombinant human epidermal growth factor，rhEGF）和重组牛碱性成纤维细胞生长因子（recombinant bovine basic fibroblast growth factor，rb-bFGF）较为成熟。

rhEGF 具有促进皮肤与黏膜创面组织修复过程中的 DNA、RNA 和羟脯氨酸的合成，加速创面肉芽组织生成和上皮细胞增殖，从而缩短创面愈合时间。适用于Ⅱ度烧伤创面、残余小创面、慢性溃疡创面和供皮区新鲜创面。因其无抗菌作用，对于感染和慢性创面，应先进行清创，去除坏死组织，有利于药品和肉芽组织、创缘表皮充分接触，提高疗效。遇酒精、碘制剂会变性，致活性降低，因此使用消毒剂消毒后，应再用生理盐水冲洗创面后再用该药品。

rb-bFGF 对来源于中胚层和外胚层的细胞具有促进修复和再生作用，可以改善局部血液循环，加速创面愈合。临床多用其凝胶直接外涂于清创后创面，适当包扎，有保湿的作用。

9）中药类：如东方一号、红油膏、生肌散、生肌玉红膏等，具有止痛、拔毒生肌、排毒、去腐等作用。

（3）换药常用的敷料：敷料是指对创面或伤口进行覆盖或填充治疗的一类物质的总称。所有敷料都应该具有以下几个基本性能特征：①保护创面或伤口，避免刺激和再损伤；②控制感染；③缓解或减轻疼痛；④保湿；⑤主动治疗，能促进愈合或最大程度恢复功能；⑥安全无毒无抗原性；⑦便捷；⑧经济。目前，临床常用敷料如下：

1）纱布（棉垫）：使用最早、最为广泛的一类敷料。优点：快速吸收渗出液；成本低；使用及取材方便。缺点：通透性高，容易使创面干燥；黏着创面，更换时会造成再次性机械性损伤；隔离作用差，交叉感染发生率高；用量多，更换频繁，增加工作量。

2）合成纤维类敷料：此类敷料优缺点与纱布类同，一些产品还具有自黏性，使用起来方便。

3）银离子敷料：为水化胶敷料中加入含银化合物，与水分接触后释放出具有广谱抗菌效能的银离子，在保湿的同时，还在伤口或创面表面提供长效的抗微生物效应。

4）水胶体类敷料：其主要成分是一种亲水能力非常强的水胶体，为羟甲基纤维素钠颗粒，与低过敏性医用粘胶，加上弹性体、增塑剂等共同构成的敷料主体，其表面是一层具有半透性的多聚膜结构。优点：能吸收创面渗出液，并形成一种凝胶，保持创面湿润；具有自溶性清创作用；形成凝胶，保护暴露神经末梢，减轻疼痛；更换敷料时不会造成再次机械性损伤；形成凝胶，具有隔离作用，可避免外部感染或污染；具有自黏性，使用方便；更换敷料次数减少。缺点：由于其封闭性，不能用于感染性伤口或渗出多的创面，常需要使用其他辅助敷料来加强吸收性能。

5）水凝胶敷料：主要成分为水、羟甲基纤维素钠、果胶、动物胶等，使创面湿润，利于上皮移行，促进巨噬细胞活化，以达到自溶清创的效果，但容易导致周围皮肤浸渍。

6）泡沫敷料：为高分子材料发泡而成的敷料，表面常覆盖一层多聚半透膜，有些还具有自黏性，主要成分聚氨基甲酸乙酯、硅胶等。该敷料可吸收大量渗出液、减少浸润，能提供一个湿润、温暖及密闭的伤口愈合环境，适用于渗液较多的创面，不适合干燥的创面和有痂皮的创面。

7）藻酸盐敷料：为海藻中提取的天然多糖碳水化合物，为一种天然纤维素。该敷料具有吸收渗液高、有一定的止血性、保湿效果好、促进创面愈合等特点，但不适合干燥的创面。

8）胶原蛋白敷料：主要成分胶原蛋白从动物提取，抗原性弱。可生物降解和重吸收，为表皮细胞附着、迁移和增殖提供支撑，组织相容性好，吸水性强。但不具备抗感染能力，不适于感染伤口或有坏死组织的伤口，且价格昂贵。

3. 负压创面治疗技术　负压创面治疗技术，国际上通用名称为负压创面治疗（negative pressure wound therapy，NPWT），尚有较多的其他命名，如吸引创面闭合疗法（suction wound closure therapy，SWCT）、表浅负压疗法(topical negative pressure,TNP)、真空辅助封闭(vacuum assisted closure,VAC)、封闭负压引流(vacuum sealing drainage,VSD)、真空封闭技术(vacuum assisted closure,VST)、封闭创面吸引(sealed surface wound suction,SSS),是指利用可控制负压的真空敷料促进急慢性伤口愈合的治疗技术,该技术系统由伤口敷料、封闭伤口的医用半透膜、负压传导和调节器材、负压动力源组成,将吸引装置与封闭的伤口敷料链接,通过吸引使伤口保持在负压状态。对于负压创面治疗技术促进创面愈合原理,目前尚未完全明确,也缺乏严格的临床试验对照研究。相关文献认为其作用原理完全符合创面床准备的基本原理,即"TIME"原则。

(1)NPWT 适应证:①各种急性创面(开放性创伤、撕脱伤、电击伤创面、面积较小的烧伤创面、贯通性创伤、筋膜减张切开创面、胸骨切开术后创面、开放性腹部创面等);②各种慢性创面(压迫性溃疡、糖尿病足和溃疡、静脉淤滞性溃疡、愈合不佳的术后伤口、伤口周围潜行的窦道、放射性创面等);③受皮区或供皮区;④骨髓炎(经清创处理后);⑤术后高张力缝合伤口(瘢痕整形术、全厚皮供皮手术缝合)。

(2)NPWT 禁忌证:①直接暴露的血管、神经或器官,被放射线照射或缝合的血管;②有癌变的创面;③伴有厌氧菌感染的深部创面和湿性坏疽;④较大血管的活动性创面。

4. 氧疗　利用氧气促进创面愈合的处理方法,分局部氧气治疗和高压氧舱治疗。局部氧气治疗,即使用局部装置,如塑料袋、吸氧面罩、保鲜袋或人工肛门袋等,罩住创面后用绷带或胶带封闭袋口,通过插入的连接管释放纯氧治疗慢性创面;高压氧舱治疗,即全身氧疗,使用纯氧加压单人舱或压缩空气加压的多人舱,通过患者面罩、头部氧帐或气管插管,吸入纯氧而治疗创面。

5. 创面处理的外科方法

(1)缝合:是针对组织损伤或是在外科手术中将机体组织闭合的一种医学方法,主要有缝合针及附带的缝线来完成。随着外科手术学的发展,缝合线的材料、尺寸及形状也随之得到长足的发展。在创面修复过程中,无论是择期手术还是进行Ⅰ期缝合的急诊创面修复手术,最终目的是试图通过缝合使离断的组织对合起来,使其在无外力辅助的情况下伤口也可以得到最佳愈合。

(2)皮肤移植术:是将自体皮肤由某一部位切下其部分或全层厚度,完全游离,移植到另一处,重新建立血液循环,并继续保持其活力和生理功能,以达到修复创面的目的。其中,提供皮肤的部位称为供皮区,受皮的部位称为受皮区。

皮肤移植的分类及特点:皮片按移植皮肤的厚度不同可分为刃厚皮片(表层皮片)、中厚皮片(断层皮片)、全厚皮片及含真皮下血管网皮片四种。①刃厚皮片移植,平均厚度约为 0.2~0.3mm,组织学上包含皮肤的表皮层及少许真皮乳头层。优点是生命力强,能较长时间地依靠血浆渗透性维持生存,且容易切取,供区不受限制、愈合迅速、不留瘢痕。缺点是质地脆弱,缺乏弹性,不耐磨压,后期易挛缩、色泽深暗、外形差。主要适用于感染的肉芽创面,大面积皮肤缺损,咬除骨皮质以后的新鲜松质骨创面等。②中厚皮片移植,平均厚度为 0.3~0.6mm,包含表皮及部分真皮层,相当于全层皮肤厚度的 1/3~3/4。根据其厚度可分为薄中厚皮片(厚度 0.3~0.5mm)和厚中厚皮片(厚度 0.5~0.75mm)。该类皮片介于全厚和刃厚皮片,兼有两者的优点,易于成活,挛缩小,柔软,耐磨,功能较好,供皮区又能自行愈合,应用范围广泛。但供皮区常遗留增生性瘢痕是其主要缺点。适用于修复面部或关节处皮肤缺损,或切除瘢痕或肿瘤后所遗留的创面;修复功能部位的新鲜创面。③全厚皮片移植,包含表皮与真皮的全部,但不附有脂肪组织。优点是皮片存活后弹性好,柔韧,耐磨压和负重,后期挛缩小,色泽与正常皮肤近似,功能和外观均较满意。缺点是成活较困难,仅能在新鲜创面生长,有感染的创面不易成活,且供皮区需直接拉拢缝合,在使用面积上常受限制。适用于面部皮肤的缺损修复;功能部位组织修复;手掌、脚底等新鲜无菌创面修复等。④含真皮下血管网皮片移植,该类皮片也称超全厚皮片,包含皮肤全层和真皮下血管网及少许脂肪。完全存活后皮片更加柔软、富有弹性,能耐受磨压,挛缩小,但对受区创面条件要求高,止血必须彻底,制动固定要确实,加压包扎固定时间需要 2~3 周。主要使用于颜面、颈部和手足、四肢关节等部位无菌创面的修复。

(3)皮瓣:由具有血液供应的皮肤及其附着的皮下组织所组成,在其形成过程中必须有一部分与本体相连,称之为蒂部,蒂部是皮瓣转移后的血供来源,有多种形式,如皮下组织蒂、肌肉血管蒂、血管蒂等。

皮瓣分类较繁杂，如按形态可分为扁平皮瓣和管型皮瓣，按转移方式可分为局部皮瓣与远位皮瓣，按皮瓣血液循环类型可分为随意型皮瓣和轴型皮瓣（可进一步分为游离皮瓣），按照携带组织的成分可分为单一组织皮瓣（筋膜瓣、肌瓣、骨瓣等）和复合皮瓣（筋膜皮瓣、肌皮瓣、骨皮瓣、骨肌皮瓣和感觉皮瓣等）。

使用范围较广，包括：①有骨、关节、大血管、神经干等组织裸露的创面，且无法利用周围皮肤直接缝合覆盖者；②虽深部无组织缺损外露，但为了获得良好的外形和效果，或为获得满意功能效果时；③器官再造需要以皮瓣为基础时；④面颊、鼻部、上颚等部位的洞穿性损伤，除制作衬里外，也通常需要具有丰富血供的皮肤覆盖；⑤慢性溃疡或创面，尤其是放射性溃疡、褥疮或其他局部营养缺乏很难愈合的伤口等。

(4) 皮肤软组织扩张术：是指将皮肤软组织扩张器植入正常皮肤软组织下方，通过注射壶向扩张囊内注射液体以增加扩张器的体积，使其对表面皮肤软组织产生压力，促进皮肤和软组织的细胞分裂增殖及细胞间隙的扩大，进而增加皮肤面积，或通过皮肤外部机械牵引力使皮肤软组织扩展延伸，利用新增加的皮肤软组织进行组织修复和器官再造的一种方法。

6. 创面治疗新进展

(1) 组织工程皮肤：是将真皮成纤维细胞与细胞外基质替代物混合制成人工皮肤，或单纯使用多孔的细胞外基质替代真皮植入创面，表面移植上皮细胞覆盖或待自身上皮覆盖取代病损的皮肤。组织工程化皮肤可分为表皮替代物、真皮替代物和复合皮肤替代物。其研究分为三个环节：种子细胞、支架材料和体外重扩建技术。在皮肤种子细胞的研究主要集中在表皮种子细胞的研究。支架材料方面，目前用于皮肤组织构建的种类较多，天然材料有胶原、纤维蛋白胶、壳聚糖及脱细胞真皮基质等；人工合成材料如 PGA、聚氧化乙丙烯等；复合材料如胶原 - 壳聚糖网状支架、胶原 - 硫酸软骨素海绵支架等。

(2) 皮肤干细胞：成体干细胞是指存在于一种已经分化的组织器官中的未分化细胞，这种细胞能够自我更新并且能够分化形成该类型组织的细胞。皮肤干细胞也是成体干细胞的一种，目前证实在皮肤中至少含有 5 种成体干细胞，包括表皮干细胞、真皮间充质多能干细胞、黑色素干细胞、造血干细胞及内皮干细胞等。对于体表皮肤的缺损，往往缺乏毛囊、汗腺等皮肤附属器，而自体皮肤移植又缺乏足够的供皮区时，可以考虑表皮干细胞制备的人工皮肤替代物移植。表皮干细胞作为具有增殖和分化能力的干细胞，可以作为组织工程种子细胞的来源，通过依附于特定的支架上，可以构建组织工程皮肤。

(3) 基因疗法：是在基因水平通过基因转移方法，应用基因工程和细胞生物学技术，将遗传物质导入某患者的特定细胞内，使导入基因表达，以补充缺失或失去正常功能的蛋白质，或者抑制体内某种基因过量的表达，达到基因替代，基因修正或增强的目的，最终可以治疗疾病。在慢性创面愈合过程中，基因转移技术将治疗性基因插入细胞，使系统内基因持久或短暂地表达，合成并传递特异的蛋白进入伤口。对于慢性创面治疗，可以采取的基因治疗主要分为两大类，即病毒性载体系统和非病毒载体系统，目前基因治疗前景可期，但尚需注意实用性与安全性。

(4) 自体富血小板凝胶：富血小板血浆是新鲜全血经过特定的离心方式制备而成的富含血小板和白细胞的血浆，通过其血小板浓度可以达到普通血浆血小板浓度的 3~7 倍，其包含的各种生长因子浓度相对更高。自体富血小板凝胶是富血小板血浆加抗凝剂后被钙离子激活形成的凝胶状物质，在激活形成凝胶过程中，血小板通过脱颗粒作用，释放多种生长因子，促进创面生长和抗菌作用，适用于糖尿病溃疡等慢性难愈性创面。

（祝　联　霍　然）

参 考 文 献

[1] GURTNER G C, WERNER S, BARRANDON Y, et al. Wound repair and regeneration. Nature. 2008, 453 (7193): 314-321.
[2] SINGER A J, CLARK R A. Cutaneous wound healing. N Engl J Med. 1999, 341 (10): 738-746.
[3] 王炜，整形外科学 . 杭州：浙江科学技术出版社，1999: 506.
[4] 张涤生，整复外科学 . 上海：上海科学技术出版社，2002: 3.

[5] FALANGA V. Wound healing and its impairment in the diabetic foot. Lancet. 2005, 366 (9498): 1736-1743.
[6] CAVANAGH P R, LIPSKY B A, BRADBURY A W, et al. Treatment for diabetic foot ulcers. Lancet. 2005, 366 (9498): 1725-1735.
[7] LINDLEY L E, STOJADINOVIC O, PASTAR I, et al. Biology and biomarkers for wound healing. Plast Reconstr Surg. 2016, 138 (3 Suppl): 18S-28S.
[8] CHUNG K C, THORNE C, MEHRARA B J, et al. Grabb and Smith's Plastic Surgery. 7th ed. Philadephia: Wolters Kluwer Health Adis, 2014.
[9] EISENMANN-KLEIN M, NEUHANN-LORENZ C. Innovations in Plastic and Aesthetic Surgery. Berlin: Springer-verlag, 2007.

第三节　皮片移植与皮瓣移植

一、皮片移植术

皮片移植是指与机体完全分离的全层或断层皮肤，由身体的某处（供皮区或称取皮区）取下，移植于另一处（受皮区或称植皮区），重新建立血液循环而存活，因为移植物形态呈片状，故称皮片移植术。根据皮片的来源可分为自体皮移植、同种异体皮移植、异种皮移植术、人工真皮移植。皮片移植（free skin transplantation）始于 19 世纪后叶，当初仅限于刃厚皮及全厚皮的采取和移植。自鼓式取皮机的发明，使得整形科医师可以精准地获得各种厚度的断层皮片。皮片移植是目前临床修复大面积皮肤缺损的重要方法。

（一）皮肤的解剖学

1. 皮肤的构造及分类

（1）概述：皮肤是人体面积最大的器官，成人皮肤面积为 1.5~2m^2，其重量约占人体重量的 15%。全身各部位的皮肤厚度不相同，眼睑处皮肤最薄，比较娇嫩，肩背部的皮肤最厚。

（2）基本结构：皮肤由外向内可分三层：表皮、真皮、皮下组织。表皮内无血管，但有许多细小的神经末梢，主要起保护作用（图 1-3-1）。

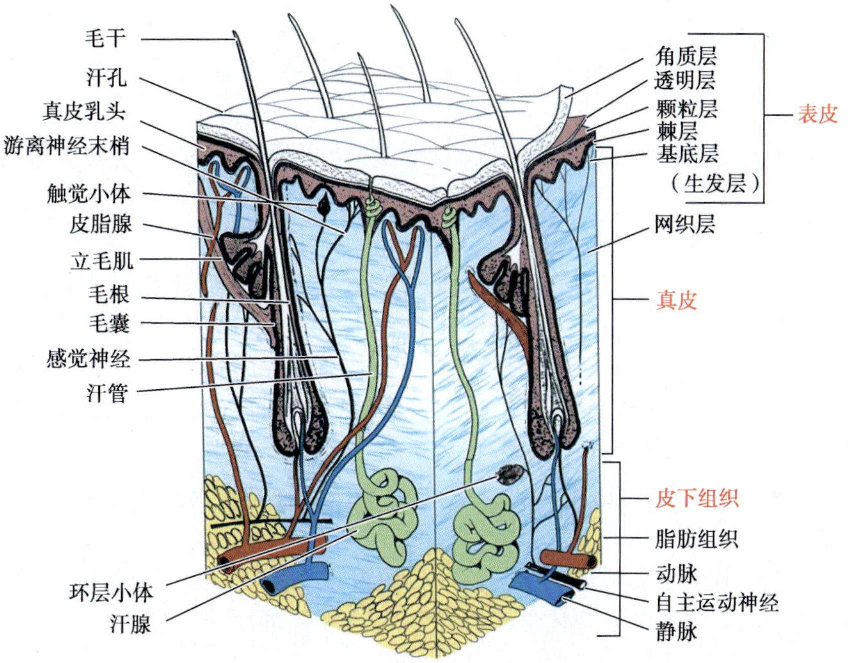

图 1-3-1　皮肤组织学结构示意图

表皮由外向内可分五层：角质层、透明层、颗粒层、棘层、基底层。表皮的代谢周期是28天。角质层由4~8层扁平无核的角化死细胞构成。对人体起保护作用。角质层具有抗摩擦，防止体内的水分蒸发、外界化学物质以及微生物等透入，并阻挡一定量的紫外线等功能，对内部组织起保护作用。透明层只分布在手掌、足底等角质的部位，光线可以透过。可以防止体内、体外的水、电解质透过，起到保护作用。颗粒层由2~4层菱形细胞构成。细胞内颗粒有折射光线作用，可以减少紫外线射入体内。还可以防止体内水分、电解质的丢失和体外水分及有害物的透入。棘层由4~8层多角形细胞构成，是表皮中最厚的一层。基底层是表皮的最下层，由基底细胞和黑色素细胞构成。基底细胞具有分裂繁殖能力，黑色素细胞具有分泌黑色素颗粒的功能，决定了人肤色的深浅。

真皮由大量纤维结缔组织、细胞和基质构成，并含有丰富的血管、淋巴管、神经、腺体、立毛肌等。真皮可分上下两层，上层为乳头层，下层为网状层。真皮中的纤维结缔组织有三种，分别是胶原纤维、弹力纤维、网状纤维。上述三种纤维的减少，导致皮肤的弹性、韧性下降。真皮内细胞主要有成纤维细胞、肥大细胞、巨噬细胞、树突状细胞、朗格汉斯细胞和少量的巨细胞等。真皮基质是一种无定形的胶状物质。主要成分为黏多糖、蛋白质、电解质和水。真皮层含水量占全部皮肤组织的60%，若低于60%时，皮肤会呈现干燥、起皱纹等缺水状态。

皮下组织位于皮肤的最深层。主要由大量的脂肪细胞和疏松的结缔组织构成，含有丰富的血管、淋巴管、神经、汗腺和深部毛囊等。皮下脂肪有保温防寒、缓冲外力、保护皮肤、脂肪细胞被分解后还可以释放能量，供人体活动需要。

2. 皮肤的附属器官

(1)汗腺：根据汗腺分泌物的不同，分为小汗腺和大汗腺两种。小汗腺广泛分布于全身，尤其以手掌、脚底、前额、胸前等处最多。小汗腺可以分泌汗液，其主要成分为水、无机盐和少量尿酸、尿素等代谢物。具有滋润皮肤，调节体温、排泄废物等作用。大汗腺主要分布在腋窝、会阴、乳晕等处。大汗腺在青春期时开始发育，分泌物为浓稠的浮状液体，含有蛋白质，糖类和脂肪。

(2)皮脂腺：除手脚掌外，皮脂腺遍布全身，以头面部最多，其次为前胸和背部。皮脂腺可分泌皮脂，可以滋润皮肤、毛发，防止皮肤水分蒸发，可杀菌、抑菌。

(3)毛发：人体毛发可分为长毛、短毛、毳毛三种。

(4)指甲：主要成分是硬性角质蛋白，覆盖在指(趾)末端，为半透明状角质板。甲内不含神经和血管，主要起保护作用。

3. 皮肤的生理功能　皮肤具有保护、感觉、调节体温、吸收、分泌与排泄、呼吸、新陈代谢七大生理功能。

(1)保护功能：抗摩擦、抗牵拉、抗撞击等机械性刺激；防止紫外线；防止体内水分蒸发和外界物质的侵入。

(2)调节体温功能：通过血管调节和汗腺蒸发汗液。

(3)感觉功能：皮肤内含有丰富的感觉神经末梢，可感受外界的各种刺激，产生各种不同感觉，如触觉、痛觉、压力觉、热觉、冷觉等。

(4)分泌与排泄功能：汗腺可分泌汗液，皮脂腺可分泌皮脂。皮脂在皮肤表面与汗液混合，形成乳化皮脂膜，可以滋润皮肤、毛发，防止皮肤水分蒸发，皮脂膜呈弱酸性，有杀菌、抑菌的作用。皮肤通过出汗排泄体内代谢产生的废物，如尿酸、尿素等。

(5)呼吸功能：皮肤可以通过汗孔、毛孔进行呼吸，直接从空气中吸收氧气，同时排出体内的二氧化碳。其呼吸量大约为肺的1%。

(6)吸收功能：被吸收物通过角质层，经毛孔、汗孔而被吸收；通过细胞间隙渗透进入真皮。影响皮肤吸收功能的主要因素与被吸收物的物理化学性质有关，而角质层的厚薄、皮肤的含水量多少、毛孔状态、局部皮肤温度也会影响皮肤吸收功能。

(7)新陈代谢功能：皮肤细胞有分裂繁殖、新陈代谢的能力。皮肤和血液中的水分和盐类在一定的条件下可互相转入转出，以适应全身代谢的需要。皮肤的新陈代谢功能在晚上10点至凌晨2点最为活跃。

（二）皮片分类及特点

1. 游离皮片分类（图1-3-2） 可按皮肤厚度分为以下四种。

(1) 刃厚皮片：也称表层皮片、薄层皮片或 Thiersh 皮片。包括表皮层和真皮最上层的乳突层，成年人厚度为0.2~0.25mm。

(2) 中厚皮片：也称 Blair 皮片。包括表皮及一部分真皮层。成年人厚度为0.35~0.80mm，也即相当于皮肤厚度的1/3~3/4，依厚度不同又分为薄中厚皮片（0.37~0.5mm）和厚中厚皮片（0.6~0.8mm）。

(3) 全厚皮：也称 Wolfe-Krause 皮片。包括表皮及真皮的全层。

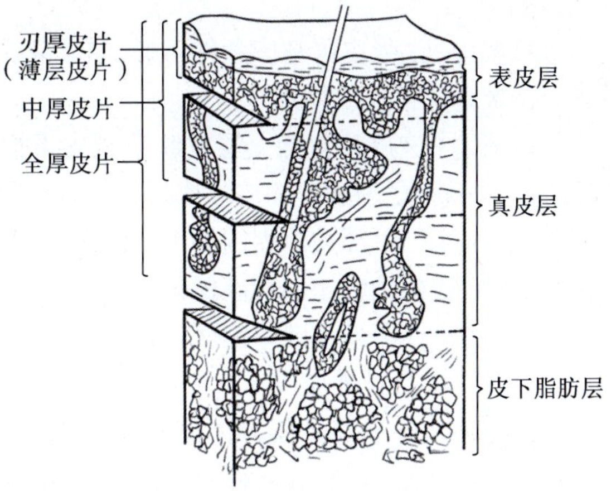

图1-3-2 皮肤组织结构及皮片分类

(4) 带真皮下血管网皮片：该皮片包括全层皮肤及真皮下血管网。

2. 刃厚皮片

(1) 概念：刃厚皮片包括表皮层和极少的真皮乳头层，是最薄的皮片。其主要优点是活力强，易存活，能较长时间地依靠血浆渗透维持生存，故在血运不良的创面或有轻度感染的肉芽创面上均易成活。同时，表层皮片切取容易，供皮区不受限制，且在同一供皮区可以反复切取，供皮区愈合迅速，不遗留瘢痕，尤以头皮最为理想。但其缺点是成活后皮片收缩较重，弹性差，色泽深暗，不耐压迫和摩擦，易形成破溃和小创面，干燥且感觉差。颜面、肢体关节周围及易摩擦部位不宜采用此方法。因此，该方法仅为一种暂时的创面覆盖方法。如有条件，日后应进一步行其他理想的方法修复。供皮区多选择头皮、大腿、背部、腹、胸壁、臀部、上肢、小腿。

(2) 适应证：感染肉芽创面；全身情况较差、创面条件不良，不适宜行较厚的皮肤移植；其他原因不能做一期新鲜创面理想修复时，暂时需要闭合的创面；口腔、鼻腔手术创面。

(3) 禁忌证：新鲜创面或受皮区血液循环条件良好的创面；创面有肌腱、骨组织、神经、血管等外露和面部、颈部、关节活动部位及肢体暴露或易摩擦的部位。

3. 中厚皮片

(1) 概念：中厚皮片包括表皮和部分真皮，厚度在0.35~0.8mm，相当于全层皮肤的1/3~3/4。依据包含真皮多少不同，又分为厚、薄两种。移植成活皮片弹性较好，收缩较小，耐摩擦能力强。肤色加深不重，外观及感觉较好。但皮片成活能力相对较差，需植皮区有较好的血液循环。在供皮区常有增厚的瘢痕遗留，称为增生性瘢痕，不宜选择在暴露区域。供皮区部位多选择大腿、胸、腹、背、臀部。

(2) 适应证：由于体表肿物、外伤瘢痕或其他病变切除后而残留的新鲜创面；皮肤因各种外伤清创后残留下的新鲜创面；体表Ⅱ度烧伤清创后残留创面或严重烧伤后创面削痂或瘢痕切除后残留的创面；各种带蒂、游离皮瓣切取后残留的新鲜创面；感染性或条件差（如组织外露、血液循环不良等）的创面，经换药及抗感染等严格处理后，条件明显改善的创面。

(3) 禁忌证：受皮区严重感染；受皮区组织血液循环不良；受皮区有肌腱、骨骼、神经、血管等组织外露；负重部位，如足底、手掌。

4. 全厚皮片

(1) 概念：全厚皮片包括表皮和真皮的全层，不带皮下组织。全厚皮片富有真皮层内的弹力纤维、腺体和毛细血管等组织结构。该皮片移植成活后收缩少，色泽好，坚固柔韧，能耐磨压和负重。全厚皮片仅能在新鲜创面生长，且手术操作要求较高，供皮区又不能自行愈合，倘若不能直接缝合，尚需另取非全厚皮片覆盖闭合，因此在使用面积上常受限制，供皮区多选择侧胸、腹部、上臂内侧。

(2)适应证：新鲜或无感染创面；肿瘤切除术后创面；外露及功能活动部位的创面；某些需耐摩擦力强的部位的软组织缺损(如手掌、指腹、虎口)；其他无骨骼、肌腱、关节、神经及血管外露的新鲜创面，但面积不宜过大。

(3)禁忌证：受皮区基床条件不好，如血液循环差、感染、深部组织外露及肉芽创面。

5. 带真皮下血管网皮片

(1)概念：该皮片包括全层皮肤及真皮下血管网。移植皮片成活后质地、弹性等接近正常。与皮瓣移植比较，无臃肿之弊病。如皮片成活不好，愈合后皮肤质量较差。

(2)适应证：手部关节周围的无菌创面；截肢或截指残端；修复较为凹陷的部位；其他外伤、瘢痕或体表肿物切除后残留的较小面积新鲜创面。

(3)禁忌证：污染或肉芽创面；深部骨质、肌腱、神经等外露的创面。

6. 异体皮及异种皮

(1)异体皮主要有新鲜异体皮、冷冻异体皮、辐照甘油皮和猪皮等，其优点可以阻止水、电解质、蛋白质和热量经创面丢失；能阻止细菌入侵；有良好的止痛与止血功能；黏附性与自体皮相同；具有促使上皮化的作用。但因具有抗原性，移植后2周左右被排斥而脱落。

(2)适应证：深度大面积烧伤，自体皮源不足；切痂、脱痂后创面尚有坏死组织，不适于自体皮移植时，可选用异体皮(异种皮)移植减少渗出，为自体皮移植创造条件。

7. 自体皮片移植的方式　根据植皮方式不同，游离皮片移植可分为点状皮片移植、邮票状皮片移植、网状皮片移植、微粒皮片移植、中厚及全厚或带真皮下血管网皮片大张移植。

(1)点状皮片：皮片直径5mm左右的皮片，皮片移植存活后，在创面形成皮岛，逐渐生发的新生上皮向四周扩展，直至各皮岛相互融合。仅于大面积深度烧伤消灭创面行同种或异种网状皮片或大张皮片打洞移植嵌植自体皮片时使用。

(2)邮票状皮片：将所切取的大张皮片分割成如邮票大小贴合在创面上使用。根据供皮量来决定邮票状皮片的大小及移植密度。多用于肉芽创面，或大面积深度烧伤行同种或异种植皮时自体皮的间植，根据创面条件及肉芽情况，决定皮片厚度。

(3)网状皮片：将大张皮片以制网机加工，作出具有无数有规律排列的菱形小空格，形如鱼网。可用于大面积深度烧伤的早期自体、同种或异种植皮。

(4)微粒皮片：将小片薄断层自体皮剪成微粒，最大不超过1.0mm^2，在等渗盐水中播散，倾注于绸布上，在托盘内放一均匀布满小孔的漏盘，上放绸布、皮片，加生理盐水达到漏盘的1/3~1/2。双手提起托盘，缓缓倾斜，使微皮接触到绸布后，再遇水则浮于水面，此时绝大部分微皮的表面向上，使其均匀分散于水面，提起漏盘，盐水经绸布、漏盘孔缓缓流进托盘，则微皮均匀地沉在绸布上，表皮面仍向上，取出绸布，覆盖在同种皮片的真皮面上，微皮的真皮面向外，除去绸布即可移植到切、削痂后的创面。这样供皮区与受皮区面积之比可达1∶18，创面愈合时间5~8周。残留创面需补充植皮。本法简便易行，效果良好，可保持90%以上的微皮方向与同种皮一致，易于存活。适用于自体皮源缺少的特大面积烧伤。

8. 供皮区的选择原则

(1)选择皮面宽阔，平坦的区域。如大腿内侧、后外侧、腹壁及胸壁等处，可以大量取皮，也容易切取。

(2)供皮区应不影响日后局部的功能。如关节部位禁忌取厚皮片。

(3)供皮区的包扎应不影响受皮区的血运。如肢体远端植皮时，供皮区尽量不选在同侧的近端，以免绷带压迫，造成远端充血，影响皮片成活。

(4)供皮区应选在不易受污染的部位。如幼儿不宜自臀部取皮。

(5)供皮区的选择，应注意受皮区的特点。如面部或体表相通的腔穴管道植皮时，应选择在毛发稀少的区域取；颜面植皮还应注意选择色泽相近的皮片，需要皮片小者可取自耳后部或锁骨上窝，需要皮片大者可取自上臂内侧或侧胸壁部。

(6)供皮区应尽量选择在隐蔽的区域。

（三）取皮、植皮术

1. 徒手取皮植皮术（取皮刀片取皮法）

（1）供皮区操作步骤：手术刀片及供皮区涂抹适当量的液体石蜡。助手双手掌将供皮区压紧绷平；或术者及助手各用一块木板置于供皮区两端，使供皮区皮肤绷紧，术者可徒手持手术刀片，或用止血钳、小取皮刀架夹持保险刀片，将刀片从一端开始向另一端作前、后幅度不大的移动或拉锯式的推进。刀片和皮肤表面呈 10°~15°。标准表层皮片为半透明状，平整、边缘不卷曲，供皮区创面呈密密麻麻的小出血点。取皮供区残留创面用无菌凡士林纱布覆盖，多层纱布及棉垫加压包扎，或用弹力绷带及弹力腿套固定敷料。除非有感染或出血等特殊情况，一般不用更换敷料，直至创面愈合，内层敷料自行脱落。

（2）受区操作步骤：肉芽创面术前应根据分泌物培养结果，应用相应的抗感染治疗，并通过换药改善创面局部条件。植皮前，对创面进行彻底的清创，刮除肉芽组织。扩创后，用无菌生理盐水过氧化氢及碘伏反复清洗创面及创面彻底止血。

（3）皮片移植术：根据创面情况，皮片在适当紧张度下覆盖创面，并缝合皮片缘和创缘，鉴于皮片菲薄，不适宜缝合过多，以免引起皮片撕裂。包扎前，用生理盐水冲洗净皮片下积血。以无菌凡士林纱布覆盖受区皮片，再覆盖多层松散纱布，用绷带加压包扎。或在缝合创缘与皮缘时，保留长线，缝合完毕后，皮片表面盖一层无菌凡士林纱布，再放适当量的纱布，将预留的长线分为数组，然后相对打包结扎。

2. 器械取皮植皮术　常用 3 种器械：滚轴式取皮刀（切取刃厚、中厚皮）、鼓式取皮机（切取中厚皮为主）、电动（气动）取皮刀（切取刃厚、中厚皮）。

（1）滚轴式取皮刀

1）供皮区操作步骤：安装好刀片，调节两端旋钮，将滚轴与刀片间的距离调整到即将取皮的厚度，固定旋钮。刀片和供皮区涂抹液体石蜡。助手帮助将供皮区两侧压紧绷平。术者以优势手握住刀柄，将取皮刀压在皮肤上，宽度根据需要而定。下刀时刀片和皮肤表面呈 40°，然后角度可调小到 20° 左右，也可根据情况进行调整。将滚轴作拉锯式、前后幅度不大的移动，由一端向另一端滑动，直至取得所需大小的皮片，然后将皮片切取下。供区残留创面用无菌凡士林纱布覆盖，多层纱布及棉垫加压包扎，或用弹力绷带及弹力腿套固定敷料。除非有感染或出血等特殊情况，一般不用更换敷料，直至创面愈合，内层敷料自行脱落（图 1-3-3）。

2）受区操作步骤（见“徒手取皮植皮术”）

3）皮片移植术（见“徒手取皮植皮术”）

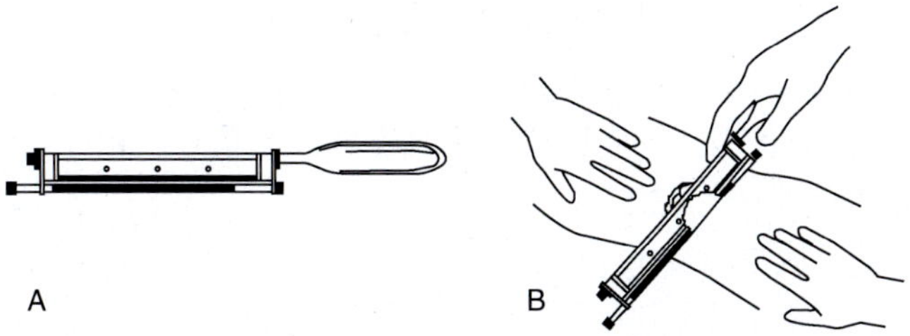

图 1-3-3　滚轴式取皮刀（A）及滚轴式取皮（B）

（2）鼓式取皮机

1）供皮区操作步骤：安装刀片时刀片平的一侧对着鼓面，斜的一侧对着皮肤。调节螺旋刻度盘，使其到达切取皮肤的厚度。将备好的取皮鼓凸面向上架在刀架上。供皮区及鼓面先用纱布拭净，于取皮鼓表面涂抹胶水或粘贴双面取皮胶纸，左手握住轴杠，右手持刀架上的弓形柄，将鼓从刀架上取下，检查刻度盘的刻度，并目测鼓面与刀片间的距离，验证取皮厚度。将鼓面与供皮区悬空对齐，先以鼓面最前缘按压在供皮区上数秒钟，使其粘合牢固，再将鼓的前缘部分下压并略向前推。此时鼓的前缘已向上移动，鼓面与皮肤的粘合面积加大。右手持弓形柄下移并沿鼓面做拉锯式动作开始取皮，边取边观察取皮情况，左手用力压紧向前上推，右手一直做拉锯式动作，直至将皮片完全取下。切断皮片蒂部，将皮片从鼓面取下（图 1-3-4）。

2)受区操作步骤(见“徒手取皮植皮术”)

3)皮片移植术(见“徒手取皮植皮术”)

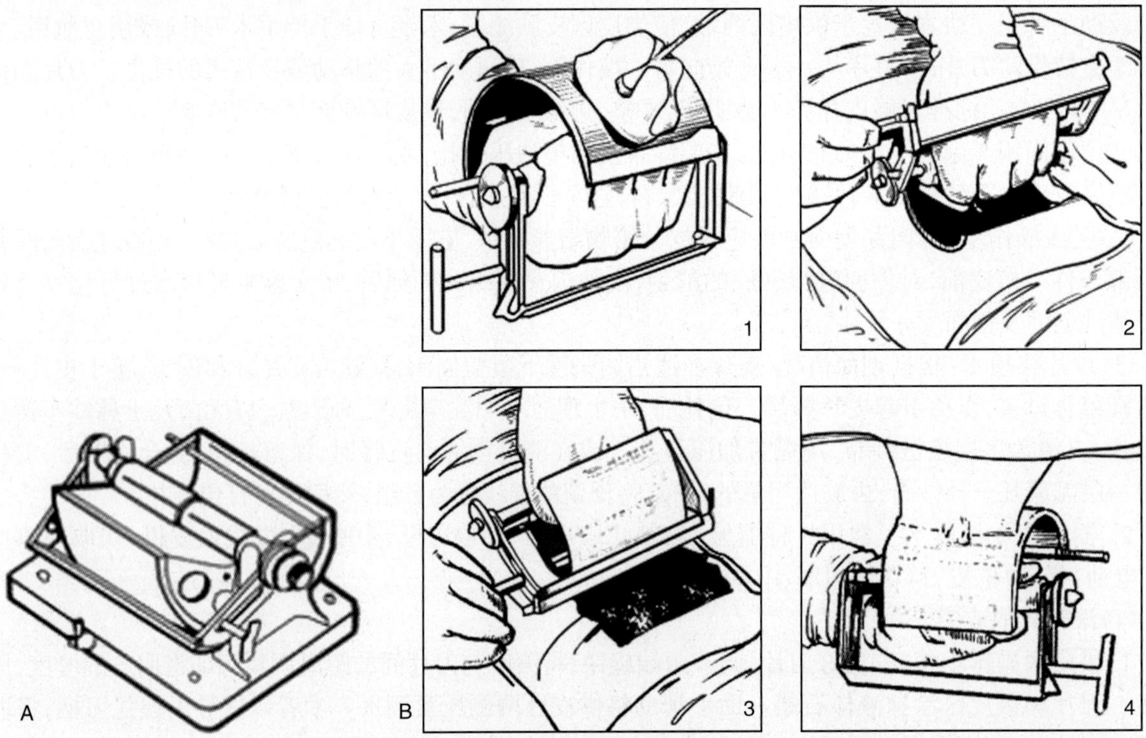

图 1-3-4 鼓式取皮机取皮法

A. 鼓式取皮机;B. 取皮步骤:B-1 鼓面涂抹胶水或粘贴双面取皮胶质;B-2 以鼓面最前缘按压于供皮区上;B-3 手持弓形柄下移并沿鼓面做拉锯式动作;B-4 将皮片从鼓面取下。

(3)电动取皮刀

1)供皮区操作步骤:根据受皮区范围选择合适宽度刀架后,用扳手将取皮刀片固定刀架上并与主机连接。根据取皮厚度,调节刻度表。皮肤表面和刀片处涂上少许消毒凡士林,起润滑作用。将取皮机放置于皮肤上,按下取皮机开关,下压主机,与皮肤呈 35° 匀速向前推进,使皮片掀起。取足皮片后,用蚊式钳将皮肤两侧提起。将刀片与皮片角度垂直,放松压力,皮片即离断。所取皮片用盐水纱布保护备用。供皮区创面用凡士林纱布覆盖,加以纱布、棉垫、绷带加压包扎(图 1-3-5)。

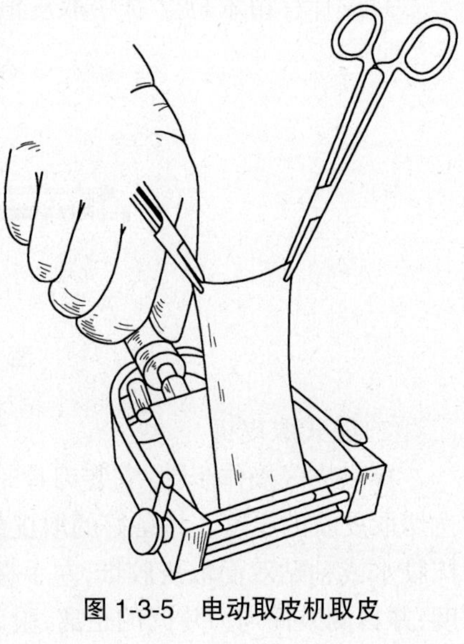

图 1-3-5 电动取皮机取皮

2)受区操作步骤(见“徒手取皮植皮术”)

3)皮片移植术(见“徒手取皮植皮术”)

3. 全厚皮片取皮植皮术

(1)供皮区操作步骤:当所需皮片较小时,可选用局部浸润麻醉。划出所需皮片的轮廓,用手术刀沿所划轮廓切开皮肤全层,深达脂肪。将皮肤及脂肪一并切下(图 1-3-6A),用剪刀将脂肪组织全部剪除(图 1-3-6B)。此时,即可得到所要的全层皮片。适当分离供区创缘周围皮肤,直接缝合伤口。如供区伤口无法直接缝合,可行断层皮片移植闭合创面。

(2)受区操作步骤:将受区形成血运良好新鲜平整创面。

(3)皮片移植术:将皮片边缘与受区皮缘缝合固定,包扎。

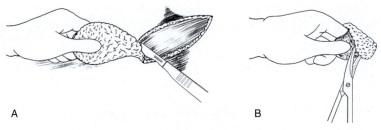

图 1-3-6　全厚皮取皮

A. 将皮肤及脂肪整体切下；B. 去除脂肪层。

4. 带真皮下血管全厚皮片取皮植皮术

(1) 供皮区操作步骤：除皮片切取层次有所不同外，其余操作与全厚皮片移植相同。手术刀沿所划轮廓切开皮肤、皮下脂肪，连同皮下脂肪一起取下。在手术放大镜下将皮肤展开，修剪皮下脂肪，保留真皮下血管网的完整性及一薄层脂肪，即可得到所需皮片。

(2) 受区操作步骤(见“全厚皮片取皮植皮术”)

(3) 皮片移植术(见“全厚皮片取皮植皮术”)

(四) 皮片移植术注意事项及处理

1. 术前应尽量控制受区局部及全身的感染情况，感染严重的创面不适宜行皮肤移植术。如移植皮片时仍有一定程度的感染，应进行彻底清创。

2. 术中应执行严格的止血措施，防止皮片下血肿。

3. 术后常规应用抗生素，预防感染。全身情况可酌情处理。

4. 术后如无感染迹象或创面较为新鲜，10~14 天左右行第一次换药，皮片如成活可拆线。

5. 术后有感染迹象或肉芽创面，一般可在术后 3~5 天换药，然后根据分泌物情况每 2~3 天换药一次。如有缝线，术后 2 周可拆除。

6. 适当地用石膏托制动患手(肢)对皮片存活有良好的作用，一般可固定 2 周。

7. 儿童及女性应尽量避免从易暴露的部位切取皮片，以免带来美观问题。

8. 供皮区愈合后，可用弹性绷带加压包扎 2~3 个月，以防止瘢痕增生形成。

9. 术前有严重挛缩的患者，皮片存活后，还可佩戴相应的支具，以防止挛缩的复发。

10. 术后可局部应用软化瘢痕的药物或敷料，如有条件还可进行正规的理疗及体疗等康复治疗。

【临床病例讨论】

现病史：患者一出生即被发现左面部肿物，诊断为血管瘤，1 岁在当地医院行同位素治疗，无明显好转，后到外地医院就诊，行局部注射治疗(具体不详)。后血管瘤明显缩小，但瘢痕明显，偶觉瘙痒，无破溃。现因影响美观，故来我院就诊。拟行手术治疗。

既往史：否认高血压病史、冠心病史，否认糖尿病史，否认结核、SARS、禽流感史及密切接触史。

个人史、家族史：无抽烟饮酒史，兄弟姐妹体健，否认家族遗传病史及类似疾病史。

查体：体温 36.5℃，脉搏 68 次 /min，呼吸 18 次 /min，血压 124/68mmHg。

一般情况：查体合作，发育正常，营养良好，体位自动，步态自如，病容无，神志清醒，皮肤黏膜无黄染。

头颅外形：大致正常无出血点，浅表淋巴结无触及肿大，无结膜出血，巩膜无黄染，无眼球突出，瞳孔等大对圆，瞳孔对光反射灵敏，双侧外耳道无分泌物，双侧乳突无压痛，鼻外形正常，鼻中隔无偏曲，唇无紫绀，咽无充血，扁桃体不大。

颈部：颈无对抗，气管居中，甲状腺不大，无血管杂音。

胸部：胸廓无畸形，呼吸运动对称，双肺呼吸音清，心界不大，心率 88 次 /min，律齐，无病理杂音。

腹部：外形平坦，无腹壁静脉曲张，无胃肠型，无压痛，无反跳痛，无肌紧张，肝脏未触及，无触痛，脾脏未触及，无移动性浊音。

脊柱：无畸形，无活动受限，无四肢畸形。

神经系统：生理反射存在，病理反射未引出。

专科检查：左上颌部、鼻旁可见一大小约 4.5cm × 2.5cm 的瘢痕，中间呈白色，周围颜色较正常皮肤深，轻度凹陷，低于皮面 2mm，质地中等，表面粗糙，无压痛，红肿、破溃。轻度牵拉左侧内眼角，内眦赘皮较对侧严重。

知识点：瘢痕临床检查的注意点

临床检查瘢痕时，观察瘢痕的位置、大小、范围、质地、颜色，是否高出皮面或者凹陷程度，皮肤是否破溃，是否有挛缩后牵拉周围器官。是否有瘙痒、疼痛、压痛、放射痛。

1. 诊断　左侧鼻旁、上颌部瘢痕（图 1-3-7）。

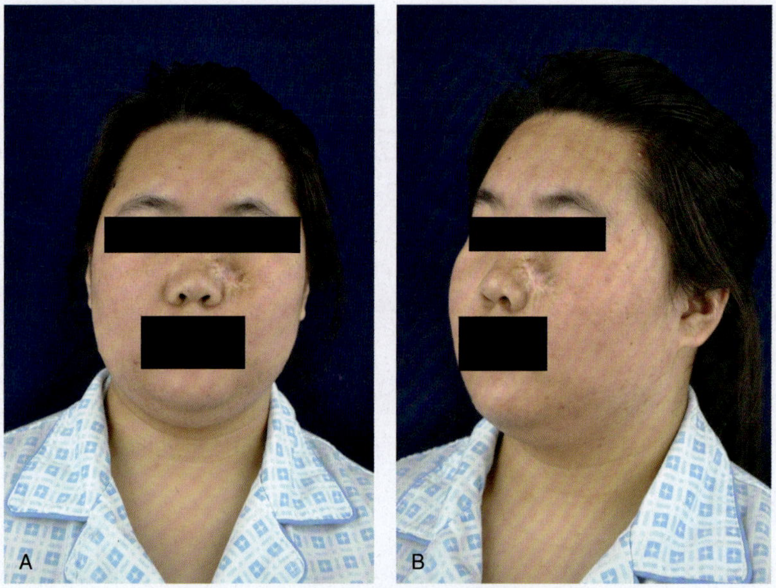

图 1-3-7　术前正侧面照

A. 术前正面照；B. 术前侧面照。

2. 临床诊疗决策

（1）病情评估：患者左侧鼻旁、上颌部血管瘤同位素治疗后瘢痕，软组织轻度凹陷，激光治疗无法改善凹陷和瘢痕颜色不均的问题，手术治疗为首选。

（2）辅助检查：完成各项手术前检查，如血常规、血生化、凝血功能、血型、尿常规、心电图及胸部 X 线等。

（3）治疗：主诊、主管、一线管床医师一同商定治疗方案，确定治疗计划及方案，如皮肤扩张术或瘢痕切除术、松解、侧胸壁取皮、游离全厚植皮术。因患者不同意行皮肤扩张术，选择了植皮术。

3. 治疗结果　患者伤口均一期愈合，植皮全部存活。供皮区愈合良好（图 1-3-8）。

4. 随访　观察皮片存活后的颜色变化，植皮处瘢痕是否凸起、增生，是否有痛痒症状。关注心理治疗、要素饮食、生活调理、弹力加压、局部按摩及是否合理坚持使用软化瘢痕药物。

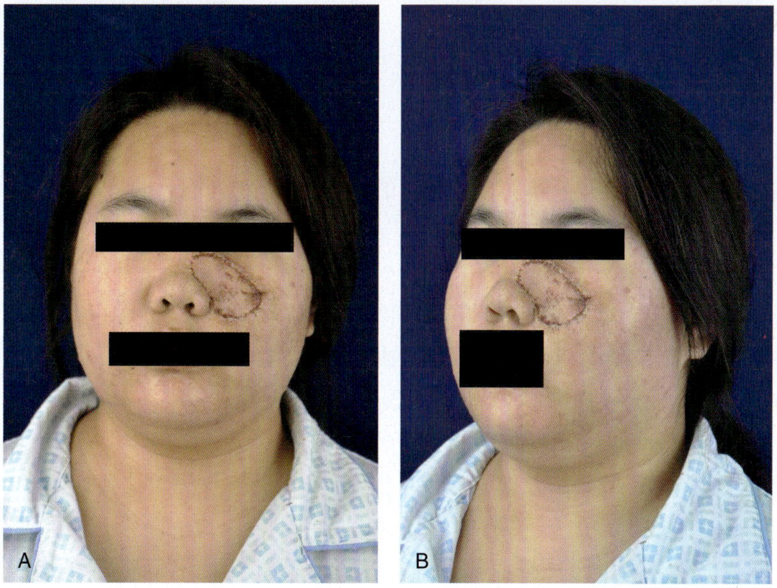

图 1-3-8　治疗后正侧面照

A. 术后正面照；B. 术后侧面照。

二、皮瓣移植

（一）概述

1. 概念　皮瓣（skin flap）是由具有血液供应的皮肤及其附着的皮下脂肪组织所形成。在皮瓣形成与转移过程中，必须有一部分与本体（供皮瓣区）相连，此相连的部分称为蒂部，以保持血液供应，其他面及深面均与本体分离。转移到另一创面后（受皮瓣区），暂时仍由蒂部血运供应营养，待受皮瓣区创面血管长入皮瓣，建立新的血运后，再将蒂部切断，完成皮瓣转移的全过程，故又名带蒂皮瓣，但局部皮瓣或岛状皮瓣转移后则不需要断蒂。

皮瓣的血液运输和营养在早期完全依靠蒂部供应。当皮瓣在移植处愈合后 3 周左右，与受区创面建立起新的血液循环系统，方完成皮瓣移植的过程。皮瓣转移后，由于带有全层皮肤和脂肪组织，其收缩性较游离植皮小得多，而且可耐受外力摩擦，并能基本保持皮瓣转移前原有的色泽。皮瓣在美容整形术中能覆盖深大创面，保护深部组织，对器官、形体的美容整形是一种理想的材料。如鼻再造、唇缺损修复、耳再造整形、乳房再造、阴茎再造等都是皮瓣应用的适应证。在头面部整形中，皮瓣移植，特别是局部旋转皮瓣转移对于瘢痕切除后的修复和头皮缺损修复整形等也是不可缺少的。

由于面部皮瓣的供应面积有限，因而不适于较大面积的皮瓣切取，对于面部大面积缺损（比如大面积血管瘤切除后、大面积黑痣切除后或大面积瘢痕切除后），可采用远位皮瓣进行整形修复，常采用的有胸三角皮瓣、颈部皮瓣等。这种皮瓣用于面部美容整形术有以下优点：一是修复面积大；二是供皮瓣区相对隐蔽；三是供皮瓣区与面部皮肤颜色接近，术后皮肤颜色差别不大。但远位皮瓣的整形手术较为复杂、费时，皮肤色泽差异较大，术后外观有时臃肿，还要进行第二次去脂修整术。

2. 分类　按形态可分为扁平皮瓣与管形皮瓣（即皮管），按取材及修复缺损部位的远近分为局部皮瓣与远位皮瓣（带蒂皮瓣）。按皮瓣血循环类型的分类，分为任意皮瓣与轴型皮瓣两大类。

（1）任意型皮瓣：包括局部皮瓣（又称邻近皮瓣）、邻位皮瓣和远位皮瓣（直接皮瓣、直接携带皮瓣）。局部皮瓣包括推进皮瓣（又称滑行或滑行推进皮瓣）、旋转皮瓣和易位皮瓣。

（2）轴型皮瓣：皮瓣内包含有知名血管，包括岛状皮瓣、肌皮瓣、游离皮瓣（又称吻合血管的皮瓣移植）和含血管蒂的复合组织移植。

3. 适应证

(1)放射性溃疡,褥疮。

(2)洞穿性缺损的修复。

(3)器官再造。

(4)有肌腱、骨、关节、大血管、神经干等组织裸露的新鲜创面或陈旧性创伤。

(5)功能性部位和外露部位的修复。

4. 皮瓣的选择原则

(1)根据部位、形状、大小、有无严重挛缩情况、周围的皮肤条件、组织缺损的种类和深度等,选择适当的供皮瓣区,颈前及关节部位若有挛缩,瘢痕松解后的缺损区将可能增长数倍,必须充分估计,此时可用健侧或健康人相同部位的大小作预测。以减少设计上的误差。

(2)用次要部位的皮瓣修复重要部位的缺损。

(3)能用局部皮瓣者,尽量不用远位皮瓣。

(4)应用局部皮瓣,选择设计简单、转移方便的皮瓣。

(5)应用岛状皮瓣或游离皮瓣时,选择血管恒定、变异小、易切取、不牺牲主干血管、供区形态功能影响小的皮瓣。

5. 皮瓣的设计　根据患者的实际情况和可以耐受的体位,模拟比试的设计方法叫逆行设计,也叫皮瓣逆转设计法或"剪裁试样"。它是防止设计脱离实际情况行之有效的措施,在手术前讨论时是不可忽视和省略的,只有通过这种逆行设计才能检验我们所设计的皮瓣,其具体大小,位置、形状能否与缺损区吻合,患者对这种体位能否耐受。其大致程序如下:

(1)先在供皮瓣区绘出缺损区所需皮瓣大小,形态及蒂的长度。

(2)用纸(或布)按上述图形剪成模拟的皮瓣。

(3)再将蒂部固定于供皮瓣区,将纸型(或布型)掀起、试行转移一次,视其是否能比较松弛地将缺损区覆盖。

6. 皮瓣的形成　皮瓣形成时应注意皮瓣的血液循环,皮瓣形成后早期的营养供应主要依靠蒂部血液循环供应,以维持其活力。任意皮瓣长与宽的比例一般不宜超过 2∶1,在面颈部由于血液循环良好,长宽比例可增至(2.5~3)∶1,超过一定的比例皮瓣远端即可出现血运障碍或坏死,设计皮瓣时还应使蒂部略宽,并循主要血管的走行方向,以保证血液供应。对皮肤的血管结构研究逐步深入,将皮肤动脉绘制成模式图可供形成皮瓣时掌握层次的参考。皮瓣的动脉供应固然重要,但其静脉回流亦不可忽视,如果静脉回流不佳时,则皮瓣肿胀或起水疱并变为暗紫色,最后由于严重组织肿胀压迫动脉,使血流完全阻断,皮瓣坏死。

滋养皮瓣的主要血管在皮瓣深层组织中,大型皮瓣分离时须包括深筋膜,以保护在皮下脂肪深面的血管网。如果感到皮瓣太厚影响修复后的局部功能或外貌时可在保证皮瓣血供的条件下修薄,也可在皮瓣转移成活 3~6 个月后,再分次将脂肪切除(即去脂术)。

7. 皮瓣的护理

(1)保温护理:术后保温尤为重要,皮瓣局部给 60W 烤灯持续照射 7~10 天,烤距为 30~40cm。用无菌巾遮盖灯罩和皮瓣,使之保暖,但要注意烤灯距皮瓣不要太近以免烫伤,夏季间歇照射。

(2)术后体位:术后体位的安置是保证皮瓣的血供和静脉回流、促进皮瓣成活的重要措施之一。术后保持患肢高于心脏,抬高患肢 10°~15°,维持功能位或根据手术部位适当调整,以保证动脉供血和静脉回流。防止皮瓣受压或牵拉,避免皮瓣痉挛导致缺血坏死。尽量采取满足患者的体位,经常巡视患者,特别是熟睡患者,注意保持体位,同时向患者解释体位固定的重要性,使其密切配合治疗,及时纠正不正确姿势。

(3)疼痛护理:疼痛可使机体释放 5- 羟色胺(5-HT)。5-HT 有强烈缩血管作用,不及时处理可致血管痉挛或血栓形成,故术后应及时给予止痛。局部包扎固定,保护肢体,避免活动时损伤皮瓣,引起疼痛,包扎不要过紧以防压迫。术后所有治疗护理操动作轻柔，如注射、输液、换药、拔引流管等，尽量减轻疼痛。

(4)维持有效血液循环：血容量不足可引起心搏量减少，周围血管收缩，从而影响皮瓣血供，威胁再植组织存活，故术后应注意观察生命体征及全身情况，补足血容量。同时遵医嘱予抗痉挛、抗血栓等治疗，注意观察药物疗效及副作用。

(5)预防伤口感染：早期及时合理应用抗生素，严格无菌技术操作，保持敷料清洁干燥，保持皮片引流通畅，观察引流液颜色、量、性质做好记录，防止皮瓣空隙处积血、影响皮瓣成活。给予饮食指导，嘱进食高蛋白、高热量、高维生素饮食，增强抵抗力以利组织修复。同时加强基础护理，预防压疮、病室每日进行空气消毒，定时开窗通风。

(二) 局部皮瓣

局部皮瓣系利用皮肤组织的松动性，在一定条件下，重新安排其位置，以达到修复缺损的目的。其适应情况包括皮肤缺损不能直接缝合，或在颜面及关节部位，勉强缝合影响功能与外形；瘢痕挛缩影响功能与外形；创面有肌腱、神经，大血管或骨面外露时。

1. 推进皮瓣(又称滑行皮瓣)　在缺损区一侧或两侧作辅助切口，将皮瓣与皮下组织分离，利用皮肤的松动性，使一侧或两侧的皮肤向缺损区推进以覆盖创面(图 1-3-9、图 1-3-10)。

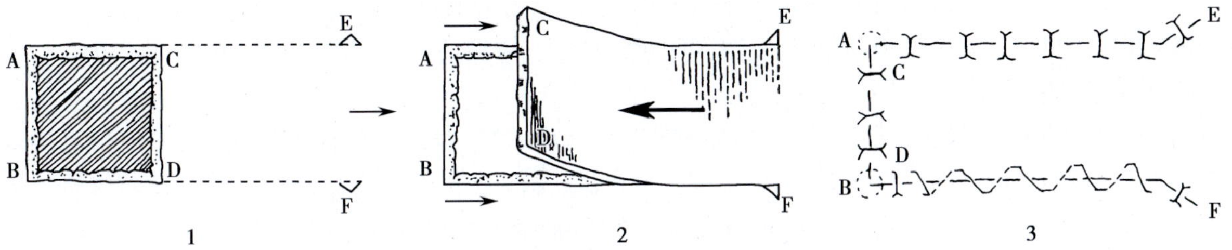

图 1-3-9　单蒂滑行推进皮瓣的设计与缝合

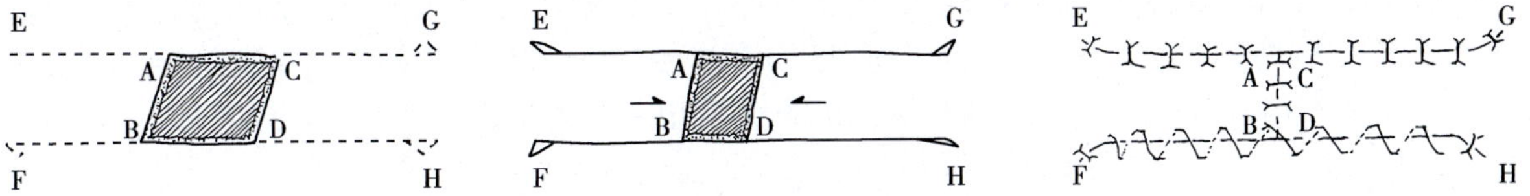

图 1-3-10　双蒂滑行推进皮瓣的设计与缝合

2. 旋转皮瓣　在皮肤缺损的邻近部位设计一皮瓣，沿一定轴线旋转而覆盖创面。供皮区遗留的创面，可游离附近皮下组织或作辅助切口后缝合，尽量使缝合线与皮纹平行。如因供皮区较大不能直接缝合时，可用游离皮片移植修复(图 1-3-11)。

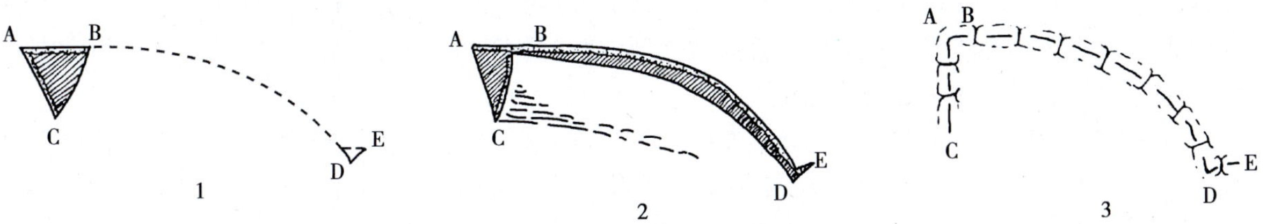

图 1-3-11　扇形旋转皮瓣

3. 交错皮瓣(或称易位皮瓣，常用的有 Z 成形、W 瓣等)　通过皮瓣位置相互置换，达到松解张力、增加挛缩方向的长度，以改善局部的功能与外形。常用于线状、条索状及蹼状瘢痕挛缩的松解。做成对偶三角形(Z 形)然后互换位置即可延长挛缩方向的长度，三角形皮瓣的角度愈大，则其增长的长度也愈大，但角度太大时常因两侧皮肤松动受限，不易达到转移目的。一般以 30°~60° 为宜。两个三角瓣也可以根据需要作成一大一小。在瘢痕较长或局部为狭长部位，也可以作连续几对三角形皮瓣，以解除挛缩。同一段距离，作单Z(一对)转移不及多Z(多对)转移延长的效果好(图1-3-12)。

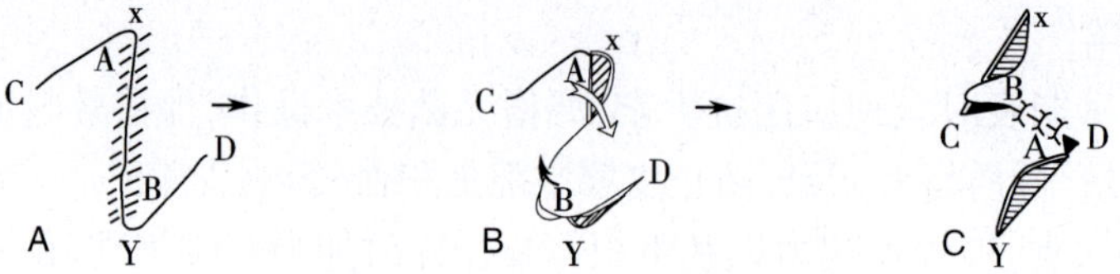

图 1-3-12 "Z"成形术

A. 术前设计，以AB为轴的Z形皮瓣；B. 两个三角瓣互换位置；C. 对位后，缝合创缘。

局部皮瓣手术中的注意事项：首先应依据缺损的大小、形状和位置，在邻近的部位设计皮瓣，并画出切口线。力求避免形成明显畸形。切开皮肤后将皮下组织作锐性分离。操作要轻柔，勿损伤其下重要神经血管。皮瓣要求厚薄均匀，不可挤压折叠。术中就应注意皮瓣的血运。若肤色红润，远端边缘有出血，轻压皮瓣充血反应良好，证明血运好；如皮瓣远端苍白，边缘不出血，说明动脉供血不足或血管痉挛，可用温盐水湿敷，数分钟后，颜色好转始可转移。如皮瓣颜色发绀，则静脉回流不畅，可将皮瓣远侧抬高，或缝合后给以适当的压力包扎即可好转。皮瓣上不宜有瘢痕，以免影响血运。止血应完善。然后分层缝合，并使皮瓣四周张力均匀。如缝合线附近肤色发白，可能张力较大，应做适当的调整，以减少皮肤的张力。

(三) 远位皮瓣

对于皮肤创面缺损较大，局部无足够的皮瓣转移修复时，可于身体其他合适部位设计一皮瓣直接转移到缺损部位以修复创面，即远位皮瓣，待皮瓣完全愈合后，蒂部经过血运阻断试验，再将其切断修整。例如手部皮肤撕脱伤合并肌腱断裂或神经损伤时，当修复肌腱神经后，应在腹部身体其他合适部位，设计一远位皮瓣，将手部创面完全覆盖。待3~4周伤口愈合后，即可断蒂。应用薄皮瓣转移(即仅含真皮下血管网的薄皮瓣)，断蒂时间常可提早至术后6~10天。

管形皮瓣：又称皮管，是在选定的部位作两平行切口，其长宽之比，一般不超过2:1，在皮肤血运较好的部位如颈部，可增至2.5:1或3:1。自深筋膜上分离皮瓣，再将皮瓣两缘向内翻转缝合，成为无创面外露之实心皮管。遗留的供皮区创面可以游离两侧的皮下组织，使两侧皮肤松动，将创缘直接缝合；或用游离植皮以修复创面。这样皮管可由两端得到血液供应。经过3~4周后，即可将皮管的一端移植至预定修复的部位。再经3~4周后可将皮管另一端切断，剖开摊平缝于缺损的部位。当皮管较长或携带有较大的皮瓣时，一端切断恐有部分皮肤血运不够，可先将计划的皮瓣或皮管作部分切开剥离皮下组织，彻底止血后再缝回原处，则手术后部分血运被阻断，另一端蒂部血管即可发生代偿性地扩张。这种逐步切断皮瓣部分血运，以改变血运方向的手术，称之为皮瓣延迟术。

直接带蒂皮瓣：腕部烧伤皮肤缺损用腹部直接皮瓣修复；腹部创面用游离植皮修复。

岛状皮瓣：在表浅的动脉末端设计一小片皮瓣(岛状皮瓣)使动脉与皮瓣直接相连。手术时将皮瓣切下，连同相连的动脉一并剥离。将皮瓣转移至缺损部位时，仍有动脉与皮瓣相连，以保证血液的供应。此种皮瓣常应用于颜面缺损的修复与眉再造。

吻合血管的皮瓣移植(或称游离皮瓣移植)：游离皮瓣移植是将一块离体的皮瓣，通过小血管吻合技术将皮瓣的血管与缺损部位的血管吻合，立即得到良好的血液供应和静脉回流，从而在移植部位永久存活。

(四) 轴型皮瓣

1. 轴型皮瓣(axial pattern skin flap)是指含有知名动脉及伴行的静脉系统，并以此血管作为轴心的皮瓣。其血供主要来源于以下五种血管。

(1) 直接皮肤动脉：直接皮动脉来源于深筋膜深部动脉干，通过结缔组织间隙，穿出深筋膜后在皮下组织内走行一段距离，行程与皮肤表面基本平行，沿途可再发出一些分支，但不经过肌间隙也不发出肌支，而是浅出供应皮下组织及皮肤。目前临床上常应用如下几种。①以颞浅动脉为轴的颞顶部皮瓣、额部皮瓣；

②以胸外侧皮动脉为轴的胸外侧皮瓣；③以腹壁浅动脉、旋髂浅动脉为轴的腹股沟皮瓣；④以耳后动脉为轴的耳后皮瓣(图 1-3-13)。

(2) 知名动脉血管干分支皮动脉：知名动脉血管干分支皮动脉由知名动脉血管干发出小皮支穿出深筋膜后，再分出一些细小的分支供养皮下及皮肤，并相互或与邻近皮动脉间形成广泛的血管网，将知名动脉干分离出来，并与皮瓣长轴平行，即构成轴型皮瓣。目前临床上常应用的有如下几种。①以桡动脉干分支皮动脉或以尺动脉干分支皮动脉为血供的前臂皮瓣；②以足背动脉干分支皮动脉为轴的足背皮瓣；③以胫前动脉干分支皮动脉为血供的小腿前部皮瓣；④以胫后动脉干分支皮动脉为轴的小腿后内侧皮瓣(图 1-3-14)。

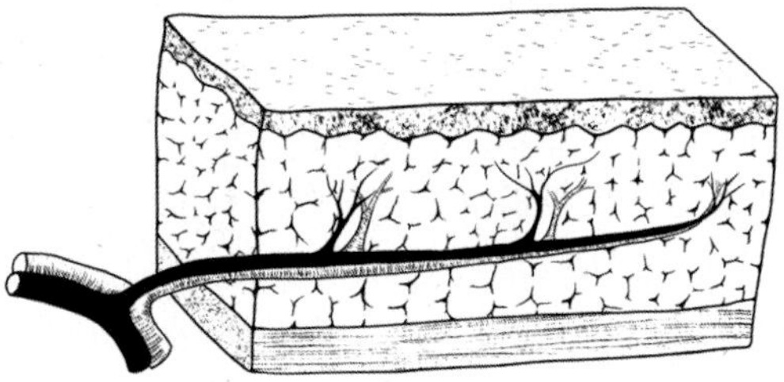

图 1-3-13　直接皮动脉

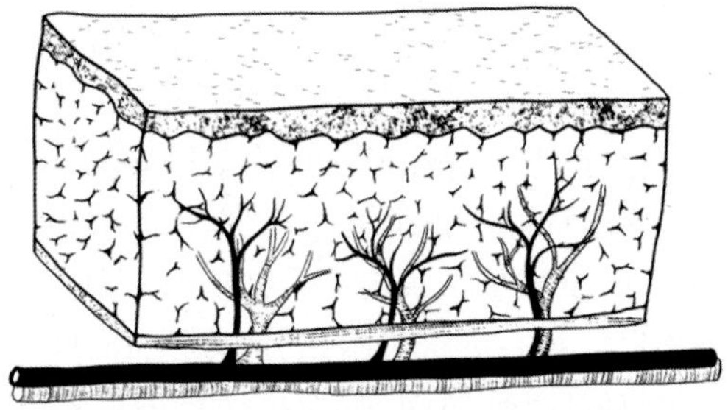

图 1-3-14　知名动脉血管干分支皮动脉

(3) 肌间隙或肌间隔皮动脉：知名动脉血管发出较大分支在深部走行一段距离后才发出皮动脉，经肌间隙或肌间隔，再穿入深筋膜至皮下组织及皮肤。目前临床上常应用的有以旋肩胛动脉或皮支为血供来源的肩胛区皮瓣，以胸肩峰动脉皮支为轴的锁骨下皮瓣，以腓动脉穿支皮支为血供的外踝上皮瓣(图 1-3-15)。

(4) 肌皮动脉：知名动脉主干贯穿肌肉时除发出众多的肌支外，还发出很多穿支，垂直穿过深筋膜至皮下，形成血管网，供养皮下组织及皮肤。以进入该肌肉的血管束作为血管蒂，将肌肉(或仅将血管剥离出来)连同皮下组织和皮肤一并完整地掀起，即形成一个吻合血管的或带蒂转移的肌皮瓣或轴型皮瓣。目前临床上常应用的有以胸背动脉为轴的背阔肌皮瓣，以旋股外侧动脉降支为轴型血管的股前外侧皮瓣(图 1-3-16)。

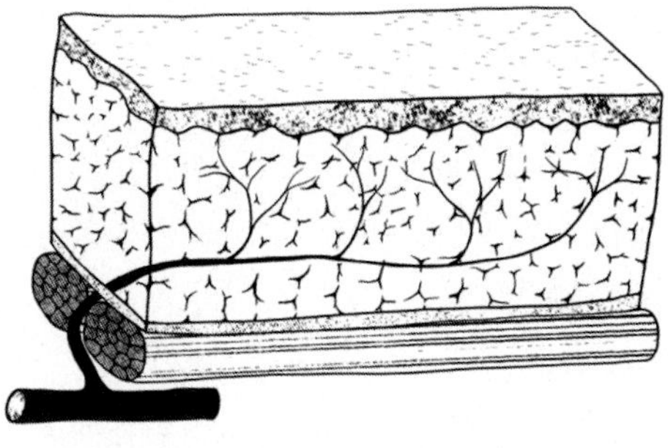

图 1-3-15　肌间隙或肌间隔皮动脉

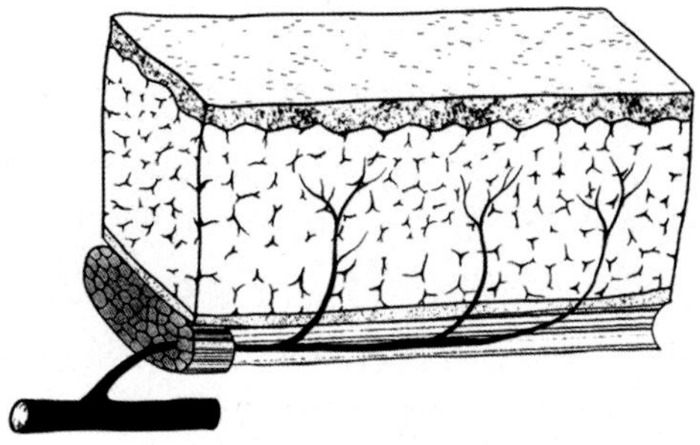

图 1-3-16　肌皮动脉

(5) 终末支皮动脉：终末支皮动脉同时有供养骨、关节等深部组织，在应用时需结扎关节支，仅保留终末支皮动脉，由于不论手指与足趾均有双侧血管供应，故在临床上可以形成指、趾侧皮瓣。

轴型皮瓣首先由于含有与皮瓣长轴平行的知名血管，血循环丰富，其成活长度显著优于随意型皮瓣；第二，其应用方式灵活、简便，易于掌握及推广，多数情况下不经延迟即可直接转移；第三，由于轴型皮瓣血供丰富，抗感染能力强，因此，皮瓣应用范围较宽，包括有污染、有感染的创面修复，只要清创彻底，引流充分，加上强有力的抗生素保护，一般均有可能一期愈合。轴型皮瓣的以上优点，致使其不仅可用以覆盖较深创面，修复凹陷性缺损，而且还扩展到功能重建与器官再造，如屈肘、屈指功能重建，鼻、阴茎、舌、唇、咽喉、食管、乳房、阴囊、阴道等再造。

2. 轴型皮瓣的选择应遵循以下原则

(1)根据受区部位、创面性质，及缺损组织的类别、深度、范围和功能重建的要求来选择相适应的皮瓣，首选距受区较近的，肤色、质地、厚度相匹配的，且转移方便的皮瓣。

(2)根据组织缺损与修复的需要，决定选择一般皮瓣还是复合组织瓣。解决创面覆盖仅用一般皮瓣即可；需要肌肉功能重建的，选用带有运动神经的肌皮瓣；需要恢复感觉功能的应选有感觉神经的皮瓣；有骨缺损则应选用骨肌皮瓣。

(3)皮瓣切取后对供区的功能与外形无明显影响，应尽可能选择比较隐蔽的部位。

(4)选择血管恒定、变异较小、易于切取的皮瓣，尤其应尽量选择不损伤主干血管的分支皮动脉皮瓣。

(5)尽可能选择带蒂转移皮瓣或岛状皮瓣，必要时再选择需吻合血管的游离移植，以提高皮瓣成活率。

手术操作中，了解血管走行、掌握好剥离层次是关键。轴型皮瓣的皮动脉均有穿出深筋膜这一共同特点，因此一般均应在深筋膜下与肌膜之间仔细剥离，一定要保护好皮动脉，切勿损伤。若发现蒂不够长或需要寻找口径更粗一些的血管，则必须了解皮动脉的来源、走行，以便“顺藤摸瓜”，沿着联结组织向近端，向深部追寻，有时需将肌肉切开，或沿肌间隙或肌间隔寻找，这样较易找到源头。若皮瓣的范围需要超越此条皮动脉的供血范围，则在操作时需仔细保留另一皮动脉穿支的完整性，不要破坏血管网，血流可通过吻合支，确保皮瓣的成活。

3. 临床上常用的轴型皮瓣及其解剖

(1)颞顶部皮瓣

1)应用解剖：颞顶部皮瓣（temporal-parieto scalp skin flap）的血液供应来源为颞浅动、静脉及其分支。颞浅动脉为直接皮肤动脉，比较表浅，一般可以直接触及其搏动，必要时可用多普勒超声血流仪探出其走行，行程中有耳颞神经伴行，可以制成感觉皮瓣。颞浅动脉主干越过颧弓根部上行 2~4cm，即分为额支与顶支，主干长 3~4cm，血管外径为 2.0~3.6mm。顶支在颞浅筋膜表面继续向上延伸，平均外径为 1.8mm，平均长 7~8cm，再分出 3~4 条分支与相邻的动脉间有较多吻合支，其伴行静脉为颞浅静脉，外径略粗于动脉（图 1-3-17）。

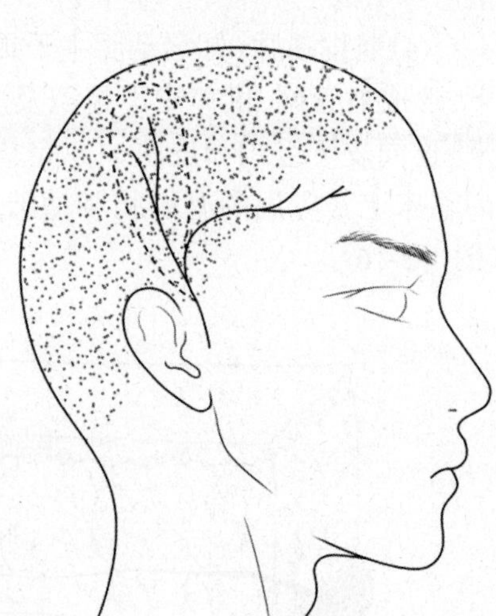
图 1-3-17 颞顶部皮瓣

2)适应证：用于修复额顶部或鬓角瘢痕性秃发或肿瘤切除后的缺损；用于眉再造及男性上唇缺损的修复。

3)皮瓣设计：仔细检查缺损部位的大小、范围后，了解受区可供吻合血管的条件，在头皮缺损区用美蓝画出需要修复的鬓角或眉毛及额颞部发际的形状与范围，一般宽度 2~3cm，长度视需要而定。用消毒好的废胶片或纱布按所绘的图形剪下，放置到对侧颞顶部作比试。在画出皮瓣大小、形状前，先用手触摸或用多普勒超声血流仪探明颞浅动脉走行，具体计算皮瓣转移后血管蒂的长度是否够用，皮瓣的大小、形状转至对侧后是否能吻合一致，以防出现新的创面。

4)手术步骤：手术可在局部麻醉下或静脉复合麻醉下施行。患者取仰卧位，消毒范围应包括整个头器和面颈部，铺好无菌巾后，头部可以自由转动。手术从耳屏前颞浅动脉搏动处向前方旁开 1cm 作纵形切口，切开皮肤、皮下组织，找到颞浅动脉主干后仔细剥离，然后按预先画好的切口线从头皮瓣的一侧切开，直至浅筋膜下，在颞筋膜浅层分离，直至皮瓣的另一侧，这样就能将颞浅血管完整地保留在皮瓣内。皮瓣完全形成，彻底止血后暂时不要断蒂，用温盐水纱布包裹好备用。如需移植至对侧时，再行受区血管解剖及探查，在耳屏前扪出颞浅动脉搏动后，于血管搏动点旁开 1cm 作纵形切口，在腮腺上缘进行颞浅血管的游离解剖，观察动、静脉的质量、搏动情况及口径，以确定能否作为供吻合的血管。如若受区血管条件合适，随即按事先设计，在受区血管及创面条件准备就绪后，再次测定比试皮瓣长短、大小无误后，即可将对侧皮瓣断蒂转移，一般断端一条血管只需上一个止血夹即可。受区及供血血管断端经清创、应用抗凝及扩张血管药物后，即可在手术显微镜下吻接。血管吻合成功通血后，转移皮瓣立即恢复血供，颜色转红润，创缘渗血，此时逐一止血缝合，皮瓣下常规放置负压引流管或半管引流条。

(2)额部皮瓣

1)应用解剖：额部皮瓣(forehead skin flap)一般包括皮肤、皮下组织及额肌3层，其下方为肌下疏松结缔组织及骨膜。皮瓣所包括的这三层连接紧密，神经和血管均位于皮下组织内，被纤维组织包绕和固定。额部皮瓣的血液供应主要包括两个系统：首先是颞浅动脉额支，其次是眶上动脉及滑车上动脉。这两组血管之间有丰富的吻合支是网状分布，故以任何一支为供应血管，均可供养整个皮瓣并确保皮瓣的成活。颞浅动脉额支在耳屏上方约3cm处发出，平均外径为1.6mm，走行于前发际区。滑车上动脉为眼动脉的终末支之一，与同名神经伴行，在眶的内上角穿眶隔向上走行，外径平均为0.6mm。眶上动脉出现率约为72%，缺少者由滑车上动脉及颞浅动脉代偿，该动脉出眶上孔处，外径平均为0.7mm。3条动脉间均有丰富的吻合支。额部皮瓣的静脉回流一般均为同名静脉，但颞浅静脉额支与动脉伴行的仅为50%，且较为分散，故在手术时需特别注意。皮瓣的神经支配有面神经颞支、滑车上神经及眶上神经(图1-3-18)。

2)适应证：全鼻、鼻下段及半鼻再造；修复颊部缺损包括洞穿性缺损的修复；上、下唇再造。修复舌、口底及咽部的缺损。

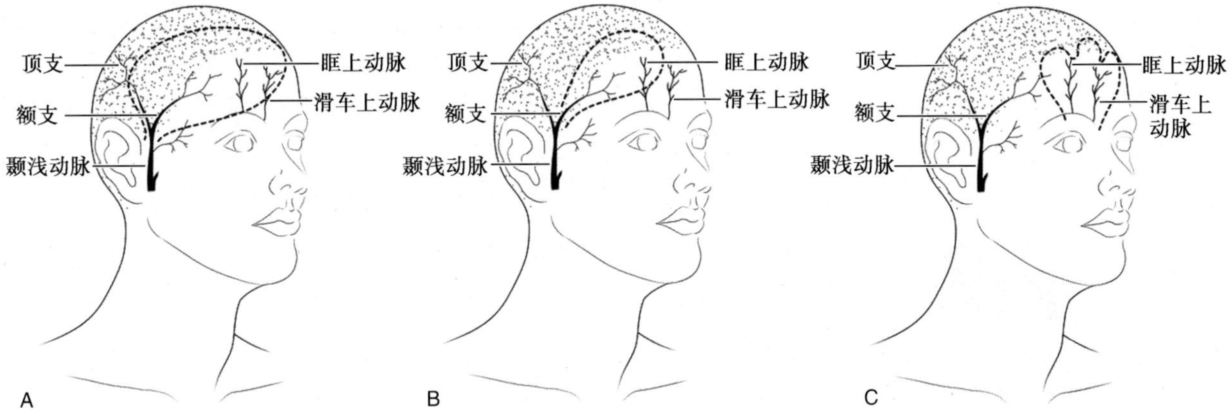

图1-3-18 额部血管及皮瓣设计范围

A. 全额皮瓣；B. 半额皮瓣；C. 部分额皮瓣。

3)皮瓣设计：根据供区皮瓣的大小及范围，分三种。

全额皮瓣：即上界为发际，下界在眉缘上，中央在鼻根部可以稍低一些，两侧为颞部发际线，蒂在一侧或两侧眉外侧到耳郭后2cm处，这样可含顺颞浅血管及耳后血管在蒂内。

半额瓣：即远端不超过中线，上、下界同上，可形成岛状瓣立即转移。

部分额瓣：常用于鼻部分缺损的修复，蒂部根据需要可以在正中或额两侧。

4)手术步骤：皮瓣应从远侧端开始分离，若蒂部为去上皮的岛状皮瓣，可将蒂部先剥离去上皮，最深也不应超过真皮下毛囊的平面，否则易损伤血管。翻转皮瓣应在额肌与骨膜之间的帽状腱膜下疏松结缔组织层，不要损伤骨膜。岛状翻转皮瓣的皮下蒂应较宽，一般与额瓣的宽度大致一致。形成的皮瓣可转移至所需修复的部位。

(3)耳后皮瓣

1)应用解剖：耳后皮瓣(postterior auricular skin flap)以耳后动、静脉为蒂。耳后动脉是起源于颈外动脉较细小的一个分支，起始端外径为1.2mm，动脉的起点在下颌角平面上方两横指处，距皮肤表面的深度为2.1cm，紧贴乳突前沿耳根部上行，在乳突与耳郭软骨之间分为耳支与枕支。耳支发出后经耳后肌深面沿乳耳夹角沟继续上行，沿途发出数条小的横支分布于耳郭背面和耳后区，其终末支与颞浅动脉的顶支终末支相吻合。枕支也是耳后动脉的终末支之一，经胸锁乳突肌止端的表面上行，分布于耳郭后上方的头皮，其分支与颞浅动脉和枕动脉的分支均有吻合。耳后动、静脉多数密切伴行（图 1-3-19）。

2）适应证：修复耳屏前区缺损、颧弓以下近中侧区的面颊部缺损。耳郭下半部缺损。

3）皮瓣设计：根据受区皮肤缺损的形态和大小设计皮瓣，以耳后乳耳夹角皱襞为纵轴线，皮瓣最大范围可包括耳郭背面及乳突区的皮肤。在设计皮瓣时注意蒂部应有足够的长度，否则转移幅度较小，易造成张力。视需要可设计成皮肤血管蒂、筋膜血管蒂或单独血管蒂的岛状皮瓣或吻合血管的游离皮瓣等。

4）手术步骤：按设计线切开皮肤，深及软骨膜和深筋膜层，沿此平面从皮瓣两侧向耳后皱襞方向剥离，当接近耳后皱襞时，由于血管位置稍深，在耳后肌群深层，应谨慎地将血管蒂分离，切勿损伤血管主干。将皮瓣完全掀起，彻底止血后将皮瓣转移至受区。皮瓣下放置引流。耳后供瓣区用中厚或全厚皮片游离移植覆盖。

(4) 锁骨上皮瓣

1）应用解剖：锁骨上皮瓣（superclavicular skin flap）包括颈阔肌在内，亦称颈阔肌肌皮瓣，因其带血管为颈横动脉，故又称颈横皮瓣。皮瓣内含有颈横神经和锁骨下神经，属于良好的感觉皮瓣。锁骨上皮瓣位于颈后三角的下部（即颈外三角下部）后三角由胸锁乳突肌后缘、斜方肌前缘及锁骨上缘所构成。颈横动脉起于甲状颈干者为 63.3%，颈横动脉发出后，在前斜角肌和膈神经前方及颈内静脉和胸锁乳突肌后方向外侧行进，并在锁骨上 1.5~2.0cm 处穿过颈后三角进入斜方肌深面。颈横动脉在胸锁乳突肌后缘下 1/4 区域发出肌皮浅支，进入锁骨上区的颈阔肌及皮肤内。从起点到入皮瓣处，血管蒂长度平均为 2.4cm。血管起点的体表投影在成年人为锁骨上方（1.6 ± 0.6）cm，离颈前中线（5.3 ± 0.7）cm。颈横动脉的伴行静脉较细小，口径为（1.1 ± 0.3）mm，有时缺如，因此，锁骨上皮瓣移植时，常选用颈外静脉或颈前静脉作为皮瓣的回流静脉。颈横神经又称锁骨上神经，来自颈丛，是皮瓣的主要感觉神经，位于颈横动脉肌支的上方，自胸锁乳突肌后缘中点线穿出后，在颈阔肌深面呈扇形向下展开，于锁骨上方穿出颈阔肌（图 1-3-20）。

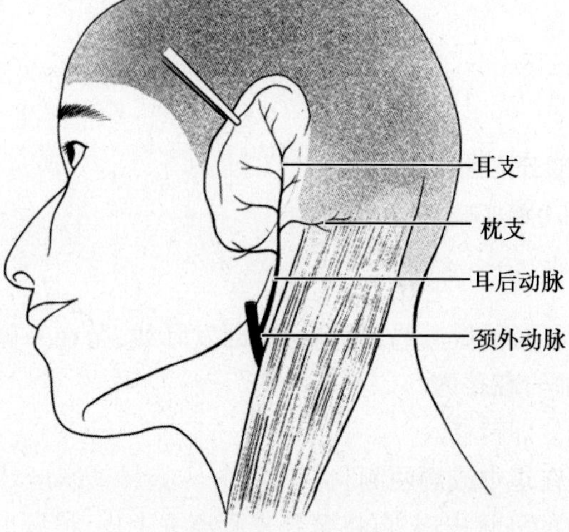

图 1-3-19 耳后皮瓣

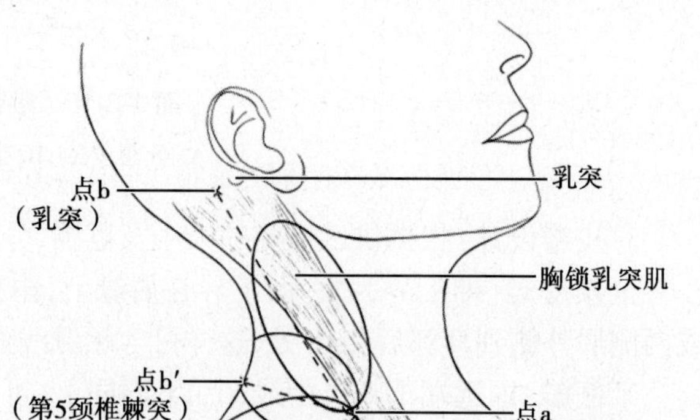

图 1-3-20 锁骨上皮瓣

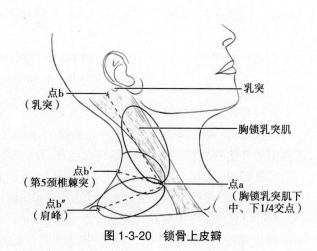

2）适应证：锁骨上皮瓣的游离移植，可用于面、颊、颏部皮肤和皮下组织缺损以及四肢重要功能区域小范围皮肤、皮下组织缺损的修复，鼻、耳、眼窝、唇等器官再造。

锁骨上皮瓣的带蒂移植，可用于颈部食管或咽喉小范围组织缺损的修复。

3）皮瓣设计：根据受区需要，在颈后三角的锁骨上区设计相应面积的皮瓣。以胸锁乳突肌后缘中、下 1/4 交界处设 a 点，相当于颈横动脉皮支的起始处为准确的定点，可用多普勒超声仪探测。以胸锁乳突肌的止点（乳突）设 b 点，或以第 5 颈椎棘突设 b′ 点，或以肩峰为点 b″、ab、ab′ 或 ab″ 的连线均可构成皮瓣的纵轴,皮瓣设计在纵轴两旁。皮瓣宽度以小于 6cm 为宜,可直接缝合,因颈部是身体暴露区域,供区采用植皮或附加切口局部皮瓣转移均可留下大量瘢痕。设计皮瓣可以应把颈外静脉或颈前静脉包括在皮瓣范围之内。

4) 手术步骤:全身麻醉,患者取平卧位,头向对侧,肩部垫高。先在皮瓣远端切开皮肤、皮下组织及颈阔肌深面,由远蒂端向近端掀起皮瓣,借助于灯光透射辨别颈横动脉肌皮支在皮瓣内的走行方向。血管多半在胸锁乳突肌后方约锁骨上 4cm 处进入皮瓣。血管定位确定后,完全切开皮瓣的外侧及上端,仅保留胸锁乳突肌后缘的皮肤为皮瓣蒂,由远向近端掀起皮瓣。皮瓣从斜方肌、肩胛提肌、斜角肌表面掀起,保护好进入斜方肌的副神经和臂丛神经锁骨上部的部分分支。当皮瓣游离至胸锁乳突肌后缘时,寻找颈横动脉在甲状颈干的起始处。切断、结扎颈横动脉进入斜方肌的远端,切开胸锁乳突肌表面皮瓣内侧缘的皮瓣蒂,仅保留血管、神经不予切断。

(5) 胸三角皮瓣

1) 应用解剖:胸三角皮瓣(deltopectoral skin flap)位于前胸上部,由胸廓内动,静脉的肋间穿支所供养,皮瓣位于锁骨下、第 4 肋间以上的区域,属轴型皮瓣。胸廓内动、静脉在胸骨外缘约 1cm 的区域,其肋间支穿过肋间肌,进入前胸上部的皮下。因第 2 肋间穿支有时也较为粗大,动脉直径可达 0.8~1.2mm 或更粗,可作为胸三角皮瓣的主要供养血管;第 3 肋间穿支也较粗,亦可作为皮瓣的供养血管;第 1、4 肋间穿支较细小,难以吻接。胸廓内动脉肋间穿支有 1~2 条伴行静脉,相对而言,静脉较细小,为 0.6~2.5mm(胸肌发达及哺乳期妇女其肋间穿支动、静脉直径较为粗大)。由于伴行静脉的回流通路相对不足,因此该皮瓣游离移植术后常呈青紫,一周内逐步好转。胸廓内动、静脉肋间穿支形成的血管蒂较短,只有 1~2cm,给游离移植手术带来一定的不便。

2) 适应证:胸三角皮瓣可应用于额部、颊部、颏部、颈部的皮肤和皮下组织缺损的修复,也可用作眼窝、鼻、唇、咽、喉腔及颈段食管部分缺损的再造。

3) 皮瓣设计:在胸骨旁线第 2 肋间或第 3 肋间设计点 a。取胸廓内动、静脉第 2 肋间穿支为皮瓣的血供来源时,点 a 设计在第 2 肋间胸骨旁线处;以第 3 肋间穿支为皮瓣血供来源时,点 a 在第 3 肋间胸骨旁线处,通常取第 2 肋间穿支,点 b 设计在同侧肩峰。ab 连线为皮瓣的纵轴,该轴相当于皮瓣血管的体表投影,皮瓣设计在纵轴两侧(图 1-3-21)。

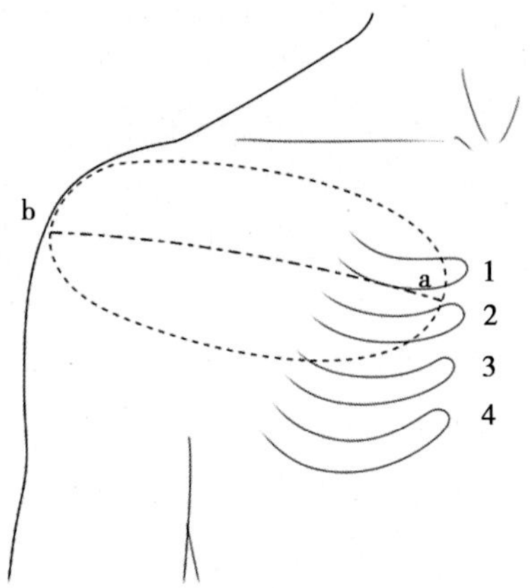

图 1-3-21 胸三角皮瓣

4) 手术步骤:做游离移植时,首先探查皮瓣血管蒂的情况。按设计线先切开皮瓣蒂部的皮肤、皮下组织,直达胸肌筋膜,暴露胸骨旁线第 2 肋间时应取谨慎的操作,查看胸廓内动静脉肋间穿支的状况。如果第 2 肋间穿支动、静脉能够供移植吻接,则按原计划切取皮瓣;一旦第 2 肋间穿支不良,则宜探查第 3 肋间穿支,并相应调整皮瓣的设计。探明皮瓣血管的情况后,在胸肌筋膜表面由皮瓣的远端掀起皮瓣,近蒂部时,分开肋间肌,以获取较长的血管蒂。做带蒂移植时,根据受区缺损修复的需要,决定皮瓣的范围、形态,及蒂部的长度和旋转移植方式,选用轴型皮瓣、岛状皮瓣或随意型皮瓣移植。轴型皮瓣或随意型皮瓣移植,其蒂部有较多的皮肤及皮下组织相连,但移植时不及岛状皮瓣旋转幅度大。按皮瓣设计线切开皮肤、皮下组织,直达深筋膜下,在胸肌筋膜表面掀起皮瓣,自皮瓣远端向蒂部逐步分离,防止伤及蒂部胸廓内动、静脉的肋间穿支。皮瓣掀起后作旋转移植,修复受区缺损,应防止皮瓣蒂部过度旋转及受压。如果作岛状皮瓣移植,则应将皮瓣蒂部皮肤、皮下组织一并切开,仅保留肋间穿支与皮瓣相连,移植时旋转更为方便,但也应防止肋间穿支过度扭曲及受压。

(6) 前臂桡侧皮瓣

1) 应用解剖:前臂桡侧皮瓣(radia forearm skin flap)以桡动、静脉为蒂。桡动脉主干血管发出众多分支形成丰富的血管网和吻合支营养整个前臂皮肤,是前臂皮瓣的解剖学基础。该皮瓣具有血管口径粗、位置浅表、解剖变异少、手术操作简便、皮瓣质地和色泽好、皮下脂肪少及厚薄均匀易塑形等诸多优点,曾在临床广泛应用。前臂桡侧皮瓣的血供主要来自桡动脉，有两条恒定的伴行静脉。桡动脉自肘窝处从肱动脉分出后，沿肱桡肌深面向下走行，其内侧上 1/3 为旋前圆肌，下 2/3 为桡侧腕屈肌。动脉后方自上而下依次为旋后肌、指浅屈肌、拇长屈肌及旋前方肌。桡动脉依其与肱桡肌的位置关系可分为两部，上 2/3 被肱桡肌掩盖，平均长度约 11.7cm，称为掩盖部；下 1/3 段位置浅表，直接位于皮下，仅被浅、深筋膜覆盖，平均长度约 10cm，称为显露部。桡动脉起始端的外径平均为 2.7mm，前臂中部掩盖与显露两部交界处的外径为 2.3mm，故桡动脉皮瓣的远、近两端均可作受区动脉吻接之用。前臂桡侧皮瓣的回流静脉可选用头静脉或与桡动脉伴行的桡静脉。头静脉是前臂皮瓣主要回流的浅静脉，起自手背桡侧，沿前臂桡侧上行，与桡侧皮神经伴行，在肘窝处分别注入肘正中静脉或头静脉。在前臂中部，头静脉口径平均为 2.8mm。前臂皮瓣游离移植时，多以头静脉作为回流的主干。桡动脉伴行的两条桡静脉，平外径为 1.3mm。皮瓣移植时单纯吻合桡静脉，皮瓣也能存活。前臂外侧皮神经是肌皮神经的一个终末支，在肘窝肱二头肌腱外侧穿出深筋膜，位于头静脉深面，其上端横径平均为 3.0mm，可作为感觉皮瓣的吻合神经（图 1-3-22）。

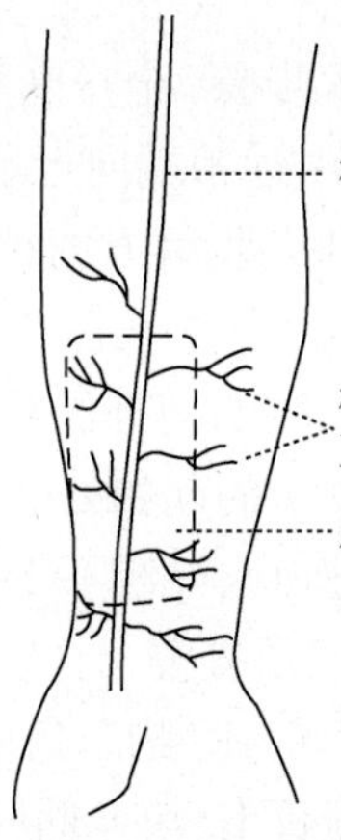

图 1-3-22 前臂桡侧皮瓣

2）适应证：口腔面部软组织缺损的修复，包括颌面部肿瘤切除软组织缺损、外伤瘢痕遗留畸形，及口底软组织缺损的修复等；器官再造，如全鼻再造、阴茎再造、舌再造、眼窝再造等；手部创伤引起的大面积皮肤软组织缺损的修复，可用于手部严重瘢痕挛缩畸形，切瘢畸形矫正后深部组织裸露者，以及虎口挛缩矫正后的创面修复。

3）皮瓣设计：在肘窝中点与腕部桡动脉搏动点作一连线，该连线为桡动脉的体表投影，也是皮瓣设计的纵轴线。由于桡动脉在显露部的分支明显多于掩盖部，因此，前臂皮瓣游离移植时，应以桡动脉下段为纵轴。修复手部创面行逆行岛状游离移植时，皮瓣的旋转轴应位于桡动脉搏动处，皮瓣常设计在掩盖部。皮瓣切取时，应保留贵要静脉及其表面皮肤，以利于手部的静脉回流。

4）手术步骤：手术在止血带下进行。根据设计线，在皮瓣的桡、尺侧作适当的纵形切口。循深筋膜与肌膜之间向中线做锐性分离。尺侧分离至桡侧腕屈肌腱，桡侧分离至肱桡肌腱，注意勿损伤自桡动脉发出的细小分支。必须从桡动、静脉的深面掀起皮瓣并仔细结扎桡动脉发出的肌支。皮瓣切取有两种方式：

a. 游离移植：切断皮瓣远端的前臂正中静脉、头静脉、桡动脉及其伴行静脉，结扎。此时已形成带桡动、静脉和头静脉蒂的前臂皮瓣，放松止血带后，观察皮瓣血液循环，确定皮瓣血供良好无误时，再切断血管蒂，确切结扎供区血管。

b. 逆行岛状转移：前臂皮瓣在桡动、静脉近端切断之前必须用血管阻断夹阻断血供，观察手与前臂逆行皮瓣的血供情况。无异常时即可将桡动、静脉血管束近端切断并妥善结扎。皮瓣就可以通过皮下隧道行至受区进行修复，如果皮瓣体积过大，通过隧道有困难时，可以直接切开皮肤，并作适当分离以减少蒂部张力，供瓣区取全厚或中厚皮修复。

(7)手指血管神经皮瓣

1）应用解剖：手指血管神经皮瓣（digital neurovascular bundle skin flap）以指掌侧固有动脉为轴，具有血管解剖恒定、血供可靠，位置相对隐蔽、质地与受区近点，以及能满足手部中、小面积软组织缺损的修复要求等优点。尺动脉的末端和桡动脉的掌浅支吻合形成掌浅动脉弓，从掌浅动脉弓分出的指掌侧总动脉及由正中神经和尺神经所分出的指掌侧总神经，在掌侧屈肌的两侧并行，于蚓状肌表面前行，至掌指关节附近，分别接受来自掌深弓的掌心动脉，并各发出一穿支连于掌背动脉，然后再分为两条指掌侧固有动脉，分别至第 2~5 指的相对缘。神经位于动脉掌侧，指掌侧固有神经在近侧基部恒定地发出一较大的背侧分支，斜形走向近侧指间关节的背面，供应同侧中及远的指背侧皮肤（图 1-3-23）。

2）适应证：拇指、示指指腹软组织急性创伤缺损者。拇指、示指等重要感觉部位，用皮管或皮片修复术后需要重建感觉功能者。手指掌侧瘢痕挛缩畸形，瘢痕切除矫正畸形后骨、关节、肌腱暴露者。神经损伤致使手指重要区域感觉缺失者。手指重要感觉区有广泛瘢痕者。与其他皮瓣组合修复拇指脱套伤或再造拇指。

3）皮瓣设计：常选自中指或环指尺侧面，以一侧指血管束作为皮瓣的轴位血管。皮瓣可切取的范围，近侧以不破坏指蹼缘为原则，远端至甲根部，两侧不超过指掌、背侧中轴线，皮瓣旋转轴应位于指总动脉起始部。

4）手术步骤：止血带下进行手术。沿血管带纵轴切开皮肤，找到指掌侧血管神经束。然后按设计线切开皮瓣四周皮肤，从深筋膜与腱鞘浅层之间的疏松层掀起皮瓣。如果不需要带神经，则分离血管蒂时必须精细操作，最好在镜下紧贴神经外膜游离血管蒂。将神经留在原位，使疏松结缔组织尽量多地保留在血管束四周，这样不易损伤血管主干和分支，放松止血带后观察皮瓣血液循环情况，并进行彻底止血。最后，将皮瓣通过宽敞的皮下隧道转移至受区修复创面，供区用全厚皮片修复。

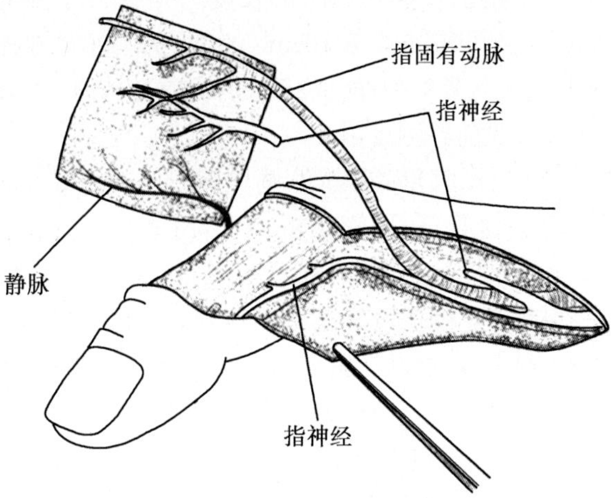

图 1-3-23 手指血管神经皮瓣

（8）肩胛皮瓣

1）应用解剖：肩胛皮瓣（scapular skin flap）的血管蒂旋肩胛动脉及其分支为肩胛皮动脉或旁肩胛皮动脉。肩胛下动脉自腋动脉第 3 段发出（外径为 4.0~4.5mm），在肩胛下肌表面向下行走 2~3cm 后，分成为旋肩胛动脉（外径为 2.5~3.5mm）及胸背动脉（外径为 2.5~35mm）。旋肩胛动脉向后穿出三边孔到冈下肌肉表面，分成水平走行的肩胛皮动脉及向下走行的旁肩胛皮动脉两个终末支，从肩胛下动脉发出至肩胛骨外侧缘血管蒂的长度为 4~6cm，而从肩胛骨外侧缘到皮瓣还可有 2~3cm 长的血管蒂（此处血管外径为 1.5~2.5mm）与动脉伴行的有两条静脉，其间有多数交通支相连接（图 1-3-24）。

2）适应证：带蒂转移修复腋窝软组织缺损；去除表皮后用以填充凹陷性软组织缺损；游离移植修复远位缺损；带肩胛骨外侧缘或内侧缘，形成骨皮瓣，修复骨及软组织复合缺损（如上颌或下颌骨及面部软组织复合缺损等）。

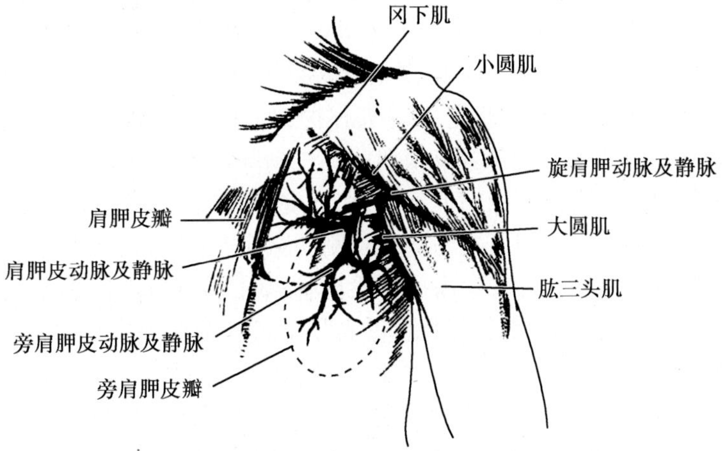

图 1-3-24 肩胛皮瓣

3）皮瓣设计：肩峰与肩胛下角连线中心与肩胛外缘处为旋肩胛动脉在三边孔穿出点，设计以水平走行的肩胛皮动脉及向下走行的旁肩胛皮动脉为轴型血管的皮瓣。

4）手术步骤：先切开皮瓣的上缘直达冈下肌、小圆肌，沿肌肉表面的疏松结缔组织层向下剥离，将皮瓣向下翻转，从分支到主干暴露肩胛皮动脉。切开皮瓣的内侧缘及下缘。皮瓣向外侧翻转，沿肩胛皮动脉的主干向外解剖到达三边孔。三边孔由上方的小圆肌、下方的大圆肌及外侧的肱三头肌长头组成。继续向三边孔内解剖，到大、小圆肌的细小肌支应妥善结扎。进入三边孔后，有到冈下肌及肩胛下肌的肌支应结扎。到此处，皮瓣血管蒂的长度为 4~6cm，进一步解剖旋肩胛动脉到与胸背动脉汇合成的肩胛下动脉处，蒂的长度可增加到 7~10cm。为便于解剖，可向腋窝方向延长皮肤切口，以增加血管蒂的显露。旁肩胛皮瓣和肩胛 - 旁肩胛联合皮瓣的采取方法与前述相同，只是皮瓣的大小和位置不同。

(9)股前外侧皮瓣

1)应用解剖：股前外侧皮瓣(antelateral femoral skin flap)以旋股外侧动脉降支为血管蒂，此皮瓣供区隐蔽，血管蒂长，管径粗，不损伤重要的血管、神经组织，取瓣后不影响肢体功能。股前外侧皮瓣位于股部前外区，是由旋股外侧动脉降支及其发出的股外侧肌皮动脉穿支和肌间隙皮支供养的。旋股外侧动脉降支在股直肌与股外侧肌之间下行，体表定位可在腹股沟韧带中点至髂前上棘与髌骨外上缘连线(髂髌线)中点的连线上，这一连线的下 2/3 段即为旋股外侧动脉降支的体表投影。降支在肌间隙中可以作为皮瓣血管蒂的长度为 8~12cm，在发出第 1 个股外侧肌皮动脉穿支上方约 10cm 处，是截断和吻接的常用部位，此处降支的外径平均为 2.5mm(1.1~2.8mm)。股外侧皮神经是该皮瓣的感觉神经，它从腰丛发出后，穿过股沟韧带，分为前支和后支。在髂髌连线中点，即第 1 肌皮动脉穿支浅出点附近，可见纵形的股外侧皮神经，呈扁平状，横径为 1.0~1.5mm。以髂髌连线上 1/3 段作为定位标志，可找出此神经近端，并作为皮瓣神经蒂而制备带感觉的皮瓣(图 1-3-25)。

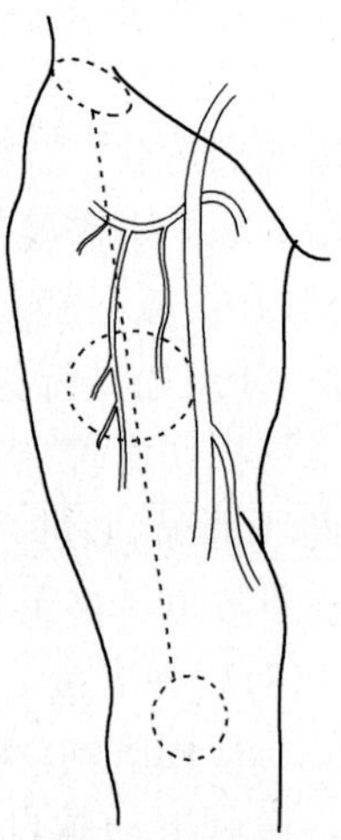
图 1-3-25 股前外侧皮瓣

2)适应证：较大创面的修复，如较大的创伤、瘢痕挛缩等；较深层的组织缺损，如头颅、足踝部伴肌腱、韧带的损伤、足底跖腱膜的修复；需要薄型皮瓣修复者，如颜面、颈肩、手背、足背等部位的缺损；构成带感觉神经的皮瓣，用以修复足底、足跟、手掌等感觉恢复要求较高部位的缺损。

3)皮瓣设计：患者取平卧位，自髂前上棘至髌骨外上缘作一连线，在连线中点用多普勒超声血流仪先测出第 1 肌皮动脉浅出点位置，多数在以髂 - 髌连线中点为圆心、3cm 为半径的范围内，设计时把此点落于皮瓣的上 1/3 部中央附近。再根据缺损部位的需要，以髂 - 髌连线为中轴线画出皮瓣，可设计成椭圆形、菱形或半月形，面积在 15cm × 25cm 左右。上界在阔筋膜张肌的远端，下界在髌骨上 7cm，内侧达股直肌内侧缘，外侧至股外侧肌间隔或更大些。若作逆行岛状皮瓣，最好把第 1 肌皮动脉穿支点设计在皮瓣中央；皮瓣尽可能向下设计，皮瓣的旋转点放在髌骨外上缘上 5~6cm，就能使皮瓣逆行翻转至膝下达 10cm 处。在解剖血管蒂的过程中，应注意保护好伴随旋股外侧动脉降支走行的股神经，股神经在降支的内侧面及前侧下行，降支切断后，要从股神经下抽出，股神经发出的肌支，要小心保护，如有损伤，会导致所支配肌肉的萎缩。

4)手术步骤：解剖、游离第 1 肌皮动脉穿支或肌间隙皮动脉是切取皮瓣的关键。按术前设计降支血管的标志线，在内侧作切口，并沿皮瓣内侧缘向下延长，切开皮肤、皮下组织及深筋膜。找到股直肌与股外侧肌之间隙，把股直肌与股外侧肌分开，即可找到旋股外侧动脉降支，顺降支向上向内分离至起始部，但不必暴露旋股外侧动脉，沿降支由上而下分离，向内拉开股直肌，细心寻找降支向外侧发出的分支，如为肌间隙皮支，则游离十分容易，如为肌皮穿支，则追踪直至进入股外侧肌为止同时将皮瓣的上、内、下周边切开，从阔筋膜下向外掀开皮瓣，越过股直肌表面后开始缓慢分离，在股外侧肌与阔筋膜之间仔细寻找进入筋膜的穿支。由于筋膜下只有少许疏松结缔组织，因此要辨认穿支并不困难。但有些穿支很细，操作中的反复刺激又常导致血管痉挛，外径仅 0.2~0.3mm，稍不注意就会被误伤。找到穿支后，沿穿支逆行追踪，剪开覆盖其上的股外侧肌，直至穿支全部暴露，并与降支有明确的连续为止。关于静脉选择，一般应保留两条伴行静脉作回流，股外侧浅静脉多不必吻合，除非特殊情况才使用皮下浅静脉，以增加皮瓣的血液回流。股外侧皮神经是该皮瓣的感觉神经，一般性创面修复也可不吻接神经；但在负重、需耐磨部位，或手掌侧面等有特别要求的部位，应选择股外侧皮神经以吻接。

(10)足背皮瓣

1)应用解剖：足背皮瓣(dorsal foot skin flap)的血供主要来自足背动脉和大、小隐静脉。足背动脉是胫前动脉的延续，从踝关节前方经伸肌支持带深面到达足背，贴附于距骨头、舟骨、中间楔骨及其韧带的背面前行，内侧有𧿹长伸肌腱，外侧为趾长伸肌腱及趾短伸肌，表面为足背深筋膜所覆盖，其远侧经内侧楔骨与第 1 跖骨间，进入第 1 跖骨间隙，表面有拇短伸肌越过，在第 1 跖骨间隙后端，分为足底深支和第 1 跖背动脉，足背动脉及其分支都发出一些细支穿出深筋膜，分布于足背皮肤及皮下组织，这是足背皮瓣的主要血供来源。足背浅静脉大致可分为浅、深两层，浅层形成一个接近真皮的静脉网，起始于足背的内、外侧缘及组织背面，逐步汇集成一些较细的静脉干，越过足背静脉弓向内上方行走，最后成为几支较粗的足背浅静脉，在小腿中部注入大隐静脉。足背皮肤组织的感觉神经部分来自腓总神经深支，称腓深神经，它伴随足背动脉下行，向前分布于第 1 趾蹼间的皮肤组织及第 1、2 跖趾关节。但更主要的是其来自腓浅神经的分支。它们从外侧方向内侧下行，在浅筋膜上行走，分布于足背的大部分区域，直到𧿹趾近侧部位的背面(图 1-3-26)。

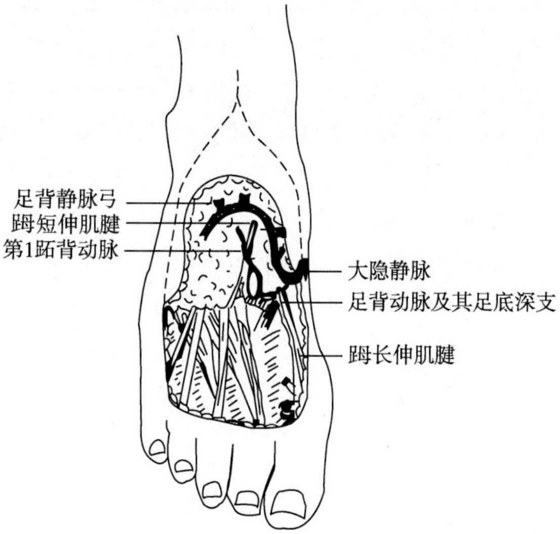

图 1-3-26 足背皮瓣

2)适应证：足背皮瓣多用于手、足部皮肤软组织缺损的修复。

3)皮瓣设计：根据移植需要，在足背上设计好切取皮瓣大小的图形，并用美蓝画出，皮面的远端可接近于趾蹼，两侧可各到第 1 和第 5 跖骨内、外缘，近心端可达伸肌支持带上下。

4)手术步骤：从皮瓣的远端向上方近心端进行。先在趾蹼上方作横切口，直达腱膜表面，注意应保持𧿹长伸肌腱、趾长伸肌腱周围膜的完整性。切断跖背静脉，在第 1 跖间隙远端可能出现第 1 跖背动脉，亦予以结扎切断，使它包含于皮瓣中。沿皮瓣的内、外侧各作切口，深度在深筋膜表面和伸肌腱的腱周围膜表面，注意保护大、小隐静脉和足背浅静脉，以便在切断皮瓣的血供前有较多的静脉血管可供选择。从远端将皮瓣掀起，在𧿹短伸肌腱和𧿹长伸肌腱的汇合处将𧿹短伸肌切断，给予标志，使𧿹短伸肌腱包含在皮瓣中。继在第 1 跖间隙中进行解剖分离，解剖层次在骨间肌肌膜表面和𧿹短伸肌腱的深面间进行。

在两侧牵引趾长伸肌腱和𧿹长伸肌腱，以暴露第 1 跖背动脉，再在第 1 跖间隙的基底部结扎并切断足背动脉的足底深支及其伴行静脉。在足背动脉深面和跗关节表面分离足背动脉及其上方的皮瓣。此时在跗关节内、外侧有跗内侧动脉和跗外侧动脉，应在离足背动脉较远处结扎切断之。此处恰巧是𧿹短伸肌肌腹部位。拉开趾长伸肌腱，可切断𧿹短伸肌部分肌腹，以使这部分肌腹包含在皮瓣中。

为了防止将皮瓣和足背动脉间的组织联系拉断，在分离过程中，应随时将皮瓣的真皮下层组织和深组织分别予以定位缝合，这样皮瓣间的组织和血供联系就不至于因牵拉而中断，以保证足背皮瓣动脉供应系统的完整性。将两侧皮肤切口在皮瓣近心端相连接，为了切取足够长度的足背动脉蒂，切口还可向小腿方向延长。应分离足够长度的足背动脉和足背静脉，必要时可以切开伸肌支持带，以便于向上方暴露胫前动脉。待整块皮瓣除动、静脉血管蒂以外已游离完毕，即可等待受区准备妥善后予以断蒂并进行移植。解剖足背皮瓣时，应特别注意勿切取过浅，随时保护足背动脉和皮肤间的联系，手术中应以锐性分离主。皮瓣边缘血管较多，不作吻合的小血管应仔细结扎，防止术后出血。在吻合血管前，应先将在受区作适当缝合固定，并决定血管吻合的方位，保证吻合血管有一个稳定的组织移植床，防止扭曲。

切取足背皮瓣后，足背部的创面可采取中厚皮片移植覆盖修复。因为保留腱周围膜的完整，可保证植皮片成活和术后肌腱功能滑动正常。如腱膜受损伤，腱组织暴露，应设法应用邻近疏松组织覆盖，否则中厚皮片就不易在腱上成活，或在成活后造成肌腱粘连，发生功能障碍。由于术中足背静脉均被切除，使足部静脉回流大大减少，故术后常可发生足部肿胀。所以应在术后常规应用弹力绷带包扎肢体 3 个月，以防止足部水肿，术后 2~3 个月一般都恢复正常。此外还可发生则皮肤感觉迟钝，但一般均能逐步恢复。

(11) 足底内侧皮瓣

1) 应用解剖：足底皮瓣(plantar skin flap)的动脉来自胫后动脉的两个终末支，即足底内侧动脉和足底外侧动脉。胫后动脉至内踝与跟骨结节之间，穿踇外展肌起点的深面，分为足底内侧动脉及足底外侧动脉。足底内侧动脉穿行于踇外展肌与趾短屈肌之间，其主干及其深面由起点至第1跖骨头，平均长9.8cm，行程中分出肌支和皮支。足底内侧动脉深支发出的皮支，在跖腱膜内侧浅出至皮下，分布于跖腱膜表面的皮肤，是足底非负重区皮瓣的主要血供来源。皮瓣的静脉回流以深静脉为主，必要时亦可选用大隐静脉及其属支作吻接静脉，供皮瓣静脉回流。足底内侧神经及足底外侧神经是来自胫神经的两终末支，与同名血管伴行(图1-3-27)。

2) 适应证：主要应用于足底负重区域软组织缺损的修复。

3) 皮瓣设计：根据受区的形态需要设计足底皮瓣，以选用足底内侧部为佳，其部位正处于足弓的顶部是非负重区；亦可根据足底负重部与非负重部的角化层厚度及色差来确定皮瓣的位置，一般将皮瓣设计成纵向的圆形(图1-3-28)。

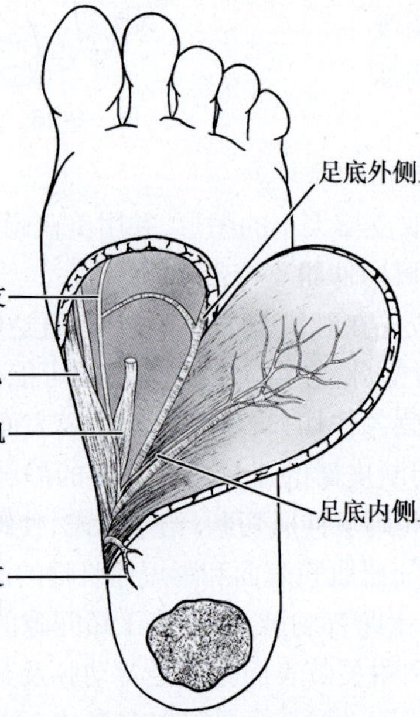

图1-3-27 足底内侧皮瓣解剖图

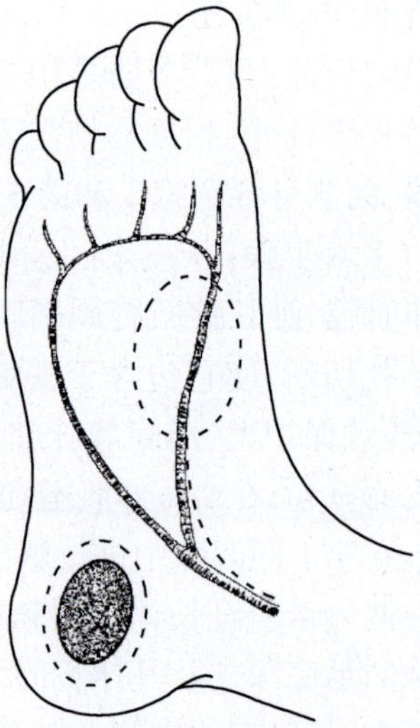
图1-3-28 足底内侧皮瓣设计图

4) 手术步骤：在内踝的后下方纵形切开皮肤，显露胫后血管并与胫神经分离，用橡皮片将胫后血管提起，解剖至皮瓣边缘，然后切开皮瓣的内侧缘与蒂部切口相连，切断踇外展肌，继续沿胫后血管向远端分离至足底内侧血管和足底外侧血管分叉处。如确定用足底内侧动脉作为皮瓣轴型血管，可将足底外侧动脉在起始部结扎切断。足底内侧血管的皮支一般为2~3支，在该动脉的起始部可见一皮支，分出后与主干平行向远端行进一段后，转向浅面进入皮瓣近端。继续沿足底内侧动脉深面向远端解剖，在皮瓣中部可见垂直进入皮瓣的皮肤穿支，皮肤穿支部位确定后，可切开皮瓣的外侧缘，于跖腱膜的浅层翻起皮瓣，在接近足底内侧皮肤穿支时，可进入跖腱膜深层，保护皮支。

必要时在穿支周围应留少许肌肉组织同皮瓣一同取下。在切取皮瓣时注意保护趾总神经，因该神经位置较浅，有时会误认为跖腱膜组织而将其损伤。在用足底内侧皮瓣修复同侧足跟时，不需要很长的血管蒂，有时亦可不切断足底外侧动脉，以足底内侧动脉起始部为原点，将皮瓣向足跟旋转。在作逆行岛状足底皮瓣修复足底前部负重区时，最好选用足底内侧血管为轴型血管的足底岛状瓣，因有足底弓，足底深支与足背动脉相连，可获得丰富的血供。

(五) 肌皮瓣

1. 肌皮瓣的解剖基础 意大利外科医师Tansini于1906年首先在临床上使用了肌皮瓣，他在乳房切除后应用背阔肌肌皮瓣修复,获得满意效果。在此之前他曾应用腋窝至后背部形成的皮瓣修复乳房缺损,然而在多例手术后,经常有不顺利的情况,即皮瓣血供障碍,甚至 1/3 的皮瓣发生了坏死。为了探明皮瓣坏死的原因,他与解剖学教授一起研究,后来发现了皮瓣基底部应该有重要血管进入此皮瓣,血液供应主要来自旋肩胛动脉及胸背动脉,特别是胸背动脉,若将该血管与背阔肌及其上方的皮肤一并掀起,不仅修复的组织量足够,外形好,而且血供也很好。

Owens(1955)应用蒂在近心端的胸锁乳突肌肌皮瓣修复口角、鼻翼部皮肤缺损,他认为此法不仅增加了血供,而且可获得组织厚度和神经支配;Bakamjian(1963)将 Owens 的方法用于上颌窦癌的根治,且未作延迟,一期转移获得成功;Desperez(1971)用包括两侧背阔肌和斜方肌在内的肌骨复合皮瓣在中央部对合的方法,修复大的脑脊膜膨出;Orticocheadg(1972)用股薄肌复合皮瓣修复小腿较大的皮肤软组织缺损。

肌皮瓣的迅速普及推广是 20 世纪 70 年代后期的事。在 1972~1973 年期间,McGregor Jacksoru Danid 等对皮瓣血供方面进行了深入研究,进而将其区分为轴型皮瓣与随意型皮瓣两大类,成为肌皮瓣、游离皮瓣发展的重要基础。其后 Mccraw(1976)又对许多肌皮瓣的血供进行了研究。Mathes(1977)报道了临床大量应用的情况,证实肌皮瓣血供丰富,操作容易,在乳房重建、肿瘤、褥疮、放射性溃疡切除后的创面修复,以及急症创伤修复等方面,都有广泛的应用价值。此后,在全世界,包括中国,肌皮瓣的应用就迅速地开展起来。

(1)肌肉的血管解剖

1)Ⅰ型:即单一血管蒂。进入肌肉的营养血管只有一组,如腓肠肌、股直肌、阔筋膜张肌等(图 1-3-29A)。

2)Ⅱ型:即优势血管加小血管蒂,有的学者称其为大小血管蒂。有 1~2 个大血管束,从肌肉的起点或止点进入,另外亦有一小血管蒂,如小趾展肌、拇外展肌、股二头肌、趾短屈肌、股薄肌、腓骨长肌、颈阔肌、半腱肌、比目鱼肌、胸锁乳突肌、斜方肌、颞肌、股外侧肌等(图 1-3-29B)。

3)Ⅲ型:即两个优势血管(或称双大血管蒂)。有两个大血管束同时来自不同动脉,如臀大肌、腹直肌、前锯肌、半腱肌等(图 1-3-29C)。

4)Ⅳ型:即节段性血管蒂。一块肌肉由几组节段性血管供养,如趾长伸肌、踇长伸肌、趾长屈肌、踇长屈肌、缝匠肌、股薄肌、胫前肌等(图 1-3-29D)。

5)Ⅴ型:即一个优势血管蒂,加次要的节段性血管蒂(又称一大血管蒂加节段性血管蒂),如胸大肌、背阔肌等(图 1-3-29E)。

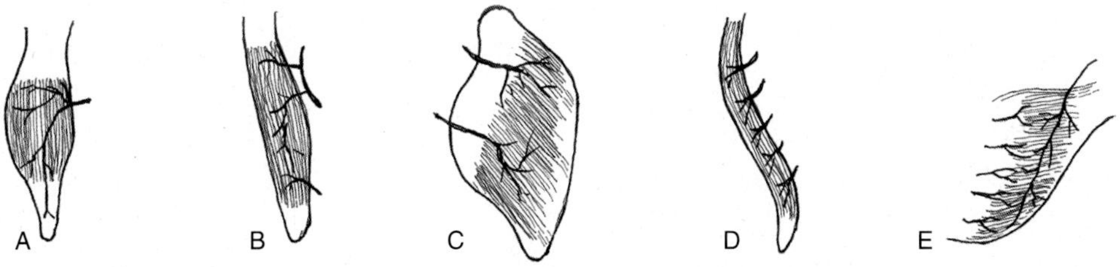

图 1-3-29　形成肌皮瓣的肌肉血供的 5 种类型

A. Ⅰ型;B. Ⅱ型;C. Ⅲ型;D. Ⅳ型;E. Ⅴ型。

由此我们可以明确,肌肉的血供大多数是多源化的,各动脉支间有丰富的吻合支,但有一支直径最粗,供给该肌大部分血液,称为主要营养动脉。在临床应用时应力争保留或吻接此条主要营养动脉以确保肌瓣或肌皮瓣的成活。

(2)肌皮瓣表面皮肤的血供:众所周知,肌肉表面皮肤的血供是由进入肌肉的血管发出肌肉皮肤动脉穿支分出的皮肤血管供应的,又称为肌皮动脉系统(musculocutaneous arterial system)。

肌皮瓣表面皮肤的血供方式可以细分为以下 3 种情况。

1)肌肉皮肤血管穿支(musculocutaneous perforator artery):简称肌皮穿支,是节段性血管和皮肤血管系统之间的连接血管。这些血管不仅在肌肉内有分支，而且有无数分支穿出肌膜及深筋膜，以近似垂直方向进入皮下脂肪层形成皮下血管网而成为肌肉皮肤穿支。这是营养皮肤的主要形式。

2）肌皮血管缘支（septocutaneous branch）：是肌皮动脉发出的侧支，主干没有穿过肌肉实质，而是沿着肌肉边缘的肌间隙进入皮下层，营养皮肤。

3）皮下血管网（subcutaneous vascular plexus）：肌皮瓣表面皮肤可与邻近皮肤间的血管网形成广泛的吻合支，从附近皮下获得部分营养。

实际上肌肉皮肤的血供是多样性的，详细的尸体解剖观察后发现以下类型：①由肌肉上水平走行的主血管向上下发出肌支和皮支（图 1-3-30A）；②皮支与肌支分为两条，各自单独走行，如下肢的阔筋膜张肌等（图 1-3-30B）；③来自肌肉下方的血管在途中向肌肉发出分支，并贯穿肌间或肌肉，其终支再分至皮肤，如臀大肌等（图 1-3-30C）；④在肌肉内走行的肌支，向皮肤发出了数个垂直的穿支，如背阔肌等（图 1-3-30D）。

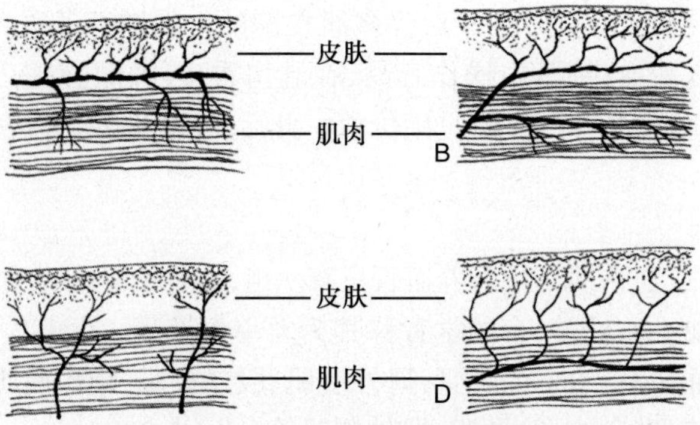

图 1-3-30 肌肉皮肤血供的多样性

A. 由肌肉至上水平走行的主血管向上下发出肌支和皮支；B. 皮支与肌支分为两条，各自单独走行；C. 肌肉下方的血管在途中向肌肉发出分支，并贯穿肌间或肌肉，其终支再分至皮肤；D. 肌肉内走行的肌支，向皮肤发出了数个垂直的穿支。

（3）肌皮瓣的分类及优缺点：肌皮瓣（musculo cutaneous flap）是一种复合组织瓣，即利用身体某块肌肉（或一部分肌肉）连同其浅层的皮下组织皮肤一并切取，用于较大创面缺损的修复及肌肉功能的重建。由于可免除肌瓣转移后在其上植皮，因此应用更广。其手术操作容易，血管分布范围无变异，血液供应非常良好；抗感染能力强；部分肌皮瓣面积大、体积厚，用于覆盖创面、充填缺陷作用明显；带血管神经移植可以用于肌肉功能的重建；应用显微外科技术，可进行远位转移；几乎在身体的任何部位（头、颈、四肢、躯干等）均可形成肌皮瓣（图 1-3-31）。但具有因肌肉转移后而致供区肌力减弱，供区常有凹陷畸形，影响美观的缺点，所以应严格掌握适应证及原则。

1）修复软组织缺损，特别是较深的缺损，以及局部血液循环差而较难愈合的创面，如慢性溃疡、放射性溃疡、伴有慢性骨髓炎等感染的创面等。

2）用于组织器官再造，如乳房、阴道等。

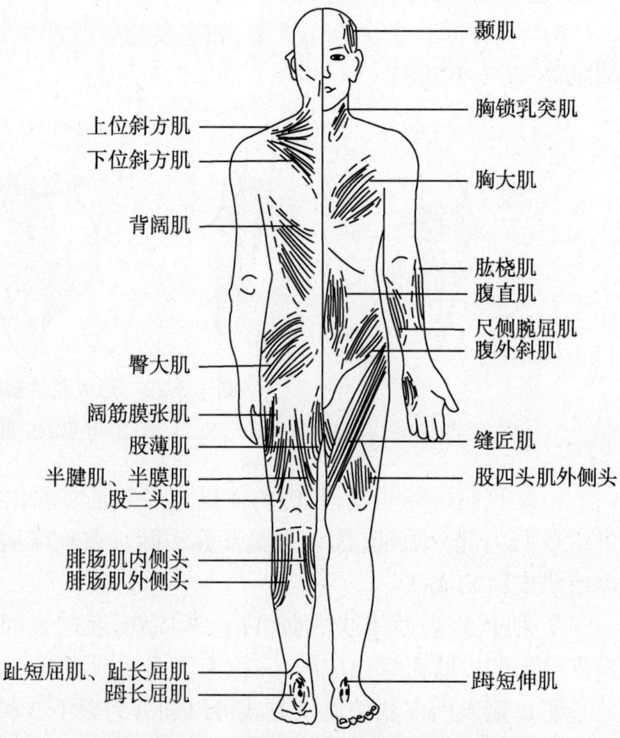

图 1-3-31 全身各部肌皮瓣位置示意图

3）用于肌肉功能的重建，如屈肘、屈腕功能等。

肌皮瓣的切取必须符合以下 3 条原则：①由肌肉表面或肌肉内走行的肌皮动脉供血给皮肤；②有协同肌可以代偿其功能，不会因为该肌肉转移后引起明显的功能障碍；③以血管蒂为轴，有相当大的移动或旋转范围。

2. 临床常用肌皮瓣

（1）背阔肌肌皮瓣

1）应用解剖：背阔肌为三角形边皮肌肉，以腱膜形式起于下部胸椎、腰椎、骶椎的棘突和棘上韧带、髂嵴后部以及最下 3~4 肋骨。背阔肌血供为多源性，主要由胸背动脉供应，此外还有肋间动脉、腰动脉和颈横动脉的分支。肩胛下动脉发自腋动脉的第三段，通过腋窝下行，发出旋肩胛动脉后，形成胸背动脉，后者越过大圆肌后，沿背阔肌深面靠近该肌前缘下行，于腋皱襞下 6~7cm 处，进入肌肉。入肌前血管蒂长 81mm，外径 2.4mm，沿途发出分支分布前锯肌、大圆肌，并与胸外侧动脉分支吻合交通。胸背动脉入肌后，通常分为内侧支和外侧支（图 1-3-32）。内侧支几乎与肌纤维平行，向内行走，分布于背阔肌的内上部。外侧支距肌肉前缘 20~30mm 向下走行，并逐级分支呈梯形分布于肌肉的前下部。内、外侧支的分支间均有交通吻合。背阔肌的下 1/3 主要由发自肋间动脉和腰动脉的分支供应，这些血管支呈纵行排列，离后正中线 5cm 左右，分别于第 10~12 肋下缘进入肌肉后呈节段性分布，相互之间，以及与胸背动脉的分支间，均有交通吻合（图 1-3-33）。诸动脉都有肌皮穿支穿过肌膜和筋膜，进入皮下组织，供应肌肉表面的皮肤。此外，由旋肩胛动脉发出的直接皮支也为该区域的皮肤组织提供营养。回流静脉为各动脉的伴行静脉。

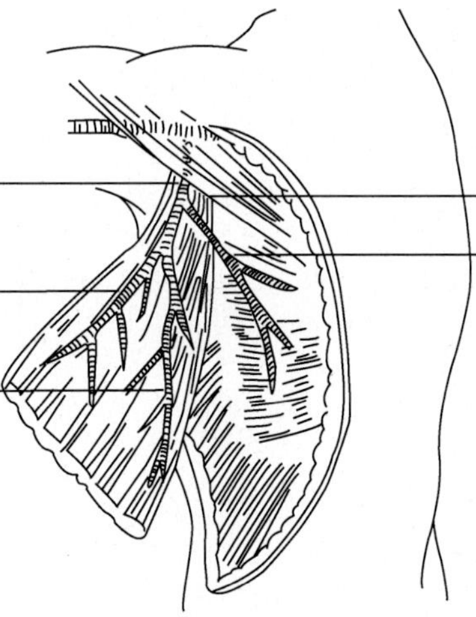

图 1-3-32 背阔肌肌皮瓣血供示意图

背阔肌的运动神经为胸背神经（颈 5~ 颈 7）。胸背神经沿肩胛下肌下行，位于胸背动脉后外方，与之伴行进入肌肉。在肌肉内的分支和行径与动脉分支相同，构成血管神经束。

2）适应证：大面积皮肤组织缺损，合并有深部组织缺损，需要进行组织填充修复者；皮肤组织缺损并有肌肉缺损，需进行功能修复者；乳房再造；修复血供不良创面、入放射性慢性溃疡、慢性骨髓性溃疡等。

3）手术方法及步骤

肌皮瓣设计：根据受区创面大小、形状所在部位，确定背阔肌肌皮瓣移植和具体取肌皮瓣的部位和大小范围。可以上背部横行皮肤为主要供区的背阔肌肌皮瓣（图 1-3-34），也可以背腰部皮肤为主要供区的后背阔肌肌皮瓣（图 1-3-35），这是最常选用的背阔肌肌皮瓣的术式。在腋窝下方 2.5cm，与背阔肌前缘后方 1.5~2.5cm 垂直线的交叉处，设计点 a，即胸背动、静脉及神经蒂的体表投影点，于骶髂关节上缘设计点 b，a、b 两点之间的弧形连线构成肌皮瓣的纵轴，根据受区的需要决定皮瓣的大小及形态。皮瓣的宽度在 6~8cm，供区可拉拢缝合。皮瓣的设计宜略大于受区皮肤缺损范围，即增加 1~2cm 宽度及长度，在皮瓣纵轴两侧，用亚甲蓝绘出要切取皮瓣的范围，切取的范围可达 15cm × 35cm。

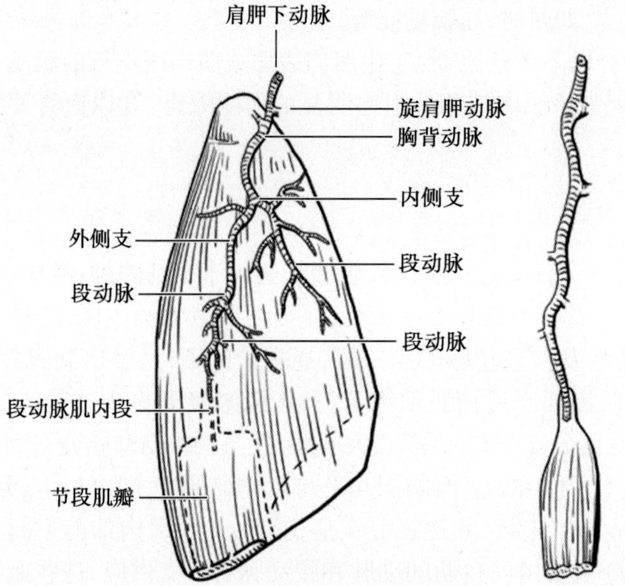

图 1-3-33 胸背动脉走行示意图

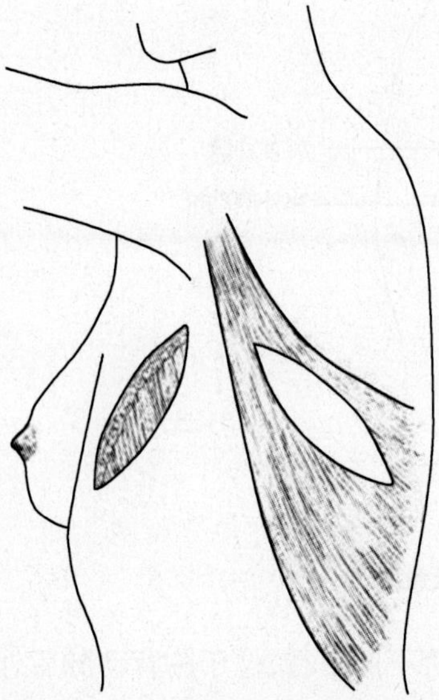
图 1-3-34 横行背阔肌肌皮瓣设计示意图

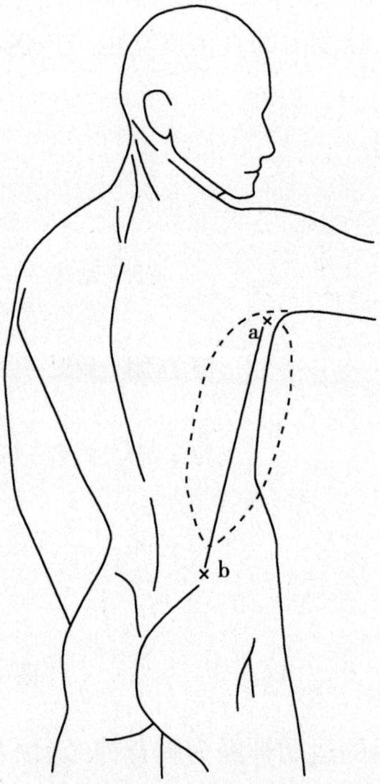

图 1-3-35 后背阔肌肌皮瓣设计示意图

切取肌皮瓣：背阔肌近腋窝部，肌肉肥厚，分界清楚。自腋窝下沿背阔肌前缘切开皮肤组织暴露背阔肌前缘，钝性分离出前锯肌的肌间隙，分开脂肪组织，即可暴露胸背动、静脉和神经，如需长的血管蒂，可向头侧继续分离，追溯至肩胛下动脉。暴露血管神经束后，继续向远端钝性分离，并向内翻起背阔肌，辨清血管神经束在肌肉内的行径，切断肌肉的止点部，然后在肌肉深面由外向内、由上向下钝性分离，直至需要的宽度和长度，按设计的切口线，切开皮肤、肌肉。至此，肌皮瓣已完全游离。在切断分离过程中，随时将皮缘与肌肉做暂时性缝合固定，防止皮肤组织与肌肉分离。

（2）胸锁乳突肌肌皮瓣：Owens（1955）首先报道胸锁乳突肌肌皮瓣（sternocleidomastoid musculo cmaneous flap）局部转移修复颌面组织缺损。Conley（1972）设计了带有锁骨的胸锁乳突肌复合组织瓣修复伴有骨缺损的口腔组织缺损。Ariyan（1979）进一步研究了胸锁乳突肌的血液供应、皮瓣设计及切取方法。为避免切取胸锁乳突肌肌皮瓣造成的“歪颈”后遗症，原林(1984)、周训银(1987)先后研究了胸锁乳突肌单头肌皮瓣的解剖学，并将其广泛地应用于临床。

1)应用解剖

胸锁乳突肌起自胸骨、锁骨，斜向后上方，止于颞骨乳突及上项线。胸骨头起始多为腱性，起自胸骨柄前面同侧半的上 1/4 范围内。锁骨头起自锁骨内侧半的内中 1/3 处，起始处的内侧端距锁骨内侧端 1.1cm，起始处外端距锁骨中点 2.5cm，锁骨头为肌性，有利于锁骨头带锁骨作成骨肌皮瓣。所带锁骨主要为锁骨内侧端，宜保留锁骨内侧端于原位，以保全胸锁关节及其功能。在肌肉起始处，锁骨头比胸骨头宽；但在肌肉中点，胸骨头的宽度和厚度都大于锁骨头。锁骨头向上行走时，大多逐渐走入胸骨头的深面。在锁骨上方，两头之间呈现一个三角形裂隙，即胸锁乳突肌三角。由于该肌的中下份两个头易于分离，可分离长度约为 7.6cm，因而有利于单头肌皮瓣应用。胸锁乳突肌的上部主要为枕动脉的肌支；中部主要为甲状腺上动脉及颈外动脉发出的分支；下部主要为甲状颈干和颈横动脉的肌支(图 1-3-36)。胸锁乳突肌的静脉为各支动脉肌支均有 1~2 支伴行静脉，由于肌支静脉较细，故在设计皮瓣时，可考虑将颈外静脉包含在皮瓣内。颈外静脉越过胸锁乳突肌表面，在肌肉上、下缘处平均外径分别为 4.0mm 和 4.5mm。

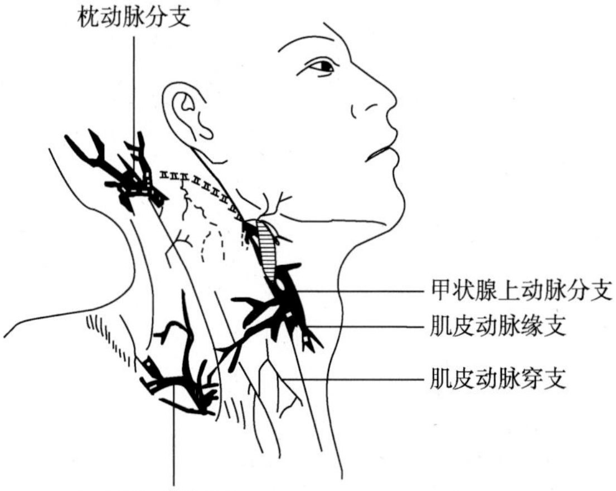

图 1-3-36　胸锁乳突肌血供示意图

胸锁乳突肌的运动神经主要来自副神经，也有来自颈丛的小分支。胸锁乳突肌下部皮瓣供区的感觉神经来自颈丛皮神经的颈前皮神经和锁骨上皮神经。

2)适应证：同侧中下面部的皮肤软组织缺损；颌面部洞穿性缺损及气管瘘时作为衬里组织；携带肌肉可修复面部凹陷性缺损，肌段可代替咬肌修复咀嚼肌瘫痪，恢复咀嚼功能；携带锁骨段可修复伴有下颌骨缺损的皮肤缺损；舌再造也可作为吻合血管游离移植修复远位的组织缺损。

3)手术方法及步骤

①下端血管蒂胸锁乳突肌肌皮瓣：该肌皮瓣以甲状颈干及颈横动脉的小分支为血供来源，蒂部选在胸锁乳突肌下部的两头起始处，将胸锁乳突肌的上端肌肉及其表面皮肤形成皮瓣，但临床上较少应用(图 1-3-37A)。

②上端血管蒂胸锁乳突肌肌皮瓣：该皮瓣以枕动脉和甲状腺上动脉为血管蒂，将胸锁乳突肌下部形成皮瓣移位修复缺损，以乳突下 4cm 处为皮瓣血管蒂旋转中心，以此点至锁骨的距离为半径，根据要修复的受区缺损范围及形状设计皮瓣的大小。但皮瓣的最下界以不超过锁骨下 4cm，前后缘不超过肌肉边缘 3cm 为宜，上端视需要酌情切取，标出切口线及肌肉血管蒂位置。

先作肌皮瓣蒂部切口，切开皮肤、颈阔肌及颈浅筋膜，行筋膜下分离，显露胸锁乳突肌前后缘。再切开皮瓣的前侧及下端切口，分离并切断胸锁乳突肌的两个肌头，从前到后，从上到下，依次切开皮瓣周缘，将颈深筋膜浅层连同胸锁乳突肌一起向上掀起，分离至血管神经蒂部。分离肌皮瓣时及时将深筋膜肌肉及皮下组织缝合固定，防止皮瓣与皮下组织滑脱，亦可保护来自血管蒂部的肌缘支。如受区部位较近，所需蒂部不长时，可以保留甲状腺上动脉至胸锁乳突肌的分支，切断结扎该动脉至甲状腺的腺支。若受区较远，所需蒂部较长，可切断甲状腺上动脉，而以枕动脉为血供来源，但要特别注意保护来自枕动脉的前上缘支。肌皮瓣转移后，供区可采用游离皮片移植修复，或于供区后侧设计一个三角形 VY 推进皮瓣修复，避免另外选择供区取皮修复(图 1-3-37B)。

(3)斜方肌肌皮瓣：斜方肌为项背部浅层扁而阔的一块肌肉，其血管供应和神经分布较恒定，可以形成不同类型的皮瓣或携带骨骼形成复合组织瓣，供区多可原位缝合。因此，斜方肌肌皮瓣(trapezuis musculo cutaneous flap)是整形外科理想的供区之一。

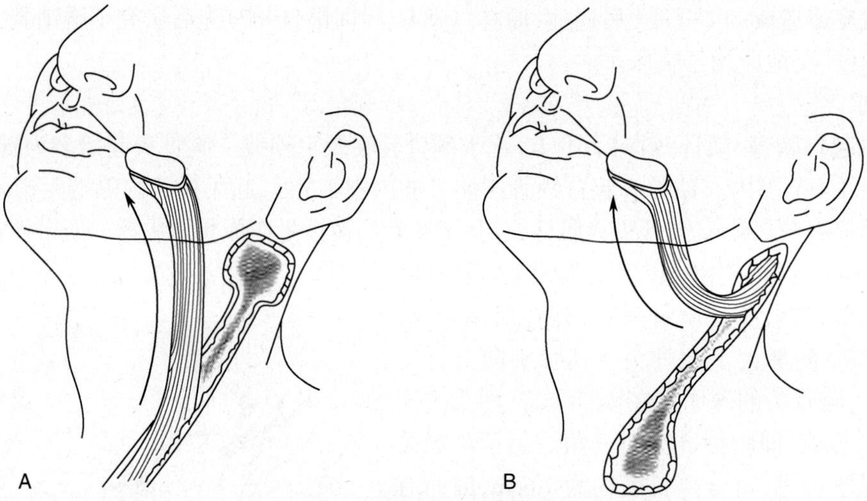

图 1-3-37 胸锁乳突肌肌皮瓣的设计

A. 下端血管蒂胸锁乳突肌肌皮瓣；B. 上端血管蒂胸锁乳突肌肌皮瓣。

1）应用解剖

斜方肌整块肌肉可分为上、中、下 3 部分。斜方肌的动脉主要来自颈横动脉及其分支。此外，还有枕动脉、椎动脉、颈深动脉、最上肋动脉及肋间动脉背外侧支，在斜方肌的外侧缘有肩胛上动脉的分支。颈横动脉起源于甲状颈干者占 58.33%，起源于锁骨下动脉者占 40%，起源于肋颈干者为 1.67%。颈横动脉的全程分为颈、背两段。颈横动脉浅支的出现率为 100%，浅支除分布到斜方肌上、中部外，还发出分支供肩胛提肌、肩胛舌骨肌下腹、冈上肌等。紧贴斜方肌下行的浅支，并分为 4 大分支：升支、横支、降支及肩胛冈支并与其他动脉分支吻合形成广泛血管网。斜方肌的回流静脉为各支动脉的伴行静脉，以颈横动脉伴行静脉为主要回流静脉。斜方肌主要受到副神经和颈 3、4 神经的支配。副神经主要支配斜方肌的运动功能。颈 3、4 神经的分布范围较小，支配斜方肌靠近上部前缘的肌纤维（图 1-3-38）。

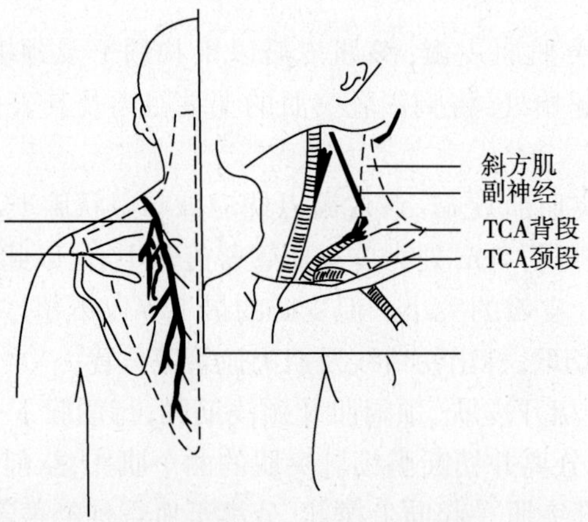

图 1-3-38 颈横动脉（TCA）解剖示意图

2）适应证：斜方肌肌皮瓣系多源性血供，同时该肌皮瓣组织量大，可满足不同类型的组织缺损修复的需要；用于颌面部及颈部大面积瘢痕挛缩的修复；头颈外伤、各种炎性病灶切除后、各种肿瘤扩大切除后的组织缺损。肌皮瓣可以去除表皮后用于充填半面萎缩症的凹陷畸形。

3）手术方法及步骤

①上斜方肌肌皮瓣：上斜方肌肌皮瓣血管蒂以颈横动脉浅升支为首选，其终末支与枕动脉的降支相互吻合，故亦可选用枕动脉为血管蒂。皮瓣以肩锁关节为中心设计，前切口线沿斜方肌前缘，后切口线与前

切口线基本平行，上界最高可达乳突区，远端止于肩峰。皮瓣的长宽比例一般为(2~3)∶1，该肌皮瓣主要包括斜方肌的上部肌纤维及其表面覆盖的皮肤，其近端1/3为肌皮瓣，远端2/3为筋膜皮瓣(图1-3-39)。

切开皮瓣的周边，在深筋膜层分离皮瓣远端部分，形成筋膜皮瓣，此时可见数根较粗的肌肉穿支血管进入皮瓣，应妥善保护。当游离至颈肩角处时，切断斜方肌，于该肌深面层次进行分离，形成肌皮瓣。术中要注意将皮肤与筋膜缝合，以免撕脱肌皮穿支血管而影响皮瓣血供，通过皮下隧道或切开皮肤将肌皮瓣转移至受区。供区可直接缝合或游离植皮。上斜方肌肌皮瓣并非完全是一个轴型皮瓣，其主要依靠多数颈部、枕部等血管穿支及其吻合支形成皮瓣，严格地讲应属于任意皮瓣，所以转移范围受到一定限制。同时分离皮瓣远端在深筋膜层次进行，至颈肩角处转入斜方肌深面分离至蒂部，在分离过程中易损伤副神经，故该肌皮瓣的临床应用亦受到一定限制。

②外侧斜方肌肌皮瓣：主要利用斜方肌中部的肌纤维及表面皮肤形成肌皮瓣，并可延伸到斜方肌上、下部的外侧份，肌皮瓣的旋转轴心在颈横动脉的近端，即颈横动脉浅深支分叉点。旋转弧度半径可达15~20cm，包括血管蒂的长度和所携带的肌皮瓣长度。它可修复的范围包括腮腺、咬肌区、耳前后、颧颊区、下颌骨体部、同侧口底及颌下区。外侧斜方肌肌皮瓣设计可分为Gantz法和Guillamondgui法两种(图1-3-40)。

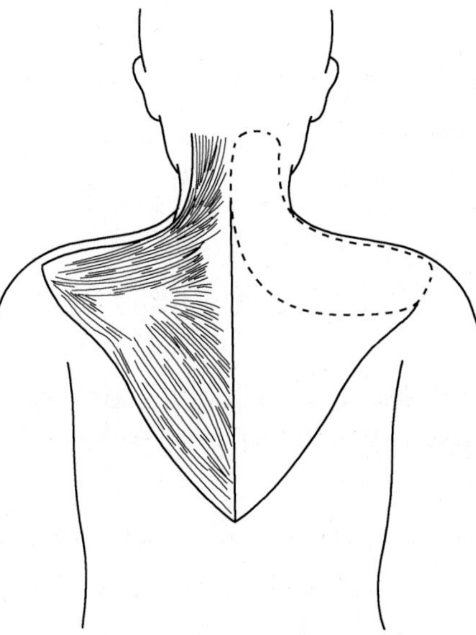

图1-3-39　上斜方肌肌皮瓣设计

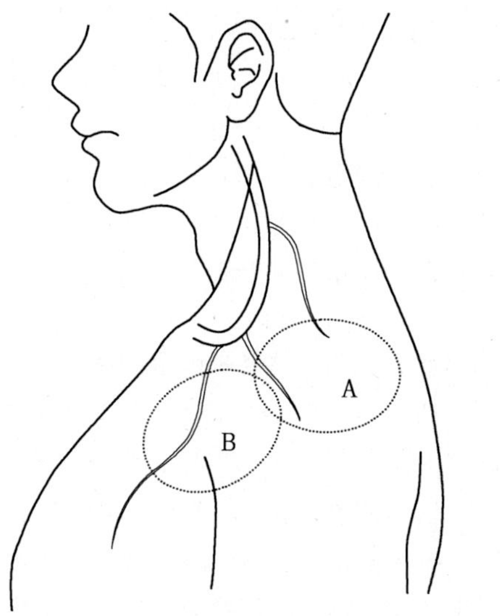

图1-3-40　外侧斜方肌肌皮瓣设计

A. Gantz法；B. Guillamondgui法。

Gantz法：沿设计线切开皮瓣四周，由外向内在斜方肌深面进行分离，注意勿损伤颈横动脉束，保留部分肌肉组织包绕血管束形成肌袖血管蒂。在斜方肌深面，血管继续在疏松结缔组织中向后、向外下行一段距离，可用手指在血管深面的疏松组织中分离，不可在血管与肌肉之间剥离，以免肌皮穿支断裂，形成肌皮瓣后转移至受区。如皮瓣宽度不超过8cm，一般均能原位缝合。

Guillamondgui法：皮瓣切取步骤同Gantz法，只分离肌皮瓣远端时，在深筋膜层进行，这部分不含肌肉，为筋膜皮瓣；至肩锁关节时离断斜方肌，于其深面继续向内分离肌皮瓣。供区往往需游离皮片移植修复。

Gantz手术方法简便灵活，其皮瓣全长均带有较厚的肌肉，血供好，适合修复缺损组织量大而且较深的病例。而Guilamondgui法的肌皮瓣可超过肩锁关节，其远端部分不带肌肉，较薄，近端皮瓣带有肌肉蒂，较适合于凹陷不明显的缺损修复。

③下斜方肌肌皮瓣：主要利用斜方肌下部肌纤维及其表面皮肤构成肌皮瓣，血管蒂多选用颈横动脉浅降支在棘突与肩胛骨内侧缘之间画一中垂线，即可作为颈横动脉浅降支的体表投影及下斜方肌肌皮瓣的中轴，

以肩胛上角外上方1.5cm为旋转轴心，根据受区的远近和缺损范围，确定皮瓣的位置及大小(图1-3-41A)。皮瓣远端可延伸至肩胛下角下15~17cm，皮瓣两侧与肌肉同宽，皮瓣面积可达36cm×13cm。下斜方肌肌皮瓣适用于颅顶中上、颌面部及颈部缺损的修复(图1-3-41B)，基本上可满足颅颌面外科的修复需要。根据临床需要亦可设计为双侧下斜方肌肌皮瓣应用，其总面积可达到36cm×25cm大小。

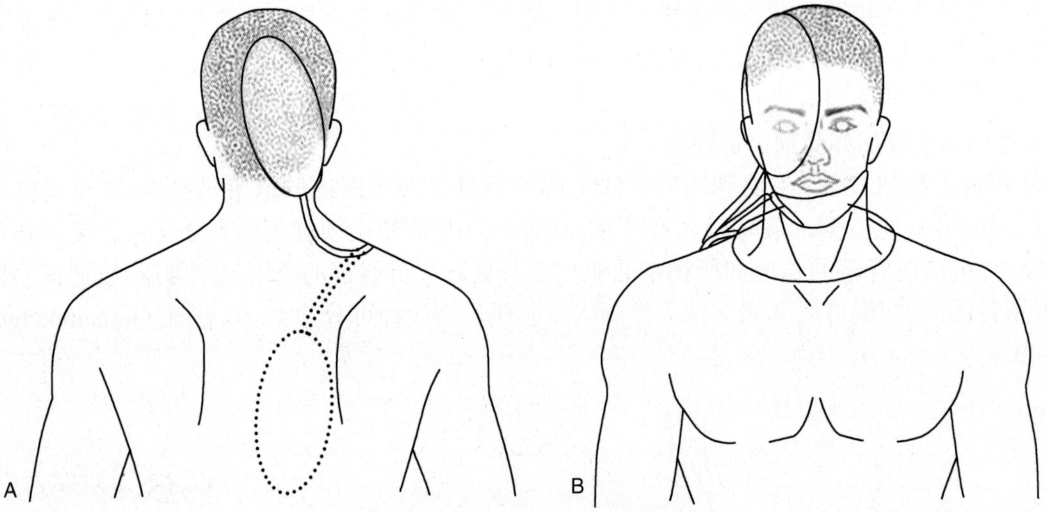

图1-3-41 下斜方肌肌皮瓣的应用

切取皮瓣时远端自深筋膜层分离，至斜方肌下端时将其包含在皮瓣内，于斜方肌深面向上沿肩骨内侧缘找到颈横动脉浅降支，然后沿血管束两侧各约2cm切断斜方肌，形成肌肉血管蒂，分离至颈根部即形成下斜方肌肌皮瓣。术中尽量不要损伤深层的菱形肌，以免影响肩部功能。供区不超过10~12cm时一般可原位缝合。

④全斜方肌肌皮瓣：将全部斜方肌组织及表面皮肤掀起形成肌皮瓣，可以选用颈横动脉浅支为血管蒂并保留其他各主要分支，以肩胛上角为中心设计皮瓣。由于术中需将斜方肌起止点全部游离，使斜方肌功能全部丧失，影响肩部功能，故临床上较少使用。

⑤斜方肌复合组织瓣：是指斜方肌肌皮瓣同时携带肩胛骨形成骨肌皮复合组织瓣，该复合瓣以肩胛上角外上方1.5cm处为旋转轴心点。如果切取带肩胛冈的复合瓣，可以肩胛冈为轴心，保留颈横动脉浅支肩胛冈支为蒂；如切取肩胛骨脊柱缘的复合瓣，可以脊柱缘为轴线设计，选用颈横动脉深支为蒂。斜方肌复合组织瓣临床上主要用于同时伴有骨质缺损的皮肤软组织缺损的修复。

(4)腹直肌肌皮瓣

1)应用解剖；腹直肌起自胸骨剑突和第5~7肋软骨，止于耻骨联合和耻骨嵴，为长条扁肌，上部较下部宽而薄。该肌被3个腱划分割，第一个腱划位于肋骨突尖平面，第三个腱划在脐平面，第二个腱划位居两者之间。脐以下有时可见1~2个腱划。腱划紧贴附于腹直肌鞘前层，跨过肌肉，很少穿透肌肉全厚，故只见于肌肉浅面，不见于后面。肌肉与鞘的后层间有少量疏松组织存在，易于分离，在半环线(Danglas半环线，距脐下4~5cm)以下，腹直肌鞘后层缺如。

腹直肌肌皮瓣的血供主要来自腹壁上、下动脉，其次为肋间动脉，旋髂深动脉，阴部外动脉等。腹壁上动脉为胸廓内动脉的直接延续，动脉起始部外径平均为2.1mm，在第7肋软骨后方进入腹直肌鞘，于腹直肌后方下行，在抵达第一个腱划前入肌，至脐上第二个、第三个腱划间的平面与腹壁下动脉升支吻合。腹壁下动脉在腹股沟韧带中点稍内侧，发自髂外动脉的内侧壁(占85.3%)或前壁(占14.7%)，起点或平于腹股沟韧带(占58.8%)，或稍高于韧带(占38.2%)，或位于韧带下方(占3%)，自起点斜向内上，行走于腹膜外脂肪层中，到达腹直肌外缘附近即穿过腹横筋膜，于腹直肌后方上行，跨过半环线，发出分支上行至脐平面与腹壁上动脉吻合。腹壁下动脉起始(外径平均为2.5mm)，约于距耻骨结节上方9.6cm处进入肌肉，动脉在肌外长度约为 9.0cm。在肌内行进途中，腹壁上、下动脉均发出肌皮穿支供应表面的皮肤组织，并分别与肋间后动脉外侧穿支、腰动脉前皮支、腹壁浅动脉、旋髂浅动脉、旋髂深动脉穿支以及来自股动脉的阴部外动脉等的分支吻合。腹壁上、下动脉间的吻合，构成了锁骨下动脉系统与髂外动脉系统间的侧支循环(图 1-3-42)。其回流静脉为动脉的伴行静脉。支配腹直肌的神经是第 6~12 肋间神经和第 1 腰神经前支。这些神经行经腹内斜肌与腹横肌之间，进入腹直肌后均呈节段性分布。

2）适应证：乳房缺损畸形的修复与再造；胸壁缺损畸形的修复与再造；食管缺损的再造；会阴部组织器官缺损的修复与再造；以腹壁上动脉为蒂的腹直肌肌皮瓣及以腹壁下动脉为蒂的脐旁皮瓣，均可作为游离组织瓣吻合血管远位移植，用于头面部、四肢软组织缺损的修复。

3）腹直肌肌皮瓣的设计及手术步骤：可根据受区修复需要，设计为垂直腹直肌肌皮瓣、横行上腹直肌肌皮瓣、横行下腹直肌肌皮瓣及“L”形腹直肌肌皮瓣(图 1-3-43)。以横行下腹直肌肌皮瓣为例，手术方法如下。

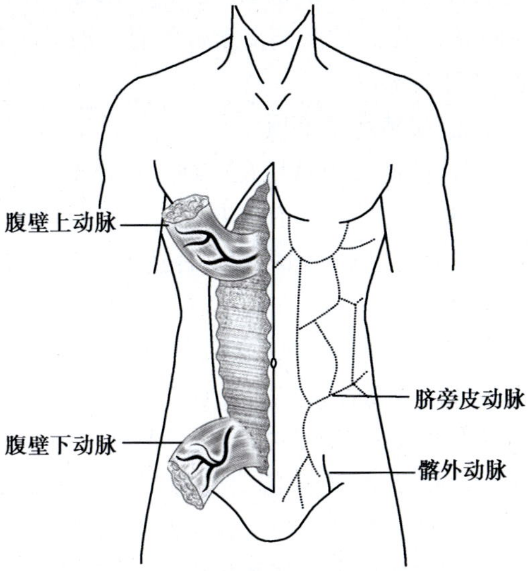

图 1-3-42 腹直肌肌皮瓣血供示意图

皮瓣设计：可供切取肌皮瓣范围为脐平面以下，两侧达髂前上棘内侧 3 横指，下界根据受区需要而定。最大面积可达 20cm × 15cm。

手术步骤：先在耻骨上沿设计线切开皮肤、皮下、浅筋膜至肌膜浅层，在此层解剖皮瓣。当分离至血管蒂侧的腹直肌边缘时，切开腹直肌前鞘，显露、结扎并切断腹壁下动静脉及腹直肌，将皮瓣连同该侧腹直肌及部分前鞘一并掀起至脐平面。向上再经血管蒂侧腹直肌切口切开皮肤及腹直肌前鞘，继续向上解剖腹直肌至肋缘水平，使皮瓣的血管肌肉蒂有足够的长度，便于旋转。将切开的腹直肌前鞘折叠缝合，半环线以下可将剩余的腹直肌拉拢缝合，或用补片材料修复腹壁缺陷。腹部创面按腹壁整形术广泛剥离，在最小张力下拉拢缝合。

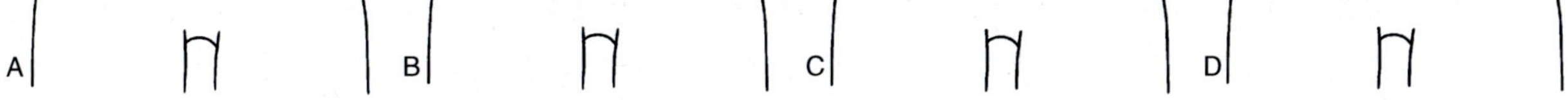

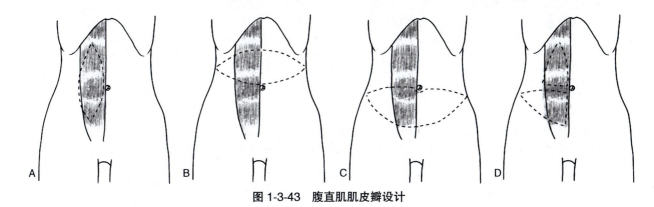

图 1-3-43 腹直肌肌皮瓣设计

A. 垂直腹直肌肌皮瓣；B. 横行上腹直肌肌皮瓣；C. 横行下腹直肌肌皮瓣；D. “L”形腹直肌肌皮瓣。

（六）游离皮瓣

利用显微外科技术完成吻合血管的游离皮瓣移植手术，自 1973 年 Daniel 和杨东岳先后在临床应用获得成功以来，从当时的两个供区，经过二十余年的努力，至今已有一百余个供区，解决了整形外科修复与创伤重建领域中许多疑难问题，缩短疗程，提高疗效，取得令人瞩目的成果。但在吻合血管游离皮瓣适应证的掌握、皮瓣供区的合理选择，及提高成活率、减少并发症这些方面仍需继续努力。

皮瓣供区选择需经过以下条件筛选：对供瓣区形态与功能影响较小且较为隐蔽的部位；供瓣区血管比较恒定，血管蒂较粗、较长，最好有感觉神经伴行；皮瓣解剖剥离层次较清晰，操作比较容易。从各方面全面衡量，比较满意的有肩胛区皮瓣、股前外侧皮瓣、背阔肌肌皮瓣、阔筋膜张肌肌皮瓣等；虽然缺点比较明显，但为满足特殊需要优点也很突出的皮瓣有前臂皮瓣、足背皮瓣。

1. 命名与分类 游离皮瓣（free skin flap）一般应以血液供应血管，加上供区部位及所含组织 3 个方面的名称来命名。经过近十余年的实践，国内专家认为这样命名是比较准确、规范的。

吻合血管的游离皮瓣分类有一般游离皮瓣、肌皮瓣、复合组织瓣、预构皮瓣、串联皮瓣与并联皮瓣、静脉皮瓣。

2. 移植注意事项

（1）游离皮瓣移植是一种先进技术，可以提高组织修复的质量和效果，缩短疗程，但同时也存在一定的风险和失败率。除了适应证选择及全身相关治疗外，关键在于技术及注意事项两大方面。一是显微外科操作技术，二是显微血管吻合技术，最终目的是移植组织创伤小、反应轻、血供通畅，移植组织成活，功能恢复完善。

（2）血管危象：血循环危象或血循环障碍，是显微外科血管吻合术后最严重的并发症。可分动脉危象和静脉危象。以血管栓塞为主，应及时手术探查处理吻合口；以血管痉挛为主，应积极进行抗凝解痉治疗。动脉危象主要表现为皮瓣颜色苍白、灰暗、皮温低，毛细血管反应时间延长，血管搏动减弱或消失。静脉危象主要表现为颜色暗红、肿胀，皮温低，毛细血管反应迅速，血管搏动存在。

3. 预构游离皮瓣 预构游离皮瓣在现今可能有以下 3 种情况。

第一种情况是将知名血管束移植于皮瓣内，经过 6~8 周。知名血管与皮瓣内原有的血管建立了良好的吻合，即可作为一块预构的轴型皮瓣，经过吻合血管后移植到需要修复的部位。常见的有颞浅动、静脉预构后、颈上区游离皮瓣，胸背动、静脉预构上臂皮瓣，旋股外侧动脉降支及伴行静脉预构大腿内侧皮瓣，面动、静脉预构颈部皮瓣等。

第二种情况是将皮片移植到含有丰富血供的筋膜、大网膜上，待成活后，再作为预构的游离皮瓣，通过吻接血管移植至需要皮瓣修复处。临床已使用的如颞区植皮后，经过血管化形成轴型皮瓣，再移植至受区，于颞顶区作“T”字形切口，翻开两侧的头皮瓣，同时向两旁卷曲缝合，将中厚或全厚皮片移植至颞浅筋膜表面，待皮片完全成活，并经 2~3 个月皮片经过收缩稳定后，可以作为游离皮瓣移植修复缺损区。

第三种情况是利用原轴型皮瓣的供区，用扩张法进行预构，这种预构可达到以下目的：增加供区面积；使皮瓣变薄且血液供应更加丰富；可适当延长血管蒂长度。

以上所述预构游离皮瓣的主要优点是：可以选择口径比较理想的血管，因而提高血管吻合的成功率，同时血管蒂也比较长；可以选择较理想、较隐蔽的皮瓣供区；预构皮瓣可以比较薄、比较平整；组织浪费较少，且可制成有感觉的皮瓣。其主要缺点是需要分期手术，时间较长。

4. 串联皮瓣与并联皮瓣

（1）串联皮瓣是指在一块轴型皮瓣的远端，通过显微外科技术将另一块游离皮瓣吻接，形成复合皮瓣，近端这块轴型皮瓣也叫桥梁瓣，皮瓣两端的血管必须符合显微血管吻合的要求，若血管过细就不能起到这种作用。一般选用知名动脉主干分支血管网皮瓣，如前臂桡动脉或尺动脉皮瓣、足背皮瓣、小腿内侧胫后动脉皮瓣等。串联皮瓣可用于修复广泛复杂的大面积软组织缺损（图 1-3-44A）。

（2）并联皮瓣是指在吻合血管游离皮瓣转移过程中，从主干血管上留下一条分支血管，此分支血管可再吻接另一块游离皮瓣，因此与串联皮瓣在远端吻接不同，该皮瓣吻接的是与主干血管相并的一条血管，故称之为并联皮瓣。其目的与上述相似，是为了增加覆盖面积，但形式又不尽相同（图 1-3-44B）。

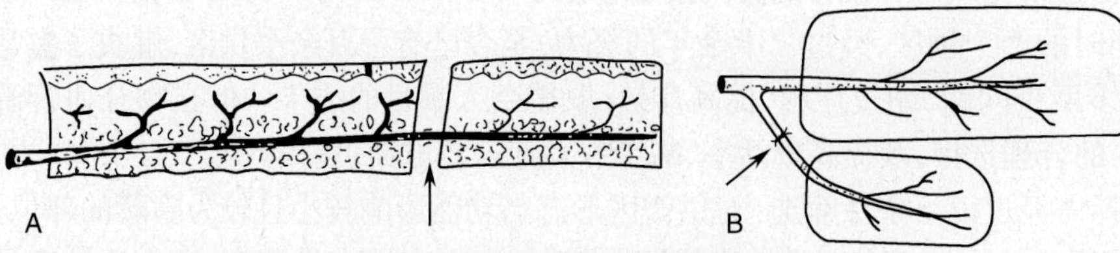

图 1-3-44 串联皮瓣与并联皮瓣

A. 串联皮瓣；B. 并联皮瓣。

5. 静脉皮瓣　凡利用静脉作为血供来源的皮瓣总称为静脉皮瓣，依据血供类型可分为静脉血营养的静脉皮瓣、静脉动脉化皮瓣。静脉血营养的静脉皮瓣在选用时需特别注意收容区域及静脉网丰富的区域。由于血氧饱和度不够，皮瓣在血供不够充分的条件下勉强成活。静脉动脉化皮瓣是通过非生理性的循环暂时维持较低水平的血供，待以后与受区建立新的血液循环，再逐渐取代这种非生理性的血液循环。由于压力较高的动脉血冲入静脉血管后，静脉迅速扩张，血流量迅速增多，故常出现静脉回流不畅的弊端，因此，必须争取多吻合 1~2 条回流静脉，以利于皮瓣成活。总之，到目前为止，静脉皮瓣成活的机制尚未完全弄清楚，因此它在临床的使用亦比较慎重。

【临床病例讨论】

现病史：患者 3 岁时曾因烧伤导致头顶大面积瘢痕，其后曾有数次头顶瘢痕皮肤破溃史，均使用外用药物后愈合。18 个月前患者左头顶瘢痕皮肤再次破溃，自行外用药物无效，创面反复不愈，3 个月前在当地医院住院治疗（具体不详），影像学检查提示顶骨骨质破坏，多次病理检查均未见恶性结果，并行伤口清创等处理，未见明显好转。

既往史：否认高血压病史、冠心病史，否认糖尿病史，否认结核、SARS、禽流感史及密切接触史。

个人史、家族史：无抽烟饮酒史，兄弟姐妹体健，否认家族遗传病史及类似疾病史。

查体：36.8℃，脉搏 75 次 /min，呼吸 18 次 /min，血压 122/76mmHg。一般情况：查体合作，发育正常，营养良好，体位自动，步态自如，病容无，神志清醒，皮肤黏膜无黄染。头颅外形：大致正常，无出血点，浅表淋巴结无触及肿大，无结膜出血，巩膜无黄染，无眼球突出，瞳孔等大对圆，对光反射灵敏，双侧外耳道无分泌物，双侧乳突无压痛，鼻外形正常，鼻中隔无偏曲，唇无紫绀，咽无充血，扁桃体不大。颈无对抗，气管居中，甲状腺不大，无血管杂音。胸廓无畸形，呼吸运动对称，双肺呼吸音清，心界不大，心率 88 次 /min，律齐，无病理杂音。腹部外形平坦，无腹壁静脉曲张，无胃肠型，无压痛，无反跳痛，无肌紧张，肝脏未触及，无触痛，脾脏未触及，无移动性浊音。脊柱无畸形，无活动受限，无四肢畸形。神经系统生理反射存在，病理反射未引出。

专科检查：头顶可见大面积烧伤瘢痕，瘢痕及周围皮肤毛发缺失，左头顶部瘢痕皮肤可见 6cm×8cm 类圆形溃疡，局部溃疡表面可见黑色结痂，创面干燥，无明显出血、渗出，无脓性分泌物，无瘙痒、触痛，创面周围无明显肿胀。

知识点：临床检查时的注意点

临床检查瘢痕时，观察瘢痕的位置、大小、范围、质地、颜色，是否高出皮面或者凹陷程度，皮肤是否破溃，是否有挛缩后牵拉周围器官。是否有瘙痒、疼痛、压痛、放射痛。

1. 诊断　头顶部溃疡，头皮癣状细胞癌（图 1-3-45）？

2. 鉴别诊断

（1）基底细胞癌：又称基底细胞上皮瘤。基于它有较大的破坏性，又称侵袭性溃疡。基底细胞癌多见于老年人，好发于头、面、颈及手背等处，尤其是面部较突出的部位。开始是一个皮肤色或暗褐色浸润的小结节，较典型者为蜡样、半透明状结节，有高起卷曲的边缘。中央开始破溃，结黑色坏死性痂，中心坏死向深部组织扩展蔓延，呈大片状侵袭性坏死，可以深达软组织和骨组织。

（2）鳞状细胞癌：是发生于表皮或附属器细胞的一种恶性肿瘤。在外观上常呈菜花状，有时癌组织发生坏死而脱落形成溃疡，产生恶性臭味，若癌细胞向深层发展则形成侵袭性生长。癌细胞也可向远处转移，形成继发肿瘤。

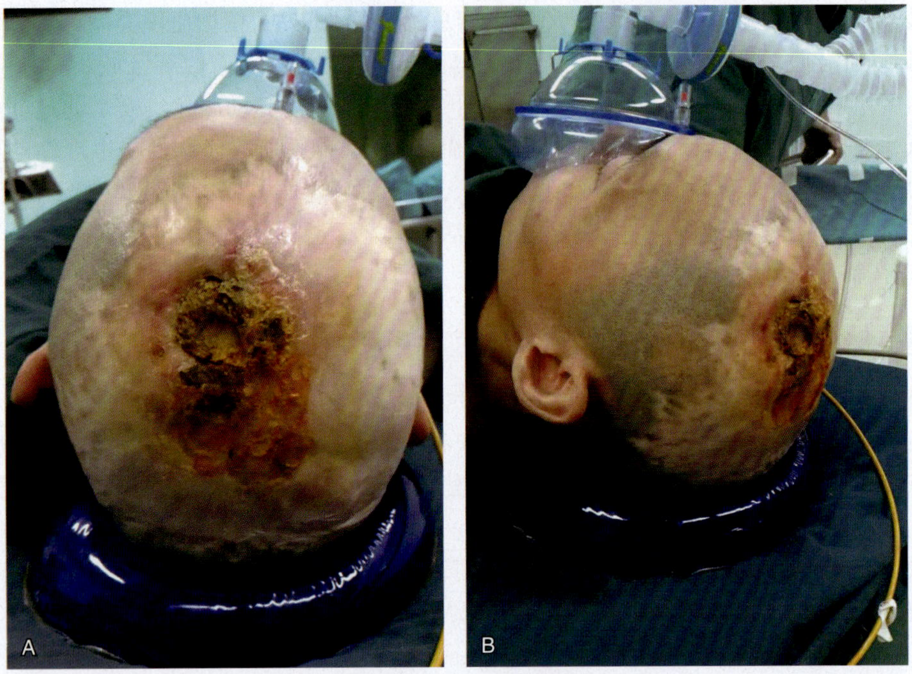

图 1-3-45 术前外观照

A. 术前外观(顶部)照;B. 术前外观(侧面)照。

3. 病情评估 患者头顶烧伤瘢痕病程长,局部瘢痕皮肤破溃 18 个月,创面反复不愈,当地医院行影像学检查提示顶骨骨质破坏,以头皮溃疡诊断为主,颅骨肿物、顶骨骨质破坏考虑头皮溃疡局部侵犯所致。虽曾多次病理检查未见恶性结果,但根据病史及影像学表现恶性可能极大。术中送冰冻明确性质及切缘。

4. 辅助检查

(1)一般检查:完成各项手术前检查,如血常规、血生化、凝血功能、血型、尿常规、心电图及胸部 X 线等。

(2)CT、MRI 检查提示:①左侧额颞顶部颅板下条带状等密度影,考虑硬膜下血肿可能性大;②左侧额顶部软组织不规则伴左顶骨质破坏(图 1-3-46)。

(3)创面分泌物细菌培养为阴沟肠杆菌。

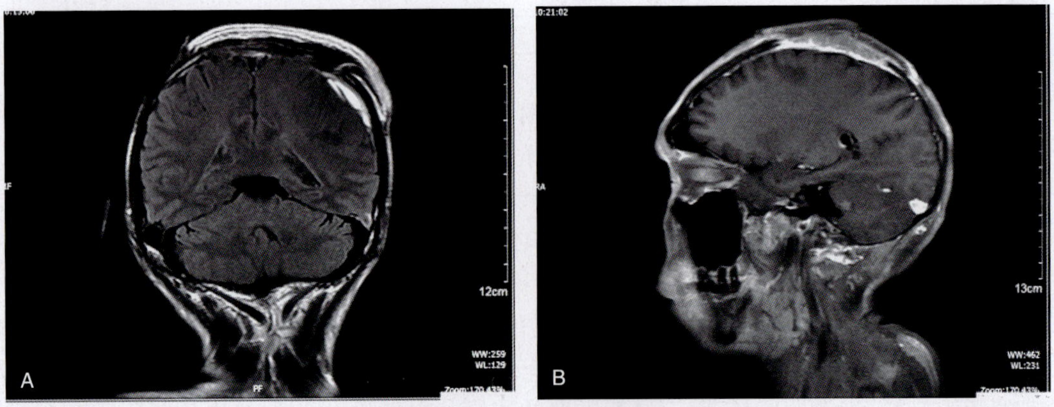

图 1-3-46 术后磁共振检查

A. 头颅 MRI 冠状面;B. 头颅 MRI 矢状面。

5. 治疗 主诊、主管、一线管床医师及神经外科医师共同商定治疗计划及方案:全麻下行头顶颅骨、硬脑膜病灶切除,游离背阔肌肌皮瓣移植,血管吻合术,术中送冰冻回报为(头皮肿物前缘、后缘、左侧缘、右侧缘)未见癌。(头皮肿物)送检组织内见大量角化的鳞状上皮细胞巢,考虑高分化鳞状细胞癌可能性大。周围间质反应不明显，待石蜡进一步明确诊断。根据创面分泌物细菌培养结果，应用敏感药物抗感染治疗。

6. 治疗结果　皮瓣肤色红润，指压反应好。伤口均一期愈合，供皮区愈合良好。术后病理示“高分化鳞状细胞癌”（图 1-3-47、图 1-3-48）。

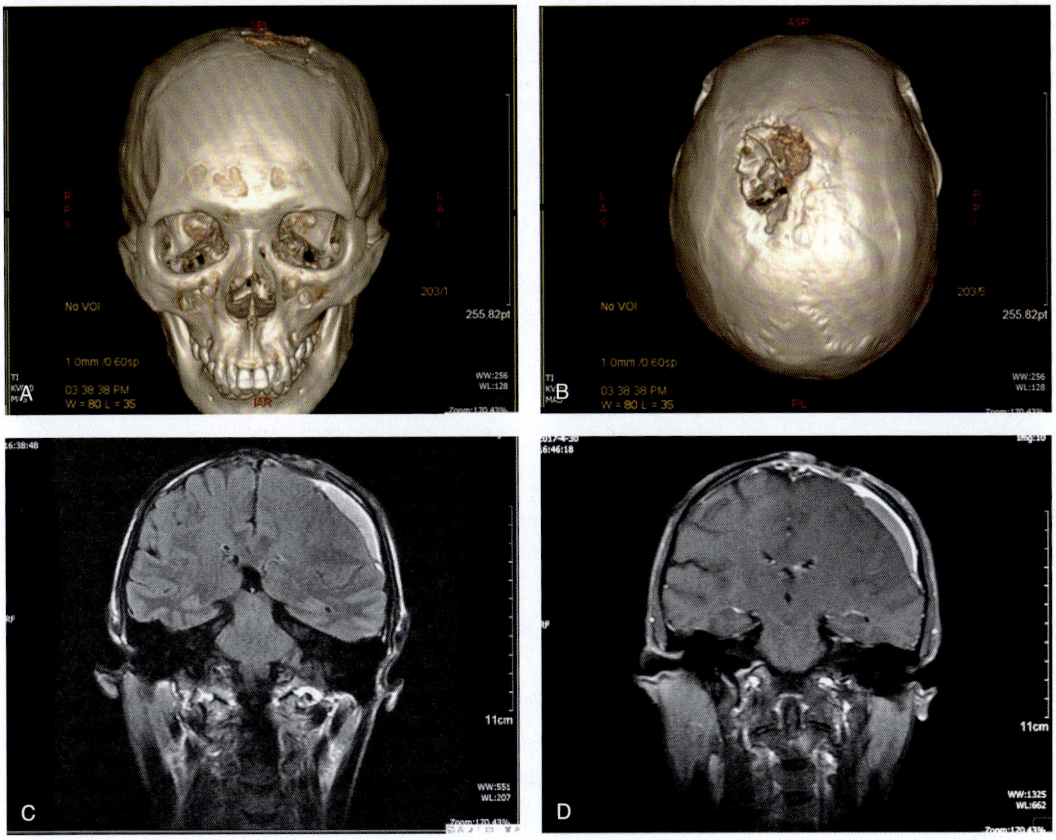

图 1-3-47　术前影像学检查

A. 头颅 CT 三维重建正面照；B. 头颅 CT 三维重建头侧观；C. MRI（T_2 加权）；D. MRI（T_1 加权）。

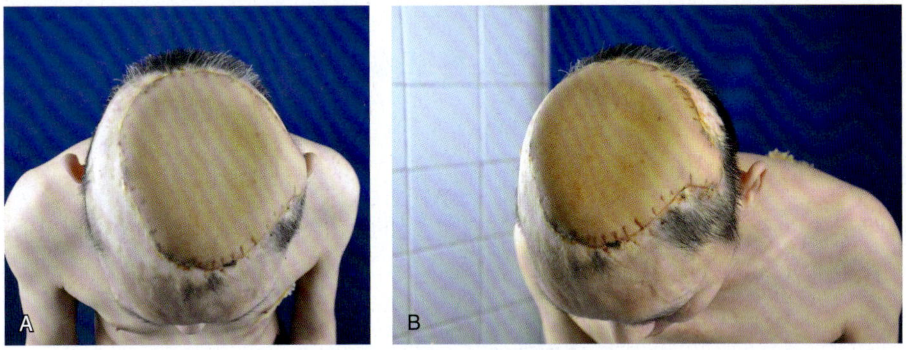

图 1-3-48 术后正侧面照

A. 术后正顶部照；B. 术后侧顶面照。

7. 随访　观察局部皮瓣颜色，血运，是否萎缩、凹陷。是否肿瘤有复发倾向及淋巴结转移情况。建议肿瘤内科进一步就诊。供皮区瘢痕是否凸起、增生，是否有痛痒症状。关注心理治疗、要素饮食、生活调理、弹力加压、局部按摩及是否合理坚持使用软化瘢痕药物。

【复习题】

1. 皮片分类有几种？
2. 各类皮片应用的适应证有哪些？
3. 影响皮片存活的主要因素有哪些？
4. 修复面部伤口，供皮区选择原则是什么？
5. 皮瓣的适应证有哪些？
6. 显微外科术后需要注意哪些方面？
7. 肌皮瓣的优势在哪些方面？
8. 影响皮瓣血运的主要因素有哪些？

（韩 岩 陶 然 周志强 马 超 李 果）

参考文献

[1] 侯春林，顾玉东．皮瓣外科学．上海：上海科学技术出版社，2006.
[2] 邢新．皮瓣移植实例彩色图谱．沈阳：辽宁科学技术出版社，2011.
[3] HASHIMOTO I, ABE Y, ISHIDA S, et al. Development of skin flaps for reconstructive surgery: Random pattern flap to perforator flap. J Med Invest. 2016, 63 (3-4): 159-62.
[4] 唐举玉．穿支皮瓣的临床应用进展．中华显微外科杂志，2011, 34 (5): 359-362.
[5] 刘代明，黄昕，昝涛，等．扩展穿支皮瓣血供范围的基础和临床研究进展．组织工程与重建外科杂志，2018, 14 (2): 101-104.
[6] 郭心昕，杨大平．面部穿支皮瓣修复面部软组织缺损的临床新进展．中国美容整形外科杂志，2017, 28 (10): 615-616.
[7] 徐永清，何晓清．皮瓣外科的新进展．中国修复重建外科杂志，2018, 32 (7): 781-785.
[8] 张世民，顾玉东，侯春林．皮瓣外科的研究进展．国外医学，2002, 23 (1): 3-6.
[9] 江捍平，王大平，张成裕．皮瓣研究进展．中国现代医学杂志，2004, 14 (3): 72-74.
[10] 王宇翀，薛春雨．预构皮瓣的研究与应用进展．中华烧伤杂志，2014, 30 (5): 437-440.
[11] 展望，宁金龙．预构皮瓣的应用进展．中华整形外科杂志，2001, 17 (6): 369-370.
[12] 王炜．整形外科学．杭州：浙江科学技术出版社，1999.
[13] 陈建武，宋保强，郭树忠．组合皮瓣的分类和进展．中华显微外科杂志，2014, 37 (4): 410-412.

第四节 显微外科基本原则与技术

一、皮瓣外科的发展历史

皮瓣（skin flap）是带有自身血液供应、包含皮肤组织的活组织块。临床开展皮瓣转移的目的多种多样，但均可归于修复创面、功能重建和改善外形的范畴内。

（一）20 世纪 50 年代以前的皮瓣外科发展历史

皮瓣最早是用于面部的整形，尤其是鼻再造方面。公元前 6~7 世纪，印度医生 Susrata Samhita 有用额部带蒂皮瓣行鼻再造和耳垂修复的文献资料。古希腊 Celsus 使用滑行推进皮瓣修复鼻、唇、耳等部位的缺损，他还使用了皮下组织蒂皮瓣。15 世纪中叶欧洲文艺复兴时期，意大利西西里岛 Branca 医学世家的 Antonio 将前臂固定于头部，以上臂皮瓣行鼻再造术（意大利皮瓣）。16 世纪，意大利 Tagliacozzi 在用上臂皮瓣行鼻再造时，强调了移位前行皮瓣延迟术和延迟时限的重要性。

20 世纪初期，Filatov、Ganzer 和 Gilles 先后创用皮管，为修复深层组织缺损和再造器官提供了新的可靠方法。由意大利 Tagliacozzi 于 16 世纪创用的皮瓣“延迟术”，重新被 Treves、Blair、Davis 等一批外科医师所认识并使用。Webster 在阅读了 Manchot 的解剖著作之后，于 1937 年详细介绍了按照胸腹血管走行和供应范围设计切取的胸腹皮管。Webster 发现，胸腹皮肤的血供丰富，其血供来源包括胸长动脉、胸浅动脉、腹壁下浅动脉和旋髂浅动脉。

在 20 世纪的前 50 年，人们对皮肤的血供规律认识不多，所应用的大多是“随意型皮瓣”，遵循的是在实践中反复试验摸索出来的关于皮瓣长宽比例的原则。

（二）20 世纪 50~70 年代的皮瓣外科发展历史

1960 年代以后，为配合显微外科游离皮瓣移植的开展，人们加快了寻找“轴型皮瓣”的进程。这期间的研究和认识奠定了皮瓣外科的理论基石。

1965 年首次报道了以胸廓内动脉肋间穿支为蒂的胸三角皮瓣修复肿瘤切除后咽 - 食管缺损的成功经验，不经延迟而一期将皮瓣的长宽比例安全地扩大至 2∶1，获得了优良效果。Milton 通过系列的动物实验，证明了切取皮瓣时单纯强调长宽比例是不科学的；皮瓣成活与否，是由其内在的血液供应（intrinsic blood supply）特性所决定的，而与皮瓣的长宽比例没有多大关系。1972 年 McGregor 和 Jackson 描述了以旋髂浅动脉供血的腹股沟皮瓣（groin flap），为人们认识轴型皮瓣打开了新的天地。其他的以轴心皮肤动脉供血的轴型皮瓣也相继被发现。1973 年，Daniel 和 Williams 通过解剖研究提出，皮肤的存活有赖于皮下血管网的供养，而皮下血管网的血供主要来自 3 种血管，即节段性血管、穿血管和直接皮肤血管。McGregor 和 Morgan 根据直接皮肤血管和肌皮血管穿支在皮肤内的口径大小、走行方向和供血范围的不同，首次提出了轴型皮瓣（axial-pattern flap）和随意型皮瓣（random-pattern flap）的概念，Daniel、Cunninghan 和 Taylor 等从血管解剖和血流动力学两方面，对胸三角皮瓣进行了进一步的研究，结果发现，在三角肌胸大肌间沟以外的区域，皮肤的血液循环具有随意型的特征，由三角肌的肌皮穿支供应；而在三角胸大肌间沟以内的区域，皮肤的血液循环具有轴形的特征，由胸廓内动脉的肋间前穿支供应。

20 世纪 60 年代显微外科技术的出现极大地促进了轴型皮瓣的发展。1973 年澳大利亚 Daniel 和我国杨东岳成功进行了腹股沟皮瓣游离移植，开创了显微外科游离皮瓣移植的先河。

肌瓣（muscle flap）和肌皮瓣（musculocutaneous flap）是另一种类型的轴型组织瓣。在 20 世纪 70 年代，肌皮瓣的研究达到了鼎盛时期，并逐渐成熟。1972 年 Orticochea 成功切取了股薄肌皮瓣行会阴部整形。1973 年，Dibbell 首先施行了股二头肌岛状皮瓣的旋转移位术。1975 年 Fujino 报道了上部臀大肌皮瓣。1977 年 Schenk 报道了腹直肌皮瓣。1977 年，McCraw 报道了对肌皮瓣血管进行的实验和临床研究。1978 年 Maxwell 报道了背阔肌皮瓣游离移植。

1981 年，Mathes 和 Nahai 通过系统的研究，提出了肌肉血管的分类及其临床意义。在肌皮瓣的发展中，McCraw、Vasconez、Mathes、Nakajima 及我国钟世镇等对肌皮血管的研究和临床应用作了许多开创性的工作。至今吻合血管的背阔肌皮瓣移植仍是开展最多的显微外科手术。

1979 年，我国沈祖尧和王澍寰首先提出了预构皮瓣（prefabricated flap）的概念，用人为的方法对供区进行改造。预构皮瓣除了可按人们的意志为受区提供足够大的良好覆盖外，它的另一大优点就是供区后遗症少。目前预构皮瓣可分为在血供丰富的部位进行植皮预构（头部颞筋膜）和在皮肤丰富的部位进行植入血管预构（大网膜、腹壁）。皮肤软组织扩张术和阻隔式皮瓣延迟术也是人工改造皮瓣的良好方法。

（三）20 世纪 80 年代以后的皮瓣外科发展历史

进入 20 世纪 80 年代，相继开发了主干动脉皮瓣、逆行岛状皮瓣、远端蒂皮瓣、筋膜皮瓣、肌间隔血管皮瓣、静脉皮瓣、真皮下血管网皮瓣、带皮神经营养血管皮瓣等。

1981 年我国杨果凡首次报道了前臂桡动脉游离皮瓣的优良效果，被誉为“中国皮瓣”。桡动脉皮瓣的出现，将轴型皮瓣的研究热点转到了动脉干网状（动脉主干带肌间隙分支）血供类型上，相继导致了尺动脉皮瓣、骨间后动脉皮瓣、胫后动脉皮瓣、胫前动脉皮瓣和腓动脉皮瓣的出现。1982 年，王炜、鲁开化首次报道桡动脉逆行岛状皮瓣修复手部缺损的经验，同样导致尺动脉逆行岛状皮瓣、骨间后动脉逆行岛状皮瓣、胫后动脉逆行岛状皮瓣、胫前动脉逆行岛状皮瓣和腓动脉逆行岛状皮瓣的出现。以后，为了减少桡动脉皮瓣对前臂供区的损害，临床相继出现了不带皮肤的桡动脉逆行岛状筋膜瓣、不带桡动脉的筋膜蒂皮瓣和不带桡动脉及皮肤的茎突部穿支筋膜瓣等。

1981 年，瑞典 Ponten 首先介绍了在小腿应用带深筋膜、皮下组织和皮肤所形成的筋膜皮瓣（fasciocutaneous flap）的成功经验，23 例小腿后部筋膜皮瓣带蒂局部转移在修复小腿复杂创面，皮瓣不经延迟而平均长宽比例达 2.5∶1 均完全成活。1982 年 Barclay 首先在小腿将筋膜皮瓣的长宽比例做到 3∶1。1982 年以后，Cormack 和 Lamberty 对全身筋膜皮肤的血管解剖学进行了系统的研究。1992 年 Hallock 则在筋膜皮瓣的临床应用方面进行了大量的工作。徐达传、罗力生和宋业光于 1984 年，分别发表了股前外侧皮瓣（anterolateral thigh flap）的血管解剖学与临床研究。股前外侧皮瓣因为优点众多，如供区损失小，切取面积大，血管恒定，可带肌肉、神经等制成复合皮瓣、嵌合皮瓣、多叶皮瓣，形成逆行岛状皮瓣、血流桥接皮瓣、薄型皮瓣等，魏福全进一步将其发展为股前外侧穿支皮瓣，经大量病例证实，认为是临床应优先选用的外科皮瓣。

1984 年我国解剖学家钟世镇报道了对肌间隔穿血管的解剖学研究，导致了不损伤主干动脉的肌间隔皮瓣（septocutaneous flap）的出现。肌间隔皮瓣与筋膜皮瓣有许多相似之处，两者均带有深筋膜血管网。肌间隔穿血管的口径多在 1mm 左右或以下，因此，如不切取深层的主干动脉，肌间隔皮瓣多以远端为蒂进行局部转移，对修复手足肢端创面很有价值。1989 年日本 Koshima 提出穿支皮瓣（perforator flap）的概念，是指仅以细小（0.5~0.8mm）的皮肤穿支血管供血的皮瓣。穿支皮瓣的概念起于 20 世纪 80 年代后期，属轴型血供的范畴。穿支皮瓣是显微外科皮瓣移植的最新发展，符合组织移植“受区修复重建好，供区破坏损失小”的原则，但对完成手术的医生要求更高。由此也提出了超级显微外科（supramicrosurgery）的新概念，即使用更精细的显微手术器械，发挥更高超的显微操作技能，完成更细小的显微血管吻合。

1986 年 Taylor 提出了血管体区（angiosome）的概念，1986 年英国 Cormack 将皮瓣的成活面积分为 3 个层次：①解剖学界限（anatomic territory），即解剖形态学上血管分支所能分布到达（肉眼可见）的区域，是最基本、最可靠的皮瓣成活范围；②血流动力学界限（dynamic territory），即在相邻血管的交界线上存在着一个血流压力的平衡点，当一侧血管闭塞或被阻断导致该侧的血流压力下降时，另一侧血管会向该供区提供额外的血流，将其供区向该侧扩大，从而跨越了解剖学范围，即皮瓣成活面积的血流动力学扩展；③潜在界限（potential territory），临床医生鉴于缺损修复的需要，人为地通过延迟术的方法对皮瓣血流进行改造，将皮瓣扩大切取，可以超出血流动力学供区的限制，甚至达到相邻的第二个供区，而皮瓣仍可全部成活。皮瓣的血流动力学范围和潜在范围属于非轴型皮瓣的性质，是一种代偿性的血供基础。

（四）中国对皮瓣外科的贡献

自 1963 年陈中伟等完成首例断肢再植，1966 年杨东岳、顾玉东等开展首例第二足趾移植再造𧿹趾，1973 年杨东岳、顾玉东等开展首例下腹部皮瓣游离移植，我国的显微外科水平一直处于世界领先地位。我国皮瓣外科的发展，与显微外科技术的普及和显微外科临床解剖学研究的广泛开展是密不可分的。许多知名的显微外科专家，均对我国的皮瓣外科发展和普及做出了重要贡献，并在显微外科、整形外科、手外科和骨科专著中介绍了不少皮瓣外科内容，亦出版了一些皮瓣外科的专题著作。

我国学者对皮瓣外科的发展做出了重大贡献，国外近年出版的几本皮瓣外科专著，主要在四肢主干动脉皮瓣、逆行岛状皮瓣与肌间隔皮瓣 3 方面。1995 年，国际显微外科之父 Harry Buncke 在回顾显微外科发展的 40 年历程时，对我国学者的贡献作了充分肯定，共有 7 个首创项目（表 1-4-1），其中在皮瓣外科方面有 2 项，即桡动脉皮瓣和股前外侧皮瓣。其实，我国在国际上首先报道或独自报道的皮瓣有 10 多个（表 1-4-2）。然而，因为这些论文多数是以中文在国内杂志发表的，大多尚未得到国外学者的认识和认可。

表 1-4-1 我国大陆学者在国际上首先报道的几个显微外科手术

时间	作者	项目
1963	陈中伟	前臂断肢再植
1966	杨东岳,顾玉东	第二足趾移植再造拇指
1966	陈中伟	第二三足趾移植
1975	陈中伟	吻合神经血管的胸大肌移植
1976	陈中伟	系列再植
1982	宋儒耀	前臂桡侧皮瓣
1984	宋业光	股前外侧皮瓣

表 1-4-2 中国学者在国际上首先报道或独自报道的几个外科皮瓣

序号	皮瓣名称	国内杂志报道作者及时间	国外杂志报道作者及时间
1	腹股沟(下腹部)游离皮瓣	杨东岳,顾玉东(1974)	Daniel(1973)
2	桡动脉游离皮瓣	杨果凡(1981)	Song(宋儒耀)(1982) Muhlbauer(1982)
3	桡动脉逆行岛状皮瓣	王炜(1982) 鲁开化(1982)	Stock(1983) Biemer(1983)
4	上臂皮瓣		Dolmans,1979 Song(宋儒耀)(1982)
5	肩胛皮瓣	杨立民(1983)	Gilbert(1982) Nassif(1982) Urbaniak(1982) Barwick(1982) Hamilton(1982)
6	肩胛骨皮瓣	杨立民(1983)	Swartz(1986)
7	腓骨皮瓣		Chen(陈中伟)(1983)
8	胫后动脉逆行岛状皮瓣	张善才(1984)	Hong(洪光祥)(1989)
9	桡动脉逆行岛状筋膜瓣	金一涛(1984)	Jin(金一涛)(1985)
10	小腿外侧皮瓣	顾玉东(1983)	Yoshimura(1984) Gu(顾玉东)(1985)
11	股前外侧皮瓣	徐达传(1984) 罗力生(1985)	Baek(1983) Song(宋业光)(1984) Xu(徐达传)(1988)
12	尺动脉逆行岛状皮瓣	李柱田(1985)	Glasson(1988) Guimberteau(1988) Li(李柱田)(1989)
13	跟外侧动脉皮瓣	王成琪(1985)	Grabb(1981) Holmes(1984)
14	包含指神经背侧支的指动脉皮瓣	侯春林(1986)	Rose(1983)
15	足背动脉逆行岛状皮瓣	杨庆元(1986)	Ishikawa(1987)
16	静脉干动脉化游离皮瓣	顾玉东(1987)	

续表

序号	皮瓣名称	国内杂志报道作者及时间	国外杂志报道作者及时间
17	骨间后动脉逆行岛状皮瓣	路来金(1987)	Penteado(1986) Costa(1988) Zancolli(1988)
18	掌背动脉逆行岛状皮瓣	陈宝驹(1988) 路来金(1991)	Small(1990) Maruyama(1990) Quaba(1990)
19	指动脉逆行岛状皮瓣	李平津(1988)	Lai(台湾赖春生)(1989)
20	尺动脉腕上穿支皮瓣	张高孟(1990)	Becker(1988)
21	前臂桡侧筋膜蒂皮瓣	张毓涛(1988)	
22	桡动脉茎突部穿支筋膜瓣	张世民(1990)	Chang(张世民)(1990)
23	小鱼际皮瓣	顾玉东(1992)	Kojima(1990)
24	桡动脉鼻烟窝穿支皮瓣	张高孟(1992)	Inoue(1993)

1973 年 3 月杨东岳、顾玉东成功进行了腹股沟皮瓣游离移植，这是国内首例游离皮瓣移植，推动了游离皮瓣移植在我国的迅速发展。1979 年，沈祖尧首次提出了预构皮瓣的概念，他将血管束移植于皮瓣内，成功构建以该血管为蒂的轴形皮瓣。1981 年杨果凡报道了以桡动脉为营养血管的前臂皮瓣，该皮瓣是国际上首次报道的动脉干网状皮瓣，被誉为“中国皮瓣”。它的发现极大地推动了动脉干网状皮瓣的研究和应用。1982 年王炜和鲁开化首先应用以远侧桡动静脉为蒂的前臂皮瓣逆行转移修复手部创面，1982 年，吴仁秀、董吟林首次报道了肩胛皮瓣的基础研究和临床应用，1983 年孙博首次进行逆行岛状皮瓣静脉回流研究，并提出血管旁路学说，从而推动了逆行岛状皮瓣的研究和应用。1983 年顾玉东报道了小腿外侧皮瓣，1983 年陈中伟报道了腓骨皮瓣这一复合骨皮，1987 年路来金报道了骨间后动脉逆行岛状皮瓣，1983 年，钟世镇在世界上首次提出肌间隔血管皮瓣理论，推动了我国肌间隔穿支皮瓣和筋膜皮瓣的研究和应用。1984 年徐达传和罗力生分别从解剖和临床在国际上首次报道股前外侧皮瓣，随后该皮瓣得到了最广泛的临床应用。1984 年顾玉东提出的皮瓣设计的“点、线、面”概念和 1988 年侯春林提出的转移皮瓣“旋转弧”的概念，丰富了皮瓣外科的理论，“点、线、面、弧”成为皮瓣设计的重要指导原则。

（五）展望

皮瓣移植成活的关键是要有充足的血液供应。因此，皮瓣外科从发展之初就与皮肤的血供研究密切相关。纵观皮瓣外科的发展过程，临床所应用的皮瓣供区的数量，是由少到多，又由多到少。随着人们对全身皮肤血供研究的不断深入，许多皮瓣供区被开发挖掘出来，这就是皮瓣外科发展早期在供区数目上由少到多的历程。在已有众多可供选择的皮瓣供区面前，一些血供可靠、安全简单、部位隐蔽、破坏损失少的皮瓣供区，逐渐成为临床应用的首选；而一些综合效果不佳的皮瓣供区，则逐步被遗忘和淘汰，这就是皮瓣外科日臻成熟时期在临床选择上由多到少的现实。

穿支皮瓣的出现，将皮瓣外科的发展带入了“自由王国”，如何根据“受区修复重建好、供区破坏损失少、成活可靠、操作简单易行”的原则，针对每个患者进行“个性化”的皮瓣筛选和改进，是皮瓣外科医师永无止境的追求。

二、皮瓣的分类与命名

中文“皮瓣”二字，其含义有广义和狭义之分。广义的概念，实际上是指所有的外科组织瓣(surgical flap)，其共同特点是具有自身的血液循环系统，能独自成活的组织块(tissue block)，包括皮瓣(skin flap)、骨瓣(bone flap)、肌腱瓣(tendon flap)、肌瓣(muscle flap)、筋膜瓣(fascial flap)、脂肪瓣(fat flap)、神经瓣(nerve flap)、淋巴结瓣(lymph node flap)、复合瓣(composite flap)、组合瓣(combined flap)等。狭义的概念，是仅指具有自身血液循环系统、能独自成活的包含皮肤的组织块。

(一) 皮瓣分类

任何皮瓣在结构上均包含三部分：①瓣部，是需要转移的组织，即手术的目的所在；②蒂部，是瓣部成活的生命线，即皮瓣早期营养代谢的通道，包含有动脉、静脉、神经和淋巴管等；③基底部，蒂部连于母体的部位，是瓣部成活的血供来源，即皮瓣成活的根据地。以皮瓣三部分结构（瓣部、蒂部、基底部）的各种不同特征为标准，如血管蒂类型、组织构成、是否预构、转移距离、转移方式、皮瓣形状等，可将皮瓣划分为各种不同的类型（图 1-4-1）。

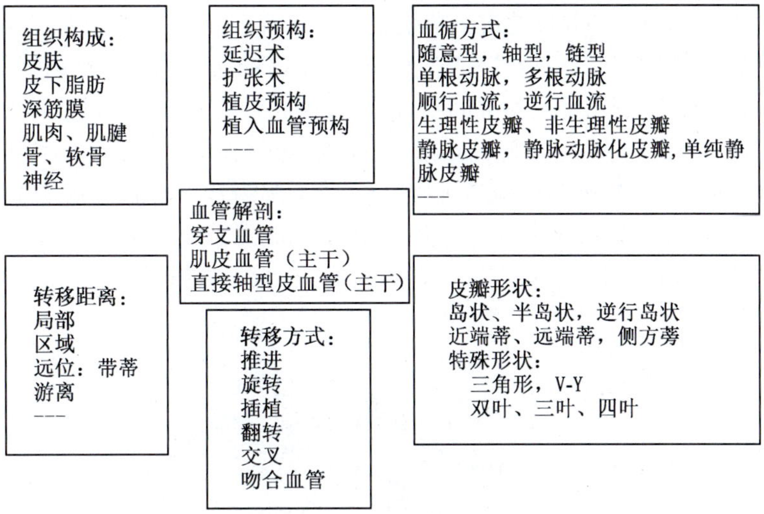

组织构成：
皮肤
皮下脂肪
深筋膜
肌肉、肌腱
骨、软骨
神经
组织预构：
延迟术
扩张术
植皮预构
植入血管预构

血循方式：
随意型，轴型，链型
单根动脉，多根动脉
顺行血流，逆行血流
生理性皮瓣、非生理性皮瓣
静脉皮瓣，静脉动脉化皮瓣，单纯静脉皮瓣

血管解剖：
穿支血管
肌皮血管（主干）
直接轴型皮血管（主干）
转移距离：
局部
区域
远位：带蒂
游离

转移方式：
推进
旋转
插植
翻转
交叉
吻合血管
皮瓣形状：
岛状、半岛状，逆行岛状
近端蒂、远端蒂，侧方蒂
特殊形状：
三角形，V-Y
双叶、三叶、四叶

图 1-4-1 皮瓣类型

1. 随意型皮瓣　由不知名的皮肤血管网供血的皮瓣。由于其内在的血供较弱，随意型皮瓣成活的长宽比例（皮瓣长度与蒂部宽度之比）不大，在头面部不超过 3∶1，在肢体不超过 1.5∶1。

1973 年 McGregor 和 Morgan 根据皮肤动脉血管的口径大小、走行方向和供血范围的不同，首次提出了随意型皮瓣（random-pattern flap）和轴型皮瓣（axial-pattern flap）的概念。依据 McGregor 和 Morgan 的原始定义，随意或随机（random）有两层意思：一是指皮瓣的成活不是由一口径较大的轴心血管供养，而是由蒂部的众多细小血管供养，即在皮瓣的蒂部解剖不出较大口径的轴心血管；二是指对一块皮瓣的血供没有明确的了解，从解剖学角度（非生理学）无法讲清皮瓣成活的血管基础，在这种皮瓣的蒂部，可能存在（或不存在）轴心血管，因人们尚不清楚，故只能按照随意型皮瓣的原则，严格遵守其长宽比例进行设计切取。因此，对没有确切血供来源（即轴心血管）、血供了解不清、不必了解清楚的一类皮瓣，统称为随意型皮瓣。

2. 轴型皮瓣　在皮瓣的范围内，有与皮瓣纵轴平行走行的轴心动脉和轴心静脉（1~2 条伴行静脉）。轴心血管（axial vessel）在皮瓣内组成以动脉供血、静脉回流完整的区域性循环系统，从而保证皮瓣得到必要的营养。轴型皮瓣的临床特点：轴心血管蒂口径较粗，走行距离长，供血面积大，因此临床上所能切取的皮瓣较长，面积较大；轴心血管蒂以外的所有皮肤、皮下组织均可切断，形成仅以轴心血管（仅动脉和静脉血管束）为蒂的岛状皮瓣（island flap），便于临床行皮瓣转移。通过显微外科吻合血管进行游离移植的皮瓣，均属于轴型皮瓣的范围。

轴型皮瓣有以下 4 种血管来源：直接皮肤血管、筋膜隔穿血管、主干带小分支血管、肌皮血管。不同类型的皮肤血管在来源、蒂长、径粗、行程、分支、分布和侧支吻合等方面均有其规律性。认识这些规律，有助于对皮瓣供区的选择；在手术方案的设计中，有充分的科学依据；在情况发生变化的手术过程中（如血管变异或损伤），能随机应变，有较大的灵活性和适应性。

3. 链型皮瓣　皮瓣外科的深入发展，出现了一些类型的新式皮瓣。①顺沿肢体轴向纵行设计切取的筋膜皮瓣（fasciocutaneous flap）；②包含皮神经、浅静脉的筋膜皮瓣（neuro-fasciaocutaneous flap，veno-

fasciocutaneous flap, neuro-veno-fasciocutaneous flap); ③包含皮神经、浅静脉的皮下组织皮瓣等(neuro-adipofascial flap, veno-adipofascial flap, neuro-veno-adipofascial flap)。这些皮瓣成活的长宽比例达到5:1以上,蒂部没有轴心动脉,但需要一定的筋膜皮下蒂宽度。张世民等通过显微外科解剖学研究,观察到筋膜皮肤的链式吻合血管网,于1994年提出链型皮瓣(link-pattern flap)的概念。链型皮瓣是轴型与随意型皮瓣之间的过渡形式,解释了这类皮瓣成活长宽比例很大而蒂部又没有轴心血管的矛盾。

人体浅筋膜即皮下组织,可分为浅层和深层。浅层为脂肪层,富含脂肪组织;深层为膜性层,含弹性组织较多。浅筋膜的浅、深两层之间,含有丰富的皮血管、皮神经和淋巴管。起自深部节段性动脉的筋膜皮肤穿支血管(肌皮穿支、肌间隔穿支、筋膜穿支、直接皮肤穿支),在其浅出过程中,在深筋膜、皮下组织及真皮下均形成血管网;而且,如果这一部位的皮下疏松组织中包含有特殊的结构,如皮神经和皮静脉,穿支血管亦发出分支到这些特殊结构,围绕皮神经和皮静脉形成丰富的血管网。体被组织的这些血管网之间不仅具有共同的血供来源(穿支血管),而且相互间吻合丰富,形成错综复杂的三维立体交通网络,具有良好的侧副循环功能。在肢体,由于深部主干动脉的走向、肌间隔(隙)的方向、深筋膜的纤维方向及皮神经、浅静脉的分布方向等均是纵向走行的,所以相邻穿动脉的升、降支间吻合丰富而明显,在深筋膜表面、皮神经浅静脉周围和真皮下层,形成环环相扣的纵向链式吻合(chain-linked longitudinal anastomoses),使这一局部筋膜皮肤的血供渠道具有鲜明的方向性,即在肢体是纵行的,在躯干是横行或斜行的,在头颈部是放射状的(图1-4-2)。

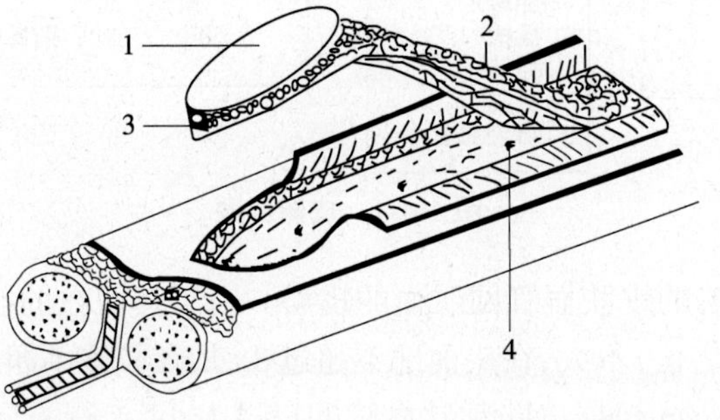

1. 皮瓣;2. 皮神经浅静脉;3. 筋膜皮下蒂;4. 穿支血管。

图1-4-2 筋膜皮肤链式吻合血管网示意图

4. 按皮瓣组织结构分类 按照瓣部的组织构成对皮瓣进行分类,主要有三大类:皮下组织皮瓣系列(subcutaneous system),筋膜皮瓣系列(fasciocutaneous system),肌皮瓣系列(musculocutaneous system)。

由浅入深包括以下几种:①真皮下血管网皮瓣(subdermal vascular plexus flap),仅包含皮肤和其下的薄层脂肪组织,又称超薄皮瓣。②皮下组织皮瓣(subcutaneous flap),包含皮肤和皮下组织,是临床上历史最悠久的一种带蒂皮瓣类型,由皮下组织蒂中的血管网供血,成活受长宽比例的限制。随着对皮肤血管研究的深入和显微外科技术的发展,尤其穿支皮瓣概念的出现,轴型血管的皮下组织皮瓣也能安全切取和转移,如穿支血管蒂皮下组织皮瓣,既可带蒂局部转位,也可吻合血管游离移植。③筋膜皮瓣(fasciocutaneous flap),包含皮肤、皮下组织和深筋膜。④皮神经营养血管皮瓣(neurocutaneous flap),包含皮神经营养血管的筋膜皮瓣、皮下组织皮瓣,同样有浅静脉营养血管皮瓣(venocutaneous flap)。⑤肌皮瓣(musculocutaneous flap),包含皮肤、皮下组织、深筋膜和肌肉。⑥肌腱皮瓣(tenocutaneous flap),包含皮肤、皮下组织、深筋膜和肌腱。⑦骨皮瓣(osteocutaneous flap),包含皮肤、皮下组织、深筋膜和骨骼。亦可由不含皮肤的相邻的二种或三种结构组合而成。⑧筋膜皮下组织瓣(adipofascial flap),由深筋膜和疏松皮下组织构成,亦称筋膜脂肪瓣(fascia-fat flap),或筋膜瓣(fascial flap);⑨肌筋膜瓣(myofascial flap),由肌肉和深筋膜构成;⑩骨肌筋膜瓣(osteo-myo-fascial flap),由骨骼、肌肉和深筋膜构成,筋膜骨膜瓣(fascio-periosteal flap),由深筋膜和骨膜构成;筋膜肌腱瓣(fascio-tendon flap),由深筋膜和肌腱构成等。

5. 按蒂部组织分类 皮瓣的蒂部主要提供血液,其结构有以下几种:①血管蒂(vascular pedicle),解剖分离到轴型血管蒂进入皮瓣，轴型血管蒂具有供血充分、旋转容易、能吻合血管游离移植等特点；②筋膜蒂（fascial pedicle），是以深筋膜组织中携带的血管丛为皮瓣供血，需具有一定的宽度才能保证血供的充分；③皮神经营养血管蒂（cutaneous sensitive neurovascular axis），以皮神经周围营养血管轴为皮瓣供血，须有一定宽度，往往也包含了部分筋膜组织；④皮下组织蒂（subcutaneous pedicle），是以疏松皮下组织（即皮下脂肪）中的血管为蒂而供养的皮瓣，在头颈部应用较多，在四肢价值不大。

（二）皮瓣命名

皮瓣的命名与解剖结构、血供类型和手术方式相关联。命名应简明扼要，既要反映皮瓣的主要特征，提供关键信息，字数又不能太长，方便交流。

1994 年英国 Cormack 和 Lamberty 提出皮瓣设计的 6 个“C”原则，涵盖了皮瓣的主要特征，对皮瓣的命名也很有帮助：①血液循环（circulation）：是生理性的动脉皮瓣还是非生理性的静脉皮瓣？②结构（constituent）：指皮瓣的组织构成（tissue composition），是肌皮瓣还是筋膜皮瓣？③蒂部形式（construction）：是游离移植还是带蒂转位？是单蒂还是双蒂？是顺行还是逆行？是血管蒂还是筋膜蒂？④ 形状（conformation）：即皮瓣的几何形状（geometry configuration），是三角形还是椭圆形？⑤位置关系（contiguity）：皮瓣供区部位与创面之间的关系，是否相互接触连在一起，是局部皮瓣、区域皮瓣还是远位皮瓣？⑥预构（conditioning）：是否在皮瓣切取前进行预处理或预构，如延迟术（delay）、扩张术（expansion）等。

1. 皮瓣的命名

（1）按照皮瓣的解剖结构命名

1）皮瓣：皮瓣的组织结构包括皮肤和皮下组织。“皮下组织”和“浅筋膜”这两个名词所指结构是相同的，通常临床医师习惯于采用“皮下组织”一词，而解剖学名词为浅筋膜。

2）真皮下血管网皮瓣：在结构上与皮瓣的区别是包含的皮下组织层很薄，仅 2~3mm。临床曾用过“薄型皮瓣”“超薄皮瓣”等名词。实际上在制备此型皮瓣时，近蒂部位皮瓣不能超薄，仍是典型的皮瓣结构层次，皮瓣的其余部分剔除了大部分皮下组织，即近蒂部分是皮瓣，远蒂部分为真皮下血管网皮瓣。

3）筋膜皮瓣：在皮瓣层次结构基础上，包含深筋膜结构。筋膜皮瓣是 1981 年由 Ponten 首先提出，深筋膜血管网对皮瓣血供有重要作用。

4）复合皮瓣：复合组织瓣是指包含有两种以上组织结构的皮瓣，命名时应以深部组织的特有名词为依据，可以省略夹在其间的组织名称。例如：肌皮瓣、肌腱皮瓣、骨皮瓣等。临床上的复合皮瓣主要指骨皮瓣。

（2）按照皮瓣血供类型命名：按照皮瓣血供的解剖学类型，可以设计为轴型血管、非轴型血管、预构轴型血管等 3 种血供类型的术式，并与皮瓣命名相关联。

1）轴型血管皮瓣命名：这类皮瓣的主要特点，是有维持成活必需的知名轴心动脉和静脉。命名时指明其动脉血管，如骨间后动脉皮瓣，桡动脉皮瓣。轴型皮瓣的手术方式：吻合血管的游离移植、带血管蒂的局部转位。

吻合血管的游离皮瓣移植，术式包括以下几种：

①吻合动脉和静脉的皮瓣移植术式，临床应用最广泛，效果最可靠的成熟型术式，是将皮瓣供体的轴心动脉和静脉与受区的相应血管吻合，以建立起完整的局部血循环系统。

②吻合轴心静脉的皮瓣移植术式，血循环系统建立并不完整的一种术式，是非生理性皮瓣，仅将皮瓣供体的轴心静脉与受区的静脉吻合，将皮瓣内导血回流的静脉干接通后，有助于组织床贴附处的新生血管生长，可以促进新生血供系统的建立。因此，仅局限于较小面积的皮瓣移植。

③静脉动脉化的皮瓣移植术式，也是非生理性的皮瓣移植方式，将皮瓣供体内的静脉与受区的动脉相吻合，通过受区动脉流入组织瓣供体静脉渠道的血液循环方式，将供区动脉血经过组织瓣的静脉系统，使其“动脉化”。

带血管蒂皮瓣局部移位，术式包括以下几种：

①不需吻合血管，操作较易，移位后成活的安全系数较高。但受血管蒂长度的限制，不能远位转移。

选用此术式时，蒂部应有供血充分的轴心血管，转移时需防止血管蒂卡压、锐角扭曲，保证血循渠道通畅。

②带血管蒂皮瓣顺行移位术，皮瓣的蒂部设在躯干或肢体近端，蒂内包含有轴心动脉和静脉。移位后皮瓣内的血循环，按正常的生理性血流方向形成局部血循环系统。

③带血管蒂皮瓣逆行移位术，皮瓣的蒂部设在躯干或肢体远端，包括远端蒂穿支皮瓣和逆行岛状皮瓣二种。前者为生理性皮瓣，后者为非生理性皮瓣。皮瓣内虽然仍含有轴心动脉和静脉组成的局部血循环体系，但是从远侧（或对侧）的代偿性侧副循环中逆向获得，动脉逆向灌注，静脉逆向回流，但这类皮瓣在微循环的水平，仍是生理性的。

④带静脉蒂皮瓣移位术，是静脉皮瓣的局部转位使用。皮瓣的蒂部并无知名轴心动脉，但具有较大的静脉干。皮瓣具有明显通畅的静脉回流渠道，但供血的动脉渠道十分薄弱。这类静脉蒂皮瓣能够成活的机制：蒂内虽无知名轴心动脉，但在静脉干附近，仍有较小的动脉和网络状动脉侧支吻合系统存在，仍有动脉供血来源，只是供血量微小而已；但由于有通畅的静脉回流，可以促进蒂内动脉侧支吻合的开放，促进细小动脉的代偿性扩大，也促进组织床新生血管的发芽生长。

2）非轴型血管皮瓣：此类皮瓣只能作带蒂移位。皮瓣赖以成活的供血来源，主要依靠蒂部的血管侧支吻合系统。由于血管侧支吻合的代偿能力有一定的局限性，为了增加供血数量，就要求加宽蒂部的面积。因此，非轴型血管皮瓣带蒂移位术常有一定的长宽比例。

皮肤蒂：蒂部包含表面的皮肤组织，皮瓣成半岛状。如皮下组织皮瓣移位术，筋膜皮瓣移位术。

筋膜蒂：蒂部不包含皮肤组织，皮瓣成岛状。如筋膜蒂皮瓣移位术，岛状筋膜皮瓣移位术，皮神经营养血管皮瓣移位术，浅静脉营养血管皮瓣转位术。

肌肉蒂：蒂部仅为肌肉组织（及其血管）。如带肌蒂皮瓣移位术。

3）预构轴型血管皮瓣：通过外科手术人为制成的轴型皮瓣，也称预构皮瓣。

植入血管预构：通过人工方法，将知名血管或含知名血管的筋膜、大网膜等组织，移植于无知名血管部位（区域）的某一层次（常用皮下组织层）；

植皮预构：将游离皮片移植于含有轴型血管的筋膜或大网膜上，经过一段时期重新血管化后（re-vascularisation），形成需要的轴型皮瓣供区。

（3）临床皮瓣命名：临床皮瓣的命名，有供区部位命名（如前臂桡侧皮瓣，小腿内侧皮瓣）和深部供养动脉命名（如桡动脉皮瓣，腓动脉皮瓣）两种基本方法。

肌皮瓣以深层的肌肉命名（如腓肠肌皮瓣）。

皮神经营养血管皮瓣以其包含的皮神经命名（如腓肠神经营养血管皮瓣）。

临床皮瓣手术的命名，往往是一个组合性名称，包含 3 要素：用什么皮瓣（供区及血管），修哪里缺损（受区），如何实现（游离、带蒂）。如前臂桡动脉皮瓣游离移植再造阴茎。

对穿支皮瓣，2003 年穿支皮瓣的 Gent consensus（“根特”共识）正式发表，向业界推荐了穿支皮瓣国际命名研讨会的方法：①源动脉 + 穿支皮瓣，如腹壁下动脉穿支皮瓣，胸背动脉穿支皮瓣，胫后动脉穿支皮瓣等；②如果该源动脉发出多个穿支血管，则以“解剖部位 + 穿支皮瓣”“深层肌肉 + 穿支皮瓣”的方法命名，如旋股外侧动脉发出多个穿支血管，其穿支皮瓣的名称分别有“阔筋膜张肌穿支皮瓣”“股前外侧肌穿支皮瓣”等。我国基本采纳这一命名方法，但具体到一些经典的、深入人心的皮瓣，仍沿用“部位命名法”。如股前外侧穿支皮瓣。

命名是为了沟通交流的方便。在不同的交流场合，使用相应的命名方法。在论文标题、口头交流等临床应用中，采用皮瓣的“简略命名法”；在论文主体、病例列表中，以及介绍新的或变异的血管等基础研究中，采用“精细命名法”。

三、显微外科基本技术

显微外科基本技术内容包括对于显微外科器械的认识和利用，手术显微镜下的手脑协调适应，血管、神经、淋巴管的微创解剖，血管不同的吻合法和血管移植法，淋巴管的不同吻合法、淋巴管静脉吻合法、神经的不同吻合法和神经移植法，大型动物断指再植术等。

首先熟悉显微外科器械的作用和使用方法，了解手术显微镜的结构和使用方法。其次在显微镜下使用显微外科器械进行简单的剪、捏等动作训练，使眼手在镜下配合协调。最后在镜下进行打结训练。在基础动物训练中熟练掌握血管、神经的无创解剖技术。解剖以锐性为主，钝性为次。解剖中不能以暴力撕拉或扭曲血管神经，解剖的范围根据所需要求，不可任意扩大，过大范围的解剖可造成另一种创伤。解剖的范围应控制在实际需要范围内，否则容易损伤神经及血管。在进行血管吻合时要正确运用手内小关节特别是指间关节和掌指关节进针和出针。正确判断不同大小血管吻合的张力、针距、边距和针数。

在熟练掌握显微外科基本技术后，血管解剖、吻合等操作应全部在显微镜下进行，更换器械目不离镜。15 分钟内完成血管端端吻合，熟练正确地进行端侧吻合中侧端造口成形术，25 分钟内完成血管端侧吻合。正确选用相匹配的静脉移植替代血管段，并完成吻合。

专业、系统地显微外科技术培训对临床工作中高效开展显微外科手术有着积极的推动作用。

（章一新）

参考文献

[1] STRAUCH B, VASCONEZ LO, HALL-FINDLAY EJ, et al. Grabb's encyclopedia of flaps. Boston: Lippincott Williams & Wilkins, 2009.

[2] HALLOCK G G. Ed. Fasciocutaneous flaps. Boston: Blackwell Scientific Publications, 1992.

[3] CORMACK G G, LAMBERTY B G H. The arterial anatomy of skin flaps. 2th ed. Edinburgh: Churchill livingstone, 1994.

[4] ZHONG S Z, KONG J M, WILLIAM W C. Eds. Clinical Microsurgery Anatomy. Hong Kong: Med Info Publishing Co, 1991.

[5] SONG Y G, CHEN Z J, SONG Y L. The free thigh flap: A new free flap concept based on the septocutaneous artery. Brit J Plast Surg, 1984, 37: 149-159.

[6] BUNCKE H J. Forty years of microsurgery: What's next? J Hand Surg, 1995, 20A (3, Pt2): 34-45.

[7] CHANG S M, HOU C L, XU D C. An overview of skin flap surgery in the mainland China: 20 years achievements (1981-2000)". J Reconstr Microsurg, 2009, 25 (6): 361-368.

[8] BLONDEEL P N, VAN LANDUYT K H, MONSTREY S J, et al. The "Gent" consensus on perforator flap terminology: Preliminary definitions. Plast Reconstr Surg, 2003, 112: 1378-1387.

[9] HALLOCK G G. The complete nomenclature for combined perforator flaps. Plast Reconstr Surg, 2011, 127 (4): 1720-1729.

[10] SINNA R, BOLOORCHI A, MAHAJAN A L, et al. What should define a "perforator flap"? Plast Reconstr Surg, 2010, 126: 2258-2263.

第五节　组织扩张术

一、发展历史

皮肤软组织扩张可以是一种自然现象，如妊娠时腹部皮肤软组织逐渐扩张，病理情况下的肿瘤、疝等，可造成表面皮肤扩张。人类历史中，不自觉地将皮肤软组织扩张原理用于美容塑形也不乏例证，如非洲部落女性有在颈部套上钢圈延长颈部的风俗习惯，或者放置唇环增加唇部面积。而在整形外科领域应用皮肤软组织扩张技术已有几十年历史，如通过分次切除、牵引治疗等利用外力使皮肤软组织增加后进行修复。真正开创现代皮肤软组织扩张术的是美国整形科医师 Radovan 与生物医学工程师 Schulte，1976 年，他们发明了第一个硅胶材质并有单向阀门的皮肤软组织扩张器（tissue expander），并在 1982 年首先发表了应用皮肤扩张器行乳腺切除后乳房再造的 58 例案例报告。1985 年首先由张涤生在我国应用扩张器技术治疗烧伤晚期的 10 例案例，紧接着我国国产的皮肤软组织扩张器研制在各地先后展开，西安西京医院、上海第九人民医院、北京医科大学等先后报道皮肤软组织扩张器的临床应用。1991 年鲁开化、艾玉峰主编的《皮肤软组织扩张术》出版，之后皮肤扩张术在基础研究与临床应用都相继取得巨大的进展。近二十年来，随着轴型皮瓣、穿支皮瓣、预构皮瓣等技术的不断发展，皮肤软组织扩张术与它们结合，形成的穿支扩张皮瓣、预构扩张皮瓣质地薄、血供丰富、可切取面积大，是良好的修复用材料。

二、皮肤软组织扩张术原理

（一）皮肤软组织扩张术的定义

皮肤软组织扩张术简称皮肤扩张术，是将皮肤软组织扩张器置于皮肤软组织下，通过持续地注射生理盐水，使得扩张器容量增加，从而对表面皮肤软组织产生压力，使其扩张产生新的、“额外”的皮肤软组织，利用新增加的皮肤软组织修复较大面积的缺损。经过 30 多年的发展，皮肤扩张术已成为整形外科继植皮术和皮瓣转移术之后发展起来的又一项最基本的组织修复技术。

（二）皮肤软组织扩张术产生“额外”皮肤的原理

一般认为扩张后扩张器表面皮肤面积增加的来源有四种。第一是生物性增生，即细胞的有丝分裂造成的细胞数量增加和细胞外基质合成的增加，这是最重要的一部分，其在扩张所获得的额外组织中所占比例越大，扩张皮肤的修复效果越好。第二是弹性伸展，即由于皮肤的弹性特点，在扩张时被弹性拉伸所增加的面积，这部分增加的面积在扩张器取出、失去外力作用后会立即回缩消失，所以其在增加面积中所占比例越小越好。第三是机械蠕变。蠕变指一种材料在一定强度的机械外力作用一段时间后，材料内部的结构发生变化而产生变形伸展，即使外力去除后，组织也不能恢复到外力作用前的状态。弹性伸展与蠕变的主要区别在于失去外力后，增加的组织面积是否回缩消失。第四是周围组织移位，指表面张力增加的时候，周围组织受到牵拉而向扩张区移动。

（三）扩张器的类型和结构

皮肤软组织扩张器主要由注射壶（亦称注射阀门）、连接导管和扩张囊组成。扩张器可分为可控型扩张器和自行膨胀型扩张器两大类。其中自行膨胀型扩张器最初于 1975 年由美国波士顿的 Austad 开始研制，其原理是在扩张囊中装入高浓度氯化钠溶液，利用具有半渗透膜性能的硅橡胶膜，因囊壁内、外的渗透压差，使囊外的组织液慢慢渗透入囊内。然而自行膨胀型扩张器扩张速度和时间不易控制，且一旦发生扩张器破裂，囊内的高渗盐水漏到组织间可导致组织坏死，故临床应用较少，国内尚无同类产品。近年来有人提出气体扩张器装置，该装置由硅胶囊扩张器和无线控制器组成，硅胶囊内有内置的压缩二氧化碳气囊和电磁阀门，患者可通过体外的无线控制器操作，定时定量将压缩气囊内的气体释放到硅胶内，达到扩张目的。气体扩张器的出现减少了反复注射造成的疼痛和感染风险，但其不能承受气压、海拔的明显改变，一旦发生气体泄漏，后果将十分严重，因此其临床安全性尚需进一步验证。目前临床应用仍以可控性扩张器为主。

1. 扩张囊　扩张囊是扩张器的主体部分，根据形态不同，扩张囊可分为圆形、方形、圆柱形、肾形等形态，每种又可有不同容量。临床上应根据扩张器置入的部位、需修复的范围等因素选择不同规格的扩张器。圆形扩张器扩张后皮肤表面呈半球面状，中央扩张率最高，向外周扩张率呈递减趋势，多置于头部。

方形扩张器应用最为广泛，包括长方形、立方形等，扩张囊扩张后仍呈方形，边和角比较圆滑，广泛用于头面部、躯干和四肢皮肤组织的扩张。肾形扩张囊内侧弧度较小，外侧弧度较大，外侧皮肤扩展率大于内侧，多置于与其弧度相适应的部位，如颈部、耳后等。近年来出现的定制扩张器，可根据不同病例的供受区情况，制作出不同形状、大小的个体化扩张器，使其更好地与受区匹配，提高扩张效率。

2. 连接导管　连接导管是连接扩张囊与注射壶之间的硅橡胶管，长度为 5~15cm，直径因扩张囊大小而异，一般为 2~3.5mm，导管具有一定厚度，防止被折叠、扭曲或压瘪。有的扩张器产品中备有连接栓，作为连接导管被剪断后再次连接时的附件。

3. 注射阀门　注射壶是接受穿刺并向囊内注射扩张液体的部件，其大小形态不一，主要包含顶盖、底盘、防刺穿不锈钢片尼龙与防渗漏装置四部分。注射阀门可于一期手术时置入体内，亦可置于体外。

（四）扩张器的理化特性

皮肤软组织扩张器是以医用硅橡胶通过模压或浸蘸工艺再经高温硫化而成的。

1. 耐化学物质性能　硅橡胶具有一定的惰性，与机体接触时不会引起污染和损害，与机体有很好的组织相容性，一般不引起排斥反应。体温环境下，扩张器能保持原来的弹性和柔软度，不易老化、变形。

2. 机械性能　硅橡胶经硫化后具有较好的机械性能，其弹性伸长率不低于450%~550%，抗扯断长度为543.6kg/2.54cm^2，抗撕裂强度为27.2~36.3kg/2.54cm^2，永久变形率在7%以下。

3. 物理性能　硅橡胶在很宽的稳定范围内（-100~316℃）保存着许多合乎医学要求的性能。在临床上，应用高温高压灭菌消毒、煮沸消毒、环氧乙烷消毒、钴源放射消毒等不会使其性能受到明显影响。

三、扩张技术的方法和要点

皮肤软组织扩张术至少包括3个阶段，即扩张器的置入、注液扩张及扩张达到预期容量后的扩张器取出及扩张皮瓣转移修复手术。

（一）扩张器置入术（一期手术）

在进行扩张器的置入之前，需要充分评估缺损皮肤的位置与面积，决定扩张器的规格及放置的位置。

1. 扩张区域的选择　根据重建外科相似替代的重建原则，应首选考虑选择与修复区相邻的区域作为未来扩张皮瓣的供区，以获得与修复部位的皮肤颜色、质地相似的皮瓣组织。如治疗瘢痕性秃发时首选颞顶部有发区作为最佳选择，面部瘢痕或肿瘤切除后的创面首选局部或邻近皮瓣进行修复。当邻近正常组织不足以修复创面时才考虑远位扩张。

2. 扩张部位血管的检测　在扩张区域选定后，需考虑未来皮瓣转移的方式、扩张区域皮肤血流的来源及走行，如设计为轴型皮瓣，扩张器置入前需超声探测并标记以后皮瓣血管蒂的位置，穿支皮瓣需特别注意标记血管穿出肌肉的位置，避免在扩张腔隙剥离过程中损伤血管。

3. 扩张器规格的选择　扩张器的容量和形态的选择需考虑需修复区域的缺损面积、可供扩张的正常皮肤面积大小、扩张区域的形态特点等因素。根据以往经验，修复面积按1cm^{2}计算，头部需扩张容量为3.5~4ml，面部及四肢需6~8ml，躯干需4~6ml，颈部需12~14ml，全鼻再造需200~300ml，全耳再造需130~150ml。

4. 切口的选择　扩张器置入时切口选择要根据扩张器埋置部位而定，一般切口线与扩张器平行。

如在病变邻近区域埋置扩张器，则切口可选择在正常组织与病变交界处，或病变组织内距交界线1~2cm。如在病变组织两侧均埋置扩张器，而病变组织又不太宽，可在病变中央作切口，向两侧分离埋置扩张器。如选择远位埋置扩张器，则应将切口选择在较隐蔽部位，或二期手术皮瓣边缘，更重要的原则是不能损伤皮瓣血管蒂。

5. 扩张器埋置腔隙的剥离　首选将扩张器放于拟埋置皮肤表面，用美兰标记切口线、扩张囊埋置位置及注射壶口的位置，其中扩张囊埋置的组织腔隙剥离范围应比扩张囊周边大0.5~1cm。切开皮肤时刀口需垂直于皮肤表面，逐层切开，直达需要剥离的平面。剥离的平面因埋置部位不同而异，头皮扩张时扩张器埋置于帽状腱膜下，额部埋于额肌深面，面颊部宜在皮下组织深面、SMAS层浅面，颈部位于颈阔肌浅面或深面，在躯干和四肢，扩张器一般置入深筋膜浅面，也可置于深筋膜深面、肌膜表面。剥离尽可能在直视下进行，术中注意分离结扎沿途遇到的二期皮瓣转移时无需使用深部穿支血管，剥离过程中遇到较大的血管或活跃的出血点应立即止血。术者对扩张器置入部位的解剖结构需十分清晰，以防损伤重要的血管神经。

埋置注射阀门的组织腔隙可略浅一些，以利于术后注射。也有将注射阀门置于体外的外置法，其优点是注射时患者没有疼痛，同时免除了注射阀门埋置和取出时的剥离，减少了创伤。但外置型注射阀门的感染率相对较高。

6. 扩张器置入与切口关闭　扩张器置入前应首先向扩张器内注射10~20ml生理盐水，检查扩张器是否有渗漏。置入的扩张器应充分展平。负压引流应放置在扩张器下面，其远端必须在组织腔隙的最底部。

缝合切口时先在距切口边缘0.5~1cm处将皮瓣组织与深面组织缝合数针，以防扩张器移位到切口下面，然后分层缝合切口，缝合时需注意防止刺伤扩张器。切口关闭后，需再次向扩张器内注水，明确注水是否畅通，如发现问题可在术中进行处理。

（二）注射扩张

1. 注射液的选择　由于扩张囊为半透膜，小分子物质在渗透压的作用下可以自由进出，因此最常使用的注射液为等渗液体生理盐水，也可在其中加入止痛药或抗感染药物等。

2. 注射时间　一般认为在一期置入手术时即可开始注液扩张，注射量依据扩张器容积、扩张区域皮肤松弛程度和切口张力等因素综合考虑，一般为10~20ml生理盐水。术后开始注水的时间宜早不宜晚，多数情况术后5~7天尚未拆线前即可注液，但如果切口张力较大，则应推迟注射时间。扩张器注水的频率目前尚无统一标准，完成注射的时间因扩张部位、扩张器大小、需修复面积不同而异。目前常用的扩张方法有以下几种：

即时扩张（术中扩张）指术中实施注水扩张，达到一定容量后维持扩张30~60分钟，而后放水减压10~20分钟再次注水，如此反复2~3次，使皮肤松弛能满足修复需要为止。此法多用于较小面积缺损的修复。

快速扩张（急性扩张），每天注水1次，7~14天完成扩张。

亚速扩张（亚急性扩张），每2~3天注水1次，3~4周完成扩张。

常速扩张（常规扩张），每4~5天注水1次，6~8周完成扩张。

慢速扩张（慢性扩张），7~10天以上注水1次，8周以上完成扩张。

3. 注射量　每次向扩张器内注射的液体量取决于表面皮肤松弛程度和扩张器容积，一般为扩张器容量的10%~20%，以扩张囊对表面皮肤产生一定压力又不阻断皮肤血流为度，压力不应高于5.3kPa（40mmHg）。需关注患者有无明显胀痛感及皮肤表面充血反应，如患者胀痛明显，表面皮肤变白，或激光多普勒血流仪等发现血流被阻断，应等待5~10分钟，如血流仍不恢复，应抽出部分液体。

4. 注射方法　注射壶内置时，应常规消毒注射壶表面皮肤，选用4号半或5号针头对准注射壶中央部位垂直刺入，直到有金属抵触感为止，缓缓推入注射液，注射后再次消毒。注射壶外置时，去除导管末端阀门保护帽，消毒阀门后，将注射器与注射阀门连接，将液体缓慢推注后，拔掉注射器，阀门自动关闭，盖上保护帽。

（三）扩张器取出和扩张皮瓣转移

1. 扩张皮瓣设计　当扩张器扩张到额定容量，经过测量，扩张后的皮瓣既可修复受区又可覆盖供区，即可取出扩张器。若一次扩张不足以修复全部病变区域，可在二期手术转移后的扩张皮瓣下再次埋置扩张器，进行重复扩张。

设计扩张皮瓣应遵循以下原则：①充分舒张扩张后的皮肤组织，最大限度地利用获得的额外皮肤；②减少辅助切口，或将切口位置设置在隐蔽的部位；③顺血供方向设计皮瓣，轴形皮瓣不超出血供范围；任意皮瓣可较未扩张皮肤其长宽比稍大，但不能过大；④皮瓣远端最好不要超过扩张区边缘，包含未扩张皮肤的皮瓣不宜超过3~5cm；⑤遵循常规皮瓣设计原则。

扩张后皮瓣设计有以下几种方式：

（1）滑行推进皮瓣：当扩张器长轴方向与创面长轴方向基本平行时，可设计滑行推进皮瓣。切口线设计在扩张区与受区交界处及扩张部位两侧，使扩张皮瓣可以向受区滑行推进。其中两侧切口线可以设计成直线形、弧形切口线，也可设计成一个或多个V形。

（2）旋转皮瓣：皮瓣设计以邻近修复区一侧为蒂，形成一个依一定轴线旋转的皮瓣。旋转角度一般不大于120°，以减少旋转后形成的“猫耳朵”，可与滑行皮瓣同时应用。

（3）易位皮瓣：以顺血供一侧为蒂，设计一个较长的三角形、舌形或长方形皮瓣，其蒂部靠近受区，皮瓣远端远离受区，所形成的皮瓣与受区之间相隔一段正常皮肤，形成的皮瓣插入受区，得到充分利用。其优点是可使已扩张的半球形皮瓣充分舒展，皮瓣利用率高，且可避免“猫耳”形成。

（4）其他皮瓣：扩张皮瓣除用于上述三种常见的局部皮瓣外，亦可形成邻位皮瓣（如前胸皮下血管蒂皮瓣修复面部缺损）、游离皮瓣等。在实际临床应用中，应根据供受区情况，结合修复重建基本原则，灵活利用多种皮瓣。

2. 手术步骤

(1)扩张器取出：其切口可以是埋置时切口、正常组织与病变组织交界处或设计皮瓣的边缘，切开皮肤、皮下组织直达包膜，用血管钳分开包膜使其形成一裂口后即可剪开全部切口，注意防止刺破扩张器。

(2)包膜处理：对扩张囊基底部周边形成的比较厚的纤维环，应将其切除，以利于皮瓣舒展。对皮瓣上的包膜是否去除，应根据皮瓣血运情况而定，可留于原位待二期修整。

一般应根据形成扩张皮瓣的大小决定切除组织的病变面积，以防止先切除病变组织后发现扩张皮肤不足以关闭创面。有些情况下，如颈部瘢痕的松解，必须充分松解瘢痕，可先行瘢痕切除手术，再切取扩张皮瓣，但术前应充分告知患者供区植皮可能。应注意皮瓣转移后需保持一定的张力，以减少其回缩率。

（四）扩张器临床应用范围

1. 头部、面颈部、躯干、四肢等身体各部位较大面积的瘢痕、体表肿物（如血管瘤、巨痣等）、文身切除后的创面覆盖。

(1)头皮缺损、颅骨外露：皮肤软组织扩张术是目前公认的治疗瘢痕性秃发的首选方法。头皮良、恶性肿瘤切除术后的创面修复同样适用。对缺损面积不超过头皮 1/2 的病例均能达到完全修复。对缺损面积在超过 1/2 的患者，部分可通过连续两次“接力”扩张进行修复。而对于残留头发极少（不足头皮 1/4）的患者，不应采用扩张头皮瓣进行修复，可考虑采用毛发移植术进行改善。

(2)面颈部缺损的修复：大面积面颈部缺损的修复一直是整复外科的难点。面颈部作为人体外露部位，在社会生活中具有重要作用，承载传递表情、体现个人特质的作用，同时面部具有精细的五官结构，因此，其对形态、功能的修复要求均较身体其他部位更高。在面颈部修复中，李青峰等提出 MLT 修复原则：供区皮肤色泽、质地与面颈部皮肤相匹配（matching color and texture，M），皮瓣面积足够大（large dimension to cover the defect，L），皮肤软组织足够薄以塑造颈部自然轮廓（thinner thickness，T）。扩张后的皮瓣面积更大、质地更薄，且可充分利用邻近部位（如前胸部）的正常皮肤，达到更好的修复效果。

(3)四肢缺损的修复：只要四肢皮肤软组织缺损不超过周径的一半，均可应用皮肤软组织扩张术进行修复。此外，扩张后纤维囊壁与真皮下组织紧密相连，皮瓣坚韧有弹性，移植于足底后，具有很好的耐磨性。

2. 皮片供皮区的扩张　对大面积烧伤皮源十分有限的患者，供皮区的扩张具有很大的实用价值。身体残存的正常皮肤或浅层烧伤已愈合或原中厚皮片供皮区已愈合的部位，均可采用扩张的方法获得“额外”皮源，用作扩张皮片进行植皮治疗。

3. 组织器官再造　经过数十年临床实践，扩张后皮瓣行鼻再造、乳房再造、耳再造、阴茎再造等，均取得了良好的重建效果。

(1)鼻再造：鼻再造方法很多，一般首选前额正中皮瓣（发际到眉间距离大于 7cm 者）或额斜皮瓣进行修复。扩张后的额部皮瓣可为外鼻提供充足的皮肤组织，同时，额部创面可直接缝合关闭，对眉部形态影响较小。一期手术时于发际线内做切口，于帽状腱膜下层次剥离腔隙后置入扩张器，待注水达 200~300ml，经测量扩张前额皮瓣足以修复外鼻创面且供瓣区可直接缝合后，行二期鼻再造手术。手术包括切除鼻部瘢痕、在前额皮肤上设计三叶瓣、皮瓣转移鼻再造塑形等。前额皮瓣多用作修复外鼻皮肤层，鼻衬里层常用翻转瘢痕瓣进行重建，在两侧之间一般还需搭建肋软骨重建鼻支架体系。

(2)乳房再造：乳癌术后乳房再造可采用皮肤软组织扩张术，其常作为其他再造方法的囊腔准备。乳房再造一期手术时在皮下或胸大肌下埋入预先选好的扩张器，每 1~2 周注水一次，每次注水 20~30ml，待达 250~400ml 的预定容量后进行二期手术。二期手术将扩张器取出后，植入永久性假体，或者使用背阔肌肌瓣带蒂转移进行充填。

（五）常见并发症与处理

在扩张器一期置入术、注水过程中及后期皮瓣转移、修整过程中，均可能出现并发症。影响扩张器并发症发生的因素主要包括术者熟练程度、患者自身条件、扩张器质量及埋置的部位、层次等，一般颈部并发症发生率最高，头皮最低，躯干四肢居中。

常见并发症如下：

1. 血肿 常见于术后24小时内，少数患者发生在术后14天以内和二期手术后。血肿的临床表现为扩张器置入部位胀痛，局部肿胀、表面张力增加，皮肤表面青紫，甚至出现淤斑。面颈部血管丰富，组织解剖分层不明显，血肿发生率高，应尤其重视血肿的预防，尽可能在直视下操作，术中彻底止血，术后保持引流通畅。发现血肿后应及时进手术室在无菌条件下清除血肿并彻底止血，如处理及时，一般不会影响治疗效果。

2. 扩张器外露 主要见于切口处外露和扩张顶端外露，有扩张囊外露和扩张壶外露两种情况。切口位置选择不当、剥离层次过浅、剥离腔隙过小、剥离时损伤主要供应血管，导致皮肤坏死、扩张器折叠成角、一次注水过多阻断皮肤表面血循环、感染或血肿引起表面皮肤坏死等均可以导致扩张器外露。切口裂开的，或抽出部分液体后重新缝合，或进一步剥离腔隙后将扩张器向深面放置；如果扩张壶外露，可改为外置注水；如果由于扩张部位皮肤变薄破溃，应尽快行二期手术。

3. 感染 多发生在第一期埋置扩张器术后与扩张过程中，少数发生在二期术后，感染可以为原发，也可继发于血肿、扩张器外露等。临床扩张器周围出现红肿热痛等局部表现，引流液变浑浊，甚至出现发热、淋巴结肿大等全身表现，血象检查示白细胞升高及中性粒细胞升高。感染发生应积极处理，首选采取保守治疗方式进行控制，包括全身应用敏感抗生素、通过引流管对扩张囊周围进行冲洗、向扩张囊注射抗生素等，如感染在2~3天后仍不能有效控制，宜取出扩张器，待感染痊愈后重新放置。

4. 扩张器不扩张 扩张器有破损、术中误伤扩张器、导管折叠成锐角、注射壶翻转、注射过程中误伤扩张囊等原因均可造成扩张器不扩张。扩张器有破裂口的表现为注水后扩张器很快变软，此时应行扩张器重置手术。对连接导管折叠、注射壶翻转等原因造成的注水困难，可行局部切开并针对有关问题进行纠正。

5. 皮瓣坏死 主要是皮瓣的血液循环障碍引起，一期手术及二期手术后均可发生。一期术后皮瓣坏死的原因包括电凝对皮瓣的损伤、扩张器折叠成角造成皮肤血运障碍、血肿形成等，二期术后皮瓣坏死的原因包括皮瓣长宽比例过大、术中损伤主要供血血管、皮瓣蒂部扭转受压等，术中应注意避免上述原因导致的皮瓣坏死。

对皮瓣灌注不佳的情况，可全身应用丹参等扩血管药物，静脉回流障碍时，可在皮瓣远端做针刺放血治疗。

6. 其他

(1) 疼痛：多见于头皮、额部和四肢，成人多见。多因一次注水过多造成，可在扩张液中注入少量利多卡因、缓慢注射、少量多次注射等方法缓解疼痛。若已扩张到中期且扩张皮瓣面积已达手术需求，则可以考虑提前手术。

(2) 神经麻痹、骨质吸收、肢体水肿：多为扩张器压迫引起，二期手术后多半可自行恢复。

(3) 颈部压迫表现：包括颈动脉窦压迫引起的恶性、呕吐、面色苍白、血压下降等症状，一般回抽部分液体减少压迫后可以缓解。

【临床病例讨论】

患儿，男，4岁，因烧伤后全身多处瘢痕入院。

病史简介：患儿1年前全身多处烧伤，累及左脸面大部、右侧颊部、颈部、前胸、腹部及左侧上肢，经当地医院经多次植皮治疗，遗留全身多处瘢痕，其中颈部瘢痕挛缩明显，致颈部活动困难，眼睑下拉、下唇外翻、流涎不止，为治疗颈部瘢痕，患者于我院就诊。

专科体检：全身可见约90%烧伤后瘢痕，局部为植皮术后外观。左侧头面部可见散在瘢痕分布，头部局部无毛发生长，左耳郭缺失，颈部瘢痕挛缩，颌颈胸粘连，下唇及左眼受瘢痕牵拉向下，左手呈“爪形手”畸形，掌指关节背伸，指间关节屈曲，虎口挛缩，会阴部瘢痕增生挛缩。

1. 诊断　烧伤后全身多处瘢痕挛缩畸形；Ⅳ度颈部瘢痕挛缩；左下睑外翻；左眼闭合困难；闭口困难
2. 治疗　左侧旋肩胛动脉增压的扩张颈浅动脉穿支皮瓣转移修复颈部瘢痕。
3. 手术过程（图 1-5-1）

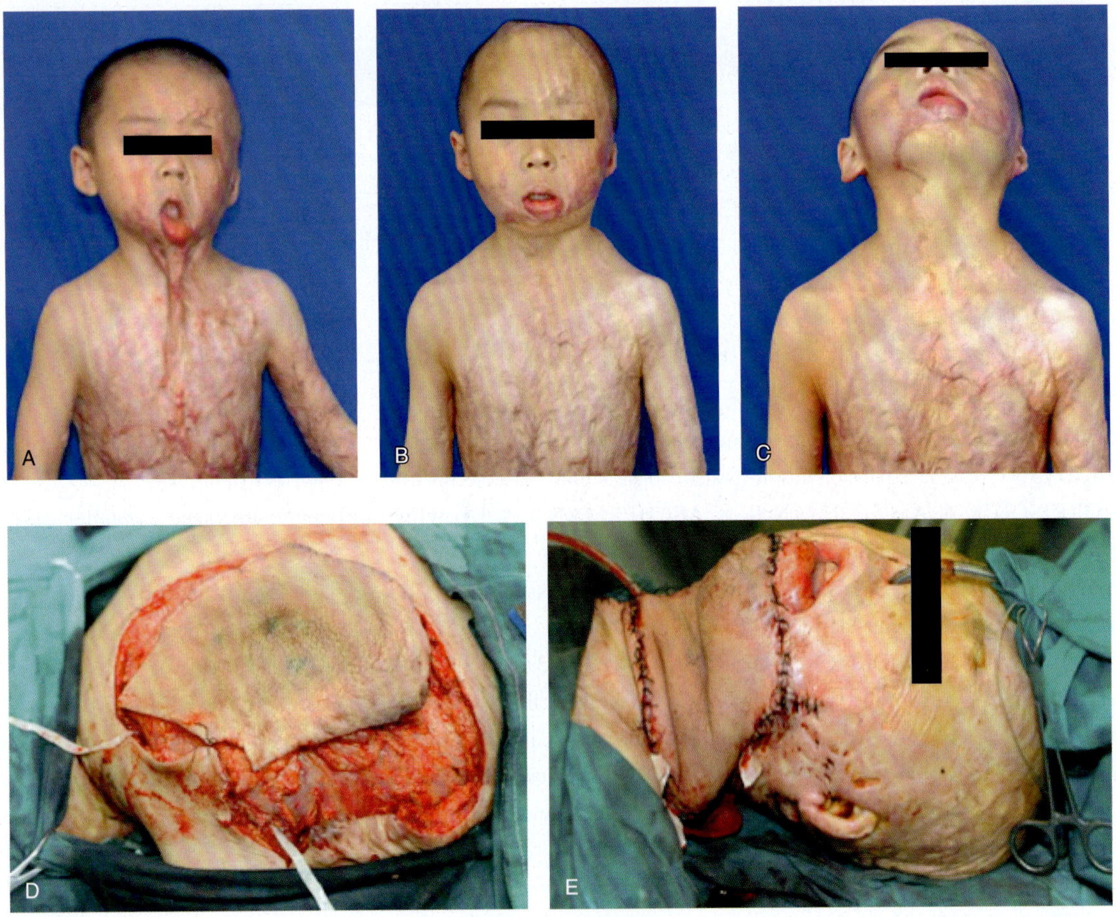

图 1-5-1　典型病例

A. 术前照片，全身多处瘢痕，颈部活动功能明显受限；B. 术后一年，正面照；C. 术后一年，颈部后仰超过 90°；D. 术中照片，切取背部旋肩胛动脉增压的扩张颈浅动脉穿支皮瓣；E. 术中照片，颈浅动脉穿支皮瓣带蒂转移至颈部，旋肩胛动脉穿支及其伴行静脉与面动静脉吻合。

（1）一期扩张器置入术：术前彩色多普勒超声标记颈浅动脉穿出斜方肌位置及旋肩胛动脉穿出三边孔位置，将不同大小的扩张器于患者左背部比试，选择适合患儿背部大小、扩张器边缘不超过血管穿出点的扩张器。最终选定 200ml 长方形扩张器。术中首先美兰标记扩张囊及扩张壶位置，注意剥离腔隙大于扩张器边缘 1cm。脊柱正中旁 2cm 做长约 7cm 切口，方便后续直视下剥离腔隙，垂直切开切口，直达肌膜表面，注意结扎肋间血管穿支。于肌膜表面层次按既定范围分离腔隙，注意结扎肌肉穿出的较粗大血管，电凝止血较细小血管。直视下检查无出血点后，冲洗腔隙。向扩张囊注 20ml 生理盐水，确认扩张器无破损后，将扩张器平铺进分离腔隙，扩张壶埋置在皮下层次。将皮瓣边缘与深层组织缝合后，分层缝合切口，并将引流管置于扩张囊下方腔隙最低处。检查扩张器注水顺利、负压引流通畅后结束手术。

（2）术后 7 天开始注水 20ml，术后 14 天拆线，之后每周注水两次，每次注水约 30ml。经过 8 个月注水过程，注水总量达 1900ml，经测量扩张皮瓣足以修复颈部创面并关闭供瓣区，准备行二期皮瓣转移手术。

（3）二期扩张皮瓣转移手术：因皮瓣面积较大，为保障皮瓣血运，决定行左侧旋肩胛动脉增压的扩张颈浅动脉穿支皮瓣转移修复颈部瘢痕。患儿首先取仰卧位，切除颈部瘢痕后，分离左侧面动静脉。随后改俯卧位，根据颈部创面大小设计并切取皮瓣，分离出颈浅动脉穿支、旋肩胛动脉穿支及其伴行静脉，直接缝合关闭创面。再次改仰卧位，将左颈浅动脉穿支皮瓣带蒂转移至颈部创面，将左旋肩胛动脉穿支及其伴行静脉与左面动静脉吻合，观察皮瓣血运良好。

(4)后期经一系列皮瓣修薄、断蒂手术后，皮瓣形态自然，呈现颈部自然形态，颈部运动功能明显改善。

【复习题】

1. 扩张过程中额外皮肤的来源？
2. 皮肤扩张术的主要用途？
3. 扩张器的常见并发症有哪些？如何预防这些并发症的发生？

（徐祥文　高雅姗　昝　涛　马显杰）

参考文献

[1] 王炜.整形外科学.杭州：浙江科学技术出版社，1999.
[2] RADOVAN C. Breast reconstruction after mastectomy using the temporary expander. Plast Reconstr Surg, 1982, 69 (2): 195-208.
[3] RADOVAN C. Tissue expansion in soft-tissue reconstruction. Plast Reconstr Surg, 1984, 74 (4): 482-492.
[4] MORRISON K A, ASCHERMAN B M, ASCHERMAN J A. Evolving approaches to tissue expander design and application. Plast Reconstr Surg, 2017, 140 (5S): 23S-29S.
[5] WANG J, HUANG X, LIU K, et al. Complications in tissue expansion: An updated retrospective analysis of risk factors. Handchir Mikrochir Plast Chir, 2014, 46 (2): 74-79.
[6] ASCHERMAN J A, ZEIDLER K, MORRISON K A, et al. Carbon dioxide-based versus saline tissue expansion for breast reconstruction: Results of the xpand prospective, randomized clinical trial. Plast Reconstr Surg, 2016, 138 (6): 1161-1170.
[7] AS'ADI K, EMAMI S A, SALEHI S H, et al. A randomized controlled trial comparing endoscopic-assisted versus open neck tissue expander placement in reconstruction of post-burn facial scar deformities. Aesthetic Plast Surg, 2016, 40 (4): 526-534.
[8] LAZZERI D, SU W, QIAN Y, et al. Prefabricated neck expanded skin flap with the superficial temporal vessels for facial resurfacing. J Reconstr Microsurg, 2013, 29 (4): 255-262.
[9] CAVIGGIOLI F, LISA A, KLINGER F, et al. External volume expansion in irradiated tissue: Effects on the recipient site. Plast Reconstr Surg, 2017, 139 (1): 313e-314e.
[10] ZAN T, LI H, GU B, et al. Surgical treatment of facial soft-tissue deformities in postburn patients: A proposed classification based on a retrospective study. Plast Reconstr Surg, 2013, 132 (6): 1001e-114e.

第六节　颅面外科基本技术

颅面外科的操作主要针对骨骼组织，其基本技术的实施依赖于器械的完备，因此，本章关于基本技术的介绍包括两个部分：颅面外科的相关器械及颅颌面外科基本操作技术。

颅颌面外科的相关器械包括颅颌面外科动力系统及颅颌面外科手术器械。

颅颌面外科基本操作技术包括常规手术操作（剥离止血截骨缝合）、骨移植术（肋骨/肋软骨取骨术、髂骨取骨术、颅骨外板取骨术）、骨内坚固内固定技术、牵引成骨技术及颅面外科数字化技术。

一、颅面外科相关器械

颅面外科手术技术的核心是颅面骨骼的截骨与固定，为保证这类操作的顺利、安全进行，使用高效稳定的颅面动力系统和易于颅面手术操作的器械至关重要。

（一）颅面外科动力系统

颅面外科动力系统主要由动力主机和操作手柄组成，动力主机作为动力源，其要求主要在于动力稳定、输出功率强大，同时可选用不同的操作手柄配合相应锯片或钻头来满足不同的操作需要。

目前常用的操作手柄主要有往复锯(锯片前后运动,方向与手柄长轴一致)、摆动锯(锯片左右摇摆,方向与手柄长轴垂直)、矢状锯(锯片沿手柄长轴矢状方向运动)(图 1-6-1),主要用于截骨操作,不同的手术需要选择相应的操作手柄。此外,为了适应颅颌面部分手术的精细化操作,还可以选择显微动力系统,相比较传统的动力系统,控制更准确、对周围组织损伤更小。

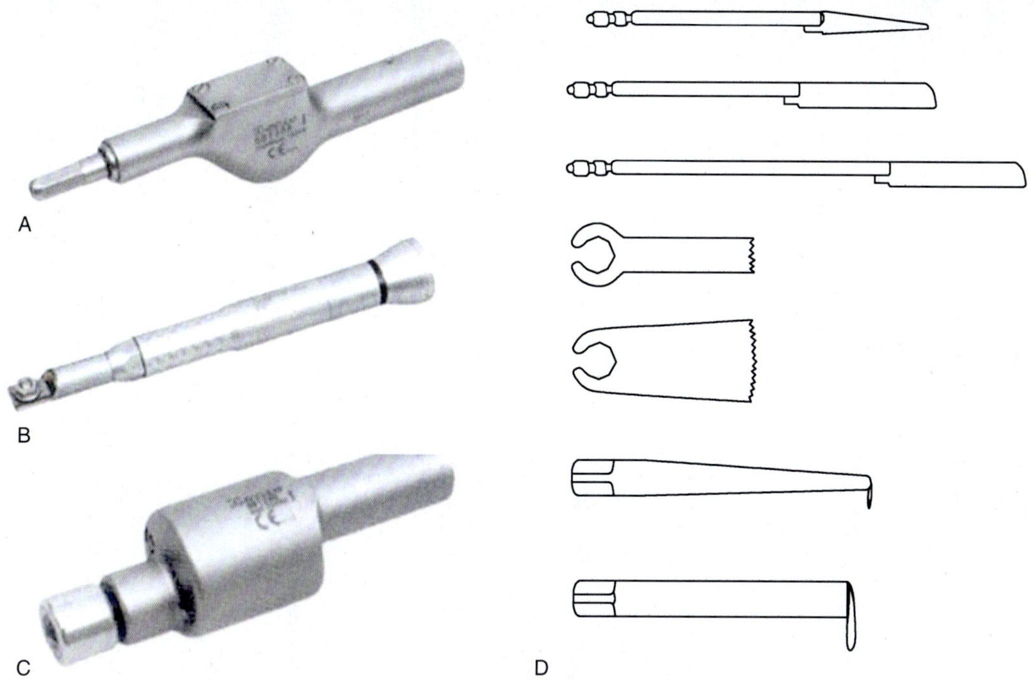

图 1-6-1　颅面外科动力系统操作手柄

A. 往复锯;B. 矢状锯;C. 摆动锯;D. 各类手柄对应锯片。

骨钻接头匹配不同的钻头,主要用于骨面的修整和截骨的辅助,其接头有直头和弯头两种,钻头主要包括裂钻和磨头(图 1-6-2)。

(二) 颅面外科手术器械

颅颌面外科涉及头颅、眼眶、口腔等多个区域,在各个区域都需要配备相应的手术器械,以满足不同的手术要求。手术器械包括规格各异的骨剥离子、拉钩、骨凿、刮匙、开口器等,以及一些颅面手术特需的手术器械,如罗氏钳(Rowe)等。

1. 骨剥离子　在颅面手术操作中,骨剥离子的使用贯穿整个过程,良好的剥离,不仅可以保持骨膜完整、减少出血,也有利于其后的手术操作并缩短手术时间。不同型号的剥离子适用于不同部位的剥离,如脑膜剥离子主要用于剥离硬脑膜及颅骨内板、升支剥离子主要剥离下颌骨升支前缘等(图 1-6-3)。

2. 骨凿　主要包括直凿、弯凿两大类,主要用于截骨骨块分离的辅助。不同的截骨要求以及骨面切面呈直线或者弧线,决定了骨凿的选择。一般来说,直凿多用于线性截骨辅助,弯凿多用于弧形骨或弧形骨连接的劈开,如颅骨外板劈开、翼上颌连接劈开等。此外,一些特殊类型的改良型骨凿,用于特定的部位截骨,如鼻中隔骨凿等(图 1-6-4)。

3. 拉钩　又称组织牵开器,是颅面外科手术中非常重要的部分。合适的拉钩,能良好暴露手术视野,利于手术操作,减少手术损伤。根据部位不同,拉钩的种类也很多,其主要包括深面术野的拉钩以及口内操作拉钩等。根据需要选择各种类型不同规格的拉钩,以获得最佳手术操作要求(图 1-6-5)。

4. 特殊类颅颌面专用器械　罗氏钳(Rowe),又称上颌松动钳(图 1-6-6),是颅面手术中松动颌骨后方骨连接的特殊工具,用于面中部截骨后骨块松动下降(down fracture)。在颅颌面重大手术中,如 Monobloc 手术、Lefort Ⅲ手术中运用较多,一般成对使用。

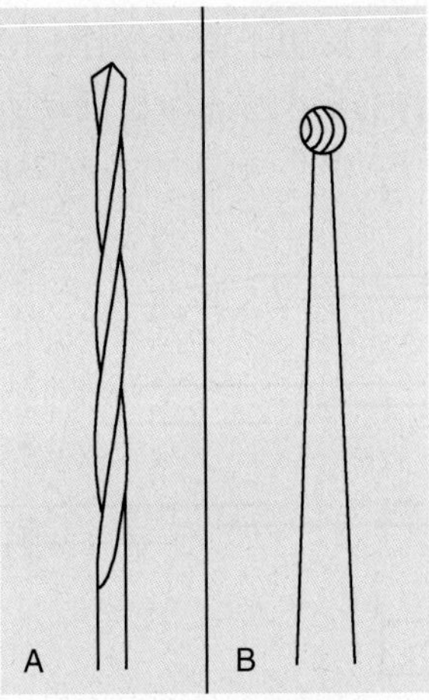

图 1-6-2 骨钻接头

A. 裂钻；B. 圆形磨头。

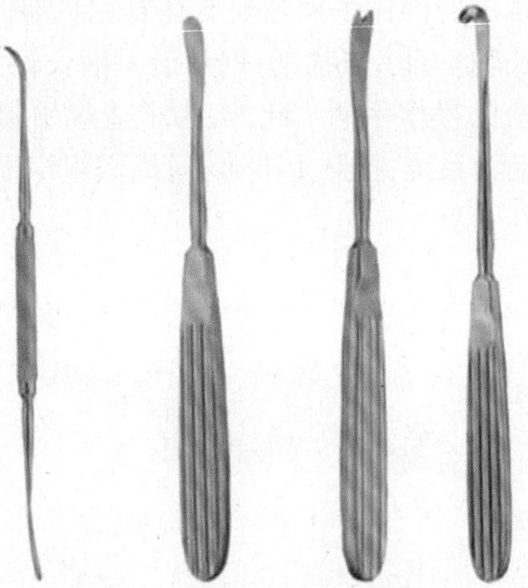

图 1-6-3 临床常用的骨剥离子

从左至右依次为两头剥离子、骨膜剥离子、下颌升支剥离子、下颌缘剥离子。

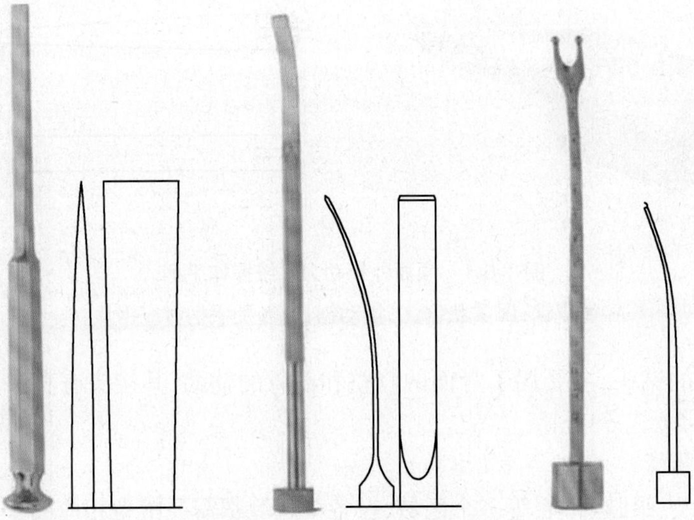

图 1-6-4 临床常用的骨凿

从左至右依次为直凿、弯凿、鼻中隔凿。

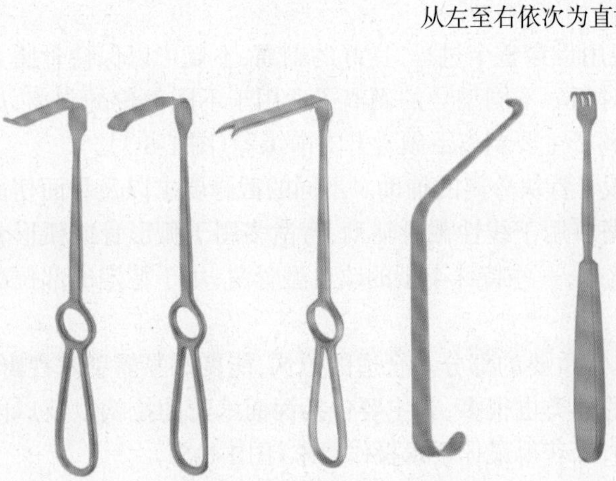

图 1-6-5 临床常用的拉钩

从左至右依次为反向深拉钩、深拉钩、下颌升支分叉拉钩、下颌升支反向拉钩、爪钩。

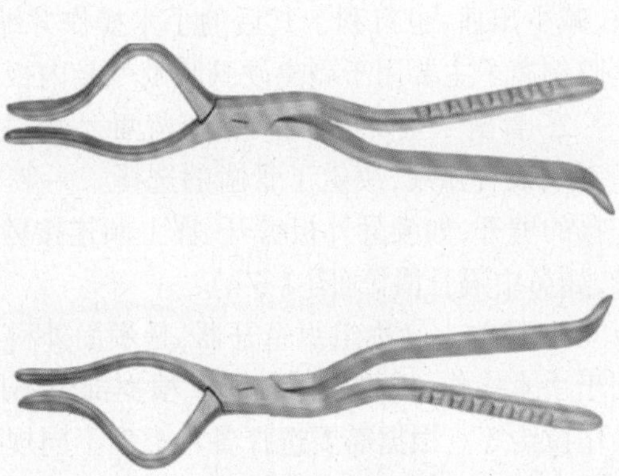

图 1-6-6 罗氏钳

二、颅面外科基本操作技术

颅面外科是由法国著名整形外科专家 Paul Tessier 教授于 20 世纪 60 年代后期创建的一门新兴学科。通过特殊的截骨和植骨方法将颅面骨分块移动，并按照整形美容原则重新组合固定，从根本上矫正畸形或美容。

它包括三方面重要的基本理论：①通过颅外途径、颅内途径或颅内外联合途径，可以完成包括眶骨在内的颅颌面骨骼完全游离地整块截断并重新排列组合或重建；②颅颌面的骨骼可以在完全切断其固有血供，或者完全游离地整块截断并重新排列组合与固定后，良好生存而不致发生坏死；③眶周骨骼及内容物能在较大范围内上下左右移动而不致影响眼球本身的视力。

与颅面外科相关的基本操作技术包括常规手术操作（剥离止血截骨缝合等）、骨移植术（肋骨 / 肋软骨取骨移植术、取髂骨移植术、颅骨外板取骨移植术）、骨内坚固内固定技术、牵引成骨技术及数字化颅面外科技术等。

（一）常规手术操作技术

基于颅面外科的基本理论，颅面外科手术操作基本位于骨膜下层次，在不同的手术入路下，通过切开、止血、剥离、暴露术野、截骨等操作，完成颅颌面骨块的移动和固定，从而达到手术既定的目标和要求。

1. 切口入路　颅面外科手术采用较多的手术入路主要有头颅冠状切口、下睑缘 / 眉下切口、口内龈颊沟切口等。其中，冠状切口能良好地暴露额、眶、鼻骨、颧骨、上颌骨上端部分，多用于颅面骨畸形的矫正及颅骨骨折复位等，包括眶距增宽 O 型截骨、Monobloc 手术、Lefort Ⅲ手术等（图 1-6-7）；下睑缘 / 眉下切口以眶周的暴露为主，用于眶周畸形的矫正或其他颅面手术的辅助切口，如眶骨骨折、眼眶肿瘤、眼周整形等（图 1-6-8）；口内龈颊沟切口可以良好暴露上下颌骨、颧骨及眶下缘，主要用于颌面部手术操作，如面部轮廓手术操作，也可以作为冠状切口的辅助，共同完成 Monobloc、Lefort Ⅲ等手术的截骨操作（图 1-6-9）。

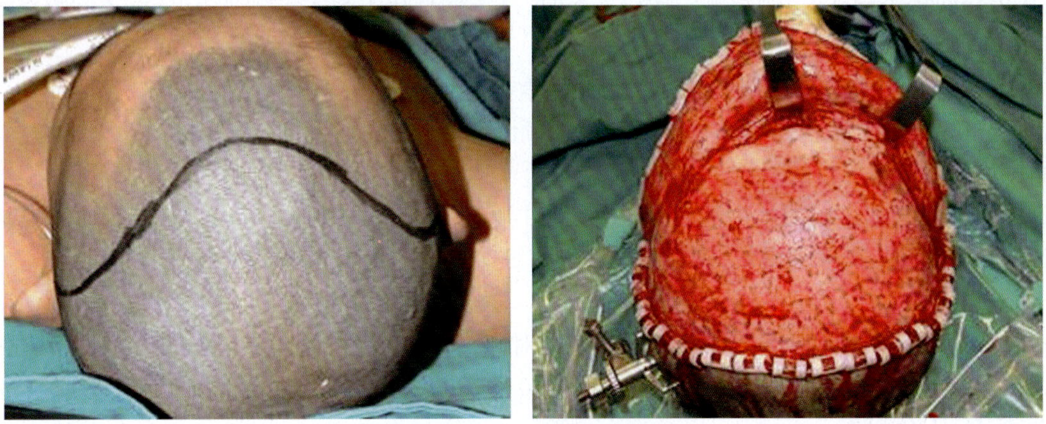

图 1-6-7　冠状切口示意图

冠状切口起自双侧耳屏前沿向颅顶，切口线距离发际线约两横指，切开皮肤、皮下脂肪、帽状腱膜直至骨膜表面，注意头皮夹的使用，减少头皮出血，向下分离至距眶上缘水平 1.5cm 处进入骨膜下层次剥离，暴露额、眶、颧骨、上颌骨等。

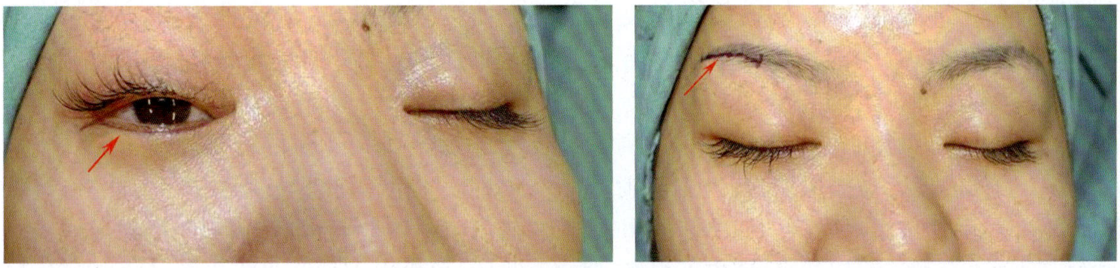

图 1-6-8　下睑缘 / 眉下切口示意图

下睑缘切口线设计在下睑缘靠近睫毛根的位置，不超过 2mm 距离，切开皮肤后，在皮下潜行分离至眶下缘水平，切开眼轮匝肌及骨膜，在骨膜下分离眶下壁及部分内外侧壁、颧骨、上颌骨。眉下切口设计于眉毛下方紧贴毛发，切开后于眶上缘水平进入骨膜下，剥离暴露眶上壁及部分内、外侧壁、额骨。

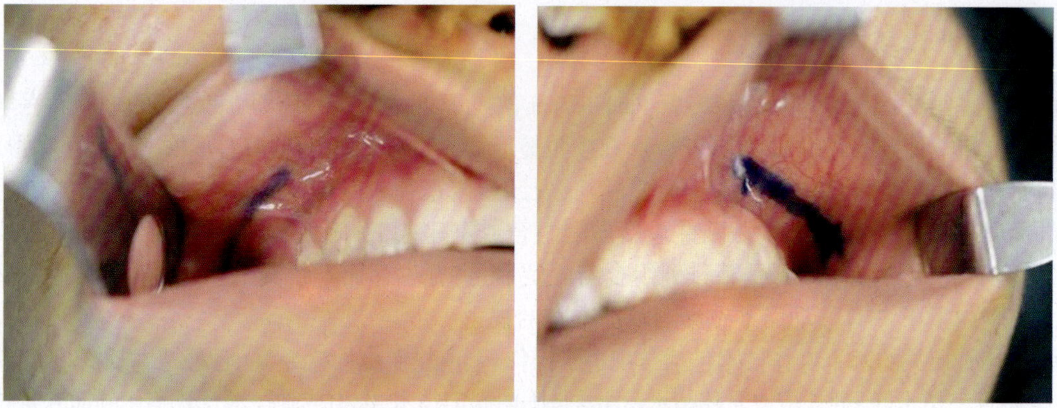

图 1-6-9 口内龈颊沟切口示意图

口内龈颊沟切口一般位于上下颌黏膜内，切口线牙龈侧需保留 5~10mm 黏膜，切开黏膜直至骨面，于骨膜下分离暴露颧骨、上下颌骨。

2. 止血剥离 颅面区域血供丰富，血管较多较细，除一些管径较粗的血管可以进行结扎止血外，大部分微小血管的出血渗血，主要通过单 / 双极电凝来进行止血，尤其双极电凝，由于其轴长较长，在颅面的深面止血运用较广泛。其次，对于骨组织表面的出血，若出血较快较多，可采用骨蜡填塞，但骨蜡的用量需严格把握，多余骨蜡需去除干净，防止术后组织肉芽肿的产生。

颅面手术骨膜剥离确保在骨膜下骨表面层次剥离，禁忌粗暴操作，在剥离过程中，需要注意保护好重要的神经血管束，如冠状切口入路时，在两侧颞部向下分离暴露颧弓，需走行在颞中脂肪垫（颞深筋膜浅层）层次，防止损伤面神经分支；下颌龈颊沟切口入路时，需注意避开 4、5 牙间颏神经出口；上颌龈颊沟切口入路时，需保护好眶下神经血管束。

3. 截骨 颅面外科是颅面部的骨科医生，截骨重排是颅面外科的精髓所在，基于"颅面部骨架可以随意截骨、移位拼接而不致发生骨坏死"这一理论，在颅面部进行截骨，往往是大块、游离截骨，通过重排后获得畸形的矫正或者美容的目的。

截骨操作一般根据术前或术中的设计线，采用往复锯、摆动锯、矢状锯完成，可以使用骨凿、骨钻等辅助截骨，在使用骨凿时，需仔细操作，避免不当骨折的发生。

（二）骨移植术

1. 肋骨 / 肋软骨取骨术 人体肋骨 12 对，左右对称，后端与胸椎相连，前端仅第 1~7 肋借软骨与胸骨相连接，称为真肋；第 8~12 肋称为假肋，其中第 8~10 肋借肋软骨与上一肋的软骨相连，形成肋弓，第 11、12 肋前端游离，又称浮肋。

肋骨取骨区域自浅至深的结构主要包括皮肤、皮下组织、肌层、骨膜 / 软骨膜、肋骨 / 肋软骨等，前方的肌肉包括胸大肌、胸小肌、腹外斜肌、腹直肌、前锯肌、背阔肌等，后方仅胸壁筋膜与壁胸膜相贴，因此在肋骨取骨时，需尽量保证肋骨后方骨膜的完整性，从而有效防止医源性气胸的发生。

肋骨取骨一般多采用第 6、7 肋，肋骨长度较长且弯曲度较低，取右侧肋骨为多，防止左侧取骨误损伤心包。取肋软骨时，为避免软骨钙化引起取骨质量不佳，可以术前行胸部 CT 检查明确骨化情况（图 1-6-10）。

（1）切口：患者取仰卧位，沙袋垫于背部抬高肋骨区域，乳头点为第 4 肋位置，向下定位第 6/7 肋，男性患者取第 6/7 肋体表投影做弧形切口，内侧至锁骨中线，外侧根据所需肋骨长度选择；女性患者宜取乳房下皱襞做切口，术后切口瘢痕隐蔽。如单纯取肋软骨，切口可以内移至第 6/7 肋内侧肋弓缘为佳。

（2）暴露剥离：沿设计线切开，分离皮下组织、肌肉至骨膜，单极电刀切开骨膜表面，呈"H"形以便于剥离，普通剥离子骨膜下分离肋骨浅面及两侧，分离完全后"C"形剥离子探入深面，环绕肋骨，注意保证深面骨膜的完整性，向前后方向推动，使得深面骨膜完全剥离。

（3）切取肋骨：剥离完全后，在软硬骨交界位置，普通剥离子垫于肋骨深面保护深面组织，刀片切开软骨，使得其一端彻底游离，然后向外侧暴露足够长度后，用肋骨钳剪断另一端肋硬骨，所取骨段游离后备用。若切取的都为肋软骨，在深面保护下，均刀片切开后获得游离肋软骨。

(4) 检查缝合：切取完成后，需在切口腔内注满生理盐水，嘱麻醉师鼓肺后，观察液面无气泡产生或液平面改变，确定胸膜壁完整后，方可逐层缝合，关闭切口。

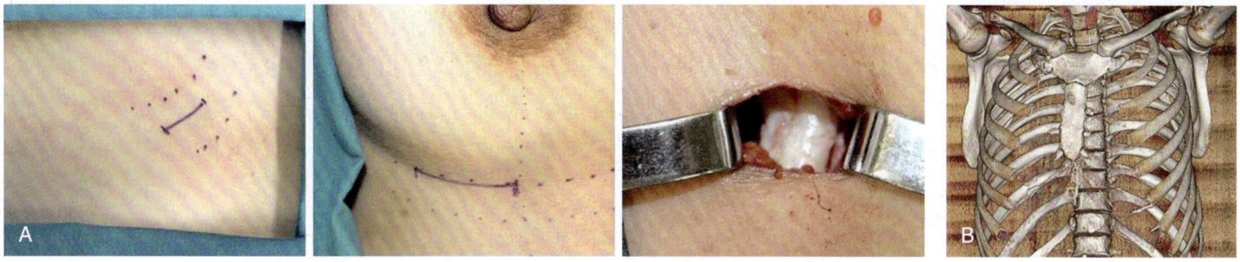

图 1-6-10　肋骨 / 肋软骨切取过程及软骨评估

A. 肋骨 / 肋软骨切口示意图及手术过程图；B. 胸部 CT 评估肋骨骨化情况。

2. 髂骨取骨术　自体髂骨移植在颅面外科中运用比较广泛，其优点在于自体髂骨移植后较少出现感染和积液等并发症；髂骨供骨量大，只需应用单一髂骨移植就可为各种颅骨缺损提供足够的骨量；髂骨可切取一个较佳的平面且适应植骨的需求，利于保持头颅原有形态；自体髂骨移植不限制颅骨的发育，可应用于儿童患者的颅骨缺损修复。

髂骨为扁平骨，下方为髂骨体，上方为髂骨翼，翼上缘肥厚变成弓形为髂棘，其前端为髂前上棘，后端为髂后上棘，髂前上棘后方 5~7cm 处，髂嵴的前、中 1/3 交界处向外侧突出称髂结节。髂棘较肥厚，为常用的取骨部位，其下翼部较菲薄。

股外侧皮神经是髂骨取骨的重要解剖结构，在骨盆内走行于髂肌深面的腹膜内，从腹股沟韧带于髂前上棘附着点的下方穿出。同时，附着于髂骨内外侧面的臀肌、阔筋膜张肌、髂肌、腹内斜肌等亦是术区的重要结构。

自 20 世纪 90 年代开始，髂骨单皮质取骨成为髂骨取骨的主要术式。相比较传统的全层取髂骨，单边取髂骨以取内侧板为主，保留髂棘，剥离及取骨范围小、出血少，保持了髂骨的相对完整性，减少并发症。

(1) 切口：患者取仰卧位，髂部沙袋垫高以方便操作。定位髂棘位置，将皮肤往外侧牵拉，使得内侧皮肤切口位于髂棘上，在该皮肤位置沿髂棘设计 4~5cm 手术切口，松开后皮肤切口位于髂棘内侧，术后切口瘢痕不在髂棘上，有效避免因反复摩擦引起的瘢痕增生（图 1-6-11）。

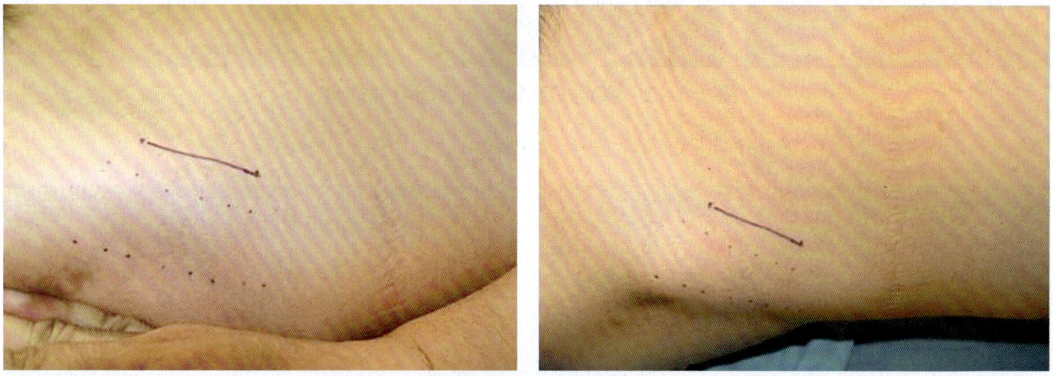

图 1-6-11　取髂骨切口线设计

切口在张力状态下位于髂棘上，松弛状态下位于髂棘内侧，减少术后瘢痕的摩擦。

(2) 切开剥离：沿设计线切开皮肤后，正对髂棘中线切开皮下组织、肌肉、骨膜直达髂棘表面，在髂棘骨面向内侧骨膜下剥离，暴露髂骨内侧板及内侧部分髂棘，保留外侧板肌肉附着、骨膜完整。

(3)取骨:在髂棘下方0.5cm位置平行髂棘切开内侧皮质骨,两端截开后部分掀起髂棘,根据取骨量的需要截取相应内板骨皮质,可使用往复锯、摆动锯或者骨凿进行取骨,取骨时注意深度,不要损伤对侧外板骨皮质。若仅需要骨松质植骨,可掀起髂棘盖后,刮匙刮取两侧骨板中间骨髓腔内松质骨。

(4)止血缝合:取骨完成后,软组织电凝止血,骨组织内若渗血较快,可使用骨蜡填塞。止血完成后,将髂棘复位至原位,骨膜对应缝合,放置引流,逐层缝合肌肉、皮下、皮肤组织。

髂骨取骨术后并发症主要是术后疼痛和跛行。髂骨体翼周围肌肉的广泛剥离是疼痛的主要原因,取骨量越大,术后疼痛也越明显。术中减少剥离范围、术后早期活动,可以有效减轻疼痛。而跛行一方面由于术后伤口疼痛影响行走、另一方面则是臀肌、阔筋膜张肌等术中剥离所导致,尽量减少不必要的剥离,保证外板骨皮质肌肉附着完整性,缝合时恢复肌肉韧带的有效连接,对于减轻术后跛行的具有重要意义。

3. 颅骨外板取骨术　颅骨为扁骨,由外板、板障和内板构成,内外板均为致密骨。颅骨外板具有良好的天然曲面、骨源丰富、移植后吸收少,适合颅面骨缺损的修复。自20世纪80年代以来,颅骨外板成为颅面外科常用的自体骨移植材料,尤其是对于手术需同时做头皮冠状切口的患者,供区受区使用同一切口,避免了取骨产生新的切口。

颅骨由于其内邻硬脑膜,在取骨前评估颅骨内外板厚度至关重要。一般术前可以进行头影测量片或头颅CT扫描获取颅骨各处厚度,选择厚度大的区域取骨(图1-6-12)。一般来说,顶骨中后部处颅骨通常较厚,外板平均厚约1.0~2.0mm,内板约0.5mm。板障为松质骨,此间隙较易凿开取下外板,而颅骨内板也较坚硬,完全可独立保护颅脑。而在行颅内外联合治疗的手术中,往往需要取下大块游离颅骨完成开颅操作,因此可以在离体情况下切取颅骨外板,操作相对简单安全(图1-6-13)。

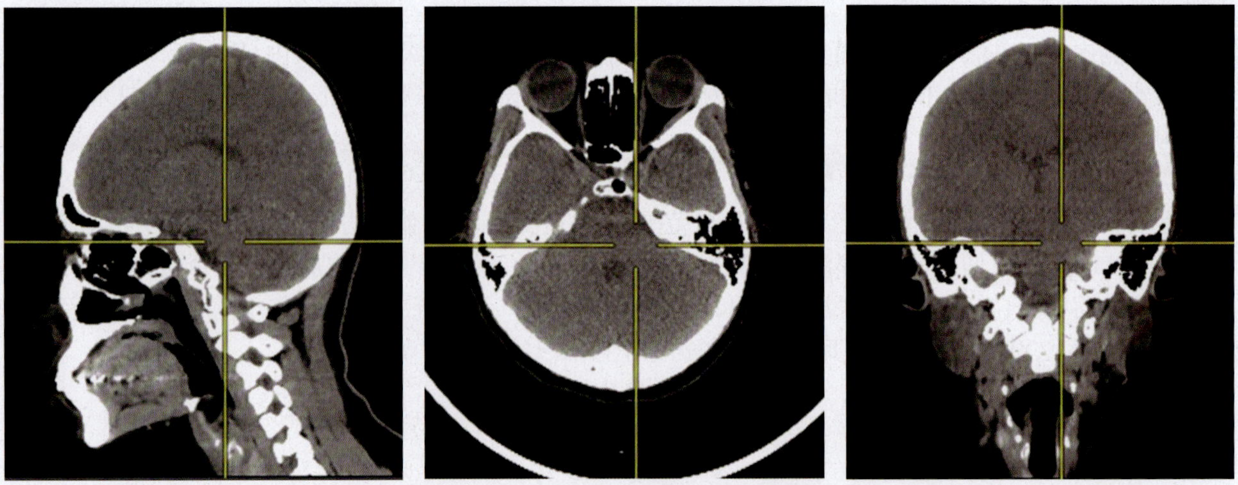

图1-6-12　头颅CT测量头顶部颅骨厚度

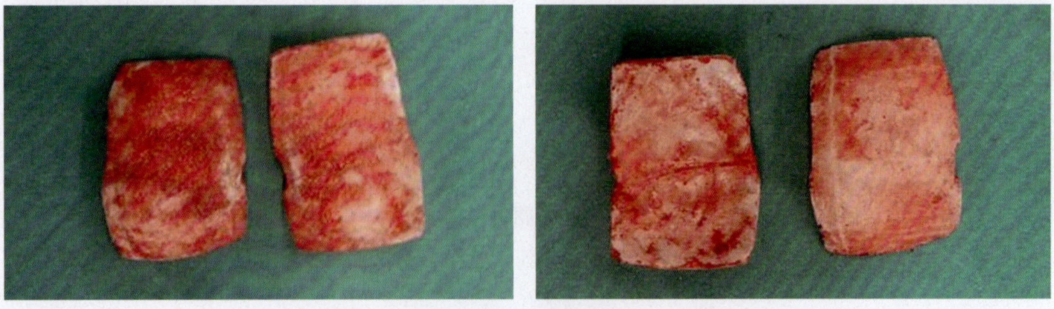

图1-6-13　离体情况下将游离颅骨瓣分离内外板

(1)切口：一般取头部冠状切口，切口线长短根据取骨量大小调整，于皮肤至骨膜层注射 1:20 万肾上腺素生理盐水，逐层切开皮肤、皮下脂肪、帽状腱膜、骨膜直至暴露骨表面。

(2)颅骨外板的制备：颅内外联合径路手术时，在神经外科医生的协同下，在额部制备游离额骨瓣作为颅骨开窗，取下的额骨瓣在离体的情况下骨凿劈开内外板，颅骨外板备用，颅骨内板在手术完成后重新骨内固定于原位。

单纯取颅骨外板时，一般选择顶骨中后部的单侧或两侧，不经过颅骨中线相连，因中线位置有正中矢状窦，损伤后出血量大，不适合作为颅骨外板取骨区域。

标记取骨区域后，用小磨钻在边缘线上磨除外板骨皮质至骨创面有新鲜出血，标志进入板障层，控制深度将取骨区域四周均磨至板障层。在一侧斜行扩大骨创，使得骨凿能探入板障层，用直凿或者弯凿沿板障层深度劈下外板，注意骨凿走向，避免突破内板后引起硬脑膜损伤。若取骨量较大，可以将骨块分割成多个条状小骨块后凿取。

(3)缝合止血：切取颅骨外板完成后，大量生理盐水冲洗创面，板障层出血可电凝止血，若出血速度较快，可采用骨蜡填塞。止血彻底后，逐层缝合伤口，必要时可放置引流。

颅骨取骨的优点在于其再生属膜内成骨，游离移植后吸收少，存活量大，易与受区形成骨性愈合。颅骨外板具有天然曲面，修复眶、额部颅骨时会形成自然弧度，外形美观；取骨切口位于发际内，瘢痕隐蔽；若同时行冠状切口手术，供受区手术野同在一区域，操作便利。但在非离体下颅骨外板切取时需注意保护内板的完整性，避免硬脑膜损伤，一旦硬脑膜损伤，需请神经外科医生协同处理。

(三) 骨内固定技术

颅面外科手术中，往往需要将颅面骨截开并根据手术的需要移动到相应的位置，从而获得畸形矫正或美容的目的。而为了维持移动到位的骨块在新的位置上的稳定性并获得Ⅰ期骨愈合，需要有良好的骨内固定，从而促进骨愈合、防止术后复发。

颅颌面外科的骨内固定分钢丝固定和钛板钛钉坚固内固定两种。

钢丝固定适用范围：①受力较小部位的固定，轴向及垂直于轴向压力不大，如颧骨、颅骨板的固定；②骨块较小，缺少钛板钛钉固定的空间；③骨皮质较薄，钛钉固定不稳，如眶距 O 形截骨游离眶骨内移固定。

由于力学方向是单一线性的，钢丝固定能承受垂直轴向方向的压力很小，因此选择指征时候，需谨慎把握。

坚固内固定即钛板钛钉所介导的骨内固定，是目前颅颌面外科广泛应用的固定方式，固定牢靠切实，是骨断端稳定和骨良好愈合的重要保障。

颅颌面外科坚固内固定系统主要采用的是小型板或者微型板，即钛板厚度分别为 1mm、0.6mm。下颌骨骨皮质较厚，肌肉牵拉受力较大，骨折和截骨固定多采用小型板，而上颌骨和颅骨一般受力较小，可以选择微型板或者小型板。而且根据各个部位不同的需要，目前已发展出“L”形板、直板、弧形板、颏成形板等多种适合各种部位需求的固定钛板。而相对于儿童来说，由于颅颌面骨骼具有生长性，传统的钛板固定无法随生长发育而变化，因此建议选择使用可吸收固定系统，一般在 4~6 个月后固定材料吸收，不影响生长发育。

与骨内固定相关的螺钉包括拉力螺钉和固定螺钉。拉力螺钉在固定骨面同时产生单独的断面压力，固定螺钉则是单纯将骨面断端固定在一起而不产生额外压力。与内固定钛板相配套的螺钉多使用固定螺钉，包括可以自动切割旋转进入骨面的自攻螺钉和需钻针预钻通道的自钻螺钉。自攻螺钉呈 V 形，切割力强；自钻螺钉螺纹平宽、纹距窄，固定稳定。

钛板钛钉因其良好的生物相容性，术后可选择取出或者长期保留。一般来说，当固定的钛板钛钉影响颅颌面骨发育或周围组织的生长时，如上颌手术固定板引起牙槽骨吸收或过于靠近牙根，则需取出。其他情况下可根据患者意愿选择(图 1-6-14)。

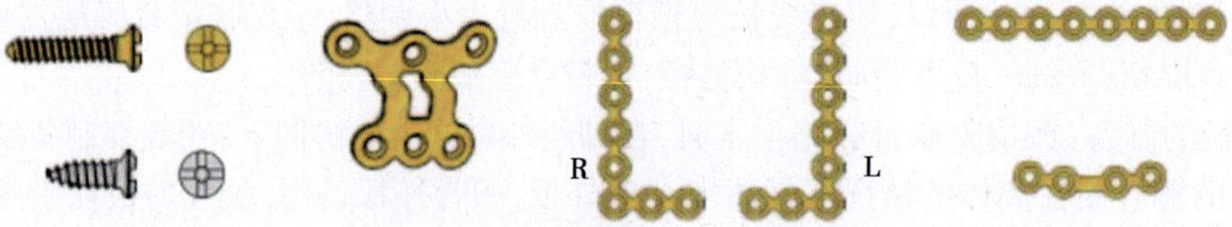

图 1-6-14 常用的钛板钛钉类型

从左至右依次上，自攻螺钉；下，自钻螺钉；颏成形板；L 形板；直板；弧形板。

（四）牵引成骨技术

20 世纪，学者 Ilizarov 在大量动物实验研究的基础上，对骨组织施加牵引力来保持一定张力，进而促进骨的再生，发展完善肢体长骨的牵引成骨技术，治愈肢体长骨的多种疑难疾病，并使这一技术在全世界得以推广应用。但由于颅颌面骨解剖结构相对复杂，直到 1992 年美国学者 McCarthy 才首次报告在下颌畸形治疗中的应用获得成功，其后欧美国家先后成功研发各种牵引器，在临床上得以广泛开展治疗。

牵引成骨是利用在截骨线处对骨组织保持持续缓慢的牵张力，刺激新生组织的生长特性，来达到治疗组织缺失性疾患的目的。关于牵引成骨中骨生成的大量基础研究表明，牵张机械力可以刺激多种细胞因子的表达，从而影响成骨细胞的增殖、分化及胞外基质合成，包括转化生长因子 -β、骨形成蛋白、血管内皮生长因子、成纤维细胞生长因子及胰岛素样生长因子 -1 等。

近年来随着牵引成骨技术的发展，已经成为颅颌面外科不可或缺的修复重建方式，主要分为以下几方面：单纯性颅缝早闭所导致的头颅畸形，斜头、短头畸形等；综合征性颅缝早闭伴有严重面中部发育不良或通气障碍，克鲁宗综合征（Crouzon syndrome）、阿佩尔综合征（Apert syndrome）、普法伊非尔综合征（Pfeiffer syndrome）等；面部不对称，主要有先天性半面短小、半面萎缩及上下颌骨发育畸形等；各种原因造成的面中部后缩、小颏畸形。

牵引成骨过程主要包括手术截骨、牵引间歇期、牵引治疗期、牵引稳固期。

1. 手术截骨　将所需要延长的骨切开或离断后形成间隙，在此处施加张力刺激骨生长。研究证实骨间隙的稳定度是促进新生骨生长的关键。截开骨皮质而不损伤骨髓质，保持骨髓结构连续性的完整，对于新生骨的形成有着重要的作用。另外，骨膜中含有具备再生能力的干细胞，可促进成骨细胞生成，因此截骨完成后缝合时尽量保持骨膜完整，也有利于新生骨的产生。

2. 牵引间歇期　早期牵引成骨的实验结果表示，截骨术后不予即刻牵引，而予以一定时间段的间歇期，对于后期成骨具有良好的促进作用，原因可能和截骨术后骨组织周围血液循环在间歇期时能得到重建有关。目前临床上普遍接受的间歇期为 5~7 天。

3. 牵引治疗期　牵引的速度和频率是骨延长的核心。相关实验研究证实最恰当的牵引速度为每天 1mm，一天至少进行 2~4 次牵引，每次牵引 0.25~0.5mm，且相关实验表明，在每天牵引速度不超过 1mm 前提下，牵引的次数越多，越有利新生骨形成。

4. 牵引稳固期　此阶段目的是保证延长部位持续生长及新生骨钙化，在牵引治疗结束后，新生骨组织钙盐不断沉积并钙化，随后进入骨板形成塑形期，最终在截骨处形成坚强骨性连接后，才能将牵引器取下，一般稳固期为 3 个月至半年。

以一例克鲁宗综合征患者为例，该患者额颅低平、面中部凹陷、突眼反颌畸形，拟行 Monobloc 截骨并同时牵引成骨改善畸形，采用外置式延长器（图 1-6-15，图 1-6-16）。切开截骨：冠状切口切开后逐层分离至骨膜层，剥离子骨膜下剥离清晰暴露手术视野，完成 Monobloc 截骨线截骨，将面中部骨块完全游离，并同时进行额颅重塑及额眶前移。

1. 固定　截骨游离完成后，面中部牵引点主要位于双侧颧突眶下缘水平及双侧梨状孔旁牙槽骨上，颞部固定点耳郭上方平行于眉上 1cm 左右，牵引器中央伸缩杆应与眉心、鼻根及颏前点三点连线相平行，固定时尽可能保持位置、深度及力道的对称；牵引钢丝连接面中部牵引点与外置牵引器，固定完成后，将游离骨块复位，等待牵引。

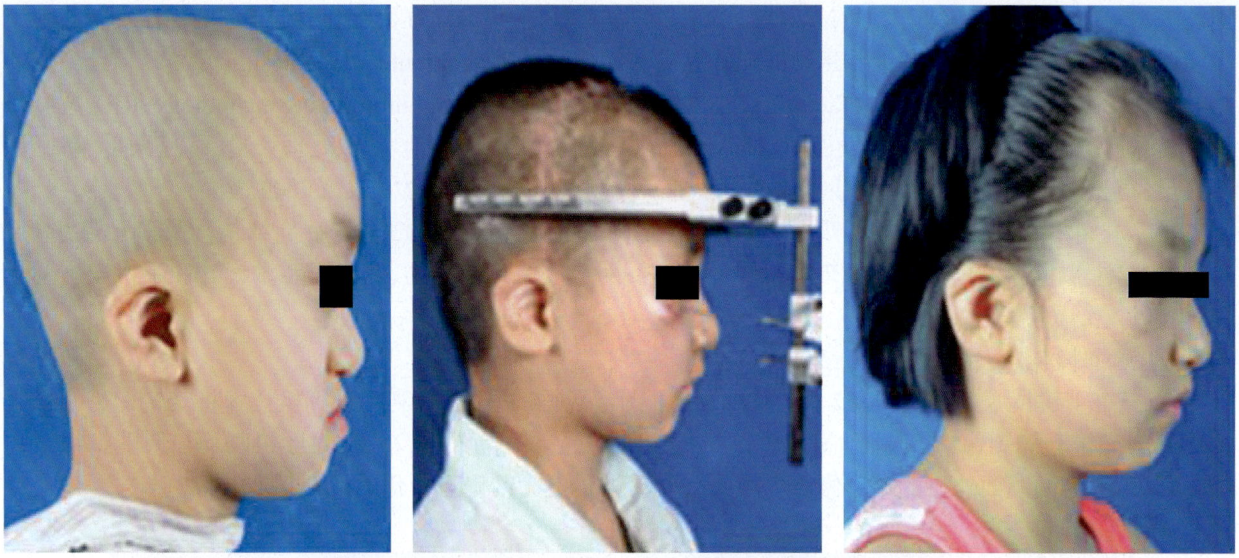

图 1-6-15　外置牵引器在克鲁宗综合征患者牵引成骨中的应用

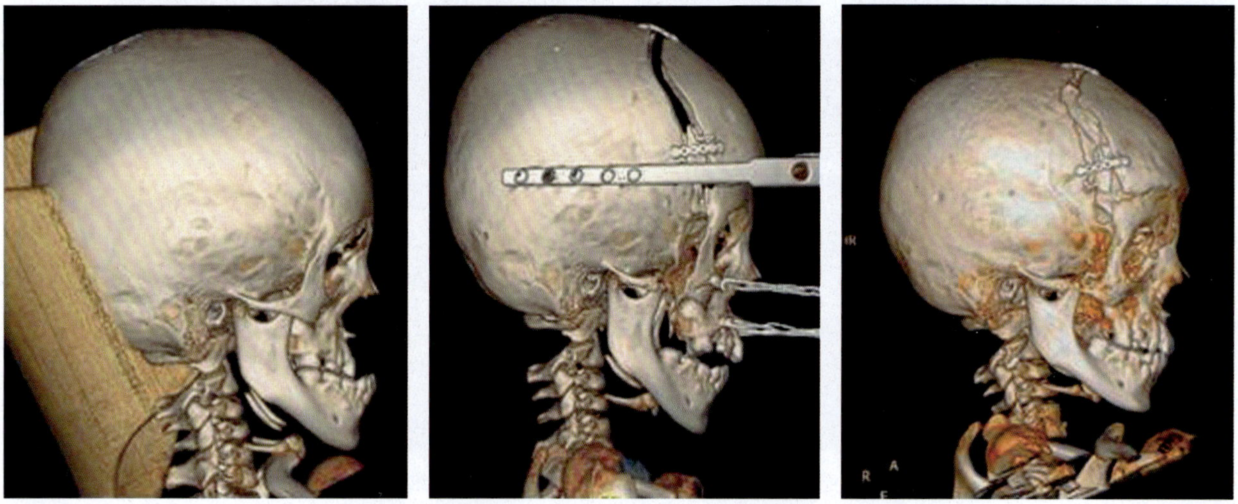

图 1-6-16　外置牵引器在克鲁宗综合征患者牵引成骨中的应用,CT 表现

2. 延长　术后通常先观察两天,评估无术后并发症后,于第五天开始进行牵引治疗。牵引疗程为每次 0.5mm,一天进行两次牵引治疗。牵引过程中,需定期评估牵引位置是否良好、咬合关系及突眼度情况,通常建议过度牵引,以预留空间患者后期生长。

3. 取架　待 3~6 个月后,可在局麻或全麻下(具体根据患者配合情况)进行外置牵引器拆除术。剪断固定钢丝后,随后将颧骨及梨状孔边缘螺钉拆除,将颞部固定螺丝拧出,并使用双氧水及氯霉素彻底清洁伤口,避免发生感染。

牵引成骨最大并且最独特的优点就是利用施加在颅颌面骨的张力让骨自行生成,同时伴有软组织的同步生长。相较传统截骨植骨的手术方式,牵引成骨安全有效,成骨稳定,没有供骨区并发症的顾虑,并且效果明显不易复发,已成为目前颅颌面外科治疗的基本技术之一。

(五) 颅面外科数字化技术

随着医学科技水平的发展,数字化技术越来越多地应用于医学领域,逐渐成为医学治疗中不可或缺的重要部分。数字化技术是基于医学影像及解剖学,利用三维重建、计算机辅助设计和制造、计算机导航系统等相关技术,将临床中的二维图像或结构测量数据转化为立体测量分析,最终精确地辅助及模拟手术设计。1983 年,Hemmy 等率先将三维重建技术应用于颅颌面外科,从而开启了数字化技术在颅颌面外科应用的先河。越来越多的临床医生将这种技术应用到临床病例中，推动了数字化外科学的应用进程，并不断在实践中完善基本技术，从三维重建发展到计算机辅助设计技术（computer aided design，CAD）和计算机辅助制造技术（computer aided manufacturing，CAM），快速成型技术（rapid prototyping technology，RP）、数字化导航技术等，推动了整个学科的发展。目前该领域已经成为汇聚了图形图像处理人员、编程人员、精密制造人员、材料学专家、外科医生、放射科医生、医学工程学人员等各类人才的交叉领域。

数字化外科学技术的应用实现了从现实到虚拟的两次转换：CT 扫描将解剖结构转移到数字世界；CAM 则将虚拟世界的信号转移成现实世界的实体。对应在临床治疗中，完成了手术设计和手术实施两大关键步骤。

1. 颅面外科数字化技术组成

(1)三维重建技术：三维重建技术是在二维 CT 图像数据的基础上，利用计算机技术将其转化为模拟数据输出为三维立体图像，并准确地显示解剖结构与病变的空间位置、大小、几何形状以及与周围组织结构的空间关系，为颅颌面外科的畸形修复和颜面整形提供了更为精确且量化的模拟（图 1-6-17）。

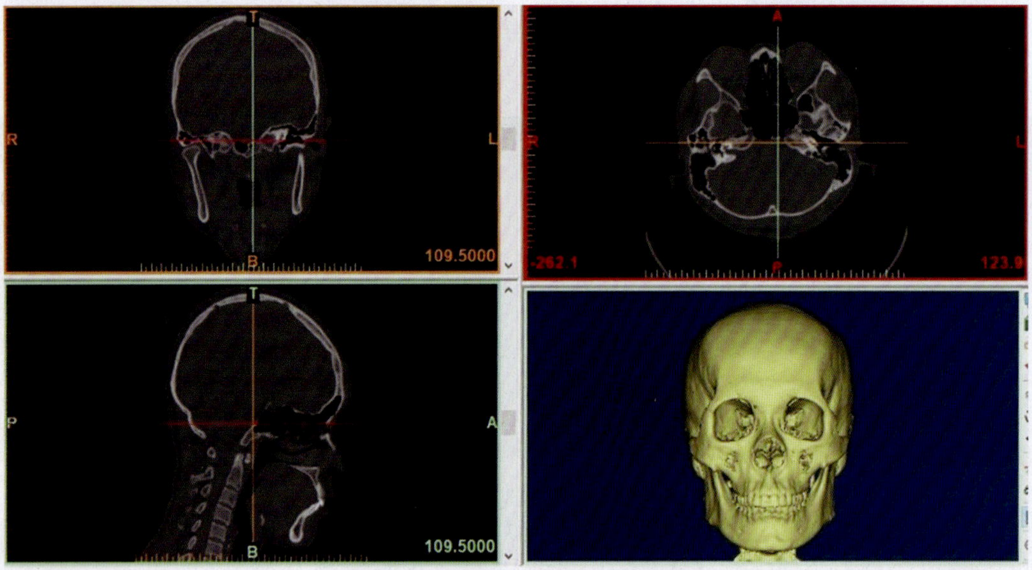

图 1-6-17 Mimics 软件进行头颅 CT 数据三维重建

三维重建的实现为医学手术带来推动力，复杂而抽象的二维图像曾经给临床医生带来很大困惑，而三维图像不仅可以提供形象具体的组织影像，如颅底，筛窦等复杂结构，以及腔隙部位的神经血管的走行情况，还可以在医生的鼠标控制下旋转运动，为医生提供各个角度的病变解剖图像；任意平面切割技术使得医生可以观察到手术入路所途经的解剖结构，给临床工作提供了有力支持。近年来，三维重建技术在颅颌面外科的应用已不仅局限于硬组织，颅面部的三维重建可从组织结构进行细致地分层显示，将面部皮肤、皮下浅筋膜、面部血管神经等逐层显示出来。三维重建技术是数字化外科的基本技术，为模拟外科提供了重要的方法。

(2)CAD 和 CAM：CAD 在数字化外科中处于核心地位。利用 CT 扫描得到颅面部解剖结构的虚拟数据，经过三维编辑软件处理，完成数字化三维重建（图 1-6-18）。其组成包括：镜像技术、有限元分析、自由曲面构建技术、数据分割技术、数据构建技术、图像配准技术、差值分析技术等。应用计算机辅助设计软件可对颅面骨进行三维重建，并且在电脑上完成颅面骨虚拟切割和移动，术前模拟复杂的颅面手术并进一步对术后效果加以预测。很多学者将 CAD/CAS 技术应用于颅面骨的缺损修复、畸形矫正以及颅面牵引成骨等各个方面，均具有显著效果。

计算机辅助制造技术（CAM）可以最大限度地发挥数字化技术的优点，充分进行术前模拟。CT 扫描可以把实在的人转变成计算机辅助信号，而 CAM 技术则是将这些信号重新转换成实在的个体。为计算机与真实世界搭建了一座互动的桥梁。CAM 以快速成型技术（rapid protocol technology，简称 RP 技术）为代表，它以光敏树脂等为原料将计算机辅助设计的模型通过软件分层离散和数据成型系统重新分层、逐层叠加，从而完成填充物的轮廓编辑和成型，制造出三维实体模型。应用 CT 扫描数据和快速成型技术所制作的三维头颅模型可以直观、真实、立体、精确地显示颅面部的三维解剖结构及空间关系。

在此基础上临床医生可进行精确的测量和准确的临床诊断，为手术治疗提供充分依据。同时，术前可在三维头颅模型上进行手术设计、模拟操作并预构个性化修复体进行填充。CAM 技术可以用来生产个性化钛合金修补体、仿真头颅模型、切割定位模板和组织工程支架等等。为临床手术和试验研究提供了巨大支持。如果说在该项技术诞生之初它还由于昂贵的费用只能停留在试验室里的话，随着各种软件的商业化以及制造工艺的改良，到了 90 年代中期其费用已经降到大多数患者都能接受的水平了。

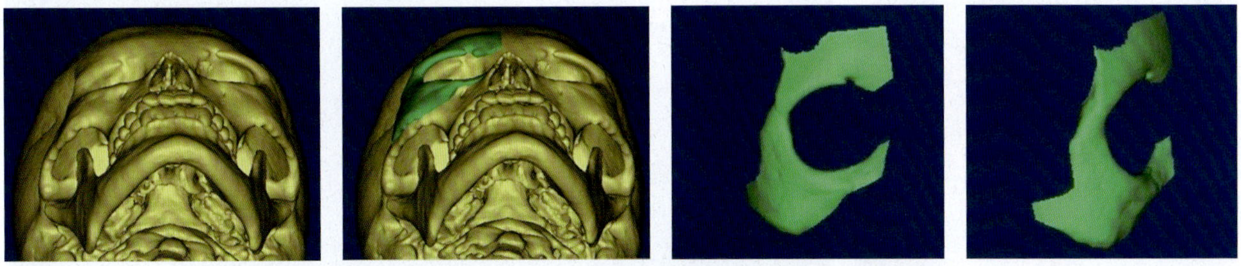

图 1-6-18　采用 CAD/CAM 技术设计眼眶发育不全患者三维充填模型

（3）计算机辅助手术模拟（computer assisted surgery simulation，CASS）：计算机辅助手术模拟是虚拟手术的一种，是基于各种医学影像数据运用计算机图形学与虚拟现实来模拟、指导手术，使复杂精确的手术成为可能。对于颅颌面外科而言，准确的术前设计是手术成功的保证，因而建立基于 CT 的三维图像的虚拟现实外科计划、模拟系统的计算机系统工作站对颅颌面外科有重大意义。近年来，CASS 开始应用于颅颌面复杂畸形和创伤患者的治疗修复并取得了良好的效果（图 1-6-19）。

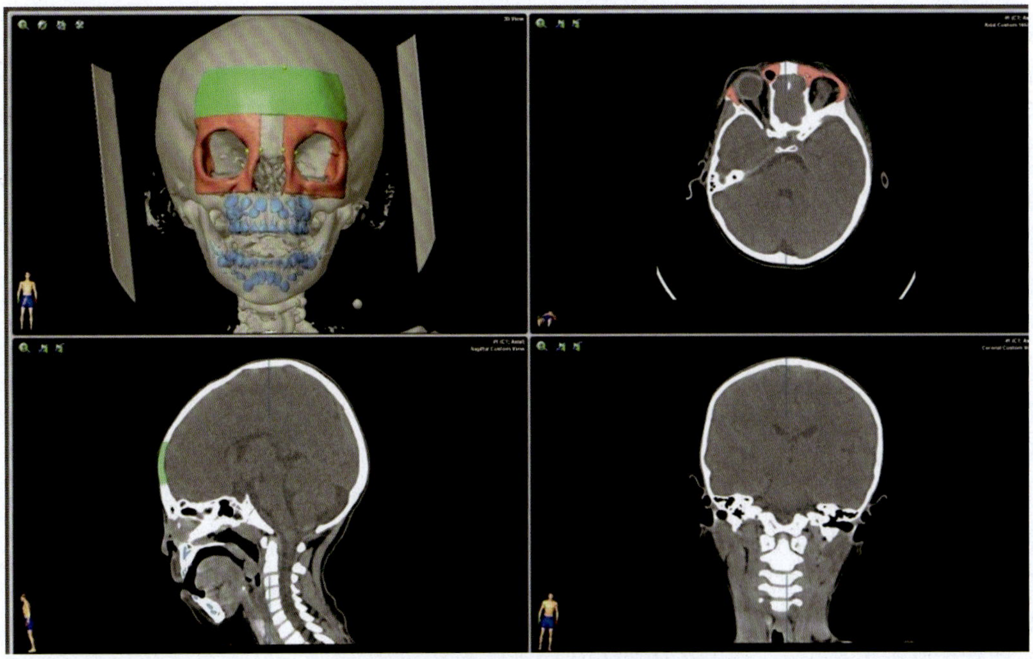

图 1-6-19　眶距增宽术前设计模拟手术截骨及标注牙胚位置

（4）计算机辅助导航系统（computer assisted navigation system，CANS）：计算机辅助导航系统是计算机辅助外科技术的重要组成部分。计算机辅助导航系统将计算机所处理的三维模型与实际手术相交互，并通过红外线或者激光对手术器械位置的进一步追踪，以便最大可能地提供术区信息。其操作步骤包括术前获得三维图像、手术方案的制定、手术模拟和术中导航注册。CANS 系统利用术前 CT 等医学影像，对术区的解剖结构进行精确定位，突破了传统外科手术的局限，将外科医生有限的视野充分延伸，更好地发挥了医生的主动性和灵巧性。为医生与患者提供了更具前瞻性、高成功率、微创化的治疗手段，能使以往某些无法完成的手术难题得以解决，甚至可以实现远程手术和医疗。CANS 在患者容貌恢复与功能重建中的应用，使颅颌面外科由传统的经验化手术方式向数字化、精确化方向发展，从而能够最终实现外形和功能兼得的仿生学修复，因此已经成为医学领域一项重要的发展方向，有着非常广阔而且实际的应用前景(图 1-6-20)。

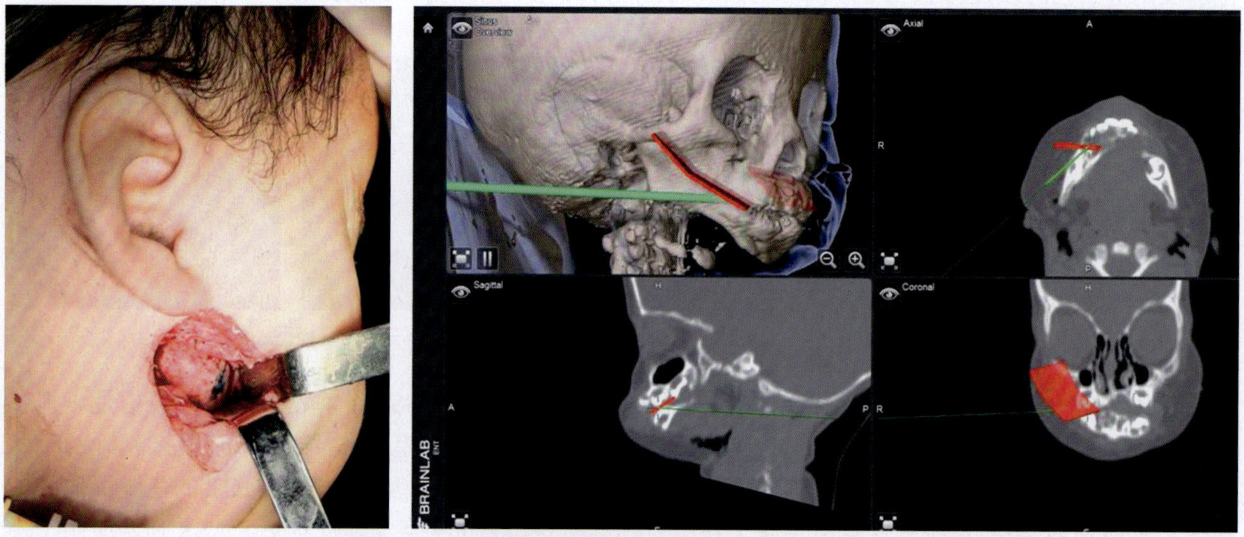

图 1-6-20　计算机导航技术在颅面复杂畸形中的应用

患者为先天性上下颌骨融合患者，通过术前设计截骨线，术中导航精确实施手术，避免神经及牙胚的损伤。

(5) 数字化新技术：机器人手臂完成复杂的手术轨道切割已有报道。随着术中导航系统的成熟，比机器人手臂更为完善的手术机器人辅助系统也已经应用于临床。该系统在颅内植入定位等方面可获得比外科医生手术操作更为准确的精度。通过计算机设计及手术指导模板进行手术，可以控制摆动锯的方向以及深度，来进行机器人手术切割，手术的结果证明这种计算机指导的骨切除是可行的。目前这种能够代替外科医生的机器人手术辅助系统已经越来越多地应用在试验研究和临床工作中。

2. 数字化技术

(1) 在颅面外科中的应用：CAD/CAM 在颅颌面外科中的应用具有很大的广度和深度。涉及相关疾病的诊断、手术设计、手术指导、术后随访等各个方面。新技术在颅面骨重建中应用的报道很多，其中颅骨缺损修复是应用最早的，其次下颌骨重建和颞下颌关节的重建。眶周骨折由于其复杂的解剖比邻关系，不规则的修复体形态而成为发挥三维技术的最有利领域。

颅颌面肿瘤、外伤和畸形经常导致严重的咀嚼功能障碍和面部轮廓损坏，显著降低患者的生活质量。然而，畸形的颅面骨是立体多面且不完全规则的，X 片和 CT 的二维图像不能对三维结构进行立体呈现和定量测定，导致受损及畸形骨的复位缺乏准确性，通常很难恢复预期的面部形态。对于外科医生而言，提高颅颌面缺损和畸形患者的术后效果仍然是一个挑战。把数字化技术应用于外科诊断和治疗中，可以帮助解决这个问题。

(2) 在颅颌面肿瘤中的应用：数字化技术在颅颌面肿瘤的评估、手术切除和术后修复中均有重大帮助。一些学者应用三维数字立体摄影测量技术评估患侵袭性纤维瘤病的儿童进行下颌骨节段性切除术后 2 年内的面部发育情况，认为三维数字立体摄影测量是一种客观、量化地监测面部增长的无创性方法。Lubbers 等为一个巨大额骨和颞骨骨母细胞瘤的患者进行术前虚拟规划，运用镜像技术和导航系统在术中切除病灶，同时利用自体颅骨根据健侧重建患侧，术后效果良好，为复杂的颅颌面肿瘤手术提供了新方法。由于颅颌面骨骼形态及其相互关系复杂，周围重要的组织、器官多，手术中容易损伤其他结构或组织；对于解剖关系特别复杂的情况，为了减少手术风险，可先在模型上模拟手术，特别是用透明树脂加工出的实物模型，医生可清楚地看出内部组织的确切位置及大小，从而知道在手术中该如何避开各重要器官及如何避免伤及其他组织，对手术中可能出现的问题事先考虑到预防和补救的措施。对于某些边界清晰的良性肿瘤，应用数字化技术可以精确的定位手术区域，从而在充分避免副损伤的前提下尽量完整的切除肿瘤。

(3) 在颅颌面外伤中的应用：在颅颌面外伤中，眶颧骨折占很大比例。眼眶重建修复最大的困难在于眼眶周边结构复杂，血管神经丰富，要精确恢复病前的眼眶骨性轮廓和恢复眼外肌功能是临床的一个难点。传统的手术虽然行之有效，但却会给患者留下外观上的缺陷。国外一些学者将术前手术模拟和术中导航相结合，对外伤导致的单侧眼眶畸形进行修复重建，解剖学复像精度高，修复效果良好，患者满意度高，是复杂的眶壁修复的重要手段。

(4) 在颅颌面畸形方面的应用：颅颌面畸形修复手术包括了对先天及后天因素导致头面畸形的矫治。手术成功与否不仅取决于手术操作，在很大程度上也取决于精确的手术方案。传统的手术在石膏模型上模拟手术截骨轨迹，这对于要求高精度的复杂颅颌面畸形手术是巨大限制，有学者运用 CASS 进行颅颌面手术术前设计并进行模拟手术，通过和传统手术相比较，CASS 辅助手术术后从颅面整体骨骼矫正以及上颌、下颌、颏的矫正水平具有明显改善。此外，对于眶距增宽症等患者，通过数字化技术术前模拟和术中指引，可以在截骨过程中充分避开患者的牙胚等重要结构，并且利用精确的定位，完美实现术前的截骨设计。在克鲁宗综合征的患者在 Lefort Ⅲ型截骨截断翼上颌连接的过程中利用数字化技术导航指引，将传统的口内入路的手术方式改进为经冠状切口颞下窝入路直接截骨。

(5) 在颅颌面外科其他领域的应用：一些学者使用 3D 立体摄影或 3D 软件进行颅颌面术前与术后软组织的评估，以及软组织的变化和手术复发的客观评价。

（韦 敏 徐 梁）

参考文献

[1] 王兴，张震康，张熙恩，等．正颌外科手术学．济南：山东科学技术出版社，1999: 160-165.

[2] 胡静，王大章．颌面骨骼整形手术图谱．北京：人民卫生出版社，2013.

[3] HEIKE CL, UPSON K, STUHAUG E, et al. 3D digital stereophotogrammetry: a pratical guide to facial image acquisition. Head Face Med, 2010, 28: 18.

[4] HASSFELD S, MUHLING J. Computer assisted oral and maxillofacial surgery: A review and an assessment of technology. Int J oral Maxillofac. Surg, 2001, 30: 2-13.

[5] GOH B T, LEE S, TIDEMAN H, et al. Mandibular reconstruction in adults: A review. Int J oral Maxillofac surg, 2008, 37 (7): 597-605.

[6] LIDA S, KOGO M, SUGIARA T, et al. Retrospective analysis of 1502 patients with facial fractures. Int J Oral Maxillofac Surg, 2006, 35 (4): 285-290.

[7] TROST O, ABU-EL-NAAJ I, TROUILLOUD P, et al. High cervical transmasseteric anteroparotid approach for open reduction and internal fixation of condylar fracture. J Oral Maxillofac Surg, 2008, 66 (1): 201-204.

第七节 移植免疫

组织器官移植是治疗器官衰竭和多种恶性肿瘤的有效手段。移植排斥是决定移植成败和患者生存的关键原因，其本质上是受者（或供者）免疫细胞对供者（或受者）移植物（组织器官）产生的免疫应答。随着对移植免疫机制认识的不断深入和新型免疫抑制药物的陆续问世，临床移植术成功率明显提高，但免疫抑制剂的毒副作用，以及难以避免的慢性移植排斥反应，仍是亟待解决的问题。近些年来，讨论慢性排斥反应的机制以及探索诱导移植耐受的新策略，成为移植免疫学的热点。

一、移植免疫研究的现状

根据供、受体间免疫遗传背景差异，可将移植分为 4 种类型：①自体移植（autograft），指移植物取自受体自身，不会发生排斥反应；②同种同基因移植（syngraft），指遗传基因完全相同（isogeneic）或基本相近（syngeneic），个体间的移植，如单卵孪生间的移植或近交系动物间的移植，一般不发生排斥反应；③同种异基因移植（allograft），指同种内遗传基因不同的个体间的移植，临床移植多属于此类型，一般均会发生排斥反应；④异种移植（xenograft），指不同种属个体间的移植，由于异种动物间遗传背景差异甚大，尤其是在非协调性动物种属间，受者体内可能存在抗异种供者组织细胞组分的天然抗体，移植后可能发生严重的排斥反应。在多数情况下，若移植物供体和受体主要组织相容性复合体（MHC）型别不相合，即可发生移植排斥（rejection）。

（一）同种异型抗原识别模型

按照 Zinkernagel R 和 Doherty P 所提出经典 MHC 限制理论，T 细胞仅可识别自身 MHC 分子提呈的抗原。但移植排斥反应的本质是受体 T 细胞可识别同种异型 MHC 分子并产生应答。因此，T 细胞如何“跨越”MHC 限制性屏障而识别同种异型抗原，成为移植免疫学研究的基本问题之一。Lechler RI 和 Batchelor JR 于 20 世纪 80 年代提出，受者 T 细胞可通过直接途径和间接途径识别移植物细胞表面的同种异型 MHC 分子；近年有人提出还存在一种半直接识别途径。

1. 直接识别　指受者 T 细胞直接识别供者抗原提呈细胞（antigen presenting cell，APC）表面同种异型的 MHC 分子，并在移植初期引发快速排斥反应。直接识别所致的排斥反应具有以下的特点：①无需经历抗原摄取和加工，故应答速度快；②识别同种异型抗原 T 细胞克隆数远远高于识别一般特异性抗原的 T 细胞克隆数：人体内，同种反应特异性 T 细胞克隆约占 T 细胞库的总数的 1%~10%，而针对一般特异性抗原的 T 细胞克隆仅占 1/100 000~1/10 000，故同种反应强度大；③主要在急性排斥反应的早期发挥作用：由于移植物内 APC 数量有限，同时 APC 进入受者血液循环即分布于全身，并随时间推移逐渐消失，故直接识别主要在急性排斥反应早期发挥作用，而在急性排斥反应中、晚期或慢性排斥反应中则作用不大。

有关直接识别的机制，目前已提出抗原肽非依赖模式和抗原肽依赖模式。两者的不同之处在于：同种异体反应性 T 细胞受体（TCR）是只识别同种 MHC 分子多态区，还是识别抗原肽 - 主要组织相容性复合体。

(1) 抗原肽非依赖模式：该模式由 Baven 提出，亦称“抗原密度”模式，其要点是：同种异型特异性 T 细胞主要识别同种异型 MHC 分子上与自身 MHC 分子上的多态性氨基酸残基侧链，而与 MHC 分析所结合的抗原肽无关。据此，供者细胞表面全部 MHC 分子均可被受者同种异型性 T 细胞识别，并使之激活。早期实验也发现，某些同种异型特异性 T 细胞克隆可与空载的 MHC 分子结合，提示处在非抗原依赖的同种异型特异性 T 细胞。但其后的实验发现，细胞表面所表达的空载 MHC 分子在体外极不稳定，故抗原非依赖模式遭到质疑。

(2) 抗原肽依赖模式：该模式强调，同种异型特异性 T 细胞与其他抗原特异性 T 细胞一样，均识别抗原肽 MHC 分子复合物 pMHC。已发现，某些不能被同种异型特异性 T 细胞识别的 TAP 缺陷细胞，通过加载特定的抗原肽，可使其被同种异型特异性 T 细胞识别。

目前对抗原肽依赖的特异性提出两种观点：①同种异型特异性 T 细胞可交叉识别多种抗原肽，MHC 残基在此识别中起主导作用，而抗原肽的作用是稳定 MHC 分子结构；②同种 T 细胞克隆对其所识别的抗原肽有严格要求，其具有和自身 MHC 限制性 T 细胞移植的抗原肽 -MHC 特异性。目前较认可的观点，即 TCR 识别靶分子并非绝对专一，而是具有交叉识别性，供者同种异型 MHC 分子与外来或自身抗原肽所形成的构象表位，以及受者自身 MHC 分子与外来或自身抗原肽素形成的构象表位，两者具有相似性，故可出现高频交叉识别。

2. 间接识别　指受者 T 细胞识别经自身 APC 加工提呈的供者 MHC 抗原肽，常引发较迟发生的排斥反应，其主要过程为：移植术后，受者 APC 随血液进入移植物内，可摄取并加工移植物细胞脱落的同种异型 MHC 分子(等同于普通外源性抗原),并经过 MHC Ⅱ分子突进提呈给受者 $CD4^+T$ 细胞;被同种异型抗原激活的 $CD4^+T$ 细胞分泌多种细胞因子,促进同种抗原特异性细胞毒性 T 淋巴细胞及 B 细胞增殖,导致移植排斥发生。参与间接识别的 T 细胞仅占 T 细胞总数的 0~1%。一般认为,间接识别机制在急性排斥反应中、晚期及慢性排斥中均起重要作用。

3. 半直接识别　指受者 T 细胞既可间接识别经受者 APC 加工并表达的供者同种异型 MHC- 肽与受者 MHC 的复合物(抗原肽 - 受者 MHC 分子复合物),又可直接识别从供者 APC 转移到受者 APC 表面同种异型 pMHC(抗原肽 - 供者 MHC 分子复合物)。受者 APC 表面表达同种异型 pMHC 的机制:①供者 APC 通过细胞间直接接触,将完整的细胞膜(包括同种异型 MHC)转移给受者 APC;②供者 APC 所释放的分泌小体(含 MHC 分子)与受者 APC 包膜融合,使后者获得完整的同种异型 pMHC。目前认为,半直接识别可能在移植排斥早期和晚期均发挥作用。

(二)移植排斥反应及其组织损伤的免疫学机制

1. 固有免疫参与排斥反应的机制　移植物自供体摘除到植入受体,经受强烈的应激刺激,包括麻醉、温度改变、机械损伤以及缺血后的再灌注损伤,均可导致移植物和受者手术创面局部细胞损伤并大量释放危险相关分子模式(damage associated molecular pattern,DAMP)(如热休克蛋白等),后者被内皮细胞和固有免疫细胞[中性粒细胞、巨噬细胞和树突状细胞(DC)等]表面模式识别受体识别,通过启动相关信号通路而引起炎症反应。另外,激活的固有免疫细胞可分泌大量炎性细胞因子(如 IL-6、IL-1)和趋化因子,均可进一步参与和加重移植物损伤。多种固有免疫细胞参与移植排斥反应所致移植物组织损伤。

(1)NK 细胞:取决于具体条件和微环境,NK 细胞参与移植排斥反应的作用具有促进和抑制双向性。① NK 细胞直接损伤供者 DC,抑制直接识别途径;② NK 细胞促进移植物释放同种异型 MHC 抗原,增强间接识别途径;③ NK 细胞可增强或抑制受者 APC 的提呈功能;④ NK 细胞直接参与 T 细胞相互作用,增强或抑制 $CD4^+$ 和 $CD8^+$ 细胞功能;⑤ NK 细胞可增强 Treg 的免疫负调节作用。

(2)巨噬细胞:其在移植排斥不同阶段的作用各异。①移植早期发生缺血再灌注,移植物内巨噬细胞通过快速上调炎症反应而导致移植物组织二次损伤;②急性排斥反应中,移植物内浸润的巨噬细胞通过诱导炎症而加重组织损伤;③慢性排斥反应中,巨噬细胞是主要效应细胞,可介导慢性炎症和纤维化。

2. 适应性免疫参与排斥反应的机制

(1)细胞免疫参与排斥反应:细胞免疫是介导排斥反应组织损伤的主要效应机制。其中,$CD8^+CTL$ 是参与同种异型移植排斥反应的主要效应机制。近期,有关 $CD4^+T$ 细胞功能亚群参与移植排斥的作用受到高度关注,简述如下:

1)辅助性 T 细胞 1(T helper 1,Th1):Th1 是参与移植排斥反应的重要效应细胞,其机制如下。a. 分泌促炎细胞因子(如 IL-1、IL-2、IL-6、TNF-α)及 NO 等效应分子,介导炎症反应和组织损伤;b. 产生 IL-2 等,促进同种异型特异性 $CD8^+T$ 细胞增殖;c. 分泌 INF-γ,激活巨噬细胞引发超敏反应,且通过活化 B 细胞产生抗同种异型抗原的抗体;d. 可通过 Fas/FasL 途径直接杀伤同种异型移植物组织细胞。

2)辅助性 T 细胞 2(T helper 2,Th2):早期认为 Th2 可抑制排斥反应,目前对此尚存争议。a. Th2 分泌 IL-5,可促进嗜酸性粒细胞功能,加速排斥反应;b. Th2 可通过分泌 IL-4、IL-10 而抑制 Th1 分化和功能,并抑制 Th17 和 $CD8^+T$ 细胞功能,从而抑制排斥反应。

3)辅助性 T 细胞 17(T helper 17,Th17):可分泌 IL-17A、IL-17F、IL-6、TNF-α、IL-21 和 IL-22 等炎性细胞因子,通过作用于中性粒细胞和巨噬细胞而加速移植排斥反应。

4)调节性 T 细胞(regulatory T cell,Treg):可释放抑制性细胞因子,或通过直接接触而负调节效应 T 细胞(Th1、Th2、Th17 和 $CD8^+CTL$ 等)活化、增殖,从而抑制移植排斥反应发生。过继输注 Treg 已成为诱导移植耐受的新策略。

(2)体液免疫参与排斥反应:一般认为 B 细胞介导的免疫应答能促进移植排斥反应。受者血液循环中抗人类白细胞抗原(HLA)分子的抗体与移植物血管内皮高表达的 HLA Ⅰ类和Ⅱ类分子结合,通过调理作用和抗体依赖的细胞介导的细胞毒作用(antibody-dependent cell-mediated cytotoxicity,ADCC),直接损伤移植物，并可通过经典途径激活补体，产生攻膜复合体，直接损伤靶细胞；另外，补体激活产生片段（如C3a、C5a）具有过敏毒素作用，可致血管扩张、通透性增加；C5a还可趋化吞噬细胞，加重移植物局部炎症反应，导致移植排斥；通过补体 - 血凝系统活化可致血管扩张、通透性增加、多形核白细胞浸润、血小板凝集、血栓形成等病理变化，导致移植器官被排斥。因此，移植补体活化可阻断补体介导的组织损伤和炎症反应。

另外，体内存在调节性B细胞，对移植物抗宿主病（graft versus-host disease，GVHD）具有保护作用。机制为调节性B细胞可抑制初始T细胞分化为效应T细胞、抑制自身反应性T细胞增殖、分泌具有负调节作用的IL-10和诱生抗原特异性Treg。另外，某些情况下封闭抗体可保护移植物免遭排斥。

（三）不同类型移植排斥反应的特点及其机制

1. 宿主抗移植物反应　宿主抗移植物反应（host versus graft reaction，HVGR）指受者免疫系统对供者组织器官产生的排斥反应，可分为超急性、急性和慢性排斥反应。

（1）超急性排斥反应（hyperacte rejection）：超急性排斥反应指移植术后数分钟至数小时内发生的排斥反应，本质上是抗体介导的不可逆的体液免疫反应。机制为受者体内预先存在抗供者同种异型抗原（如HLA抗原、ABO血型抗原和血小板抗原等）的抗体，移植术后这些抗体与移植物细胞表面相关抗原结合，激活补体，引起血管壁通透性增加，中性粒细胞浸润，导致细胞壁坏死，血小板凝集，纤维蛋白沉积。这些作用使内皮细胞正常的屏障功能破坏，出现血管收缩和血管内血栓形成，阻塞血管，阻断了移植物的血流供应，同时出现间质出血、水肿和炎症等现象，最终导致移植物梗死，功能也迅速丧失。

（2）急性排斥反应（acute rejection）：急性排斥反应是指发生于移植术后数天至2周的排斥反应。临床上最常见，3个月后反应强度逐渐减弱。除同卵双生或2个HLA单体型全相同的同胞间的移植，急性排斥反应均难以避免，但使用免疫抑制剂可缓解。急性排斥反应病理特征为组织、器官实质性细胞坏死并伴有淋巴细胞和巨噬细胞浸润；由$CD4^+$T细胞和$CD8^+$T细胞介导的针对移植物的细胞免疫是发生急性排斥反应的主要原因。

（3）慢性排斥反应（chronic rejection）：慢性排斥反应是指移植后数月，甚至数年后发生的排斥反应，是影响移植器官长期存活的主要障碍。其病变特征是组织结构损伤、纤维增生和血管平滑肌细胞增生，导致移植器官进行性功能丧失。慢性排斥反应发生机制迄今尚未完全清楚，可能为持续、反复发作的急性排斥反应所致的后果；$CD4^+$T细胞和巨噬细胞介导的炎性病变；免疫抑制剂毒副作用、移植物缺血时间过长等所诱发的组织器官退行性变。

2. 移植物抗宿主反应　移植物抗宿主反应（GVHR）指移植物中免疫细胞对受者组织器官产生的应答，主要见于免疫组织或器官的移植（如同种异型造血干细胞移植、胸腺移植等）。根据临床表现和病理改变，可将GVHD分为急性和慢性。

（1）急性GVHD（aGVHD）：急性GVHD指移植后数天或2个月内发生的GVHD。其机制如下。①预处理（射线照射等）导致组织损伤，释放危险相关分子模式（DAMP）分子；②预处理可激活APC（尤其是宿主血源性APC）、NK细胞、中性粒细胞，介导炎症反应；③$CD4^+$T细胞激活介导细胞因子风暴，募集效应T细胞和固有免疫细胞，引发和加重炎症反应；④效应T细胞（CTL、Th1、Th17等）发挥细胞毒性作用及介导炎症反应。

（2）慢性GVHD（cGVHD）：慢性GVHD主要是Th2介导的、以纤维化为主的血管病变，B细胞参与其中。其发病机制尚未完全明了，慢性GVHD有如下特点。①胸腺损伤，可能由预处理刺激所致，或由前期急性GVHD造成；②胸腺损伤导致同种异型反应性$CD4^+$T细胞的阴性选择受损；③Th2偏移，产生IL-4、IL-5、IL-11等炎性细胞因子及介导组织纤维化的细胞因子（如IL-2、IL-10、TGF-β_1）；④活化的巨噬细胞分泌PDGF及TGF-β_1，诱导组织成纤维细胞增殖、活化；⑤Treg数量减少；⑥微环境中大量B细胞活化因子（BAFF），导致B细胞功能失调，自身反应性B细胞增多并产生自身抗体。上述特点的综合效应引发自身免疫性疾病样系统综合征，进而导致显微增生性改变。

（四）防治排斥反应的免疫抑制药物和研发策略

1. 目前临床应用的免疫抑制药物　免疫抑制药物在防治排斥反应中发挥重要作用，目前临床上应用的免疫抑制药物及其作用机制如下。①烷化剂(如环磷酰胺、氮芥、苯丁酸氮芥等):可破坏 DNA 结构并阻断其复制，导致细胞死亡，增殖状态的免疫细胞对烷化剂比较敏感；②抗代谢类药物：即嘌呤或嘧啶的类似物(如硫唑嘌呤),主要通过干扰 DNA 复制而发挥作用，对淋巴细胞有一定的选择性作用。吗替麦考酚酯(mycophenolate mofetil,MMF)是新一代抗代谢药物，在体内脱脂化后形成具有免疫抑制活性的低些产物麦考酚酸(mycophenolic acid,MPA),后者可特异性抑制淋巴细胞内鸟苷合成，从而选择性地阻断 T 细胞和 B 细胞增殖；③环孢素 A：是仅含 11 个氨基酸的环形多肽，可抑制 T 细胞内与 TCR 信号转导相关的钙调磷酸酶活性，通过移植转录因子 NF-AT,阻断 IL-2 基因转录，从而移植 T 细胞增殖；④ FTY720：可促进淋巴细胞凋亡，诱导淋巴细胞归巢，介导 Th1 向 Th2 细胞偏移；⑤西罗莫司(雷帕霉素,RAPA):通过雷帕霉素哺乳动物靶标(mTOR)氨基酸残基 2 025~2 114 区结合，而使 mTOR 失活，发挥免疫抑制作用，其机制为抑制 4E-BP1 磷酸化，组织翻译起始因子 Eif-4E 释放和转录，抑制 P70S5 激酶活化，限制核糖体蛋白 S6 磷酸化，减少核糖体 / 转录蛋白合成，抑制 T 细胞的细胞周期(表 1-7-1)。

表 1-7-1　目前临床常用免疫抑制剂及其副作用

免疫抑制剂			副作用
蛋白类及其他新型免疫抑制剂	多克隆抗体	抗胸腺细胞球蛋白 抗淋巴细胞球蛋白	局部注射疼痛、过敏反应、长期注射导致肿瘤细胞免疫逃逸
	单克隆抗体	巴利昔单抗；抗 CD25 单抗	便秘、尿道感染、疼痛、高血压
		阿伦单抗；抗 CD52 单抗	同上
		OKT3 抗 CD3 单抗	同上
钙调磷酸酶抑制剂(CNI)		环孢素 A 他克莫司	肝肾毒性、神经系统毒性、感染、糖尿病、诱发肿瘤 肾毒性、感染
mTOR 抑制剂			头痛、恶心、高脂血症、鼻出血、电解质紊乱
霉酚酸酯；吗替麦考酚酯			一过性肌酐升高，皮疹、出汗、血尿、低血压、头痛、恶心
激素类			感染、骨质疏松、股骨头坏死、多系统病变

2. 新型免疫抑制药物的研发策略　由于传统免疫抑制剂具有广泛的毒副作用，探索新型的抗排斥反应策略成为关注热点，主要研发策略如下：

(1)基于 T 细胞的干预策略

1)诱导 Th1 向 Th2 偏移：Th1 参与介导排斥反应，Th2 可拮抗 Th1 细胞分化与功能。

2)阻断 Th17 相关细胞因子：Th17 可分泌 IL-17A、IL-17F、IL-6、TNF-α、IL-21 和 IL-22 而促进移植排斥反应，靶向 Th17 相关细胞因子成为治疗的靶点。

3)阻断 T 细胞激活的共刺激信号通路。

4)阻断 T 细胞归巢。

(2)基于 B 细胞的干预策略：①临床上利用抗 CD20 单抗清除 B 细胞，可有效的降低急性 GVHD 发病及缓解病情；②临床资料显示，B 细胞功能失调在慢性 GVHD 发病及治疗中发挥重要作用，使用淋巴毒素 β 受体阻断剂抑制生发中心形成或阻断 IL-17-BAFF 轴，可抑制 B 细胞功能，从而可能用于治疗慢性 GVHD。

(3)基于固有免疫细胞和效应分子的干预策略

1)NK 细胞：临床前期研究显示，供者 NK 细胞可抑制急性 GVHD,促进移植物抗白血病(GVL);供者来源的 NK 细胞和细胞因子诱导的杀伤细胞，可抑制供者 T 细胞增殖、CD25 表达和 IFN-γ 产生，联合输注造血干细胞和 NK 细胞可明显降低 GVHD 发生。

2)吲哚胺 2,3- 二氧化酶(IDO):IDO 是色氨酸(必需氨基酸)代谢的限速酶，有替代途径活化的巨噬细胞(M2)和其他调节性细胞产生。IDO 功能增强可致色氨酸耗竭，并产生具有细胞毒性作用的中间代谢产物，通过抑制 T 细胞增殖、介导 T 细胞死亡和促进 Treg 分化，发挥免疫负调节作用。因此，给予外源性 IDO 或诱导其在体内表达，可能干预移植排斥反应和进展。

(4)基于细胞内信号通路的干预策略

1)Notch 失活：Notch 信号调控细胞命运和组织自身稳定。研究显示供者 $CD4^+$T 细胞 Notch 信号失活可抑制急性 GVHD，但保留 GVL 效应。目前，某些失活 Notch 的药物已进入临床试验，可能成为抑制急性排斥反应(尤其是 GVHD)的有效靶点。

2)靶向磷酸激酶：蛋白激酶 C(PKC)对于 T 细胞活化与生存不可或缺。PKC 抑制剂 AEB071 可抑制 T 细胞产生 IL-2 和 IFN-γ，并增强 Treg 功能，故有望用于防治 GVHD。

迄今已研制针对上述靶点的多种新型免疫抑制剂，并进入临床试验。

二、移植免疫研究的关键科学问题

尽管移植免疫理论的发展大大推动了器官移植或骨髓移植的临床实践，但仍有许多问题有待解决，目前，移植免疫领域必须解决和正在攻克的关键问题，主要有以下三个方面。

(一)同种异型抗原识别的新认识

移植排斥的免疫学机制是移植免疫待阐明的关键问题之一。同种特异性 T 细胞是排斥反应的核心，但对受者胸腺内分化成熟的 T 细胞如何识别同种异型 MHC 分子仍不完全清楚。最近研究表明，初始和记忆 $CD4^+$/$CD8^+$T 细胞可被同种异型 MHC 分子交叉活化，此类同种异型识别具有肽和 MHC 特异性，病毒感染和疫苗接种可能特异性激活同种反应 T 细胞。

(二)诱导受者建立长期稳定的移植耐受

移植免疫耐受是获得性免疫耐受，由外来的抗原诱导产生，它与自身耐受相似，可以分为中枢耐受和外周耐受。目前主要有两种诱导免疫耐受的策略：①转输供者造血干细胞(HSC)，诱导混合嵌合体状态；②通过“耐受的方式”将同种异型抗原传递给受者，建立对移植物的外周免疫耐受。

1. 骨髓混合嵌合体诱导移植免疫耐受　移植免疫学中，嵌合体(chimerism)指来源于供者的同种异基因细胞在受者体内长期存在的状态。骨髓移植后混合嵌合体(mixed chimerism)指对受者预处理(免疫抑制剂或照射)后进行骨髓移植，供者骨髓细胞在受者体内长期存活所形成的嵌合状态。已形成嵌合的受者在不给予免疫抑制剂的情况下，对供者同种异型抗原产生耐受，移植物得以存活并维持正常生理功能。一般认为，流式细胞术检测受者外周血中供者来源的细胞占细胞总数的 1% 以上，方为嵌合状态。

(1)骨髓移植前预处理与嵌合体耐受的诱导

1)清髓处理：已证明，经过清髓预处理再进行常规骨髓移植的受者，日后接受来自同一供者的器官移植，可对该器官产生长期耐受。然而，上述清髓过程具有较高的危险性，故受者难以接受。

2)非清髓处理：在人和非人灵长类动物模型中，通过给予足量免疫抑制剂(如抗胸腺球蛋白、免疫抑制药物或应用抗 CD154 抗体阻断 T 细胞激活的共刺激通路)或胸腺照射等对受者进行预处理，然后进行 MHC 不相符的骨髓移植，成功形成混合嵌合体。经过上述处理的受者，接受同一供者来源的肾移植，停用免疫抑制剂后移植肾可长期存活。上述诱导混合嵌合体策略的主要障碍之一是，受者体内仍存在可交叉识别同种异型抗原的记忆 T 细胞。

(2)骨髓嵌合体形成机制：为诱导嵌合体状态，需对受者进行清髓或非清髓预处理，使受者可接受同种异型 HSC。换言之，嵌合体建立后，受者免疫系统需重新定义以前在胸腺确定的免疫自稳。其机制为同种异型骨髓移植后，受者获得来自供体的 T 细胞和 DC，这些细胞在胸腺内被受者的 T 细胞识别，通过阴性选择，可识别同种异型抗原的受者 T 细胞被清除。上述作用依赖于供者 DC 在胸腺内的持续作用。

2. 基于免疫负调节的细胞过继治疗　在非清髓预处理方案中，细胞过继对诱导混合嵌合体具有重要价值。

(1)耐受性 DC 和未成熟 DC：耐受性 DC 和未成熟 DC 具有免疫负调节功能，体外诱生的策略为低剂量粒细胞-巨噬细胞刺激因子（GM-CSF）或联合应用等量的GM-CSF和IL-10，可诱导未成熟DC产生；联合应用IL-10、TGF-β、GM-CSF可诱导耐受性DC产生。未成熟DC或耐受性DC可用于建立混合嵌合体，防治骨髓移植后GVHD。小鼠模型中连续给予经辐照处理的未成熟DC，成功形成混合嵌合体，并对二次皮肤移植产生耐受。

(2)调节性巨噬细胞：相关实验依据如下。①移植前注射巨噬细胞集落刺激因子（M-CSF），可诱导宿主体内调节性巨噬细胞分化，从而抑制供者T细胞功能，降低GVHD的发病率和死亡率；②体外获得调节性巨噬细胞，移植前过继输注受者体内，可通过诱导iNOS依赖性机制，完全移植多克隆T细胞增殖，从而显著延长移植物存活时间；③对肾移植受者过继输注调节性巨噬细胞，可降低免疫抑制剂用量，并诱导对移植物的可控性耐受。

(3)调节性T细胞：输注Treg诱导移植耐受成为具有临床应用前景的策略，相关进展为Treg纯化和扩增技术不断改进；扩增的Treg可保持其免疫抑制活性；成功诱生同种异型特异性Treg；Treg输注的临床安全性得到证实。目前，回输Treg用于防治GVHD，已显示较好的安全性和有效性。

(4)髓源性抑制细胞：髓源性抑制细胞（myeloid-derived suppressor cells，MDSC）是髓系来源的异质性细胞群，包括前体细胞、未成熟巨噬细胞、粒细胞和树突状细胞等。MDSC可在体外扩增并通过多种机制移植免疫系统，例如，产生NO、氧自由基及过氧亚硝酸阴离子，直接对细胞产生毒性作用；分离IL-10和TFG-$β_1$，抑制免疫应答；诱生Treg；诱生M2巨噬细胞；抑制NK细胞和DC等。

(5)间充质的基质细胞/干细胞（MSC）：骨髓来源的MSC可迁移至炎症区域，通过直接接触或分泌细胞因子而调节免疫细胞功能。

(6)凋亡细胞：细胞凋亡（特别是早期凋亡细胞）具有强抗炎作用，并负调节APC功能。实验研究发现，输注早期凋亡细胞的供者白细胞，可延长小鼠同种异型心脏移植物生存期。该模型中，脾DC可快速摄取注入的凋亡细胞，并表达凋亡细胞来源的抗原肽-MHC分子复合物，继而聚集于脾小结T细胞区。研究表明，输注供者凋亡细胞可抑制小鼠受者体内针对同种异型抗原的T细胞应答和B细胞应答，延长同种异型心脏移植物存活。

3. 免疫清除诱导治疗　活化T细胞可以诱发严重的排斥反应，抑制或清除活化的T细胞可以延长移植物存活时间。目前，T细胞治疗仍是移植诱导治疗最常用的手段。抗胸腺球蛋白（ATG）作为最古老的T细胞清除药物，对预防高危患者排斥反应的发生及移植物缺血再灌注均证明有明显效果。此外，ATG也发现具有调控Treg的作用。CD52广泛表达于T细胞、B细胞及NK细胞，人源化CD52单抗可用于移植免疫诱导治疗。使用后受者急性排斥反应发生率降低，特别是在移植物功能延迟恢复的患者，但并不明显增加感染和恶性肿瘤等并发症的发生。免疫清除诱导治疗可与共刺激分子拮抗剂、调节细胞回输或供者干细胞输注等联合，达到诱导免疫耐受的目的。

三、移植免疫研究的趋势和展望

随着基础免疫学理论的发展及其在器官或组织移植临床实践的不断应用，器官或骨髓移植的成功率大大提高，通过回顾移植免疫的发展史和总结其研究现状，并结合移植临床实践中遇到的问题，推测以下几方面将是抑制免疫学领域未来研究的重点和热点。

（一）移植免疫应答特点及其机制

1. 同种异体移植排斥反应的机制

(1)T细胞识别同种异型抗原的分子机制：确定同种异型反应性T细胞交叉识别的天然肽，是亟待加强的重要研究方向。目前已确定二十余种天然来源的肽，可激发同种异型反应性T细胞。借助自然提呈肽的纯化、生物信息学和结构生物学方法不断改进，有望有更多的抗原肽被确定，并据此设计相应拮抗肽，用于防治移植排斥反应和GVHD。

(2)Treg等调节性细胞参与移植排斥的作用及其机制：近几年在多种类型的免疫细胞中发现存在调节性功能亚群，并对它们的生物学特性及调控排斥反应和GVHD的作用获得一定的认识，但存在诸多亟待解决的问题，例如，探索体内外有效诱生、扩增调节性细胞的方法；如何保持调节性细胞负调节作用的稳定；如何防止负调控细胞对免疫系统产生过度抑制等。

(3) T 细胞功能亚群参与移植排斥反应的作用及其机制：近几年对 Th1、Th2、Th17 参与移植排斥和 GVHD 的作用和机制有了一定的认识，有待阐明的问题是，效应 T 细胞亚群相关的效应分子及作用机制；T 细胞亚群生物学作用多样性导致临床干预治疗的不确定性；新的功能亚群（Th9、Th22 和 Tfh 细胞等）不断被发现，它们参与移植排斥和 GVHD 的作用和机制尚有待深入研究。

(4) 体液免疫参与移植排斥反应的作用和机制：临床实践显示，针对体液免疫的干预策略对防治移植排斥反应十分重要，有待深入探讨其作用和机制，并据此完善相关干预策略。

2. 拓宽移植物来源相关的免疫学问题

(1) 组织工程器官移植的免疫学问题：组织工程成为拓宽人体器官移植物来源的重要途径，其实际应用面临如下免疫学问题。①组织工程产品包括生物材料和移植细胞，他们被植入人体后，可引发针对生物材料的炎症反应和针对移植细胞的免疫排斥，两者可彼此影响，相互加重；②迄今的组织工程仅涉及细胞移植，其发生免疫排斥的模式及强度主要取决于种子细胞的类型、来源、增殖和分化的可控性，以及移植细胞的免疫原性；③组织工程产品的临床应用主要着眼于改善患者生活质量，不宜使用具有严重毒副作用的强免疫抑制剂，故防治移植物排斥反应的关键在于修饰种子细胞的免疫原性，并诱导受者产生针对移植物的免疫耐受。

(2) 异种移植相关的免疫学问题：异种实体器官是解决移植物来源不足的重要策略，其临床应用涉及如下免疫学问题。

1) 异种移植超急性排斥：人体内存在针对远缘动物细胞表面多糖分子的天然抗体，由此引发的超急性排斥是异种移植临床应用的第一道屏障。此类天然抗原属于 IgM 类，其介导超急性排斥的机制类似于 ABO 血型抗原不相合所致同种异型移植超排斥反应，补体系统和凝血系统激活在其中起重要作用。目前已培育转基因猪，使其血管内皮细胞表达人补体调节蛋白，将此类转基因猪器官植入人体，可通过抑制补体激活而克服超急性排斥。

2) 异种移植急性排斥反应：异种移植急性排斥反应的机制与同种异型移植排斥相似，即受者 T 细胞针对异种组织抗原，但其反应更为强烈。人 T 细胞识别异种 MHC 分子也涉及直接识别和间接识别。已发现，人 TCR 交叉识别可扩展至对异种抗原的识别。参与 T 细胞活化的多个分子，均可跨越人与异种的种属界限而相互作用。

（二）诱导稳定长期免疫耐受的策略及其机制

1. 骨髓嵌合体和细胞治疗诱导免疫耐受　通过建立嵌合体及过继输注免疫细胞防治移植排斥反应，已进入临床试验，但其效应性、安全性及标准化治疗方案均有待深入研究和探索。

2. 多器官联合移植诱导免疫耐受及其机制　临床实践证明，肝与肾、肝与肺等器官联合移植可抑制移植排斥反应，易为激素冲击治疗所逆转，且交叉配型阳性也不影响移植物长期存活，但有关移植肝免疫保护作用的机制尚不清楚。

3. 新型免疫抑制剂诱导免疫耐受及其机制　临床试验已证明，应用单克隆抗体或重组蛋白阻断共刺激通路，可有效防止要移植排斥反应或 GVHD。该领域的研究进展具有重要理论和实践意义。

4. 移植耐受的生物学标志及其监测　临床上常规采用免疫抑制剂防治移植排斥反应，少数患者因此而建立移植耐受。因此，探寻免疫耐受和免疫排斥的生物标志物，对评估疗效、判断预后及探寻新靶点等具有重要意义。近期借助基因表达谱、蛋白质组学和表型检测等，比较不同器官移植后免疫耐受个体、免疫抑制剂后稳定的个体和健康者间基因表达和蛋白质表达谱的差异，以期发现可用于临床监控的生物学标志物。

（三）改善造血干细胞移植预后的新策略

GVHD 常规的治疗主要针对靶向 T 细胞，而非特定 T 细胞功能亚群，从而对移植物抗肿瘤效应和免疫重构的作用产生不良影响。防治 GVHD 的策略可分为三类：①可抑制移植物抗白血病（GVL）效应的干预策略，如类固醇、阻断共刺激信号、钙调磷酸激酶抑制剂；②抑制 GVHD 的同时保留 GVL 效应的干预，如抗 IL-21 抗体、过继天然 Treg 或诱导性 Treg；③增强 GVL 的干预措施，如对肿瘤细胞直接发挥毒性作用或细胞治疗。

（四）建立和维持效应性细胞和调节性细胞的免疫平衡

中医阴阳平衡理论对阐明抑制排斥的机制和探索干预措施治疗有重要指导价值。移植排斥反应中起阳性作用的效应细胞（如 Th1 和 Th17）活化增强，起阴性作用的调节细胞（如 Treg）减少或被抑制，呈现阳盛阴衰的失衡状态。因此，预防治疗移植排斥反应的重要策略即清除或抑制效应性细胞功能，抑制过剩的阳，同时通过诱生或转输调节性细胞，改善阴衰状态，从而恢复阴阳平衡状态，达到防治移植排斥反应的目的。

四、同种异体复合组织移植的排斥反应

同种异体复合组织移植系（CTA）指将供体复合组织所组成的完整的功能单元（如手、上下肢、颜面或腹壁等）移植到同种受体相应的缺损部位，实现外形和功能重建，对特殊部位或大面积组织缺损的修复效果较理想。复合组织可以包括皮肤、肌肉、肌腱、骨、软骨等，其中，皮肤的免疫原性最强，是移植后免疫应答攻击的重要靶位。

同种异体复合组织移植后的急性排斥反应主要由 T 淋巴细胞介导，T 细胞浸润皮肤组织的过程如下：通过血循环进入真皮及真皮下血管网，后出血管聚集于血管周围对真皮进行破坏，进而向浅层的表皮及真皮深层进行浸润，从而损伤表皮及真皮深层。

同种异体复合组织排斥反应主要表现为以下几点：

1. 病理变化　复合组织是整块同种移植，因其中的组织成分不同，排斥反应引起的变化也有差异。以兔前肢同种移植模型为例，皮肤对于排斥反应最为敏感，其次是肌肉，全层皮肤坏死后，血管、神经和骨组织有排斥反应的组织学征象。兔前肢同种移植术后依次出现变化是：平均 4.7 天，皮肤变紫；平均 5.9 天，皮温下降大于 1.5℃；7 天时，所有动物骨闪烁扫描，示踪物急剧下降；平均 7.1 天，移植物皮瓣坏死大于 80%；平均 8.3 天，血管阻塞。

2. 判断指征

（1）皮肤红斑：皮肤对排斥反应最敏感，几乎所有研究者都将移植皮肤出现红斑作为排斥反应的第一征象（图 1-7-1~ 图 1-7-4）。

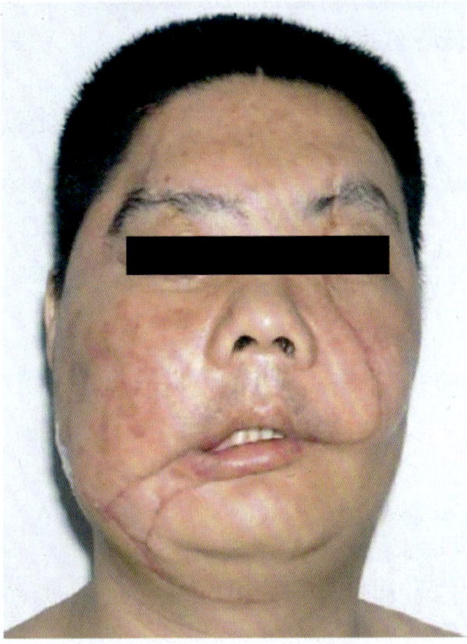

图 1-7-1　中国第一例颜面移植

术后 17 个月，第三次急性排斥反应表现：皮瓣水肿，皮肤充血，红肿。

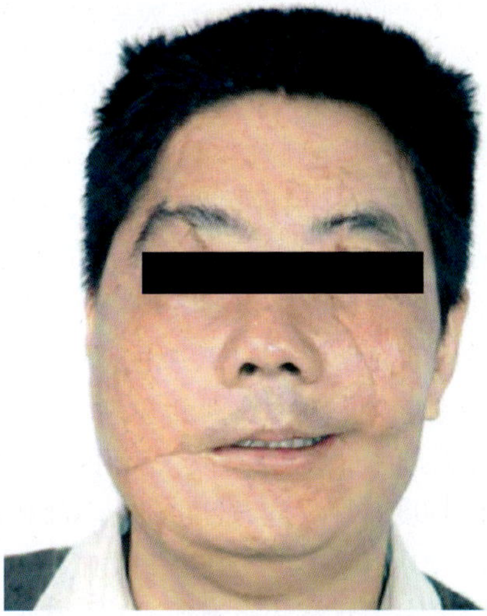

图 1-7-2　中国第一例颜面移植患者术后 2 年随访

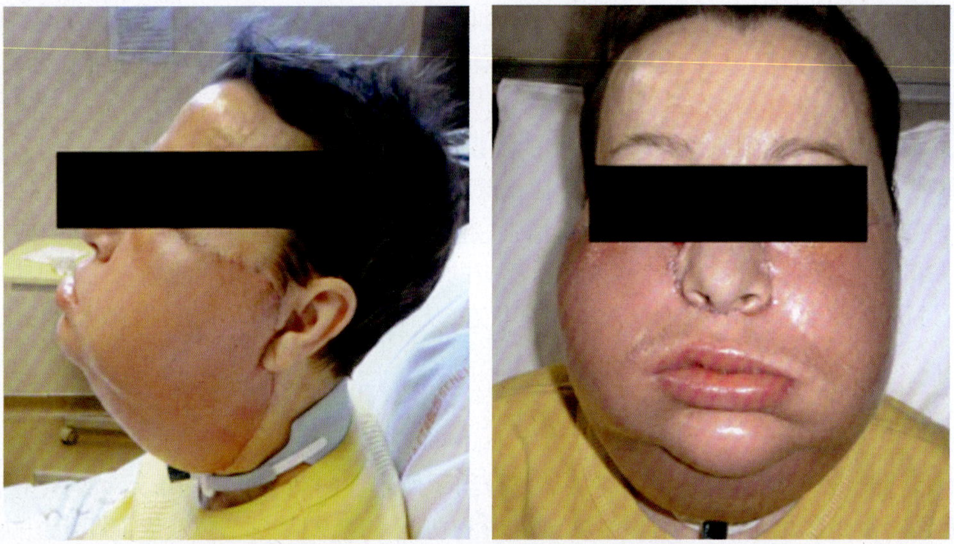

图 1-7-3 颜面移植皮肤急性排斥反应表现出移植物水肿、表面红斑

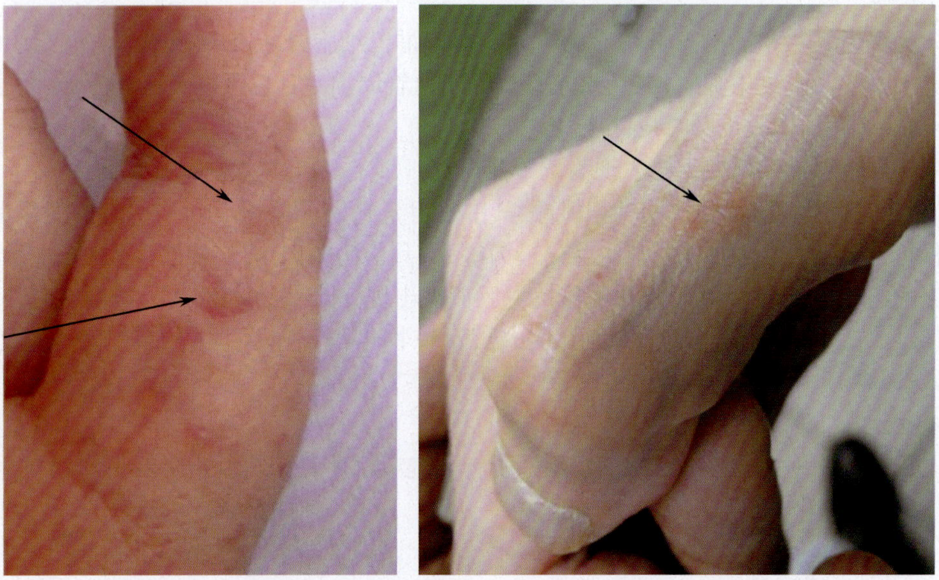

图 1-7-4 双手移植，皮肤出现急性排斥反应部分表现：红斑（箭头所示）

(2)移植物温度下降：复合组织移植物皮肤出现红斑，只能说明皮肤发生了排斥反应，而不能认为其下面的所有组织都出现排斥反应。利用热敏电阻探针测定移植物的内部温度，结果是一旦温度首次下降达到 15℃，则表明排斥反应已不可逆转。研究表明，移植物的皮肤出现红斑和内部温度下降 15℃，是 CTA 排斥反应的窗口，前者预示排斥反应的开始，后者预示排斥反应接近终点。将二者结合起来是判断 CTA 排斥反应发生、发展和终结的客观指标。

(3)病理学检查：应用 HE 染色，观察移植皮肤情况确定排斥反应的轻重。排斥反应依据 Banff 2007 分级，按从轻到重分为五个级别。

0 级：无排斥反应，没有或仅有轻度的炎细胞浸润；

Ⅰ级：轻度排斥反应，轻度的血管周围炎细胞浸润，表皮无损伤；

Ⅱ级：中度排斥反应，中至重度血管周围炎细胞浸润，有或没有轻度的表皮和 / 或皮肤附属器炎细胞浸润（仅限于海绵状态和空泡形成），没有表皮角化不良或凋亡；

Ⅲ级：重度排斥反应，大量炎细胞浸润，表皮凋亡、角化不良和 / 或角蛋白降解；

Ⅳ级：坏死性急性排斥反应，表皮或其他皮肤结构坏死（图 1-7-5）。

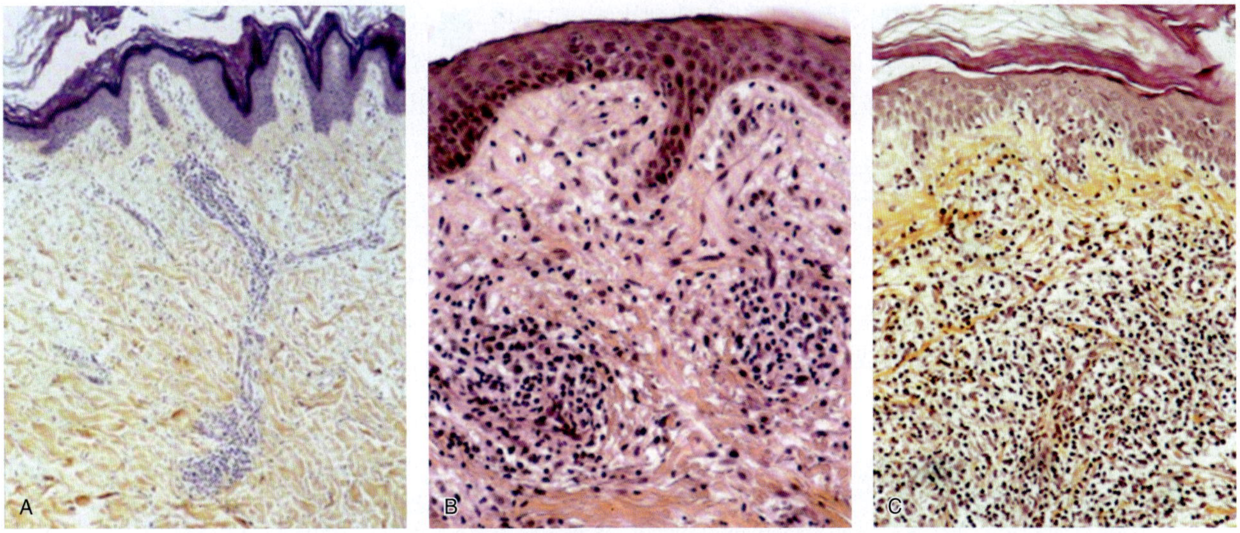

图 1-7-5 双手移植皮肤排斥反应病理表现共分三级

A. Ⅰ级：真皮浅层、中层血管周围淋巴细胞浸润；B. Ⅱ级：真皮全层淋巴细胞浸润，并出现细胞外渗；C. Ⅲ级，真皮淋巴细胞浸润程度继续增加，表皮（包括毛囊、汗腺）坏死。

（韩 岩 马 恬 芦 笛）

参考文献

[1] THUONG M, PETRUZZO P, LANDIN L, et al. Vascularized composite allotransplantation: A Council of Europe position paper. Transpl Int, 2019, 32 (3): 233-240.

[2] KOLLAR B, POMAHAC B, RIELLA LV. Novel immunological and clinical insights in vascularized composite allotransplantation. Curr Opin Organ Transplant, 2019, 24 (1): 42-48.

[3] DEAN WK, TALBOT SG. Vascularized composite allotransplantation at a crossroad Transplantation, 2017, 101 (3): 452-456.

[4] 马恬，韩岩．间充质干细胞在同种异体复合组织移植中的免疫调节作用．中华医学杂志，2016, 96 (14): 1150-1152.

[5] GUO SZ, HAN Y, ZHANG XD, et al. Human facial allotransplantation: A 2-year follow-up study. Lancet, 2008, 372 (9639): 631-638.

[6] CENDALES LC, KANITAKIS J, SCHNEEBERGER S, et al. The Banff 2007 working classification of skin-containing composite tissue allograft pathology. Am J Transplant, 2008, 8 (7): 1396-1400.

[7] KUMNIG M, JOWSEY SG, et al. Key psychosocial challenges in vascularized composite allotransplantation. World J Transplant, 2016, 6 (1): 91-102.

[8] 张旭东，郭树忠，韩岩．复合组织同种异体移植的治疗进展．中华整形外科杂志，2006, 22 (3): 68-72.

[9] CETRULO CL JR, NG ZY, WINOGRAD JM, et al. the advent of vascularized composite allotransplantation. Clin Plast Surg, 2017, 44 (2): 425-429.

[10] VYAS KS, MOHAN AT, MORRISON SD, et al. cell-based therapies in vascularized composite allotransplantation. J Reconstr Microsurg, 2018, 34 (8): 642-650.

第八节 常用整形与美容外科材料

从古印度人采用额部皮瓣行鼻再造到20世纪上半叶的两次世界大战，都促使了整形外科的逐渐兴起和较快发展。虽然自体组织移植是整形和美容外科常用的治疗手段，但由于自体取材有限，无法提供所需要的组织量，以及患者不能忍受供区缺损等多种因素，故常使用异种及异种组织来替代修复。但异体及异种组织往往存在排斥、吸收、变性以及伦理学等限制，不能满足对组织替代品的要求。

长期的临床实践证明，整形外科在继承外科的基本知识和基本技术的基础上，伴随着组织移植和组织代用品等技术的出现而成熟起来，如从皮片移植到皮瓣、肌皮瓣等复合瓣的移植，从带蒂移植到游离移植等，从植物片到象牙、液体石蜡、硅胶等，再到目前的透明质酸、胶原、医用聚丙烯酰胺水凝胶、羟基磷灰石等医用生物材料等。本文着重按照常用的临床应用模式，分节叙述常用整形与美容外科材料。

一、常用人造假体及材料

（一）硅橡胶

硅橡胶是硅、氧及有机根组成的单体经聚合而成的一族有机聚硅氧烷，亦为聚硅酮的一种，多数医用聚硅酮为二甲基聚硅氧烷，其物理性状由聚合物内的单体数目决定。单体数越多，聚合物黏度越高，硬度越大。因此，硅橡胶可制成液态油状、乳状、胶冻状、网状、海绵或泡沫状，及弹性固体块状等形态（图 1-8-1）。

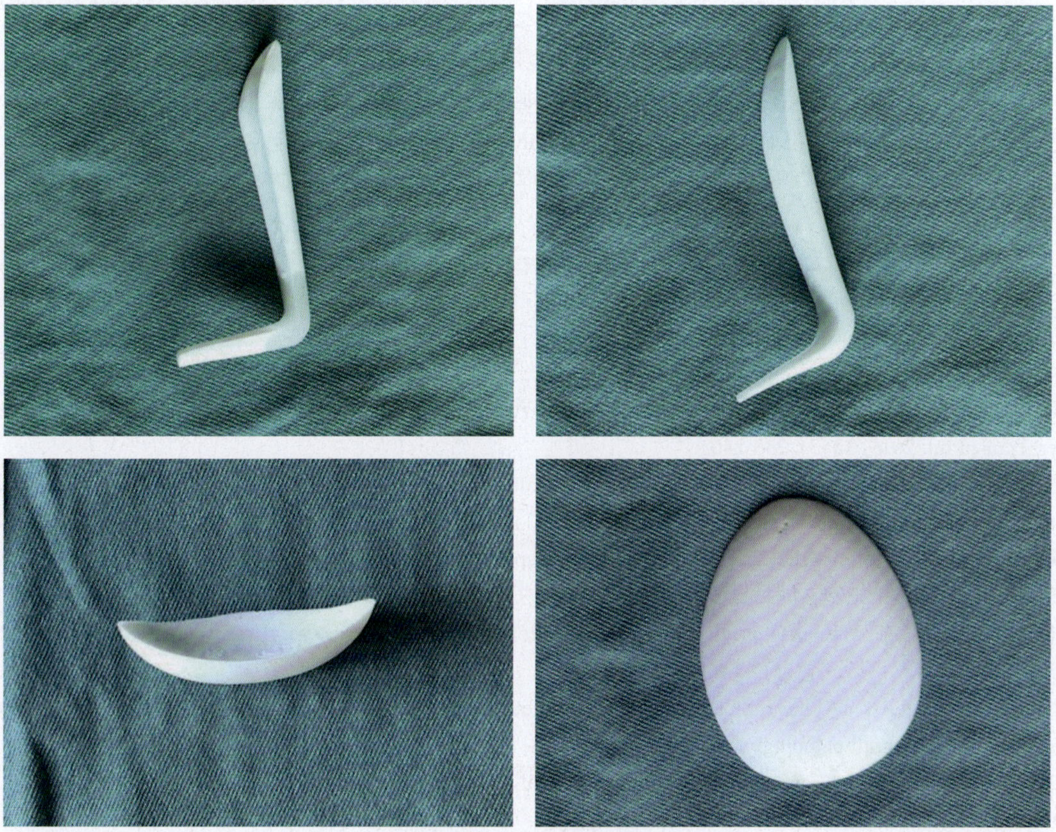

图 1-8-1 常见硅胶假体

硅橡胶具有良好的理化稳定性和生理惰性，可以体内长期埋置，能耐组织液腐蚀，不被机体代谢、吸收和降解。它还具有疏水性、透气性、耐热性、较好的血液和组织相容性，以及良好的工艺性能。从 20 世纪 40 年代中期开始在医学领域迅速获得了广泛的应用。

固体硅橡胶具有良好的生物学性能。硅橡胶假体植入组织后，组织不能长入材料内，仅在其周围形成纤维包膜。包膜的厚度与硅橡胶假体的形态、表面粗糙度、植入部位、与周围组织的相对活动度、手术及愈合过程、患者的体质等因素有关。在肉眼下，包膜与假体有腔隙，包膜外层是与周围组织色泽相近的疏松结缔组织，易与包膜内层分离。包膜内层组织致密，不易钝性分离。

目前，硅橡胶在面部主要用于如下几个方面。作为以增加组织量为目的的充填假体，如隆鼻、隆颏、增高颅骨、颧骨等。作为修复软硬组织缺损或凹陷畸形的填充性材料，如颅骨、下颌骨、颧骨等骨缺损的修复，用于半侧颜面萎缩，上下颌骨发育不良，颧弓塌陷，上睑凹陷，以及萎缩凹陷眼球的眶内充垫物等。但目前在临床上，在对骨缺损或凹陷的修复方面，硅橡胶已被生物相容性更佳、更具骨特性的其他材料所替代。

（二）Medpor——多孔高密度聚乙烯材料

聚乙烯是一种具有高度生物相容性的惰性材料。Medpor 是一种高密度、多孔聚乙烯移植材料，被广泛应用于面部重建。Medpor 无抗原性，无致敏性，不可降解，高稳定性，易于固定，有多种预构形状可用。该材料的孔较大，平均尺寸在 150μm 以上，孔的容积在 50% 左右，多孔性使得血管及软组织可长入该移植材料中。Medpor 是 1984 年在美国通过 FDA 批准并商品化的高密度聚乙烯生物材料，此聚合物的自然状态为白色和多孔。

动物试验表明，Medpor 置入体内 1~3 周即有周围组织长入孔隙内，并有成熟的血管和胶原沉积，因此它可以与受区周围组织紧密结合，具有良好的组织相容性和形态稳定性。它被用作颞部、颏、鼻、眶缘、眶底及颅骨移植材料，也用作耳再造的耳支架。需注意的是，Medpor 不应当在感染、肿瘤放疗、软组织有缺损、长期明显受压及负重关节等部位使用。

由于该材料的多孔性，易被细菌或异物污染。为减少污染机会，在雕刻时，不要把材料放在纤维织物上或有可能沾染其他小分子物质的材料中。修整后的材料应放在无菌生理盐水中，去除可能黏附在材料表面上的各种污染物。手术中，应尽量避免把种植材料直接放置在切口下方。避免将材料边缘切削或修剪成锐状，防止在植入材料时损伤周围组织。同时用无菌盐水冲洗，去除由于修剪时遗留的碎片。材料植入后，可用缝线或骨螺钉固定。作口内切口，尽可能防止污染材料。

Medpor 具有以下优点：①组织相容性较好，感染率低，无排斥反应。②能根据组织缺损情况，选用不同的符合颅面解剖特征的 Medpor 制成品，术中能进行随意修整和塑形。Medpor 在 100℃水温中软化，塑形后冷却且可保持塑形后的形状，并在体温状态下保持形状不变。③ Medpor 一植入体内后，组织和血管可长入材料孔隙内，能增强其硬度和韧度，并保持术中固定的位置稳定。通常术后 2 周患者无自觉假体在体内的动感，体外无法推动。④由于组织血管长入材料内，假体周围无明显纤维包膜形成和挛缩，体表无明显的假体阴影。⑤手术操作简便，材料固定容易。固定方法多样化，可根据条件应用缝线、钢丝或钢板螺丝将材料固定于周围组织上。

当然，Medpor 材料也有其不足之处，主要在于其材料偏硬，缺乏柔韧性，不易耐受外伤，故可能会产生材料外露。

（三）膨体聚四氟乙烯

膨体聚四氟乙烯（e-PTFE）为一种惰性的膨体聚合物，其理化性能稳定、无毒、耐高温和低温（-250~-200℃）、耐化学腐蚀。其内部由许多聚四氟乙烯结节组成，结与结之间有细小的纤维多方向立体交织在一起，并具有超微的多孔结构（微孔平均直径 10~30μm）。这种结构使之具有较强的张力性、柔软性和容许组织长入的特性，此外它还有一定的延展性，这种延展性受时间负荷、温度和应力的影响。它是一种有机氟化物多聚体，中空结构，有利于细胞、组织向其内生长，融合为一体，可塑性强，能任意切割和叠加，有海绵状、膜状、片状、块状和圆筒管状等不同形态。材料特点是光滑不粘、摩擦系数极小、易塑形、有低弹性和一定的柔韧性（图 1-8-2）。

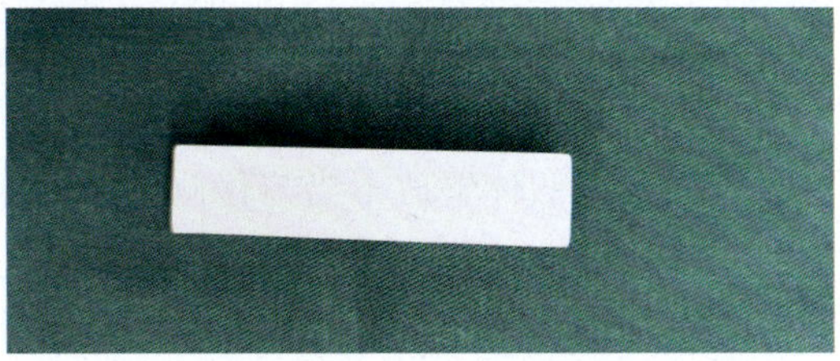

图 1-8-2　常见膨体假体

e-PTFE 于 1969 年首先用于人造血管，1983 年始用于颜面整形，有软组织补片（普通型和加强型）、三维成形材料（鼻假体、颧骨和颏假体），三维条索（用于悬吊）及特种补片（硬脑膜和硬脊膜补片）等产品可供选用。e-PTFE 材料有其自身的特性：① e-PTFE 具有坚实而柔软的特性，用于软组织填充效果较好，且与周围软组织紧密镶嵌，在鼻部、颏部、颧骨、眉弓及额颞等有不规则曲面的部位应用效果最佳。用于活动度较大的部位亦具有特殊优越性。②假体容许组织长入及具有一定的抗张力和弹性的特性，使在更大张力下实施软组织填充成为可能；③膨体材料无硅胶的透明感；④膨体材料质量轻，无明显下坠感。

（四）金属类生物材料

金属类材料在诸多生物材料中，由于具有较高的机械强度，可作为承受应力部位的人工骨、人工关节等材料。在所有金属类材料中，钛及其合金的生物相容性最好。钛强度大、耐高低温，具有极好的耐腐蚀性、生物相容性及轻量化的力学综艺工艺性能。钛的比重小，能满足医学上"轻量化"的要求。钛导热性差，可以避免钛植入体下面组织的冷热刺激。钛磁化率低，与磁性金属配合使用时不会被磁化，不形成磁场，对周围组织无不良影响。在所有金属材料中，钛的弹性模量最接近人体的骨组织和牙釉质，这样可以避免因弹性模量相差悬殊、界面产生应力集中所导致的骨细胞坏死。

纯钛、钛合金在面部的应用中，主要用于人工骨，尤其在修复颅颌面部位骨缺损时常用；也可以用于种植体以及骨固定用夹板、螺钉等。由于钛及钛合金具有较强的机械强度，在作为人工骨应用时，加工困难是它的不足，临床应用中往往需要根据缺损的大小进行预构成形，术中再略加修整塑形。

（五）羟基磷灰石人工骨（HA）

HA是一种磷酸钙材料，为不吸收生物陶瓷，其化学成分、理化性能等与人工骨极其相近。其主要优点为：①组织相容性好、毒性低、可塑性强、机械强度高、异物反应少，并可诱导骨再生，具有高度的生物相容性；②机械性能好，颗粒分布均匀、无微孔；③稳定性好，不溶解，不降解，在体内不被吸收。HA既可单独使用，也可与其他材料混合应用于临床。

随着其在临床上的广泛应用，HA用于鼻整形的局限性也日益暴露：①材料不能在术前根据需要塑形，只能在植入过程中凭借术者的临床经验用手指挤压揉按来达到所需形状，增加了手术的难度，且植入量不当便会影响最终效果；②材料呈沙粒状，黏合度低，在进行鞍鼻整形时操作较困难，且材料重力较大，术后远期可发生移位；③材料生物相容性好，需取出时较困难，脆性大，易折断，缺乏韧性。

（六）隆胸假体

目前假体置入法隆乳，仍是国内外最常用的方法。假体的种类繁多，分类各异。按其囊内容物不同可分为硅凝胶充填型和生理盐水充注型等；按其使用方法可分为注入型和置入型，一般硅凝胶充填型为置入型，生理盐水充注型为注入型；按其表面可分为光面和毛面；按其囊腔多少可分为单囊型、双囊型及多囊腔型；按其形态可分为圆形和解剖型。

(1) 人工海绵假体：1951年，Pangman第一次使用人工海绵植入隆乳，先将海绵雕刻成所需的形状和大小，置入乳腺下分离的腔隙中，达到隆乳目的。但术后大量纤维组织长入海绵间隙中，使乳房变硬、缩小和变形，甚至形成瘘管，很快，这种材料被废弃使用。

(2) 橡胶囊假体：1963年，Gronin用储有硅橡胶液的硅橡胶囊假体隆乳，取得了良好的效果，并促进了隆乳术在世界各地的普及。我国于1981年开始使用国产硅胶假体施行隆乳，效果令人满意。但临床应用至今也发生不少问题，如纤维包囊挛缩，导致乳腺变形、发硬、疼痛等，特别是放置于乳腺下最易发生。其次于胸壁或乳腺上形成肉芽肿，这可能与假体留置过浅及硅油慢性渗出导致的长期慢性刺激有关；还存在出血、感染、假体置放不当与移位导致乳腺形态欠佳等不足。但在目前情况下，它仍是较为安全的隆乳方法。

(3) 水凝胶假体：水凝胶乳房假体是于硅胶囊内充注水凝胶，即PVP与水的混合物（PVP系聚乙烯吡咯烷酮）。这是一种对人体无毒无害的高分子聚合物。水凝胶是多糖和水的混合物，化学结构上类似葡聚糖，尽管这种物质是有希望的填充物，但潜在的问题是过敏性、透光性和高张性。而且材料的破损仍是其主要问题，如若破损则不能达到隆乳目的。

(4) 生理盐水假体：20世纪70年代早期出现了单腔充注式盐水假体，盐水假体的产生主要是担心硅凝胶可能对身体造成影响，包括免疫性结缔组织病或可能的致癌性。盐水假体具有理化性质稳定、无毒，与人体组织液一致的优点。作为正常人体的体液组成部分，生理盐水的渗漏不会引起人体的病变。充注式盐水假体有切口较小，能在术中决定乳房体积等优点，后来许多学者进行临床回顾性研究还发现充注式盐水假体与硅凝胶假体相比包膜挛缩率较低。充注式盐水假体缺点为有液体感，易渗漏，可能会触摸到假体的折痕和注水阀。如果胸壁薄还可能会有流水感，假体与乳腺组织质地相差较大，故相对硅凝胶假体而言形态及手感欠佳，而且其在人体内长期放置可能会使盐水囊内部产生霉菌等潜在危险。

（5）光面硅凝胶假体：医用硅凝胶通常是高纯度的二甲基硅氧烷的特殊多聚体，是生物反应最小的材料之一。假体的外壳是由弹性硅凝胶制成的橡胶状膜，这种弹性硅凝胶由完全聚合的硅凝胶与非结晶的二氧化硅填充剂组成，并增加了强度。最初假体的外壳是表面光滑的硅橡胶，用来包裹硅凝胶，这就是最初的光面硅凝胶假体。由于包膜挛缩发生率较高，促使假体厂家不断改进假体的制作工艺，20 世纪 70 年代末至 80 年代初这种假体更柔软、自然，但包膜挛缩的问题仍存在（图 1-8-3）。

（6）毛面硅凝胶假体：1970 年，Ashley 报道了一种新的假体，聚氨酯假体（polyurethane-covered implants，PCI），即在硅凝胶假体外壳涂聚氨酯泡沫胶。最初的目的是防止硅凝胶渗漏和作为固定层，后来随着工艺技术的改进，许多临床研究者认为该假体无论是用于隆乳术和乳房再造术都能降低包膜挛缩。后来的研究发现，因为聚氨酯可降解为一种致癌物质（2- 甲苯二胺）而怀疑它有潜在的致癌性。因此，1991 年，美国食品和药物管理局（FDA）正式禁止临床上使用聚氨酯假体（图 1-8-4）。

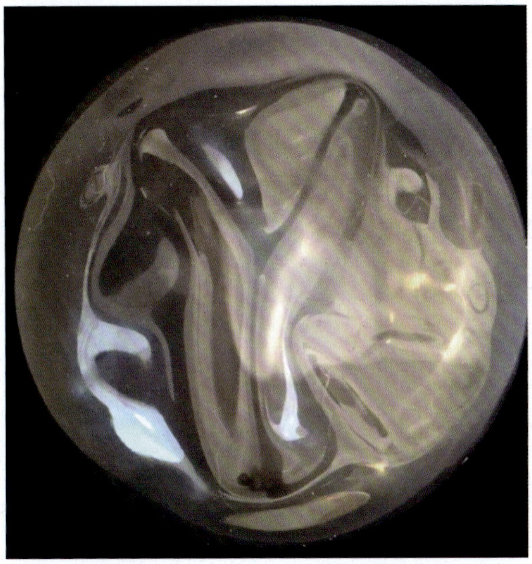

图 1-8-3　常见光面硅凝胶假体

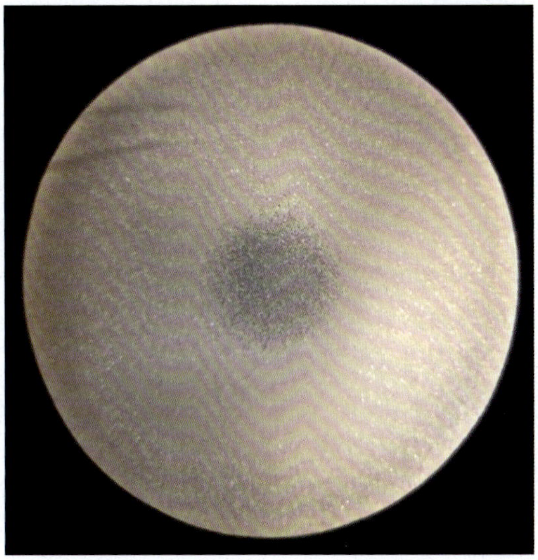

图 1-8-4　常见毛面硅凝胶假体

对 PCI 的怀疑促进了对假体表面结构的进一步研究，于是出现了织纹面假体（textured surfaces implant），包括 Biocell 假体、MSI 假体和 Siltex 假体。3 种织纹面假体外壳略有不同。MSI 假体是用激光技术在硅凝胶外壳上形成遍布假体外壳的细小密集规则的硅胶棒。Siltex 假体硅凝胶外壳呈遍布假体外壳的细小泡沫状。Biocell 假体硅凝胶外壳通过脱盐技术形成具有吸附性的多孔状织纹面。这就是现在广泛应用的毛面硅凝胶假体。大量的研究已证实织纹面假体较光面假体可能延迟或降低包膜挛缩的发生率。

（7）解剖型假体（又称水滴型假体）：作为新一代乳房假体的代表，近年来它的应用逐渐增多。它是根据乳房三维结构而设计生产的新型乳房假体，更接近乳房的生理解剖形态，更好地满足了个性化乳房整形的需求，因此日益受到整形外科医师的重视（图 1-8-5）。和普通圆形假体相比，解剖型假体在选择应用上提供了更大的个性化空间，但同时也对如何合理选用假体和手术操作技巧提出了更高的要求。

（8）双囊腔乳腺假体：双囊腔乳腺假体即外囊充注生理盐水，内囊充注硅凝胶，这种假体的最大优点是即使囊壁破裂亦不会给人体造成损害。但是，囊壁易破裂是其最大的不足。

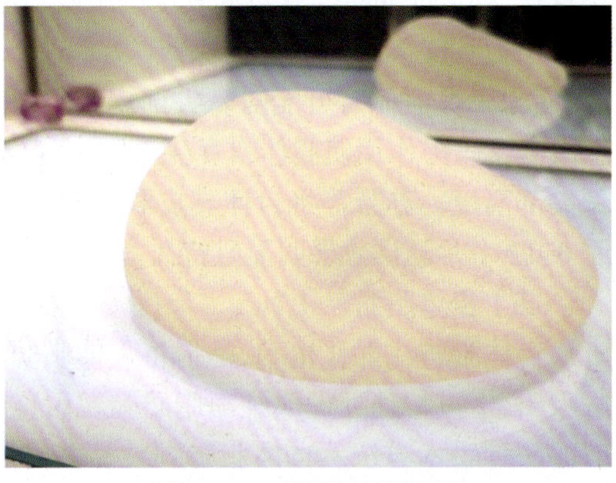

图 1-8-5　常见解剖型假体

二、常用生物组织材料

(一) 自体软骨

自体软骨作为隆鼻材料已有100多年历史。常用于鞍鼻的修复及不能耐受硅胶假体的患者。移植用的自体软骨通常取自于自体鼻中隔软骨、自体耳软骨和自体肋软骨。

其优点为：①生物耐力好，抗感染能力强，易成活；②弹性好，易雕刻成形，不良反应的发生率低；③不发生排异反应，有一定的生物强度，可作为支撑结构。

其缺点为：①材料易于发生变形，影响最终效果；②切取自身软骨，会遗留供区瘢痕，严重的可发生胸廓软化、肺膨胀不全及气胸等不良反应；③开辟第二术野，加大了术后感染的概率；④术后植入软骨因内聚应力的作用，一侧的完整性被破坏时可引起鼻部的变形卷曲。

国外学者们常用颞筋膜包裹切碎的颗粒自体软骨，形成复合假体并达到以下用途：①掩饰驼峰切除术后遗留的不光滑的鼻背骨架结构；②用作皮下填充物，防止皮下粘连；③修复小缺损，纠正不规则畸形；④修复鼻侧壁缺损并纠正不对称。

(二) 自体骨

自体骨组织隆鼻多用于较严重的鞍鼻。自体骨多取自髂骨、肋骨、颅骨外板、胫骨、腓骨、下颌骨外板等，其中应用最多的是髂骨。因为髂骨取骨较方便，供骨量较大，且对供区的生理功能无明显影响。

自体骨应用于临床其优点为：①抗感染能力强，无排斥反应；②取材部位瘢痕隐蔽，移植物不变形，术后效果逼真；③质硬可用于结构支撑。Karacaoğlan等对14例患者进行自体髂骨移植，通过1~4年的随访；Hodgkinson等对31例患者应用自体尺骨移植，通过15年的随访。结果均表明自体骨在隆鼻技术中未发现明显的骨吸收，但远期是否会吸收还有待进一步的观察。

使用自体骨的缺点在于通常需要开辟第二术野，因此，可伴发远隔部位的瘢痕、疼痛等，另自体骨硬度大、难雕刻，均在一定程度上限制了自体骨骨移植的应用。

(三) 自体筋膜

筋膜的供区可取自自体的颞浅筋膜、阔筋膜等。

用途包括：①修饰驼峰鼻切除后遗留的鼻部不平整；②作为皮下填充物用于防粘连；③修复小缺损；④修复鼻侧壁缺损纠正不对称；⑤用于填充鼻尖；⑥掩饰鼻背固块移植物的生硬边缘；⑦纠正过度的鼻切除缩小畸形；⑧增加皮肤变薄者的皮肤厚度。Karaaltin等在23例患者中应用自体阔筋膜行隆鼻整形术，随访14~35个月，得到术后效果满意，无并发症。鼻成形术中，单纯的筋膜移植只适于修饰较小缺损，不能用于较大缺损的修复。

(四) 自体真皮

自体真皮组织具有较充足的来源，它具有质软、结构致密而富有弹性，易于成活等特点。埋植于深部组织后，短期内便可与周围组织建立良好的血运关系。真皮移植虽然易于成活，但成活后存在的最大的问题就是，存活成功后会有不同程度的吸收。有实验表明，四层真皮重叠移植，3个月后吸收几乎为100%，故一般认为真皮移植重叠层次越少越好。临床上应用自体真皮包裹硅胶假体鼻尖部以增加鼻尖部的组织厚度，使原来鼻假体有可能对鼻尖部皮肤某一点的张力作用，改变成为成片的组织支撑作用，既能避免隆鼻术后由于重力作用使假体自鼻尖部膨出，又能避免硅胶鼻假体对鼻尖部皮肤的直接作用，另外还可以增加鼻尖部高度。苏芳等将自体真皮联合硅胶假体修复隆鼻术后鼻尖皮肤变薄的问题，在21例患者，经过术后6~12个月随访效果明显且持久。

(五) 自体脂肪

自体脂肪注射移植术，是指将人体脂肪较丰厚的部位，如大腿、臀、腹等处的脂肪，用湿性真空吸脂方法吸出，经过特殊处理成纯净脂肪颗粒后，注射植入需要改变的有缺陷的受区内，以改变和完善受区的形态的一种手术方法。自体脂肪颗粒移植有广泛的适应证，因为其优点较多：①生物相容性好，取材容易，组织来源丰富，操作简便，安全可靠，移植物易于成活；②创伤小，供受区都不留明显瘢痕，可重复注射，易于塑形。其缺点是有一定的吸收率 50%~60%，通过 3~4 个月时间间隔再次注射，可以实现长时间的维持。

（六）同种异体软骨

将新鲜尸体的软骨组织经过特殊处理后用作隆鼻的充填材料。同种异体软骨具备了自体软骨的一些优点，如组织相容性好，抗感染能力强，很少发生假体移动等。同时弥补了自体软骨移植供给量有限、开辟第二术野的损伤等不足。但由于其仍有发生排异反应的可能，及对于传染性疾病的恐惧，还可能存在有不同程度的吸收，每批次软骨质量难以保证统一，长期效果尚有待临床循证医学的证实。这些在一定程度上限制了异体肋软骨的应用。Razmpa 等将同种异体骨作为支撑联合应用 Medpor 材料，在 32 例隆鼻患者中随访 1 年后结果为超过 84% 的患者对结果满意，只有 1 例因感染后取出假体。

（七）脱细胞异体真皮

脱细胞异体真皮取材于天然的皮肤组织，经过特殊的理化处理，去除了可引起植入后免疫排异反应，同时完整地保留了原有真皮组织的立体支架结构，因此它具有诱导组织再生的作用。真皮片植入宿主体内，宿主细胞在其三维支架上生长、增殖，同时分泌新的细胞外基质成分，形成自身组织，从而完成对缺损组织的修复和重建。脱细胞异体真皮应用于隆鼻手术中，有以下优点：①脱细胞异体真皮抗原性低，具有良好的组织相容性，排异反应少；②短期内取出容易，也具有一定的可复性，患者的可接受性增加。其缺点为：①脱细胞异体真皮质地较软，支撑作用弱，不能用于需要有一定支撑的患者；②手术操作较硅橡胶相对复杂一些；③植入后存在一定的吸收率。

（八）组织工程骨和软骨

组织工程学是 20 世纪 80 年代兴起的学科，其基本原理是应用种子细胞，在生物支架上培植和扩增以构建正常的自体组织。组织工程骨近年来已取得快速的发展，先后有多例各个领域的报道。Yanaga 等将患者少量软骨取出，用胶原酶处理后进行培养得到软骨细胞，培养的软骨细胞以软凝胶的形式注射至鼻背骨膜，经 2~3 周，固体的软凝胶形成一个成熟的软骨，从而完成隆鼻术。对 75 例患者进行长达 6 年的随访，隆鼻效果良好，无其他并发症发生。

这项技术的优点：①移植物为自体软骨细胞；②无术后异物感；③供区损伤小；④可以培养出足够量的自体软骨细胞；⑤移植通过注射完成，形状和体积都易于调整。其缺点为：①需要一定的培养期；②费用高；③存在移植物吸收的风险；④如果注入过多则需要通过手术去除；⑤因移植时软骨组织呈凝胶状，其术后形态会受到鼻背的移植腔穴和外固定绷带的影响。

（九）异种组织

目前异种组织主要是牛鼻中隔软骨、牛肋软骨及小牛胸骨，经特殊处理后，可用于人体的隆鼻术。由于要经特殊处理后，方可用于人体，故在普遍应用方面存在难度。目前应用异种组织者还是较少的。

三、注射用材料

微创整形美容近年来飞速发展，让求美者接受最小的创伤并达到最佳的手术效果，也一直是整形外科医生追求的目标。现如今，微创整形美容外科包括了激光光电技术、内镜治疗、微创美容外科、注射美容技术等。近年来，注射美容以其安全、有效、创伤小的特点，受到越来越多整形外科医生的重视和求美者的青睐。注射美容是将相关注射用材料直接注射到人体皮下或皮下特定部位，使容貌或形体有所改观，起到增加容貌美和改善功能的效果。本章节主要对于透明质酸及其他注射用材料进行概述。

（一）透明质酸

透明质酸（hyaluronic acid）又名玻璃酸，是一种由 D-N- 乙酰氨基葡萄糖和 D- 葡萄糖醛酸为结构单元的高分子黏多糖。透明质酸分子可以由长为 25 000 个双糖重复链接而成。透明质酸聚合物在体内的分子量从 5 000~2 000 万道尔顿不等。透明质酸一般为其钠盐，即透明质酸钠（sodium hyaluronate）简称 HA，习惯上仍称为透明质酸。分子式为 $(C_{14}H_{20}NNaO_{11})_n$。

透明质酸广泛存在于人和动物体内,是组成细胞外基质的主要成分。透明质酸没有种属和组织特异性,具有良好的组织相容性,机体很少对其产生免疫反应。它具有高度亲水性,有研究显示它可以吸收1 000倍于其重量的水分,这种理化性质使透明质酸即使在很低的浓度下,依然保持凝胶状,透明质酸吸水后体积增大,向周围产生膨胀压力使其可以支撑周围组织。

透明质酸可以被透明质酸酶降解,还可以与氧自由基发生反应,在体内代谢成水和二氧化碳。不同组织中的透明质酸半衰期从几分钟到几天不等。透明质酸还具有等容降解的特性,即当一部分透明质酸降解时,剩下的分子可以吸收更多的水分以维持总体积的不变,直至所有的分子完全降解。透明质酸含量随着年龄的增长不断减少,这就直接导致皮肤中水分的丢失进而皱纹形成。所以在临床上将透明质酸应用于改善皱纹及增加组织容积等皮肤年轻化治疗。

透明质酸的性质符合理想的软组织填充剂的条件:易于注射,可重复注射,效果持久,可持续1~2年;注射时无明显疼痛感;无过敏反应,注射前无需皮肤敏感试验;无致癌性;注射后无迁移性;不良反应较低,不导致传染性疾病;产品储存期限较长;可降解吸收;价位合理。

透明质酸凝胶的特殊成分:一些透明质酸类填充剂来源于公鸡鸡冠中提取所得,而大多数则主要是从马的链球菌发酵物中提取。目前新型填充剂较早期产品具有较高的透明质酸浓度,现在的研究认为,透明质酸浓度超过20mg/ml的填充剂更具持久性。透明质酸干粉和水混合后形成黏性溶液,化学家将线性透明质酸分子链之间进行交联(cross-linking),形成一种网状大分子,黏性的溶液变为凝胶状,即交联透明质酸,而没有交联的透明质酸作为润滑剂来降低弹性系数,起到辅助凝胶流动的作用。交联剂就好比是砖块之间的砂浆,使透明质酸成为一种更耐久的生物材料。目前国际市场有多种不同的交联剂交联的透明质酸填充剂,依据化学材料安全评估报告(material safety data sheets,MSDS),这些交联剂对皮肤都存在刺激性甚至毒性,FDA要求在皮肤填充剂中的残留交联剂浓度必须低于危及到人体健康范围的标准之下。

透明质酸的应用:透明质酸的广泛长期使用已证实,这种填充剂在不同面部解剖部位中,有选择性地适当的应用是安全的,并且是十分有效的。当然,具体的注射方法和技术,不同的医生会有不同的体会。但均要求医生能够进行正确的解剖部位评估,正确地诊断患者的美学缺陷,正确地判断注射深度,认识和掌握产品的特性,选择合适的产品和适宜的注射技术,联合应用肉毒毒素注射或面部年轻化手术等。与患者的要求相结合,以期最大限度地达到理想的美容效果。

一般来说,透明质酸对于浅表性皱纹不十分理想,它更适合于较深的皱褶和局部容积的填充。但目前市场上出现的小分子颗粒的透明质酸已经能较好地处理浅表性皱纹了。总体来说,小颗粒的产品可注射于真皮浅层,用于矫正浅表皱纹,如眼周纹、口周纹等。中等大的颗粒产品可注射于真皮中层,矫正中等深度的皱纹,如眉间纹、额纹、鼻唇沟、萎缩性的瘢痕等。此外,透明质酸还可用于增加局部容积,如丰唇、丰颊部、丰颞部、增高人中脊等。另外,凝胶的黏度越大,越能产生抵抗局部畸形的力量而塑造出更好的效果,但触摸起来的感觉也较硬。此外,注射得越表浅,注射后留下的痕迹也越明显。

(二)其他注射用材料

(1)石蜡油:石蜡油是有记载的最早用于注射填充治疗的非生物材料。始于1830年,德国化学家首先发明一种被命名为石蜡的物质。1899年维也纳医生Robert Gersuny首先将液体石蜡注射到人体内,治疗因结核病导致的睾丸缺失,其后得到医学界的广泛欢迎,成为隆鼻的一种治疗手段。然而1901年第一例并发症被报道,1911年Kolle医生总结了注射石蜡所导致的一系列并发症,包括炎性反应、感染、栓塞、注射部位皮肤黄色斑块等。同样的问题还发生在菜籽油、矿物油、羊毛脂和蜂蜡等美容注射材料上,目前这些物质也早已被弃用。

(2)液态硅胶:液态硅胶用于软组织填充已经超过50年。20世纪50年代,一种人用级别的液态硅胶开始在美国用于软组织注射填充。1965年Rees等发现注射该材料后出现异物肉芽肿,数年以后发现硅胶注射至患者体内后到处游走并出现瘘道,严重者导致死亡。1964年FDA将液态硅胶定义为药品来限制其使用,1976年,美国医疗器械修正案也禁止了液态硅胶作为器械使用,1979年FDA和美国医师协会谴责了注射用液态硅胶。

(3) 聚丙烯酰胺水凝胶（PAAG）：1984 年，PAAG 首次出现于乌克兰。此后在欧洲和南美被广泛使用，但一直未被 FDA 批准使用。1997 年 12 月，经中国国家食品药品监督管理总局（CFDA）批准，PAAG 作为长期注射填充剂上市，在国内广泛使用之后，不断有 PAAG 注射隆乳后出现不同程度并发症的报道，包括红肿、硬结、感染、变形等，严重者被迫切除乳房。2002 年 11 月 12 日，CFDA 发布《关于加强亲水性聚丙烯酰胺凝胶使用管理的通知》，要求自 2003 年 1 月 1 日起，亲水性聚丙烯酰胺凝胶产品只限于在具有整形外科手术条件的三级甲等以上医院使用。2002 年 11 月至 2005 年 11 月，中国国家药品不良反应监测中心共收到与注射用 PAAG 有关的不良事件监测报告 183 份，其中隆乳 161 例。不良反应的表现包括：炎性反应、感染、硬结、团块、质硬、变形、移位、残留等。2006 年 4 月 30 日，CFDA 做出决定，撤销聚丙烯酰胺水凝胶（注射用）医疗器械注册证，从即日起全面停止其生产、销售和使用。

(4) 聚甲基丙烯酸甲酯（PMMA）：PMMA 俗称"有机玻璃"，具有良好的组织相容性。1902 年由德国科学家合成，20 世纪 90 年代初被用作注射填充材料。主要成分为 20% 的 PMMA 微球和 80% 的胶原蛋白溶液，注射在真皮深层，用于面部皱纹、痤疮、瘢痕凹陷的填充。注射 2~5 个月后，胶原逐渐被吸收，PMMA 微粒被自体胶原包裹，固定在注射部位，起到填充作用。1996 年获得欧共体质量认证安全标志（Conformite Europeenne，CE）认证。其改进型产品，含有 0.3% 利多卡因，2006 年 10 月作为长效注射填充产品，获得 FDA 批准用于矫正鼻唇沟皱褶。PMMA 于 2002 年 5 月获 CFDA 进口注册证，用于永久修复连接组织的皱褶和其他缺陷。PMMA 化学稳定性和生物相容性好，不良反应轻微，最常见的不良反应是形成肿块和结节，其大部分可通过病损内注射类固醇或手术切除予以治疗。

(5) 胶原蛋白：胶原是所有脊椎动物和许多无脊柱动物细胞外基质中的主要结构蛋白，它在人体中主要存在于皮肤、骨骼、肌肉、软骨、关节、头发等组织中，具有支撑、修复、保护的作用。

而用于注射整形中的胶原蛋白主要分两种：人工胶原蛋白、自体胶原蛋白。人工胶原蛋白是高度纯化核糖交联的猪胶原填充剂，2008 年 6 月，获得 FDA 批准用于中深层面部（如鼻唇沟）充填，疗效持续 6 个月，无需皮试。在国内，2009 年 9 月 CFDA 批准了猪胶原蛋白产品用于面部真皮组织填充以纠正额部动力性皱纹，如眉间纹、额纹和鱼尾纹等，这是国内批准的第一个胶原类皮肤填充剂。自体胶原蛋白主要来源于手术获取的自体皮肤，经处理后制成，保留了未受损的胶原纤维，抑制了胶原酶的消化作用，可维持较长时间。而由于实际投入生产花费大、组织来源有限，一直未获得 FDA 批准，自体胶原蛋白产品也未能得到后续发展及推广。胶原注射材料的优点为黏度低，可以用于矫正非常表浅的细小皱纹，缺点为不能提供足够长的填充维持时间，所以目前已基本被透明质酸类产品所取代。

(6) A 型肉毒毒素：A 型肉毒毒素是从肉毒杆菌中提取，其作用机制主要是阻断神经信号向肌肉传递，致使相应的肌肉麻痹，如用于表情肌，可消除该肌肉收缩所导致的动态性皱纹；如果将肉毒毒素注射入咬肌和小腿腓肠肌，能促使肌肉产生废用性萎缩，起到瘦脸和瘦小腿的作用。2002 年 12 月，我国 CFDA 批准上市的 A 型肉毒毒素，主要用于治疗眼肌痉、面肌痉挛及斜视等；2003 年 12 月，CFDA 批准进口 A 型肉毒毒素应用于治疗偏侧面肌痉挛和眼睑痉挛，并于 2009 年 7 月和 2012 年 3 月相继批准肉毒毒素用于治疗眉间纹和鱼尾纹。

(7) 自体成纤维细胞：自体成纤维细胞产品是将自体皮肤的成纤维细胞在体外进行传代培养 6 周后形成的制剂。该产品是第 1 个被美国 FDA 批准用于真皮内注射的自体活细胞整形美容产品。使用前要进行皮肤试验。如果 2 周后没有任何不良反应，可以将培养传代细胞 1.0~1.5ml 于 24 小时内注射到软组织凹陷区的真皮浅 - 中层，用于填充真皮、皮下凹陷性缺损（如口周皱纹及鼻唇沟过深）、凹陷性痤疮瘢痕、光化性及老化性皮肤瘢痕等。由于其质地稀薄，所以一般都要过量注射矫正。有研究者认为，该注射与肉毒毒素、激光、胶原注射等同时使用，可以达到更好的治疗效果。

作为理想的注射材料必须具备以下条件：①组织相容性好；②无过敏反应，非致热源；③不致癌、不致畸；④与宿主有一定的结合能力；⑤不引起炎症反应或异物反应；⑥无微生物、病毒或其他病原体存在；⑦无抗原性、不导致免疫及组织相关性疾病；⑧效果持久、可靠。随着体外组织培养技术的发展，以及现代材料科学的突飞猛进，以及组织工程学的蓬勃发展，相信经过多学科专家的共同钻研，整形与美容注射用材料将会得到进一步发展。

（熊　猛　郭芳芳）

参考文献

[1] 王炜．整形外科学．杭州：浙江科学技术出版社，1999, 356-371.

[2] 宋如耀，方章林．美容整形外科学．3版．北京：北京出版社，2002.

[3] Sherrell J. Aston, Robert W. Beasley, Charles H. M. Thorne. 格-斯整形外科学．5版．郭树忠，译．西安：世界图书出版社西安公司，2002, 41-46.

[4] 钱云良．MEDPOR外科种植体在颅面整形中的应用．中国修复重建外科杂志，1998, 12 (2): 72.

[5] 莫建民，范元涛．膨体聚四氟乙烯在隆鼻术中的应用．中国实用美容整形外科杂志，2002, 13 (6): 228-288.

[6] 陈文莉，李青峰，雷华，等．不同类型乳房假体隆乳术后并发症的临床分析．中华整形外科杂志，2005, 21 (3): 172-173.

[7] 杨维奇，杨佩瑛，栾杰．微小组合假体隆乳术的初步报告．中华医学美学美容杂志，2003, 9 (6): 325-327.

[8] GHERARDINI G, ZACEHEDDU R, BASOCCU G. Trilucent breast implants: Voluntatry removal following the medical device agency recommendation. Report on 115 consecutive patients. Plast Reconstr Surg, 2004, 113 (3): 1024.

[9] COLLIS N, S HARPE DT. Silicone gel-filled breast implant integrity: Aretrospective review of 478 consecutively explanted implant. Plast Reconstr Surg, 2000, 105 (6): 1979.

[10] 杨维琦，朱志祥．隆乳材料的研究进展．实用美容整形外科杂志，2002, 13 (3): 145-147.

[11] 高建华，罗盛康，冯传波，等．McGhan解剖型乳房假体参数系统改进与手术技巧．中国美容医学，2005, 14 (5): 547-550.

[12] FRUHSTORFR BH, HODGSON EL, MALATA CM, et al. Early experience wit han anatomical soft cohesive silicone gel prosthesis in cosmetic and reconstructive breast implant surgery. Ann Plast Surg, 2004, 53 (6): 536-541.

[13] 张元文，晏晓青，徐军．注射填充美容研究进展．中华整形外科杂志，2012, 28 (6): 475-479.

[14] 由磊，晏晓青，赵玉明，等．注射性软组织填充材料．中华医学美学美容杂志，2007,(13) 2: 116-119.

[15] BERRY M G, STANEK J J. Botulinum neurotoxin: A review. J Plast Reconstr Aesthet Surg, 2012, 65 (10): 1283-1291.

[16] BOSS W K, USAL H, CHERNOFF G. Autologous cultured fibroblasts as cellular therapy in plastic surgery. Clin Plast Surg, 2000, 27: 613-626.

第九节　内镜技术

内镜在外科医学中的应用已经有二十余年的历史，妇产科医生使用内镜诊断和治疗盆腔疾病。骨科医生使用内镜经小切口用激光完成关节表面磨削手术治疗。普外科中，内镜应用最为广泛的，最经典且最成熟的就是内镜胆囊切除术。与传统手术比较，外科医生都切实感受到内镜手术具有传统手术无法匹敌的两大特点：精确性（accurate）和精细性（delicate）。这两个特点也是整形外科医生梦寐以求的手术操作方式和手术效果。因此，从20世纪后叶以来，内镜开始现身于整形外科手术之中，在许多学者的共同参与和努力下，内镜技术在整形外科领域内的应用获得了长足的发展和进步。1992年，美国Vasconez等报道了内镜额部除皱术；同年11月，美国整形外科医生Nicanor G. Isse做了内镜除皱术的论文报告。不久，美国整形外科医生Rollin Daniel和O. M. Ramirez对内镜除皱术做了技术上的发展和改良。他们的报告启动了内镜整形美容外科前进的步伐。在随后的几年中，大量文献相继报道，内镜技术广泛应用于整形外科的诸多领域，包括额颞部除皱手术、乳房整形美容、腹部整形美容、颅面创伤修复及一些肌皮瓣切取等诸多方面。

内镜手术的切口相对小且隐蔽、操作精准且组织创伤小，能够给患者带来许多益处，如减少术后疼痛、加快术后恢复等。内镜在传统手术中的应用能显著增进治疗的效果。但是与腹腔内镜手术及胸部手术的胸腔镜应用有显著不同的是，整形外科手术需要在一个相对封闭的潜在组织空间内进行广泛的软组织分离或/和神经血管解剖后，才能形成其他学科内镜手术中现有的腔隙。由于内镜整形外科手术孔径有限及光学视腔局限，阻碍了其在整形外科领域的发展和广泛应用。多年以来，得益于内镜设备的发展和技术改进，内镜手术在整形外科应用的密切性和利用率明显提高。其中内镜额部除皱术和内镜乳房整形等已被业界广泛接受，其具有创伤小、出血少、操作精准、瘢痕隐蔽等特点。为更好地使用并发展内镜技术，需要对内镜技术的基本概念有一个基本的了解。内镜相关的基本概念包括光学腔的原理、支持系统、照明设备、成像技术和切口设置，以及一些基本的技术考量等。

一、视腔

视腔的形成和维持是内镜技术的主要技术挑战。良好的视腔在内镜技术中具有非常重要的地位。视腔可以由原有存在的、潜在的或分离出的空间形成。视腔主要由空间、支撑系统和介质构成。

空间指的是潜在的或分离出的解剖空间，空间是视腔的必要组成部分。支撑物通常是骨性组织和软组织。介质是指空腔内能够透射可见光的气体或液体。腔内的压力可以在封闭的内镜系统中调节，同时受到工作空间中解剖结构的制约。例如，在整形外科的乳房整形重建手术中，视腔是一个通过医用器械维持和分离出的空间，在这个空间内空气提供的光传输介质。由于乳房再造术和内镜隆乳术中的视腔与手术室中的空气相通，不能通过对光学介质的加压而提供组织支撑，相反腹腔镜可以通过二氧化碳的灌注加压，形成气腹而达到组织支撑的效果。此外，在整形外科的内镜手术中，大多没有固有解剖结构上的视腔。视腔是分离出来的。因此，只有通过机械拉力形成并维持视腔，即将拉钩深入到组织内部，向外定向牵拉视腔的顶部。这样的提升力能够加深组织空间，力量需要能够抵消视腔的回弹力和重力，从而获得清晰可见的理想手术野。

二、支撑系统

支撑系统的设计是为了维持视腔空间。作为提升力的支撑系统直接作用视腔顶部，达到加深组织腔隙，使腔隙的视野更加清晰的目的。这支撑系统提供的力具有以下特点：第一，这支撑力须有足够的大小，对抗组织的重量和弹性对抗力的作用。第二，这个力必须是无创的。第三，系统能够调整力的大小以维持视腔。第四，系统灵巧而不笨重，避免影响到手术操作器械的导入和移动。最后，这系统必须能允许介质充分循环，以有效吸出烟雾或血液。通常，皮下视腔的基本支撑系统主要有两类：压力牵张系统和机械牵拉系统。压力牵张系统是一种通过灌气而改变内部压力的方法，需要保持严密密封。这种方法有皮下气肿的风险。机械牵拉有两种方式，内部牵拉和外部牵拉。内部机械牵拉是当今最常用的形成内镜视腔的解决方案，通过内镜拉钩或套管完成牵拉。外机械牵拉，是使用缝线或其他器械，能同样达到维持视腔的效果，但不太实用。内部牵拉有两个基本形式，一个是镜-套管结合式和自由拉钩式。自由式内牵拉系统使用镜头（套管）和拉钩分离的系统，这个方法的特点是需要一个手术助手提拉拉钩。通过主刀直接握持内镜，完成手术操作。这个方式需要助手和主刀外科医师协同配合默契，才能良好地维持视腔并及时调整手术操作方向。同时由于镜头和拉钩分离，需要的组织通路增加，有可能导致入口的器械拥挤状况。

三、照明和成像

无论是哪一种光腔的类型，腔体的固有质量都会影响光照和成像。光腔越大，注入光的扩散量就越大，因此需要额外光量的输入。此外，需成像的组织类型的吸收和反射光的能力不同，会影响到可用光量。例如，内镜获取背阔肌所需的光学腔不但大，而且肌肉也容易吸收大量的可用光，因此需要输入更多的光量才能获得适当的照明。骨膜下面剥离的内镜手术恰恰相反，骨膜和骨面是一个高反射的表面，需要一个较小的光量即可。

四、器械设备

毋庸讳言，内镜技术是一种医疗仪器设备依赖性的技术。在某种程度上，如同显微外科依赖手术显微镜一样，内镜通过监视器为我们提供了一个清晰的放大几倍的手术操作图像，这极大地改变了我们传统的眼手协调手术操作模式，需要建立一种崭新的、特殊的且有别于传统手术习惯的眼 - 手协调操作习惯。这要求外科医师重新学习和训练，重新协调眼手配合，积累新的感官认识。同时在使用中，会出现图像模糊及偏位和仪器工作异常等现象，这些情况会影响手术的正常进行，甚至阻碍手术的完成。同时，手术中大量使用各种有别于传统手术的内镜器械，而且每一种内镜手术方法所须使用的内镜器械大小、长短、弧度和数量各不相同，这些都需要我们重新熟悉它们的使用方法和技巧。所以内镜手术具有与生俱来的仪器依赖性。整形外科医生在开始内镜手术治疗之前，有必要精通内镜仪器器械的特性，以利于手术前选择正确的器械，手术中恰当地使用及适时调整器械，保证手术顺利进行。

（一）内镜镜头

通常情况下，内镜镜头是一坚硬管状结构，包含玻璃镜片和气腔。通过镜头，不仅将光线照到手术野，而且将所显示的图像俘获到成像摄像系统中。每一个内镜镜头有以下四个特征点：直径、长度、角度和硬度。直径通常以毫米为计量单位，其中 4mm 和 10mm 直径是最常使用的尺寸。不同的手术需要配备不同长度的内镜镜头，例如，关节镜 12cm，腕管手术 16cm，面部手术 23cm，而腹部手术则需配备 40cm 长的镜头。镜头角度有 0°、30°、60° 和 90°。主要根据不同手术野和内镜镜头之间的位置关系，选用恰当角度的镜头，有益于视野清晰，方便手术操作。通常情况下，使用最广泛的是 30°、20cm 长硬管内镜镜头，直径一般多采用 4mm 或 5mm 及 10mm 为主。

（二）成像系统

成像系统包括显示器，耦合器和成像仪。耦合器连接内镜镜头和成像仪，同时有聚焦功能。成像系统包括两个部分：一个通过导线和耦合器相连，另一部分通过导线和监视器连接。显示器相对固定于内镜车的平台上，显示器从原先最常用的 SONY 13 或 19 英寸显示器，到目前以像素高低为标准的数码显示器。目前市场上较为高端的是 1488dpi 显示器，能获得相当高清晰的数码图像效果。数码摄像机则多种多样，有微型摄像机，单芯片的家用数码相机，到图像色彩逼真但价格不菲的三芯片专业相机。一般而言，单晶片的数码摄像机已经足够了。而一些微型户外摄像机不太适合拍摄手术过程。

（三）光源

光源主要有两种：氙气光源和卤素光源。卤素光与较大的内镜镜头（5~10mm 直径）合用效果较好，而与较细的镜头合用效果较差。现今，氙气光使用广泛而成为主流。光源通过光纤导线与镜头相连。

（四）文件记录和编辑系统

手术过程的记录和编辑保存对于科研研究、手术资料保存、技术改良和进步有重要意义。通常是以特定的格式保存于电脑之中。格式以 MPEG 较为常见。

（五）手术器械

内镜手术需要配备许多特殊的手术器械，范围涉及面广，不同手术的器械各不相同，不同医师使用的器械也不尽相同。根据使用种类分为拉钩或鞘，剥离子，持针器，血管钳，直弯剪，电凝器，吸引和冲洗管等。

1. 内镜鞘 / 拉钩　内镜手术中，手术视腔的维持至关重要。各科内镜手术维持视腔的方法各不相同。骨科手术是在关节中注入生理盐水，而腹部内镜手术则向腹腔中注入二氧化碳。与他们都不同，整形外科内镜手术的手术野视腔维持是用拉钩提起覆盖在表面的软组织而实现的。拉钩提拉维持视腔，镜头观察手术野，这两者密不可分。因此，拉钩和内镜镜头固合在一起是极为重要一种方式。其重要性在于，首先，拉钩形成视野腔隙的同时，其长度要超过镜头的最远端，这可以最大限度地提起覆盖其上的软组织，避免软组织遮挡和模糊镜头。再者，将镜头和拉钩组合在一起，手术医生能够用非主导手完成控制和调整手术视野范围的操作，而空出主导手完成手术。第三，拉钩能同时附带有冲洗和吸引装置，在手术中吸取烟雾或者通过冲刷镜头保证内镜镜头的清晰度。

2. 剥离子　每个内镜手术都需要一系列的特殊剥离子和分离器。由于手术操作范围相当局限，从而更加依赖这些特殊的器械。例如，Ramirez 的内镜除皱器械系列中剥离子呈弧线状，在除皱术中有利于经较靠后的冠状切口完成眉间肌肉的操作处理。

3. 操作器械　这些器械包括各式各样的内镜剪刀，血管钳，持针器，神经拉钩和电凝器等。针对不同手术的需要，这些操作器械形态和长短各不相同。根据额部的弧度，除皱器械在器械工作长度上不是直线而弧形状。为保证电凝器在视腔中的电凝效果，器械外常规包裹绝缘材料，从而使之在夹住止血点后，能用电刀在其手柄部位接触导电，达到止血的目的。在内镜除皱术中，需要切除和分离降眉肌，最适合的电刀是 Colorado 电刀头（4cm 和 10cm，成角）。带有吸引和冲洗管的电刀电凝器则适用于乳房和腹部内镜整形手术。

4. 吸引和冲洗器　吸引和冲洗器对维持手术野的清晰度和组织可见性相当重要。吸引器可清除冲洗液，血液和电凝后的烟雾。冲洗器除了完成组织术区的冲洗之外，能保持镜头清洁。

（六）手术室设置

患者手术医生和监视器之间的位置在不同内镜手术中有不同的安排。例如，内镜除皱手术，医生位于患者头部，监视器则需安置在患者一侧，助手在另一侧，器械托盘横过患者躯干。而如果是内镜乳房整形手术，医师和助手位于患者侧位，内镜机位通常位于患者足位或侧位。

（七）内镜器械设置

1. 消毒　目前，大多数的内镜镜头和光导纤维，如果制造厂商认可高压消毒，可以经高压方法消毒。原有浸泡戊二醛溶液中 30 分钟，然后用温生理盐水冲洗数次的消毒方法。目前使用较多的是等离子消毒法。导线和耦合器一般不能用高压消毒，术中通常采用消毒塑料套包裹。

2. 装配　在装配这些器械之前，用棉签擦干各个图像传导界面，以免出现雾化现象。内镜镜头连接耦合器后，需用固定螺丝拧紧。检查镜头和耦合器之间的关系和方向，镜头和耦合器必须固定良好，如有成角则会在监视器上出现图像局限于监视器一侧的异常现象。监视器中图像位置应如同肉眼所视，否则图像会出现倾斜或者倒置，从而影响手术进程和效果。

3. 检查　如同飞机起飞前，飞行员的例行检查一样，医生和护士应该确保各个系统工作良好。检查光源、监视器和成像系统上的电源灯，监视器上应有图像出现，将光源的亮度调到合适强度。另外，有两个重要步骤必须在手术前完成。第一，系统聚焦。将内镜镜头置于缝线包装盒前 1~1.5cm 处，旋转耦合器上的调焦旋钮，直至图像清晰为止。第二，设置白平衡。通常白平衡已经设置完毕，如果需要重新设置，则将镜头对于白色底版，按下白平衡键，直到显示器上图像为纯白色。最后将镜头置于热水中或用消毒碘伏溶液沾拭镜头面，接好冲洗吸引管，可以开始手术。

五、内镜辅助额颞部除皱术

（一）概述

内镜除皱术属于微创技术，是指在内镜的指引下，经位于头皮内的小切口、导入内镜，通过观察显像屏幕，完成手术操作。整形外科医师可根据内镜传出的清晰图像，以特制的工具做深面的准确分离，准确地组织分离、切开、止血、缝合等各项手术操作，完成目标肌肉的切断或切除。此手术视野清晰、操作准确，可避免伤及知名神经及血管。手术切口小、损伤小、瘢痕少，术后水肿轻、恢复快。

（二）适应证

内镜手术适用于额颞部皮肤轻中度松弛，额横纹，川字纹和 / 或眉下垂的治疗。患者年龄一般在 50 岁以内，无全身性严重疾病。

（三）术前准备

充分沟通手术相关事宜，介绍内镜手术的优点和局限性。询问出血史，用药史。术前 14 天左右停用各种活血化瘀和抗凝类药物以及各种保健品，如阿司匹林，布洛芬，维生素 E，丹参，人参等。常规术前检查，术前 2~3 天开始使用 1∶5 000 苯扎溴铵溶液洗头，每日 3 次。苯扎溴铵溶液洗头前应将肥皂水彻底冲洗干净。浸泡完毕后擦干，不用肥皂水洗涤。术前当日洗头后，沿手术切口位置梳理头发，头路间的头发扎成小辫。

(四) 麻醉

通常情况下,为全麻复合肿胀麻醉,对需行钛钉或可吸收钉钻孔固定于颅骨的病例尤为如此。由于内镜手术时间较长,通常患者对静脉麻醉复合局部浸润麻醉或肿胀麻醉的耐受性较差。

(五) 切口设计

多采用额颞部发际内与发际线垂直的 3~5 个小切口。切口方向和发迹垂直,减少对眶上神经,尤其是其顶支的损伤,保护了额顶部感觉,降低术后尤其头顶区域的麻木感。如果手术使用三个切口,一个位于额部中央,其他两个切口位于正中旁开 4cm 处,也可以位于眉尾的垂直线在发际内投射处。如果采用四切口,额部中线两侧旁开 2.5cm 的两个切口,另两个切口分别位于两侧颞区,在鼻翼与外眼角延长线上的颞部头皮线 2cm 内。也有采用五点切口的方法,额部正中 1 个切口,位于正中线上的发际内。旁正中切口 1 对,位于正中切口旁开 4cm 处头皮内,约在双侧瞳孔中点到发际内的投影线上。颞部切口一对,鼻翼和外眦连线的延长线向上延伸到发际内约 2cm 处。

(六) 剥离范围

额部中央区向下剥离至鼻根"黄金点"位置,颞部剥离区域在颞脊处和额部剥离区相贯通,内侧到眶外侧缘,下方达颧骨颧弓。根据不同的提升范围,剥离范围可以超过眶外侧缘和颧骨颧弓上,达眶下缘区,颧骨颧弓表面,甚至到上颌骨表面。在颧骨颧弓表面剥离时,必须紧贴骨体、骨膜下,以防损伤面神经额支。同时标记眶上神经和滑车上神经的体表大致走向,以指导手术中分离,以免损伤。

(七) 手术操作

沿切口切开头皮,皮下组织,帽状腱膜,骨膜至骨表面。沿着帽状腱膜深层或骨膜下剥离。但有学者 C. Triolius 提出,这两个层次的剥离比较发现,帽状腱膜下剥离患者术后 1 年于术前比较测量上差异无统计学意义,而骨膜下剥离的患者术后一年与术前比较平均上提 7mm。沿间隙向前剥离到距离眶上缘约 2cm 范围内大都可以在盲视下操作。完成初步的盲视剥离后,导入内镜器械。如有出血,需要及时生理盐水冲洗,吸出或止血。保证术野的清晰是非常重要的。

眶上缘上 2cm 以下区域的分离,一定要在内镜下进行。在显示屏的监视下,解剖知名血管、神经、韧带、肌肉和脂肪垫。剥离颞浅固有韧带及眶韧带,充分游离眉梢区域组织,剥离眶上缘骨膜,可见脂肪逸出。至关重要的是眶周弓状缘处骨膜的松解。O. M. Ramirez 认为,只有将额部骨膜在眶缘处充分松解,才能使骨膜充分上提,引导皮肤下组织相应向上提升,达到除皱的目的。用电刀在眶上 2cm 处或靠近眶上缘处横行切开骨膜,注意保护血管和神经。切开骨膜直到可以看到额肌深处的脂肪组织为止。肌肉的切开和切除必须在内镜下完成。清晰显露出滑车上血管神经,眶上神经血管,并充分游离。如果是仅仅矫正眉下垂,提升悬吊皮肤即达到理想的提眉效果。额肌是唯一的一块提眉肌肉。降眉肌肉有:皱眉肌,降眉肌和鼻根部肌肉等,它们的协同效应与额肌之间呈拮抗作用。这两组肌肉呈动态平衡。额肌的作用是上提眉部,形成额纹,对抗降眉肌群作用。当降眉肌群被切断后,额肌向上的对抗作用减弱或消失,从而使上提眉毛的作用得以加强,因而达到提眉的目的。但同时额部肌肉会增加额部皱纹,术中需要根据情况对额肌进行部分切除或多点电凝切断。对降眉肌和皱眉肌的处理包括:肌肉松解,切断或部分、全部切除。

(八) 固定方法

有许多种固定方法:螺钉固定法,颅骨外板隧道固定法,纤维蛋白膜固定法,五爪钉固定法,可吸收螺钉固定法,Endotine 可吸收固定装置固定法等。1996 年,Daniel 采用长螺钉固定头皮,10 天拆除,时间不足,容易感染。Pakkanen 用可吸收材料的固定器,持续时间达 6 周,材料昂贵,有排斥反应。颅骨外板隧道固定法是在发际内的两侧切口处,于颅骨外板上间隔 1cm 用球钻钻出两孔。两个孔相连形成隧道。用 7 号丝线在发际线处将帽状腱膜向上悬吊固定于颅骨外板上。好处是保证固定时间长于创口愈合到能抵抗最大张力所需的时间。缺点是制作隧道较为费时费力,有进入板障甚至颅腔的风险。在采用这些方法固定时,剥离范围需要向顶部延伸,这样可以使因额部提紧而向后滑动的头皮组织有一定消化容受的空间,不至于因为剥离范围不足而导致头皮有明显的局部堆积。

【临床病例讨论】

患者，女，35 岁，因眉部和眼角下垂，形态欠佳 2 年要求手术治疗。

现病史：患者近两年感到外眼角下垂，眉尾下垂，来我院整复外科就诊。诊断为眉尾下垂，外眼角下垂。为面部年轻化而入院治疗。

既往史：否认高血压病史、冠心病史，否认糖尿病史，否认结核、严重急性呼吸综合征（SARS）、禽流感史及密切接触史。

个人史、家族史：无抽烟饮酒史，兄弟姐妹体健，否认家族遗传病史及类似疾病史。

查体：体温 36.5℃，脉搏 87 次 /min，呼吸 20 次 /min，血压 105/60mmHg。一般情况：查体合作，发育正常，营养良好，体位自动，步态自如，病容无，神志清醒，皮肤黏膜无黄染。头颅外形大致正常，无出血点，浅表淋巴结无触及肿大，无结膜出血，巩膜无黄染，无眼球突出，瞳孔等大对圆，瞳孔对光反射灵敏，双侧外耳道无分泌物，双侧乳突无压痛，鼻外形正常，鼻中隔无偏曲，唇无紫绀，咽无充血，扁桃体不大。颈无对抗，气管居中，甲状腺不大，无血管杂音。胸廓无畸形，呼吸运动对称，双肺呼吸音清，心界不大，心率 88 次 /min，律齐，无病理杂音。腹部外形平坦，无腹壁静脉曲张，无胃肠型，无压痛，无反跳痛，无肌紧张，肝脏未触及，无触痛，脾脏未触及，无移动性浊音。脊柱无畸形，无活动受限，无四肢畸形。神经系统生理反射存在，病理反射未引出。

专科检查：面部左右基本对称，面部上中下比例尚协调。眉毛呈现水平状，眉尾下垂，两侧基本对称。双眼皮弧度基本对称，重睑弧线自然但较长，外 1/2 下垂。外眦皮肤略松弛，部分遮盖外眼角区。面侧部软组织，包括颞部、颧部、眶外侧区域有一定程度的下坠感（图 1-9-1）。

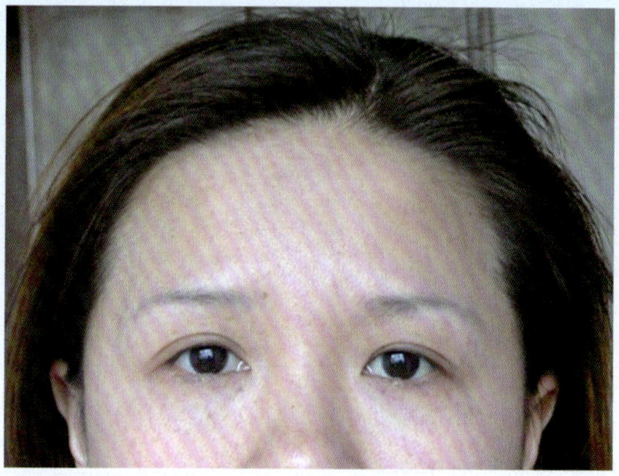

图 1-9-1　术前正面照

知识点：临床检查时的注意点

询问病史时，需要评估患者的心理状态，诉求是否合理，手术效果要求是否能通过现有的整形治疗手段达到。如果患者期望过高，需要和患者充分沟通，获得医患一致的意见，才能手术。不然，手术宜延后进行。

临床检查时，核心内容是注意观察患者面部整体和面部器官的对称性，是否存在面部不对称的情况。如果有，需要及时向患者指出并记录在案。尤其是在手术治疗区域，例如眉毛、眼睛、外眼角等部位，双眼皮是否等大。患者通常不了解术前自己存在的不对称，而术后会非常关注某些不是手术导致的，而是原有的不对称现象。

1. 诊断 眉形态不良，外眼角下垂。

2. 鉴别诊断 患者诊断明确，无需鉴别诊断。

3. 病情评估 眉位置不佳，外眼角下垂是面部衰老的表现之一。根据眉形态的不同，外眼角下垂的程度不同，有相应的手术方案选择。

4. 辅助检查

(1) 一般检查：完成各项手术前检查，如血常规、血生化、凝血功能、血型、尿常规、心电图及胸部X线等。

(2) 术前照片：见图1-9-1。

5. 治疗 采用内镜额颞除皱术方法。在额颞部作5个垂直切口，贯通各个切口，骨膜深层和颞深筋膜浅层分离，松解眶缘韧带和眶周粘连带。皮瓣向上牵引，颅骨打洞固定点，妥善固定。

知识点：内镜提眉手术的误区

内镜额颞部提升手术，通过额颞部发际内的几个小切口完成手术操作，达到提升额部的效果。手术瘢痕小，恢复快。但是内镜额颞部手术有适应证，适合于年纪轻、皮肤松弛不明显、下垂不严重的患者。如果皮肤松弛较大，下垂明显，则不是内镜手术的最佳适应证，而应该采用传统的冠状切口额颞部除皱术，或眉毛处设计切口的提眉手术。

知识点：妥善稳妥固定的重要性

内镜手术要获得良好稳定的提升效果，需要有稳妥的内固定。由于内镜提升术没有切除皮肤组织，不可能通过皮肤的切除而提紧切口以远的组织。内镜手术是通过组织的提升，形成浅深层组织间的错位愈合，来获得固定点远端组织的提升。这种错位愈合需要有组织间的良好固定而获得，因此固定非常重要。目前额颞部除皱术的固定方法有筋膜固定法，骨板打洞法，Endotine法等。简便、可靠、稳定是良好固定法的重要要求。

6. 治疗效果 患者切口一期愈合，无感染等并发症。术后眉形弧度佳，重睑线缩短，外眦皮肤抚平展开，外眼角下垂感消失。左右效果对称（图1-9-2）。

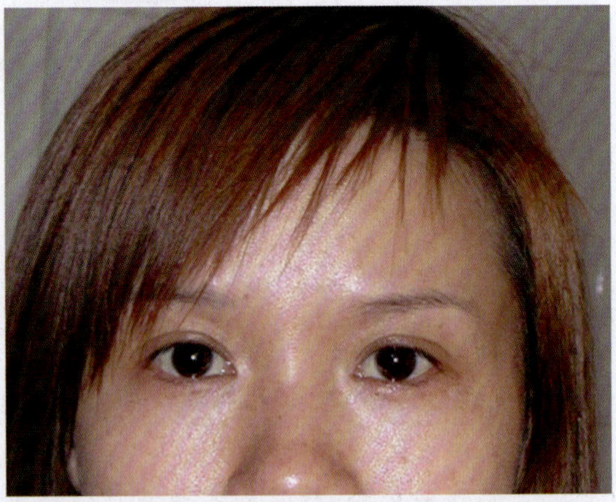

图1-9-2 治疗后正面照

7. 随访 术后的随访观察至少应持续6个月以上。观察患者的水肿，组织肿胀消退情况。

六、内镜乳房整形

（一）内镜隆乳术

隆乳术式的手术切口主要有腋下、乳晕、皱襞下和脐孔切口等。由于腋下切口远离乳房，受术者尤其是东方女性在心理上较易接受。然而，传统经腋下切口隆乳手术的假体腔隙形成和胸大肌止点剥离均是在盲视下操作，其主要缺点是第一，手术一般出血较多，万一出血就难以彻底止血。第二，手术效果的把控性较差。这导致隆乳术手术效果缺乏稳定性。20世纪90年代初，许多学者尝试将内镜技术应用于隆乳术中，认为其具有微创、镜下直视、操作精确、止血确切、恢复快等优点。内镜隆乳术按照术式又主要分为经腋下和经脐孔的内镜隆乳术。

1. 经腋下内镜隆乳术 较早由 Price CI 和 Ho LCY 报道。需要的器械主要是窥镜拉钩、10mm 直径的内镜镜头、弧形内镜吸引器和电凝器等。手术切口形成后，按传统手术经胸大肌外侧缘分离出胸大肌下间隙，在内镜的观察下，通过使用内镜电凝器分离和 / 或切断胸大肌的止点，形成新的乳房下皱襞，但胸外侧还是以钝性分离为主。分离完成后用电刀彻底止血，最后置入乳房假体。一般在置入假体时不用内镜，以防止对假体带来不必要的损伤。Eaves 认为如果分离的腔隙不足而需要对其进行调整，且调整范围较小时，可不取出假体直接用乳房分离器轻柔操作。Ho LCY 是最早提出腋下内镜隆乳术的，但是其方法是采用两个切口作为入路完成内镜隆乳术的操作。1991 年，Tebbetts 开始行内镜下腋窝切口假体隆乳术。

Tebbetts 主张胸大肌下腔隙的分离完全在内镜下进行。在分离胸大肌止点时，依赖经皮肤的垂直穿刺针定点，以保证形成的下皱襞位置确切，弧度良好。从而尽可能避免术后乳房形态不良或两侧不对称。尽管腋窝入路隆乳术先天的缺陷明显，即盲视操作、难以止血、效果难控等，但是目前内镜技术在腋窝入路隆乳术的应用已经是一标准配置和常规技术。需要充分认识到，虽然内镜技术的引入带来了腋窝乳入路隆乳术的革新，但是内镜技术绝对不是隆乳术的全部，不能认为只要有了内镜技术，隆乳术就一定能达到理想效果了。内镜技术提高了隆乳术的效果稳定性，但隆乳术的良好效果的获得，是一个系统工程，不是依赖一个技术就能达到的。

2. 经脐孔内镜隆乳术 首先由 Johnson GW 与 Christ JE 报道。手术经脐孔切口，在腹直肌筋膜的表面分离，插入带有填充器的内镜导管，直达乳房下皱襞并突破之，进入胸肌上间隙。然后退出填充器，插入内镜镜头，确认无活动出血后引入扩张器，即时扩张至假体所需腔隙大小，然后取出扩张器换入假体，注水至假体容量。术中先用内镜检查注水管与阀门的连接完好后再对假体注水。此手术的局限性在于只能采用注水式隆乳假体。

（二）男性乳房发育的内镜整形术

如果是假性乳腺发育，隆起的乳房主要是由较多的脂肪堆积而成，那么脂肪抽吸是最好的治疗术式之一。但是脂肪抽吸对有较多乳腺组织的男性乳房则效果欠佳，需手术切除治疗。如果患者乳腺组织较多，而乳晕较小，手术操作较为困难，可采用内镜技术。男性乳房发育整形手术采用内镜技术主要是为了减少手术切口瘢痕，提高手术后的外观水准。手术切口以乳晕为主。内镜主要用在以下三个方面：①对乳腺组织进行周边剥离；②剥离后彻底止血；③剥离后探查有否残留的乳腺组织。

（三）内镜下乳房假体纤维囊切除切开术

纤维囊切开和切除术中，内镜技术应用的主要益处是能对那些曾行腋下切口隆乳术的而再次手术且不希望增加新切口的患者进行治疗。然而一般认为，如果是行纤维囊切除术，要经腋下切口完整地切除，即使在内镜帮助下，操作亦极其困难。许多学者通常在假体取去后，再进行纤维囊松解术。取出假体的目的主要是使手术较容易进行。对不取出假体进行纤维囊切开的手术，有的学者做了一些尝试。器械主要有 30° 及 70° 广角内镜，直径 4mm，带有 1~2 个旋转阀的外鞘管系统（pore flows sheath system），纤维光源，钝性锥形填充器，能插入不同切割仪器及监视器的内镜工作管道等。

手术是经皮肤上三个切口，用钝套管针打开纤维囊，在纤维囊和假体之间注入液体以暴露视野，然后经工作管插入电刀等切割仪器，环状切开纤维囊基底，将假体推移至正确位置。从 20 世纪 90 年代开始，有研究者进行内镜下经腋窝入路纤维囊切除术式的研究。目前，形成了系列的治疗方法、体系和相关器械的研究。认为内镜下腋窝入路纤维囊切除切开术是能操作完成的。无需额外增加切口，在内镜的辅助下，可以完成隆乳术后纤维囊的切除、切开，甚至囊的缝合的操作，从而能够经腋窝入路完成隆乳术后纤维囊挛缩、假体移位、假体异位和假体取出等治疗。

（四）内镜下乳房假体的检查

无症状的硅胶假体破裂的检查较为困难。目前主要的检查方法有乳房 X 线、B 超、MRI 检查等。通过观察假体破裂后产生的各种特殊征象，对假体渗漏和破裂作出诊断，但均存在假阳性和假阴性。有报道在无症状的患者中，B 超和 MRI 均认为假体破裂，而真正破裂的只占 86%。1993 年，Dowden RV，Colon GA

证实内镜技术是较好诊断硅凝胶假体是否渗漏的方法。器械包括 5mm 直径，带 25° 的内镜，监视器，成像系统，冲洗套管等。

手术首先在乳晕上切一小口，钝性分离皮下、乳腺组织，直达假体包膜表面。然后经钝性分离出的腔隙，插入头部绝缘的平头电刀，通过电刀的刷 - 击（brush-stroke）技术切开纤维囊。随后引入带有外鞘的内镜，通过观察假体是否存在圆穹窿状外观，及假体和纤维囊之间是否存在光滑的交界面，来决定有否破裂和渗漏。Colon 认为，假体如果置入时间较长，其中的硅凝胶大多呈黄色云雾浑浊状，同时纤维囊的光泽和表面的血管条纹可消失，并出现钙化点。Dowden 认为如果内镜下证实假体表面有硅凝胶，则这些假体上均可找到导致假体渗漏的征象，如熔封（seal），斑点（patch）及皱褶等。

（五）内镜下乳房再造术

乳腺癌术后的乳房再造通常采用大块组织和皮肤移植，内镜应用较少。近年，由于保留皮肤的乳癌手术逐渐被接受，乳房再造术所需的皮肤组织量呈减少趋势，同时由于患者对生存质量要求的提高，需要尽可能减少瘢痕，为在有限供区的皮肤切口中，能采到较大的组织量，并且能良好地暴露出蒂部，内镜开始应用于其中，尤其是用背阔肌作为供区组织的乳房再造。通常内镜用在背阔肌采集和转移的手术操作中。内镜下乳房再造的操作关键是有良好的视野和清晰的术区暴露。

Buskirk 采用球囊分离技术（balloon dissection technique），在 5cm 的腋下切口，1.5cm 肩胛骨间切口，及 5cm 下外侧切口等三个切口中分别插入内镜、球囊剥离器（balloon dissector）、套管、电凝切割器等器械分离背阔肌上下间隙。同时通过灌注 CO_2 维持分离好的背阔肌下腔隙。内镜电刀凝固背阔肌上下的穿支血管，用钩状电刀切取所需的背阔肌肌肉组织。分离完成后将背阔肌经腋窝切口转移至受区。Friedlander 采用三脚架式提拉装置（tripod elevator），将装置的三个脚固定于乳房皮肤上，通过且固定在脚架顶点，另一端贯穿皮肤和皮下的尼龙线提起需要分离的组织，以维持腔隙。

【临床病例讨论】

患者邵 ×，女，29 岁，因乳房发育不良，乳房不对称十余年要求手术治疗。

现病史：患者青春发育期后乳房体积较小，同时两侧乳房有不对称，左侧较大于右侧，感到体型欠佳，缺乏自信而入院行隆乳手术治疗。

既往史：否认高血压病史、冠心病史，否认糖尿病史，否认结核、SARS、禽流感史及密切接触史。

个人史、家族史：无抽烟饮酒史，兄弟姐妹体健，否认家族遗传病史及类似疾病史。

查体：体温 36.7℃，脉搏 70 次 /min，呼吸 18 次 /min，血压 105/65mmHg。

一般情况：查体合作，发育正常，营养良好，体位自动，步态自如，病容无，神志清醒，皮肤黏膜无黄染。头颅外形大致正常，无出血点，浅表淋巴结无触及肿大，无结膜出血，巩膜无黄染，无眼球突出，瞳孔等大对圆，瞳孔对光反射灵敏，双侧外耳道无分泌物，双侧乳突无压痛，鼻外形正常，鼻中隔无偏曲，唇无紫绀，咽无充血，扁桃体不大。颈无对抗，气管居中，甲状腺不大，无血管杂音。胸廓无畸形，呼吸运动对称，双肺呼吸音清，心界不大，心率 88 次 /min，律齐，无病理杂音。腹部外形平坦，无腹壁静脉曲张，无胃肠型，无压痛，无反跳痛，无肌紧张，肝脏未触及，无触痛，脾脏未触及，无移动性浊音。脊柱无畸形，无活动受限，无四肢畸形。神经系统生理反射存在，病理反射未引出。

专科检查：胸廓基本对称，乳房体积较小，平坦。左侧乳头略低于右侧。乳房宽度：左侧 11.9cm，右侧 11.9cm。胸乳线：左侧 19cm，右侧 18.2cm。锁乳线：左侧 19cm，右侧 19cm。乳头间距 18.5cm。乳头到乳房下皱襞距离：左侧 5.8cm。右侧 6.4cm。乳房皮肤颜色质地未见异常，未见乳头溢液。计算机三维扫描乳房体积：左侧 148ml，右侧 111ml（图 1-9-3）。

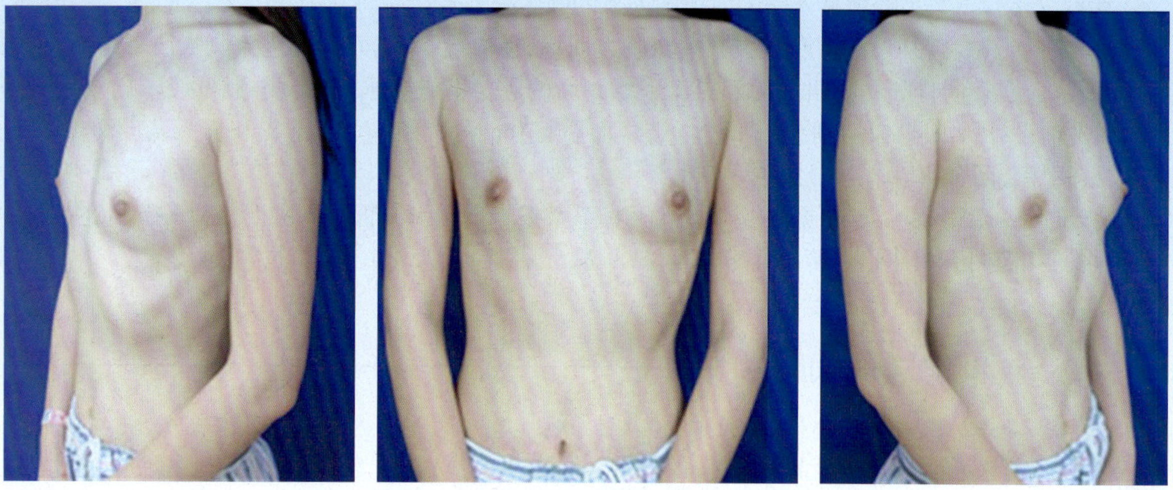

图 1-9-3　术前正侧面照

知识点：临床检查时的注意点

询问病史时注意是否有既往乳房手术史，是否有历年乳房检查，如果有，需要了解检查的结果。

临床检查时，首先要观察胸廓和乳房的整体形态和位置。有许多患者不知晓其本身的胸廓和乳房有先天的不对称。而术后，患者对手术效果的长时间观察，会“发现”许多原本就存在的这些不对称，如乳头不对称、乳房体积不对称等问题，不能完全通过假体隆乳术解决。所以，术前仔细审慎的临床体检观察，告知患者其乳房本身的缺陷和问题，让其知晓术区本身存在的不完美，有助于建立良好的医患互信，有助于患者对手术效果建立切合实际的期望值。

1. 诊断　乳房发育不良。

2. 鉴别诊断　诊断明确，无须鉴别。

3. 病情评估　两侧乳头有高低差别，通过测量，发现左侧乳头略低于右侧，左右胸乳线的长短不等，均证实这一体检结果。另一方面，乳房宽度基本等大，均为 11.9cm。乳头到乳房下皱襞距离：左侧 5.8cm。右侧 6.4cm。计算机三维扫描乳房体积：左侧 148ml，右侧 111ml。这些指标提示患者乳房两侧体积有差别，乳头有高低，但由于乳头较低一侧的乳房下皱襞较短，而导致两侧乳房下皱襞位置在同一水平线上。

4. 辅助检查

（1）一般检查：完成各项手术前检查，如血常规、血生化、凝血功能、尿常规、心电图及胸部 X 线等。

（2）计算机三维扫描分析：患者乳房体积有差异，左侧 148ml，右侧 111ml。同时，锁乳线以及乳头到乳房下皱襞的距离测量等均提示，两侧乳房位置有高低不对称。同时，体积也不对称，左侧乳房体积大于右侧乳房体积。这些细节的观察对乳房假体的选择有很大指导意义。

知识点：常用的几个测量分析

乳房宽度（BW）是乳房测量的最重要指标之一。其对选择假体有重要的参考意义。一般而言，被选择的假体宽度不能超过乳房基底的宽度。

乳房体积（Vol）两侧乳房体积有差别时，需要通过植入不同体积大小的假体予以一定的纠正。在选择假体上，如放入不同大小的假体，首选解剖型乳房假体。

5. 治疗 治疗方案为经腋窝入路的内镜辅助下的假体隆乳术。

手术方案：行腋窝切口，经浅筋膜层分离至胸大肌缘，在内镜下，电刀分离进入胸大肌下，沿胸小肌上分离，离断胸大肌在肋骨和肋间肌上的起点。下缘到新的乳房下皱襞水平，外侧到腋前线，内侧到胸骨旁线。形成术前设计所需假体植入腔隙，于新下皱襞水平上 1cm 处离断胸大肌起点和长头，植入选择的乳房假体。放置引流，闭合切口，乳房上极弹力带固定。

术后处理：术后第 4~5 天，根据 24 小时负压引流量，拔除负压引流管。乳房上极弹力带固定一周。术后一周拆线。1 个月开始压迫性挤压乳房。

知识点：术前测量的必要性

隆乳术是一种以美学理念为依托的美容外科手术。乳房的美学内涵包括乳房大小，乳房形态和乳房手感。其中乳房的形态优美与否是乳房整形手术是否成功的重要标志。在考量形态之时，乳房的对称性又是其重要的方面之一。然而，隆乳术患者的身体条件千差万别，许多患者的胸廓、乳房位置、乳头位置、乳房体积等在术前均有不同程度的不对称。而对称性又是乳房美学的重要标志之一。

医者需要知晓乳房相关的各种客观数据，以评估患者术后的效果及是否能获得理想的乳房形态。这就需要由术前测量提供这些客观数据，给手术的设计以实际的参考。同时也可作为一种切实有效的手段和依据，让患者清晰地知晓其本身的身体状况，理性地对待手术的实际效果。

知识点：内镜下行隆乳术的术式及特点

传统腋窝入路隆乳术是在盲视下完成，术中不能完成对组织的精确剥离和仔细地彻底止血，而导致术后出现疼痛重、恢复慢、剥离不完全、不对称发生率高等缺点。由于内镜技术独有的精准性和精确性，内镜辅助下的腋窝入路隆乳术获得了广泛的关注和应用。借助内镜技术的精准性、精细性和远距离操控的特点，也可大大提高腋窝入路隆乳术的可控性和安全性。医师通过监视器进行组织切割、切除、分离、缝合等操作，达到比传统盲视手术更稳定和更精准的手术效果。在腋窝切口隆乳术中引入内镜技术，让手术操作可控性，手术效果稳定性有了飞跃。这正是内镜技术在腋窝入路隆乳术应用的价值所在。

6. 治疗结果 患者伤口均一期愈合，无感染。术后 4 个月随访双侧乳房对称，乳房上下极比例协调，上极略饱满，乳头轴线水平位，乳房下极弧线圆滑，形态优美，手感良好（图 1-9-4）。

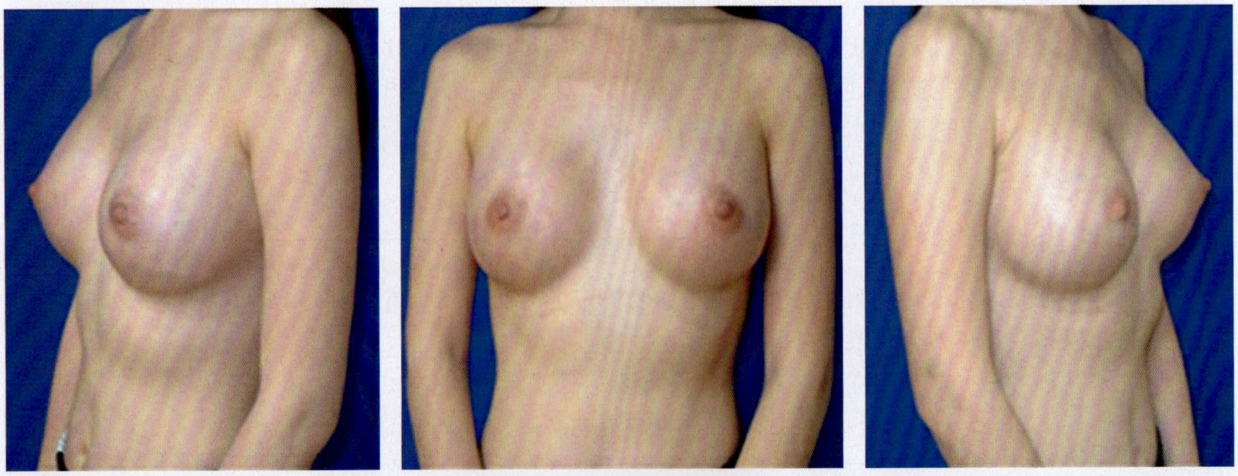

图 1-9-4 治疗后正侧面照片

【复习题】

1. 内镜技术的最大特点是什么？
2. 内镜系统有哪些部件组成？
3. 内镜额颞部提升术的关键是什么？
4. 额颞部提升术的主要步骤和方法？
5. 内镜腋窝入路隆乳术的特点？

（余　力）

参考文献

LI Y, WANG J, ZHANG B. Endoscopic transaxillary capsular contracture treatment. Aesth. Plast. Surg. 2008, 32 (2), 329-332.

第十节　数字技术

数字技术（digital technology）是应用数字化的技术手段，如计算机技术、人工智能、虚拟现实技术等，发现医学现象、解决医学问题、探讨医学机制、提高生命质量的一门科学。它是计算机科学与信息技术的发展达到较高水平之后，向整个生命科学领域发生渗透、融合，将医学信息转化为计算机能够识别的符号，继而完成处理、传递、存储和利用人体三维图像，以更好地完成医疗过程的一门科学。数字技术可提供直观化、可视化、精确化的信息，将医学研究和临床实践推进到一个前所未有的新高度。

各种医院管理信息系统（hospital Information system，HIS）和临床信息系统（clinical information system，CIS）的开发与实施、区域医疗协同与医联体、远程会诊、医疗检查诊断技术的数字化、数字医院的打造、数字化医疗设备的研发等都属于数字技术与医学相互渗透的范畴。

一、理论概要

数字技术的起步可追溯至20世纪70年代，X线检查中CT的问世实现了早期医学图像的数字化、可视化。随后接踵发展的MRI、DSA、PET、SPECT和各种超声等数字化图像及功能性显示技术将数字化技术的发展推向了多元化、全面化的方向。

在一些发达国家，如美、英、德等在前沿的医学影像、手术导航等临床数字医学领域已率先取得了突破性进展，并产生了大量的临床研究及诊疗设备。近些年，国内各领域与数字技术的融合研究也越来越多，范围越来越广：利用虚拟手术系统展开术前模拟；在术中通过手术导航指导手术进程；3D打印技术的日益进步，加速了个性化医疗的进程；机器人的使用让手术更加精准；远程医疗使得医疗资源得以共享；基于数字技术的介入诊断和介入治疗；数字化医院的建设等。目前，数字技术贯穿于整形外科临床实践中的各个过程，对术前诊断、术中治疗、术后评估均起到了量化指导的作用。

二、术前模拟

数字技术整合医学影像学资料，进行三维重建，得到病患部分的三维结构及其周围正常组织的关系。通过计算机运算方法，在虚拟平台上模拟手术，生成手术方案。并在此基础上，利用3D打印技术制作实体模型，帮助外科医生对一些复杂手术进行操练，提高手术的成功率。

这种方式对经验尚不丰富的医生来说更有帮助，且对于需要重建对称性的手术尤为有用，可以根据同一患者的健侧部位来逆向建模，有利于准确对比患侧与健侧结构的差异，分析患侧的增减方案。除了进行术前模拟策划，还可以通过 3D 打印模型向患者及家属详细讲解病变的复杂性及手术操作的危险性，取得患者及家属的理解与配合（图 1-10-1）。

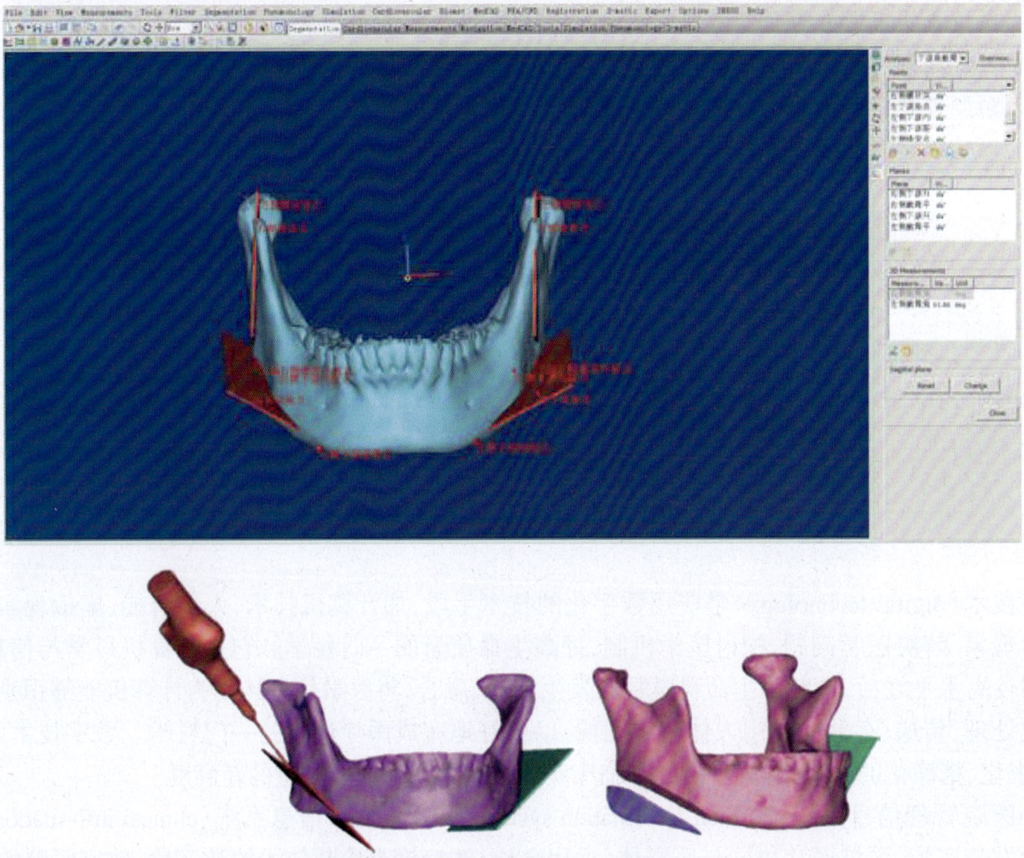

图 1-10-1 下颌角截骨术前设计

术前在虚拟手术系统中施行虚拟手术，获得较为满意的手术效果，生成相应的截骨平面、截骨角度等信息。

据文献报道，美国一位儿科医生成功打印制作出人体心脏实物模型，用于术前研究，使手术操作人员更好地掌握患者心脏结构，从而减少手术风险。美国 Children’s Hospital of Philadelphia 在实施患儿头颅分离手术前，使用 3D 打印技术制造了婴儿连体头颅模型，并对手术方案进行充分的研究分析。最终，在 3D 打印模型的帮助下，他们将往常耗时 72 小时的同类型手术缩短到了 22 小时。

利用数字技术，医生术前可以更加直观地诊断病情，制定手术方案，研讨术式及模拟手术，使手术更加精确和个性化，提高复杂高难度手术的成功率，缩短手术时间，并使手术更安全精确。同时，通过 3D 打印可清晰直观地显示患者的疾病状况，如复杂骨折与畸形，提供比医学影像资料更加详细的解剖学信息，实现了由二维到三维、由平面到立体、由虚拟到现实的转变。医生可直接在此模型上进行手术设计及模拟，以确保手术的成功，为临床疾病的诊断及治疗提供了精确化、个性化的新型思路和方法。

三、术中引导

传统外科手术的施行依赖医生的经验与熟练程度，这些主观因素在很大程度上决定了手术的成败。而数字化技术在术前精确设计的基础上，通过 3D 打印技术或术中导航技术进一步缩短了虚拟与现实之间的距离，将手术方案转化为手术导板，通过 3D 打印制作出导板实物，以实物引导手术的进行；或者通过手术导航直接将手术方案投影至手术区域内，以图像引导手术进行（图 1-10-2）。从而确保术前设计方案的有效性，提高手术的精确性和安全性。

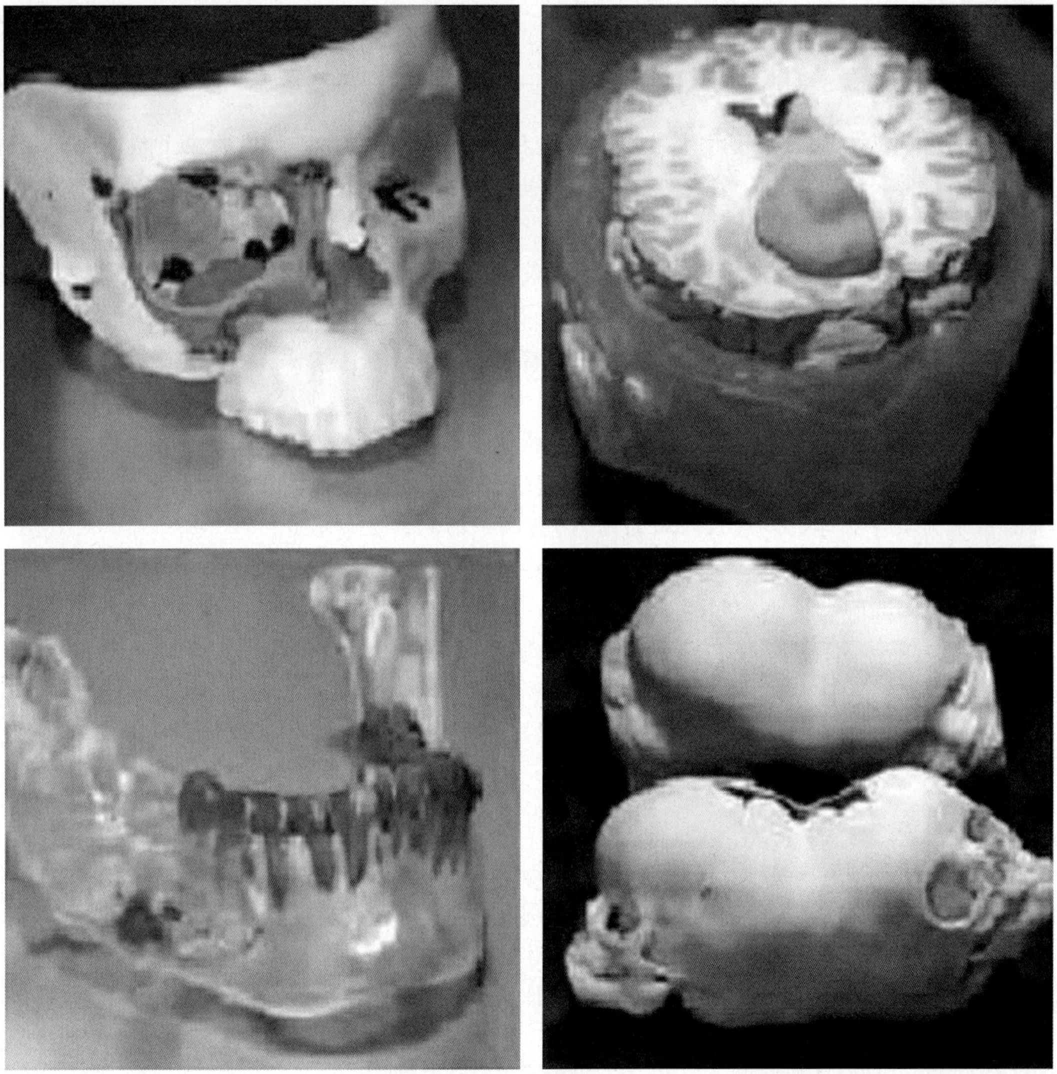

图 1-10-2　3D 打印医学模型

美国俄亥俄州一个患儿 Kaiba Gionfriddo 的气管有先天性缺陷，出生 6 星期后出现呼吸困难的情况，医生在他喉部植入一个 3D 打印的人工气管后，使其得以正常呼吸。几年之后，人造气管会在体内自行降解，而患者自身的支气管可发育到能够维持正常呼吸的水平，《新英格兰医学杂志》（*The New England Journal of Medicine*）对此进行了报道。戴尅戎等在 3D 打印的骨盆模型上设计人工半骨盆假体，保证了与股骨的精确匹配。

He 等使用 3D 打印钛铝合金和陶瓷复合材料制作符合个性化半膝关节，并在陶瓷结构内附着微管道用于辅助降解和成骨，解决了全膝关节置换导致青少年腿部发育延缓的难题。Kozakiewicz 等用 3D 打印钛合金内植物修复眶底骨折，取得良好的固定效果和适配度。3D 打印的义齿修复牙套使得牙冠修复时间由 7 天缩短到 1 小时，带来一场金属 3D 打印口腔修复革命。比利时 Hasselt 大学完成了首例人工全下颌置换术，术后患者恢复大部分说话、吞咽功能。多家机构基于先进的数字技术研发出术中导航系统，用于颅内肿瘤及经颅注射最佳路径的显示。

随着数字技术的不断发展，新的术中干预技术仍在不断地涌现，这些技术均以实现手术的可视化、可控化为目标，将人为的、主观的手术操作转变成精确可控的安全操作，“量体裁衣，度身定做”，在患者个性化术前设计的基础上，真正将术前设计的预计结果转化为现实，提高手术质量。

知识点:3D 打印技术的原理

3D 打印技术(又称快速成型技术或增材制造技术),目前在社会各领域的应用越来越广泛,被誉为是“第三次工业革命的标志”,将成为改变未来世界新的创造性科技,使人类即将进入“点击制造”时代。

3D 打印技术的原理是通过分层制造、叠加成形的方式逐层增加材料,将计算机模型数据“打印”形成 3D 实物。3D 打印技术最突出的特点是不受传统制造技术的限制,摒弃生产线直接从计算机图形数据中制作任意复杂几何形状的实体,大幅提高生产效率,降低生产成本,可以实现单件、个性化产品的快速制作。

3D 打印技术的飞速发展也为生物医学领域提供了难得的发展契机,尤其是数字医学领域更是对 3D 打印技术具有天然的亲和力。数字医学通过数字化技术使传统医学跟上数字化时代,3D 打印技术的出现为数字医学的发展注入新的活力,引领一场新的医学革命。

根据美国技术咨询服务协会 Wohlers Associates 发布的 2012 年度报告,全球 3D 打印行业在 2011 年销售额为 17.14 亿美元。据预测,该行业的市场规模到 2015 年将达 37 亿美元,到 2019 年将增长到 65 亿美元,医学约占其中的 15.1%。随着医学个性化需求的不断扩大,3D 打印技术在医学领域的应用将快速增长。

四、术后评估

目前手术效果评估多以医师患者的主观量表体现,缺乏客观统一的衡量标准,而有了数字技术的帮助,可获得手术前后病患区域的三维图像,手术对病患区域的改变一目了然。通过计算机运算,还可以将实际的术后结果与预计的手术方案相比较,得到实际手术与手术设计之间的差别(图 1-10-3),不仅有利于客观评估手术的效果,还可用于不同手术方法之间的比较,得到客观的证据结果,推动外科手术的发展。

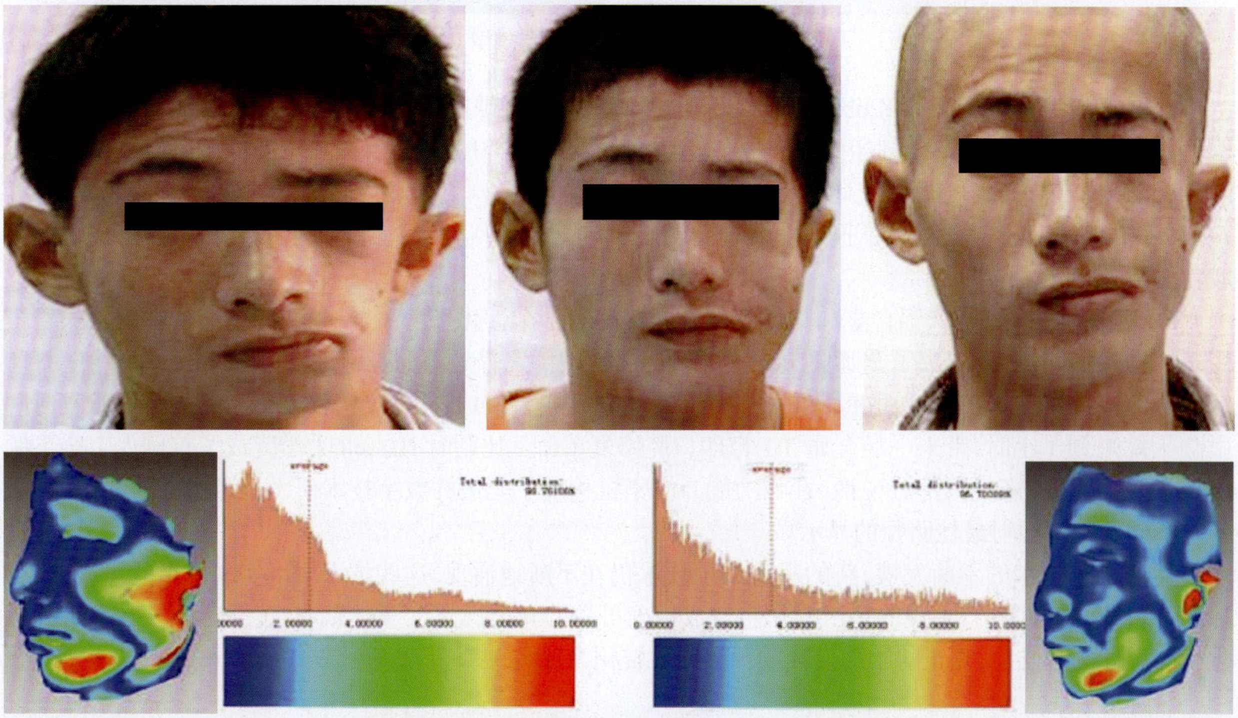

图 1-10-3 术后量化评估及面部对称性热图分析

【临床病例讨论】

患者赵某，男性，30 岁，因车祸外伤后额部凹陷 18 个月，要求手术治疗。

现病史：患者因 2015 年 6 月 12 日外伤后，随即出现昏迷，一过性意识障碍，伤后就诊于当地医院，行头面部 CT（报告未见）示：额部骨质凹陷，面部软组织挫裂伤。与当地医院行面部清创术后，伤口愈合，遗留面部畸形。现因面部畸形来我院就诊，为进一步治疗，门诊以“额鼻部凹陷”收治入院。

既往史：否认高血压、糖尿病等病史，否认结核、肝炎等传染病史。

手术外伤史：2015 年 6 月 12 日于车祸外伤后，在当地医院行面部清创缝合术。

个人史、家族史：无抽烟饮酒史，兄弟姐妹体健，否认家族遗传病史。

查体：体温 37.1℃，脉搏 75 次 /min，呼吸 20 次 /min，血压 117/85mmHg。神志清晰，精神尚可，呼吸平稳，营养中等，表情自如，发育正常，自主体位，应答流畅，查体合作。全身皮肤无黄染，无肝掌、蜘蛛痣，全身浅表淋巴结无肿大。面部可见多处陈旧性瘢痕，前额凹陷，巩膜无黄染，眼球无突出，瞳孔等大等圆，对光反射灵敏。听力正常，外耳道无分泌物，耳郭、乳突无压痛。鼻根部凹陷，无触痛，鼻梁居中，鼻翼无扇动，鼻窦区无压痛。口唇光泽红润，口腔无特殊气味，伸舌居中，扁桃体无肿大，腮腺正常（图 1-10-4）。

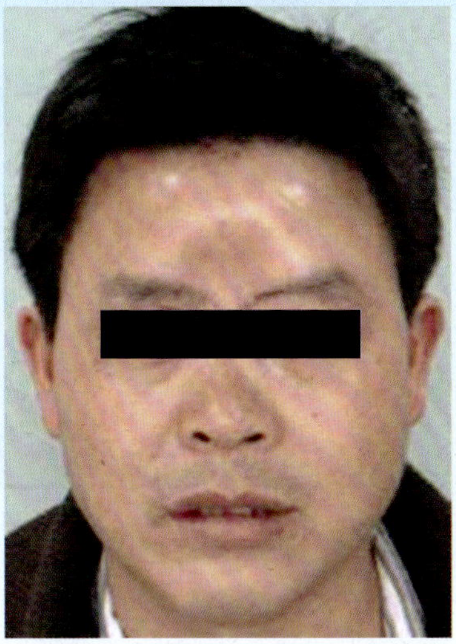

图 1-10-4　患者术前正面照片

辅助检查：头颅 CT 示额骨骨折，双侧上颌骨骨折，鼻骨骨折，左侧眶内侧壁骨折。

1. 诊断　患者为陈旧性面部外伤，遗留面部多处骨折畸形，而骨折移位并不明显且不伴有功能障碍，可将该患者视为以修复外形为主要目的的单纯性面部畸形患者。

2. 鉴别诊断　外伤史明确，需注意骨折区域重要结构是否具备完整性，有无重建完整性的必要，如泪小管、泪道、眶内侧壁等。

3. 手术评估　术前将 CT 扫描数据导入三维平台后重建病患局部，见额骨、鼻骨及两侧上颌骨鼻突均布有骨折线，并有连续的骨痂覆盖。面中部凹陷区域面积大约 9cm × 6cm。患者除对外形不满意外，余无功能障碍（图 1-10-5）。

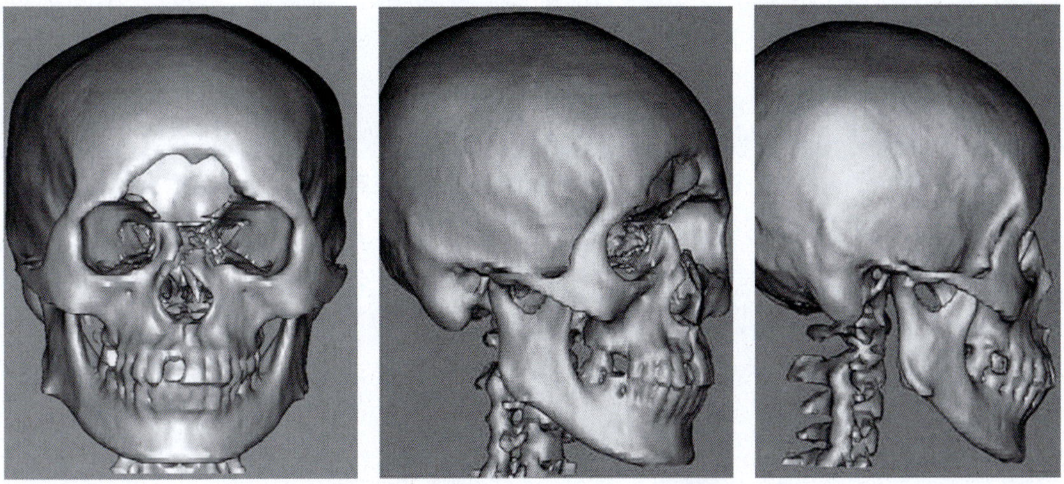

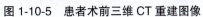

图 1-10-5　患者术前三维 CT 重建图像

4. 辅助检查

（1）一般检查：完善术前检查，包括血常规、血生化、凝血功能、血及输血前全套检查、心电图及胸片等。

（2）影像学检查：头颅 CT 检查，三维薄层 CT 平扫，导出 DICOM 数据，输入三维重建平台，重建患者头面部三维图像。分析病患区域的解剖特征，制定修复方案，施行虚拟手术。

5. 治疗

（1）术前设计：三维重建平台重建患者的三维头颅模型，布尔运算得到 3D 头颅双侧的差别，生成一修复体使得患者额头适当饱满，并与骨质缺损边缘平滑过渡。修复体文件保存为 STL 格式。

（2）3D 打印制备修复体：该修复体 STL 文件输入 3D 打印机，打印出额部修复体的实体模型，作为阳模制备羟基磷灰石 / 医用树脂（EH）复合物（图 1-10-6）。

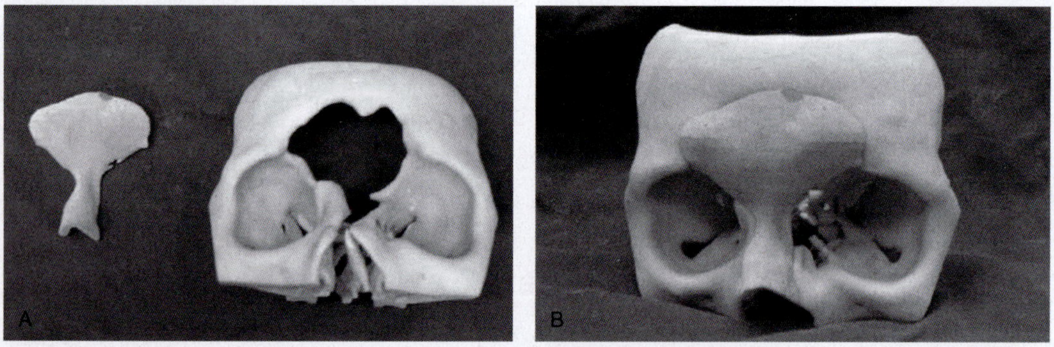

图 1-10-6 术前模拟：修复体与骨质缺损区域鳌合良好

6. 手术 患者接受全麻手术，冠状切口掀开头皮，将 EH 复合物放置于骨质缺损处，修复体与周围骨质吻合良好，钛板钛钉固定修复体，缝合伤口。

7. 随访 患者在院 5 天，术后恢复良好，外形满意，术后 1 周拆线。术后复查头颅 CT 扫描，显示修复体与周围骨质过渡光滑（图 1-10-7）。患者对手术效果满意，定期随诊。

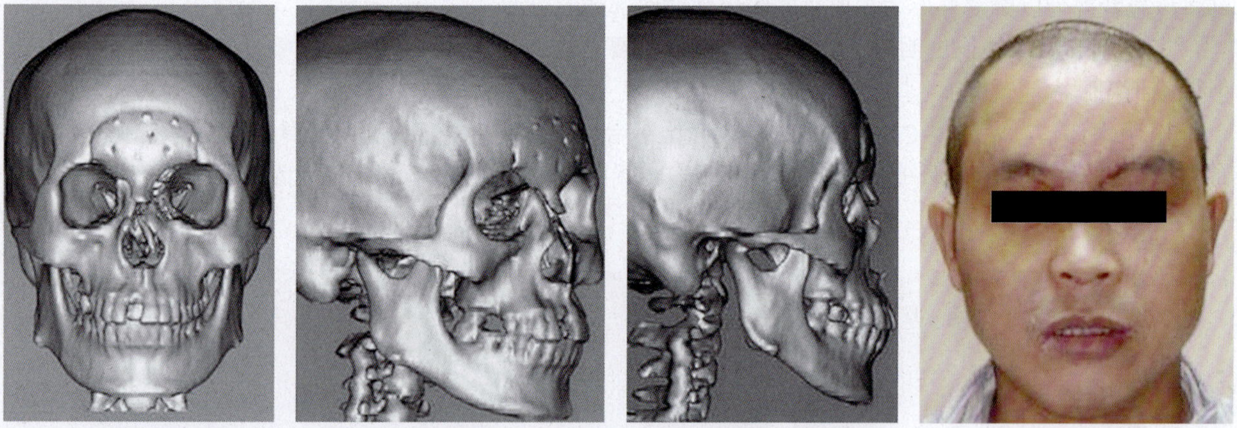

图 1-10-7 患者术后 CT 重建图像及照片

【复习题】

1. 数字技术的定义是什么？可以运用于医疗的哪些阶段？
2. 数字化治疗的一般流程是什么？
3. 3D 打印的原理是什么？

（朱 明 柴 岗 李青峰）

参考文献

[1] 钟世镇 . 我国数字医学发展史概要 . 中国数字医学 , 2011, 6 (12): 12-14.
[2] KOZAKIEWICZ M, OLBRZYMEK L, STEFANCZYK L, et al. Radio-opaque polyethylene for personalized craniomaxillofacial implants. Clin Oral Investig, 2017, 21 (5): 1853-1859.
[3] HESPEL AM, WILHITE R, HUDSON J. Invited review: Applications for 3D printers in veterinary medicine. Vet Radiol Ultrasound, 2014, 55 (4): 347-358.
[4] VILLAR G, GRAHAM AD, BAYLEY H. A tissue-like printed material. Science, 2013, 340 (6128): 48-52.
[5] PELOSO A, KATARI R, MURPHY SV, et al. Prospect for kidney bioengineering: Shortcomings of the status quo. Expert Opin Biol Ther, 2015, 15 (4): 547-558.

第十一节　局部麻醉

在保持患者意识清醒的情况下，通过局部麻醉药暂时阻断某些周围神经的冲动传导，使神经支配的区域产生麻醉作用，称为局部麻醉（local anesthesia）。通常适用于较表浅、局限的手术。

一、常用的局麻方法

（一）表面麻醉

将穿透力强的局麻药用于皮肤黏膜表面，使其透过皮肤黏膜而阻滞其下的神经末梢，产生麻醉作用，称为表面麻醉。如眼、鼻、咽喉、气管、尿道等处的浅表手术或内镜检查常用此法。眼部可以用滴入法，鼻部可以用涂敷法，咽喉气管可以用喷雾法，尿道可以用灌入法。常用药物为 1%~2% 丁卡因或 2%~4% 利多卡因。眼部手术时，因眼结膜和角膜组织柔嫩，故滴眼需用 0.5%~1% 丁卡因。气管和尿道黏膜吸收较快，因减少剂量。

（二）局部浸润麻醉

将局麻药注射于手术区的组织内，阻滞神经末梢而达到麻醉效果，称为局部浸润麻醉。常用药物为 0.5% 普鲁卡因或 0.25%~0.5% 利多卡因。药液中通常加入 1∶20 万 ~1∶40 万（2.5~5μg/ml）肾上腺素可以收缩血管，从而减缓局麻药的吸收，延长作用时间，减少切口出血。需要注意不同局麻药物的最大使用剂量（表 1-11-1）。

表 1-11-1　常用局麻药剂量参照表

局麻药	用法	推荐浓度 /%	最大耐受剂量 /mg	起效时间 /min	作用时间 /min
普鲁卡因	局部浸润	0.5~1.0	1 000		
	神经阻滞	1.0~2.0	600~800		
丁卡因	表面麻醉	0.5~2.0	40	1~3	60
	神经阻滞	0.15~0.3	80	15	120~180
利多卡因	局部麻醉	1.0~2.0	400	1	90~120
	表面麻醉	2.0~4.0	100	2~5	60
	神经阻滞	1.0~2.0	400	5	120~180
布比卡因	局部麻醉	0.25			
	神经阻滞	0.125~0.5	150		300~420
罗哌卡因	神经阻滞	0.25~0.5	150	7~10	

1. 区域阻滞 在手术区周围和底部注射局麻药，阻滞通入手术区的神经纤维，称为区域阻滞，适用于小肿块切除术。如耳部手术可在全耳根部注射局部麻醉药达到整个耳朵的麻醉效果，可以减少麻药用量。

2. 神经阻滞 在神经干、丛、节的周围注射局麻药，阻滞冲动传导，使所支配的区域产生麻醉作用，称为神经阻滞。常用的神经阻滞有眶下孔神经阻滞、颏孔神经阻滞、肋间神经阻滞、臂丛神经阻滞、指神经阻滞等。

（三）十个降低注射疼痛的方法

1. 分散患者注意力。
2. 注射区域预先应用表麻药。
3. 用碳酸氢钠做缓冲液（9 份局麻药：1 份碳酸氢钠）。
4. 局麻药加热到体温。
5. 用细针头注射（25G 或更细）。
6. 缓慢稳定注射。
7. 尽可能少量注射。
8. 皮下注射比真皮内注射疼痛感低。
9. 在伤口边缘或是之前注射过局麻药的区域进针。
10. 直接阻滞麻醉优于局部麻醉。

二、面部常用麻醉技术

（一）眶上神经阻滞术

患者取平卧位，与患侧眶上缘内 1/3 的眉中间可能触及眶上切迹，或用手指尖容易诱发出疼痛扳机点。常规消毒后，用 3.5cm 长 7 号短针沿眶下孔或切迹刺入 0.5cm 深度即可注药。眶上孔变异较大，以往做眶上孔阻滞有 20% 左右能刺进眶孔内，改做眶内阻滞操作可以大大提高成功率。眶上孔距中线位置约 2.7cm。操作方法：针尖沿眶顶部骨质进针，如触碰骨质，针尖方向稍向下移动。进针 2~2.5cm 后即可注射 1% 利多卡因。眶上神经相关疼痛范围包括额部、上睑和颅顶部皮肤均可以用本技术治疗。

（二）滑车上神经阻滞术

患者仰卧，头正中位。常规消毒后，用 3.5cm 长、7 号短针沿鼻根部与眉弓部交点或眶内上缘，距离正中线 1cm 距离眶上切迹 1.5~1.7cm，刺入眶内，沿眶壁内上缘紧贴骨壁进针，当进针深度约 1.5~2cm 时可无异感出现，回吸无血，注入 1% 利多卡因 2ml。如果感觉消失，可以注入 1% 利多卡因 1ml 推针后轻压 3~5 分钟即可。

眶上神经和滑车神经位置见图 1-11-1。

（三）眶下神经阻滞术

患者仰卧，头正中位。体表定位有三种方法，第一种是确定眶下缘正下方 1cm 处，距鼻中线 3cm 处作为穿刺点。第二种是从直视瞳孔至同侧口外作一垂线，再从眼外侧联合（眼外眦）至上唇中点做一连线，两线交叉点即为穿刺点。第三种较为简易的方法即直接用手指在瞳孔和唇角连线上的眶下嵴下方可触及一凹陷处，即眶下孔，用左手食指触及并重压凹陷处患者有酸胀感（图 1-11-2）。

常规消毒皮肤，术者左手食指压住眶下缘保护眼球，在上述部位之内下方 0.5cm 为穿刺点，用 3.5cm 长 7 号针，进针向外上方，刺入 1.5~2cm 深，即可进入眶下孔。感觉针尖出现落空感，即表明针尖进入眶下孔，部分患者上唇会出现放射性异感。术者用左手固定针柄，注射 1% 利多卡因 1ml 后 2~3 分钟，确认患者眶下区痛觉小时，即可注射局麻药 2~3ml 以达到麻醉效果。如进行上颌神经痛治疗，可以注射酒精或神经损毁药。为防止注射后肿胀，可以注射复方倍他米松注射液 0.5ml 或曲安奈德 5mg。拔针后轻压穿刺处 3~5 分钟。

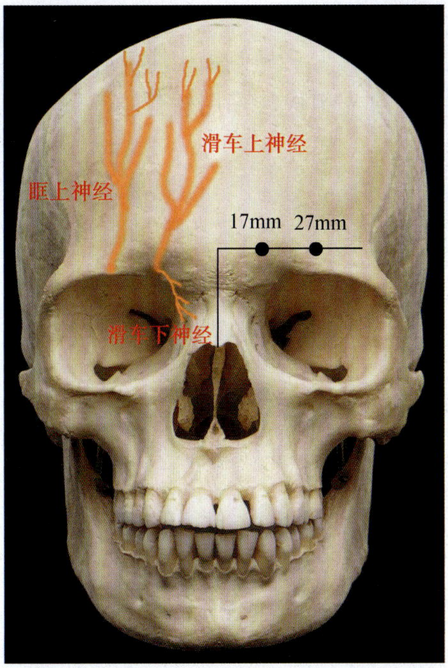

图 1-11-1 眶上神经和滑车上神经位置

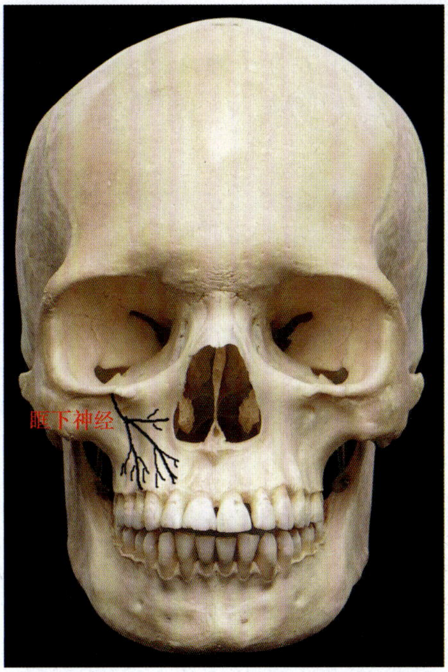

图 1-11-2 眶下神经位置

(四) 颧颞神经阻滞术

颧颞神经阻滞术是颞部填充常用的神经阻滞技术(图 1-11-3)。阻滞点位于颞窝前壁,颧弓后,眶外侧缘后方,外眦水平,额颧缝后 1cm,进针后针头置于眶缘后外侧凹陷骨面,注射前回抽无血,注入 1ml 麻药,轻压 3~5 分钟(图 1-11-4)。

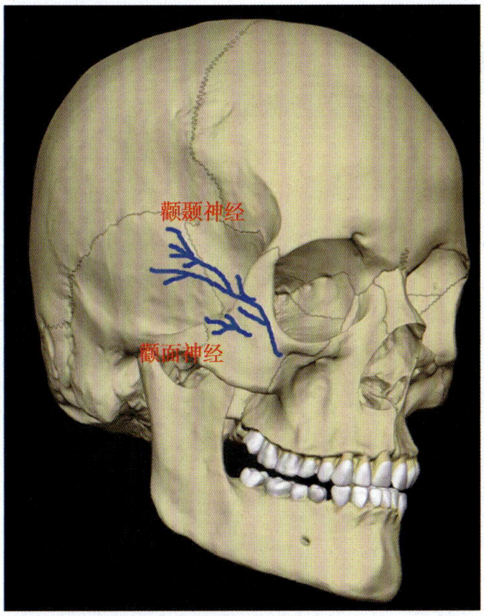

图 1-11-3 颧面神经和颧颞神经位置

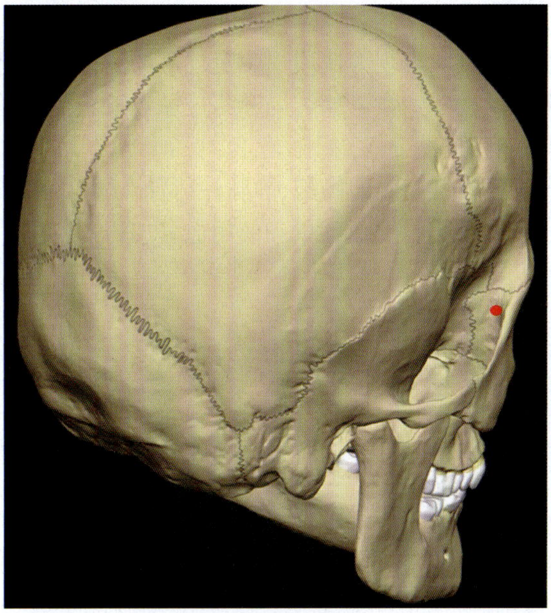
图 1-11-4 红色为注射点位置

(五) 颏神经阻滞术

患者仰卧,颏神经位于第一前磨牙下方或第一前磨牙与第二前磨牙之间下方,口角稍下可触及颏孔。该孔距离正中线约 2.5cm,瞳孔中线内侧,平下颌骨高度的中线。常规消毒后,用 3.5cm 长 7 号短针穿刺。垂直进针,当针尖触及骨面,改变穿刺针角度与皮肤成 45° 向颏联合方向进针,向后下或正中方向寻找颏孔。当针尖刺进孔内,大多数患者出现感觉异常。注入局麻药 1ml,轻压 3~5 分钟。

（六）鼻部麻醉

外鼻的感觉由滑车下神经，外鼻神经以及眶下神经组成，可以从头侧和尾侧采用注射麻醉。

内部感觉由下鼻后神经，上鼻后神经以及鼻腭神经，筛神经分支组成。采用软骨膜下和鼻黏膜浸润麻醉。

（七）耳部麻醉

外耳神经支配由迷走神经的耳支、耳颞神经、枕小神经、耳大神经组成。采用区域阻滞，环耳一周注射。耳道以及鼓膜较难麻醉。

三、肋间神经阻滞

提供胸壁和上腹部的麻醉，对第二肋到第七肋的肋间神经进行麻醉。神经束位于肋下沟，腋中线位置较容易触及肋骨。

四、局麻药物的不良反应

局麻药物的不良反应包括毒性反应和过敏反应。

毒性反应是指一次用量超过患者的耐受，表现为对中枢神经系统和心血管系统的影响，常见嗜睡、眩晕、唇舌麻木、多语、寒战、惊恐不安、意识丧失、肌震颤、抽出、惊厥、呼吸困难、低血压，甚至呼吸心搏骤停。常见的中毒原因如意外血管注入，注药部位血供丰富吸收增快，患者体质衰弱等原因导致耐受力降低。用小量局麻药即出现毒性反应症状，称高敏反应。

毒性反应的预防：一次药量不得超过限量；注药时防止注入血管内；根据具体情况和用药部位酌减剂量；药液内加入适量肾上腺素以延缓吸收。

毒性反应的处理：立即停药；吸氧，根据情况辅助或控制呼吸；镇静；控制惊厥，如静注地西泮 0.1mg/kg 或硫喷妥钠 1~2mg/kg，对惊厥反复发作者也可以静注琥珀胆碱 1mg/kg，并控制呼吸；维持血流动力学稳定，一旦呼吸心跳停止，应立即进行心肺复苏。

过敏反应表现为使用很少量局麻药后出现荨麻疹、咽喉水肿、支气管痉挛、低血压和血管神经性水肿，甚至危及患者生命。酯类局麻药过敏较酰胺类更易引起过敏反应。有酯类局麻药过敏史的患者可选用酰胺类局麻药。

发生过敏应立即停药，静脉注射肾上腺素 0.2~0.5mg，并给予糖皮质激素和抗组胺药物；保持呼吸道通畅，吸氧；适当补充血容量和使用血管加压药物。

（谢　芸　李青峰）

参考文献

[1] DAVID L. BROWN, GREGORY H. Borschel, Benjamin Levi. Michigan Manual of Plastic Surgery. 2th ed. Philadephia: Wolters Kluwer, 2014.

[2] 陈孝平 . 外科学 . 北京 : 人民卫生出版社 , 2002.

第二章

皮肤与软组织

第一节　体 表 肿 物

体表肿物通常指发生于皮肤及其附属器以及皮下软组织的各种肿瘤，可按性质分为良性皮肤肿瘤和恶性皮肤肿瘤。本章节主要对整复外科常见的体表良、恶性肿瘤的临床表现、病理特点、诊断及治疗进行简要阐述。

一、体表肿物

(一) 定义及分类

1. 良性皮肤肿瘤　指由先天或后天因素引发皮肤及其附属器或者皮下组织产生新生肿物，肿物组织通常增长缓慢或不增长，对皮肤及周围组织损伤较小，不产生严重的功能损害或者远位转移，不危及重要器官和机体生命。良性皮肤肿瘤包括有黑色素细胞痣和色素性病变、病毒性皮肤肿瘤、囊肿、表皮附属器肿瘤、汗腺肿瘤、脂肪瘤、皮肤纤维瘤等。虽然多数皮肤良性肿瘤性质稳定，但在各种不良因素作用下可转化为恶性皮肤肿瘤，如发生在足底的先天性黑色素痣，易受摩擦刺激产生恶变，应引起高度重视。

2. 恶性皮肤肿瘤　由多种内在及外在因素协同作用引起皮肤组织细胞异常的反应性增生，常见的有来源于表皮和附属器角质形成细胞的基底细胞癌和鳞状细胞癌，来源于黑色素细胞的恶性黑色素瘤，及来源于成纤维细胞的隆突性皮肤纤维肉瘤。

(二) 诱因及病因

1. 日光　阳光中的紫外线可导致皮肤细胞内 DNA 损伤，进而使其修复遭到破坏而导致皮肤肿瘤。

2. 放射性伤害　过量的放射线照射可使皮肤发生病变。长期工作于有放射性的工作环境，如果缺乏保护措施，亦可以诱发皮肤癌症。

3. 化学物质　煤烟、沥青、煤焦油、石蜡、含有砷剂的化合物等易导致皮肤肿瘤。

4. 物理损伤　皮肤受到物理损伤如烧伤后导致瘢痕形成或创面不愈，形成慢性溃疡或窦道、慢性肉芽肿，也可发生上皮瘤样增生或恶性肿瘤。

5. 生物因素　如人乳头状瘤病毒感染可引起皮肤扁平疣，一些类型的病毒感染会在特定的情况下诱发皮肤肿瘤。

6. 遗传因素　着色性干皮病是一种常见的常染色体隐性遗传病，可导致青壮年时期即发生皮肤肿瘤。

(三) 临床表现

不同类型的皮肤肿瘤临床特点各不相同。良性皮肤肿瘤生长缓慢，突出或与皮面齐平，色泽由棕色至黑色各不相同，但颜色均匀，边界清晰，质地较软，触之光滑，与周围组织粘连不紧密，表面不破溃，周围少有卫星病灶，多无自觉症状，不影响或较少影响周围组织器官功能。恶性皮肤肿瘤生长速度较快，可在短时间内体积明显增大，触摸时肿块有向深部和周围浸润生长的感觉，其边界不清，表面容易形成糜烂或溃疡，肿瘤周围出现卫星病灶。恶性程度高的肿瘤还可向近处或远处的皮肤、淋巴结、内脏转移，出现各种相应症状。

（四）病理特点

在普通光学显微镜下，良性皮肤肿瘤边界清楚，周围多有一层完整包膜。肿瘤体积可长期无明显变化，或生长缓慢，只在局部膨胀式缓慢增大而不向周围的其他组织内生长，有时也可出现压迫周围组织而出现相关症状。恶性皮肤肿瘤细胞比正常细胞原始、幼稚，呈多形性，大小不一，细胞核增大，染色深，出现不正常的病理性核分裂，细胞排列紊乱，肿瘤细胞容易松动并脱离原发灶而向周围组织、血管、淋巴管扩散、转移，侵犯、占据并破坏正常组织。

（五）诊断

询问患者病史，掌握临床症状，详细体格检查，明确皮损特点，可以对皮肤肿瘤进行初步诊断，最终通过肿瘤组织的病理检查来明确诊断。诊断通常需要注意以下几点：

1. 肿瘤的发现时间，肿瘤是先天发生还是后天获得，如先天性黑色素细胞痣患儿出生时即可获得。
2. 肿瘤发生的原因或诱因，如表皮样囊肿的发生常和皮肤外伤相关。
3. 肿瘤生长部位，是否累及周围组织器官，如太田痣可侵犯巩膜。
4. 评估测量肿瘤的外观特性，如形状、大小、突度、颜色、边界、硬度、是否伴毛发生长等。
5. 肿瘤增长速度。
6. 瘤体完整情况，是否伴发感染、糜烂、破溃。
7. 皮肤肿瘤引发的症状，如疼痛、瘙痒。
8. 皮肤肿瘤周围是否伴有卫星病灶。
9. 邻近部位的淋巴结是否肿大。
10. 必要时对部分瘤体进行活检。

（六）治疗

1. 手术治疗　皮肤肿瘤建议手术根治性彻底切除，对切除的瘤体常规进行病理检查，必要时做免疫组化特异性染色，明确诊断。尤其是恶性皮肤肿瘤建议早发现早手术，完整彻底切除后一般愈后较好。

2. 放射治疗　对于放射治疗敏感的恶性皮肤肿瘤，在手术切除后、肿瘤较大累及周围器官，或姑息性手术者或无法切除者，可进行放射治疗。

3. 化学治疗　对于化学治疗敏感的恶性皮肤肿瘤，如果肿瘤较大累及周围器官，或姑息性手术者，或无法切除者，或已发现远处转移者，应行化学治疗。可依据癌瘤的部位、大小、患者的全身情况、癌肿的程度等选择应用。但化疗引起全身反应较大，且大多数皮肤恶性肿瘤化疗敏感度较差，故很少单独应用。还有一些良性肿瘤也可以在瘤体内注射化疗药物，可以抑制瘤体细胞增殖导致瘤体萎缩。

4. 物理治疗　采用电凝、电灼、冷冻、激光等方法来烧灼肿瘤，使之坏死脱落或气化。对瘤体极小、没有深部浸润的良性皮肤肿瘤效果较好。尤其是近些年激光仪器的研发使得激光治疗快速发展，对于一些良性皮肤肿物，可经过不同种类的激光仪器进行治疗，并取得良好的疗效，例如太田痣经过多次 Q 开关激光治疗能取得较好的疗效。

二、良性皮肤肿瘤

（一）黑色素细胞痣和色素性病变

1. 黑色素细胞痣（melanocytic nevus）

（1）概要：简称黑痣，是由黑色素细胞组成的良性肿瘤或错构瘤，瘤体中的黑色素细胞呈典型的巢状排列。据统计，正常人身体平均有黑痣 15~20 颗，可发生在各个部位，以头、颈及躯干皮肤好发，少数可分布于黏膜，如口腔、阴唇黏膜以及球睑结膜囊等处。皮肤中的黑痣可呈现不同的形态、大小、颜色和性状，但自然病程十分稳定。逐渐消退、明显增大或突然恶变发生概率极小。

（2）分类：黑痣有多种分类方法。按照出现的时间可分为先天性黑色素细胞痣和后天性黑色素细胞痣；按照黑痣的黑色素细胞巢在皮肤层次的不同部位，又分为交界痣、皮内痣及混合痣。由于黑痣在皮肤组织中的分布位置与恶变率之间存在明确的关系，所以以分布层次来分类更为常用。

（3）临床表现及病理特点

1）交界痣、皮内痣和混合痣：①交界痣（junctional nevus）病灶位于表皮和真皮交界处，大部分处于表皮基底细胞层，向表皮下延伸，部分浸入真皮层。好发于婴幼儿或儿童期，表现为边界清晰的淡棕色或黑色的平滑斑块或稍高出皮面的丘疹，一般无毛发生长，直径大小在2~5mm之间，形状可为圆形或椭圆形。交界痣可发生于皮肤、黏膜的任何部位，常见于足掌、手掌、生殖器及阴囊，这些部位的交界痣如受外伤或感染后可发生恶变。②皮内痣（intradermal nevus）病灶分布在真皮内，常见于中老年人，表现为表面平坦或半球形隆起于皮面的小肿物，多为良性，可有毛发生长，颜色从正常黄褐、瓦青、淡蓝、灰黑到深黑色均可见。③混合痣（compound nevus）兼有交界痣和皮内痣的特点，是交界痣向皮内痣演变的过渡表现。痣细胞分布在表皮层及真皮层，有时扩展到真皮下部及皮下脂肪组织内。混合痣多见于中青年，表现为隆出皮面的褐色或黑色丘疹，界限清晰，常伴毛发生长（图2-1-1）。

交界痣、混合痣和皮内痣可以是同一个疾病过程的不同表现。皮内痣可由交界痣随时间进展逐步发展而来，交界痣的黑色素细胞巢由表皮进入真皮成为混合痣，最后完全进入真皮内形成皮内痣。

2）先天性黑色素细胞痣（congenital melanocytic nevus）和巨痣（giant nevus）：出生时即已存在的体表黑痣，常表现为黑褐色或黑色稍隆起于皮面的斑块，边界清楚而整齐，色泽均匀。与后天性的黑痣相比，黑色素细胞扩展至更深的真皮甚至皮下组织，沿立毛肌、毛囊等附属器生长。当身体的任何区域生长出面积超过144cm^2或直径大于20cm的黑痣，称为巨型先天性黑色素细胞痣，简称巨痣。

巨痣的诊断也不绝对依赖黑痣面积大小，还应结合患者的具体体表面积和黑痣发生的具体部位，如病灶位于面部五官等特殊部位，对外观形成较大影响，修复要求高，虽面积小于上述指标，但也可称为巨痣。巨痣可累及整个肢体、全头皮、肩部、躯干等，呈棕褐色、青褐色、黑色或不均一颜色，质地柔软，高低不平，表面粗糙肥厚，可伴毛发生长、疣状或结节状改变，巨痣周围也可有许多散在的小卫星灶（图2-1-2）。

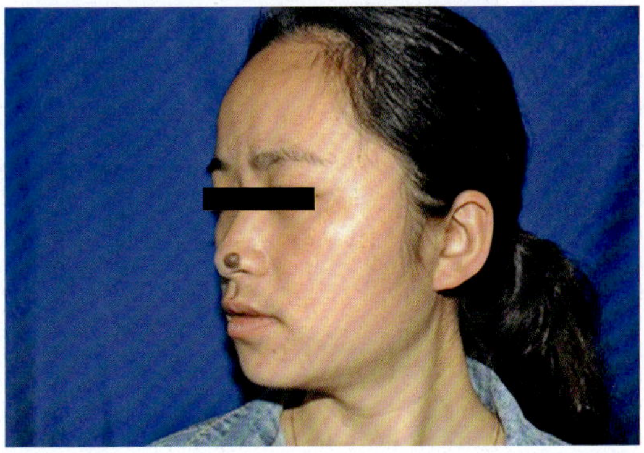

图2-1-1　鼻尖部混合痣

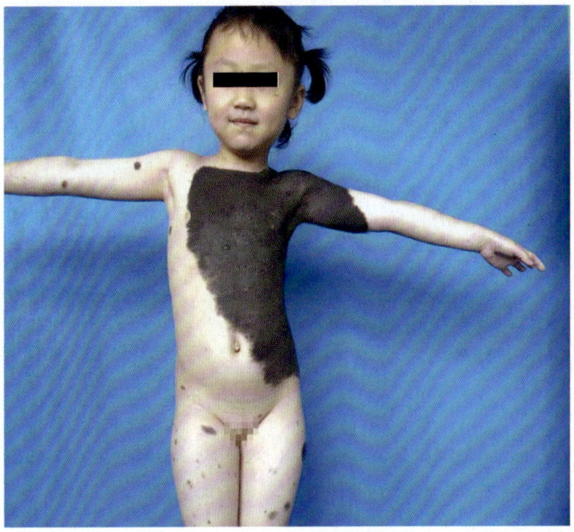

图2-1-2　躯干部巨痣

（4）诊断：单纯依靠临床形态很难做出准确的诊断，通常都需要通过手术切取标本后进行病理诊断。

（5）治疗：黑色素细胞痣的治疗方式分手术治疗和非手术治疗。

1）手术治疗：对于直径大于3mm的黑痣，建议手术切除，如不能作一次切除缝合，或勉强缝合后造成附近器官如眼、鼻、口角等的歪斜牵拉，则考虑作分次切除，再次手术间隔3~6个月。对于面积更大、无法通过切除去除的黑痣则需要选择局部皮瓣或轴型皮瓣修复，如供区面积有限则需要扩张器植入后用扩张皮瓣修复。对于巨痣，切除后创面覆盖是其需要解决的重要问题，四肢部位巨痣通常采用植皮的方法，也可采用扩张器来增加供皮区；躯干巨痣则较多考虑皮肤扩张术进行瘤体切除后的创面修复。

此外，若巨痣切除后出现重要神经血管暴露，骨组织暴露，或植皮后存活不良形成溃疡等情况，则需要采用各类皮瓣进行修复。任何黑痣出现病灶明显增大、颜色改变、破溃、脱毛、出现卫星灶、继发感染、疼痛等任一表现时，要考虑其恶变倾向，尤其是手掌、足底等易摩擦部位的黑痣，不论在临床上是否已确定性质，应作早期预防性彻底切除，并进行病理检查。

2）非手术治疗：对于直径在 3mm 以下的黑痣可以选择非手术治疗。激光治疗，利用 CO_2 点阵、Q 开关等激光对黑痣进行扫描使之高温气化，深度达真皮深层。化学烧灼利用腐蚀性药物如三氯醋酸、冰醋酸等，对黑痣进行化学腐蚀，产生皮肤剥脱。其他治疗，如液氮冷冻、电烙烧灼，现已少用。总之，非手术治疗要尽量将黑痣去除彻底，避免遗留病灶复发。

2. 雀斑（freckles）

（1）概要：系常染色体显性遗传病，多在儿童期发生，首见于 5 岁左右。雀斑数目随年龄的增长而增多，颜色加深，至青春期最为明显，老年期逐渐减淡。女性居多，主要见于暴露部位，特别是面部（尤其是鼻部和面颊），有时亦见于颈、前臂和手背等暴露部位。

（2）临床表现：皮损为淡褐至淡黑色斑点，呈圆形、卵圆形或不规则形状，境界清楚，约针头或米粒大小，分布对称，疏密不一。

（3）病理特点：病理表现为表皮基底细胞黑色素小体增多，但黑色素细胞数量无变化，而功能性黑色素细胞活性增强。

（4）诊断：依据临床特点可确诊。

（5）治疗：应建议患者减少日光的过度照射，使用防晒制剂，如 15% 对氨基苯甲酸软膏、5% 二氧化钛霜等。也可以应用 60% 的三氯醋酸药水点涂对雀斑进行化学剥脱。另外还可应用皮肤磨削和激光治疗，尤其是 Q 开关 755nm、532nm 激光治疗更为安全简便。

3. 太田痣（nevus of Ota）

（1）概要：东方民族常见的一种色素性胎记，是一种与三叉神经周围分支分布相一致的真皮层黑色素增多的疾病。

（2）临床表现：沿三叉神经第一、二支分布区发生棕色、蓝色及灰色斑点所组成的斑片，常累及前额、颧部、面颊、眼和眶周区，病灶边界不清（图 2-1-3）。

（3）病理特点：镜下见细长的与皮肤表面平行的树枝状或纺锤状黑色素细胞稀疏地分布在真皮网状层中上部及乳头层。

（4）诊断：依据临床特点可确诊。

（5）治疗：太田痣现今的治疗多以激光为主，如 Q 开关翠绿宝石激光，Q 开关红宝石激光、Q 开关 Nd：YAG 激光、皮秒激光等。

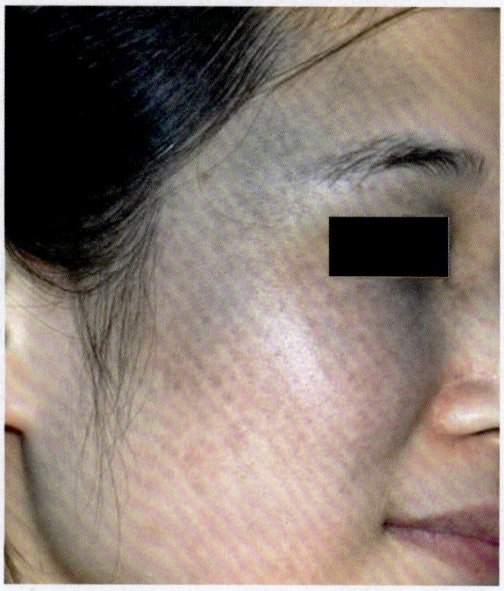

图 2-1-3 右面部太田痣

4. 蓝痣（blue nevus） 常见的真皮病变，以女性发生较多，表现为蓝色稍隆起皮面的圆形或卵圆形斑丘疹或丘疹，大小数毫米，界线清晰。常见于头面部、颈部及四肢伸侧，尤其是手足背以及腰臀部。镜下见蓝痣的黑色素细胞成群而不规则地集中在真皮中深层，位置较深。蓝痣需要与恶性黑色素细胞瘤相鉴别，病理检查能为其提供准确的诊断。蓝痣的治疗主张手术切除。

（二）囊肿（cysts）

1. 表皮样囊肿（epidermoid cysts）

（1）概要：又称外伤性表皮囊肿、上皮囊肿。往往因外伤异物刺入皮肤后，皮屑经创道进入，逐步缓慢生长形成囊肿，囊壁内包含由薄片状角化物质构成的干酪样富脂类物质。

（2）临床表现：病灶多见于运动中常摩擦的部位，如手掌、指端、足跖，也可发生于面部、颈部和躯干。

表现为 1~2cm 或更大的单发圆形或椭圆形的肿块，表面光滑，皮肤无色泽改变，质地坚硬，有张力，基底可移动，与周围组织不粘连。

(3) 治疗：主张手术摘除，切除时需彻底切除表面皮肤组织及囊肿四周的结缔组织并保持囊肿完整，否则术后复发率高。囊肿可以继发感染，感染后与周围组织粘连，完整摘除囊壁变得困难。

2. 皮样囊肿（dermoid cysts）

(1) 概要：皮样囊肿是种先天性错构瘤，可能衍生自胚胎裂融合线上胚胎性表皮的畸形发育性内陷。

(2) 临床表现：可发生于头面部、躯干部，尤其以眉毛外侧端、眼眶、鼻中线部位，直径常大于 5mm，囊肿常与基底部的骨膜有粘连，不易随意推动，无自觉症状。

(3) 病理特点：镜下可见囊肿壁除表皮细胞外还包括毛囊、汗腺和皮脂腺等各种皮肤附件，并含有大量纤维组织，有时可见钙化点。

(4) 诊断：依据临床特点结合病理检查可确诊。

(5) 治疗：皮样囊肿主要选择手术切除。鼻额部肿物应当通过 CT 扫描评估是否累及颅内。如囊肿基底部与骨膜有粘连，应一并切除骨膜防止复发。囊肿如过大可能将局部组织压凹变形，在缝合时注意利用周围组织充填，达到创腔闭合创面平整。

3. 皮脂腺囊肿（sebaceous cysts）

(1) 概要：又称粉瘤或皮脂囊肿。皮脂腺导管堵塞后，腺体内分泌物常聚积而形成的常见囊肿。

(2) 临床表现：好发于头皮、面部，其体积因深浅和内容物多少而有不同，从米粒至鸽蛋大小不等。皮脂腺囊肿多为单发，状呈圆形，硬度中等或有弹性，高出皮面，表面光滑，推动时感到与表面相连，基底无粘连，无波动感。皮肤颜色可正常，有时在囊肿表面可有皮脂腺开口的小黑点，挤压时有少许白色粉状物被挤出。囊内为皮脂与皮肤角化物组成的“豆渣样”物质，易继发感染（图 2-1-4）。

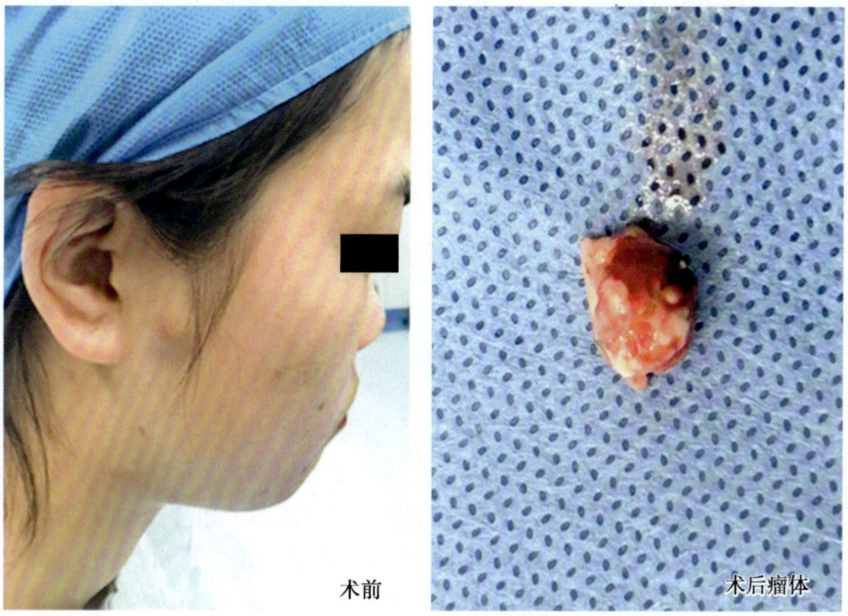

图 2-1-4 耳垂前皮脂腺囊肿

(3) 病理特点：镜下观察囊肿位于真皮层，囊壁由数层角化上皮细胞组成，囊周为纤维细胞。

(4) 诊断：依据临床特点结合病理检查可确诊。

(5) 治疗：手术切除，术中应将与囊肿相连的部分皮肤及囊壁尽量完整切除，如有残留则易复发。如囊肿感染应先控制炎症，后期再手术。

（三）脂肪瘤（lipoma）

(1) 概要：脂肪瘤是一种成熟脂肪细胞的良性肿瘤，由正常脂肪细胞集积而成，可发生于任何年龄，好发于四肢和躯干。多发生于皮下，也可以发生在内脏等深部组织，如肌间隔、肌肉深层及腹膜后等部位。

（2）临床表现：脂肪瘤边界清楚，多为分叶状，质软可有假囊性感、无痛，与表面皮肤无粘连。生长缓慢，多无自觉症状。位置较深的脂肪瘤有恶变可能，成为脂肪肉瘤（图 2-1-5）。

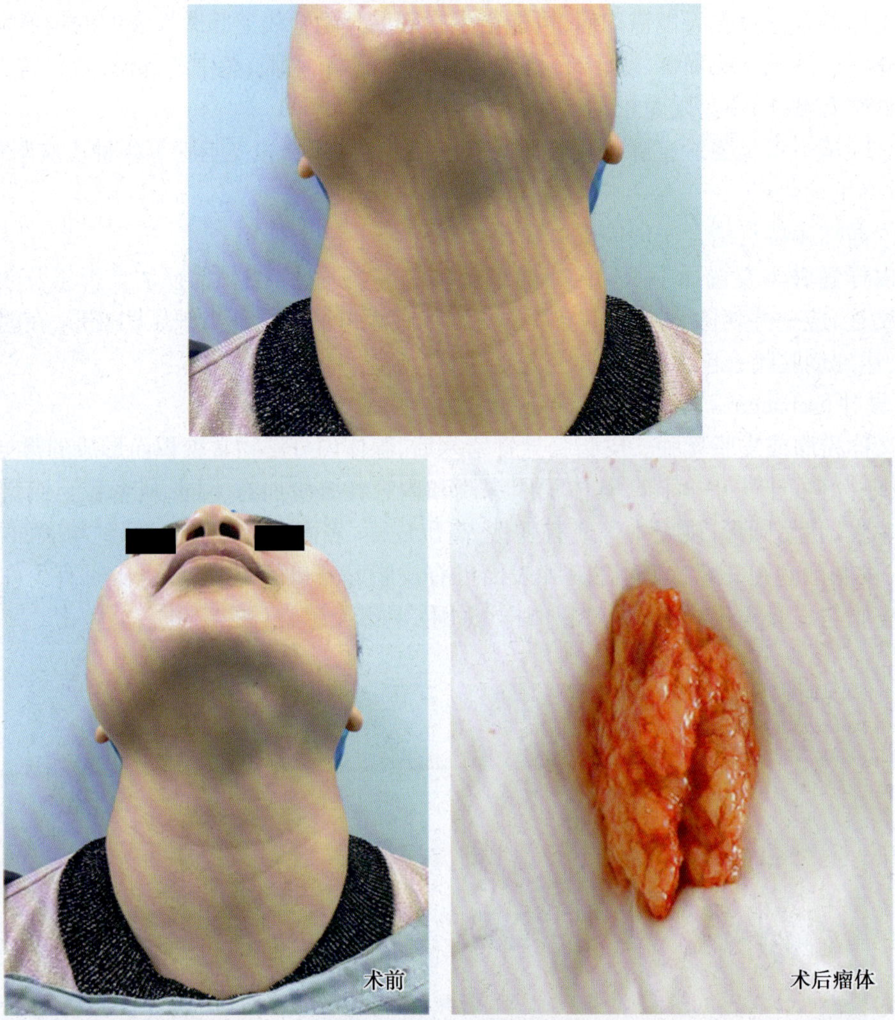

图 2-1-5 颈部脂肪瘤

（3）诊断：脂肪瘤一般诊断并无困难，通过临床触诊即可诊断，当触诊不典型、肿块较小或缺乏判断经验时，可用超声、CT 或 MRI 辅助诊断。需与脂肪肉瘤、淋巴管瘤、皮脂腺囊肿、血管瘤等鉴别。

（4）治疗：较小脂肪瘤常无需治疗。体积较大或患者有治疗意愿的可以采用手术方法予以切除。有包膜的脂肪瘤常容易切除，无包膜者难与正常组织分离开，不易彻底切除。脂肪瘤也有尝试用吸脂的方法进行治疗，但需要远期的效果来证实有效性。

（四）皮肤纤维瘤（dermatofibroma）

有学者认为是反应性增生性病变，而非真性肿瘤。多见于成人，常见于四肢、肩、背等部位。病灶多为单个半球形结节，质地坚硬，界线清晰，直径常小于 1cm，色泽发红或棕红，多能长期保持稳定，患者无自觉症状。镜下看病灶主要位于真皮层，由成纤维细胞、组织细胞与胶原纤维组成。对于单发的皮肤纤维瘤，可以选择手术切除。

（五）神经纤维瘤和神经纤维瘤病（neurofibromatosis）

见本章第五节。

三、恶性皮肤肿瘤

（一）非黑色素瘤性上皮细胞肿瘤

非黑色素瘤性上皮细胞肿瘤主要包括皮肤基底细胞癌（skin basal cell carcinoma）、鳞状细胞癌（squamous cell carcinoma）、鲍恩病（Bowen disease）等。白色人种发病率最高，在美国人中每 1 666 人中有 1 人可患皮肤鳞癌，每年有新病例 15 万人之多，黄色人种次之，黑色人种最低。在我国发病率最高的皮肤癌是鳞状细胞癌，其次是基底细胞癌。本节主要介绍鳞状细胞癌、基底细胞癌。

1. 基底细胞癌（basal cell carcinoma）

（1）概要：以基底细胞样细胞呈小叶、圆柱、缎带或条索状增生为特征的一类恶性皮肤肿瘤。基底细胞癌与阳光照射直接相关，致病因子为紫外线。该皮肤癌常发生于毛囊皮脂腺丰富的头皮、面颈等暴露部位。

（2）临床表现：早期表现为表面光滑、边缘隆起的圆形斑片，表皮菲薄，常可见雀斑样小黑点，然后发展成基底较硬的斑丘疹或疣状突起，逐步生长破溃而形成溃疡、边缘略隆起成不规则鼠咬状。随着病情发展，溃疡逐渐扩大加深，进一步向深部侵蚀可至筋膜、肌肉及骨组织，发生在头皮的基底细胞癌可破坏颅骨而进入颅内（图 2-1-6）。基底细胞癌最重要的临床特点是恶性程度较低，病灶局限，生长缓慢，很少发生转移。

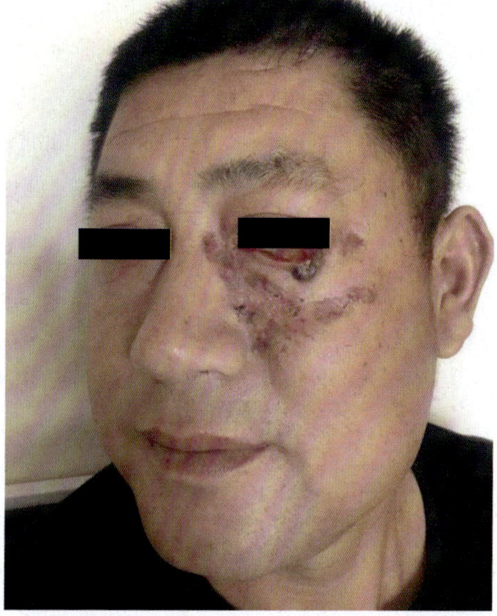

图 2-1-6　左下睑及中面部基底细胞癌

（3）分型：临床上可以将基底细胞癌分为以下几种类型。

1）结节溃疡型：病变单发，常见于面部，初起表现为小丘疹，质地硬伴毛细血管扩张。以后结节逐渐增大，中心形成溃烂创面，是最为常见的一型。

2）浅表型：常见于胸部，病灶呈红斑或脱屑性斑片，类似银屑病或湿疹。

3）色素型：病变有结节溃疡型的特征，同时伴有棕黑色的色素沉着。

4）硬化型：表现为硬化的黄白色斑块，质硬边界不清，此类型最易复发，特征表现为外周生长，中央硬化及瘢痕。

5）纤维上皮瘤型：表现为 1 个或数个高起的结节，略带蒂，触之中等硬度，表面光滑，轻度发红，临床上类似纤维瘤，好发于下背部。

（4）病理特点：真皮内有边界明显的瘤细胞群，胞核较正常稍大，呈卵形或长形，胞浆少，细胞间界限不清，细胞间无间桥，因此像很多细胞核密布在一个共同浆液中，细胞核染色无显著差异。有时可见细胞多核或核深染或呈不规则星状核。瘤细胞群周围结缔组织增生，在最外层排列成栅状的栓状细胞，瘤组织周围常可见到许多幼稚成纤维细胞及成熟的纤维细胞混杂一起，呈浸润性生长。基底细胞癌间质含有黏蛋白，在制作切片时间质收缩，使间质与肿瘤团块边缘呈裂隙状分离，对本病诊断有一定意义。

（5）诊断：依据临床特征及病理检查，基底细胞癌的诊断一般不难，但应与鳞癌、慢性肉芽肿，特异性和非特异性溃疡等相鉴别。应及早注意和发现一些癌前病变，予以及时处理，这在预防上有很大的意义。

（6）治疗：根据基底细胞癌的大小类型及部位可以选择外科治疗、放射治疗和化学治疗。

1）外科手术切除是首选治疗方式，强调彻底切除，一般切除范围距病灶周围 5mm，但术中要做冰冻病理检查以明确是否切除干净，推荐应用 Mohs 显微描记手术，彻底切除病灶。

2）基底细胞癌对放射治疗高度敏感。早期皮肤癌放射治疗治愈率很高，应进行小剂量照射，持续数周。适合于不愿手术或无条件手术的老年患者。但当癌肿生长扩大，向深部组织发生浸润时，放射治疗往往无效。

3）化学疗法是适用于和其他治疗合并应用的辅助治疗和晚期姑息疗法。可依据癌瘤的部位、大小、患者的全身情况、癌肿的程度等选择应用，但复发率较高。

2. 鳞状细胞癌（squamous cell carcinoma）

（1）概要：简称鳞癌，又称表皮样癌或棘细胞癌，为源于皮肤表皮或附属器角质形成细胞的恶性肿瘤，癌细胞倾向不同程度的角化。鳞癌的致癌因素除阳光照射外还有化学腐蚀、细胞毒性药物、免疫抑制药物的使用等，另外有些慢性皮肤病变如盘状红斑狼疮均可成为致癌因素。鳞癌可发生在皮肤或黏膜，以头皮、面、颈和手背等暴露部位多见。

（2）临床表现：早期表现为浸润性的硬块，以后发展为斑块、结节或疣状病灶，表面形成溃疡，或呈菜花状，触之有坚实感，基底有浸润，边界不清。瘤体组织往往充血明显，边缘污秽有较多渗出物，故常有恶臭及疼痛。部分鳞癌可向深部组织浸润、形成破坏性更大的中央凹陷溃疡，与基底组织粘连，可累及骨骼（图 2-1-7）。根据临床特点鳞癌可分为两大类：第一类为慢性生长型，呈疣状的外生性外观，可向深部浸润，易发生区域性淋巴结转移。第二类为快速生长型，早期可能出现破溃、局部浸润，其转移的可能性更大。

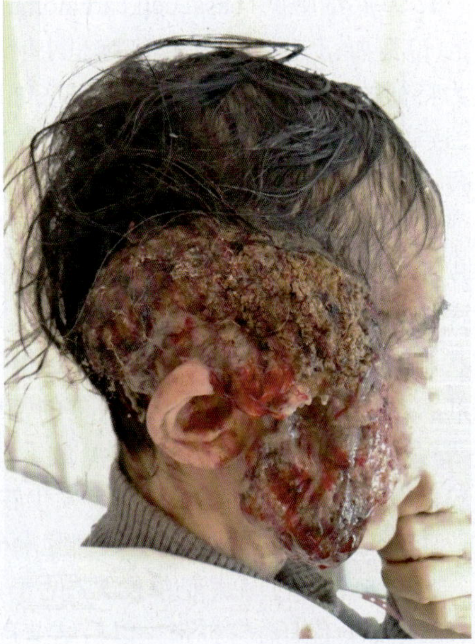
图 2-1-7 右颞面部鳞癌

（3）病理特点：从病理学角度观察鳞癌向皮肤深层生长，呈不规则团块或条束状。

根据鳞状细胞分化程度不同可将鳞癌分为 4 级：

Ⅰ度鳞癌：瘤组织不超过汗腺水平，未分化鳞状细胞少于 25%，有很多角化珠，真皮内有明显的炎性反应。

Ⅱ度鳞癌：癌细胞团界限不清，未分化鳞状细胞约占 25%~50%，只有少数角化珠，角化珠中心多角化不全，周围炎症反应较轻。

Ⅲ度鳞癌：未分化鳞状细胞约占 50%~75%，大部分没有角化，无角化珠，周围炎症反应不显著。

Ⅳ度鳞癌：未分化鳞状细胞占 75% 以上，核分裂象多，无细胞间桥，无角化珠。未分化比例愈高，恶性程度愈高。

（4）诊断：鳞癌需要与光化性角化病鉴别，后者不伴有皮肤硬化和增厚；与角化棘皮瘤鉴别，后者病史短，中心有角蛋白栓，外生性生长；需与基底细胞癌鉴别。

（5）治疗：鳞癌的治疗应结合部位、体积、浸润深度范围、分化程度、有无淋巴结转移及患者年龄和全身状况综合考虑。

1）外科治疗：手术彻底切除是鳞癌首选，切除范围应在病灶周围 5~20mm，深度以能广泛彻底切除为度，术中标本送冰冻病理检查，确认切除的创缘和基底是否干净。如未发现淋巴结转移可不进行预防性淋巴结清扫；如位于肢体的晚期鳞癌，肿瘤较大、侵犯较深，难以手术修复者，可考虑截肢术。

2）放射治疗：适用于年老体弱及有手术禁忌证的患者，或发生于手术有困难的特殊部位，以及出现软骨、骨骼侵犯或淋巴结转移的患者。

3）化学治疗：目前以博莱霉素对鳞癌疗效最好，可用以静脉或肌内注射。但化疗引起全身反应较大，故很少单独应用。

（二）恶性黑色素细胞瘤

（1）概要：简称恶黑，是来源于皮肤、黏膜、眼和中枢神经系统色素沉着区域的黑色素细胞的恶性肿瘤，可由色素斑痣恶变而来，亦可自然发生。黑色素瘤在白色人种中高发，在有色人种中发病率显著降低，有报道白色人种黑色素瘤发病率为有色人种的 10 倍。总的发病率较低，在所有癌症中约为 1%~3%，色素多少常与恶性程度无关。好发于足跖皮肤、手指或脚趾甲下、眼球、消化道等部位，发展迅速，妊娠时发展更快(图 2-1-8)。

(2)临床表现：黑色素瘤发生的最重要环境因素是紫外线照射。自身因素包括皮肤色素痣多少、皮肤类型、家族史及基因型。约 25% 黑色素瘤是在原有色素痣的基础上恶变而来，发生恶变的色素斑痣多为交界痣或混合痣，一般当色素痣逐渐增大、血管扩张、色素加深、四周炎性反应、色素向四周侵犯或出现卫星状小黑点时，都提示有恶变倾向。且研究发现色素痣数量与痣恶变概率成正相关。巨痣也是恶变的高危类型。发生恶变的痣多位于躯干部。在有家族史的黑色素瘤的患者中多发现 *p16* 基因有变异。2/3 的黑色素瘤患者中 *B-RAF* 基因会发生变异，从而激活 B-Raf/MKK/ERK 信号通路。黑色素瘤大部分经淋巴管转移至区域淋巴结、小部分可发生血液转移到肺、肝、骨、脑等器官。

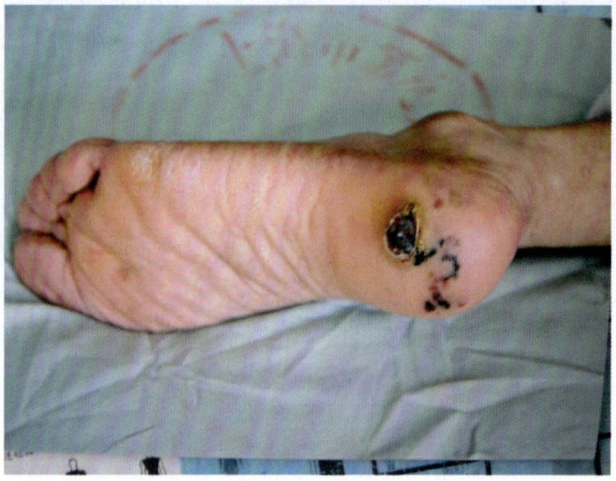

图 2-1-8　左足跟恶性黑色素细胞瘤

(3)诊断：皮肤检查是诊断黑色素瘤的一种简单方便的方法，但通过皮肤检查诊断的黑色素瘤多已处于晚期，演变为较大、发生溃疡等病变。为了对黑色素瘤进行早期诊断，有 ABCDE 五项诊断法，包括对称性(asymmetry)，边缘不规则(border irregularity)，颜色改变(colour alterations)，直径大于 6mm(diameter)及发展演变情况(evolution)。此外还有皮肤镜检查，这是一种无创的诊断方法，通过皮肤镜发现肉眼无法观察到的皮肤病变。反式共聚焦显微镜也可用于黑色素瘤的诊断。诊断金标准仍然是病理检查，但需注意，对怀疑有恶变的色素斑痣行活组织检查时，应整块切除送检，而不应切取部分送检，更不应作穿刺吸出送检。

(4)治疗：恶性黑色素细胞瘤的治疗首选手术切除，包括肿瘤切除及区域淋巴结清扫术。如手术切除或切取活检时，可迅速出现卫星结节和转移，故手术切除时应广泛切除。瘤体厚度小于 1mm，扩大切除 1cm；厚度在 1~4mm 之间，切除范围扩大 2cm；瘤体厚度大于 4mm，扩大切除 3cm；严重者可扩大切除 5cm 以上；在指端或足趾者应作截肢术。对于晚期黑色素瘤或估计较难切除的可以利用卡介苗或白介素及干扰素进行免疫治疗或冷冻治疗。放射治疗不敏感，仅能作为手术后辅助疗法，或晚期病例的姑息治疗。化学药物如塞替派、氮芥、环磷酰胺、羟基脲、长春新碱等对恶性黑色素瘤有一定疗效，可作为手术前后的综合治疗。现在随着各种癌基因和抑癌基因的发现，针对相关靶基因的基因疗法也逐渐应用到临床，对黑色素瘤的基因治疗主要有针对抑癌基因 *p53*，抗血管生成因子 *EGF165* 及针对 T 细胞受体的基因免疫治疗等，现阶段基因治疗主要与其他治疗方式联合应用。

(三)隆突性皮肤纤维肉瘤(dermatofribrosarcoma protuberans)

(1)概要：患者通常为中年人。该瘤可发生于身体任何部位，但多发于躯干及四肢，腹侧多于背侧，近心端多于远心端，少见于头面部、颈部，掌跖不受累。10%~20% 患者诉发病前曾有创伤史。

(2)临床表现：病程缓慢进展，开始为硬性斑块，肤色或暗红色，皮面微凹似萎缩状，而瘤周围皮肤淡蓝红，以后出现淡红、暗红或紫蓝色单结节或大小不一的相邻性多结节生长，呈隆突性外观，大小自 0.5~2cm，且可突然加速生长而表面破溃(图 2-1-9)。

少数瘤体见有点状色素，被称为色素性隆突性皮肤纤维肉瘤或 Bednar 瘤。随着肿瘤增大而疼痛明显。该病呈局部侵袭，偶有广泛播散，但罕见转移。

(3)病理表现：镜下观察瘤体细胞和胶原纤维常呈席纹状、车轮状、编织状、旋涡状或束状排列。目前从组织病理上一般可将隆突性皮肤纤维肉瘤分为普通型、黏液型、

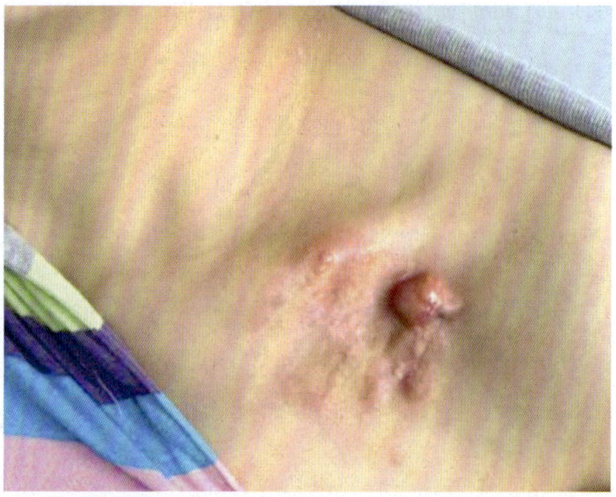

图 2-1-9　左锁骨区隆突性皮肤纤维肉瘤

纤维瘤型、黑色素型、巨细胞纤维母细胞瘤样型、萎缩型和混合型等多种类型。

(4)诊断：隆突性皮肤纤维肉瘤病理诊断，尤其是早期确诊，是比较复杂和困难的。组织学特点和临床资料是主要的依据，免疫组织化学检查有助于鉴别诊断。在免疫组化染色中，隆突性皮肤纤维肉瘤细胞对波形蛋白(vimentin)和CD34呈强而弥漫性的阳性反应。溶菌酶(lysozyme)呈局灶性阳性反应。

(5)治疗：手术切除，手术边缘应距瘤区外3cm及深筋膜切除可减少复发率。广泛切除的患者其复发率可达11%~50%，Mohs显微描记外科切除可使术后复发率大为降低。

【临床病例讨论】

病例1

患者，男，32岁，主因“右面部皮肤肿块伴逐渐增大4个月”就诊。

现病史：4个月前，患者洗脸时突然发现右面部皮肤下可触及一绿豆大小的肿块，皮肤无红肿，按压无疼痛，未予以特殊治疗，随时间进展，皮肤下肿块逐渐增大，轻微隆起于体表；1个月前肿块部位出现红肿，触及疼痛，无伴随局部渗液、无发热、无恶心呕吐等症状，随即自行口服“头孢氨苄胶囊”及局部涂抹“百多邦药膏”，症状逐渐缓解，现为去除肿块前来就诊。

既往史：患者平素身体健康。否认糖尿病史，否认冠心病史，否认结核、严重急性呼吸综合征(SARS)、禽流感史及密切接触史。

个人史、家族史：无抽烟饮酒史，兄弟姐妹体健，否认家族遗传病史及类似疾病史。

查体：体温36.2℃，脉搏86次/min，呼吸22次/min，血压117/83mmHg。神志清，精神好。心肺听诊无异常，腹平软无压痛反跳痛。右面颊处可触及一肿块，状如花生米大小，类圆形，质地较韧，无波动感，轻微隆起于体表，肿物隆起皮肤中心可见一黑点。颈部淋巴结未触及。

辅助检查：超声检查提示：距体表0.2cm皮下处可见大小约18mm皮下处低回声区，边界清楚，内回声不均匀，其内未见血流信号显示。

诊断意见：右面部皮下囊性占位，考虑右颊部皮肤囊肿可能。

1. 诊断　右面颊部皮脂腺囊肿。

2. 主要鉴别诊断

1)脂肪瘤：脂肪瘤多发于肢体和躯干，边界清楚也或不清楚，触及质软、无痛，与表面皮肤无粘连。生长缓慢，多无自觉症状。

2)表皮样囊肿：患处多见于运动中常摩擦的部位，如手掌、指端、足跖，也可发生于面部、颈部和躯干，有外伤史，表现为单发圆形或椭圆形的肿块，表面光滑，皮肤无色泽改变，质地坚硬，有张力，基底可移动，与周围组织不粘连。

3. 治疗　外科手术切除为主。术中沿面颊部皮肤纹理设计切口，局部浸润麻醉后切开囊肿表面皮肤组织，用剪刀缓慢分离皮下和囊肿壁间层次，将囊壁尽量完整切除，完整拆除囊肿，彻底止血，适当游离皮下组织减少张力，5-0可吸收线缝合皮下组织，6-0普理灵线缝合皮肤。切除的皮脂腺囊肿送病理检查以明确诊断。

知识点：皮脂腺囊肿、脂肪瘤、表皮样囊肿、皮样囊肿的超声检查诊断描述

1. 体表肿物常需要借助超声辅助检查明确肿物深度、范围、边界、性质、血流等特点。超声检查对体表肿物的敏感性高，但特异性相对较低，对肿块的良恶性鉴别相对困难。

2. 皮脂腺囊肿超声诊断常提示，皮下处可见低回声区，边界清楚，内回声不均匀，其内未见血流信号显示。

3. 脂肪瘤超声诊断常提示，皮下脂肪层有实性稍高回声结节，边界欠清晰，形态较规则。

4. 表皮样囊肿超声常提示，皮下有低回声结节，内部回声均匀或不均匀，界限清楚，无血流信号。

5. 皮样囊肿超声常提示，皮下囊性团块，内部呈低弱或混合回声。

病例 2

患者，男，55 岁，主因“发现右下肢黑色肿物 47 年伴快速增大、瘙痒 2 个月”就诊。

现病史：47 年前，患者发现右下肢外侧皮肤有一黑色斑块，轻微隆起于体表，状如黄豆大小，无红肿，按压无疼痛，未予以特殊治疗，随时间进展，斑块逐渐增大；2 个月前斑块快速增长，状如钱币，在其上方形成显著隆起于皮肤的黑色赘生物，伴瘙痒，偶有疼痛，无发热、无恶心呕吐等症状，现为去除肿块就诊。

既往史：患者有高血压病史。否认糖尿病史，否认冠心病史，否认结核、SARS、禽流感史及密切接触史。

个人史、家族史：有抽烟饮酒史，兄弟姐妹体健，否认家族遗传病史及类似疾病史。

查体：体温 36.4℃，脉搏 82 次 /min，呼吸 24 次 /min，血压 151/93mmHg。神志清，精神好。心肺听诊无异常，腹平软无压痛反跳痛。右下肢外侧皮肤可见一黑色肿块，状如红枣大小，肿物突出体表，质地较硬，形态不规则，肿物表面有角化皮屑。未触及右侧腹股沟淋巴结。

辅助检查：皮肤肿物活检：多种细胞及组织形态混合存在，细胞大小不一，双向分化，胞浆内见有多少不等黑色素颗粒。免疫组化 Vimentin（+）、HMB45（+）、S-100（+）。提示恶性黑色素细胞瘤。

1. 诊断　恶性黑色素细胞瘤。

2. 主要鉴别诊断

1）黑色素细胞痣：常表现为黑褐色或黑色稍隆起于皮面的斑块，边界清楚而整齐，色泽均匀，表面无角化皮屑，无溃烂及卫星病灶。

2）基底细胞癌：早期可表现为表面光滑、边缘隆起的圆形斑片，表皮菲薄，然后发展成基底较硬的突起，逐步形成溃疡、边缘略隆起成不规则鼠咬状。随着病情发展、溃疡逐渐扩大加深，进一步向深部侵蚀可至筋膜、肌肉及骨组织。基底细胞癌最重要的临床特点是恶性程度较低，病灶局限，生长缓慢，很少发生转移。

3. 治疗

1）患者进行 PETCT 检查，未见脏器转移病灶。

2）选择外科手术切除为主。术中扩大切除肿物周围 5cm 的皮肤组织，深度达腓肠肌表面；术中创缘和基底面选取组织块送快速冷冻切片病理检查，结果提示切缘（–）。继发创面行游离皮片移植整复术。

3）密切观察患者病情进展，定期复查。

知识点：恶性黑色素细胞瘤组织学亚型

1. 常见的组织学类型有浅表播散型、结节型、恶性雀斑痣样型、肢端雀斑样黑色素瘤型等。

2. 浅表播散型　是浅肤色人群中最常见的亚型，常见于年轻人，好发于非慢性日光损伤部位。常见于躯干和腿部。初起为无症状的棕色或黑色斑块，颜色不均匀，边界不规则且有凹痕。黑色素瘤体逐渐在色素痣上形成，典型的局限于表皮或真皮乳头，缓慢水平状增长，随后出现快速的垂直向增长。

3. 结节型 大部分患者发病年龄在60岁之后，躯干、头部和颈部最常见，可发生于身体任何部位。通常表现为一个从蓝色到黑色、有时从粉色至红色的结节，可能出现溃疡或出血，在数月内进展非常快。预后较差。

4. 恶性雀斑痣样型 患者年龄较高，主要发生在日光照射暴露部位，如鼻部、面部，通常慢性增长，为不对称的灰色、黑色不均匀斑疹，边界不规则。

5. 肢端雀斑样黑色素瘤型 是一种不常见的类型，常发生于高龄患者。通常在手掌、足掌或甲周围。表现为不对称、灰色、黑色的不均匀斑疹，边界不清。

【复习题】

1. 皮肤肿瘤的定义是什么？
2. 皮内痣、交界痣、混合痣的临床表现和病理特点？
3. 基底细胞癌和鳞状细胞癌临床表现的区别有哪些？
4. 表皮样囊肿、皮样囊肿和皮脂腺囊肿的区别有哪些？
5. 皮肤肿瘤切除后修复的方法有哪些？

（罗旭松 孙 笛 张金明 杨 军）

参考文献

[1] 王炜. 整形外科学. 杭州：浙江科学技术出版社，1999.
[2] SHERRELL J A. 格-斯整形外科学. 郭树忠，译. 5版. 西安：世界图书出版社，2002.
[3] JOSEPH G. McCarthy Plastic Surgery. Volume Ⅴ. 2th ed. Philadelphia: ELSEVIER Inc, 2006.
[4] 何黎，刘玮. 皮肤美容学. 北京：人民卫生出版社，2008.
[5] 中华医学会. 临床诊疗指南整形外科学分册. 北京：人民卫生出版社，2009.
[6] 周晓，曹谊林. 肿瘤整形外科学. 杭州：浙江科学技术出版社，2013.
[7] 李勤，吴溯帆. 激光整形美容外科学. 杭州：浙江科学技术出版社，2015.
[8] 赵辨. 中国临床皮肤病学. 南京：江苏凤凰科学技术出版社，2017.

第二节 瘢痕形成机制、分类与治疗

瘢痕是皮肤损伤达到一定程度后组织修复的必然产物，瘢痕形成的过程就是伤口愈合的过程。

创伤修复有两种类型。一种类型是皮肤的表浅伤口，仅仅影响表皮，由毛囊、皮脂腺的上皮细胞起始，通过简单的上皮形成而愈合，修复后均能达到结构完整性和皮肤功能完全恢复；另一种类型是深达真皮和皮下组织的损伤，通过瘢痕来修复。人类仅有少数的内部器官（如肝脏、胰腺和唾液腺）通过细胞再生来修复，大多数的组织损伤通过瘢痕形成来修复。任何类型的生物、化学或物理的损伤诱发体内连锁性的体液-细胞反应，常会导致一个以纤维蛋白起主要作用的纤维增生性炎症过程，瘢痕组织就是这种炎症过程的最终产物。虽然我们用愈合和修复这两个术语来描述这一过程，但这绝不意味着组织功能上的复原。瘢痕对损伤前组织来说，总归是一个不完善的替换。从机械角度来看，抗强性减弱；从营养角度看，形成氧和营养物交流障碍；从功能角度看，则常常由于收缩和牵拉，而引起受损组织的畸形及功能障碍。

一、瘢痕形成的机制

（一）皮肤创面愈合的类型

皮肤因各种原因所造成的伤口又称创面。其修复过程称为创面愈合或伤口愈合。基本类型取决于创面本身以及治疗方法等多种因素。根据创面范围、损伤程度、感染情况，创面愈合大致可分为三类。

1. 一期愈合　一期愈合是最常见的伤口愈合类型，也是由组织的直接结合形成。这类愈合主要发生于组织缺损少、创缘整齐、无感染和经过缝合或黏合的手术切口。其基本过程是在组织损伤后，血液在创面形成血凝块，使断端两侧连接，并有保护创面作用；伤后早期（24 小时以内），创面的变化主要是炎症渗出以及血凝块的溶解等；之后，创面浸润的巨噬细胞开始清除创面残留的纤维蛋白、红细胞和细胞碎片；从伤后第 3 天开始，可见毛细血管每天以 2mm 的速度从伤口边缘和底部长入，形成新的血供，同时邻近的成纤维细胞增生并移行进入伤口，产生细胞外基质，如胶原；伤后 1 周，胶原纤维可跨过伤口，将伤口连接，之后伤口内的胶原继续增加并进行改造，使伤口张力增加。

过去曾长期认为此类愈合是两侧新生的表皮细胞、毛细血管内皮细胞和结缔组织在短时间内有过伤口所致，无肉芽组织形成。近来的研究表明，这一过程同样也有肉芽组织参与，其过程与其他软组织损伤修复类似，只是由于创缘损伤轻和炎症反应弱，所产生的肉芽组织量少，在修复后仅留一条线状瘢痕而已。

2. 二期愈合　二期愈合又称间接愈合，是指伤口缘分离，创面未能严密对合的开放性伤口所经历的愈合过程。皮肤组织缺损较大，新生的细胞不能越过缺损，同时存在炎症和坏死现象。因创缘不整齐，缝合后伤口很难对合整齐。组织缺损较大，愈合先由肉芽组织填补，再由新生的上皮将表面被覆。肉芽组织主要由成纤维细胞、新生毛细血管、白细胞、胶原纤维和基质组成。肉芽的增长主要取决于细胞增生，其物理性质则取决于胶原纤维和基质。

肉芽生长阶段，随着成纤维细胞的增殖，胶原和基质在创面内不断积累。至伤口缺陷得到填充时，细胞增生变慢，成纤维细胞逐渐变为纤维细胞，毛细血管数量有所减少，肉芽组织逐渐变为纤维组织（瘢痕组织）。同时，新生的上皮可覆盖一部分或大部分瘢痕组织创面，终于达到二期愈合。该期愈合所需时间长短不一。如果组织缺损较大，存在干扰细胞增生或破坏细胞和基质的因素，愈合时间将延迟。

与一期愈合相比，二期愈合的特点：①由于创面缺损较大，且坏死组织较多，通常伴有感染，因而上皮开始再生的时间推迟；②由于创面大，肉芽组织多，因而形成的瘢痕较大，常给外观带来一定影响；③由于伤口大、感染等因素的影响，常导致愈合时间较长，通常需要 4~5 周以上。

3. 痂下愈合　血痂由创面表面的血液、渗出液及坏死组织形成。痂下愈合的过程：再生的表皮在血痂下从创面的边缘向创面的中央生长，覆盖在存留的真皮组织或充填真皮缺损新生结缔组织的表面，待上皮化完成后血痂即自然脱落。痂下愈合的速度较无痂皮创面愈合慢，时间长，因有血痂的形成封闭了外界环境对创面的污染而不利于细菌的生长，因此很少发生感染情况，对创面有一定的保护作用。但如血痂下渗出液较多或有细菌感染，因痂皮在局部阻挡局部液体的引流，又易于诱发感染，进而导致创面愈合延迟。因此，临床上对于这种情况常采用切痂或削痂手术，以暴露创面，利于组织修复。

（二）皮肤创面修复、瘢痕形成过程

皮肤损伤后形成创面，创面的局部出现不同程度组织坏死、缺损、血管断裂和出血现象。创面的组织修复是机体对损伤部位的一种重要防御适应反应。皮肤创面愈合过程主要分为炎症期、增生期和重塑期。

1. 炎症期　炎症是具有血管系统的活体组织对局部损伤的反应。当机体在受到损伤时，要凭借两种能力维护其生存，即自卫能力和修复能力。炎症反应是最基本的自卫形式，也是机体对各种致炎刺激物引起的损害所发生的一种非特殊防御反应。其目的在于局限、消灭或排斥外来的致病因素和因伤致死的细胞。局部急性炎症反应在损伤后立即发生，包括血流动力学改变、血管通透性升高、中性粒细胞和单核细胞渗出及吞噬作用三个主要方面。参与炎症反应的细胞主要有巨噬细胞、中性粒细胞和血小板，还有淋巴细胞、肥大细胞和血管内皮细胞等。

从炎症反应发展过程而言，炎症的主要病变是局部组织变质、渗出和增生。变质是指局部组织细胞变

性和坏死，间质内纤维有不同程度的肿胀、断裂或溶解；渗出是指血液内的液体和细胞成分从血管内逸出，其过程包括充血、液体的渗出和细胞渗出；增生多见于病程较长有感染的创面，该创面渗出不明显，成纤维细胞和内皮细胞均有不同程度的增生。但从炎症的本质上，病变的基础在于血管、神经和神经体液的反应。因此，炎症反应和血管反应最为密切。在炎症期，机体通过炎症反应清除损伤坏死组织及外来异物，并为组织再生与修复奠定基础。

2. 增生期　这一时期的主要特征是修复细胞，包括表皮细胞、成纤维细胞和血管内皮细胞的迁移、增殖和分化活动，以及细胞外基质的合成、分泌和沉积。

(1) 组织修复与再生：对于各种有害刺激物，致伤因素或致病因素造成的细胞和组织损伤后所发生的组织缺损，机体有积极的修复能力。机体一方面调动有吞噬能力的细胞分泌各种炎症介质与水解酶消除坏死组织；另一方面，由新生的细胞或结缔组织修复已损伤的组织，使伤口愈合。如果损伤或丧失的细胞由相同类型的细胞或组织代替，称为再生；如果损伤或丧失的细胞由肉芽组织或结缔组织代替原有的特异性组织，称为修复，参与创伤修复的细胞称为修复细胞。根据细胞的不同和细胞再生能力的强弱，将机体中的细胞分为三类：①常变细胞（不稳定细胞），在一生中不断分裂增生，再生能力很强，如表皮细胞、角膜上皮细胞等；②稳定细胞，在器官发育完成后即停止增生，但仍保持潜在的分裂能力，有极强的再生能力；③永久细胞，在出生后即丧失了再生能力，组织损伤后不能再生，如神经细胞。

由于组织中细胞再生能力不同，组织损伤性质的程度和范围有差异，局部和全身状况的影响不一，组织修复可分为两种形式。①完全再生：指组织的结构和功能均恢复到损伤前的状态；②不完全再生：指难以恢复原有的结构和功能，由纤维组织增生代替缺损组织。

(2) 增生期的变化：皮肤创面的修复主要包括增生和塑型两个阶段。组织细胞增生、分化和细胞间质形成的过程起于急性期炎症，至炎症反应趋向消退时加速，使组织的缺损得到填充并恢复连续性，该过程称为增生期。增生的组织细胞未必全部适宜生理功能。需要经过组织细胞塑型的变化，使愈合的组织更接近于正常组织，该过程称为重塑期。临床上，创面愈合初期的瘢痕较多较硬，以后逐渐变少变软的现象反映了创面组织修复的过程。

创面修复的过程主要特征为细胞的迁移、增生、分化活动及细胞外基质的合成和沉积。细胞的增生在组织修复中起主导的作用。皮肤的创伤修复细胞包括表皮细胞、成纤维细胞和血管内皮细胞。表皮细胞修复创面的上皮，成纤维细胞和内皮细胞形成肉芽组织，填补缺损。

(3) 再上皮化：再上皮化主要包括上皮细胞的增殖、迁移、分化三个阶段。在正常情况下，皮肤的表皮细胞不断死亡脱落，又不断地由基底层细胞繁殖递补，这是生理性再生。当皮肤受损后，皮肤表浅损伤的修复主要通过上皮细胞的迁移、增生和覆盖创面完成，这种修复现象称为补偿性再生。补偿性再生的过程和修复的时间长短因损伤的面积和深度而有所不同。面积小的损伤数天愈合且不留瘢痕。

当皮肤损伤面积较大而又较深时，创面修复较慢。表皮再生愈合较为困难。由于伤口内无汗腺和毛囊，伤口周围的表皮又难以长到创面的中央，表皮的再上皮化速度慢于创面结缔组织生长的速度，待到新生肉芽组织发育增生，充填伤口时表皮细胞再覆盖在肉芽组织的表面。由于肉芽组织内纤维成分大量增多而形成瘢痕组织。因此，创面过大时常需植皮修复。在再上皮化过程中，细胞外基质对上皮的迁移有诱导和辅助作用。多种细胞因子对上皮细胞的增生、迁移和分化有调节作用。

(4) 肉芽组织：真皮或皮下组织损伤的修复通过肉芽组织形成的方式进行。肉芽组织是通过结缔组织和毛细血管新生形成幼稚结缔组织而成。其主要成分为细胞（主要是成纤维细胞、巨噬细胞和炎症细胞）、细胞外基质（主要包括胶原纤维、纤维粘连蛋白、透明质酸等）和丰富的毛细血管构成。光镜下，肉芽组织中可见到许多新生的毛细血管芽枝，在毛细血管芽枝之间存在着大量发育不同时期的成纤维细胞及炎症细胞。肉芽组织的形成大约始于损伤后的第 3~4 天。肉芽组织具有抗感染、保护创面、填补组织缺损的作用。

(5) 肉芽组织形成的基本过程：①纤维增生，纤维是由成纤维细胞分泌产生的。在伤后 48~72 小时成纤维细胞即进入创面。②血管形成，包括原有血管的发芽和自生性生长，在创面修复过程中纤维增生与毛细血管的新生同时进行。这种新生的组织自下而上和自创缘向中心生长，以补充缺损部位。肉芽组织产生后，随着成纤维细胞转为纤维细胞，内皮细胞变为纤维性细胞成分，毛细血管闭塞、消失、数量减少。最后新生组织变成缺乏血管的纤维性结缔组织。外观上苍白坚硬，称为瘢痕组织。③伤口收缩，在修复过程中除肉芽组织形成外，另一个重要因素是创面的缩小。伤后组织缺损处的收缩现象称为伤口收缩。伤口收缩可加速修复过程，一般发生在愈合的前半阶段。大约在两周内完成。创面中肉芽组织产生的收缩力来自含有收缩蛋白的肌成纤维细胞。

3. 重塑期　创面缺损初步修复以后，其内部结构需要继续调整塑型和重建，以恢复或接近生理状态，这一过程称为重塑。即肉芽组织向瘢痕组织转化。包括：①在创面修复时，在上皮化过程中进入深处的上皮细胞逐渐被溶解，使创面浅层的新生上皮趋向成熟。②成纤维细胞由增生期的活跃状态逐渐转为静止状态的纤维细胞，其合成分泌纤维和基质的功能下降。③成纤维细胞合成分泌胶原的功能降低，而胶原酶分解的活性增加，使胶原纤维的合成与分解趋于平衡。④胶原纤维由随机排列变为有一定的方向性。⑤胶原不断更新，Ⅰ型胶原的含量逐渐增加。⑥新生的毛细血管网逐渐减少，变为有规律的微血管系统。⑦细胞外基质的分布逐渐趋于合理。⑧胶原纤维的更换率逐渐降低，使局部组织张力强度逐渐恢复。组织张力强度取决于胶原更换率。虽然增生期伤口局部胶原合成与分解大致相等，但胶原更换率仍较高，故张力强度较高。伤后局部的胶原更换率增高可持续数月至一年以上。临床上，单纯切除增生性瘢痕以后，瘢痕组织往往迅速增生，可能与局部的胶原更换率增高相关。

伤后组织的塑形变化一般比细胞增生需要更长时间。如果细胞增生的高峰在 1~2 周，而塑形变化需延续数周至数月，甚至更长时间。临床上常见的愈合后数月内的瘢痕增生，随时间的推移而瘢痕增生逐渐减轻的现象反映了组织重塑的过程。

二、瘢痕形成的影响因素

瘢痕形成是组织损伤修复的正常过程，在其形成与演变过程的过程中受多种因素的影响，但从根本上可分为内在因素和外在因素两个方面。

（一）内在因素

1. 全身因素

(1) 种族：瘢痕和瘢痕疙瘩在各个人种都会发生，但有色人种发生率高，其中黑人最高，黄种人次之，白人相对较轻。黑人瘢痕疙瘩的发生率为白人的 6~18 倍，这说明瘢痕的发生与种族不同有关。

(2) 年龄：胎儿创伤愈合后一般无瘢痕与瘢痕疙瘩发生，年轻人创伤愈合后瘢痕与瘢痕疙瘩发生率较老年人高，且同一部位年轻人瘢痕与瘢痕疙瘩增生的厚度较老年人高，这可能与胎儿组织损伤修复过程中急性炎症阶段不明显、成纤维细胞形成少、胶原沉积不多、年轻人组织生长旺盛、受创伤后反应较强烈、年轻人皮肤张力较老年人大等因素有关。

(3) 体质：个体间对创伤反应存在差异，创伤后瘢痕形成有较大差别。对多数人来说，创伤后 1 年左右，瘢痕经活跃增生、稳定、减退而变平变软、红色消退、痛痒消失而逐渐成熟、老化。而少数人则需经过 2~3 年，更有需 4~5 年甚至更久者。

瘢痕疙瘩常呈家族性多发倾向，同一个人在不同部位、不同时期发生的瘢痕均是瘢痕疙瘩，这说明瘢痕疙瘩的发生可能与个体体质有关，这种体质被称为瘢痕体质。通常认为瘢痕体质具有以下特点：①家族中有多个患者，具有遗传倾向。②每个患者在身体的不同部位、不同时期受到不同原因的损伤，均可出现瘢痕瘤样增生，哪怕是不经意的轻微损伤。所以，真正具有瘢痕体质的患者是比较少见的，临床工作中不要轻易下此诊断。同一个体其身体受到损伤后出现瘢痕疙瘩，易发于前胸部、上臂三角肌部、肩部、上背部、双下颌部、耳垂及关节等部位，但不是所有外伤和身体所有部位均出现瘢痕疙瘩，这种情况只能称该患者有瘢痕增生的倾向，而不能称为瘢痕体质，因此诊断患者为“瘢痕体质”应当慎重。临床上对发生瘢痕的患者一概解释为“瘢痕体质”，是不负责任的行为。

(4) 皮肤色素：皮肤色素与瘢痕疙瘩的发生有较密切的关系。如人体的瘢痕疙瘩常发生在色素较集中的部位，而很少发生于含色素较少的手掌或足底。曲安奈德是色素激素的阻滞剂，可使色素减少、胶原降解，使瘢痕与瘢痕疙瘩萎缩，皮肤色素脱失部位不易形成瘢痕。

（5）家族：瘢痕疙瘩的发生已被公认为与家族有关，常可见到一个家族的直系或旁系中三代、二代或同代的兄弟姐妹内同时有瘢痕疙瘩患者。据报道，瘢痕疙瘩患者有家族遗传倾向的约占25%，黑人家族遗传因素更为明显，欧洲人有家族史者较少，只占5%~10%。非瘢痕疙瘩的瘢痕患者尚未确认有明显的家族遗传倾向。

（6）代谢状态：瘢痕和瘢痕疙瘩多发生于青少年和怀孕的妇女，这可能与其代谢旺盛，垂体功能状态好，雌激素、黑色素细胞刺激激素、甲状腺素等激素分泌旺盛及免疫机制有关。

（7）心理因素：如患者对创伤认识不足或心理不健康，特别是自主神经功能紊乱患者，总是感觉到受伤后的不适，有虫、蚁爬行感觉等而不自主地摩擦、搔抓，会使皮肤受到损害，可使瘢痕增生加重，甚至造成恶性循环。

（8）一般状况：如营养不良、贫血、维生素缺乏、微量元素平衡失调、糖尿病等全身因素，都不利于伤口愈合，使伤口愈合的时间延长而利于瘢痕发生。

2. 局部因素

（1）部位：机体任何深及真皮网状层的损伤均可形成瘢痕，但同一个体的不同部位，瘢痕与瘢痕疙瘩的发生情况不同。这可能与身体不同的部位皮肤张力不同、软组织多少及血流是否丰富、活动量多少不同有关，皮肤张力大、活动多，如关节部位等发生瘢痕疙瘩的可能性就大。创伤如发生在容易感染的部位或汗腺发达的部位，则形成瘢痕的概率也大。另外，关节周围的瘢痕发生挛缩畸形的机会较多。同样的损伤强度作用于真皮厚度不同的部位，瘢痕发生的情况会不一样。

容易形成瘢痕的部位：①胸骨前、前胸部，瘢痕疙瘩易发，增生性瘢痕3~5年内不见消退，并可伴有瘙痒或疼痛，一个轻微的创伤也可产生严重的瘢痕；②上臂三角肌部、肩部、上背部，常因预防接种、痤疮等原因形成瘢痕增生；③耳垂，穿孔后可见增生性瘢痕或瘢痕疙瘩；④下颌部，可因痤疮或外伤引起明显聚合成大块的增生性瘢痕；⑤腹部，各类手术切口也常出现增生性瘢痕，有的转为瘢痕疙瘩；⑥毛发部，如下颌胡须部和耻骨阴毛部可见顽固性增生的瘢痕和瘢痕疙瘩；⑦关节部位，易形成挛缩性瘢痕，膝肘部和足部因伸屈摩擦和受压，瘢痕易出现溃疡。

不容易形成瘢痕的部位有头部、眼睑部、结膜、红唇、乳头、生殖器、掌跖部等。

（2）皮肤张力线：1973年Borges根据既往资料及实践观察，详细地绘制出皮纹线与张力线，被称为朗格线（图2-2-1）。该线与皮肤瘢痕形成关系密切。临床实践证实切口或伤口与该线平行，创缘所受张力小，创面愈合后瘢痕较小，反之瘢痕则较大。临床上可根据此线方向做Z成形术，以改变瘢痕的张力，减少瘢痕的复发。

（二）外在因素

1. 伤口与手术切口

（1）伤口与手术切口方向：研究表明皮肤有张力松弛线（朗格线），伤口或手术切口平行于该线时，局部皮肤的张力较非平行于张力松弛线小，瘢痕增生的发生率低。切口垂直于该线时，局部皮肤所受到的张力就大，瘢痕增生的发生率增高。故手术操作时，应使切口和皮肤纹理或朗格线平行（图2-2-2），或和面部自然皱褶重叠，如抬头纹、鼻唇沟、鱼尾纹等，或沿发际、睑缘、鼻翼、唇缘、耳郭、下颌缘、乳晕、乳房下等轮廓线走行（图2-2-3）。老年人因皮肤松弛下垂，皱纹明显，可按皱纹方向切开。

（2）伤口与手术切口形状：伤口与手术切口呈直线形者易出现瘢痕挛缩，尤其是髋关节的直线创伤或切口更易挛缩，以至于影响关节的功能。

（3）伤口与手术切口角度：呈90°垂直于皮肤平面切开或裂开，有利于创口的整齐对合，愈合后瘢痕小而轻（图2-2-4）。相反，斜行切口则导致切口两侧皮肤不易精确对合，愈合后形成的瘢痕较为明显。切开时刀片在皮肤表面的倾斜度越大，真皮的瘢痕就越宽，愈合后瘢痕就越粗大明显。但毛发内切开时，切口应于沿毛发走向和角度平行，以保护毛根，减少毛发的破坏脱落（图2-2-5）。

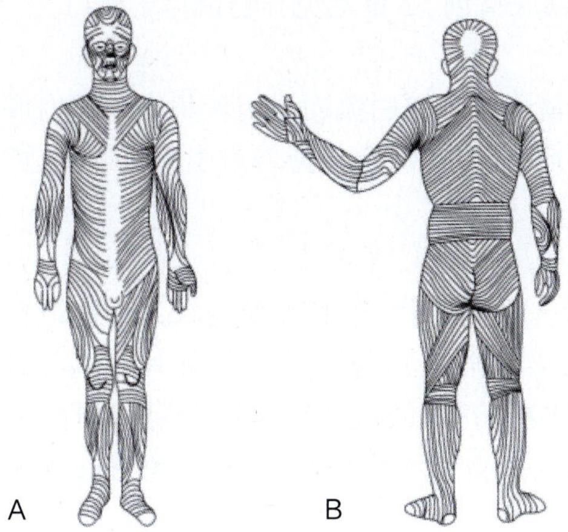

图 2-2-1　体表朗格线

A. 正面观；B. 背面观。

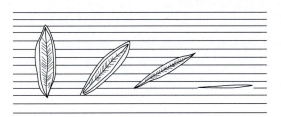

图 2-2-2　手术切口与皮纹的关系

垂直于皮纹切口张力大，平行于皮纹切口张力小。

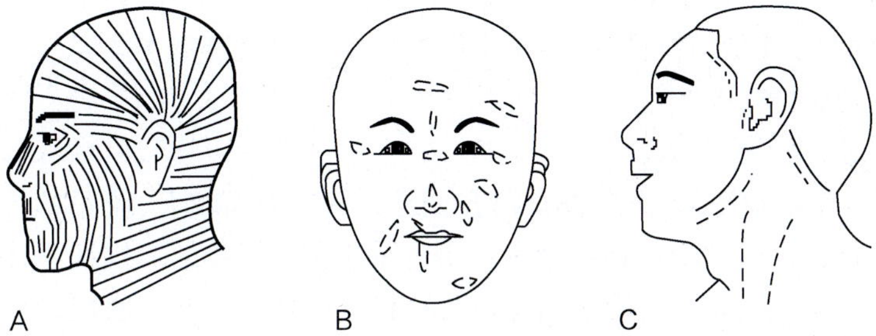

图 2-2-3　面颈部皮纹与手术切口

A. 面颈部皮纹线；B. 面部手术切口；C. 面颈部轮廓线切口。

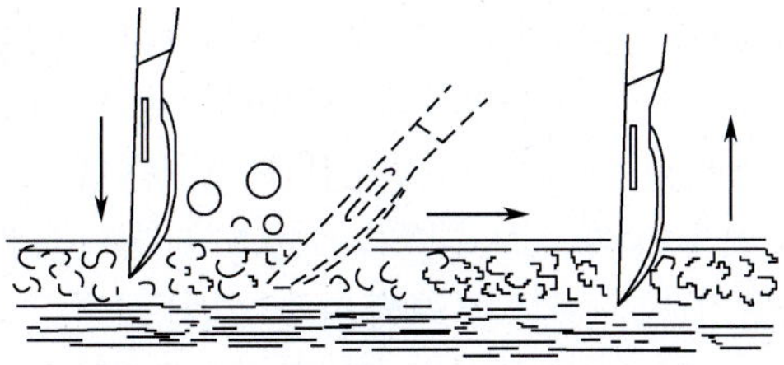

图 2-2-4　手术刀切入、走行及出刀方向

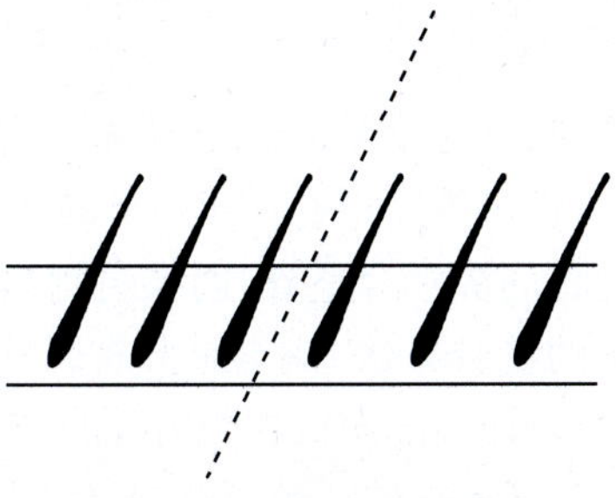

图 2-2-5　毛发部位的切开

2. 组织的损伤程度

（1）组织损伤深度：组织损伤深度包括植皮手术取皮时的深度，若损伤平面仅伤及真皮浅层，愈合后创面呈淡红色，3 个月左右自行消退，可不留瘢痕。若损伤平面达真皮网状层，创面局部反应较大，伤口愈合后可产生瘢痕。如深度创面伤及真皮深层，创面愈合后将有瘢痕形成，或伴色素脱失。有学者研究证实，瘢痕发生的概率和程度与组织损伤的深度成正比。修复创面的上皮由损伤基底长出，瘢痕相对较轻。而靠周围创缘向创面中心长入，创面愈合的时间长，瘢痕则较重。

（2）创面失活组织：创伤和手术不可避免地导致局部组织失活，感染又可加重组织失活的程度，失活组织必须通过组织细胞的吸收而清除、肉芽组织的形成来充填修复，最后形成的瘢痕与失活组织的程度和量密切相关。创伤处理中应将失活组织和不整齐的创缘去除，以减少瘢痕增生。

（三）创面异物

若创面有灰尘、滑石粉、棉花纤维、线结等异物，易于引起炎症、诱发感染，如不排除，将被纤维组织包裹，最后形成的瘢痕亦将明显。创伤处理时应清除各种异物，彻底清创，尽量避免异物留存于伤口。

（四）创面血肿

创伤或手术，出血是不可避免的。若出血未被彻底制止、清除或未被引流而滞留聚集在组织内成为血肿，需要经过自身的吸收、包裹、机化而清除，同时也为感染创造了条件，对伤口愈合产生不良影响，增加瘢痕与瘢痕疙瘩增生程度。

（五）创面感染

创伤和手术导致一定组织的损伤坏死，引起炎症、出血等一系列变化，若有细菌侵入又不能被自身和药物抑制消除，感染即可发生，如青春痘感染引起的瘢痕。感染加剧了炎症反应、组织坏死，使创伤扩大、愈合延迟。二期愈合后瘢痕面积扩大，增生明显，常需进行再次治疗，故应做好术前全身和局部条件的准备与计划，术区严密消毒，术中严格操作，术后给予必要的全身支持和药物预防，以避免感染的发生和加重。

（六）创面愈合时间

创面愈合时间越早，瘢痕的发生率越低，否则瘢痕的发生率就升高。Deitch 临床观察 100 例 245 处瘢痕，发现创面在伤后 10 天愈合就可能出现瘢痕，其发生率为 0~6%。若创面在伤后 10~14 天愈合，瘢痕的发生率为 4%~19%。若创面在伤后 14~21 天愈合，瘢痕的发生率为 30%~35%，且多是增生性瘢痕。若创面愈合超过 21 天，瘢痕的发生率可高达 50%~83%。有人报道创面暴露 2~4 周，肌成纤维细胞占成纤维细胞的 40%~50%，瘢痕形成明显。

（七）创面修复方法

1. 创面修复方式　创面较小，以直接缝合对齐创缘为好。创面较大、较深时，采用皮瓣修复较皮片移植效果好。若让其自行愈合，瘢痕增生必定严重。用自体或异体培养的表皮细胞移植于Ⅲ度烧伤创面，因缺乏真皮层，创面容易趋向瘢痕化。若给予断层皮片移植，创面收缩减轻，肌成纤维细胞减少，瘢痕增生减少。若给予全厚皮移植，创面收缩最小，肌成纤维细胞消退最迅速，瘢痕增生最不明显，这是防止瘢痕增生及瘢痕挛缩的有效措施之一。生物膜是一种前景广阔的修复材料，可用于新鲜创面和瘢痕切除术后创面修复。

2. 伤口闭合方法

（1）缝合方式不同情况下，采用不同闭合伤口的缝合方法，如间断缝合、褥式缝合、皮内间断缝合、减张缝合等，以期获得最佳的愈合和最小的瘢痕。间断缝合是整形外科最基本和常用的闭合伤口的缝合方法，它可以使皮肤创缘对合整齐，创缘两侧组织高低、厚薄经调整后趋于一致，并利于分次拆线。连续缝合也是一种常用的缝合方法，优点是节省时间，缺点是必须集中拆线。褥式缝合有增加创缘对合接触的组织量，并且可以减轻局部伤口的张力，故有利于伤口的愈合，但应注意不要缝合过宽、结扎过紧。为使伤口在张力大的情况下能直接拉拢缝合，常使用减张缝合。为了避免皮肤表面出现针孔痕迹，可行创缘真皮间缝合，表皮因此也自行对合，这种方法称为皮内连续缝合。使用连续缝合法需尽量使皮肤平整对合，但应注意拆线时真皮内不要遗留缝线（图 2-2-6，图 2-2-7）。

（2）缝合材料分为吸收和不吸收两种。可吸收缝线目前多为肠线、铬肠线和合成材料，深部缝合后不必拆线可自行吸收。合成纤维制成的缝线，操作性能、强度均较肠线为佳，组织反应也轻。不吸收缝线，常用的有丝线、人工合成高分子类尼龙线、涤纶线等。它们虽不吸收，但在组织内引起的反应很轻微，目前普遍使用。应根据伤口张力大小和部位的不同来选用不同粗细缝线。通常小针细线引起的缝合创伤小，瘢痕反应当然也小。

（3）皮肤缝合要求松紧适度，达到创缘能够完全接触、整齐对合即可。偏紧有碍创缘的血供，不利愈合，可增强瘢痕反应；力量不够或线结松动而使创缘不能完全接触和整齐对合，也会影响愈合和加剧瘢痕反应。

（4）黏合剂应用生物的和合成的黏合材料早有问世，以图替代缝合线，对预防瘢痕增生有一定的作用。

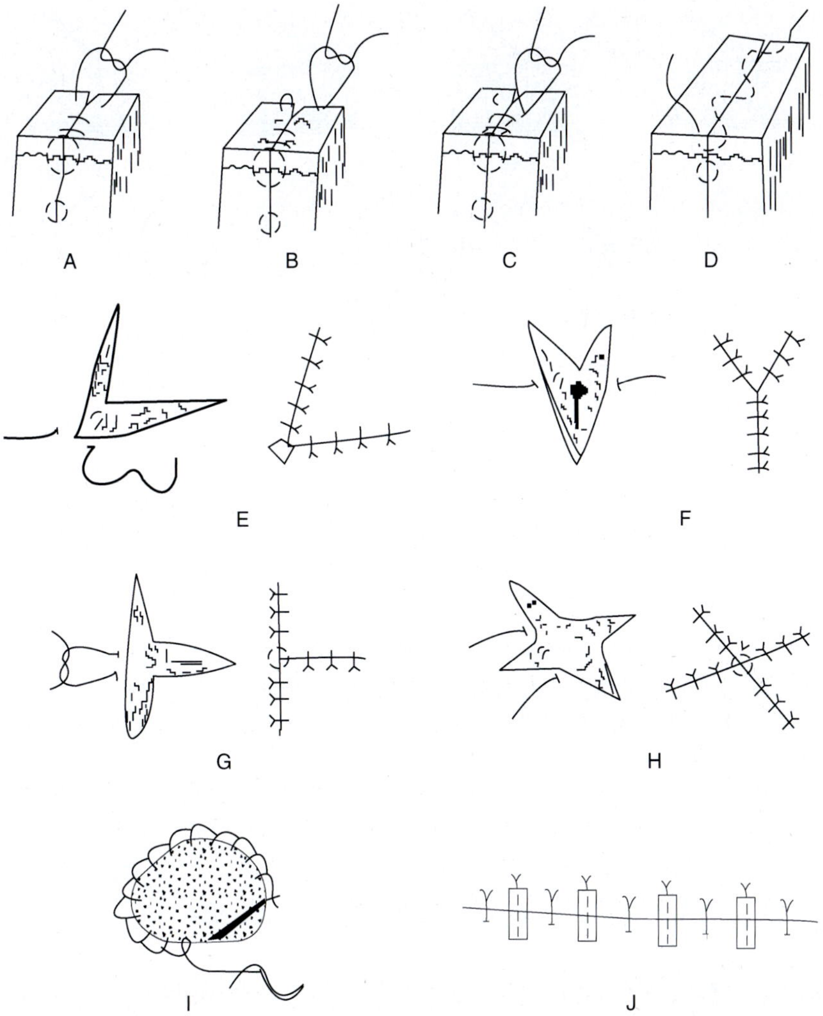

图 2-2-6　各种皮肤缝合方法

A. 间断缝合；B. 垂直褥式缝合；C. 水平褥式缝合；D. 连续皮内缝合；E. V 形切口缝合；F. Y 形切口缝合；G. T 形切口缝合；H. 十字切口缝合；I. 植皮毯边缝合；J. 减张缝合。

3. 拆线时间　当伤口经缝合后已初步愈合，伤口相合的力量超过伤口两侧的张力，在没有缝线的协助下，伤口也不会裂开时，即可拆除缝线。因全身状态和局部条件的不同，拆线的日期也不同。如果时机允许，尽早拆线，可减轻缝线炎性反应，减少瘢痕形成。而过早，仅依靠细胞间的结合、蛋白间黏合和纤维素间的聚合，伤口闭合的强度尚不足，有伤口裂开之虞。拆线晚，可避免伤口裂开，但缝线的炎性反应强，增加了瘢痕反应，在伤口两侧会留下明显的缝线及针孔痕迹。正常情况下，头面颈部伤口缝线在术后 5~7 天拆除，躯干、四肢部位 7~10 天拆线，张力较大部位如关节部、低垂的足部 10 天以后拆线。皮片移植的缝合线约于术后 10 天拆除。全层皮肤游离移植拆线可延至术后 14 天。皮瓣移植 10 天左右拆线。为减轻缝线炎性反应，减少瘢痕形成，可采用分期间断拆线。非正常情况下，如全身性营养不良、糖尿病等全身性严重疾患，大量应用糖皮质激素类药物、抗肿瘤药物、免疫抑制剂等，术区存在瘢痕、术前曾施放疗、低垂位、有静脉曲张等，拆线时间应后延。但局部怀疑有感染时应提前拆线。

现在临床上既要早拆线，又要防止伤口裂开，故拉力胶的应用较为普遍，即在较早拆线后将黏合胶外用于伤口表面，拉住切口，同时可以起到伤口减张的作用，这是值得推广的方法。

（八）其他治疗方法

瘢痕的形成过程也是创面的愈合过程。为了避免和减少瘢痕的形成，必须把促进创面愈合放在首要的位置，应用各种促进创面愈合的方法，促进创面愈合。

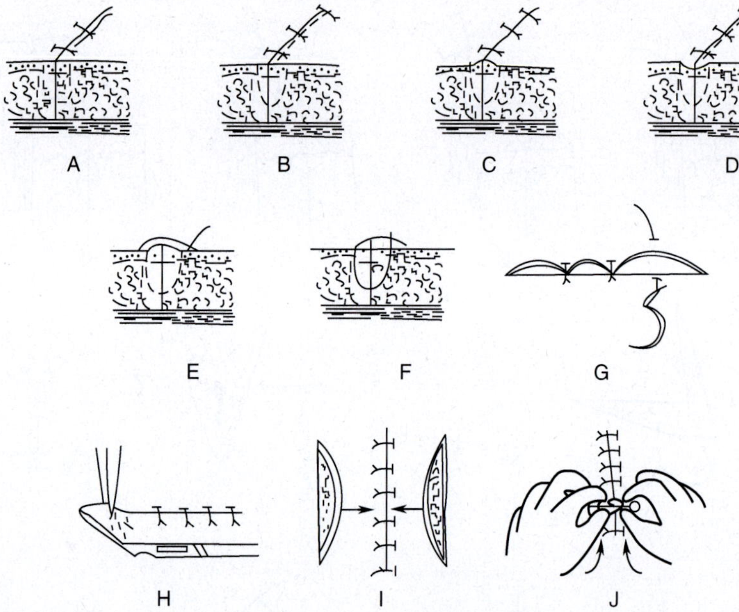

图 2-2-7 切口缝合的技术要求

A. 走行正确;B. 走行错误;C. 皮缘轻度外翻;D. 防止内翻;E. 防止缝合组织厚薄不一;F. 勿留死腔;G. 分段缝合;H. 一侧皮缘过多处理;I. 松弛切口减张缝合;J. 纱布卷滚动排除积血。

为防止瘢痕疙瘩切除术后复发和预防尚处于活跃增生期的增生性瘢痕术后复发,常于伤口缝合前在创缘内注入一定量的曲安奈德或于术后当天或近日未拆线前行放射线(X 线或 β 线)照射,可预防瘢痕的发生。

治疗失误,可引起或加重瘢痕增生及瘢痕疙瘩形成,例如包扎固定不妥、植皮时机延误、创面愈合后未进行有效的防治和适当的功能锻炼及康复治疗等,应在工作中尽量避免。

(九) 慢性刺激

伤口瘢痕可因摩擦、搔抓、日光照射等慢性刺激而增生。瘢痕瘙痒时搔抓可使表皮破溃,诱使瘢痕增生,而增生的瘢痕又有瘙痒,从而形成恶性循环而致瘢痕加重。新愈合的创面长期光照后会致色素沉着,可增加瘢痕形成。

(十) 环境因素

较高的气温(如室温)和潮湿的环境,患者出汗并感到不适,利于细菌等微生物繁殖。空气消毒不严、微生物含量超标等环境因素,有可能增加创面感染的机会而促进瘢痕的发生。

三、瘢痕的转归

由于机体创面修复的复杂性,目前人们尚不能控制瘢痕增生于理想程度。但多数瘢痕形成以后,受到机体内外因素的影响,随着时间的推移可向三个方面转归。

1. 软化 多数瘢痕到后期阶段,瘢痕组织成熟,成纤维细胞、毛细血管的成分逐渐减少,胶原纤维呈互相平行而较有规律的束状排列,硫酸软骨素 A 含量也显著减少。此时临床所见瘢痕组织充血消退,色泽变淡或呈淡褐色,外形也渐趋平整,质地变软,基底日渐松动,痒痛感觉也随之减轻或消失。但这种退行性变化由于个体的差别,时间长短不一,由几个月到数年不等,但总趋势是稳定、变薄和软化。

2. 挛缩 主要见于Ⅲ度烧伤、毒蛇咬伤、严重创伤所致的瘢痕,或是发生在关节部位的瘢痕。这类瘢痕收缩性大,使正常组织变形,邻近组织受牵拉可造成功能障碍,也可影响到肌肉、血管、神经等组织的发育。临床上常见的因瘢痕挛缩引起的畸形有睑外翻、唇外翻、颏胸粘连、爪形手、足部瘢痕挛缩畸形等,宜行手术矫治。

3. 恶变 瘢痕恶变多发生于不稳定性瘢痕,尤其是当瘢痕因摩擦、牵拉等原因发生破溃后,产生经久不愈的溃疡时。目前多数学者主张对经久不愈的瘢痕溃疡、时愈时溃的不稳定性瘢痕不能轻视,应及时切除，妥善修复创面，以预防瘢痕癌变的发生。

在此应当指出，瘢痕疙瘩是一种特殊类型的瘢痕，有特定的易发部位，具有持续生长并向外周组织浸润性生长的特性，在不予治疗的情况下，一般难以自行软化变平，也很少发生挛缩和恶变。

四、瘢痕的分类

（一）瘢痕的分类方法

瘢痕的临床分类目前较为混乱，尚无统一的方法。

1. 根据瘢痕组织是否牢固分类　按照瘢痕组织是否牢固，瘢痕可分为稳定性瘢痕和不稳定性瘢痕。前者瘢痕组织较牢固，不易发生破损，多见于瘢痕时间较长者；后者瘢痕组织脆弱，容易破损，多见于新鲜瘢痕和萎缩性瘢痕。不稳定性瘢痕容易形成慢性溃疡，进而发生恶变，形成瘢痕癌。

2. 根据瘢痕有无疼痛症状分类　按瘢痕有无疼痛症状，瘢痕可分为疼痛性瘢痕和非疼痛性瘢痕。前者无痛，后者有疼痛症状。大多数瘢痕没有疼痛，只有少数瘢痕有疼痛，如部分扁平瘢痕有刺痛，深的凹陷性瘢痕累及神经干可产生放射性疼痛等。

3. 根据瘢痕表面形态分类　按瘢痕表面形态不同分类，瘢痕可分为凹陷性瘢痕、扁平瘢痕和增生性（肥厚性和隆起性）瘢痕，也可分为碟状、线状、蹼状、桥状、赘状、圆形、椭圆形、不规则瘢痕等。其中，瘢痕两端以蒂与四周皮肤相连，下有通道与基底分离，其状似桥，被称为桥状瘢痕（bridged scar）。

4. 根据瘢痕对机体功能状态的影响分类　按瘢痕对机体功能状态的影响，瘢痕可分为挛缩性瘢痕和非挛缩性瘢痕。前者发生挛缩，可造成关节部位的功能障碍，腔道部位变形，外观和功能受影响；非挛缩性瘢痕虽然也有瘢痕组织的收缩，但没有造成机体的功能障碍。挛缩性瘢痕和萎缩性瘢痕是不同的概念。

5. 根据瘢痕的性质不同分类　按瘢痕的性质不同，瘢痕可分为一般性瘢痕、瘢痕疙瘩和瘢痕癌。一般性瘢痕又可分为增生性、萎缩性、挛缩性、扁平等类型。增生性瘢痕和瘢痕疙瘩、瘢痕溃疡与瘢痕癌应进行鉴别。

6. 根据组织学及临床特点不同分类　按组织学和临床特点不同，瘢痕可分为扁平（表浅性）瘢痕、增生性瘢痕、萎缩性瘢痕、瘢痕疙瘩和瘢痕癌。

7. 根据病因不同分类　如外伤后瘢痕、烧伤后瘢痕、感染性瘢痕、手术后瘢痕等。

8. 根据部位不同分类　如头皮瘢痕、颈部瘢痕、腹部瘢痕、大腿部瘢痕、鼻翼瘢痕、眼睑瘢痕等。

9. 根据瘢痕面积大小不同分类　瘢痕面积小，能直接切除缝合，称为小面积瘢痕；反之，称为大面积瘢痕。

10. 普通瘢痕和病理性瘢痕　普通瘢痕指不太影响美观、无功能障碍和疼痛的瘢痕，从医学观点来说，这些瘢痕无须任何治疗；病理性瘢痕主要包括瘢痕疙瘩和增生性瘢痕，区别其病理性质对于治疗有指导意义。

（二）常见类型瘢痕的临床特征

1. 扁平瘢痕　指皮肤浅表的一种瘢痕，又称表浅性瘢痕（图 2-2-8），多是由手术缝合、轻度烧伤或浅表的感染所引起，特点是除外观异于正常皮肤、表面粗糙、有色素沉着或脱失、局部凹陷或高起外，一般都无功能障碍。有碍美观者，可行手术切除、皮肤磨削术或激光治疗。由于此类患者要求较高，治疗效果不一定能让患者满意，尤其是采用手术治疗时应持谨慎态度，确定治疗可以达到明显的改观效果后才决定手术。

2. 增生性瘢痕　皮肤损伤愈合后，瘢痕仍持续增殖，即可逐渐发展为增生性瘢痕（hyperplastic scar，HS）。增生性瘢痕也称增殖性瘢痕、肥厚性瘢痕、肥大性瘢痕或隆起性瘢痕，通常在深Ⅱ度烧伤愈合后、Ⅲ度烧伤创面经邮票式植皮愈合后、大多数切口缝合愈合后、较厚的中厚皮片供皮区愈合后发生。

增生性瘢痕的发展可分为增生期、减退期和成熟期三个时期。早期为增生期，表现为瘢痕局部肿胀充血，表面为一层萎缩的上皮细胞覆盖，底层为大量的结缔组织增生、血管扩张及炎性细胞浸润；局部逐渐增厚，高出体表，外形不规则，毛细血管极度充血，表面呈红色，质实韧；患者主要感觉局部痒痛难忍，且在环境温度增高、情绪激动或食辛辣刺激食物时加重，这一症状因人而异。增生性瘢痕一般在 6 个月后开始消退，这一时期称为瘢痕的消退期，临床表现为痒痛减轻，充血减轻，逐渐变软变平，基底松动，色泽转淡。瘢痕的消退期通常为半年，部分患者可达 1~2 年或更长的时间，之后进入成熟期。成熟期瘢痕又称为成熟瘢痕，临床表现为痒痛消失，充血消退，瘢痕变软变平，基底松动，色泽接近正常皮肤。

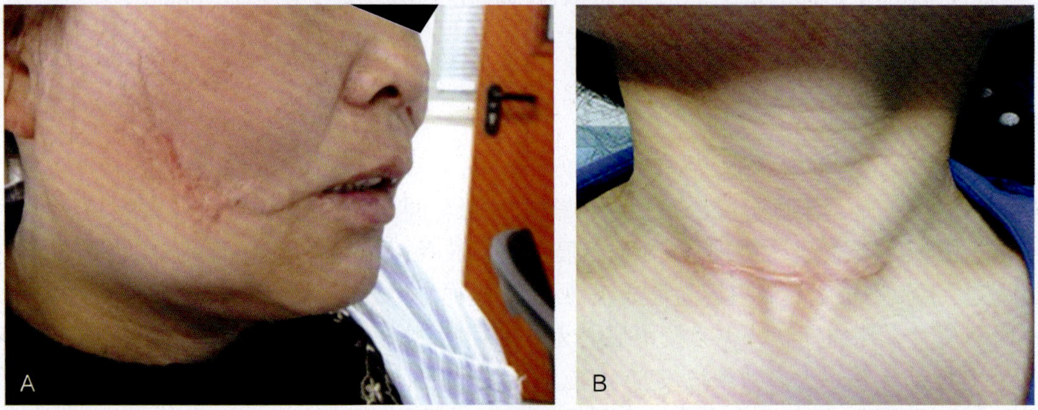

图 2-2-8 表浅性瘢痕

A. 外伤后；B. 手术后。

增生性瘢痕的临床特点是各种年龄均可发生，发生部位不定，病变突出于皮肤表面，局限于创口范围内，早期灼痛奇痒，色红质硬，常呈过度角化、溃疡和挛缩，一般在 1 年后变萎缩、稳定（图 2-2-9）。大面积的增生性瘢痕肥厚而硬，有时可厚达 2cm 以上，通常质地较硬，但其与深部组织不粘连，可以推动，持续加压数月治疗效果好，手术切除治疗后不复发或复发程度明显减轻。对其治疗的原则是根据瘢痕所处的不同阶段，采用相应的方法，增生期以预防措施为主，成熟期以手术治疗为主。

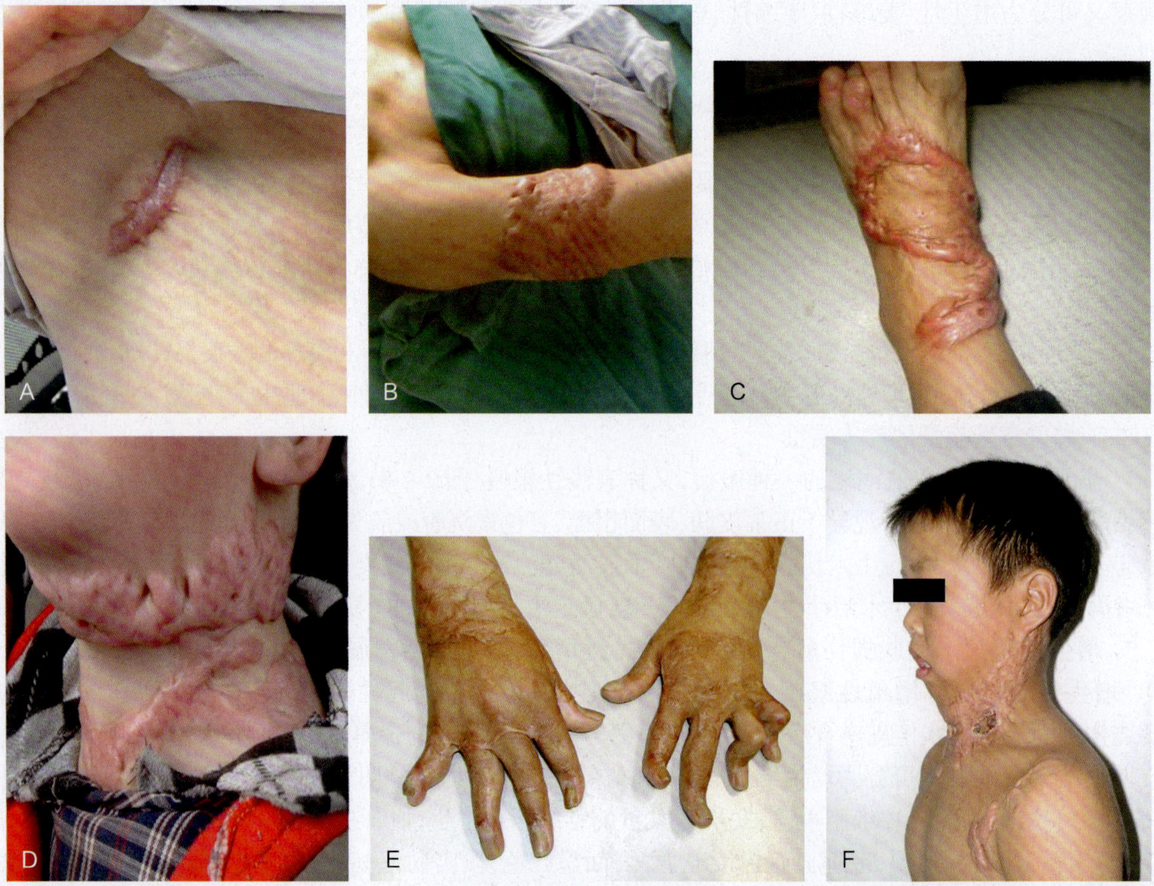

图 2-2-9 增生性瘢痕

A. 腋窝术后；B. 右上肢烫伤后；C. 左足部和踝部烫伤后；D. 颈部和胸部烫伤后；E. 前臂和手部烧伤后；F. 全身多处烧伤后。

3. 萎缩性瘢痕 萎缩性瘢痕(atrophic scar)是一种最不稳定的瘢痕组织,也称为不稳定性瘢痕。常发生于较大面积的Ⅲ度烧伤,特别是深达脂肪层的创面,没有经过植皮治疗,仅依靠边缘上皮生长而使创面愈合者。小腿、足底等处慢性溃疡愈合后的瘢痕也是萎缩性瘢痕。这种瘢痕组织很薄,表面平坦,色素减退,质地坚硬,局部血液循环极差,浅表仅覆盖一层萎缩的上皮细胞,易受外力作用而破裂出现溃疡,经久不愈,晚期有发生恶变的可能。这类萎缩性瘢痕,瘢痕基底层含有大量的胶原纤维,与深部组织粘连紧密,具有很大的伸缩性,常牵拉周围正常的组织造成严重的畸形和功能障碍。

放射治疗后出现的皮肤溃疡创面愈合后形成的瘢痕也是萎缩性瘢痕,主要是因皮肤组织的再生能力受到抑制引起,但较少造成周围组织的严重畸形和功能障碍。

萎缩性瘢痕的治疗原则是根据瘢痕面积大小决定是直接切除缝合,还是采用植皮或皮瓣移植修复。

4. 挛缩性瘢痕 挛缩性瘢痕(contractural scar)是以瘢痕所引起的功能障碍特征命名的,多见于深度烧伤愈合后,因为瘢痕收缩常导致外形改变和功能障碍。由挛缩性瘢痕所引起的功能障碍和形态改变,称为瘢痕挛缩畸形(cicatricial contractural abnormity)。

不同部位的挛缩性瘢痕所引起的功能障碍和形态改变的程度是不同的,如在皮面宽阔的躯干部位程度较轻,而在四肢屈侧和器官聚集的面部程度较重。临床上常见的因瘢痕挛缩造成的畸形有睑外翻、唇外翻、颏胸粘连、手部瘢痕挛缩畸形及各关节的屈侧或伸侧挛缩畸形等(图 2-2-10)。其中,在关节屈面的条索状挛缩瘢痕,如经较长时间,挛缩瘢痕两侧的皮肤及皮下组织可以逐渐延长,成为蹼状的瘢痕挛缩,称蹼状挛缩瘢痕。此种蹼状瘢痕较大者常见于颈两侧、腋窝、肘窝、踝关节等处,较小者可见于内眦、外眦、鼻唇沟、口角、指蹼等部位,部分在体表孔道的开口处呈环状表现,造成其口径狭窄,影响正常功能。

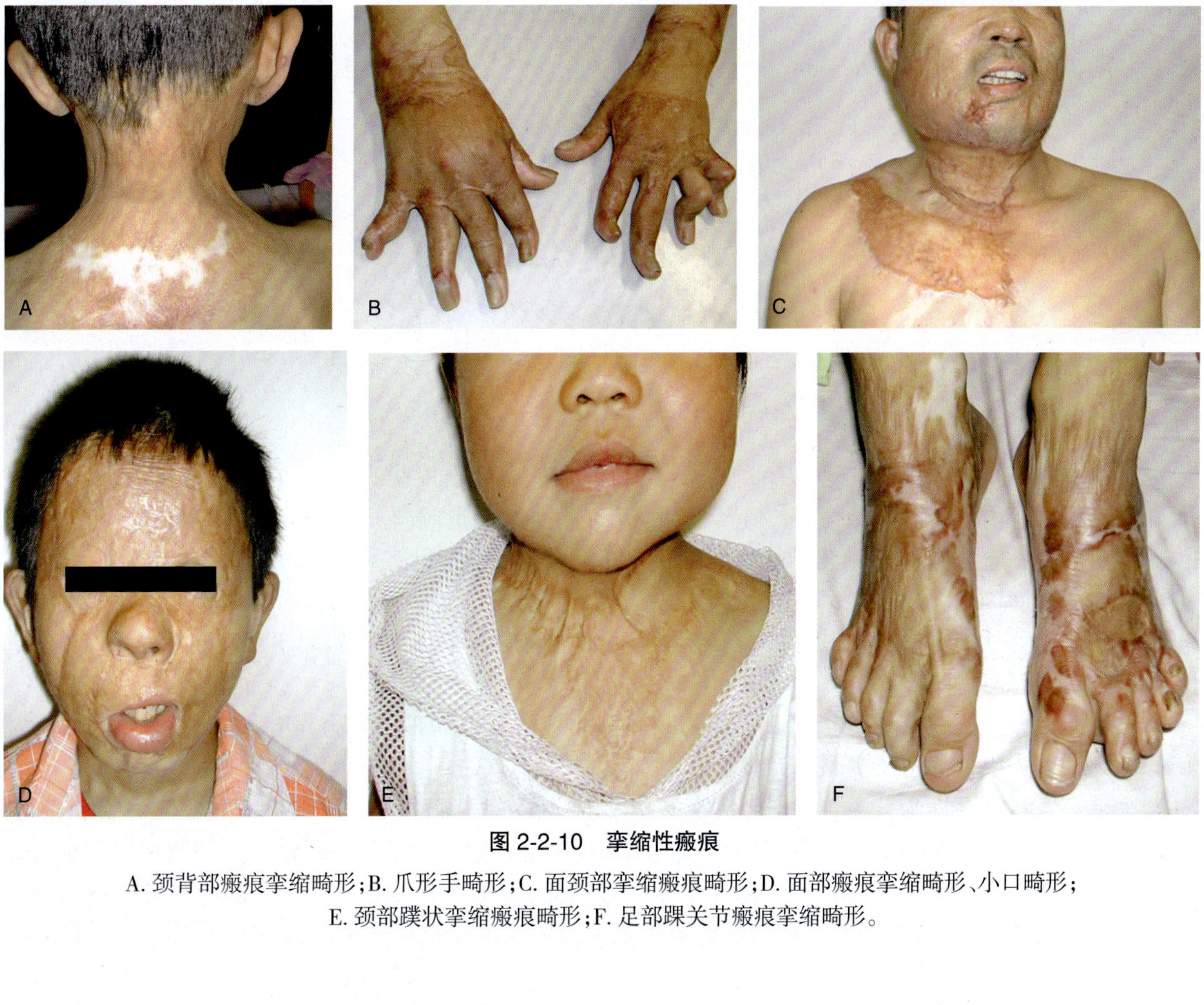

图 2-2-10 挛缩性瘢痕

A. 颈背部瘢痕挛缩畸形;B. 爪形手畸形;C. 面颈部挛缩瘢痕畸形;D. 面部瘢痕挛缩畸形、小口畸形;E. 颈部蹼状挛缩瘢痕畸形;F. 足部踝关节瘢痕挛缩畸形。

长期的瘢痕挛缩畸形可影响肌肉、骨骼、血管、神经等组织的发育，应及早处理。治疗原则是切除瘢痕，彻底松解挛缩，恢复肢体和器官的解剖位置及功能。轻度直线形挛缩瘢痕或蹼状挛缩瘢痕均可采用Z成形术原理进行修复，面积较大者采用植皮或皮瓣移植修复。

5. 凹陷性瘢痕 当瘢痕组织在体表造成凹陷畸形时，称之为凹陷性瘢痕(图 2-2-11)。简单的凹陷性瘢痕仅是线状瘢痕及其区域的低平，可采用磨削、切除缝合、胶原蛋白或自体脂肪注射充填、二氧化碳激光或铒激光治疗、点阵激光剥脱治疗；广泛的凹陷性瘢痕则可合并皮下组织、肌肉或骨骼组织的缺损，要纠正这种畸形不但要处理皮肤上的瘢痕，而且还要按照凹陷程度的轻重采用不同的方法，如真皮脂肪瓣游离移植、局部或游离的皮瓣转移来修补缺损，以恢复正常外形。

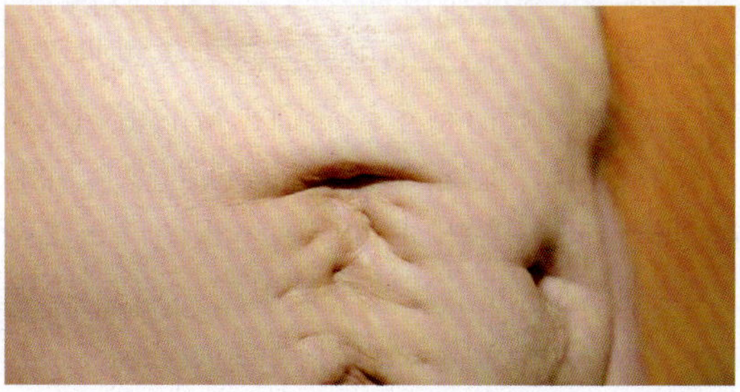

图 2-2-11 凹陷性瘢痕

6. 瘢痕疙瘩 瘢痕疙瘩是以具有持续性强大增生力为特点的特殊瘢痕，实质上是皮肤上的一种纤维组织肿瘤，主要病理表现为瘢痕组织内胶原及基质成分的大量沉积，侵犯周围正常皮肤，且短期内无自愈倾向。其最易出现在前胸、上颈部、外耳、肩部及上臂等部位(图 2-2-12)，有特定部位多发倾向，而且可以在身体的不同部位同时出现。瘢痕疙瘩常与皮肤损伤的轻重程度无明显关系，甚至轻微外伤，如蚊虫叮咬、预防接种等针刺伤都可引起。

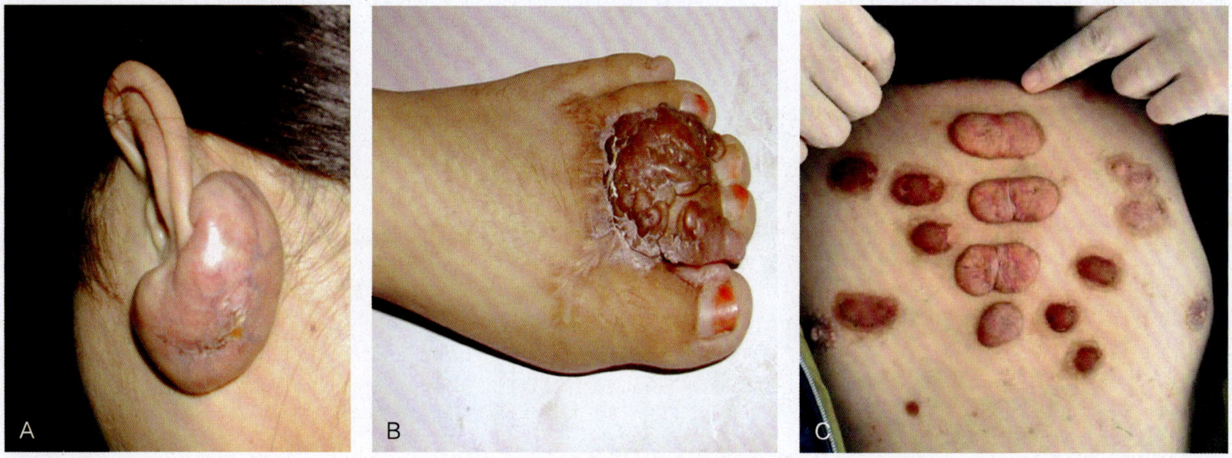

图 2-2-12 瘢痕疙瘩

A. 耳部瘢痕疙瘩；B. 足部瘢痕疙瘩；C. 胸部瘢痕疙瘩。

瘢痕疙瘩临床上常见于30岁以下的青壮年，色红，坚硬，突出皮肤表面，有时呈蟹足状，故又名蟹足肿。其范围超过原损伤范围，病程长，多持续增大，无自行萎缩消退倾向。其局部痒痛明显，极少有过度角化、溃疡和挛缩。显微镜下可见较多的幼稚成纤维细胞增生，胶原纤维透明样变明显、粗大、排列紊乱，并有丰富的黏液性基质。

2008年，蔡景龙等根据瘢痕疙瘩的特点提出了瘢痕疙瘩的临床分类标准，对于瘢痕疙瘩的治疗方法选择具有较好的指导意义。

(1)瘢痕疙瘩分类 根据发生的部位和数量，将瘢痕疙瘩分为单部位单发、多部位单发、单部位多发及多部位多发，其中以单部位及多部位单发多见。

(2)单一瘢痕疙瘩病变分类 根据瘢痕疙瘩病变的面积及厚度，将单一瘢痕疙瘩病变分为四个亚类：①小面积薄型，厚度 < 5mm，可以直接切除缝合，或采用冷冻、激光、放射性核素治疗或药物注射方法去除病变；②小面积厚型，厚度 > 5nm，最好采用手术切除病变；③大面积薄型，厚度 < 5mm，不能直接切除缝合，病变切除后需要采用皮瓣转移、皮肤软组织扩张术或植皮才能修复创面，或不适合冷冻、激光、放射性

核素治疗；④大面积厚型，厚度＞5mm，病变切除后需采用皮瓣转移、皮肤软组织扩张术或植皮才能修复创面，不适合冷冻、激光及放射性核素治疗。

(3) 多发瘢痕疙瘩病变分类　根据瘢痕疙瘩的数目，将多发性瘢痕疙瘩分为孤立多发（包括多部位单发、单部位多发及多部位多发）和弥散多发（包括单部位多发及多部位多发）两个亚类。对孤立多发瘢痕疙瘩病变，可参照单一瘢痕疙瘩病变分类给予分次治疗，逐步消除病变。对弥散多发瘢痕疙瘩病变，应采用全身治疗为主。

在瘢痕疙瘩的治疗中，较多地借鉴了肿瘤的治疗方法，并取得一定的疗效，主要有药物治疗、放射治疗、手术治疗、基因治疗和细胞因子治疗等。基因治疗和细胞因子治疗是目前研究的热点，具有较好前景，但临床上应用尚有不少问题需要解决，目前仍把以手术为主的综合治疗作为主要治疗方法。需强调的是无论采用何种方法，瘢痕疙瘩都可能复发，有时甚至比原来的大，尤其是单纯手术后复发率很高，如没有特殊处理措施，应尽量不考虑手术；只有准备了预防瘢痕复发的措施，如术后及时或早期放射治疗、应用氟尿嘧啶或丝裂霉素 C 等化学药物浸泡冲洗切口等，才考虑手术治疗。

7. 瘢痕癌　瘢痕组织可以转变成为瘢痕癌，其多发生于不稳定性瘢痕，尤其是瘢痕出现溃破，经久不愈时（图 2-2-13）。早在 1928 年，法国外科医师 Marjolin 首先描述这种溃疡恶变的特点及过程，故后人也称这种恶性溃疡为 Marjolin 溃疡。

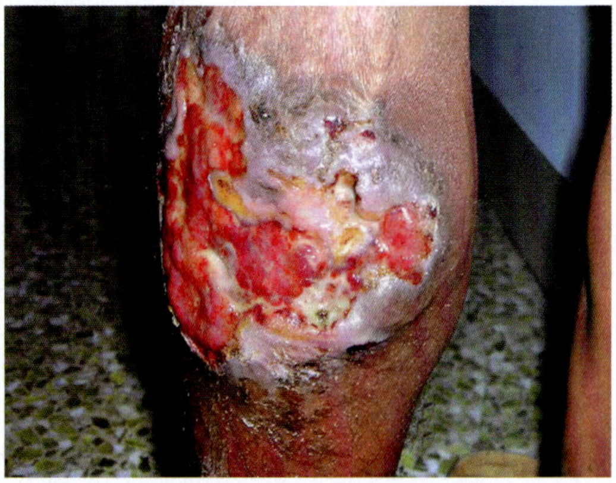
图 2-2-13　瘢痕癌

瘢痕癌是在瘢痕形成的基础上恶变而成，短则几年，长则几十年，多由于瘢痕奇痒而搔抓、摩擦致瘢痕破损和糜烂，形成经久不愈的溃疡恶变而成，故瘢痕癌是一种损伤后的溃疡癌。一般把烧伤 1 年内发生的烧伤瘢痕癌称为急性瘢痕癌，而把烧伤后 1 年以上发生的烧伤瘢痕癌称为慢性瘢痕癌。

瘢痕癌绝大多数是鳞状细胞癌，而且多数为分化良好的癌变，多发生于热烧伤瘢痕；少数为基底细胞癌，多发生于放射性烧伤后瘢痕；个别为恶性黑色素瘤或其他恶性肿瘤。

瘢痕癌一般发生于中老年人，多见于男性，平均年龄在 50 岁以上；多发生在小腿、足部、四肢等长期暴露、活动度大、易磨损的部位；瘢痕形成到癌变多经过创面奇痒、溃破、经久不愈或反复发作的慢性溃疡阶段，溃疡分泌物多恶臭、触之易出血是瘢痕癌的重要临床表现，但需与溃疡感染区别；转移途径主要为局部浸润，并具有转移慢、恶性度低等特点；手术是目前治疗瘢痕癌唯一较理想和较彻底的方法，关键是手术切除要彻底，因瘢痕癌的发展相对缓慢，病变比较局限，侵袭性比较弱，对截肢术应当慎重选择。

五、瘢痕的临床表现及诊断

（一）临床表现

1. 主观感受

(1) 瘙痒：病理性瘢痕不但严重影响美观和功能，而且瘙痒、疼痛难忍。瘙痒是一种不舒服的感觉，让人有搔抓的渴望。瘙痒是最低强度的致痛刺激因子所引起的一种持续性的综合感觉，是一种轻微的痛。一般在伤口缝合后 3~5 天，伤口即有痒的感觉，以后随着时间的延长，伤口瘢痕增生，瘙痒的感觉逐渐加重，直到瘢痕稳定后逐渐减轻，直至消失。

(2) 疼痛：瘢痕在增生过程中会有疼痛，往往和瘙痒一起发生，程度明显者，会影响患者休息，彻夜难眠；但瘢痕成熟后大多数患者没有疼痛感觉，只有少数瘢痕有疼痛，如深的凹陷性瘢痕累及神经干可产生放射性疼痛。

伤口愈合过程中增生性瘢痕和瘢痕疙瘩患者，或多或少存在瘙痒和疼痛症状。瘙痒、疼痛感觉往往是瘢痕增生的表现，并且症状越重，预示着瘢痕增生越快，临床上通常将其作为瘢痕增生与消退的判断指标之一。

2. 外在表现

（1）数量、大小不一：瘢痕的形成主要受致伤因素的影响，因受伤情况不一样，可出现一个或多个数量不等的斑点状、小片状或大片面积等大小不一的瘢痕。

（2）形态多样：瘢痕的形态有凹陷性、扁平、增生性（肥厚或隆起）、碟状、结节状、线状、蹼状、桥状、赘状、圆形、椭圆形、不规则形等多样的表现。

（3）质地不均：瘢痕质地不均，可分为很软、软、稍硬、硬、坚硬或起水疱等类型，这与瘢痕的类型和形成后的时间长短有关。成熟瘢痕质地可柔软，但弹性仍较正常皮肤差；增生期瘢痕、挛缩性瘢痕与瘢痕疙瘩等质地较硬，且几无弹性。

（4）厚度不同：不同患者其瘢痕厚度差别较大；同一患者，不同部位的瘢痕，即使是同一致伤原因，其厚度差别也会很大。瘢痕厚度可分为很薄、薄、稍厚、厚、明显增厚等类型。

（5）色泽异常：瘢痕色泽改变包括色素脱失、色素沉着及色素脱失和沉着混杂存在。瘢痕色素脱失也称脱色素性瘢痕，表现为瘢痕局部血管少，颜色呈白色，表皮薄，不易耐受摩擦和负重，在关节或张力较大的部位易引起破溃，破溃后常形成经久不愈的慢性溃疡，发生于面颈部及四肢者影响尤为明显。色素沉着表现为瘢痕色泽较深，较正常皮肤黑暗。瘢痕色素改变呈斑片状，可发生在全身各处，表现为扁平瘢痕、萎缩性瘢痕或增生性瘢痕，严重影响患者容貌。

（6）鳞屑、皲裂和溃疡：鳞屑为瘢痕表面即将脱落或积累增厚的表皮角质层细胞，其大小、厚薄及形态不一。皲裂是皮肤的线条状裂口，深度可达真皮，并伴有疼痛或出血，多发生于掌跖、指（趾）关节部位以及口角、肛周等处，常由于局部皮肤干燥或慢性炎症等引起的皮肤弹性减弱或消失，再加外力牵拉而成。溃疡为皮肤或黏膜深层真皮或皮下组织的局限性缺损，其形态、大小及深浅可因病因和病情轻重而异。部分瘢痕组织可同时出现皲裂和溃疡。

（7）苔藓样变或皮革样变：苔藓样变亦称苔藓化，表现为皮肤局限性浸润肥厚，皮沟加深，皮嵴突起，呈多个多角形的丘疹，群集或融合成片，表面粗糙，似皮革样，边缘清楚，常因经常搔抓或摩擦使表皮角质层及棘层增厚，真皮产生慢性炎症等所致。部分瘢痕组织可出现苔藓样变或皮革样变。

（8）萎缩：萎缩是皮肤组织的一种退行性变所引起的皮肤变薄现象，可发生于表皮、真皮或皮下组织。表皮萎缩一般为局部表皮萎缩，呈半透明羊皮纸样，表面可有细皱纹，正常皮纹多消失；真皮萎缩为真皮结缔组织减少所致，常伴有皮肤附属器的萎缩，表现为局部皮肤凹陷、变薄，但皮纹正常；皮下组织萎缩主要由皮下脂肪组织减少所致，表现为局部皮纹正常，但凹陷明显。

（9）影响美观：瘢痕一旦形成，不论大小，不论是否影响功能，其色泽、质地等外观均与正常皮肤有所不同，如发生在暴露部位，均影响患者的外观，使患者难以接受，易出现心理障碍。随着人们生活质量的提高，目前因瘢痕影响美观而求治者越来越多。

（10）影响功能：瘢痕不但外观异常，同时具有收缩特性，可以发生挛缩，牵拉周围组织器官移位变形，并影响功能，部分严重的损伤还可造成器官残缺不全。挛缩性瘢痕可造成关节部位出现功能障碍，腔道部位变形，开口呈环状出现，常见的畸形有睑外翻、唇外翻、小口畸形、颏胸粘连、手部瘢痕挛缩畸形及各关节的屈侧或伸侧挛缩畸形等，它们均在一定程度上影响患者的功能状态。

（二）诊断

瘢痕诊断目前缺乏统一要求和标准，经常见到一些诊断过于笼统简单，读后对患者的瘢痕难以建立起一个具体形象。也有一些诊断主次不分，缺乏逻辑性。还有一些诊断不能运用正确的专业术语，缺乏严谨的科学态度等，均不利于瘢痕的研究和临床治疗。

1. 诊断要求　瘢痕诊断应该完整准确、主次分明、一目了然，便于应用。完整的瘢痕诊断要包括部位、病因、病理、形态、性质、程度和分期、功能影响、继发畸形等几个方面内容。同时不要忽略多个瘢痕和其他部位瘢痕的诊断，以免漏诊。尽量避免笼统含糊的诊断，如“面部瘢痕”“手部瘢痕”等，不能反映瘢痕的病损、畸形、性质等重要内容。

2. 诊断内容　既往瘢痕的诊断内容仅书写“瘢痕”二字，不标明瘢痕的类型、大小、发生时间及其对机体功能的影响等，尤其是将增生性瘢痕与瘢痕疙瘩混在一起，对瘢痕的防治均带来不良影响，不能对瘢痕防治的对错做出正确的分析判断。为解决这一问题，瘢痕的诊断应包括以下内容：

(1) 明确瘢痕的类型：瘢痕常见的类型有扁平瘢痕、增生性瘢痕、凹陷性瘢痕、萎缩性瘢痕、瘢痕疙瘩、瘢痕癌，诊断时应当详细注明。

(2) 明确瘢痕所处的时期：明确瘢痕是处于增生期、减退期，还是成熟期。

(3) 明确瘢痕的大小：瘢痕大小与治疗方法的选择有直接关系。能直接切除缝合者称小面积瘢痕，否则可称大面积瘢痕。

(4) 明确瘢痕对机体功能的影响：造成机体功能障碍者，称之为挛缩性瘢痕，反之称非挛缩性瘢痕。

(5) 明确瘢痕特殊的形状：如瘢痕具有的线状、碟状、蹼状、桥状、圆形、椭圆形或不规则等特殊形状。

(6) 明确瘢痕有无不适的感觉：如有无疼痛、瘙痒等自觉症状。

(7) 明确瘢痕的部位：不同部位的瘢痕在治疗方法选择上有一定的差别。

（三）诊断模式

1. 部位　瘢痕可以发生在身体的各个部位、各个器官，类型多，诊断涉及内容也较多。因此，应该有一个诊断模式作为参考依据，尽量使诊断的格式和内容统一化。张宗学等提出的瘢痕诊断模式如下：

(1) 解剖大部位 + 病因 + 瘢痕分类 ± 方位。

(2) 次解剖部位 + 瘢痕分类 ± 分度分期 ± 继（并）发畸形。

(3) 次次部位 + 瘢痕分类 ± 分度分期 ± 继（并）发畸形。

(4) 伴发畸形。

“+”为加号，表示一项加一项；“±”为加号或减号，表示既可以加上也可以删去。

例如某个瘢痕患者的诊断为：面部烧伤后瘢痕。

2. 分类

(1) 左上睑挛缩性瘢痕（轻度，成熟期）：上睑外翻，睑缘缺损（外 1/3）。

(2) 唇部挛缩性瘢痕（轻度，成熟期）：上唇增生性瘢痕（中 1/3），下唇外翻。

(3) 鼻翼缺损（左）。

3. 解释

(1) 部位：瘢痕所在的解剖部位，按局部解剖精细化分。

(2) 病因：瘢痕形成的病因，包括烧伤、各种外伤、感染以及外科手术等。

(3) 分类：根据瘢痕的病理学特点划分为扁平瘢痕、增生性瘢痕、挛缩性瘢痕和瘢痕疙瘩。在形态学上瘢痕可以分为扁平瘢痕、凹陷性瘢痕、增生性瘢痕、线状瘢痕、蹼状瘢痕、桥状瘢痕和赘状瘢痕。

(4) 分度：主要用于描述增生性瘢痕和挛缩性瘢痕的程度。

(5) 分期：根据增生性瘢痕和挛缩性瘢痕的发生、发展状况划分为增生期、减退期、成熟期。

(6) 继发畸形：由瘢痕的增生或挛缩引起的功能障碍，如睑外翻、唇外翻、爪形手、肛门狭窄等。

(7) 伴发畸形：瘢痕的伴发畸形可表现为烧伤后或其他外伤后的肢体缺损、耳缺损、鼻缺损、乳头乳晕缺损等。

(8) 方位：根据瘢痕发生在肢体上的方位有上、下、左、右和前、后、内、外之分，一般可以在句首加上方位说明或置于后面的括号里。

注意：模式中列出的几项内容，并非所有的瘢痕都具备，不具备者可以不列出该项，同时未列出的内容如有出现，也可在相应的位置加以补充。模式的主要线索是“部位 + 相应特征的分类”。

（四）诊断方法

瘢痕的诊断方法主要包括询问病史和体格检查，有条件的单位可开展辅助检查。

1. 询问病史　诊断瘢痕，询问病史时应注意以下几个方面。

(1)自觉症状:瘢痕在增生活跃期多表现为瘙痒和疼痛症状,部分患者在阴雨天自觉症状加重,部分患者在进食辛辣食物或大量海鲜后加剧。

(2)心理状态;瘢痕有不适症状;在暴露部位,特别是面、颈部的瘢痕和瘢痕疙瘩,影响美观,可造成容貌损害;瘢痕可引起患者机体功能障碍,若发生破溃和癌变,均会给患者造成严重的心理负担。

(3)起因:瘢痕疙瘩病变除继发于外伤、手术外,还可发生于预防接种、虫咬、痤疮及不明原因所致的皮肤损伤,询问病史时要注意。

(4)病程与转归:问清楚瘢痕发生的时间、瘢痕发生后的改变,瘢痕发生后1~2年内有无自发萎缩、消退现象,既往做过何种治疗,效果如何等,以助于确定瘢痕的种类。

(5)对机体功能的影响:发生于功能部位的瘢痕、挛缩性瘢痕等对机体功能有一定影响,要仔细询问病史。

2. 体格检查 除细致的全身检查外,对瘢痕局部的检查应注意以下几个方面。

(1)瘢痕形态:如条状、圆形、卵圆形或不规则形。

(2)瘢痕数目;一个或多个。

(3)瘢痕颜色:如稍红、粉红、红、紫红、深紫红等类型。

(4)瘢痕质地:如很软、软、稍硬、硬、坚硬或起水疱等类型。

(5)瘢痕厚度;如很薄、薄、稍厚、厚、明显增厚等类型。

(6)发生部位:注意一个和多个部位可同时发生。

(7)病损范围;应用皮尺等工具测量瘢痕的大小,注意瘢痕是否超过原始损伤范围。

(8)体温改变;大面积增生性瘢痕可降低皮肤的散热效应,影响体温调节功能,出现体温升高。

(9)畸形状态:详细检查并记录瘢痕给机体造成的畸形状态及其造成的机体功能丧失情况。

(10)并发症情况;如有无感染、溃疡、窦道及隐窝等。

为了使瘢痕在治疗前后有比较客观的比较,可采用照相技术在同一姿势、同一距离、同样光线下留下病变的照片,做好记录。

3. 辅助检查 瘢痕的辅助检查为瘢痕的临床表现提供客观依据,有条件的单位应当积极开展。

(1)羟脯氨酸测定:羟脯氨酸为胶原蛋白的特征性氨基酸。羟脯氨酸在血浆中以游离、肽结合及蛋白结合三种形式存在。游离和肽结合的羟脯氨酸是胶原的代谢产物,经尿排除的羟脯氨酸5%是以游离形式存在的。血清和尿中羟脯氨酸含量和瘢痕面积有关。因此,血清和尿中羟脯氨酸测定可作为评价瘢痕情况的客观指标之一。

(2)采用硬度计,测定瘢痕硬度。

(3)采用B超,测定瘢痕厚度。

(4)采用半导体温度仪或红外线温度扫描仪,测定瘢痕表面温度。

(5)采用电检测技术,测量瘢痕的色度变化。

(6)经皮氧分压、血管热刺激舒张指数测定等。

六、瘢痕的预防

创面愈合(上皮化)后,成纤维细胞的生长、胶原蛋白的分泌应当受到机体内在调控而停止,不出现瘢痕增生的情况,但部分病例存在调控失调,出现瘢痕增生的情况。这就需要外在的因素加以调节。

目前,瘢痕的治疗尚无特效办法,所以预防在一定程度上来说具有比治疗更重要的意义。瘢痕预防主要是指在上皮覆盖创面后控制瘢痕组织继续增生的措施,主要在瘢痕形成前或形成期尚未成熟的阶段实施,目的是尽量去除或避免各种造成瘢痕增生的因素,阻抑其增生,预防因瘢痕而致各种畸形和功能障碍发生。如瘢痕已成为成熟的肿块再处理,则属于治疗范围。

根据瘢痕的形成和演变过程(创伤→炎症反应→修复愈合→形成瘢痕→增生期→相对稳定期→消退成熟期),对瘢痕的预防主要包括瘢痕形成前的预防和瘢痕形成期的预防,主要目的是尽量去除各种可造成瘢痕增生的因素，减少瘢痕的生长，预防瘢痕对机体造成的各种危害。对瘢痕形成前的预防主要是采取一切措施缩短愈合时间，以减少瘢痕形成的危险因素；对瘢痕形成期的预防主要是及时采取有效措施，减慢瘢痕的增生并度过增生期，进入消退成熟期，进而转变成或接近于正常的皮肤组织。

（一）瘢痕形成前的预防

我们在手术和处理创伤过程中，如果严格地按照一些基本原则进行，创伤愈合后就会产生最少的瘢痕组织，这提示我们应在瘢痕形成前就要重视瘢痕发生的预防。瘢痕形成前的预防，主要是指在形成瘢痕之前采取的预防瘢痕增生的措施，包括治疗因素性瘢痕的预防和非治疗因素性瘢痕的预防两个方面。治疗因素性瘢痕的预防，主要是指对医源性有创伤的操作因素引起的瘢痕预防，其形成的主要原因是手术。该类原因造成的瘢痕是可以避免的，它反映医师的工作经验和治疗技术水平，作为治疗的医师应认真学习和总结瘢痕的防治知识，以更好地为瘢痕患者服务。非治疗因素性瘢痕主要是指外伤（如烧伤）引起的瘢痕，这类损伤为非医源性因素所致，往往较重，且伴有不同程度的感染，所以对这类损伤瘢痕预防的重点是预防和控制感染，采取适当的治疗方法促进创面早日愈合，尽早封闭创面。主要原则和措施如下：

1. 无菌原则　无菌原则是其中最重要的一环。通常创口在无菌条件下才能够很快愈合和产生最小限度的瘢痕。手术时要严格按照无菌原则，术区彻底止血，防止血肿形成，缝合应避免形成死腔。较大的手术或有感染可能的手术，术前、术中、术后应预防性使用抗生素，避免创面感染。

2. 无创原则　任何外科手术对组织都有一定的损伤。手术切开、止血结扎、剥离、牵拉及缝合过程中都应注意保护组织；术中禁忌粗暴操作，动作要轻柔，应避免过度夹持、挤压、摩擦、牵拉、扭转，以及用干燥或过热的纱布湿敷等；应准确地使用精巧、锋利的器械，以减少手术损伤；切开皮肤时使用刀刃垂直切开皮肤，且具有连贯性；手术过程中注意彻底止血；关闭手术切口时注意避免死腔的形成并应用精细的缝合材料，以及早期拆除缝线等，均有助于创伤愈合后较少地产生瘢痕组织。

3. 无张力原则　创口必须在没有张力的情况下进行缝合才能获得较好效果，否则即使创口顺利愈合，以后仍会逐渐产生宽阔增厚的瘢痕组织。如何做到皮下减张、缝合时创口皮缘没有张力，是解决这个问题的关键。首先，应在创口或切口切开后在皮下组织深层适当游离，减少深部组织对创缘的牵拉；其次，止血后应用丝线或较粗的可吸收线进行远离创缘的、经过皮下组织的真皮内减张缝合，减张的程度以缝合后皮缘轻微隆起、自然对合为佳；最后，再用无创的可吸收缝合线将创缘处真皮内缝合，进一步对合皮缘，减少死腔；最后再用无损伤缝线（6-0 或 7-0 单丝尼龙线）缝合皮肤，做到切口无张力缝合、创缘对合准确。皮下减张时尽量避免使用横褥式缝合方法，避免造成皮缘组织缺血坏死；此外，要沿皮纹或皮肤张力线方向切开皮肤。若张力过大，需应用各类皮瓣或皮片移植修复创面，如应用 Z 成形修复或推进皮瓣、植皮等措施降低皮肤切口张力，消除创面。

4. 手术方法选择和实施得当　如直线瘢痕手术时可采用多个 Z 成形术或嵌合缝合法改变切口的方向和张力；对于较小的凹陷性瘢痕可用自体组织（如自体真皮或脂肪组织等）充填；磨削术比较适合于治疗面部痤疮扁平瘢痕；设计切口时在满足手术需要的前提下尽量遵循切口隐蔽、不影响美观的原则，如可以尽量选择毛发区、耳后区、顺皮纹和面部轮廓边缘，若切口必须横过轮廓线、皮纹及关节时，应设计 Z 形切口；设计皮瓣修复创面时，皮瓣设计要合理，不能随意增加辅助切口；在处理深度烧伤时，如能妥善处理创面，可防止或有效地控制感染，促使创面早日愈合，在Ⅲ度烧伤创面上尽早地进行皮肤移植，也就可能在很大程度上减少瘢痕的产生和预防畸形的发生。

植皮术要坚持五个原则：①注意全身营养状况和创基的血供，因拖延植皮造成的水肿肉芽应刮去；②坚持无菌操作，在大张植皮时应尽量少打洞，以免组织外露形成点状瘢痕，特别是在面部植皮时更应避免；③包扎时对皮片要有一定的压力，即能够像贴邮票那样直接黏附牢固而且创面上不能有凝血块或异物；④对受区部位制动以防皮片移位；⑤尽量避免在上皮薄及容易形成瘢痕的部位和暴露部位取皮，对于需用全厚皮修复的创面，取皮时可在正常皮肤区用扩张器扩出多余的皮肤，或用扩张的皮肤供皮。

其他如术中可用双极电凝止血，尽量少用丝线结扎，特别是要避免使用丝线在浅层组织结扎；留于组织内的缝合尽量用可吸收线；使用的纱布不宜毛糙，以防棉纱脱落于伤口中；避免滑石粉落入手术野，以减少异物在创面中的存留；术后拆线要及时，避免缝线刺激刀口而引起感染；植皮及皮瓣手术后均不宜留有腔隙，以防影响血供或造成积血、积液；术后术区可放置引流等。

5. 手术时机合适　手术时机对瘢痕的形成也有较大影响。深度烧伤创面应及早削痂植皮，新鲜肉芽创面也及早植皮覆盖创面，以防肉芽老化、水肿等使手术成功率降低。

瘢痕手术一般应在瘢痕成熟后实施，既可减少术中出血，也有助于减少术后瘢痕复发。挛缩性瘢痕造成组织器官畸形、影响机体功能和发育者，手术时机应适当提前。

6. 做好术前准备　术前准备包括全身和局部检查，排除手术禁忌证。对于全身情况较差（如有较严重的糖尿病）,心、肝、肾等疾患，营养不良，处于月经期女性，术区有感染征象者一般不予手术。术前术区应备皮，全身洗澡，手部手术要剪短指甲。手术区备皮后可用无菌纱布包扎，以减少手术感染的可能性。

7. 术后严密观察　术后创口观察和护理对创口愈合也是非常重要的一环，早期发现切口缺血、出血及血肿等情况，及时处理；清除创口的渗出及坏死组织，避免坏死组织引起的局部炎症反应造成坏死范围的进一步扩大；换药时局部可以使用成纤维细胞生长因子和表皮细胞生长因子，以促进创面愈合。这些均有助于减少瘢痕形成。

8. 促进创面愈合，尽早封闭创面　外伤和各种原因造成的烧伤等创伤往往较重，且伴有不同程度的感染，因此预防这类创伤瘢痕形成的重点是预防和控制创面感染，改善患者全身情况，尽早处理创面，及时使用生长因子等药物促进创面早日愈合。对一般性外力所造成的损伤应彻底清创缝合，并用适当方法修复损伤，争取创面一期愈合。深Ⅱ度及Ⅲ度创面均应尽早行削痂或切痂植皮或皮瓣转移覆盖创面，尽早封闭创面。临床观察证实，促进创面及早愈合、尽早封闭创面是预防瘢痕增生的重要措施。

（二）瘢痕形成期的预防

对于一个烧伤或整形专业医务人员来说，创面愈合不能作为痊愈的标准，而只能把它当作创伤治疗完成了一个阶段，还应把创面痊愈后的瘢痕形成期作为创面治疗的第二个阶段或延续期，特别是对容易发生瘢痕和挛缩畸形的部位采取积极有效的综合措施预防瘢痕形成，以提高患者的生存质量。

瘢痕形成期的预防主要是针对创面愈合以后、瘢痕成熟之前的瘢痕增生过程采取有效措施，减慢瘢痕的增生并度过增生期、相对稳定期而进入消退成熟期，转变成成熟瘢痕或接近于正常皮肤组织。主要方法有加压疗法、硅胶疗法、药物疗法、放射疗法、物理康复综合疗法等。

目前预防瘢痕增生的方法较多，但效果不一，多选用副作用较小且方便易用的 2~3 种方法，进行综合防治，其效果优于单一方法。

需要强调的是，一些患者对创伤后的瘢痕增生认知不够，受伤后不能很好地配合医护人员，不能实施预防瘢痕增生的措施，如有的患者不能耐受或坚持采用加压疗法，导致创面瘢痕增生明显，故需做好患者思想工作，提高患者对损伤后瘢痕的认识和合作程度。

1. 加压疗法　以弹性织物对伤口愈合部位持续压迫而达到预防和治疗瘢痕增生的方法。创面愈合后，应及早采用弹力绷带、弹力套等进行局部加压治疗，并应用夹板保持关节于功能位，以减少瘢痕增生和瘢痕挛缩。加压疗法主要适用于增生性瘢痕，特别是全身大面积的增生性瘢痕，也可作为瘢痕疙瘩手术或放疗后的辅助治疗措施。使用原则：①早期应用，创面愈合后即开始使用；②维持足够的、适度的压力，在不影响肢体远端血供及患者耐受的情况下，越紧越好，一般认为压力保持在 24~30mmHg 是治疗的有效压力；③持续、长期的压迫治疗，主张一天 24 小时连续加压，更换衬垫物及清洗皮肤等每次时间不得超过 30 分钟，压迫治疗时间不得少于 3 个月，一般应达半年以上。定期更换压力材料，保持有效的压力是保证压力疗法产生实效的关键。一般情况下，加压治疗 2 周可见效，表现为瘢痕痒痛症状减轻，1 个月瘢痕变扁平，1 年可软化，只要坚持治疗，疗效是确切的。

2. 硅胶疗法　硅胶光滑柔软，无刺激性，在早期被用作压力治疗的衬垫。1983 年 Terkin 等首先报道应用硅胶膜贴敷治疗瘢痕，之后经过大量临床实践证明硅胶膜贴敷治疗增生性瘢痕有一定的疗效，可减轻瘢痕局部的瘙痒与疼痛，促使瘢痕软化，甚至缩小瘢痕。其作用机制仍不清楚，可能与其压力作用、水化作用及硅胶生物学活性相关。

硅凝胶制品包括喷雾制剂、凝胶软膏和敷贴型，目前均是械准字批号，不是药准字批号，但其临床应用广泛。

(1) 适应证：①任何年龄及各个时期瘢痕增生的预防；②瘢痕疙瘩的治疗及术后复发的预防；③皮片移植后皮片挛缩的防治；④关节部位瘢痕挛缩及组织缺损后软组织挛缩的防治。

(2) 使用方法：①硅凝胶膜应妥善贴附于瘢痕表面，中间不要有间隙；②每天使用 8~24 小时，使用时间越长疗效越好；③每天清洁硅凝胶膜及瘢痕，硅凝胶膜晾干后可反复使用；④疗程至少要在 2 个月以上。

(3) 注意事项：①应用硅凝胶膜较常见的并发症是皮肤丘疹及瘢痕表面汗渍、瘙痒，经清洁处理、暂停使用后均可缓解，并不影响继续治疗；②创面尚未愈合，不宜使用。

目前，硅凝胶制品是最常用且有效的外用制剂，此类制剂使用方便，无副作用，尤其适用于儿童和不能耐受和不能用其他方法治疗的患者。

3. 药物疗法　药物疗法分为全身用药、瘢痕表面外用药物和瘢痕内注射药物三类。

(1) 口服药物：目前口服的全身用药较少，主要是积雪苷片和维生素类药物。抗变态反应药物曲尼司特也被用于治疗增生性瘢痕和瘢痕疙瘩。

(2) 外用药物：比较常用的药物有复方肝素钠尿囊素凝胶、瘢痕止痒软膏、积雪苷软膏、多磺酸黏多糖乳膏，其他还有 5% 咪喹莫特霜、维生素 E 及一些中草药膏。该法适用于各种瘢痕，对儿童及不能耐受其他治疗之痛的患者特别适宜。应用方法是将其外涂于瘢痕表面，可加用热敷或适当按摩，提高药物疗效。作用是减轻症状，预防瘢痕增生。注意伤后早期应用效果更好。部分药物有过敏情况，应及时停用。

(3) 瘢痕内注射药物：瘢痕内注射药物有很多种，主要有糖皮质激素类、多肽生长因子、抗自由基制剂、钙离子通道阻滞剂、维生素 A 酸类、酶类、抗组胺药物、抗肿瘤类药物等。最常用的瘢痕内注射药物是曲安奈德或以其为主的多种药物，曲安奈德最大用量为一次 80~120mg，每 1~4 周注射 1 次，6~8 次为一个疗程。该法一般用于小面积增生性瘢痕和瘢痕疙瘩。

4. 放射疗法　X 射线和 β 射线均能抑制细胞分裂和代谢，抑制胶原合成，使胶原纤维成熟快，排列较均匀，对早期瘢痕增生有治疗作用，适用于面积不大的增生性瘢痕和瘢痕疙瘩。常用的治疗方法有 ^{90}Sr、^{32}P 等放射性核素敷贴，X 线和电子线照射等。最佳治疗时机是术后早期，一般在术后 24 小时内即开始应用。治疗剂量一般为 1 500~2 000rad。

单用放射治疗的有效率平均为 56%。手术后加用放射治疗，有效率可升高到 76%。放射治疗常见的不良反应有色素沉着、皮肤萎缩、感觉障碍、放射性皮炎及溃疡等。

5. 物理康复疗法　在创伤早期适时有效地应用各种物理因子处理创面，可以有效地预防或减轻瘢痕的增生，创面愈合、瘢痕增生后应用物理因子治疗也有较好的效果，所以瘢痕的物理治疗不是创面愈合后才开始，而应始于创伤之后，贯穿于整个治疗过程之中，直到患者康复。主要方法有直流电离子导入疗法、等幅中频正弦电流疗法、超声波疗法、紫外线疗法、蜡疗、功能康复综合疗法等。

手术后或烧伤早期的患者，应注意保持肢体的功能位，并进行适当的固定，防止瘢痕发生继发挛缩畸形，同时应早期开始做适当的主动或被动活动，防止功能障碍，并且可以配合物理治疗，如采用红外线、激光、水浴、蜡疗、超声等方法治疗。由于创面愈合后常伴有瘙痒等症状，因此还应注意加强皮肤护理，避免局部摩擦和日晒等。

应当强调，此时期患者多在家自己治疗，因此这些措施时常被忽略。医师应给患者或其家属认真介绍这些措施对预防瘢痕增生的重要性，督促和落实这些措施的有效实施。

七、瘢痕的手术治疗

(一) 手术时机

对于增生性瘢痕，手术治疗一般不宜在瘢痕增生期进行，而是放在瘢痕成熟后。但对于伴有严重的功能障碍和影响发育的瘢痕，如严重的睑外翻、小口畸形、手部瘢痕等应尽早进行手术，以避免其发展成更为严重的并发症和畸形。

对于挛缩性瘢痕，原则上应尽早手术，解除挛缩，使正常组织复位，创面进行中厚皮片移植或皮瓣转移。如面积很大，不适宜于全部切除者，可在挛缩最严重的部位进行部分切除及植皮，以促使剩余部分继续萎缩而逐渐进入稳定状态。

在瘢痕有溃疡存在的部位，一般应不等待创面愈合而及早进行切除手术。

（二）手术治疗原则

瘢痕的手术治疗应遵循以下外科通用原则，无菌、无创、无死腔、无创面残留、无张力缝合等。另外，切口应顺皮纹，如实在不能满足，则应尽量避免直线切口，尤其是髋关节部位。除此之外，还应遵循以下原则。

1. 全面规划　严重的瘢痕畸形，常需多次手术治疗。对于此类患者，应该系统全面地制订治疗计划，分清主次缓急。对于全身多处瘢痕，如同时有严重颈部和肘部瘢痕挛缩畸形，若不能同期矫正，则应先行颈部瘢痕挛缩畸形的矫正，既可改善进食等，也可为后期手术插管提供便利。

2. 时机恰当　一般情况下，需等到瘢痕成熟消退后再行手术。此时手术，层次清楚，术中出血少，术后发生瘢痕再次增生的概率也相对较小。但对于影响功能、发育，可能或已经导致器官畸形的瘢痕，应尽早手术。另外，对于长期糜烂的瘢痕也应尽早手术，以免发生恶变。

3. 功能与外形兼顾　瘢痕除了影响外观，还可导致不同程度的功能障碍，甚至致残，因此瘢痕的治疗要尽量做到功能重建与形态恢复同时兼顾。

4. 方法就简　在能满足治疗要求的前提下，尽量选择简便的方法。因此，非手术方法能满足治疗要求的就不要选择手术。能直接切除缝合者就不用皮瓣或皮片移植。能用局部皮瓣、邻位皮瓣修复者就不应采用皮片、远位皮瓣或游离皮瓣移植。单纯植皮就能够达到恢复功能目的者就不要做远位皮瓣或游离皮瓣等。

5. 尽可能避免供区继发畸形或瘢痕　修复一处瘢痕，应尽量不造成或少造成供区的继发畸形或瘢痕。如果不可避免地要造成供区的继发畸形或瘢痕，则要综合考虑得失。如对于不太影响美观的表浅性瘢痕一般不应选择瘢痕切除后皮片移植的方法，否则会因为供区遗留瘢痕和植皮区外观欠佳而令人失望。

6. 以非重要部位修复重要部位　对于必须选择供区的瘢痕修复手术，应该选择对功能、美观影响都相对较小的部位作为供区，如大腿、腰、腹等部位，而面颈部及胸部一般不宜作为供区。

（三）治疗瘢痕的术式

1. 瘢痕直接切除缝合术　瘢痕直接切除缝合术是瘢痕最常用的手术方式。

（1）适应证：适用于各类切除后创面较窄、直接缝合后不造成明显的周围组织移位或畸形的瘢痕。

（2）手术要点：①根据瘢痕的形状、皮纹走向来设计切口，多采用锯齿状切口、Z 形切口；②皮下充分游离减张缝合；③彻底止血；④分层缝合，不留死腔；⑤适当加压包扎。

（3）优点：操作简单，并发症少，无须附加切口，修复效果好，且不需要牺牲其他部位作为供区。

（4）缺点：仅适用于切除后创面较窄的瘢痕。如宽度 < 2cm 的面部瘢痕，应首选瘢痕直接切除缝合术。对于周围皮肤松弛的面积较大的面部瘢痕（如下面部接近颈部的瘢痕），也可考虑采用瘢痕直接切除缝合的方法，但位于睑缘、唇、鼻及其周围的瘢痕应小心，选择不当可能会造成继发畸形。宽度 < 2cm 的头皮瘢痕也应首选直接切除缝合，切口顺毛发生长方向，尽量减少对毛囊的损伤；切口两侧充分游离，做到无张力缝合，避免切口部位脱发。颈部皮肤相对松弛，直接切除的范围可以适当扩大，宽度 < 4cm 的颈部瘢痕，一般都可考虑直接切除缝合。

对于传统的瘢痕直接切除缝合术，临床上我们常常观察到，虽然刚拆线时切口瘢痕很不明显，但随着时间的推移，切口瘢痕会越来越宽，甚至再度明显增生。近年来，有学者采用切除瘢痕时保留中央部分瘢痕真皮的方法，改进了皮下减张缝合方法，获得了良好的临床效果。保留部分瘢痕真皮的改良瘢痕切除减张缝合术可以有效减小瘢痕切除后皮肤缝合的张力，一方面可以提高切口愈合质量，显著减轻术后切口瘢痕再度增生及瘢痕变宽，另一方面可以扩大瘢痕直接切除缝合的适应证，从而替代了部分分次切除术和局部皮瓣修复术，既简化了手术操作，免除了附加切口，又缩短了疗程（图 2-2-14）。

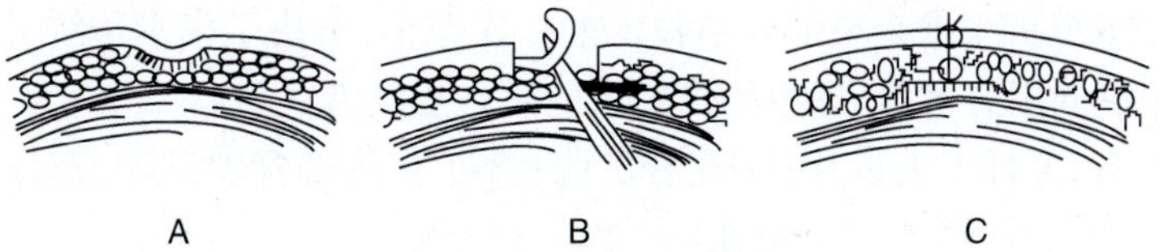

图 2-2-14　凹陷性瘢痕的矫正术

A. 手术设计；B. 切除瘢痕表皮，保留真皮；C. 缝合后。

2. 瘢痕分次切除缝合术　瘢痕分次切除缝合术临床上较常使用。

（1）适应证：适用于宽度较小但不能一次完全切除的瘢痕。

（2）手术要点：前几次手术应尽量在瘢痕内作切口，即便有明显“猫耳”形成也无须修整。另外，还应尽可能多地切除瘢痕，确保最后一次手术切除瘢痕缝合的张力较小。其他要点同瘢痕直接切除缝合术。

（3）优点：操作简单，并发症少，无须附加切口，修复效果好，不需要牺牲其他部位来作为供区。

（4）缺点：仅适用于宽度较小的瘢痕，缝合后的切口的长度常较原瘢痕长度明显增加。需 2~3 次手术才能完成，两次手术之间需间隔 3~6 个月，耗时较长。

注意瘢痕分次切除一般不超过 3 次，若超过 3 次才能完全切除则应考虑其他修复方式。如面部宽度或松解后的创面在 2~5cm 的瘢痕，可根据情况考虑瘢痕分次切除或局部皮瓣转移，因局部皮瓣转移需要增加附加切口，如果患者不能接受，可采用分次切除术。

3. 瘢痕切除局部皮瓣转术　瘢痕切除局部皮瓣旋转术临床上较常使用。

（1）适应证：局部皮瓣转移术是整形外科技术的精髓。对于切除后不能直接缝合的瘢痕，如局部有理想供区，且皮瓣转移后不会造成继发畸形，应优先选用局部皮瓣转移术修复瘢痕切除后的创面。头皮血供丰富，局部皮瓣的长宽比限制可适当放宽。以松解瘢痕粘连、挛缩为目的的手术，也应首选局部皮瓣转移术。

（2）手术要点：①周密、合理的术前设计；②皮瓣长宽比适当，尖端不宜过尖，以免造成血供障碍；③充分游离，彻底止血；④分层缝合，不留死腔；⑤适当加压包扎。

（3）优点：一次手术完成治疗，并发症出现概率相对较低，修复效果好。

（4）缺点：修复面积有限，遗留一定程度的附加切口瘢痕。

（四）皮肤软组织扩张术

皮肤软组织扩张术在临床上较常使用，是较大瘢痕切除后使创面美观的较佳方法（图 2-2-15）。

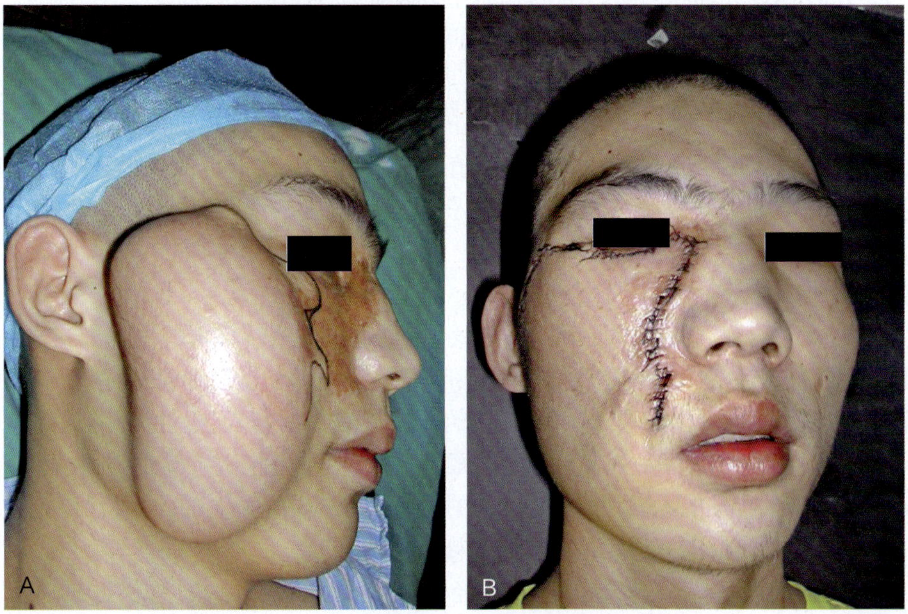

图 2-2-15　右面部瘢痕经皮肤软组织扩张术治疗

A. 右面部瘢痕扩张器置入术后，面积约 8cm × 4cm；B. 扩张器取出，扩张皮瓣转移术后。

(1)适应证：皮肤软组织扩张术是整形外科技术的一次革命，解决了很多传统方法不能解决的问题，适用于瘢痕面积较大且瘢痕周围有足量、理想的供扩张的正常皮肤者。

(2)手术要点：①周密、合理术前设计；②充分扩张；③扩张皮瓣合理设计，充分利用扩张组织；④彻底止血；⑤分层缝合，不留死腔；⑥适当加压包扎。

(3)优点：修复效果好，色泽、质地与周围组织无明显差异；相对于远位皮瓣和游离皮瓣，对供区外形和功能的影响更小。

(4)缺点：并发症相对较多，常需作附加切口，术后遗留附加切口瘢痕。治疗周期长，需多次手术，治疗期间给患者生活带来不便，费用较高。

头皮是皮肤软组织扩张术应用最为理想、最为广泛的部位，宽度 > 5cm 的头皮瘢痕，应首选皮肤软组织扩张术。宽度 > 5cm 的面部瘢痕，如条件允许也应优先考虑采用皮肤软组织扩张术，常可获得理想的效果。

（五）远位皮瓣转移术

(1)适应证：适用于面积较大、局部皮瓣不能修复、局部无理想可扩张组织，且皮片移植不能满足效果的瘢痕修复。如面积较大的面颈部瘢痕，局部或邻近无理想的皮瓣供区，或经济、时间方面的原因既不能接受皮肤软组织扩张术，又不能接受植皮效果者可选用远位皮瓣，如胸三角皮瓣、上臂皮瓣等。

(2)手术要点：①术前设计周密、合理；②术中妥善固定；③术后定期皮瓣断蒂训练；④彻底止血；⑤分层缝合，不留死腔；⑥适当加压包扎。

(3)优点：可以修复远处瘢痕切除后的创面，效果较好。

(4)缺点：常会遗留一定程度供区瘢痕或畸形，皮瓣与周围组织相比有一定的色差，皮瓣常较厚，需要二次修整。皮瓣带蒂转移，需要二期手术断蒂，断蒂前需要一段时间的体位固定，患者痛苦、不便。因为远位皮瓣转移术可造成供区明显瘢痕，所以应尽量少用。

（六）皮片移植术

(1)适应证：适用于大面积瘢痕或特殊部位的瘢痕，以其他方法不能理想修复者。大面积的面部瘢痕，尤其是伴有明显的挛缩畸形者，可首先考虑行皮片移植术（图 2-2-16）。

(2)手术要点：①根据不同情况选择相应的供区及相应厚度的皮片；②彻底止血；③妥善固定，可靠加压包扎。

(3)优点：可一次性修复大面积瘢痕；治疗时间短，并发症发生率低。

(4)缺点：移植皮片的色泽、质地与周围皮肤差别明显，远期挛缩，供皮区常遗留明显瘢痕。

注意面部植皮应尽量用厚的中厚皮片或全厚皮片，且要注意分区植皮。对于单纯影响美观的面部瘢痕，由于所移植的皮片不可避免地存在色泽、质地上的差异，除局部无理想皮瓣供区，或因经济、时间等原因不能接受软组织扩张术外，尽量不要采用皮片移植术。对于非暴露部位的大面积瘢痕，如供皮区有限，可采用“脱细胞真皮基质 + 超薄皮片移植法”，也可获得较大程度的改善，优点是供皮区不留下较明显的瘢痕。

（七）游离皮瓣移植术

利用显微外科技术吻合血管神经的游离皮瓣转移术，是远位皮瓣转移术的手术方式之一。

(1)适应证：主要用于骨、关节、大血管、神经及眼球等重要组织和器官的保护，进行鼻、唇、耳、眼睑、眉毛、舌及食管等的再造，面颊、鼻、上腭及口底等部位的洞穿性缺损的修复，慢性溃疡、放射性溃疡及放射性骨髓炎等深层组织缺损创面的修复等。对于单纯的瘢痕治疗，多不主张做游离皮瓣移植术。

(2)手术要点：①周密、合理的术前设计；②可靠的血管吻合；③彻底止血；④妥善地包扎和固定。

(3)优点：供区选择多，可一次完成手术，修复效果较好。

(4)缺点：需要特定的设备，需要掌握血管及神经的吻合技术，皮瓣常较厚，供区常遗留一定程度的瘢痕和畸形。目前扩张后的皮瓣游离移植术可以减少供区瘢痕和畸形，是今后的发展趋势。

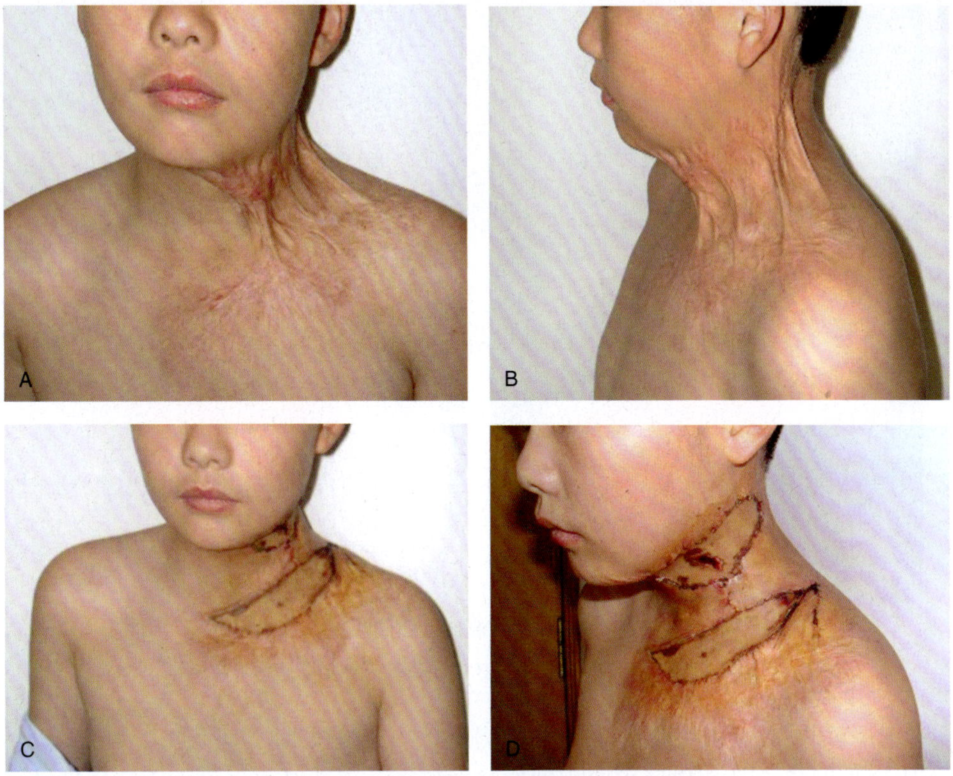

图 2-2-16　皮片移植术治疗严重的颏颈胸粘连

A. 术前正位；B. 术前侧位；C. 术后正位；D. 术后侧位。

（八）瘢痕内切除术、瘢痕皮回植术

(1) 适应证：瘢痕内切除术主要适用于较大且明显增厚的耳垂、肩背、上臂及胸部的瘢痕疙瘩，以免瘢痕疙瘩全部切除后缝合张力过大，导致瘢痕疙瘩复发；瘢痕皮回植术主要适应于面积较大、表面平坦的躯干部增生性瘢痕或瘢痕疙瘩。

(2) 手术要点：①面积较小者可修成带蒂的薄瘢痕瓣；②面积大者则可修成更薄的瘢痕皮游离移植；③彻底止血；④适当加压包扎。

(3) 优点：可将明显增厚的瘢痕切除变平，不牺牲其他部位作为供区。

(4) 缺点：修复效果欠佳。

（九）凹陷性瘢痕注射充填术

(1) 适应证：对瘢痕表面较平滑、色差不明显的面部凹陷性瘢痕，可进行充填治疗。小的凹陷，可以用透明质酸、胶原蛋白注射充填等。大的凹陷，则首选自体脂肪注射充填（图 2-2-17）。

(2) 手术要点：①根据需要选用合适的充填材料，包括胶原蛋白、透明质酸、自体脂肪等；②根据不同的情况，注射充填到适当的层次；③较大的凹陷，自体脂肪颗粒注射可以分次进行。

(3) 优点：创伤小，充填效果好。

(4) 缺点：仅能改善瘢痕的凹陷程度，瘢痕的质地、色泽无明显改善。除自体脂肪外，其他充填剂维持时间多在 1 年半以内，需反复注射充填，费用较高。该法对深部有粘连的凹陷性瘢痕效果不好，应用时应慎重。

（十）凹陷性瘢痕组织瓣充填术

(1) 适应证：适用于严重的凹陷性瘢痕，多选用局部筋膜瓣或脂肪筋膜瓣，必要时也可选用游离组织瓣移植。

(2) 手术要点：同局部皮瓣、远位皮瓣或游离皮瓣。

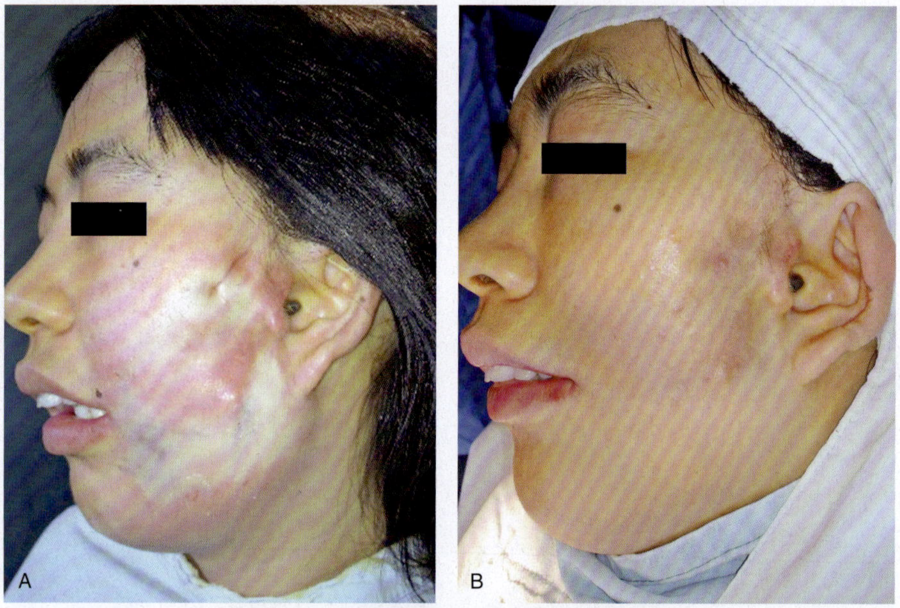

图 2-2-17 凹陷性瘢痕自体脂肪注射充填术

A. 术前外伤后左面部凹陷；B. 自体脂肪注射修复后半年。

(3) 优点：对于严重的、大面积的凹陷，可达到较为理想的充填效果。

(4) 缺点：创伤大，可能会造成供区不同程度的继发畸形。仅能改善瘢痕的凹陷程度，瘢痕的质地、色泽无明显改善。

（十一）游离毛发移植术

(1) 适应证：适用于正常情况下有毛发生长的部位发生的表浅性瘢痕，如唇、眉、下颌等。对于秀发区中间散在较多毛发的瘢痕性秃发，也可考虑采用游离毛发移植，这样中间散在的毛发可被充分利用。

(2) 手术要点：根据需要选择合适的供区；分离毛囊时注意慎勿损伤其根部；移植毛发的方向尽量和周围毛发一致。

(3) 优点：创伤小，术区无切口，可以掩盖瘢痕。

(4) 缺点：仅适用于有毛发生长部位的表浅性瘢痕。如操作不当，毛发成活率较低。

（十二）磨削术

皮肤磨削术是用机械的、微晶的或激光的方法磨去病变处的表皮及真皮乳头顶部，以改善其皮肤缺陷和治疗某些疾病的一种整复手术。在瘢痕治疗中，应用磨削术以磨除、降低凹陷性瘢痕边缘的正常皮肤组织为代价，使瘢痕局部形成新的创面，利用新生上皮爬行修复创面，使创面重新愈合，从而使皮肤平整度从整体上有所改善。

适应证是痤疮、天花、水痘、带状疱疹、湿疹、外伤或手术后遗留的表浅性瘢痕，外伤性文身、小范围的烧伤后表浅性瘢痕、外伤瘢痕及手术后遗留的线条状瘢痕。另外对雀斑、老年斑、扁平疣及某些先天性潜在性色素斑在磨削后虽然即时效果较好，但远期观察有复发的可能；对于汗孔角化病、脂溢性角化病、播散性粟粒性狼疮、酒渣鼻、面部细小皱纹及口、眼角放射纹等，皮肤磨削术也有显著的疗效。

根据病变的性质和部位不同，机械磨削术所采用的手法不同，常采用推磨、斜磨、圈磨、点磨等方法。

八、常见瘢痕的手术治疗原则

应根据不同种类的瘢痕选用不同的手术方法，根据患者的瘢痕情况实施个性化手术治疗方案。

（一）表浅性瘢痕

对于仅影响美观，而无功能障碍的表浅性瘢痕，如面积较小，可一期手术切除直接缝合；面积较大者，可分期切除缝合。切除时注意切口和缝合线应顺皮纹方向，避免直线瘢痕和术后发生明显的瘢痕畸形。

皮肤磨削术是针对表浅性瘢痕常用的一种手术方法，具有使表浅性瘢痕变平整和不明显的作用，但应注意磨削深度，避免磨削过深造成瘢痕增生和术后色素沉着的发生。目前点阵激光应用于表浅性瘢痕的治疗，取得了较好效果，日益受到广大医师和患者的欢迎。

（二）凹陷性瘢痕

对于线条状凹陷性瘢痕，可先切除瘢痕表面的一层极薄的上皮组织，而将深部瘢痕组织留下，再在其两侧皮下各作一个切口，潜行分离两侧皮下组织，拉拢创缘，缝合于深层瘢痕组织的上方。一般凹陷不深的瘢痕用此法后就可以得到整复。如果凹陷较深，可设计旋转邻近的带蒂脂肪组织瓣，充填于组织缺损处，但应注意不要因此而造成邻近的组织出现另一凹陷畸形。

当体表凹陷性瘢痕组织伴有皮下组织、肌肉或骨骼组织的缺损，面积比较广泛时，除了切除瘢痕组织外，还需要在凹陷处移植或填入某种组织，以达到改善外形的目的，如可选用真皮、筋膜、脂肪、软骨或骨骼等进行充填，有时也可应用真皮带脂肪或筋膜带脂肪等复合组织。一般由于骨骼缺损而造成的凹陷可以应用软骨或骨骼移植。除此之外，非生物性的物质如聚乙烯、有机玻璃、丙烯酸酯、硅橡胶等也可应用。

（三）线状瘢痕

线状瘢痕常出现于创伤或外科手术切口缝合后，一般情况下，如无功能障碍或严重影响美观的情况，可不进行处理；如伴有因挛缩而引起的功能障碍，就有必要加以处理。处理方法是将线状瘢痕切除，进行Z成形手术，解除挛缩，而且也防止创口愈合后产生新的挛缩瘢痕。瘢痕伴有针孔突出者，可以做W形切除成形术。

（四）蹼状挛缩瘢痕

在关节屈面的索条状瘢痕挛缩，如经过较长时间，则挛缩瘢痕两侧的皮肤及皮下组织可以逐渐伸长，成为蹼状的瘢痕挛缩。此种蹼状瘢痕有大有小，大的蹼状瘢痕常见于颈前侧、腋窝、肘窝、踝关节前部以及其他部位，小的蹼状瘢痕可出现在内外眦角、鼻唇沟、口角、手指掌面、指蹼等部位。在体表孔道开口处如口角、尿道口、阴道外口、气管内、外鼻孔、人工肛门外口等处的蹼状瘢痕常呈环状出现，其主要症状是造成口径狭窄，影响正常功能。

蹼状瘢痕一般均可以应用Z成形手术原则来整形，此种手术不但操作比较简单，而且效果也常良好。Z形切口的设计是充分利用局部已被拉长的皮肤及皮下脂肪组织交错互换位置，使蹼消失并同时解除了挛缩。一般来说，两个三角形皮瓣互换位置后，即可完全关闭创面，但挛缩较重者，易位后仍有若干创面裸露，这时可以取中厚皮片移植或以局部皮瓣转移修复。环状瘢痕挛缩也可应用Z成形手术原则来处理，但通常须作1个以上的Z形切开。

（五）大片的瘢痕挛缩

治疗大面积的瘢痕挛缩的原则，是将该部位的瘢痕部分或全部切除，挛缩解除后，即在创面上进行皮片移植或应用皮瓣转移修复。一般挛缩较轻、瘢痕不深的情况，均以采用游离植皮为宜；但如挛缩严重，瘢痕紧贴深部组织如肌肉、肌腱或骨骼，则以皮瓣转移修复为佳。皮瓣可来自邻近组织，或采取远处皮管或皮瓣转移。

长时间的瘢痕挛缩，特别是幼年时期造成的挛缩，可以影响肢体肌肉、肌腱、血管和神经以及骨骼等组织的发育，造成短缩畸形。在这种情况下，切除瘢痕后，常不可能全部解除挛缩，此时切忌暴力复位，以避免损伤这些组织或因此而把血管口径拉长变细，阻滞血液循环或拉断神经而造成严重后果。此时应将肢体放置在最大功能的位置上进行植皮，待术后辅以持续牵引及物理治疗等来纠正，必要时可再次进行手术整复。

应用游离植皮来治疗瘢痕挛缩时，可采用中厚皮片，一般厚度为0.4mm左右，不宜过薄，以免术后皮片收缩，影响疗效。在较小面积的创面如眼睑外翻、唇外翻、并指及小儿手部瘢痕挛缩解除后的创面等，则可以应用全厚皮片移植来覆盖。

（六）深部瘢痕挛缩畸形

创伤如刺伤或弹片伤，常可能在深部组织中形成大量瘢痕组织，它不仅与周围神经肌肉等发生粘连，而且还由于挛缩的结果，可以牵引周围组织发生反射性疼痛和肌肉障碍。处理这种瘢痕时，术前应充分估计瘢痕的位置、范围及深度，瘢痕切除后产生的缺损，应采用游离脂肪组织块或带蒂的脂肪组织瓣进行充填。

（七）瘢痕疙瘩

瘢痕疙瘩单纯手术复发率极高，因此术后必须结合局部放射治疗、药物治疗等。常用的手术方法有瘢痕切除缝合术、瘢痕核切除缝合术。在切除瘢痕疙瘩时，应尽量减少组织损伤、血肿、坏死组织、死腔、感染和张力，避免增加复发的概率。

（八）增生性瘢痕

对于增生性瘢痕，手术治疗只适用于有功能障碍或形态改变时。手术原则为切除瘢痕，充分松解，矫正畸形，用皮片或皮瓣覆盖创面。对瘢痕面积大、皮源紧张的病例，可只切开或部分切除瘢痕，只进行瘢痕松解，而以皮片移植来修复缺损。

九、瘢痕的非手术治疗

瘢痕的非手术治疗是指可以单独应用于治疗瘢痕的非手术方法，主要包括加压疗法、放射治疗、瘢痕内药物注射治疗、激光治疗、外用药物治疗等方法，有些既是瘢痕的治疗措施，也是瘢痕增生的预防方法。

（1）加压疗法：加压疗法也称为压力疗法，适用于面积较大、容易包扎的增生性瘢痕增生期的治疗。作用机制是通过压力造成瘢痕组织局部缺血、缺氧，成纤维细胞增殖受抑，合成能力下降；上调胶原酶表达，使螺旋状的排列紊乱的胶原纤维转变为平行排列，瘢痕缩小、变平。常见的方法有弹力衣、弹力套，使用时应注意遵循“一早、二紧、三持久”的原则。

（2）放射治疗：小面积的增生性瘢痕、瘢痕疙瘩、瘢痕体质的手术患者，可考虑用浅层 X 线、β 射线或放射性核素放射治疗。该疗法的机制是通过消灭增殖的成纤维细胞，使胶原合成减少，从而抑制瘢痕的生长，使瘢痕得以变平、变软。放射剂量应用的原则是既达到治疗目的，又避免发生放疗副作用。

为减少放疗副作用的发生，应注意：①尽量避免对深部组织及非病变部位的照射；②严格掌握剂量，特别是单次剂量，尽可能采用小剂量、长疗程的方案；③头面部、躯干和近脊柱等部位选用穿透力弱的 β 射线；④眼睑和眼周放疗时，应特别注意对眼的保护；⑤肛门、会阴、阴囊、阴茎等部位放疗时，特别是对儿童及生殖年龄的男性，应特别注意保护睾丸；⑥在儿童时期，胸腺、乳腺及甲状腺部位应避免应用穿透性强的 X 线进行治疗；⑦对范围大或不在一个平面上的皮损进行分野照射时，应使照射野内的 X 线均匀分布，并注意避免重叠照射；⑧在放射治疗期间及照射后的 3 个月内，应避免各种物理因子（如日晒、热水烫洗）和化学因子（如药物中的煤焦油、水杨酸、碘酊等）的刺激；⑨由于放射对全身的危害和对局部发育的不良影响，年幼者或大面积瘢痕者不宜采用放射疗法。

（3）瘢痕内药物注射疗法：瘢痕内药物注射疗法适用于小范围的增生性瘢痕或瘢痕疙瘩。

1）糖皮质激素类药物：瘢痕内注射药物以糖皮质激素最常用。糖皮质激素是目前国内外广泛应用的、最有效的增生性瘢痕和瘢痕疙瘩内注射治疗的药物，作用机制是抑制胶原 α- 肽链和脯氨酸羟化酶的合成，使胶原合成减少，同时能诱导成纤维细胞产生胶原酶，使胶原降解增加。

常用药物：①曲安奈德，是一种强有力的糖皮质激素；②康宁克通 -A，是丙酮缩去炎舒松无菌混合液，是一种消炎作用极强的合成皮质类固醇；③复方倍他米松注射液。

注意事项：①皮质类固醇激素类药物局部注射治疗有局部萎缩、凹陷、色素缺失、月经紊乱等副作用，应注意把药物注射到瘢痕内，并掌握适当的剂量治疗过程中应注意询问病情，如出现副作用应停药观察；②曲安奈德与复方倍他米松注射液联合应用，效果会更好；③停药后，瘢痕可能复发，可再次局部注射治疗。

2）抗肿瘤类药物：氟尿嘧啶和塞替哌，均是抗肿瘤类药物，它们能抑制细胞分裂，阻止细胞生长，抑制胶原前体的分泌和胶原的交联，而被不少学者用于瘢痕的治疗。临床上多是采用小剂量的这些药物和其他药物（多是激素类药物）联合，瘢痕内局部注射。

3）生物制品类药物：生长因子与创面愈合及瘢痕形成密切相关，同时其对瘢痕治疗也有重要作用，但是目前用于治疗瘢痕的生长因子大多数还处在实验阶段，只有干扰素、玻璃酸酶等少数生物制品类药物可以临床使用。

干扰素是抗原或有丝分裂原等刺激 Th1 细胞产生的糖蛋白，称为Ⅱ型干扰素或免疫干扰素，具有抑制细胞增殖，诱导细胞分化，增强自然杀伤细胞和巨噬细胞活性等作用，发挥抗病毒、抗肿瘤和免疫调节功能。有学者将其用于瘢痕的全身和局部注射治疗，取得了一定的效果。

玻璃酸酶是蛋白分解酶，能分解组织基质中的玻璃酸黏多糖，使氨基葡萄糖的 C1 和葡萄糖醛酸的 C4 之间的氨基己糖键断裂，组织中的黏多糖降解，含量降低，局部组织变平、变软，使注入的药液及病变局部的渗出液易于扩散和吸收。临床上通常采用本品 1 500 单位（1 支），与其他药物联合局部注射到瘢痕组织内，用于瘢痕的治疗。

4）其他药物：如维拉帕米，可阻断钙离子通道，调节细胞内钙离子浓度，影响细胞周期中 mRNA 合成，使皮肤成纤维细胞被阻滞于 G1 期，抑制成纤维细胞生长及 TGF-β、Ⅰ型及Ⅲ型前胶原基因的表达，被一些学者用作局部注射治疗增生性瘢痕和瘢痕疙瘩。应用时一次最大剂量 5mg，可使瘢痕局部药物浓度高达 100~500mmol/L，每 3 周一次，共 3 次，效果较好。

曲尼司特和苯海拉明是抗过敏药，可抑制肥大细胞释放组胺和前列腺素，瘢痕局部瘙痒和疼痛症状明显的患者可以选用。

（4）激光疗法：无明显功能障碍的扁平瘢痕、增生性瘢痕、萎缩性瘢痕及面部由于痤疮、水痘愈合后遗留的散在的大小不等、高低不一的凹陷性瘢痕，可选用 CO_2 和 Nd：YAG 激光。

研究表明，激光作用于瘢痕后通过破坏瘢痕内血管，抑制成纤维细胞增殖和胶原合成，诱导成纤维细胞凋亡，促进胶原降解，减少胶原沉积，来发挥治疗作用。近年来应用 585nm 脉冲染料激光、点阵激光或像素激光治疗瘢痕，取得了较好效果，成为瘢痕非手术治疗的主要方法之一。

该方法主要并发症是术后一定时期内的红斑期与色素沉着，但多能自行消退。因单独应用激光治疗瘢痕复发率较高，故常需配合放射治疗、瘢痕内药物注射治疗等方法一起应用，以减少复发，提高疗效。

（5）外用药物或制剂疗法：在多种瘢痕治疗方法中，外用药物或制剂疗法因其便捷、舒适、非创伤性，以及相对价格低廉而越来越得到广泛的临床应用。常用的外用药物和制剂有复方肝素钠尿囊素凝胶、瘢痕止痒软膏、硅凝胶制剂、咪喹莫特霜、多磺酸黏多糖乳膏、积雪苷软膏等。目前最常用且有效的外用制剂是硅凝胶制品。

十、探索新的治疗方法

利用生物分子治疗瘢痕目前尚处于实验阶段，比较有希望的方法是基因疗法和抗转化生长因子 β 治疗。基因疗法是在基因水平，通过基因转移方法达到基因替代、基因修正或基因增强的目的，也就是将正常基因通过一定的载体——病毒载体或非病毒载体引入靶细胞，从基因水平抑制成纤维细胞，从而控制瘢痕的产生。研究表明，瘢痕疙瘩中成纤维细胞对 TGF-β 的灵敏度比肥厚性瘢痕和正常组织中的要高，降低 TGF-β_1 和 TGF-β_2 的浓度可以减少瘢痕的形成。

除上述几种方法外，人们还尝试了冷冻、锌片、蜡疗、离子透入、超声波等方法治疗瘢痕，不同的学者对其治疗增生性瘢痕和瘢痕疙瘩的疗效报告不一，但均缺乏大量病例对照和随访，有待于进一步深入研究。

【临床病例讨论】

病例 1

患者，45 岁，以“发现胸前瘢痕疙瘩 13 年，明显增大 7 天”为主诉入院。

现病史：13年前胸前发现一个“粉刺”，指甲盖大小，于某县人民医院行手术切除，术后恢复可，随时间出现瘢痕增生，后逐渐增大，大小3cm×2.3cm×2.1cm，呈三角形，无痛痒等自觉症状，未在意未治疗，7天前无明显诱因明显增大，大小6cm×5.5cm×4.5cm，呈三角形，伴随刺痛，疼痛可放射到两侧乳房，右侧较重，偶尔可放射到右臂，触之疼痛，触之瘢痕疙瘩周围质硬，中央较周围软，边界清楚，颜色较周围正常皮肤红，瘢痕疙瘩上方有一溃破口，挤压有较多浓稠咖啡色分泌物，分泌物有异味，今为求治疗特来我院，门诊以“胸前瘢痕疙瘩”收入我科。自发病以来，食欲正常，睡眠正常，大小便正常，精神正常，体重无减轻。

体检：胸前一大小6cm×5.5cm×4.5cm瘢痕疙瘩，呈三角形，伴随刺痛，触之疼痛，触之瘢痕疙瘩周围质硬，中央较周围软，边界清楚，颜色较周围正常皮肤红，瘢痕疙瘩上方有一溃破口，挤压有较多浓稠咖啡色分泌物，分泌物有异味（图2-2-18）。

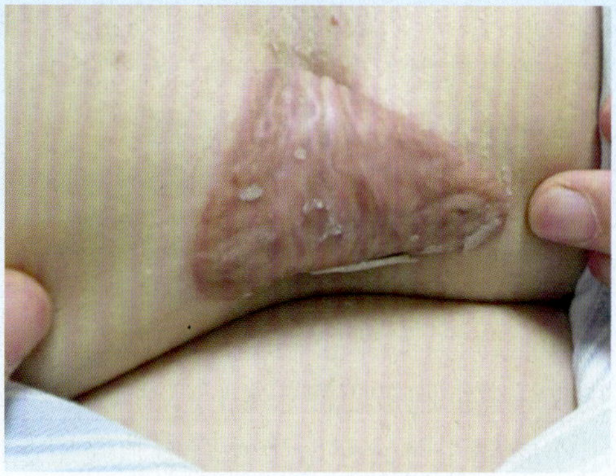

图2-2-18 瘢痕疙瘩

知识点：瘢痕疙瘩的临床表现

瘢痕疙瘩的临床表现差异较大，一般表现为高出周围正常皮肤的、超出原损伤部位的持续性生长的肿块，扪之较硬，弹性差，局部多有明显的痒痛或不适。病变范围大小不一，从2~3mm丘疹样到大如手掌的片状。形态呈多样性，可以是较为平坦的、有规则边缘的对称性突起，也可以是不平坦的、具有不规则突起的高低不平的团块，有时呈蟹足样向周围组织浸润生长（又称蟹足肿）。部分病例为单发，部分病例呈多发性。

瘢痕疙瘩在损伤后几周或几个月内迅速发展，可以持续性连续生长，也可以在相当长一段时期内处于稳定状态。一般不发生挛缩，除少数关节部位病变引起轻度活动受限外，一般不引起功能障碍。一般不能自行退化，偶有报道病变在绝经期后退化，其退化与病程、部位、病因或症状无关。

瘢痕疙瘩好发于胸前区、肩峰、上背部、耳部及面部有胡须处，以妇女胸骨部最为常见，少见于眼睑、手掌、外生殖器等部位。多见于30岁以下的青壮年，是正处于皮肤张力强、代谢旺盛、激素分泌活跃的年龄阶段。

根据临床表现特点的不同，瘢痕疙瘩可以分为两型：

1. 肿瘤型　瘢痕突起显著，顶部较基底膨大而形如蕈状，表面有皱纹、皱褶，或呈结节状。

2. 浸润型　瘢痕较为扁平，呈匍匐状向四周邻近皮肤扩展浸润，边缘不规则，其增生力较肿瘤型更强。

瘢痕疙瘩主要由大量致密的较粗的并呈旋涡状不规则排列的胶原纤维束所构成，极少情况下会出现溃疡和形成窦道。瘢痕疙瘩的恶变曾有报道，但发生率很低。

瘢痕疙瘩局部切除后容易复发，某些患者可能有过手术后更加明显的病史，应询问其手术后瘢痕形成的过程及治疗情况。

1. 诊断　患者，45岁，有手术史，并且瘢痕疙瘩在术后迅速发展，呈持续性连续生长，超出原损伤部位，扪之较硬，弹性差，局部有明显的瘙痒、疼痛感及不适。

知识点：瘢痕疙瘩的诊断标准及方法

（一）诊断标准

1. 皮肤损害超过原有损伤范围，并向周围正常皮肤侵犯。

2. 瘢痕病程超过 9 个月仍无自发消退征象。

3. 以前做过手术切除而又复发者。

凡符合上述任何一条或一条以上者皆可确诊为瘢痕疙瘩。

（二）诊断方法

1. 询问病史　是鉴别增生性瘢痕与瘢痕疙瘩，指导治疗方案的选择，正确判断预后和转归的第一步。

采集病史包括：

(1) 病因：瘢痕形成的病因必须记录在案，其中对分类诊断和治疗有指导意义的主要病因有火焰烧伤、化学烧伤、热压伤、车祸伤、刀伤（及其他外伤）、手术、美容性损伤、预防接种、异物埋入、皮肤感染性疾病、虫咬、痤疮，以及原因不明的损害。不同病因所造成的创面瘢痕，其临床特征和病理特征不尽相同，转归和预后也不相同，则诊断和分类也就有所不同。比如，深Ⅱ度烧伤和化学性烧伤易形成增生性瘢痕。痤疮既可形成凹陷性瘢痕，又可因反复感染造成增生性瘢痕或瘢痕疙瘩。虫咬或不明原因形成的瘢痕很可能是瘢痕疙瘩。

(2) 损伤程度：各种病因形成的损伤程度应尽量询问清楚，有可能时应索要受伤当时的病情记录。烧伤、车祸伤及刀伤是常见的病因，但损伤程度不同，可形成不同类型的瘢痕。

(3) 瘢痕发生时间：如何时受伤、瘢痕形成后至今有多长时间等，时间概念有助于分析瘢痕处于何时期，便于选择手术时机。

(4) 治疗与否与效果：如伤初有无治疗、瘢痕形成后有无治疗、给予何种治疗及其效果等，了解这些既有助于分析判断病情，更有助于吸取之前的经验，选择治疗方案。

(5) 伤口愈合过程：受伤后的创面是自动愈合还是经换药治疗愈合，愈合过程是否顺利，伤口自受伤到愈合形成瘢痕用了多长时间，伤口愈合后有否再次出现破溃、反复破溃多少次及其间隔时间、每次破溃如何愈合、持续多长时间等，有助于瘢痕诊断分类和预后判断。如初次创面愈合时间长短，有助于分析推测创面损伤的深浅程度，创面 1 周内愈合，损伤可能是浅Ⅱ度烧伤、皮肤擦伤；创面 2~3 周内愈合，损伤可能是深Ⅱ度烧伤；创面 3 周以上愈合，一般是Ⅲ度烧伤，皮肤全层受损。

(6) 有无并发感染：伤口感染后的瘢痕多为增生性瘢痕，伤口有无并发感染直接影响到创面的深度、形成瘢痕的性质和类型。

(7) 有无痒痛症状：大部分成熟瘢痕无痒痛症状。增生性瘢痕的增生期和疼痛性瘢痕具有痒痛症状，痒和痛不一定同时存在。

(8) 功能影响：了解瘢痕形成后是否直接影响到肢体关节活动，瘢痕所在的器官是否受累，如手背瘢痕有无造成掌指关节屈曲受限、不能握拳，口周或唇部瘢痕有无造成小口畸形、张口困难，或唇外翻、流涎等。

(9) 进展及变化：了解自瘢痕形成至求诊时，瘢痕的颜色、厚度、硬度、大小、痛痒感觉及功能等方面有何变化。

(10) 身体其他部位：了解身体其他部位有无瘢痕及其有关情况，避免诊断上的遗漏，保证治疗方案的完整性。

(11) 家族史：了解患者亲属中有无瘢痕或有无相似的病史。

(12) 治疗要求：了解患者对治疗的要求是什么，手术效果的期望值有多高，患者的求治心态是否客观、通达，求医的动机、目的是否符合实际等，均应记录在案，以便掌握患者心理状态，避免医疗纠纷的发生。

2. 专科检查　查体包括全身体格检查和局部瘢痕专科检查。专科检查应抓住下述要点。

(1) 部位：瘢痕所在的部位一定要以解剖部位为准，准确记录。

(2) 数目：单个或多个瘢痕。有时一个瘢痕同时发生在相邻的几个器官，累及范围不同，累及深度也不同，这些均应详尽准确地检查并记录在案。

(3) 形状：瘢痕形态可以是条状、圆形、卵圆形、三角形或不规则形，可以是扁平、凹陷或隆起增生。

(4) 面积：瘢痕面积的大小应以平面图数据记录为好，如片状瘢痕记录为长(cm) × 宽(cm)；圆形瘢痕记录直径，单位为 cm。病损的范围以面积记录，还应注意瘢痕面积是否超过原损伤范围，超过者应考虑瘢痕疙瘩，这有助于瘢痕的鉴别诊断。

(5) 厚度：瘢痕的厚度可测量并以 cm 为单位记录下来，亦可用薄、厚、稍厚、平坦、菲薄等用语描述。

(6) 硬度：瘢痕的质地可同周围皮肤或稍硬于正常皮肤，以韧、硬、坚硬等描述程度，要注意其韧、硬程度之间的差别。

(7) 移动度：检查瘢痕与周边、基底组织的关系是否紧密，基底可否移动，移动度大小，这些对瘢痕的诊断和手术时机的选择意义较大。

(8) 颜色；瘢痕表面可用鲜红、紫红、粉红、略红、深紫、褐色、瓷白、接近皮肤颜色等词描述，表面还可注明有无毛细血管扩张。

(9) 挛缩情况：瘢痕组织都具有收缩特性，但并非都能导致挛缩畸形，挛缩畸形可以造成瘢痕自身皱缩不平、板硬、移动度差，并造成邻近器官牵拉变形。

(10) 继发畸形：瘢痕组织除自身形态丑陋外，因其挛缩作用的持续存在，还可以造成周围器官的继发畸形，如眼睑外翻、唇外翻、爪形手等。

(11) 功能状况：有些瘢痕可以造成自身器官或关节功能活动障碍，如蹼状瘢痕和挛缩性瘢痕，有些瘢痕无机体功能障碍，应当检查和记录。

(12) 并发畸形：检查伤口与瘢痕并发存在的畸形，如烧伤后耳、鼻、眉、眼睑等器官缺损。

(13) 瘢痕周围侵蚀现象：检查瘢痕边缘有无向周围正常皮肤侵蚀、扩展的红色或暗红色伸延部分，有的形如蟹足，此现象是鉴定瘢痕疙瘩的一条重要体征。

(14) 溃疡气味：不稳定性瘢痕可以出现溃疡，但若溃疡的气味呈恶臭时应高度怀疑是否存在瘢痕恶变或皮肤其他恶性肿瘤。

3. 实验室及辅助检查　瘢痕病理组织学是鉴别瘢痕与瘢痕癌或其他皮肤恶性肿瘤诊断的可靠依据，其意义远大于其他检查。血清和尿中羟脯氨酸含量是观察瘢痕增生程度和动态观察瘢痕情况的参考指标。

4. 图像记录　由于一些瘢痕呈不规则形态，准确描述很困难，故图像资料的留取更显重要。

2. 鉴别诊断

(1) 增生性瘢痕与瘢痕疙瘩：增生性瘢痕与瘢痕疙瘩在外形和组织学上有很多相似之处，但两者的治疗方法和疗效有较大差别，应注意鉴别，避免出现瘢痕疙瘩单纯手术后扩大生长等不良结果。

增生性瘢痕与瘢痕疙瘩在早期很难区别，但发展到呈典型征象时，根据其好发部位、症状和体征、病程及其转归等临床表现则不难鉴别。

临床上两者的主要区别为瘢痕疙瘩的瘢痕组织超出原有损伤基底范围，向四周正常皮肤浸润扩大，病程长而多持续增长，单纯手术切除后极易复发，且较原有瘢痕范围更大；而增生性瘢痕不超出原有损伤范围，病程较短，到后期瘢痕可自行变平、柔软且稳定。

组织学检查所见，两者在早期的改变皆有胶原纤维增生，排列不规则而呈旋涡状，仅是程度上的不同，但在瘢痕疙瘩病变继续增大时，可见幼稚成纤维细胞增生，同时肿胀、透明变性的胶原纤维很明显，而且有丰富的黏液性基质；而增生性瘢痕到后期退行性变化时，缺乏胶原纤维透明性变，成纤维细胞大量存在，仅有少量黏液性基质，胶原束逐渐变直变薄，胶原纤维排列方向整齐，而且出现弹性纤维。

(2)隆突性皮肤纤维肉瘤与瘢痕疙瘩：隆突性皮肤纤维肉瘤最初表现为紫色到粉红色的质硬、相互分离的肿块，尤其是发生在瘢痕疙瘩易发部位，容易与瘢痕疙瘩混淆，两者的治疗方法不同，应予鉴别。隆突性皮肤纤维肉瘤常发生在躯干部，将近 20% 的患者有创伤史，通常没有症状，与瘢痕疙瘩有易发部位、多由外伤或烧伤或感染病史、多伴有痒痛不适，症状不同。组织病理学检查常是鉴别这两种疾病的最好方法，隆突性皮肤纤维肉瘤为分化良好的纤维肉瘤，而瘢痕疙瘩是由增厚的螺旋形、杂乱无章排列的胶原纤维组成。

3. 临床诊疗决策

(1)手术切除：因患者瘢痕疙瘩面积较大，术中根据情况决定是否植皮，本例患者术中直接缝合张力稍大，但考虑到植皮会增加新的创伤，且胸部瘢痕疙瘩会再次增生，本例采取减张缝合结合术后放射治疗，综合治疗。

术后病理结果见图 2-2-19。

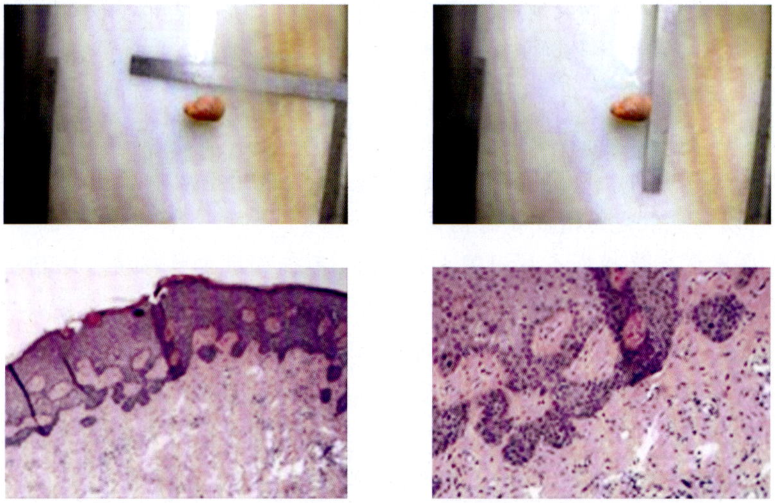

肉眼所见：灰白灰黄带皮组织一块，大小5cm×4cm×2cm，上带皮肤面积5cm×4cm，切面灰白质软。
病理诊断：（胸壁）皮肤及真皮慢性化脓性炎，局灶鳞状上皮缺失，真皮内胶原纤维增生，并见多核巨细胞反应，符合瘢痕疙瘩伴溃疡形成，并感染及多核巨细胞反应。

图 2-2-19 术后病理结果

(2)放射治疗：核医学科会诊，会诊意见拆线后给予 ^{90}Se 敷贴放射治疗 8 次，隔天一次。

(3)药物治疗：硅凝胶与医用瘢痕贴配合，坚持 6 个月以上。

知识点：瘢痕疙瘩的治疗

瘢痕疙瘩可不同程度地影响人体美观，甚至影响肢体功能，给患者带来较重的精神负担，亟待有效的治疗方法。目前其治疗方法虽有很多，但多易复发，远期疗效不够理想。研究表明，多种方法联合治疗模式优于单一治疗模式，值得推广。如Stark提出瘢痕疙瘩化疗、放疗和手术的综合治疗方案，包括：①病变切除，不作皮下缝合；②自术后第一天起，给予总量为20Gy的X线治疗，一天1次，共4次；③日服醋酸可的松，每日100mg，共3周。

（一）手术治疗

手术切除是治疗瘢痕疙瘩的主要方法，如主要以改善外观为目的，因手术后复发率甚高，且复发后常较过去增大，因此许多学者认为，单纯的手术切除防治瘢痕疙瘩无意义，需结合其他方法，如类固醇药物注射、加压治疗、硅凝胶片敷贴、术后放疗等进行综合治疗，方可取得较好的疗效。目前一般主张以手术为主的综合治疗，尤其是手术联合术后早期电子线放射治疗，以降低术后的复发率。

术前必须确保对患者有足够的教育和知情同意，包括深刻地讨论高复发率和当前治疗的局限性。并须告知患者术后需结合其他疗法进行综合治疗，方可望获得较好的疗效，如至少应辅以术后的放射治疗，还可在创缘内注入适量的皮质激素，并定期复查，及时治疗复发的瘢痕疙瘩。

术中除应严守无菌、无创技术操作原则外，还切忌在有张力和创口方向与皮肤纹理或皱褶很不一致的情况下直接缝合，缝合时以采用可拆的连续皮内缝合法较好，创面都较大时需行皮片移植术修复。注意创缘的方向如与局部皮肤的纹理或皱褶不一致时，应作改形适当调整切口方向，所用缝线宜较细，拆线应适当提早，以尽量减轻异物刺激反应，供皮区也须采取相应防止瘢痕疙瘩形成的措施。

在瘢痕疙瘩的治疗中，可采用下述两种方法：①瘢痕疙瘩病变范围内部分切除，周缘保留一条残余瘢痕。因为有迹象表明，残留的瘢痕不增加复发率，同时大大减少了病变的面积和体积，为进一步的局部药物治疗创造了条件。②对范围较大的瘢痕疙瘩，采用瘢痕疙瘩表面表皮作为瘢痕疙瘩切除后的皮肤移植物，以避免取皮时造成新的创伤。

Hynes介绍将瘢痕疙瘩削除至与周围皮肤相平，再行刃厚皮片移植。他指出，被削瘢痕必须已成熟并呈苍白色，否则术后将重新发生纤维化过程为防止供皮区形成瘢痕疙瘩，Ketchum建议采用刃厚皮片（0.02~0.025cm），且供皮区应选术后可加压的部位。

由于术后复发多限于创缘，而不发生在移植的皮肤部位，因此保留病变边缘的病变内切除法受到欢迎，但术后外形较差，挛缩得松解也难彻底，因此不甚实用。应注意不论采取何种手术方法，在切除瘢痕疙瘩时，必须尽量减少组织损伤、血肿、坏死组织、死腔、感染和张力。

术后放射治疗，目前多主张在术后24小时内进行。术后皮质激素切口内注射治疗，多主张在皮肤拆线时开始使用，以免影响切口愈合。

（二）药物治疗

1. 皮质激素类药物　近年来单独注射类固醇皮质激素或与手术后联合应用治疗瘢痕疙瘩已成为流行的方法。在临床上以曲安奈德最为常，其疗效较肯定。

2. 抗肿瘤药物　抗肿瘤药物主要包括氟尿嘧啶、丝裂霉素C。

3. 维生素类药物类。

4. 钙通道阻滞剂。

5. 抗组胺药物应用。

6. 免疫调节剂　免疫调节剂主要包括干扰素和咪喹莫特。

7. 生长因子相关药物。

8. 中医药。

除上述几类药物外，尚有透明质酸、复方秋水仙碱、分子交联抑制剂、锌制剂等用于瘢痕疙瘩的防治，但多因效果不肯定而被弃用或未得到较广泛的应用。

（三）放射疗法

放射疗法既可作为单一治疗手段，也可作为外科手术后的辅助治疗方法。单一使用时，有效率低，复发率高，临床上少用，目前常用其来预防手术切除瘢痕疙瘩后复发。如 Cosmen 等比较了术前、术后结合放疗和仅仅术后放疗的效果，认为前者并不能较后者提高疗效，他认为术后早期放疗是预防复发的最佳措施。

（四）硅凝胶制剂外用

应用硅凝胶片敷贴治疗瘢痕疙瘩的历史已有二十余年，从预防和治疗的角度审视，硅凝胶片敷贴应用的最佳时机为伤口愈合后 2 周左右，在此后的半年内使用为效果最佳时段。随机对照临床试验证明了其有效性和安全性，如有文献报道硅胶治疗 4 周后，瘢痕疼痛瘙痒明显减轻，12 周后完全消失，24 周后治疗区域的肥大细胞增加，成纤维细胞表达 Fas 抗体增加。对已形成的瘢痕疙瘩，经此法治疗后临床症状如红肿、硬度、痛痒感多可得到缓解甚或消退。

（五）冷冻疗法

冷冻疗法是应用冷冻剂如液氮的低温破坏瘢痕内细胞和微血管，造成组织缺氧坏死。脱落变平，以达到消除瘢痕的目的。

（六）激光疗法

激光疗法是用特殊波长和脉冲宽度的光能量来去除靶组织，是目前治疗瘢痕疙瘩最有前景且在不断更新的治疗方法。当前，激光治疗瘢痕疙瘩存在的主要问题在于穿透瘢痕组织的深度不够，影响疗效。相信随着激光技术的持续发展，可出现更高的治愈率和较少的并发症。

（七）持续加压疗法

加压疗法是以弹力织物对伤口愈合部位持续加压达到预防和治疗目的，常用的压迫方法有捆绑弹力绷带、穿戴弹力织物、佩戴压力耳环（主要用于耳垂瘢痕疙瘩）、穿加压衣等。

（八）基因治疗

随着细胞生物学和分子生物学在瘢痕疙瘩形成机制方面研究的不断深入，可望通过瘢痕疙瘩相关致病基因的克隆及基因位点定位，使在基因水平上控制瘢痕疙瘩的发生成为可能。

综上所述，由于瘢痕疙瘩发病机制的多因素性，目前仍没有任何一种单一的治疗方法能达到满意疗效，因此应当重视对瘢痕疙瘩的预防，特别是对有瘢痕疙瘩家族史的人群，避免身体伤害，重视皮肤疾病如痤疮、毛囊炎及水痘感染等的治疗，避免应用有危害可能的化妆品，对减少瘢痕疙瘩的发生均十分重要。我们相信随着对创面愈合过程中的组织修复细胞、细胞外间质和细胞因子间的相互作用及其信号转导机制等问题的深入了解，将会不断产生新的瘢痕疙瘩治疗策略。

4. 随访　随访 1 年，瘢痕疙瘩疼痛、瘙痒等症状消失（图 2-2-20）。

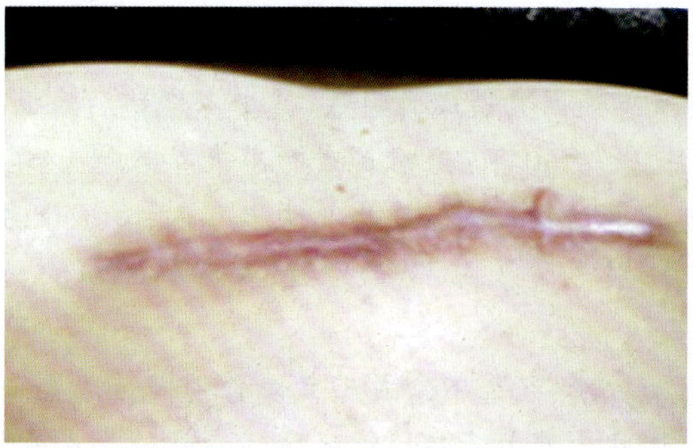

图 2-2-20　手术 + 放射治疗 6 个月后

知识点:瘢痕疙瘩疗效评价标准

通常采用优良、显效和无效三级标准。

1. 优良 瘢痕疙瘩疼痛、瘙痒等症状消失,完全软化变平,触之柔软无结节,治疗完成后12个月无复发。

2. 显效 瘢痕疙瘩疼痛、瘙痒等症状消失或明显减轻,有60%~70%的部分软化变平,或按照瘢痕疙瘩计分标准判定的严重程度由重度转化为中度或轻度,或是由中度转化为轻度,治疗完成后至少12个月未再复发。

3. 无效 瘢痕疙瘩疼痛、瘙痒等症状稍有减轻或根本没有变化,瘢痕质地、大小仅有轻微变化或没有变化,或者经过治疗曾经达到优良、显效的标准,但治疗完成后12个月内复发者。

病例2

患者张某,女,80岁,以"头顶部皮肤瘢痕70余年,破溃6月余"为主诉,门诊以"头顶枕部瘢痕癌"收入院。

现病史:患者70余年前因外伤致头顶部一面积约鸡蛋大小的瘢痕区,不突出皮肤表面,不伴瘙痒,疼痛,未在意。6个月前瘢痕自行破溃,流脓,伴瘙痒,破溃面随时间缓慢增大至硬币大小,至当地医院换药处理,未见明显好转。现为进一步诊治来我院,CT示顶骨后部骨折?自发病以来,食欲正常,睡眠正常,大小便正常,精神正常,体重无减轻。

体检:患者头顶部可见一大小5.0cm×4.5cm皮肤瘢痕区,未突出皮肤表面,上无毛发生长,颜色鲜红,瘢痕正中可见一大小3.0cm×2.5cm溃疡面,上有少量红白相间的脓性分泌物,边缘处有血痂形成,清除血痂,可见痂下为淡红色肉芽组织,触之部分有出血,无明显触痛,边界欠清。溃疡面内可见1.5cm×1.0cm区域颅骨外露。周围头皮无明显异常。

1. 诊断

(1)患者头顶皮肤瘢痕70余年后,瘢痕破溃后产生经久不愈的溃疡,具有瘢痕癌的特征。

(2)查体可见,患者头顶部可见一大小约5.0cm×4.5cm皮肤瘢痕区,未突出皮肤表面,上无毛发生长,颜色鲜红,瘢痕正中可见一大小约3.0cm×2.5cm溃疡面,上有少量红白相间的脓性分泌物,边缘处有血痂形成,清除血痂,可见痂下为淡红色肉芽组织,触之部分有出血,无明显触痛,边界欠清。溃疡面内可见1.5cm×1.0cm区域颅骨外露。

(3)结合术后病理结果进一步明确诊断。

知识点:瘢痕癌的临床表现及诊断

1. 临床表现 瘢痕癌是在瘢痕形成的基础上恶变而成,不仅可发生于烧伤瘢痕,还可发生于外伤、医源性损伤、放射性损伤及感染因素造成的瘢痕,其中以烧伤后瘢痕癌最为常见。瘢痕发生恶变的时间长短不一,短者3个月,长者60年;瘢痕形成时患者年龄越大,其到癌变的时间就越短,受伤时患者的年龄与癌变间隔期呈负相关。一般发生于中老年人,多见于男性,平均年龄在50岁以上。瘢痕癌多发生在小腿、足部、四肢等常暴露、活动度大、易磨损的部位,但躯干和头皮瘢痕也可发生癌变。

瘢痕形成到癌变经过创面破溃、经久不愈或反复发作的慢性溃疡阶段。瘢痕癌潜伏期较长,早期症状多是瘙痒,反复搔抓,抓破后形成溃疡。瘢痕区域感觉过敏和奇痒可能是慢性隐伏癌的一种表现形式，而反复搔抓、摩擦形成溃疡和溃疡久不愈合对瘢痕癌的发生、发展有一定的促进作用。溃疡分泌物多恶臭、触之易出血是瘢痕癌的重要临床表现，但需与溃疡感染区别。对瘢痕癌溃疡特征要善于区分，如火山口样或菜花样外观，伴明显坏死、感染等，要及时做病理检查，和一般慢性溃疡相鉴别。

能否早期诊断是影响烧伤瘢痕癌预后的重要因素。一般认为，烧伤后的瘢痕，尤其是头皮、下肢、关节活动部位发生的慢性、复发性溃疡，经保守治疗经久不愈，反而逐渐扩大并伴有疼痛加剧，创面分泌物增多且气味恶臭，触之易出血时，应高度警惕烧伤瘢痕癌的发生。

目前根据其临床特征，瘢痕癌大致分为两种类型：

(1) 浸润型：溃疡较表浅，底部不平，边缘呈潜掘状或火山口状，质硬。

(2) 外生菜花型：溃疡深浅不一，边缘隆起外翻，癌组织呈乳头状增生，形成菜花状肿物。

2. 诊断　瘢痕癌的临床特点已被人们认识多年，瘢痕皮肤的破损、糜烂、溃疡是本病的基本病变过程及临床典型特征。局部组织活检病理学检查是明确诊断的重要依据，但对一些癌变的早期变化也应高度重视。

鲁开化观察发现，从假上皮瘤样增生向癌变移行区内有色素细胞消减、基底细胞替代的病理变化，认为色素细胞、基底细胞的减少或消失是癌变的早期变化，在活检和病理诊断时应引起注意。对于有肿大的淋巴结者，应尽可能取活检或做针吸细胞学检查，尽管有时报告为慢性炎症而非实际上癌细胞转移造成的淋巴结肿大。一般认为淋巴结的活检及针吸细胞学检查是诊断的主要手段，应常规进行，避免遗漏有淋巴结转移的病例，同时也是选择手术方式的重要参考依据。

有人认为瘢痕癌是一种恶性程度较低的皮肤肿瘤，病理上属高度分化鳞癌，由于局部组织瘢痕纤维化，癌肿局部浸润进展缓慢，血管、淋巴管内皮增生、栓塞使管腔阻塞，癌肿远处转移和扩散也受到一定的限制。

2. 治疗

(1) 手术经过：全麻成功后，患者取左侧卧位，常规供皮区及术区消毒铺巾。手术分两组进行，颅顶部沿溃疡创面外缘约 1cm 处切除病变组织显露颅骨，可见颅骨外板 2cm × 2cm 大小骨质呈“虫蚀”状破坏，咬骨钳去除受累颅骨组织后可见硬脑膜外露。创面彻底止血，并给以过氧化氢、盐水冲洗创面。术中快速冰冻提示头顶部瘢痕癌，上下内外切缘未见癌。根据创面大小设计邻近皮瓣，掀起皮瓣并转移修复创面，术中可见皮瓣血运可，术区放置负压引流。供瓣区彻底止血后，根据面积大小于右股外侧取中厚皮片行游离皮片移植术修复，术后给予抗生素盐水冲洗创面，并以抗生素纱布打包加压包扎。右股外侧取皮区给予黏性敷贴、藻酸盐敷料外敷包扎。

(2) 术后联系肿瘤科给予化疗药物治疗。

知识点：瘢痕癌的治疗

(一) 手术治疗

手术是治疗瘢痕癌唯一较理想和较彻底的方法，关键是手术要彻底，既要注意切除的广度，又要注意切除的深度。其手术方式可分为以下几种：

1. 局部广泛切除术　一般认为烧伤瘢痕是一种恶性程度较低的皮肤癌，病理多属高分化的鳞癌，在发病早期或没有明显转移者，可选择保留筋膜层的局部广泛切除术；当癌肿侵及筋膜层或筋膜下组织，或当癌肿为恶性黑色素瘤及各种类型的肉瘤时，可采取切除筋膜及筋膜下组织的局部广泛切除术，要求切缘距溃疡边缘 3~5cm，深达筋膜层，对于切除的肿瘤边缘要常规进行病理检查，以确定切线有无残留癌。近年来有些学者主张保留筋膜层，理由是筋膜层能起到屏障作用，有减少或延迟癌转移的可能性对癌肿已侵及筋膜层及筋膜下层和其他组织的患者，应切除筋膜层，甚至连同部分肌肉层及无重要器官、神经等组织结构的部位一并切除，也可达到骨膜层。切除后的创面修复应根据创面所暴露的组织而定，对于浅而无肌腱、神经、血管暴露的创面，可采用全厚皮片或中厚皮片移植修复；而对于较深，有肌腱、神经、血管暴露的创面，需要采用局部带蒂皮瓣、管状皮瓣、轴型皮瓣、肌皮瓣加植皮等方法修复。

2. 截肢术　关于截肢问题，有以下指征可供参考：①当癌肿较大、病史较长、已侵及较深层组织（如筋膜下、肌层及骨质）或关节腔的深部癌肿，估计部分切除不能达到根治的目的，或手术后肢体功能严重受损或广泛切除后创面无法覆盖者；②癌肿位于足跟、足趾中部或手指等部位，容易侵及深部组织、骨、关节、关节腔或伴有慢性骨髓炎的病例；③深部肿瘤或复发性肿瘤及有淋巴结转移者等。

3. 特殊部位的瘢痕癌手术治疗　晚期的头皮烧伤瘢痕癌可侵犯头部各层组织，形成头部颅腔内外沟通的情形，手术切除肿瘤后造成颅腔开放，脑组织直接外露，手术风险大，并发症发生率高，创面修复较困难。头皮瘢痕癌切除后组织缺损的修复极其重要，理想的修复方式当然是三个主要解剖层次的修复，即头皮软组织层、颅骨和硬脑膜。对伴有感染者，颅骨的修复应分两期进行，因感染者颅骨修复的失败较无感染者显著增加。头皮缺损可采用带颞浅动脉或枕动脉、耳后动脉的局部皮瓣，必要时应用游离的股前外侧皮瓣或背阔肌肌皮瓣覆盖。腹股沟区瘢痕癌可采用股前外侧皮瓣转移修复。位于踝关节或足背部位的瘢痕癌伴有下肢重度大隐静脉曲张者，扩大切除后整形修复效果较差，宜行截肢治疗。腹壁瘢痕癌易向同侧腹股沟淋巴结转移，在治疗与修复上，扩大瘢痕癌切除的同时，应包括同侧腹股沟淋巴结彻底清除，然后再行邻近皮瓣修复。

4. 局部及区域淋巴结清扫问题　各专家学者对这一问题尚有争议。有人主张预防性区域淋巴结清扫是必要的，也有人认为淋巴结清扫主要用于已确诊有淋巴转移的病例。Broun 提出，Ⅰ级癌未触及可疑淋巴结可不予清除，Ⅱ级癌行预防性清扫，Ⅲ、Ⅳ级癌则常规进行淋巴结清扫术。对于Ⅱ级以上的鳞癌，也可在术后 2 周内行引流区的淋巴结清扫术。

淋巴结肿大不一定有转移，局部淋巴结可因慢性炎症感染或肿瘤转移而增大，有人主张预防性行局部淋巴结切除，以防后患，特别是下肢病变，因其淋巴结转移高达 54%。有人认为淋巴结清扫主要适用于临床上病理活检阳性的可触及的淋巴结；鲁开化等则认为局部广泛切除或截肢术后 2~4 周再行淋巴结切除可能是有益的。因为瘢痕癌病变周围和基底多为致密的瘢痕组织，血管少，淋巴管也被瘢痕闭塞，故其转移发生慢。一般认为，有局部淋巴结肿大者应切除，但无须行预防性清扫。术前活检已证实淋巴结有转移者，术中应行局部淋巴结清扫。

5. 注意事项　就整体而言，瘢痕癌的发展相对缓慢，病变比较局限，侵袭性比较弱，手术治疗效果好，5 年以上生存率可达 71% 以上。为提高手术效果，应注意以下几个问题：①在施行瘢痕癌病灶切除时，要同时注意切除的广度和深度，一般主张应切除病变边缘至少 2cm 的正常皮肤；切除的深度也要重视，病灶中央区的深部常是引起术后复发的部位，必要时在术中对病灶基底部病变做冷冻切片，以证实是否有残存癌组织的存在；②对于发生在肢体的瘢痕癌，最好术前通过一定的检查明确病变侵袭的范围。未侵及筋膜者，将肌肉表面连同病变切除，用植皮或皮瓣转移进行修复；如果肌肉受累，则将受累肌肉一并切除，用皮瓣进行修复；如病变侵及骨膜，应切除骨膜，选用肌肉瓣进行修复；如癌变侵及关节、骨髓腔，则应选择适当的平面截肢术。③头面部瘢痕癌尚未侵及骨髓腔，术后效果较好。如癌变侵及颅骨外板，进入板障，虽然也可以将颅骨尽量切除，但术后复发率高。癌变侵及硬脑膜者，手术效果更差。

（二）放射治疗

对于瘢痕癌，目前多数作者不主张进行放射治疗，原因如下：①瘢痕区域血供不良，疗效差；②瘢痕癌大多分化良好，放疗敏感度差；③放疗可诱发细胞癌变。故目前主张主要对不适合切除的病变或拒绝手术治疗的患者进行放疗。

（三）化学药物治疗

瘢痕癌组织周围有较厚的纤维组织包绕，一方面可阻止癌细胞的扩散，另一方面也会阻挡外来药物和生物活性物质的进入，故瘢痕癌对化疗药物的敏感度低，一般不主张采用化学药物治疗。若手术切除彻底，瘢痕癌可不进行放射治疗和化学药物治疗。

知识点：瘢痕癌的预防

烧（烫）伤或外伤后的瘢痕癌虽然少见，但它威胁着人们的健康和生命，应引起重视。其具体预防措施：

1. 早期阻断瘢痕形成是预防瘢痕癌发生的关键。对皮肤及软组织深度烧（烫）伤或外伤后，应及时切（削）痂去除深Ⅱ度至Ⅲ度焦痂或扩创去除坏死组织，应用自体大张厚中厚或中厚皮片游离移植修复局部皮肤缺损创面，避免早期瘢痕形成，降低慢性瘢痕性溃疡的发生率，是防止瘢痕癌发生的首要措施之一。

2. 非手术治疗早期增生性瘢痕　早期增生性瘢痕处于充血期，一般不宜手术治疗，只有通过非手术治疗来抑制瘢痕的形成，即创面愈合后及时穿戴弹力衣裤或应用热塑料夹板，压力一般为 25mmHg，持续治疗 3~6 个月；其次增生性瘢痕常伴有疼痛、瘙痒、灼热等症状，亦可采用皮质激素软膏外涂，同时配合物理治疗，能有效地减轻症状，又能促进瘢痕成熟，减少瘢痕溃疡的发生。

3. 积极手术治疗中、晚期重度瘢痕挛缩畸形，特别是位于头皮、肢体、关节部位的不稳定性瘢痕、复发性溃疡，均应及时切除植皮或用皮瓣转移修复，以防其癌变。

另外，对瘢痕疙瘩以及其他皮肤急性病变采用放射疗法时，应严格掌握其适应证，选用适当的方法和剂量，避免不加选择地使用放射治疗或有害化学物质等医源性刺激来治疗瘢痕。加强卫生宣传，最大限度地降低瘢痕癌的发病率也很重要。

【复习题】

1. 瘢痕的定义是什么？
2. 瘢痕的分类及临床特点？
3. 瘢痕的转归有哪些？
4. 瘢痕的治疗方法？
5. 预防瘢痕的方法有哪些？
6. 增生性瘢痕的定义及临床特点是什么？
7. 瘢痕疙瘩的定义及临床特点是什么？
8. 瘢痕癌的定义及临床特点是什么？

（郭丽丽　刘林嶓）

参考文献

[1] 蔡景龙．现代瘢痕学．2版．北京：人民卫生出版社，2008.
[2] 鲍卫汉．实用瘢痕学．北京：北京大学医学出版社，2000.

[3] 李荟元，鲁开化，郭树忠．新编瘢痕学．西安：第四军医大学出版社，2003.
[4] 付小兵，程飚．病理性瘢痕治疗现状与展望．中华整形外科杂志，2006, 22 (2): 146-149.
[5] 李惠斌，蔡景龙，刘振中，等．综合标准在瘢痕疙瘩诊治中的应用评价．中国美容医学，2004, 13 (3): 361-362.
[6] 刘文阁，李素娟．瘢痕预防治疗学．北京：学苑出版社，2000.
[7] 刘林嶓．美容外科学．2 版．北京：人民卫生出版社，2011.
[8] 鲁开化，李荟元，夏炜，等．病理性瘢痕防治研究的探讨．中国美容整形外科杂志，2010, 21 (4): 193-197.
[9] 李世荣．整形外科学．北京：人民卫生出版社，2009.
[10] 张涤生．张涤生整复外科学．上海：上海科学技术出版社，2002.
[11] 高景恒美容外科学．2 版．北京：北京科学技术出版社，2012.
[12] 宋儒耀，方彰林．美容整形外科学．3 版．北京：北京出版社，2002.
[13] LEE Y, MINN K W, BAEK R M. et al. A new surgical treatment of keloid: keloid core excision, Ann Plast Surg, 2001, 46 (2): 135-140.
[14] 贺肖洁，韩春茂，马奇．瘢痕疙瘩发病机制的研究进展．中华烧伤杂志，2002, 18 (1): 56-59.
[15] 李惠斌，蔡景龙．瘢痕疙瘩治疗研究进展．中华医学美学美容杂志，2004, 10 (2): 126-128.
[16] 聂兰军．烧伤瘢痕癌：文献回顾和病例报告．青海医药杂志，2000, 30 (1): 16-18.
[17] WOLFRAM D, TZANKOV A, PULZL P, et al. Hypertrophic scars and keloid: A review of their pathophysiology, risk factors, and therapeutic management. Dermatol Surg, 2009, 35 (2): 171-181.

第三节 特殊类型的皮肤损伤

一、热压伤

热压伤是由热力烧伤和机械挤压双重致伤因素导致的一种复合伤，是发病率很低的比较特殊的一类烧伤，占烧伤住院患者的 0.5%~1.0%，多发生在造纸、橡胶和其他热滚筒作业的工人，工作中不慎将手套卷入转动的滚筒间，手也随之带入而造成的损伤。损伤多发生在手的背侧面，严重者掌侧亦同时受累，手热压伤还可包括腕、前臂、甚至上臂等部位。

热压伤发生后，机械压力加剧了热量在受损组织中的传递，从而导致受机械损伤的组织进一步损伤。压力机中有两种类型的工业机器是热压伤的常见致伤原因。第一个是辊式挤压机，常用在洗衣房里熨衣物。在受伤的情况下，手在两个热圆柱体之间拉动，在 200℃的温度下同时承受挤压、撕脱力。第二个是用于密封塑料袋或制造塑料模具的机器。这些机器的力是向下的，温度相对低得多，塑料封口机为 70℃，塑料模具机可达到 200℃。热压伤伤情严重程度，主要取决于温度的高低、压力的大小和持续时间的长短。

（一）临床表现及分型

热量和压力的联合作用造成的伤害显然比简单的二者叠加效应更为严重，故热压伤临床上虽然面积都较小，但局部的损伤却很重，可表现为手部水疱、焦痂、疼痛难忍，损伤早期创面界限不清楚，挤压部位的血管内皮受损，出现进行性血循环障碍，局部肿胀明显，疼痛剧烈，可发生进行性血管栓塞和组织坏死，不仅影响皮肤和皮下组织，多深达血管神经、肌腱和肌肉系统，可伴有骨、关节损伤，表现出相应的手功能障碍。严重的挤压伤可能导致截肢或截指。因为累及组织范围小，很少会引起全身的病理改变而导致“挤压综合征”发生。

有学者根据受伤机制建议将热压伤分为三种类型：①以撕脱伤为主；②以热损伤为主；③以挤压伤为主的三种类型，也有以损伤轻重程度分类，分为三种类型：Ⅰ型为浅层组织受损，关节活动良好；Ⅱ型为浅层组织干性坏死，肌腱和内在的肌肉受损，关节活动差；Ⅲ型为伤区干枯，骨关节和软组织均受累，关节呈僵硬状。

（二）诊断

热压伤的诊断一般困难较少，但亦应遵循肢体外伤诊断原则予以诊断，其要点如下：

1. 病史 急诊时要详细询问受伤经过，受伤时肢体被压在机器下或卷入机器的时间长短，机器温度、压力大小等，以作为对组织损伤程度判断的参考。

2. 查体

(1)检查上肢或手的姿势是否处于正常平衡状态。如有肌肉或骨、关节损伤，手的休息位即遭破坏，若有手指指骨骨折，手指便会倒向一侧；如果伸屈肌腱有损伤时，手的正常姿势也会发生改变。

(2)伤肢肌腱和关节功能的检查：患者主动运动肢体关节屈伸，以便了解肌肉是否有损伤，同时也了解骨、关节是否有骨折或脱位。也可通过被动运动检查肌腱张力是否消失或失衡，从而判断伸屈肌腱是否有损伤

(3)神经功能的检查：在新鲜热压伤的早期，由于患者疼痛，精神紧张，不易与检查者合作，加之热压伤造成的损伤，给神经功能的检查带来困难，应尽可能地检查出肢体神经功能是否正常，尽早做出神经损伤的诊断，以便及时有效地修复，最大限度地早期恢复肢体的功能。

(4)查看创面情况：对创面的外部情况，如创面大小、形状、范围应有较详细的了解。

3. 辅助检查 对怀疑有骨、关节损伤者，应立即进行X线检查。B超下血管影像检查可提示软组织血管损伤情况。神经功能的检查必要时可通过神经肌电图检查帮助判断。根据以上检查情况，判断皮肤、软组织、神经、血管及骨关节损伤情况，作为初步诊断，并确定大致的治疗方案。

(三)治疗

热压伤的治疗原则是彻底清创，清除坏死失活组织和覆盖创面，最大限度地恢复肢体功能。包括早期的切开减张、术中的清创、损伤组织修复、骨折固定、游离植皮或皮瓣移植覆盖创面，预防血栓形成和充分的抗菌素预防性治疗也有重要作用。术后包扎固定伤肢于功能位，及时活动，防止肌腱粘连或关节僵硬，以利手功能恢复。

热压伤的治疗目前比较认可的治疗模式是分期手术。尽管有时热压伤的创面看起来很浅，但往往有欺骗性，必须清楚认识，从而确定积极的延迟二期重建修复的意义。热压伤后应尽早完成清创手术，包括早期切开减压手术最好在24小时内进行。但对于热压伤的合适治疗方案，特别是它的手术时机仍然存在争议。有些建议延迟手术治疗，也有学者支持在伤后3天内早期手术治疗。由于热压伤后创伤反应重，伤区水肿明显，损伤组织有继发坏死的可能，深部坏死组织溶化崩解又易引起感染，因此提倡早期手术修复的研究坚持尽量减少组织的细菌污染转变为创面脓毒症的机会，认为清创与修复手术应于伤后尽早实施，尤以急诊手术为佳。认为这比早期手术切除掉潜在有活性组织更重要。早期修复也缩短了住院时间。支持延迟手术的学者则强调允许尽可能多的自然愈合，认为感染的破坏是有限的，或有时也可以通过使用外用抗生素，特别是创面应用磺胺嘧啶银来防止，同时手部热压伤早期组织水肿，损伤组织与正常组织界限不清，清创时往往可见间生态组织呈现密集出血，从而会被误认为是有活力的组织而予以保留，导致早期可能失活组织，感染去除不足，实际上由于其在遭受复合性损伤后，组织细胞及血管内皮细胞发生变性，尽管局部血管呈扩张状态，但常常因血栓形成而导致组织坏死液化，从而会影响皮片或皮瓣的存活，继而影响手术修复效果。因此认为热压伤后皮片、皮瓣修复应在1周以后、待坏死组织界限清楚后进行，术中应扩大清创范围，其深度以彻底清除间生态组织为宜，但应尽可能保留间生态的肌腱、神经、血管等深部组织。热压伤创面的覆盖仍然适用外科伤口闭合的阶梯式原则，从简单到最复杂的替代方案，简单较浅的创面植皮覆盖，肌腱、血管神经及骨关节暴露需要皮瓣修复，皮瓣类型包括随意皮瓣、轴型皮瓣、游离皮瓣转移修复，毁损性损伤甚至截指、截肢(图2-3-1)。

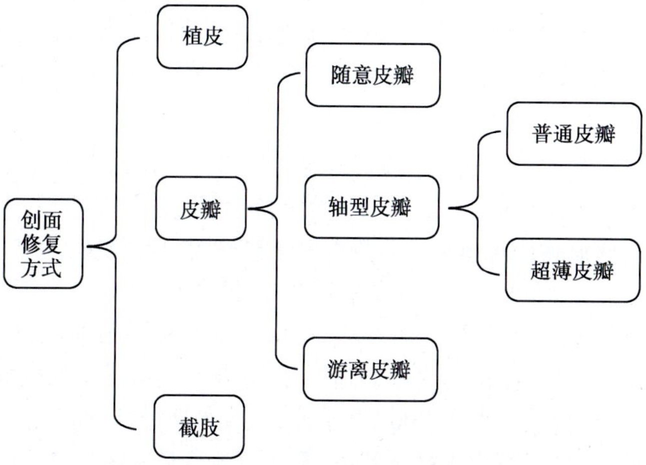

图2-3-1 创面修复方式

知识点：封闭负压引流技术

封闭负压引流技术(vacuum assisted closure，VAC)是20世纪90年代发展起来的创面治疗新技术，在各种复杂创面得到广泛应用并获得成功，是创面处理一种革命性的进展。负压封闭引流术治疗作用机理包括：提供了一个密闭的湿性伤口愈合环境；能减少污染或感染机会；减轻局部水肿去除创面的渗出液，从而去除了渗出液里阻碍伤口愈合的分子；增加局部血流灌溉；最大限度提高组织氧合；促进肉芽组织生长；可直接刺激细胞繁殖。同样对于热压伤的创面，持续的负压吸引可使渗出物和坏死组织被及时清除，防止感染扩散和毒素吸收，也减少了氧自由基的产生对间生态组织的进一步破坏，有利于局部微循环的改善和组织水肿的消退，同时密闭的湿性环境也利于组织再生，间生态组织得到很好的保护，为创面延期修复提供了一个理想的保证，这在临床的应用中获得了很好的效果，早期清创＋负压封闭引流＋创面二期覆盖可能将成为热压伤的一种优化治疗模式(图2-3-2，图2-3-3)。

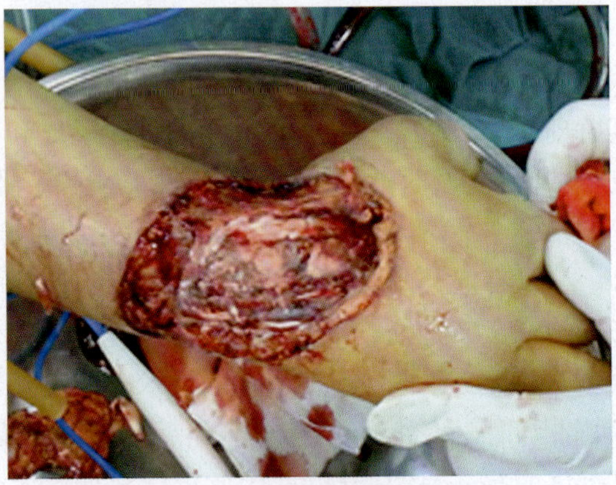

图 2-3-2 热压伤早期清创术后

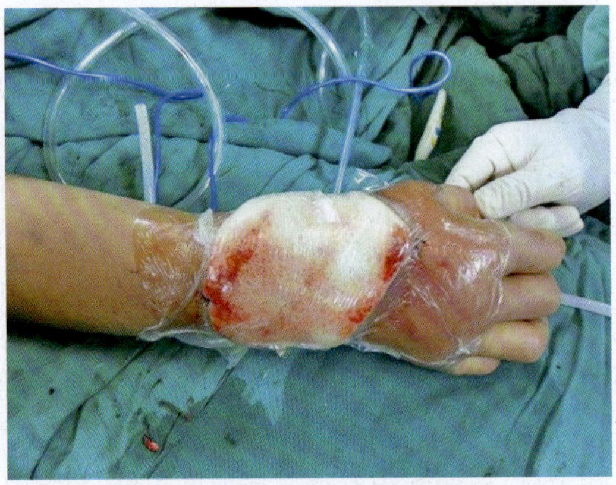

图 2-3-3 VSD 负压引流技术

同时，早期进行积极的物理治疗，术后创面愈合后早期及时进行手功能锻炼，特别是关节活动度练习，包括主动被动练习，有助于减轻水肿、预防挛缩、防止肌腱粘连，改善关节的运动和防止关节强直。同时进行防疤治疗，包括弹力套、防疤药物如瘢痕贴等，这些都对最大限度地恢复手功能有着十分重要的作用。

【临床病例讨论】

患者为纺织工人，男，22岁，因“左手及前臂的热挤压伤后2小时”被送往烧伤护理单元。病史查询，他在工作时不慎将左手及前臂压在滚筒式上，同伴当即将机器断电，滚筒温度约70℃，持续时间约2分钟，伤后立即用冷水冲洗约十几分钟。

1. 入院检查 左前臂伸侧、屈侧至手背到2~5指近节背侧皮肤烫伤，表皮脱落，手背明显肿胀。体检发现前臂伸侧、大部分屈侧腕部及手背皮肤肿胀明显，表皮剥脱，指端温度稍低，前臂触之张力较高，但桡、尺骨脉搏尚可触摸。急诊放射学检查无骨折、脱位。

2. 诊断 左前臂及左手2.5% Ⅲ度热压伤。

3. 治疗 到达医院后，立即给予清洗罐用加热(37℃)消毒水冲洗30分钟。收入住院治疗，肢体抬高，密切监测灌注手指端血循环，并及时高分子量葡聚糖在生理盐水35ml/h混合肝素输注(最初静脉注射5 000单位)，然后1 000个单位/h，改善微循环，同时注射抗生素预防感染。随后患者前臂肿胀加重，前臂张力高，指端出现感觉减退，于伤后6小时急诊手术于前臂背侧作纵形切口减压，至深筋膜，探查到深筋膜层组织较健康，油纱包扎固定（图 2-3-4）。

术后 2 天行手术扩创切痂，去除坏死失活组织至深筋膜层，见组织红润，渗血活跃。术后 7 天后再次手术探查伤口，继续清除少许失活组织，彻底清创后见前臂、手背无肌腱、重要血管、神经受损暴露，立即予以薄中厚皮片，1∶1.5 拉网覆盖创面（图 2-3-5）。术后皮片大部分成活，创面Ⅰ期愈合。术后随访 12 个月，外形可，腕关节、掌指关节、近指间关节活动可，手指张大及握拳正常，对指、对掌功能可（图 2-3-6，图 2-3-7）。

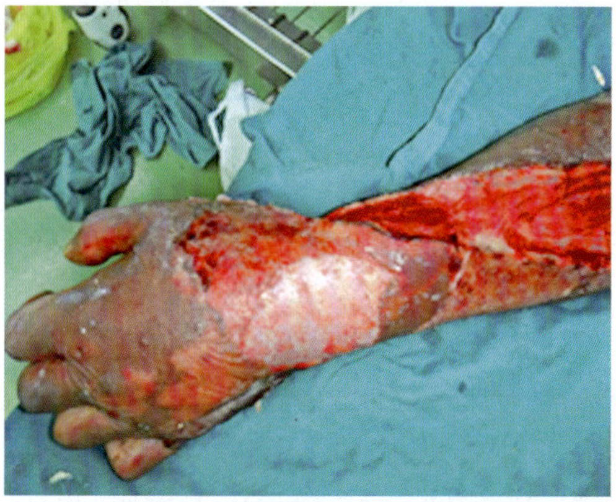

图 2-3-4　筋膜切开减压术后

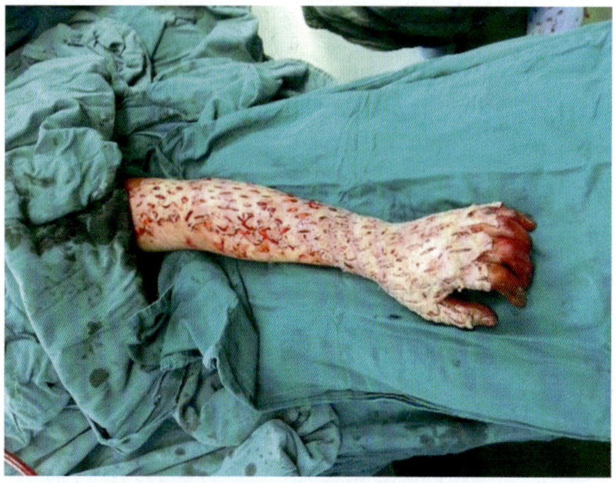

图 2-3-5　扩创植皮术中

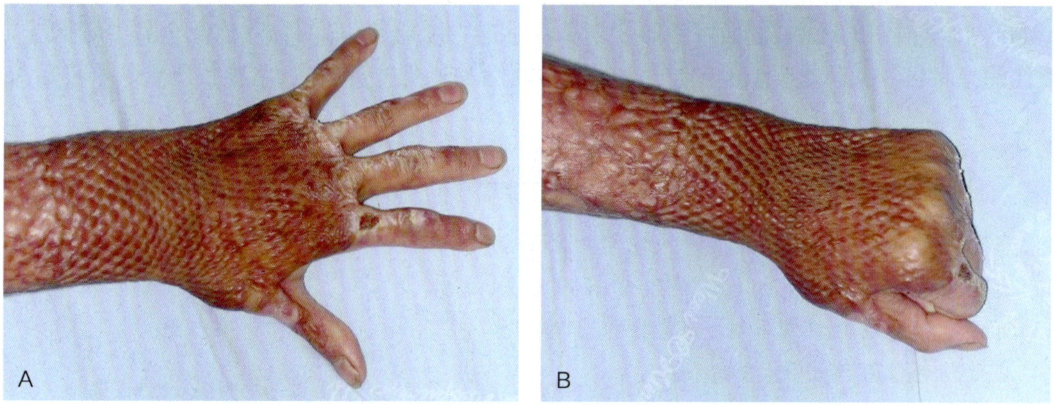

图 2-3-6　术后一年随访

A. 伸展位；B. 握拳。

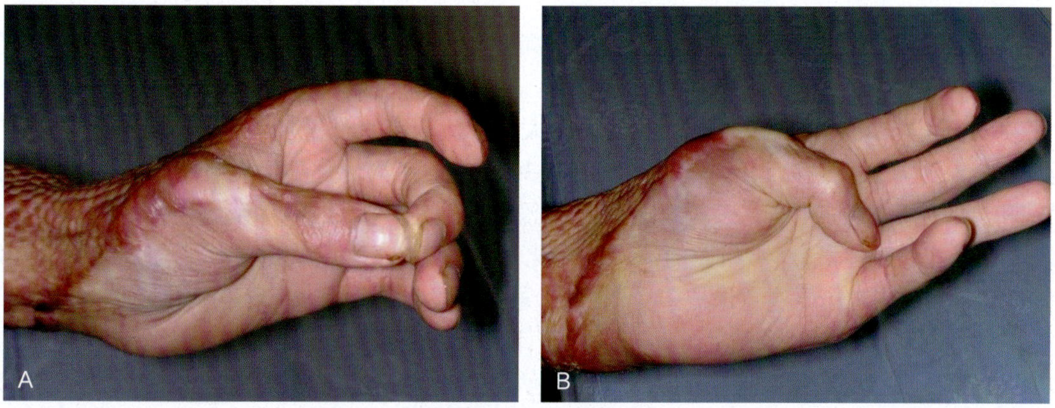

图 2-3-7　术后一年随访

A. 拇对指；B. 拇对掌。

4. 病例分析 患者病史特点，前臂及手背热压伤，以热损伤为主，挤压伤相对不重，可能与伤后及时去除致伤因子，现场采一定取了急救措施有关，热压伤诊断较容易。患者及时就诊，住院后治疗措施较恰当，并急诊行筋膜切开减压术，及时改善了肢体的血供及微循环，之后 3 天内进行扩创，清除坏死失活组织，延迟手术植皮最终覆盖了创面，早期积极的治疗为后期植皮存活打好了基础。

患者术后一年功能恢复很好，但植皮区域外观不满意，瘢痕增生仍然比较明显。这可能与我们二期手术时间较晚，创面已有一定肉芽生长，或创面仍有少许失活组织，创面感染机会增加导致术后愈合延迟，瘢痕增生。早期急诊清创，负压引流技术保护引流创面，积极地延迟早期手术覆盖创面，效果改善明显，但仍有待进一步的归纳总结。

二、化学损伤

（一）概述

目前，可致人体化学损伤的化学物质种类复杂繁多，可达数千种，而化学损伤也在烧伤领域占有重要的地位。

化学损伤是由于化学物质直接接触、刺激、腐蚀皮肤，与皮肤组织产生化学反应导致急性损伤。除即刻的损伤外，一些化学物质还可继续侵入或被吸收而造成进行性局部损害或全身性中毒。

化学物质对局部组织的损害机制有氧化作用、还原作用、脱水作用、腐蚀作用、原生质毒等，损害程度除了与化学物质的性质有关外，还取决于化学物的浓度、剂量、接触时间。

1. 临床表现 由于导致化学损伤的化学物质种类复杂繁多，而每种化学物质的损害机制不同，故其临床表现也呈现出较大差异，我们将在后面的小节中分述。

2. 诊断 化学损伤的诊断，创面可参照烧伤分级标准，并结合患者的合并症及全身中毒情况分级。有些化学损伤的患者虽然面积小，但由于化学物的强腐蚀性及全身中毒反应，可导致严重的不良后果。

知识点：化学损伤的诊断要点

(1) 患者有可导致皮肤、黏膜损伤的化学物接触病史。
(2) 有些化学损伤有可见的化学物残留，如黄磷颗粒等。
(3) 可伴有化学物的特殊气味，如氨臭味，酸味。
(4) 在致伤部位可检出化学物残留。
(5) 可在患者排泄物、血液或创面上检出化学物或其代谢产物。
(6) 因致伤化学物种类不同创面可有不同的临床表现(渗出多少、颜色、深度等)。
(7) 可伴随呼吸道吸入或消化道的接触损伤，甚至全身中毒。

3. 治疗原则 化学损伤后创面处理的及时性非常重要。急救处理包括冲洗、中和剂的使用、创面处理及全身解毒和排毒。

4. 急救现场首先要立即脱去被污染的衣物，以大量的流动清水冲洗创面，将化学物尽量冲净或稀释，冲洗越及时，效果越好。冲洗的时间一般不少于 20~30 分钟。脂溶性化学物质要用肥皂水冲洗，遇水产生强酸、强碱和热的化学物(如生石灰、四氯化钛等)，冲洗前先用毛巾、毛刷清除残留物，以免加重损伤。在头面部有烧伤时要注意眼、耳、鼻腔、口腔的清洗。如化学成分已知(酸或碱)，检测冲洗液的 pH 可以更好地指示冲洗的效果。冲洗时还要注意保护未受伤部位，避免继发暴露。

5. 使用对抗剂和中和剂在急救处理时不是首选，除延误时间外，还可能因溶液种类和 / 或浓度选择不当或中和作用产热而加重损伤。化学损伤的创面经大量清水冲洗后，如化学物质有继续侵入组织的可能或已经造成深部组织损害，可用中和剂或对抗剂进行冲洗或湿敷。需要注意的是，中和剂的使用时间不宜过久，量不可过大，最后需要用清水将中和剂及其反应物冲洗干净。

6. 清创，面积较大者可在全麻下进行，如患者生命体征平稳，应尽量做到彻底清创。必要时可行手术切痂，防止化学物质继续侵入损害和被吸收中毒。

7. 由于烧伤时特定的环境和条件(如在密闭空间、误吞化学物质等)，除皮肤接触可能引起吸收中毒外，呼吸道吸入、消化道吞入可能引起更为严重的全身中毒反应，在询问病史应予以注意，避免漏诊。如有全身中毒的可能，应根据该化学物质的性质和毒理机制及早防治，以免贻误病情，不能等到患者出现明显的临床症状后再进行处理。如致毒药物明确，可选择相应的解毒药物，如无法及时获得解毒剂或致毒药物无法确定，可先用大量的高渗葡萄糖和维生素 C 静脉滴注，吸氧，补液，无禁忌时早期利尿。

(二) 酸烧伤

酸烧伤的种类很多，常见的硫酸、硝酸、盐酸、氢氟酸等属于无机酸，其他的还有醋酸、乙二酸(草酸)、丁酸酐等。

1. 常见的酸烧伤是硫酸、硝酸和盐酸烧伤。酸通过水解作用导致蛋白质崩解，可以使组织脱水、组织蛋白沉淀、凝固、坏死，其次酸与皮肤接触后产热，造成组织的附加损伤。

酸烧伤的临床表现：酸烧伤一般不起水疱，迅速结痂，界限明显，也在一定程度上限制了它们继续向深部侵蚀。有时致伤的酸的种类不同，损伤的皮肤呈现出不同的颜色变化。硫酸烧伤后损害皮肤的为深棕色、棕黑色或黑色(图 2-3-8)，硝酸烧伤呈现黄棕色。颜色的改变与酸烧伤的深度也有关系，一般颜色越深，烧伤越深。痂壳的硬度也可帮助我们判断烧伤的严重程度，浅度烧伤痂壳较软，深度烧伤痂壳较韧，如痂壳颜色深、质地韧、脱水明显而内陷，往往提示为Ⅲ度烧伤。酸烧伤创面很少有水疱，创面肿胀和渗液也较少，不能根据有无水疱判断酸烧伤的深度。

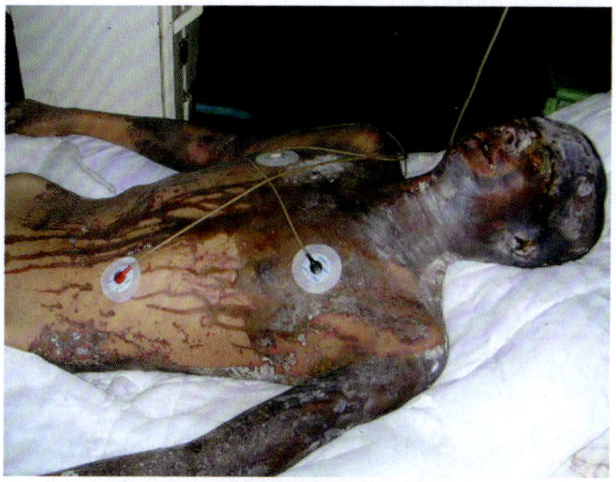

图 2-3-8 硫酸烧伤创面凝固性坏死

酸烧伤的治疗原则：现场急救同化学烧伤的处理原则，常用的中和剂有 2%~5% 碳酸氢钠、2.5% 氢氧化镁或肥皂水等。

酸烧伤的液体复苏与热力损伤相同。由于创面渗出较少，其补液量通常较同等面积的热力烧伤少。

创面处理以暴露疗法为主，对深度烧伤的患者，宜早期采用手术治疗。

2. 氢氟酸烧伤 氢氟酸是一种无机酸，具有强烈的腐蚀性，广泛应用于工业生产。近年来氢氟酸烧伤呈上升趋势，这种酸烧伤的处理，通常与其他不同。氢氟酸产生脱水效应，同时通过游离的氟离子侵蚀组织。此外，氟离子与二价阳离子(如钙、镁)结合，形成不溶性的盐，可引起骨质脱钙和深部组织迟发性疼痛。全身吸收的氟离子，可导致血管内钙的螯合作用以及低钙血症，甚至引起致命性的心律失常。

氢氟酸烧伤的临床表现：其严重程度与浓度、作用时间、接触部位、处理方法密切相关。损伤的皮肤开始可能只呈现红斑，随即向周围及深部组织侵蚀转为周围有红晕的白色水肿，继而转为淡青色组织坏死，而后形成棕褐色或黑色厚痂，严重者可使骨骼脱钙坏死(图 2-3-9)。

治疗的原则：关键在于早期处理。迅速脱离污染源，大量流动清水冲洗，如甲下有浸润可行拔甲术，创面水疱予以清除。常用的中和剂包括钙离子、镁离子或季铵类化合物。可用这些阳离子制剂直接外用于创面(常用碳酸钙凝胶)，通过扩散作用与氟离子结合，由于钙离子的螯合作用以及钾离子的释放，创面经常极其疼痛，可通过观察这一症状帮助判断治疗的效果。如果通过外敷疼痛平息，提示氟离子已经被清除。如经过数次换药观察患者疼痛缓解不佳，可在受伤区域用 10% 葡萄糖酸钙注射，由浅入深，常用剂量为 $0.5ml/cm^2$。此外还可以选择供应烧伤部位较大的动脉血管内注射 10% 葡萄糖酸钙 10ml+5% 葡萄糖注射液 50ml，创面疼痛可明显缓解。必要时 4 小时可重复注射，但应避免液体渗漏引起局部组织坏死。氢氟酸烧伤患者还需检测血钙，避免低钙或因过度补钙引起的高钙血症。糖皮质激素的应用可抑制蛋白水解酶及其辅酶的活力，并具有抗组胺作用，从而减轻氢氟酸进行性的破坏。

对于深度氢氟酸烧伤的患者，通过切削痂去除坏死组织是根本性的治疗措施。

3. 苯酚烧伤 苯酚又名石炭酸，对皮肤、黏膜具有强烈的腐蚀作用。可经皮肤、呼吸道和消化道吸收。

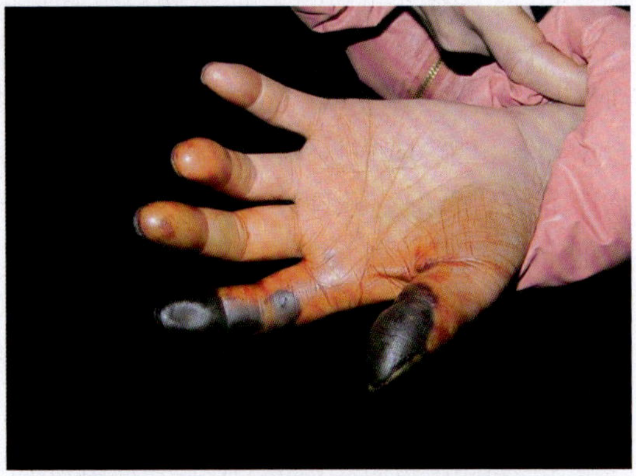

图 2-3-9 氢氟酸烧伤创面黑色厚痂，食指末节骨质脱钙

苯酚烧伤临床表现：皮肤接触后可引起蛋白凝固和脂肪溶解，导致皮肤损伤。吸入高浓度蒸气可致头痛、头晕、乏力、视物模糊、肺水肿等。误服引起消化道灼伤，出现烧灼痛，呼出气带酚味，呕吐物或大便可带，甚至引起胃肠穿孔，出现休克、肺水肿、肝损害或肾功能衰竭。

治疗原则：苯酚烧伤应立即脱去污染的衣物，立即大量流动清水冲洗 20~30 分钟，用甘油、肥皂、聚乙烯乙二醇或丙烯乙二醇抹洗，然后用水彻底清洗。聚乙烯乙二醇不能用水或酒精稀释，可用工业用甲基酒精以 2∶1 配比，减少其刺激性。

适当增加补液量和碱性液体，烧伤后第一天尿量应保持在 200ml/h 左右，在充分补液的前提下可使用溶质性利尿剂（如甘露醇），预防急性肾功能衰竭，如出现少尿、血肌酐值升高，必要时行透析治疗。

因苯酚可经创面吸收引起全身中毒，故主张尽早进行切削痂手术去除病灶。

4. 乙二酸烧伤 乙二酸即草酸，最简单的有机二元酸之一，一般是无色透明结晶。

乙二酸烧伤临床表现：皮肤烧伤后呈灰白色，有水疱，以深度烧伤居多。它还可经烧伤创面吸收，与人体一些必需的无机盐发生相互作用，比如铁离子、镁离子，尤其是钙离子。与钙离子结合成乙二酸钙（草酸钙），造成低钙血症，草酸钙晶体还会在膀胱、肾脏等器官形成结石，甚至沉淀于肾小管，造成肾功能损害。

乙二酸烧伤治疗原则：现场急救同化学烧伤，冲洗后可用石灰水上清液或 5% 碳酸氢钠溶液湿敷中和，再冲洗彻底，其余创面处理方法同热力烧伤。适当增加补液量，推荐第一个 24 小时保持每小时尿量 200ml 左右。合并低钙血症的患者可静脉输注 10% 葡萄糖酸钙，但要注意避免过量使用引起高钙血症。如患者出现肾功能损害，必要时行透析治疗。

5. 酸雾所致的呼吸道烧伤

酸雾烧伤临床表现：硫酸、盐酸、硝酸等形成的酸雾，吸入气道后可引起明显的上呼吸道刺激症状，咳嗽、流泪、咽喉刺激感，胸闷、头昏、头痛等症状，检查可见鼻腔及咽喉黏膜充血水肿，肺部可闻及干啰音或湿啰音，重者可迅速发生化学性肺炎及肺水肿，出现发绀、呼吸脉搏加快、咳嗽加重、咳血性泡沫痰，胸部 X 片可见肺水肿征象，高浓度吸入时可引起喉水肿及痉挛，甚至窒息死亡。氢氰酸及氰化物毒性更大，高浓度吸入会快速进入昏迷、呼吸停止，可于数分钟内死亡。

治疗原则：呼吸道吸入者应立即脱离污染源，保持气道通畅，吸氧，雾化吸入 2.5% 碳酸氢钠溶液，刺激性咳嗽明显，有气急、胸闷等，也可用 0.5% 异丙基肾上腺素 1ml+ 地塞米松 2mg 雾化吸入，密切观察患者呼吸状况，对有喉头痉挛或窒息者及早做气管切开、吸氧及机械通气。

6. 酸类物质所致的眼损伤 酸雾或酸类物质溅入眼睛，须立即用清水冲洗 30 分钟以上，而后用生理盐水冲洗，可用小牛血清去蛋白提取物眼用凝胶、重组牛碱性成纤维细胞生长因子滴眼液及抗生素眼药水滴眼，损伤较重者还需用阿托品眼药水扩瞳，预防虹膜睫状体粘连，结膜、角膜水肿严重者可加用可的松眼液滴眼。

（三）碱烧伤

碱类物质包括钾、钠、钙、镁的氢氧化物以及碳酸氢钠、氟化物等。碱烧伤的常见致伤物质包括：苛性碱（氢氧化钠、氢氧化钾）、石灰、氨水等。碱可使组织细胞脱水及皂化脂肪，使其失去对深部组织化学反应产生热量的隔绝作用；由于碱的吸湿特性，从细胞内抽取大量的水分，引起细胞损伤；碱还可溶解或结合组织中的蛋白质，形成溶于水的碱性蛋白盐，其含有氢氧根离子，可以进一步引起能够穿透深部组织的化学反应。

1. 苛性碱烧伤 氢氧化钠和氢氧化钾是碱性物质中对皮肤损害最大的,称为苛性碱。

苛性碱烧伤的临床表现:创面早期潮红或有小水疱,刺痛强烈,创面粘滑或皂状焦痂,一般创面较深,焦痂或坏死组织脱落后创面凹陷,边缘潜行,形成溃疡,容易并发创面感染,经久不愈(图 2-3-10)。

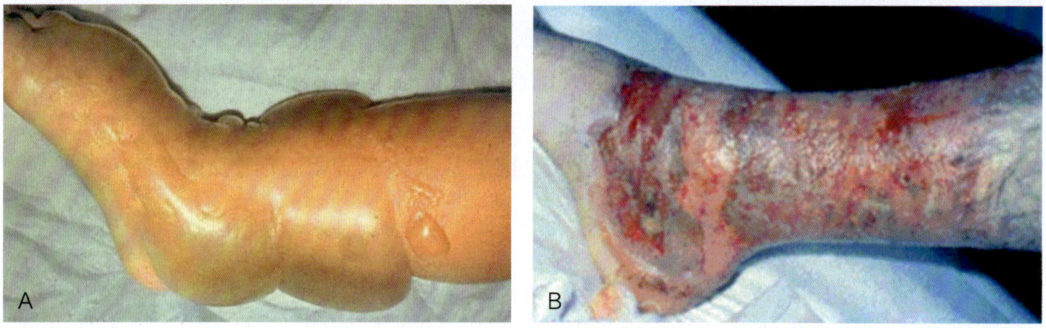

图 2-3-10 碱烧伤创面

A. 早期;B. 后期。

治疗原则:现场急救迅速脱去或剪掉污染衣物、手套,立即用大量流动清水清洗,冲洗时间 20~30 分钟或更长,甚至有学者主张冲洗时间达 10 小时。在冲洗前不主张使用中和剂,以避免中和过程产生的热量加重损伤。一直冲洗至创面无滑腻感。冲洗后可用 0.5%~5% 醋酸、3% 硼酸或 10% 枸橼酸湿敷中和,再用清水彻底冲洗中和反应产物。创面一般采用暴露疗法。

碱烧伤的液体复苏同热力烧伤,液体量常较同面积热力烧伤多。碱烧伤的创面以深度烧伤为主,且对深层组织损伤较重,因此主张早期进行切削痂植皮术。

2. 石灰烧伤 生石灰主要成分为氧化钙,遇水生成氢氧化钙并放出大量反应热,因此可引起皮肤的碱烧伤和热烧伤,两种致伤因素相互加重。

石灰烧伤的临床表现:创面较干燥,呈褐色,有疼痛感。而且在创面上往往残存有生石灰。工作中长期接触可能有皮肤发痒、变红,手掌皮肤角化皲裂、指甲变形(匙甲)。

治疗原则:急救处理应立即脱去污染的衣着,将石灰粉末拭净,先用植物油或矿物油清洗,再用大量流动清水冲洗。如石灰颗粒嵌入组织(如甲沟),可用小镊子取出,再用除钙冲洗液(依地酸二钠 0.37g,碳酸氢钠 0.1g 加水至 100ml)彻底冲洗。

石灰烧伤后续的补液及创面处理方法同热力烧伤。

3. 氨水烧伤 氨水极易挥发,具有刺激性,溶于水后生成氢氧化铵。氨水常用的浓度为 18%~30%,是中等强度碱,它与强碱类一样有溶脂浸润的特点。

氨水烧伤临床表现:氨能溶解蛋白质和胶原,皂化脂肪,使细胞脱水,皂化时产生的热量使深层组织继续坏死,一般烧伤深度较深,疼痛较剧烈,结痂较软。

治疗原则:急救时迅速脱离污染源,可用 2% 硼酸或流动清水彻底清洗创面,冲洗至创面无滑腻感或用试纸测试 $pH < 7.45$。可用 3% 硼酸湿敷创面或采用暴露疗法。对面积较大的深度创面可早期切削痂治疗。

4. 碱性物质所致呼吸道损伤

临床表现:碱性物质的蒸气吸入气道后可有鼻腔干燥灼痛、咽部充血、疼痛,咳嗽,咳少量痰,严重者可伴发胸痛、胸闷、咳痰、痰中带血、发绀、呼吸急促,肺部可闻及干啰音或湿啰音,胸部 X 片可见双肺纹理模糊,呈片状阴影或散在细粒阴影。

防治原则:接触碱性物质的工作环境应做好呼吸系统防护,如不慎吸入应立即脱离污染源,保持气道通畅,解除支气管痉挛,吸氧,可静脉滴注氨茶碱 0.25g,超声雾化吸入地塞米松 5mg,沐舒坦 30mg 加生理盐水 10ml。对于肺水肿的治疗,宜早期、足量、短程应用肾上腺皮质激素,地塞米松 20~80mg/d,根据病情可酌量增减,继续用药 3~5 天,适量补液。

由于碱烧伤可引起喉头水肿及气道黏膜坏死脱落使气道阻塞而造成窒息，气管切开宜早不宜迟，伤后4~5天可通过气管切开口冲洗气道，吸引脱落坏死的黏膜及伪膜。当经导管吸氧后氧分压仍低于60mmHg者，应给予呼吸机支持。由于碱性物质腐蚀性强，黏膜坏死脱落极易造成继发感染，因此要尽早使用广谱抗生素治疗。

5. 碱类物质所致的眼损伤　碱类物质灼伤眼睛，须立即用清水冲洗30分钟以上，而后用生理盐水冲洗，如条件允许，可用3%硼酸溶液反复冲洗，由于碱性物质腐蚀性极强，不仅损伤角膜，还可使眼睛深部组织损伤，导致角膜溃疡、穿孔、虹膜炎、晶状体混浊，甚至眼球萎缩、失明。治疗可用小牛血清去蛋白提取物眼用凝胶、重组牛碱性成纤维细胞生长因子滴眼液及抗生素眼药水滴眼，损伤较重者还需用阿托品眼药水扩瞳，中度以上者应全身使用抗生素。

（四）磷及其化合物损伤

磷及其化合物损伤的临床表现：患者有接触白磷或黄磷的病史，因磷暴露在空气中自燃发生热烧伤，形成五氧化二磷和三氧化二磷，对皮肤或黏膜有脱水、夺氧的作用，且遇水形成磷酸和次磷酸，引起皮肤化学烧伤，使创面损伤继续加深。黄磷烧伤是热力和化学的复合烧伤。此外，黄磷能迅速从创面和黏膜吸收，由血液带至各脏器，引起损害及中毒。磷蒸气也可经气道黏膜吸收，引起中毒。患者全身症状可有头痛、头晕和全身乏力；肝区压痛、黄疸和肝肿大；少尿、血红蛋白尿及各种管型，急性肾功能不全；低钙、高磷血症，严重者出现钙、磷比例倒置，心律失常，甚至死亡。磷化合物或烟雾（尤其是五氧化二磷和三氯化磷）被吸入后，患者呼吸增快而短促，严重者可发生肺水肿、窒息；患者可出现幼稚性精神变化。磷在黑暗的环境中能见到蓝绿色的荧光。浅Ⅱ度或深Ⅱ度烧伤创面常呈棕褐色，Ⅲ度磷烧伤呈黑色。

治疗原则：由于磷及其化合物可以从创面或黏膜吸收，引起全身中毒，故不论磷烧伤的面积大小都应十分重视。急救原则：尽快阻止磷在创面上燃烧，迅速使患者离开现场，清除创面上的磷颗粒。①迅速扑灭火焰，灭火后立即把患者的衣服脱光，迅速脱离现场。若现场有磷烧伤的烟雾，所有人员应用浸湿冷水的毛巾或口罩掩护口鼻，以防损伤呼吸道。②用大量流动的冷水冲洗患者身上的黄磷颗粒；眼部受累应优先彻底冲洗。如条件允许，也可采用稀释的碳酸氢钠溶液冲洗。③在转送患者过程中，要将伤处浸于水内，或用浸透冷水的敷料、棉被或毛毯严密包裹创面，以隔绝磷与空气的接触，防止其继续燃烧。创面禁用油脂类药物或敷料。④创面局部用1%~2%硫酸铜溶液冲洗，近年来，有人主张用5%碳酸氢钠、3%硫酸铜和1%羟甲基纤维素的混悬液涂于创面，以防止单用硫酸铜时所致的铜中毒。亦有外用硫酸铜混悬液配方：4%硫酸铜溶液500ml、10%碳酸氢钠、2%羟甲基纤维素和1%月桂硫酸钠500ml。用镊子将黑色磷化铜颗粒清除。再用大量等渗盐水或清水冲洗，清除残余的硫酸铜和磷燃烧的化合物，然后用5%碳酸氢钠湿敷、中和磷酸，以减少其继续对深部组织的损害。创面清洗干净后，一般用包扎疗法，以免暴露时残余磷与空气接触燃烧。包扎的内层禁用任何油脂药物，避免磷溶解在油脂中被吸收。如果采用暴露疗法，可先用浸透5%碳酸氢钠溶液的纱布覆盖创面，24小时后再暴露。

目前，对无机磷中毒尚无有效的全身解毒药物，所以，黄磷烧伤引起的磷中毒可危及患者生命。如何减少磷吸收、防止磷中毒，是治疗磷烧伤的关键。为减少磷及其化合物的吸收及防止其向深层破坏，对深度磷烧伤应争取早期切痂。切痂面积要足够大，痂下变性组织要清除彻底，切痂后的创面要充分冲洗。整个肢体的磷烧伤，在切除焦痂时应作深层组织检查，若皮下组织或肌肉已呈黑色，应广泛切除，必要时甚至可行截肢。

无机磷中毒目前尚无有效的解毒剂，主要治疗的目的是促进磷的排出和保护各脏器的功能。如患者出现血红蛋白尿，应及早应用甘露醇、山梨醇等溶质性利尿剂或呋塞米、依他尼酸等利尿，使尿量维持在50ml/h以上，并碱化尿液。有呼吸困难或肺水肿时，给予吸氧，应用解除支气管痉挛的药物，如静注氨茶碱、异丙肾上腺素雾化吸入，病情需要时应及时作气管切开或用呼吸机辅助呼吸。监测肝肾功能、血清磷、血清钙及尿磷。如有低钙血症、高磷血症可静脉注射10%葡萄糖酸钙20~40ml，每日2~3次，并注意监测血钙和磷的变化，适当增加补液量，注意保护肝肾功能。

（五）其他类化学损伤

1. 金属及其化合物损伤 铬、锂、钒、锰、镍、铊等金属及其化合物，接触皮肤、经呼吸道吸入或误服均可引起相应的损伤。

铬化合物能引起皮肤丘疹或湿疹样皮炎，搔抓后易并发感染形成溃疡，边缘隆起，底部有渗出物，愈合缓慢。吸入气道可出现流涕、咽痛、咳嗽、咳痰、胸闷、胸痛、气促等呼吸道刺激症状，严重者可出现哮喘，呼吸困难，可导致化学性肺炎。误服可引起恶心、呕吐、腹痛、腹泻、血便，可致脱水、电解质紊乱，甚至休克，肝肾功可受损，甚至出现肾功能衰竭。铬酸 1~2g 即可引起深部腐蚀性烧伤，深达骨骼，6g 即为致死量。

锂化合物可灼伤皮肤，口服中毒轻者可出现头晕、头痛、嗜睡、口唇和四肢震颤、全身无力、恶心、呕吐，有时有腹泻，进一步加重可出现语言、精神错乱，肌阵挛和抽搐，甚至昏迷、呼吸衰竭。肾功能受损可有多尿、脱水，继而少尿、水肿，严重者可致急性肾功衰。损害心肌出现心悸、气急、左心室肥大、扩张，最终导致心力衰竭。氢氧化锂具有极强的腐蚀性，可灼伤眼睛、皮肤、呼吸道，腐蚀消化道可引起死亡，吸入气道可引起气道痉挛、化学性肺炎等。

有一些金属类及其化合物损伤没有相应的解毒剂及中和剂，应注重工作中对皮肤、眼睛、呼吸道的防护，一旦暴露，应按化学损伤的急救及治疗原则处理，无法获得解毒剂时可先用大量的高渗葡萄糖和维生素 C 静脉滴注，吸氧，补液，必要时利尿，保护大脑、心脏、肺、肝脏、肾脏等重要脏器功能。创面清创后处理同热力烧伤，必要时切削痂植皮。

2. 含氧有机化合物损伤 如硫酸二甲酯，无色油状液体，微溶于水，溶于乙醚和乙醇。与皮肤接触后被组织水分分解为甲醇和硫酸。有强烈的刺激和腐蚀作用，皮肤接触后可出现疼痛、红斑，经 3~4 小时潜伏期，可出现大小不等的黄色透亮水疱，有时融合成大疱，以Ⅱ度烧伤多见。急救处理为立即脱离污染源，大量流动清水清洗 20~30 分钟，可用 5% 碳酸氢钠溶液湿敷中和硫酸。创面清创，剪去水疱，防止疱液中硫酸继续产生腐蚀作用，液体复苏疗法同热力烧伤。

【临床病例讨论】

患者系 48 岁男性，化工厂工人，因为双手接触氢氟酸 6 小时被送往烧伤科。详细询问病史，患者因在工作中手套破损接触化学物，手套破损时间不详，发现双手疼痛后立即脱去手套，用冷水冲洗约 20 分钟（图 2-3-11）。

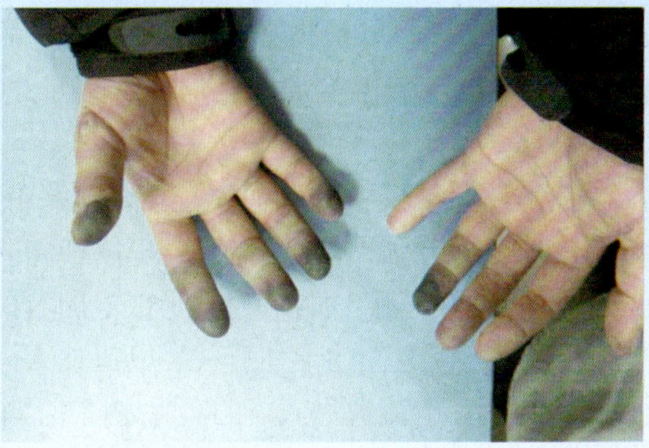

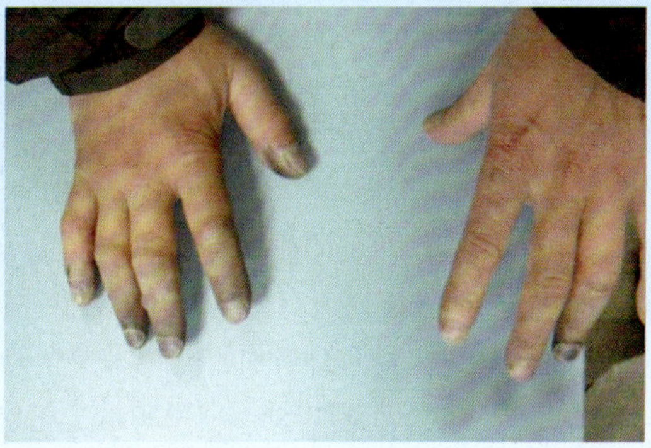

图 2-3-11 氢氟酸烧伤患者双手创面

入院检查：左手第四指中节及末节，右手五指中末节可见氢氟酸烧伤创面，创面呈淡青灰色，手指明显肿胀，伴随剧烈疼痛。部分可见水疱。

1. 诊断 左手第 4 指及右手第 1~5 指约 1% Ⅲ度氢氟酸烧伤。

2. 治疗 大量流动清水冲洗，清创，创面水疱予以清除。10% 葡萄糖酸钙湿敷于创面，可通过扩散作用与氟离子结合，由于钙离子的螯合作用以及钾离子的释放，创面经常极其疼痛，我们可通过观察这一症状帮助判断治疗的效果。如果通过外敷疼痛平息，提示氟离子已经被清除。该患者经过数次换药观察，疼痛缓解不佳，故在受伤区域用10%葡萄糖酸钙注射，由浅入深，常用剂量为0.5ml/cm²。监测患者血钙正常，未发生低钙血症。应用糖皮质激素抑制蛋白水解酶及其辅酶的活力，并具有抗组胺作用，从而减轻氢氟酸进行性的破坏。

切削痂去除坏死组织，通过换药创面瘢痕愈合。

3. 病例分析 根据病史特点，双手接触氢氟酸，发现双手疼痛后立即脱去手套，用冷水冲洗约20分钟。急救处理及时得当。住院后治疗措施较恰当，给予葡萄糖酸钙湿敷及局部注射，并行切削痂手术去除坏死组织，积极终止了损伤进一步加重，早期积极的手术为创面愈合打下了良好的基础。因此对氢氟酸烧伤患者采用早期急诊清创，早期葡萄糖酸钙干预治疗，积极地手术去除坏死组织减轻继发损害，可获得较为满意的预后。

三、电击伤

(一) 概述

电烧伤主要包括电流通过人体所引起的电击伤(电接触伤)和电弧烧伤所引起的体表热烧伤。电击伤是指人体与电源直接接触后电流进入人体，电能在人体组织内转变为热能，从而造成大量的深部组织如肌肉、神经、血管、脏器和骨骼等的损伤。

人体为电流的良好导体，触电机体可致损伤。电流对人体致伤作用的影响因素主要有六种，即电流的种类、电压的高低、电流强度、身体不同组织对电流的阻力、电流通过身体的途径、接触电流的时间。

1. 电流的种类 电流分直流和交流两大类，前者电流方向不变，后者电流方向呈周期性变化。生活中发生的电烧伤，绝大部分为交流电引起。同样电压下的电流，交流电比直流电的危险性大数倍。

2. 电压 电压越高，电能越大，致伤的可能性也越大。电压越高，流经人体的电流量也越大，机体受到的损害亦越严重。一般认为以36V以下电压为安全电压。但根据环境不同，也有将此值定为24V；12V以下为绝对安全电压，1 000V以上为高电压。

3. 电流强度 电流强度不同，对人体损伤的结果差异很大。通过人体的电流越强，对人体造成的影响亦越大。根据Joule定律：$P=I^2\cdot R\cdot T$(I为电流强度，R为组织电阻，T为接触电流时间)。即热量的产生与电流强度、组织电阻及接触电流时间成正比。

4. 身体组织对电流的阻力 由于人体各组织结构和理化性质不同，身体各种组织对电流的阻力也不同，从小到大的顺序为血管、神经、肌肉、皮肤、脂肪、肌腱、骨组织。这是由各组织本身不同成分的理化特性和组织结构特点所决定的。身体各组织的电阻和其他导体一样，随着温度的变化而有所改变，即温度升高后电阻相应升高。

5. 电流从人体通过的途径 在人体触电过程中，身体各组织并不像金属导体紧密连接在电路中，而是电流必须首先克服皮肤的电阻，才能通过其他组织，这些组织形成互相并无严格绝缘关系、串联和并联混杂的电路。在这种情况下，电流通过身体的途径不仅仅取决于各种组织的电阻，而且和身体形成电路时的最高电位(入口)和最低电位(出口)之间的位置，以及身体是否还接触其他低电位的导体有关。电流在人体内并非如先前认为的呈直线最短距离传导或取电阻最小途径通过。实际上，电流通过人体的实际途径难以捉摸。

6. 人体接触电流的时间 电流对人体的损害程度与电源接触时间的长短有关。通电时间越长，对机体造成的损害越严重。

实际上，引起机体损伤的机制十分复杂，可造成局部和全身性病理改变。电流对人体损伤分局部和全身作用。一是电能转化为热能产生高温，引起组织损伤、充血、水肿、碳化；二是电流通过人体组织可使组织去极化。电流通过机体组织可导致神志丧失、中枢受抑、传导障碍，甚至心跳骤停，也导致肌肉强直性痉挛，使血管壁变性、血液凝固，形成血栓甚至坏死，血循环障碍，肌肉发生坏死等。

(二) 临床表现

1. 电击伤的全身影响 在充分了解电击伤局部创面表现情况的同时，由其引发的全身情况的改变更加不容忽视。当一定强度的电流通过人体时，尤其是经过头部，可能立即发生神志丧失，甚至呼吸、心跳停止等。经过及时有效地抢救，逐渐可表现为意识不清、抽搐、躁动、呼吸急促而不规律等症状。对于严重的电击伤而言，早期可能引发休克，其不仅包括上述由直接电击引发的持续一段时间的电休克，还包括伴随有大面积热烧伤的严重电击伤所引发的低容量性休克。所以，只有在对于电击伤患者全身情况的有效控制和改善的前提下，才能为电击伤患者创面的修复争取更多的时间和提供充足的保障。

2. 电击伤创面的临床表现　电流对机体组织的损伤主要表现为电流所致的热损伤，特别是高压电造成的组织烧伤非常显著。电击伤后，电流通过人体的“入口”及“出口”处烧伤程度相对最重。高压电击伤的电流进出口部位外观通常为焦化或炭化样损伤，可能表现为凹陷，边缘隆起的环加之蜡黄色或灰白色皮革样坚韧的皮肤；也可能表现为深部组织（如肌肉等）的爆出、炭化；更有甚者直接表现为肢体干性坏疽、骨关节外露焦化等。高压电击伤造成的创伤经常被描述为一种“口小底大”的状态存在。这是由于身体各种组织的电阻不同，其中皮肤和脂肪组织的电阻大，通过的电流弱，因此损伤的范围小；血管、神经和肌肉等深部组织电阻较小，所以电击伤引发的深部组织的损伤范围可能远远超过外观呈现的范围，对电流通过途径中的肌肉、神经、血管等造成严重的损伤，并由于各部位组织结构及导电性、耐热性及身体各处电场分布的不一致等，造成电烧伤的“多发性”“节段性”“跳跃性”及肌肉的“夹层性”坏死等复杂多样化表现（图 2-3-12）。

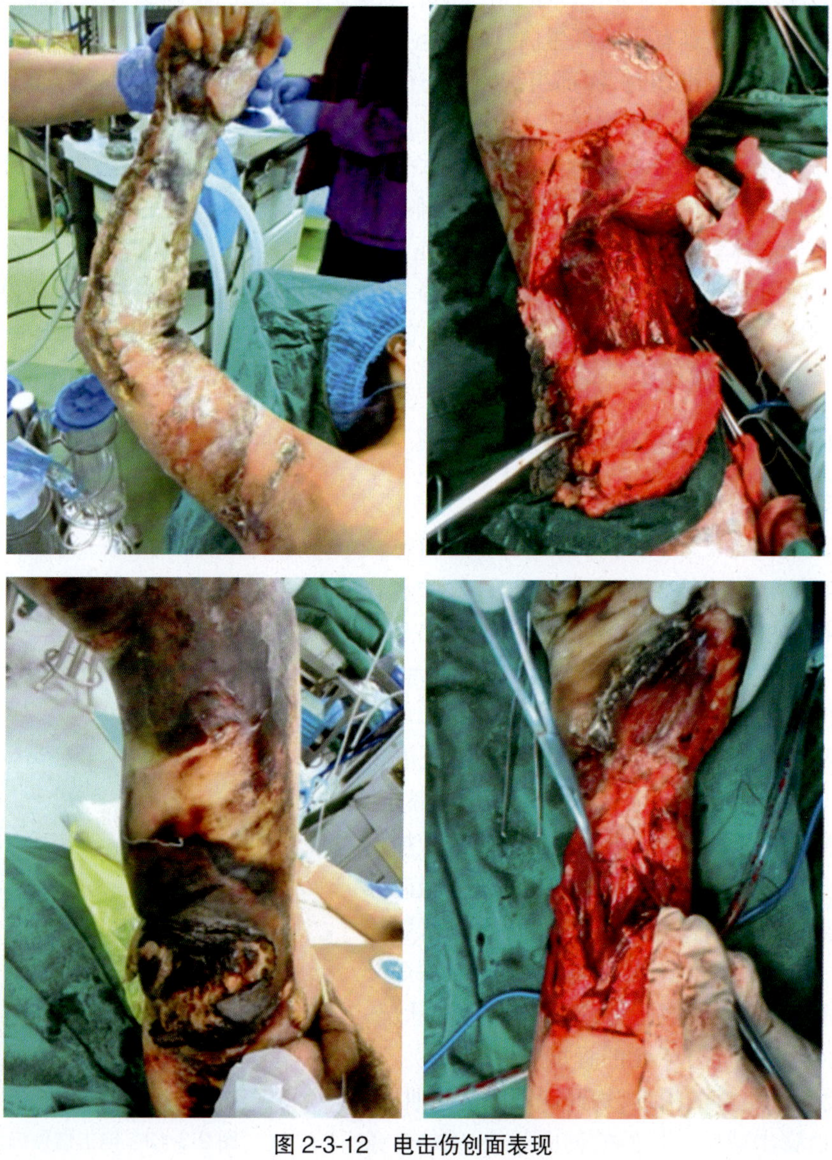

图 2-3-12　电击伤创面表现

在实际临床工作中，我们发现接触性电击伤往往不是单独存在的，而经常伴随有电火花（电弧）烧伤，或是触电后衣服及环境易燃物燃烧造成的烧伤。如果伴随电击伤发生的后两种热烧伤情况较为严重的话，那么这种创面的处理往往更为复杂和困难。

（三）治疗

1. 电击伤的急救和全身治疗

（1）脱离致伤源：立即切断电源，使患者脱离与电流的接触。但对接触某些电力设备而被电击的患者，在切断电源后，可用干燥木制绝缘物将患者从有关电力设备移开后，帮助者方可接触。帮助者切勿以手直接推拉，以保自身安全。

（2）必要的心肺复苏：脱离电源后应立即检查心、肺情况。患者往往昏迷，呼吸停止或不规则，心搏停止或减弱。对呼吸已停止者，帮助者应立即施行持续的人工呼吸。如患者虽然无呼吸，但心跳仍有规律，则预后大多良好。患者已发生心跳骤停但尚有呼吸者，应立即进行胸外心脏按压。对于发生室颤的患者，应立即予以电除颤。

（3）全身检查：在进行复苏的同时，可简单了解病史，如电源电流、电压、电流进口接触时间、曾否发生电弧或电火花、着地情况、有无从高处坠落及现场采取的急救方法等。全身检查包括有无罕见的内脏损伤，有无骨折、气胸。患者受伤时可有短暂的昏迷，其他神经系统症状可有眩晕、神经过敏以及脊髓损伤等。应行心电图检查，心电图如有变化，应行持续的心电监护。取血测定动脉血气、乳酸脱氢酶、肌酸激酶及血淀粉酶。留尿或导尿检查有无肌红蛋白、血红蛋白。

（4）抗休克治疗：高压电击伤时，深部组织的损伤很大、渗出多，不能以体表烧伤面积作为输液的根据。一般输液量比体表烧伤预计公式高数倍以上。在进行输液治疗时，主要依据患者对输液治疗的反应，包括每小时尿量、周围循环情况，对中心静脉压进行监测。由于肌肉的损伤，大量肌红蛋白释出，患者伤后的尿呈酱油色，为了及时将游离的肌红蛋白及血红蛋白排出体外以减轻对肾脏的刺激损伤，预防急性肾衰竭，开始时应输入较大量液体以保证患者尿量在 100ml/h 以上。此外，应使用碳酸氢钠碱化尿液，防止肌红蛋白及血红蛋白排出时沉积于肾小管，以及纠正酸中毒。对电击患者，特别是有过心跳骤停或心电图异常的患者，输入量应适当控制，以防止输液过多，加重心脏负担。

知识点：电击伤抗休克补液注意事项

1. 先晶后胶再水，三者循环交替输入。
2. 先快后慢，快速扩容、排尿后再维持容量稳定。
3. 既要维持尿量，又要注意避免心力衰竭、肺水肿，适当使用利尿剂。
4. 大量补充碱液，纠正酸中毒，尤其注意碱化尿液、尿色变化

2. 电击伤创面的处理

（1）焦痂及深筋膜切开减压术：由于严重的高压电击伤会造成广泛的深部组织损伤，大量液体渗出于筋膜下，导致组织间及筋膜腔内压力增加，再加之外部皮肤受损形成坚硬的环形焦痂，就使得不断增高的组织间压力阻碍肢体循环受到并造成更多的继发性肌肉坏死。因此对肢体的环性焦痂区域，应根据临床情况尽早施行焦痂及深筋膜切开减压术，从而降低筋膜间隙压力，进而改善循环状况，减少由此导致的继发性肌肉坏死的程度（图 2-3-13）。手术时，切口一定要达到足够的深度，切开深筋膜甚至肌膜，使肌肉可以尽量地膨出减压。切开的创面开放，碘仿纱条

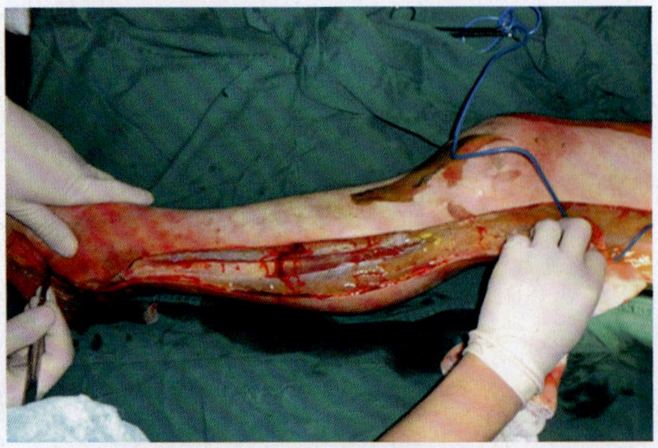

图 2-3-13 电击伤焦痂切开减压

覆盖并无张力缝合固定，外覆磺胺嘧啶银等防止感染。

知识点：临床判断施行肢体焦痂及深筋膜切开减压术的标准

1. 肢体进行性肿胀，触之紧张、发硬。
2. 肢端进行性的麻木感加剧。
3. 肢端微循环状态进行性变差。

另外，目前有不少文章报道，对电击伤焦痂切开减压创面应用负压吸引系统，从原理上可以在更大程度上减轻皮下组织和肌肉间隙的水肿，利于减压和缩小创面。但从电击伤后患区肢体血管进行性损伤的角度而言，在负压吸引治疗的情况下一旦发生血管破裂，将会造成更多的失血量，从而引发更为严重的后果，所以建议对于电击伤焦痂切开减压创面谨慎应用负压吸引系统。

（2）电击伤扩创——早期修复治疗：电击伤后组织“渐进性坏死”的过程通常导致临床采用“早期扩创延期修复治疗”的方案处理创面，即延期修复封闭创面。但这种方案的缺点是手术次数多、住院时间长，更为重要的是由于扩创后创面不能早期封闭，深部组织如肌腱、血管、神经和骨关节等暴露时间较长，继而可能发生继发性感染、坏死，导致患者可能遗留严重的伤残和功能障碍。正是基于这方面的考虑，提出了“扩创——早期修复治疗”的治疗方案。即是在早期扩创中尽量彻底地切除所有坏死组织，保存具有活力的组织，并能立即应用肌瓣、皮瓣和游离皮片等方法一期修复创面，达到尽早闭合创面，促进创面一期愈合的目的。该方案可以有效的缩短治疗时间，减少创面感染机会，避免深部组织结构的外露，从而最大程度地减少继发的功能障碍和残疾。

实施“扩创——早期修复治疗”方案的前提就是能够在早期扩创中尽可能彻底清除坏死组织，这就要求能够在早期扩创中识别坏死组织，甚至是可能坏死的组织。对于这一点，目前临床上主要存在两种鉴别方法。一是主要通过术中的观察识别。电击伤损伤坏死的肌肉呈熟肉样，色苍白，对刺激失去收缩反应。如在驱血止血带下手术，坏死的肌肉由于血管栓塞致血液不能排空，与周围健康肌肉相比，呈现红色；而健康的肌肉由于驱血后血管排空，反而显示苍白缺血。放松止血带后观察两者则恰相反，健康的肌肉显示鲜红色，坏死的肌肉由于血管栓塞呈现暗红、苍白色。借此可鉴别健康的和坏死的肌肉组织。对于肌腱和神经等少血组织，烧伤后颜色改变不显著，但与健康肌腱和神经相比，坏死的肌腱和神经失去原有光泽，呈灰白色。另外，损伤栓塞的血管呈青紫色，管径膨大，血流停止，切开后可见凝固的血栓或血液呈暗红色泥状。另一种鉴别坏死组织的方法是活体深部组织染色法，这种方法在临床实际应用中相对较少。在术前48小时经健康皮肤向焦痂下浸润注射亚甲蓝2~4ml（20~40mg），用药量不超过1~2mg/kg。虽然亚甲蓝对于健康活组织也能一过性染色，但通过血循环迅速被吸收而从尿中排出；又由于亚甲蓝作为一种氧化还原指示剂可被活组织或细胞所还原，变成白色的物质，故在术中只有坏死的组织仍呈蓝色。

（3）电击伤扩创——延期修复治疗：电击伤创面的处理原则是首先为积极清除坏死组织。由于在电击伤发生过程中电流对人体通过的主要径路——血管造成损害，继而血管发生栓塞而引起肌肉的继发性坏死，释放大量的肌红蛋白，进而造成肾脏损害，引起肾衰竭，最终导致患者死亡。因此，在稳定患者全身情况下早期通过手术清除坏死肌肉，能够显著地降低电击伤的死亡率。

另外，对于深度电击伤创面处于主干血管的位置区域时，随时存在引发患者发生床旁血管破裂大出血的可能，并会因此导致出血性休克，甚至死亡。所以对于类似部位的坏死组织应尽早扩创，争取掌控可能发生大出血的先机，早做相应处理，减轻因突发性主干血管破裂大出血引发的严重后果。

基于电击伤对创伤区域血管损伤的机制，会导致受损血管发生逐渐地栓塞、阻塞，从而造成相应区域的肌肉和软组织发生“渐进性”坏死，该坏死过程可能持续2周左右。因此，电击伤创面的坏死组织清除通常难以在一次手术完成，往往需要第二次甚至反复多次清除坏死组织。对于坏死组织和健康组织混杂的区域，坏死组织为主的区域尽量切除，健康组织为主的部分可以适当保留。所谓“扩创——延期修复治疗”就是在第一次电击伤创面扩创时切除明显失去活力的坏死肌肉和软组织，在清创后的创面保持开放，局部创面湿敷或用生物敷料覆盖，然后每隔 1~2 天换药观察，逐渐分次清除后继发生的坏死组织，直到彻底清除坏死的肌肉和软组织或创面已有健康肉芽组织形成，最后应用游离皮片或皮瓣修复封闭创面。

(4) 电击伤截肢术：对于电击伤后肢体毁损明显的患者，有必要施行截肢术处理电击伤创面。然而电击伤截肢术与其他病情下施行的截肢术存在着其相对特殊的地方，在选择截肢时机、手术探查截肢平面和截肢后创面处理方面有其不同之处。

1) 电击伤截肢术时机的选择：基于电击伤本身造成相应区域的肌肉和软组织“渐进性”坏死的特点，电击伤后肢体毁损的平面需要一定时间才能相对确定，临床上一般认为 5~10 天为相对成熟的电击伤截肢时间。电击伤截肢时间过早，预计截肢区域组织肿胀明显，肢体毁损平面难以评估确定，易造成因截除组织过多而引起的不必要的功能影响，或是因截除组织过少而需要后继实施再次或多次扩创手术。而电击伤截肢时间过晚，大量肌组织坏死将释放大量肌红蛋白和钾离子等，引发毒血症和代谢性酸中毒，并伴随有大量血浆和液体从局部坏死组织刺激扩张的毛细血管渗出引发低血压，从而导致严重的肾功能衰竭、休克等全身性改变。

当然，根据临床的实际情况，电击伤截肢术实施的时间也不是一成不变的。对于以干性坏疽为主的电击伤毁损肢体，在不伴有明显的因毁损肢体引发全身症状的前提下，伤后 5~10 天行截肢手术是比较合适的。但是，对于电击伤毁损肢体区域潮湿、肿胀明显，呈现湿性坏疽表现的情况，应尽早施行截肢手术，以避免因发生特殊细菌感染（如气性坏疽等）造成更为严重的后果。另外，对于肢体主干血管的位置存在深度电击伤创面时，随时存在发生床旁血管破裂大出血的可能，并会因此导致出血性休克，甚至死亡。所以对于类似部位的坏死组织应尽早扩创或对毁损明显的区域进行必要的截肢，减轻因突发性主干血管破裂大出血引发的严重后果。

2) 电击伤截肢术中的平面探查：由于电击伤引发的深部组织的损伤范围可能远远超过外观呈现的范围，并由于各部位组织结构及导电性、耐热性以及身体各处电场分布的不一致等，造成电烧伤的“多发性”“节段性”“跳跃性”及肌肉的“夹层性”坏死等复杂多样化表现。所以电击伤截肢平面远非表面皮肤坏死界限表现出的平面，需要在术中行必要的探查并尽可能切除坏死的组织。

在电击伤截肢手术中，应尽量切除电击伤创面周边的深度烧伤皮肤及筋膜组织。对于烧损的肌肉和神经，应根据其组织类别、损伤的严重程度、感染程度、功能重要性等因素全面考虑，对所有的坏死的失去活力的组织包括间生态肌肉组织，都应彻底切除，以防止渐进性坏死引起继发性感染，使手术失败。电击伤造成的深部组织损害主要是由于电流通过组织引起，电流在人体沿直线最短距离通过，在肢体多沿屈侧向心方向走行，因此烧损的深部组织多限于屈侧。所以在电击伤患者探查截肢时，应在切除坏死及其周围的深度烧伤皮肤的基础上，从屈侧向上、向两端尤其是向肿胀的近心端延长切口，充分探查坏死的深部组织。

3) 电击伤截肢术后创面的处理：电击伤截肢后的创面因残留皮肤组织多少的不同，可分为闭合性截肢和开放性截肢。闭合性截肢是指截肢后残端残留有足够多的健康皮肤组织，可有充分包裹闭合截肢残端创面，达到一期封闭创面的目的。由于电击伤后组织水肿及可能少量间生态组织残留的原因，所以闭合性截肢术后创面应放置有效引流物。开放性截肢是指截肢后残端没有残留充足的健康皮肤组织包裹创面，只能采用肌肉组织覆盖深部血管、神经等组织，在明确坏死组织切除充分的基础上，应用游离皮片覆盖创面。这种创面术后往往渗出较多，需要在术后加强换药处理，并定期检查患者全身内环境情况，直至皮片完全成活后整体覆盖创面。

4) 电击伤截肢术的讨论：从整体医疗发展历史而言，对电击伤截肢术的评价处于不断的变化中。随着医疗技术的不断发展，对于电击伤毁损创面的覆盖方式也在不断发展，并曾经在很长的一段时间里以尽可能不截肢或是保肢的长度越长来显示其医疗水平的高超。但在很多年以前，前辈们就曾经提出这样的观点：“对于电烧伤患者，救活患者、保存肢体并消灭创面并非最终的治疗目的。”我们保肢的目的为的是功能，没有功能的保肢是毫无意义的，更何况还会不断产生后继问题。那么这里我们希望讨论一个“被动截肢”和“主动截肢”的问题。被动截肢就是指目前的医学技术方法无发生实现保留肢体，必须对毁损肢体施行的截肢术。随着科技的发展，各种类型的假肢功能达到的越来越好的水平，能够有效模仿更多的健康肢体的功能活动。于是其为主动截肢的实施创造了必要的条件，所谓主动截肢是指虽然采用一些医学技术方法能够在外形上实现肢体的全部或一部分保留，但该保留肢体的功能已彻底毁损、无法挽回，对于这样的肢体就建议进行必要的截除并在后期佩戴适合的假肢，从而更有利于患者肢体功能的部分恢复，早日重返社会。

【临床病例讨论】

患者40岁男性，因地面铺设电线时候操作失误，接触10kV高压电受伤，伤后1小时送至医院(图2-3-14~图2-3-17)。查体主要发现右大腿、会阴部为电流入口，左膝部为出口，出入口均有不同程度组织炭化、破坏伴疼痛，尿色稍深，诉口渴。

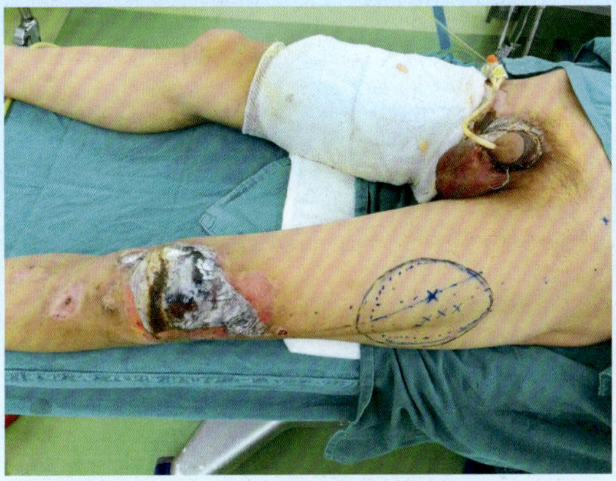

图2-3-14 电击伤创面

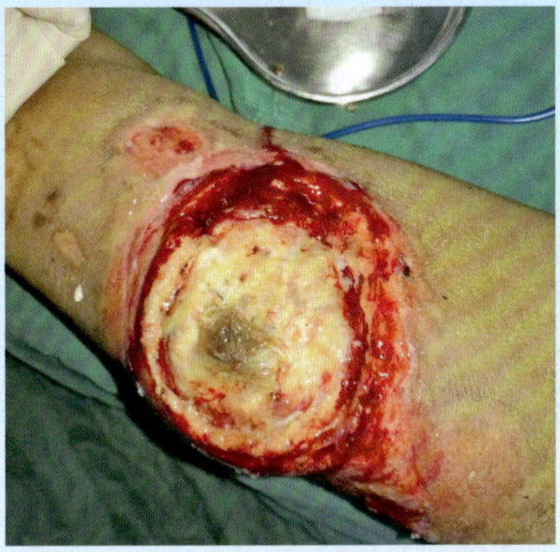

图2-3-15 电击伤创面扩创显露髌骨坏死

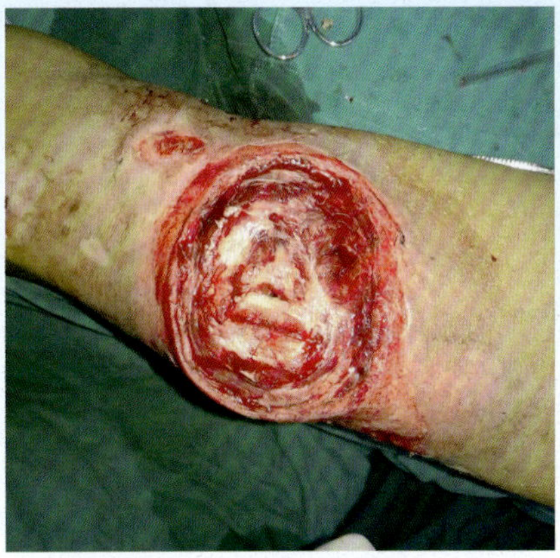

图2-3-16 电击伤创面彻底扩创

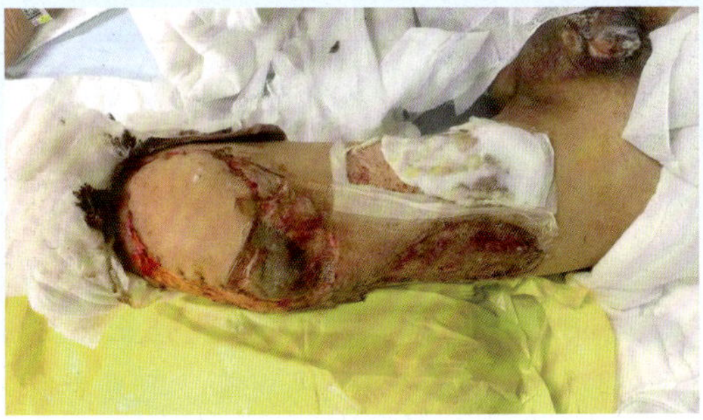

图2-3-17 扩创后皮瓣修复术后2日

1. 诊断 双下肢及会阴部高压电击伤。

2. 治疗 根据血气分析、尿常规、电解质及肝肾酶谱判断伤情，根据组织破坏严重程度制订补液抗休克计划。主要目的是纠酸、维持电解质平衡、稀释以及促进肾脏排出组织破坏后入血的各种炎性介质及细胞碎片等，使内环境逐渐恢复，以保障并维持各大脏器的功能相对正常。待内环境相对稳定，再采取手术扩创方式去除坏死组织，以切断炎性介质等物质的根本来源，并利用整形外科手段进行创面修复治疗。

3. 病例分析 患者电击伤的组织破坏程度相对不重，常规补液基本可以平稳度过休克期，进入水肿回吸收期并无明显毒血症表现，考虑到坏死组织的溶解时间，应限期安排手术扩创，如患者休克期末及水肿回吸收期前期毒血症表面明显，则应及早安排手术扩创。本例在7天左右安排扩创，扩创中发现膝部坏死组织深达髌骨表面，髌骨部分发黑坏死，充分切除扩创后，发现进入关节腔，髌骨部分缺损，髌上下韧带结构相对破坏较小，考虑到修复后瘢痕组织坚韧，可协同残余髌骨连接上下韧带，完成关节囊重建，达到保肢目的。于是选择膝外上动脉为血管蒂的股外侧肌皮瓣，修复膝部创面，肌肉缝合膝上下韧带以加强髌韧带作用及关节囊强度，其余创面植皮处理，创面一期愈合（图 2-3-18），早期恢复正常活动，3 个月后开始进行负重训练后肢体功能恢复。

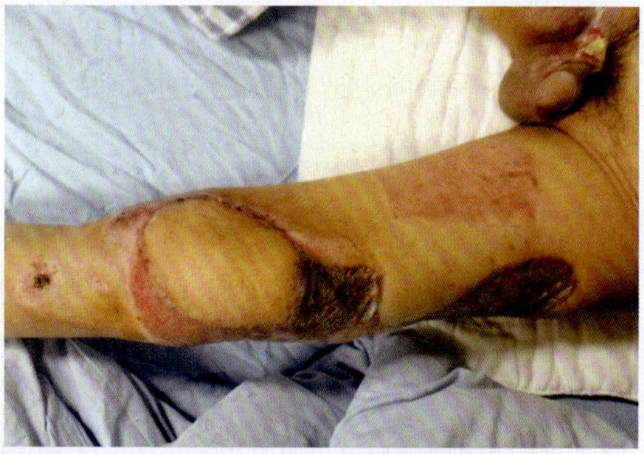
图 2-3-18 创面愈合

四、放射性损伤

（一）概述

放射线暴露常见于医学上的放射性治疗、与放射相关的工厂企业事故等，由此导致的放射性损伤会引起皮肤、黏膜、肠道、腺体等器官和组织的难愈性溃疡、纤维化、萎缩坏死等病变，处理起来非常棘手。其中皮肤损伤常见而多发，是以下主要阐述的内容。

相较于烧伤或电击伤，放射性皮肤损伤在病理生理机制、临床表现上有明显差异。放射性损伤导致的皮肤持续性炎症反应可表现为红斑、脱皮、毛细血管扩张、组织坏死、纤维化、难以愈合的溃疡等，有的患者还伴随疼痛或瘙痒不适。

知识点：典型的放射性损伤在时间上可分为四期

1. 第一期为早期反应期。主要表现为暂时性红斑，常在几天内逐渐消退。严重者可出现全身反应，如头痛、呕吐等。

2. 第二期为假愈期（又称潜伏期）。局部红斑消退，表面上看起来无异常，但局部皮温变化、汗腺分泌失调等。

3. 第三期为症状明显期。按损伤程度出现轻重不一的临床表现。

4. 第四期为恢复期，皮肤损伤逐渐恢复、痊愈或转为慢性病变。

知识点：放射性损伤按损伤程度的临床表现可以分为四度

1. 一度为脱毛反应，主要损伤皮肤的附属器官——毛囊和皮脂腺。受照部位最初出现斑点状色素沉着，并有散在的粟粒状毛囊角化性丘疹，以毛囊为中心，高出皮肤表面，呈棕褐色。这些丘疹之间的皮肤较干燥，毛发松动，易脱落。毛发脱落一般从受照射后 2 周开始，至 3 周末结束。毛发可以再生，若 6 个月内仍未长出，则多为永久性毛发脱落。

2. 二度为红斑反应。早期发生于照射后几小时，局部有瘙痒、疼痛、烧灼感及轻微水肿，并出现界限清楚的充血性红斑，其后红斑逐渐消失（图 2-3-19）。受照 2~3 周或更长时间以后，可再次发生界限清楚的持续性红斑，需要 70 天左右才能痊愈。在此期间内，应注意保护皮肤，避免日晒。

3. 三度为水疱反应。假愈期后持续性红斑处出现水疱，开始为小水疱，而后逐渐融合成大水疱，周围有色素沉着。水疱溃破后形成创面。

4. 四度为溃疡反应。照射后局部迅速出现烧灼或麻木感，疼痛、肿胀和红斑等反应更严重，可不出现假愈期。继而组织坏死，出现溃疡。随着感染加重、血供障碍，组织进行性坏死，溃烂逐渐扩大加深，有的深达骨骼。溃疡基底污秽，极少或没有肉芽形成。局部淋巴结肿大。这种溃疡很难自行愈合（图 2-3-20）。

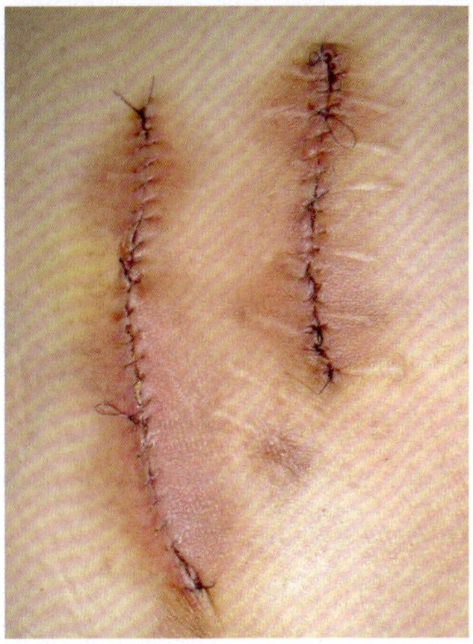

图 2-3-19 瘢痕疙瘩手术后放疗形成局部红斑

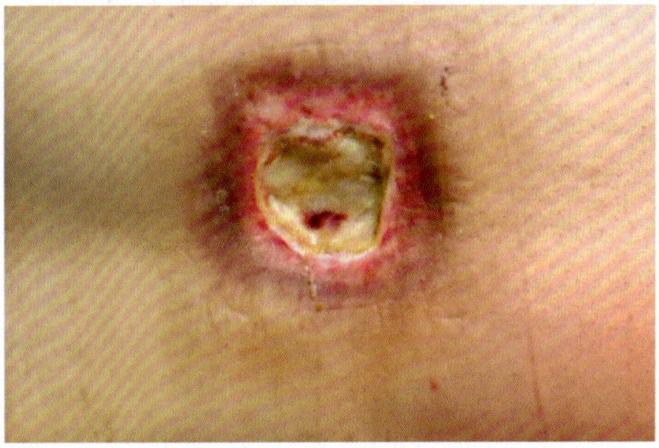

图 2-3-20 放射性溃疡

第三、四度皮肤放射性损伤的局部病变即使愈合，经多年后还可能再次溃破，称为迟发性皮肤放射损伤。

（二）影响损伤程度的因素

皮肤放射性损伤的严重程度受诸多因素影响。

1. 放射线的种类 不同的放射线具有不同的能量，所引起的放射性损伤的严重程度及所需要的照射剂量也不相同。

2. 照射剂量、剂量率和照射间隔时间 一般来说，照射剂量越大、剂量率越高、间隔时间越短，所致损伤就越重。

3. 机体和皮肤的敏感性 儿童的皮肤比成年人的敏感性高。女性皮肤一般比男性的敏感度高。妇女在妊娠期、月经期对照射的反应要明显一些。不同部位的皮肤敏感性也有一定差异，按敏感性高低依次为面部、颈前、腋窝、四肢屈侧、腹部。此外，某些原有疾病可使皮肤对射线的敏感性增高，如肾炎、结核、高血压、糖尿病、甲状腺功能亢进及皮炎等。

4. 附加的物理、化学因素 紫外线、红外线可增加皮肤对射线的反应性，一些化学物质如碘、硝酸银等也有此作用。所以，应该在受射线照射的前后严格防止这些理化因素的接触。

（三）皮肤放射性损伤难以愈合的机制

伤口愈合包括止血、炎症、增生和重塑几个阶段，正常的伤口愈合需要炎症细胞、角质细胞、成纤维细胞、血管内皮细胞等有序的相互作用和参与。放射性损伤持续性高表达基质金属蛋白酶，破坏了这种有序的活动，不利于细胞增殖；减少血管新生，破坏局部血液循环障碍；周围组织过度纤维化、肌成纤维细胞缺乏，影响伤口的收缩和愈合；炎症因子过度表达，如转化生长因子 β（transforming growth factor-β，TGF-β），肿瘤坏死因子 α（tumor necrosis factor-α，TNF-α），血管内皮细胞生长因子（vascular endothelial growth factor，VEGF）和白介素（IL-1，IL-8）等；NO（nitric oxide）水平下调，抑制其诱导胶原沉积的作用。以上因素都会导致伤口愈合延迟。

（四）治疗

1. 救治原则

（1）尽快脱离放射源，消除放射性物质沾染。停止放射线治疗或调整方案。

（2）防止外伤及各种理化刺激，及时给予必要的创面保护。

（3）防治继发感染，促进组织修复再生。

(4)对不同严重程度的放射性损伤采取不同的方法进行治疗。

2. 放射性皮肤溃疡的治疗　高压氧能增加局部组织的氧合,增加毛细血管的密度,促进放射性损伤创面的愈合。封闭负压吸引能吸收创面渗出,清除坏死组织,减少创面的细菌数量。促进血管新生,使肉芽组织生长迅速,加速创面愈合。

根据伤口情况选用合适的伤口敷料。水胶体敷料的亲水微粒吸收伤口渗液以后变成水凝胶,为伤口提供湿润的愈合环境,可以促进肉芽组织的生长和上皮的爬行;水凝胶敷料是一种高含水量的吸水性高分子凝胶组成的伤口敷料,可以向干燥结痂的创面提供水分,促进自溶性清创,也有利于创面保持湿润;银离子敷料在吸收渗液时释放纳米级的银离子颗粒,有较强的杀菌能力,促进成纤维细胞的分化和伤口的上皮化。

许多研究表明,局部应用生长因子也能在创面愈合中发挥积极的作用,如 TGF-β、血小板源性生长因子(platelet-derived growth factor,PDGF)、巨噬细胞集落刺激因子(granulocyte macrophage-colony stimulating factor,GM-CSF)、重组人表皮生长因子(recombinant human epidermal growth factor,rhEGF)、VEGF 等。

近年来,骨髓间充质干细胞和脂肪来源的干细胞在放射性创面愈合中的作用近年来得到越来越多的研究。干细胞可能通过分泌一些细胞因子、生长因子促进血管新生、再上皮化、调整局部炎症反应,其多能细胞分化功能也可能补充在放射过程中坏死的细胞。

对严重的放射性溃疡而言,伤口愈合能力极差,手术几乎是唯一的治疗手段。彻底去除坏死组织至正常边界是手术的关键,之后根据创面的具体情况进行修复。由于创面基底组织血液循环差,皮肤移植的失败率很高;放射线会对周围组织造成影响,应用局部皮瓣进行修复出现皮瓣坏死或血供障碍的概率也很高。取自未受到放射线影响部位的带蒂或游离轴形皮瓣更有利于伤口的愈合。

【临床病例讨论】

患者 50 岁女性,左乳腺癌术后放疗 5+ 年,局部逐渐形成溃疡 4+ 年(图 2-3-21)。查体主要发现为左乳术后放疗区溃疡,直径约 5cm,较深且伴较多坏死组织,周边组织纤维化严重。

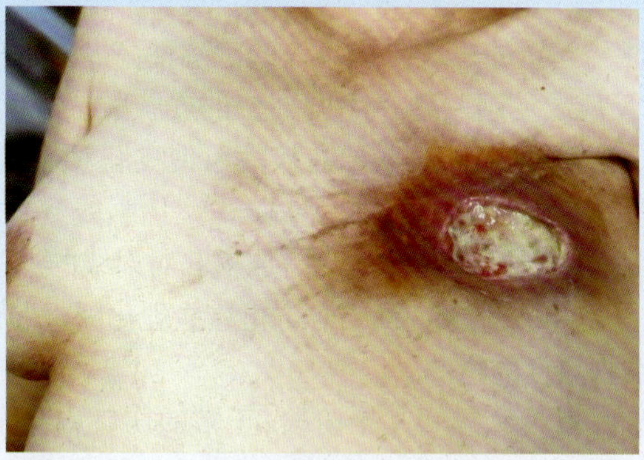

图 2-3-21　乳腺癌术后放疗形成胸壁放射性溃疡

1. 诊断　左乳癌术后放射性溃疡。

2. 治疗　首先通过筛查乳腺癌相关肿瘤标志物、局部及远处全身影像学筛查以及术中冰冻病检等手段,排除乳腺癌复发可能,确定为放射性溃疡充分手术扩创,在彻底扩创基础上,选择背阔肌肌皮瓣修复创面。

3. 病例分析　诊断体表或浅表肿瘤的放射性溃疡通常应当排除肿瘤复发,本例中病史及检查均支持为放射性溃疡。由于放射性溃疡周围组织血供差,植皮效果不佳,选择皮瓣或肌皮瓣覆盖效果较好,可选择背阔肌肌皮瓣进行修复(图 2-3-22)。但是乳腺癌手术通常在进行淋巴结清扫时,腋部破坏较重,胸背动脉及其近端前干可能被破坏,术前背阔肌血供需要进行影像学评估。背阔肌的神经支配可以选择离断,以避免术后伴发肌肉痉挛造成血供障碍或者局部出血。

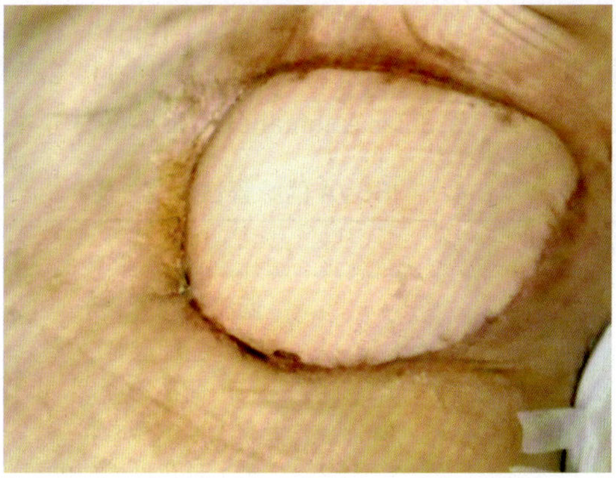

图 2-3-22　彻底扩创后，背阔肌肌皮瓣带蒂转移修复放射性溃疡创面

【复习题】

1. 化学损伤的急救原则是什么？
2. 氢氟酸烧伤的临床表现和治疗原则是什么？
3. 黄磷烧伤的创面处理与普通化学损伤有何不同？

（岑　瑛　刘　勇　张艳阁　陈俊杰　肖海涛）

参考文献

[1] 夏照帆 . 烧伤外科学 . 北京 : 中华医学电子音像出版社 , 2016.
[2] 苏永涛 . 特殊原因烧伤创面修复与全身治疗 . 北京 : 人民军医出版社 , 2011.
[3] 黎鳌 . 黎鳌烧伤学 . 上海 : 上海科学技术出版社 , 2001.
[4] 方声教 , 庞淑光 , 叶胜捷 , 等 . 腹部多个单蒂薄皮瓣修复多指深度烧伤 . 中华烧伤杂志 , 2009, 25 (1): 9-10.
[5] 柴家科 , 贾晓明 , 李利根 , 等 . 烧伤整形病案分析 . 郑州 : 郑州大学出版社 , 2008.
[6] AKITA S, AKINO K, HIRANO A, et al. Noncultured autologous adipose-derived stem cells therapy for chronic radiation injury. Stem Cells International, 2010, 2010: 1-8.
[7] BENDERITTER M, GOURMELON P, BEY E, et al. New emerging concepts in the medical management of local radiation injury. Health Physics, 2010, 98 (6): 851-857.
[8] AKITA S. Treatment of radiation injury. Advances in Wound Care, 2014, 3 (1): 1.
[9] HAUBNER F, OHMANN E, POHL F, et al. Wound healing after radiation therapy: Review of the literature. Radiation Oncology, 2012, 7 (1): 162.
[10] WUNDERLE K, GILL A. Radiation related injuries and their management: An update. Seminars in Interventional Radiology, 2015, 32 (02): 156-162.
[11] FUJIOKA, MASAKI. Surgical reconstruction of radiation injuries. Advances in Wound Care, 2014, 3 (1): 25-37.

第四节　血管瘤和脉管畸形

一、血管瘤和脉管畸形的分类

（一）脉管病变分类

1982 年，美国哈佛大学波士顿儿童医院整形外科 John B Mulliken 教授首次提出了基于血管内皮细胞生物学特性的分类方法，将脉管性病变分为脉管肿瘤和脉管畸形，阐释了两者最本质的差别，即脉管肿瘤表现为血管内皮细胞的异常增殖、基底膜增厚，而脉管畸形则无此现象，主要表现为血管结构及形态的扩张畸形。这一观点被广泛认同，成为现代分类标准的基础（表 2-4-1）。2018 年，国际脉管性病变研究学会（The International Society for the Study of Vascular Anomalies，ISSVA）对分类系统进行了最新修订。

表 2-4-1 ISSVA 的脉管性病变分类

脉管肿瘤	脉管畸形
• 婴幼儿血管瘤 • 先天性血管瘤（RICH 和 NICH） • 丛状血管瘤（伴或不伴 Kasabach-Merritt 综合征） • 卡波西形血管内皮瘤（伴或不伴 Kasabach-Merritt 综合征） • 梭状细胞血管内皮瘤 • 少见血管内皮瘤（上皮样血管内皮瘤，混合性血管内皮瘤，网状血管内皮瘤，多形性血管内皮瘤，血管内乳头状血管内皮瘤，淋巴管内皮肉瘤） • 皮肤获得性血管肿瘤（化脓性肉芽肿，靶样含铁血黄素沉积性血管瘤，肾小球样血管瘤，微静脉型血管瘤等）	**低流量脉管畸形** • 毛细血管畸形 葡萄酒色斑 毛细血管扩张 角化性血管瘤 • 静脉畸形 普通单发静脉畸形 蓝色橡皮奶头样痣 家族性皮肤黏膜静脉畸形 球状细胞静脉畸形 Maffucci 综合征 • 淋巴管畸形 **高流量脉管畸形** • 动脉畸形 • 动静脉瘘 • 动静脉畸形 **复杂混合性脉管畸形** • CVM，CLM，LVM，CLVM，AVM-LM，CM-AVM

注：C，毛细血管；A，动脉；V，静脉；L，淋巴；M，畸形。

脉管性病变被分为脉管肿瘤和脉管畸形。其中脉管畸形依据血流动力学的差异，又被分为低流量和高流量脉管畸形。其中有 5 种病变在临床中最为常见，其命名经历了从传统到现代的演变（表 2-4-2），这也是本书将重点阐述的病变。

表 2-4-2 血管瘤和脉管畸形的现代命名和传统命名对照

现代命名	传统命名
婴幼儿血管瘤（infantile hemangioma）	草莓状血管瘤（strawberry hemangioma）
葡萄酒色斑（port wine stain）	毛细血管瘤（capillary hemangioma）
静脉畸形（venous malformation）	海绵状血管瘤（cavernous hemangioma）
动静脉畸形（arteriovenous malformation）	蔓状血管瘤（racemose hemangioma）

1. 婴幼儿血管瘤（infantile hemangioma，IH） 旧称草莓状血管瘤（strawberry hemangioma），为最常见的婴幼儿良性肿瘤，具有出生时或出生后不久迅速增生和 1 岁左右开始自发消退的特征性自然病史。典型表现为鲜红色突起的结节、斑块或包块，状如草莓，但部分深部血管瘤表面皮肤可以完全正常。

2. 葡萄酒色斑（port wine stain，PWS） 亦称鲜红斑痣、红胎记，为先天性的毛细血管畸形或微静脉畸形，表现为粉红至紫红色，界限清晰的斑片。位于头面部的病灶，成年以后常出现增厚和结节（图 2-4-1）。葡萄酒色斑也是多种脉管相关综合征的表现之一。

3. 静脉畸形（venous malformation，VM） 旧称海绵状血管瘤（cavernous hemangioma），由异常沟通的薄壁静脉扩张充盈而形成，表现为紫蓝色的柔软血管团块，具压缩感，体积大小可随体位改变而变化。

4. 动静脉畸形（arteriovenous malformation，AVM） 旧称蔓状血管瘤（racemose hemangioma），是由动脉和静脉直接沟通形成的迂曲扩张的血管团，皮温高，搏动或震颤明显。可出现严重的并发症，如组织坏死、大量出血或充血性心力衰竭，是危害最大、治疗最困难、风险最高的类型。

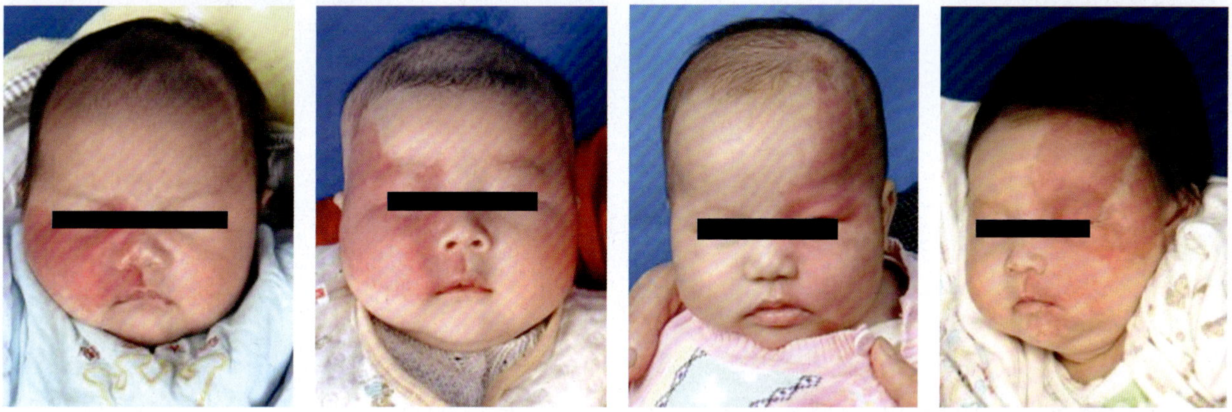

图 2-4-1　葡萄酒色斑

5. 淋巴管畸形（lymphatic malformation，LM）　旧称淋巴管瘤（lymphangioma），由异常扩张的淋巴管道构成，经皮穿刺可见淡黄色清亮的淋巴液。依囊腔大小，可分为巨囊型、微囊型或混合型，与治疗方法密切相关。

二、婴幼儿血管瘤

（一）临床表现

婴幼儿血管瘤是婴幼儿最为常见的良性肿瘤，在黄色人种发病率约为 1%，可发生于患儿的任何部位，最常见于头面部（60%），其次为躯干（25%）及四肢（15%）。大多数的血管瘤于患儿 1~4 周龄（平均 2 周龄）出现，而深部血管瘤多半在 2~3 月龄才被发现。其发病机制目前主要包括胎盘理论与转移微环境假说、基因突变假说以及祖细胞 / 干细胞来源等多种假说。绝大多数血管瘤表现为单发性和散发性。婴幼儿血管瘤在女婴、白色人种、早产儿、多胎妊娠中发病率更高，同时产妇年龄偏大、孕期有胎盘前置及子痫也易引起婴儿发病。

出生后，患儿常常经历以快速增生为特征的增生早期。对于那些面积较大、表面增生迅速的病灶多在患儿 5.5~7.5 周龄迅速增大。并有研究指出，婴幼儿血管瘤不论亚型与深度，在 3 个月大时基本达到最终体积的 80%；当患儿 6~9 月龄瘤体增生速度逐渐放缓。增生期婴幼儿血管瘤常可合并溃疡、对视力及听力影响、可累及呼吸道、可出现高输出量心力衰竭以及骨骼畸形等（图 2-4-2）。

典型的婴幼儿血管瘤通常在 12 月龄进入消退期，持续数年。消退期的开始以瘤体颜色减淡、体积缩小、质地变软为征象。但是，部分血管瘤会出现瘤体表面皮肤的萎缩、毛细血管扩张以及轻度的色素减退或色素沉着等残余畸形，需要手术或激光进一步修复。

知识点：婴幼儿血管瘤的分型

1. 浅表型　浅表型婴幼儿血管瘤经常以针尖样红色斑点或毛细血管扩张的斑块为前期表现，其突出皮肤表面、边界清晰、压之不退色，状如草莓。

2. 深部型　深部型婴幼儿血管瘤的增生出现在皮肤深层、皮下甚至肌层，外观上稍突起、皮肤颜色正常或呈浅蓝色，一般可触及质韧的包块。其表面可见数条扩张的微小引流血管或扩张的毛细血管。

3. 混合型　混合型血管瘤兼具上述两者的特点。

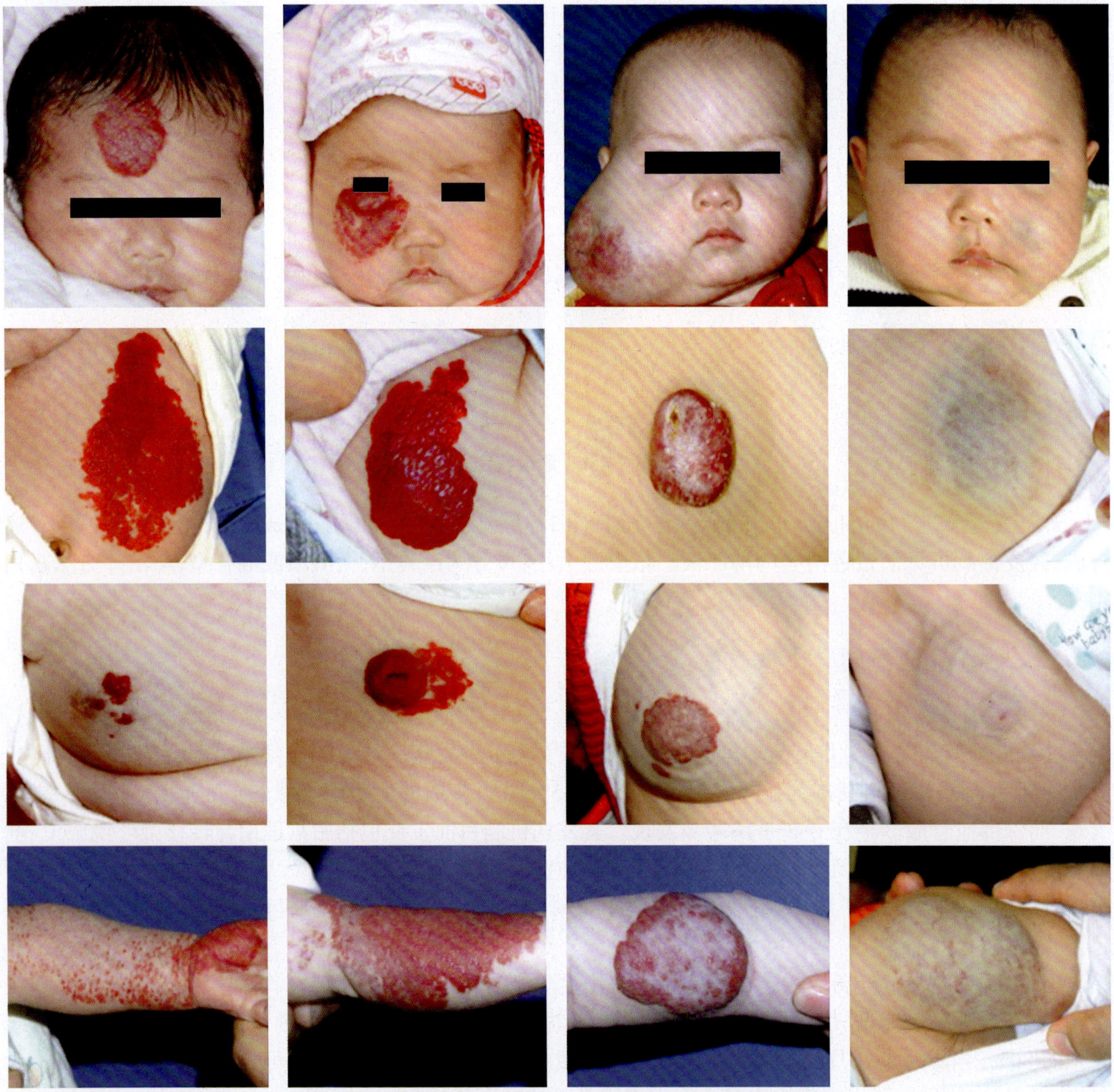

图 2-4-2 头面部、躯干、四肢增生期婴幼儿血管瘤临床表现

深部婴幼儿血管瘤因表面多为青紫色，患儿哭闹后易肿胀而经常被误诊为静脉畸形，依据患儿病史结合彩色多普勒超声或磁共振检查即能明确诊断。

（二）诊断及鉴别诊断

典型病史、患儿早期照片以及体检能够基本明确诊断。如需进一步确诊，可借助于彩色多普勒超声检查或磁共振检查。

婴幼儿血管瘤与血管畸形的鉴别诊断，主要根据病史的询问，病程进展的特点，病灶是否为先天性、生长速度，瘤体的颜色、触感、温度等。表浅的婴幼儿血管瘤通常为鲜红色，并在增生期内逐渐加深。而血管畸形表面颜色相对固定，主要取决于其内动脉、静脉、毛细血管、淋巴管的成分及其比例。同时触诊时血管瘤质地较硬，这主要是由于其内主要为增殖的细胞，而缺少空腔样结构。不同于扁平的毛细血管畸形或突出的静脉畸形，压缩并不能使血管瘤内血液完全排空。相比之下，静脉畸形由扩张的血管和海绵性组织构成，因此质地软、易压缩。

（三）治疗

随着诊断、药物、激光、麻醉、手术等技术进步，婴幼儿血管瘤疗效不断提高，传统的“等待观察”患者比例逐渐减少，越来越多的患儿需要治疗干预以获得更好的治疗效果。病灶部位、大小和患儿年龄是判断是否需要治疗的三大因素。病灶所属亚型、分期、深度则是选择治疗方案的重要因素。

1. 外用药物　外用药物因其副作用小、使用方便、家长容易接受等优点，作为先驱治疗用于浅表型或混合型血管瘤（图 2-4-3）。目前，国际上被认可用于治疗婴幼儿血管瘤外用药物主要有咪喹莫特乳膏、马来酸噻吗洛尔滴眼液、普萘洛尔软膏等。由于咪喹莫特乳膏可刺激皮肤引起蜕皮和结痂，严重者可局部产生强烈的免疫反应，导致深而迁延不愈的溃疡及瘢痕形成，因此其在临床上的使用已逐渐被 β 受体阻滞剂外用制剂所取代，而后者已成为现在治疗血管瘤的主流外用药物。

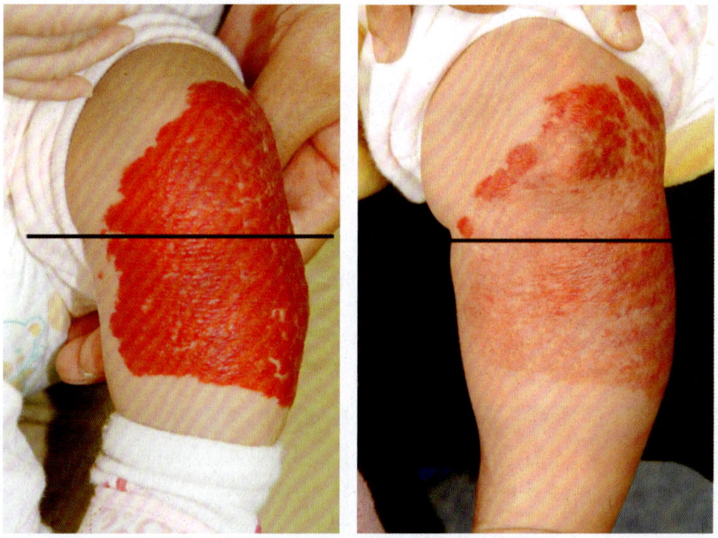

图 2-4-3　左下肢浅表型婴幼儿血管瘤

2 月龄患儿，肢体远端的半侧瘤体外给予噻吗洛尔乳膏治疗，近端半侧瘤体观察未治疗，3 个月后可见治疗侧瘤体较非用药侧明显消退，排除血管瘤自身消退因素，噻吗洛尔乳膏疗效肯定。

2. 激光治疗　对于增生期血管瘤的浅表病灶及面积较小的点状浅表病灶，脉冲染料激光（pulsed dye laser，PDL）的治疗可控制血管瘤的生长、促进消退。对于大面积的浅表病灶，如外用药物有禁忌或效果不佳时，PDL 可作为备选方案。对于病灶合并溃疡，低能量 PDL 能加快溃疡创面愈合，缓解疼痛，治疗后无出血、感染及溃疡加重等并发症。针对消退期血管瘤瘤体表面残余的红血丝，通常在治疗 3~5 次后可获得明显改善。对于血管瘤消退后皮肤质地改变则可使用点阵激光进一步改善，达到美容性外观修复（图 2-4-4）。

3. 口服药物　在普萘洛尔疗法出现之前的 40 多年，激素一直是节段型、眶周、呼吸道、体积巨大和其他难治性血管瘤的主流疗法。长期口服激素可出现明显的不良反应，目前其主要适用于口服普萘洛尔有禁忌的患儿。自 2008 年普萘洛尔用于婴幼儿血管瘤的治疗后，其已成为所有部位严重婴幼儿血管瘤治疗的国际一线用药（图 2-4-5）。

4. 注射疗法　对于小型、局限性突起的血管瘤，尤其是位于鼻尖、面颊、口唇和眼睑等部位，可以考虑局部注射药物。常用药物包括激素、博来霉素和平阳霉素等。然而眼周的激素注射可在球后间隙引起出血风险，对视力造成影响。球后及鼻黏膜注射激素有引起视网膜中央动脉阻塞及视神经损伤的风险。同时眼周注射药性持久的激素也有引起事故的可能性。博来霉素或平阳霉素对正常组织发育可能产生抑制作用，从而导致未来的发育不足和继发畸形。除此之外，常见的博来霉素或平阳霉素副反应还有溃疡、组织坏死、流感样表现、急慢性肺纤维化以及远期所出现的色素沉着或脱失，而平阳霉素所导致的过敏性休克甚至死亡的案例也时有发生。因此，注射疗法应由有经验的医师谨慎操作。

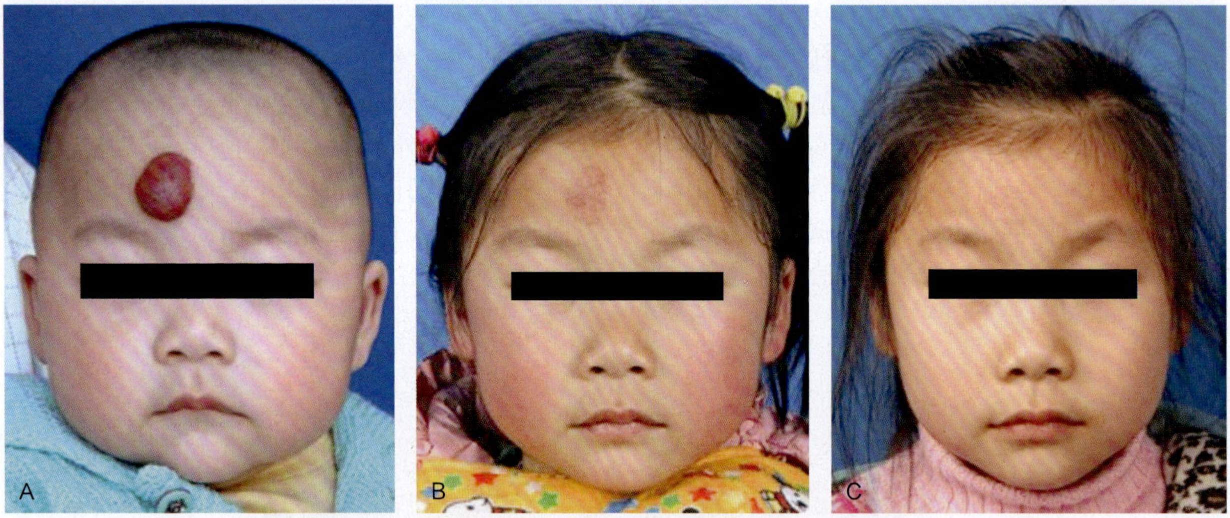

图 2-4-4 激光治疗改善外观

A. 女性患儿，8 月龄，额部血管瘤增生期，病灶高出皮肤；B. 3 岁时随访，血管瘤大部分病灶消退、变平，残留纤维脂肪组织，表面皮肤松弛菲薄，局部毛细血管扩张；C. 595nm PDL 激光治疗毛细血管扩张 3 次，后继续使用 CO_2 点阵激光治疗 5 次，病灶表面皮肤紧致，皮肤厚度增加。

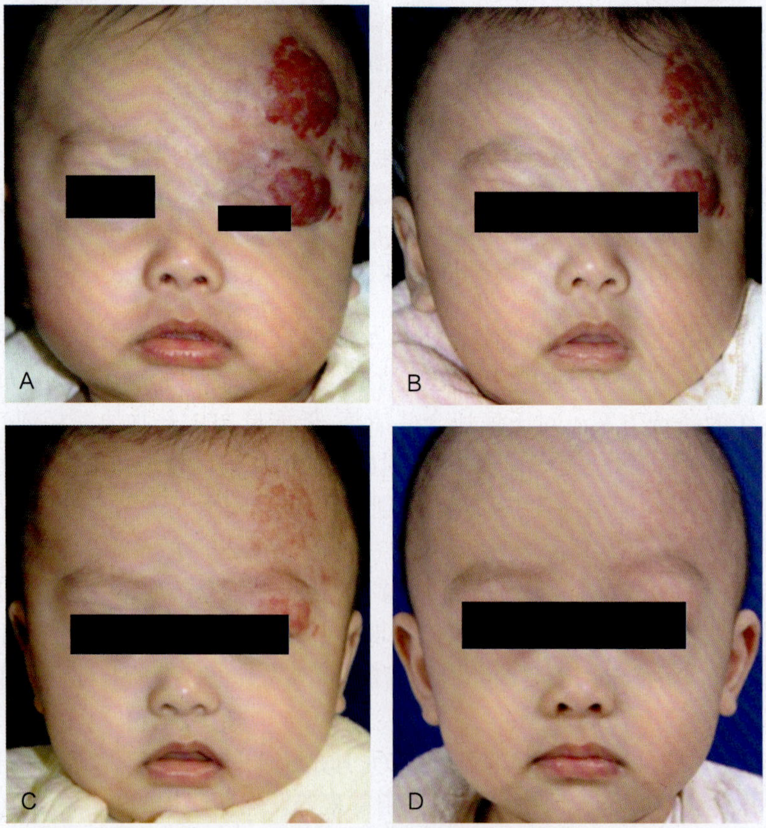

图 2-4-5 普萘洛尔治疗婴幼儿血管瘤效果

A. 患儿 3 个月龄，左上睑及额部婴幼儿血管瘤伴表面红斑，上睑缘遮盖部分瞳孔，口服普萘洛尔前；B. 服药 1 个月，瘤体明显消退，表面红斑颜色有减退，左眼睁眼幅度增大；C. 服药 3 个月，病灶消退明显，残留部分红斑，考虑停用普萘洛尔，改用噻吗洛尔滴眼液外涂；D. 换用噻吗洛尔滴眼液 7 个月，病灶无复发，颜色有进一步减退，建议完全停药，患儿左眼视力基本正常。

5. 手术　随着对患儿心理发育关注程度的提高，对于外观消退不理想的病灶，越来越多的外科医生开始提倡早期手术，尤其是外观敏感的部位如鼻部、唇部和面部等。另外，延误治疗时机可能导致严重功能损害，甚至危及生命，如可能导致视力损害的眼周增生期血管瘤，可能引起窒息的呼吸道血管瘤等。以上非手术治疗如不能快速解决问题，也需考虑尽早手术干预（图 2-4-6）。

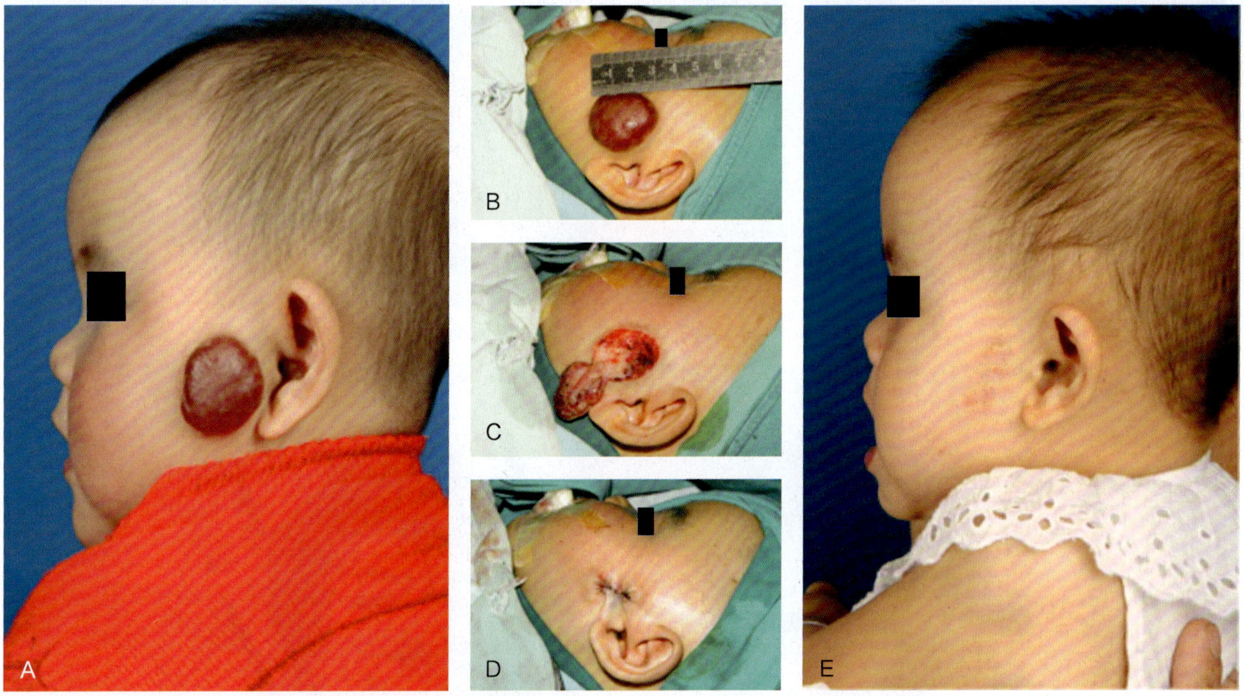

图 2-4-6　血管瘤切除术

A. 女性患儿，11 个月龄，左面部血管瘤，局部隆起明显，3 月龄就诊，予口服普萘洛尔，肿物无缩小倾向；B~D 病灶局限，瘤体环形切除荷包缝合；E. 术后半年外观明显改善。

三、葡萄酒色斑

葡萄酒色斑（port-wine stain，PWS）又称鲜红斑痣、焰色痣（nevus flammeus），俗称“红胎记”。病灶表面皮肤颜色似葡萄酒样而命名，以往把它归为毛细血管瘤，但从组织学观察，PWS 并不是一个增生性的病变，在光镜下可见病变主要表现为真皮内毛细血管及后微静脉的扩张畸形。因此人们认为这种皮肤外观似葡萄酒样的血管病变属于低流量毛细血管畸形（capillary malformation，CM）。

（一）临床表现

PWS 在出生时即发现，在新生儿中发生率约为 0.3%~0.5%。无明显的性别差异及家族遗传性。在婴幼儿期 PWS 通常表现为粉红色或红色，病灶平坦，界限清楚，压之可褪色。可分布于身体的任何部位，但大多（70%~80%）PWS 患者病灶位于头面部及颈部。由于 PWS 没有自发消退迹象，随着年龄的增长，PWS 病灶等比例增大，颜色常逐渐加深，从深红色至暗红紫色或紫色。在患儿哭闹激动时、发烧时、环境温度变化时病灶红斑的颜色可暂时性加深。尽管大多数红斑最初表现为斑片状，但随着年龄增长多数可出现病灶的逐渐增厚、结节生成及相应累及区域软组织或骨骼的肥大畸形，给患者和家庭带来巨大的社会心理压力（图 2-4-7、图 2-4-8、图 2-4-9）。

PWS 确切的发病以及增厚机制仍旧尚未明确。既往，血管周围神经发育异常学说占领主导地位。随着二代测序的发展，体细胞基因突变逐渐成为 PWS 发病以及进展的主流学说。2013 年，Shirley 等对 PWS 病灶进行测序，发现了鸟嘌呤核苷酸结合蛋白 q 多肽（guanine nucleotide binding protein，q polypeptide，GNAQ）p.Arg183Gln 点突变，后续研究进一步证实了 PWS 组织广泛存在该突变。

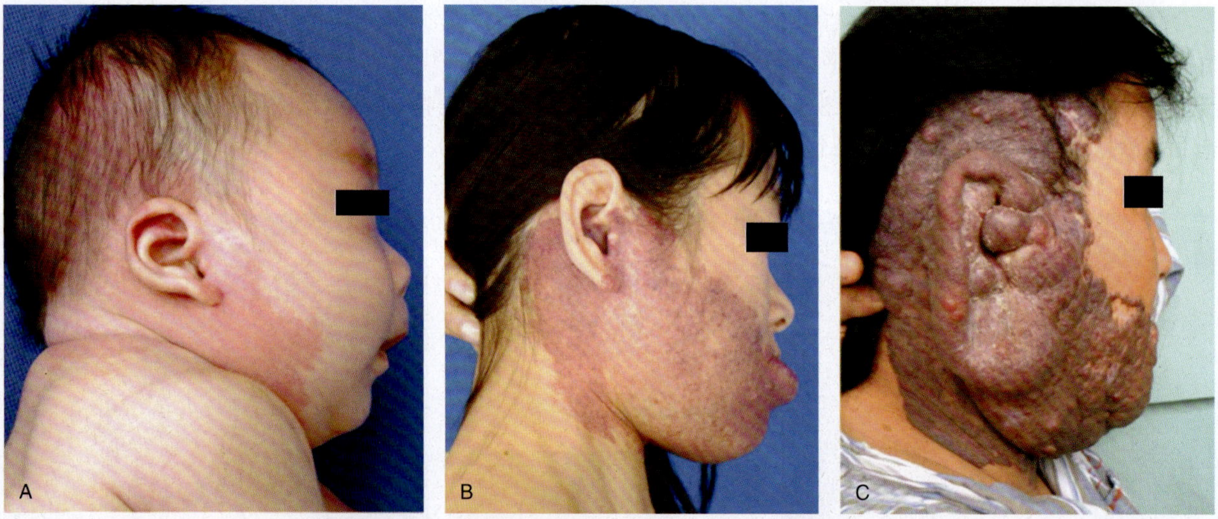

图 2-4-7 随着年龄的增长，葡萄酒色斑逐渐增厚加深

A. 儿童期为粉红色平坦病灶；B. 成人后开始增厚紫红色病灶；C. 年长患者出现病灶增厚，结节形成。

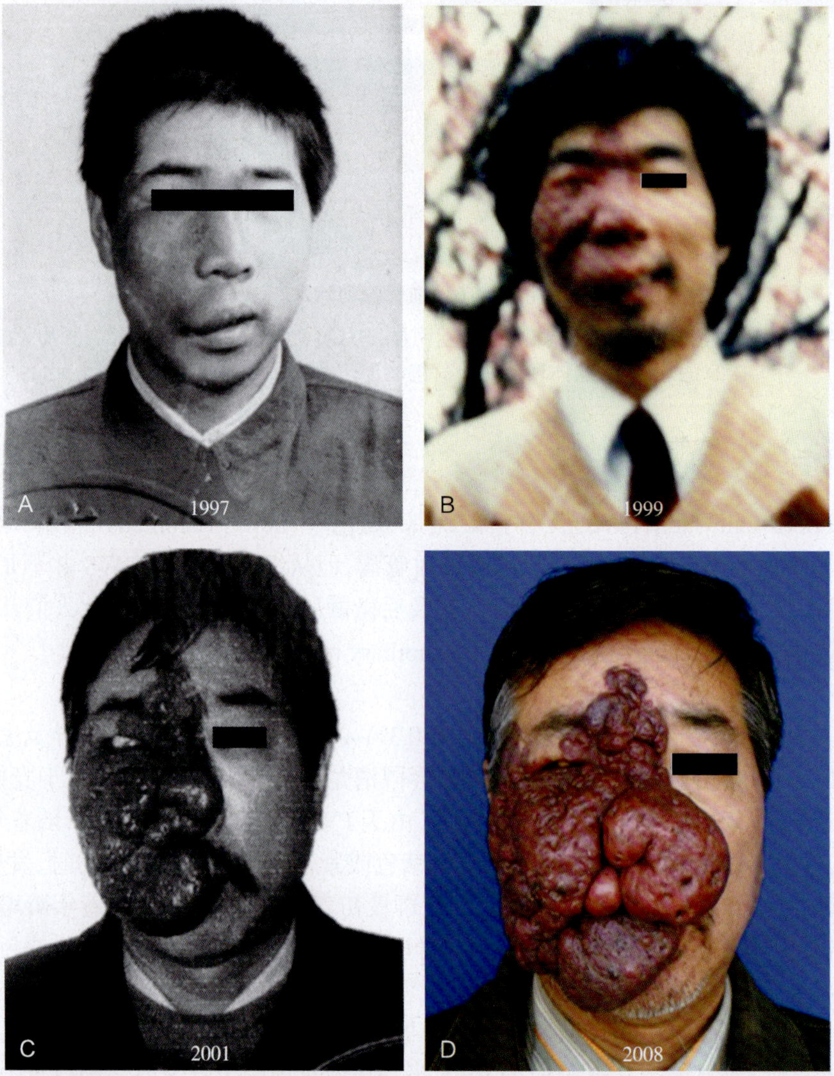

图 2-4-8 同一患者葡萄酒色斑演变过程

A. 41 岁时病灶仍平坦；B. 至 43 岁时，可见病灶增厚，并有结节增生；C. 45 岁时，病灶明显增厚，可见上唇和鼻部肥大畸形；D. 随后的 7 年中，病灶增厚较快，至 52 岁时，鼻部病灶已堵塞气道。

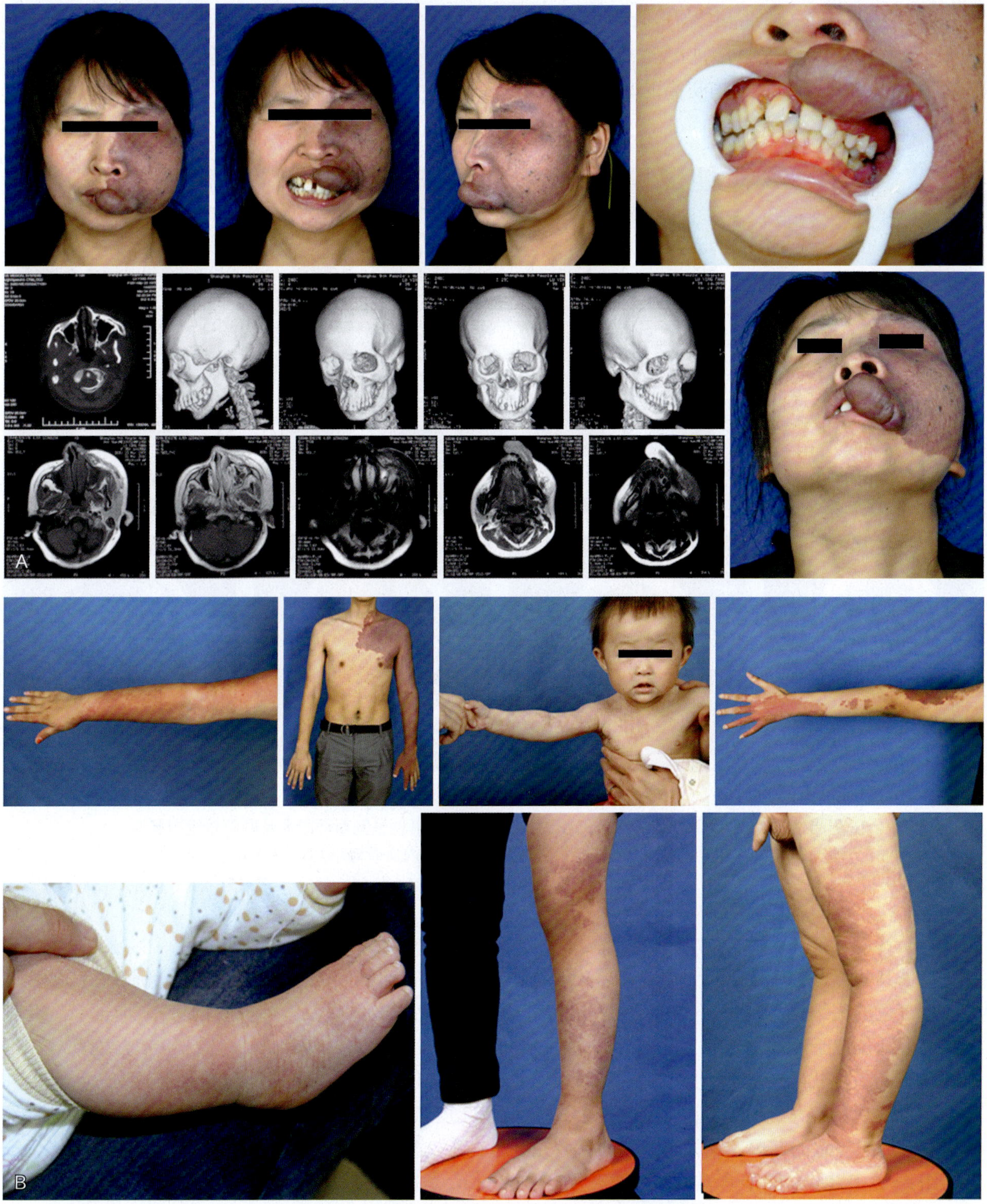

图 2-4-9　葡萄酒色斑与面部、躯干、四肢的分布

A. 女性患者，左面部葡萄酒色斑伴左面部肥大畸形，上唇肥大畸形。CT 可见左侧上颌骨骨质增厚，左侧上牙槽骨增长，咬合平面倾斜。MRI 可见左侧颊部和上唇软组织肥厚，增强后不均匀强化。B. 葡萄酒色斑分布于躯干和四肢。

PWS 病灶常可合并出现化脓性肉芽肿(pyogenic granuloma)增生,及并发湿疹。PWS 可以是一组临床症状的表现之一。肢体部位毛细血管畸形合并深部静脉、淋巴管畸形及肢体长度差异,即 K-T 综合征(Klippel-Trenaunay syndrome)。而最常见的 Sturge-Weber 综合征则由面部毛细血管畸形并发脑部血管畸形及眼部血管畸形(青光眼)为临床表现的一组综合征,常见于累及 V1 区的 PWS 合并眼及软脑膜血管畸形,双侧面部 PWS 婴儿患者有更高的 Sturge-Weber 综合征发病率(图 2-4-10)。

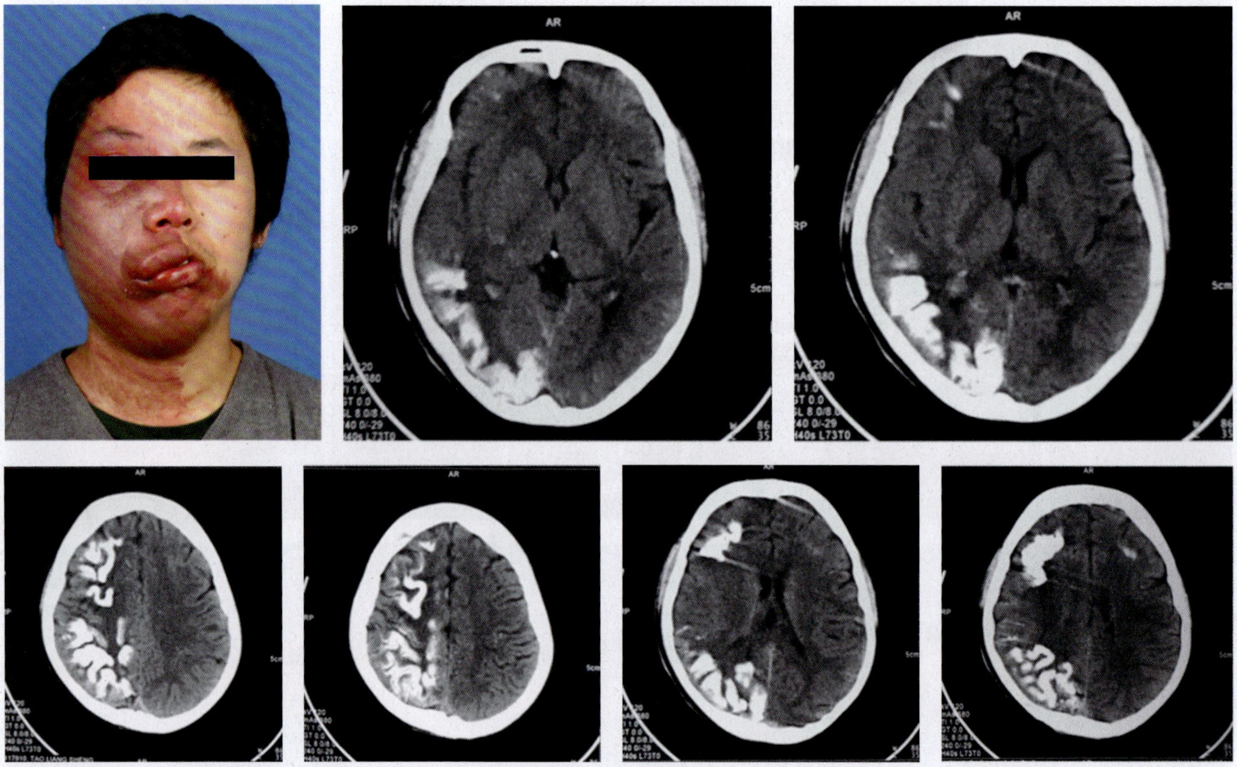

图 2-4-10 Sturge-Weber 综合征

16 岁男性患者,右面部及颈部红斑,于出生时发现,逐渐出现患侧面部肥大及唇部软组织肥厚,幼年期间曾有数次癫痫史。CT 可见右颅内血管畸形病灶累及。

(二)诊断及鉴别诊断

根据其病史及临床表现可进行诊断。PWS 常与新生儿红斑(salmon patch)相混淆。新生儿红斑表现为浅粉红色的毛细血管扩张形成的红斑。但与 PWS 相比,新生儿红斑具有特征性的分布,面部新生儿红斑的典型部位位于前额、眉间、上睑、鼻部、上唇,被称为“天使之吻(angel's kiss)”(图 2-4-11);因此枕项部中线区域的新生儿红斑被流行地称为“鹳咬斑(stork bite)”;偶尔位于头皮顶部和腰骶部。约一半新生儿出生时可出现新生儿红斑。其发生机制被认为是新生儿皮肤内神经发育迟缓,支配皮肤血管收缩的神经尚未发育成熟导致的红斑。绝大多数面部新生儿红斑在 1~2 岁时消退(图 2-4-12)。

组织学上,PWS 位于真皮层,深度在 100~1 000μm,是由许多扩张的成熟毛细血管组成,管径在 1~300μm;内皮细胞发育成熟,形态与正常皮肤的内皮细胞一致,扁平状排列,多数不伴有明显的内皮细胞增殖(图 2-4-13)。

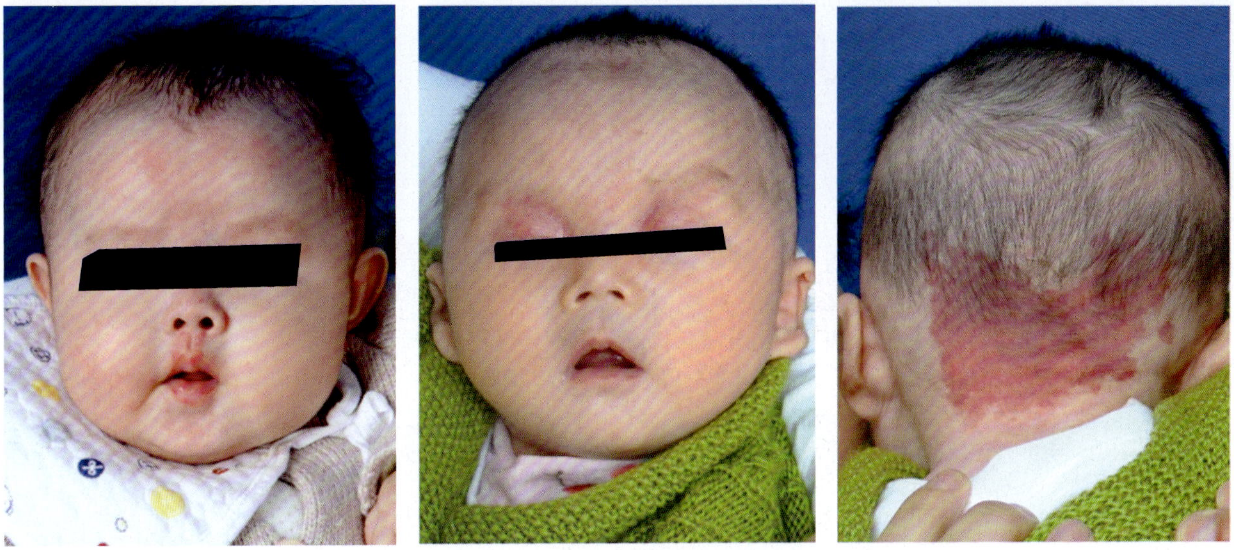

图 2-4-11　新生儿红斑的典型分布区

新生儿红斑分布于前额中线、眉间、双上睑、上唇、枕部。

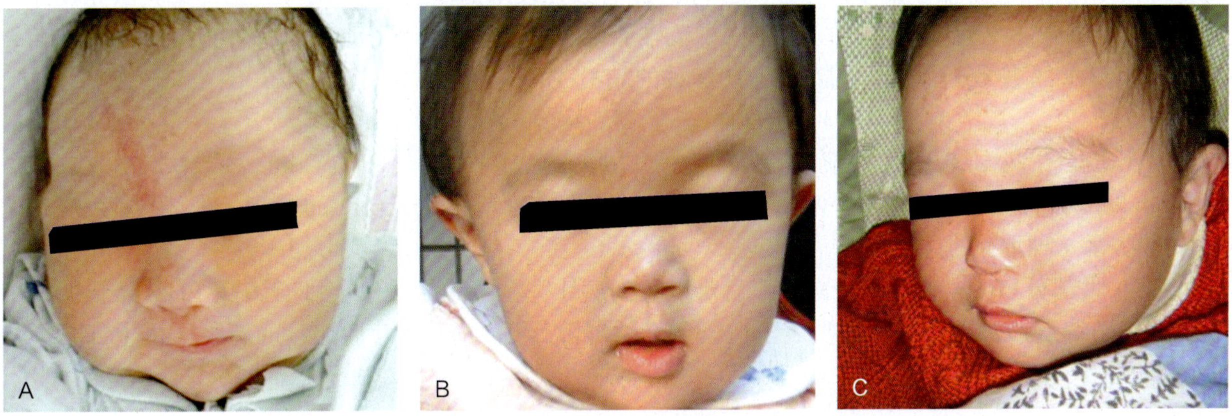

图 2-4-12　同一患儿新生儿红斑自然消退过程

A. 1 个月时红斑分布于前额，眉间，鼻背及上唇区；B. 1 岁时红斑部分消退；C. 2 岁时红斑完全消退。

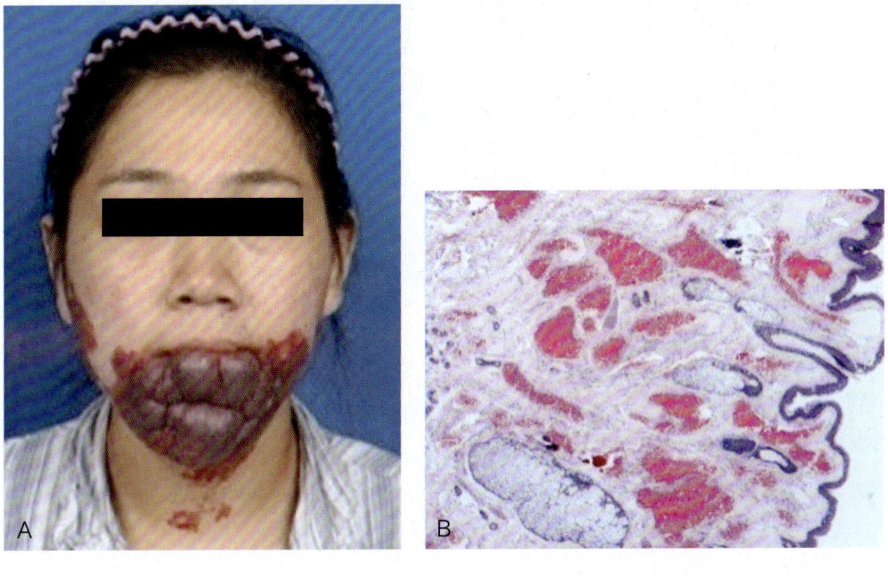

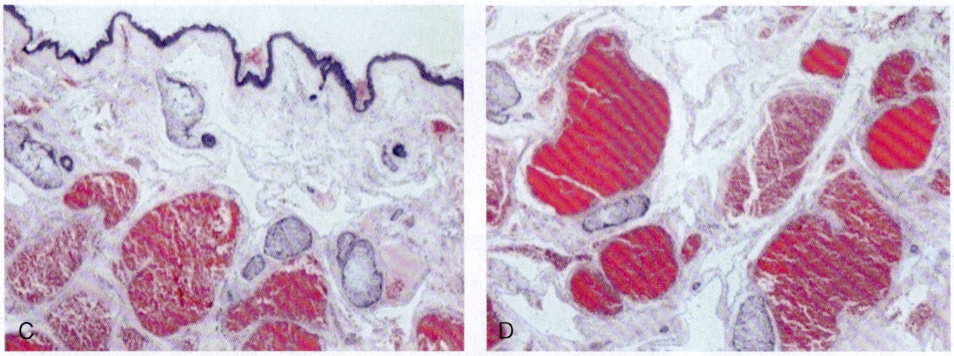

图 2-4-13 面部 PWS 增厚

女性患者，25 岁，先天性颏部红斑，随年龄逐渐增厚形成肿块样外形，镜下可见大量扩张畸形毛细血管，内皮细胞扁平状疏松排列。腔内红细胞充盈。图 B、C 为 40×。图 D 为 100×。

（三）治疗

1. 激光治疗　脉冲染料激光（pulsed dye laser，PDL）为现今 PWS 治疗的金标准。选择性光热作用（selective photothermolysis，SPT）理论被提出，通过使用血红蛋白吸收峰值较高的波长，大量的血红蛋白选择性吸收激光，光能转化为热能后被破坏，形成血栓，造成弥漫性血管阻塞，同时血管内皮细胞也受到一定程度的破坏，使病灶血管闭塞而不再通。近年来，随着激光技术的不断改进，对原先脉冲染料激光设计有所改善。最重要的改进包括更长的脉宽、更长的波长、更高的能量和使用动态冷却系统（dynamic cooling devices，DCD），这些改进被证实能够更加有效的治疗 PWS（图 2-4-14、图 2-4-15、图 2-4-16、图 2-4-17、图 2-4-18）。

对于增厚结节型 PWS，脉冲染料激光疗效不佳，临床上常采用 755nm，1 064nm，或 595nm PDL 联合 1 064nm 的双波长激光对难治性 PWS 进行治疗；另外，强脉冲光（intense pulsed light，IPL）则作为 PDL 无效的 PWS 另一种治疗的选择。

然而，大部分（70%）患者在多次治疗后难以达到病灶完全清除的效果。目前认为，PWS 血管的解剖学及形态学特点，表皮黑色素含量，表浅血管的光学屏障作用，激光治疗后血管的新生及再生都可影响激光疗效。

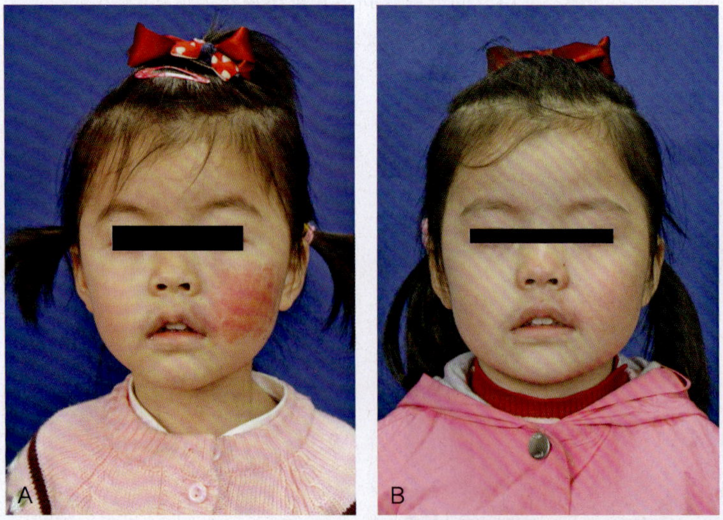

图 2-4-14 3 岁患儿左面部 V2 皮区 PWS

A. 治疗前面部红斑；B. 经 595nm PDL 激光治疗 2 次后红斑显著消退（能量密度 $11J/cm^2$，脉宽 1.5ms，光斑 7mm，DCD 冷却剂喷射时间 20ms，间隔 20ms）。

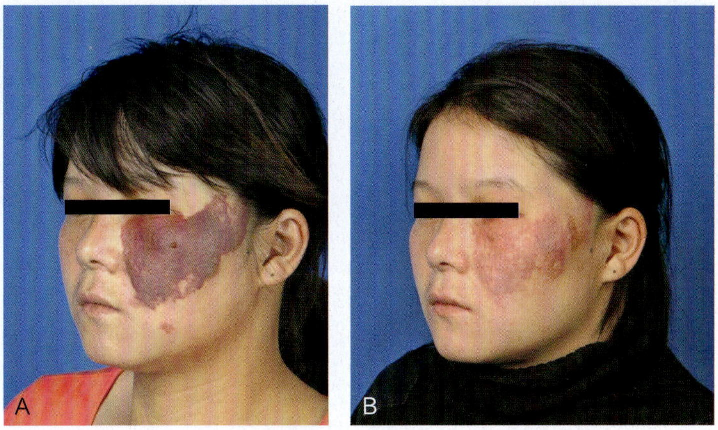

图 2-4-15　30 岁女性患者左面部 V2 皮区 PWS

A. 治疗前可见面部病灶增厚结节；B. 经 755nm 翠绿宝石激光（25J/cm^2，5ms）治疗 3 次后，病灶厚度变平，颜色消退 50% 以上。

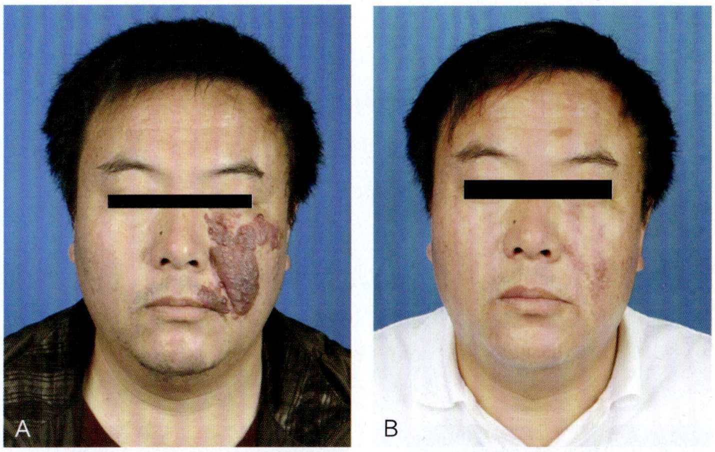

图 2-4-16　40 岁男性患者左面部 V2 区增厚型 PWS

A. 治疗前可见病灶增厚和结节；B. 经 10 次双波长激光 DWL（11J·cm^{-2}/2ms+45J·cm^{-2}/15ms）治疗后，病灶 95% 以上消退。

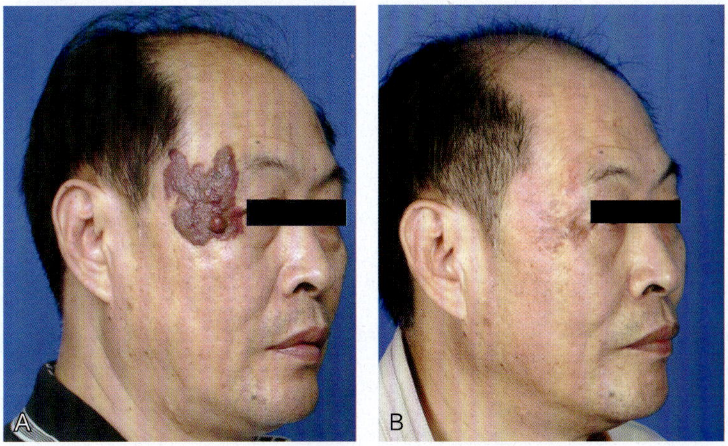

图 2-4-17　65 岁男性患者右颞部增厚性 PWS

A. 治疗前右颞部增厚性 PWS；B. 8 次长脉冲 1 064nm Nd：YAG 激光治疗后（能量密度 100~120mJ/cm^2，双脉冲 3ms/30ms/5ms）病灶 95% 以上清除，皮肤局部浅表瘢痕形成。

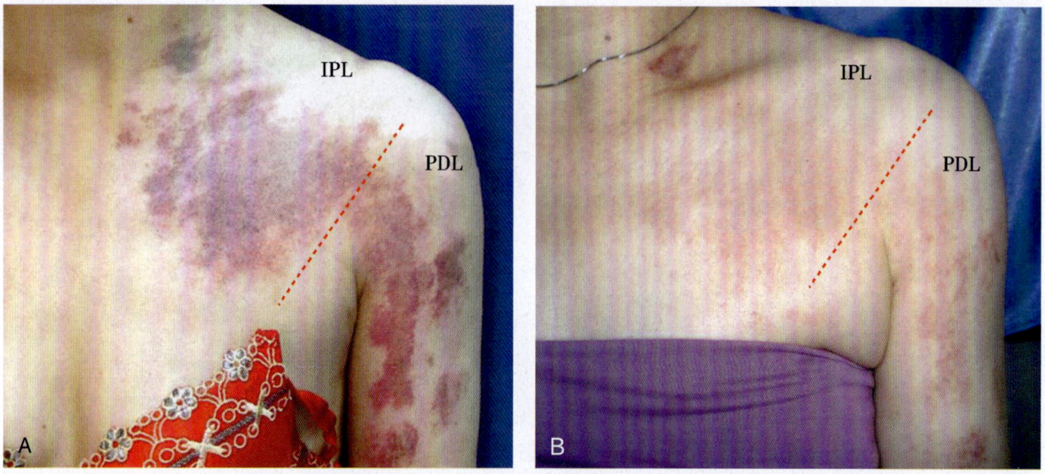

图 2-4-18 43 岁女性患者左肩部 PWS

A. 治疗前左肩部红斑；B. 进行 PDL(595nm，11J/cm^2，2ms，7mm 光斑)和 IPL(560nm，22J/cm^2，3ms/30ms/3ms)对照治疗，经 3 次治疗(治疗间隔 6 周)后病灶明显消退。

2. 光动力学治疗(photodynamic therapy，PDT) 光动力学治疗由可见光激活光敏剂，产生活性氧，直接损伤血管内皮细胞，致血栓形成而闭塞血管。作为治疗 PWS 的一种有效方式，已有大量临床研究报道 PDT 与 PDL 的疗效相当，甚至更优于 PDL，并发症包括光毒性反应、色素变化、结痂或皱缩，以及瘢痕形成(图 2-4-19、图 2-4-20)。

3. 手术治疗 对于部分激光治疗抵抗或病灶不当治疗后出现增生性病变和瘢痕的 PWS 患者，直接切除缝合、局部皮瓣、扩张皮瓣修复等手术治疗则成为这类难治性 PWS 的重要治疗手段。但面部大面积病灶切除后的美学外观的重建，仍然是一个巨大的挑战(图 2-4-21、图 2-4-22、图 2-4-23)。

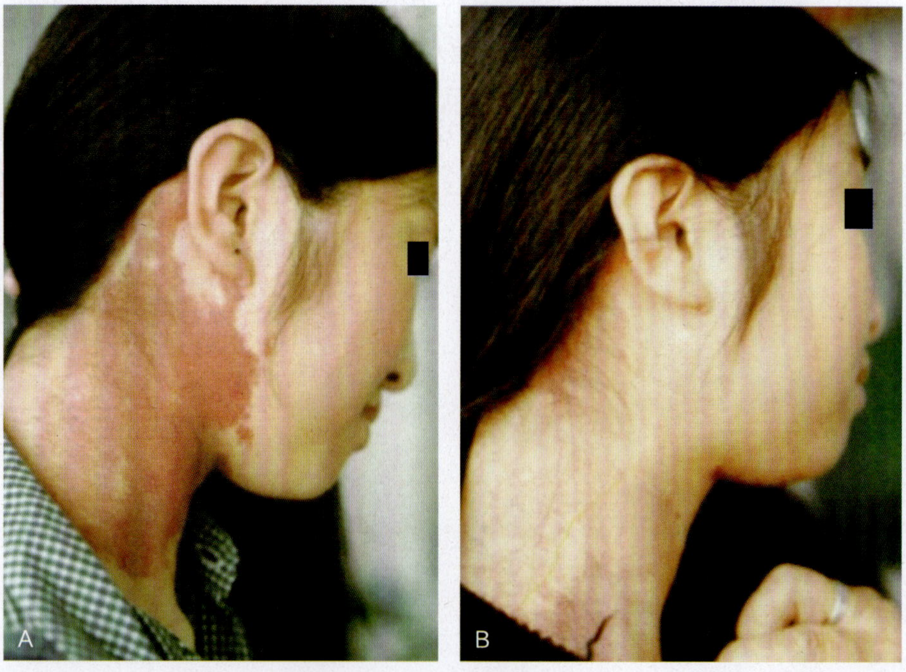

图 2-4-19 24 岁女性颈部 PWS

A. 右颈部 PWS；B. 一次 PDT 治疗后，治疗区域红斑消退明显。

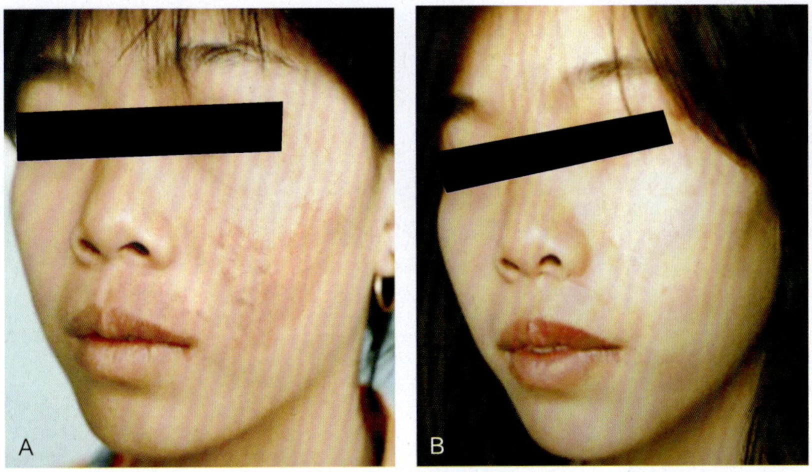

图 2-4-20　18 岁女性左面部 PWS

A. 左面部 V2 区 PWS；B. 一次 PDT 治疗后，治疗区域红斑消退明显。

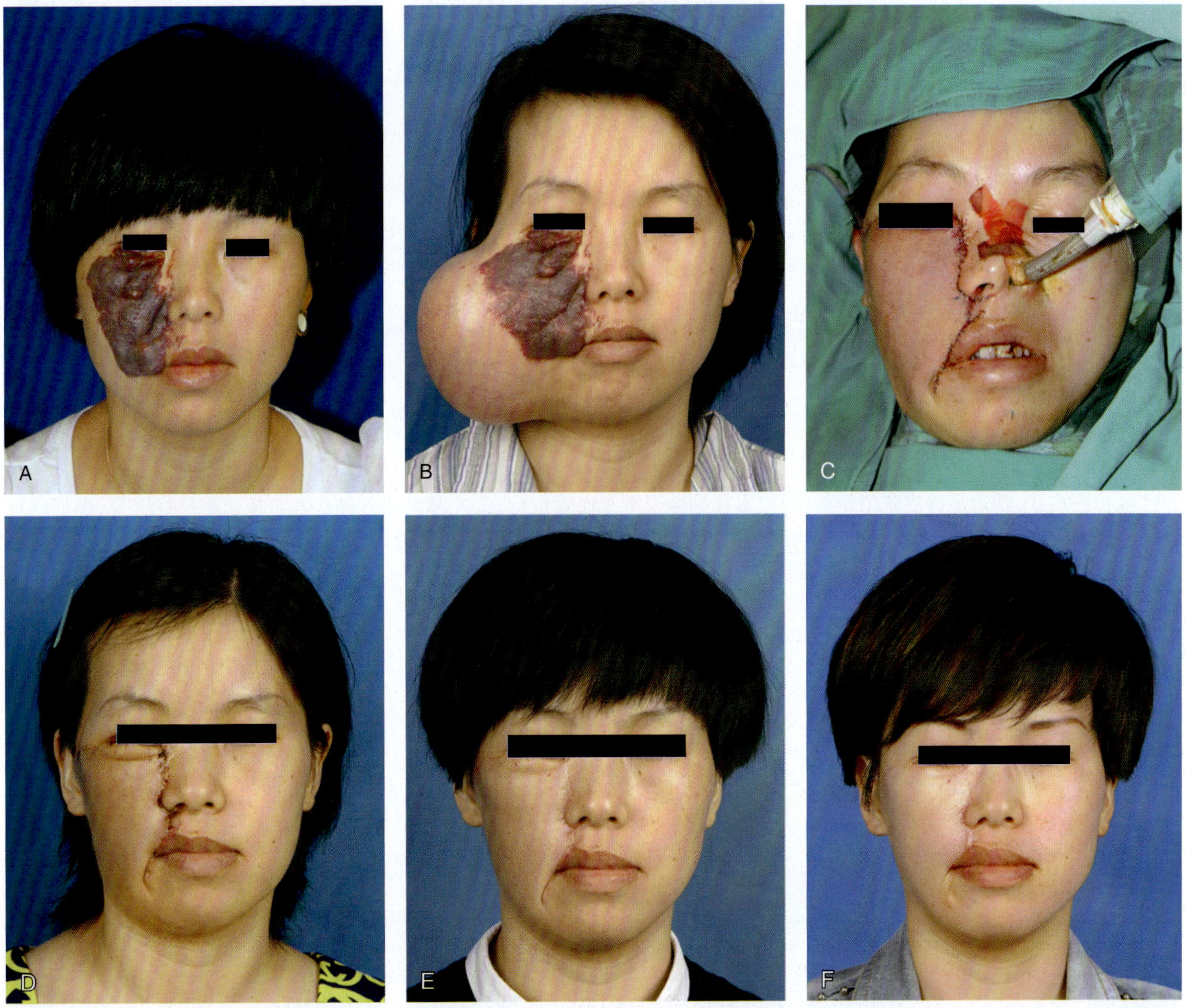

图 2-4-21　34 岁女性右面部 PWS

A. 病灶位于三叉神经 V2 区，8 年前病灶开始增厚；B. 经耳垂切口右面部扩张器植入术后，扩张器注水扩张皮肤，到达足够皮肤组织量；C. 扩张器取出术中，右面部扩张皮瓣旋转推进修复创面，右下睑预留足够的皮肤量，预防术后扩张皮瓣挛缩导致下睑外翻；D. 扩张器术后 2 周，皮瓣成活良好；E. 术后 3 个月，可见右下睑皮肤组织量充分，无下睑外翻；F. 术后 7 个月。

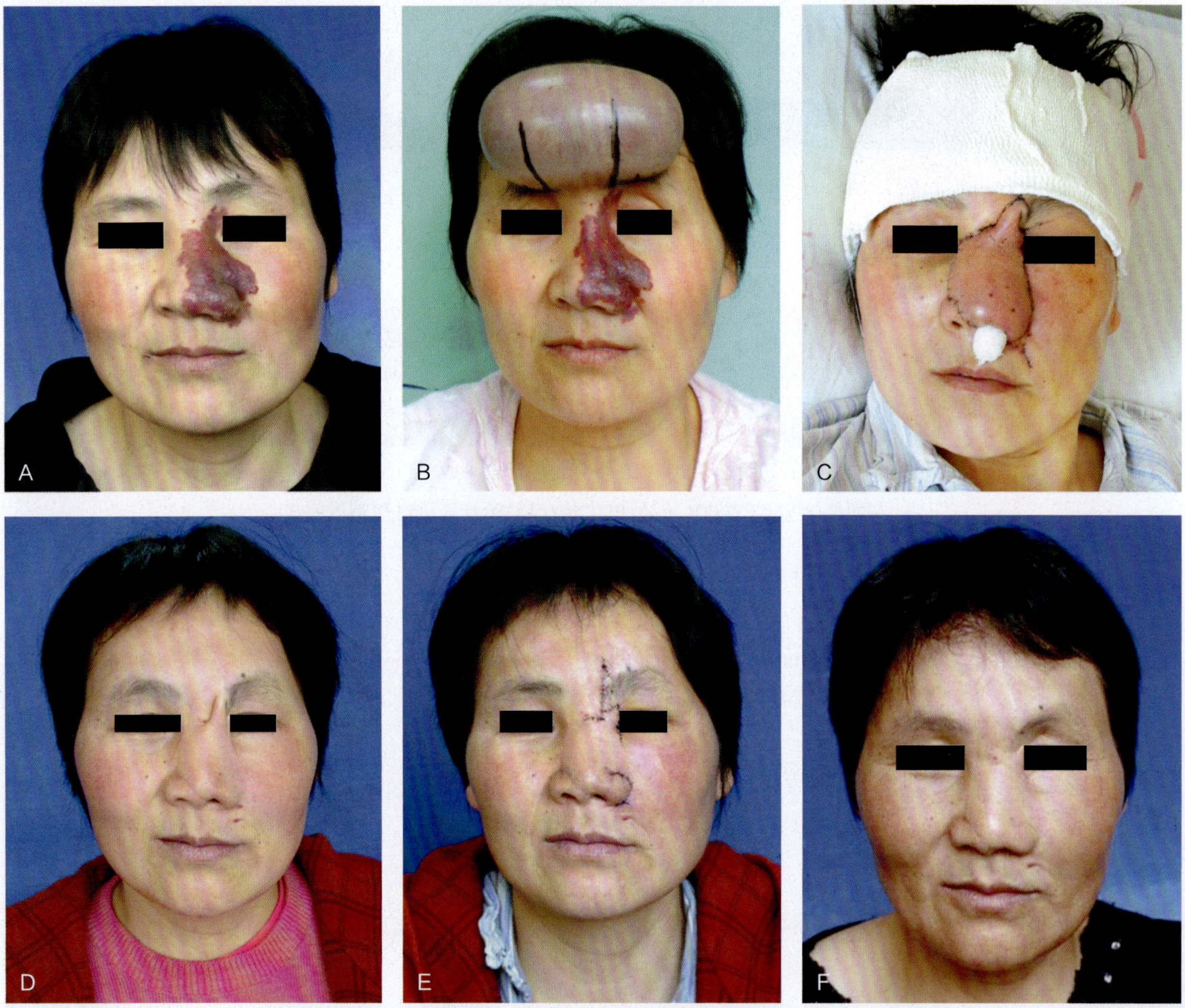

图 2-4-22 43 岁女性右鼻部 PWS

A. 病灶位于三叉神经 V2 区，以左鼻为主，局部病灶增厚，左侧鼻翼较右侧肥大；B. 经发际上切口额部扩张器植入术后，扩张器注水扩张皮肤，到达足够皮肤组织量，超声多普勒标记滑车血管走行；C. 左鼻唇沟外侧病灶直接切除拉拢缝合，鼻部病灶及除右鼻翼以外的亚单位正常皮肤全部切除，以左侧滑车血管为蒂设计扩张皮瓣修复创面；D. 扩张皮瓣修复术后 5 个月，皮瓣成活良好；E. 术后 6 个月，滑车血管皮瓣断蒂，左侧眉头复位，左鼻翼皮瓣修薄；F. 术后 12 个月。

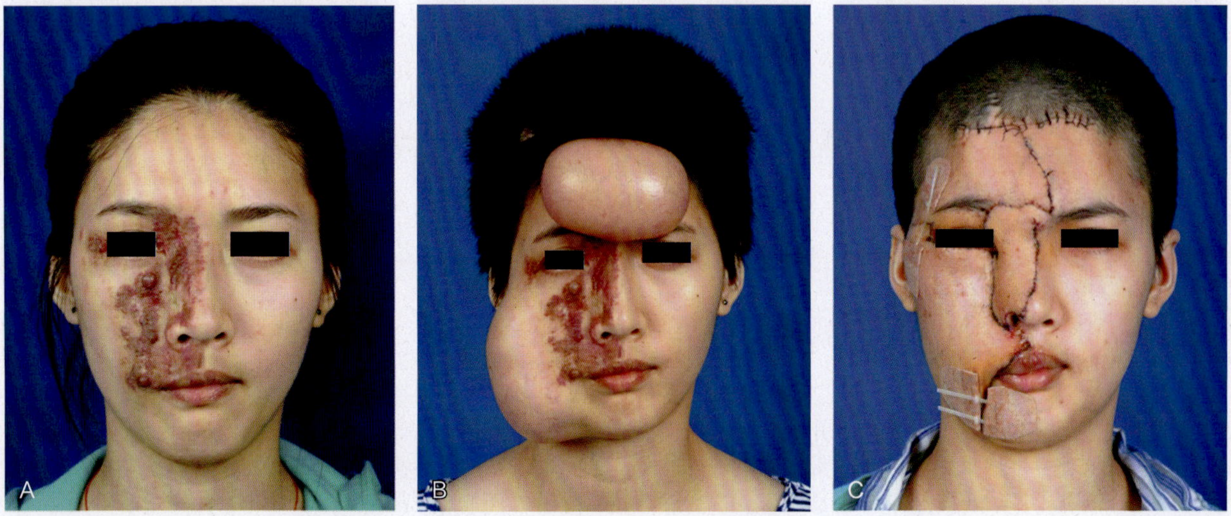

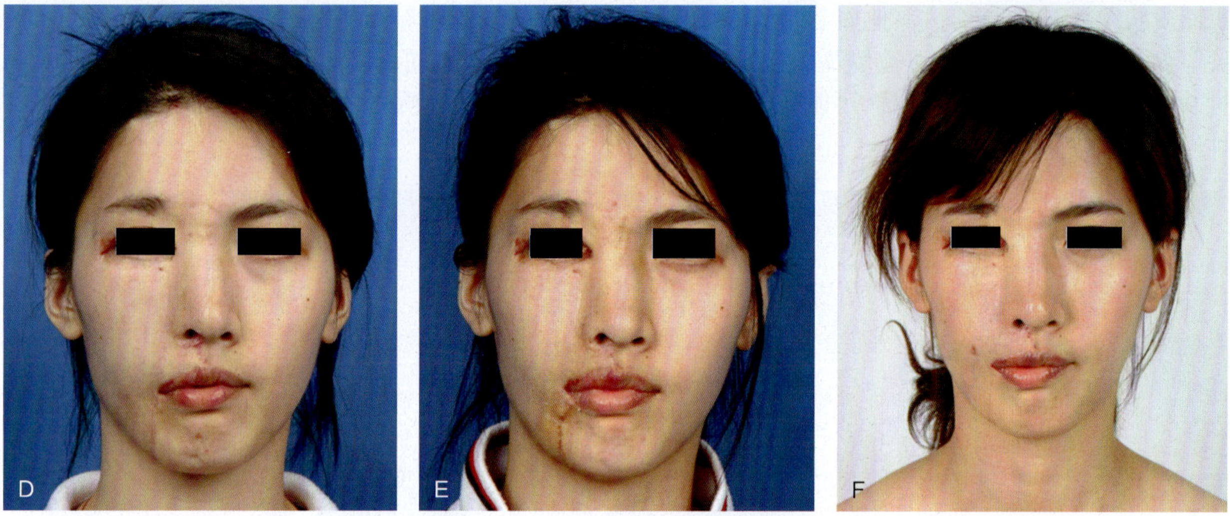

图 2-4-23 23 岁女性右面部 PWS

A. 病灶位于三叉神经 V2 区，同时累及右侧鼻部和上唇，幼年同位素敷贴治疗遗留浅表瘢痕，局部结节形成；B. 右面部和额部同时植入扩张器，注水扩张皮肤，到达足够皮肤组织量；C. 右面部扩张皮瓣旋转推进修复右面部病灶，以左侧滑车血管为蒂的额部扩张皮瓣转位修复右侧鼻部病灶，以减张器减少颏部和颞部张力；D. 扩张皮瓣经多次修补术后 2 年；E. 扩张皮瓣创缘瘢痕修整，口角成形；F. 术后 3.5 年。

四、静脉畸形

静脉畸形（venous malformation，VM）是一种较为常见的先天性静脉发育畸形，在国际脉管性疾病研究学会的分类体系中属于低流量血管畸形。镜下表现为大量膨胀扩张、相互交通的薄壁血管（图 2-4-24），不具有血管肿瘤性质。而在国内旧的分类系统中常被称为“海绵状血管瘤”，目前该称法已被绝大多数国内学者所弃用。

（一）临床表现

静脉畸形发病率为千分之一，无性别差异。静脉畸形属于先天性的血管发育异常，散发性静脉畸形发病的分子机制仍未阐明。静脉畸形出生时即有，随身体成比例生长的蓝紫色斑块，质地柔软，有压缩感，经皮穿刺可见暗红色血液。可累及皮肤及皮下组织、腺体、肌肉甚至骨骼，呈孤立性或弥漫性生长。部分患者出生时病灶不明显，甚至成年后才开始显现。病灶可见于全身各处，以头颈部多见，可累及皮肤、皮下组织，甚至深达肌肉、关节囊和骨骼。典型的浅表病灶表现为蓝紫色，柔软而压缩感明显的肿块，皮温不高、无震颤或搏动，病灶大小可因体位变化而改变，当处于身体最低位时，充盈至最大。在体积大和病程长的病灶中，可扪及大小不一、质地坚硬、光滑易活动的结节，为病灶内血栓机化后形成的静脉石。

绝大多数静脉畸形为孤立的单发病灶（93%），1% 为多发性病灶。遗传类型如皮肤黏膜静脉畸形（5%）或球形细胞静脉畸形（1%）通常为多发性。大多数静脉畸形都会经历不断的血栓形成和血栓溶解的循环，持续的血栓会出现钙化，导致静脉石的形成。这样的血栓不会引发肺栓塞，因为静脉畸形病灶与主要的静脉通路并不联通。

1. 头颈部静脉畸形　头颈部是静脉畸形最为好发的部位，可累及任何部位或器官，如鼻、耳、眼，导致明显的外观畸形，引起器官的变形移位。巨大病灶还可导致面部骨骼的过度发育或发育不良。如病灶位于舌部、咽部或气管旁，会出现进食困难和气道阻塞。

2. 躯干和四肢静脉畸形　肢体和躯干静脉畸形累及范围，不同患者有明显差异，轻微者仅局部皮肤和皮下软组织受累，严重者皮肤、皮下组织及全部手内肌或四肢肌肉可广泛累及，但累及骨骼者罕见。病灶外观亦表现多样，典型者为蓝紫色柔软包块；也可局部呈大小不一的结节状突起，质地坚韧；或深在包块，表面皮肤完全正常；或合并其他如毛细血管畸形等。累及四肢的静脉畸形约占 1/3，从皮肤、浅筋膜、肌肉、关节囊、滑膜，甚至骨骼均可被侵及。肢体静脉畸形可对功能造成不同程度的影响，需引起足够重视。超过 90% 的静脉畸形会出现疼痛，可能与血栓形成及继发的疼痛神经递质的释放有关，还可能与血管生成和神经分布有关。

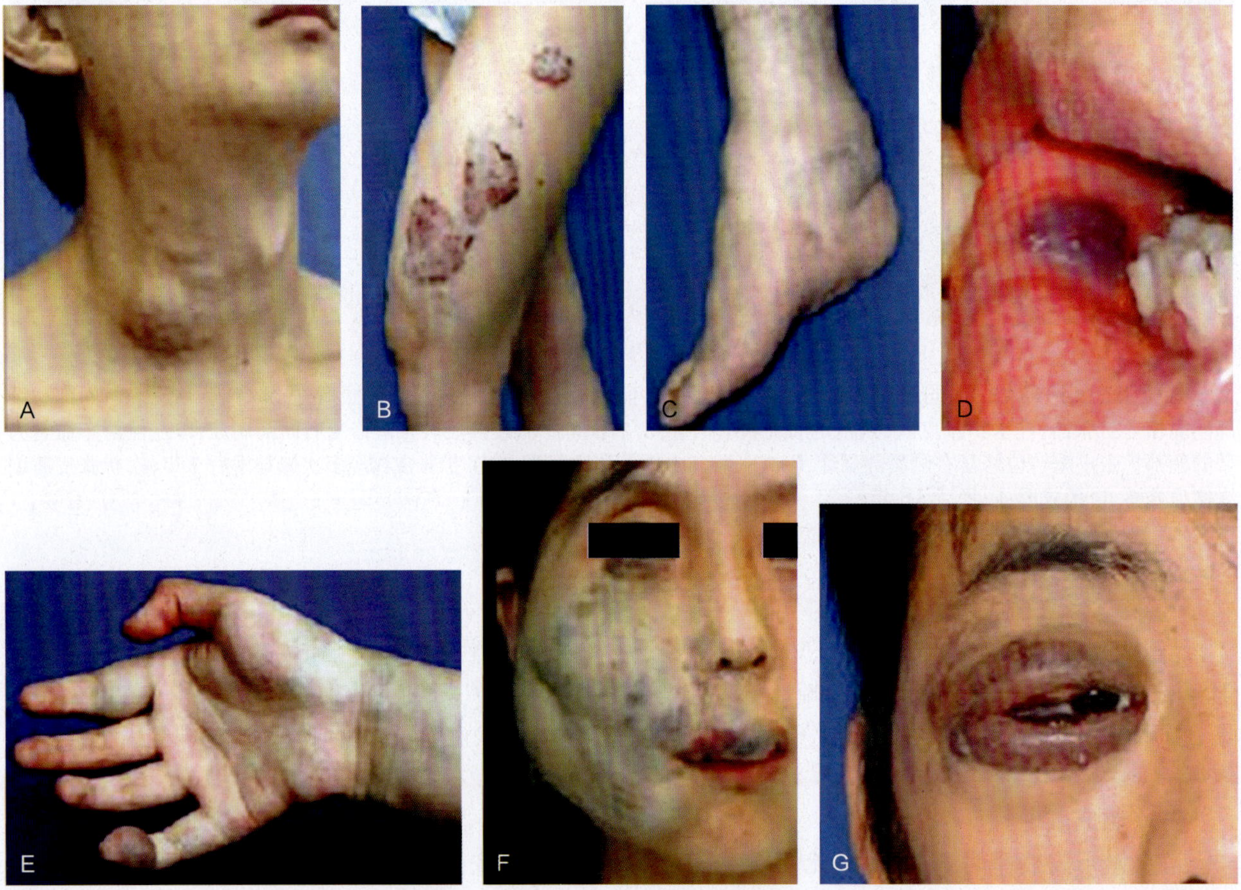

图 2-4-24 身体各个部位的静脉畸形

A. 颈部；B. 左大腿；C. 足踝部；D. 口腔黏膜；E. 手部；F. 右面部；G. 右眼。

肢体和躯干静脉畸形，尤其是弥散型病变，因血流缓慢淤滞，导致病灶内血栓形成；92% 的患者也可能出现不同程度的疼痛，这种疼痛一般不造成明显功能障碍，服用抗凝药物可好转。然而，反复血栓形成，可造成凝血因子过度消耗，产生出血倾向。因此，滑膜静脉畸形易于出血也可能与上述因素相关。

（二）影像学特征

1. B 超　静脉畸形在 B 超上表现为明显的液性暗区。主要应用价值在于硬化治疗中的穿刺引导，有助于更加准确地穿刺至血窦，特别是深部病灶，或多次治疗后残余的分散血窦。

2. CT　通常不首选于观察静脉畸形病灶，因其 CT 值与周围软组织无明显差异，特别是病灶呈弥散分布时。CT 的优势在于显示继发的骨骼畸形及病灶内的钙化（静脉石）。

3. MRI　MRI 是静脉畸形的首选影像学检查，可以清晰地显示病灶范围、大小、与周围结构的关系，以及除血窦外的其他成分，如纤维脂肪组织及钙化等。MRI 图像特征可作为预测治疗效果的参考，MRI 图像的变化也是评估治疗效果的重要依据。静脉畸形的典型影像学特征为在 T_1 加权相为等信号或低信号，增强时可见不均匀的强化；T_2 加权相表现为明显的高信号，在抑脂相中更能清晰显示病灶（图 2-4-25）。

4. 数字减影血管造影（digital subtraction angiography，DSA）　通常行经皮穿刺造影，能清晰显示静脉畸形的血流动力特征，即血流速度、引流静脉的分布及判断是否与重要脏器存在沟通。在静脉畸形的硬化治疗中，DSA 也可作为常规的监测手段，能观察到药物的分布和引流，提高治疗的有效性和安全性。以下情况时，最好在 DSA 下进行治疗：眼球后或颈深部病灶；位于胸壁或头皮，怀疑与胸腔或颅内沟通的病灶；紧贴或包绕四肢主要知名血管的病灶。

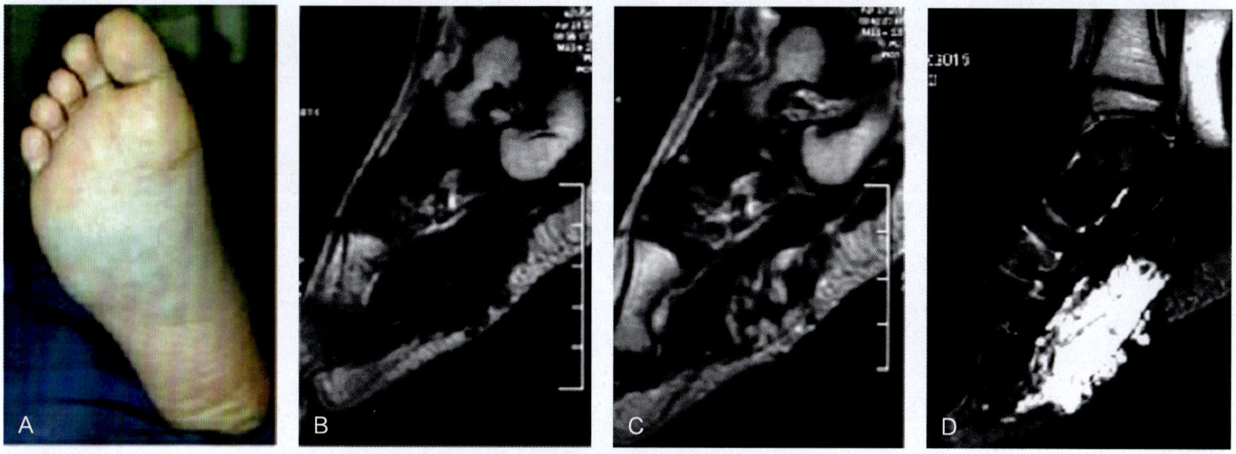

图 2-4-25　足底静脉畸形的 MRI 特征

A. 右足底静脉畸形；B. T_1 加权相，病灶呈等信号，界限清晰；C. T_1 加权相增强，可见病灶有不均匀强化；D. T_2 加权相，病灶呈较均匀高信号。

（三）诊断与鉴别诊断

1. 诊断　绝大多数静脉畸形依靠病史和临床表现即可确诊。影像学检查可进一步明确诊断，为治疗提供参考。MRI 是明确病灶范围、深度及其邻近组织结构关系的最重要影像学检查。静脉石和骨质侵犯通过 X 平片和 CT 可以明确。经皮瘤腔穿刺造影可以良好显现病灶及其血流动力学特征。经动脉的血管造影难以显示静脉畸形，通常不作为常规检查。另一重要的诊断途径为经皮病灶穿刺，如可见暗红色回血，将进一步明确诊断。

2. 鉴别诊断　静脉畸形主要需要鉴别的疾病为皮下婴幼儿血管瘤，其他特殊类型的静脉畸形、混合性血管畸形，以及在相关综合征中对静脉畸形进行识别等。

早期静脉畸形和皮下婴幼儿血管瘤的鉴别主要依靠 CT 血管造影，能用于鉴别早期静脉畸形和深部血管瘤。后者因为实体性肿瘤，因此能被均匀的强化，在三维重建图像中呈边界清晰的团块。而静脉畸形仅有不均匀强化，三维重建仅能见模糊的斑片状影，与实体肿瘤差异明显。

（四）治疗

静脉畸形的治疗颇具挑战性，多种技术的联合应用方能获得理想效果。其中，血管内硬化治疗是主流性的基础治疗，必要时联合手术整复，以进一步改善外观。浅表或特殊部位的病灶，激光治疗亦十分有效，并能消除硬化治疗后残余的小面积病灶。因此，需针对不同特点的病灶，选择合适的治疗方法，获得外观和功能的良好改善。

1. 血管内硬化治疗　静脉畸形除了极少的局限型病灶，其余几乎不可能被完全根除。目前国际主流的治疗方法为血管瘤腔内硬化治疗，即指通过无水乙醇、博莱霉素、鱼肝油酸钠或泡沫硬化剂（聚多卡醇、十四烷基硫酸钠）等药物破坏血管内皮细胞，造成病灶血管的纤维化闭塞和体积的萎缩，可实现较好外观和功能的康复，并且复发概率较小。但是对于广泛而弥散的病灶，可能需相当多次的治疗，而且效果相对较差。

（1）无水乙醇硬化治疗：无水乙醇是目前国际最为常用，疗效最为确切的硬化剂。可以通过几近“烧蚀”的作用，迅速损伤血管内皮细胞，并形成大量血栓，从而使病灶纤维化而闭塞。对于体积较大的病灶，使用无水乙醇硬化治疗几乎是唯一的选择，其强效的硬化效果将有助于控制总治疗次数。除能有效缩小病灶体积，无水乙醇硬化也可有效改善静脉畸形导致的疼痛。最易出现的不良反应为局部组织坏死及神经损伤（图 2-4-26、图 2-4-27）。

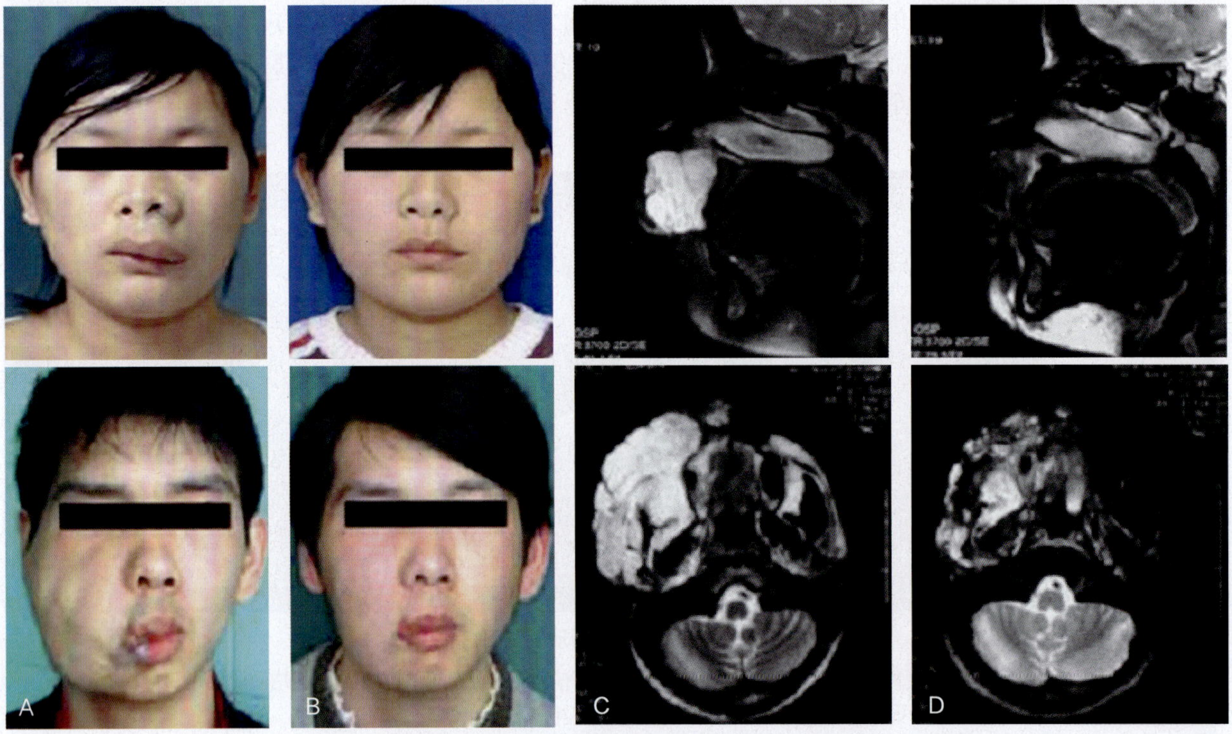

图 2-4-26 不同患者面部静脉畸形的无水乙醇硬化治疗前后的 MRI 变化

A. 治疗前面部；B 治疗后面部；C. 治疗前 MRI；D. 治疗后 MRI。

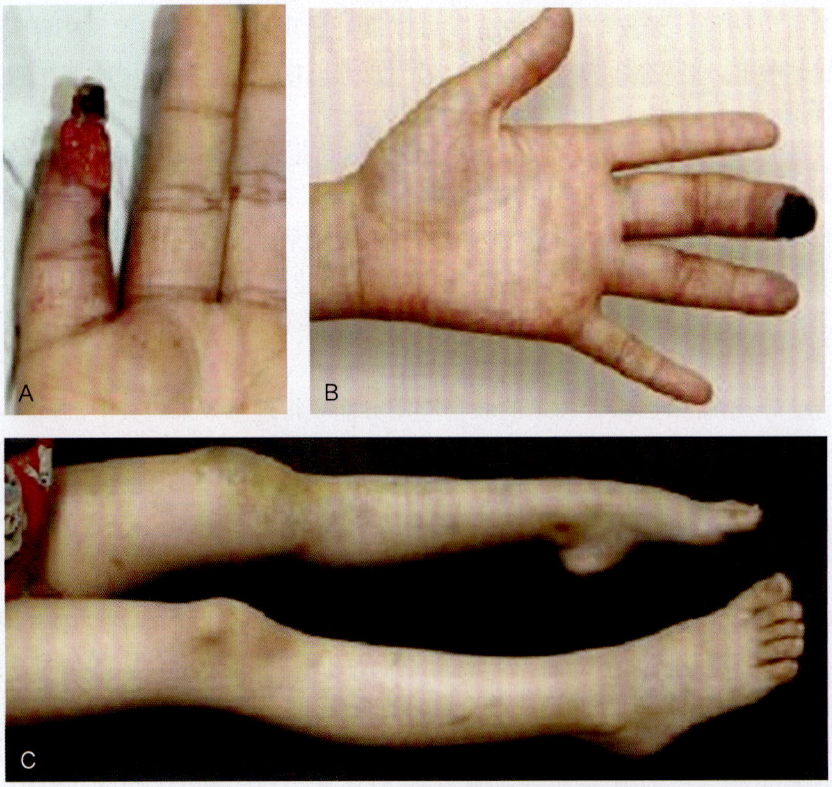

图 2-4-27 肢体静脉畸形硬化治疗的不良反应

A、B. 手指末节的局部组织坏死；C. 左下肢腓总神经损伤，呈垂足畸形，6 个月后恢复。

(2) 泡沫硬化剂硬化治疗：泡沫硬化剂通过对细胞膜脂质双分子层的破坏使细胞崩解，因此需要与细胞较长时间的充分接触。泡沫硬化治疗可导致神经系统、血管系统、皮肤及其他多种不良反应，最常见的为皮肤反应，如色素沉着（18%）、瘀斑（28%），严重不良反应包括严重过敏（0.2%）、视力障碍（1.2%）、心肌梗死（0.1%）和死亡（0.01%）（图 2-4-28、图 2-4-29）。

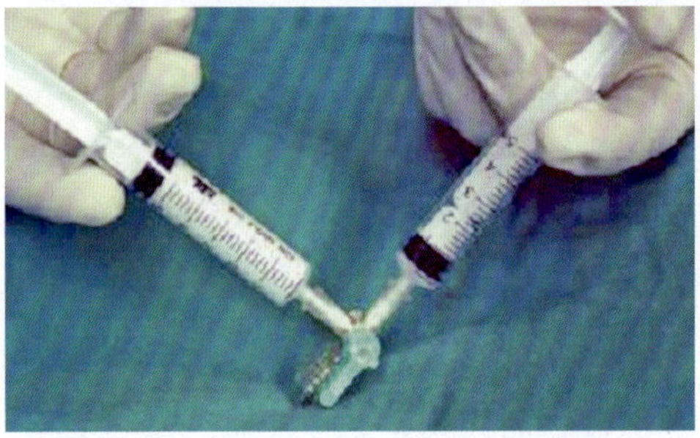

图 2-4-28　Tssari 法制备泡沫硬化剂

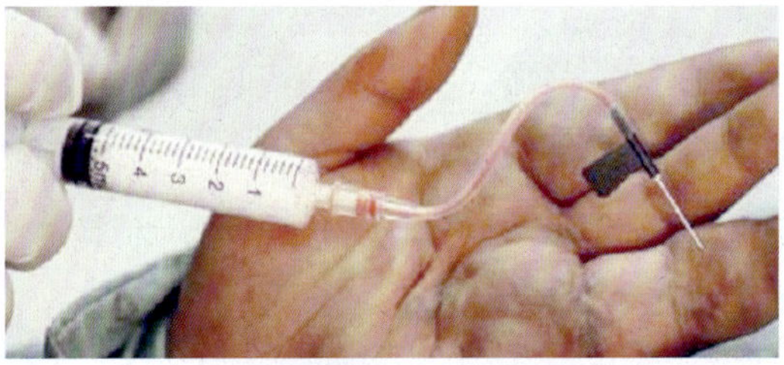

图 2-4-29　手部静脉畸形的血管内硬化治疗，所用药物为制备成泡沫的聚多卡醇

(3) 平阳霉素或博莱霉素硬化治疗：注射时无明显疼痛，药物性质温和，已被血液引流，因此治疗次数较多。使用时，需警惕发生过敏性休克的危险。急慢性肺纤维化也是需要密切观察和监测的不良反应。

2. 激光治疗　皮肤或黏膜的浅表静脉畸形可采用激光治疗，长脉宽 Nd:YAG（1 064nm）能取得较好的效果。硬化治疗后散在的残余皮肤病灶，也可通过激光清除。

3. 靶向药物治疗　静脉畸形被认为主要由 *Tie2* 基因活化突变所致，部分患者则由 *PIK3CA* 基因活化突变所致，这些都进一步引起 PI3K/AKT/mTOR 通路的过度激活。因此，口服 mTORC1 抑制剂西罗莫司也被用于严重、广泛的静脉畸形治疗。在部分患者中可明显缩小病灶，改善疼痛及凝血功能紊乱。

4. 手术治疗　对于小面积局限病灶、硬化治疗后的残余外观畸形或持续疼痛造成功能影响的肢体静脉畸形，可考虑手术切除或改善。对大范围病灶或累及重要组织器官的病灶，出于功能考虑和病灶边界不清，通常难以被完全切除，且术中出血量大，术后可能出现难以控制的大量持续渗血，并且遗留明显瘢痕，影响外观或功能。

5. 电化学或微波治疗　电化学治疗是指将正负电极插入病灶，利用电化学反应使病灶组织变性坏死，从而清除病灶，但是治疗效率不高，易损伤正常组织，易残留针眼瘢痕，已渐趋于淘汰。而新型设计的微波等治疗设备，通过高频电磁波针的热作用损伤病灶，能较为精准地控制热作用的范围，并通过冷却系统和绝缘涂层保护皮肤。可用于躯干、四肢等周围无重要神经、血管等结构的，体积较大的静脉畸形治疗。

6. 局部压迫治疗　肢体病灶广泛的患者，若早期坚持穿戴弹力服，可延缓病情进展。如幼年已有明显功能障碍，需配合科学而持续的功能锻炼，使成年后肢体障碍的程度尽可能减轻，必要时行手术治疗改善功能。

五、动静脉畸形

动静脉畸形（arteriovenous malformation，AVM），旧称蔓状血管瘤，是一种高流量的先天性血管畸形，由扩张的动脉和静脉组成，异常动静脉之间缺乏正常毛细血管床。AVM 发生率低，男女发生率无明显差异。AVM 是先天性血管畸形中最为棘手的类型，临床症状各异，病情多变，并发症危险，治疗困难，复发率高。

AVM 的发病机制尚不明确，可能是由于胚胎发育过程中原始血管丛中的动静脉交通退化障碍所致。AVM 多为散发，其中仅毛细血管畸形 - 动静脉畸形（capillary malformation-arteriovenous malformation，CM-AVM）被证实为染色体 5q 上的 *RASA1* 基因突变所致。AVM 病情进展的原因不明，血流动力学改变、激素水平升高、外伤所致的局部缺血等均可使处于休眠状态的动静脉交通重新开放——这些都可能加重 AVM。血管发生（vasculogenesis）和血管新生（angiogenesis）在 AVM 的病情进展中也可能发挥了重要作用。

（一）临床表现

AVM 虽为先天性血管畸形，但仅 40%~60% 的患者出生时即发现，初始病灶通常仅表现为皮肤红斑、皮温增高，易被误诊为毛细血管畸形或血管瘤。颅外 AVM 以头颈部最为常见，其次为四肢、躯干和内脏。病灶临床特征多表现为皮肤红斑、皮温高、可触及的搏动或震颤。当 AVM 因血流动力学异常导致组织缺血时，局部可出现疼痛、溃疡或反复出血；严重者因长期血流动力学异常可致心力衰竭。此外，AVM 还会引起严重的外观畸形，重要组织器官的受压、功能损害等。1990 年，ISSVA 采纳了 Schobinger 分期，将颅外 AVM 按照疾病进展的严重程度分为 4 期（图 2-4-30、图 2-4-31）。

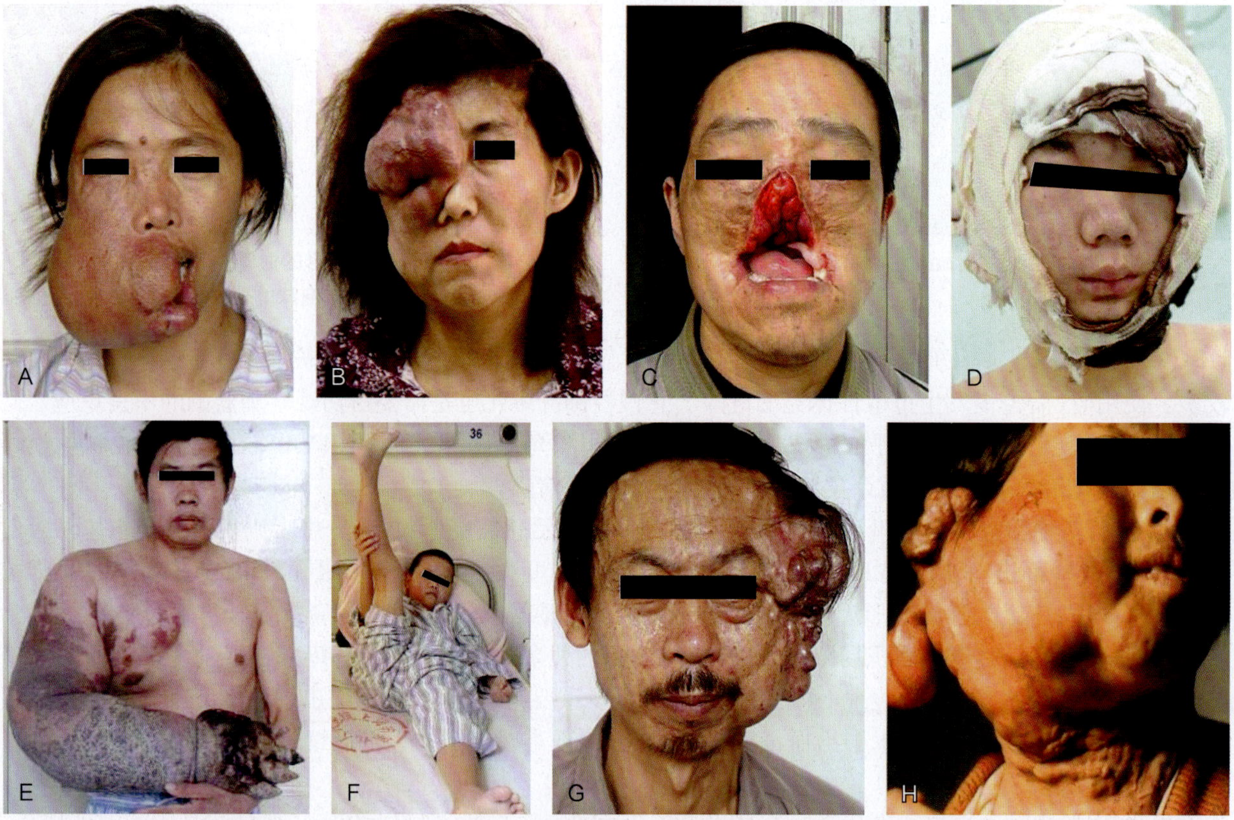

图 2-4-30 颅外 AVM 的临床表现、常见并发症和预后

A. 面容严重损毁；B. 遮蔽视野；C. 多次切除后复发，造成器官缺损；D. 自发性致命性大出血，敷料加压包扎，打开即大量出血；E. 肢体因缺血而出现不断扩大的溃疡和坏死，随时存在大出血风险，需截肢以避免威胁生命；F. 顽固性体位性疼痛，腿无法平放，否则剧烈疼痛；G. 单纯供血动脉结扎手术后，大量侧支循环开放，病灶复发加重；H. 面颈部巨大流量病灶，后因心功能衰竭死亡。

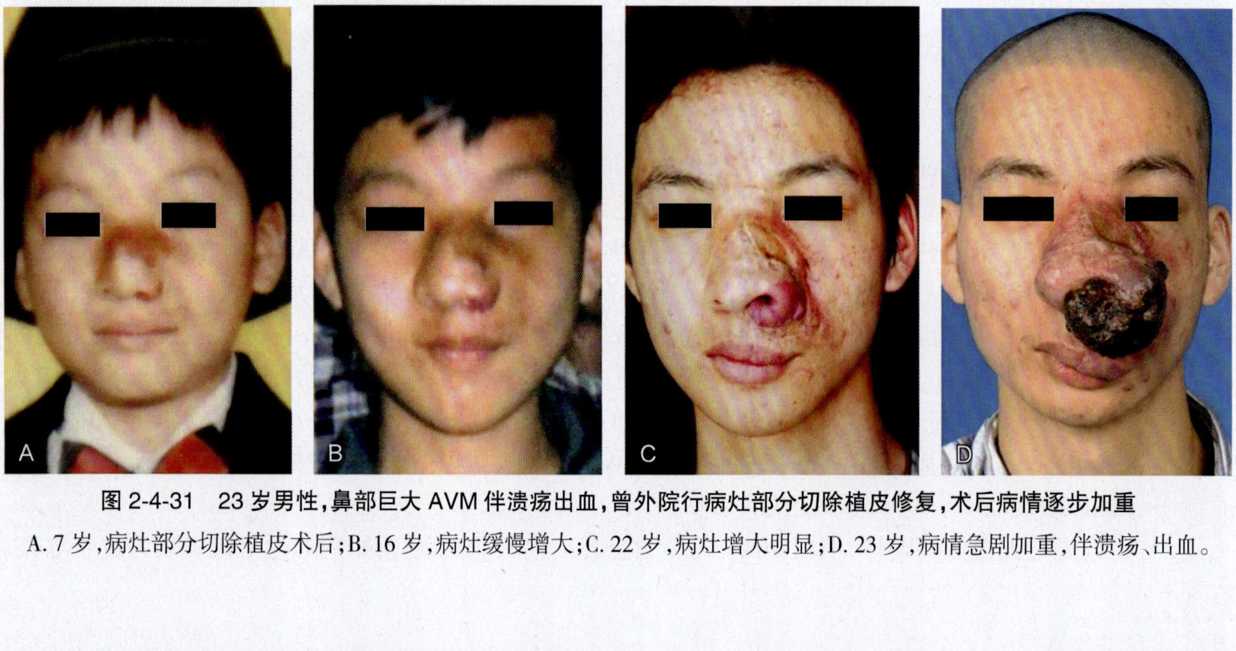

图 2-4-31 23 岁男性，鼻部巨大 AVM 伴溃疡出血，曾外院行病灶部分切除植皮修复，术后病情逐步加重

A. 7 岁，病灶部分切除植皮术后；B. 16 岁，病灶缓慢增大；C. 22 岁，病灶增大明显；D. 23 岁，病情急剧加重，伴溃疡、出血。

知识点：AVM 的 Schobinger 分期

Ⅰ期：静止期，无症状，通常从出生到青春期。AVM 病灶不明显，或仅仅表现为 PWS 或血管瘤消退期的外观。触诊可及皮温升高。

Ⅱ期：扩张期，通常在青春期开始，肿物增大，肤色加深，侵及皮肤和深部结构。触诊可及搏动、震颤，听诊可闻及杂音。组织学上表现为动、静脉扩张、纤维化。另外，外伤、青春期、妊娠和不恰当的方式如供血动脉结扎、部分切除、动脉近端介入栓塞、激光，均可能导致病情由Ⅰ期向Ⅱ期进展。

Ⅲ期：破坏期，出现自发性坏死、慢性溃疡、疼痛或出血等症状。Ⅲ期是病灶长期进展的结果。

Ⅳ期：失代偿期，因长期血流动力学异常，并发高排低阻性心功能不全或心力衰竭。

（二）诊断及鉴别诊断

绝大多数 AVM 可通过典型的病史和体征明确诊断。多普勒超声可用作于低流量脉管畸形如静脉畸形和淋巴管畸形的鉴别诊断。MRI 有利于明确病灶的大小和范围，但需进行脂肪抑制的增强 T_1 加权成像和脂肪抑制的 T_2 加权成像；MRI 可显示扩张的供血动脉和回流静脉，病灶可见增强，病灶内有流空效应。多普勒超声和 MRI 检查后如果诊断仍不明确，可选择血管造影检查。如患者确定需要治疗干预，治疗前应行 DSA 检查，以全面评估病灶的血流动力学特征，为治疗方案的选择提供指导（图 2-4-32）。AVM 在血管造影中表现为迂曲扩张的供血动脉、动静脉短路和膨大的回流静脉。如果病灶累及骨骼，还需行 CTA 检查。AVM 的病理学无特异性表现，仅表现为异常扩张的血管。此外，因活检创伤可能引起病灶的出血和扩张，所以除非怀疑恶性肿瘤，否则一般不作为常规检查。

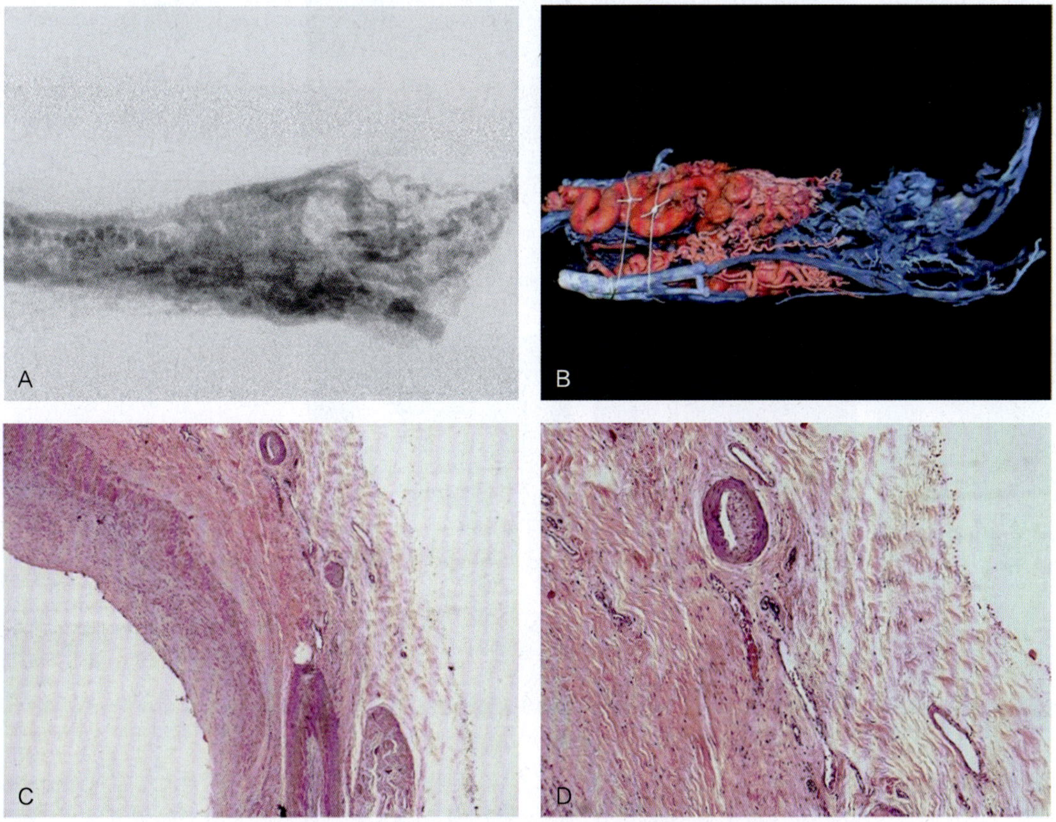

图 2-4-32　DSA 示 AVM 病灶供血动脉、引流静脉和异常动静脉连接组成

A. 具体血管构筑学并不清晰；B. 截除的 AVM 肢体灌注可见 AVM 病灶三维结构完整呈现；C~D. AVM 组织学切片示异常扩张的血管腔和较多的管壁增厚的小血管。

(三)治疗

AVM治疗十分棘手。传统的治疗策略强调关闭供血动脉,如病灶供血动脉结扎或供血动脉近端栓塞,因病灶未充分处理,侧支动脉将迅速形成而加重病情,且不利于后期治疗。这种有害无益的治疗方式应予废弃。病灶部分切除,残留病灶也通常会导致复发或加重,彻底清除病灶是治疗AVM的理想方式。

AVM治疗方式包括常规介入栓塞、无水乙醇介入治疗、外科手术、联合治疗。目前尚无成熟的内科药物治疗方式。

1. 常规介入栓塞　常规的介入栓塞剂可以是液体,也可以是固体(如明胶海绵粉、弹簧圈)。因常规栓塞剂不能破坏血管内皮细胞,无法去除AVM病灶,绝大多数患者最终都会复发。有学者统计术后1年复发率为85.6%,5年复发率高达98%。因此,目前常规介入栓塞主要用于术前准备,以减少术中出血。

2. 无水乙醇介入治疗　鉴于常规栓塞的高复发率,国外一些学者提出永久性栓塞概念,倡导应用无水乙醇进行治疗。无水乙醇可通过导管注入,也可经皮直接注入病灶。无引水乙醇可起血红蛋白变性、血管内皮细胞脱水、原生质沉淀、血管壁内皮细胞层剥脱、血管壁内弹性膜层节段性损坏等,从而迅速形成血栓,彻底消灭病灶,是一种效果彻底的治疗。

无水乙醇血管内治疗AVM效果显著,正在改写AVM的治疗模式。只要可以超选择到达病灶瘘口,无论哪个临床分期,均可治疗。应用该疗法治疗AVM,发现其根除病灶能力强、复发率低,且可获得前所未有的良好外观(图2-4-33、图2-4-34)。

另一方面,无水乙醇的严重并发症也不容忽视。如误栓可能引起周围正常组织坏死、重要器官功能丧失(如失明),甚至心肺衰竭死亡(图2-4-35)。

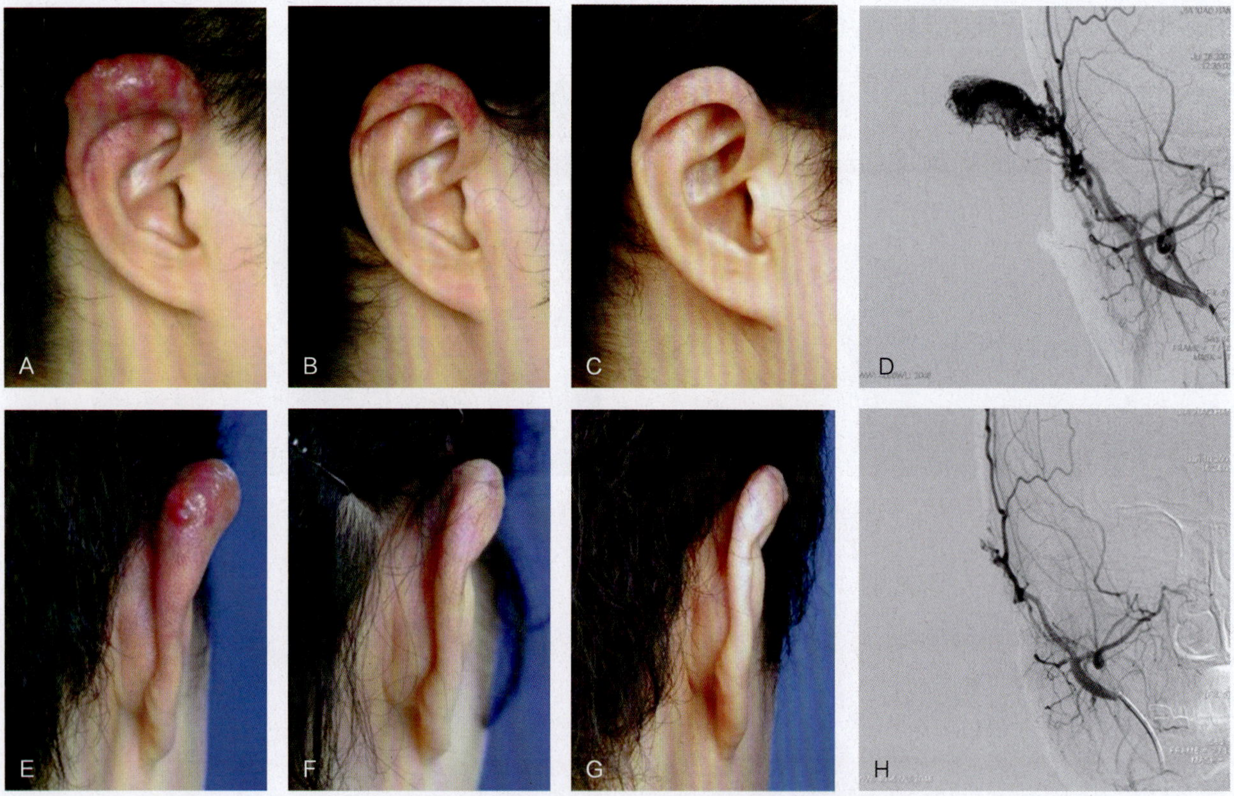

图2-4-33　36岁女性右耳廓AVM,病灶进行性增大影响外观

A、E. 无水乙醇介入治疗前;B、F. 3次无水乙醇介入治疗后15个月,肿物缩小,外观改善;C、G. 无水乙醇介入治疗后5年,未行其他治疗,肿物较前进一步缩小,接近正常外观;D、H. 无水乙醇介入治疗前和治疗后6个月DSA造影显示,瘘口消失,正常血管保留完好,治疗前提前显影的回流静脉治疗后消失。

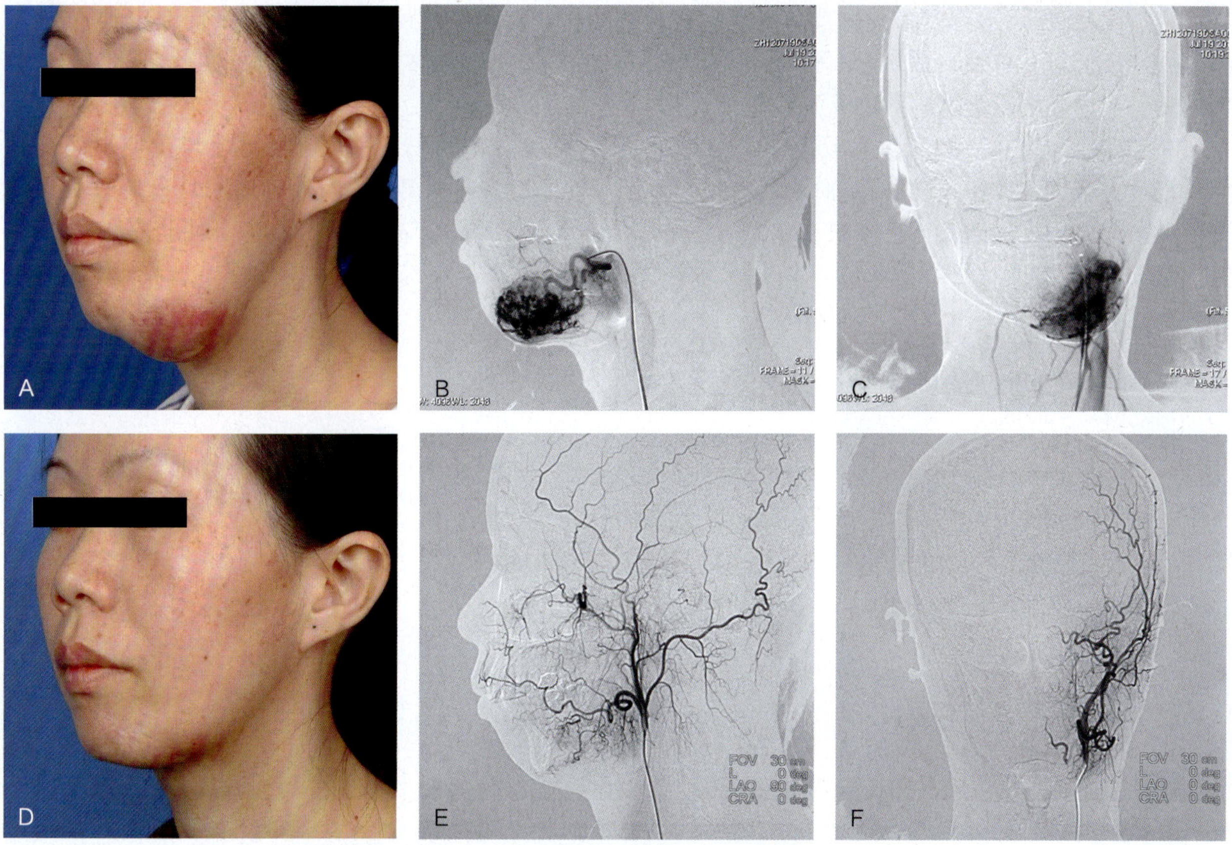

图 2-4-34　患者，女性，36 岁，左下颌 AVM

A. 无水乙醇超选择介入栓塞治疗前；B、C. 治疗后 16 个月，肿物消失，搏动消失，皮温正常；
D. DSA 复查异常血管团消失，未见提前显影的回流静脉；E，F. 面动脉保留完好。

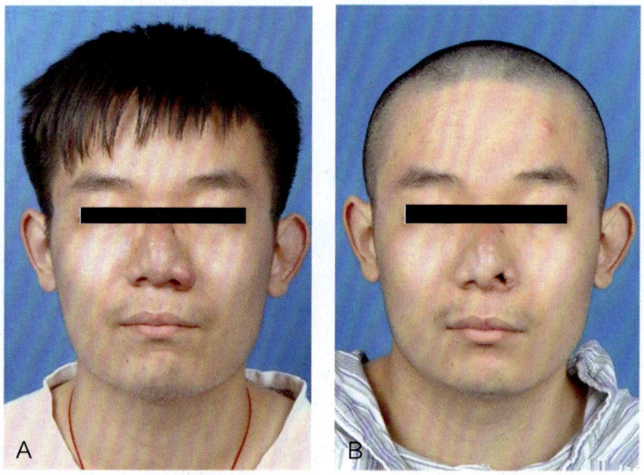

图 2-4-35　20 岁男性，鼻部 AVM，因肿物进行性增大要求治疗

A. 鼻底病灶予无水乙醇超选择介入治疗；
B. 治疗后出现鼻翼坏死缺损。

3. 外科手术　手术切除作为传统治疗方式在无水乙醇介入栓塞治疗出现以前长期以来是 AVM 治疗的金标准。彻底清除病灶是手术治疗的理想目标。临床实践中，有些病例病灶累及重要器官和组织，如彻底切除，可能导致严重并发症，只能次全切除。病灶清除不彻底是该类疾病易复发的重要因素。手术范围主要依据术前 DSA 造影，并结合术中切口边缘是否有活动性出血来判断。切除病灶越彻底复发概率越小。但切除越彻底，对修复重建的要求越高。病灶切除后的缺损不建议直接植皮，可予局部皮瓣、扩张皮瓣或游离皮瓣进行修复。因 AVM 手术切除要求尽可能彻底，创面通常大且深达骨面，因此包括游离皮瓣在内的各类修复手段对术后重建极为重要。

相对于无水乙醇治疗，手术切除在很多方面依旧有巨大的优势，特别是当病灶与重要器官的供血动脉密切沟通时，如眼动脉供血病灶无水乙醇介入栓塞有失明风险、颅内外沟通病灶有脑梗死风险等。此外，体积巨大血流流速快的 AVM 病灶无水乙醇介入栓塞治疗心肺衰竭风险相对也较高，手术切除可能成为这类患者更好的选择。外科手术和无水乙醇介入需要综合患者情况慎重选择(图 2-4-36、图 2-4-37)。

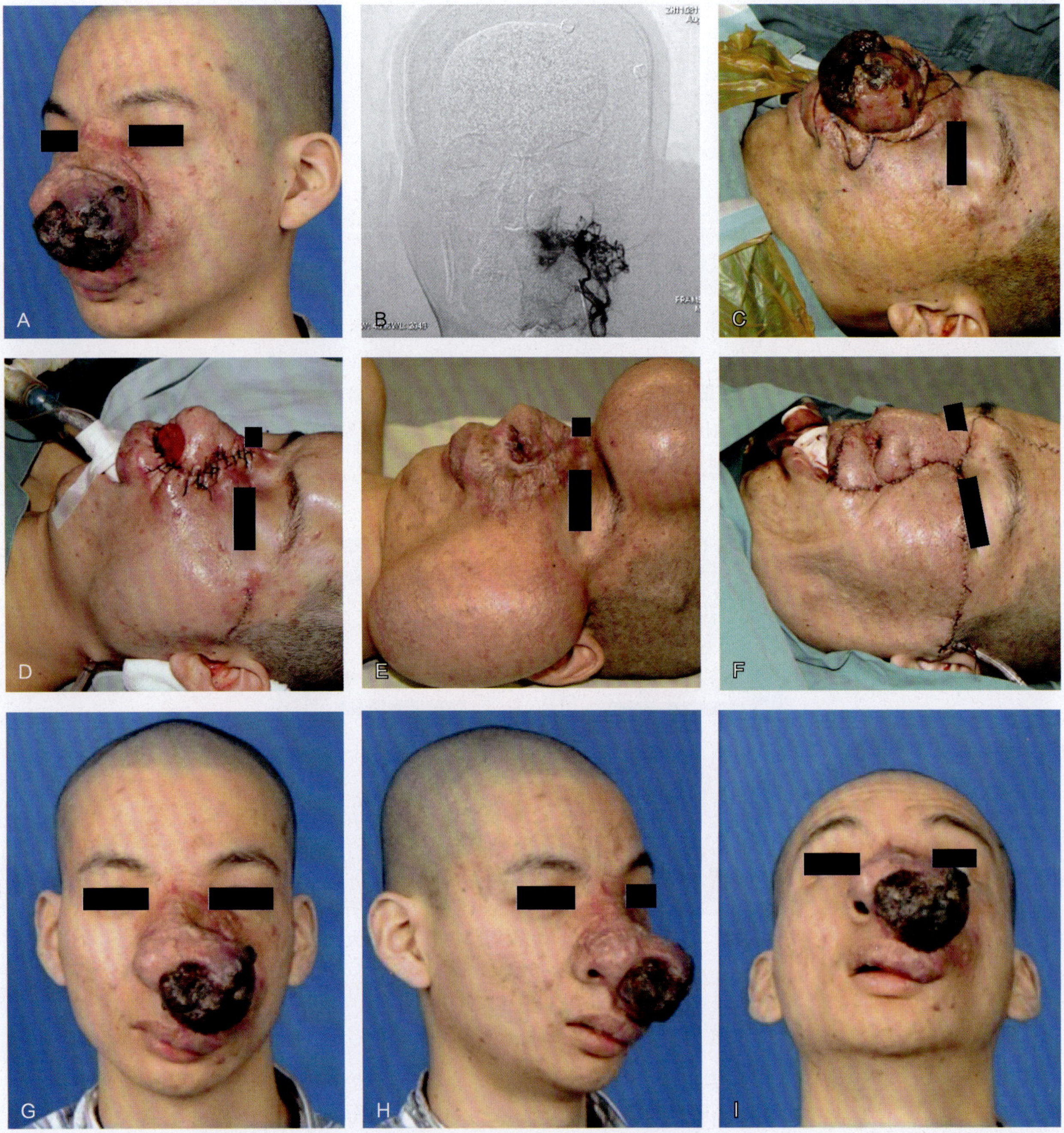

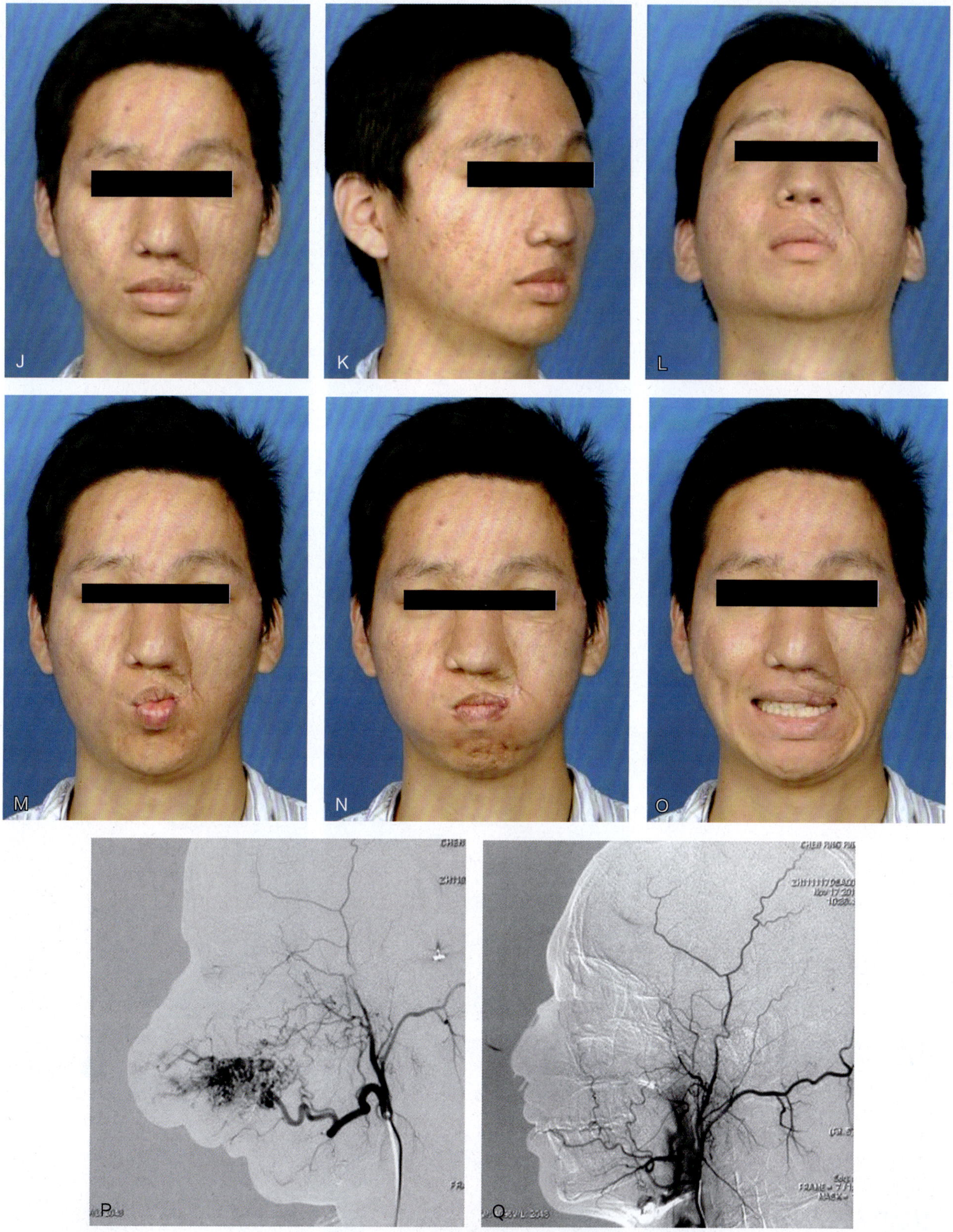

图 2-4-36　23 岁男性鼻部 AVM 伴溃疡、出血

A. 曾外院行病灶部分切除 + 植皮修复，术后复发，病情进行性加重；B. DSA 造影显示病灶弥散，介入治疗无法到达细小的瘘口，选择手术切除鼻唇再造修复；C. 术前设计；D. 一期行病灶大部切除 + 额部、鼻部扩张器植入术；E、F. 二期行残留病灶切除 + 扩张皮瓣修复 + 自体软骨切取全鼻 + 左上唇再造修复术；G、H、I. 术前；J、K、L. 术后 9 个月，病灶去除，溃疡、出血等症状消失；M、N、O. 外观较术前明显改善。术后唇红保留，轮匝肌运动功能存在；P、Q. 术前 DSA 与术后复查 DSA 对照显示病灶消失，术前供血病灶的面动脉明显迂曲扩张，术后血管变细，形态较术前正常化。

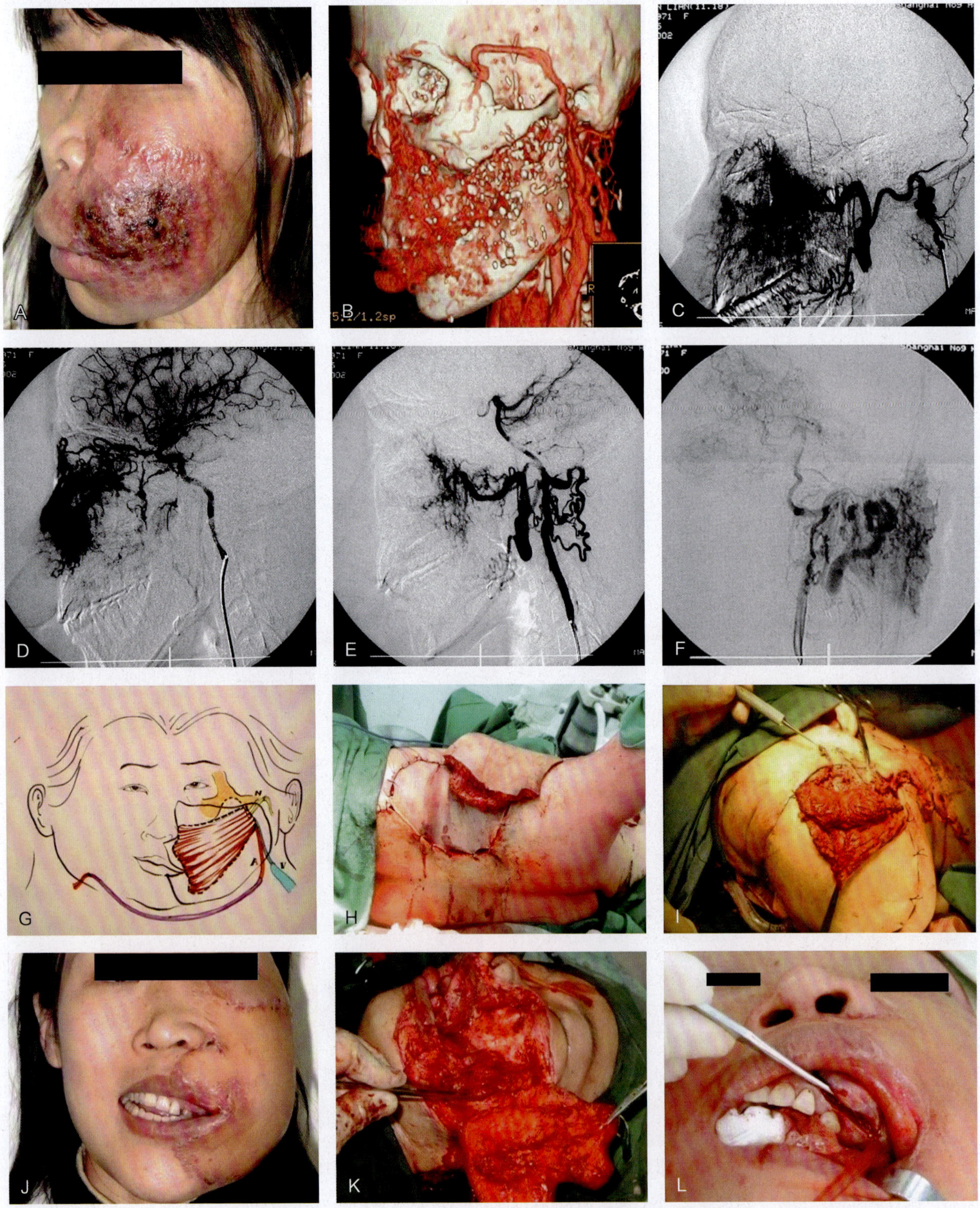
A
B
C
D
E
F
G
H
I
J
K
L

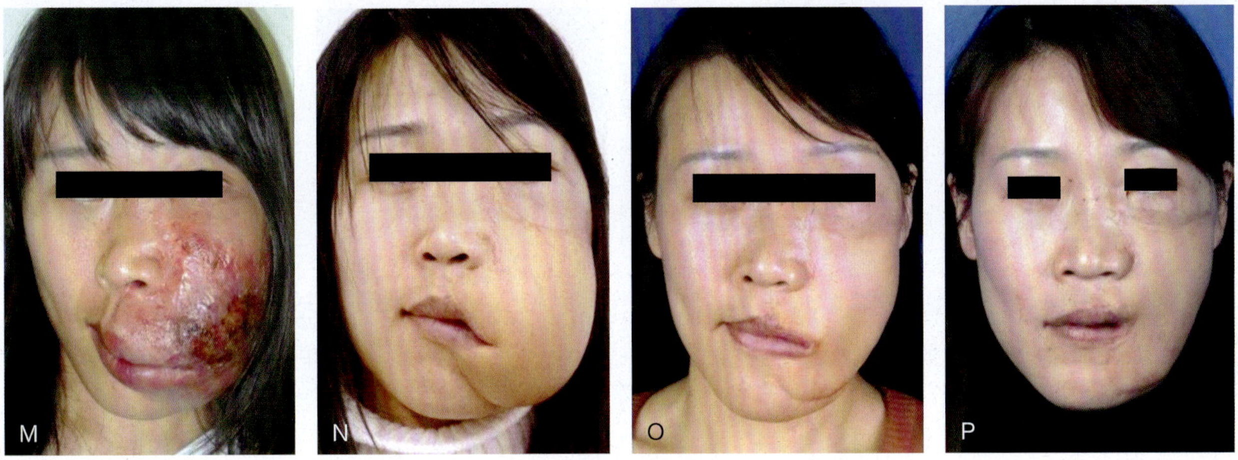

图 2-4-37　31 岁女性左面部 AVM 伴溃疡、出血

A. 曾在外院行病灶部分切除 + 植皮修复 + 颈外动脉结扎术，术后复发，病情进行性加重；B. CTA 显示左面部弥散病灶，伴明显颌骨畸形；C. 经枕动脉 DSA 造影逆行显影左侧颈外系统，颌内动脉为病灶主要供血动脉，病灶弥散，瘘口细小；D. 经颈内动脉 DSA 造影显示左侧眼动脉弥散供血左面部病灶，瘘口细小；E. 经椎动脉 DSA 造影显示左侧椎动脉与左侧颈外系统形成异常沟通，供血左面部病灶；F. 对侧椎动脉造影显示亦有异常血管与病灶沟通，颈外动脉已结扎，病灶弥散且与椎动脉沟通，介入疗效差且风险高，拟行手术切除修复；G. 手术设计以对侧面动脉和同侧颈外静脉为受区，背阔肌皮瓣游离移植 + 面神经胸背神经吻合面部表情重建；H. 背阔肌皮瓣切取；I. 面部 AVM 病灶切除 + 背阔肌皮瓣修复 + 面部表情重建；J. 术后面部表情部分恢复；K，L. 二期手术行皮瓣修薄，改善外观，颌骨畸形整复；各期手术效果：M. 术前；N. 一期修复术后；O. 二期皮瓣修薄术后；P. 三期颌骨畸形整复术后。

4. 联合治疗　至今尚无单一治疗手段能安全有效地根治 AVM。因此，只有综合各种治疗技术包括无水乙醇介入栓塞技术、器官重建技术、显微外科技术、颌面外科技术、美容外科技术，全面评估治疗风险及收益，灵活选择或联合不同技术，实现个性化治疗，才能实现治疗效果的最大化（图 2-4-38）。

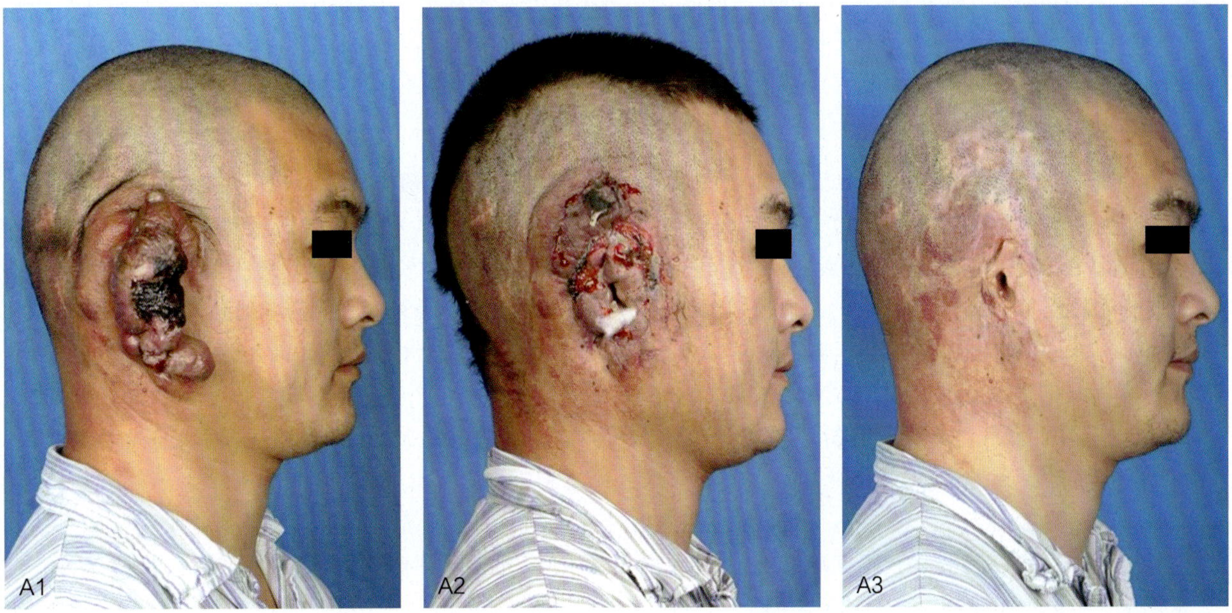

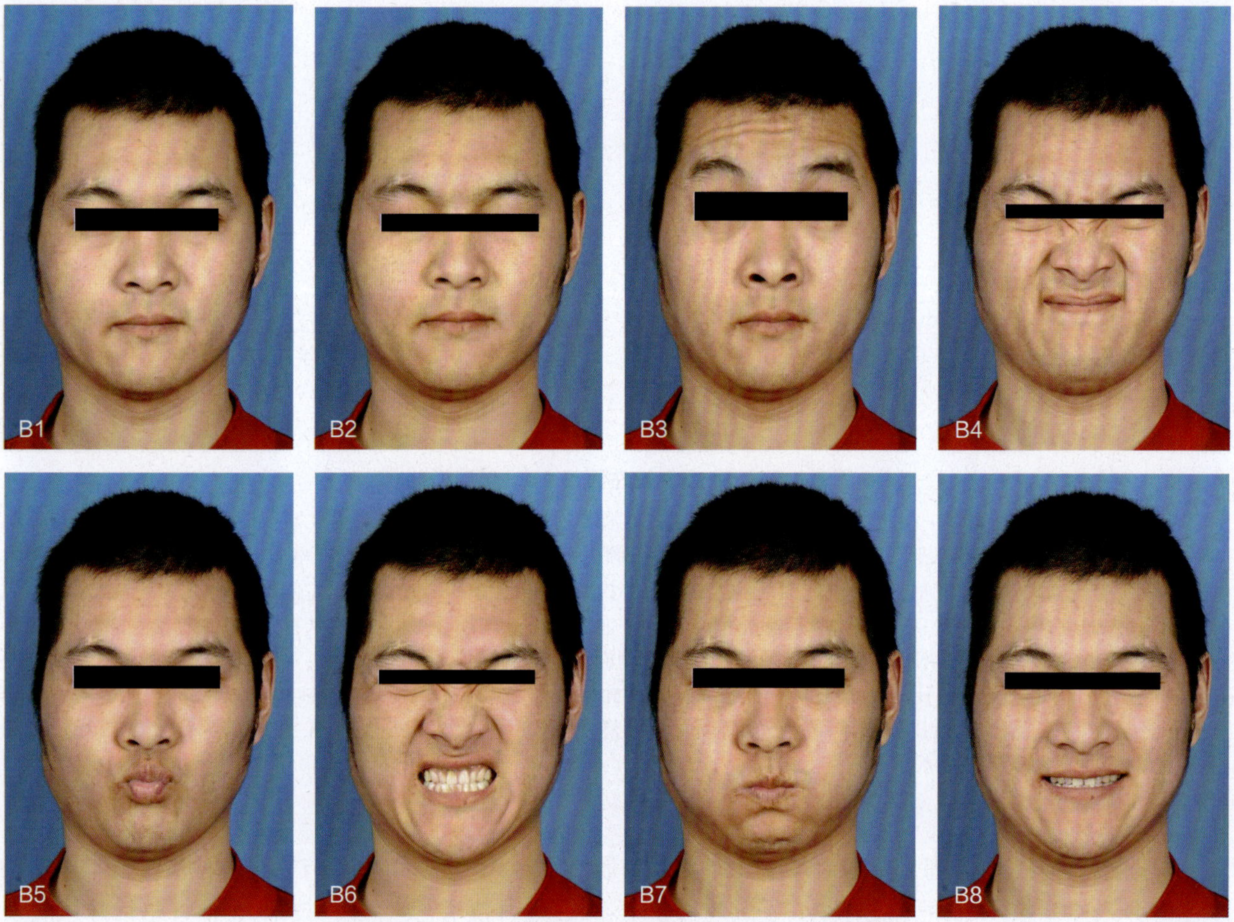

图 2-4-38 右耳廓动静脉畸形的手术联合介入栓塞治疗

A1. 27 岁男性，右耳廓先天性肿物，16 岁曾在外院诊断为"右耳廓 AVM"，行右耳廓病灶部分切除术，术后 5 年复发，肿物进行性增大，近 3 年出现破溃，出血。出血量大，难以自止。A2~A3. 为了保留面神经，行病灶部分切除 + 二期无水乙醇介入栓塞治疗。大部切除术后辅助 4 次无水乙醇介入栓塞治疗，与术前相比，病灶基本消退，溃疡逐渐愈合，未再出现大出血；B1~B8. 术后该患者面神经功能保留完好。

【临床病例讨论】

患者，男，19 岁，因"先天性右额部红斑肿块 19 年，破溃出血 2 次"就诊。

现病史：患者出生时即被发现右额部红斑，无瘙痒疼痛，随身体发育成比例增大。14 岁时，红斑部位遭撞击外伤，逐渐隆起，形成包块，有搏动感，偶有轻微疼痛，并缓慢增大。约 18 岁时，肿块生长速度加快，至 19 岁时，生长至约鸡蛋大小，可见明显搏动，严重影响外观，遂至当地医院就诊，行 CT 检查，诊断为"蔓状血管瘤"，行部分切除及供血动脉结扎术。术后 1 个月，红斑处再次出现肿块，生长明显增快，皮肤出现浅表溃疡。2 个月前，溃疡处突发破溃出血，至当地医院急诊加压包扎后止血，出血量约 300ml，半个月后拆除敷料，1 月余后再次出现破溃出血，出血量不详，再次当地医院急诊包扎后，至我科就诊。

查体：右额部约 8cm × 6cm × 4cm 肿块，表面砖红色斑，界限不清，周缘可见粗大迂曲扩张血管，包块右缘可见长约 6cm 手术瘢痕增生。肿块中央约直径 3cm 局部组织坏死，溃疡结痂，缓慢渗血。皮温高，见肿块明显搏动，可扪及震颤。

1. 诊断　右额部 AVM 出血。
2. 鉴别诊断　此例具有 AVM 的典型病史及临床表现：出生时红斑，外伤后加重，皮温高，可扪及搏动，破溃大出血等，为高流速血管畸形的特征。需与低流速血管畸形鉴别，如静脉畸形，为蓝紫色柔软血管团块，皮温不高，可压缩，较少自发破溃出血。

3. 临床诊疗决策

(1) 常规检查：主要为血常规和凝血全套检查，评估出血量及凝血功能状态。

(2) 术前影像学检查：包括病灶处 CT 血管造影、增强 MRI 以及 DSA 血管造影。

知识点：影像学检查在 AVM 诊疗中的作用

1. CT 血管造影　如果病灶累及骨骼，则需行 CTA 检查。CTA+ 三维重建有利于直观评估病灶的供血动脉、回流静脉等病理结构。

2. MRI　在血管性疾病诊断中的地位越来越重要，有利于鉴别诊断并明确病灶范围。为了充分评价病灶特征，MRI 脂肪抑制的增强 T_1W 像和脂肪抑制的 T_2W 像是必要的，MRI 显示扩张的供血动脉和回流静脉可见明显的流空影，病灶可见增强。

3. DSA　表现为迂曲扩张的供血动脉、动静脉短路和膨大的回流静脉。如病灶确定需要治疗干预，治疗前则必须行 DSA 检查，以利于全面评价病灶血流动力学特征。

(3) 治疗：CTA 和增强磁共振显示病灶位于颅外，颅骨无明显缺损。DSA 颈内、颈外血管造影显示右侧颞浅动脉额支被结扎，病灶主要由右侧眼动脉 - 滑车和眶上动脉供血。介入栓塞治疗可能存在较大栓塞剂误入眼动脉的风险，并且颞浅动脉已被结扎，导管无法接近病灶。故选择沿骨面全切病灶，创面旷置，肉芽生长后，行皮肤扩张术修复创面。

知识点：AVM 的常见手术误区

主要为不全切除及供血动脉结扎：无法真正清除动静脉瘘口，会改变病灶血流动力学特征，造成大量的侧支循环开放，加重病情。故需要依据上述影像学提供的病灶边界、全部瘘口部位的信息，行含有全部瘘口组织的切除，再行创面的一期或二期修复。

六、淋巴管畸形

淋巴管畸形是一种先天性的淋巴管发育异常引起的低流量脉管畸形，以前也被称为“水样囊肿（cystic hygroma）”及“淋巴管瘤（lymphangioma）”。Mulliken 及 Glowacki 在第三次 ISSVA 会议上根据血管瘤及脉管畸形内皮细胞特点提出新的脉管异常分类，将淋巴管瘤及水样囊肿等统一命名为淋巴管畸形，并得到国际上公认。当与其他血管畸形合并存在时，通过病理上血管及淋巴管成分的多少和临床及影像学特征命名为淋巴静脉畸形（lymphatico-venous malformation）或静脉淋巴管畸形（venous-lymphatic malformation）。

（一）临床表现

淋巴管畸形病灶主要由淋巴管内皮细胞形成的管腔及管腔中包含的嗜酸性富含蛋白质的淋巴液构成，发病率约为 1/2 000~1/4 000，无明显性别及种族差异，约 65% 患者出生后即发现，80% 在 1 岁内发现，2 岁时 90% 患者均有临床表现。约 75% 的淋巴管畸形位于头颈部，其他主要发生在四肢躯干及内脏器官。

淋巴管畸形的发病机制目前尚未完全清楚，内源性和外源性的因素均可导致淋巴管畸形。内源性的因素包括胚胎发育过程中淋巴管系统未能与静脉系统相连接，或淋巴管的异常发芽等。外源性的因素包括胚胎期的外伤、感染、慢性炎症及梗阻等。

（二）诊断及鉴别诊断

淋巴管畸形病理上主要表现为不同大小的扩张薄壁淋巴管，大量分布于真皮浅层或黏膜，可蔓延至皮下、黏膜下、肌肉等处，少数可见内皮细胞成团聚集。依据畸形淋巴管的形态学特点，通常被分为两型，即微囊型和巨囊型淋巴管畸形，两种类型混合性的病灶亦不少见。微囊型淋巴管畸形由蜂窝状、多囊性畸形管腔构成，囊腔直径一般小于 2cm；巨囊型则由体积较大的单个或数个畸形管腔构成，囊腔直径一般大于 2cm。

小的淋巴管通常只由内衬非增殖的内皮细胞构成，较大的管腔可有不连续不规则的平滑肌包绕。腔内通常是空的，部分管腔内可见嗜酸性的蛋白，淋巴细胞簇，偶尔可见含铁血黄素或少量红细胞。极少情况下可见腔内含血液或血栓，这多由自发性病灶内出血、外伤、手术或与静脉相沟通引起。单一巨囊型淋巴管畸形病理上通常可见其囊壁较厚，由肌成纤维细胞，少量平滑肌细胞及间质成分构成，内皮细胞经常缺失。

淋巴管畸形根据囊腔大小可分为巨囊型、微囊型及混合型，根据病灶分布可分为局灶型、多灶型及弥漫型。微囊型通常指囊腔小于 1cm 或 2cm 或未见明显囊腔但弥漫性软组织增厚的淋巴管畸形。大多数弥漫型的淋巴管畸形都同时有巨囊型及微囊型的成分。淋巴管畸形通常随着年龄增大等比例生长，当出现感染、梗阻或腔内出血时会突然增大。巨囊型淋巴管畸形囊间隔动脉及与周围静脉的沟通出血是导致腔内出血主要原因。淋巴管畸形囊腔与周围静脉的沟通通常可以使腔内含有血液成分，易被诊断为淋巴静脉畸形（lymphatico-venous malformation，LVM）。

MRI 是淋巴管畸形最重要的影像学检查。巨囊型淋巴管畸形通常可见 T_1 中低信号、T_2 高信号的液性囊腔，边缘清楚，多呈分隔样，囊腔内不强化或极少量强化，囊间壁可见强化。囊内出血可见液 - 液平面，根据出血时间不同，囊腔内的信号也呈多变性，早期多呈等信号或低信号表现，后期逐渐转变为高信号。微囊型淋巴管畸形 MRI 上通常表现为 T_2 加权像的弥散片状高信号，通常增强不明显。脂肪序列在 T_1 及 T_2 均表现为高信号，通常会干扰病灶显影，可通过抑脂序列来消除脂肪的影响。一些微囊型淋巴管畸形的病灶含有毛细血管成分会有少量的强化，通常见于眶区、舌部的淋巴管畸形及 Gorham-Stout 病。

淋巴管畸形可以发生在除了中枢神经系统外的全身任何部位。其中以主要淋巴系统所在区域最为常见，这也是颈部及腋下发病率最高的原因，腹股沟、纵隔、腹膜后次之，躯干及四肢最低。巨囊型淋巴管畸形通常由不止一个囊腔组成，囊腔之间可以相通或不相通。囊腔中含有水样的透明液体，有波动感，有时不透光或呈琥珀色。而微囊型淋巴管畸形病灶相对较实心。淋巴管畸形的临床表现受病变的类型、范围和深度的影响差异很大。有些表现为皮肤黏膜上充满液体的小泡，而有些表现为巨大的肿物。

巨囊型通常见于颈前三角、颈后三角、肩部及腋部等。最常见的并发症为感染和出血，表现为病灶体积短时间内突然增大，伴或不伴有发热、皮肤淤斑，增大到一定程度后逐渐缩小。另外位于眼睑的病灶可影响视力发育，颈部及气管旁的病灶可压迫气管导致呼吸困难（图 2-4-39）。微囊型淋巴管畸形通常表现为局部组织弥漫性增厚，累及舌部可引起舌部的间歇性肿胀、出血及舌部淋巴滤泡（图 2-4-40）。位于皮肤及黏膜的微囊型淋巴管畸形常表现为多发的 2~5mm 小囊泡。囊泡内通常充满无色或淡黄色的淋巴液，有时也可含有血液，外观类似于“带状疱疹”或“蛙卵”。镜下表现为不规则扩张的淋巴管布满真皮乳头，并向表皮突起及深部大量与之相连的扩张淋巴管腔。淋巴滤泡除了导致外观上的问题外，多数患者会出现反复难治性的滤泡破裂、感染、淋巴液渗出、出血等（图 2-4-41）。

（三）治疗

淋巴管畸形的治疗包括手术治疗，硬化治疗和药物治疗。随着影像技术的发展，硬化技术进步及新的硬化剂的发现，硬化治疗逐渐取代手术治疗成为淋巴管畸形的主要治疗方法。硬化治疗对巨囊型淋巴管畸形被证明非常有效，但对微囊型疗效较差。手术对巨囊型及微囊型均有效，但认为不能用于大面积、广泛的淋巴管畸形。药物治疗主要包括抗炎药物和抗血管生成药物，如干扰素，普萘洛尔，西地那非，西罗莫司等。但其疗效目前尚未明确，还需要进一步观察研究。

1. 硬化治疗　治疗淋巴管畸形的重要治疗手段，适用于巨囊型和混合型淋巴管畸形。巨囊型淋巴管畸形硬化治疗通常可以取得令人满意的效果，而微囊型淋巴管畸形疗效较差。相对于手术治疗，硬化治疗有以下优点：①创伤小，不易损伤重要神经、血管、腺体、肌肉等组织结构；②巨囊型效果良好、治愈率高、不易复发；③操作简便，比较安全；④外形恢复良好，无明显瘢痕。

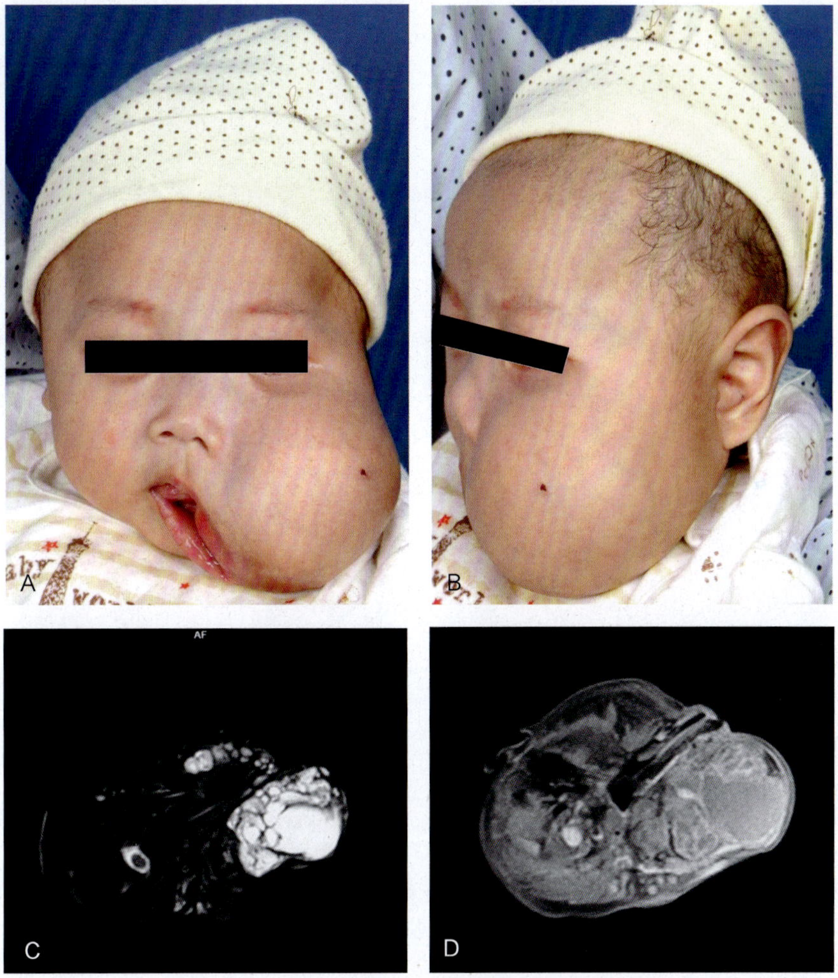

图 2-4-39　左面部混合型淋巴管畸形

A、B. 5 月龄男婴，诊断为左面部混合型淋巴管畸形；C. MRI 显示 T_2W 抑脂序列可见多发囊性高信号区；D. T_1W 增强序列可见囊腔内强化不明显，囊壁及间隔强化较明显。

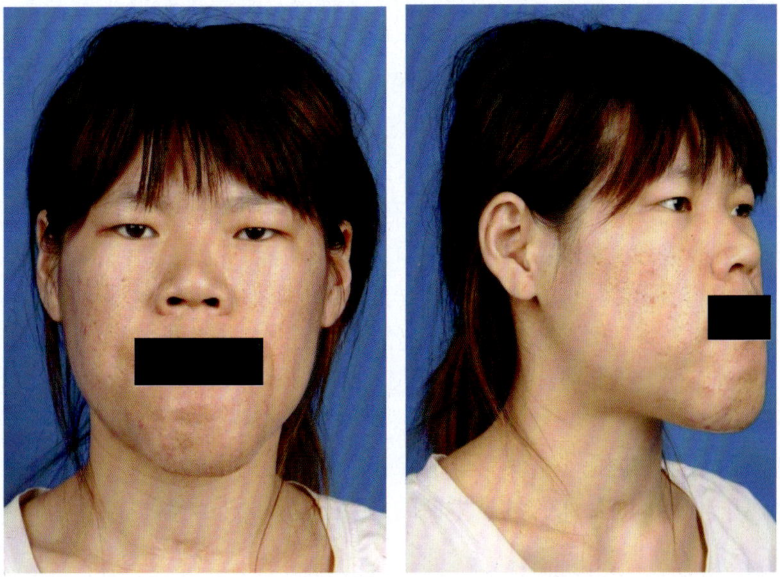

图 2-4-40　微囊型淋巴管畸形伴下颌骨肥大

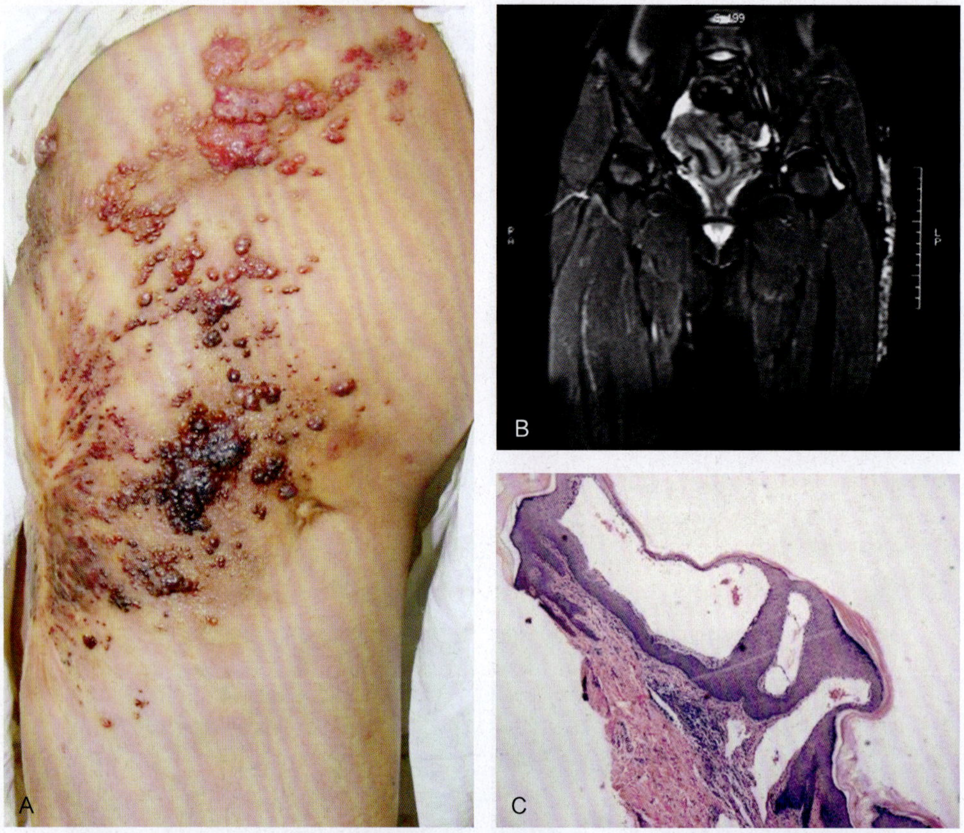

图 2-4-41 淋巴滤泡

A. 大面积淋巴滤泡手术切除重新复发，滤泡反复破溃出血淋巴漏伴感染；B. MRI 示浅筋膜层微囊型淋巴管畸形病灶；C. 病理可见表皮层扩张淋巴管，内含少量血液。

进行硬化剂注射治疗时，应根据病灶特点，进行分部位、多次囊腔内注射治疗，避免损伤重要神经、腺体等。一般应抽尽或接近抽尽每个囊腔中的淋巴液，再注入合适剂量与浓度的硬化剂。对于侵犯口底、咽旁、气道周围的病例，为避免治疗后肿胀引起的气道阻塞，治疗前需争取行气管切开术。目前常用的硬化剂有无水乙醇、泡沫硬化剂（如聚多卡醇、十四烷基硫酸钠）、博莱霉素或平阳霉素、溶血性链球菌制剂 OK-432、多西环素等（图 2-4-42）。

2. 手术治疗　随着硬化治疗的开展和经验的积累，目前不主张毫无选择地对任何类型的淋巴管畸形进行手术切除。早期手术切除是很早以前的观点，现在认为只有很少数病例需要在婴幼儿期行手术切除。尽管淋巴管畸形呈缓慢增大倾向，但其并不会侵犯周围组织。局限性大囊型病变可以手术完全切除，但弥漫性微囊型病变完全切除困难。其原因有以下几方面：①弥漫性微囊型病变多发生于唇、颊、舌及面部，完全切除势必造成较大的组织缺损，影响美观和功能；②病变组织与正常组织难以辨认；③淋巴管畸形的管壁薄，术中容易撕裂；④大的病变常与重要结构如颅神经或重要血管关系密切，为了保存这些组织将会造成切除不完全；⑤完全切除可引起诸多并发症，其发生率约为 23%，如重要结构交感神经、颈动脉鞘、面神经、舌下神经、舌神经等损伤，严重的术后淋巴积液、浆液性囊肿、切口感染、长期不愈合等。

手术的指征：①病灶较小，位置较好可完全切除；②有症状的微囊型淋巴管畸形；③硬化治疗后仍有症状的巨囊型及混合型淋巴管畸形；④有危及生命的并发症；⑤对外观影响较大（图 2-4-43）。

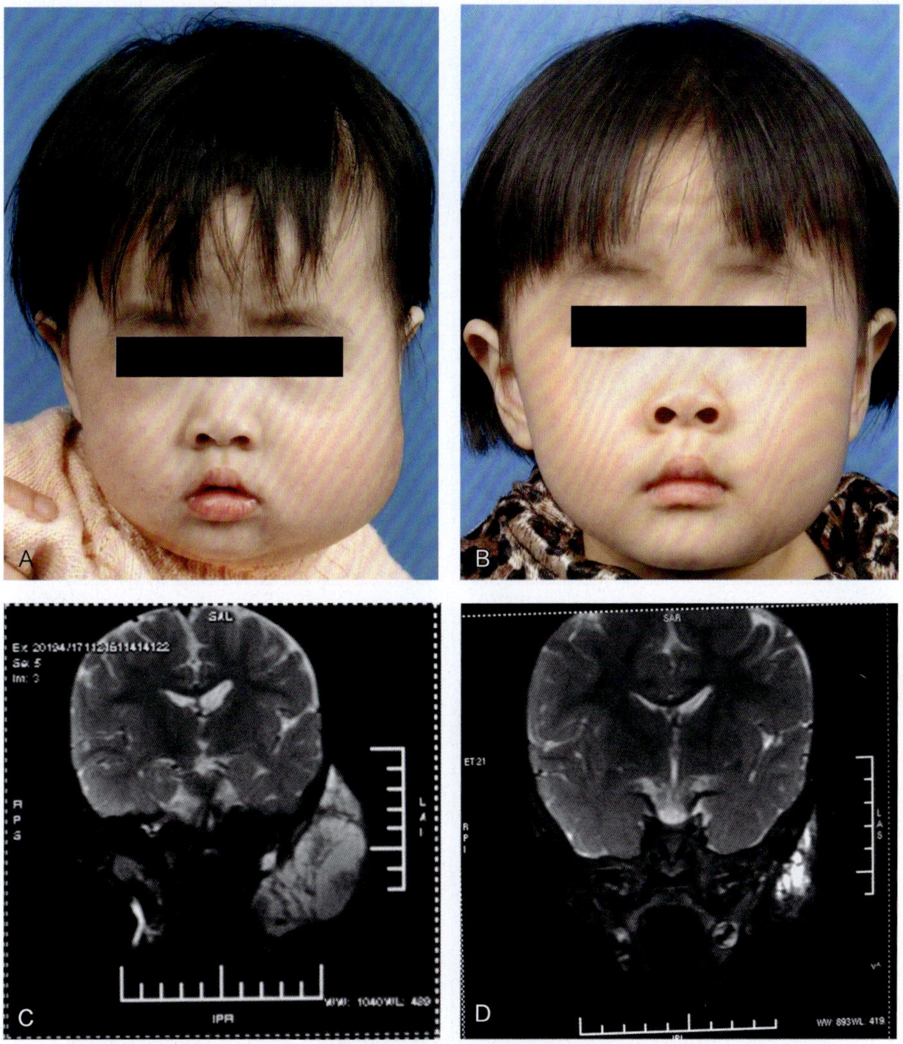

图 2-4-42　左面部巨囊型淋巴管畸形两次硬化治疗后

A、C 为治疗前，B、D 为治疗后 3 个月。

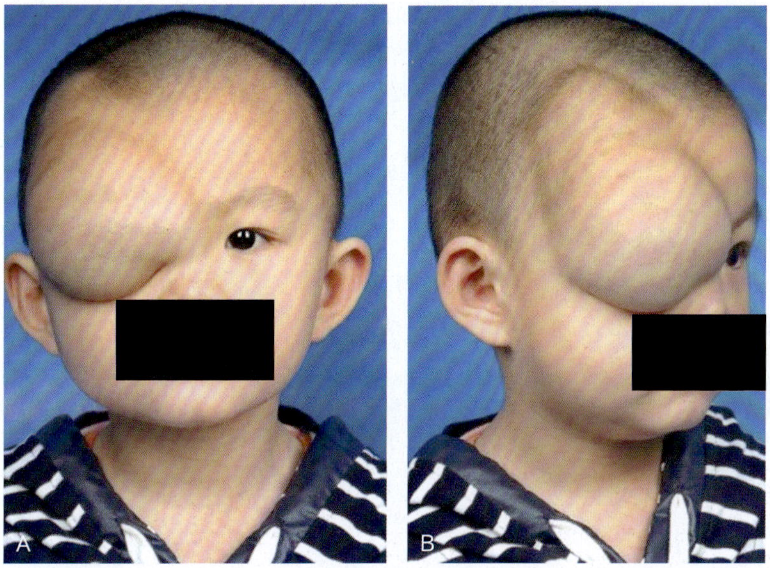

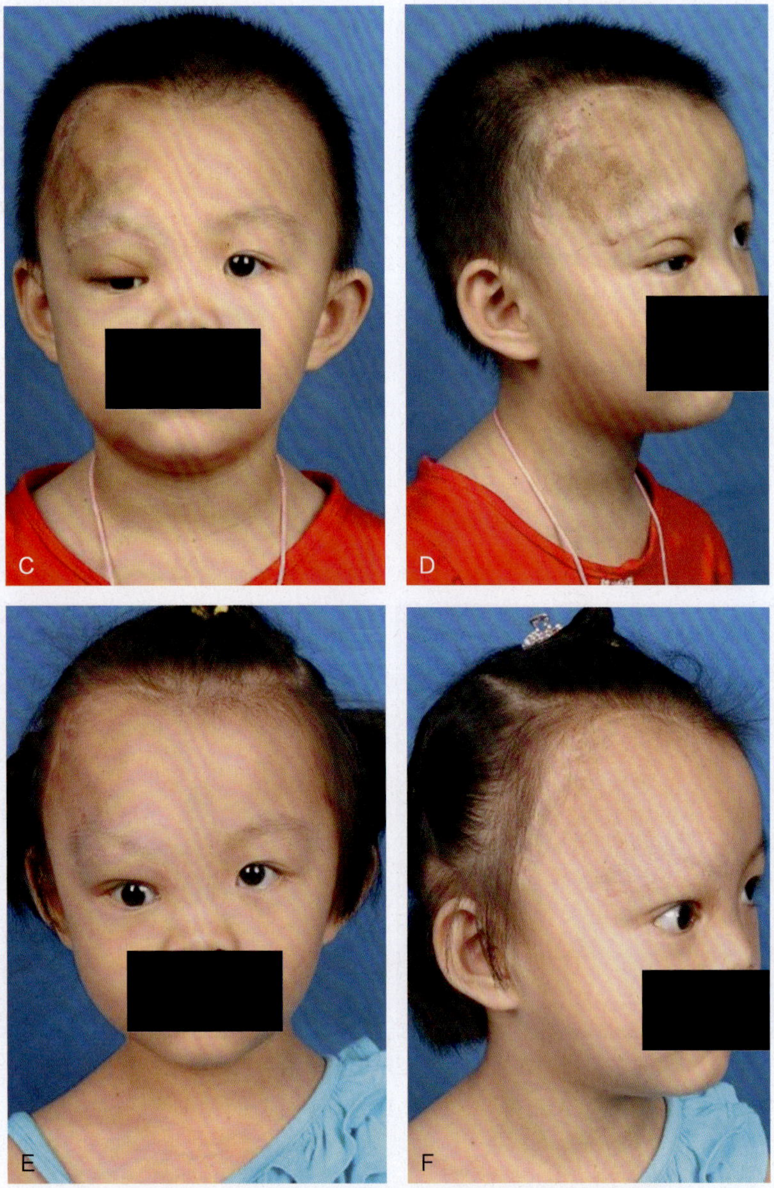

图 2-4-43 对外观影响较大的右上睑额部微囊型淋巴管畸形

A、B. 右上睑额部微囊型淋巴管畸形伴遮挡视力、弱视；C、D. 一期术后病灶大部分切除；
E、F. 二期行上睑提肌缩短及博莱霉素注射联合治疗。

【复习题】

1. 血管瘤和脉管畸形的分类及其依据。
2. 最常见五种血管瘤及脉管畸形的简要临床表现。
3. 婴幼儿血管瘤的主要治疗方法。
4. 葡萄酒色斑的激光和光动力学治疗原理。
5. 静脉畸形栓塞硬化治疗常用的硬化剂及特性。
6. 动静脉畸形的分期。
7. 淋巴管畸形的分类及磁共振表现。

（陈 辉 于文心 常 雷 仇雅璟 杨 希 马 刚 金云波 林晓曦）

参考文献

[1] CHEN J K, GHASRI P, Aguilar G, et al. An overview of clinical and experimental treatment modalities for port wine stains. J Am Acad Dermatol, 2012, 67: 289-304.
[2] JOHNSON A B, RICHTER G T, Vascular anomalies. Clin Perinatol, 2018, 45: 737-749.
[3] MULLIKEN J B, BURROWS P E, FISHMAN S J. Mulliken & Young's vascular anomalies: Hemangiomas and malformations. 2nd. England: Oxford University Press, 2013.
[4] Christine L L, HARPER J I, HOEGER P H. Infantile haemangioma. Lancet, 2017, 390: 85-94.
[5] FEREYDOONI A, DARDIK A, NASSIRI N, Molecular changes associated with vascular malformations. J Vasc Surg. 2019, 70: 314-326.
[6] JONATHAN A P, SCOTT C M, RICHARD M T, et al. Lymphatic malformations: Current cellular and clinical investigations. Otolaryngology Head and Neck Surgery, 2010, 142 (6): 789-794.
[7] Lu X W, Ye K, Shi H, et al. Percutaneous endovenous treatment of congenital extratruncular venous malformations with an ultrasound-guided and 810nm diode laser. Journal of Vascular Surgery, 2011, 54 (1): 139-145.

第五节 神经纤维瘤病

神经纤维瘤病可以分为三型：Ⅰ型神经纤维瘤病、Ⅱ型神经纤维瘤病和多发施旺氏细胞瘤病（后二者不在整形外科诊疗范畴内）。

神经纤维瘤可独立发生，也可是神经纤维瘤病的临床表现之一。

一、基础知识

Ⅰ型神经纤维瘤病（neurofibromatosis 1，NF1）系常染色体显性遗传性疾病，人群发病率为 1/4 000~1/2 500。NF1 属于外显率很高的遗传性疾病，遗传概率为 50%。约有半数的 NF1 患者具有家族史，其发病是遗传获得异常的 *NF1* 基因所致。散发病例致病突变的 *NF1* 基因是自身基因发生突变而造成的。

NF1 基因位于 17 号染色体长臂（17q11.2），于 1990 年基因克隆成功。*NF1* 基因全长约为 350kb，包含 60 个外显子，可以转录形成 11~13kb 的 mRNA，编码由 2 818 个氨基酸构成的神经纤维瘤蛋白（neurofibromin）。神经纤维瘤蛋白在神经系统中高表达，能够抑制肿瘤的生长。神经纤维瘤蛋白包含一段由外显子 21~27a 编码的 360 个氨基酸，是 GTP 酶激活蛋白（GAP）相关的功能区（GAP-related domains，GRD）。GRD 激活体内的 Ras-GTPase，把具有活性的 GTP-RAS 降解为无活性 GDP-RAS，是 Ras 信号传导的负性调节因子。当 *NF1* 基因表达异常时，神经纤维瘤蛋白合成和功能不足，RasGAP 的功能丧失，最终导致 Ras 途径的信号活性增加，细胞大量增殖，形成神经纤维肿瘤组织。

神经纤维瘤可以发生在头面部、躯干、四肢、颅脑、内脏等任何有神经组织分布的部位。典型的丛状神经纤维瘤累及神经纤维组织，病变的神经纤维粗大，呈团块、蠕虫状，含大量增殖的施旺细胞与成纤维细胞。8%~15% 的丛状神经纤维瘤会恶变为恶性神经纤维鞘膜瘤（malignant peripheral nerve sheath tumors，MPNSTs），MPNSTs 五年生存率低于 35%。

二、临床表现

NF1 是由 *NF1* 基因突变而引发的一系列以皮肤 - 神经病变为主的综合征。

1. 咖啡（牛奶）斑（cafe′-au-lait macules） 随着患者年龄的增长，咖啡（牛奶）斑的数目逐渐增多。有些患者的咖啡（牛奶）斑出现较迟，在发育期才开始出现。各种生理变化如发育、妊娠或绝经、传染病、严重外伤、精神刺激等均有可能促使咖啡（牛奶）斑增多或增大。人群中 10%~15% 的人拥有单发的咖啡（牛奶）斑，这种色斑通常是先天性胎记，并不能预示伴发 NF1。当儿童出现 4 个以上的咖啡斑块时需警惕发生

NF1 的可能性。

NF1 患者典型的咖啡(牛奶)斑在青春期前,直径大于 0.5cm;青春期后大于 1.5cm。咖啡(牛奶)斑边界清晰,呈椭圆形或不规则形态。咖啡(牛奶)斑的特征性病理表现为表皮基底层的色素细胞增多,如果发现有巨大黑色素颗粒,即可以在组织学上与雀斑等其他色素性疾病相区分。其数目多少是确立诊断的一项有意义的指标,6 个以上咖啡(牛奶)斑是重要的诊断标志(图 2-5-1)。

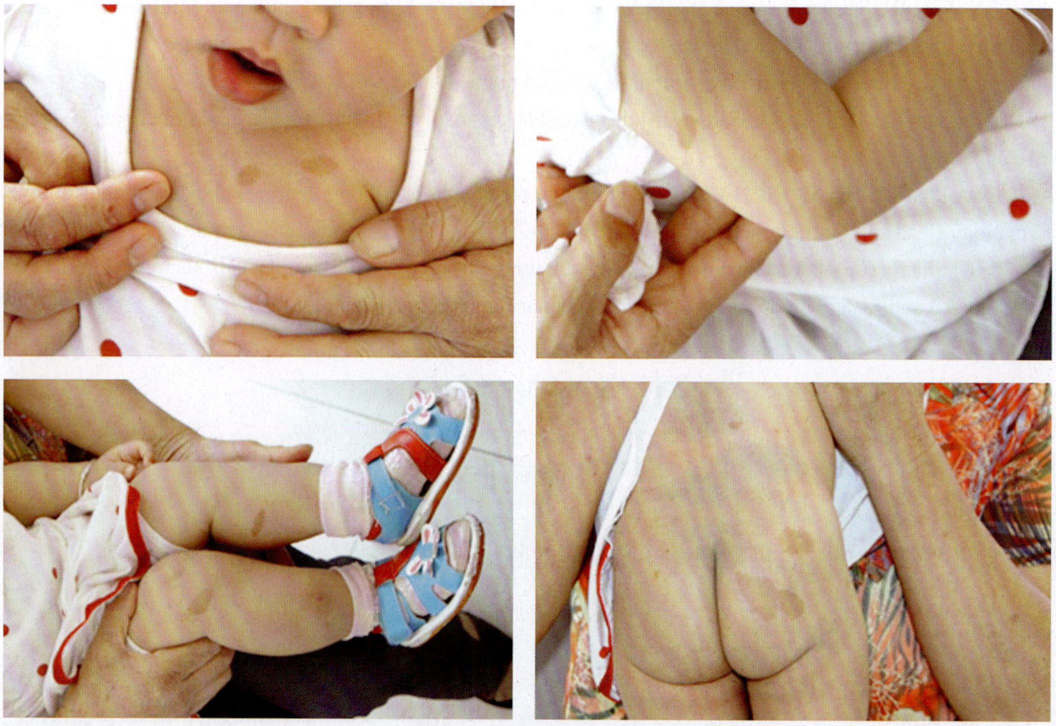

图 2-5-1 咖啡(牛奶)斑

2. 皮肤神经纤维瘤(cutaneous neurofibroma) 皮肤神经纤维瘤是诊断 NF1 的重要依据之一。单发的神经纤维瘤可见于非 NF1 的成人。神经纤维瘤是包含正常周围神经纤维的良性肿瘤。NF1 患者可以有 2 个或 2 个以上的皮肤神经纤维瘤,数量可从几个到数千个不等,一般直径小于 2cm(图 2-5-2)。皮肤的神经纤维瘤多于青春期开始生长,最早表现为腹部和背部的软结节,后逐渐扩展到躯体各个部位。皮肤神经纤维瘤多为无痛性生长,数量较多时,对外观造成明显影响,进而增加患者的心理负担。

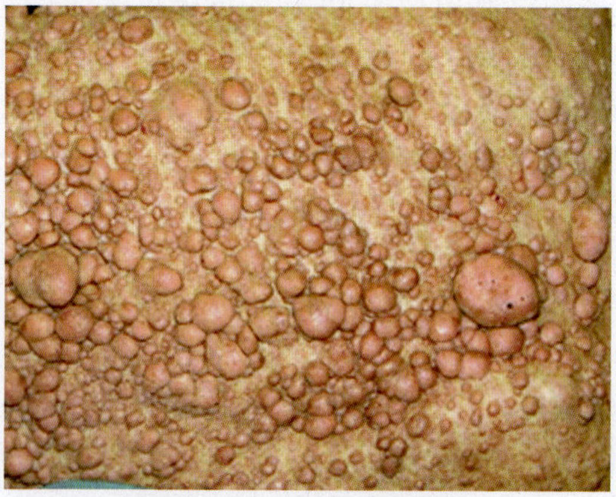

图 2-5-2 神经纤维瘤结节

3. 丛状神经纤维瘤(plexiform neurofibroma) 25%~30% 的 NF1 患者有可见的或有症状的丛状神经纤维瘤。随着全身 MRI 检查的使用与普及,超过 50%~65% 的 NF1 患者有一个或多个丛状神经纤维瘤。丛状神经纤维瘤最常见于下肢,其次是胸部、椎旁和盆腔。

面部丛状神经纤维瘤多在 1 岁内出现。头面部的肿瘤往往因家长发现患儿出生后面部不对称而被注意到。腹部的丛状神经纤维瘤多发自脊髓根,在腹壁生长,导致腹部不对称。肢体上的丛状神经纤维瘤多发生在单侧肢体。皮肤浅薄时,其下方的丛状神经纤维瘤的可呈淡紫色,易误诊为血管畸形。部分丛状神经纤维瘤皮肤伴有毛发生长和色素沉着,肿瘤的周围可显现一圈白色晕环。多个融合的丛状神经纤维瘤常伴有头颅、颈项、躯干或肢体相应部位皮肤或皮下组织的增生,引起不对称的局部肥大,如发生于下肢,常被称为神经瘤性象皮腿（图 2-5-3）。

除皮肤组织外，丛状神经纤维瘤也可累及其他器官。神经纤维瘤如发生于椎管内则可发生慢性神经根痛和晚期可出现的脊髓或马尾压迫体征。颅神经中以三叉神经、面神经、前庭蜗神经和迷走神经最常被累及，出现相应的颅神经功能异常症状，包括咀嚼肌无力和萎缩、面部麻木、周围性面瘫、耳鸣、听力减退等。神经纤维瘤累及不同器官和组织时，如胃肠道、阑尾、喉、血管及心脏，可出现相应组织器官被压迫、梗阻或出血等体征。

丛状神经纤维瘤通常以缓慢速度生长，在妊娠及青春期可察觉生长加速，但单个病灶的突然增大或疼痛则提示有恶变的可能。8%~10% 的丛状神经纤维瘤可恶变为恶性周围神经鞘瘤（MPNSTs）。对于疑似恶变病例，必要时可进行 MRI 或 PET 检测，尤其是 PET 检测有助于早期发现丛状神经纤维瘤恶变，以及用于判断肿瘤是否发生转移，具有重要意义。

MPNSTs 多发生于 20~50 岁。MPNSTs 患者预后差，五年生存率低于 35%，发生远处转移的概率为 40%~68%。

4. 视神经胶质瘤（optic pathway glioma）　视神经胶质瘤见于 15% 的 NF1 患者。患有视神经胶质瘤的儿童，半数同时患有 NF1。视神经胶质瘤多在 1 岁以内出现，少部分在青春期或成年后发生。视神经胶质瘤早期多为无痛性生长，临床症状多在 7 岁内出现，平均 5 岁出现。主要的临床症状包括视力下降，眼球突出，头疼伴呕吐。视神经胶质瘤也可干扰垂体功能而导致性早熟。

5. 腋窝和腹股沟区雀斑样痣（axillary or groin freckling）　腹股沟和腋窝区的斑点是 NF1 患者的典型临床体征之一，同时在颈部及躯干部位出现斑点也较常见（图 2-5-4）。这些斑点颜色类似咖啡斑，但面积更小，也可见于普通人。

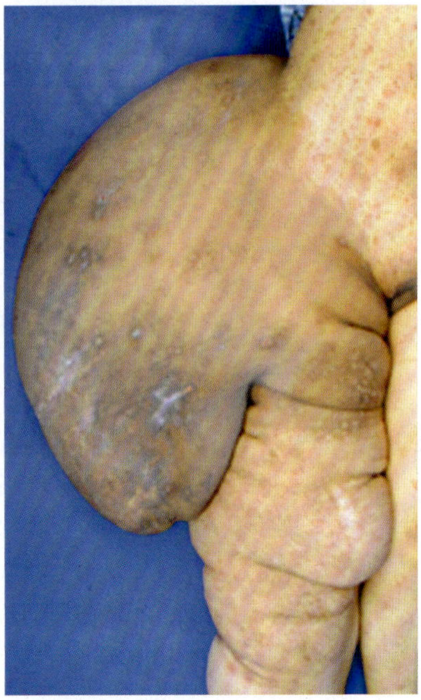

图 2-5-3　神经瘤性象皮腿

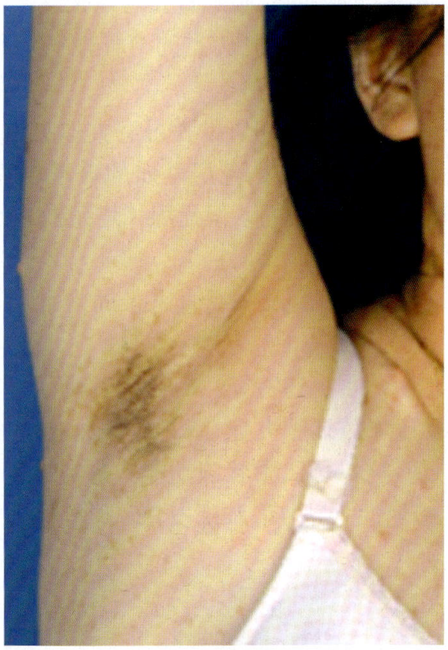

图 2-5-4　腋窝雀斑样痣

6. 虹膜色素错构瘤（Lisch 结节）　虹膜色素错构瘤多无明显症状，90% 的 NF1 患者发生虹膜色素错构瘤，一般通过裂隙灯检查就能发现（图 2-5-5）。

7. 骨骼病变（osseous lesion）　大约 40% 的 Ⅰ 型神经纤维瘤病患者伴发骨骼畸形，其中包括原发性的骨发育缺陷及软组织肿瘤侵蚀引起的骨骼病变。

（1）脊柱后突或侧突较为常见，约占患病人群的 1/4，多发于胸椎，一般为 5~7 节，呈锐角，节段虽少，畸形却较为严重，脊柱可以有局部骨质发育不良表现，也可以与一般特发性脊柱侧凸相似而无特异的骨质改变（图 2-5-6）。

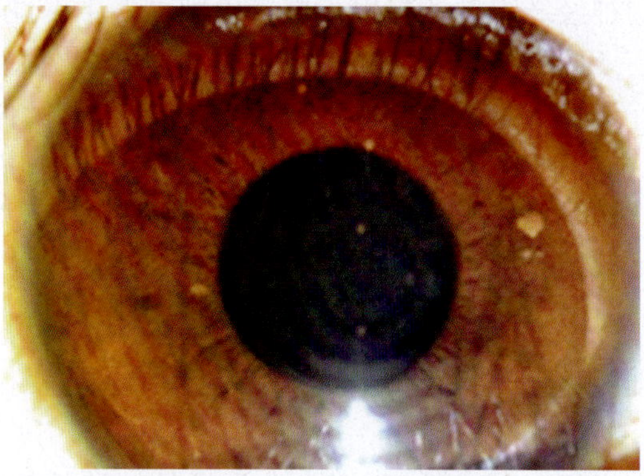

图 2-5-5 虹膜色素错构瘤

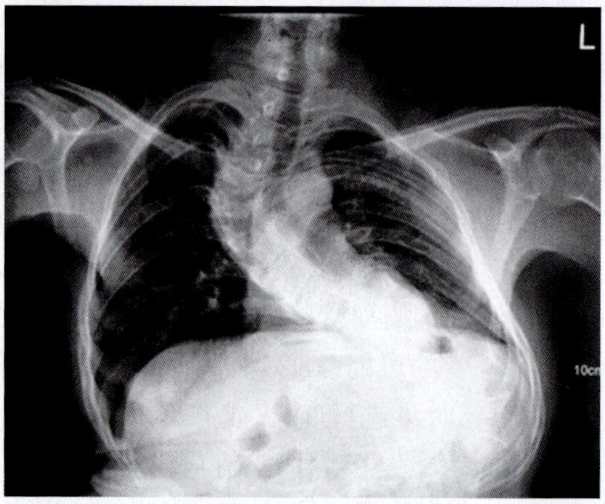

图 2-5-6 脊柱侧弯

(2) NF1 是先天性胫骨假关节的主要病因之一，长骨的发育不良可见于 3%~5% 的 NF1 患者。出现胫骨假关节畸形的儿童患者中，约半数为 NF1 患者，因此当患儿发现有胫骨假关节畸形时，需注意排除 NF1 的可能。畸形多发生在血供较差的胫骨中下 1/3 段，表现为小腿下段向前成角，肢体缩短且变细，无明显疼痛，有时可摸到皮下神经纤维瘤结节（图 2-5-7）。

(3) 部分 NF1 患者还可以有颅面骨骼发育畸形的表现，如蝶骨大翼发育异常导致突眼、眼眶骨发育畸形等；经 X 平片或 CT 扫描往往能发现位于颅面骨为主的溶骨性病灶，但可能并无实体肿瘤占位的表现（图 2-5-8）。

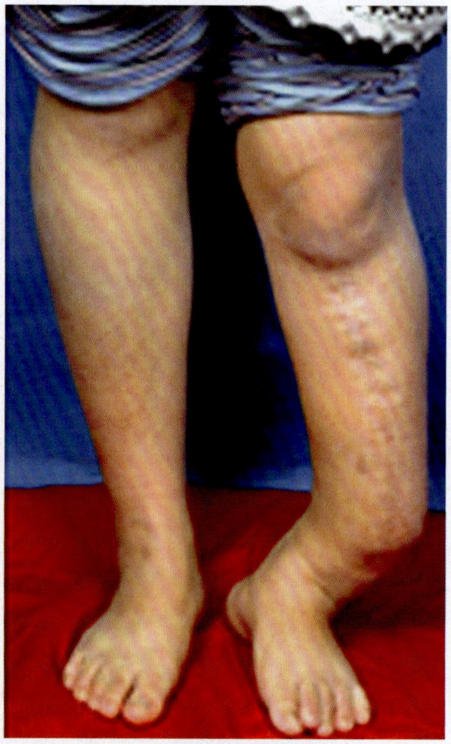

图 2-5-7 胫骨假关节畸形

8. 有些年轻的男性 NF1 患者可有类似男性乳房发育的表现，但其主要组织学特征是乳房基质的玻璃样变，其中包含细小的神经纤维及成纤维细胞，但无腺体增殖的表现，因此应称为“假性男性乳房发育”。

9. 父母、同胞、子女及一级直系亲属中存在确诊为 NF1 的患者。

10. 其他　除了上述特征性的临床表现，还有多种其他表现与此病相关，比如肢端肥大症（图 2-5-9）、呆小病生长发育失调、性早熟及心理发育失调、甲状腺功能亢进或减退、不育症、肾上腺皮质功能减退症、糖尿病、肺部发育畸形等。30%~60% 的 NF1 儿童有学习、语言等能力障碍。

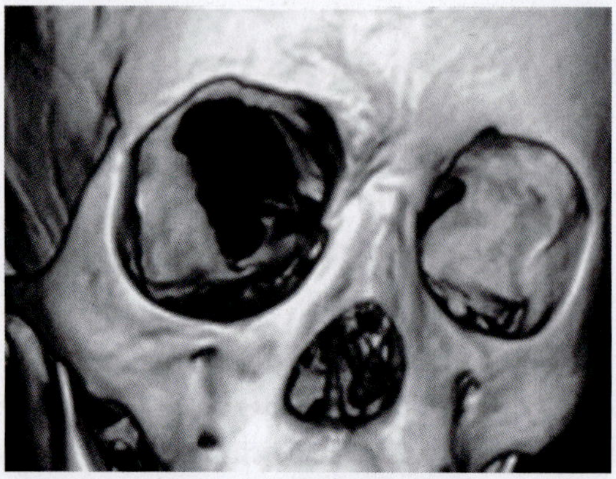

图 2-5-8 蝶骨大翼缺损

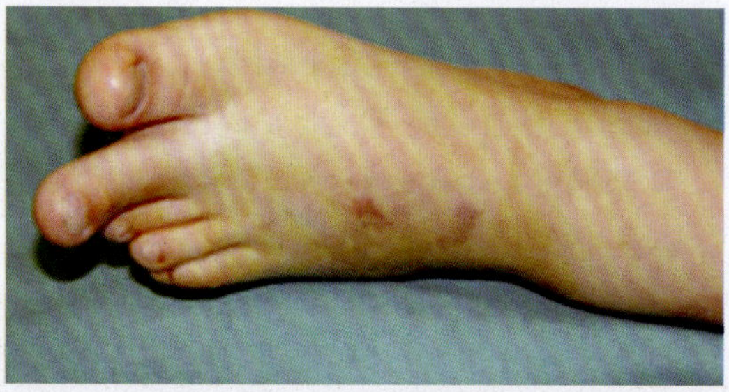

图 2-5-9 足趾指端肥大

此外，NF1 患者容易并发第二肿瘤，如甲状腺癌、乳腺癌、神经鞘瘤、嗜铬细胞瘤、神经节瘤、肾胚细胞瘤及白血病等，发病率高于普通人群。与正常人群相比，NF1 患者的平均寿命比正常人群要低 10~15 岁。

三、诊断与鉴别诊断

（一）诊断

1. 临床诊断　参照 1987 年 NIH 公布的 NF1 的临床诊断标准：对同一患者存在下列表现中两条或两条以上者可以诊断为 NF1。

（1）对青春期以前的患者，周身可见 6 个以上的直径大于 5mm 的咖啡（牛奶）斑；对青春期以后的患者，上述直径大于 15mm。

（2）两个或两个以上的任何类型的神经纤维瘤或一个丛状神经纤维瘤。

（3）腋区或腹股沟区雀斑样痣。

（4）视神经胶质瘤。

（5）两个或两个以上的虹膜色素错构瘤。

（6）特征性的骨骼病变，如蝶骨发育不良、胫骨假关节形成、长骨皮质菲薄等。

（7）一代血亲（父母、同胞及子女）中存在经正规诊断标准确诊 NF1 的患者。

2. 病理学诊断　神经纤维瘤的镜下组织学结构特征包括：无结缔组织包膜，为波浪状纤维组成，疏松排列成束，呈漩涡状或螺旋状（图 2-5-10）。在纤维间有许多梭形或椭圆形细胞核，大小均一，色淡，无弹力纤维。有的肿瘤可发生部分或全部黏液样变性，胞核埋入均一的淡蓝色基质内。免疫组织化学染色 S100 阳性。

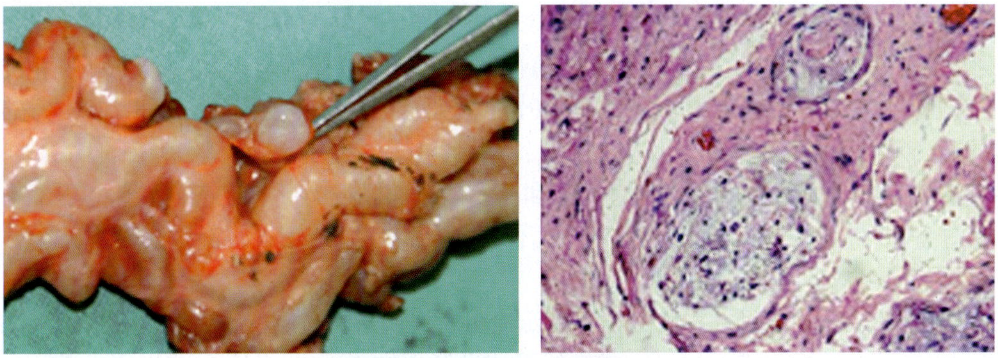

图 2-5-10　神经纤维瘤病理切片

（二）鉴别诊断

1. Legius 综合征

Legius 综合征临床表现有咖啡（牛奶）斑和腋窝下或腹股沟雀斑样痣，完全符合 NF1 的 NIH 诊断标准，但 Legius 综合征是 *SPRED1* 基因发生突变而致病的。*SPRED1* 基因位于 15 号染色体上，而非 NF1 位于 17 号染色体。对于临床疑似 NF1 的患者，可以进行 *NF1* 基因的检测，进行鉴别诊断。通过基因诊断可以使得 NIH 临床诊断标准（1987 年）获得有效的补充，提高诊断效率。

2. NF1 嵌合体　NF1 嵌合体（mosaicism）由胚胎发育过程中的生殖细胞或体细胞 *NF1* 基因突变导致，最终患者体内携带有两套基因组。NF1 嵌合体的患者皮肤可出现色素性病变和神经纤维瘤，其诊断符合 NF1 的临床诊断标准。NF1 嵌合体的发病率估计在 1/40 000~1/36 000。NF1 嵌合体分为两类：体细胞嵌合体（somatic mosaicism）与生殖细胞 NF1 嵌合体（germline mosaicism）。当 *NF1* 基因突变发生在原生殖细胞（primordial germ cells）分化后，临床上出现神经纤维瘤或色素斑等症状，只发生于身体单侧或呈现局限性分布，称为体细胞 NF1 嵌合体。当 *NF1* 基因突变发生在原生殖细胞分化前，病灶分布范围可以不局限，称为生殖细胞 NF1 嵌合体，此种类型的 NF1 嵌合体具有遗传性。对于 NF1 嵌合体进行基因检测分型，才有可能获得正确的遗传咨询信息。

四、治疗

NF1 临床表现多样，治疗也较为复杂。常用的整形外科治疗方法包括手术治疗、激光治疗、放射治疗、药物治疗等。

1. 手术治疗

(1) 手术治疗的适应证：目前，手术仍然是去除 NF 病灶、修复外观和重建功能的唯一可靠的治疗方法。目前没有研究证据表明切除神经纤维瘤会增加新的神经纤维瘤，或者引起残留的肿瘤发生恶性转变。

1) NF 瘤体较大，对周围组织造成明显压迫和 / 或使其产生功能障碍。

2) 可被完整切除的较小的 NF 瘤体。

3) NF1 伴有骨损害，如原发性骨发育缺陷或软组织侵犯造成的骨骼畸形。

4) NF1 侵及其他系统伴有症状，如中枢神经系统、脊髓、内脏等。

5) 近期 NF 瘤体明显增大，疑有恶变或活检证实为瘤体恶变。

6) NF 瘤体破裂伴有急性失血者。

7) 造成外观畸形或长期疼痛，给患者带来较大心理负担的 NF 肿瘤。

(2) 手术特点：NF 瘤体大多边界不清，无包膜且血供丰富，尤其是弥漫性或丛状神经纤维瘤，瘤体的血管解剖异常，往往充满丰富的畸形血窦，术中出血多，难以控制，手术难度大。NF 切除手术需要根据实际情况制定术前、术中和术后有效的预防和止血措施，确定手术的切除范围、分期手术的方案，以及创面修复、外观与功能重建计划。

1) NF 大多伴有血管病变：研究发现 NF 的血管内膜向心性生长、弹性纤维破裂、结节增生，中膜平滑肌减少、弹性成分降低、管壁脆性增加、支持和连接功能下降。这些病理变化导致血管壁变薄，弹性差，在病灶中形成大量血窦，容易破裂，大量出血，而不易控制。创面难以控制的出血，极大影响了肿瘤的切除效率和手术安全性。血管病变所导致的大出血是 NF1 患者死亡的一个重要因素。手术前应考虑到 NF 术中大出血的可能，必须做好充足的准备工作。

术前：①超声、MRI、血管造影等定位大血管和血窦的分布情况、血管的交通情况，以及评估病灶血流供应状态，充分备血；②必要时行栓塞治疗，缩小瘤体，再行手术；③应用含肾上腺素或缩血管的药物注射；④栓塞瘤体供血动脉，减少术中出血。

术中：①四肢 NF 切除术，可选用气囊止血带压迫阻断血流，在无血状态下进行肿瘤的切除；②术中低温降压麻醉，控制收缩压不低于 80mmHg 或维持平均动脉压在 50~60mmHg。或以降低基础血压的 30% 为标准并根据术中出血情况调节血压，达到减少出血目的；③用粗线结扎瘤体周缘，使线与线之间交叉错合，阻断瘤体血供，减少术中出血；④可采用距瘤体 1~2cm 的正常组织入路，避开 NF 瘤体异常血管，切除瘤体，减少出血；术中边切除边止血，创面敷以止血药物减少出血；⑤应用超声刀减少出血；⑥针对难缝合、难结扎、脆弱的病灶组织，可采用电刀剥离，边切边凝，减少出血；⑦如创面渗血较多，难以控制，可先进行创面加压包扎，2~4 天后再行Ⅱ期手术进行修复；⑧术前、术中、术后必要时给予自体血回输和输血治疗。

2) NF 瘤体切除范围设计与修复：切除 NF 瘤体需综合考虑外观、结构和将来的功能修复与重建。选择原位缝合，皮片移植，邻近皮瓣移植，扩张皮瓣移植，同种异体复合组织移植（如头面部的换脸）等相应的医疗技术手段进行创面的修复工作。

3) 预后：神经纤维瘤越是巨大，侵及的周围组织越广泛，甚至病变可累及重要血管、神经、组织和器官，导致术中出血多，创伤大，术后破坏严重，修复困难，残留畸形明显。在病灶尚未增大前切除肿瘤，将有利于减少继发畸形和功能障碍。因此，建议早期、多次手术治疗。

对于神经纤维瘤，术中切除 95% 以上病灶，为病灶彻底切除的标准，90% 以上为大部分切除。病灶经大部分切除后，复发率为 45%；全部切除后，复发率为 20%。儿童头面部神经纤维瘤切除术后复发概率高达到 40%~60%，其中 10 岁以前儿童，神经纤维瘤切除后复发概率为 60%，10 岁以后儿童，神经纤维瘤切除后复发率为 30%。术后神经纤维瘤仍然存在随年龄增长而不断生长的可能性。

2. 药物治疗 临床研究一直在探索能够有效治疗 NF1 的药物。近年来，NF1 临床药物试验，发现 MEK 抑制剂有可能成为有效控制 NF1 发展的靶向药物。

3. 激光治疗 目前在 NF1 治疗中，激光应用范围较局限，主要用于色斑和多发性皮肤神经纤维瘤治疗。激光治疗对 NF1 患者皮肤咖啡(牛奶)斑的淡化具有一定效果。应用射频消融技术和 CO_2 激光切除体表多发的神经纤维瘤病灶，具有治疗时间短，无出血，无需缝合等优点。应用 CO_2 激光治疗眼眶部的神经纤维瘤可以保护正常组织，减少创面出血和降低肿瘤复发率。激光治疗一般用于瘤体直径小于 2cm 的皮肤型神经纤维瘤，瘤体过大时容易产生明显瘢痕。

4. 放射治疗 放射治疗对 NF1 的治疗效果不明显，目前主要用于中枢神经系统病变的治疗，也用于老年患者、拒绝手术和无法进行手术治疗的一种替代性治疗。于手术前进行放射性治疗，可缩小瘤体，达到提高手术切除率的目的。NF1 患者的视神经胶质瘤接受放射治疗后，发生神经系统第二肿瘤的风险明显升高，特别是在儿童期接受放疗的患者，因此在儿童期除非必要不应进行放疗。

5. 其他 合并高血压、第二肿瘤，如乳癌、甲状腺癌等按相关疾病处理原则予以相应治疗。

五、预防

近年来，*NF1* 基因研究进展迅速，为在分子层面寻找预防 NF1 的方法奠定了良好的基础。目前，应用基因检测技术，可以针对具有 NF1 遗传倾向的家庭，进行产前、植入前诊断(PDT)，进行优生优育，减少 NF1 家庭中带有 NF1 遗传缺陷的患儿出生，实现一级预防。

知识点

1. NF1 属于皮肤神经综合征之一，累及各个胚层发育而来的组织。以浅表临床特征性表现被发现，治疗疾病时容易忽略非浅表组织病变。NF1 患者可能存在内脏脏器的神经纤维瘤，往往容易伴发血管异常性疾病，容易并发第二肿瘤等，容易被临床忽略。

2. 神经纤维瘤属于良性肿瘤。皮肤结节性神经纤维瘤未有恶变报道，但是丛状神经纤维瘤恶变为恶性神经纤维鞘瘤概率达 8%~10%，需引起临床重视。

【临床病例讨论】

患儿，男，10 岁。主诉右侧下肢小腿增粗一年，检查发现右小腿最大周径 34cm，较左侧粗大(左侧为 32.7cm)。皮肤呈现散在红斑，皮温正常，未扪及搏动，皮下组织柔软，可扪及细长条索，无明显包块，无边界，体位试验阴性。躯干四肢散在多发的咖啡(牛奶)斑，直径大于 2cm，数量大于 6 个。躯干未见有其他包块。双眼裂隙灯下检查未发现虹膜错构瘤(图 2-5-11)。未见有其他畸形表现。

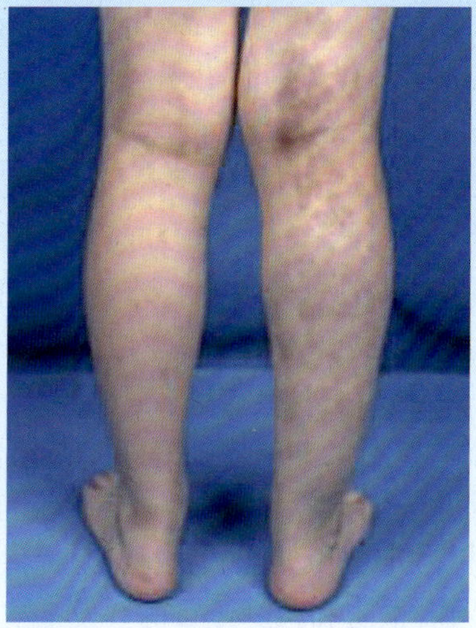

图 2-5-11 患儿右下肢小腿表面散在红斑，伴局部组织隆起。右小腿较左侧粗大，左侧下肢可见咖啡(牛奶)斑

CT 提示右侧小腿肌肉软组织整体增厚，背、外侧皮肤增厚，脂肪内多发网状毛细血管及浅静脉血管分支增多增粗，疑似静脉畸形(图 2-5-12)。

MRI 提示右小腿皮下脂肪层及肌肉片状、线状异常信号(图 2-5-13)。

家族史：父母均否认 NF1 病史。

临床拟诊为“NF1？血管畸形？”。为进一步明确诊断，进行 *NF1* 基因检测。结果：血 DNA 基因测序发现无义突变，c.C4006C > T，p.Gln 1336*(杂合)，支持 NF1 的诊断。

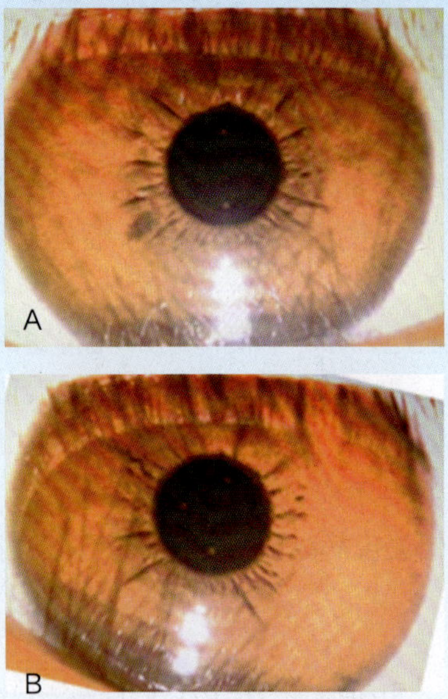

图 2-5-12 患儿双眼虹膜未检测到虹膜色素错构瘤

A. 右眼；B. 左眼。

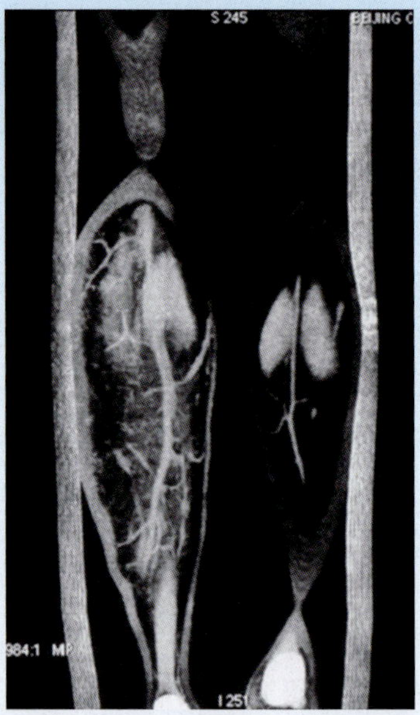

图 2-5-13 CT 提示右侧小腿肌肉软组织整体增厚，软组织内多发网状毛细血管以及浅静脉血管分支增多增粗

讨论：根据 1987 年 NIH 制定的 NF1 临床诊断标准，临床出现符合七条诊断标准中的 2 项，即可以明确诊断为 NF1。95% 的患者可据此作出明确判断。事实上，NF1 疾病临床表现多样，而且 NF1 症状可在不同年龄段依次出现，部分患者出现典型症状非常迟缓，甚至有极少数患者的症状隐匿，终身可无任何症状，因而在疾病早期易漏诊。本例患者 10 岁，属于青春期前，明确有超过 6 个以上的咖啡（牛奶）斑，且直径大于 5mm，符合 NF1 的 1 项临床诊断标准。但未发现有其他肿瘤或结节，未发现虹膜错构瘤，未发现眼眶异常等其他符合诊断标准的症状，以及未有罹患 I 型神经纤维瘤的一级直系亲属。

临床能否明确诊断，关键在于小腿部增粗包块性质的判断，根据影像学资料，提示小腿具有血管畸形的症状（图 2-5-14）。尽管丛状神经纤维瘤可以伴有血管畸形症状，但是由于缺乏神经纤维瘤靶向征的影像学特点，因而不能判断小腿包块是否符合丛状神经纤维瘤的诊断。因此，患者目前症状仅符合 NF1 的 1 项诊断标准，其余均为不典型表现，尚不能临床确诊为 NF1。仅可疑似判断为“NF1”，需要等待明确证据出现才能进行确诊。

患者经 *NF1* 基因检测，发现 c.C4006C > T，p.Gln 1336*（杂合），无义突变。该突变造成 CAG > TAG，Gln > TERM，也就是在第 1 336 个密码子位置提前出现了终止密码子，使得神经纤维瘤蛋白的合成提前结束。翻译所获得的截断型氨基酸将会影响神经纤维瘤蛋白的正常功能。*NF1* 基因的变异为明确诊断 NF1 提供了确凿的依据。

虽然基因检测尚未列入 NF1 的临床诊断标准，但是配合不典型的 NF1 临床表现，进行合理必要的基因检测，将有助于在典型的 NF1 临床症状尚未出现之前做出准确判断，为儿童和青年患者及家庭提供正确的随访、治疗意见和措施，预防和减少严重的并发症发生，为遗传咨询提供指导意见。

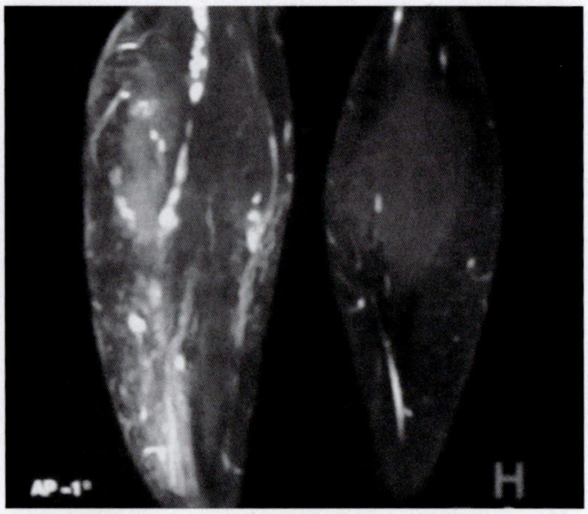

图 2-5-14 MRI 提示右小腿皮下脂肪层及肌肉片状、线状异常信号

（胡晓洁）

参考文献

[1] WIDEMANN B C, ACOSTA M T, AMMOUN S, et al. CTF meeting 2012: Translation of the basic understanding of the biology and genetics of NF1, NF2, and Schwann-omatosis toward the development of effective therapies. Am J Med Genet A. 2014, 164A (3): 563-578.
[2] JETT K, FRIEDMAN J M. Clinical and genetic aspects of neurofibromatosis 1. Genet Med. 2010, 12: 1-11.
[3] DEBELLA K, SZUDEK J, FRIEDMAN J M. Use of the national institutes of health criteria for diagnosis of neurofibromatosis 1 in children. Pediatrics. 2000, 105: 608-614.
[4] FERNER R E. The neurofibromatosis. Pract Neurol. 2010, 10: 82-93.
[5] BOYD K P, KORF B R, THEOS A. neurofibromatosis type 1. J Am Acad Dermatol. 2009, 61: 1-16.
[6] JACKSON IT, CARBONNEL A, POTPARIC Z, et al. Orbitotrmporal neurofibromatosis: Classification and treatment. Plast Reconstr Surg. 1993, 92: 1-11.
[7] ABBAS O, BHAWAN J. Cutaneous plexiform lesions. J cutaneous Pathology. 2010, 37: 613-623.
[8] K. DEBELLA, J. SZUDEK, M. FRIEDMAN. Use of the national institutes of health criteria for diagnosis of neurofibromatosis 1 in children. Pediatrics. 2000, 105: 608-614.

第六节　淋巴水肿

淋巴水肿(lymphedema)是由于先天性淋巴系统发育不良或后天继发性淋巴液回流功能障碍造成的肢体浅层软组织内淋巴液积聚而引起的组织水肿,体液在软组织内持续积聚、继发纤维结缔组织增生、脂肪硬化、筋膜增厚及整个患肢变粗的病理状态,是一种慢性进行性疾病。由于皮肤增厚、粗糙、坚硬如象皮,故又称“象皮肿”。

淋巴水肿形成的基本因素是淋巴液滞留,起始因素为淋巴回流通道受阻或中断,淋巴回流障碍可发生在各级淋巴通路上,此外淋巴回流功能的不足以及淋巴回流途径的失代偿也可引起淋巴水肿。根据世界卫生组织的统计,淋巴水肿在常见疾病中排第 11 位,致残类疾病中排第 2 位,全世界患者达 1.7 亿。淋巴水肿分为原发性和继发性两大类,最常累及四肢,也可发生在面部、体壁及外生殖器,由于淋巴系统解剖或功能上先天发育异常所致淋巴水肿,称为原发性淋巴水肿,而 90% 以上的淋巴水肿为继发性淋巴水肿,主要是由肿瘤手术、外伤、放射治疗后引起的继发性淋巴回流障碍。现如今,随着女性乳腺癌和妇科肿瘤发病率的逐年提高,乳腺癌、子宫颈癌、卵巢癌、子宫内膜癌根治手术后的肢体水肿成为继发性淋巴水肿的主要原因。

一、临床表现

淋巴水肿临床表现为肢体远端的持续进行性肿胀,多无疼痛,晚期可伴皮肤质地及色泽改变。按照国际淋巴学会(International Lymphology of Society)的标准,将淋巴水肿的程度分为三级:轻度(Ⅰ级),对水肿肢体加压可出现凹陷,肢体抬高时水肿大部分消失,无纤维化样皮肤损害。中度(Ⅱ级),加压时水肿肢体不出现凹陷,肢体抬高时水肿部分消失,有中度纤维化。重度(Ⅲ级),严重的晚期淋巴水肿,皮肤组织极度纤维化,常伴有严重的表皮角化及棘状物生成,整个病肢异常增粗,出现象皮肿样皮肤变化,又称象皮肿。

1. 原发性淋巴水肿　按发病时间可分为先天性(出生时或生后数月)、早发性(35 岁前,常见于青春期发病)与迟发性淋巴水肿(35 后发病)。可伴家族遗传史,水肿可发生在肢体、面部或外生殖器,大多数为单侧肢体发病,少数患者可合并皮肤色斑、动脉或静脉血管畸形、双排睫毛、黄指甲或其他发育不良。

2. 继发性淋巴水肿

(1)肿瘤根治术、放疗后继发性淋巴水肿:最常见于乳腺或盆腔肿瘤行腋窝或腹股沟淋巴结根治术后患者,以单侧肢体发病为主,早期水肿多见于手背或足背,随病程进展逐渐累及肢体近端,部分患者水肿亦可先出现在上臂或大腿，水肿多呈进行性加重，可伴反复发作的蜂窝织炎，晚期肢体增粗、皮肤变硬或溃烂、色素沉着，活动受限。

(2)恶性肿瘤细胞淋巴道阻塞引起的继发性淋巴水肿：常见于乳腺、子宫、前列腺、膀胱、睾丸及皮肤或骨骼等恶性肿瘤患者，其他如霍奇金病、淋巴管肉瘤也可以偶然见到。该类水肿起病急、发展迅速，可伴疼痛，癌栓侵犯的淋巴管或淋巴结周围水肿明显，部分患者可在腹股沟区扪及肿大的淋巴结。

(3)其他原因引起的继发性淋巴水肿：可见于严重外伤后或医源性损伤后患者，远端肢体可出现淋巴水肿，逐渐向肢体近端发展，可伴反复发作的丹毒、皮肤瘢痕形成。

二、诊断

较为严重的淋巴水肿依据其典型的病史、临床表现和物理特征，如体积增大、周径增粗等，不难作出确切的诊断。然而，不同时期发病的原发性肢体淋巴水肿，特别是组织轻微或间歇性肿胀的早期或混合型水肿，很难与其他水肿相鉴别作出明确的诊断。当体格检查不能完全确定淋巴水肿诊断时可借助相关辅助检查判断淋巴系统损害程度。

辅助检查包括同位素淋巴闪烁造影(LAS)、间接或直接淋巴造影术、毛细淋巴管显微镜检查、MRI、CT和超声检查。其中LAS在临床上应用广泛，普遍认为是淋巴水肿诊断金标准。MRI淋巴管造影能准确定位淋巴管阻塞部位，清楚反映淋巴管形态，并对淋巴管的功能进行定量判断，在量化评价淋巴管功能方面更具有优势。淋巴水肿典型影像学异常改变包括淋巴管扩张或中断、淋巴管(结)延迟显影或缺如、皮肤反流。

三、治疗

1. 保守治疗 保守治疗是目前治疗淋巴水肿的基础，除预防淋巴水肿的形成和治疗轻度淋巴水肿外，也是手术前后的重要辅助治疗措施，两者相互补充。

(1)皮肤护理：保护患肢皮肤，预防及治疗皮肤感染尤为重要。因为淋巴水肿的肢体抵抗力低下，很容易因轻微的损伤而发生感染，因此须经常使用温和肥皂清洗患肢，洗脚后要保持趾蹼间干燥，否则易造成真菌感染，引起皮肤破溃。天气干燥寒冷时应注意保暖，同时经常涂擦油膏和霜剂，以保持皮肤湿润。

(2)复合理疗法：该方法由德国Foldi首先应用，在国内也已经慢慢普及，疗效确切。

治疗分为两个阶段。第一阶段：①皮肤护理；②手法按摩；③治疗性康复锻炼；④多层弹力绷带加压包扎。第二阶段即用弹力绷带包扎肢体的维持阶段。按摩手法区别于普通按摩，首先从肢体的近端非水肿部位开始，先近后远以离心方式按摩，逐渐过渡到肢端。治疗过程由医师、护士和理疗师联合完成。高血压、哮喘、急性感染、心肾功能障碍、深静脉栓塞为弹力绷带使用禁忌证。

(3)烘绑疗法：1964年，上海第九人民医院整复外科张涤生根据祖国传统医学原理首先应用。其使用方便，易于操作，能够使患肢周径缩小，对于控制丹毒“流火”发作效果佳。停止使用后和其他非手术方法一样易于复发。

(4)气压疗法：可作为辅助治疗手段，应用肢体外加压装置间歇加压，挤压肿胀的肢体，促使水肿消退，治疗后需选择合适的弹力袜或弹力绷带包扎肢体，保持疗效。

(5)药物治疗：①苯吡喃酮类药物单独应用的效果并不理想，目前仅作为治疗淋巴水肿的辅助药物；②肢体淋巴水肿并发急性炎症或真菌感染时，可采用相应的抗真菌及抗链球菌的药物；③研究发现利尿剂可能减少肢体水分含量，增加组织间蛋白的浓缩，进而加速皮下纤维化的过程，但容易引起水、电解质紊乱，弊大于利，故目前治疗淋巴水肿已经很少使用利尿剂；④中医中药是根据祖国传统医学理论基础，运用再生医学理论改善局部组织血液循环、活血化瘀、溶栓通络等方法治疗淋巴水肿，具有消肿止痛、清热解毒、补气养血、活血化瘀、促进淋巴管再生的作用，达到缓解或治疗淋巴水肿的作用；⑤其他药物，如动脉内注射自体淋巴细胞加强免疫功能，以及应用玻璃酸酶降解细胞外间质增生的纤维成分等，其疗效尚不肯定，有待进一步研究。

2. 外科治疗 淋巴水肿的外科治疗分为两类，外形整复手术和淋巴回流重建手术，治疗原则以治疗的目的为依据，选择适当的手术方式和手术时机。肢体淋巴水肿手术有两大目标，一是改善肿大肢体的外形，二是有效促进患肢的淋巴回流。外形整复手术主要适用于中晚期，尤其是严重肿大的肢体已影响到肢体活动，为提高生活质量，应切除多余的病理组织。以显微淋巴外科为基础的淋巴回流重建手术适用于先天性或后天性造成的阻塞性淋巴水肿，患者有足够功能健全的淋巴管可供吻合，局部组织纤维化程度不严重者，通过手术能有效地促进和改善淋巴回流。

手术适应证要严格把握，如系统性保守治疗无效或者已经丧失保守治疗条件的患者选择减容手术，或者保守治疗后多余组织减容手术。盲目地施术会造成残存淋巴功能的破坏和术后形成的角化、疣状增生、感染及瘢痕挛缩等皮肤病理改变反而加剧淋巴水肿的病理发展，造成难以弥补的后果，给后续治疗带来极大的困难。

(1) 组织减容整复手术：病理组织切除手术主要是切除多余增生组织或手法引流等保守治疗后多余皮肤和皮下组织。特别是肢体淋巴水肿晚期或外生殖器严重病理性肥大，行动不便，手术减容可以获得一定程度和时间的改善，提高生活质量。应注意在切除淋巴水肿组织时，应尽可能保留淋巴。组织脂肪抽吸减容手术对治疗脂肪增生为主的淋巴水肿安全简便，结合弹性袜裤可望取得较好的远期疗效。

(2) 显微淋巴外科手术：目的是通过显微淋巴外科手术来增加淋巴回流入淋巴或血液循环。

显微淋巴外科手术分为两大类：①显微淋巴外科重建手术，主要包括淋巴管 - 淋巴管吻合，静脉代淋巴管桥接，淋巴管重建，淋巴管移植，显微淋巴结移植等；②显微外科分流手术，淋巴管 - 静脉吻合，淋巴结 - 静脉吻合。

【临床病例讨论】

患者，女，56 岁，主诉左上肢肿胀 2 年，加重 2 天。

现病史：2 年前左上肢提重物后开始出现肿胀，2 天前劳累后出现左上肢肿胀加重，疼痛，皮肤发红，皮温增高，20 小时前，患者开始出现发热，体温最高升至 38.2℃，寒战，无咳嗽及咳痰，查血常规示白细胞计数 11.22×10^9/L。

既往史：3 年前左乳乳癌根治手术 + 放化疗，右乳单纯乳房切除术。否认高血压病史、下肢血管疾病病史、否认糖尿病史、否认结核、SARS、禽流感史及密切接触史。

查体：体温 38.1℃，脉搏 96 次 /min，呼吸 20 次 /min，血压 125/85mmHg。左上肢整体肿胀，水肿呈凹陷性，皮肤红，皮温高，肢体沉重感（图 2-6-1）。

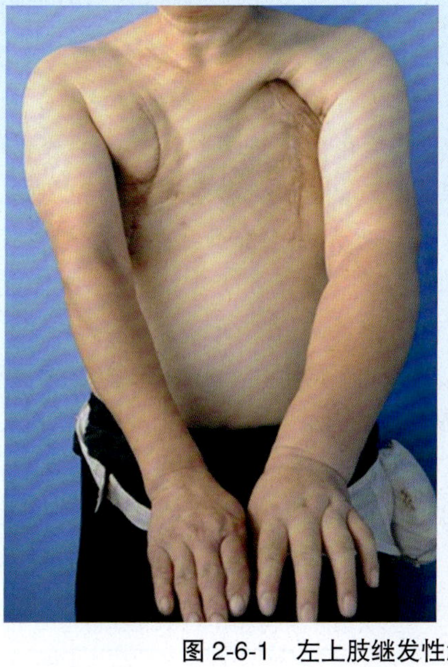

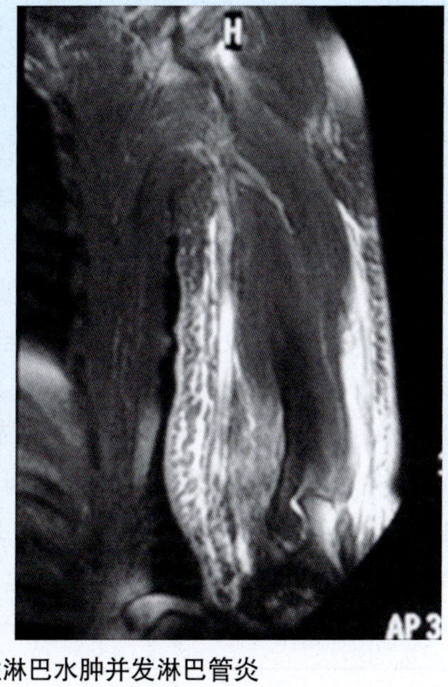

图 2-6-1 左上肢继发性淋巴水肿并发淋巴管炎

1. 影像学检查　磁共振淋巴造影（magnetic resonance lymphangiography，MRL）是近年来被广泛应用于原发性或继发性淋巴水肿的诊断中，是一种精准的、可反复使用的检查方法，已逐渐取代放射性核素淋巴显像和吲哚菁绿（indocyanine green，ICG）成像，称为淋巴水肿疾病最常用的影像学检查手段。本患者经MRL检查可见淋巴液积聚于右前臂皮下组织中，并可见腋窝区域中断，淋巴管明显扩张，符合阻塞性淋巴水肿表现。

2. 诊断　患者既往左乳乳癌根治术及放化疗病史，术后提重物后出现左上肢肿胀，查体可见左上肢凹陷性水肿。磁共振淋巴造影检查可见淋巴液积聚于右前臂皮下组织中，并可见腋窝区域中断，淋巴管明显扩张。劳累后出现左上肢红肿热痛，伴随全身症状，结合既往史及MRL影像学表现可初步诊断为左上肢继发性淋巴水肿并发淋巴管炎。

3. 治疗选择　该患者出现全身症状，可静滴或肌注抗生素，炎症消退后可行烘绑疗法或复合理疗法，同时告知患者注意皮肤护理，定期随诊。择期行乳房重建及淋巴回流功能重建手术（淋巴结移植或淋巴静脉吻合术）。

知识点：淋巴水肿的影像学诊断

淋巴水肿的诊断相对比较容易，根据既往病史、体格检查一般可得出初步诊断。但为了更进一步明确诊断，常需进行影像学检查。目前常用的影像学检查包括放射性核素淋巴显像、ICG成像及MRL。可根据各种影像学检查的优缺点灵活使用，以协助疾病诊断、手术方案的选择及术后随访。

知识点：淋巴水肿MRL影像学分期及治疗选择

病程初期，淋巴结清扫后淋巴回流障碍引起的淋巴管高压开始出现，造影片上主要表现为肢体远端淋巴管的扩张，无明显的淋巴液渗出，MRL图像上表现为串珠样、扩张、高信号管样结构。此阶段中，淋巴管功能尚可，患者常表现为可逆性的上肢水肿，抬高患肢后水肿可缓解。对于此类患者，给予保守治疗可以促进病变好转，防止水肿发生发展，如弹力绷带加压、手法引流、烘绑治疗等。随着病程进展，淋巴管壁出现纤维化导致淋巴管功能受限，淋巴管内的高压引起淋巴管壁渗透性增加而出现淋巴液渗漏，造影片中显示为真皮反流，常表现为沿淋巴管出现长方形、三角形向外伸展的小片模糊斑片状影，浓淡不均匀，边界不清。含高蛋白的淋巴液渗出于组织中，引起脂肪组织增生和组织纤维化，造影片中可见皮下组织层厚度增加，呈现出“蜂窝样”改变。这些病理学变化导致肢体逐渐增粗，出现不完全可逆的非凹陷性水肿。

此外，淋巴管内高压引起淋巴侧支的开放，在淋巴管之间有许多粗细不等的分支相连，淋巴管数量显著增加，甚至出现淋巴管再生。病变继续发展，淋巴管纤维化加重引起管腔闭塞，不能识别较大淋巴管形状及走行，侧支大量开放，出现较多的新生淋巴管。在造影片上可以看到肢体远端大面积的渗出性改变，皮下组织层可见大量致密纤维组织，皮下脂肪含量明显减少，引起上肢质韧的非凹陷性水肿，俗称“象皮肿”。Ⅱ期及Ⅲ期淋巴水肿往往需要手术干预才能有效地减轻水肿。目前的治疗手段主要分为减容术和生理性淋巴引流术。减容术包括病变组织切除术及脂肪抽吸术。

对于纤维组织增生非常严重、脂肪含量较少的患者，通常采用病变组织切除手术。生理性淋巴引流术包括淋巴结移植、淋巴管-静脉吻合术、淋巴管移植等。对于淋巴管-静脉吻合术和淋巴管移植来说，需在术前仔细评估有功能的淋巴管及静脉的数量、管径、位置及分布，使用高空间分辨率的MRL则可以有效地解决这些问题，因为MRL不仅可以显示外周淋巴系统的解剖学和形态学特征，还可以准确地显示淋巴引流路径，从而协助手术方案的制订。

【复习题】

1. 淋巴水肿的定义是什么？
2. 淋巴水肿的发病机制是什么？
3. 简述继发性淋巴水肿的特征性临床表现。
4. 简述淋巴水肿的治疗方法有哪些？
5. 淋巴水肿的影像学诊断特征。

（蒋朝华　李圣利）

参考文献

[1] 蒋朝华，路青，胡学庆，等．高分辨率磁共振淋巴管造影评价兔肢体淋巴水肿淋巴管功能．中华实验外科杂志，2009, 26 (3): 303-305.
[2] 周剑国，刘宁飞，蒋朝华，等．手法淋巴引流治疗亚临床感染性淋巴水肿的临床应用．组织工程与修复重建外科杂志，2009, 5 (2): 97-98.
[3] ALITALO K, TAMMELA T, PETROVA TV. Lymphangiogenesis in development and human disease. Nature, 2005, 438 (70): 946-953.
[4] International Society of L. The diagnosis and treatment of peripheral lymphedema: 2020 Consensus Document of the International Society of Lymphology. Lymphology. 2020, 53 (1): 3-19.
[5] SHENG L, ZHANG G, LI S, et al. Magnetic resonance lymphography of lymphatic vessels in upper extremity with breast cancer-related lymphedema. Ann Plast Surg, 2020, 84 (1): 100-105.

第七节　慢性创面

创面是正常皮肤（组织）在外界致伤因子如外科手术、外力、热流、电流、化学物质、低温及机体内在因素，如局部血液供应障碍等作用下所导致的损害，常伴有皮肤完整性破坏及一定量正常组织的丢失。从愈合时间上来区分，创面一般分为急性创面和慢性创面两类。慢性创面泛指创面愈合过程受到某种因素的干扰，使愈合过程延长并超过 6~8 周。慢性创面通常无法通过正常有序而及时的修复过程，达到解剖和功能上的完整状态。

慢性创面常常延迟愈合甚至不愈合。引起慢性创面的原因多种多样，临床常见压疮、糖尿病、静脉性溃疡、烧伤或外伤后残余创面、下肢静脉性溃疡、瘢痕溃疡、软组织感染和窦道等。慢性创面治疗的一般原则是局部治疗服从全身治疗，病因治疗服务于创面处理。彻底清创是防止创面感染的重要措施，而及时闭合伤口则是防止组织进一步发生坏死的手段。当完成对创面的预判后适当的创基处理、合适的敷料覆盖及闭合方法在加速愈合中有着重要作用。以下将从慢性创面的常见原因具体介绍其发生机制、危险因素、临床表现、辅助检查及治疗方法。

一、压疮

压疮又称褥疮、压力性溃疡，是由于患者局部组织长期受压，影响血液循环，导致局部皮肤和皮下组织发生持续缺血、缺氧、营养不良而致组织坏死溃烂。常发生于长期卧床的患者，如老年痴呆者、截瘫患者、重症昏迷患者等，好发于骶尾部、坐骨结节、膝关节、背部、足跟、枕部等。

（一）发生机制

1. 局部缺血　机械负荷导致毛细血管灌注下降，局部重要营养成分减少。
2. 组织液和淋巴液回流被破坏，代谢废物堆积。

3. 再灌注损伤　缺血后血流恢复，导致氧自由基大量产生。

4. 持续的细胞形变　局部细胞损伤或死亡。

（二）危险因素

目前压疮病因尚不清楚，但有一些危险因素可促进压疮的发生和发展。

1. 内在因素　急性疾病、发热、药物治疗、年龄、意识水平、活动性差 / 不活动、营养不良、感觉障碍。

2. 外在因素　压力、剪切力、摩擦力。

3. 加剧因素　皮肤湿度、睡眠体位、便失禁等。

（三）临床分级及表现

1. Ⅰ度　出现指压不会变白的红斑，但皮肤完整，难与周围深色组织相鉴别。

2. Ⅱ度　表皮或真皮受损，但未穿透真皮层，临床表现类似擦伤、水疱或硬结。

3. Ⅲ度　表皮与真皮层全部受损，深及皮下组织，但尚未穿透筋膜及肌层，临床表现为深度溃疡，但不破坏邻近组织。

4. Ⅳ度　深部组织坏死，可累及肌肉、骨骼，伴或不伴全层皮肤缺损。

（四）辅助检查

1. 分泌物做细菌培养，可指导抗生素及外用药的使用。

2. 如患者压疮较严重并有多发窦道，可行窦道造影检查以指导手术。

【临床病例讨论】

患者，63 岁，主因臀部皮肤溃疡、创腔形成 2 年余入院。

现病史：患者 2014 在家中久坐后出现右臀部红肿，局部张力高，10 余天后红肿表面突然破溃，流出大量黄白色黏稠液体。遂来我院就诊。入院后臀部创腔行多次清创术及富血小板血浆治疗术，创腔恢复良好后出院，近来创腔再次破溃，于当地中医院就诊治疗未见好转，现为进一步治疗再次入院。患者近来精神佳，睡眠及食欲好，大小便无异常。

既往史：1999 年 11 月因车祸引起第 1 腰椎骨折，导致截瘫，右下肢神经疼痛 5 年。患者于 2004 年 7 月 26 日因右臀部窦道行右臀部窦道清创缝合术。发现高血压病 1 年，最高收缩压 200mg，未予正规治疗，有心绞痛病史 3 年，否认肝炎、结核等传染病史；未询及其他药物及食物过敏史；预防接种按计划进行。

个人史：出生并生长于原籍，无外地久居史及地方病接触史，无特殊化学、毒物、粉尘及放射线接触史，无疫区、疫水接触史，无冶游史，营养状况良好，伤前抽烟、饮酒史二十余年。

家庭史：父亲因心肌梗死，母亲因脑血管意外病故。否认有家族性遗传及传染性病史。

体格检查：体温 36.6℃，脉搏 74 次 /min，呼吸 20 次 /min，血压 122/70mmHg，体重 65kg，身高 1.76m，身体质量指数（BMI）20.98kg/m^2。一般情况好，发育正常，营养中等，神志清楚，查体合作。全身皮肤黏膜无黄染及出血点。浅表淋巴结未触及。头颅五官无畸形，眼睑无浮肿，巩膜无黄染，双侧瞳孔等大同圆，对光反射灵敏。鼻腔通畅、无鼻翼扇动，各鼻旁窦区无压痛。耳廓无畸形，外耳道无脓性分泌物，乳突无压痛。口唇无紫绀，口腔黏膜红润无溃疡。咽无充血，双侧扁桃体无肿大。颈软，颈静脉无怒张。气管居中，甲状腺未触及肿大结节。胸廓无畸形，胸骨无压痛。双肺呼吸运动对称，节律规整，双肺语颤无增强及减弱，两肺叩诊呈清音，听诊呼吸音清晰，无干、湿啰音。心前区无膨隆，心尖搏动在左锁骨中线与左第 5 肋间交界处，搏动点不弥散，心界无扩大，心率 74 次 /min，律齐，各瓣膜区未闻及杂音。腹平软，无压痛无反跳痛，未触及包块，肝脾未触及，腹部无移动性浊音，肠鸣音正常。外阴及肛门未见异常。脊柱生理弯曲存在，无侧弯畸形，各棘突未及压痛，活动正常。生理反射存在，病理反射未引出。

专科情况：右臀部距肛门外 2cm 处见一大小约 1.0cm × 1.0cm 的创口，探及创腔自创口向肛门方向深约 3.5cm，创口周围皮肤色泽黑，形状不规则，大小约 4.0cm × 7.0cm，肿物表面呈颗粒状，色素分布不均，微凸出于皮面，边界清楚，质软，移动度可，其上无毛发生长，无压痛。臀部其余皮肤完好，无局部结节及红、肿、热、痛等症状（图 2-7-1）。

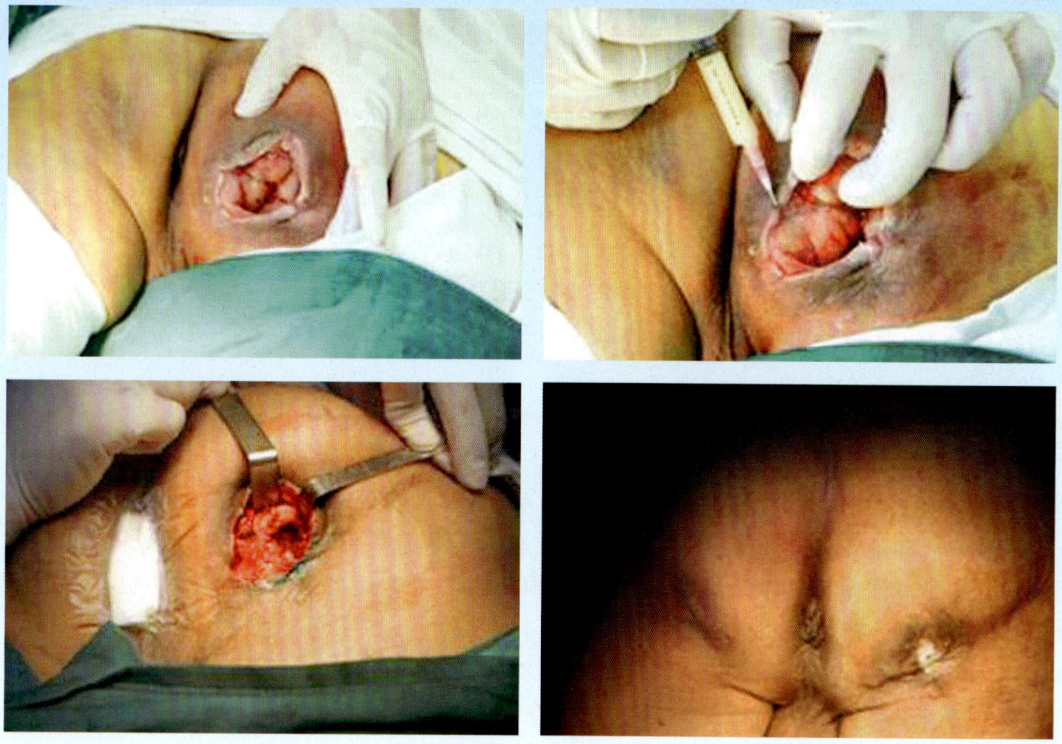

图 2-7-1　压疮

初步诊断：①右臀部残余创面；②截瘫；③反流性食管炎；④慢性萎缩性胃炎；⑤右下肢神经性疼痛；⑥心绞痛；⑦高血压病；⑧足真菌感染。

（五）治疗

知识点：治疗策略

治疗策略　创面治疗是压疮治疗的关键，但是也不能仅仅集中在创面治疗上，要全面分析患者病情，制订合理的综合性治疗方案。

（1）若压疮创面不是患者治疗的主要矛盾且患者生存期较短，如肿瘤晚期或重症内科疾病患者，应以保守治疗为主，如清洁创面、常规换药，并辅以支持治疗。

（2）如患者仍有较长生存期，则治疗需要集中在原发病的治疗和局部创面的处理。创面的一般处理有组织清创、控制感染和炎症、改善创面微环境；进一步治疗包括非手术疗法和手术疗法。若患者难以耐受手术，则选择非手术治疗，反之则选择积极手术治疗。

知识点：创面的治疗方法

创面治疗分为非手术疗法和手术疗法，这两种疗法通常需要配合使用。

1. 非手术疗法

(1)持续封闭式负压吸引治疗：该疗法已广泛应用于各种创面治疗，对于需保守治疗的压疮创面应首选该方法。其优点为清除渗液及时，痛苦小，促进肉芽生长，加快愈合速度，减少换药工作量，特别对于难以包扎固定部位的压疮，具有明显的治疗优势。缺点为价格昂贵。对于感染严重、渗出多的压疮创面，要及时尽早更换负压材料。

(2)换药治疗：压疮换药应至少每日1次，如渗出物过多则需多次换药，以渗出物不渗透外层敷料为宜。消毒剂可使用碘制剂，生物酶制剂等(禁用碘酒等强刺激性消毒剂)。如窦道较深，需要使用过氧化氢溶液，消毒完毕后，以生理盐水将创面清洗干净。创面消毒完毕后，外用烧伤抑菌霜(银锌霜)混以成纤维细胞生长因子和表皮生长因子涂于创面，外敷银离子敷料等内层敷料，最后用多层无菌纱布包扎。换药过程中，如有明确坏死组织，可适度清除。

(3)创面理疗：包括红光治疗和半导体激光治疗等，这些理疗方法可改善创面局部血供，减轻炎症，促进愈合。

(4)营养支持治疗：患者营养状况对压疮愈合影响很大，应评估患者的营养状况，制订出个体化的营养支持治疗方案。营养支持目标值：白蛋白 > 28g/L，血红蛋白 > 90g/L。

(5)抗感染治疗：根据患者创面感染细菌学依据，针对性使用抗生素，必要时可多种抗生素联合使用。压疮细菌感染常为粪肠球菌、大肠埃希菌、金黄色葡萄球菌、铜绿假单胞菌等，有时存在多种细菌的混合感染。在细菌培养结果出来之前，可以使用头孢类抗生素经验用药，怀疑存在厌氧菌感染时需加用奥硝唑治疗。

2. 手术疗法

(1)清创手术：彻底清除坏死组织；术中仔细寻找窦道和脓腔，尽量将窦道和脓腔敞开引流，术毕以持续封闭式负压吸引装置封闭创面。

(2)局部皮瓣手术：清创手术后，经过一系列创面治疗后创面具备皮瓣手术条件，可考虑行局部皮瓣转移术。局部皮瓣转移术分为局部推进皮瓣、改良式菱形皮瓣、旋转皮瓣。双侧髋部压疮创面多选择局部推进皮瓣，骶尾部及背部压疮选择改良式菱形皮瓣或旋转皮瓣。手术完成后，以持续封闭式负压吸引装置固定皮瓣，可促进引流及保持皮瓣贴附基底。

(3)微粒皮移植手术：该方法用于坐骨结节处压疮或大面积压疮，微粒皮覆盖物可选择异体皮、异种皮、异种真皮等，多用持续封闭式负压吸引装置固定创面，每4日更换一次负压材料。

(4)富血小板血浆(PRP)凝胶手术治疗：该方法适用于深层压疮，特别适用于坐骨结节外露的压疮，可促进肉芽组织增生以覆盖坐骨结节，为进一步行皮瓣或植皮手术创造条件。该方法还适用于窦道填塞。术毕以持续封闭式负压吸引装置封闭创面。

(5)自体脂肪移植术：该方法为近年来研究的新成果，对于顽固性难愈性创面，利用自体脂肪颗粒注射移植可以起到令人惊喜的治疗效果。

(6)其他：如患者压疮极为靠近肛门，可给患者行乙状结肠造瘘术，这样可避免粪便污染创面，加速愈合进程。

(六)并发症及处理

1. 严重压疮常伴随骶尾骨或坐骨结节骨髓炎，需要彻底清除感染骨质，并辅以抗感染治疗。
2. 严重压疮可导致肛瘘、盆腔脓肿等，需要手术引流。
3. 大面积压疮长时间消耗，导致患者营养不良和电解质紊乱，需营养支持和补液治疗。
4. 压疮患者一般都长期卧床，好发坠积性肺炎，应及时化痰、排痰等。

(七)预防

1. 正确翻身，每2小时改变一次体位，在弹性床垫上每4小时翻身一次。翻身计划为仰卧位—左侧卧位—仰卧位—右侧卧位。

2. 正确坐姿，腿部用小凳支撑向后靠的坐姿压力最小，如垂直坐在椅子上需勤变换体位，尽量减少坐位时间，以减少坐骨结节处出现压疮的风险。

3. 选择减压床垫和坐垫。

4. 加强营养支持。

5. 便失禁患者需要及时清理尿液及粪便，以免浸泡皮肤。

6. 定时清洁病床及患者皮肤，保持干净。

7. 如有轻度压疮发生，立即到专科医院治疗。

二、糖尿病足

糖尿病足是糖尿病常见且严重的并发症之一，是与下肢远端神经异常和不同程度的周围血管病变相关的足部感染、溃疡和/或深层组织的破坏（图 2-7-2A）。糖尿病患者足病的终身发病率高达 15%~20%，足部溃疡的患病率为 4%~10%。

（一）病因

1. 主要原因

（1）下肢周围血管病变：是影响糖尿病足溃疡预后的最重要因素，通常可以用简单的临床检查来发现，包括皮肤颜色及温度、足背动脉搏动、踝部血压测定；采用非侵入性血管检查可以评估糖尿病足溃疡治愈的概率。缺血引起的静息性疼痛在糖尿病患者中可能会因为合并周围神经病变而消失。微血管病变不是足溃疡的主要原因，血管重建之后，血管再通率和肢体获救率在糖尿病患者与非糖尿病患者之间无差别。

（2）下肢周围神经病变：是在排除其他病因的情况下，糖尿病患者出现周围神经功能障碍相关的症状和/或体征表现，包括末梢感觉运动多发神经病变、自主神经病变和单神经病变等，其中感觉运动多发神经病变是最为常见的形式。

2. 主要诱因　足部畸形、外伤和感染。

（二）临床表现

糖尿病足的临床表现多有明显的阶段性改变。

1. 早期缺血症状　足部麻木，皮肤发凉，仅在活动后有疼痛感，即为间歇性跛行。

2. 中期代偿期　即足部静息痛。

3. 晚期组织缺损　主要包括足部溃疡（甚至溃疡伴感染），足部部分组织坏疽（坏死且伴有感染）。

（三）检查

1. 病史　根据患者年龄、糖尿病类型及症状情况，有针对性地询问病史。

（1）年龄。

（2）糖尿病类型、病程、治疗、血糖控制水平、糖尿病知识掌握及并发症情况。

（3）身体状况，包括视力、行动是否方便、能否自己检查双脚。

（4）生活方式，包括吸烟、饮酒、营养、工作、运动量、鞋袜等。

（5）社会状况，包括经济条件、家庭条件、活动范围、社交、医疗条件等。

（6）详细症状表现。

2. 常规检查

（1）足部物理检查：皮肤情况（颜色、厚度、干燥、皲裂、营养情况）；出汗情况；感染（特别足趾间真菌感染）；溃疡；胼胝、水疱；变形，如夏科关节、爪状趾；肌肉萎缩；足弓（站立和平躺情况）；皮肤温度；关节活动度；步态；动脉搏动（足背动脉、胫后动脉、腘动脉）。

（2）神经功能及血管检查，下肢血管灌注指标检测。

3. 其他检查

(1) 甲状腺功能检查、血清维生素 B_2 检查、血清异种蛋白检查、糖尿病代谢控制情况等。

(2) 血常规、血生化、尿常规、24 小时尿蛋白等。

(3) 足部 X 线片。

(4) 血管超声、造影、磁共振显像、CTA 等血管影像学检查更精确，但有风险（造影药物过敏），且费用高。通常只用于外科治疗（血管重建，腔内治疗或评估保肢、截肢）前。

(5) 激光多普勒 + 经皮氧分压（$TcPO_2$）监测，直接反映血管向组织供氧情况，肢体缺血情况的定量评估，评估组织存活率，预测伤口的愈合情况，决定是否截肢和截肢平面。

（四）治疗

多学科协作，全面诊断，综合治疗，系统宣教。

1. 全身治疗

(1) 支持治疗：控制血糖（与内分泌科协作）。

(2) 改善缺血：改善周围供血的药物（如前列地尔 10pg，静脉输入，1 次 /d）。

(3) 抗感染：长程、足量、早期（根据细菌培养及药敏结果调整）。

(4) 营养神经：神经生长因子。

(5) 控制病因：如降血压降血脂和戒烟。

(6) 血管治疗：下肢动脉腔内介入治疗（与血管外科协作，选择恰当方式介入治疗）。

(7) 营养支持：调整低蛋白血症、贫血等。

(8) 脏器保护：长期糖尿病患者并发多种脏器并发症，针对性保护治疗。

2. 创面治疗（图 2-7-2）

(1) 清创：适用于下肢血供尚可或经过介入治疗后血供明显改善的患者。

1) 彻底清创，同时应注意保护血供（可使用超声清创刀）。

2) 截趾时注意保护邻近足趾血供，防止相邻足趾序贯性坏死。

3) 下肢、足皮下组织出现坏死性筋膜炎，应积极切开引流、扩创。

4) 足底内、中、外间隙必要时应敞开引流。

5) 对于变性、坏死组织应扩大切除，特别是变性的脂肪组织。

6) 清创后可选择二期封闭创面，暂用生物敷料覆盖，培养基底肉芽。

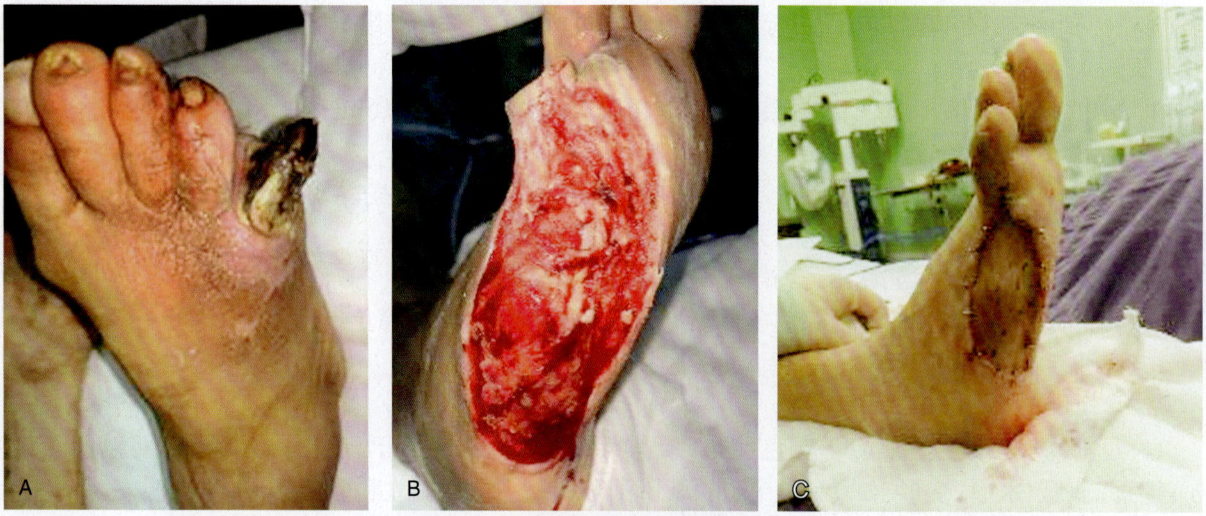

图 2-7-2 糖尿病足造成的慢性创面

A. 治疗前；B. 清创后；C. 截肢植皮后。

(2)植皮：创面基底肉芽组织已完全覆盖裸露骨质及肌腱，移植皮片以刃厚皮及薄中厚皮为主。

(3)皮瓣：因下肢血供差，动脉栓塞严重，利用皮瓣修复需慎重。

(4)富血小板血浆凝胶治疗。

(5)持续封闭负压治疗：避免压力过大，或贴膜环形粘贴导致组织缺血坏死；邻近足趾尽量外露。

(6)截肢 / 截趾：截肢平面的选择应考虑多方面因素，如患者诉求、下肢血供情况、截肢断端组织情况等；原则上应尽量保留肢体长度，术前可根据踝臂指数（ABI）、趾肱指数（TBI）检查及下肢血管造影（CTA）情况判断截肢平面。已坏疽足趾必须截除，小腿以下截肢、截趾，可减少止血带使用时间，甚至不用止血带；截肢残端封闭应留置引流管，肌肉、皮下组织可用吸收线缝合，皮肤尽量使用皮钉固定。

(7)物理治疗：体位引流、红光理疗仪、半导体激光理疗仪。

3. 气压式肢体血管循环治疗仪　适用于长期卧床患者，预防深静脉栓塞；糖尿病足患者，促进下肢血液循环，增加灌注；糖尿病引发的末梢神经炎；不愈合伤口；原发性和继发性淋巴水肿；骨折手术、创伤后水肿；静脉功能不全、静脉曲张等均有较好疗效。

（五）预防与康复

1. 糖尿病足预防五大关键要点，可参考美国糖尿病协会（American Diabetes Association，ADA）推荐的5P原则。

podiatric care：专科医护人员的定期随访和检查。

protective shoes：具有保护功能的舒适鞋，需有特定足够的深度。

pressure reduction：有压力缓解作用的鞋垫，甚至个性制作鞋垫。

prophylactic surgery：预防性的外科矫形手术。

preventive education：患者和医务人员的预防知识教育。

2. 足部护理及鞋袜选择

(1)教育患者时刻关注自己的双脚。

(2)每天换袜，检查袜子接缝有无增厚。

(3)鞋要舒适、合脚，鞋垫要舒服。

(4)新鞋穿 2~4 小时后，要脱鞋检查，合脚后才能长时间穿。

(5)每晚检查双脚有没有擦伤、红点 / 斑、破损等异常情况。

(6)仔细修剪和打磨趾甲，视力不佳或行动不便则应让足医帮助修剪。

(7)保证足部营养，防治足部干裂，可使用保湿霜。

(8)足部出现问题应及时专科就诊。

3. 代谢控制

(1)教育患者重视代谢控制（血糖、血脂、血压）情况。

(2)改变生活方式（控制体重，改变不良饮食习惯，减少饮酒，戒烟）。

(3)改变运动习惯，运动应该个性化，注意保持足部卫生。对于有些患者，不建议其进行跑步或长距离行走等运动。

(4)定期口服药物，定期输液。

(5)定期到创面修复科糖尿病足工作室行血管神经病变检查、足部检查。

4. 足底压力测试及步态分析　是一项基于生物力学原理，探测人体下肢结构状况，预估未来足部使用情形，为患者提供科学康复治疗方法的国际先进技术。

(1)筛查高危人群，防患于未然。

(2)诊断糖尿病足，发现溃疡高风险区域。

(3)指导治疗，定做矫形辅具（鞋或鞋垫）。

5. 定制个性化辅具（糖尿病足鞋、鞋垫、支具）　糖尿病足鞋的特点是弹性前帮、内部增高、踝部固定、无摩擦鞋底前部。

三、糖尿病性皮肤溃疡

糖尿病患者并发皮肤病变的比例达20%~30%，大部分都伴有不同程度的皮肤溃疡(图2-7-3)。

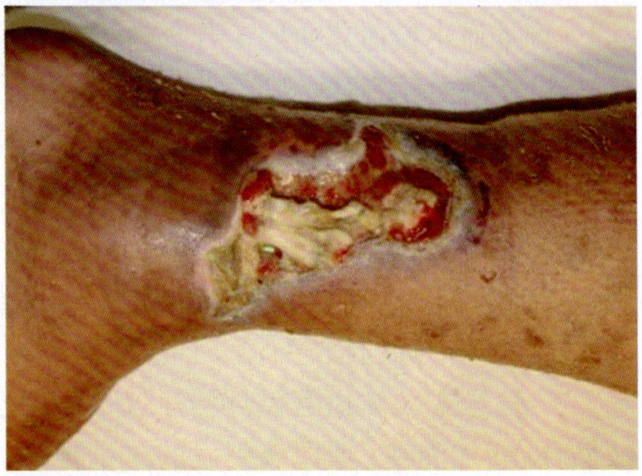

图2-7-3 糖尿病性皮肤溃疡

(一) 病因

1. 血管病变 微血管病和组织局部缺血，伴血管疾病的真皮结缔组织受损和其他附属器受损。如糖尿病性皮病、红斑与坏死、糖尿病性皮肤大疱、硬化性水肿、糖尿病性神经疾病等。这类疾病的发生过程很缓慢，治疗起来也很困难。

2. 生化反应 糖尿病患者每克皮肤组织中的葡萄糖量高于每毫升血液中的葡萄糖含量，因此易产生各种皮肤问题；同时，皮肤生化变化对其易发生多种感染起重要作用。

3. 代谢异常 糖尿病患者体内产生异常中间代谢产物，引起皮肤感染、皮肤瘙痒、皮肤黄瘤等。这与高糖血症及高脂血症有直接关系，当糖尿病得到控制后，这些病变随之缓解。

4. 其他并发于糖尿病但与代谢障碍或退行性病变无关的皮肤病，如糖尿病性类脂渐进性坏死、环状肉芽肿、白癜风等，这些皮肤病与糖尿病发病机制之间的关系至今仍然不完全清楚。

(二) 临床表现

1. 多发生于小腿前部 开始为椭圆形暗红色、扁平较小丘疹，非对称分布，呈疏散或聚集分布；之后丘疹可自行消退，遗留小的、色素沉淀凹陷性瘢痕；若丘疹进行性发展，则逐渐融合成为片状皮肤湿疹样改变，似灼伤性水疱(壁薄，内含透明浆液，疱周无红晕)，或外伤、搔抓后导致皮肤破溃或形成痂皮，范围逐渐增大。皮肤缺损出现后难以愈合，其范围、深度逐渐增大，创面呈陨石坑样，有陈旧肉芽覆盖，渗出较多，可伴有不同程度的感染；基底可外露肌腱或骨质，严重者可并发骨髓炎。

2. 毛囊炎 后颈枕部、背部、臀周、会阴等部位易出现似疖痈样炎症，有触痛及周围红肿；如不及时治疗，可发展为蜂窝织炎，脓液排除后可缓慢愈合，常复发。

(三) 辅助检查

1. 血常规、血生化。
2. 下肢血管神经病变检查(详见“糖尿病足”章节)。
3. 甲状腺功能检查、血清维生素 B_2 检查、血清异种蛋白检查、糖尿病代谢控制情况等。
4. 血管超声、磁共振显像、CTA等血管影像学检查。
5. 激光多普勒+经皮氧分压($TcPO_2$)监测。

(四) 治疗

1. 全身治疗

(1) 降糖治疗：支持治疗，控制血糖。

(2) 扩血管治疗：改善周围供血的药物。前列地尔10pg，静脉输入，1次/d。

(3) 抗感染治疗：早期、长程、足量。

(4) 神经营养：神经生长因子。甲钴胺注射液0.5mg，肌内注射，1次/d；复方维生素B片，口服；维生素B 20mg，口服，3次/d(或维生素B注射液100mg，肌内注射，1次/d)；维生素 B_2 250~500pg，肌内注射，1次/d；ATP 20mg，肌内注射，2次/d。

(5) 控制病因：如降血压、降血脂和戒烟。

(6) 血管外科治疗：先完善下肢CTA检查，请血管外科会诊，确定是否行下肢动脉治疗，如球囊扩张术、介入支架扩张术、旁路移植术。

(7) 糖尿病下肢皮肤干燥的治疗：沐浴后外用保湿乳膏剂，避免使用脱脂类外用药物，如酒精。

(8)疼痛治疗：药物治疗(阿米替林 10mg，口服，1 次 /d；0.025%~0.075% 辣椒素软膏，取适量涂于疼痛部位)或经皮电神经刺激(TENS)。

2. 创面治疗

(1)换药：部分较浅创面或患者难以耐受手术的病例，可选择保守换药治疗，但愈合缓慢，溃疡有加深甚至变性风险。药物选择，如磺胺嘧啶银 - 锌 + 生长因子凝胶；敷料可用生物蛋白海绵(创必复)、可吸收性敷料(皮耐克)或异体皮等生物敷料。

(2)清创

1)应尽量彻底清创，注意保护重要组织；对于已坏死骨质、肌腱，应积极清除。

2)对于变性、坏死组织，应扩大切除，特别是变性的脂肪组织。

3)创周筋膜炎，应积极切开引流、扩创。

4)创周、基底存在的腔隙应探查，必要时应敞开引流。

5)在彻底清创的同时应注意保护血供(可使用超声清创刀)。

6)清创后可暂用生物敷料覆盖或持续密闭负压治疗。

(3)植皮：移植皮片以刃厚皮及薄中厚皮为主。

(4)富血小板血浆凝胶治疗。

(5)持续封闭负压治疗：注意负压压力，避免压力过大而导致周围皮肤出现水疱。

(6)皮瓣：不建议皮瓣修复。

3. 术后处理

(1)体位：通常情况下需要抬高患肢；若创面感染严重已形成蜂窝织炎，则根据创口位置选择适当体位引流。

(2)物理治疗：红光理疗仪、半导体激光理疗仪、气压式肢体血管循环治疗仪。

(五)预防与康复

1. 严格控制血糖、血脂、血压情况。

2. 改变生活方式(控制体重，改变不良饮食习惯，减少饮酒，戒烟)。

3. 注意下肢皮肤防护。

4. 定期专科门诊复查，定期进行改善微循环治疗。

四、下肢静脉性溃疡

(一)病因

下肢慢性静脉功能不全，如静脉高压，继发于深静脉血栓的深静脉系统反流和 / 或阻塞、原发性瓣膜功能不全、浅静脉和交通静脉功能不全等，可导致下肢血液循环和组织吸收障碍，进而导致局部组织内代谢产物堆积、组织营养不良、下肢水肿和皮肤营养改变，而局部皮肤创伤、感染、曲张静脉破裂出血等原因导致的皮肤软组织完整性破坏是引起静脉性溃疡的主要原因。静脉性溃疡形成的主要血流动力学机制是反流、静脉回流阻塞。人群总发病率为 0.4%~1.3%。

(二)临床表现

1. 水肿为最早出现的症状，常见于踝周，久站后或病情进展可波及小腿中下段，具有凹陷性、卧床休息(尤其在抬高肢体)后可消退的特点。在皮下组织出现纤维性改变或炎症后，水肿可表现为非压陷性。

2. 疼痛以小腿沉重或胀痛为多见，疼痛程度不一。久站或久走后出现，抬高患肢可缓解。久站后小腿胀痛及沿曲张静脉径路的胀痛感是本病累及浅静脉系统的特征，与曲张静脉内血流淤滞致静脉壁扩张有关。严重的深静脉瓣膜功能不全可表现为站立后小腿突然出现的沉重感，由血液快速逆向充盈所致。下肢深静脉血栓形成后，可出现静脉性间歇性跛行。皮肤感染、继发性皮炎及活动性溃疡可引起局部疼痛。

3. 浅静脉扩张或曲张　是最常见的症状，初发部位常见于小腿内侧，可伴有内踝区小静脉扩张，久站更为明显。病情加重，可累及整个隐静脉系统。

4. 皮肤改变

(1)脂质硬皮病：由局部白细胞渗出、积聚并释放蛋白水解酶及毛细血管周围纤维组织沉积、纤维蛋白水解酶活性降低、炎症反应等综合因素引起。多见于足部及小腿，表现为局部皮肤软组织硬化；皮下脂肪增厚变硬，与深层组织粘连，界限不清。

(2)白色萎缩：由毛细血管供血障碍导致的局部皮色苍白，通常见于溃疡愈合后的区域，常伴有难愈合的浅表小溃疡，而周围皮肤则有明显的色素沉着。

(3)湿疹：由静脉高压和白细胞聚集活化引起的非特异性炎症。

(4)溃疡：可以表现为活动性溃疡或已愈合的溃疡瘢痕，多发于足部及小腿；溃疡的边缘不规则，可伴有白色的新生表皮；基底深浅不一，往往呈粉色的老化肉芽组织，可覆有脓苔，有时可见隆起的曲张静脉，曲张静脉破裂可伴有出血(图 2-7-4)。

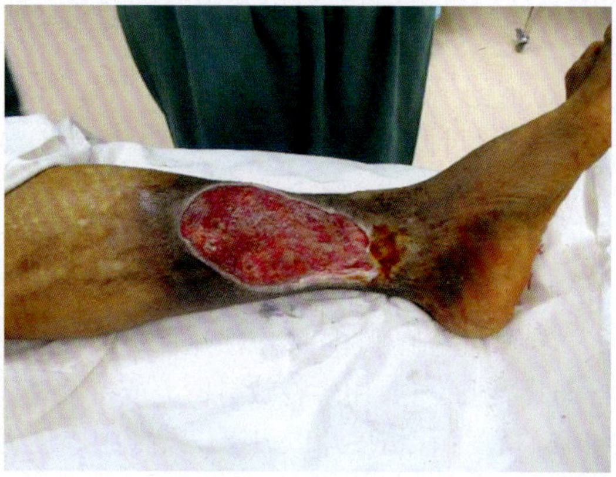

图 2-7-4 静脉炎性溃疡

(三) 辅助检查

1. 下肢活动静脉压测定 可反映整个下肢静脉系统的静脉血流动力学状态。

2. 正光电容积描记为检测有无静脉逆流的无创检查方法。

3. 空气容积描记 可反映腓肠肌泵功能状态。

4. 超声多普勒 反映浅静脉和深静脉系统是否有阻塞或反流，能动态观察瓣膜活动情况及瓣膜形态，也可以显示腓肠肌收缩时交通静脉是否有外向血流。

5. 下肢静脉造影 可直观地反映深浅静脉主干通畅程度、静脉是否存在变异、交通静脉是否存在逆向血流，以及静脉瓣膜的位置、数量、形态和结构。有顺行及逆行造影两种方法。

6. X 线检查 可发现骨髓炎、骨肿瘤或异物残留等一些影响溃疡愈合的因素；此外，可诊断影响腓肠肌泵功能的关节限制性病变。

7. 实验室检查 检查与凝血时间相关的指标。

8. 细菌培养 创面细菌培养及药敏试验。

(四) 诊断及鉴别诊断

1. 诊断 患者主要为中老年人，从事长久站立工作的人群发病率较高，需仔细询问患者的发病史，有无静脉疾病病史，如浅静脉曲张、深静脉血栓形成、凝血性疾病等。结合下肢慢性静脉功能不全症状、下肢皮肤改变表现及溃疡迁延不愈或愈后复发，即可明确诊断。

2. 需与以下疾病相鉴别 动脉性溃疡、创伤性溃疡、糖尿病性溃疡、恶性溃疡、风湿性溃疡、神经性溃疡、感染性溃疡、血液性溃疡、凝血功能紊乱性溃疡和药物反应性溃疡。

(五) 治疗

1. 改善下肢慢性静脉功能不全的治疗

(1)非手术治疗

1)加压疗法：其原理主要是通过对小腿施加压力，以达到减少静脉反流、促进回流、增加腓肠肌泵功能，以及减轻淤血和水肿的目的。加压治疗装置有许多不同种类，弹力袜是最常用的加压治疗方法。

2)小腿肌肉锻炼：通过体育锻炼改善减弱的腓肠肌泵功能，改善下肢血流动力学环境，达到促进溃疡愈合的目的。

(2)外科治疗

1)硬化剂注射治疗：针对浅静脉曲张，可行局部硬化剂治疗，可使曲张浅静脉闭塞。

2)浅静脉手术：常用的有大隐静脉高位结扎抽剥术、曲张静脉环形连续缝扎术，尤其是溃疡周围及溃疡区的缝扎有利于溃疡愈合。

3）深静脉瓣膜重建手术：主要包括股浅静脉瓣膜修复术、自体带瓣静脉段移植术或移位术等。目的是降低因下肢深静脉瓣膜功能不全而引起的静脉高压。

4）交通静脉结扎手术：该手术针对交通静脉功能不全，目的是阻断交通静脉内的异常反流。

2. 溃疡治疗

（1）非手术治疗

1）清创换药治疗：局部外用烧伤抑菌霜、莫匹罗星软膏等外用药物治疗创面感染，换药前可行盐水浸浴。静脉性溃疡渗液往往较多，可予以外用新型吸附敷料包扎；或行局部持续性封闭式负压引流治疗，安装负压后可行庆大霉素生理盐水等持续冲洗，预防溃疡基底曲张静脉破裂导致的出血。创面清洁后可予以外用碱性成纤维生长因子促进肉芽组织形成。溃疡周围伴有的湿疹可予以外用氧化锌软膏或炉甘石涂抹治疗。

2）创面理疗：使用低功率激光可以促进创面舒血管因子前列环素 PGI_2 转化，它可以进入内皮细胞和平滑肌细胞，发挥抗感染和扩张血管的作用，对溃疡创面的愈合具有很好的辅助治疗效果。

（2）手术治疗

1）植皮：去除溃疡基底坏死组织、老化肉芽组织，修整不规则创缘后行植皮治疗；皮片厚度根据外观及功能要求可选择全厚皮片、中厚皮片、刃厚皮片（以中厚皮片及刃厚皮片为宜），移植方式可选择大张皮片、拉网皮片、邮票皮片，皮片移植后可使用多层无菌敷料加压包扎或行持续性封闭式负压引流治疗。一期难以植皮，可行负压封闭引流治疗，待新鲜肉芽组织形成后行二期植皮修复创面；为促进肉芽组织形成，可使用胶原蛋白海绵人工真皮。

2）皮瓣：因溃疡周围皮肤存在脂质硬化病，难以行局部皮瓣转移覆盖治疗，皮瓣修复静脉性溃疡往往采取游离皮瓣。游离皮瓣带有众多的微小静脉瓣膜和正常的微循环，因而皮瓣存活率高，溃疡再复发率低，但需要较高的显微外科技能。

（六）手术步骤和技术要点

1. 术中需结扎外露曲张静脉和 / 或通向溃疡处的交通支静脉。
2. 关节部位需功能位植皮，防止术后出现功能障碍（功能障碍影响腓肠肌泵功能，易导致溃疡复发）。
3. 游离皮瓣移植前需切除溃疡周围的脂质硬化组织，找到可提供吻合的受区动静脉。

（七）术后处理

1. 常规抗生素抗感染治疗。
2. 可使用阿司匹林、前列地尔、舒洛地特等抗血小板活性药物治疗。

（八）预防与康复

1. 应注意下肢加压治疗并加强小腿肌肉锻炼。
2. 注意保护下肢皮肤，避免外伤。

五、自身免疫性疾病并发溃疡

病理性自身免疫可引起多种疾病，且可同时累及多器官，而皮肤是重要的免疫器官，含有多种常见自身抗原，因此，一些自身免疫性疾病经常有皮肤溃疡的表现，称为自身免疫性溃疡。这些疾病主要包含了风湿性疾病中与自身免疫相关的一部分，并统称为自身免疫性风湿病。常见疾病有类风湿关节炎、系统性红斑狼疮、多发性肌炎、皮肌炎、硬皮病、系统性硬化病、原发性抗磷脂抗体综合征、干燥综合征或血管炎、抗中性粒细胞胞浆抗体相关性血管炎、贝赫切特综合征等。

（一）发病机制

AID 患者皮肤溃疡的发生发展与 AID 的病理性自身免疫发病机制密切相关。目前认为，当机体免疫系统对自身抗原的耐受被打破后，机体内的自身抗体或活化的 T 淋巴细胞通过识别自身抗原而启动一系列免疫反应，导致组织器官的病理性损害。在 AID 患者中，全身的结缔组织和血管成分是最主要的被攻击的自身抗原，因此病理上出现结缔组织黏液样水肿、纤维蛋白样变性、血管炎、淋巴细胞或浆细胞浸润表现等。由于皮肤中含有丰富的结缔组织和血管成分，因此不管哪种 AID，皮肤都是最常受累的器官之一。

（二）临床表现

1. AID 原发病典型表现。
2. 溃疡好发部位为踝、臀部、小腿、大腿、足等部位。
3. 溃疡形状不规则，通常突出皮肤表面，深及浅筋膜层以下，溃疡基底组织颜色晦暗，创周皮肤活性差，色素沉着明显，创面渗出物多。
4. 除原发病特点外，通常伴随血象异常、低蛋白血症、血管病变等症状。
5. 细菌培养大多呈阳性，革兰氏阴性杆菌多于革兰氏阳性杆菌，约有 20% 为混合感染。
6. 单纯靠传统创面治疗方法疗效不佳，甚至有创面继续扩大现象。

（三）并发症

除原发病的并发症外，因创面长期消耗，患者有可能并发严重贫血、低蛋白血症、严重营养不良、创面严重感染、全身感染等并发症。

（四）辅助检查

1. 常规项目，包括血常规、肝肾功能、血糖、血脂等。
2. 炎性指标，包括血沉、C 反应蛋白等。
3. 类风湿指标，包括类风湿因子、抗角蛋白抗体、抗磷脂抗体、抗中性粒细胞胞浆抗体、抗核抗体（ANA）、自身抗体全套、自身抗体定量。
4. 创面细菌培养。
5. 切除病变组织术后送病理。

（五）鉴别诊断

1. 静脉曲张性溃疡　根据病史及基础病检查结果即可鉴别。
2. 白血病并发皮肤黏膜溃疡　此类创面发展较快，通过骨髓穿刺及淋巴结活检可确定病因。

（六）治疗

总体原则：首先控制 AID 病情，在此基础上，尽量用手术修复创面，合理选择及适量使用控制 AID 的药物。

1. 全身综合治疗

（1）请风湿免疫科会诊，明确原发病诊断并指导治疗。

（2）早期需要给予足量有效抗生素抗感染治疗。

（3）给予补液及营养支持治疗。

（4）对症治疗，止痛、退热。

（5）糖皮质激素的应用，根据病情需要及专科会诊意见使用，注意激素与创面愈合的矛盾关系。

（6）使用抗风湿药物缓解病情，建议使用羟氯喹，具体用量遵循专科意见。

（7）可使用大剂量丙种球蛋白冲击疗法改善 AID 急性期症状。

2. 局部治疗

（1）在控制原发病阶段，按常规方法换药治疗，如原发病控制不佳，不建议手术。

（2）待手术时机成熟，首选清创植皮手术封闭创面，清创过程中可稍扩大切除坏死灶，深度视溃疡深度而定，皮片以容易成活的刃厚皮为宜。

（3）形成脓腔者，需要彻底切开引流，清创后以持续密闭式负压吸引方法清洁创面，然后视情况行植皮手术或其他修复方法。

（4）因 AID 多伴有血管损伤，故不建议使用皮瓣修复创面。

六、结核性溃疡

皮肤或黏膜感染结核分枝杆菌后表现为溃疡，称为结核性溃疡。

(一) 病因

结核菌作为感染因子，刺激自身免疫性细胞，产生自身抗体，抗原与抗体反应，产生特异性循环免疫复合物沉积，引起结核自身免疫性疾病。此类由结核分枝杆菌引起的以体液免疫起主导作用的免疫复合物沉积反应，属亚型变态反应，又称为结核变态反应性综合征。

溃疡性皮肤结核通常发生于患严重内脏结核的年轻人，尤其是喉、腭、肺、消化道和泌尿道结核患者。本病系机体丧失对结核分枝杆菌的反应或抵抗能力衰退时，结核分枝杆菌通过自然腔道蔓延至体表腔口部的皮肤黏膜交界处发病，常发生于鼻、口、肛门及尿道周围。

(二) 临床表现

隐袭起病，本人或家族中多有肺结核病史；早期表现为局部皮肤疼痛，但无红肿、肿块，亦无丛束状疱疹；起病 2~6 个月后多出现局部皮肤因色素沉着而先浅紫色后至深紫色改变（部分患者没有色素沉着），多累及皮下组织，可有结节，多数为多个结节。结节互相粘连，约米粒大小至 5cm × 7cm 不等，大多数结节内部组织坏死、液化，局部皮肤破溃，溃疡边缘呈潜凹状，基底较软呈肉芽状，暗红色，少数病例结节为增殖性结节，病程多达 1 个月以上。

结核性溃疡种类较多，可分为结核下疳、疣状皮肤结核、瘰疬性皮肤结核、口腔结核、寻常狼疮、急性粟粒性结核、结核性树胶肿、结核疹等。

(三) 辅助检查

1. 血沉加快、超敏 C 反应蛋白增高。
2. 纯化结核菌素（PPD）试验强阳性（红晕直径 > 25mm × 25mm）。
3. 聚合酶链反应（PCR）检测结核分枝杆菌 DNA。
4. 病变、脓液或痰液涂片抗酸染色可见结核分枝杆菌。
5. 组织病理可见结核性肉芽肿表现。
6. 胸部 X 线检查可有肺结核征象。
7. 注意排查其他系统结核感染。

(四) 鉴别诊断

1. 艾滋病　皮损广泛的患者或是多重耐药的患者要进行 HIV 抗体的检测。

2. 肿瘤相关性创面　肿瘤及结核皆为消耗性疾病，二者之间鉴别时较为困难，可行肿瘤相关因子检查及创面或肿大淋巴结的病理检查，亦可行诊断性抗结核治疗，即一线三联抗结核治疗（链霉素或乙胺丁醇和异烟肼、利福平）6~9 个月。

3. 自身免疫相关性创面　行自身免疫相关性检查。

(五) 治疗

应将皮肤结核视为全身感染的一部分，强调早期、足量、规则、全程及联合使用 3~4 种抗结核药物，以保证疗效，延缓或防止结核分枝杆菌的耐药性。

1. 治疗皮肤结核，成人标准的 6 个月治疗方案为最初 2 个月口服利福平（10mg/kg）、异烟肼（5mg/kg）、吡嗪酰胺（35mg/kg）和乙胺丁醇（15mg/kg）；后 4 个月的持续治疗阶段口服利福平和异烟肼治疗。如果患者对异烟肼没有产生耐药性，可以不加用乙胺丁醇。

2. 在抗结核治疗的同时，可给予异烟肼软膏外敷创面换药。

3. 早期、较小的结核性溃疡可行手术切除，但在手术时必须注意使最外层包裹纤维组织完整，不要使其破损而导致切口污染（可以连同一部分皮肤一并切除），否则切口愈合缓慢。有寒性脓肿时宜早期切开排脓，并且要把周边已坏死组织一并清除，如果经系统抗结核治疗后，仍有直径超过 2cm 的创面，可行清创植皮手术封闭创面。

4. 保护脏器功能　根据肝肾功能、心肌酶、血气分析结果，及时选用保护肝肾、营养心肌、清肺祛痰等治疗，上述抗结核治疗方案的确定建议在专科医师的指导下，请相关科室会诊，协助治疗。

（六）康复

结核性溃疡患者治愈后常有瘢痕，创面瘢痕愈合后需行 1 年的抑制瘢痕治疗，可外用药物软化瘢痕，外敷硅胶类产品后穿戴弹力套，创面愈合后应及时行功能锻炼。

七、放射性溃疡

放射性溃疡系皮肤软组织受放射线损伤形成的溃疡，合并感染后常迁延不愈，形成慢性溃疡创面，严重者可深及肌肉和骨骼，并伴有神经、血管的损伤（图 2-7-5A）。

（一）病因

1. 恶性肿瘤放疗后，临床常见为乳腺癌、直肠癌、甲状腺癌等放疗后。

2. 工作关系受到慢性小剂量重复辐射。

3. 核战争或发生核辐射事故，一次性接受大剂量辐射。

（二）病理基础

1. 皮肤软组织受放射线损伤后，细胞的正常生理代谢发生变化，细胞内酶及染色体的形态和功能受到影响。

2. 局部血管受损，内膜发生炎性水肿，血管壁增厚，管腔变窄甚至闭塞，局部血供障碍。组织细胞缺血坏死，再生修复能力减弱，导致皮肤破溃形成溃疡。

（三）临床表现及特点

1. 创面不规则，周界清楚，伴感染，深及骨骼，多伴有骨髓炎，极少或没有肉芽，周围局部淋巴结肿大。

2. 溃疡四周常合并放射性皮炎区，局部皮肤组织弹性差，质地硬，色素沉积，血供差，组织活性差，各层组织纤维瘢痕化严重，形成板化严重的瘢痕组织。

（四）诊断

1. 根据受照射病史和临床表现可诊断。

2. 可根据红外线热成像技术、同位素标记血流图、CT、磁共振显像等确定损伤程度和范围。

（五）治疗

1. 止痛　大部分放射性溃疡创面累及深部组织，特别是血管神经，局部疼痛症状明显。为缓解患者痛苦，可适当口服索米痛、盐酸曲马多片、羟考酮等药物。

2. 抗感染　放射性溃疡创面血供差，多为感染性创面，通过细菌培养，针对菌群应用敏感抗生素药物。

3. 换药治疗　对大部分放射性溃疡效果不佳，主要适用于全身状况差，难以耐受全麻手术、溃疡深及胸膜或创面位于重要器官周围无法彻底清创的创面。早期应用抗感染抑菌、刺激再生的药物，如银离子抑菌剂、锌离子抑菌剂、铈离子抑菌剂、生长因子等。

4. 一次性封闭式负压吸引治疗　吸取创面渗液，加快坏死组织脱落过程，促进创面愈合。

5. 外科手术治疗　如溃疡周围条件允许，首选皮瓣转移手术（图 2-7-5）。

（1）手术指征：损伤深及真皮以下或真皮下组织缺损；损伤特别是溃疡直径大于 5cm；溃疡或创面经久不愈，特别是有癌变趋势者。

（2）创面受照射的范围不大，应尽可能将所有照射的范围，包括边缘色素沉着区连同中心溃疡面一并切除；若放射性皮炎损伤范围广，完全切除后修复困难者，可考虑切除部分距中心溃疡区近的放射损伤区。

（3）手术切除坏死组织后缺损较小、较浅，边缘组织柔软有弹性，可在无张力下直接缝合。

（4）表浅穿透性照射引起的穿透性溃疡，可行游离植皮。

（5）皮瓣适于覆盖重要部位的缺损，同时可修复肌腱、血管、神经等，特别是骨组织坏死切除后，创面应进行覆盖。临床常用皮瓣有背阔肌皮瓣、胸三角肌皮瓣、脐旁皮瓣、臀大肌皮瓣等。

（6）对于基底条件较差的放射性溃疡，可清创术后应用人工真皮支架、富血小板血浆凝胶等覆盖，外接一次性密闭式负压吸引装置，促进基底组织生长，为后期植皮或皮瓣手术封闭创面创造条件。

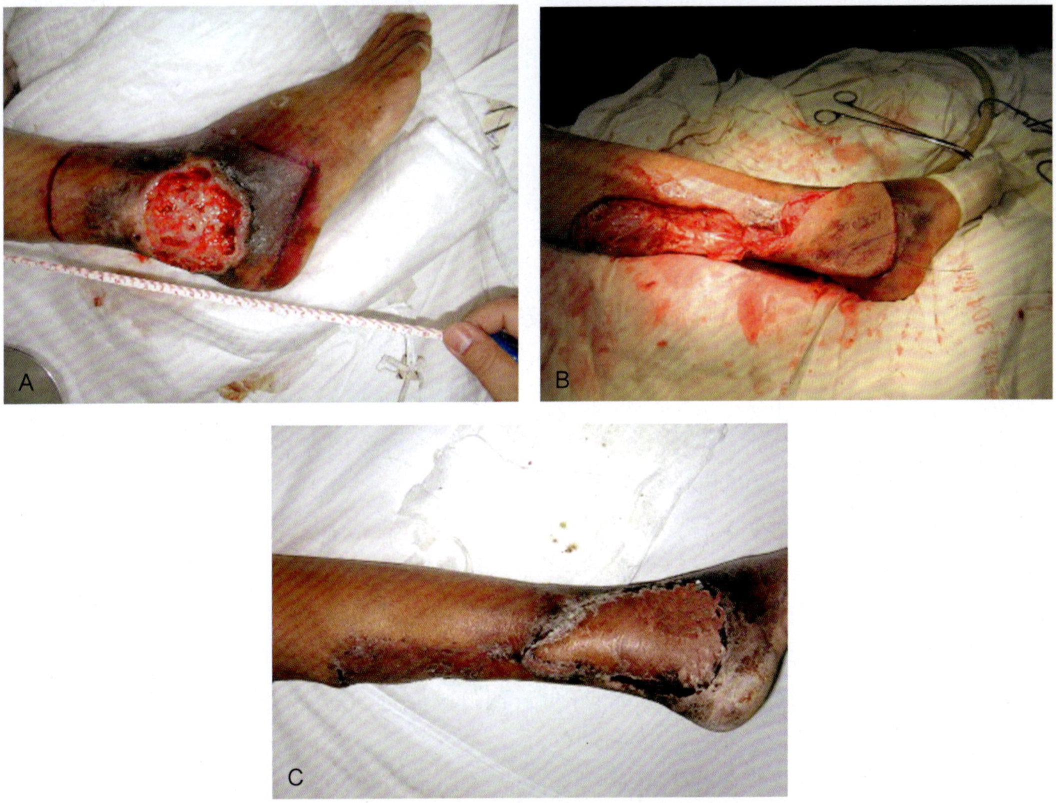

图 2-7-5 放射性溃疡形成慢性创面

A. 术前；B. 术中；C. 术后。

6. 理疗 红光照射、半导体激光照射等，促进局部血液循环，加快创面愈合。

7. 营养支持 放射性溃疡患者营养状况一般较差，免疫力、机体自我修复能力弱，多需进行全身治疗，及时复查血液，补充白蛋白、免疫球蛋白、维生素等。

（六）手术并发症

1. 感染 放射性溃疡创基差，常伴有深部组织感染，如清创不彻底会导致术后皮瓣感染。

2. 窦道 基底活性差或皮瓣血供不佳等原因导致皮瓣修复后转移皮瓣与基底组织粘连不佳，会逐渐形成窦道。

3. 皮瓣坏死 主要与皮瓣血供相关，常见于转移皮瓣的尖端。

4. 切口裂开 放射性溃疡通常清创范围大，清创后转移皮瓣与创缘缝合后张力较大，如切口缝合不紧、术后制动不良、感染等因素都易导致缝合切口裂开。

八、瘢痕溃疡

烧伤（或其他外伤）后陈旧性瘢痕组织血供差、表皮脆弱，受反复摩擦、创伤刺激等外力作用易发生溃破，难愈合且易复发，愈合与溃破反复出现，形成瘢痕溃疡。

（一）病因

1. 瘢痕溃疡好发于肢体关节部位，因经常活动而难于愈合或易复发。

2. 随病程迁延，溃疡面老化，边缘纤维环、基底纤维板由薄变厚，由软变硬，其下方的微血管血流无法滋养表层细胞，造成表层细胞缺血缺氧、坏死液化，经久不愈，反复发作。

（二）临床表现

1. 瘢痕溃疡以单发者多见。

2. 溃疡形状深浅大小各异，溃疡边缘呈纤维环改变，中心区呈苍白色，厚薄不一，溃疡面擦拭无渗血、无痛感。

3. 大多数溃疡有脓性或污秽分泌物，部分恶臭。

（三）辅助检查

1. 分泌物细菌培养。

2. 术中怀疑癌变者，可行术中冰冻切片。

3. 术后切除病变送病理检查。

（四）治疗

1. 换药疗法　适用于有愈合可能（如创基血供较好）或不适于手术的患者（如心功能不全）。

（1）隔日换药。

（2）行持续封闭式负压吸引治疗。

2. 手术疗法　若换药2周后创面仍未见好转或创基苍白，可考虑行手术治疗。术前根据不同类型及部位的瘢痕溃疡设计切除范围、深度和修复方法。

（1）普通瘢痕溃疡，可行清创手术后，刃厚皮片植皮封闭创面。

（2）瘢痕溃疡位于关节功能部位，可行中厚或全厚皮片植皮封闭创面。

（3）贴骨瘢痕溃疡，行清创手术时应考虑裸露骨质可能，若创基条件尚可，可行刃厚皮片植皮封闭创面，若清创后裸露骨质，可按照露骨瘢痕溃疡处理。

（4）露骨瘢痕溃疡，可行皮瓣手术封闭创面，亦可一期行胶原蛋白海绵人工真皮或富血小板血浆凝胶覆盖创面，待肉芽组织覆盖骨质后，二期行植皮封闭创面。

（5）已确诊或高度怀疑癌变病例，在远离溃疡2~3cm做切口广泛切除；对性质不清的，应行术中冰冻切片，确定性质和周边基底无癌细胞浸润后，游离植皮覆盖。

（五）预防与康复

1. 早期抑制瘢痕增生、适度功能锻炼是预防瘢痕溃疡的关键。

2. 如创面迁延愈合、瘢痕增生明显，易反复溃破形成慢性溃疡，应及时切除病变组织，同时植皮或皮瓣修复创面。

九、外科术后切口不愈合

手术切口未按期愈合、裂开，甚至感染导致迁延不愈，是创面修复外科常见病种之一。

（一）病因

引起各类外科手术切口不愈合的因素较多，主要包括以下几个。

1. 外科因素　切口张力大、脂肪液化、术中电刀使用过多、感染、异物残留等（图2-7-6）。

2. 个体因素　老年、营养不良、体质弱、全身状况差等。

3. 内科疾病　糖尿病肿瘤、自身免疫性疾病等。

4. 物理因素　术区制动不良等。

（二）诊断要点

1. 有明确的手术史，术后2周切口愈合不良。

2. 手术切口裂开或切口有明显分泌物或渗出。

3. 切口边缘皮肤及皮下组织坏死，脂肪液化。

4. CT检查可见皮下有空腔或液性区，部分可与深部组织相通。

5. X线片或CT检查可见异物，如纱布、器械、植入物等。

6. 超声检查可见异常低回声区。

（三）治疗

1. 全身治疗　制动、降血糖、营养支持等。

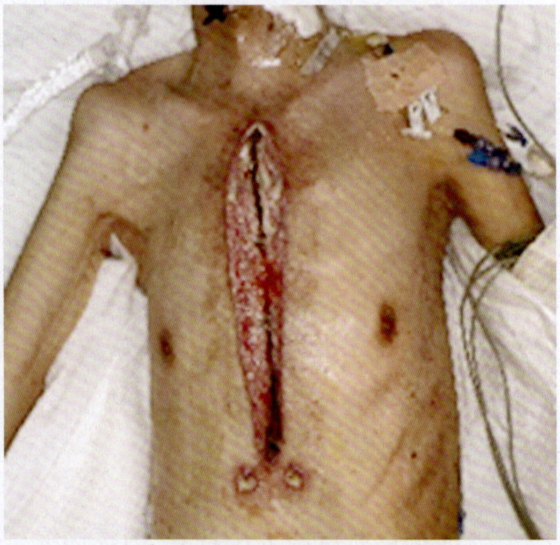

图2-7-6　开胸术后伤口裂开导致慢性创面

2. 早期处理　术后切口周围皮肤红肿、异常分泌物增多、出现蜂窝织炎，经加强抗感染治疗后仍无效，应立即拆除缝线，查看切口深部情况，通畅引流，确定下一步治疗方案。

3. 保守治疗　部分未愈切口可通过每日换药、使用抗感染、促进愈合药物、应用持续密闭式负压引流治疗，促使创面愈合。

4. 手术治疗

(1)手术指征：切口超过 4 周未愈，经正规换药治疗无愈合趋势，持续有渗出及分泌物引出，创周红肿加重，切口裂开深达脂肪层，植入物外露。

(2)清创：去除不健康组织、液化脂肪、异物(缝合线、金属固定材料等)、死骨等。清创过程中应尽可能取出外露植入物，如钢板、钢钉、补片等，防止感染沿异物扩散。

(3)范围较小、张力不大的伤口：可扩创后一期缝合。

(4)范围较大、张力较大的伤口：不建议一期封闭；可清创后采用 PRP 凝胶、生物修复材料覆盖，持续负压吸引治疗等方式；待基底肉芽组织新鲜后，行二期植皮或皮瓣等方式修复。

(四) 注意事项

1. 常见并发症，如感染、植入物外露、慢性骨髓炎等。

2. 多数术后切口不愈合可通过再次清创缝合或植皮(皮瓣)修复愈合，部分切口迁延不愈，形成慢性难愈性伤口，甚至形成感染性窦道，感染加重。处理不当，可能导致切口加深，甚至出现全身感染症状。

3. 植入物外露可能导致植入物过早取出，致前期手术失败。

4. 此类病例多为外院或相关科室转诊而来，部分病例与原治疗单位有医疗纠纷，收治后一旦愈合不良有可能形成连带责任。

5. 心外科术后患者多口服抗凝剂等药物，同时心功能状态欠佳，创面修复手术相对风险较高。

十、骨髓炎并发软组织感染

骨髓炎是指化脓性细菌感染骨髓、骨皮质和骨膜而引起的炎症性疾病。多数由血源性引起，也可由外伤或手术感染引起。

骨髓炎并发软组织感染多因创伤、手术、糖尿病足及慢性骨质疾病导致，可由需氧或厌氧菌、分枝杆菌及真菌引起。

(一) 病因

1. 血源性骨髓炎　感染由血源性微生物引起，从感染组织扩散而来，包括置换关节的感染、污染性骨折及骨手术。常见的病原体是革兰氏阳性菌。

2. 创伤性骨髓炎　因外伤引起，病原体种类较多，多由创面细菌决定。

3. 危险因素　消耗性疾病，放射治疗，恶性肿瘤，糖尿病，血液透析及静脉用药；对于儿童，任何引起菌血症的过程都可能诱发骨髓炎。

(二) 临床表现

1. 急性骨髓炎　起病时高热，局部疼痛，并发软组织感染可见骨髓炎周围组织红肿明显，呈现坏死性筋膜炎表现。

2. 慢性骨髓炎　周围软组织可形成瘢痕，并伴有窦道和深部创面，有大量渗出及分泌物，异味明显，并可有骨溃破、流脓，有死骨或空洞形成，骨质可呈虫噬样改变。

3. 重症骨髓炎伴软组织感染　危及患者生命，除以上体征外，可伴有多脏器功能不全等急症。

(三) 辅助检查

1. 实验室检查　血白细胞计数可正常，但血沉和 C 反应蛋白增高。

2. X 线检查　X 线片变化在感染后 3~4 周出现，表现为骨质不规则增厚和硬化，有残留的骨吸收区或空洞，其中可有大小不等的死骨，有时看不到骨髓腔。有的小骨腔和小死骨在硬化骨中不能显影，所以实际存在的数目往往比照片上所显示的要多。

3. CT检查 以确定病变骨及显示椎旁脓肿的形成，放射骨扫描在病变早期即有反映，但无法区别感染。早期显示广泛的筋膜层坏死和炎症，可见软组织肿胀，筋膜及皮下脂肪内可见片状密度增高。

4. 活检 对于骨折和肿瘤，可通过椎间盘间隙或感染骨的穿刺活检和手术活检。可行细菌培养和药敏试验。

5. 造影 为了明确死骨或骨腔与窦道的关系，可用造影明确。

6. 分泌物细菌培养 常见菌有大肠埃希菌、金黄色葡萄球菌、铜绿假单胞菌等。

7. MRI 能明确骨髓炎及软组织感染的范围，指导手术治疗。

（四）治疗

若为急性重度骨髓炎并发软组织感染，应立即对危及生命的相关损伤及并发症进行抢救；建立静脉通道，全面监护生命体征；组织感染、肿胀严重，应立即行切开减张术。

1. 全身治疗

（1）抗感染，早期可使用广谱抗生素，然后可根据细菌（创面、血液）培养结果调整。

（2）脏器保护，特别是预防脓毒症等并发症，必要时可做透析。

（3）营养支持。

（4）完善术前检查后请骨科会诊。

2. 清创

（1）重度感染的软组织应彻底清创，切口延伸至正常皮肤；窦道应注射亚甲基蓝，明确后全部切除。

（2）轻度广泛软组织感染，可姑息清创后使用持续性密闭式负压引流。

（3）坏死骨应彻底清创，注意保护健康骨膜，死骨应积极去除。

（4）清创后暂时不封闭创面，应使用持续性密闭负压吸引治疗、生物敷料等方式覆盖创面。

（5）出现骨不连、骨折等情况，应使用外固定架固定。

3. 二期修复 通过阶段负压或换药治疗后，骨髓炎感染情况已控制，基底无坏死组织，肉芽新鲜，可行二期修复。可根据局部情况行（肌）皮瓣修复。

4. 截肢术 适用于一肢多处骨髓炎，合并多数窦道，久治不愈或因慢性炎症长期刺激局部皮肤发生恶变者。

（五）康复

创面愈合后应早期积极行功能锻炼及防治瘢痕治疗，伴有骨折及脏器功能损伤者应行被动功能锻炼。

十一、窦道与瘘管

窦道是由深部组织通向表面的病理性盲管（图2-7-7）。瘘管是两端开口的病理性通道样缺损。

（一）病因

1. 感染 慢性感染，常伴有脂肪组织液化、骨髓炎，如压疮、糖尿病足、藏毛窦等。

2. 手术及外伤 术后、外伤后伤口愈合不良，或因外伤及手术时存留于体内的异物（如弹片、砂石、纱布、内固定物等）所引起。

3. 先天性因素 与遗传因素有关，如先天性耳前瘘管等。

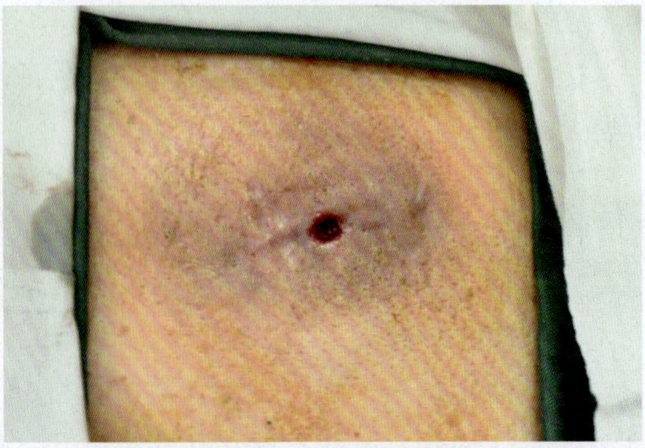

图2-7-7 腹部窦道

（二）临床表现

1. 不易愈合，常有手术外伤史或感染病史。

2. 局部外口红肿，常伴有脓性分泌物流出，异味明显。

3. 常伴有发热症状，通道形态多样，多为细而狭长。

（三）辅助检查

1. 血常规、血生化等检查。
2. 取创口分泌物做细菌培养及药敏试验。
3. 超声检查 查看窦道及瘘管的位置及形态。
4. CT 造影检查 沿外口向内加压注入碘比醇注射液，以贴膜封闭外口，行 CT 检查。

（四）治疗

1. 非手术治疗 对窦道较浅的患者效果较好。

（1）选用敏感抗生素抗感染治疗。

（2）换药治疗：清除窦道表面坏死组织，可使用成纤维细胞生长因子等刺激创面肉芽生长，促进愈合。

（3）持续性封闭式负压吸引治疗：清除窦道表面坏死组织后，可将负压材料填塞至窦道腔一半，或用富血小板血浆凝胶填充窦道后行持续负压吸引治疗。

（4）半导体激光照射或红光照射理疗。

2. 手术治疗 大多数窦道及瘘管都需要手术治疗。

（1）先行 CT 检查，确定窦道位置及形态，确定手术范围。

（2）术中向外口注入亚甲基蓝注射液，沿染色部位彻底切除管道壁及病变组织，缝合封闭创面。

（3）若手术切除范围较大，切口张力高，无法直接缝合，可局部转移皮瓣覆盖、封闭术区切口。

（4）特殊部位的瘘管，如肛门瘘管，术中需保护肛门括约肌，避免出现术后大便失禁，可采用挂线法，术后坐浴换药治疗。

（五）术后处理

1. 术后使用抗生素抗感染治疗。
2. 可使用持续性封闭式负压吸引装置固定术区。
3. 如术区位于肛周，可术后禁食，予以静脉营养支持治疗，减少排便次数，确保术区清洁。
4. 如肛周术区创面较大或感染较重，可暂行结肠造瘘，防止粪便反复污染术区。

十二、毛囊闭锁三联征

毛囊闭锁三联征是一种少见的常染色体显性遗传病，是化脓性汗腺炎、聚合性痤疮与头部脓肿性穿凿性毛囊周围炎 3 种疾病的总称。

（一）病因

发病机制为毛囊闭锁、大汗腺口过度角化或排除不畅、聚集的毛囊炎及毛囊周围炎在深部融合，当细菌继发感染时则形成脓肿，脓肿破溃后形成窦道、流脓。

本病的发生也与肥胖、多汗、局部卫生欠佳、搔抓、皮脂腺分泌旺盛、吸烟、酗酒、内分泌紊乱等多种因素有关。

（二）临床表现

1. 聚合性痤疮 不同于寻常痤疮，好发于面颊、后背部及臀部。起病缓慢，初起有粉刺、丘疹、脓疱及囊肿等，继之皮损逐渐融合，成为囊肿，触之柔软有波动感，破溃后流出恶臭的脓性或黏液性浆液，形成窦道，在皮下彼此相通，在皮肤上形成萎缩或增生性瘢痕。

2. 化脓性汗腺炎 多发生在大汗腺分布的部位，如腋窝、肛门及外生殖器周围，可累及臀部。表现为急性和慢性化脓性汗腺炎。急性化脓性汗腺炎临床表现为局部红肿、浸润、触痛、深在性结节、脓肿，破溃后形成窦道，溢脓。慢性化脓性汗腺炎为深在脓肿，通过窦道向外排脓，皮肤破溃形成不规则的瘢痕，尤其在腋窝、肛门和外生殖器周围有许多脓肿、窦道，流出脓血，软组织高度肿胀。慢性化脓性汗腺炎窦道可融合成片，皮下发生广泛坏死，皮肤溃烂，可扩展到肛门周围、阴囊、阴唇、骶尾部、臀部、腰部和股部，常导致硬化及瘢痕形成。

3. 头部脓肿性穿凿性毛囊周围炎 是一种发生在头部毛发处的聚合性痤疮。在头部有毛发部位发生散在的深部毛囊炎和毛囊周围炎，呈炎性结节、囊肿和脓肿，并在头皮下互相穿凿、贯通，形成窦道，伴有溢脓、流血，且挤压一处皮损，脓液可从许多窦道流出，呈筛孔状。

（三）辅助检查

1. 基因组测序 该病致病基因位于 1 号染色体，可行基因测序明确是否存在致病基因。

2. 创面细菌培养及药敏。

3. 睾酮水平检测。

（四）诊断及鉴别诊断

1. 患者主要为青壮年男性，有家族史。

2. 诊断要点为皮肤呈油性，面部、胸部、背部有典型聚合性痤疮；头部有多发性、大小不等的脓肿，破溃、溢脓，呈现典型筛孔状，头皮肿胀，呈蜂窝织炎状；腋窝、肛周、外生殖器有许多囊肿、脓肿，溢脓血，形成窦道和瘢痕。

3. 本病应与秃发性毛囊炎、枕部乳头状皮炎、多发性疖病、增殖性脓皮病、放线菌病、腹股沟肉芽肿、性病性淋巴肉芽肿等相鉴别。

（五）治疗

1. 系统治疗

(1) 口服维胺脂：具有抑制毛囊角化、减轻毛囊闭锁、抑制皮脂分泌及局部抗炎作用，成人每次 25~50mg，每日服 2~3 次。

(2) 糖皮质激素：应用小剂量糖皮质激素有助于炎症消退和阻止组织破坏，可口服泼尼松龙 20~30mg/d，持续 1~2 周。

(3) 敏感抗生素抗感染：根据临床经验及细菌培养结果，选择抗生素进行足剂量足疗程治疗，应考虑存在厌氧菌感染的可能性。

(4) 纠正内环境紊乱：贫血、低白蛋白血症等的对症治疗。

2. 局部治疗 首选手术治疗。

(1) 非手术治疗：主要为局部使用烧伤抑菌霜、莫匹罗星软膏等外用药物。常规清创换药治疗，换药前可行盐水浸浴；或行局部持续性封闭式负压引流治疗，安装负压后可行庆大霉素生理盐水或百克瑞等持续冲洗。

(2) 手术治疗

1) 局部切开引流：对单个脓肿早期切开引流能够控制感染扩散，但不能根除病变部位的毛囊、汗腺、皮脂腺。

2) 扩创后植皮或行皮瓣转移治疗：通过清除病变范围内皮肤及皮下病变组织后，以皮片或皮瓣修复创面的手术方式治疗毛囊闭锁三联征，彻底去除了病变范围内病变皮脂腺、汗腺及毛囊，根除原发病灶。

非手术治疗及局部切开引流治疗难以彻底清除病灶，病情暂时改善后易复发，建议积极采取扩创后植皮或行皮瓣转移治疗。

（六）手术步骤和技术要点

1. 病变部位往往位于难以加压包扎固定部位，植皮或皮瓣转移后，为防止移植皮片固定不良或皮瓣撕脱，需行持续性封闭式负压引流治疗。

2. 病变范围较大，累及双侧对应部位者，可分次手术。

3. 关节部位需功能位植皮或皮瓣手术，防止术后出现功能障碍。

（七）术后处理

1. 防止术区受压，背部、臀部等部位术后可卧悬浮床。

2. 及时更换负压，保持负压引流通畅。

3. 病变部位位于腋窝，术后需予以肩关节外展并制动。

（八）预防与康复

1. 注意皮肤卫生，加强身体锻炼，增强皮肤的抵抗力。

2. 保持皮肤功能的完整性。对于皮肤病，尤其是瘙痒性皮肤病，应及时进行合理治疗。防治皮肤损伤，避免搔抓及皮肤摩擦等刺激。

3. 不要使用公共衣帽、毛巾、面盆等物品，防止接触传染。

4. 避免吸烟、酗酒，应多饮水，多吃新鲜蔬菜和水果。

5. 低脂饮食，减肥，避免肥胖。

6. 愈合后行常规用药抑制瘢痕形成、弹力套加压等治疗，若病变部位位于关节部位，还需加强关节部位功能锻炼。

十三、藏毛窦

藏毛窦是骶尾部臀间裂软组织内的一种慢性窦道或囊肿，也可表现为骶尾部急性脓肿，内藏毛发是其特征。

（一）病因

1. 先天性　由于骶尾部骶管囊性残留或骶尾部中央缝畸形发育，导致皮肤内含物形成窦道或囊肿。

2. 后天性　由于外伤、手术、异物刺激和慢性感染引起毛发向骶尾部皮下穿透而引起。

（二）临床表现

内藏毛发是其特征。通常主要的首发症状是在骶尾部发生急性脓肿，局部有红、肿、热、痛等急性炎症表现。

（三）诊断

发病以青壮年男性为主，骶尾部有急性脓肿、硬结或存在分泌物的慢性窦道口时应考虑本病。如发现有小窦道口并有毛发钻出时可确诊。

（四）鉴别诊断

应与疖、肛瘘、肉芽肿相鉴别。

1. 疖　是一种化脓性毛囊及毛囊深部周围组织的感染。

2. 痈　是由金黄色葡萄球菌感染引起的多个邻近毛囊的深部感染。

3. 肛瘘　外口一般距肛门较近，有肛门直肠脓肿病史。

4. 结核性肉芽肿　与骨相连，X 线检查可见骨质破坏，身体其他部位有结核病变。

5. 梅毒性肉芽肿　有梅毒病史，梅毒血清反应阳性。

（五）治疗

1. 非手术治疗　抗感染治疗，只能控制症状，复发率高，病原菌常为厌氧菌和需氧菌的混合感染。

2. 手术治疗　根据窦道范围、感染情况选择手术方式。

（1）术中要充分暴露病变组织，尽量将肉芽组织、毛发完全清除，可在窦道中注射亚甲基蓝染色，确定清除范围。

（2）一期缝合伤口，如术区张力较高，直接缝合困难，可行局部皮瓣转移覆盖术封闭伤口。

（六）术后处理

1. 术后抗感染治疗，可用广谱抗生素及抗厌氧菌的药物。

2. 可用持续性密闭式负压吸引装置固定术区。

3. 为防止术后粪便污染术区，可先行肠道准备，必要时可禁食，并给予静脉营养支持治疗，减少排便次数。

（陈敏亮）

参考文献

[1] 付小兵. 慢性难愈合创面防治理论与实践. 北京：人民卫生出版社，2011.

[2] 付小兵. 糖尿病足及下肢慢性创面修复. 2 版. 北京：人民军医出版社，2013.

[3] JONES R E, FOSTER D S, LONGAKER M T. Management of chronic wounds-2018. JAMA, 2018, 320 (14): 1481-1482.

第三章

头面部整形修复

第一节　眼睑缺损与眶周畸形

一、眼睑缺损畸形的修复整形

眼部是面部外伤的高发区。眼睑切割伤、裂伤、穿透伤等均能引起眼睑不同程度的缺损。轻者仅为睑缘切迹，重者可伤及眼睑全层，导致全层缺损。眼睑缺损不但影响外观，更重要的是眼球和角膜失去保护，易发生暴露性角膜炎，甚至发生角膜溃疡而损害视力，严重时可以导致失明。眼睑缺损必须手术修复。眼睑组织中的睑板层对眼睑起支持作用，是眼睑独特的结构，因此大范围眼睑缺损的修复是一个临床难题。

（一）外伤性眼睑缺损的分类

引起眼睑缺损的外伤以烧伤和爆炸伤多见，可根据部位、深度、范围等进行分类。

1. 按照部位分类　可分为上睑缺损、下睑缺损、睑缘缺损、内外眦部眼睑缺损。治疗不同位置的眼睑缺损其手术方法有较大差别。上下眼睑结构相似，但是功能不同。上睑对于眼球的保护功能起主要作用，而下睑则是支撑功能为主。上睑缺损修复难度更大。内、外眦部位的眼睑缺损一般都会伴有泪道和韧带损伤，尤其是内眦处特殊的凹陷性结构的消失修复难度较大。

2. 按深度分类　分为浅层缺损、深层缺损和全层缺损 3 种。眼睑从前到后分为 6 层：皮肤、皮下组织、肌肉、肌下间隙、睑板和结膜。临床上一般以灰线为界线将眼睑分为前后 2 层。前层包括皮肤、皮下组织和肌肉，称为皮肤肌肉层。后层包括睑板和结膜，称为睑板结膜层。若缺损只累及前层称为浅层缺损，若缺损累及后层称深层缺损，若累及前后两层称之为全层缺损。不同的缺损层次修复方法不同。

3. 按照范围分类

(1) 轻度：缺损横径小于等于睑缘全长的 1/4，这种缺损可以直接缝合修复。

(2) 中度：缺损横径大于睑缘全长的 1/4，小于等于 1/2。这种缺损可以利用周围组织瓣滑行和转移修复。

(3) 重度：缺损横径大于睑缘全长的 1/2 直至全部缺损。这种缺损修复难度很大，一般需要远处复合组织瓣修复和游离组织移植修复。

（二）眼睑缺损的修复原则

1. 在制订手术方案前，应充分了解造成眼睑缺损外伤的类型、缺损部位、缺损范围、视力和周围组织情况。

2. 外伤性眼睑缺损，周围组织常错位愈合，同时组织缺损的量并不多，通过适当的组织瓣转移即可达到修复目的。

3. 上睑功能更为重要，一般不用正常上睑组织来修复下睑的缺损。在上睑修复过程中，对上睑提肌的修复极为重要，否则上睑呈下垂状态，会影响外观或遮挡视线。下睑睑板缺损则修复时需补充支撑性组织，并辅以筋膜悬吊术，以保持良好稳定的支撑作用。

4. 轻度缺损可直接拉拢缝合，特别是老年人，眼睑组织松弛，缺损达全睑长度 1/3 时仍能直接缝合。上睑严重缺损可采用下睑全层旋转组织瓣或下睑全层滑行组织瓣来修复上睑；额部动脉岛状瓣修复上睑外层，内层利用穹窿部结膜及球结膜滑行或旋转至皮瓣底部。下睑严重缺损可采用上睑睑板、睑结膜滑行瓣修复下睑内层，外层采用游离植皮；上睑全层滑行组织瓣修复下睑；局部滑行皮瓣结合鼻中隔黏软骨膜 - 软骨组合组织修复法。上下睑同时严重缺损时，尽量利用上下穹窿结膜残端形成瓦合皮瓣；如结膜量不足，可用鼻中隔粘软骨膜 - 软骨复合组织补充其不足，外层以额部岛状瓣或镰刀状皮瓣修复，可暂时封闭睑缘，日后打开重新形成睑裂。

5. 有视力存在，或有条件行角膜移植者，应尽早修复缺损眼睑，以避免暴露性角膜炎的发生。再造眼睑的衬里必须是润滑的黏膜。缝线不应穿过结膜面，可作结膜下边缘缝合，缝线和线结置于睑缘外。无视力存在者，可待局部瘢痕松解后择期修复，再造眼睑的衬里可用皮片或皮瓣移植修复。

6. 纵向缺损因内眦有泪道，只能利用缺损侧颞部残余组织转移的方法来修复。横向缺损可利用缺损部上下的组织推进进行修复。上下穹窿的结膜甚为松动，可以充分利用其作为蒂部，行睑板 - 结膜瓣推移或旋转。

（三）眼睑缺损的修复方法

1. 眼睑浅层缺损　眼睑的浅层包括皮肤、皮下组织和肌肉。根据缺损的大小、部位不同，可采取直接缝合、旋转皮瓣、滑行皮瓣和游离植皮等。

(1) 直接缝合法：对于缺损范围比较小的可以采取直接缝合的方法来修复，要求是不能使眼睑位置发生改变。

1) 如果缺损近睑缘，可将缺损处修剪成以睑缘为底的三角形，切开缺损区的两侧灰线，长度超过三角形底边长度。充分分离缺损区两侧浅层组织，然后将肌肉和皮肤直接对位缝合，缝合后呈 T 形外观。

2) 如果缺损区域以水平方向为主，可以先沿睑缘从缺损区域两侧延长皮肤切口，再将缺损区修剪成新月形，充分分离两侧肉下组织以后，将肌肉皮肤上下分层对位缝合。

3) 对于较大下睑缺损且皮肤松弛的患者，可按照眼袋整形的方法，把缺损区域的伤口延长至整个睑缘长度，再做皮下潜行分离后，把切口下方的皮肤向颞上方牵拉，切除多余的三角形皮肤，然后间断缝合切口。

(2) 旋转皮瓣：对于缺损范围大，无法进行直接缝合时，就要考虑选择皮瓣修复，首选肌蒂皮瓣。因为用邻近组织的肌蒂皮瓣修复不但具有相近的组织来源，而且带有血供，利于皮瓣的存活和伤口的愈合。皮瓣可以取自上睑颧部、颞部、眉上、鼻侧或者额部。上睑缺损常选用颞部皮瓣，鼻侧或额部位于颜面中部，故较少适用；下睑缺损多选用颞部、鼻部或同侧上睑皮瓣修复。应用时应注意以下几点。

1) 用皮瓣修复上睑时应谨慎处置，以免因皮瓣过于臃肿肥厚而影响上睑快速灵活的开合功能。

2) 皮瓣的长、宽在设计时都应比实际缺损创面稍大一些。

3) 皮瓣的宽长之比不能超过 1∶5，旋转角度不超过 90°，旋转后蒂部近侧出现的“猫耳”不宜即刻修整，以免影响蒂部宽度而影响皮瓣尖端血供。

4) 无论哪种旋转皮瓣，如果在所设计皮瓣蒂部有皮肤瘢痕，就不能采用旋转皮瓣修复，因为这样的皮瓣有血供障碍，直接影响皮瓣的存活。

(3) 滑行皮瓣：滑行皮瓣在临床中亦较为常用，可采用水平向、垂直向以及带有旋转性质的滑行皮瓣。

1) 水平向滑行皮瓣：又分为双侧滑行皮瓣法和单侧滑行皮瓣法。如果缺损区位于上下睑靠近内侧的区域，或者缺损处横径不超过 5mm，可采用双侧滑行皮瓣法。将缺损处修剪成方形或者长方形，再视缺损大小决定切开一侧或者双侧灰线，做一个或者两个平行于灰线的切口，皮下分离以后，做成两个侧方皮瓣，游离后向中部缺损区域滑行，对位缝合。如果缺损区位于上下睑靠近外侧的区域，或者缺损处横径超过 5mm，就沿方形缺损区域与睑缘平行向外上方做两个延伸切口，分离皮下组织，做成单侧滑行皮瓣。分离皮瓣以后向内滑行修补缺损。对于滑行后蒂部产生的猫耳拱起，可在切口末端做两个以延长切口为基底、尖端向上或者向下的三角形切口，切除两个三角形皮肤，这样就可以使得缝合的皮肤平整。

2)垂直滑行皮瓣:适用于上睑浅层缺损水平径大而垂直径小的患者。可将缺损区域先修剪成长方形,在长方形离开睑缘的两侧各做一个三角形切除,高度等于或者略小于缺损的垂直径,形成与缺损范围一样的矩形皮瓣,分离皮瓣后向下或者向上滑动至缺损处,分层对位缝合。在修复下睑缺损时,如果范围过大,由于下睑组织较上睑紧张,且加上重力的作用,下睑容易出现睑外翻。

3)弓形皮瓣:系带有旋转性质的滑行皮瓣。适用于未累及睑缘的眼睑和眶周皮肤缺损的修复,根据缺损的大小和深度可以适当调节皮瓣的厚度,同时修复深部缺损。因上睑可供延伸的皮肤较少,故此法不宜用于上睑缺损,而常用于下睑及累及颊部的皮肤缺损。

(4)游离植皮:适用于大面积的眼睑浅层缺损,或者上、下睑均有较大面积的缺损,以全厚或者中厚皮片游离移植较为合适。全厚皮片可以取自对侧眼睑、耳后、锁骨上、上臂内侧、腹部或者大腿内侧等部位,视具体情况而定,方法不尽相同。无论是全厚皮片还是中厚皮片,为了防止皮下血肿的产生和皮片移动,术后植皮区均需打包加压 10 天。相对全厚皮片而言,中厚皮片存活率高,但是继发收缩大且色泽深。

如果缺损累及上下眼睑以及睑缘,可以将上下眼睑作为一个整体做一大片的皮片移植,以减少皮片收缩。缝合时内外眦留一小口,以便结膜囊内分泌物排出和作为二期手术切开的标志。一般术后 3 个月植皮剪开。如果患者为幼儿,为了防止弱视的发生,缝合时应在眼裂中央开孔,使视线不受遮挡。

2. 眼睑全层缺损的修复 考虑到上睑的重要功能,设计修复时需考虑到以下几点:①修复后的上睑必须能够完全遮盖角膜,以免角膜暴露发生角膜炎和角膜溃疡;②修复的组织瓣不能过厚,以免过度影响眼睑活动;③修复后的上睑张力要适度,一方面要保持一定的张力以避免上睑外翻,同时也不能过紧,以免造成眼睑活动困难;④后层的修复组织由于和角膜直接接触,需尽量光滑,以免摩擦角膜;⑤修复的组织瓣应与上睑提肌的残端缝合,以恢复眼睑闭合功能。

下睑相对上睑来说,主要发挥支撑和对称的作用,对于眼球的保护作用没有上睑重要,因此下睑在重建中以美容和外观考虑为主。

(1)轻度眼睑全层缺损:只要缺损横径小于睑缘长度的 1/4,都可争取分层直接缝合,可达到较好的美容效果。必要时还可以进行外眦角切开术,减少对合时的张力。直接缝合可以同时重建浅层后层,避免分期手术和选用替代物,而且重建后的眼睑外观自然。但是手术时要仔细操作,可将眼睑深层和浅层劈裂分开缝合,避免术后睑缘切迹的产生。手术时将缺损区域修剪成三角形或者五边形,直接分层缝合即可。也可沿灰线劈开,将眼睑深浅两层分开并错开,然后分层缝合。这样可以有效地避免睑缘切迹的产生(图 3-1-1)。

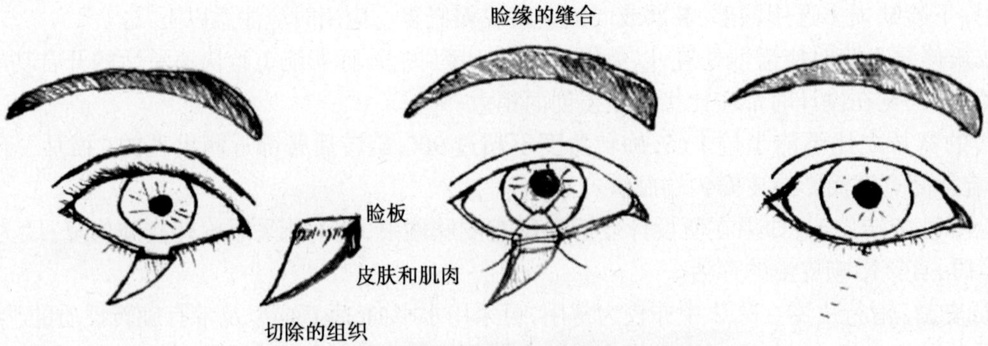

图 3-1-1 直接缝合法修复轻度眼睑全层缺损

(2)中度眼睑全层缺损

1)剪断外眦韧带法:对于较小程度的中度上睑缺损,先将缺损区修整成 U 形,然后剪断外眦韧带的上支,使残留的外侧眼睑组织向鼻侧移动 3~5mm。松解局部组织后,将缺损处直接拉拢缝合。

2)睑板结膜瓣垂直滑行法:将缺损区域修剪成矩形。从缺损的矩形两端垂直向上剪开睑结膜,直至结膜上穹窿处,同时以相同宽度向上切开上睑提肌腱膜和 Müller 肌。将上睑提肌和眼轮匝肌分离以后,形成一个可以向下拉动的睑板结膜瓣。随后瓣向下滑行至缺损区域，用可吸收线将瓣的边缘与缺损区对位缝合（图 3-1-2）。此法的优点是简单易行，不造成其他部位的损伤，而且血供充分，容易存活。但需要注意三点：①分离睑板结膜瓣时，注意不要损伤上睑提肌睑板附着处；②浅层修复的皮瓣和皮片要小于深层修复的组织瓣，以防止发生眼睑内翻；③睑板结膜瓣与缺损区域缝合时，不要穿透睑板，做半层缝合，以免线头摩擦刺激角膜。

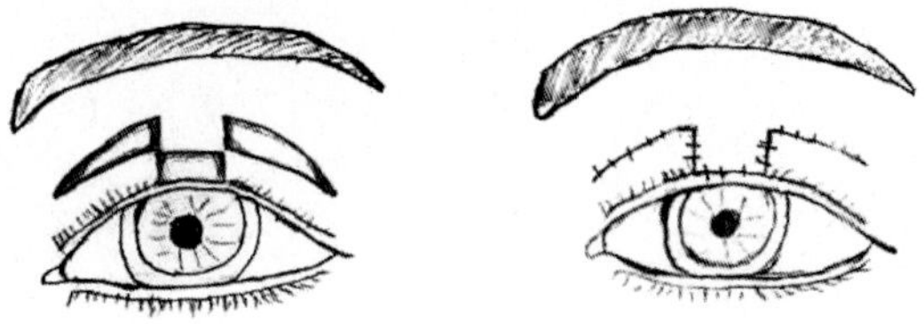

图 3-1-2　睑板结膜瓣垂直滑行法修复中度眼睑全层缺损

对于上睑皮肤比较松弛的患者，可以直接将残留的肌肉皮肤向下滑行修复浅层缺损。如果浅层残留少，就只能采用颞部或者额部滑行、转位皮瓣或者游离皮片来修复。

3）睑板结膜瓣水平滑行法：适用于单纯的上睑内侧或者外侧缺损者。根据缺损区域的高度，决定睑板瓣的高度，平行于睑缘切开睑板，松解睑板上缘至结膜穹窿部，获得一个水平滑动的睑板结膜瓣。将瓣水平滑动至缺损区域，如外侧缺损，将睑板外侧端缝于外侧眶骨膜或者外眦韧带上；如内侧缺损，将睑板瓣内侧缝于内眦韧带残端上。将上睑提肌腱膜残端缝于睑板上缘，最后用邻近皮瓣或者游离皮片修复浅层缺损。手术需要做眼睑对合部位的牵引缝线，以免因修复组织收缩造成睑缘切迹畸形（图 3-1-3）。

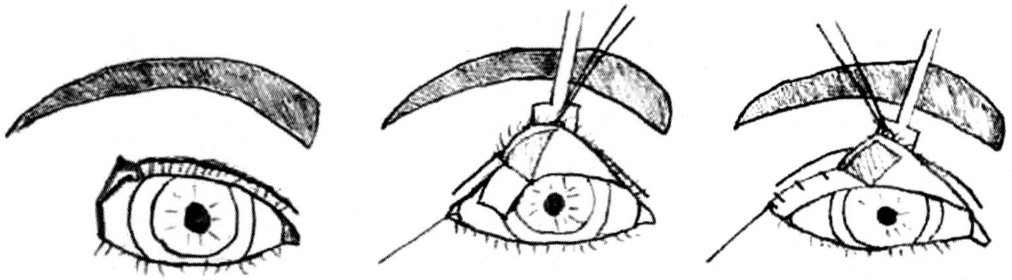

图 3-1-3　睑板结膜瓣水平滑行法修复中度眼睑全层缺损

4）游离组织移植法：适用于残留结膜睑板组织少，无法制成转位组织瓣者。可取患者的耳廓软骨、鼻中隔软骨、硬腭黏膜、异体巩膜以及其他替代物，修剪成组织缺损的大小和形态，然后移植至缺损区域。与转位组织瓣相比较，这种方法手术后一般不影响眼睑活动，但是生理性较差，且移植后需注意眼睑与角膜组织的摩擦损伤。

5）Tenzel 半圆形旋转皮瓣：是起源于外眦角的半圆形肌皮瓣。适用于上睑中部小于 1/2 的缺损，以及下睑的中间和外侧达 40%~70% 的缺损。对于下睑中央的缺损，这种皮瓣效果较好，并可以将睫毛旋转至缺损部位。术中标出切口线和外眦向下的半圆形标志线，半圆直径距外眦 2cm。将缺损区域修剪成以睑缘为底边的五边形。沿外眦半圆形的标志线切开皮肤，分离皮下组织，制成半圆形皮瓣。切断外眦韧带上支后，将上睑外侧部包括半圆形皮瓣向内侧旋转，分层缝合睑板、皮肤和肌肉。最后在穹窿部残留结膜分离后向前移动，作为旋转皮瓣的衬里。旋转皮瓣与外侧眶缘骨膜和外眦韧带下支缝合固定（图 3-1-4）。

6）Mustarde 瓣：适用于上睑垂直方向缺损较大的患者。由于缺损区域缺乏残留睑板结膜，因此选用下睑全层 180° 旋组织瓣来修复上睑缺损。该手术分二期完成，一期手术下睑带蒂组织瓣转入上睑缺损区域，二期手术时再将皮瓣蒂部切断，修整上下眼睑睑缘。与其他组织瓣相比较，该瓣在修复组织缺损的同时也可重建上睑的睫毛，美容效果好。

（3）重度眼睑全层缺损：对于全层缺损在 2/3 以上的重度缺损，修复重建术比较复杂，难度也较大，不同的眼睑缺损，重建方法也不尽相同。术前需仔细比较，制定合适的手术方案。

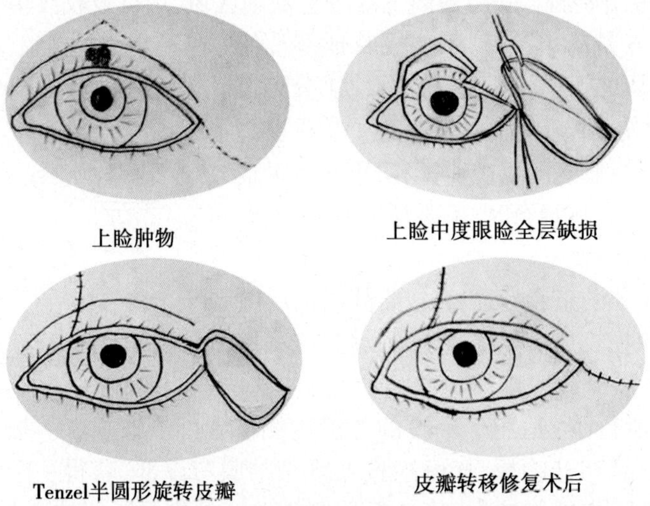

图 3-1-4 Tenzel 半圆形旋转皮瓣修复中度眼睑全层缺损

1）Hughes 下睑再造术：该方法是利用上睑睑板、结膜滑行代替下睑缺损的后层，再利用滑行皮瓣或者旋转皮瓣来修复缺损前层。适用于下睑缺损 70% 以上的中央部缺损，50% 左右的外侧缺损也可以使用；手术以后上睑会出现睫毛缺失、上睑退缩和内翻等并发症。

将下睑缺损区域修剪成长方形。上睑拉钩翻转暴露睑板结膜面，在距上睑缘 4mm 处平行于睑缘切开睑结膜和睑板，切口的宽度与下睑缺损宽度一致。在该切口两侧作垂直切口直达上穹窿部。于睑板与眼轮匝肌之间分离，并将 Müller 肌与穹窿结膜充分分离，使睑板结膜瓣在无张力的条件下滑行至下睑缺损处，与下睑后层缝合。结膜囊内置弥补物。皮肤肌肉的缺损视下睑皮肤紧张度而定，如下睑松弛，可作下睑滑行皮瓣修复；如皮肤紧张，也可用旋转皮瓣或颞部滑行皮瓣修复。在一期术后 8 周，在睑缘处剪断睑板结膜瓣，切口应略向上弯，以并发上睑原来弧度，并使下睑保留较多睑板结膜，待创缘愈合后取出弥补物（图 3-1-5）。

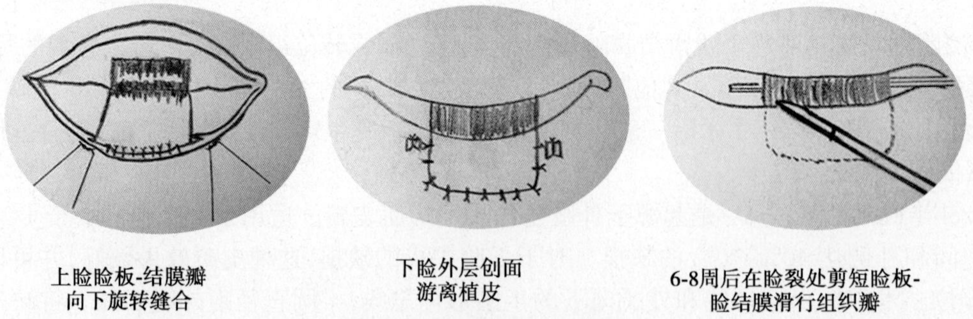

上睑睑板-结膜瓣
向下旋转缝合
下睑外层创面
游离植皮
6-8周后在睑裂处剪短睑板-
睑结膜滑行组织瓣

图 3-1-5 Hughes 下睑再造术

2）Cutler-Beard 瓣：该方法适用于大的上睑缺损，甚至是上睑全缺损。由于下睑所含睑板较少，如果上睑有残留的睑板和内眦韧带要进行充分的利用，以获得比较稳定的上睑。

在保证正常上睑张力的情况下，测量实际缺损大。为保护下睑睑缘动脉弓，距离下睑缘 3mm 处画水平切口线，两侧垂直于该线画线，并向外略倾斜，使得设计皮瓣的蒂部略宽于缺损区域的宽度。沿水平线全层切开下睑组织，保留 3mm 宽的桥状下睑睑缘，在下睑缩平面分离和松解组织，形成矩形皮肤肌肉瓣。分离下穹窿结膜，使下睑组织瓣松解，将矩形组织瓣经过桥状下睑缘的后面向上推进滑行至上睑缺损处，分层和缺损部位创缘缝合（图 3-1-6）。下睑桥状创缘暴露或者在其上下两侧各放一凡士林纱布卷，防止因受压而睑缘组织坏死。术后不宜包扎过紧。

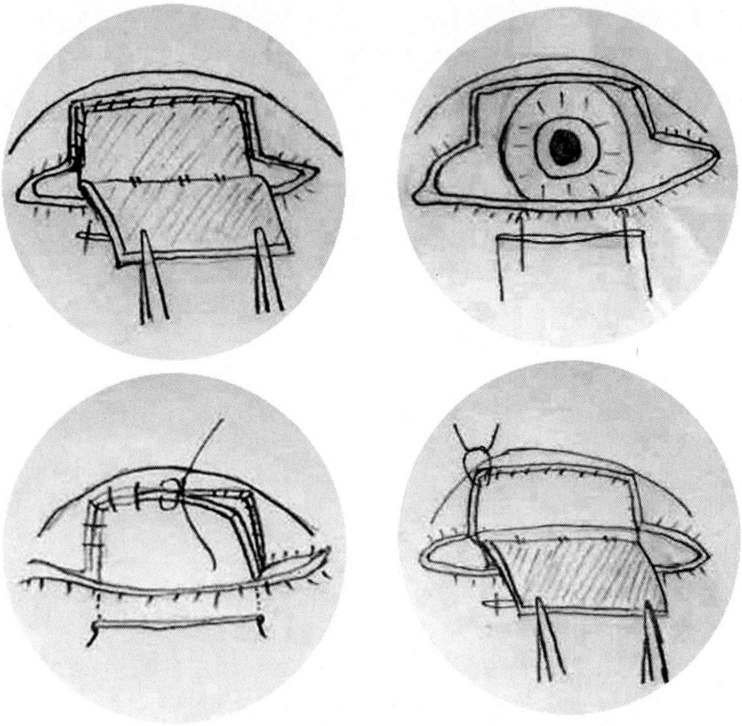

图 3-1-6　Cutler-Beard 瓣法

一期手术后 2~3 个月，待皮瓣完全存活后，在相当于新的上睑睑缘处剪断滑行瓣，下睑桥状瓣的创缘上皮刮除后与滑行瓣切口下缘缝合。有些学者提出在 Cutler-Beard 瓣的前后两层植入了软骨或者巩膜等睑板替代物，可减少术后睑内翻等并发症的发生率。

3）Mustard 颊部旋转皮瓣法：下睑内侧垂直性的大范围缺损可以利用该方法修复。主要是利用颊部旋转皮瓣修复前层，结合软骨等睑板替代物移植，联合修复缺损区域。这个切口的曲线比较好，它一直向外延伸至耳前区。和 Tenzel 瓣相同的是它也和外眦相连。肌皮瓣需要做得比较厚，希望能够在 2~2.5cm，以保证重建眼睑的体积和外形。然后在皮下进行分离至耳前区，将其上提。皮瓣要分离至修补缺损部分并且没有张力。为了皮瓣和外眦角需要将皮瓣的肌肉部和眶缘固定，然后将皮瓣的其余部分缝合。皮瓣下方经常会出现猫耳朵，可以将其修剪掉或者留待以后再处理。缺损后层一般用耳廓软骨等替代用重建，用可吸收线将其与残留的眼睑组织缝合，或者和内外侧的骨膜缝合（图 3-1-7）。

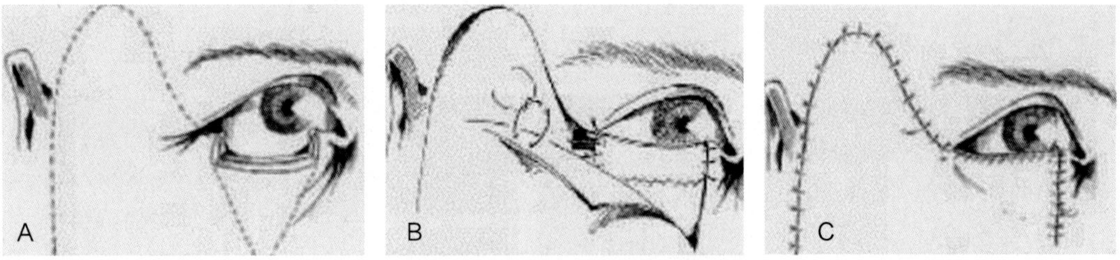

图 3-1-7　Mustard 颊部旋转皮瓣法

A. 下睑缺损及 Mustard 颊部旋转皮瓣设计；B. 皮瓣分离及旋转固定；C. 分层缝合术后。

4）眼睑带蒂交叉组织瓣转位法：此法是将大部分的下睑全层组织瓣旋转至上睑，来修复大面积上睑缺损。修整上睑创面，测出实际缺损宽度、高度，在下睑对应于上睑缺损的中心位置距下睑缘 4~5mm 皮肤上用亚甲蓝标记 H 点，根据缺损高度，以上睑缺损宽度的 1/2 作为下睑组织瓣的宽度，于 H 点颞侧画出所需旋转的下睑组织瓣（ABH）；自 A 点起，作全层弧形切口，切开 ABH，以 H 点至睑缘为蒂，以保护睑缘动脉弓；水平切开外眦，必要时从外眦向颞侧作一弓形切口，切断外眦韧带下支，松解一切牵制力量。

下睑全层组织瓣旋转 180°,置于上睑缺损处,与上睑创缘分层缝合;将下睑颞侧组织向鼻侧牵引滑行,与组织瓣蒂部分层缝合,关闭下睑缺损。若上睑缺损部位正在中央,必须将上睑提肌与组织瓣的轮匝肌下的组织缝合。术后包扎不能加压,以免影响血循环;5~7 天拆除皮肤缝线,3 周在睑裂处切断组织瓣,同时作睑缘修整。应用此法时蒂的设计转向鼻侧、颞侧均可;也可用此法修复下睑缺损(图 3-1-8)。

5)颞浅动脉岛状皮瓣:用颞浅动脉额支的前额皮肤和皮下组织瓣来修复重度眼睑缺损(图 3-1-9)。手术缺点是创伤大,皮瓣较厚,重建后的眼睑易出现上睑下垂或下睑退缩。除非面部广泛性烧伤无法利用滑行皮瓣或旋转皮瓣修复眼睑缺损,一般不选择此法。

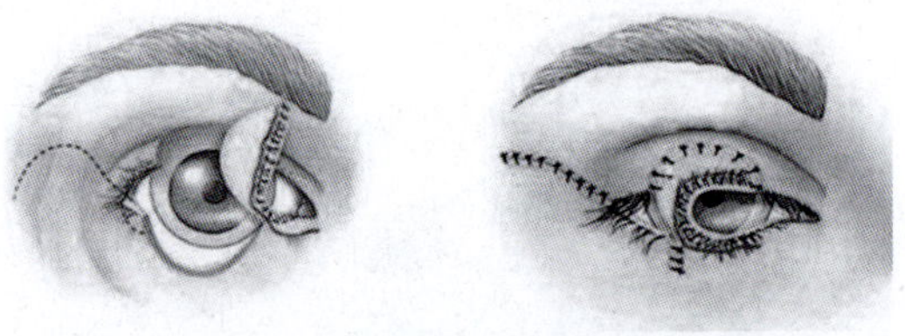

图 3-1-8 眼睑带蒂交叉组织瓣转位法

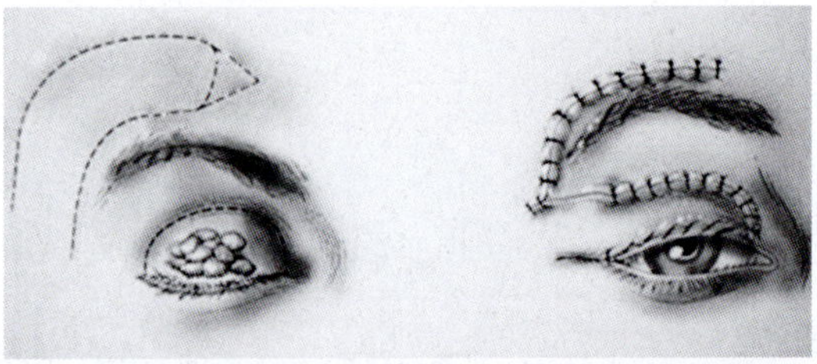

图 3-1-9 颞浅动脉岛状皮瓣法

3. 睑缘缺损的修复 外伤后会造成睑缘的形态改变,出现切迹样缺损,或者因为眼睑组织的部分缺损、瘢痕的牵拉致使睑缘呈豁口样缺损和外翻。根据不同的病情,可选择不同的手术方法来修复。

(1)Stallard 舌形皮瓣:此法适用于因瘢痕牵拉所致的睑缘豁口样缺损和外翻。方法是全层切除豁口处瘢痕组织,在创缘处各作一个与睑缘平行的切口,深达眼睑全层。在瘢痕的颞侧作一纵行的舌形瓣,长度大于瘢痕长度。分离皮瓣的皮下组织,将皮瓣旋转至水平位置,植入缺损区域,缝合创缘。

(2)Z 字形皮瓣:此法适用于眼睑有垂直走向且波及眼睑全层的条索状瘢痕导致睑缘的切迹样缺损者。方法是在瘢痕两侧行全层切口,切除中间的瘢痕组织,并在切口周围的睑板层与轮匝肌之间潜行分离。深层创缘作睑板前间断缝合。在皮肤切口的上下两段各作一个斜向内上和外下的切口,使整个伤口呈 Z 字形,分离皮下组织后,交换易位后缝合,若瘢痕条索较长者,可作两个 Z 字形切口,分离后将皮瓣易位缝合。

(四) 常见并发症及处理

眼睑缺损修复术后常见并发症包括眼睑畸形、上睑下垂、睑外翻、睑裂狭小、眼睑闭合不全等。其发生与眼睑缺损的程度以及所采用的手术方法有关,术中提供适度的修复组织量,以及采用合理的修复方法是达到良好术后效果的关键。

【临床病例讨论】

患者,男,28 岁,左侧上睑缺损,上睑外翻,要求修复(图 3-1-10)。

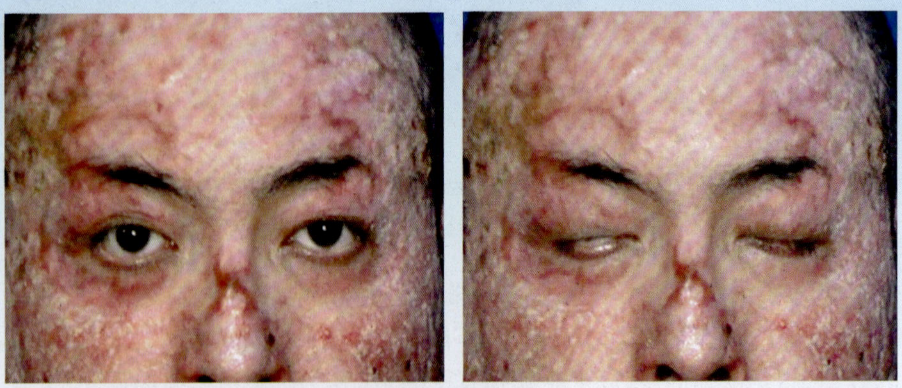

图 3-1-10 右侧眼窝狭窄症(术前)

现病史：3 年前烧伤至双侧上睑浅层缺损，烧伤后予外院治疗（具体不详），术后双侧上睑逐渐出现上睑外翻，右上睑闭眼不能，未行特殊诊治，今为求改善双上睑瘢痕牵拉，右上睑闭眼不能就诊我院门诊，门诊拟"双侧上睑瘢痕，右上睑闭合不全"收治入院。

既往史：否认糖尿病史、高血压，否认冠心病史，否认结核、SARS、禽流感史及密切接触史。

个人史、家族史：无抽烟饮酒史，兄弟姐妹体健，否认家族遗传病史及类似疾病史。

查体：右上睑浅层组织缺失，范围大小 4cm × 2.5cm，局部瘢痕形成，质地中等，右上睑闭合不全；左上睑浅层组织缺失，范围大小 1cm × 2.5cm，局部瘢痕形成，质地中等。

1. 诊断　双侧上睑瘢痕，右上睑闭合不全。

2. 案例分析及手术设计　该案例为右上睑浅层组织缺失，范围大小 4cm × 2.5cm，局部瘢痕形成，质地中等，左上睑闭合不全；左上睑浅层组织缺失，范围大小 1cm × 2.5cm，局部瘢痕形成，质地中等。拟采取全厚皮片游离移植较为合适。全厚皮片可以取自对侧眼睑、耳后、锁骨上、上臂内侧、腹部或者大腿内侧等部位，视具体情况而定，方法不尽相同。本案例采用了右上臂内侧全厚皮片。术后植皮区均需打包加压 10 天。相对全厚皮片而言，中厚皮片存活率高，但是继发收缩大且色泽深。

第一步：上睑瘢痕切除、松解。沿上睑瘢痕周缘设计切口线，局部用含十万分之一肾上腺素的 1% 利多卡因局部浸润麻醉，局麻生效后，沿手术切口线切开皮肤、皮下组织，直达肌肉表面，切除瘢痕组织，彻底松解瘢痕，使左上睑可完全闭上。测量创面面积大小约为右侧 2.5cm × 4cm，左侧 1cm × 4cm，创面彻底止血，纱布湿敷创面，待植皮（图 3-1-11）。

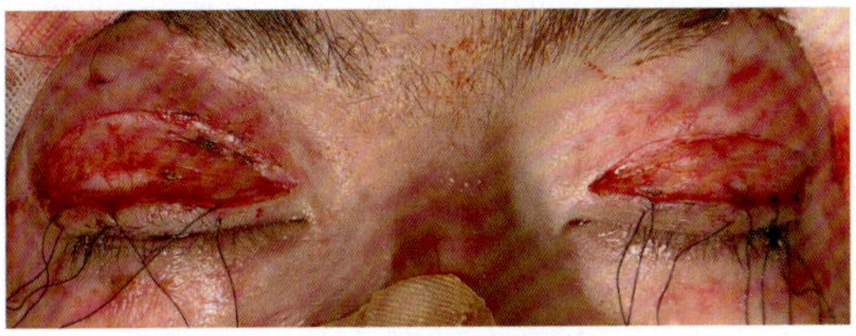
图 3-1-11　上睑瘢痕切除松解术后

第二步：游离皮片切取。于右上臂设计皮片切口，大小约 4cm × 2.5cm。局部用含十万分之一的肾上腺素的 1% 利多卡因局部浸润麻醉，局麻生效后，沿手术切口线切开皮肤、皮下组织，获取全厚皮片，修剪皮下脂肪。右上臂皮下局部分离后，分层拉拢缝合伤口，加压包扎。

第三步：左上睑植皮。将皮片覆盖于左上睑创面，以 5-0 丝线固定，预留打包线（图 3-1-12），冲洗创面。为了防止皮下血肿的产生和皮片移动，术后植皮区均需打包加压 10 天（图 3-1-13）。

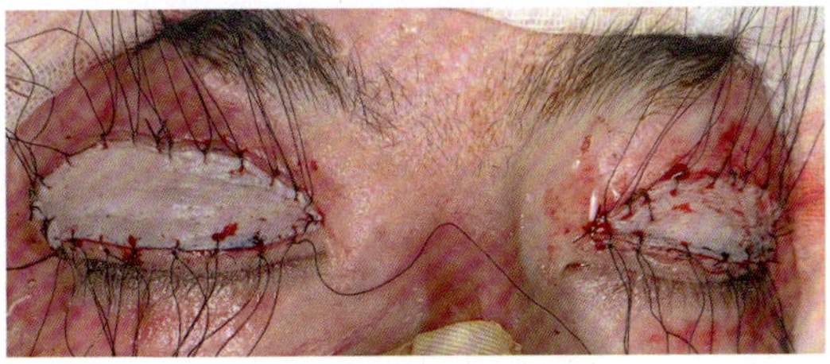
图 3-1-12　植皮术后即刻

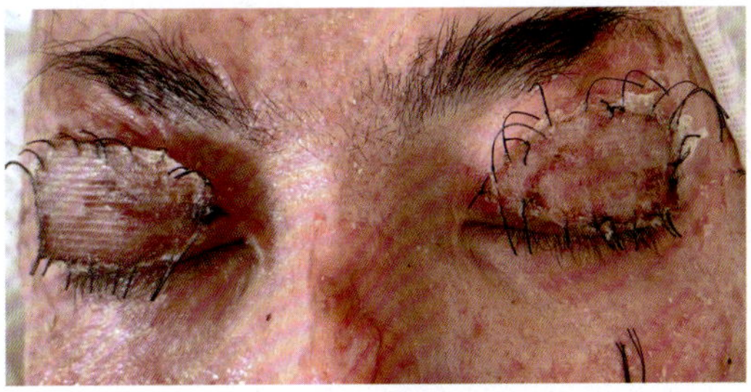
图 3-1-13　植皮术后 10 天

3. 随访　术后 1、2、4、6 个月分别随访双侧上睑皮片成活及恢复情况。术后双侧上睑外翻得到纠正，右上睑可以完全闭合。

知识点：眼睑缺损的修复

（一）眼睑浅层缺损

眼睑的浅层包括皮肤、皮下组织和肌肉。根据缺损的大小、部位不同，可采取直接缝合、旋转皮瓣、滑行皮瓣和游离植皮等。

(二) 眼睑全层缺损的修复

1. 轻度眼睑全层缺损 只要缺损横径小于睑缘长度的1/4,都可争取分层直接缝合,可达到较好的美容效果。

2. 中度眼睑全层缺损

(1) 剪断外眦韧带法;

(2) 睑板结膜瓣垂直滑行法;

(3) 睑板结膜瓣水平滑行法;

(4) 游离组织移植法;

(5) Tenzel 半圆形旋转皮瓣;

(6) Mustarde 瓣;

3. 重度眼睑全层缺损

(1) Hughes 下睑再造术;

(2) Cutler-Beard 瓣;

(3) Mustard 颊部旋转皮瓣法;

(4) 眼睑带蒂交叉组织瓣转位法;

(5) 颞浅动脉岛状皮瓣;

(三) 睑缘缺损的修复

1. Stallard 舌形皮瓣。

2. Z 字形皮瓣。

二、眶周畸形 - 眼窝狭窄症

正常结膜囊是由附着在睑板后面的睑结膜、穹窿部结膜及覆盖在眼球表面的球结膜所组成的囊状腔隙。创伤后的眼眶壁骨折、先天性眼球摘除术、眼窝肿瘤根治切除术等各种原因引起的结膜囊变浅、变小而使义眼不能植入称之为眼窝狭窄,严重者结膜囊完全或近于完全消失,则称结膜囊闭锁(eye socket contracture)或眼窝狭窄症(anophthalmic orbit)。因软组织缺损严重,或经放疗照射后组织再生能力较差,此类患者或由于眼窝狭窄,不能安戴适当大小、形状的假眼;或由于眼窝闭锁,无法安入义眼,眼窝呈皮包骨头的骷髅状外观,双侧眼窝及其不对称,患者承受着容貌上的缺陷和巨大的心理压力,严重影响生活质量。为解决以上存在的问题,可行手术纠正眼窝狭窄或闭锁,恢复结膜囊腔,使之能够植入义眼。这类手术统称为结膜囊成形术(plasty of the cul-de-sac),也称为眼窝狭窄再造术(reconstruction of the contracted eye socket)。

(一) 眼窝狭窄的病因

眼窝狭窄分先天性和后天性。

1. 先天性眼窝狭窄 先天性无眼球或小眼球畸形等,这些患者不仅出现眼窝狭窄,而且患者眶骨及面部发育也受到影响。这类患者眼裂狭小,眼窝狭窄,眶窝大小不足,常合并有上睑下垂、唇裂、腭裂、鼻裂、副耳、多指等畸形。因幼时眼部恶性肿瘤、炎症等原因摘除眼球而未及时佩戴义眼的患者,尤其是恶性肿瘤术后经放射治疗的患者,其眼眶及同侧面部的发育受到显著的影响,眶内容物萎缩,即使通过手术矫正了结膜囊的狭窄,由于眼眶发育不良,所配义眼大小受到限制,亦难以达到外观的对称。

2. 后天性眼窝狭窄

(1) 各种外伤,尤其是酸和碱性化学伤、热力灼伤或爆炸伤,不仅可使眼球受到严重损伤,同时也使结膜和眼睑等组织受到广泛的损伤,导致严重的睑球粘连;当眼球摘除后,结膜囊瘢痕收缩,使结膜囊缩小。

(2) 眼部原发或继发于外伤后的严重感染，如全眼球炎、眼眶蜂窝织炎、上颌骨骨炎等，眶内组织严重破坏和纤维组织广泛收缩所致。

(3) 某些病例因多次施行眼内手术或经结膜表面冷凝术，结膜出现广泛的瘢痕，最后因不治而摘除眼球，摘除眼球时又切除过多的结膜组织，由于结膜缺少和结膜瘢痕收缩，致眼窝狭窄，义眼不能植入。

(4) 长期佩戴过大、过重或边缘不光滑的义眼可损伤结膜囊，继发感染产生瘢痕，致眼窝狭窄，原来的义眼难以植入。

(5) 眼球摘除后，筋膜囊内未植入填充物或未及时佩戴义眼，眶内组织向眶底沉积，常引起上穹窿深陷、倾斜、下穹窿变浅。

(6) 眼眶骨折或眼眶发育异常未及时处理或处理不当，以及眼睑外伤有明显缺损及瘢痕畸形，使义眼不能植入。

(7) 不适当的外眦成形术及外眦松解术，或义眼过大、过重，均可造成下睑松弛乏力，下睑下垂，甚至外翻，使义眼容易脱出。

（二）眼窝狭窄的分类

将眼窝狭窄分为四类：结膜囊缩小约 1/3 上下穹窿部变浅，上下睑轻度塌陷，结膜囊腔仅能装入小号义眼，为Ⅰ度。结膜囊缩小 1/2，上下穹窿部明显变浅，上下睑明显塌陷，结膜囊腔小号义眼也不能装入，需要将上下部加工磨小方能装戴，为Ⅱ度；结膜囊腔重度缩小，仅有正常大小的 1/3，上下穹窿完全消失，结膜囊底部垂直径 <10mm，下睑部分睑结膜外露，上下睑塌陷更加明显，为Ⅲ度；结膜囊完全消失，上下睑之间残存一浅沟状结膜组织，或上下睑缘部完全粘连，眶内软组织萎缩，眼窝深陷为结膜囊闭锁。此外有的学者将其分为轻、中、重度狭窄。

（三）眼窝狭窄的治疗原则

(1) 对于外伤、热灼伤、化学伤后所致的眼窝狭窄、闭锁，手术时间至少在伤后 6 个月至 1 年后进行。但也不能单纯以时间长短来决定，更重要的是要根据局部瘢痕组织是否软化为原则，当局部瘢痕组织仍较为坚硬时不宜手术，否则手术难以成功。

(2) 眼窝狭窄同时伴有眼睑明显缺损或位置异常者，应先期或同时做眼睑缺损修复。

(3) 伴眶骨骨折错位向眶内移位而使眼眶狭窄，或眶骨缺损者，应先予以眶部骨折修复，以利于结膜囊的成形。

(4) 因结膜囊狭窄、下睑松弛、下坠使义眼不易保持在结膜囊内者，应先做下睑松弛矫正术。

(5) 如整个结膜囊缩小不明显，义眼容易脱出的原因是下穹窿变浅或伴上穹窿向后上倾斜者，可通过植入不同形状的眼模加以矫正，或通过褥式缝合加深上、下穹窿，达到结膜囊成形的目的。

(6) 如有结膜存留，即做部分结膜囊成形术时，以采用黏膜（唇黏膜或颊黏膜）游离移植为好，更符合生理要求。另外也可采用中厚皮片进行移植修补。

(7) 全结膜成形术可选用唇、颊黏膜或中厚皮片和全厚皮片游离移植，但黏膜易引起褶皱和有黏液腺分泌，且皮肤和黏膜都易收缩，多采用中厚皮片游离移植；也可采用颞部旋转皮瓣修复上穹窿、颧部旋转皮瓣修复下穹窿，这是一种良好的选择。用带血管蒂的颞顶筋膜瓣、耳后岛状瓣进行眼窝再造术，这类手术操作比较复杂，在面部会遗留瘢痕，但术后收缩小，疗效稳定。

(8) 眼窝狭窄合并眶区凹陷，应先期矫正眶区凹陷，如行眶内羟基磷灰石眼座植入术、或眶周肋骨移植术，6 个月后再行结膜囊成形术。眶区凹陷可应用带颞浅动脉的颞肌筋膜瓣或皮瓣眶内转移修复，该方法尤其适用于视网膜母细胞瘤行眼球摘除并放疗后眶内容萎缩的病例。

（四）眼窝狭窄的治疗方法——眼窝再造术

眼窝狭窄或闭锁常通过手术修复，恢复结膜囊腔，使之能够置入人工义眼，改善容貌，这类手术统称眼窝再造术，主要解决三个问题：①缺陷组织的填充，可以使用各种自体或异体移植物、局部或远位皮瓣填充；②眶缘和眼睑的塑形，建立牢固的眶下缘；③建立容纳义眼的眼窝。上下穹窿特别是下穹窿的深度对防止义眼突出很重要，应注意保证其深度足够。

(1) Ⅰ度的眼窝狭窄的修复：可通过切开，旋转移动上、下睑板，重新固定其位置，纠正上、下睑的内翻或通过穹窿加深术、部分结膜囊成形术等达治疗目的。

(2) Ⅱ度眼窝狭窄修复：常用组织黏膜瓣、皮片移植等来修复。自体结膜片或结膜瓣、游离口腔黏膜瓣是填充上、下穹窿的理想组织来源，但只适用于眼窝较湿润者；若患者眼窝较干燥，则需用刃厚皮片移植。这类患者通常会因为黏膜及皮片的二次收缩而导致效果不满意。Kim 等于 1995 年报道甘油保存的羊膜移植术治疗兔眼严重破坏的眼表面获得成功，其后同种异体的羊膜移植在眼表重建方面的应用逐渐增多，Anuchit 等及 Mandeep S 等经临床对比，发现用羊膜移植与口腔黏膜移植治疗眼窝狭窄的疗效相当或者前者优于后者，认为可利用羊膜移植进行轻中度眼窝狭窄症的治疗。

羊膜取材广泛，抗原性很低，可缩短手术时间，成形后结膜囊外观接近正常且术后无排斥反应、植片挛缩及感染，提高了手术成功率，目前已有较多利用羊膜移植进行轻中度眼窝狭窄患者眼窝再造的文献报道。近年来还有报道用同种异体硬脑膜、同种异体心包膜用于移植眼窝再造，取得了满意的结果，但此两种新方法的应用还有待进一步的观察研究。

(3) Ⅲ度及Ⅳ度眼窝狭窄患者：此类患者眼窝可利用修复的组织少，以致给眼窝修复带来很大困难，以往医师们采用游离全厚皮片，其特点是简便易行，供皮区广泛，但由于皮片挛缩极易使再造眼窝再度缩窄，目前应用较少，而主要应用游离皮瓣进行眼窝再造，常用的游离皮瓣包括额部扩张皮瓣、颞浅筋膜瓣、颞肌瓣、颞浅筋膜复合组织瓣、耳后颞区皮瓣、游离桡侧前臂皮瓣、游离足背皮瓣等。

【临床病例讨论】

患者，男性，25 岁，右侧眼窝凹陷、狭窄，要求修复（图 3-1-14）。

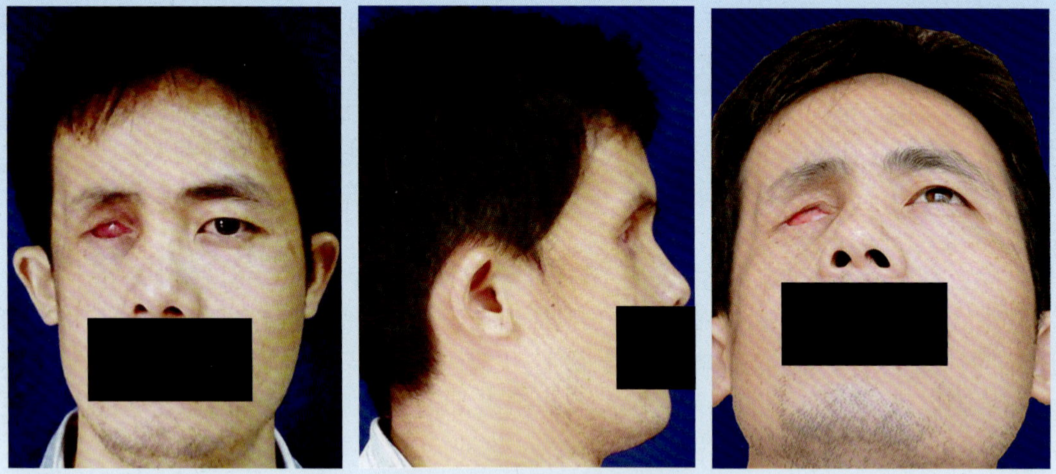

图 3-1-14　右侧眼窝狭窄症

现病史：25 年前因右眼视网膜母细胞瘤行右眼视网膜母细胞瘤根治术，术后伤口恢复好，未佩戴义眼及眼片，术后逐渐出现右侧眼窝凹陷、狭窄。未行特殊诊治，右侧眼窝凹陷、狭窄随着发育逐渐加重。今为求右侧眼窝凹陷、狭窄修复就诊我院门诊，门诊拟“右侧眼窝狭窄症”收治入院。

既往史：否认糖尿病史、高血压，否认冠心病史，否认结核、SARS、禽流感史及密切接触史。

个人史、家族史：无抽烟饮酒史，兄弟姐妹体健，否认家族遗传病史及类似疾病史。

查体：右侧额骨、颧骨、上颌骨发育不良，呈向左侧凹陷外形，右侧眶周凹陷，右侧结膜囊闭锁、眼窝狭窄，右侧眼球缺如。

辅助检查：头颅 CT 三维模拟重建示右侧眼窝狭窄（图 3-1-15）。

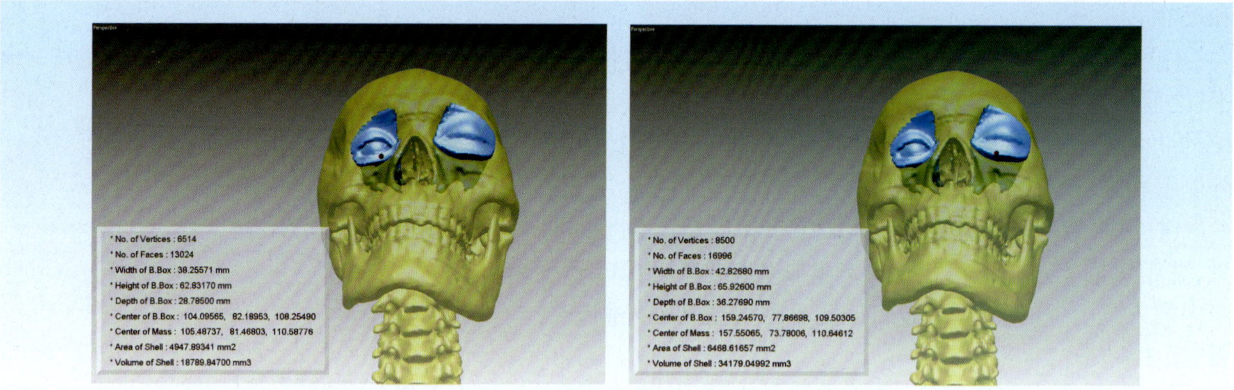

图 3-1-15　头颅三维 CT 重建示右侧眼窝狭窄

1. 诊断

(1)右侧眼窝凹陷、狭窄,Ⅳ度。

(2)视网膜母细胞瘤术后。

(3)右侧额骨、颧骨、上颌骨发育不良。

2. 案例分析及手术设计　该案例为儿童期视网膜母细胞瘤术后,没有行义眼或眼座放置,右侧眶周骨性组织缺失、凹陷,右侧结膜囊闭锁、眼窝狭窄,无法放置义眼,存在眶窝骨性容积和软组织容积的缺失及结膜囊狭窄和闭锁。因此修复时需要注意:①首先进行眶周骨性组织的重建,再造合适的骨性眶窝结构;②在眶窝骨性容积合适的基础上,再考虑软组织以及结膜囊的重建,以放置合适的义眼;③考虑内外眦角的形态完美,需进一步行内外眦的修复重建。我们前期利用 CT 和计算机技术测量所得,患侧骨性眶窝容积为 26.54ml,健侧骨性眶窝容积为 16.57ml;患侧软组织眶窝容积为 18.79ml,健侧软组织眶窝容积为 34.18ml。术中测量眶窝及结膜囊的上、下、左、右及底部的缺损面积大小,考虑足背皮瓣组织较薄,适合眼窝组织的修复重建,选择左侧足背设计足背皮瓣,选择颞浅动脉为受支血管,行皮瓣移植眼窝软组织及结膜囊修复重建。

知识点:眼窝狭窄的治疗方法——眼窝再造术

(1)Ⅰ度的眼窝狭窄的修复:可通过切开,旋转移动上、下睑板,重新固定其位置,纠正上、下睑的内翻或通过穹窿加深术、部分结膜囊成形术等达到治疗目的。

(2)Ⅱ度眼窝狭窄修复:常用组织黏膜瓣、皮片移植等来修复。口腔黏膜瓣是填充上、下穹窿的理想组织来源,但只适用于眼窝较湿润者;若患者眼窝较干燥,则需用刃厚皮片移植。

(3)Ⅲ度及Ⅳ度眼窝狭窄患者:主要应用游离皮瓣进行眼窝再造,常用的游离皮瓣包括额部扩张皮瓣、颞浅筋膜瓣、颞肌瓣、颞浅筋膜复合组织瓣、耳后颞区皮瓣、游离桡侧前臂皮瓣、游离足背皮瓣等。

3. 手术步骤

第一步:骨性眶窝的重建。

(1)术前检查和测量:首先进行三维 CT 测量眼窝的骨性容积和骨性眶窝的形态,设计眼窝狭窄侧需要重建的骨性眶窝的形态和尺寸。

(2)眼部切口设计、切开、分离:沿眉下提眉手术切口和眼袋手术切口设计切口线,局部用含十万分之一肾上腺素的肾水皮下注射。沿手术切口线切开皮肤、皮下组织、肌肉层直达骨膜表面,沿眼眶的上、外、下侧壁表面进行钝性剥离,参照术前三维 CT 测量设计眼眶上、外、下侧壁需要重建移植的肋骨形态和尺寸。

(3) 肋骨切取：劈裂式法切取第七肋骨和第八肋骨的一半，之后根据上一步所获取的眼眶上、外、下侧壁需要重建移植的肋骨形态和尺寸进行肋骨的雕塑，分别获得眶上壁、眶外侧壁和眶下壁的肋骨各一块。

(4) 沿眼袋切口于骨膜内放入眶下壁以及眶外侧壁的肋骨，并钢钉固定于眶下壁和眶外侧壁眶骨；沿提眉切口于骨膜内放入眶上壁的肋骨，并钢钉固定于眶上壁和眶外侧壁眶骨（图 3-1-16）。

(5) 分别缝合骨膜、肌肉、皮下组织和皮肤，关闭伤口后，轻轻加压固定包扎患侧眼睛。

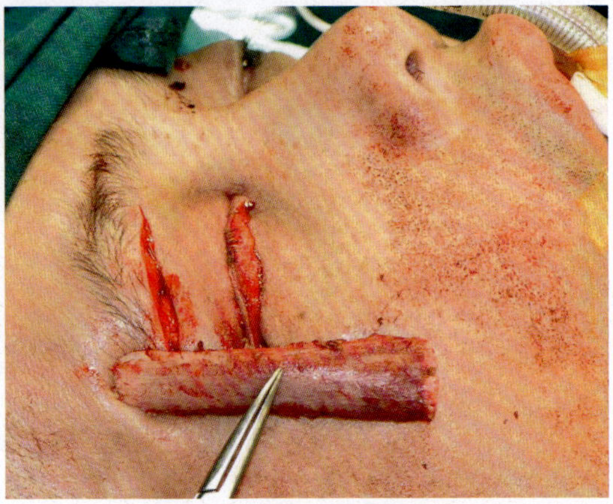

图 3-1-16 术中眶周植骨

第二步：眶窝软组织的重建。

(1) 术前检查和测量：首先进行三维 CT 测量眼窝的眶窝软组织的形态和体积，然后嘱患者平卧，向眼窝内滴入生理盐水，观察眼窝软组织缺损的容积。用容积法测量眼片的体积。与左侧眶窝容积和左眶软组织体积进行对照。

(2) 分离创面和眶窝容积测量：将残留的上、下睑皮肤翻起，使眶内组织形成创面，切除眶后壁残留黏膜，然后滴入生理盐水测量容积，估算需要填充组织的容积。同时测量眶窝的外口长、宽、高和底部的直径。

(3) 皮瓣设计：预计需要填充组织的容积 = 皮瓣体积 + 眼片体积，考虑皮瓣具有 15% 收缩率，故设计皮瓣表皮面积 = 眼片表面积 × (1+0.15)，骨性眶窝的形态是小口大肚圆瓶状，眶缘呈内缘短外缘长的类圆梯形。因此，皮瓣设计为椭圆形，表皮面因要形成空腔容纳眼片而设计成六叶状（图 3-1-17）。

(4) 皮瓣切取和袋状皮瓣成形

1) 皮瓣设计：右足背设计圆形皮瓣（Φ=5cm），在圆形皮瓣的表面设计一个六瓣状区域，中央为眶底，六瓣为上、上外、下外、下、下内、上内侧壁，表面中央部设计 Φ=3cm 的类圆形作为眶底，眶窝六壁面呈花瓣围绕圆心。

2) 皮瓣切取手术方法：在皮瓣表面按设计保留花瓣区域的表皮，而去除其余区域的表皮，切开圆形皮瓣的边缘，达到足背深筋膜和腱周膜表面，将足背动脉和第一跖背动脉带入皮瓣。

3) 袋状皮瓣成形：在断蒂之前，将皮瓣向表面翻折，将左右四个瓣的边缘分别与邻位瓣的边缘缝合，使皮瓣面形成一个袋状眼窝（图 3-1-18）。

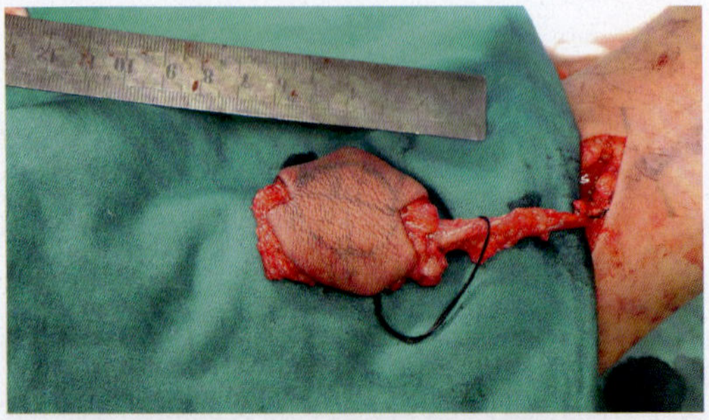

图 3-1-17 足背皮瓣设计及切取

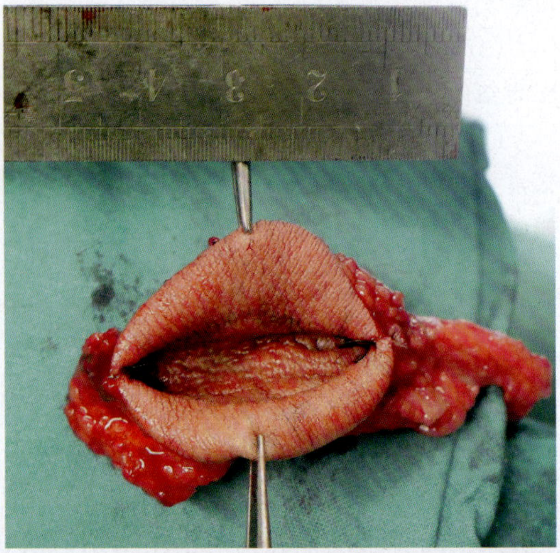

图 3-1-18 眼窝袋装皮瓣成形

(5)受区血管准备：选择右侧颞浅动脉和静脉作为受区的血管。

(6)袋状皮瓣的移植：测量眶外侧缘到颞浅动脉受区血管的长度为 8cm，于皮瓣近端向上分离足背动脉和胫前动脉达 9cm，切断胫前动脉、静脉，游离袋状皮瓣，将皮瓣按预定方向放置在眶窝，分别将皮瓣缘与内眦部、上睑和下睑的皮肤缝合，外眦部为皮瓣蒂部，为避免缝合后术压，将皮瓣与外眦减张伤口缝合。将皮瓣蒂部与眶壁紧密贴合，在皮瓣与眶骨间放置负压引流，分别用 11-0 号线无损伤皮瓣血管与受区血管相吻合(图 3-1-19)。

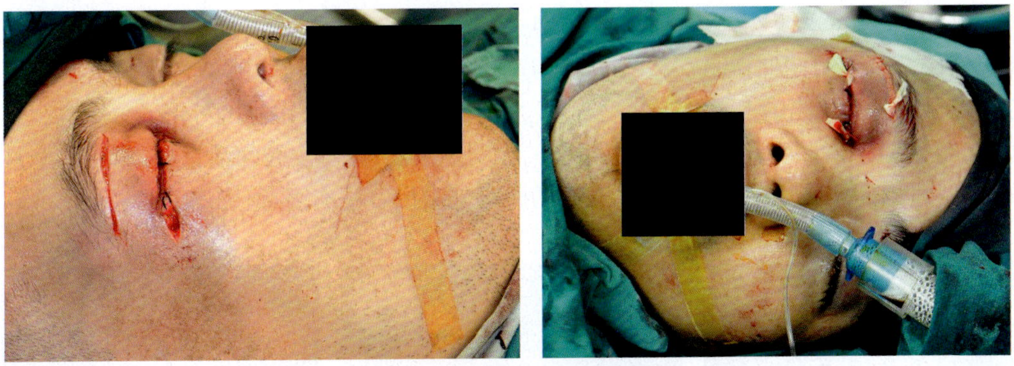

图 3-1-19　骨性眶窝及软组织眶窝再造术后

(7)皮瓣固定：为避免皮瓣下血肿和皮瓣与眶壁贴合不紧密，用无菌手套的手指部自制气囊，放置在皮瓣窝内，适当加压固定。放置气囊的好处是，保持皮瓣的袋状形态，避免皮瓣的折叠；在皮瓣内施加一定的压力，可以使皮瓣与眶壁贴合紧密，避免皮下血肿和死腔；气囊适当加压，由于气囊有弹性，不会对血管蒂造成严重的术压。术后 5 天拔除负压引流，术后 15 天将眼窝内气囊取出，眼窝内用凡士林纱布包裹眼片硬模胶填塞。

第三步：外眦成形。

第一次手术后 2 月余，将外眦皮瓣蒂部多余的皮肤切除后，外眦成形，将上下睑皮肤缝合时，皮下缝合方法为：外眦部分皮下和皮肤两层缝合，皮下组织缝合时，上睑部皮下组织缝合厚度要大于下睑皮下组织厚度，并与深部外眦韧带样组织固定，使外眦部形成浅沟状的隐裂。

第四步：义眼放入

用容积法测量再造眼窝的体积，与术前预计眼片体积值近似，将眼片放置在眼窝内，注意上下结膜囊的深度。

4. 手术精要　眼窝再造方法较多，较为常用游离皮片移植与皮瓣移位。皮片移植眼窝再造多选用游离全厚皮片，其特点是手术操作简便易行，供皮区广泛，但由于皮片挛缩极易使再造眼窝再度缩窄，其应用较少。皮瓣移位眼窝再造成活率高，皮瓣感觉功能好，对于眼睑凹陷明显患者术后上下睑支撑力强，再造眼窝外观饱满，因此尤其适合伴有眶内组织缺损严重者；常用的有扩张额部皮瓣移植、颞顶筋膜瓣移植、颞部带蒂皮瓣、耳后乳突区岛状皮瓣，其组织部位与眼眶较近，皮瓣的质地、色泽、纹理与眼眶相近，皮瓣移植易成活而受到医生的欢迎，但邻近组织瓣的提取会在颅面部供区形成新瘢痕影响外观，且此供区皮瓣组织量有限，对于眼窝缺陷或眼窝缩窄较严重患者，难以提供足够的组织填充眼眶而不能应用，此时常选择远处组织瓣移植。

远处组织瓣移植：游离皮瓣供皮面积大，并可制成折叠皮瓣，提供足够的皮肤量充填眶窝，而且皮瓣血液循环好，可以同期置入块状或球状羟基磷灰石义眼，用于重度眶窝空旷的矫正。常用的有前臂桡侧皮瓣和足背皮瓣的移植。前臂桡侧皮瓣血供丰富，且其内径与颌面区血管内径相仿，有利于血管吻合。血管蒂较柔韧，且可其长度可自由控制，皮瓣拥有足够的厚度和韧性，其颜色与受区较接近，是质量较好的皮瓣来源。已有越来越多的学者将其用于眼窝再造。

但是此法会在前臂供皮区遗留皮肤瘢痕影响外观。另外前侧臂的皮下神经在皮瓣提取时易受到损伤，术后前臂局部地方会有麻木感；且此法牺牲了一条重要的前臂血管(桡静动脉)，使前臂和手部的血流供应受损。足背皮瓣移植则不存在这些问题，利用足背皮瓣行眼窝再造存在以下优点：①切口隐蔽，不会对患者形成容貌、外观和心理上的影响；②不损伤重要的血管神经；③足背皮肤较为菲薄，术后不易形成臃肿外观，适合用于眼窝再造。该方法的不足之处是足背区皮肤色泽与受区存在着较大的差异，使得外观令人不太满意。

术前以及术中对骨性眶窝和眶窝软组织容积的判断以及对眶窝大小的定量设计尤为重要，是保证术后眼窝形态和外观的基础。眼窝再造术后的处置也很重要。安戴假眼后，由于泪道系统的破坏，眼窝失去泪液循环的不断清洗和润泽，眼窝内的分泌物积垢，易于诱发慢性炎症感染，故应指导患者每日按时取出假眼揩净，冲洗眼窝，擦除污垢，并置入。术后初期，注意不可使眼窝空虚时间太久，否则可迅速收缩。另外，用眼药水和眼药膏每日定时定点涂数次，养成习惯，有保持滑润和预防感染之效。术后应长期放置义眼或者眼片，以保持眼窝适当的上下穹窿深度、避免皮瓣回缩，保证再造眼窝的外形。

5. 随访　经复查患者眼窝肋骨固定在位、良好，无明显吸收，患侧皮瓣存活良好，术后八个月随访患侧眼窝形状好，袋状眼窝可以稳定放置眼片，再造后的眼窝外观患者基本满意（图 3-1-20）。

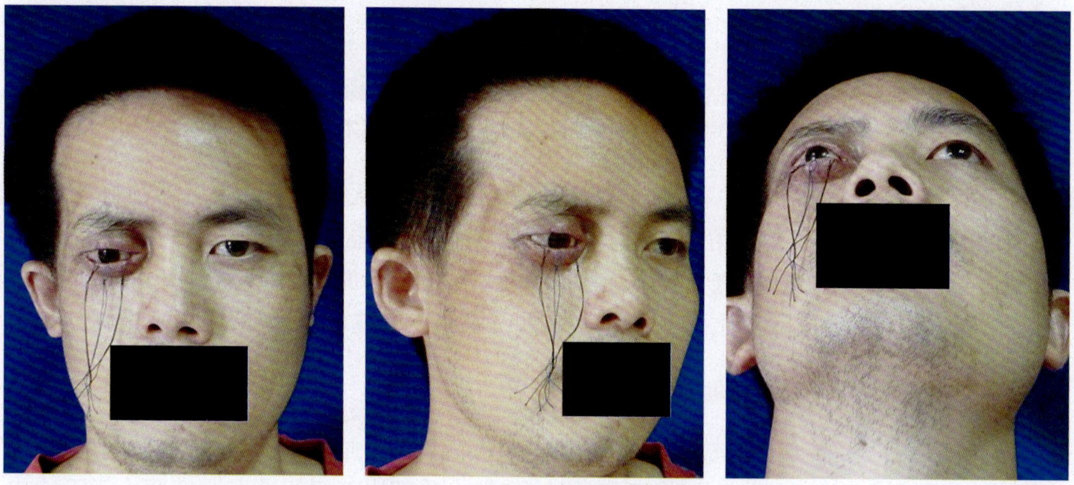

图 3-1-20　眼窝再造手术后 8 个月

【复习题】

1. 眼睑缺损的分类有哪些？
2. 眼睑缺损的修复原则是什么？
3. 眼睑浅层缺损有哪些修复方法？
4. 眼睑全层缺损有哪些修复方法？
5. 什么是眼窝狭窄症？
6. 眼窝狭窄症如何分类？
7. 简述眼窝狭窄症的治疗原则。
8. 简述眼窝狭窄症的治疗要点。

（张余光　李青峰）

参考文献

[1] CODNER MAL, MCCORD CD, MEJIA JD, et al. Upper and lower eyelid reconstruction. Plast Reconstr Surg, 2010,

126 (5): 231e-245e.

[2] SAUL N RAJAK, SSYAMALA C H, MASAHIRO M et al. Propeller flaps in eyelid reconstruction. Eye (Lond), 2018, 32 (7): 1259-1264.

[3] MATTOUT HK, FOUDA SM, AL-NASHAR HY. Evaluation of topical mitomycin-c eye drops after reconstructive surgery for anophthalmic contracted socket. Clin Ophthalmol. 2021, 15: 4621-4627

[4] SHRUTI A, CHRISTOPHER T S, MARIA K. Modified second stage hughes tarsoconjunctival reconstruction for lower eyelid defects. Orbit, 2018, 37 (5): 335-340.

[5] LISA M D, MARK A C, CLINTON D M. Upper eyelid reconstruction. Plast Reconstr Surg, 2004, 114 (7): 98e-107e.

[6] MANDOUR S S, ELMAZAR H M, MAREY H M, et al. Mucous membrane grafting augmented with topical mitomycin C application in contracted socket repair surgeries. J Ocul Pharmacol Ther, 2016, 32 (10): 691-694.

[7] BILGE A D, YAZICI B, KASAPOGLU F. Reconstruction of orbital exenteration defects with bilobed forehead flap. Int Ophthalmol, 2016, 36 (6): 861-865.

[8] ZHANG L, CHENG L, JIN R, et al. Serial reconstruction of anophthalmic orbits with 'bag-shaped' flaps. J Plast Reconstr Aesthet Surg, 2015, 68 (2): 205-212.

[9] CHENG L Y, BIAN W W, Sun X M, et al. Computer-assisted volumetric analysis and quantitatively anophthalmic orbit reconstruction with dorsalis pedis flap and bone graft: A six years'experience. J Craniofac Surg, 2018, 29 (2): 358-363.

[10] DONGMEI LI, YING JIE, HONG LIU, et al. Reconstruction of anophthalmic orbits and contracted eye sockets with microvascular radial forearm free flaps. Ophthalmic Plast Reconstr Surg, 2008, 24 (2): 94-97.

[11] ANUCHIT P, PISIT R, JUTARAT P, et al. Reconstruction of contracted eye socket with amniotic membrane graft. Ophthalmic Plast Reconstr Surg. 2005, 21 (5): 359-62.

第二节 上 睑 下 垂

上睑下垂是眼科和整形外科中的常见病,该疾病不仅影响患者外观,而且会对视觉功能造成不良影响。患者为摆脱下垂上睑的干扰,常利用额肌的收缩或采用仰头视物,从而造成过多额纹形成,重者可造成脊柱的畸形。上睑下垂多为先天性,也可后天获得。先天性上睑下垂具有遗传性,家族中常见多人同时患有上睑下垂。后天性上睑下垂可由于外伤性、医源性、老年性或合并其他疾病等原因导致上睑下垂。除了合并其他疾病导致的上睑下垂在原发病治愈后可能自行恢复,其他类型的上睑下垂都需要手术方式进行治疗。

一、与上睑下垂有关的上睑解剖

(一)上睑提肌的解剖和生理

上睑提肌起自眶尖肌肉总腱环之上方,上直肌上方,上睑提肌沿眶上壁向前行走,过节制韧带后逐渐呈扇形散开,形成上睑提肌腱膜,附着于睑板上缘,其扩张部延伸到睑板中 1/3 或下 1/3 交界处。部分腱膜纤维穿过眼轮匝肌附着于上睑皮下,当上睑提肌收缩时其腱膜与皮下发生联系的部位即形成一个皱襞,即重睑(俗称双眼皮)(图 3-2-1)。

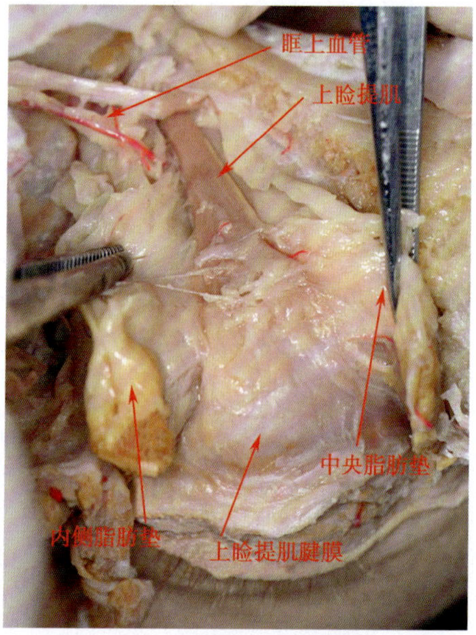

图 3-2-1 上睑提肌的解剖和生理

上睑提肌肌肉全长 50~55mm,腱膜长 20~22mm。

节制韧带(上横韧带):在上眶缘处,于眼球水平,上睑提肌扇形分散成腱膜前,肌肉表面的筋膜增厚形成灰白色的"Whitnall 韧带",即节制韧带,对上睑提肌收缩有一定的限制作用。距上睑板 10~15mm,宽 5~10mm。内侧止于滑车及其后的眶骨,外侧穿过泪腺止于外侧眶缘。

上睑提肌由横纹肌构成,运动由动眼神经(第Ⅲ对脑神经)上支支配，此神经于距其起点 10mm 鼻侧处进入上睑提肌下表面。上睑提肌正常运动幅度为 14~15mm。

（二）Müller 肌的解剖和生理

Müller 肌为起始于上睑提肌下表面的平滑肌，位于节制韧带水平下方，附着于睑板上缘。长约 12mm，宽约 15mm，上方 Müller 肌与结膜松散附着，但在近睑板处附着紧密。Müller 肌由交感神经支配，运动幅度约为 2mm。

（三）额肌的解剖

额肌起自帽状腱膜，向前下方止于眉部皮肤，部分肌纤维和眼轮匝肌相互交织，内侧有部分纤维止于鼻根部，下部与对侧额肌相毗邻，外侧缘可一直跨过额骨颧突。于额肌下端和眼轮匝肌交界处，即眉弓上下缘处有一厚约 0.5mm，宽约 10mm 的额肌腱膜组织，其腱膜向下至眶上缘下与眶隔相延续，向上与额肌相接。额肌为横纹肌，神经支配为面神经的颞支。

（四）联合筋膜鞘（CFS）的解剖

附着于结膜上穹窿的上睑提肌和上直肌的联合筋膜鞘。位于上直肌和上睑提肌前三分之一的肌间隙内，距结膜上穹窿平均 2.5 ± 0.2mm，前后长于 12.2 ± 2.0mm，厚度 1.1 ± 0.1mm，形状为较长底边在前的等腰梯形（图 3-2-2）。

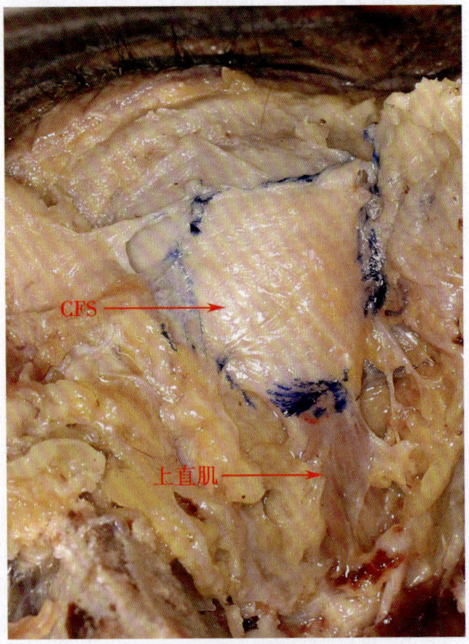

图 3-2-2 联合筋膜鞘的解剖

二、诊断

正常上睑的位置是根据睑缘来定义的，在双眼平视时，上睑缘位于角膜缘下 1~2mm，如果上睑缘位置低于此位置，则为异常。上睑下垂诊断标准：在排除额肌作用下，睁眼平视时上睑缘遮盖角膜上缘 > 2mm 即可诊断为上睑下垂。

分度：单侧上睑下垂者可与正常侧进行对比估计下垂量：两眼平视时，两侧睑裂高度差即为下垂量。双侧上睑下垂者则需观察上睑缘遮盖角膜的程度。根据遮盖程度分为（图 3-2-3）：

（1）轻度：遮盖 ≤ 4mm，此时下垂量为 ≤ 2mm。

（2）中度：4 < 遮盖 ≤ 6mm，2 < 下垂量 ≤ 4mm。

（3）重度：遮盖 > 6mm，遮盖达到瞳孔中央，此时下垂量 > 4mm。

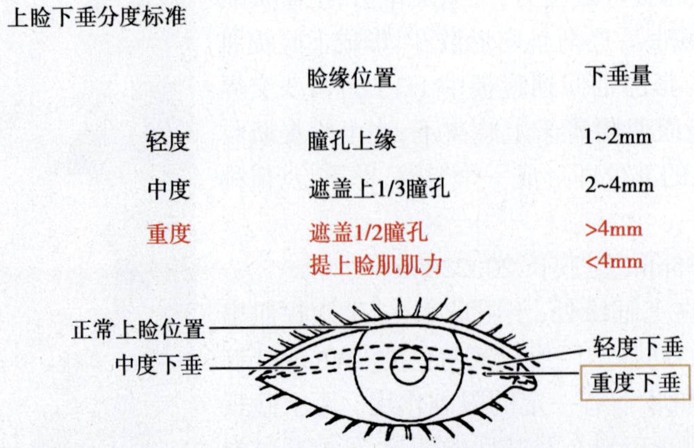

图 3-2-3 上睑下垂分度标准

三、上睑下垂的病因及分类

上睑下垂有多种分类方法，可按病因分类，也可按下垂的程度分类。在此介绍基于病因的分类方法。

（一）肌源性上睑下垂

由于上睑提肌发育不良所致，肌源性上睑下垂可以是先天性，也可以是后天性的。大多数先天性上睑下垂是由于上睑提肌发育不全，或因支配上睑提肌的中枢性和周围性神经发育障碍所致。单侧发病占75%，其人群发病率约为0.12%。可以单独存在也可伴有其他眼部异常。后天性肌源性上睑下垂是由于局部或弥漫的肌肉疾病所致。

（二）腱膜性上睑下垂

各种原因引起上睑提肌腱膜裂孔或者断裂而导致的上睑下垂。病因包括：①自发性或退行性改变，如老年性上睑下垂；②外伤性，如钝挫伤、锐器伤；③内眼手术后，如青光眼、视网膜脱离等术后，由于术中牵拉上直肌或过于牵拉眼睑而造成；④佩戴硬性角膜接触镜病史。该类型上睑下垂表现为症状和肌力的分离，临床症状较重，而上睑提肌肌力基本正常。

（三）神经源性上睑下垂

1. 全身病变及肿瘤造成动眼神经损害，受损部位可以是中枢性的也可以为周围性的。多数病例除上睑下垂外常伴有其他眼外肌麻痹表现。

2. 下颌瞬目综合征（Marcus-Gunn syndrom）表现为静止时一眼上睑下垂，但当患者咀嚼或下颌朝向对侧运动时，下垂的上睑抬起。其病因为三叉神经核的翼外神经的一部分与上睑提肌神经核间发生了异常联系，或者三叉神经与动眼神经之间的周围运动支发生了异常联系。

3. Homer 综合征同侧交感链损伤所致，主要为交感神经支配的 Miller 肌麻痹。

（四）假性上睑下垂

眼球后陷、小眼球或无眼球等使眼睑失去支撑，也可由于眼轮匝肌痉挛使睑裂变小，显示“上睑下垂”外观。下斜视时，斜视眼注视时表现上睑下垂，斜视手术后上睑下垂消失。此类上睑下垂通过病因治疗即可消失。

（五）机械性上睑下垂

多为单侧，外伤后眼睑的瘢痕增厚、沙眼性睑板浸润、上睑神经纤维瘤病等使上睑重量增加，从而引起上睑下垂。

四、治疗

1. 利用上睑提肌相关手术　利用上睑提肌行上睑下垂矫正术是最符合人体生理结构的一种术式，其支配神经、动力来源、肌肉运动方向都和正常眼睛一致。其治疗原理是根据横纹肌的电生理特性，在肌肉拉长的时候肌力增加。手术中缩短上睑提肌长度，剩余肌肉被拉长，肌力增强，从而矫正下垂的上睑。常包括上睑提肌前徙、上睑提肌折叠、上睑提肌缩短 3 种手术方式。术中将患者上睑提肌腱膜进行前徙、折叠或缩短，使其长度减少，睁眼力量增强，适用于轻、中度下垂的患者，但对于重度上睑下垂，上睑提肌功能极差或消失，选择上睑提肌手术会出现矫正不足的情况。

2. 利用额肌相关手术　是对上睑提肌功能较差患者的有效治疗补充。通常适用于上睑提肌肌力较差的重度下垂患者，或由于外伤、手术等原因，动眼神经损伤或者上睑提肌结构破坏时可利用该手术方法。常见的手术方式有额肌瓣、额肌筋膜瓣、利用自体或异体材料悬吊的额肌动力来源的矫正方法。术中将额肌动力传导至睑板完成睁眼动作。由于额肌的支配神经，收缩方向均和上睑提肌不一致，所以该方法矫正后睁眼动作和正常睁眼动作有一定差异，而且存在上睑迟滞，眼睑闭合不全等并发症，所以该方法只能作为重度患者上睑提肌功能极差时候的备选方案。

3. 利用 Müller 肌的手术　通过结膜 -Müller 肌切除来缩短 Müller 肌，以增加 Müller 肌肌力而抬高上睑。仅适用于轻度上睑下垂。

4. 睑板切除术 通过适量切除部分睑板，以达到抬高上睑的作用，需注意睑板宽度至少保留 5mm。可单纯适用于轻度上睑下垂患者，也可联合上睑提肌缩短手术，用于中、重度下垂患者。但睑板除了具有眼睑支撑作用外，睑板腺分泌脂质是保证泪膜正常功能的重要成分，睑板切除术后泪液稳定性及代偿功能有待于进一步探讨。

5. 利用上睑提肌与上直肌联合筋膜鞘（CFS）的手术 CFS 是上直肌和上睑提肌之间的筋膜组织，对于重度下垂患者，可将此结构与睑板缝合增强悬吊效果，通常将联合筋膜鞘与上睑提肌联合缝合至睑板上缘进行悬吊。但因该结构位置较深，且与上睑提肌和上直肌联系紧密，所以对术者解剖熟悉程度、分离缝合技巧要求较高，缝合固定位置不对时容易出现上直肌功能障碍，术中需要严密观察避免这种情况（图 3-2-4）。

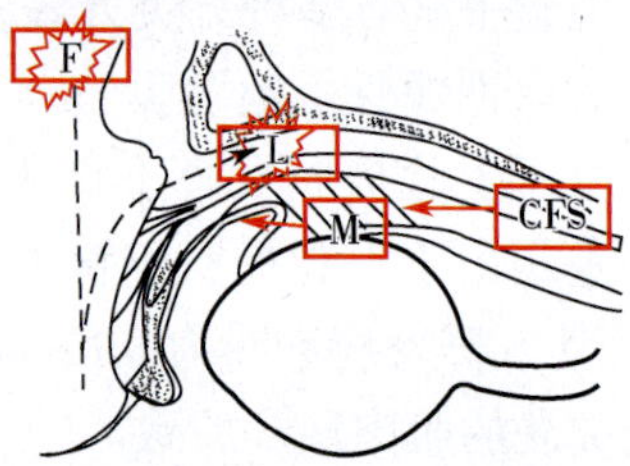

F—额肌及收缩方向；L—上睑提肌及收缩方向；M—米勒氏肌；CFS—联合筋膜鞘。

图 3-2-4 上睑下垂相关解剖

五、围手术期注意事项

上睑下垂诊断后，在治疗前需注意以下几点。

1. 要注意排除重症肌无力。在重症肌无力的患者中，上睑下垂是疾病的症状之一，但单纯治疗上睑下垂而重症肌无力未痊愈是无法完整治愈的，所以怀疑有重症肌无力的患者，如下垂晨轻暮重，合并其他肌力下降等情况，需先确诊是否有重症肌无力，新斯的明试验可予以排除。

2. 需排除因上睑组织臃肿导致的假性上睑下垂。这类患者虽然有下垂的表现，但是本身上睑提肌功能正常，治疗仅需去除上睑臃肿的组织即可得到较好的缓解，排除方式是立位抬头，双眼直视前方，检查者从下方观察上睑缘和角膜的位置关系，排除下垂皮肤和臃肿组织的干扰，准确判断是否存在下垂（图 3-2-5 与图 3-2-6）。

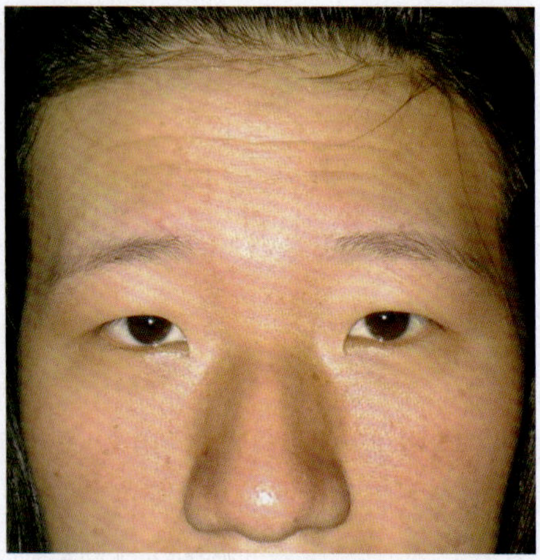

图 3-2-5 皮肤松垂型假性上睑下垂

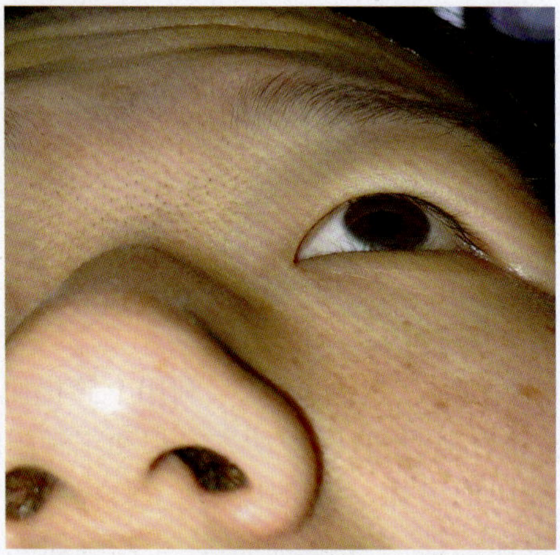

图 3-2-6 正常的睑缘角膜位置关系

3. 要排除下颌瞬目综合征，典型症状为张口或使下颌移向对侧、咀嚼等动作时，单侧眼睑上提、瞬目、睑裂扩大（图 3-2-7、图 3-2-8）。

4. 常规检查是否有 Herring 现象的存在。通过上提，遮挡试验或者去氧肾上腺素滴眼试验来检查，看对侧上睑的高度变化。如果术前明确存在，则手术方案一定要考虑到 Herring 现象对双眼大小变化的影响（图 3-2-9、图 3-2-10、图 3-2-11）。

完成诊断后，术前需完善相关检查，注意包括下垂量，睑缘角膜映光距离（MRD）、睑裂大小、上睑提肌肌力、上睑上提量、额肌肌力、Bell 征。另外还需要进行眼科相关的视功能检查、屈光状态测定、眼位及眼球运动检查等。

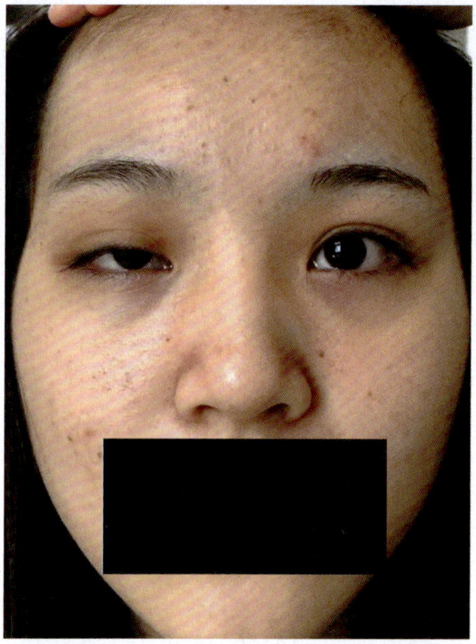

图 3-2-7　下颌瞬目综合征（闭口状态）

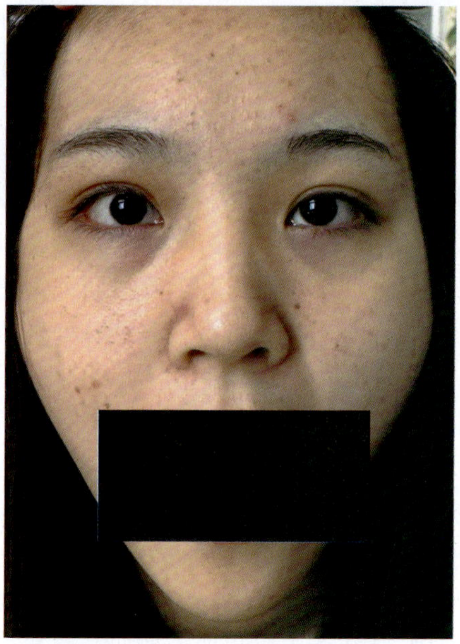

图 3-2-8　下颌瞬目综合征（张口状态）

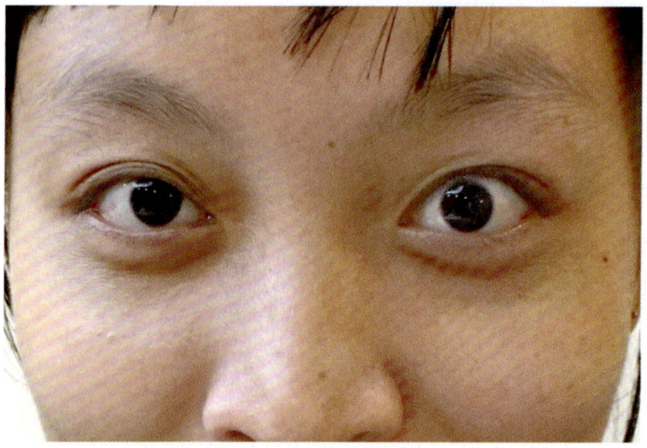

图 3-2-9　正常平视

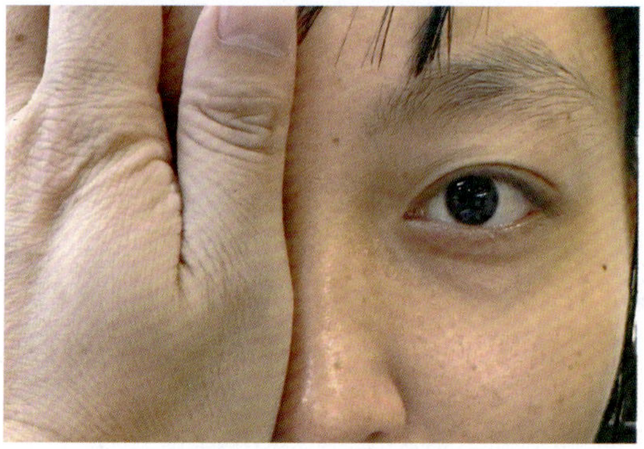

图 3-2-10　遮挡试验

手术结束即时，睑裂闭合不全>2mm，Bell 征阴性或可疑阳性时建议下睑做 Frost 缝线将上下睑闭合。患眼涂眼膏，保护并将下睑缘缝线拉起，将上下睑闭合，用护眼冰袋进行冰敷，冰敷过程维持到术后第 2 天。

术后第 3 天拆除包扎纱布后，白天嘱患者 4 次 /d 湿润用滴眼液滴眼，夜间涂眼膏护眼，Frost 缝线辅助闭合眼睑。此护理流程一直持续到患者夜间睡眠时角膜不暴露为止。

如因护理不当有暴露性角膜炎症状时，需加用促进角膜细胞生长的修复性滴眼液。

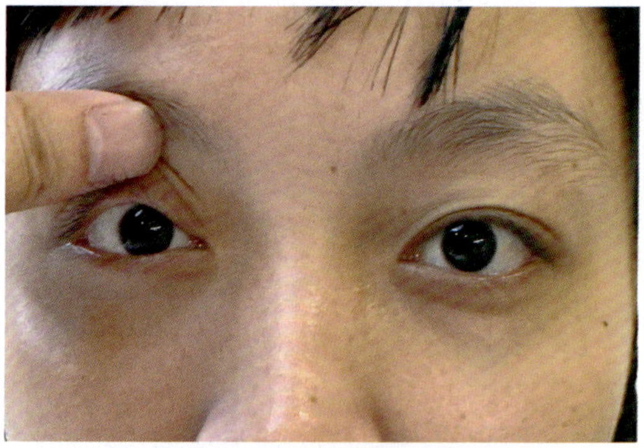

图 3-2-11　上提试验

六、并发症及预防

1. 矫正不足　患眼睑缘矫正后遮盖角膜上缘超过 2mm，仍表现为下垂外观。

发生原因：如上睑提肌肌力差而选择上睑提肌手术，术后缝线松脱等。

处理原则：术后如有明显矫正不足，可在 1~2 周进行修复。但需注意上睑提肌在术后有早期休克现象，表现为肌力下降。晚期修复则建议在术后 3~6 个月，待皮肤及组织瘢痕软化后再考虑修复。

2. 矫正过度 患眼睑缘超过角膜上缘，或明显高于对侧，表现出不对称外观。

发生原因：术中上睑提肌缩短量过大，或额肌瓣处理位置过高，或术前 Herring 现象存在，术中未注意调整。

处理原则：若术后发现严重过矫，为防止角膜损害，尽早进行处理，手术消除过矫。无明显过矫，可术后观察恢复情况，待半年后观察上睑位置，酌情处理。

3. 术后远期睑裂闭合不全 术后远期仍有闭眼时眼睑闭合不全存在，眼球角膜或巩膜暴露。

发生原因：额肌瓣悬吊式和上睑提肌缩短量过多所致。

处理原则：单纯巩膜暴露常无需特殊处理，角膜若有暴露需再次手术修复。

4. 暴露性角膜炎 暴露性角膜炎是上睑下垂最严重的并发症之一，症状表现为术眼异物感、疼痛、畏光、流泪，体征表现为睫状充血、角膜点状浸润、角膜上皮水肿剥脱或继发角膜溃疡。

发生原因：睑裂闭合不全、泪液分泌减少、眨眼受限、术后倒睫等。

处理原则：及时处理最为关键。下睑做 Frost 缝线，涂抗生素眼膏，绑带包扎或绷带镜。如已发生了角膜溃疡，则需将上睑放回原位，必要时则加行睑缘缝合。

5. 眼睑内翻倒睫 术后眼睑缘内翻，睫毛接触眼球。

发生原因：多由于上睑提肌或额肌与睑板缝合位置过低，牵拉致眼睑内翻；或重睑下唇皮肤过多，松弛下垂并推挤睫毛形成倒睫。

处理原则：需重新打开切口，调整上睑提肌或额肌与睑板缝合固定位置；缝合皮肤切口时，缝线穿过上睑提肌或额肌深层，增加重睑下唇外翻力量；或切除重睑下唇部分皮肤以缩窄重睑下唇宽度，减少皮肤堆积。

6. 上睑迟滞 手术后上睑在下视时移动度降低，造成两眼下视时不对称的外观。

发生原因：无论利用额肌手术还是上睑提肌手术，都会出现或轻或重的上睑迟滞现象。

处理原则：随着术后时间推移，该现象会有所缓解，但不会消失。嘱患者避免向下注视可以掩盖这一现象。该现象属于正常并发症，无法完全避免，术前告知很重要

7. 结膜脱垂 通常为睑结膜臃肿脱垂，下垂暴露至上睑缘下。

发生原因：术中上睑提肌分离过高或术后结膜组织水肿。

处理原则：预防为主，术中发现结膜脱垂迹象可用 5-0 丝线做贯穿结膜穹窿和皮肤的 2-3 对褥式缝合，垫油钉结扎于皮肤；术后早期发现可还纳后加压包扎或同时做贯穿结膜穹窿和皮肤的 2-3 对褥式缝合；如术后脱垂时间较长，则可剪除部分脱垂结膜组织，但应注意避免破坏结膜穹窿颞侧泪腺导管开口。

8. 眼睑外翻 眼睑脱离眼球，表现为睑球分离，睫毛极度上翘。

发生原因：最常发生于眼睑水平张力过低情况，如各种外眦成形术后外眦韧带离断。其他如穹窿结膜水肿、缝合过程深部组织缝挂过高等亦可造成。

处理原则：轻度外翻可观察恢复情况，如比较严重则需重新打开切口调整。

9. 双眼形态不对称

发生原因：术前设计，术中操作，术后恢复过程中多种因素均可造成双眼不对称。

处理原则：根据不对称发生原因择期修复。

10. 睑缘弧度不流畅或成角畸形

发生原因：术前设计、术中手术操作不当等因素。

处理原则：轻微弧度问题可观察，如果非常明显则需二次手术调整。

【临床病例讨论】

患者，男，26 岁，因“左眼先天性上睑下垂”入院。

现病史：患者出生后家人即发现其左眼睁不开，1 周后左眼能睁开，但是明显较对侧小，随着身

体发育，眼睑下垂程度无明显变化，现因要求手术治疗入院。

既往史：既往体健。否认糖尿病史，否认冠心病史，否认结核、SARS、禽流感史及密切接触史。

个人史、家族史：无抽烟饮酒史，兄弟姐妹体健，否认家族遗传病史及类似疾病史。

查体：体温 36.4℃，脉搏 67 次 /min，呼吸 20 次 /min，血压 121/74mmHg。双侧眉毛欠对称，左侧稍高于右侧，前额无明显额纹，双侧眼睛大小不对称，左侧明显小于右侧。左侧上睑缘位于左侧瞳孔水平中线上方约 1mm。双侧瞳孔等大等圆，直径约 3.5mm，对光反射灵敏。赫林反应阴性，快速张嘴时左侧上睑下垂状态无变化，左侧上睑提肌肌力 5mm，额肌肌力 12mm，Bell 征阴性。

入院诊断：左侧先天性中度上睑下垂。

鉴别诊断：

(1) 下颌瞬目综合征（Marcus-Gunn syndrom）。

(2) Homer 综合征：由于同侧交感链损伤所致，主要为交感神经支配的 Muiller 肌麻痹。典型临床表现为上睑下垂，瞳孔缩小，同侧面部无汗。

知识点：先天性上睑下垂的发病机制

上睑下垂多为先天性，也可后天获得。先天性上睑下垂大多数是由于上睑提肌发育不全，或因支配上睑提肌的中枢性和周围性神经发育障碍所致。单侧发病占 75%，其人群发病率约为 0.12%。可以单独存在也可伴有其他眼部异常。

知识点：上睑下垂的诊断和分度标准

上睑下垂诊断标准：在排除额肌作用下，睁眼平视时上睑缘遮盖角膜上缘 >2mm 即可诊断为上睑下垂。

分度：单侧上睑下垂者可与正常侧进行对比估计下垂量：两眼平视时，两侧睑裂高度差即为下垂量。双侧上睑下垂者则需观察上睑缘遮盖角膜的程度。

根据遮盖程度分为：

(1) 轻度：遮盖 ≤ 4mm，此时下垂量为 ≤ 2mm；

(2) 中度：4 < 遮盖 ≤ 6mm，2 < 下垂量 ≤ 4mm；

(3) 重度：遮盖 > 6mm，遮盖达到瞳孔中央，此时下垂量 > 4mm。

治疗思路和方案选择：该患者为先天性上睑下垂，下垂程度中等，上睑提肌肌力中等，原则是尽可能符合生理方式，故采用上睑提肌缩短的手术方案。

知识点：手术方案的选择

以加强上睑提肌肌力为核心。

轻中度患者，下垂程度轻，上睑提肌肌力 > 3mm，可选择上睑提肌松解、折叠、前徙、缩短等方案。

重度患者，下垂程度重，上睑提肌肌力 < 3mm，根据具体情况选择睑提肌缩短 + 睑板切除术、CFS+LM 或者额肌瓣矫正手术。

经上睑提肌缩短手术治疗后5天患者出院，术后半年复查双侧眼睑大小对称，双侧眉毛对称，患者满意度极高（图3-2-12、图3-2-13）。

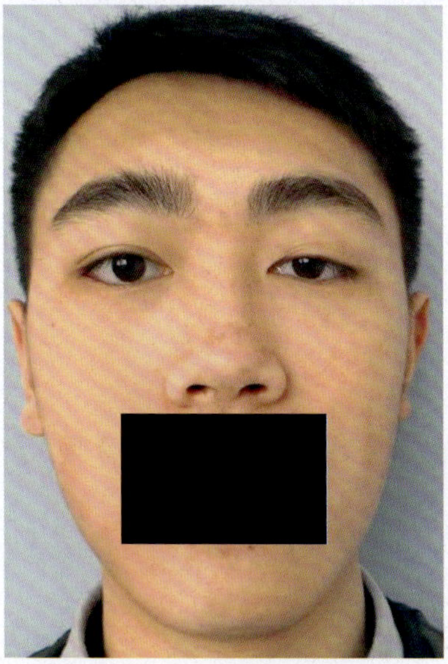

图3-2-12 上睑下垂患者术前

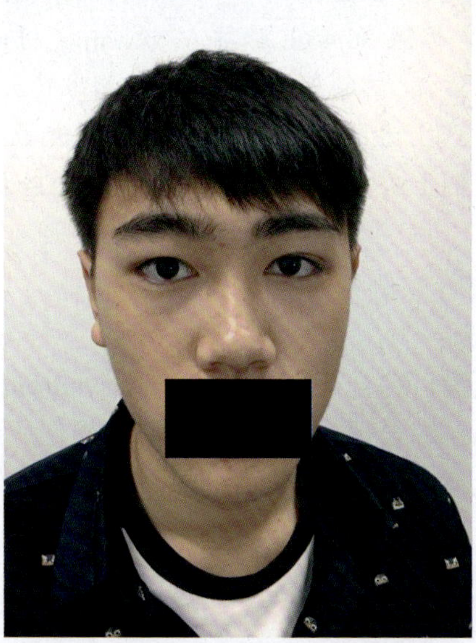

图3-2-13 上睑下垂患者术后

（杨 锋 杨 军）

参考文献

[1] THAKKER M M, RUBIN P A. Mechanisms of acquired blepharoptosis. Ophthalmol Clin North Am, 2002, 15 (1): 101-111.

[2] FEA A, DAMATO D, ACTIS A G, et al. Blepharoplastic: Essential review. Minerva Chir, 2013, 68 (6 Suppl 1): 49-56.

[3] HARVEY D J, IAMPHONGSAI S, GOSAIN A K. Unilateral congenital blepharoptosis repair by anterior levator advancement and resection: An educational review. Plast Reconstr Surg, 2010, 126 (4): 1325-1331.

[4] LIU H P, SHAO Y, LI B, et al. Frontalis muscle transfer technique for correction of severe congenital blepharoptosis in Chinese patients: An analysis of surgical outcomes related to frontalis muscle function. J Plast Reconstr Aesthet Surg, 2015, 68 (12): 1667-1674.

[5] SHIMIZU Y, NAGASAO T, SHIDO H, et al. Intra-eyebrow frontalis suspension using inverted Y-shaped short autogenous fascia lata for blepharoptosis with poor levator function. J Plast Reconstr Aesthet Surg, 2015, 68 (1): 49-55.

[6] SOOHOO J R, DAVIES B W, ALLARD F D, et al. Congenital ptosis. Surv Ophthalmol, 2014, 59 (5): 483-492.

[7] PATEL S M, LINBERG J V, SIVAK-CALLCOTT J A, et al. Modified tarsal resection operation for congenital ptosis with fair levator function. Ophthal Plast Reconstr Surg, 2008, 24 (1): 1-6.

[8] 郑金满，刘菲，杨群，等. 睑板上睑提肌联合切除术治疗重度上睑下垂. 中华整形外科杂志，2014, 30 (3): 228-229.

[9] SANTANELLI F, PAOLINI G, RENZI L F, et al. Correction of myopathic 11 blepharoptosis by check ligament suspension: Clinical evaluation of 89 eyelids. J Plast Surg Hand Surg, 2011, 45 (4-5): 194-199.

[10] HWANG K, SHIN Y H, KIM D J. Conjoint fascial sheath of the levator and superior rectus attached to the conjunctival fornix. J Craniofac Surg, 2008, 19 (1): 241-245.

第三节 鼻缺损修复与再造

一、概述

在解剖学上，鼻外层被覆皮肤、薄层皮下脂肪和鼻部肌肉组织，中间由骨和软骨支撑，鼻腔前庭内衬为复层鳞状上皮，内部是鼻黏膜。每个层次的缺失都须相应的修复。皮肤和衬里的修复组织来源要求偏薄、柔软，支架的重建需要稳定、牢固，并且与鼻部各个亚单位的特征匹配一致。

鼻部皮肤的性质因位置而异。背部和侧鼻的皮肤薄，柔韧，可移动，鼻上部的皮肤松弛度大。鼻尖和鼻翼的皮肤厚而硬，与深层组织附着可移动度小，皮脂腺丰富，有时可见毛孔凹陷。鼻小柱和鼻翼缘皮肤虽然很薄但与皮下组织贴附度高。

鼻部缺损可以按照深浅、大小区分，处理方法各有不同。皮肤移植（即植皮）可以修复鼻部创面缺损，补充或者增加局部皮肤的组织量，如果受床有良好的血供，理论上可以应用到任何大小的缺损，成活无虞，然而可能存在色差及厚度不能足够填补缺失组织时，呈现补丁样外观。相反，局部皮瓣不增加鼻的皮肤量，只是重新分布利用鼻表面的被覆组织，单纯的局部皮瓣可以有效地用于鼻背部分缺损的修复，双叶皮瓣可以用于鼻尖和鼻翼的修复，但需要注意组织瓣转位过程中避免鼻翼缘或者鼻尖的向上移位、变形。面积较大的鼻部缺损需要考虑鼻唇沟、面颊部、额部区域的邻近皮瓣转移修复。吻合血管的显微外科皮瓣包括前臂皮瓣、耳前、耳后皮瓣等也是鼻修复重建的重要选项，需要的显微解剖和吻合技术相对较高，若技术熟练、应用得当，其安全性和可靠性不逊于局部组织瓣。

二、临床诊断

术前检查须明确鼻美容亚单位缺损的范围、涉及的解剖层次，在此基础上制订手术方案，确定合适的供区、手术可能的分期。了解患者的既往病史，体格检查特别要关注鼻损伤的病因，如肿瘤切除手术后的创面，需要了解肿瘤的性质、病理特征和切除的完整性。面部照片尤其是面部标准化摄像和测量，有助于明确具体缺损的程度，在复杂的三维损伤病例，术前获取面部石膏模型，或者计算机三维图像重建，能够直观地观察需要修复缺损的三维轮廓。重建鼻部和面颊部复合缺损有时需要面部 X 线片、CT 扫描或者 MRI 检查以了解面中部骨性和软组织损伤的程度。

三、鼻缺损修复的原则

1. 鼻亚单位分区　Burget 和 Menick 把鼻部分区为鼻背、侧鼻、鼻尖、软三角、鼻翼和鼻小柱等，称之为美学亚单位（图 3-3-1）。其修复的原则：一旦鼻缺损超过每一亚单位的 50%，那么扩大创面切除亚单位范围内的剩余皮肤组织，然后做整个亚单位的修复。其认知的理论基础是手术把切口瘢痕置于亚单位的交界处，符合鼻立体表面形态的光影，视觉上更接近正常。手术设计以健侧正常的鼻亚单位作为参照，遇到大面积的鼻部缺损可分解为多个亚单位考量。值得指出的是，亚单位分区是目前指导鼻部修复重建的重要原则之一，但并不是唯一原则。由于医生存在认知差异，并不是每个医师都同意扩大切除的理念，坚持单纯的缺损重建在临床实践中还很常见。尽量保留正常组织是整形外科的基本原则，为不少医师所坚持。更重要的原则还有患者的接受程度。

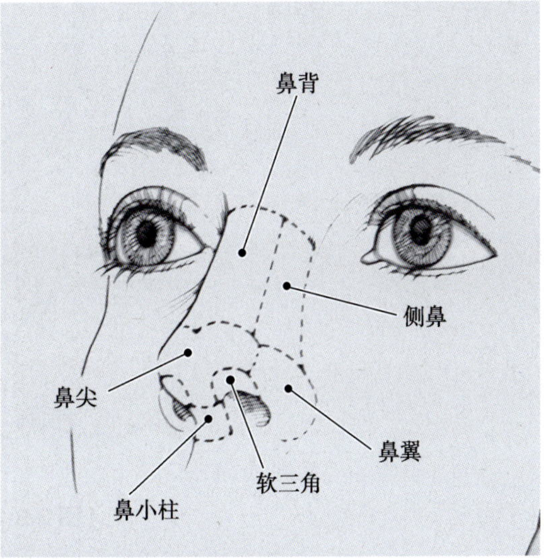

图 3-3-1　鼻的美学亚单位由鼻表面的三维轮廓决定

修复缺损的亚单位，不仅仅是填充缺损。位于鼻部中央的缺损若不按照亚单位修复单纯修补，补充的组织会成为一个显眼的“补丁”外观。重建的目的必须是恢复亚单位的特征而不是简单地补“缺”。亚单位修复将瘢痕置于隐蔽的亚单位交界处。最重要的是，皮瓣下受床的成纤维细胞收缩，使修复的皮瓣高出周围正常皮肤。如果作完整的亚单位修复，结果是抬高而不是使突出的亚单位轮廓变形，这符合亚单位的期望形态。如果是中央突出的亚单位缺损，如鼻尖和鼻翼超过 50% 亚单位面积，则把亚单位内残存的正常组织切除，作整个亚单位的修复。

然而需要强调的是，好的手术效果并不能依赖于单一手术操作。它反映了一系列手术选项、手术方法。转移适当厚薄的皮瓣，与周围组织色泽相匹配，并重建鼻三维形态，达到精确的大小、比例和外形修复缺损。

2. 使用正常的对侧或者理想的形态作为参照　明显的外观缺损并不一定反映真实的组织缺失。由于水肿、张力、重力、瘢痕或既往修复手术，创面可能会增大、缩小，或者性状发生改变。常采用正常的对侧-对侧鼻翼、半侧鼻尖、半鼻亚单位，以设计反映缺失亚单位的大小、形状的箔片模板。

3. 以精确的大小、比例和外形作组织修复　如果皮瓣大于缺损创面，其多余的组织量推动邻近的解剖标志外移，造成移位和不对称。多余的皮瓣也会掩盖其下支架结构形成的精细体表标志，使其不能显示。如果皮瓣小于创面，邻近结构则会向内牵拉，造成的张力会使下面的软骨支架塌陷。

4. 选择供区和应用理想的组织转移方法　以相似修复的原则同样适用于鼻修复，如额部皮瓣或鼻唇沟皮瓣修复鼻部。远位组织用来做衬里，充填死腔，创建面部基底平台，或者为缺血、污染或放疗后的创面提供血运。但是远位皮肤与面部皮肤特点不匹配，不宜用来修复面部。

四、鼻部皮肤和软组织的重建

1. 鼻根部邻近眉间和内眦区的修复　1cm 范围以内的缺损可以通过换药处理愈合，不影响美观。大面积的鼻根部缺损则需要皮瓣转移修复，前提是眉间附近存在足够松弛的皮肤。

2. 鼻背和侧鼻

(1) 单纯的三角形局部皮瓣(图 3-3-2)：用以修复直径 0.7~1.2cm 的鼻背部缺损。原则上是靠近缺损区域横行设计三角形的皮瓣转位修复缺损，供区创面两侧稍作皮下游离直接拉拢缝合。此皮瓣也可设计在缺损的对侧，延长皮瓣的长度及转位后可达到的距离，有抬高缺损对侧鼻孔、调整鼻孔对称性的效果。

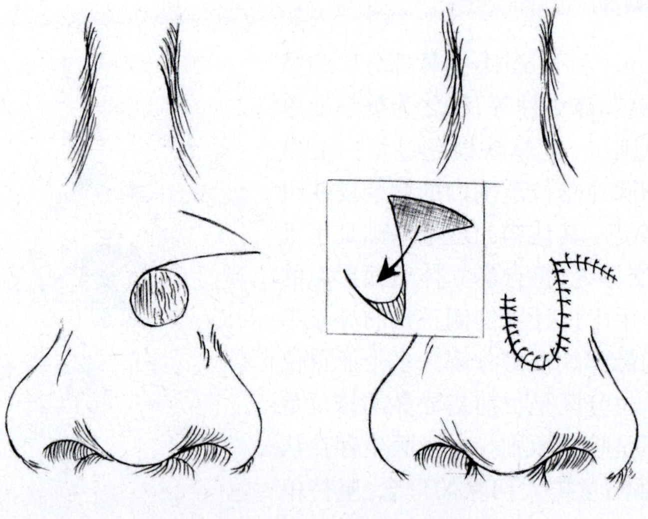

图 3-3-2　横行设计的三角形皮瓣

(2) 双叶皮瓣(图 3-3-3)：双叶皮瓣选择性修复大小为 0.5~1.5cm 的鼻尖、鼻翼等皮肤偏厚部位的皮肤组织缺损。皮瓣设计的旋转点位于缺损边缘一个缺损半径的距离。第一叶皮瓣的直径与缺损区直径相等，在局部皮肤许可的范围内尽可能使第一叶皮瓣有足够大小转位后覆盖缺损；第二叶皮瓣设计在松弛的侧鼻或者上部鼻背，以利于转位，其宽度以足以修复第一叶皮瓣的供区缺损为度，两叶皮瓣的旋转度均不超过 50°，合计共约 100°。此外，双叶皮瓣设计避免靠近鼻翼缘或者内眦角，以免牵拉变形；手术操作过程中须沿软骨膜和骨膜上作广泛松解分离。

(3) 鼻背皮瓣(Rieger 皮瓣)：鼻背皮瓣以侧方的角动脉为蒂，整个鼻部皮肤向鼻尖方向旋转推进。适用于位于鼻翼上方至少 1cm，直径不超过 2cm 的鼻翼缺损。手术设计可以将皮瓣最上方的切口置于鼻根的皱纹中，以达到隐蔽切口的效果，缺点是会遗留明显的切口瘢痕。

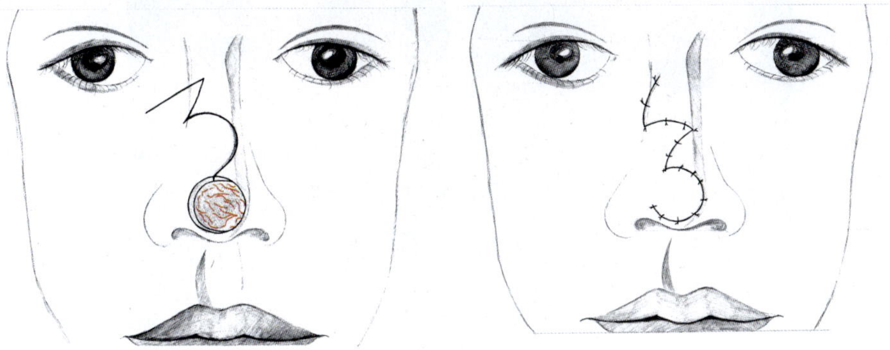

图 3-3-3 双叶皮瓣

(4) 鼻唇沟皮瓣（图 3-3-4）：设计蒂部在上或者在下的鼻唇沟皮瓣，主要用于鼻翼的重建和侧鼻的修复。设计转位皮瓣一期修复缺损，也可以分期手术。注意鼻翼重建时常需要软骨移植支撑。

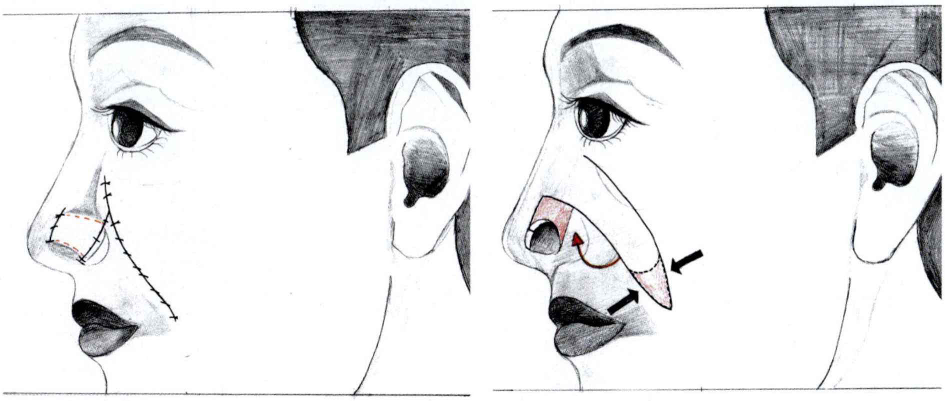

图 3-3-4 鼻唇沟皮瓣

(5) 额部皮瓣：正中或者旁正中额部皮瓣以单侧或者双侧滑车上动脉（或者眶上动脉）为蒂，皮瓣切取 2.5~3.0cm 可以实现供区直接拉拢缝合。对于额部偏低的患者，皮瓣可以斜行走向设计或者设计进入头皮区域。该皮瓣常用于修复鼻尖、鼻翼，以及半鼻或者全鼻再造。通常一期手术后 3~4 周断蒂，一期或者二期植入软骨支架，分期修整皮瓣，包括鼻亚单位成形。此外，扩张的额部皮瓣方法也为不少医师采用，可以有效的增加额部皮瓣的组织量，实现供区一期闭合。但也存在术后扩张皮瓣的回缩甚至变形的可能。

3. 鼻尖和鼻翼的其他修复方法 植皮适用于直径小于 1cm 的皮肤浅表缺损，就皮肤的色泽和质地而言，额部是修复鼻尖和鼻翼区域最佳的供区来源。耳廓复合组织用于修复全层鼻翼缘不超过 1.5cm 大小的缺损。吻合血管的显微外科皮瓣不受大小的范围限制。

4. 鼻小柱的重建 用单侧或者双侧鼻唇沟皮瓣经隧道转移到中线重建鼻小柱；上唇叉形皮瓣、额部皮瓣、耳廓复合组织移植均可根据患者具体情况选择应用。

5. 全鼻再造（图 3-3-5） 目前额部皮瓣就其皮瓣的色泽、质地，切取的便利性和可靠性，供区较小的损伤，良好的再造效果等综合考虑，依然公认为是全鼻再造的首选方法。当额部皮瓣不能使用时，游离前臂皮瓣、足背皮瓣、耳后皮瓣、耳前皮瓣等都是鼻再造的方法选项。还可以结合预制皮瓣技术将软骨支架和衬里提前准备，预制在皮瓣的总体设计中有助于鼻形态重塑，并提高手术的效能。

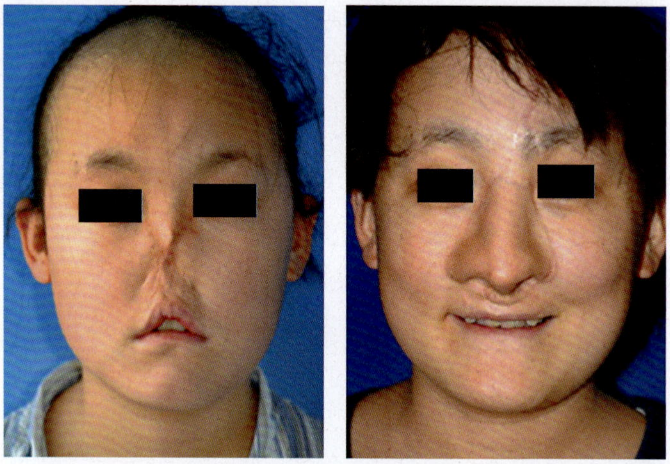

图 3-3-5 额部皮瓣全鼻再造

【临床病例讨论】

患者，女，19 岁，因“外伤致右侧鼻翼和上唇部分缺损十余年”入院。

现病史：患者幼时因动物咬伤导致右侧鼻翼缺损，右侧上唇软组织缺损和面部散在伤痕，在当地医院救治，后遗留大部分右鼻翼缺损，右侧上唇瘢痕挛缩和面部散在瘢痕。患者无昏迷病史，自觉呼吸功能无明显异常。患者性格内向，学业正常。门诊以“外伤性右鼻翼缺损和右上唇瘢痕挛缩”收入院。

既往史，个人史和家族史均无特殊。无抽烟饮酒史，否认过敏史和家族遗传病史。

查体：体温 36.5 ℃，脉搏 75 次 /min，呼吸 20 次 /min，血压 117/75mmHg。临床体格检查和术前实验室检查均在正常范围之内。

专科检查（图 3-3-6）：①右鼻翼大部缺损，可见残存鼻翼四周瘢痕，累及鼻背和上唇；②右侧鼻孔狭窄，与左侧相比存在明显不对称畸形；③右上唇瘢痕挛缩，唇红上吊；④面部散在瘢痕，以两侧眉头上方二处最为明显，左眉中间部分中断。

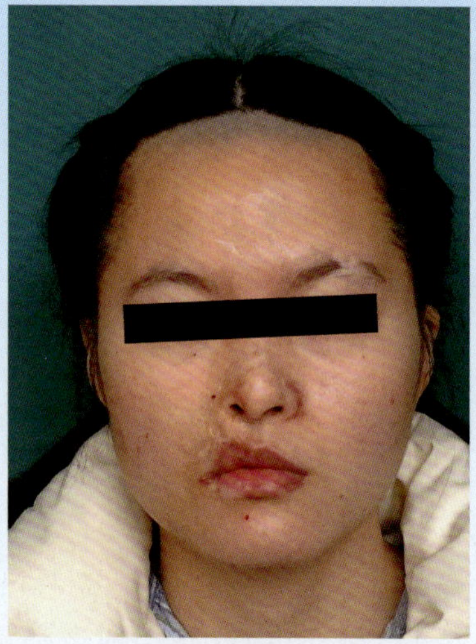

图 3-3-6 右侧鼻翼和右上唇缺损

1. 手术方案的选择

（1）以左侧（健侧）鼻翼下外侧点作为右侧鼻翼测量的参照，对称（镜像）设计患侧的鼻翼位置。

（2）鼻翼衬里的选择：残存的鼻翼以边缘为蒂设计皮瓣向下翻转形成鼻翼衬里。

（3）鼻翼被覆组织的覆盖：设计以左侧滑车上动脉为蒂的额部皮瓣旋转修复。

（4）同期实施上唇缺损的修复：松解上唇瘢痕挛缩，皮肤组织缺损由局部皮瓣修复。

知识点：鼻翼缺损常为累及多层次的复合缺损

鼻翼缺损多为衬里、软骨支架和皮肤三层结构部分或者全部缺失，其设计需要分别考虑各层及采用相应的修复方法。本例患者局部存在外伤性瘢痕和牵拉畸形，局部皮瓣不是最佳选择。

缺损范围和程度往往比预期偏大，设计和手术中需要留有余地，先松解使组织复位，必要时术中再补充测量以矫正术前估计的不足。

鼻翼组织修复需分期实施，一期主要考虑组织的成活和足够的组织量，二期则以形态和功能为重。

2. 手术操作要点(图 3-3-7) 残存鼻翼皮瓣翻转形成新的鼻翼衬里,以左侧滑车上动脉为蒂设计宽约 2.5cm 的额部皮瓣,已完成皮瓣切取待旋转至右侧鼻翼部位。

知识点:额部皮瓣的设计与解剖

清晰了解滑车上动脉的解剖层次和走行路线。

术前多普勒超声波探查有助于确定血管的走行。尤其是既往存在额部损伤,应谨防滑车上动脉受损;若存在一侧受损,则选择另外一侧血管为蒂。皮瓣转移应防止蒂部过度扭转造成的血液循环障碍。

3. 手术后的管理和修整(图 3-3-8) 手术后需要加强呼吸道的监测和皮瓣血运观察,一旦出现血液循环障碍的情况,及时分析原因并处理。若术中皮瓣血液循环良好,术后的血运异常多由于蒂部扭转和缝合过紧所致,拆除可能引起血供障碍的缝线或者作皮瓣蒂部位置的调整常能得到缓解和恢复。图 3-3-8 可以清楚地观察到本例患者术后 3 周额部皮瓣血运良好,一期所进行的右侧鼻翼衬里和鼻翼缘重建也获得比较好的形态。

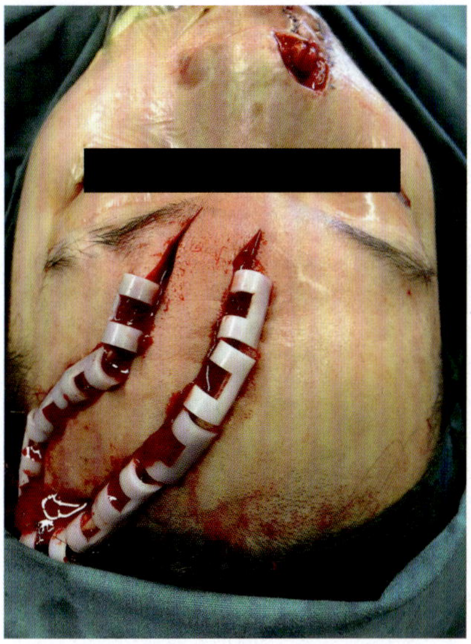

图 3-3-7 以滑车上动脉为蒂的额部皮瓣设计(术中)

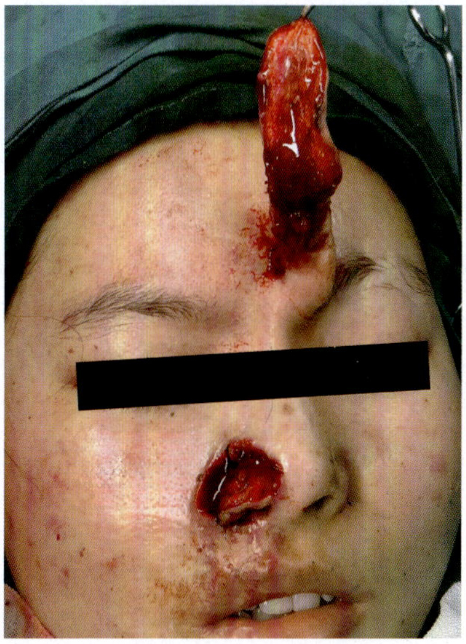

图 3-3-8 额部皮瓣的修整

知识点:额部皮瓣术后修整

1. 3 周后保留滑车上动脉皮瓣蒂部,将皮瓣远端重新掀起,修整到鼻翼形态所需要的厚度和大小。

2. 必要时可以调整鼻翼衬里,修整再造的鼻翼缘;此时还可以根据鼻翼的支撑情况决定是否需要软骨移植予以加强。

3. 再经过 3 周行皮瓣蒂部断蒂,同时作鼻翼沟形态的重塑。

(李圣利 刘 凯)

参考文献

[1] 张涤生，周丽云．张涤生整复外科学．上海：上海科学技术出版社，2002: 327-368.

[2] 李圣利，程开祥，曹卫刚，等．应用吻合血管的逆行颞浅动脉耳廓复合组织瓣修复鼻缺损．中华耳鼻喉头颈外科杂志，2006, 41: 187-190.

[3] BAKER S R. Reconstrcution of the nose. In Baker SR, ed. Local flaps in facial reconstruction. 3th ed. Philadelphia: Elsevier Saunders, 2014: 415-480.

[4] MENICK F J. Principle and planning in nasal reconstruction: Making a normal face. Plast Reconstr Surg, 2016, 137: 1033e-1047e.

[5] SPATARO E, BRANHAM G. Principle of nasal reconstruction. Facial plast surg, 2017, 33: 9-16.

[6] MENICK F J. Nasal reconstruction. Plast Reconstr Surg, 2010, 125: 138e-150e.

[7] FERNANDES J R, PRIBAZ J J, LIM A A, et al. Nasal reconstruction current overview. Ann Plast Surg, 2018, 81: S30-S34.

第四节 外耳畸形和耳廓再造

耳廓位于头颅两侧，左右对称，其上端与眉上的水平线齐平，下端位于经过鼻底的水平线上，与颅侧壁构成的耳颅角平均为 30°，耳廓的长度平均为 5.5~6.5cm，宽度约为长度的 55%，长轴与垂直线约 20°。耳廓的正面有耳轮及耳轮脚、对耳轮及上下脚、三角凹、耳舟、耳甲腔、耳垂、耳屏、屏间切迹、外耳道口等结构(图 3-4-1)。胚胎学上，耳廓是由第一、二鳃弓组织衍化而来。外耳畸形以先天畸形更为多见，也有一部分是由外伤和烧伤等后天因素引起。先天性外耳畸形包括小耳畸形、杯状耳、招风耳、隐耳等。临床上，在各种先天和后天耳廓缺损和畸形中小耳畸形占据首位，在中国人群中的发病率为 1.40/10 000，绝大多数患者为散发，男性多于女性，男女比例约为 2∶1，以右侧畸形较多见，双侧者在 10% 左右。耳廓再造手术是治疗小耳畸形和耳廓后天大部缺损的主要治疗手段。

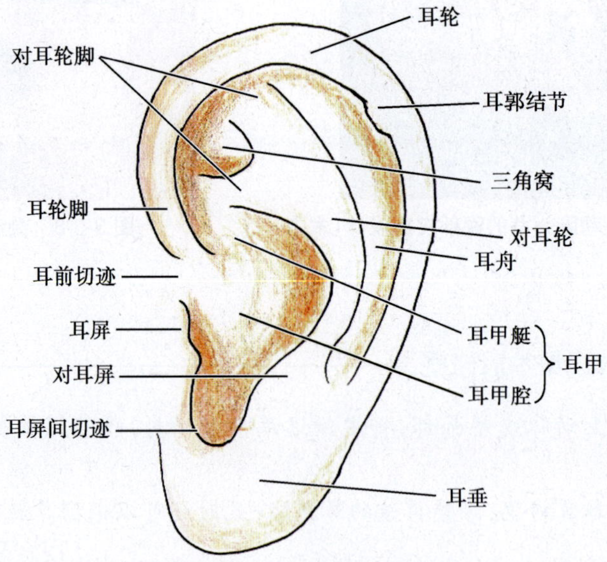

图 3-4-1 正常耳廓结构图

一、先天性小耳畸形

1. 临床表现 小耳畸形(microtia)主要表现为不同程度的耳廓畸形，常伴外耳道闭锁或狭窄、中耳畸形，也会伴有同侧颅面组织发育不良等。除影响外观之外，通常伴有传导性为主的听力障碍，对患儿的早期语言发育和社会适应造成不良影响。

2. 诊断　耳廓比正常小就可以诊断小耳畸形。但临床上一般把耳廓几乎没有正常结构、大小、与正常差异较大、通常伴有外耳道闭锁或狭窄者诊断为先天性小耳畸形。若检查发现除耳廓的畸形外，还存在同侧面部发育短小，则应该诊断为半侧颜面短小畸形。

根据外耳畸形程度的不同，Marx、Nagata 等提出了不同的分类方法，但目前尚无完全令人满意的分型方法。Nagata 通常把小耳畸形分为四种类型，这种分类比较直观、实用。①耳垂型（仅残留腊肠或花生状耳垂，无外耳道、耳甲腔、耳屏等结构）；②小甲腔型（残留小的耳甲腔和耳垂，有或无外耳道）；③甲腔型（残留耳甲腔、耳屏、对耳屏、耳垂等结构，有或无外耳道）；④无耳型（无残耳结构，无外耳道）（图 3-4-2）。

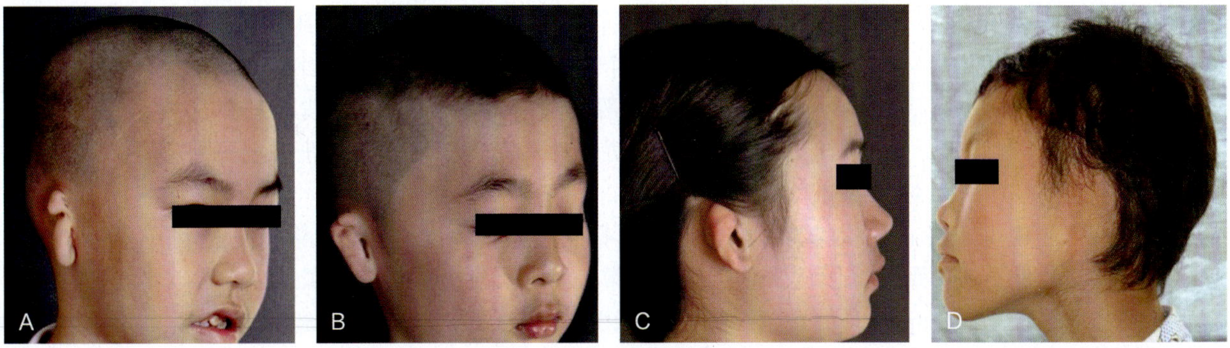

图 3-4-2　先天性小耳畸形

A. 耳垂型；B. 小甲腔型；C. 甲腔型；D. 无耳型。

3. 治疗　小耳畸形的治疗包括耳廓畸形矫正、耳廓部分或全部再造、外耳道和听力的重建，部分患者还包括颅颌面畸形的矫正。在耳廓再造优先的原则下，耳廓再造可以与听觉、半侧颜面短小畸形手术同期完成。因此，小耳畸形比较完善的治疗需要耳廓整形外科、耳科、颌面外科医生以及心理医生等的共同协作，并根据病情和患者及家属的治疗要求制订个性化的治疗方案。

对于双侧小耳畸形，学者们一致认为应该尽早进行听力干预，因为双耳听力显著减弱会影响言语和智力的发育。对于单侧小耳畸形，一侧听力正常的患者是否应该进行干预，尤其是手术治疗，则一直存在争议。但外耳道狭窄者存在胆脂瘤破坏中耳甚至内耳的，应积极手术治疗。助听器应在出生后数周内使用。但骨性闭锁者施行外耳道重建及中耳成形手术后，有效改善听力的机会较小，且并发症多，目前多持慎重态度。

有小耳畸形的半侧颜面短小畸形，其治疗更需要系统的计划。

（1）手术时机的选择：何时进行耳廓再造手术要从心理和生理两方面考虑。单纯的畸形矫正手术可以在 3 周岁以后施行。需要耳廓再造手术者，一般要求年龄 6 周岁左右、身高 1.2m 以上、剑突平面胸围 55cm 以上。

（2）适应证：首先，小耳畸形手术患者术前常规检查要正常，没有外科手术的禁忌证。耳廓再造是一个困难、复杂的手术，目前仅能做到使再造耳廓的形状和正常耳大致相似，还不能使其各细微结构和软骨的弹性完全与正常耳一致。对于要求行耳廓再造，并能理解手术困难，对结果又抱有现实态度的患者方可进行耳廓再造手术，否则要慎重。

（3）耳廓支架材料的选择：迄今，自体肋软骨作为耳廓支架制作材料仍然是最可靠和可取的方法。自体肋软骨的优点是无异物排斥反应，再造的耳廓可以耐受一定程度的外伤，缺点是可能出现胸部畸形等胸部供肋软骨区并发症。对于人工材料支架，如多孔高密度聚乙烯（Medpor）在临床上有一些应用，这种材料具有不吸收变形，易塑形加工，避免了取肋软骨带来的创伤及其并发症等优点，缺点为不耐摩擦和压迫，排异，容易出现支架外露。通常根据患者的意愿或肋软骨不足时，可选用 Medpor 耳支架作为补充选择。

（4）手术方法：耳廓畸形严重的小耳畸形手术治疗首选耳廓再造。

常用的耳廓再造方法主要包括：①自体肋软骨支架二次法（Nagata 法）；②乳突区皮肤扩张法；③颞浅筋膜瓣Ⅰ期法。

1）自体肋软骨支架二次法耳廓再造：手术通常分 2 次完成。第一次，切取肋软骨雕刻和拼接软骨耳廓支架的主体部分和基座，将支架主体部分埋入耳后乳突区皮下，转位耳垂、再造耳屏，基座部分埋于肋软骨切取部位皮下。第二次手术在 4~6 个月后施行，掀起耳廓支架后，按健侧正常耳高度，衬垫不同高度的软骨基座，耳后筋膜瓣覆盖并皮片移植。

2）皮肤扩张法耳廓再造：皮肤扩张法耳廓再造包括全部扩张皮瓣法和部分扩张皮瓣法，都需要 3 次手术完成。

部分扩张皮瓣法：第一次将 50ml 扩张器埋入皮下，一般注水量在 70ml 左右，注水完成休息 1 个月后施行第二次手术；第二次手术是用扩张的耳后皮瓣联合耳后筋膜瓣覆盖肋软骨雕刻的竖立耳廓支架，残耳垂给予转位，筋膜表面游离植皮；第三次手术在 4~6 个月后施行，主要利用残耳组织再造耳屏。

全部扩张皮瓣法：第一次埋入 80ml 扩张器，一般部分埋在头皮下、出头皮后埋在耳后筋膜下，注水 130ml 左右，扩张周期 3 个月以上；第二次，制作的肋软骨耳廓支架完全用扩张的皮瓣覆盖，可以转位耳垂；半年后行第三次手术，切除部分残耳，再造耳屏。

3）颞浅筋膜瓣Ⅰ期法：应用颞浅筋膜瓣Ⅰ期全耳廓再造是将颞浅筋膜瓣转移并覆盖耳廓支架，颞浅筋膜表面游离植皮的方法。颞浅筋膜瓣法耳廓再造通常用于耳后乳突区皮肤面积过小或者破坏的患者。采用多孔高密度聚乙烯（Medpor）耳廓支架再造耳廓时，为减少支架外露也需要用这种方法。

【临床病例讨论】

患者，男，8 周岁。主诉先天性双侧外耳畸形 6 年。

现病史：患者于出生时即被发现双侧外耳畸形，无正常耳廓形态，且明显比正常小。外耳道狭窄。随年龄增长畸形无明显变化，故来我院治疗。经门诊常规检查后，收住院进一步诊治。近日来精神、饮食、睡眠好，二便正常。无外院治疗经过。

既往史：既往体健，无肝炎、结核病史，无药物过敏史，否认外伤、手术、输血史。否认食物药物过敏史。

个人史：生于原籍，无外地久居史，无疫区、疫水接触史，无烟酒等不良嗜好。

家族史：否认家族遗传病史。

查体：体温 36.4℃，脉搏 78 次 /min，呼吸 20 次 /min，血压 110/70mmHg。一般情况好。无急、慢性病容。表情自如。自主体位。皮肤黏膜无黄染。全身浅表淋巴结无肿大。头颅正常大小。眼睑无水肿。结膜无充血，巩膜无黄染，眼球运动正常。瞳孔等圆等大，对光反射正常。左眼视力 4.8，右眼视力 4.9。鼻外形正常。各鼻旁窦无压痛。口唇红润，伸舌无偏斜。咽无充血，扁桃体无肿大。耳部及头面部其余检查详见专科检查。颈部无抵抗感，颈动脉搏动正常，颈静脉无怒张。气管居中，甲状腺无肿大。胸廓无畸形。双侧呼吸运动正常，触觉语颤正常。听诊双肺呼吸音清，未闻及干、湿啰音。心前区无隆起。心尖搏动位置正常。心率 78 次 /min，律齐。各瓣膜区未闻及病理性杂音。周围血管征阴性。腹部无隆起，无压痛反跳痛。肝、脾肋下未及。肾脏未触及。肠鸣音正常存在。肛门及外生殖器未查。脊柱、四肢各大关节无红、肿、热、痛及功能障碍。

专科检查：

1）双侧外耳廓无正常耳廓结构，残耳呈腊肠样，有小耳甲腔和狭窄外耳道，耳垂位置左右对称，未见耳垂裂，未探及耳前瘘管，未见附耳。听力较差。

2）耳后乳突区皮肤松薄，头皮移动度良好，发际线高低适中，乳突区颞骨发育可。

3）面部表情正常，面部颧骨、上颌骨、下颌骨发育可，口角、颏部无偏斜，面部软组织无凹陷。未见以下情况：额皱纹消失，眼裂增大，眼睑闭合不全，眼眶不对称，抬眉力弱，口角倾斜，鼻唇沟变浅，抬额、皱眉、闭眼、露齿，鼓腮和吹哨等动作力弱。

4）牙合平面无倾斜，颏部无偏斜。口内牙列齐，无牙缺失，下颌中线居中，张口度3指。双侧颞下颌关节未扪及弹响，无压痛。

5）未见明显下颌后缩，脊柱呈生理弯曲，未见明显侧弯，四肢无并指、多指畸形。

知识点：临床检查时的注意点

常规测量身高、胸围（剑突平面），单侧畸形的要测量健侧耳耳轮上极、后侧、耳垂与耳轮连接点与乳突的距离。畸形局部的检查不要遗漏耳前瘘管、腮裂瘘管等，颞骨乳突发育的大小和凹凸情况也需要详细检查。一些患者可伴随同侧面部发育短小、面神经发育不良、巨口畸形、唇腭裂、脊柱畸形、心血管畸形等，因此要求常规做全身检查，对多发的部位重点检查并详细记录，不要遗漏存在的阳性体征并告知患者。

（1）诊断

1）诊断：双侧先天性小耳畸形，小耳甲腔型。

2）鉴别诊断：小耳畸形与杯状耳畸形很难明确界定，耳廓卷曲比较严重，大小与正常耳差距大，甚至耳道有狭窄或闭锁，更倾向诊断小耳畸形。

（2）临床诊疗决策

1）病情评估：双侧残耳如腊肠样，有小耳甲腔和狭窄外耳道，耳垂位置左右对称。颞骨乳突平整、乳突区皮肤松薄。年龄8周岁，身高1.35m，胸围57cm（剑突平面）。

2）辅助检查

一般检查：

血常规：白细胞计数5.75×10^9/L，红细胞计数4.14×10^{12}/L，血小板计数164×10^9/L，血红蛋白144g/L。

生化检查：谷丙转氨酶7.4U/L。

凝血功能：凝血酶原时间14.1秒，活化部分凝血活酶时间48.4秒。

免疫功能：HbsAg阴性，HbeAg阴性，Ab-HBc阴性，anti-HIV阴性，anti-TP阴性。

胸部X线片及尿常规未见异常。心电图正常。

颞骨CT：双侧外中耳畸形。骨性外耳道狭窄，鼓室腔狭小，听小骨畸形严重，面神经管走行异常。

3）治疗：由整形外科与耳科会诊制订治疗方案。由于该患者乳突区皮肤比较薄且松，耳廓再造方案采用肋软骨二次法，双耳同时完成。由于听小骨畸形严重且双侧小耳畸形，决定在第二次手术时于右侧颞骨乳突植入骨桥。

知识点：手术时机和手术方案的确定

耳廓再造是严重小耳畸形主要的治疗方法。

耳廓再造通常采用自体肋软骨雕刻耳廓支架，耳后乳突区的皮肤和筋膜覆盖耳廓支架。自体肋软骨的长度、宽度和厚薄对耳支架雕刻的效果会有比较大的影响。通常情况下，年龄6周岁以上，身高1.2m以上及胸围55cm以上能满足大部分耳廓支架雕刻拼接的要求，但如果耳廓大于平均水平，建议7周岁或8周岁以上再行手术治疗。由于年龄小手术耐受力相对较低，因此双耳再造最好在8周岁以后。乳突区皮肤的条件也是决定再造耳效果非常重要的一个因素，了解皮肤的条件可以对手术后效果有比较明确的判断。

> 一般皮肤松薄的患者，效果比厚紧的好。乳突区皮肤的松紧和厚薄也是术式选择的重要依据。一般6周岁以上皮肤松薄的患者可以采用肋软骨二次法耳廓再造，其手术效果好，治疗周期短，手术次数少。6周岁以上，无论皮肤条件都可以选择部分扩张法耳廓再造。这种方法治疗周期长，手术次数多，但对皮肤厚紧的患者有一定的优势。一般8周岁以上，皮肤松的患者也可以采用全扩张皮瓣法耳廓再造术，这种方法的优点是手术创伤小，瘢痕少，但治疗周期最长。除患者自身的条件，具体采用的手术方案也要根据医生对不同手术方法的熟悉程度来确定。

(3) 治疗结果：第一次手术后，病人早期未出现皮瓣血运障碍及血肿，伤口均一期愈合，再造耳轮廓清晰。第二次手术后10天拆线，再造耳背面植皮全部成活。

(4) 随访：耳廓再造术后半年，双侧再造耳大小、位置对称，轮廓清晰，颅耳沟两侧对称，外形美观（图3-4-3）。听觉植入部分由耳鼻喉科处理和评价。

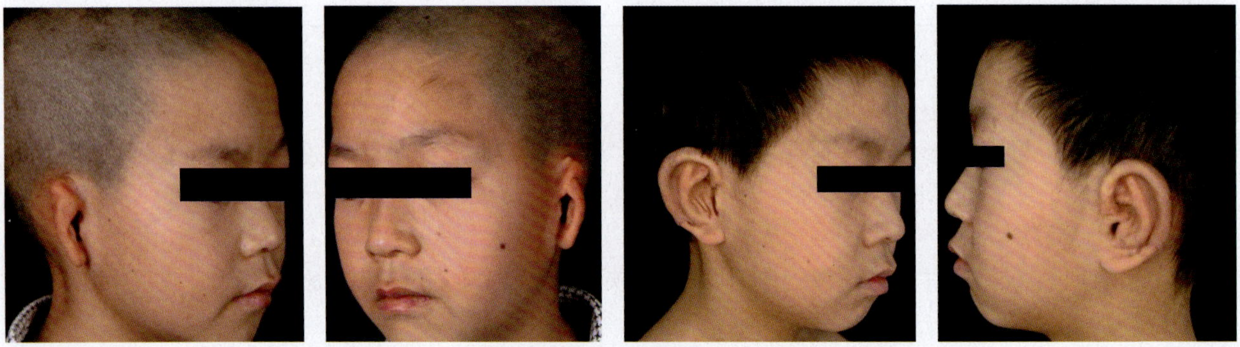

图3-4-3 男孩8周岁，双侧小耳畸形，小耳甲腔型

耳廓再造同期骨桥植入术后半年，双侧再造耳大小、位置对称，轮廓清晰，颅耳沟两侧对称，外形美观。

二、耳廓再造术

耳廓再造术是小耳畸形和后天性耳廓大部缺损的主要治疗手段。自体肋软骨二次法耳廓再造术是目前最常用的术式，皮肤扩张法耳廓再造术在我国也广泛应用。

（一）自体肋软骨二次法耳廓再造（Nagata法）

手术通常分两次完成。

1. 第一次手术　肋软骨取出，肋软骨耳廓支架制作和植入，耳垂转位。

(1) 耳廓模型的制作：根据健侧耳廓大小和形状，用X线片剪耳廓模型。也可对健侧耳廓进行3D扫描或照相，并打印3D耳廓模型（图3-4-4）。

(2) 再造耳廓的定位：再造耳的定位包括上下位、前后位、倾斜度及耳屏的位置。部分小耳畸形患者的耳垂位置与健侧不一致，再造耳廓下极位置的定位应该与健侧耳垂一致，并根据健侧耳廓的长度确定上极的位置。前后位与残耳的位置匹配。在两侧画出面部的垂直线，根据健侧耳与垂直线的角度画出再造耳向后倾斜的角度。耳屏的位置可以根据法兰克福（Frankfurt）水平线确定。

由于有些患者患侧面部较健侧明显短小，因此我们仅将耳模翻转置于患侧，参考健侧外眦至耳轮脚的距离，结合耳垂的位置，利用目测来确定患者（或家长）和医师都认为合适的再造耳位置。

(3) 麻醉方式：儿童患者宜在全麻下进行手术，成年患者也可在局麻下手术。

(4) 肋软骨耳廓支架的制作：根据年龄、肋软骨的发育、健侧耳廓的大小和竖立的高度确定切取肋软骨的量。通常完整切取第7、8肋软骨，第6、9肋软骨根据需要可以完整或部分切取，切取部位的软骨膜需保持完整（图3-4-5）。部分成人第7肋软骨就能满足耳廓支架的制作要求。

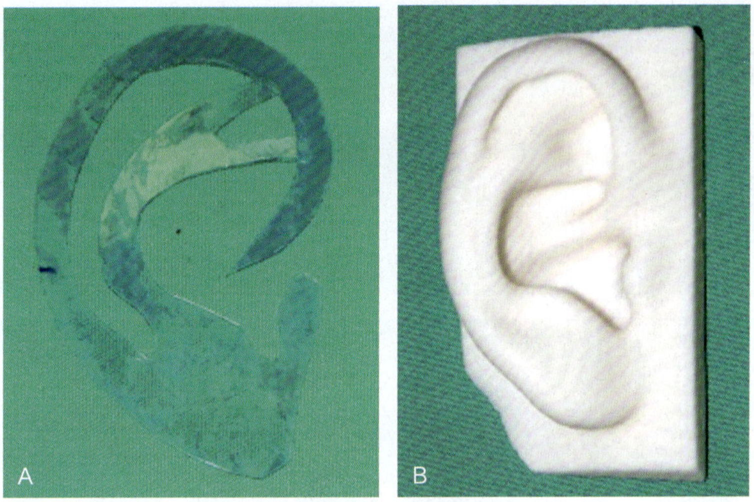

图 3-4-4　制作耳廓模型

A. X 片耳廓模型；B. 3D 耳廓模型。

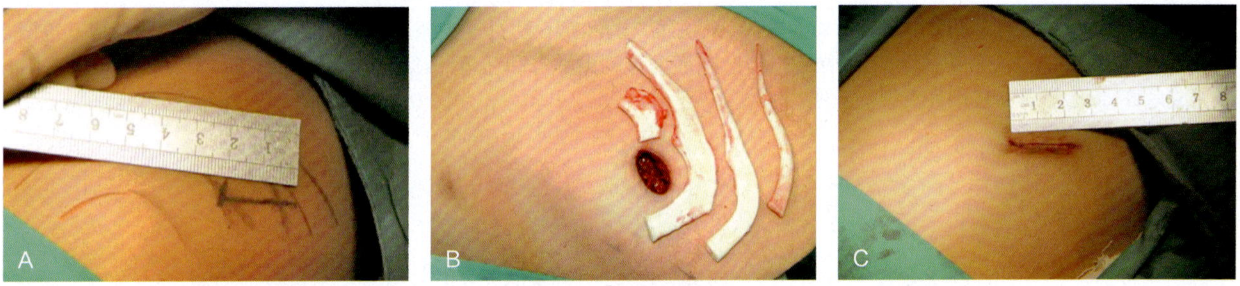

图 3-4-5　取肋软骨

A. 标出切取肋软骨的切口，长度为 3cm 左右；B. 切取第 7、8、9 肋，部分第 6 肋；C. 切口闭合。

根据切取的肋软骨长度、宽度和厚度的差别，残耳大小，以及是否有耳甲腔，支架的具体制作方法是不一样的。一般根据健侧耳廓模型，用第 7 肋软骨的弯曲部分和第 6 肋软骨的最宽部分拼接形成支架的底板，在底板上雕刻出耳舟和三脚凹，形成对耳轮及上下脚，从耳舟部位切下的薄条弧形软雕刻成对耳轮形状，并拼接在对耳轮部位；对于软骨比较薄者取第 9 肋软骨雕刻成对耳轮拼接在底板对耳轮的位置，加高对耳轮的凸度，同时加深耳舟和三角凹。

修薄和修细第 8 肋，并拼接在底板边缘形成耳轮和耳轮脚，取一段软骨雕刻成耳屏支架直接与底板的下端拼接（对于甲腔型小耳畸形可以不拼接耳屏软骨）。软骨的拼接用 5-0 钛丝或钢丝严密固定。如果残耳有甲腔和耳屏，通常支架不需要拼接耳屏部分。剩余软骨根据健侧耳竖立的高度拼接成支架的“C”形基座，并埋于胸部肋软骨切取部位的皮下，待第二次手术用（图 3-4-6）。

（5）耳垂转位、皮下腔隙的形成及软骨支架的植入

1）耳垂型小耳畸形：在耳垂前，向其后面延伸至乳突表面的 W- 型切口所形成的四个皮瓣，分别是耳屏前皮瓣、耳垂前后皮瓣（通常前瓣宽、后瓣窄）和乳突皮瓣。完全去除残耳软骨，在乳突区皮下分离形成皮肤口袋，此区域要大于外耳廓 0.5cm 左右。将耳垂后皮瓣和乳突皮瓣缝合成一个锯齿状的锥体，作为支架耳屏间切迹部位的皮肤覆盖。保持耳垂后下部皮瓣和乳突皮瓣联结区域皮下蒂的完整，对于维持皮瓣的血运是非常重要的。将三维支架插入皮肤口袋中心，用皮瓣覆盖并缝合，在耳舟部位放置负压引流管，利用负压形成再造耳的轮廓，并判断需要切除的残耳和耳屏间切迹处多余皮肤的量，以获得光滑的轮廓（图 3-4-7、图 3-4-8）。

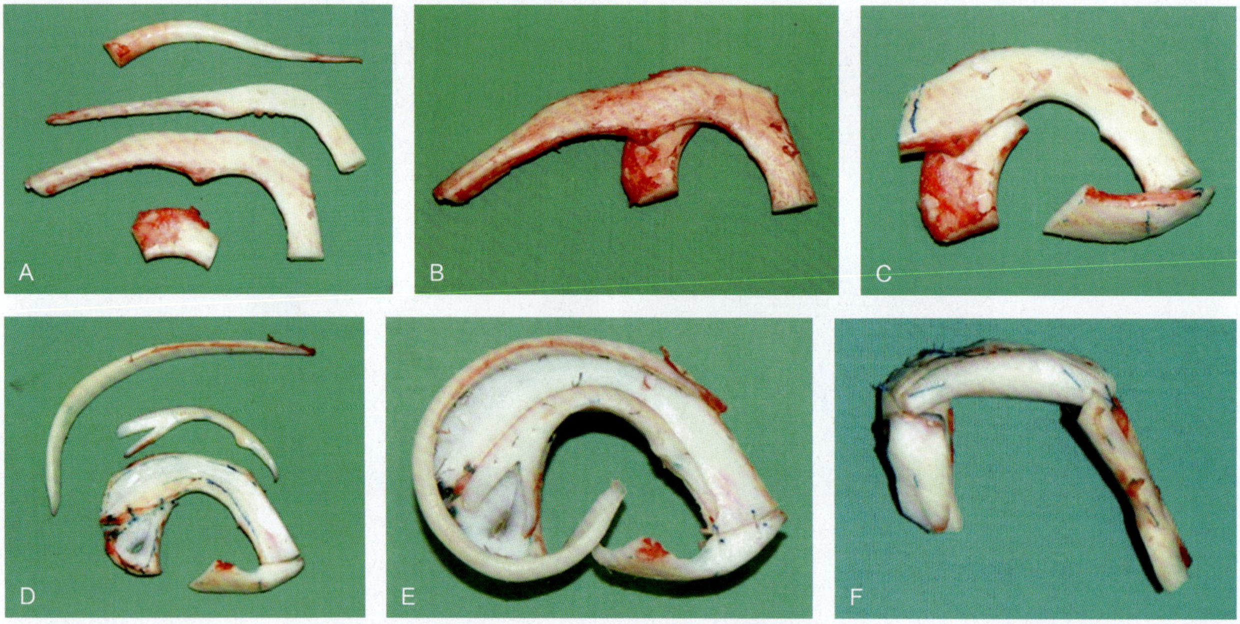

图 3-4-6 耳垂型小耳畸形肋软骨耳廓支架的制作

A. 从患耳对侧切取的第 7、8、9 及部分第 6 肋软骨；B、C. 第 7 肋和第 6 肋拼接支架底板；D. 在底板上雕刻出耳舟和三角凹，第 8 肋修剪后拼接耳轮、第 9 肋修剪后拼接对耳轮、在底上雕刻出耳舟和三角凹，第 7 肋一段雕刻成耳屏；E. 耳支架主体拼接完成后；F. 剩余软骨拼接出耳支架的基座。

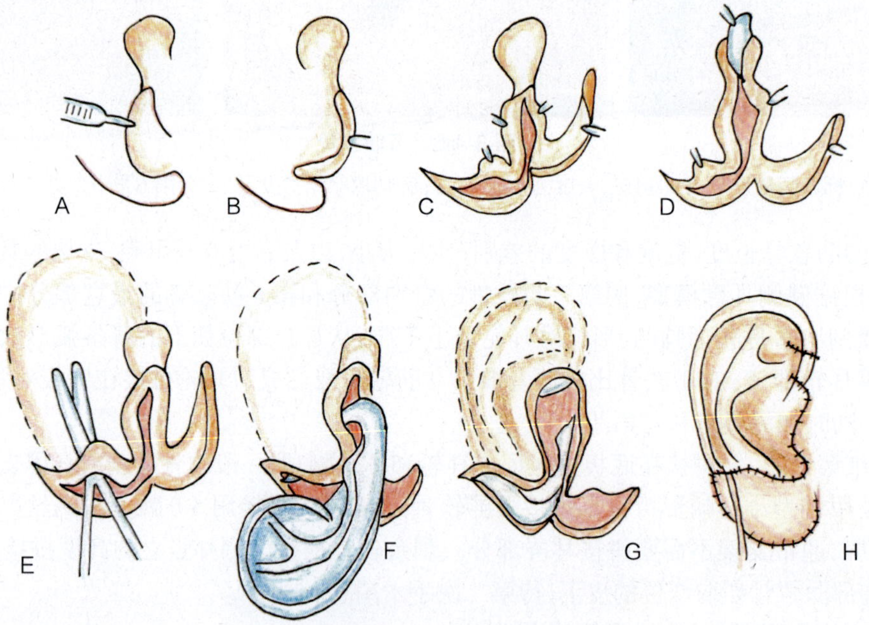

图 3-4-7 耳垂型小耳畸形一期手术步骤

A. 重建耳廓和耳垂前面切口线标记；B. 耳垂后面和乳突表面 W 形切口的标记；C. 形成四个皮瓣：耳垂前、后皮瓣、耳屏前皮瓣和乳突皮瓣；D. 完全移除残存耳软骨；E. 形成皮肤口袋，注意分离的边界须超出外耳轮廓 1cm，在耳垂后面下半部分皮瓣及乳突皮瓣与耳后筋膜之际形成皮下蒂；F、G. 将三维支架从耳屏处植入耳后皮肤囊袋中；H. 术中可通过抽吸明确轮廓调整缝合后的皮瓣。

耳垂型先天性小耳畸形第一期手术后形成的再造耳轮廓如图 3-4-9。

2) 甲腔型小耳畸形：这种畸形的耳廓下部结构基本正常，无需重建耳廓支架的耳屏部分。残耳下部与耳廓支架衔接，残余部分软骨要去除，但要保留残耳的耳屏软骨，耳支架与残耳自然拼接后修剪多余的皮肤（图 3-4-10）。

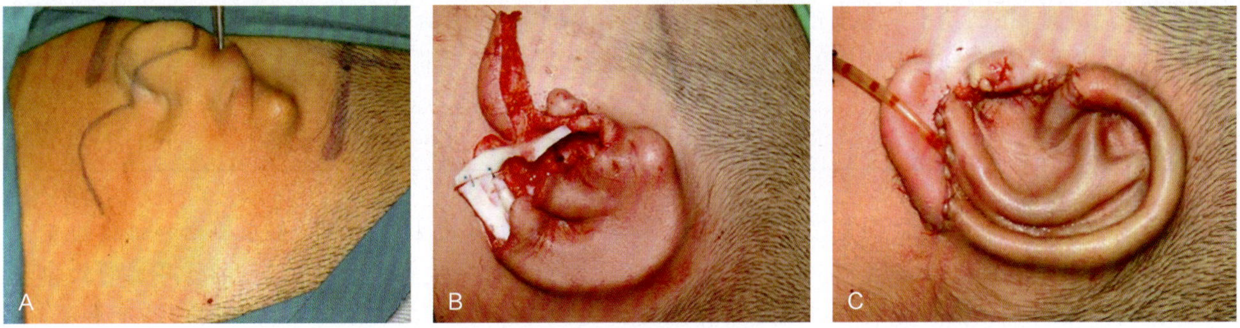

图 3-4-8　耳廓再造一期

A. 手术切口设计；B. 肋软骨耳支架植入；C. 耳垂转位、耳屏成形。

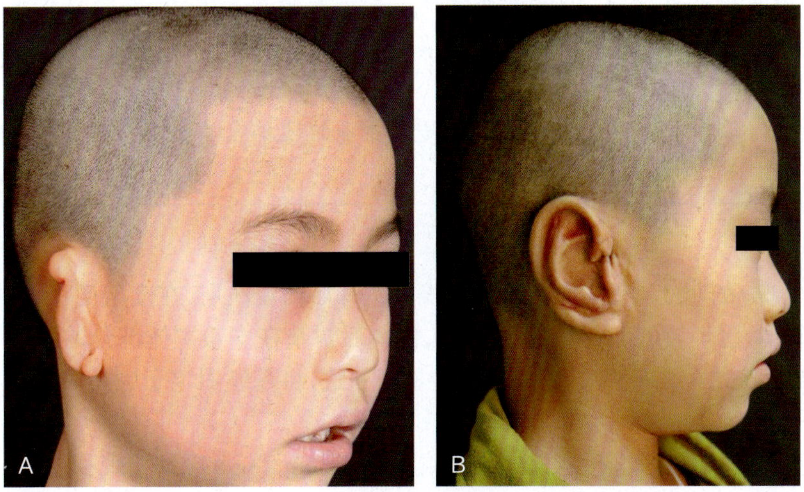

图 3-4-9　8 岁男孩小耳畸形，肋软骨耳支架二次法耳廓再造

A. 手术前；B. 第一次肋软骨耳支架植入术后 4 个月。

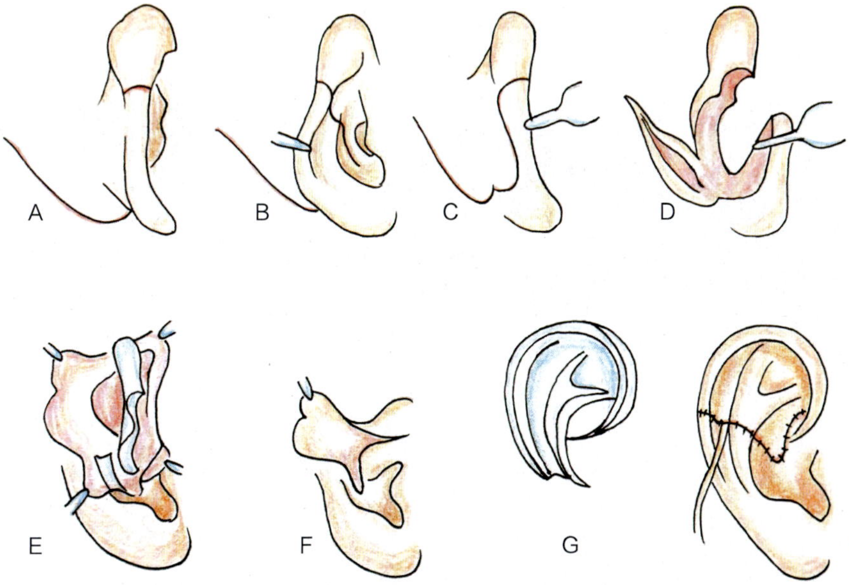

图 3-4-10　甲腔型小耳畸形一期手术

A. 再造耳标记及切口标记；B. 前面的切口标记；C. 耳垂及乳突后面的 W- 型切口标记；D、E. 切开后，移除耳软骨而保留外耳下部；F. 切除耳软骨的部分；G. 甲腔型小耳畸形的三维支架，注意无需再造其耳屏部分；H. 将皮肤贴合至三维支架后的术后观。

(6)术后处理：按清洁手术要求预防性应用抗生素。观察负压引流是否通畅及引流量，观察皮瓣、转位耳垂颜色及皮下囊袋内是否有积血，术后 3 天拔除引流管，术后 10 天拆除皮肤缝线。

知识点：

第一期手术中肋软骨耳支架是决定再造耳稳定美观外形的主要因素。要求雕刻和拼接的支架外形与健侧耳廓更加接近，支架结构坚固稳定。对于底板强度较小的，最好用制作耳屏的软骨支撑到耳轮脚和底板。支架的凹凸度要与乳突区皮肤的厚薄匹配，皮肤厚者支架的凹凸度要深。支架的厚度要与皮肤的松紧匹配，避免覆盖的皮瓣张力过大导致皮瓣血运障碍。转位耳垂与耳轮软骨要有部分重叠，避免耳轮与耳垂衔接处出现台阶。掀起的皮瓣厚薄要适合，过薄会影响皮瓣血运，也会导致皮瓣颜色偏深，轮廓过度清晰。皮下腔隙宽松要适合，根据皮肤松紧分离，皮肤紧的腔隙分离范围要比支架放大 1cm。残耳多余皮肤的修剪要小心，避免修剪后出现皮瓣血运障碍。

残耳修剪部位、耳屏间切迹部位的皮瓣及转位耳垂的远端容易出现血供障碍，手术中要特别小心处理。

2. 第二次手术

(1)再造耳主体部分的竖立：沿耳轮外缘切开皮肤达耳后筋膜浅层，在支架底板与耳后筋膜之间分离，掀起再造耳主体部分。将埋置的“C”形基座取出，修薄后衬垫在支架主体部分的底板与耳后乳突区筋膜之间，测量再造耳与乳突之间的距离与健侧耳廓的是否一致，将基座固定于底板后内侧对耳轮和耳轮下脚背面的位置。

一般再造耳竖立的高度最好不超过 2.5cm，健侧高于 2.5cm 者，考虑到美观和对称，可降低健侧竖立的高度。在头皮与耳后筋膜之间分离，范围至耳后筋膜能覆盖再造耳后内侧面，一般在距残耳 7~8cm 的位置切开耳后筋膜，在乳突区骨膜表面掀起蒂向残耳的耳后筋膜瓣。筋膜瓣下方在胸锁乳突肌腱膜表面分离，用 5-0 可吸收线缝合筋膜瓣远端与耳轮上缘，取长约 8.5cm、宽约 4.5cm 的断层皮片移植于筋膜表面，打包包扎。断层皮可取自头皮或胸部取肋软骨部位或腹股沟(图 3-4-11)。

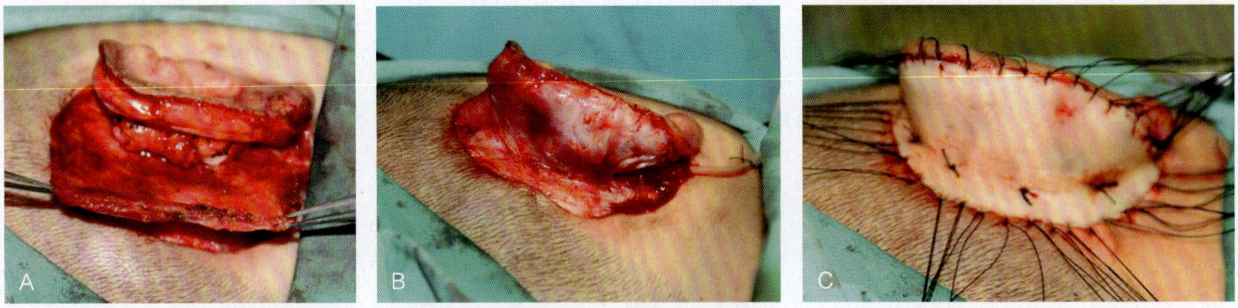

图 3-4-11 再造耳竖立

A. 耳后筋膜瓣掀起，软骨基座衬垫；B. 耳后筋膜覆盖；C. 中厚皮片移植。

耳垂型小耳畸形二次手术完成后效果见图 3-4-12。

(2)术后处理：第二次手术不需要预防性应用抗生素，可在支架与耳后筋膜间放置负压引流。术后 2 天拔除引流管，术后 10 天拆线。

3. 并发症及处理方法 耳廓再造是复杂的整形手术之一，要做出一个外形、轮廓与正常耳廓相似的再造耳，手术方式的选择、坚固耳支架的精细雕刻、乳突部足够的皮肤提供等都至关重要，但手术并发症的出

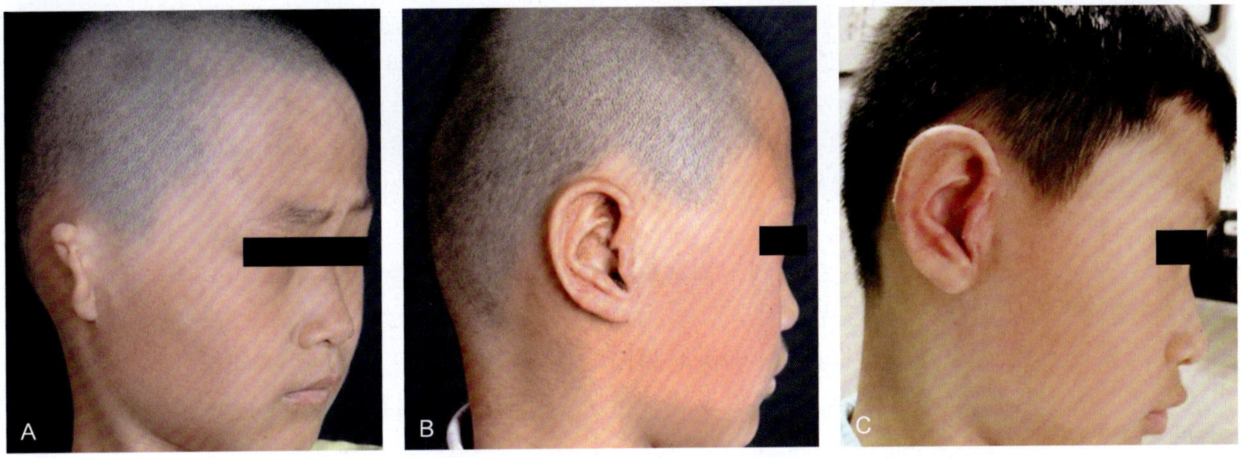

图 3-4-12　男孩，8 岁，小耳畸形，肋软骨耳支架二次法耳廓再造

A. 手术前；B. 第一次手术后 6 个月；C. 第二次手术后 6 个月。

现是影响手术成功率提高不可忽视的重要因素。分析和了解不同术式出现并发症的特点，可以有效地做好并发症的预防工作，更有利于手术的成功，降低手术的风险。

(1) 气胸：在切取肋软骨时损伤胸膜，可造成气胸或血气胸，对于有经验的医生，手术导致气胸的概率是非常低的，关键是把握好剥离的层次。一般在软骨膜和软骨之间剥离，对于瘦弱的孩子胸壁比较薄的剥离时要小心轻柔。手术一般在全麻下进行，一旦发生气胸，不用太紧张，先缝合破损胸膜，然后让麻醉师一边鼓肺同时一边打结缝线，这样可以排除更多进入胸腔内的气体，一般不会影响呼吸。术后可以半卧位。

(2) 胸壁畸形：主要表现为软骨切去部位和皮肤切去部位出现胸壁凹陷，在部分软骨出现弯曲畸形。据统计，在 10 岁或更小的年龄做耳再造，胸壁畸形率可达 64%，年龄较大的儿童发生率约为 20%。在胸廓的双侧切取肋软骨可以明显减少胸廓畸形发生的概率或者明显减轻畸形的程度。在切取肋软骨的供区保留一部分软骨膜，最好保留完整，术后戴 3~6 个月的弹力胸带对减轻胸壁畸形会有一定帮助。

(3) 感染：感染是最严重、最难处理的并发症，比较少见。主要原因有无菌操作不严格、皮肤与支架贴合不好、血肿形成、皮瓣坏死、筋膜瓣坏死、支架外露等。典型表现为耳部红斑、水肿或少量渗液或皮瓣下积液，少数情况会出现疼痛或发热。

防治原则：术前细致地清洁残耳；术中严格无菌操作，避免血肿形成，保持良好的负压引流，预防性应用抗生素。发生严重感染及时引流，并立即应用抗生素；一旦感染不能控制，将使软骨液化、外露，最终可能去掉支架。

(4) 软骨外露和断裂：早期主要与皮瓣、筋膜瓣、皮片坏死或感染有关，晚期主要与外伤、持久压迫、筋膜瓣或皮片收缩、钛丝和缝线排异顶破皮肤有关。另外，手术后不适当的包扎等因素也是导致软骨外露原因之一。软骨表面不光滑导致与皮肤之间张力过大，可将皮肤顶破，这种软骨外露往往在外耳轮缘比较多见。软骨断裂主要发生在外耳轮，尤其对于年龄较大、肋软骨钙化严重的患者，应用浮肋再造外耳轮较易断裂。对于 <0.5cm 的小面积软骨外露，若无感染征象，可通过局部伤口换药配合高压氧治疗等保守治疗后愈合。如果是较大的软骨外露，一定要用局部皮瓣或筋膜瓣尽早覆盖暴露的软骨支架，以防软骨感染和坏死，术中要注意扩大原有创面面积，使创口边缘血供健康良好，转移覆盖的皮瓣与创面的缝合应无张力。

(5) 筋膜瓣坏死：颞浅血管及耳后血管均存在变异，尤其半侧颜面短小患者血管及筋膜的变异比较大；术中设计不当，筋膜瓣面积不足，缝合后筋膜瓣过紧，导致包裹耳支架时张力过大；筋膜瓣上植皮打包，包扎固定不当，加压过紧，压迫筋膜瓣或血管蒂，止血不彻底导致血肿形成，均可导致颞浅筋膜瓣、耳后筋膜瓣坏死。为防止此并发症发生，术前应仔细探测筋膜瓣轴心血管走向；仔细操作，避免损伤主要血管；筋膜瓣要足够大，防止缝合后筋膜瓣过紧；包扎固定适中，避免血管蒂部受压；彻底止血，充分引流，防止血肿形成。筋膜瓣坏死，皮片往往不能成活，应及时处理。一旦发生，修复方法与软骨外露并发症处理相同。

(6) 结扎钢丝、钛丝或缝线外露：应用耳软骨支架进行全耳再造，固定耳支架的钢丝或钛丝、缝线有时会外露，其原因是钢丝或钛丝、缝线断开，结位没有隐藏在耳支架后面或排异反应。一旦发生外露，如没有感染，尽早剪去外露钢丝或缝线。

(7) 皮肤坏死：设计的皮瓣长宽比例不当或转移后张力大，损伤皮瓣供养血管或术后皮瓣蒂部扭转，筋膜瓣血运不良或坏死，术后皮片固定不佳，血肿形成等，都会导致皮肤坏死。为预防皮瓣坏死，应遵守皮瓣设计原则，保证皮瓣良好血供；确保筋膜瓣的良好血供；彻底止血，良好固定，避免血肿形成。皮瓣或皮片表层坏死时，应保留泡皮，避免干燥。全层坏死时，应及时清创，皮瓣转移或游离植皮覆盖创面。

(8) 颅耳角的外形欠佳：主要表现为二期颅耳角再造后期颅耳角回缩。主要原因是二期衬垫的基座高度不够、基座软骨密度比较差、拼接不够坚固、固定位置不合适、固定不够牢固，皮瓣或筋膜瓣过紧，术后筋膜、皮片或皮瓣挛缩等。解决方法是在二期颅耳角再造时，皮瓣或筋膜瓣大小应足够；选用较厚的断层皮片或全厚皮片移植；耳廓基座支架要坚固，避免再造耳持续受压。

(9) 再造耳的解剖轮廓欠佳：再造耳解剖轮廓包括耳轮、对耳轮上下脚、三角窝、耳甲腔、耳屏和对耳屏等。解剖轮廓欠佳的主要原因是耳支架雕刻粗糙，立体感不强，制作的支架不够坚固，支撑力不强，负压吸引不充分或局部皮肤弹性欠佳，覆盖组织过多使再造耳臃肿，或与耳垂处衔接不自然等。因此，耳支架雕刻技术、皮瓣剥离层次及负压吸引的有效管理是全耳再造成功的关键。

(10) 再造耳异位畸形：再造耳异位畸形主要原因是术前未准确定位；术中因组织移位致标记线位置相对改变；术中固定不可靠，术后移位；标记线因手术操作而消失；术中健耳暴露差，对比困难等。防治措施是术前仔细设计，准确定位；术中不受设计线移位的影响，并与健侧耳对比，准确定位后固定；进行不在一条直线上三点固定，若残耳位置不当应进行移位。

(11) 软骨支架吸收、变形：外力压迫或感染是软骨支架发生吸收的主要原因。为避免上述情况发生，雕刻肋软骨时应尽量顺其自然弧度，厚度适中；避免将软骨置于瘢痕受区，避免缝线过紧，尽量减少再造耳受压，预防感染发生。

(12) 再造耳色素沉着：游离皮片移植，皮瓣血运不佳，二期愈合后可导致色素沉着。供区皮肤距离受区越远，色差也越大。因此游离植皮时应选用较厚的中厚皮片或全厚皮片；尽量选择邻近区域作为供皮区，用皮瓣覆盖，愈合后颜色变化较小；确保植皮或皮瓣的一期愈合；术后避免强阳光直接照射；避免局部使用类固醇激素；早期的色素沉着不必急于治疗，部分病例随着时间推移可有所好转。

(13) 再造耳毛发残留：再造区域耳部无发区面积偏小，术后耳轮缘可有毛发残留。后期可采用毛囊电解，激光脱毛或手术去除毛囊，但需多次治疗。

(14) 毛发脱落：主要是切口边缘或头皮瓣区域毛发脱落。原因可能为切取筋膜瓣时过浅，损伤毛囊；皮瓣边缘血供不良，毛囊缺血坏死；包扎过紧，压迫所致。因此手术操作时要仔细，分离头皮时不可过浅，避免损伤毛囊。

(15) 头皮瓣部分坏死：主要原因是切取筋膜瓣时剥离层次过浅；皮瓣设计不合理，尖端过尖；术后血肿形成、感染；术后过度压迫。术中注意分离不要过浅；合理设计皮瓣；彻底止血，防止血肿形成，避免感染；适度加压包扎。

(16) 皮下出血或血肿形成：主要原因为术中止血不彻底；术后引流不畅或凝血功能障碍。术中应注意止血；保持术后引流通畅；应用止血药物；出现活动性出血或明显血肿者应及时探查。

(17) 面神经损伤：很少发生，可能由于切取颞浅筋膜瓣时，损伤了面神经颞支或面神经主干。术前认真设计，术中精细操作，完全可避免此类情况发生。

(18) 病理性瘢痕形成：主要是耳部、切口或供皮区瘢痕增生，尤其是伴有感染、愈合不良或瘢痕体质者。防止同增生性瘢痕的措施。

（二）部分扩张皮瓣法耳廓再造术（扩张两瓣法）

部分扩张皮瓣法是采用扩张后变薄和增大的乳突区皮瓣联合耳后筋膜瓣覆盖耳廓支架，这种方法的支架覆盖组织比较丰富，适应范围广，尤其对乳突区皮肤过紧或者偏厚紧的患者也可以获得比较好的效果。但再造耳后内侧筋膜表面的移植皮肤仍然会带来色差和瘢痕。且手术分三期完成，治疗周期比较长。

1. 第一期　皮肤扩张器的选择与置入。

（1）皮肤扩张器的选择：耳后乳突区无毛发皮肤面积量有限者，应用过大的扩张器只会把后上方的毛发及颈部皮肤扩大，对再造耳廓并无帮助。因此，常规选用定制的 50ml 肾形皮肤扩张器。为方便患者的日常生活，注射壶均应内置于颈部皮下。在术中植入扩张器前将气体注入扩张器内，然后全部放入装满生理盐水的碗中观察是否出现气泡，如未见气泡表明扩张器没有破漏。

（2）置入扩张器的手术操作过程

切口设计及分离范围标记：对于乳突区无发区皮肤面积大小合适的患者，通常在残耳后发际线内 0.5cm 处设计平行于发际线、长 4cm 左右的切口线。分离范围上至发际线上 1~2cm，下平耳垂下极平面，若残耳耳垂与健侧耳垂上下位置不一致，则以健侧位置为准。对于发际线过低、无发区皮肤面积过小的患者，要根据的情况调整扩张器的埋置位置（图 3-4-13）。

处理残耳组织：典型的先天性小耳畸形患者，残耳的下部一般均作为再造耳垂，应予尽可能多地保留，第一期手术通常不做处理。如果残耳垂位置高或者残耳有甲腔，可以对耳垂或连带甲腔做个蒂在下的延迟手术；如果耳垂转位在第三期完成，也可以不做延迟手术。残耳的上部一般均含有扭曲的软骨，如果不影响皮肤扩张可以不处理，否则需切除部分软骨。

潜行分离乳突区皮肤口袋置入皮肤扩张器：在设计的分离范围内将局麻肿胀液注入皮下，约 40ml。通常于耳后进入发际内 0.5cm 处作平行于发际线的纵切口，切口长约 4cm，深达毛囊根部，在耳后筋膜浅层用 15 号刀锐性分离形成皮下口袋，分离面积要稍大于扩张器底面积，以利于以后扩张和避免扩张器被挤成锐角顶破皮肤。彻底止血后置入事先选择好的皮肤扩张器，放入扩张器时尽量用钝口器械，避免使用锐利器械，以免刺破扩张器囊壁。注射壶内置于近颈部的毛发皮肤下。放置带有侧孔的引流管一根，切口作皮下、皮肤两层缝合。包扎敷料不能太紧，以免压迫皮肤引起坏死。引流管外接负压瓶（图 3-4-13）。

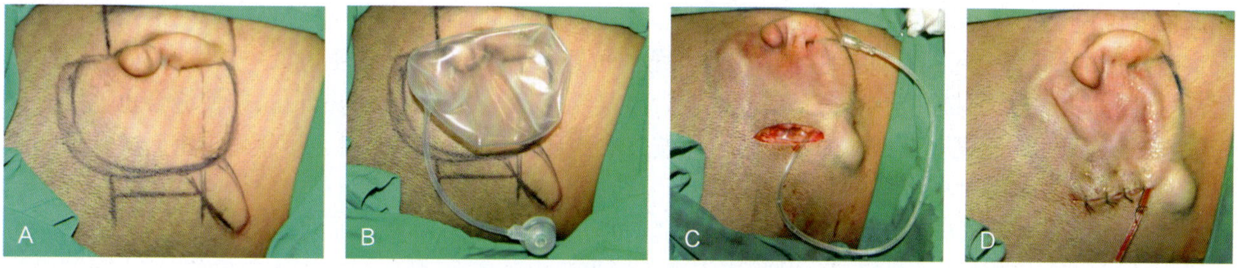

图 3-4-13　部分扩张皮瓣法扩张器置入

A. 手术设计；B. 扩张器及置入的位置；C、D. 扩张器置入后可见切口位置、分离范围及置入的负压引流管。

（3）术后处理：术后不需要用抗生素。保持负压引流通畅，一般情况下引流管于术后第 2 天拔除。如引流出的血液较一般情况多且颜色比较红，可检查耳后皮肤的张力，如果局部皮肤张力不大可继续观察，如患者疼痛明显且张力大，则应拆除缝线，取出扩张器重新止血后再放入。

（4）扩张器注水：术后 1 周开始经扩张器注射壶注入灭菌生理盐水，通常注水针头不要大于 5 号，每隔 2~3 天注射 1 次，每次注水 5ml 左右，切口可在术后 12 天拆线。一般 1 个月左右即可完成注水扩张。扩张完成后最好原位维持 1 个月左右。此时，扩张的皮肤上应有清晰的血管可见，然后准备行第二期耳廓再造术（图 3-4-14）。

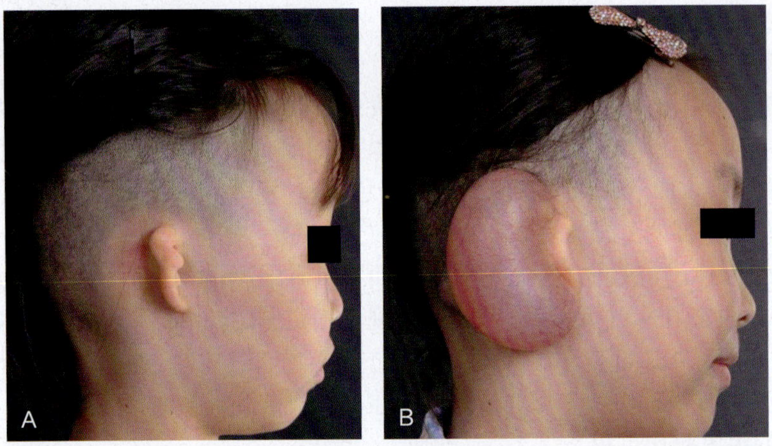

图 3-4-14 女孩，8 周岁，小耳畸形，部分扩张皮瓣法耳廓再造扩张器注水后

A. 手术前；B. 扩张器注水结束后。

知识点：扩张法耳廓再造

扩张皮瓣是用来再造结构精致耳廓的最主要组织之一，因此获得大小、厚薄合适的扩张皮瓣对耳廓再造十分重要。耳廓再造的扩张器埋置手术技术精度要求非常高，其技术关键是腔隙的分离，要求分离的层次要精确一致、厚薄均匀，分离的范围和位置要合适，严密仔细止血避免术后血肿，掌控好注水量、注射频率，避免扩张皮瓣过厚、过薄，甚至皮瓣坏死。

(5) 皮肤扩张常见的并发症及处理

1) 感染：手术时的局部污染，扩张期间的频繁穿刺污染，或继发于身体其他部位的感染等，均能引发感染。最初表现为扩张的皮肤充血明显、皮温升高、腔内积液增多、局部疼痛等。

处理方法：从其下部离扩张囊 1cm 处作小切口，向腔内插入细导管保持负压引流，辅以抗生素治疗，常可继续扩张。如感染得不到控制，则须取出扩张器，待半年后再重新置入。

2) 扩张器外露：耳后乳突区皮肤较薄，扩张过程中成角的扩张囊易突破皮肤致扩张囊外露。故手术剥离的腔隙应比扩张器稍大，放置时尽量使扩张器折叠处位于底面。如在扩张过程中发现扩张囊成角处有突破皮肤的倾向，应回抽后重新注水以改变成角的位置，免于局部的持续压迫。一旦发生，如破损在周边部位，则抽水减压，将破孔与基底部缝合，愈合后可继续扩张。如发生在中央部位，即使缝合也不可能愈合，须取出扩张器。根据皮肤破溃的情况也可以按二次法再造耳廓，或 3 个月至半年后再重新放置扩张器进行扩张。

3) 扩张皮瓣血供障碍：易发生于注水后期，此时期皮肤已变薄，对再增加的压力变化适应性较低，注水量过大时极易引起皮瓣血供障碍。其临床表现为注水后皮肤变白，数小时后周围部转红，但中间部仍苍白，次日该处出现水疱。因此在后期注水过程中，如出现较大范围的皮肤苍白现象，应立即回抽减压。一旦局部皮肤已出现水疱，即使回抽也无效，最终该处皮肤坏死。也有扩张后期由于皮瓣张力过大致扩张皮瓣细小血管损伤，最终导致远端点片状的皮肤坏死。可以根据扩张时间、破损皮肤的位置和大小等因素决定继续采用两瓣法再造或者改为二次法再造，如都不行则须取出扩张器，待半年后重新放置扩张器进行扩张。

4) 切口裂开：扩张至后期，由于体积显著增大，致使已愈合的切口拉力增大裂开。此时扩张囊周围已有纤维包膜形成，因此虽然裂开部分囊外露，但一般不会感染。因扩张已接近完成，扩张的乳突区皮肤已基本上能满足覆盖耳廓的前外侧面及耳轮前缘，故可取出扩张器行耳廓再造术，但耳后皮片移植要稍多些。扩张早期的切口裂开一般与切口的闭合方法、注水过快或切口愈合不良有关，手术中避免过度牵拉切口、切口双层缝合、控制好打水的量、延迟拆线是防止皮肤切口在早期裂开的有效措施。

2. 第二期　取出扩张器，切取自体肋软骨行耳廓再造术。一般患者在完成扩张、原位维持1个月后，经扩张的皮肤已厚薄合适，表面的毛细血管清晰可见，此时即可行耳廓再造术。

（1）手术操作过程

1）耳模的制作及再造耳的定位：与二次法耳廓再造术类似。

2）肋软骨和皮肤的切取：同侧或对侧的肋软骨对支架的雕刻并无多大影响，切取的肋软骨量同二次法。通常在胸第7、8肋软骨处作梭形切口，切取的皮肤组织大小为30~40cm^2，长8~9cm，宽4~4.5cm，在此创面下暴露和切取肋软骨。把切下的皮肤及皮下组织修剪成全厚皮片或厚中厚皮片备用。

3）按耳模大小雕刻、拼接耳支架：与二次法不同的是，扩张法需要一次将支架的主体部分和基座拼接在一起，形成竖立的耳支架。制作的支架竖立高度（颞骨乳突区到耳轮的距离）需与健侧一致，但考虑到组织量和手术的安全性，再造耳竖立的高度最好控制在2cm左右，如健侧耳过高，尤其超过2.5cm，可考虑降低健侧高度（图3-4-15）。

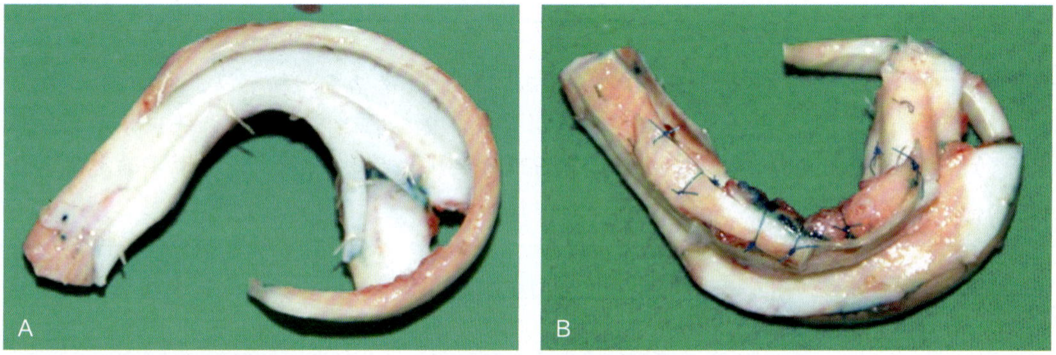

图3-4-15　部分扩张皮瓣法耳廓再造肋软骨耳支架的制作

A. 竖立肋软骨耳廓支架正面；B. 竖立的肋软骨耳廓支架背面，可见支架的主体部分与基座的紧密拼接固定。

4）扩张皮瓣的形成：设计皮瓣切口。按设计线切开皮肤，取出皮肤扩张器。注意尽量不划破扩张器。扩张皮瓣薄的部位纤维包囊可以保留，厚的部位最好剥去，有利于支架扩张皮瓣覆盖的效果和安全（图3-4-16）。

5）耳后筋膜瓣的形成：观察乳突区颞骨的大小和平整度。在头皮下潜行分离，暴露的耳后筋膜约长10cm、宽7cm，蒂在前，远端弧形切开，在骨膜和胸锁乳突肌腱膜表面掀起耳后筋膜瓣。掀起此瓣时易出血，须仔细止血（图3-4-16）。

6）耳廓支架的固定和覆盖：将肋软骨耳支架置放于两瓣之间，根据标记的定位位置用缝线固定支架于乳突区，耳轮缘的下端插入耳垂，放置带侧孔的引流管，将耳后筋膜瓣包裹于耳轮缘，特别是耳轮下部分与耳垂相接处。经扩张的皮瓣覆盖支架的前外侧面及整个耳轮的前后缘。皮瓣没有覆盖到的耳后筋膜瓣表面及乳突区面，行全厚皮片或厚中厚皮片游离移植。植皮区打包包扎（图3-4-16）。

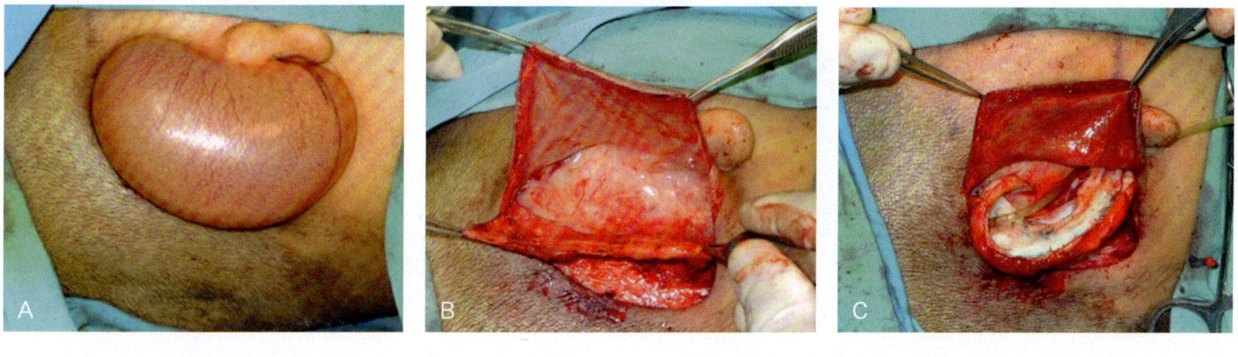

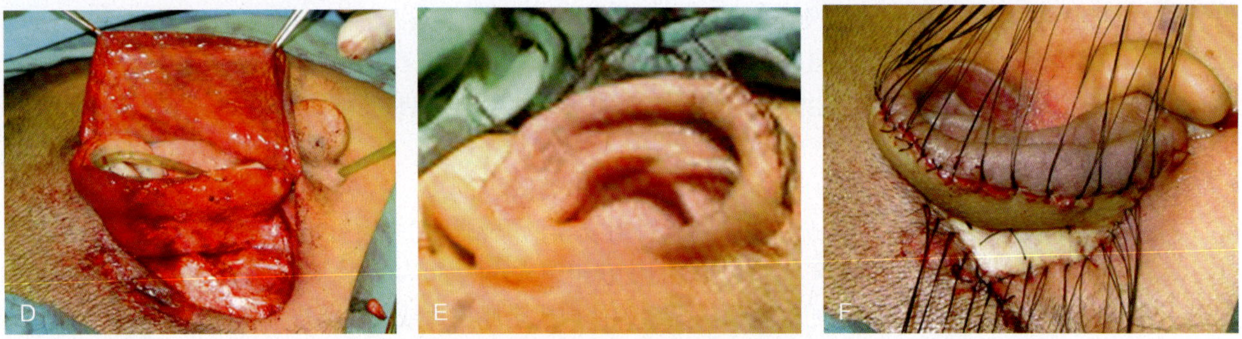

图 3-4-16 部分扩张皮瓣法耳廓再造二期

A. 扩张皮瓣切口设计；B. 扩张皮瓣和掀起的耳后筋膜瓣；C、D. 耳后筋膜瓣包裹支架后内侧面和耳轮，并固定于耳轮上；E. 负压引流管置于甲腔和耳支架上，接上负压后扩张皮瓣紧贴耳廓支架的前外侧面；F. 裸露的筋膜和乳突区骨膜表面中厚皮片移植。

知识点：

对于部分扩张皮瓣法，切取扩张皮瓣面积的大小要合适，皮肤紧的切取皮瓣的面积要尽量大，皮瓣比较厚的可以修去包膜，扩张皮瓣薄的包膜不用修去。根据再造耳的大小和头皮移动度决定切取耳后筋膜的面积，一般头皮移动度小的，切取的筋膜瓣要比松的大一些。制作的耳廓支架不仅外形要美观、结构一定要坚固稳定。

（2）术后处理：手术后 48 小时常规用抗生素，确保引流通畅，第 5 天拔除负压引流管，一般 10 天左右拆除头部敷料、拆除再造耳及耳后植皮处缝线。

（3）并发症及处理：相关并发症及处理与二次法相似，但也有些差异，尤其在肋软骨支架局部外露的处理上。扩张皮瓣、筋膜瓣血供障碍或者包扎不当都可造成局部软骨外露，外露部位以耳轮多见，由于扩张后的皮肤有回缩倾向，因此即使很小的软骨裸露也很难自愈，在回缩力的作用下，有时甚至越来越大，通常换药很难愈合，需要尽早用颞顶筋膜瓣覆盖、筋膜表面区断层头皮移植，以免出现软骨坏死吸收。张力过大或者扩张皮瓣过薄可能带来皮瓣远端边缘的血供障碍，早期的表现为皮瓣远端局部青紫、肿胀，一旦出现需密切观察，可降低负压减轻皮瓣张力，也可在皮瓣远端放血，但要严密无菌操作。

3. 第三期 残耳切除，耳屏再造。一般在耳廓再造术后半年左右施行。对于甲腔型小耳畸形只需要切除残耳，其他类型的小耳畸形都需要再造耳屏。耳屏的再造，一般先将完整切除的残耳软骨取出后修剪成耳屏软骨并与支架底板的下端拼接，同时固定在耳屏位置。如果残耳皮肤量充足，可以完全用残耳皮肤覆盖；残耳皮肤少则需要将带甲腔部位的皮瓣旋转推进覆盖耳屏支架，甲腔底部取断层头皮移植。如果耳垂没有转位，可以在第三期转位耳垂，同时再造耳屏（图 3-4-17）。

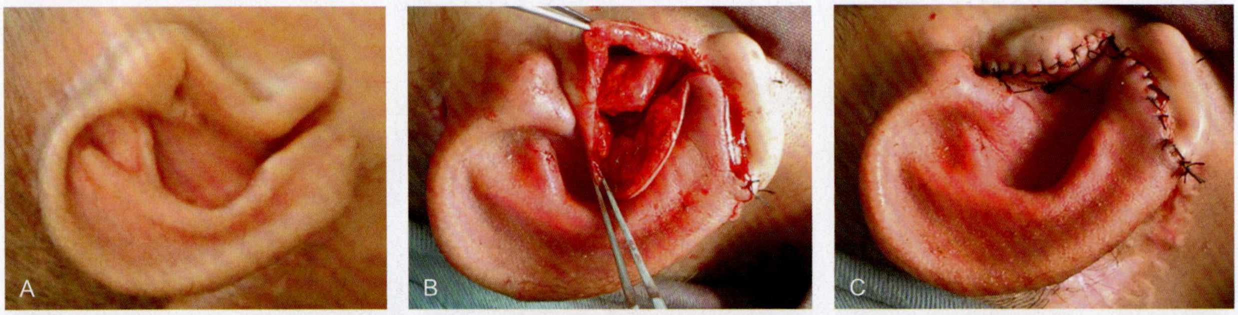

图 3-4-17 部分扩张皮瓣法三期耳屏再造和耳垂转位

A. 第二期术后；B. 残耳软骨构建耳屏，并转位耳垂；C. 第三期术后。

部分扩张皮瓣法耳廓再造三期手术效果见图 3-4-18。

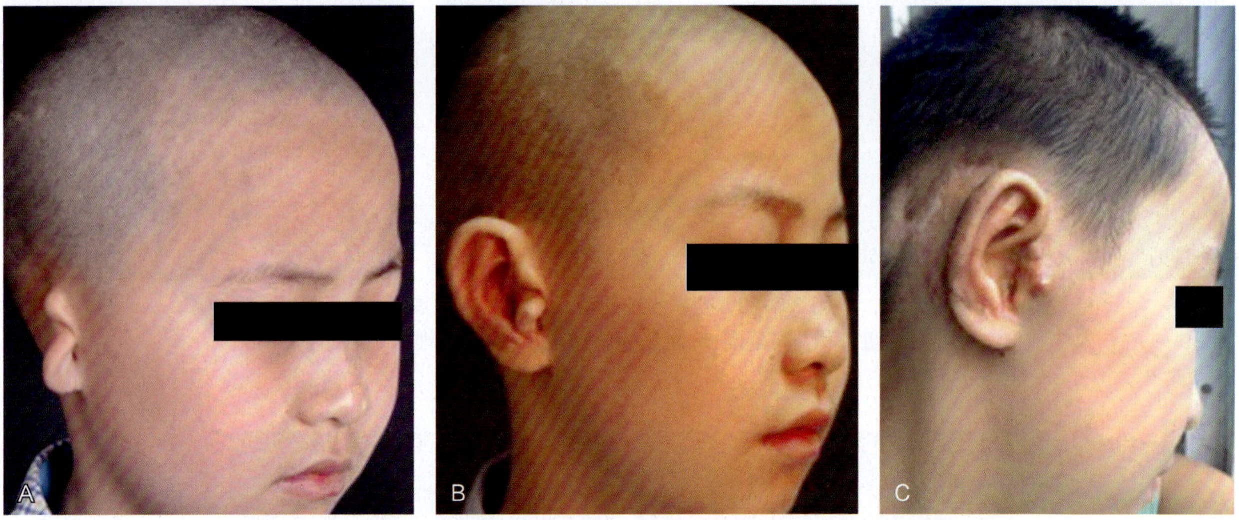

图 3-4-18　11 岁男孩小耳畸形

A. 手术前；B. 部分扩张法耳廓再造第二次手术后；C. 第三次残耳切除耳屏修复术后。

（三）全扩张皮瓣法耳廓再造术（扩张单瓣法）

这种方法是完全用扩张的耳后皮肤组织瓣覆盖耳廓支架，不需要在再造耳后内侧面及乳突区植皮，明显减少了供区和植皮区的瘢痕，再造耳前后色泽一致。这种方法对皮肤松的患者容易获得好的效果，但手术年龄不宜过小，通常最早在 7 周岁以上。手术一般分三期完成。

1. 第一期　皮肤扩张器的选择和埋置。全扩张皮瓣法与部分扩张皮瓣法选择的扩张器的大小及扩张器埋置的位置和层次是不同的。通常全扩张皮瓣法选择 80ml 长方形或肾形扩张器的比较多。在耳后无发区位置，扩张囊要埋在耳后筋膜下，如果皮肤厚也可以埋在筋膜上，需要将头皮及残耳一起扩张，扩张的头皮用激光脱毛。

（1）扩张器埋置具体操作

1）切口设计及扩张器埋置范围标记：扩张器埋置范围的下界在健侧耳垂下方 1cm 以内，前界在残耳前缘。放置抽空的扩张囊，在扩张囊放平后离边缘 1cm 左右标记上界和后界，后界向后 1cm 处标记 4cm 长的切口线。标记扩张壶埋置的位置在头皮切口的后下方（图 3-4-19）。

2）扩张器置入腔隙的分离：按标记线切开头皮达耳后筋膜表面，在头皮与筋膜之间分离出发际线后进入耳后筋膜下分离，在手术设计范围内分离，分离的腔隙一定要宽松，止血要仔细。在切口下后方头皮与筋膜之间分离埋置扩张壶的宽松腔隙。

3）扩张器的置入：将 80ml 肾形扩张器的囊和壶分别置入分离的腔隙内，皮下腔隙内置负压引流，切口分两层缝合，局部加压适度包扎（图 3-4-19）。

（2）术后处理：同部分扩张皮瓣法。

（3）扩张器注水：手术后 3 天开始扩张器注水，每周 3 次，总注水量 130ml 左右，一般 2 个月左右完成，停止注水 1~2 个月后可安排第二期手术（图 3-4-20）。

（4）扩张头皮激光脱发：一般注水 60~80ml 后用激光脱去扩张头皮的毛发，间隔 45 天脱一次。

（5）手术并发症及处理：同部分扩张皮瓣法。

2. 第二期　扩张器取出，扩张皮瓣处理，肋软骨耳支架的制作和植入。

（1）扩张器取出及扩张皮瓣的处理：沿原扩张器置入切口切开头皮，并分离至包膜。抽出扩张器内的生理盐水，取出扩张器，触捏扩张皮瓣的厚度，剥去厚的部位的包膜或者筋膜组织，如果扩张皮瓣比较薄，包膜可以不处理。

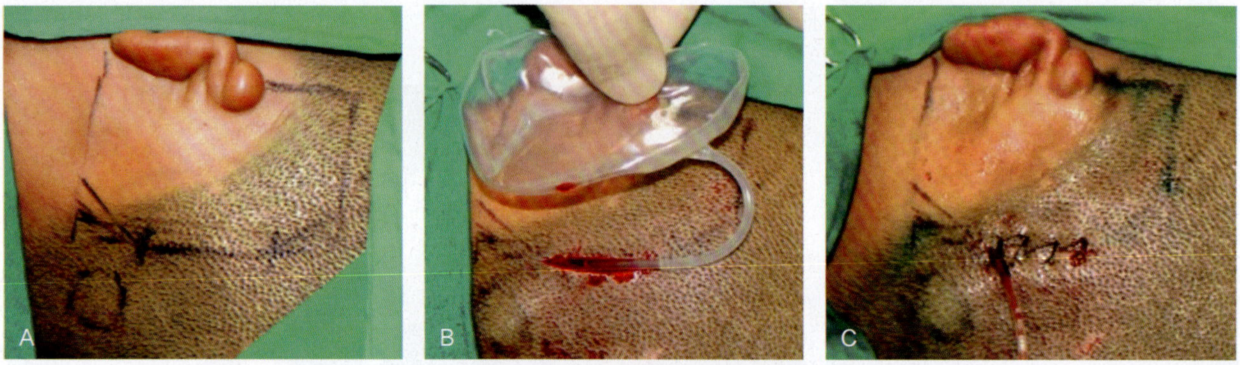

图 3-4-19 全扩张皮瓣法一期扩张器埋置

A. 标记切口和剥离范围；B. 扩张壶的埋入；C. 扩张器埋入术后即刻。

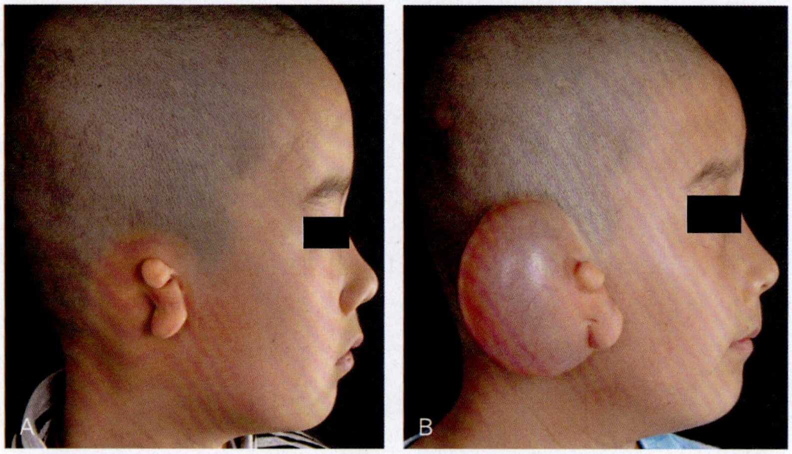

图 3-4-20 男孩，10 周岁，小耳畸形，全扩张皮瓣法扩张器注水完成后

A. 手术前；B. 扩张器注水 140ml 后。

(2) 支架的雕刻制作及植入：耳廓支架的制作方法类似部分扩张皮瓣法，但基座的高度要高于部分扩张皮瓣法。将制作完备的肋软骨耳支架植入扩张的皮瓣囊袋内，置 2 根负压引流管，一根盘在支架前面，负压下标记耳垂转移的位置，旋转并拼接耳垂（耳垂也可在第 3 次手术时转位），另一根负压引流管放置在颅耳沟位置，头皮切口直接缝合（图 3-4-21）。

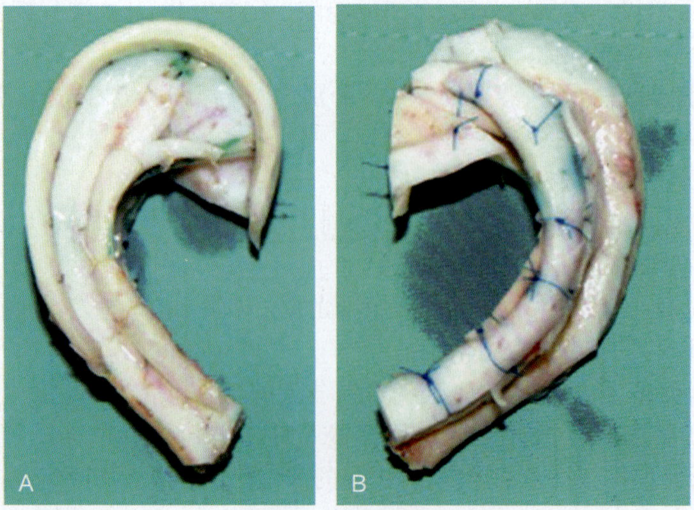

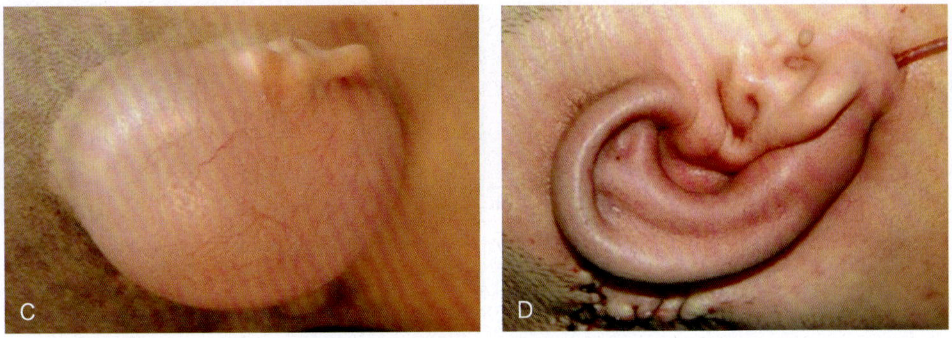

图 3-4-21　全扩张皮瓣法第二期

A、B. 竖立的三维肋软骨耳支架；C、D. 将耳支架植入扩张的皮肤囊袋内负压成形。

全扩张皮瓣法耳廓再造的术后处理同部分扩张皮瓣法。较容易出现的并发症是由于扩张皮瓣回缩导致的皮肤覆盖支架过紧和过薄的问题，因此薄而紧的耳后皮肤采用全扩张皮瓣法耳廓再造要慎重。另外术中和术后持续有效的负压是让扩张皮瓣紧密贴合的关键，皮瓣的紧密贴合对提高手术效果、减少感染等并发症尤为重要。

知识点：

全扩张皮瓣法耳廓再造术的关键是获得扩张面积足够、厚薄合适的耳后皮瓣，包括扩张的部分头皮，制作能够抵抗皮瓣回缩的、有足够支撑强度的肋软骨耳廓支架。要求被扩张的耳后皮肤和部分头皮的组织量要适合，如果耳后乳突无发区的皮肤薄，扩张器需要埋在耳后筋膜深层，扩张器注水130ml 左右能获得厚薄适合的扩张皮瓣。

扩张皮瓣的包膜要根据皮瓣厚薄决定是否剥除，皮瓣厚可以完整剥除，包括剥除部分筋膜组织；皮瓣薄一定不要剥除包膜。

制作的耳支架要足够高和牢固，使得在扩张皮瓣收缩的压力下，能够获得合适的再造耳竖立的高度和良好的外形轮廓。制作的支架凹凸度要偏深一些，有利于皮瓣回缩后耳舟和三角窝获得合适的深度。均匀分配好扩张皮瓣在支架前面和背面的皮肤量，使扩张皮瓣对支架的覆盖更加均匀，再造耳形态更加理想，尽量避免一些部位出现扩张皮瓣覆盖过紧的情况。

3. 第三期　同全扩张皮瓣法。全扩张皮瓣法三期完成后照片（图 3-4-22）。

（四）半侧颜面短小畸形患者的耳廓再造

半侧颜面短小畸形（hemifacial microsomia）包括了一侧以颞骨为中心的每块颅面骨的短小，且以上、下颌骨畸形更为显著，以及皮肤、筋膜、肌肉和神经等软组织的发育不良，多半同时存在小耳畸形，且畸形通常也比较严重（图 3-4-23）。这类患者的治疗是复杂而困难的。

轻度面部不对称者，再造耳廓后的视觉差异不明显，可以不做颌面部整形。中度或以上者，除小耳外，在患侧面部常常以下颌骨的发育畸形较为显著，患侧下颌支常短小，偏向内侧，严重者甚至缺如。颏部偏向患侧，颜面正中矢状线和下颌正中矢状线不一致。下颌骨的这种畸形并非表现在同一平面，而是三维空间上的变化，而且下颌健侧与患侧生长不均衡所致的面部不对称，随患儿的发育日趋严重，一般认为至成年后方可停止。下颌骨畸形的三维空间改变再加时间因素，因而更为复杂。

上颌骨除固有的发育不良可能外，其正常的向下生长也会由于下颌骨发育不良而受到阻碍。上、下颌骨及其牙槽突的发育不良，可导致牙合面向患侧倾斜和健侧开牙合。下颌骨延长术是儿童期患者治疗可采用的方法，通过下颌骨的延长来增加骨量，同时促进上颌骨的生长发育。一般最早的手术年龄在 6 周岁左右。半侧颜面短小畸形患者耳后乳突区皮肤、筋膜常常紧而薄，而且发际线低，无发区皮肤面积小，同时

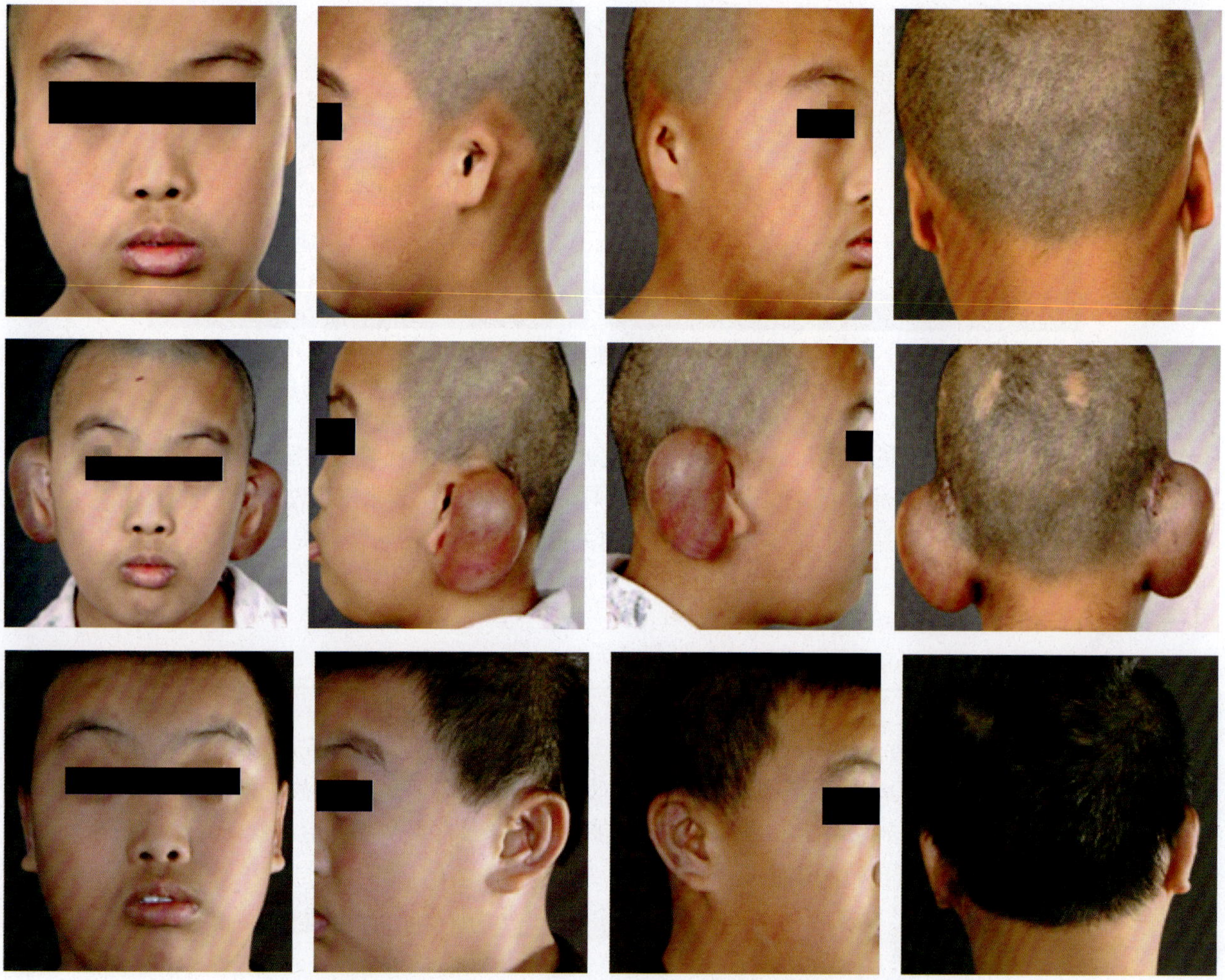

图 3-4-22　男孩，11 岁，双侧小耳畸形，全扩张皮瓣法耳廓再造

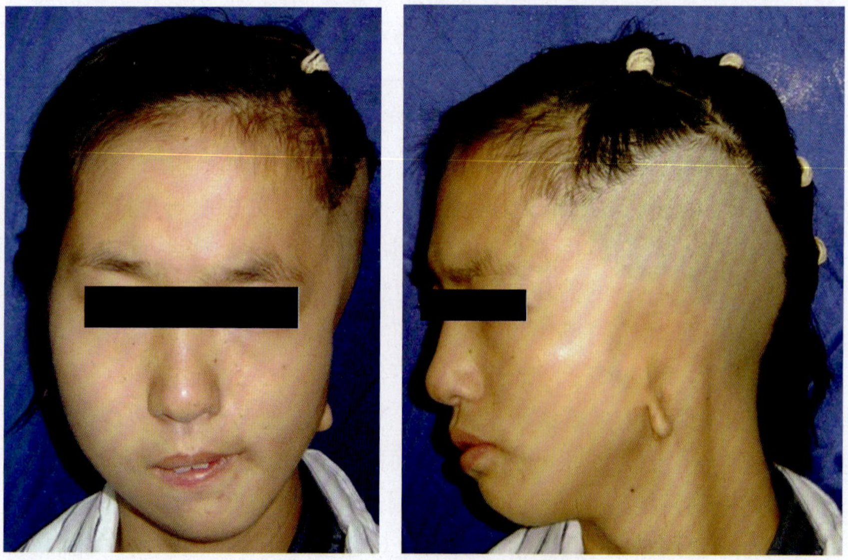

图 3-4-23　半侧颜面短小畸形

由于颞骨乳突发育短小，往往影响再造的外形效果以及再造耳与健侧耳的位置对称，对这种情况采用部分扩张皮瓣法再造耳廓效果比较可靠。手术将无发区皮肤和部分头皮一起扩张，若可以施行颌骨延长手术，

则颌骨延长与耳廓再造可以同期完成，手术也需要三次。具体操作步骤如下：

1. 第一期　下颌骨延长器置入并同期完成耳后皮肤扩张器埋置。亚甲蓝标记下颌下缘下方1.5cm处，平行于下颌下缘约3cm的切口。切开皮肤、皮下脂肪层，显露并切开颈阔肌，在颈阔肌深层向上分离至下颌骨下缘，电刀切开咬肌及其筋膜显露下颌骨下缘，剥离子在骨膜下分离，显露下颌角区、升支骨质。将颌骨延长器导板置入，做好截骨线、标记钉孔位置。取出导板后，沿截骨线截透下颌骨外板，在下颌神经管上方仅截透下颌骨外板骨质，保留下颌神经管深面的部分内板骨质。骨凿插入截骨线稍加用力将截骨线两端骨质游离，将延长器按照之前的标记位置置入，钛钉固定。将延长器杆部于切口处穿出，稀释碘伏冲洗术区，分层缝合肌肉及皮肤（图3-4-24）。

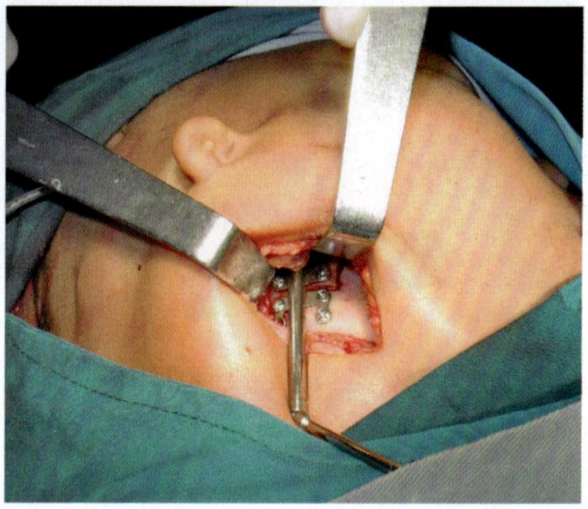

图3-4-24　置入下颌骨延长器

半侧颜面短小畸形患者由于颞骨、颌骨等的发育短小使得再造耳的定位比较困难，上、下位要根据颞骨的发育和位置确定。如果发育短小、下级平面的位置高，再造耳上、下位置就会高于健侧，因此有必要在第三期手术时将健侧位置调高来获得两侧上、下位置的接近。前后位置大部分可以根据残耳垂蒂部的位置定位，定位的再造耳前界位置不小于鬓角后方1cm为好。根据再造耳的定位设计扩张器埋置的位置。如果耳后皮肤面积小，可以带头皮扩张，并在二期部分应用头皮，头发在扩张过程中用激光脱发。第一期手术方法同部分扩张皮瓣法耳廓再造（图3-4-25）。

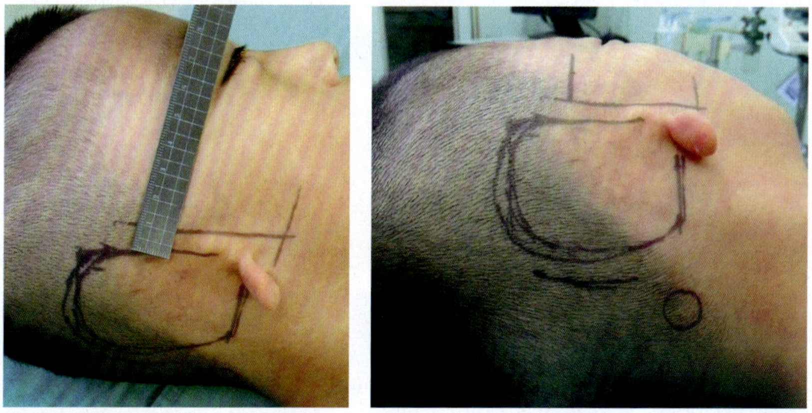

图3-4-25　耳廓再造采用部分扩张皮瓣法，耳后扩张器埋置与延长器埋置同期完成

术后1周左右开始行下颌骨牵引及耳后扩张器注水。下颌骨牵引（每日1mm）及耳后扩张器注水同部分扩张皮瓣法，如皮肤过紧需放慢扩张，减少每次的注水量。

2. 第二期　耳廓再造二期。同部分扩张皮瓣法耳廓再造。

3. 第三期　延长器取出同期完成耳廓再造三期。二期术后6个月可行延长器取出术及耳廓再造三期。以下为三期完成以后的照片（图3-4-26）。

Nagata对这类畸形的耳廓再造一般通过两次手术完成。第一期耳后皮肤面积不够覆盖支架的患者，采用颞顶筋膜瓣覆盖并皮片移植；第二期再造耳竖立时采用了颞深筋膜瓣覆盖再造耳后内侧面。这种方法给头皮带来更多的损伤和瘢痕，且再造耳前外侧面植皮后色泽偏深。

三、附耳及耳前瘘管

（一）附耳

附耳（accessory ear）为位于耳屏前方的赘生组织，常出现于耳屏至口角的连线上，由第一鳃弓发育异常所引起。附耳的形状、大小多种多样，多数还含有软骨组织，有的与耳软骨相连，有的则伸入到面颊部皮下组织，或深及腮腺筋膜上方。

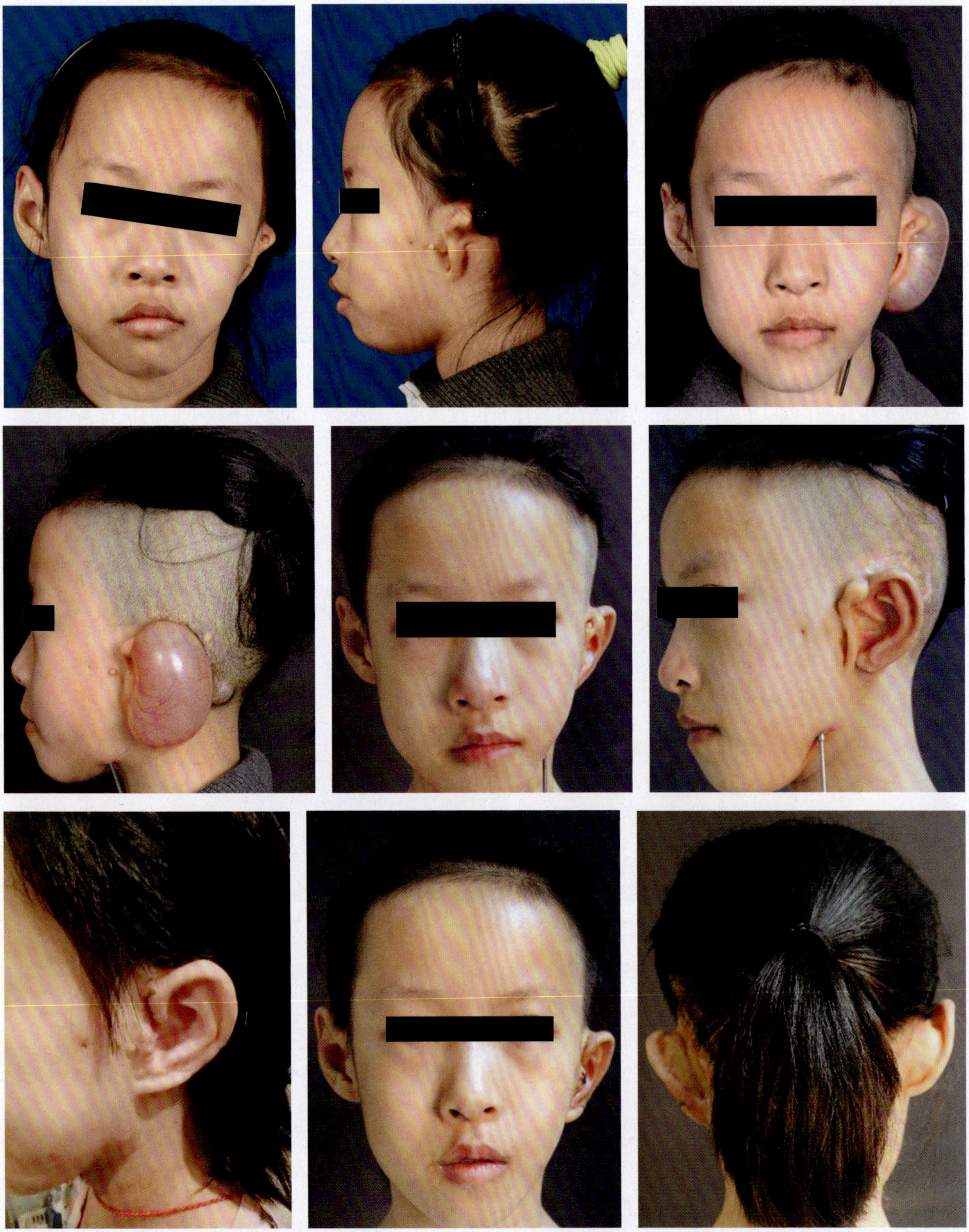

图 3-4-26 10 岁女孩半侧颜面短小畸形，部分扩张皮瓣耳廓再造与下颌骨延长同步施行

治疗方法是将附耳切除，并切除其含有的软骨组织，适当调整创口缝合。附耳患者常伴有同侧面部发育不良，因此在切除软骨时可仅将其隆起部分切除，面部皮下部分则保留，以免加重面部畸形。对位于耳屏前方，并与耳屏融合在一起的附耳，则在切除时可以利用其再造耳屏。

（二）耳前瘘管

耳前瘘管（preauricular fistula）是一种较常见的耳部先天性疾病，因形成耳廓的第一和第二鳃弓的小丘状结节融合不全，或其间的第一鳃裂封闭不全所致，可一侧或双侧同时存在。瘘管口很小，可位于耳前或耳周的各个不同部位，但以耳屏前方接近耳轮脚的部位最常见。耳前瘘管一般不发生于耳后内侧面。

瘘管经皮下向内下方迂曲伸展，或有长短不一的分支。瘘管多属盲管，止于耳廓软骨或外耳道软骨，有时深及腮腺筋膜，少数甚至与鼓室或咽腔相通。瘘管壁内衬复层鳞状上皮，管腔内有鳞屑和断毛，瘘管内经常有少许乳酪样并有异臭味的分泌物溢出，或用手指可以挤出。因瘘管口狭小，管道走行曲折，因此分泌物常排流不畅，导致慢性化脓性感染，甚至急性发作，出现局部红肿疼痛，最后形成脓肿而破溃。急性发作的间隔时间长短不一，有的患者甚至经数年才会发作一次。经常发作者，其瘘管口附近组织带有瘢痕。

耳前瘘管的治疗方法是完整彻底地进行手术切除。手术应在炎症完全消退的静止期内进行。儿童患者的手术宜在全麻下进行，成年人宜在局麻下进行。深处的耳前瘘管切除时，应防止损伤面神经。

手术时先用留置针头将亚甲蓝经瘘管口缓缓注入，使管壁着色，围绕瘘管口作梭形切口，分离瘘管周围残留组织。术毕须加压包扎，以防止发生血肿或感染。一般术后伤口可一期愈合，少数患者局部瘢痕严重，手术切除后创面较大而不能直接无张力缝合时，可考虑行游离皮片移植术，其皮片可取自对侧耳后，以求色泽一致。

由于手术前无法进行瘘管内彻底的消毒，手术过程中如切破瘘管壁，则易污染创面，除了术中冲洗外，术后常规应用抗生素。

四、招风耳

招风耳（prominent ear，protruding ear）是一种较常见的先天性耳廓畸形。最典型的两个畸形是过度发达的较深的耳甲和不够发达的对耳轮，它们可以单独或同时存在（图 3-4-27）。正常耳廓的耳甲与耳舟成 90°，招风耳患者的耳甲与耳舟间的角度 >90°，通常在 150° 以上，外观上对耳轮不明显或消失。对耳轮上脚扁平较严重者，其耳甲与耳舟间的角度完全消失（呈 180°）。对耳轮及其上下脚亦完全消失者，整个耳廓与头颅面成 90°。极其严重的，其耳轮缘亦不卷曲，整个耳廓无卷曲回旋部分，形成茶碟样结构。因此亦常将这种极严重表现的招风耳称为贝壳耳（shell ear）。耳甲软骨的过度发育，除增加耳甲壁宽度外，一般不使耳廓外形明显增大。招风耳以双侧较多见，但两侧畸形程度常有差异，通常在其父母兄妹中亦能发现同样的畸形。

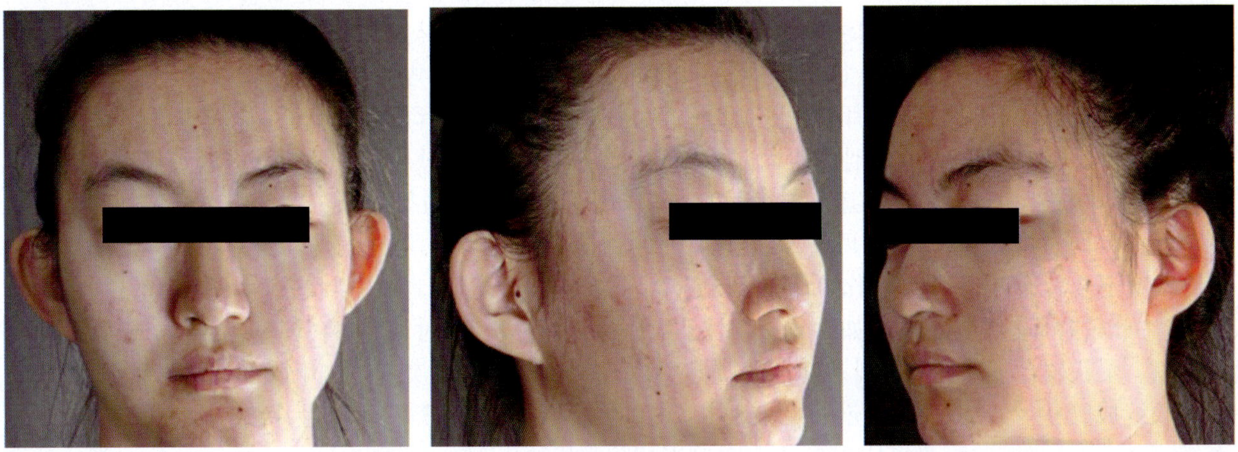

图 3-4-27　招风耳畸形

1. 招风耳的非手术矫正　在出生早期诊断的招风耳患儿可以进行非手术治疗。利用弹性很好的耳软骨，通过耳廓畸形矫正器矫正。出生后 3 天，患儿体内雌激素的水平较高，之后逐渐减少，至 6 周达到正常水平，这个改变引起了软骨柔韧性的丧失。矫正器在出生2个月内效果最好，所以需尽快开始使用。

2. 招风耳的手术矫正

(1) 手术时机：招风耳手术时机的选择仍有争议。传统上倾向于5周岁以后进行手术，但也有学者认为，4岁前早期手术技术上可行，且不会带来生长限制。双侧耳廓整形宜在一次手术中完成。

(2) 手术方法：招风耳的整形手术方法很多，原则是设法重新形成对耳轮及其上脚，减少耳甲壁宽度，使耳轮至乳突距离在2cm左右，还常常需要矫正过分前倾的耳垂。

变更耳甲壁的手术方法较为简单，一种是在耳颅沟处切除一条梭形的皮肤和软骨，再将耳甲软骨缝合于乳突骨膜；另一种是直接在对耳轮下方切除一椭圆形耳甲软骨。

形成对耳轮折叠隆起的手术方法较多，原理主要是改变耳廓软骨前外侧表面或改变耳廓软骨后内侧表面，使其折叠形成平滑自然的对耳轮拱形，对严重的无对耳轮下脚者还需形成对耳轮下脚及三角窝。下述4种方法具有一定的代表性。

1) Mustarde法：此法是将缝线穿过软骨，在耳后内侧面应用褥式缝合形成对耳轮折叠。此法对耳廓软骨薄的儿童较适用，因为软骨薄，容易弯曲成形，对软骨厚的受术者则不适用。其优点是由于软骨未被切开，形成的对耳轮弧形自然，如果手术不理想，还可以再行修整。缺点是易复发(图3-4-28)。

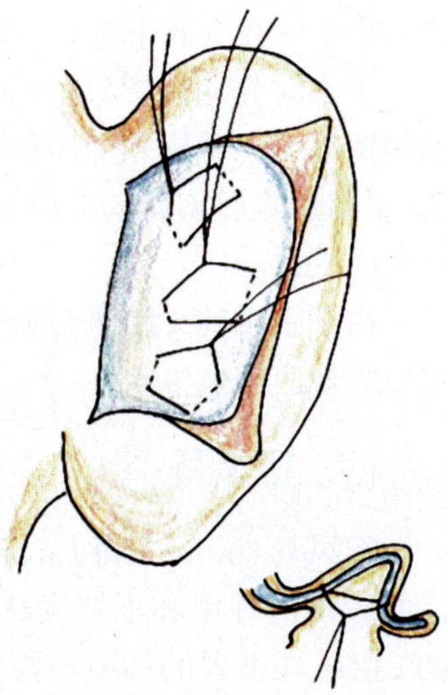

图3-4-28 Mustarde法缝合的位置
最上面的缝合从耳舟到三角窝，下面两处缝合从耳舟到耳甲。

2) Stenström法：此法也称软骨前外侧面划痕法。软骨膜对维持软骨的形状起重要作用，如果切除软骨膜和部分表面软骨，则会释放软骨表面的自然张力，使软骨向着未切开骨膜的一面弯曲。根据这一原理，Stenström在耳后内侧面耳轮尾部的小切口处插入类似锉刀的短齿器械，在耳前外侧面相当于对耳轮部位进行划痕，使其自然弯曲形成对耳轮。本法产生的对耳轮平滑，因为软骨未全层切开，如效果不理想也很容易再次手术。

3) Converse法：此法是将耳后内侧面软骨沿对耳轮长度纵向切开，然后将其卷曲缝合形成对耳轮，效果可靠，但由于部分或完全切开软骨，对耳软骨的结构及形态会造成改变，容易出现软骨缝合后形成的对耳轮嵴欠平整或过度清晰的不足。

目前常用的是经过改良的Converse法，其术式及操作步骤如下。①折叠耳廓，制成对耳轮外形：用示指及拇指将耳廓向颅侧壁轻压折叠，以显现对耳轮及其上脚的轮廓，用亚甲蓝标出。绘出其上部需达耳舟沟的上部分，并注意耳轮外缘需留有4mm宽的软骨，否则会引起耳轮缘变形弯曲。②绘纹耳软骨：用注射针头沿折叠耳廓轮廓从皮肤刺入，穿透软骨后在耳后内侧面皮肤穿出，然后在针头上涂以亚甲蓝液，退出针头，如此即可在耳廓后内侧面皮肤及软骨上留有亚甲蓝痕迹，绘纹出耳软骨的切口线，在中线设计耳后皮肤切口位置。③切开皮肤：在耳廓后内侧面两排亚甲蓝点中央作纵形切口，将皮肤和皮下组织在软骨膜表面向两侧分离，直至全部露出软骨膜上两排亚甲蓝点标记。④切开软骨：软骨上按亚甲蓝标记作两道切口，两切口向下方逐渐靠近，上方则逐渐分开。上方切口间的软骨暂不切开，待缝合过程中如需要时再切开，但切开时须保持一定间隔，不可连续切断。对于极严重的对耳轮下脚发育不全者，可在下脚部位作一切口。⑤缝卷耳软骨：将两道切口间的梨状软骨条用细丝线内翻缝合成管状，形成对耳轮及其上脚。如果梨状软骨条太厚，不易卷成管状时，则应将其削薄后再卷成管状，形成对耳轮。梨状软骨下端狭窄部则不缝合，但应切除耳轮尾部的不规则突起。如下脚部位也已作切口，此时亦应卷缝成管状。⑥缩小耳甲腔：随后在耳甲软骨的游离缘切除一椭圆形软骨片，以缩小耳甲软骨的宽度，使耳轮与颅侧壁的距离保持在2cm左右。当切除耳甲缘上部分软骨时，可能会在对耳轮下脚的外侧边缘产生类似尖形的突起，此时应予以斜形修正。手术至此有时还会发现耳廓的下1/3部过度前倾突起，可将耳软骨前面的切口向下延长，切除一小块软骨。如对耳屏的软骨也太突出，则可把原皮肤切口向下牵拉，暴露和修剪该处软骨。另外，因为卷缝成的管状对耳轮容易向后滑动，使耳甲软骨的切缘明显尖锐突出，因此亦需将对耳轮边缘与耳甲软骨游离边缘缝合固定数针，以防止其滑到耳甲软骨下边。⑦切除多余皮肤：软骨部分整形完毕后，随即切除耳后内侧面多余的皮肤，在切口两侧各切除一条。在耳垂部，往往需要切除较多的皮肤以矫正耳垂外翻畸形（图 3-4-29）。

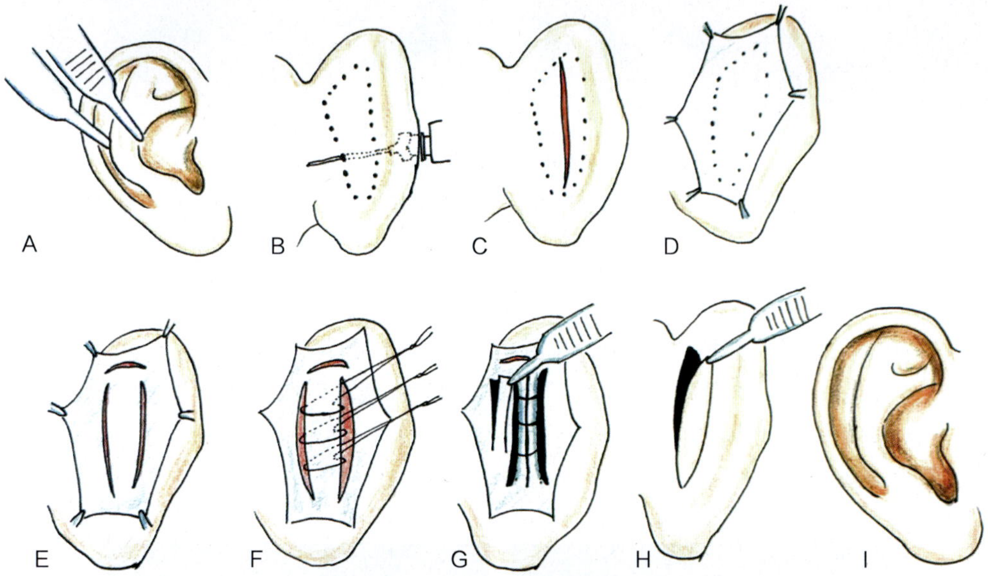

图 3-4-29　Converse 法招风耳整形

A. 折叠耳廓，制成对耳轮外形；B. 绘纹耳软骨；C. 切开皮肤；D. 暴露耳软骨；E. 切开耳软骨；F. 缝卷耳软骨；G. 缩小耳甲腔；H. 去除多余皮肤；I. 手术结束。

4）耳廓皮肤脱套法：此法是将耳廓皮肤脱套暴露耳轮和对耳轮软骨后，折叠软骨形成对耳轮隆起的手术方法。这种方法皮肤脱套后直接在软骨表面进行标记定位和软骨前外侧面部分切开，缝合位置确切可靠，卷曲的软骨不易弹开，塑形效果良好。由于软骨未被全层切开，形成的对耳轮弧形自然。这种方法适合成人、耳软骨厚硬的患者。手术操作如下。

切口设计：将耳廓向颅侧轻压折叠，显现对耳轮和上脚的轮廓，用亚甲蓝标出。注意耳轮外缘至少需保留 4mm 宽的软骨，以维持耳轮缘的外形。在标记线对应的耳廓后内侧标出梭形皮肤切口位置。

切开及分离：按标记线在耳廓后内侧面切开皮肤直至软骨表面，切口外侧紧贴耳软骨剥离，跨越耳轮部软骨边缘，继续在耳廓前外侧面紧贴耳软骨分离，直至术前标记的对耳轮部，如此则将耳轮、对耳轮部软骨从皮肤中完全脱套出来（图 3-4-30A）。

切除及缝合：以 5-0 尼龙线横行褥式缝合耳软骨重建对耳轮，注意调整缝合线缝合位置，以达到自然的外形，线结打在耳软骨的后内侧面（图 3-4-30A）。注意使折叠后耳轮的高度与健侧耳轮高度一致，对于双侧招风耳，耳轮高度可定在 2cm。在折叠软骨时，若软骨较厚，不易折叠，则可在软骨的前面以手术刀纵向轻轻划几刀，注意勿切穿软骨，以软骨折叠时无明显张力为度。

复位皮肤缝合及塑形：创面严格止血，将脱套的皮瓣复位，切除多余的皮肤，5-0 尼龙线缝合切口（图 3-4-30B）。耳舟以凡士林纱布卷填塞支撑塑形，棉片、纱条衬垫后稍加压包扎。术后 8 天拆线，拆线后建议患者佩戴弹力发带 4 周。

五、杯状耳

杯状耳（cup ear）也常被称为卷曲耳、垂耳等。其外形好像在耳轮缘上穿了一条绳子将其收紧，所以也有人将其称为环缩耳（constricted ear），约占各种先天性耳畸形的 10%。双侧较多见，但左右不一定对称。杯状耳畸形对容貌影响较大，还会影响戴眼镜，刚出生时可采用戴矫正器矫正，失去最佳矫正年龄的患儿一般需要手术整形，手术根据畸形程度最好 3 周岁以后施行。

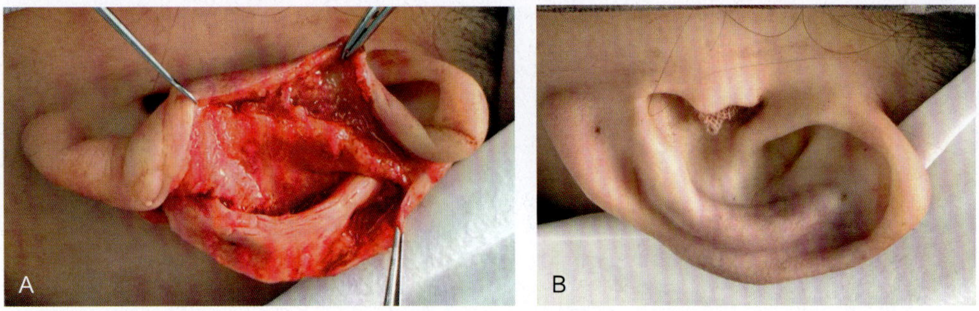

图 3-4-30 耳廓皮肤脱套法招风耳矫正术

A. 耳廓皮肤脱套至对耳轮部，向后方折叠耳软骨显示需重塑的对耳轮；在软骨的前面以手术刀纵向轻轻划几刀，注意勿切穿软骨，缝线缝合固定；B. 术后即刻前外侧面观。

1. 临床表现 杯状耳有4个主要特征：①耳廓卷曲，轻者只是耳轮的自身折叠，重者则整个耳廓上部下垂，盖住耳道口；②耳廓前倾，如招风耳，但与单纯的招风耳畸形有所不同，耳舟、三角窝多变窄而并不消失；③耳廓变小，主要是耳廓长度变短。耳廓上部分位置前移，使耳轮脚位于耳屏垂线的前面。严重者整个软骨支架和皮肤均减少，因此局部整形不能使其恢复正常大小。④有的耳廓位置低，严重者更明显，且常常伴有颌面部畸形（图 3-4-31）。

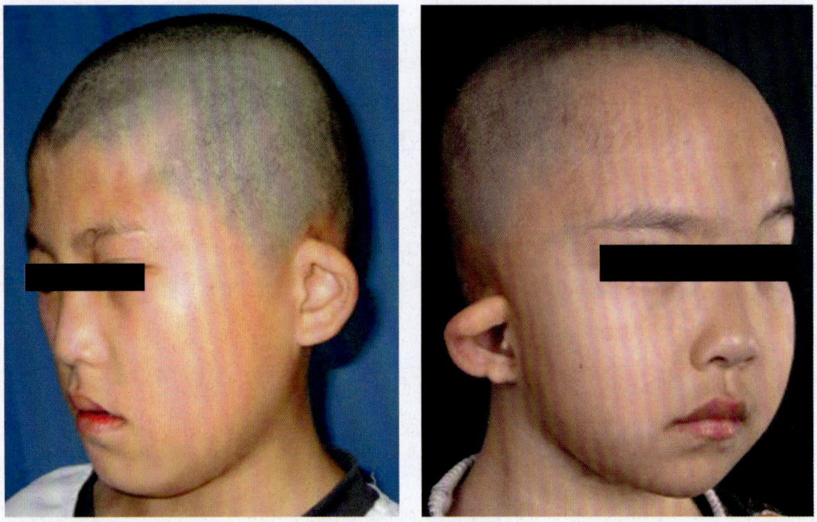

图 3-4-31 杯状耳

2. 手术方法 应修复耳廓所有各部分的解剖缺损，双侧可在一次手术中完成。矫正杯状耳畸形的手术方法很多，但每种方法都难以全面矫正各部分畸形，因此效果常不理想，仅能对外形有所改善。对轻、中度杯状耳畸形者，可以进行耳廓局部整形；重度者，因其组织缺损严重，往往需要进行部分耳廓再造术。

较常用的手术方法是在耳廓后内侧面，距耳轮缘至少1cm处作一与耳轮上缘平行的切口，以暴露卷曲变形的软骨；然后弧形掀起，适当地放置在耳舟处软骨的后内侧面，用细丝线间断缝合数针固定（图 3-4-32）。如形成的耳轮缘卷曲不明显，可应用划痕法使其卷曲。此法可延长耳廓的长度，恢复耳轮的正常外形。对于伴有明显招风耳畸形者，则可按招风耳的整形方法形成对耳轮、减少耳甲宽度等，但形成的新耳廓三角窝、对耳轮脚不明显。术后10天后去除敷料，拆除缝线。

为矫正耳廓上缘的卷曲，Ragnell法采用耳廓上部软骨“Z”形切开，交叉延长，能有效地矫正耳廓上缘的卷曲畸形。耳廓上部软骨延长后，对耳轮上、下脚及三角窝不明显，可采用缝卷软骨的方法，即招风耳矫正法来弥补（图 3-4-33）。

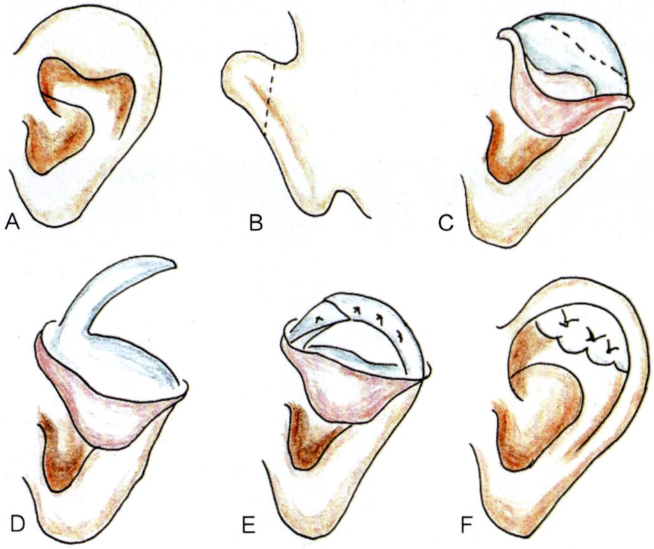

图 3-4-32 Tanzer 法杯状耳整形术

A. 术前；B. 耳后皮肤切口；C. 制造耳软骨两块瓣；D. 提起一软骨瓣；E. 使两软骨瓣交叉缝合；F. 术毕皮肤加压缝合。

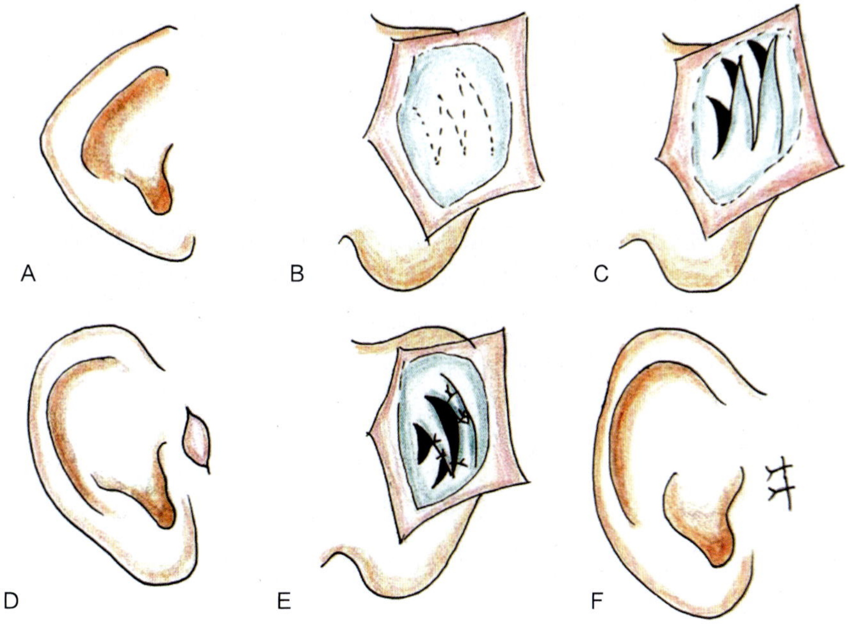

图 3-4-33 Ragnell 法杯状耳畸形矫正术

A. 术前；B. 耳软骨“Z”形切开设计；C、D、E. 交叉缝合耳软骨；F. 手术完成。

六、隐耳

隐耳（cryptotia）又称埋没耳、袋耳，为耳廓的一种先天性发育畸形。畸形以男性居多，男女之比约为 2∶1。右侧多见，右侧、左侧之比约为 2∶1，双侧畸形者约占 40%。隐耳除对容貌产生一定的影响外，由于耳廓上部埋入皮下，无耳颅沟，因此患者无法戴眼镜，淋浴时水亦容易流入耳道内，给患者生活带来诸多不便，应及早治疗。

1. 临床表现　耳廓上半部埋入颞部头皮的皮下，无明显的耳后沟，如用手指向外牵拉耳廓上部，则能显露出耳廓的全貌，松开后因皮肤的紧张度和软骨的弹性又使其回复原状。轻度隐耳畸形者，仅耳廓上部皮肤短缺，耳软骨的发育基本上不受影响；重度畸形者，除皮肤严重短缺外，耳廓上部的软骨也明显发育不良，表现为耳轮过度向后折叠，上部耳轮软骨向前卷曲折叠严重的可同时出现部分软骨缺如，舟状窝变形，颅耳沟上部变浅、严重的甚至消失（图 3-4-34）。

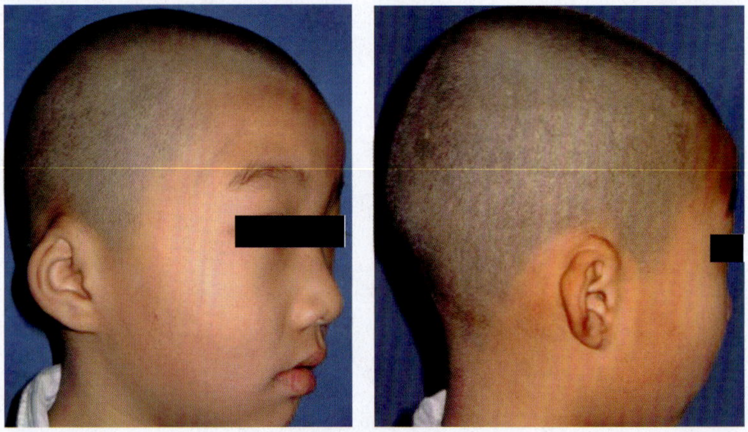

图 3-4-34 隐耳

2. 治疗 6 个月以内的婴儿可试行非手术疗法，即佩戴耳廓矫正器，然后将其固定于耳廓上部，使其保持持续牵拉状态，该处紧张的皮肤逐渐松弛，显露出耳廓外形。6 个月以后未能矫正则宜手术治疗。手术在 3 周岁以后比较合适，儿童须在全麻下手术，双侧隐耳宜在一次手术中完成，成年人则可在局麻下进行手术。

隐耳主要表现为耳廓上部皮肤量不足，因此手术原则主要是将此处皮肤切开，使埋入皮下的耳廓软骨充分显露出来，由此产生的创面应用游离皮片移植或局部皮瓣转移等方法覆盖。重度隐耳患者的耳软骨亦常发育不良，或合并有其他畸形，所以也应进行适当矫正。手术方法如下。

（1）皮瓣旋转移植：本法适用于轻、中度的隐耳畸形且耳上发际线较高的患者，方法简单易行。应用三角形推进皮瓣的方法，设计一个以耳廓上部为基底的三角形皮瓣，皮瓣尖端伸入发际线内。掀起此三角形皮瓣，皮瓣尖端的毛发部分可用剪刀将其毛囊剪除。剥离翻开耳廓的粘连面，制造耳颅沟，然后将三角形皮瓣向下后方折放于耳后所形成的创面上。供瓣区的创面则在两侧潜行分离后直接拉拢缝合（图 3-4-35）。

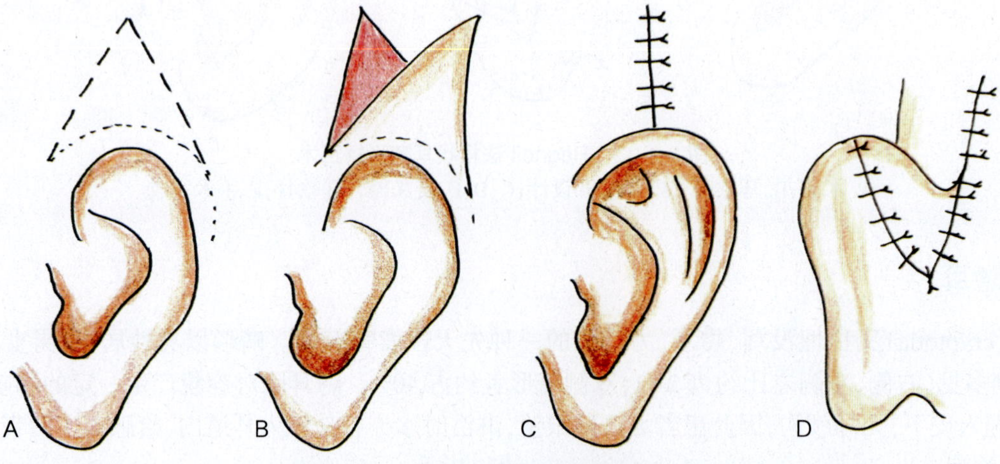

图 3-4-35 局部皮瓣转移的隐耳矫正方法

A. 耳轮上方设计的三角皮瓣；B. 掀起三角皮瓣；C. 将三角皮瓣转移，重建耳后耳颅沟；D. 术后耳后面。

(2)推进皮瓣加植皮法：对于重度隐耳畸形或耳上发际低的患者，仅用局部皮瓣转移不能覆盖全部创面，可应用此法。

1)乳突部推进皮瓣加植皮法：在乳突区设计蒂在下方的三角形推进皮瓣(图3-4-36A)。沿设计线切开，在掀起此三角形尖端的同时，剥离翻开耳廓的粘连面使耳廓复位，然后将此三角形皮瓣完全掀起后，向上方推进转移至所形成的耳后沟创面上，耳廓后内侧面的创面和乳突部近发际处的创面，则用全厚皮片游离移植覆盖(图3-4-36B)。

2)耳上方旋转皮瓣加植皮法：在相当于耳轮脚上方处设计一个蒂在下方的三角形皮瓣。按设计线切开，掀起三角形皮瓣，剥离翻开耳廓的粘连面使耳廓上部复位，然后将此皮瓣转移覆盖于耳颅沟处，其余创面行全厚皮片游离移植。为方便手术，皮片可取自耳后沟的下部(图3-4-37)。

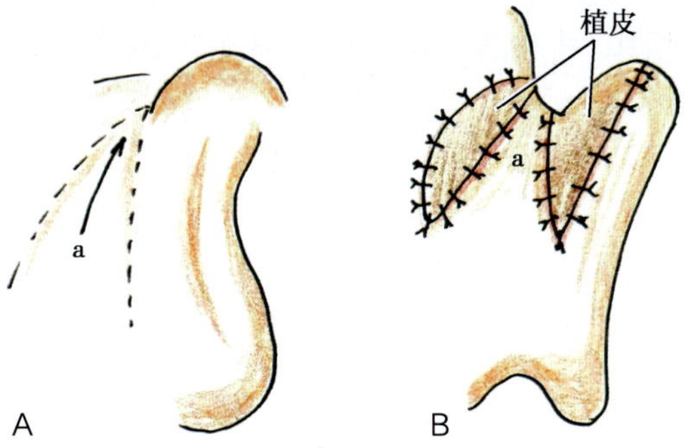

图3-4-36　乳突部推进皮瓣加植皮法矫正隐耳畸形

A. 制造推进皮瓣；B. 皮瓣两侧游离植皮。

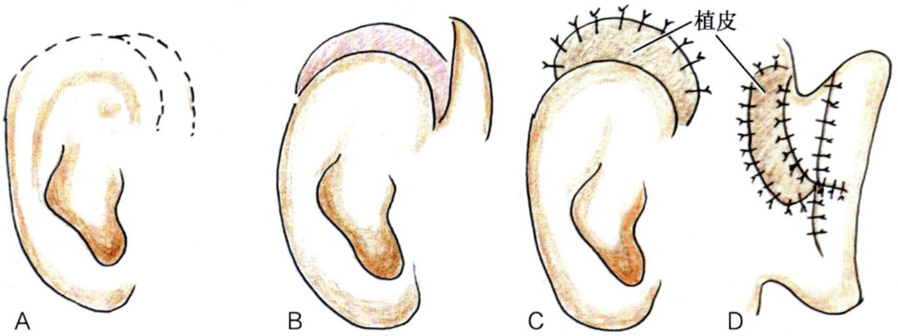

图3-4-37　耳上方旋转皮瓣加植皮法矫正隐耳畸形

A. 耳轮脚上方设计旋转皮瓣切口，构成耳轮上缘；B. 掀起耳轮上方旋转皮瓣；C. 耳后植皮；D. 旋转皮瓣修复耳颅沟，周围植皮。

七、耳垂畸形

耳垂的形态变异较大，大致可以分为圆形、扁形和三角形3类，其附着于面部皮肤的程度亦不同，从完全游离、部分粘连乃至完全粘连。其与面部所成角度的变异亦很大。一般只要不影响佩戴耳饰，即可认为耳垂是正常的。

先天性耳垂畸形主要表现有耳垂过大、耳垂过长、耳垂尖角、耳垂粘连、耳垂裂、耳垂缺失等；而获得性耳垂畸形，则主要表现为耳垂缺损和佩戴耳饰不当引起的耳垂裂、耳垂瘢痕疙瘩等。耳垂畸形或缺损虽无任何功能障碍，但因影响美观，且耳垂为女性佩戴耳饰的部位，因此，对要求耳垂整形或再造的患者，除瘢痕增生倾向者外皆可手术。在东方民族中耳大被认为有福，因此耳垂过大、过长的男性，国内几乎没有人来要求修复。少女耳垂过长者常要求整形修复。

1. 耳垂尖角畸形、粘连　耳垂过尖、粘连在临床上表现为耳垂过小或缺失，需采用局部皮瓣转移进行耳垂再造。单纯性粘连而存有耳垂的患者，手术方法简单，只要在耳垂与面部粘连处切除一块三角形皮肤及脂肪组织后直接缝合即可。

2. 耳垂裂　耳垂裂的修复也较简单，可切开裂缘形成新鲜创面后直接拉拢缝合；亦可将裂缘锯齿状切开，交叉对合后拉拢缝合。对于要求保留耳垂穿孔者，可以从一侧边缘掀起皮瓣卷曲成耳垂孔，缝合切口时可应用“Z”改形缝合，以延长耳垂和避免直线瘢痕。

3. 耳垂缺损 耳垂缺损的修复再造方法很多，均要在耳后乳突区与颈上部遗留瘢痕，效果不太理想，患者也难满意。主要的修复与再造方法有以下几种。

(1)应用耳后乳突区皮瓣折叠的方法：在耳后乳突区设计一双叶皮瓣，为防止术后收缩，每叶均要比健侧耳垂稍大些，后叶要更大些。然后掀起此皮瓣，将其折叠形成耳垂，再切除耳廓下部缺损缘处的瘢痕组织，将创缘与新形成的耳垂上缘缝合。掀起皮瓣后遗留的创面可以直接拉拢缝合或移植全厚皮片(图 3-4-38)。

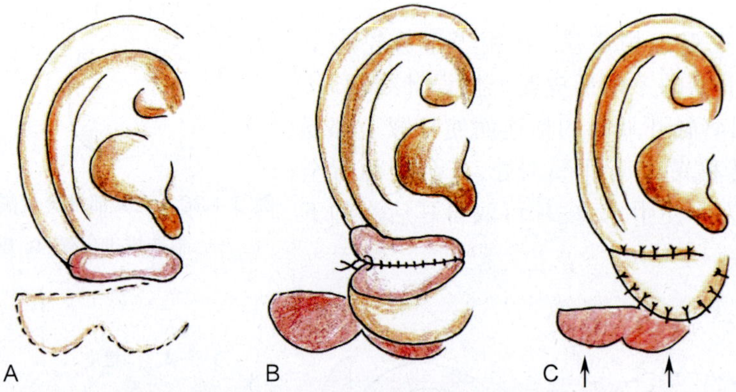

图 3-4-38 耳垂缺失，耳后乳突区皮瓣形成耳垂的方法

A. 乳突区设计双叶皮瓣；B. 折叠双叶皮瓣，再造耳垂；C. 供区创面拉拢缝合。

(2)Converse 法耳垂再造：在耳后乳突区设计一个皮瓣，皮瓣应大出健侧耳垂的 1/3。掀起皮瓣后，将其后上部分别与耳轮缘上创面缝合，然后在皮瓣背面及乳突区创面上进行全厚皮片移植。术后由于皮片收缩，会将皮瓣边缘卷向耳后内侧面，而形成较自然的耳垂形态(图 3-4-39)。

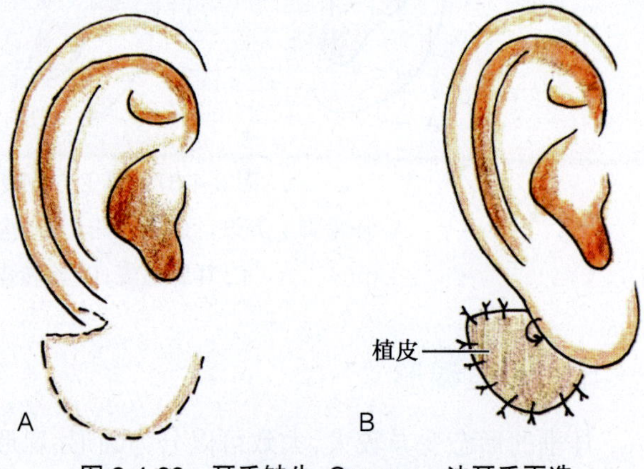

图 3-4-39 耳垂缺失，Converse 法耳垂再造

A. 设计乳突区皮瓣；B. 掀起皮瓣形成耳垂，创面植皮修复。

(3)Brent 法耳垂再造：按健侧耳垂的大小、形态，在耳后乳突区设计一个“尾”状分叉皮瓣，皮瓣可稍大些。将皮瓣向前上方掀起，相互折叠缝合形成耳垂。乳突供瓣区创面可直接拉拢缝合，耳后部分创面行全厚皮片移植(图 3-4-40)。

(4)Zenteno Alanis 法耳垂再造：按健侧耳垂大小与形态，在相当于耳垂位置的下方设计一个蒂在上方的纵向皮瓣，使弧线 bd 与 ab 等长、弧线 ca 与 cd 等长，然后掀起皮瓣，将皮瓣前上方旋转形成耳垂，掀起皮瓣形成的创面直接拉拢缝合(图 3-4-41)。

八、耳廓外伤与耳廓缺损

1. 早期处理 耳廓位于头颅两侧，由于切割伤、咬伤、挤压伤、撕裂伤等损伤，可造成耳廓缺损畸形。耳廓撕裂伤常常与头皮撕脱伤同时发生，只要还有少许皮肤组织相连，特别是耳后动脉主干未被切断时，都应进行原位缝合。缝合时应作无创伤缝合，注意针距，以免影响血供并利于引流，一般均能成活。为保证撕脱头皮再植的成活，即使有少许组织相连，也可考虑撕脱头皮的血管吻接。对于无挫伤、伤口较整齐的小块完全断离的耳廓组织，只要其长度不超过 1cm，即可行原位缝合再植，术后用含抗生素的敷料包扎固定，一般可望成活。

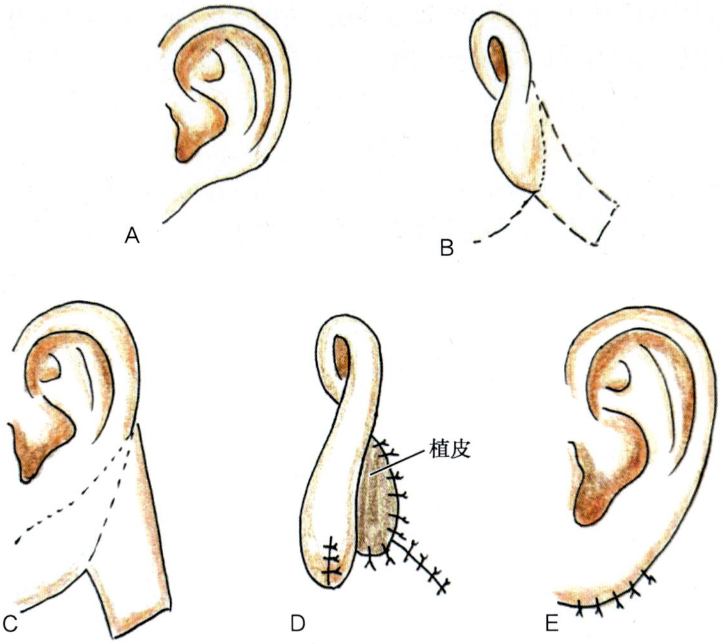

图 3-4-40　耳垂缺失，Brent 法耳垂再造

A. 耳垂缺损；B. 皮瓣切口设计；C. 掀起皮瓣；D. 形成耳垂，创面植皮；E. 手术完成。

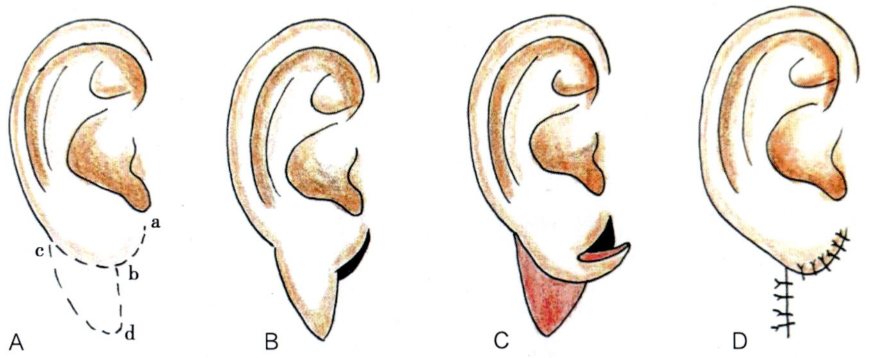

图 3-4-41　耳垂缺失，Zenteno Alanis 法耳垂再造

A. 皮瓣设计 bd=ab，ca=cd；B. 切开皮肤；C. 形成皮瓣并旋转推进；D. 手术完成。

大块耳廓组织或全耳廓断离，原位缝合再植成功是不可能的。应用显微外科技术吻合血管进行回植可望成活。耳周的血管较丰富，而且动脉及静脉的直径多半在 0.5mm 以上，只要具备显微外科技术，再植就能成功。但由于撕脱伤的组织损伤严重，能找出血管进行吻合的机会是很小的。再植耳廓比再造耳廓要容易一些，应争取进行撕脱耳廓再植。如不能进行耳廓再植，可用下述方法处理。

(1) 剥去离断耳廓的皮肤组织，将耳软骨缝合于缺损部位的软骨残端上，再应用同侧颞浅筋膜血管瓣向下翻转，覆盖包裹耳软骨支架的前外侧面和后内侧面，最后在筋膜瓣表面植以全厚或中厚皮片。皮片可利用剥下的断离耳廓皮肤，不足部分可从对侧耳后沟处切取。如此再造的耳廓成活虽然得以保证，但形态欠佳，也不能维持正常的耳颅角，如缺损较大，颞浅筋膜血管瓣也难以到达其下端部分。

(2) 去除离断耳廓后内侧面的皮肤与皮下组织，暴露后内侧面的软骨，在软骨上开几个洞窗，把如此形成的耳前外侧面皮肤软骨缝合于离断部位，再在耳后乳突区掀起一个旋转皮瓣，覆盖于耳廓后内侧面的创面上。这个方法虽然简单方便，但它破坏了耳后乳突区皮肤的完整，如不成活则增加了以后再造耳廓的困难。

(3) 剥去离断耳廓前后面的皮肤组织，将耳软骨支架埋植于耳后乳突区或腹壁皮肤下，作为以后再造术耳廓的支架。理论上原位自体耳软骨为最理想的再造耳支架材料，但目前再造耳廓时，包裹支架的皮肤远未达到正常耳廓皮肤的厚度和柔软度，因此再造的耳廓难以呈现正常的凹沟与凸处，也不能维持耳颅角的稳定性。

2. 晚期修复 耳损伤与撕脱伤后如早期处理不当或未作处理，会遗留耳廓各部位的缺损，须行整形手术修复。

(1) 耳轮缺损：较小的耳轮缺损可切开缺损边缘，适当增加附加切口后直接拉拢缝合。较大的耳轮缺损可应用双向推进耳轮的方法来拉拢缝合缺损(图 3-4-42)。此法成功的关键是充分游离整个耳轮及耳轮沟的耳轮复合组织瓣。切口要切透软骨，但不要破坏耳后面的皮肤，耳廓后内侧面的皮肤要在软骨膜面潜行分离，使其缝合后无张力。

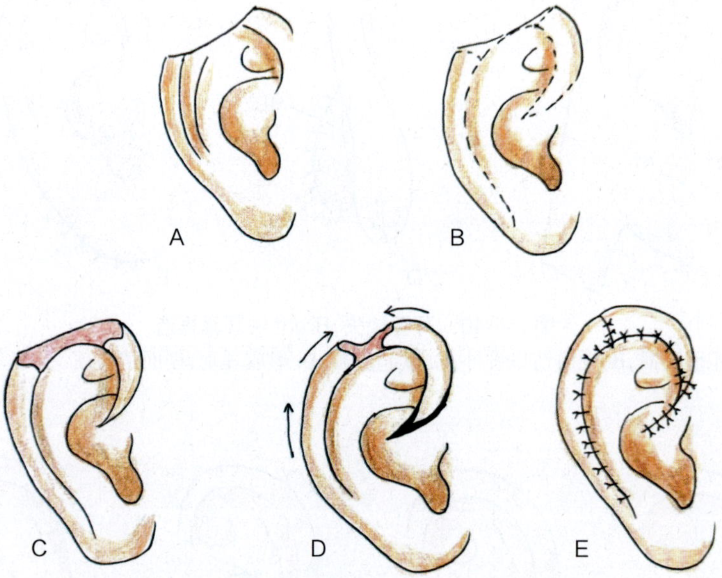

图 3-4-42 耳轮部分缺损双向推进耳轮手术方法

(2) 耳廓上 1/3 缺损：耳廓上部小块缺损，可应用对侧耳廓复合组织块游离移植来修复，游离移植的复合耳廓组织，其长、宽度一般不能超过 1.5cm。耳廓上部稍大的缺损，如果患者原来的耳甲腔发育良好，则可以应用耳甲皮肤软骨复合组织瓣转移来修复(图 3-4-43)。

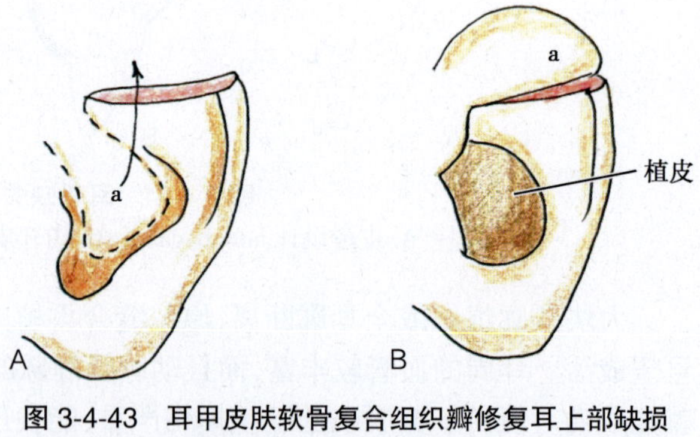

图 3-4-43 耳甲皮肤软骨复合组织瓣修复耳上部缺损

A. 耳甲区复合组织瓣设计，蒂在耳轮脚区；B. 耳甲区复合组织瓣旋转修复耳轮，供区创面植皮。

(3) 耳廓中 1/3 缺损：耳中部 1/3 为耳廓缺损最常见的部位，修复方法较多，一般均需软骨(取自健侧耳或肋软骨)作支架。临床上根据应用皮肤覆盖软骨支架的方式分为以下几种手术方法。

1) 蒂在前的耳后乳突区皮瓣法：以缺损缘部为蒂，根据缺损的大小在耳后及乳突区设计皮瓣。将皮瓣由后向前掀起推向缺损缘部，折叠包裹支架，乳突区创面用游离皮片移植覆盖。其支架可取自体软骨。此法修复耳廓中部缺损虽简单省时，但皮瓣血供不能完全保证，缺损缘蒂部还要行二期修复切除瘢痕。

2) 蒂在后的耳后乳突区皮瓣法：根据缺损的大小，设计一个蒂在乳突区、较缺损略宽的推进皮瓣。其手术步骤是，切除耳廓缺损缘的瘢痕组织，在耳后乳突区设计一蒂在发际区的皮瓣，由前向后掀起皮瓣，向前方推进后覆盖软骨支架，并与缺损周缘的皮肤缝合。术后 3~4 周行皮瓣断蒂术，连同移植的软骨一同掀起折叠后缝合。乳突区的皮瓣供区行全厚皮片游离移植。

3) Converse 隧道法之一：适用于耳廓上部较大缺损、乳突区皮肤完好无瘢痕者，取肋软骨作耳廓软骨支架。将耳廓连同缺损处压向乳突区皮肤，用亚甲蓝按缺损缘大小在乳突区皮肤上画出切口线。按标记线作切口切开皮肤，在乳突区皮下潜行分离出比耳廓缺损面积略大的口袋，切开缺损处边缘，尽量切除瘢痕组织，将耳廓缺损处切口的后内侧缘缝合于乳突区皮肤切口的前缘。

取肋软骨雕刻成耳轮缺损的形状，将其缝合于耳缺损缘上下端的软骨上，并放置于剥离的腔内，然后将乳突区皮肤切口的后缘与耳缺损缘切口的前外侧缘缝合。术后经常用棉签清洁隧道，3~6 周后沿移植外缘 5mm 处切开皮肤，在软骨底面的皮下组织层中进行分离，注意软骨底面尽多地留有皮片下组织，不可外露软骨。最后在软骨底面的皮下组织上与乳突区创面上行中厚或全厚皮片游离移植（图 3-4-44）。

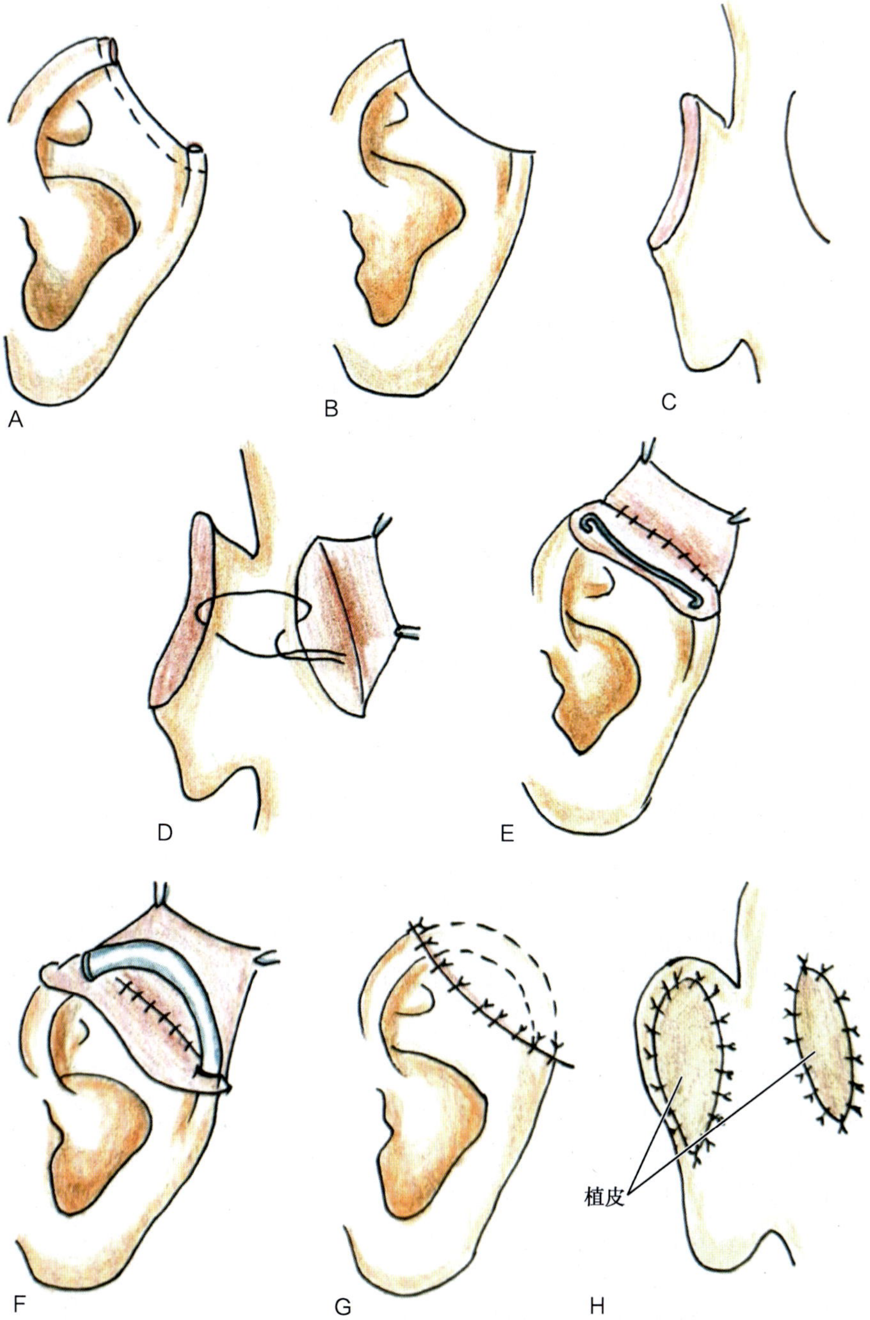

图 3-4-44　Converse 隧道法之一，耳廓上部缺损皮瓣移植

A. 术前，虚线为耳廓设计线；B. 设计耳廓创缘瘢痕切除；C. 耳后切口设计；D. 缝合耳廓后方创缘；E. 后方创缘缝合完成；F. 移植软骨；G. 缝合前方创口；H. 3~6 周后断蒂，手术完成。

4）Converse 隧道法之二：切取肋软骨，雕刻成耳廓缺损部位的支架备用。在缺损缘的上、下方作切口，在乳突区皮下潜行剥离形成皮下隧道。将乳突区上方切口的上缘与缺损区上方切口的后缘、乳突区下方切口的下缘与缺损区下方切口的后缘互相缝合。将软骨支架埋植于乳突区的皮下间隙内，并将其上、下端分别与耳廓软骨的断端缝合固定，最后缝合切口。第二期手术于术后 2~3 个月进行，沿耳轮边缘作切口，自移植的软骨深面剥离，将耳廓连同软骨掀起，形成合适的耳颅角后，耳后、乳突区创面行中厚或全厚皮片游离移植。（图 3-4-45）

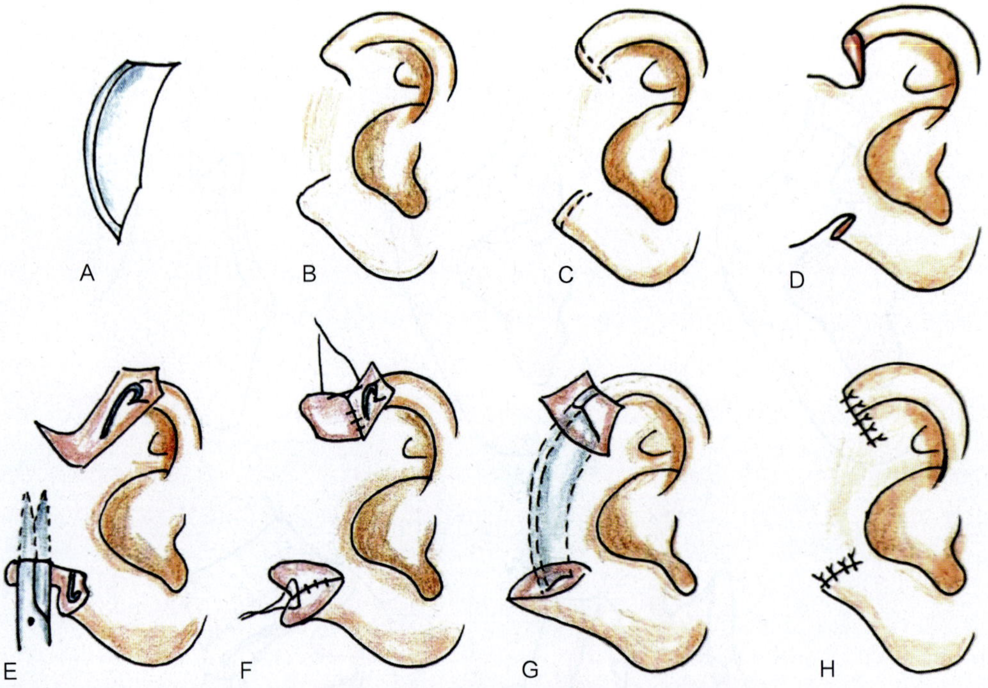

图 3-4-45 Converse 隧道法之二，修复耳廓中部缺损

A. 再造耳软骨支架；B. 术前；C. 在缺损缘上、下方作切口；D、E、F. 在耳后皮下作隧道，并作隧道后缝合；G. 植入耳软骨支架；H. 缝合皮肤。

5）皮肤扩张法：当缺损较大时，耳后乳突区皮肤常不够应用，此时可用皮肤扩张器扩张耳后乳突区皮肤，再应用皮瓣推进法覆盖包裹支架。

6）皮管法：如耳后乳突区为瘢痕组织，无正常皮肤可应用时，可采用颈部皮管修复。于颈侧部乳突下制备细长皮管，皮管的大小视所需皮肤多少而定。皮管制备后 3 周，切断其下端并转移到耳廓缺损端的上方。再经 3 周后断蒂，将断端修整后缝合于下方耳廓缺损端。如耳廓缺损较大，则可在上臂内侧制备皮管来修复，并根据需要切取肋软骨作为支架。

7）颞浅血管筋膜瓣法：如耳后乳突区和颈部皮肤均为瘢痕不能应用时，可掀起颞浅血管筋膜瓣向下翻转，覆盖软骨支架来修复耳廓中部缺损，筋膜瓣表面行游离皮片移植。

（4）耳廓下 1/3 缺损：耳廓下部的缺损常包括耳垂缺损。为了保持修复后外形的稳定，有时还要移植软骨以维持耳下部的形状。

九、菜花耳

耳廓受挤压或捻挫等闭合性创伤后，常可导致软骨膜下渗血形成血肿，引起耳软骨缺血坏死，随后机化为结缔组织。纤维结缔组织的增生和收缩，以及软骨的坏死等病理变化，使耳廓逐渐增厚而皱缩，表面呈现许多不规则形的突起，突起间为深浅不等的皱褶缝隙，类似菜花，因此将其称为菜花耳（cauliflower ear）。各种原因引起的耳软骨感染，也会导致各种菜花耳畸形。菜花耳畸形的整形是一个十分困难的手术，一般在炎症完全消散、病情稳定后进行。可于耳廓前外侧面沿耳轮边缘 0.5cm 处作切口，在高低起伏不平的皮肤和软骨间进行剥离，形成皮瓣，暴露变形的软骨。然后将增厚的软骨适当削薄，并松解平整或雕刻塑形，使其符合原有的解剖形态。最后将翻开的皮瓣舒平覆盖在经切削的软骨面上，并切除过多的部分。

缝合切口后，按耳廓的形态用棉球及松软纱布填塞妥帖后加压包扎。皮瓣的剥离范围不能太广，否则会因血供障碍而发生坏死，因此常常要分数次手术才能完成菜花耳的整形，其最终手术结果也往往令人失望，临床上几乎未见到过完美无瑕的修复效果者。近年来，临床上对于软骨坏死较多，但皮肤组织相对松弛的菜花耳畸形，一般应用切取自体肋软骨雕刻成支架的方法来修复。对于严重的菜花耳畸形，由于其耳后乳突区的皮肤常完好无缺，且其耳垂部分因无软骨常不累及，因此索性切除皮肤软骨及增厚变形的耳廓上部，保留未累及的下部及耳垂，在耳后乳突区植入 50ml 肾形皮肤扩张器，扩张皮肤后二期行耳廓再造术。

十、瘢痕性耳道狭窄与闭锁

外耳道部位烧伤、创伤或感染后的瘢痕挛缩，会引起外耳道狭窄甚至闭锁。狭窄或闭锁一般发生在耳道口或近耳道的部位。如为酸碱烧伤，耳道深部也会狭窄，除影响外形及听力传导外，因耳道深部的分泌物不能及时排出，会引起炎症甚至外耳道胆脂瘤。外伤等引起的耳道口较单纯的瘢痕性狭窄，可切除瘢痕条索后行“Z”形等修复。烧伤等引起的较广泛的瘢痕，则须把狭窄或闭锁的耳道口切开，切除耳道口的瘢痕组织，必要时可切除部分耳甲软骨，使外耳道口比正常略大些。

然后逐步进入耳道，切除所有瘢痕组织，直至正常管腔部位。切取一块中厚皮片，使其肉面向外包裹于粗细合适的橡皮管或硅胶管上，塞入耳道内。内侧端的皮片缘因与耳道深部的正常皮肤很难缝合，因此可多留些，让其重叠在耳道深部的正常缘上，外侧端的皮片缘可与耳道口创缘缝合数针。包扎固定，术后 10 天左右拆线。拆线后耳道内必须坚持放置橡皮条半年左右，以防再次狭窄。

十一、烧伤后耳廓畸形

耳廓烧伤常常与其周围部位的烧伤同时存在。以烧伤程度的不同可以表现为耳轮部位的瘢痕增生挛缩畸形或耳轮的缺损，部分或大部耳廓烧伤后缺损，部分或整个耳廓烧伤后瘢痕增生挛缩畸形、基本失去正常结构。可见面颞部的瘢痕与耳廓的瘢痕连在一起会形成桥状瘢痕粘连，耳垂与乳突部之间的皱褶处部分皮肤幸免烧伤而残留。也可见瘢痕挛缩形成深的囊袋，使得皮脂腺的分泌排出受阻，易引起反复感染。颈部的瘢痕也会牵拉耳廓向下，加重耳廓的畸形。也常伴有颞顶部头皮的瘢痕性秃发。治疗应根据不同的畸形部位区别对待。

1. 单纯的耳轮部瘢痕或轻微耳轮缺损，一般无须修复。严重的耳轮缺损，可在颈部或上臂内侧预制细长皮管，分期移植于耳轮边缘。如果耳后乳突区皮肤完好、耳轮中间部缺损较大时，亦可在皮肤扩张后采用皮瓣推进并插入软骨条修复。

2. 外耳皮肤上的增生性瘢痕，如果不是瘢痕疙瘩，可将增生性瘢痕切除直达软骨膜面，然后行中厚皮片移植。如果为瘢痕疙瘩，也可将其切除后行中厚皮片移植修复，术后作放射治疗，以防瘢痕疙瘩的复发。

3. 对于范围较小的条索状或蹼状瘢痕粘连，只要乳突区还有小部分正常皮肤存在，可采用改形或 V-Y 推进等方法矫正。对于范围较大的耳廓粘连，则需切除瘢痕组织、彻底松解粘连，使耳廓复位，注意切勿暴露耳软骨，形成的创面行全厚皮片移植。术后要较长期应用模型压迫形成耳后沟，以防止皮片收缩、粘连复发，但实际上这很难为患者接受，也不易做到，因此在手术时要尽可能分离颅侧壁组织，甚至可以伸入到耳甲底部以形成深沟，创面尽量移植较厚的皮片以减轻日后的收缩。

4. 对于耳垂部粘连、瘢痕中有窦道或囊腔者，松解粘连时需彻底切除窦道或囊腔的上皮壁。如果耳垂下部、颈部皮肤的瘢痕挛缩明显，则须同时切除松解后行皮片移植或转移皮瓣（或经扩张后的皮瓣）修复，使耳垂向上复位。

5. 烧伤后耳廓缺损的患者，多数乳突区皮肤也为瘢痕组织无法利用，对耳廓的修复或再造带来较大的困难，颞顶筋膜瓣一期修复常被选择的方法。但对于颞顶区头皮亦为瘢痕组织的就需要判断颞浅血管和颞顶筋膜是否完好，如完好仍然可以用颞顶筋膜一期修复的方法。但颞顶区瘢痕与颅骨粘连，颞部动、静脉不复存在，需要应用远位皮瓣移植、健侧颞顶筋膜移植及皮管转移等方法行耳廓再造（图 3-4-46）。

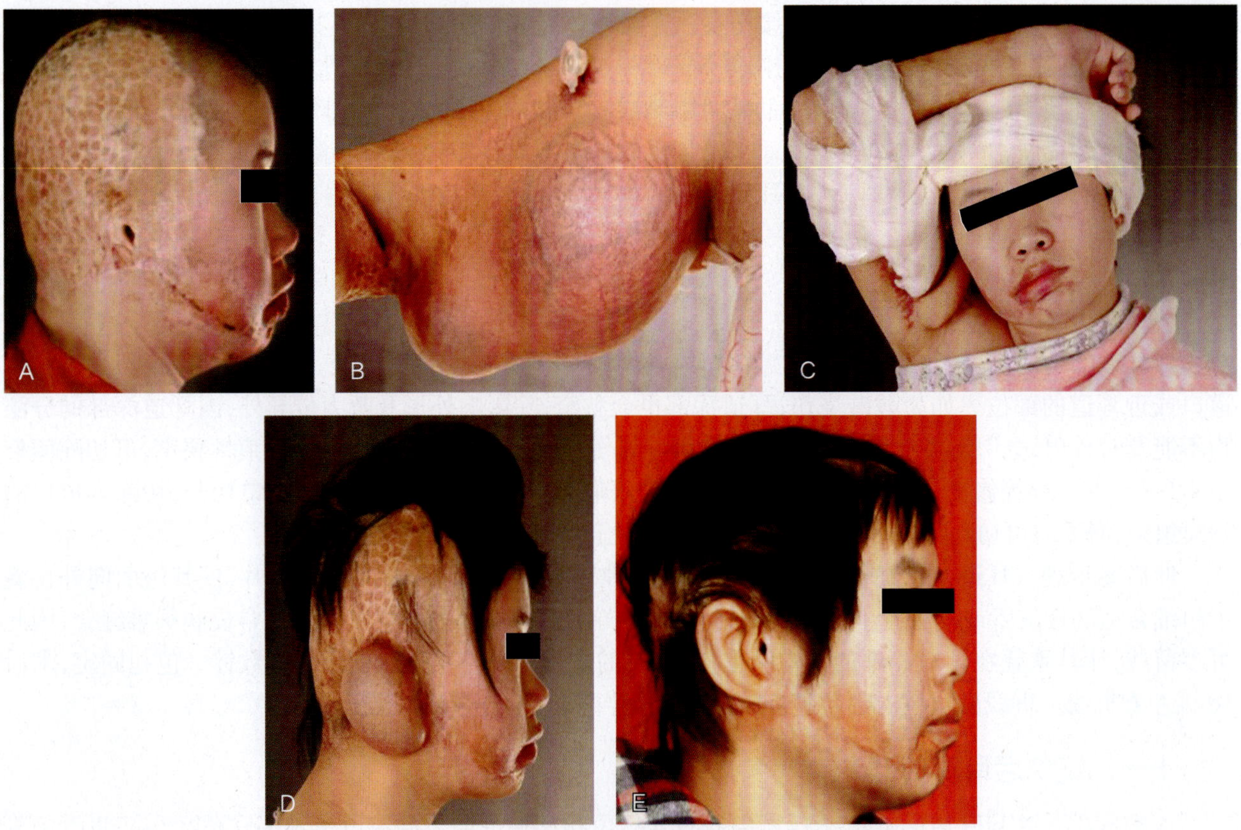

图 3-4-46　上臂内侧扩张皮瓣转移后再扩张法全耳廓再造

A. 烧伤后全耳廓缺损，耳后乳突区、颞枕区贴骨瘢痕，筋膜烧伤；B. 上臂内侧皮肤扩张；C. 上臂皮瓣转移到乳突区；D. 再次扩张转移皮瓣；E. 植入肋软骨耳支架术后。

【复习题】

1. 小耳畸形主要的临床表现以及伴随畸形有哪些？
2. 小耳畸形主要的治疗内容及治疗原则？
3. 耳廓再造常用方法有哪些？这些方法的主要特点？
4. 耳廓的解剖特点有哪些？
5. 隐耳和招风耳主要是耳廓的哪个结构畸形？各自畸形的特点及矫正方法有哪些？

（章庆国　张如鸿）

参 考 文 献

[1] KAWANABE Y, NAGATA S. A new method of costal cartilage harvest for total auricular reconstruction: Part I. Avoidance and prevention of intraoperative and postoperative complications and problems. Plast Reconstr Surg, 2006, 117: 2011-2018.
[2] 王炜中国整形外科学 . 杭州 : 浙江科学技术出版社 , 2019.
[3] 张如鸿 , 章庆国 . 外耳修复再造学 (精)/ 整形美容外科学全书 . 杭州 : 浙江科学技术出版社 , 2014.
[4] QIAN J, LI Z B, LIU T, et al. Auricular reconstruction in hemifacial microsomia with an expanded two-flap

method. Plast. Reconstr. Surg, 2017, 139 (5): 1200-1209.
[5] XING W S, KANG C Y, WANG Y, et al. Reconstruction of microtia using a single expanded postauricular flap without skin grafting: Experience of 683 cases. Plast. Reconstr. Surg, 2018, 142 (1): 170-179.
[6] LI Q, ZHOU X, WANG Y, et al. Auricular reconstruction of congenital microtia by using the modified Nagata method: Personal 10-year experience with 1350 cases. J Plast Reconstr Aesthet Surg, 2018: 71 (10): 1462-1468.
[7] WANG Y, XING W S, LIU T, et al. Simultaneous auricular reconstruction combined with bone bridge implantation-optimal surgical techniques in bilateral microtia with severe hearing impairment. Int. J. Pediatr. Otorhinolaryngol, 2018, 113: 82-87.

第五节 唇 腭 裂

一、先天性唇裂

唇裂(cleft lip,CL)是颌面部最常见的先天性畸形,常常伴发腭裂。单侧唇裂的患病率是双侧唇裂的 9 倍,发生在左侧的概率是右侧的 2 倍,其中男性患者多于女性。在高加索人种中,大约 1 000 个新生儿中就有一个唇裂患者(伴或不伴有腭裂),是亚裔人种发病率的 2 倍。

(一) 流行病学和病因学

在唇腭裂患者中,最常见的诊断是唇腭裂(46%),其次是单纯腭裂(33%)及单纯唇裂(21%)。大多数的唇裂患者合并腭裂——双侧唇裂(86%),单侧唇裂(68%)。

唇裂的发生受到环境致畸因素及遗传因素的双重影响。子宫内暴露于抗惊厥药物苯妥英钠会使唇裂发生率提高 10 倍。孕妇在孕期吸烟会使得胎儿唇裂发生率变成原来的两倍。像酒精、抗惊厥药和维 A 酸之类的其他致畸因素,都与包括唇裂在内的先天畸形相关,但尚未被证实和缺损部位直接相关。

有唇裂病史和育有唇裂孩子的父母,再次怀孕发生唇裂危险度决定于之前生育的子女是否存在唇裂。如果双亲之一或一位子女患有唇裂,生育唇裂患儿的可能性是 4%。如果二位子女患有唇腭裂,危险度增至 9%;如果双亲之一和一位子女患有唇腭裂,生育唇腭裂患儿的可能性为 17%。

(二) 临床表现和分类

唇裂被分为单侧唇裂和双侧唇裂,基于胚胎期融合情况分为完全性唇裂、不完全性唇裂及隐性唇裂。相关的鼻畸形也分为轻度、中度和重度。

1. 隐性唇裂(隐裂) 隐裂的特征在于上唇存在纵行的沟壑或瘢痕,唇红缘不连续和不同程度的唇部垂直方向的短缩。鼻腔的畸形可能存在,并且有时比唇部的畸形更明显。

2. 单侧不完全性唇裂 单侧不完全性唇裂的特征是患者上唇存在不同程度裂隙,但都具有完整的鼻槛。

3. 单侧完全性唇裂 单侧完全性唇裂的特征在于唇、鼻和牙槽同时存在明显畸形。口轮匝肌的非对称拉力导致比不完全性唇裂更严重的鼻畸形。鼻翼基底向后下方移位,同侧的侧鼻软骨被拉伸,鼻自然轮廓变形,鼻中隔移位至患侧鼻孔,鼻尖塌陷。

4. 双侧完全性唇裂 双侧完全性唇裂最明显的特点是突出的前颌骨。由于前颌骨与侧面的腭骨缺乏联系,因此在胎儿发育过程中,前颌骨没有被遏制生长与侧面的齿弓对齐。在出生时,前颌骨突出于犁骨。前颌骨生长过度,并伴有或不伴有旋转和成角。同时,外侧腭骨不能附着于前颌骨而前移。前颌骨的畸形决定牙弓宽度,外侧腭板向中线塌陷。前鼻棘在双侧唇裂畸形中形成不良或不存在,导致鼻中隔软骨基底下部和鼻翼软骨内侧脚的后退。鼻翼软骨向后外侧移位,鼻尖扁平塌陷,鼻小柱短小,前唇似与鼻尖直接相连。

5. 双侧不完全性唇裂 有的情况下双侧唇裂是不完全的,患儿具有接近正常的鼻子,位置正常的前颌骨,跨过一侧或双侧鼻底部的皮肤桥或仅涉及红唇的裂隙。

（三）治疗

1. 多学科唇腭裂治疗 先天性唇腭裂患者需要接受多专业的联合序列治疗以获得良好的预后。以国家标准为中心，多学科唇腭裂团队致力于从出生到成人阶段的与唇腭裂相关的疾病。唇腭裂团队包括听力矫治专家、营养师 / 饮食学家、整形外科医生、口腔外科医生、口腔正畸医生、耳鼻喉科医师、儿科医生、护士、心理学家、社会工作者及语言病理学家。在患儿出生后的几个月，细心的团队护理会通过在生理上和心理上为婴儿和家庭做好准备，从而提高一期外科修复手术的成功率。多学科唇腭裂治疗着重强调了多学科专家共同努力最小化手术量的同时最大化治疗效果。

2. 术前矫治 术前矫治的目的是改变唇裂的解剖结构，以减少手术难度并且改善预后。最常见和悠久的方法之一就是从出生起直到一期唇裂修复术前早期持续的唇部胶带固定。由于婴儿的软组织畸形，这种逐渐施加的外力可以有效地降低裂隙的宽度。

更精细的矫形设备包括主动型和被动型。一般来说，主动型矫形器使用可控的力量，通过口外牵引（弹性牵引），将上颌牙槽段移动到近似预定的位置。最好的一个的主动矫形器是 Latham 设计的，是用来对单侧上颌骨段产生一个推力。但其装置需要外科手术来安装和拆除。

被动矫形器一般由坚硬的外壳和柔软的丙烯酸衬里制成的牙槽骨塑型板组成。通过逐渐改变丙烯酸板的表面组织，使牙槽段塑造成牙槽骨生长所需的形状和位置。这些设备可以使得牙槽骨在被动塑型的外力下继续增长，但颊段不能向内侧移动。一旦调整至适当位置，就可以进行早期唇修复和骨移植。这种被动成型方法已经发展成为当代的 NAM 技术。

NAM 的目标不仅是通过被动丙烯酸板减少牙槽嵴裂宽度，同时也尽量减少相关的鼻畸形。在患儿出生后不久就开始使用，应用丙烯酸板中的高弹性材料作用于口腔内裂隙。塑型板每周调整一次以逐渐接近牙槽骨段。与此同时，添加柔软的义齿衬里，以便在需要移动牙槽骨的区域中对矫形器进行排列。最终目标是对齐牙槽骨并实现牙槽间隙的闭合。一旦齿槽裂隙为 5mm 或以下，便可以使用鼻支架来改变鼻形态。通过逐渐修改鼻支架的形状和位置来精心塑造鼻孔和唇红缘的形状。

成功的 NAM 结果可以使受影响的鼻翼边缘纠正到正常位置。这个结果将大大减少手术时修复鼻翼边缘对称性所需进行的解剖。对于双侧唇裂畸形，鼻支架是双侧的，具有连接桥，在鼻小柱 - 上唇角处产生支点。在这个支点上通过使用垂直胶带从唇红皮肤到塑型板固定使唇红得到延长，然而通过作用于鼻支架的反向上提力来延长鼻小柱。这种垂直方向的拉伸力对于创造足够的皮肤长度是至关重要的。所需的皮肤长度既要满足重建上唇的需要，又要保证在一期双侧唇裂修复中重建鼻小柱。

一些没有进行术前正畸条件但存在单侧或双侧颌骨塌陷的患者偶尔使用唇粘连的方法进行矫正。有很多的学者认为这种方法应该摒弃，目前临床上已很少应用。但一些坚持唇粘连的学者认为它改善了上颌弓排列，从而更方便预测唇裂鼻畸形的矫正。

对婴幼儿上颌骨发育的影响可能是术前矫正最具争议性的问题之一。Ross 在一项多中心的研究中指出，接受或未接受术前矫正的患者在面部生长上没有差异。另一方面，Robertson 在一项长达 10 年的跟踪研究中证明，接受这种技术治疗的患者比对照组患者的面部生长发育更好。而 Berkowitz 一直公开批评 Latham 和 Millard 的术前矫正、骨膜成形术和唇粘连术。他报告了在矫正后的 3、6、9 岁和 12 岁的前牙反牙合和锁牙合的发生率比没有任何矫正的要高。

3. 唇裂修复术的目的及原则 唇裂修复术的目的是恢复上唇及鼻部的正常形态和生理功能。

唇裂修复术的原则：

(1) 修复唇裂的过程中，必须使移位的组织重新归位并保持在正常的位置。

(2) 对于组织缺损，必须用与缺损组织相同的组织修复缺损。

(3) 重建上唇细微解剖结构是决定手术效果的关键，如人中嵴、红唇缘、唇珠。

(4) 注意恢复口轮匝肌的连续性，强调上唇的功能性重建。

(5) 同期纠正唇裂鼻畸形，尽量恢复两侧鼻翼及鼻孔形态，降低二期开放性鼻整形的需要或提高其术后效果。

【临床病例讨论】

患儿，男性，5个月，以"发现右侧唇部一裂隙5个月"为主诉于门诊就诊。患儿5个月前出生时家属即发现其右侧唇部一裂隙，由红唇直至鼻底，母乳喂养，吸吮困难，进食后常自鼻腔溢出，无明显吞咽困难，未经任何系统诊治。患儿母亲否认怀孕期间患病及用药史，家族中无人患同样疾病。

查体：患儿一般状态可，体重6.5kg，右侧唇部可见一裂隙，自红唇至鼻底全层裂开，右侧鼻翼扁平塌陷，鼻翼外侧脚向外下方移位，鼻尖向左侧偏斜，鼻小柱短缩。患者腭部及牙槽突未见明显裂隙(图3-5-1)。

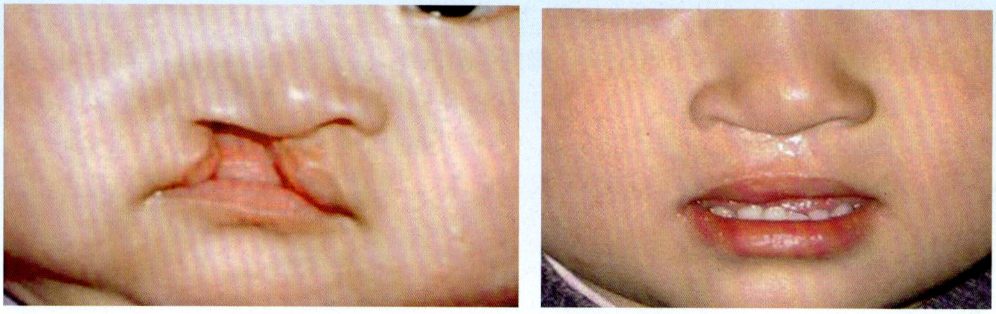

图3-5-1　单侧完全性唇裂术前术后对比

1. 诊断　根据患者临床表现及体征，可明确诊断为单侧完全性唇裂。

2. 治疗　修复唇裂畸形的方法有很多。不同的治疗中心应用着不同的治疗方法。通常可以通过初次手术术后瘢痕来识别不同的方法。所有的修复都有一个侧方唇瓣来弥补内侧组织的缺失，主要是矫正内侧上唇的相对短小。例如，LeMesurier法包含外侧的矩形瓣，而Tennison法和Rose法采用了一个外侧的三角瓣法。这两种技术把三角瓣引入了内侧唇瓣的下半部分，而Trauner和Millard的方法则在内侧唇瓣的上半部分引入了侧方唇瓣。目前大多数的修复方法都集中在Randall-Tennison的三角瓣法和Millard旋转推进法为基础进行的改良术式。

对于唇裂手术的理想时间和修复技术，有经验的唇腭裂修复专家目前还没有达成一致意见。成功的方法通常是外科医生对唇裂畸形解剖结构，对各种技术的细节和局限性都很熟悉，并且能够结合这两种品质来达到最佳的手术效果。

知识点：唇裂修复术的治疗时机

1. 有条件的治疗团队，于患儿出生后的1~2周开始正畸治疗，前6周可发挥最大作用。

2. 对于单侧唇裂患儿，初次唇裂修复术于患儿3~6个月进行。对于双侧唇裂患儿，初次唇裂修复术于患儿6~12个月进行。

3. 唇裂鼻畸形需与初次唇裂修复术同期进行纠正。

唇裂整复术需采用全身麻醉。手术过程中为了避免下唇的扭曲和标记的改变，将气管导管固定于下唇正中，并且把纱布条塞入口腔。在标记了标志物和切口后，将1∶20万的肾上腺素混合液注射于口轮匝肌浅层、裂隙侧的上颌骨表面，以及皮肤和鼻翼软骨之间的鼻解剖平面，能最大限度地止血并利于组织分离。

(1) Tennison三角瓣法：特别适用于裂隙宽大的单侧完全性唇裂，保持了唇弓的固有形态，形成了较好的唇峰结构，保留了较多的组织量。但是由于外侧下三角唇瓣的插入，术后瘢痕破坏了人中部的自然形态，扭曲了人中嵴，且患侧唇部明显长于健侧。此法由于缺点明显影响术后效果，故现临床上已很少应用，但该方法的设计原则仍被应用而创造出一些改良的术式。

手术设计：1点为健侧唇峰点，2点为人中切迹，在健侧裂隙的唇缘定点3，2~3=1~2。裂隙缘两旁鼻底线上定点5和点6，点5至鼻小柱基部距离与点6至鼻翼基部距离之和等于健侧鼻底宽度。在健侧鼻底线中点定点 4，自点 3 向健侧定点 7，3~7=4~1，但不要超过健侧人中嵴。5~3~7 角度通常呈 90°~120°。患侧红唇最厚处红唇缘定点 8，裂隙外侧皮肤定点 9，6~9=5~3，8~9=3~7，在 9 点裂隙侧定点 10，8~10=9~10=3~7，连接 5~3~7 及 6~9~10~8（图 3-5-2）。

（2）Millard 旋转推进法：是目前临床上许多改良方法的基础。保留的组织量较多，由于侧方唇瓣向鼻底方向推进插入，故而鼻底封闭较好，鼻小柱偏斜畸形得以纠正；患侧唇部中下部瘢痕能够很好地模拟正常人中嵴的形态，瘢痕不明显，且唇弓形态较好。对于完全性唇裂，修复后患侧唇高常短于健侧。该术式定点灵活性较大，且临床上有多种改良术式，对于初学者来说难度稍大。

手术设计：1 点为健侧唇峰点，2 点为人中切迹，在健侧裂隙的唇缘定点 3，2~3=1~2。患侧裂隙红唇最厚处相当于唇峰处定点 4，鼻小柱健侧基部定点 5，裂隙缘两旁鼻底线上定点 6 和点 7，点 6 至鼻小柱基部距离与点 7 至鼻翼基部距离之和等于健侧鼻底宽度。在相当于鼻底水平线的稍下外方定点 8，自点 5 横过鼻小柱基底下方向点 3 画一弧线，下段与健侧人中嵴平行。再从点 3 沿皮肤黏膜交界线至点 6 连线，自点 7 向点 4、点 8 连线，切开后分别形成 A 瓣、C 瓣和 B 瓣，旋转推进至既定位置后，使 C 瓣尖端 3'~3=8~4，确定 8 点位置（图 3-5-3）。

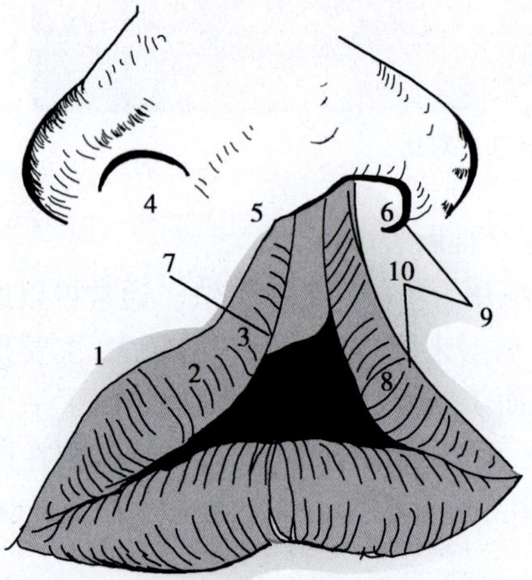

图 3-5-2 Tennison 三角瓣法手术设计

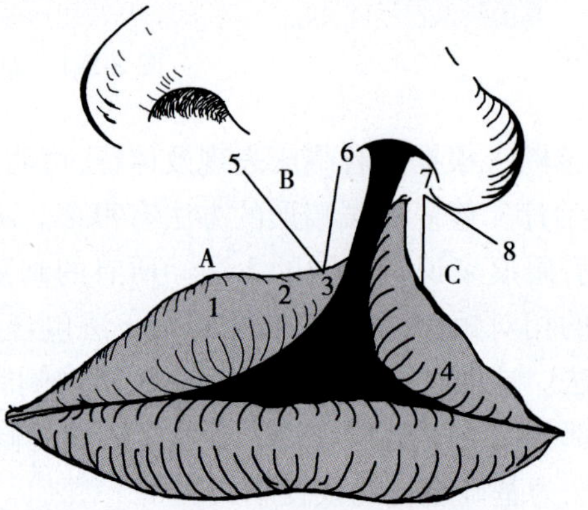

图 3-5-3 Millard 旋转推进法手术设计

（3）改良的 Mohler 旋转修复法

手术设计：点 1 为人中切迹，点 2 为在健侧唇峰点，点 3 为设计的患侧唇峰定点，2~3=1~2。点 4 是根据健侧上红唇和白唇厚度来选择的，尽可能使白唇交界到鼻底弧的长度等于健侧的垂直唇高度（高度从 4~5=6~2，且外侧唇没有过度牵引）。外侧唇部的垂直切口将接近于内侧段，以重建人中嵴，从点 4 开始，垂直穿过白唇，然后在鼻尖处向点 7 弯曲。由点 4、5 和 7 组成的三角形是等腰三角形，4~7=4~5。

点 8 为 C 瓣的后切点，与传统的 Millard 修复不同的是，这一点在鼻小柱上大约 1mm，在健侧方向鼻小柱宽度的 3/5。第 3 点到第 8 点的切口是内侧唇垂直人中的切口，并界定了 C 瓣健侧的边缘与传统的 Millard 修复不同，这个切口只有一个轻微的内侧弯曲，才能创造一个垂直的人中。曲度可以根据健侧人中嵴的弯曲度来确定。C 瓣的裂隙边缘（从第 3 点到鼻子）平行于内侧唇皮肤和口腔黏膜的交界处。点 3 开始的这个切口延伸到鼻子，沿着口腔和鼻腔黏膜之间的自然界限，形成一个小的隔黏膜瓣，用来修复鼻腔，并防止鼻唇瘘。在鼻孔内的第 10 和 11 点到第 5 和第 6 点的距离相等（图 3-5-4）。

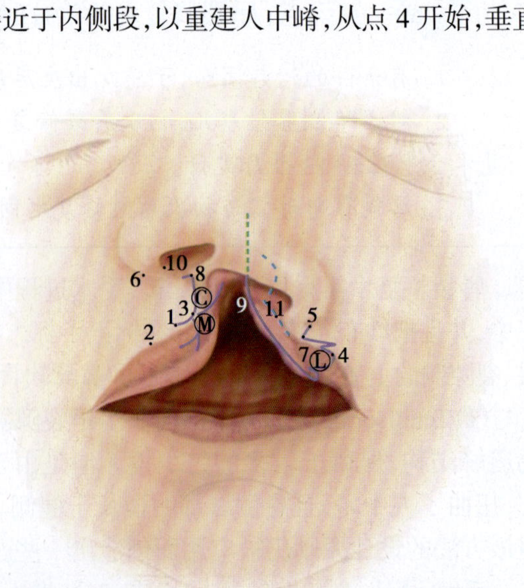

图 3-5-4 改良的 Mohler 旋转修复法手术设计

知识点：唇裂修复的原则

1. 将上唇及鼻部移位的组织归位，并进行稳妥固定。
2. 修复缺损组织时需用质地、颜色相同的组织进行修复。
3. 恢复口轮匝肌的连续性以确保术后上唇功能的重建。
4. 局部亚单位的精细结构需予以重建。
5. 对于鼻部畸形是否进行一期同期的修复，目前尚存在争论，但大多数权威学者认为应进行一期手术。
6. 必须注意避免手术对上颌骨造成不良损伤。

（4）双侧唇裂修复术：比单侧唇裂修复更富有挑战性。双侧完全性唇裂伴鼻畸形的治疗方法仍在不断改进。直到近期，由于 NAM 技术的出现，才使得双侧唇裂伴鼻畸形一期修复效果接近单侧唇裂伴鼻畸形的修复效果。以往多阶段的治疗技术不能在短期内修复鼻唇畸形，并且在鼻小柱与上唇交界处遗留瘢痕，形成宽大的鼻尖及不稳定的前颌骨，并且经常出现口鼻瘘孔。McComb，Mulliken，Cutting，Trott 以及其他学者分别提出了自己的修复方法，并且提出鼻翼软骨和上唇肌肉对唇裂畸形的重要作用。

以往的手术方法包括交叉皮瓣法和 Cronin 法，主要是在较小的张力下利用前唇瓣修复裂隙，然后二期松解上唇后利用唇部组织修复鼻小柱和鼻部畸形。现今的方法将关注点放在如何使肌肉和软骨组织达到合适的解剖复位，同期修复鼻唇畸形。上唇和鼻畸形的术后效果能在修复术后随年龄增长而逐渐提升，而不是破坏其形态和功能。随着这种从皮肤角度出发到从软骨、肌肉角度出发的观点转变，涌现了很多新的手术方法，并且术后效果较以往提升。

知识点：双侧唇裂修复的原则

1. 利用整个前唇来形成唇中或上唇的部分。
2. 将前唇组织的唇红翻转后用作衬里。
3. 前唇部的唇红将用两侧带肌肉的唇红瓣再造。
4. 正中部的唇红嵴将来自于两侧的唇组织。
5. 尽量不要将两侧唇部皮肤放置到前唇的下部。
6. 用手术或非手术法使前颌骨后退，可以较好地一期修复张力过高的双侧完全性唇裂。
7. 对前突的前颌骨及两侧退缩在后的上颌骨，应通过口腔正畸纠正并扩弓。

1）直线缝合法：适用于双侧部分或完全性唇裂，婴幼儿和前唇较长的成年人。但术后人中形态不自然，过于宽大，鼻小柱过短，鼻尖塌陷。

手术设计：位于鼻小柱根部外侧为 3 点，2 点位于前唇缘相当于两侧唇峰的位置。前唇缘中点为 1 点，2~3 连线参考正常人中嵴位置调整。侧唇定点 4，不仅定于侧唇的红唇最厚处，可用下唇 1/2 宽度或接近此宽度，由口角测量而定出点 4。沿红唇皮肤嵴向上连线至点 5（图 3-5-5）。

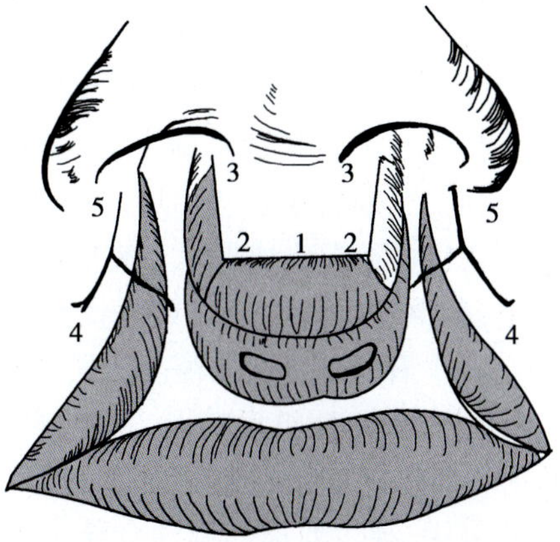

图 3-5-5　直接缝合法手术设计

2）叉形瓣修复法：适用于双侧部分或完全性唇裂，伴有鼻小柱短缩和鼻尖塌陷的婴幼儿和前唇较长的成年人。

手术设计：在前唇中线与唇红缘交点定点 1，在其外侧两唇红缘定点 2，1~2=2~3mm，2 即术后唇峰位置，鼻小柱基部外侧定点 3，侧唇唇红最厚处定点 4，使点 4 至同侧口角距离与对侧相等，点 4 上方 2~3mm 处定点 5，4~5=1~2。鼻底裂隙两侧分别定点 6 和点 7，6~3 距离与点 7 至鼻翼基部距离之和即为修复后鼻底宽度，并在鼻翼基部下方定点 8（图 3-5-6）。

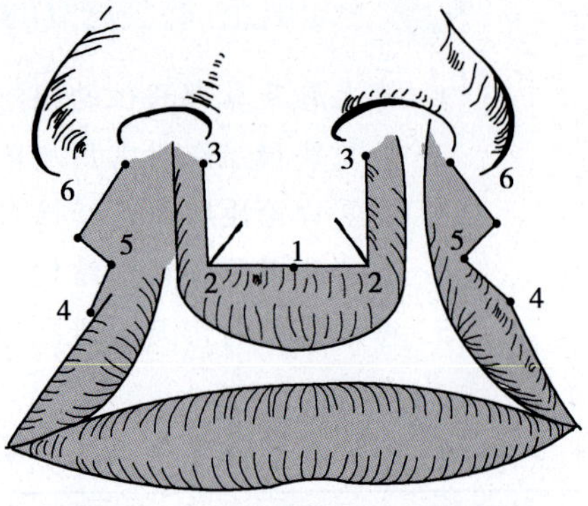

图 3-5-6 叉形瓣修复法手术设计

患儿全身麻醉清醒后 4 小时，可用汤匙给予少量水或奶。手术当日视液体缺失情况适当补液，并逐步调整至恢复患儿正常饮食。可以预防性应用适量抗生素。唇部创口术后当天覆盖敷料，第 2 天予以暴露，每日以碘伏或 0.5% 氯己定清洁创口，后可局部涂抹一薄层抗生素软膏。6~7 天拆除缝线后予以拉合胶带减少张力，视情况应用预防瘢痕类产品。唇部及口腔内缝线可稍晚拆除或任其自行脱落。

3. 并发症　患儿术后 24 小时内存在的严重并发症，主要是呼吸道相关并发症，误吸、窒息等。其次，患儿可能出现肺炎、切口感染及切口裂开等并发症。但随着手术技术和医疗水平的不断改善，并发症的发生率也在逐渐降低。早期严重并发症发生率也和外科医生临床经验低，医疗水平差有密切关系。

二、唇裂继发畸形的整复

增加对唇裂解剖的认识，提高初次唇裂修复的技术是减少二期唇裂畸形严重程度并减少二次修复的关键。当然，初次唇裂修复手术难以达到完美效果，因此大多数唇腭裂患者需进行二期唇裂与鼻畸形的整复。早期唇裂鼻唇畸形修复重建的目的之一是减少儿童在学龄期的心理创伤。

（一）唇裂继发畸形整复的原则

1. 确定初次唇裂手术方案，从而确定它影响接下来的手术修复的方式。

2. 确定患儿的最佳手术时机，若患儿接受二期手术时年纪较小，应尽量选择瘢痕小损伤轻的手术方案。

3. 尽量将组织恢复并保持在相对正常的位置。

4. 在确定组织无用前不要去掉任何组织。

5. 进行个性化治疗，二次手术没有规范化标准。

6. 对于组织缺损，必须用与缺损组织相同的组织修复缺损。

（二）唇裂继发畸形整复的适应证

二次手术适用于那些如果不进行修复将导致心理或功能障碍的患儿。进行继发畸形修复时，首先要认识到畸形形成的原因。Steffensen 概述了唇裂修复的理想目标：①准确的皮肤、肌肉、黏膜对合；②内、外侧的口轮匝肌旋转至正常位置；③对称的鼻基底和鼻尖形态；④连续对称的唇红缘；⑤上唇中央轻微外翘；⑥形成最小的瘢痕。

（三）唇裂继发畸形整复的手术时机

在婴儿出生早期实施术前 NAM，随后到患儿 3 个月大的时候进行初次唇部修复以及鼻软骨重新定位，因此，二期唇裂鼻唇畸形的修复可直到学龄前才进行。在明显残留了鼻部畸形的病例中，可考虑通过鼻内切口进行鼻尖成形术。完成鼻畸形整复的最佳时间是在青春期，采取开放式鼻整形手术，进行软骨的移植，鼻中隔成形术，和／或截骨术。

（四）唇裂继发畸形整复的手术方法

1. 口轮匝肌继发畸形　唇裂修复术成功的关键在于松解口轮匝肌异常粘连并重新定位，恢复其连续性和功能。若唇裂修复术后出现皮下凹沟，以唇部运动时明显，则可能存在口轮匝肌的不连续。在双侧唇裂修复中，缺少肌肉连续性会导致唇红缘变宽，上颌骨生长过度，上唇运动减少。肌肉的继发性畸形需要重新手术对位缝合口轮匝肌，恢复其连续性。

2. 红唇缺损畸形 最常见的畸形是口哨样畸形,通常是由于外侧红唇瓣向内侧推进不足导致的。嘴唇的边缘缺损往往可以通过重新切开,内侧和外侧唇部的对称外翻,以及肌肉的精确的层次对位缝合来治疗。在湿唇上的 Z 成形术也可以减少畸形的复发。如果在干湿唇交界上的唇部有缺陷,那么就需要用三角形皮瓣或 Z 成形术来增加缺损处的厚度。如果唇裂处唇部太厚,可以在干湿唇交界处切除一个横向的梭形皮瓣。

3. 上唇过短 单侧唇裂修复后的畸形主要是不对称或者比例不恰当。最容易出现的畸形之一即为唇部高度不对称。遇到这种情况应该及时找出原因,手术后的前几个月,唇裂的垂直缩短并不罕见,但术后修复应在术后一年内进行。

单侧唇裂修复后的上唇过短是指从唇峰至鼻小柱基底的垂直距离减小,上唇过短最常见的原因是初次修复时延长不足。需要仔细评估以确定垂直缺损来源于皮肤、肌肉、黏膜还是全层缺损。如果鼻翼基底在初次手术中没有充分释放和重新定位,鼻畸形也可以导致上唇过短。如果唇裂侧的鼻翼基底部存在移位,则应释放和重新定位鼻翼基底,并重新旋转推进唇部皮瓣,与初次旋转修复相似,或从外侧到中部设计三角形皮瓣插入延长上唇。

然而,如果鼻翼基底是对称的,缺陷仅局限于唇部,而口轮匝肌存在短缩,唇部则必须再次切开和重建。如果口轮匝肌无明显短缩,那么进行皮肤修复即可。Millard 法修复后的上唇过短通常需要重新旋转推进。较不明显的缺陷只需简单地重新旋转皮肤皮瓣,不需要肌肉修复。在靠近鼻孔的基底或刚好在唇峰上方的 Z 形或三角瓣来获得额外的延长,使得瘢痕不明显。

双侧唇裂最常见的二期畸形是前唇部的短缩,中央型口哨样畸形较常见,其中上唇人中处已经被异常的前唇黏膜修复,这些黏膜组织量不足,且经常出现干燥或剥落。最好的修复办法是在侧唇的唇缘上方做三角形切口,减小前唇的宽度,并且侧方红唇部肌肉至前唇皮肤下,并成形唇珠及唇红缘等结构。

4. 上唇过长 相比于单侧唇裂,上唇过长在双侧唇裂中更常见,此畸形常见于加长法修补双侧唇裂术后(目前加长法双侧唇裂修复术在临床上已很少应用)。在单侧和双侧唇裂导致上唇过长的原因中,问题并不是垂直高度的增加,而是前庭的脱垂。如果在初次修复时前庭沟没有悬吊在正常的解剖位置上,则湿唇会下移并覆盖上颌牙齿。当患者微笑或者湿唇被挤压时,这种症状会更为明显。此类畸形并不应该被误诊为冗余的组织黏膜并被切除,而需要重新悬吊并再造前庭沟。单侧或双侧唇裂修复中,很少出现单纯的上唇皮肤过长,需要进行鼻部下方的多余皮肤的横向切除,然后将口内肌肉悬吊到较高位置。

5. 上唇过紧 如果局部皮瓣无法解决上唇过紧的问题,此类畸形可用 Abbe 氏下唇交叉瓣来纠正。Abbe 氏下唇交叉瓣可以调节上下唇间的组织量及解剖关系。上唇的瘢痕可以切除或者用来延长鼻小柱,用以上唇中央缺损的修复。在下唇中央设计全层皮瓣,从外观上来重建上唇人中。注意不应破坏颏部外形。可以获取最多 1/3 的下唇,用以纠正上唇的缺损。

6. 前颌骨畸形 完全性双侧唇裂畸形的特征在于前突的前颌骨和牙槽骨的部分塌陷。在口轮匝肌一期修复之后,可形成有正常功能的口轮匝肌环。在极少数情况下,可能发生前颌骨的持续突出。外科医生需要决定是否需要前颌骨的正畸手术。

7. 鼻畸形 初次唇裂修复手术中,如果鼻翼基底位置,鼻肌以及鼻底部分能够被纠正,则最主要的继发性畸形改变能够避免。在青春期之前的任何鼻部手术都应该仅限于纠正肌肉和软骨,这样基本恢复正常结构的鼻子在生长发育过程中能够改善大部分的畸形。避免在仍处于生长期的鼻子上进行骨和软骨移植,除非出现严重的医源性不良反应。

(1)鼻部骨性基底:在单侧唇裂,同侧鼻翼的梨状缘是缺乏骨支撑从而出现下移。初次唇裂修复手术中,为了使鼻翼基底移动到理想位置,通常将鼻附着软骨的梨状孔边缘完全解剖开。由于缺乏骨性支撑,随着生长发育,即便一期进行了修复,有时候鼻翼基底仍会后移。牙槽裂修复手术是填补梨状孔边缘骨缺损的最佳时间,以自体松质骨移植。骨移植会稳固鼻翼基底,以实现对称,为青少年时期的鼻重建提供一个稳定的基础。

在双侧唇裂中,二期鼻整形术之前,必须评估前颌骨的位置。如果患者还没有接受过正畸治疗,那么前颌骨是会前突或后移的。这两种畸形都将影响鼻子的外观，在进行鼻整形前应该矫正此畸形。

(2) 鼻背骨和软骨：单侧唇裂鼻畸形通常存在鼻中隔软骨的偏斜。需进行鼻中隔成形术，解剖鼻中隔软骨，行黏膜下切除术，如果需要用软骨移植来做鼻尖，那么会留下宽约 1cm 的 L 形鼻中隔支撑。在这两种情况下，鼻中隔的稳定性是通过缝合来处理的。如果鼻中隔软骨无法用以支撑，可以使用移植物来固定。在严重的双侧唇裂畸形中，可通过肋骨游离移植来修复。

(3) 鼻尖软骨：随着鼻翼内侧脚和外侧脚向后外侧移位，鼻部三脚架结构塌陷，鼻翼缘以及鼻翼穹窿同时出现外侧移位。目前统一的意见是采用开放式的鼻尖鼻整形术来固定整个下外侧软骨结构。不同于非唇裂的鼻整形术，简单的鼻尖缝合不足以矫正畸形。在软骨框架结构重建后，需要自体软骨移植来稳固并增加鼻尖的凸起。

8. 皮肤组织量不足　一期鼻整形主要的争议是在进行二期或三期鼻整形术存在皮肤组织量不足或存在瘢痕等问题。几乎所有的整形外科医生可以完成软骨构建，但难题在于在皮肤组织量不足的情况下，软骨支架可能出现变形或塌陷。

在双侧唇裂鼻畸形中，从鼻尖到鼻小柱基底的皮肤组织量严重不足。当关闭开放的鼻整形切口时，在鼻翼缘切口闭合的同时，将相对松弛的皮肤向鼻尖方向推进，以便为鼻尖和鼻小柱提供充足的皮肤。然而在严重的畸形中，皮肤组织量严重不足，以至于无法无张力缝合鼻小柱切口。在从上唇借取皮肤的术式比如 V-Y 皮瓣法会造成上唇 - 鼻小柱连接处的瘢痕。借用鼻尖水平方向松弛的皮肤进行修复的术式比如 McComb 法和 Brauer 法鼻翼切口，会造成鼻尖部额外的瘢痕。这两种方法都有局限性，但是目前没有理想的替代方案。

在单侧畸形，变形的皮肤包膜会覆盖鼻孔。Tajima "U 型" 鼻孔切口设计可以解决此问题。附着在下外侧软骨下缘的皮瓣通过翻转形成软三角的衬里。

9. 鼻孔狭窄　一般来说，任何环形鼻内切口都能导致鼻孔狭窄。鼻腔内 Z 成形术或复合移植物可用来治疗鼻孔的局部收缩。如果患者存在鼻槛挛缩和鼻翼基底内侧移位，则可以使用蒂在下方的鼻唇沟皮瓣来纠正。术后需要长期佩戴鼻腔支架。

【临床病例讨论】

患者，男性，20 岁，以"唇裂术后鼻唇畸形 20 年"为主诉于门诊就诊。患者 20 年前因"先天性左侧完全性唇裂"而行"唇裂整复术"，术后随生长发育上唇部瘢痕明显，鼻唇部畸形明显。

门诊查体：患者一般状态可，左侧上唇可见宽约 3mm 术后瘢痕，自唇红缘直至鼻底，唇红缘不连续，红唇呈口哨样畸形，左侧鼻翼扁平塌陷，鼻翼外侧脚向外下方移位，鼻尖向右侧偏斜，鼻小柱短缩（图 3-5-7、图 3-5-8）。

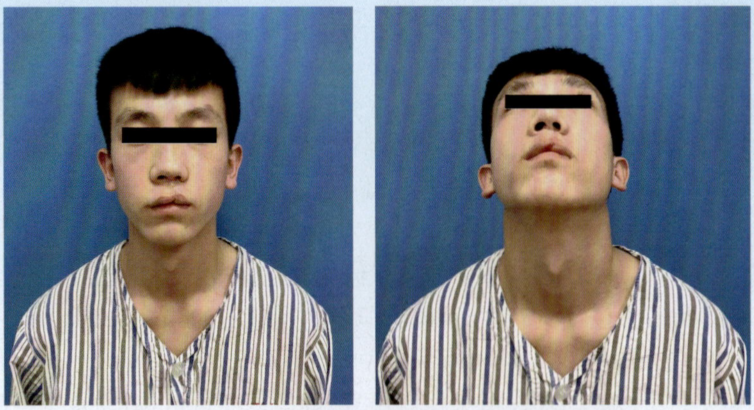

图 3-5-7　单侧完全性唇裂术前正面照，正面仰头位

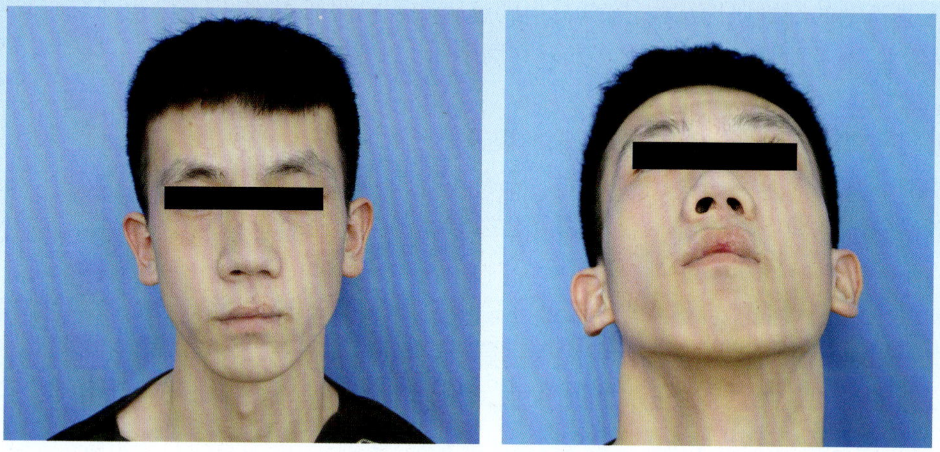

图 3-5-8 单侧完全性唇裂术后正面照，正面仰头位

1. 诊断 根据患者临床表现及体征，可明确诊断为单侧唇裂术后鼻唇畸形。

2. 治疗

知识点：唇裂畸形修复术式选择

唇裂术后继发鼻唇畸形临床表现多种多样，往往由于一期唇裂整复术所选择的方法不同，甚至术者的技术差别而可能导致不同的临床症状及体征，因此，修复继发畸形通常需要根据不同的患者制订不同的手术策略，进行个性化的治疗。

（1）上唇瘢痕的修复：如果上唇部的皮肤组织量足够，不存在上唇过紧的情况，可行患侧瘢痕的单纯切除，对于存在口轮匝肌不连续的患者，需要充分分离口轮匝肌，减少局部张力，并行褥式外翻缝合，模拟成形患侧人中嵴，并进行功能重建。

（2）唇红缘不连续的修复：对于单纯存在唇红缘不连续的患者，可沿错位的唇红缘做两个对偶皮瓣，交叉易位后即可纠正唇红缘的畸形。

（3）红唇口哨畸形的修复：修复红唇畸形的方法多种多样，应根据患者的畸形位置及畸形程度选择适宜的手术方法，如“Z”成形术，V-Y 推进术，以及红唇旋转黏膜瓣等加以修复。

（4）鼻畸形的修复；唇裂继发畸形中鼻畸形的修复相对来说是较为困难的，通常需要行开放性鼻整形术，于双侧鼻翼缘及鼻小柱中份行“飞鸟形”切口，并将患侧鼻翼软骨完整分离，离断塌陷薄弱的内侧脚，上提与健侧鼻翼软骨缝合，并将患侧鼻翼软骨与侧鼻软骨或中隔软骨固定。对于健侧软骨较为薄弱的患者，需游离移植鼻中隔软骨或耳甲腔软骨进行增强固定。若患者存在重度鼻畸形，各部分鼻软骨均发育异常薄弱，则需选择肋软骨游离移植进行鼻整形术。

三、腭裂

先天腭裂（cleft palate，CP）又名狼咽，是颌面部常见的先天性畸形。唇裂和腭裂常在一个家族中个别出现，可伴有身体其他部位的畸形。一般认为，先天性腭裂是由于两侧腭突未能按时（在胎儿第 10 周时）与鼻中隔融合所致。至于引起未能融合的因素，至今尚不完全清楚，可能与遗传、营养、内分泌或感染、创伤等因素有关。

（一）解剖结构

1. 硬腭 骨性部分由前方的前颌骨、前腭板和两侧的侧腭板融合而成。腭大神经血管束从硬腭后外方的腭大孔穿出后支配硬腭口腔侧粘骨膜，是腭裂修复术中的重要结构。

2. 软腭 是活动的纤维肌性结构，前部分由腭腱膜和腭帆张肌组成，后部分由 4 对肌肉组成：腭帆提肌、腭咽肌、腭舌肌、悬雍垂肌。其中腭帆提肌环在腭咽闭合中有重要作用。

（二）分类及临床表现

临床根据硬腭和软腭部的骨质、黏膜、肌肉的裂开程度及部位，多采用以下方法进行分类。

1. 软腭裂 仅软腭裂开，有时只限于腭垂。不分左右，一般不伴唇裂，临床上以女性比较多见。

2. 不完全性腭裂 亦称部分腭裂。软腭完全裂开伴部分硬腭裂；有时伴发单侧不完全唇裂，但牙槽突常完整。

3. 单侧完全性腭裂 裂隙自悬雍垂至切牙孔完全裂开，并斜向外侧直抵牙槽突，与牙槽裂相连；健侧裂隙缘与鼻中隔相连；牙槽突裂有时裂隙消失仅存裂缝，有时裂隙很宽；常伴发同侧唇裂。

4. 双侧完全性腭裂 常与双侧唇裂同时发生，裂隙在前颌骨部分，各向两侧斜裂，直达牙槽突；鼻中隔、前颌突及前唇部分孤立于中央。

5. 其他 除上述各类型外，还可以见到少数非典型的情况：如混合型腭裂，一侧完全、一侧不完全；腭垂缺失；黏膜下裂（隐裂）；硬腭部分裂孔等（图 3-5-9）。

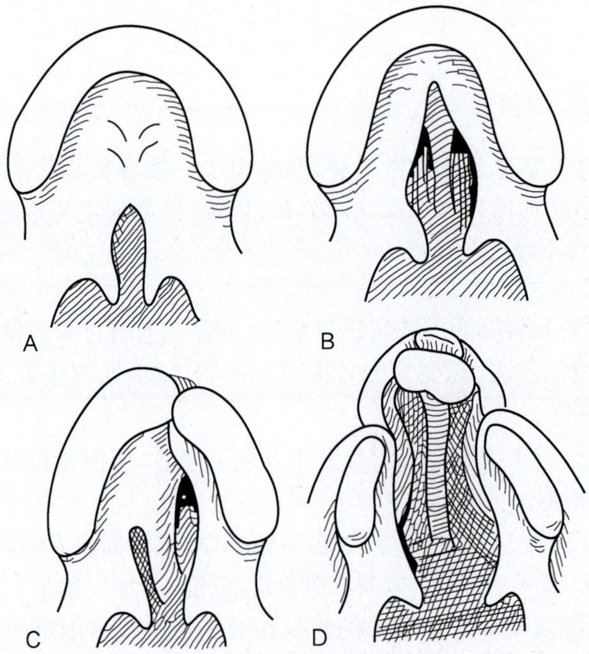

图 3-5-9 腭裂分类

A. 软腭裂；B. 双侧不完全性腭裂；C. 左侧完全性腭裂；D. 双侧完全性腭裂。

（三）治疗

腭裂的治疗是一个复杂的过程，需要整形外科、口腔科、语音训练科、精神及心理科等多方面的专家共同协作才能取得满意的效果。

1. 修复原则 腭裂整复手术的基本原则是利用裂隙邻近的组织瓣封闭裂隙，延长软腭，将错位的组织结构复位，以恢复软腭的生理功能，从而改善进食，获得良好的语音效果。另外腭裂修复也同样会影响中耳的功能和听力。

2. 修复时间 修复手术必须在适当的年龄进行，这一点对手术后的远期效果有决定性意义。一般在 1~2 岁进行，术后应进行语音训练。先天性腭裂的修复，手术年龄过早，可阻碍上颌骨的正常发育，导致腭部狭窄并缩短，并造成上下牙列的咬合关系发生障碍，通常是反颌畸形。相反，如果过迟，往往很难矫正患者的发音。①对于悬雍垂裂、软腭裂或轻度的不完全性腭裂，手术年龄在 9~12 个月。这些类型的先天腭裂多不阻碍上颌骨的正常发育。②对于严重的不完全性腭裂，尤其是完全性腭裂，应先在患儿出生 3~6 个月后修复唇裂和裂侧鼻孔底部，而将腭裂手术推迟到 18 个月。这时，上颌骨已发育到较好的程度，降低了手术引起上颌骨发育不良的可能。同时，患儿入学前还有足够的时间来矫正其发音。

3. 修复方法

(1) Von Langenbeck 法：是比较传统的修复术式。通过两侧裂隙缘切口和两侧龈缘沟的松弛切口，掀起口腔粘骨膜瓣，保持前端粘骨膜瓣不离断，减张关闭裂隙。在此基础上，有很多术式的改良，但都会在松弛切口处有较多骨面暴露，从而影响上颌骨的发育（图 3-5-10）。

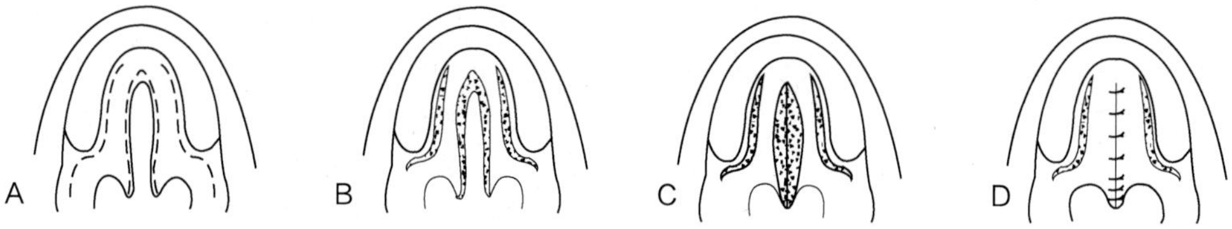

图 3-5-10　Von Langenbeck 法

A. 裂隙缘和双侧龈缘沟松弛切口；B. 粘骨膜瓣剥离；C. 鼻腔侧黏膜、软腭肌肉缝合；D. 口腔侧黏膜缝合，松弛切口旷置。

(2) Bardach 两瓣法：是被广泛使用的一种修复方法。在骨膜下用骨膜剥离子分离口腔侧和鼻腔侧粘骨膜瓣。完全掀起两侧口腔粘骨膜瓣，保护并游离一段腭大神经血管束，从而减少缝合两侧粘骨膜瓣时的张力，降低腭瘘的发生。从鼻侧骨膜和硬腭后缘精细地解剖软腭肌肉，后推并水平旋转缝合以便重建腭帆吊带，改善语音功能。轻度至中度的腭裂，两侧松弛切口基本可以缝合关闭，避免骨面裸露，影响颌骨发育（图 3-5-11）。

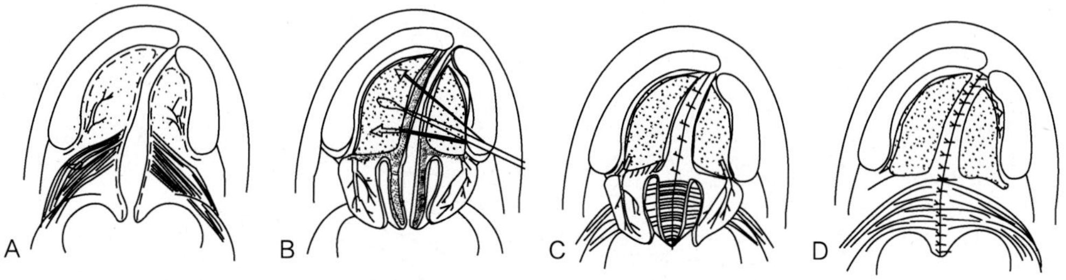

图 3-5-11　Bardach 两瓣法

A. 裂隙缘和双侧龈缘沟松弛切口；B. 粘骨膜瓣剥离，游离一段腭大神经血管束；C. 缝合鼻腔侧黏膜、重建腭帆吊带；D. 口腔侧黏膜缝合。

(3) Furlow 反向双 Z 法：通过在软腭裂隙两侧的口腔和鼻腔分别设计镜像的 Z 瓣，在功能性张力下重新定向、重叠软腭肌肉，形成横向的提肌吊带，同时延长软腭长度。明显提高腭咽闭合率，从 Von Langenbeck 法的 48% 增加到 91%。另外，通过转化硬腭穹顶为横向接触，可以实现在不做外侧松弛切口的情况下，用粘骨膜瓣修复硬腭裂隙，减少了上颌骨发育不足的风险。只有当腭裂间隙较大时，可以在软硬腭交界的水平做松弛切口，减少切口张力（图 3-5-12）。

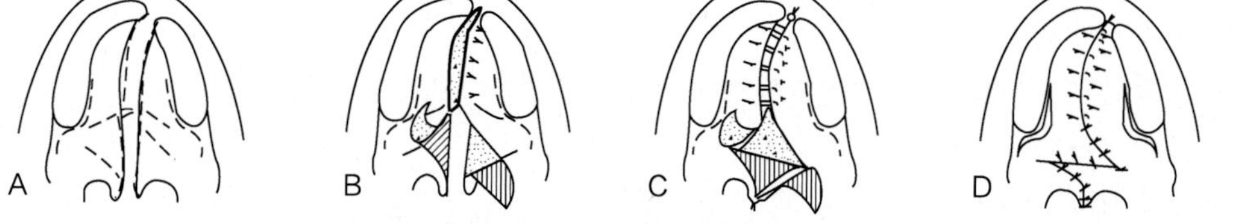

图 3-5-12　Furlow 反向双 Z 法

A. 裂隙缘和双侧龈缘沟松弛切口及软腭镜像双 Z 切口；B. 硬腭粘骨膜瓣剥离，游离一段腭大神经血管束，口腔侧 Z 瓣形成及鼻腔侧镜像 Z 瓣形成；C. 缝合硬腭粘骨膜瓣、鼻腔侧 Z 改形；D. 口腔侧 Z 改形。

(4) Sommerlad 无松弛切口法：尽量在不做外侧松弛切口的情况下，用粘骨膜瓣修复硬腭裂隙。要点是：充分剥离、延展粘骨膜瓣；必要时松解腭大神经血管束；必要时切断腭帆张肌腱的口腔侧部分。在手术显微镜下进行腭帆提肌和腭咽肌的精细解剖，后推并在维持轻度张力的状态下向中线旋转，与对侧肌束对位缝合于软腭后 1/2 处。当软硬腭交界处张力过大时也可以做松弛切口，防止腭瘘发生(图 3-5-13)。

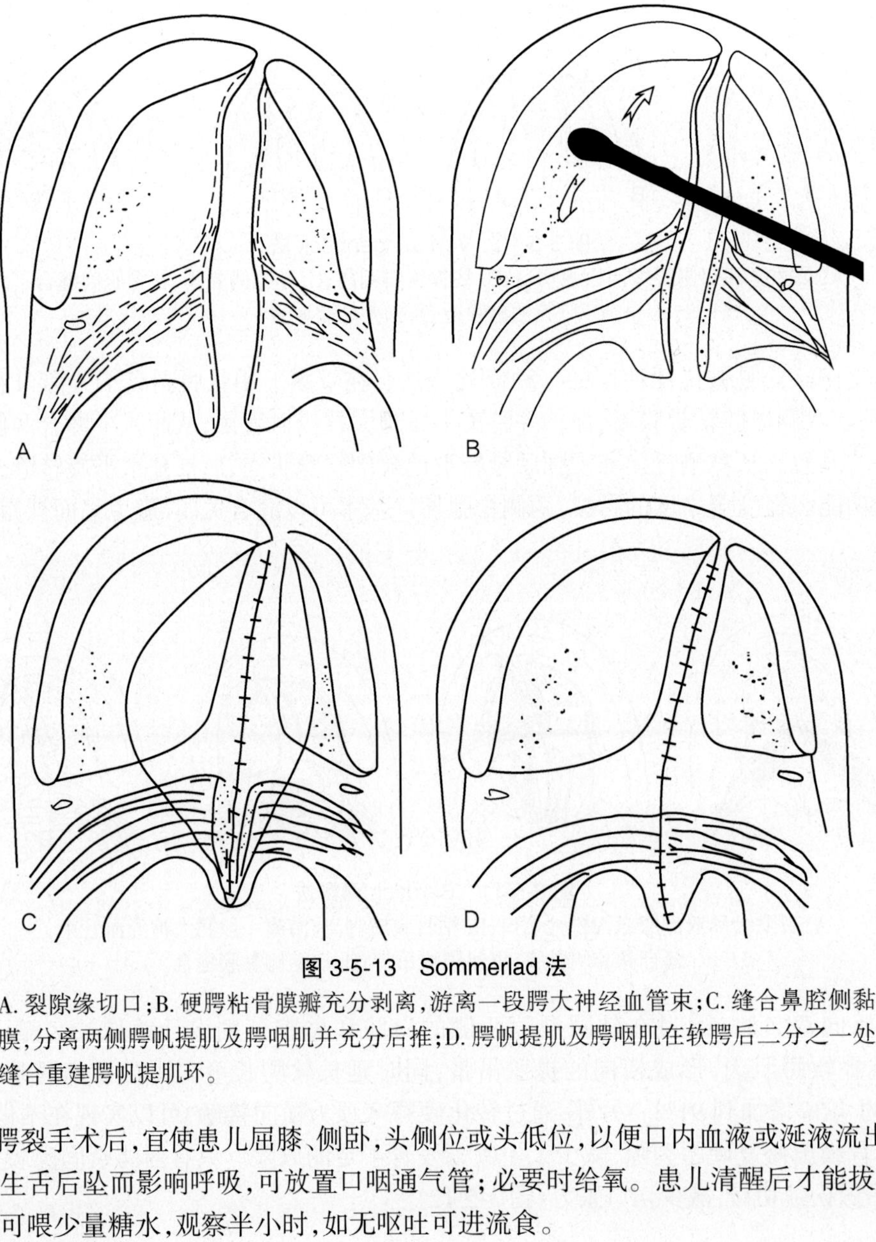

图 3-5-13 Sommerlad 法

A. 裂隙缘切口；B. 硬腭粘骨膜瓣充分剥离，游离一段腭大神经血管束；C. 缝合鼻腔侧黏膜，分离两侧腭帆提肌及腭咽肌并充分后推；D. 腭帆提肌及腭咽肌在软腭后二分之一处缝合重建腭帆提肌环。

4. 护理 腭裂手术后，宜使患儿屈膝、侧卧，头侧位或头低位，以便口内血液或涎液流出。小儿肌肉力弱，昏睡时可发生舌后坠而影响呼吸，可放置口咽通气管；必要时给氧。患儿清醒后才能拔除通气管，完全清醒 4 小时后，可喂少量糖水，观察半小时，如无呕吐可进流食。

术后需注意的事项：

(1) 只可冷流质饮食。

(2) 喂食后应进食少量凉开水以清洁口腔。

(3) 避免残渣及过硬食物的刺激。

(4) 避免过度哭闹及抓挠，碰撞伤口部位。

(5) 观察进食量和进水量，以保证伤口愈合所需营养及防止脱水。

【临床病例讨论】

患儿，男性，19个月，因"左侧上腭裂开19个月"就诊。患儿在孕22周大排畸检查时，通过超声检查发现"左侧唇裂伴上腭裂开"。出生后4月龄行唇裂修复术。现以腭裂奶嘴人工喂养，吸吮力较弱，进食时常自鼻腔溢出，无明显吞咽困难。患儿母亲否认怀孕期间患病及用药史，无家族史。

查体：患儿一般状态可，体重12kg，左侧唇部可见唇裂手术瘢痕，左侧鼻翼扁平。口腔内见自悬雍垂到软腭、硬腭、左侧齿槽突完全裂开，最宽处约1.5cm。裂隙缘右侧与鼻中隔相连（图3-5-14）。

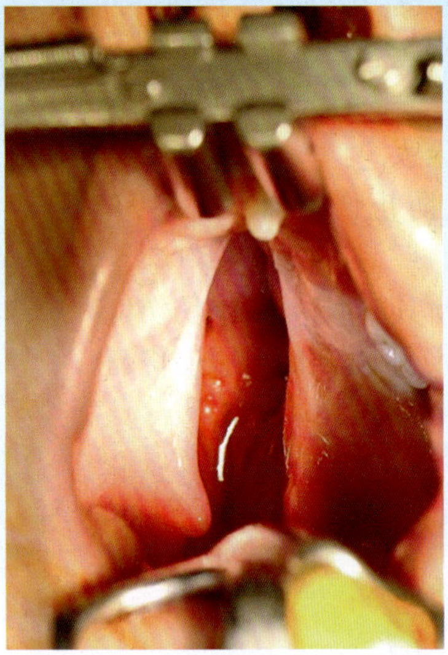

图3-5-14　左侧完全性腭裂术前

1. 诊断　根据患者临床症状及体征，可明确诊断为左侧完全性腭裂。

2. 治疗　手术是先天性腭裂最主要的治疗方法。黏膜下裂的患者只有少部分会发展为腭咽闭合不全，如果语音训练不能改善发音，也要进行手术矫正。

知识点：腭裂修复术的治疗时机

1. 悬雍垂裂、软腭裂或轻度的不完全性腭裂，手术年龄在9~12个月。
2. 严重的不完全性腭裂，尤其是完全性腭裂，应把手术推迟到18个月。
3. 伴有腭咽闭合不全的黏膜下裂，在2岁半左右手术。

在充分术前准备后，患者行全身麻醉，取仰头位，放置开口器。将1∶20万的肾上腺素混合液注射于硬腭和软腭的术区，能最大限度地减少出血并利于组织分离。

知识点：腭裂修复术的术式

1. Von Langenbeck法
2. Bardach两瓣法
3. Furlow反向双Z法
4. Sommerlad无松弛切口法

按Bardach两瓣法设计手术切口，用骨膜剥离子在骨膜下掀起两侧硬腭粘骨膜瓣，注意保护并松解一段腭大神经血管束。骨膜下剥离左侧鼻腔粘骨膜瓣和左侧犁骨瓣。切断腭腱膜和腭帆张肌腱，使两侧组织可以轻松靠拢。从前往后，4-0 可吸收线缝合鼻侧黏膜。在手术放大镜下进行腭帆提肌和腭咽肌的精细解剖（图 3-5-15）。

后推并在维持轻度张力的状态下向中线旋转，与对侧肌束对位缝合于软腭后 1/2 处（图 3-5-16）。

4-0 可吸收线间断缝合软腭肌肉，褥式缝合口腔侧黏膜。轻微张力下关闭松弛切口。如果留有间歇，用可吸收止血纱布填塞，手术完成（图 3-5-17）。

3. 术后护理

（1）术后侧卧，防止血液或呕吐物误吸。

（2）冷流质饮食 2 周，餐后饮水，防止伤口出血、保持口腔清洁。

（3）加强照看，防止患儿把手指或玩具放入口中，损伤伤口。

（4）通常术后会有低热，应多补充水分，必要时口服退烧药。

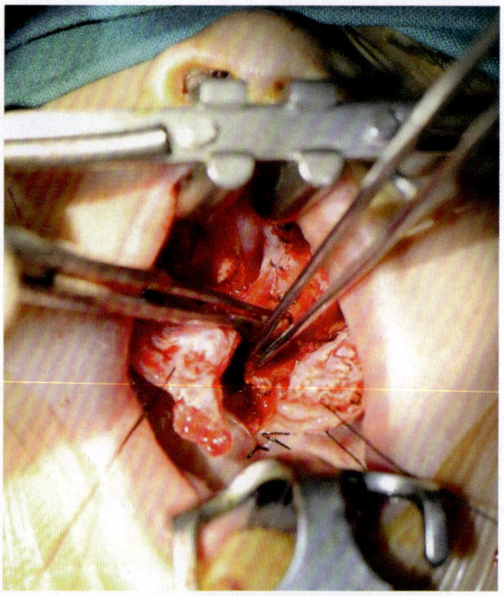

图 3-5-15 剥离粘骨膜瓣及解剖腭帆提肌和腭咽肌

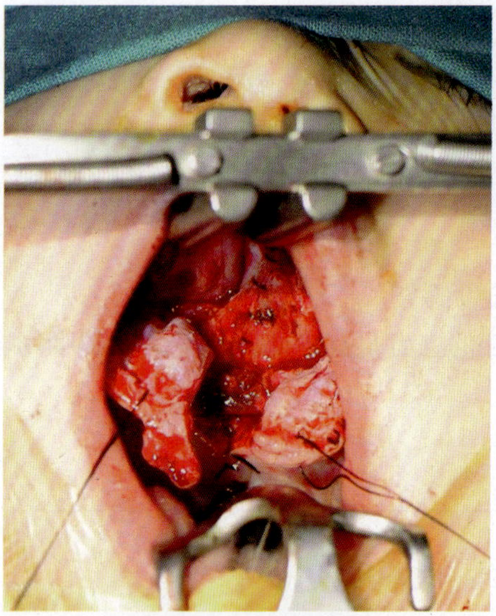

图 3-5-16 重建提肌吊带

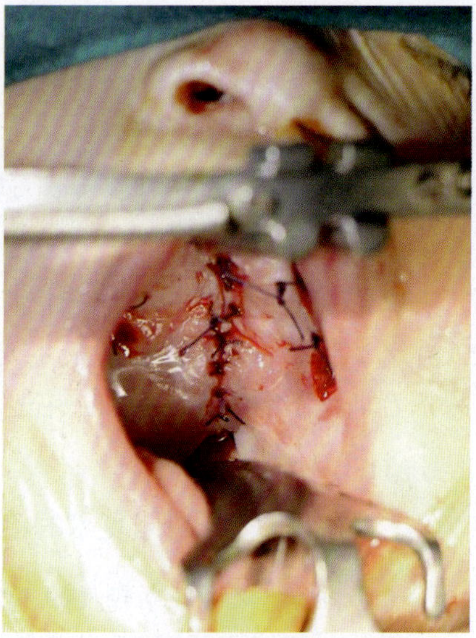

图 3-5-17 术后

（5）术后 1 个月，应立即进行长期耐心的发音和语言训练。用吹气、吹管乐器等方法练习软腭和咽部的肌肉活动，有效地完成腭咽闭合功能。然后按汉语拼音进行发音训练。

4. 并发症 患儿术后 24 小时内存在的严重并发症，主要是呼吸道相关并发症、误吸、窒息等。其次，患儿可能出现肺炎，切口感染及切口裂开等并发症。但随着手术技术和医疗水平的不断改善，并发症的发生率也在逐渐降低。

【复习题】

1. 简述唇裂的分类。
2. 简述 Millard 法修复单侧唇裂。
3. 简述双侧唇裂修复的原则。
4. 简述唇腭裂的序列治疗。
5. 简述二期唇裂与鼻畸形整复的原则。

6. 简述唇裂继发畸形整复的原则。
7. 简述唇裂继发畸形整复的手术适应证。
8. 简述唇裂继发畸形整复的手术时机。
9. 简述腭裂的分类。
10. 简述 Bardach 两瓣法腭裂修复术。
11. 简述腭裂修复的时机选择。
12. 简述腭裂术后的注意事项。

（郭　澍　王　健）

参考文献

[1] 王炜. 整形外科学. 杭州：浙江科学技术出版社，1999.
[2] 宋儒耀，柳春明. 唇裂与腭裂的修复. 4 版. 北京：人民卫生出版社，2003: 395-471.
[3] 邱蔚六. 口腔颌面外科学. 6 版. 北京：人民卫生出版社，2011: 405-430.
[4] 中华医学会. 临床技术操作规范整形外科分册. 北京：人民军医出版社，2003: 74-75.
[5] 邱蔚六. 口腔颌面外科理论与实践. 北京：人民卫生出版社，2000.
[6] 石冰，王晴. 唇腭裂的序列治疗. 口腔颌面外科杂志，2000, 2: 157-158.
[7] LI L, LIAO L, ZHONG Y, et al. Variation trends of the postoperative outcomes for unilateral cleft lip patients by modified Mohler and Tennison-Randall cheiloplasties. J Craniomaxillofac Surg, 2016, 44 (11): 1786-1795.
[8] JOSEPH E. LOSEE, Richard E K. Comprehensive Cleft Care. Otolaryngology: Head and Neck Surgery, 2009, 140 (5): 774.
[9] BERKOWITZ S. Why hasn't cutting and grayson done a longitudinal study to show why nasoalveolar molding should not be used？ Cleft Palate Craniofac J, 2019, 56 (1): 141.

第六节　颅面裂和眶距增宽症

总体上讲，面裂是依据骨骼及软组织进行描述和分类的，包括 Tessier 法，van der Meulen 法，邱武才法等。其中应用最广泛的为 Tessier 教授提出的分类系统（图 3-6-1）。该系统以眼眶中心为参考标志将面裂分为 0-14 号裂，其中位于上睑头颅方向称为北半球颅裂，位于面部则称为南半球面裂，后期又加入了下颌下唇正中裂即 30 号面裂。0 号裂位于面中线下份，可向上延续为 14 号裂，除 6、7、8 号面裂，其余大部分面裂均可按此规律寻找到对应颅裂，当然相互对应面裂不一定同时发生。1-6 号裂位于面下部最外侧份。7 号和 8 号裂位于眼球角膜侧。9 号和 13 号裂在面部上份重新返回到中线。其中中线裂或旁中线裂由于增大了眼眶间的距离，常导致眶距增宽症。

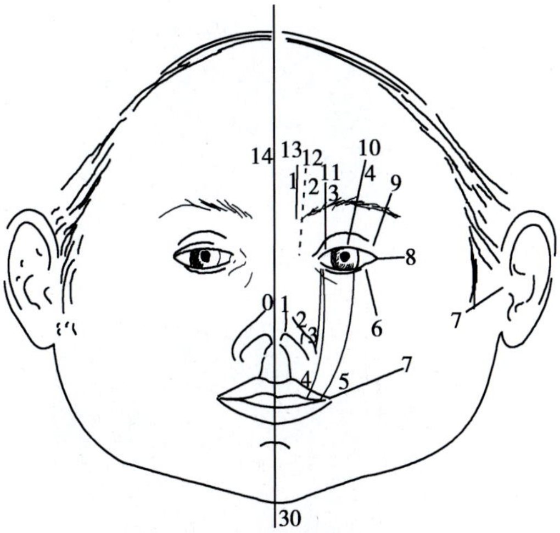

图 3-6-1　颅面裂 Tessier 分类法

有两种胚胎学理论用于解释面裂的发病原因。经典的理论认为面裂是面突之间融合失败的结果，另一种理论认为神经嵴漂移失败是面裂形成的原因。颅面裂确切的发病率尚不清楚，估计占新生婴儿的（1.5~6）/10 万。绝大多数为散发，但其发生可能与许多因素有关，包括环境因素和遗传因素。可能的环境因素包括感染、出生前接触放射线，以及怀孕早期母亲服用药物、营养缺乏、代谢紊乱等。具有潜在致畸作用的药物包括抗惊厥药、化疗药、皮质激素以及镇静药。遗传因素在 Treacher Collins 综合征和 Goldenhar 综合征等面裂综合征中起着重要作用，如 *TCOF-1* 基因与 Treacher-Collins 综合征相关，*SALL1* 基因与 Goldenhar 综合征相关。

严重颅面裂术前检查包括眼科、五官科、神经外科检查在内的完整病史和体格检查，以评价发生缺损的组织和手术重建时可被利用的组织。特殊影像学检查包括头颈部头影 X 线正侧位定位片以及计算机断层扫描。

(一) 临床表现

下面将对每一种颅部面裂分别予以论述，它们有一系列的可能涵盖部分或所有解剖畸形的临床表现。

(1) 0 号裂(图 3-6-2)：累及面中线区，可向上延伸到颅骨形成 14 号裂。缺损包括受累结构的发育不良或分叉。畸形有可能较轻，如红唇或鼻部轻微切迹畸形，也可能很严重，导致整个中线处的颅面结构广泛分开。发育不良的患者，人中、鼻小柱、前部上颌骨以及鼻中隔等任何组织可部分残缺或完全缺如。这些患者还可并发眼、头皮、前脑的畸形。

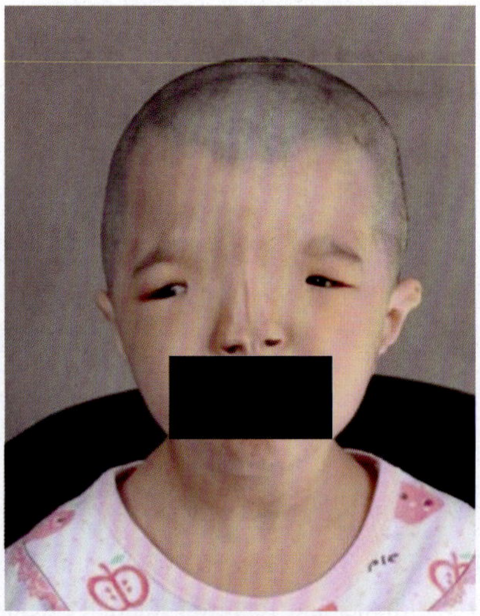

图 3-6-2 0-14 号裂

骨缺损包括：纵裂位于中切牙之间，沿前颌中线向后延伸。龙骨状弓起牙槽嵴，牙齿指向裂侧。前牙开𬌗。前鼻嵴分叉。分叉鼻，鼻中隔增厚或分叉，鼻骨增宽。蝶窦及筛窦扩大。中线处面部高度降低。眶距增宽。

软组织缺损包括：上唇中线处缺损，人中嵴增宽，鼻小柱边缘纤维条索将上唇向上牵拉，唇系带分叉。

(2) 1 号裂(图 3-6-3)：为面部下份通过鼻翼穹窿的旁正中裂，可向上延伸至颅骨形成 13 号裂。

骨缺损包括：骨裂位于切牙与侧切牙之间，经前鼻棘外侧延伸至梨状孔，并可能穿经软硬腭。龙骨状弓起牙槽嵴，牙齿指向裂侧。前牙开𬌗。裂隙位于鼻骨与上颌骨结合部。鼻骨移位扁平。眶距增宽。

软组织缺损包括：缺损位于唇峰内，向上延伸至鼻翼软骨穹窿。鼻小柱宽短，鼻尖和鼻中隔偏离裂侧。缺损可扩展至内眦韧带内侧。

(3) 2 号裂(图 3-6-4)：比较少见，是紧邻 1 号裂外侧的旁正中裂，可向上延伸至颅骨形成 12 号裂。

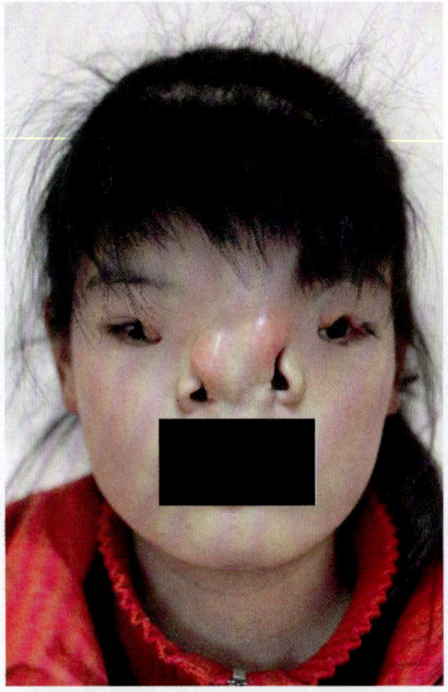

图 3-6-3 双侧 1-13 号裂

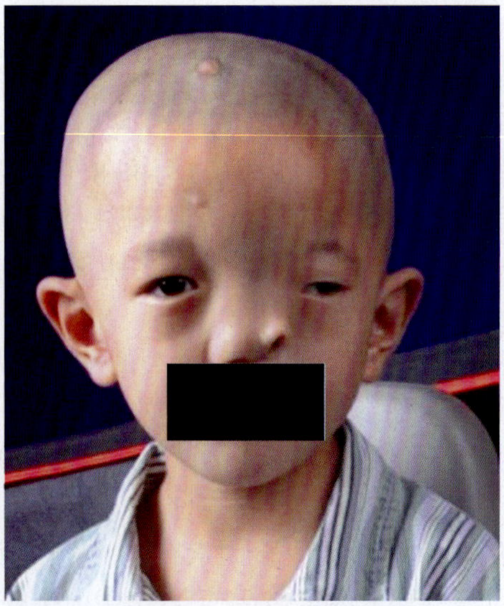

图 3-6-4 左侧 2-12 号裂

骨缺损包括：骨裂位于侧切牙与尖牙之间，上颌窦完整，鼻中隔向健侧偏斜，鼻骨与上颌鼻突之间骨质连续，眶距增宽。

软组织缺损包括：唇部的裂隙类似普通唇裂。鼻翼内1/3发育不良。鼻背增宽。受累侧鼻外侧部分扁平。软组织裂位于睑裂内侧，不累及眼睑。泪道系统完整。内眦韧带向外移位。眉部内侧缘扭曲变形。

（4）3号裂（图3-6-5、图3-6-6）：是较常见的面裂之一，累及旁中线处的面部结构，又被称为“面斜裂”或“口鼻眼裂”。由于其所在位置特殊，可导致口腔、鼻腔、上颌窦及眼眶相通。泪道系统的下泪小点向下移位，导致泪管梗阻。下泪小管畸形，泪道系统未进入鼻腔，而是直接开口中止于颊部。3号裂男女、左右及单双侧发病率相同，双侧3号裂患者常与一侧4号裂或5号裂并存。

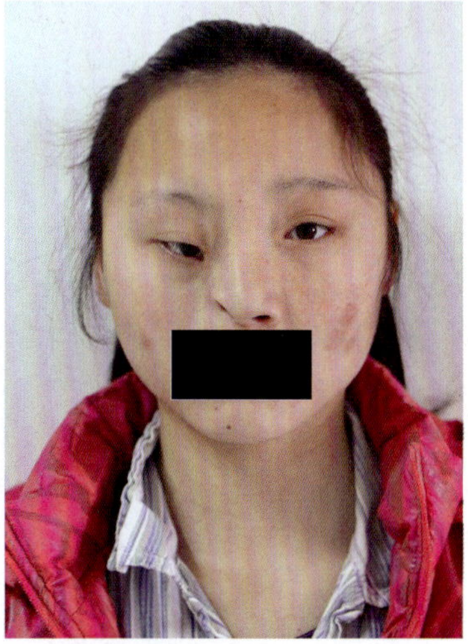

图3-6-5　右侧3-11号裂

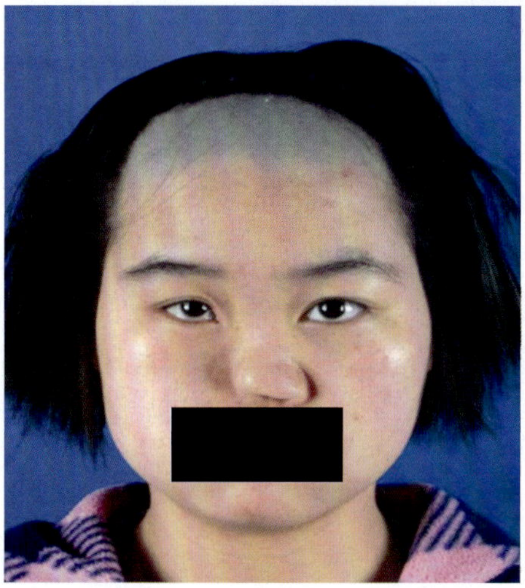

图3-6-6　右侧3号裂

骨缺损包括：骨裂位于侧切牙与尖牙之间，向上经梨状孔外缘通过上颌窦内侧份到达眶下缘内1/3。上颌弓扁平。骨裂位于鼻骨外侧份。累及眼眶，由于眶底缺如导致眼球向下移位。上颌骨骨突缺如骨裂斜行通过泪囊窝。蝶窦和筛窦轻度变窄。

软组织缺损包括：软组织裂由唇峰经人中嵴达鼻翼底部。裂侧鼻翼基底被向上牵拉，鼻翼张开，鼻部短缩。鼻旁、颊部以及下睑内1/3组织缺损。内眦发育不良并向下移位。泪小点内侧眼睑缺损，小眼畸形并向外下移位。内眦与下泪小点之间组织缺损。

（5）4号裂（图3-6-7）：在鼻外侧经过颊部，单侧裂右侧与左侧的发生率之比为2∶1.3，男女发生率之比为25∶1。

骨缺损包括：骨裂位于侧切牙与尖牙之间，经梨状孔外侧和眶下孔内侧通过上颌窦向上延伸。上颌窦内侧壁完整，具有分隔的鼻腔。骨裂终止在眶下缘的内侧份。患侧后鼻孔闭锁。双侧裂患者，尽管面中份发育不良，但前上颌骨常前突。眶底缺损。

软组织缺损包括：上唇与下睑之间的组织缺损导致口眼之间的纵向距离缩短。软组织裂经过人中嵴外侧和口角之间。内侧口轮匝肌缺如。软组织裂经过鼻翼外侧，鼻外形正常但向上移位。

（6）5号裂（图3-6-8）：这种面裂极为罕见。始于口角，并沿颊部延伸行于鼻翼外侧，该裂终止于下眼睑外侧一半处。尽管眼球基本正常，但可出现小眼畸形。

骨缺损包括：牙槽裂始于磨牙区域里的尖牙外侧。与4号裂比较，5号裂是经过眶下孔的外侧，终止于眶缘及眶壁外侧。该裂与眶下沟分离。上颌窦可发育不全。眶内容物可通过外侧眶壁缺损处掉入上颌窦引起垂直的眶异位。眶外侧壁可变厚，蝶骨大翼异常，颅底正常。

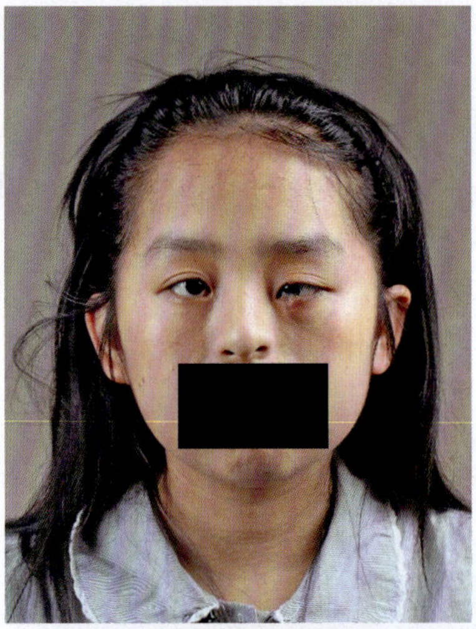

图 3-6-7 左侧 4 号裂

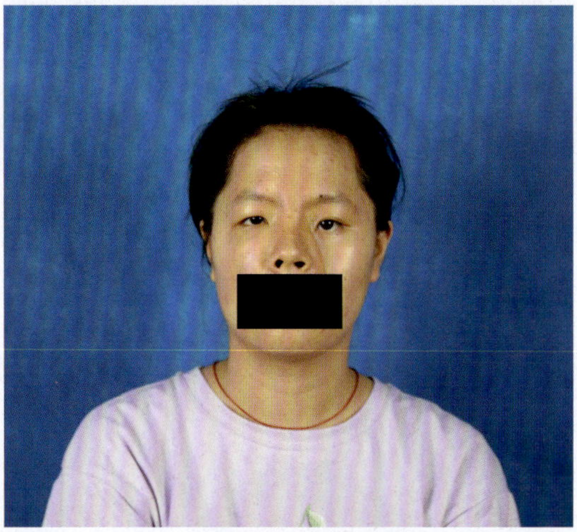

图 3-6-8 左侧 5 号裂，右侧 6 号裂

(7) 6 号裂：颧骨颌骨裂（图 3-6-9）是非完全性 Treachr Collins 综合征的表现，相类似且更严重的面部特征在 Nager 综合征中可见。Nager 综合征患者也可在上肢出现桡骨棒状畸形。由于从口角到下眼睑外侧的软组织发育不全，导致 6 号面裂常表现为垂直的竖沟。它沿着从下颌角至睑裂外侧的一条假想线穿过颧骨的突起部。睑裂外侧被拉向下方，外眦也向下移位。这会导致严重的下睑外翻和反相先天愚型外观。下睑外侧存在缺损，为颅裂的终止端。

骨缺损包括：6 号面裂沿颧骨和颌骨的接缝处分离颧骨与颌骨。6 号裂没有牙槽裂，但因上颌骨向后变短，导致咬颌倾斜。后鼻孔闭锁常见。裂在眶缘及眶壁外侧 1/3 处进入眼眶，与眶下沟相连。有完整颧弓的颧骨发育不全。前颅窝变窄，蝶骨正常。

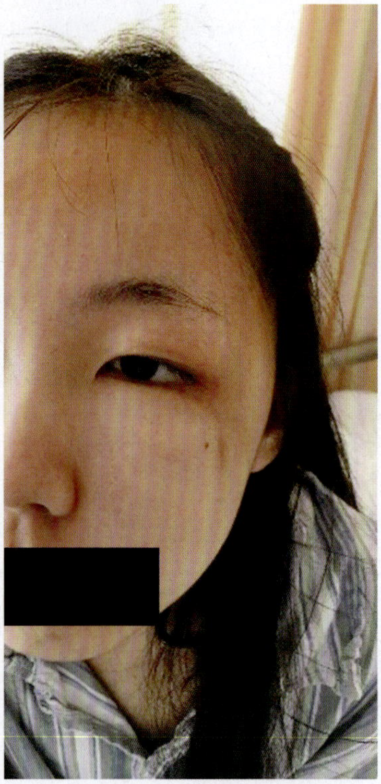

图 3-6-9 左侧 6 号裂

(8) 7 号裂：这种颞颧面裂是一种常见的颅面裂（图 3-6-10）。常出现颅面器官的短小（眼耳脊椎发育不良）。7 号裂也可见于 Treacher Collins 综合征。裂始于口角，轻者表现为口角加宽，耳前有皮赘；重者表现完全性的口角裂隙，并向着此侧的小耳延伸。裂并不会延伸超过咬肌前缘。然而同侧的舌、软腭及咀嚼肌（第Ⅴ对脑神经）发育不良。腮腺和腮腺导管也可缺失。面神经（第Ⅶ对脑神经）发育较差。外耳畸形可以从耳前皮赘到完全缺如。颅面短小的患者通常耳前毛发缺如，Treacher Collins 综合征患者的耳前毛发则从颞区指向口角处。同侧软腭及舌常发育不良。

骨缺损包括：7 号裂有大面积的骨质异常。该裂穿过翼突上颌连接，Tessier 认为裂集中于颧颞接缝的区域内。上颌骨后侧和下颌骨支在垂直范围发育不良，会在受累侧的面部形成一个向头侧倾斜的咬颌平面。冠状突及髁状突也会发育不全且不对称，使受累侧发生向后方的开放咬颌。颧骨体严重畸形、发育不全及移位。最严重时颧弓破坏，被一小残端取代。颧骨发育不全导致外眦移位及眼眶外上角向下移位。偶尔，严重变形的 7 号裂也可导致真性眼眶畸形。异常的前倾颧弓持续向后移位，成为正常的颞骨颧突。颅底不对称并倾斜造成关节窝的错位。蝶骨解剖异常，内外侧翼板退化。

(9) 8 号裂：这种额颧骨裂是颅裂与面裂的分界。8 号裂极少单独发生，常伴随其他颅面裂出现。该裂为 6 号裂向颅侧的延伸。双侧发生 6、7、8 号裂结合的颅面裂是非常罕见的（图 3-6-11）。Tessier 认为这是 Treacher-Collins 综合征的最佳描述。颅面短小和单侧受累的婴儿的软组织畸形更明显。然而 Treacher-

Collins 综合征的患者则骨组织受损更为严重。8 号裂从外眦延伸至颞区。上睑松弛皮肤占据外侧眼角缺损的位置。偶尔在颞区与外眦间的区域处可见异常的毛发生长。软组织畸形表现为真性的外眼角缺损(皮肤松弛)并伴随外眦缺如。眼球的异常也经常存在,常表现为眼表皮样囊肿,尤其在 Goldenhar 综合征多见。

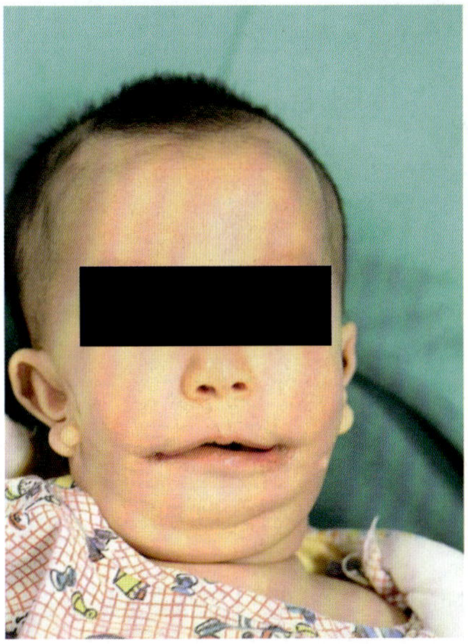

图 3-6-10　双侧 7 号裂

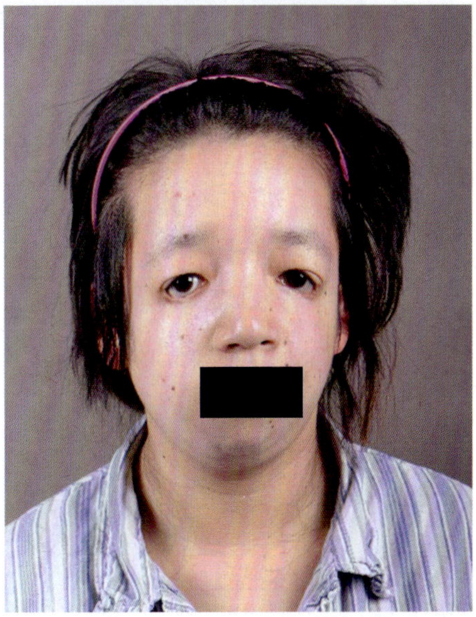

图 3-6-11　双侧 6、7、8 号裂(Treacher-Collins 综合征)

骨缺损包括:8 号裂累及的骨骼组织发生在额颧骨骨缝处,Tessier 表明 Goldenhar 综合征患者(6、7、8 号裂同时发生)此区域有一切迹。完全性 Treacher-Collins 综合征患者(6、7、8 号裂同时发生),颧骨可发育不全或缺如,眶外侧壁缺失。因此,外侧睑裂仅靠蝶骨大翼支撑,并向下倾斜。眼眶和颞窝的软组织连续性存在。

(10)9 号裂(图 3-6-12):是由外向内进展的颅裂,这种上外侧裂在颅面裂中最为罕见。上睑外 1/3 和眉的异常是 9 号裂的标志。外眦也受损。严重时出现小眼球症。外上眶骨壁的缺损导致眼球向外侧移位。裂继续向头侧延伸进入颞顶部的头皮毛发区。颞部发际线向前移位。9 号裂患者常可见颞部毛发突出。此外,额部和上睑常出现第Ⅶ对脑神经麻痹。

骨缺损包括:9 号颅裂的骨性缺损延伸穿过眼眶外上方。蝶骨大翼上部、颞骨鳞部和周围的颅顶骨也可受损。蝶骨大翼发育不全导致眶外侧壁向后外侧旋转。翼板可发育不全,前颅窝前后径可减小。

(11)10 号裂(图 3-6-13):始于上睑及眉的中 1/3。眉外侧可暂时成角。睑裂加长同时伴有弱视并向外下方移位。严重时上睑可完全缺如(无睑)。也可出现其他的缺损和眼部异常。额部突出毛发将颞顶区和眉外侧连接。

骨缺损包括:10 号裂受累的骨骼组织缺损出现在眶上缘中部,眶上孔的外侧。通过额骨的脑膨出填充了这一缺损,前额处可见一巨大突起。眼眶因向下外方旋转产生畸形。眶间距过宽可导致病情严重。前颅底也可被破坏。

(12)11 号裂:上睑内侧 1/3 存在缺损(图 3-6-5)。眉上缺陷延伸至额部发际线,额部发际线的中 1/3 有一舌状突起。

骨缺损包括:11 号裂如果通过筛骨外侧,就可在眶上缘内 1/3 形成裂。如果通过筛窦形成大的气腔,临床上就可见眶间距过宽。颅底和蝶骨结构,包括翼状突,是对称正常的。

(13)12 号裂:软组织裂在内眦内侧(图 3-6-4),缺损延伸到眉根处。内眦向外移位并伴有眉内侧末端发育不良。不存在眼睑裂。额部皮肤正常，靠近中央的发际线会变短并向下突出。

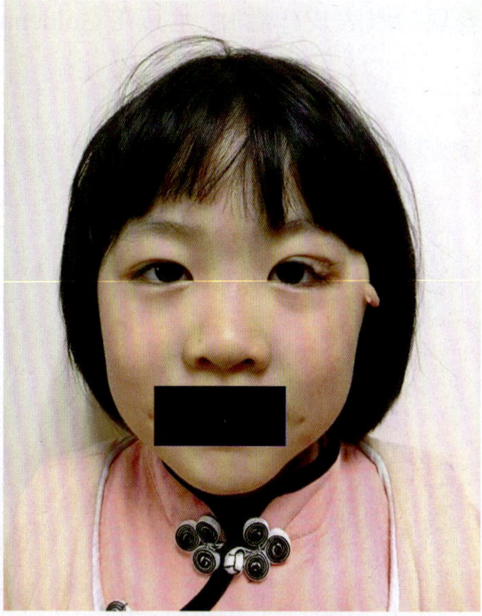

图 3-6-12 左侧 9 号裂

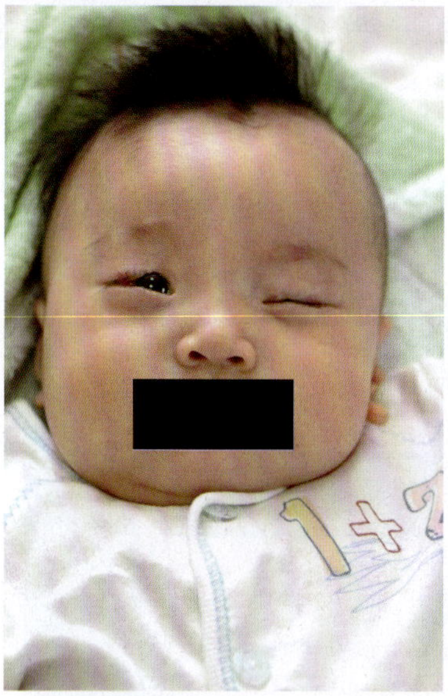

图 3-6-13 右侧 10 号裂

骨缺损包括：12 号裂穿过扁平的颚骨的额突。之后向上，增加了筛窦的横径，导致眶间距过大和内眦距离过宽。额窦和蝶窦也充气和扩大，额骨及蝶骨的残余部分正常。额鼻角会变钝。因为裂位于嗅沟外侧，故筛板的宽度是正常的。此裂不发生脑膨出。裂侧的前颅窝和中颅窝均变宽，而其余部位则正常。

(14) 13 号裂：在鼻骨及颚骨额突之间（图 3-6-3），有典型的靠近额中部的脑膨出。软组织裂位于眼睑及眉内侧。然而眉中末端可向下移位。也可见额部毛发呈 V 形突起。

骨缺损包括：筛板的改变是 13 号裂的标志。旁正中骨性裂在沿嗅沟走行前，横贯额骨。嗅沟、筛窦及筛板均增宽，使面部器官距离过宽。额部旁正中的脑膨出能引起筛板向下移位，导致眼眶畸形。与其他多数颅面裂相似，13 号裂也存在单、双侧。当为双侧时，可见到一些最严重的面部器官距离过宽的病例。

(15) 14 号裂：与 0 号裂相似（图 3-6-2），14 号裂也可表现为发育不全或组织过多。当发育不全时，通常可见眶距过近。同属于这种颅面畸形的还有前脑发育畸形，其中包括独眼畸形、筛形头畸形和猴头畸形。头颅为典型的小颅症及器官间距过近。前脑畸形的严重程度与面部异常成比例。不同的观点认为，器官间距过近与 14 号裂是相关的。眼眶向外侧移位可能是由于额鼻处脑膨出或额中部脑膨出的中线区域突出组织造成的，也可见到眉间变平和内眦极度向外侧移位。眶骨膜，包括眼睑和眉毛，或正常或畸形。长的额部发际线中线突起标志着这种中线颅裂的软组织向上延伸。

骨缺损包括：额部脑膨出会从额部中间的缺损疝出。额骨的尾部变平，使眉间区域平坦轮廓不明显。额窦没有气腔形成而蝶窦气腔范围则扩大。鸡冠及筛骨的垂直板都分裂成两半，嗅沟之间的距离变宽。当鸡冠严重增大时，在修复面部器官间距过宽的手术过程中很难保证嗅神经不受损伤。鸡冠及筛骨变宽并向尾部移位。正常情况下比眶顶低 5~10mm 的筛板可移位到 20mm。大小蝶骨翼旋转，引起颅中窝相对变短，导致在平面 X 线片上形成眼镜蛇样眼畸形。

(16) 30 号裂：位于下巴上的中间裂最早由 Couronne 报道。这些下唇和下颌的中间裂是 14 号颅裂和 0 号面裂的尾部延伸。这种中线裂累及的软组织可以仅在下唇有轻微的切迹。然而，通常整个下唇和下颌受累。舌前部可能分叉，与裂开的下颌通过一条致密的纤维带相连。舌粘连及舌完全缺损在中线下颌裂有报道。

骨缺损包括：该裂累及的骨骼组织通常在中切牙之间，并延伸至下颌联合。这种畸形被认为是由于第一腮弓融合失败造成。然而，伴有的颈部畸形则被认为是其他下位腮弓融合失败引起。例如，舌骨缺如及甲状软骨形成不完全。颈前的舌骨下肌群经常萎缩而被致密的纤维束替代，从而限制下颌的屈曲。

（二）手术治疗

（1）0 号裂：对于唇部的重建应仔细修复口轮匝肌和唇峰。手术可在婴儿期进行，有些病例可在子宫内进行胎儿手术修复。唇系带分叉受可通过 Z 成形术予以松解。前部上颌骨缺失导致外侧牙弓缩窄塌陷，可通过缺损处植骨修复。已形成的上颌骨塌陷可通过 Le Fort I 型截骨和即时腭骨扩张予以校正。而若伴有眶距增宽，则可根据具体情况，在 5~6 岁后行相应的眶距增宽截骨矫形术。

（2）1 号裂：按照唇裂的修复原则修复唇裂和鼻畸形。鼻部的重建需要对合鼻翼软骨并切除多余的皮肤和软组织。鼻翼软骨的缺损可用耳软骨移植修复。此类患者所伴眶距增宽多为一侧增宽，一般不明显，可行内眦成形或内眦韧带重建术矫正。

（3）2 号裂：按照唇裂修复原则修复唇部裂隙。鼻翼外侧畸形可采用自体软骨移植予以修复。此类患者所伴眶距增宽多不明显，可行内眦韧带重建术矫正。

（4）3 号裂：3 号裂是最难治疗的先天性畸形之一。早期面部软组织复位适合于改善婴儿角膜外露和面部一般形态。可采用以内侧为蒂的上睑肌皮瓣转移等方法将裂侧的软组织复位至内眦和鼻翼基底部。将下移的内眦韧带剥离以便眼裂向上复位，最终达到与对侧相称。沿颊部软组织裂缘将皮肤及黏膜剖开，黏膜瓣翻转至口腔和鼻腔。于双侧龈颊沟作切口，将上唇向下旋转并向内推进。紧邻鼻骨骨面剥离鼻侧壁以便于鼻部软组织向下移位。衬里可从鼻底或鼻中隔获取。内眦韧带采用穿经鼻骨的钢丝固定予以重建。眶底的缺损可用自体骨修复。唇裂的修复既可采用已有的术式也可采用唇粘连的方法。如果张力较小且唇部具有足够的长度，双侧唇裂可一期修复。在张力较大且已行早期延长术的患者，最好采用简单的唇粘连术。而成年后根据局部骨组织发育情况可行局部填充或梨状孔周截骨前移，鼻缺损严重患者可行全鼻再造术。

（5）4 号裂：对于轻度的软组织裂者，治疗原则同前。修复时内眦韧带常属正常，下泪点存在，故修复时可作为固定的据点。对于软组织裂和骨裂合并存在的，原则上先修复颅面骨架结构，包括中面部植骨、眶底部植骨等，幼儿患者可先期修复软组织的裂隙和缺损，如“Z”改形术等，待发育后再行颅面骨裂隙充填。眼部的整形包括结膜囊成形、义眼修复等。对于严重的裂隙，应将下睑裂外侧缘的皮瓣转移修复整个下睑缘，同时下降侧鼻部，以颊唇部多个“Z”形组织瓣以加长组织长度。术中应注意避免损伤鼻泪管和泪囊，尽量多保留原有软组织，并注意眼轮匝肌和口轮匝肌，以恢复其正常的开闭生理功能。半年后可行二期骨裂隙的整复。

（6）5 号裂：在修复 Tessier 5 号面裂畸形的方法中，根据患者的自体发育条件及畸形变异程度及范围合理设计手术方法，尽可能采用植骨和颜面局部皮瓣及邻位皮瓣转移整复，以便改善下睑外翻及口角上提畸形。由于畸形更接近面颊中部，因而一期手术后仍可存在局部凹陷，可进行皮肤下的软组织充填，包括颞筋膜蒂瓣、真皮脂肪游离移植、大网膜带血管游离移植、甚至脂肪注射等。

（7）6 号裂：睑缘修复可于 1 岁以内进行。面中部截骨、颧骨颧弓的重建和眼眶、眼睑再造可于 4~10 岁进行。颌骨手术可在 6~10 岁进行，也可在颌骨发育完成以后进行。外耳成形一般在 6 岁以后，以获得足够的软骨支架。

（8）7 号裂：对畸形程度较轻患者或虽畸形较复杂但患者年幼不适合大手术者，可仅行耳前皮赘切除术、大口畸形矫正术或杯状耳矫正术等软组织缺损与畸形矫正术；对畸形复杂并能承受较大手术者，可根据患者实际畸形分阶段实行各种复合手术，包括人工材料、皮瓣或骨组织等的移植。半面短小患者依据具体分型可在适宜年龄行骨牵引或骨移植术。成年患者可行上颌 Lefort Ⅰ+ 下颌 BSSRO 截骨，以矫正咬颌的异常；术后再辅以正畸治疗齿列异常。还可通过下颌角、颧弓及颏部截骨来修整面部轮廓的不对称。对于明显小耳畸形畸形的患者可于学龄前行全耳再造术。

(9) 8 和 9 号面裂：此两型面裂较为少见。软组织裂隙以“Z”改形修复之，注意如外眦下移应做外眦固定成形术；一旦出现眶上外缘的骨裂隙，可行局部植骨术。较大的裂隙宜采用颅内外联合径路，以免损伤脑组织。

(10) 10 号面裂：上睑皮肤及睑板结膜的缺损，球结膜、角膜等的暴露易导致暴露性角膜炎影响视力，应尽早手术治疗。可选择邻近皮瓣、睑部双蒂滑行皮瓣、额部皮瓣或下睑板部分移植等方法修复。10 号颅面裂的骨缺损较少见，一旦出现，多半有严重 4 型颅面裂的骨缺损畸形，宜以颅内外联合型眼眶骨架的重建，同时避免损伤视神经和硬脑膜。

(11) 11 号、12 号、13 号、14 号面裂：轻度的某一型软组织裂可以用“Z”改形术修复。较严重的骨裂多表现为 14-0 号、13-1 号、12-2 号、11-3 号颅面裂等一一对应的延续性骨缺损畸形。其治疗原则同前述的颅面裂畸形。

(12) 复合性颅面裂畸形：对颅面部同时存在不同类型的裂隙，治疗原则仍同前所述。由于畸形较为复杂，有时需要多次手术方能达到较好的手术效果。颅面 6、7、8 号复合裂为常见的 Treacher-Collins 综合征，除眼眶下缘、外眦成形外，还应做下颌骨的截骨整形术，如下颌 BSSRO 截骨术、颏截骨前移或下颌体部植骨术等。

【临床病例讨论】

1. 先天性眶距增宽症，先天性鼻畸形（2-12 号面裂）（图 3-6-14）。

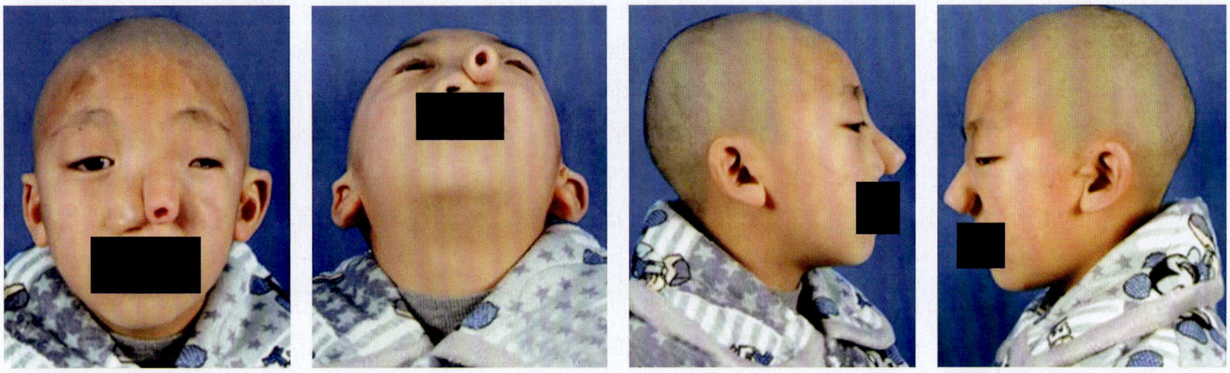

术前

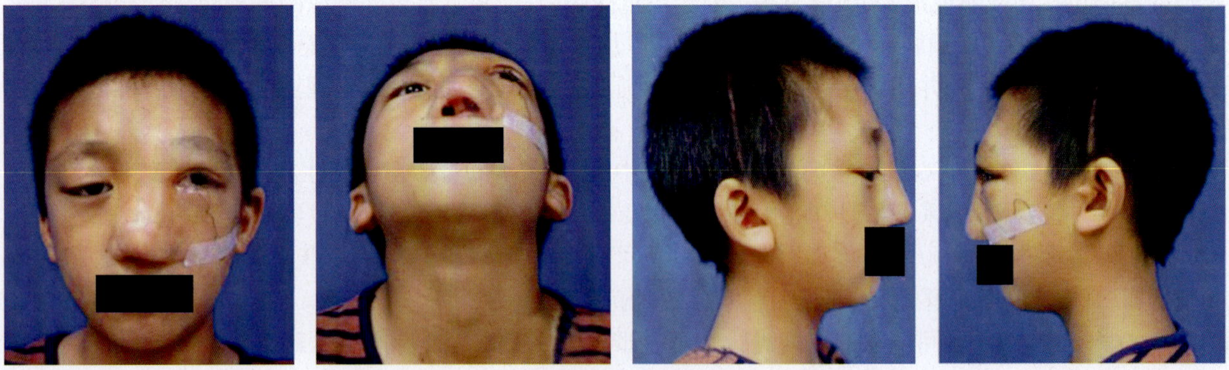

术后

图 3-6-14　2-12 号面裂术前与术后对照图

患者，男，7 岁，因主诉“眼鼻畸形 7 年”要求手术治疗。

现病史：患儿出生即发现眼鼻部畸形，鼻眼发育异常，左侧鼻呈管状，左侧眼外斜视，左侧鼻孔无明显通气，当时未予处理。随生长发育，畸形逐渐加重，影响患儿身心发育。现患儿为求治疗，至我院门诊就诊，门诊拟“面裂、眼鼻畸形”收治入院。患儿近段时间来胃纳可，二便可，睡眠可。体重较正常儿童稍轻。

既往史：否认其他先天性疾病病史。

个人史、家族史：兄弟姐妹体健，否认家族遗传病史及类似疾病史。

查体：体温36.4℃，脉搏98次/min，呼吸20次/min，血压90/60mmHg。查体合作，营养良好，体位自动，步态自如，病容无，神志清醒，皮肤黏膜无黄染。无出血点，浅表淋巴结无触及肿大，无结膜出血，巩膜无黄染，无眼球突出，瞳孔等大对圆，瞳孔对光反射灵敏，双侧外耳道无分泌物，双侧乳突无压痛，唇无紫绀，咽无充血，扁桃体不大。颈无对抗，气管居中，甲状腺不大，无血管杂音。胸廓无畸形，呼吸运动对称，双飞呼吸音清，心界不大，心率98次/min，律齐，无病理杂音。腹部平坦，无腹壁静脉曲张，无胃肠型，无压痛，无反跳痛，无肌紧张，肝脏未触及，无触痛，脾脏未触及，无移动性浊音。脊柱无畸形，无活动受限，无四肢畸形。神经系统生理反射存在，病理反射未引出。

专科检查：左侧眼眶位置外移，眼球位置较右侧偏外，双侧内眦距约35mm。左眼外斜视，自述视物重影，左侧视力较右侧差，左侧眼球活动度低，对光反射存在。右眼泪液分泌正常，左侧泪液部分分泌至眶内，部分自皮管排出。右侧鼻部外形基本正常，左侧鼻背及鼻翼外形缺如，外鼻道闭锁，鼻骨低平。左鼻骨偏外可见一皮管，直径约10mm，长约7cm，皮管根部可触及异型骨块，偶有少量清亮液体分泌，皮管根部可见一窦口，内有脓性分泌物。右鼻道通气可，左皮管通气功能受限。

(1)诊断：先天性眶距增宽症，先天性鼻畸形(2-12号面裂)。

知识点：颅面裂的基本治疗原则

正中及旁正中颅面裂治疗主要是眶距增宽症的矫正治疗，而其余的各类面裂治疗主要原则是采用各种局部软组织瓣(如多Z成形，鼻面部及颧面部旋转瓣，扩张皮瓣等)关闭裂隙，对于软组织裂相对应骨裂隙缺损则多采用自体骨或者人工材料充填来解决，并对各类功能缺损进行相应重建(如3号裂重建泪道，Treacher-Collins综合征耳再造，上下颌骨联合牵引重建咬合及面瘫修复等)。

(2)临床诊疗决策

1)病情评估：患儿左侧眼眶位置外移，眼球位置较右侧偏外，双侧内眦距约35mm，为Ⅱ度眶距增宽症。左眼外斜视，左侧视力较右侧差，左侧眼球活动度低。左侧泪道阻塞，左侧管状鼻。

2)辅助检查

①一般检查：完成各项手术前检查，如血常规、血生化、凝血功能、血型、心电图及胸部X线等。

②影像学检查：包括X线检查及头影测量分析、头颅CT等检查。

③其他检查：视力、斜视、突眼度、眼底、对光反射、泪道等眼科检查不可或缺。术前需对鼻腔、鼻窦、鼻中隔、嗅觉进行细致检查。神经外科术前会诊，必要时术中协同手术。智商测定等也很重要。

3)治疗

手术方案：一期行颅内外联合"O"型截骨眶距增宽矫正术，管状鼻皮瓣整复鼻畸形；二期行内眦成形，泪囊摘除，肋骨+肋软骨复合体移植矫正鼻畸形。

4)随访：患者伤口均一期愈合，无感染及皮瓣坏死。治疗结束后，增宽眶距及鼻畸形明显改善。

2. 面中部发育不良，先天性鼻畸形(3-11号面裂)(图3-6-15)。

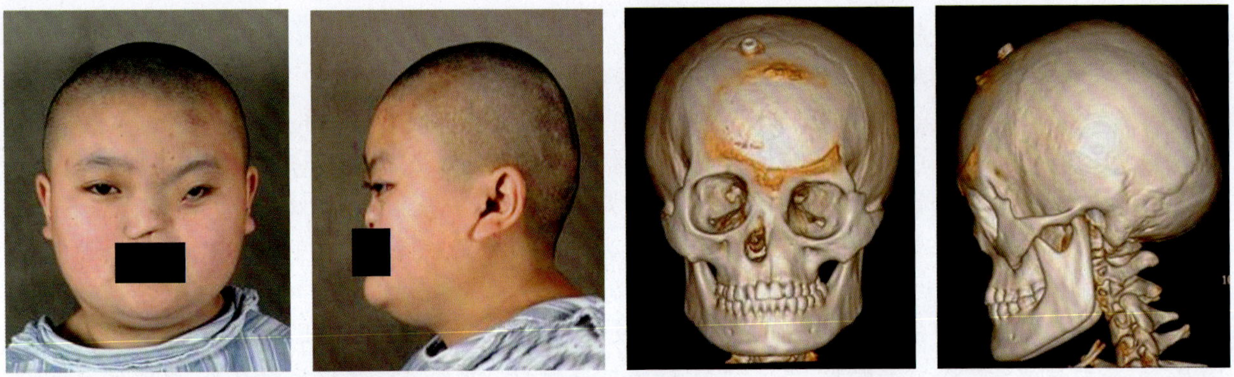

术前

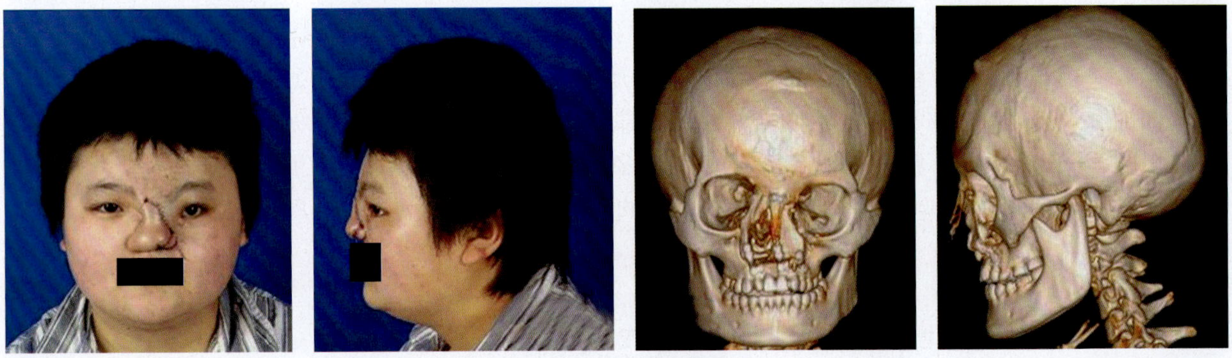

术后

图 3-6-15　3-11 号面裂术前与术后对照图

患者，女，18 岁，因主诉“面中部凹陷，鼻畸形 18 年”要求手术治疗。

现病史：患者出生时被家人发现面中部凹陷，左鼻翼缺如，左眼部歪斜，后在多家医院就诊，诊断为先天性面裂畸形，未行手术治疗，随患者年龄增长。自觉面部畸形影响美观，遂来我院就诊要求治疗，门诊告知手术风险及局限。患者近日饮食睡眠良好，二便通畅。

既往史：否认其他先天性疾病病史。

个人史、家族史：兄弟姐妹体健，否认家族遗传病史及类似疾病史。

查体：体温 36.8℃，脉搏 86 次 /min，呼吸 20 次 /min，血压 104/65mmHg。查体合作，营养良好，体位自动，步态自如，病容无，神志清醒，皮肤黏膜无黄染。颅骨外形正常，无出血点，浅表淋巴结无触及肿大，无结膜出血，巩膜无黄染，无眼球突出，瞳孔等大对圆，瞳孔对光反射灵敏，双侧外耳道无分泌物，双侧乳突无压痛，唇无紫绀，咽无充血，扁桃体不大。颈无对抗，气管居中，甲状腺不大，无血管杂音。胸廓无畸形，呼吸运动对称，双飞呼吸音清，心界不大，心率 98 次 /min，律齐，无病理杂音。腹部平坦，无腹壁静脉曲张，无胃肠型，无压痛，无反跳痛，无肌紧张，肝脏未触及，无触痛，脾脏未触及，无移动性浊音。脊柱无畸形，无活动受限，无四肢畸形。神经系统生理反射存在，病理反射未引出。

专科检查：面中部凹陷明显，鼻背部塌陷，右侧鼻翼正常，左侧鼻翼缺如；左鼻孔、鼻道缺如，未见鼻小柱。左鼻孔通气障碍。左侧眼裂向内下偏斜，双眼可见水平位震颤。

(1) 诊断：面中部发育不良，先天性鼻畸形(3-11 号面裂)。

知识点：颅面裂的 Tessier 分类临床表现

严重的颅面畸形可以是多种先天性裂隙畸形组成，Tessier 于 1974~1976 年提出其特殊分类法，将颅面裂从 0-14 型依时钟转动从上唇、鼻、上颌骨、眶缘、眼睑、眉及前额部展开，再以眼眶为基点标志，向头颅（北半球）方向展开为颅型，如向面部（南半球）展开则为面型，软组织裂和骨组织裂位置基本对应并伴发，可单侧或双侧发生。0号裂发生于面部中线，如正中唇裂，如向上延伸累及鼻骨，筛窦等则为合并14号裂，出现眶距增宽症状；1号裂多发生于唇弓，鼻翼软三角部位，如向上延伸达到颅部即合并13号裂，也可形成眶距增宽症状；2号裂较少见，多介于1号和3号之间，表现为患侧鼻部低平局部消失，个别甚至表现为管状异位鼻；3号裂较常见，累及鼻翼外缘至眼眶内眦，称为眶鼻裂，可见鼻翼缺损，内眦下移，泪道系统发育不良，若向上延伸即伴发11号裂；4号裂位于眶下孔内侧部位，常延伸到唇部称为口眶裂，如向上延伸即为10号裂，出现于上睑中央部分，严重者也出现眶距增宽症状；5号裂位于眶下孔外侧，属于面斜裂一类，裂隙始于口角斜向下睑中外1/3；6号裂通常是Treacher-Collins综合征的组成部分，常表现为外1/3眼睑缺损，外眦倾斜（反蒙古眼），颧弓缺失，若单纯双侧6号裂则形成特异的“面具脸”，表现为双侧外眦为界的上颌中面部突出，同时伴有上颌双排牙列；7号裂多表现为巨口畸形，小耳畸形，髁状突畸形，可有下颌发育障碍等症状导致鸟嘴畸形，也可是Treacher-Collins综合征的组成部分；8号裂常发生于Treacher-Collins综合征，主要起于外眦，表现为局部眼睑，颧额缝，颧骨缺损，且由于眶外缘缺损更加重了Treacher-Collins综合征的反蒙古眼特征；9号裂开始，北半球被累及，其主要表现为眶上区侧角畸形，外2/3缺损，上睑外1/3和眉毛被裂为两部分；10号裂集中在上睑和眶的中1/3，表现为局部缺损，多和4号裂连成一体；同理，11号裂通常为3号裂延伸，12号裂通常为2号裂的延伸，13号裂通常为1号裂的延伸，14号裂通常为0号裂的延伸。此外，目前新加入此分类系统为30号裂，为下颌正中软组织及骨组织裂，表现为下唇正中裂和下颌骨正中裂。

（2）临床诊疗决策

1）病情评估：患者面中部凹陷明显，需截骨迁移。左侧鼻翼缺如；左鼻孔、鼻道缺如，未见鼻小柱，鼻部亚单位缺如需全部再造。左侧眼裂向内下偏斜，可行内眦成形。

2）辅助检查

①一般检查：完成各项手术前检查，如血常规、血生化、凝血功能、血型、心电图及胸部X线等。

②影像学检查：包括X线检查及头影测量分析、头颅CT等检查。

③其他检查：视力、斜视、眼底、对光反射等眼科检查不可或缺。术前需对鼻腔、鼻窦、鼻中隔、嗅觉进行细致检查。神经外科术前会诊，必要时术中协同手术。

3）治疗

手术方案：一期行额部扩张器植入；二期行导航指引下梨状孔周围截骨，额部扩张皮瓣全鼻再造＋肋骨/肋软骨复合体移植鼻畸形矫正术，鼻根处前移5mm，前鼻棘处前移10mm。

4）随访：患者伤口均一期愈合，无感染及骨吸收。治疗结束后，面中部凹陷及鼻畸形明显改善。

【复习题】

1. 面裂的定义是什么？
2. 简述面裂的分型及特征性临床表现。
3. 简述面裂的治疗原则。

（袁 捷 韦 敏）

参考文献

［1］MCCARTHY J G. Reconstruction: Orbital hypertelorism. Philadelphia: Saunders Elsevier Inc, 2006: 372-376.
［2］张涤生．颅面外科学．上海：上海科学技术出版社，1997: 152-161.

[3] BRADLEY J P, KAWAMOTO H K. Craniofacial Clefts. London: Saunders Elsevier Inc, 2013: 701-725.
[4] CARSTENS M. Development of the facial midline. J Cranifac Sutrg, 2002, 13 (1): 129-187.

第七节 颅缝早闭

颅缝早闭(craniosynostosis),是任何颅骨缝(包括额缝、矢状缝、冠状缝、颞鳞缝、人字缝等)过早融合所致(早于各自正常闭合时间),常导致颅腔狭窄缩小,颅压增高,故早期翻译称为狭颅症,目前多使用颅缝早闭的提法。其中单纯型颅缝早闭症中一条颅缝过早融合,而多发型颅缝早闭症则是两条或以上的颅缝过早融合。颅缝早闭可以是非综合征性的独立因素而导致,也可以是由于其他可辨识的特征性变异或畸形共同发生而形成临床上已为人所知的综合征。

在多数病例中,以非综合征性的发病最高,约 10 000 个存活婴儿中就有 6 个患此病,疾病呈散发性。综合征性颅缝早闭的致病多与基因遗传有关,由常染色体显性遗传、常染色体缺失和 X 性染色体遗传等所致。多于 90 例的报道患有综合征性颅缝早闭的患儿中更是出现了其他不同部位的缺陷,以肢体、耳朵和心血管系统等的缺陷为多见。

综合征性颅缝早闭中,Apert 综合征、Crouzon 综合征、Pfeiffer 综合征、Saethre-Chotzen 综合征和 Carpenter 综合征是最有代表性的,也是整形外科中最为人所知的,以上的综合征均有不少共同特征,包括面中部发育不良、颅骨生长异常、异常面容和肢体畸形等。在临床上,这些不同的综合征中特征相似,有时难以辨别,此时可以靠手指或足趾的异常来区分不同的综合征。颅缝早闭症中患儿不仅存在对面容发育的影响,颅骨的间质缺损也是导致头颅发育异常的重要原因。

颅缝早闭症的病因至今尚未有精确的说法,但是随着分子基因技术的进步揭示了成纤维细胞生长因子受体(FGFR)可能与少数常染色体显性遗传所导致的变异有关。成纤维细胞生长因子受体参与细胞增殖、分化、转移,并在正常骨成形中的各种复杂细胞信号转移通道中有着重要的角色。成纤维细胞生长因子信号的遗传物质进入细胞质中作用于细胞膜酪氨酸激酶受体上,也就是成纤维细胞生长因子受体。基因信号中,被认为有 3/4 的 *FGFR* 基因位于染色体的第 8、10q 和 4p 上发生突变引发 Apert 综合征、Crouzon 综合征、Pfeiffer 综合征和 Jackson-Weiss 综合征。此外,普遍以肢体短小为表征的侏儒征是一种软骨发育不全而导致的骨骼疾病,同样是和 *FGFR* 的突变有关。Pfeiffer 综合征由 *FGFR1* 和 *FGFR2* 基因突变共同作用所致,另外 Crouzon 综合征和 Apert 综合征也与 FGFR 的突变有关,而 Saethre-Chotzen 综合征则和 *TWIST1* 基因突变有关。

除了致力于改善患儿外观,古往至今,颅缝早闭症患儿的心理健康一直是重大的挑战。颅缝早闭症的治疗方法不断完善,患儿有更大的机会拥有趋于正常的外观可以健康成长,融入同龄的社交活动。骨牵引技术、内镜的应用和骨移植重排等技术都是对手术直接有利的方法,分离性骨移植对于颅裂和中面部的修复都有可观的成效。

而在未来,随着基因检测、分子生物技术的进步,更多的与疾病相关的基因缺陷和基因变异被认知,对于婚育预防无疑是有备无患的,而基因治疗或许是解决基因变异等的方法。

(一) 临床表现

综合征性颅缝早闭

1. Crouzon 综合征　Crouzon 综合征是以颅部骨缝过早闭合,面中部发育不良,眼窝浅和眼球突出为主要特征的一种综合征(图 3-7-1),其临床特征首先由法国神经科学家 Crouzon 在 1912 年描述。该综合征的遗传模式是常染色体显性遗传,为 *FGFR2* 基因变异较为多见,而 Crouzon 综合征伴有黑棘皮病则与 *FGFR3* 基因变异有关,报道的发生率是 1/25,000。Crouzon 综合征主要特征的表达变异性被广泛认识。两条冠状缝的过早闭合常导致短头畸形,是最常见的颅骨畸形,也可以导致舟状头畸形、三角头畸形和蝶骨畸形。颅缝早闭通常在 2~3 岁完成,偶尔可见出生时骨缝闭合。颅底骨缝常累及,导致上颌或中面发育不良。显著的上颌发育不全表现为牙弓宽度减小和腭弓呈 V 形增高变尖。正常的上颌骨生长速度可导致Ⅲ类咬合畸形。面中部发育不良表现恒定体征为眼窝浅伴有眼球突出，其可能导致暴露性结膜炎或角膜炎。严重的眼球突出，可出现眼球从眼睑疝出，需要立刻复位。视敏度障碍、斜视和眼距过宽也被报道。传导性听力缺陷并不常见，此类人群的手指畸形亦不常被报道（图 3-7-1）。

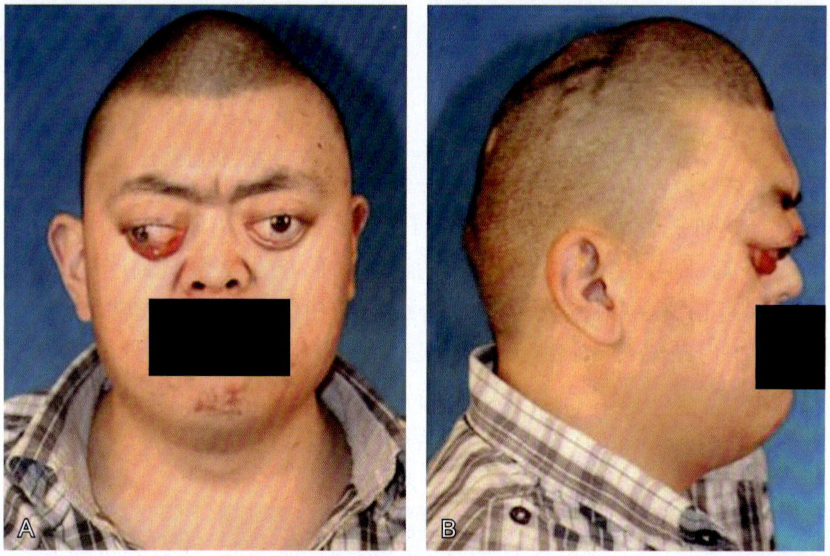

图 3-7-1　Crouzon 综合征患者面中部发育不良，眼窝浅，眼睑下垂，突眼，*FGFR2* 基因突变

A. 正面视图；B. 侧视图。

2. Apert 综合征　Apert 于 1906 年描述了一种以颅缝早闭，眼球突出、面中份发育不全、对称性并指（趾）为特征的综合征（图 3-7-2、图 3-7-3）。据报道，该病发病率为 1/160 000，常染色体显性遗传，也与 *FGFR2* 基因变异有关。这些患者的头颅畸形是多样的，但最常见的是前后径缩短伴有冠状缝闭合，导致尖头畸形。典型的颅面外观包括额头平坦细长，双颞加宽和枕骨扁平化。面中部发育不良伴有眼球突出、睑下裂和低血压。可有鼻尖下翻，鼻背下塌，鼻中隔偏曲。上颌发育不全导致Ⅲ类咬合畸形。对于病情来说是并指畸形通常涉及第二、三和四手指的融合，导致中间手部肿块，第一、五指也可以与中间手部肿块相连（图 3-7-3）。当拇指不累及时，它是宽且径向偏离。并趾畸形也通常涉及第二、三和四脚趾。这些手异常情况严重、功能衰弱，转诊到具有该领域特殊专长的手术外科医生至关重要。Apert 综合征患者的中枢神经系统问题的大量综述提示精神发育延迟，但也有 50% 左右患者智力发育正常。

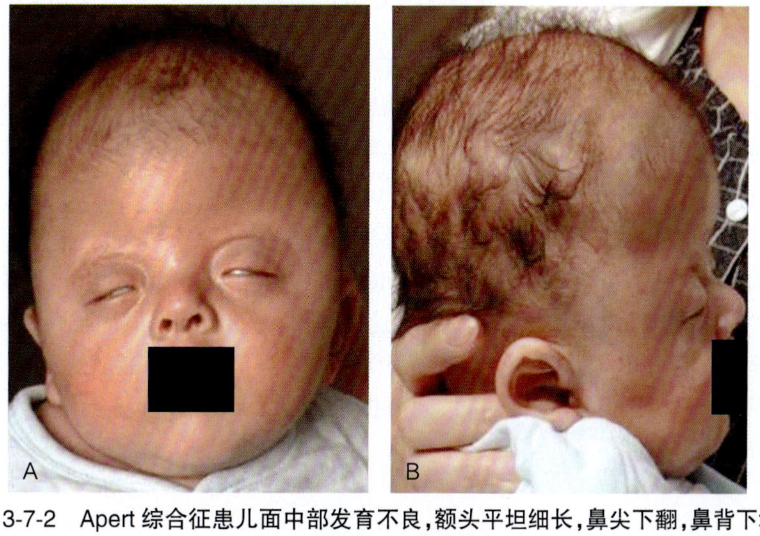

图 3-7-2　Apert 综合征患儿面中部发育不良，额头平坦细长，鼻尖下翻，鼻背下塌

A. 正视图；B. 侧视图。

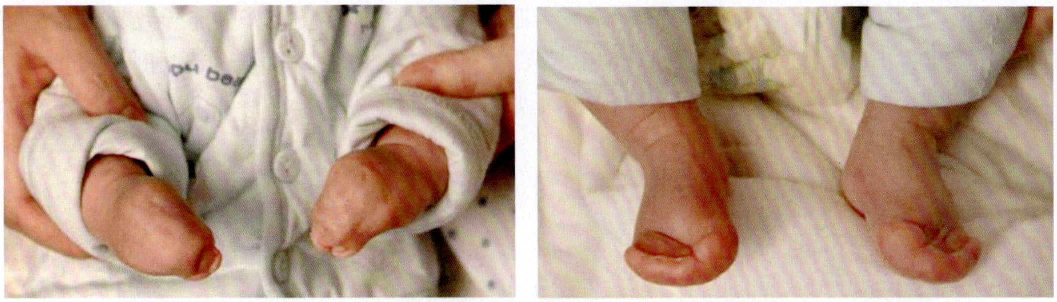

图 3-7-3 Apert 综合征患者第一到第五手指、脚趾融合

3. Pfeiffer 综合征　这种综合征是由 Pfeiffer 在 1964 年描述的，由颅缝早闭、宽拇指、宽大脚趾及偶然的第二、三指（趾）部分并指（趾）所组成（图 3-7-4）。症状多样，从非常轻微到严重，为常染色体显性遗传，与 *FGFR1-3* 基因变异都有相关。颅面特征与 Apert 综合征相似。尖头畸形常继发于冠状缝和矢状缝早闭。上颌发育不良及面中份缺陷可导致眼窝浅和眼球突出。眼距过宽，颧骨外扩和下睑睑裂也很常见。鼻下翻伴有低鼻背。大多数 Pfeiffer 综合征患者智力正常。宽拇指和宽大脚趾是该综合征的标志，但这些征象通常较隐匿。并指通常涉及第二、三指，并趾通常是第二、三和四脚趾。

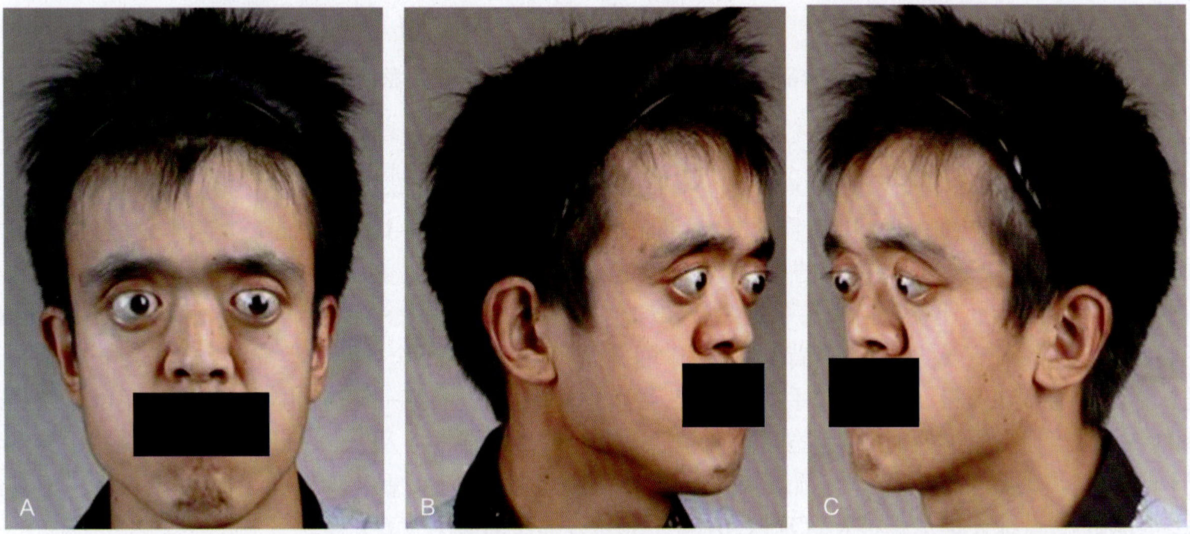

图 3-7-4 Pfeiffer 综合征患者面中部发育不良，颧骨外扩，眼球突出，眼距过宽，鼻下翻伴有低鼻背

A. 正视图；B、C. 45° 侧视图。

4. Saethre-chotzen 综合征　主要特征包括短头畸形、额部发际低、面中部发育不良、眼睑下垂（图 3-7-5）。遗传模式是常染色体显性，*TWIST1* 基因变异。短头畸形的颅面特征是继发于双冠状缝骨性融合。面中部发育不良通常伴有鼻中隔偏曲和上颌发育不良伴狭腭。智力通常是正常的。部分并指（趾）常累及第二、三指（趾），身材矮小也是常见体征。

5. Carpenter 综合征　这是一种罕见的遗传性疾病，其特征在于多颅缝早闭，导致头不对称。部分并指（趾）以及足部的前轴多并趾。该综合征由 Carpenter 于 1901 年首次描述，但直到 1966 年才被认为是一种重要的临床综合症状并由 Temtamy 报道。为常染色体隐性遗传。颅面特征多变，并且受到颅骨形状的显著影响。由于颅缝缝合可以涉及人字缝、矢状缝和冠状缝，头部形状可能从短头到短尖头。低位耳和内眦外移也是其显著特征。精神缺陷有被报道过，同时据报道，约 33% 的患者合并有先天性心脏病。指间软组织粘连成蹼，常累及第 3、4 指。

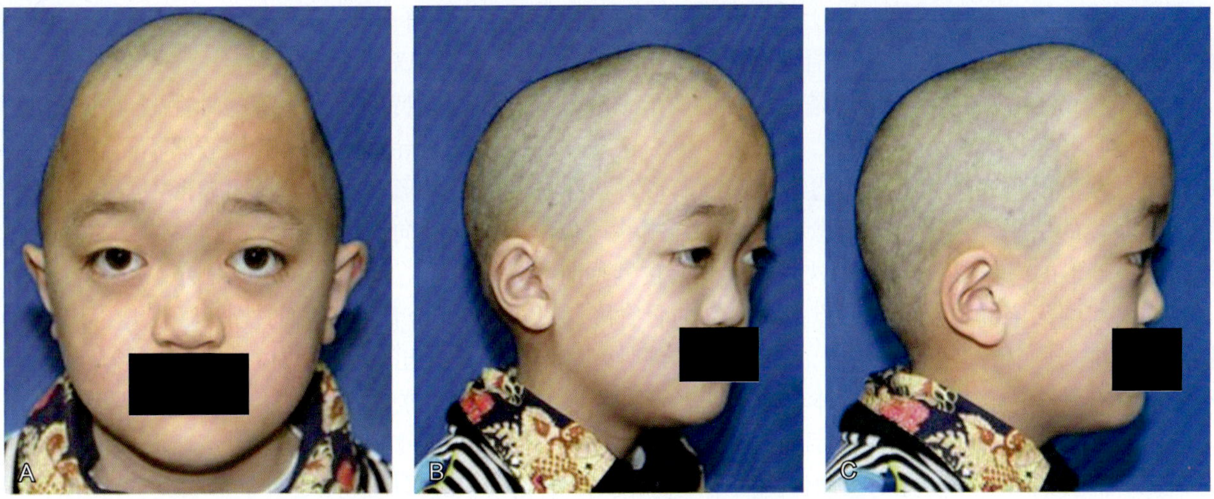

图 3-7-5 Saethre-Chotzen 综合征患者轻度尖颅畸形，面中部明显凹陷，双眼前突、眼睑下垂，牙列不齐、Ⅲ类咬合畸形，TWIST1 基因突变

A. 正面图；B. 45° 侧视图；C. 侧视图。

非综合征性颅缝早闭

1. 额缝早闭 额缝是最早闭合的颅缝，约发生在出生后 7~8 个月。额缝早闭导致了一个众所周知的类似龙舟状的畸形，称之为三角头畸形。额缝早闭较少出现，小于单纯性非综合性颅缝早闭的 10%。脑发育不经常受损，尽管 Renier 指出大概 4% 的患者会出现颅内压增高，主要的脑异常是额叶不发育。这些发展的问题可能是原发性脑发育不良的结果。

额缝早闭常出现眶间距过短，伴有双侧眼角和双侧眉骨位置的上抬，以及眼眶上缘的扁平。当额缝早闭，沿着毗邻早闭颅缝的额骨边缘，颅骨生长明显受限，在邻近的矢状缝位置代偿性生长，导致颅骨腔的扩大。三角头畸形是因额骨扁平，冠状缝前移，顶骨外扩共同形成。其畸形是由于缺乏眉骨上缘的突出及颞区狭窄，程度具有很大的变异性。最基本的手术治疗主要包括双侧额眶带的过度前移矫正。

2. 矢状缝早闭 矢状颅缝早闭是最常见的颅缝早闭，所产生的头颅畸形称为舟状头。这种头颅形状是由于矢状缝早闭，颅骨前后径增长加强，宽径生长减少为特色的，颅顶弯曲成舟状。矢状性颅缝早闭是典型的散发发病，只有 2% 有基因或家族聚集倾向，男女发病率比为 4∶1。

随着矢状缝的早闭，邻近生长受限颅骨板的冠状缝、人字缝通过增加骨中沉淀的方式代偿生长（分别在额骨和枕骨），额缝则沿着骨缝以对称性的骨扩张代偿性生长。在矢状缝早闭中，代偿性的生长过程产生了特色性的额骨和枕骨膨出。由于鳞状缝距离融合骨缝远，所以他们没有明显代偿性生长，也就是说，在双侧颞区（鳞部）没有明显突出。整个矢状缝早闭可能不涉及两侧，畸形可能主要是前部或者后部，或是两者。

3. 单侧冠状缝早闭 单侧冠状缝早闭导致斜头畸形，这是一个不常见的畸形，发病率为万分之一。在单侧的冠状缝早闭畸形中，冠状缝融合导致单侧的额顶骨骨缝生长潜力降低，防止了腹侧前颅窝的扩张，导致了闭合骨缝同侧的前颅窝的缩短。增长优势导致了额头的延长，然而劣势生长直接产生了中颅窝的凹陷，使腹侧弯向蝶骨翼，蝶骨畸形导致了颞窝的消失，眼眶侧壁的缩短和头型的突出。

在 X 线片上的“小丑眉状眼眶”是单侧冠状缝早闭者的特异性征象，其次是在发育过程中蝶骨大翼下降的缺失。颅骨代偿性过度生长非对称性发生在现在已经融合得连同冠状缝的额顶骨板周边骨缝，突出部分由同侧颞骨的鳞骨部分，双侧的额骨和顶骨，闭合的骨缝会形成明显的突出，同侧额骨和顶骨则是扁平的。临床的面部特征包括宽大的同侧睑裂，同侧眼眶边缘和眉骨向上向后突出，鼻根背离扁平额骨一侧，下巴与其相反，与对侧颧骨相比，高突的颧骨经常在扁平的额骨（早闭的冠状缝）同侧的前面。

4. 双侧冠状缝早闭 双侧冠状缝的颅缝早闭特点是塔状头，又称为短头畸形。其颅骨前后缩短，垂直增宽。前颅底偏短，眶缘后移。正上方的额骨和颞鳞部是突出的，枕骨通常为扁平。冠状缝融合以后形成脊状边缘，而前额尾部骨化形成的眉眶脊部则呈扁平化，X 线片可呈现双侧眶部畸形。

5. 人字缝早闭 人字缝早闭是很罕见的畸形一种颅缝早闭。其特点是人字缝的骨性融合，同侧的枕骨扁平，同侧的耳朵向后向下移动，后颅底变形。这与睡眠体位不正导致的斜头畸形截然不同，体位性斜头畸形是常见的且表现为平行四边形的头颅畸形。在体位性斜头畸形和人字缝早闭畸形中，两者的枕骨都是非对称的扁平。人字缝早闭患者骨缝融合侧的耳朵位置是向后向下的，并且枕骨是扁平的。而在体位性斜头畸形的患者当中，在扁平枕骨侧的耳朵位置是向前的。

X 线片中人字缝早闭者的特点是人字缝的骨脊隆起，以及向融合骨缝偏离的枕骨大孔。在变形性的斜头畸形中，颅底中间线是不变的，人字缝不出现骨脊隆起。早产儿更容易有体位性头颅畸形，因为孕龄不足而具有较少的移动性。区别体位性斜头畸形和人状缝早闭畸形的重要性在于前者不需要手术治疗，可通过矫形头盔治疗，而人状缝早闭畸形必须要手术纠正。枕部扁平畸形（体位性斜头畸形）发生于单侧时，右侧常见，最可能与婴儿期长期保持固定睡姿相关。单侧人状缝早闭患儿是否手术取决于畸形的严重性。治疗方式取决于是人字缝是单侧还是双侧融合，但是手术视野的暴露以及颅骨手术切线是相似的。

（二）功能改变

要充分了解这些颅缝早闭综合征儿童的手术治疗，有必要了解颅面生长过程及其与某些功能区发育的关系。正常的颅面生长由两个一般过程参与，偏移和骨重建。在生命的第一年，大脑增大 3 倍，并继续快速增长，直到 6~7 岁。在颅缝存在正常开放功能的情况下，大脑的生长导致其覆盖的额、顶和枕骨的偏移，并且刺激了颅骨和颅窝的骨生长和重塑。面部的生长和成熟遵循头颅倾斜度，从幼儿期到青春期发展，上面部首先成熟，随后为中面部，最后是下颌骨。受异常颅面生长发育影响的功能区发育情况要单独进行检查。

1. 颅内压增高 在生命的第一年，大脑小增大 3 倍，并继续快速增长，直到 6~7 岁。颅缝早闭的患者，其颅盖的生长受到限制，导致脑大小和颅内体积之间的差异，这又会引起颅内压增高。升高的颅内压（ICP）在临床上可以通过眼底镜检查发现视乳头水肿而诊断，在后期阶段可以在 X 线片上显示“指压痕征”或箍桶状外观，而 CT 尚不存在提示颅内压升高的可靠指标。

一个通过对 358 例不同类型的颅缝早闭患儿利用硬膜外传感器进行了 ICP 测定的研究发现，多颅缝早闭患儿有更高的 ICP 增高发生率（26%~54%），颅缝早闭综合征人群中，66% 的 Crouzon 综合征患儿及 43% 的 Apert 综合征患儿有 ICP 增高。虽然 CT 研究已经表明了颅内和脑室体积随着颅骨重塑而增加，且 ICP 压力降低，但是我们还不能仅仅通过 CT 扫描来准确确定哪组患者颅缝早闭将会引起 ICP 增加。Lannelongue 认为颅缝早闭导致头小畸形伴二期智力迟钝。他指出，融合颅缝的切除可以逆转或预防后期的智力障碍。

Shillitoand Matson 倡导在婴儿期行颅骨切除术，因为未治疗的颅缝早闭所产生的限制作用会引起颅内压升高，随后发生脑损伤。后来则主张将颅缝释放与矫正式的颅眶重塑手术相结合，以允许大脑减压同时重塑颅骨。众所周知，颅骨形状随着脑组织形状而变化。由于颅缝的早期融合和持续的大脑生长，造成颅容量与脑容量之间不匹配，导致颅内压升高，并可能智力迟钝。然而，有调查表明，这并不是不可避免的。

Marchac 和 Renier 测量了 121 例颅缝早闭者硬膜外传感器的颅内压。他们检测到 42% 的多发颅缝融合患者有颅内压升高，而单处融合患者仅 13% 出现颅内压升高。他们还注意到接受颅外科手术的患者可使颅内压降低。现在研究者已经使用 CT 开发出准确地测量颅内体积的方法，以判断大脑中颅内体积的充足性。Gault 等人指出，在非单处融合的儿童（比如复杂的、尖头畸形、Crouzon 综合征、短头畸形和 Apert 综合征），ICP 升高是最常见的。与复杂融合的儿童相比，非综合征性颅缝早闭的儿童更可能具有正常的 ICP。颅内体积测量并不总能给出 ICP 的可靠指示（即小颅容积不一定意味着 ICP 增加）；然而，当 ICP 升高时，颅骨体积几乎总是显著降低。这一观察结果不包括原发性脑发育不良的病例，如部分 Apert 综合征、先天性脑萎缩和脑积水。

2. 脑积水　虽然脑积水合并颅缝早闭较少见，但在综合征性颅缝早闭患儿中，脑积水发生率显著升高，报道范围为 4%~10%。Apert 综合征儿童脑积水发病率明显升高，病因尚不清楚，但据推测，其原因是颅缝早闭引起静脉回流阻塞造成矢状窦静脉压升高。交通性和非交通性脑积水均可发生，以交通性脑积水更为常见。

脑积水可没有显著的头增大（在颅缝早闭综合征患者中难以检测）或 ICP 增高。术前 CT 扫描或超声检查有助于确定危险人群。当有进展性脑室增大的早期征象时，应进行分流手术以预防脑损伤。但是 CT 单独评估脑室大小并不能反映脑积水存在的真实情况。例如，Apert 综合征中所见的巨脑室通常与增加的 ICP 无关，相反是因为脑组织发育的萎缩。连续测量 ICP，序列 CT 扫描显示脑室进行性扩大和脑脊液独立流动导致脑脊液周围透明带是更为可靠的征象。

3. 智力迟钝　颅缝早闭者智力迟钝的真正发病率并不清楚。很早之前，颅缝早闭的患者会单单因为畸形的头颅外形被认为有智力迟钝。增高的颅内压导致脑萎缩，脑积水，感染，颅内畸形，早熟和遗传性智力迟钝。颅缝早闭者智力迟钝的风险高于正常人，通过手术可以评估非综合性颅缝早闭者对婴儿智力发展的影响。研究显示手术对智力发展的作用不大，主要是改善颅骨畸形。然而，研究的参数是发展商，并不是智力表现的敏感指标，对于年龄较小的患者，这个指标更不可靠。

研究的另一个结论是非综合征性颅缝早闭患儿不太可能发生颅内压升高，但 Marchac 等观察到颅内压和颅缝早闭患儿脑容量的重要关系，非综合征性颅缝早闭患儿仍可以出现颅内压升高，他们主张手术改善患者的智力发展，尤其是年龄较小的患者。除此之外，最近的数据表明，对智力异常程度的评估取决于检查工具的灵敏性，轻微的智力异常（比如知觉的缺失）更需要不同的评估方式予以确认。

矢状缝早闭患者患有学习障碍也很高。Camfield 研究潜在脑畸形和智力迟钝的关系表明，当单处颅缝早闭的患儿智力迟钝（智商指数<70）可能是原发性脑组织畸形而不是颅骨畸形导致的继发性脑损害。虽然较多综合征性颅缝早闭患者智力正常，但 Apert 综合征患儿也有较大部分因先天性脑发育不良导致智力障碍。

4. 视力功能障碍　在综合征性颅缝早闭人群中，常伴有面中部发育不良，未充分发育的浅眼窝或异常形状的眼球可以导致眼及眶周结构从正常位置发生偏移，称为突眼畸形。眼球突出可导致角膜暴露和角膜炎、疼痛、感染、角膜瘢痕形成，以及更糟糕的溃疡和失明。当眼球突出十分严重时，需要立即进行外科手术来保护眼球。眼球运动问题常继发于眼球异常大小和形状。斜视伴有眼球突出是一个常见的体征。

有文献报道，Crouzon 综合征或 Apert 综合征患儿存在眼外肌发育异常和位置异常。ICP 升高可导致视乳头水肿和视神经萎缩，并可导致失明。视神经萎缩是继发于 ICP 升高还是继发于神经受压迫或受损血管供应的继发性损伤还不完全清楚。视神经萎缩是因为神经在通过视神经管和眶顶壁进行骨性生长时受到压迫继发神经的牵拉、颈动脉压迫，或者是视乳头水肿和慢性颅内压增高的副作用。

综合征性颅缝早闭特别是未治疗的 Crouzon 综合征，较多可能伴有视神经障碍。相反，在视神经的症状上，非综合征性颅缝早闭者更少。视神经乳头水肿可以通过视神经盘的高度，充血程度，毛细血管的显露程度和视乳头周围出血量，细胞体以及偶尔溢液评估。随着视神经萎缩的开始，视神经盘开始变得苍白，毛细血管随着水肿消失，并继发明显的小动脉狭窄。视神经保护的有效手段是降低颅内压。

（三）手术治疗

有关颅缝早闭综合征的手术治疗最早于 19 世纪末期就被记录，最初治疗的目的仅仅是为了修复功能性的缺陷。在早期科技相对不发达的年代，线性颅骨切除术和颅骨断离术对于一些较严重的颅缝早闭所致的畸形还是很受用的，直到规范的颅颌面手术治疗程序取而代之。单纯的颅骨切除术或软骨粉碎术伴随着高风险重新成骨，且在眼眶和面中部的外观上并不协调的病例中疗效不是很大，重新长成的骨骼质量不高，会加大后期治疗的难度。

1967 年，Tessier 第一次发表其以颅内路径进行对嵌壁样额头和眼窝上部位的修复结果，这个术式除了让切骨术更精确，让颅骨得以更好地复位和游离骨块重新排列。现今针对患有颅缝早闭综合征兼有面中部畸形的患儿的手术治疗中，仍然较多采取额眶前移（frontal-orbital advancement）和颅骨顶重塑及面中部的前移作为常规手术，在二期手术时，再采取正颌手术改善咬合畸形问题。

手术介入可以尽早为患有颅缝早闭症的患儿(4~12 个月)改善脸上的畸形及降低颅内压，在早期可先行骨缝分离、颅骨减压及上眼眶塑形或后颅窝骨牵引延长改善，等到年纪适当(4~12 岁)的时候再进行面中部畸形的修复和颌骨手术(14~18 岁)。在选择进行上述手术的同时，需先考虑患儿自身在功能上的需求和心理接受能力。

最大争议是面中部截骨术的时间。两种常用选择：①等到面中部和面下部生长发育完全后，再进行决定性的截骨术和提升；②先在儿童期行中面部的改善，等到颌骨发育完成再实行第二次手术。面中部的矫正中目前更多用骨牵引技术(distraction osteogenesis，DO)，可较大程度地降低出血量，减低感染发生的风险，因此这种手术在儿童身上较普及。

1. 额眶整形术　此手术目的是改善三个部分：①分离早闭的颅缝和使颅顶骨减压；②重塑颅顶骨和改善额骨的形状；③使后移的眶上脊提升，保护眼球且从美学上改善外观。手术形式是取冠状切口，并与神经外科的团队配合。额前头颅切开术主要是分离早闭的颅缝和使额部颅骨隆起。在临床上，患儿术前应该先接受全面评估，如果怀疑有颅内压升高，应该先由神经外科团队进行颅缝分离术。颅骨重新成骨一般在 1 岁左右。

采用舌骨槽进入方式(tongue-in-groove manner)将额骨移去，一旦额骨被移走，脑部会有轻微的回缩，让原本后移的额骨脊显得突出，其后用可吸收板材保护脑部，再将其缝合。颅顶骨重塑的形状应该在术前规划。对于严重的头颅狭小，就应该进行整个头颅形状重塑，术后整个颅骨的垂直高度可以获得显著降低。对于轻度的头颅狭小患儿，只需要进行前部 2/3 的颅顶重塑。

手术应当考虑日后脑部发育的空间，需酌情对额头和眶上脊的摆放位置预留空间。接受了初步额眶改善和颅顶部重塑手术后，患儿还应该由颌面外专家团队临床随访观察 6~12 个月，以 CT 密切观察头颅颌面部的发育情况。尽管额眶整形术极大地降低了颅内压力并能在早期对于颅颌面的形态进行调整，但是这些颅缝早闭综合征的患儿无论在颅顶和中面部的后期发育中外形美观都不理想。所以一旦出现 ICP、严重的眼球突出或是颅顶骨的外形异常，再次手术是必要的。

2. 面中部畸形的治疗　第一次对于颅缝早闭患儿的面中部畸形手术是由 Harold Gillies 进行的 Le Fort Ⅲ型术式，后来 Tessier 继续采用并且流行。Le Fort Ⅲ型可以作为单独使用的术式，或当所有恒牙已经萌出，配合 Le Fort Ⅰ型可以获得更佳效果。Ortiz-Monasterio 所创的颅面部整块截骨成形术(monobloc frontal-facial advancement)部分参照了 Le Fort Ⅲ型并进一步改善前额部，这个手术虽同时对眶上部和面中部畸形做修复，却直接造成颅腔和鼻腔的贯通，带来相对高的感染率和更大的失血风险。

尽管 Monobloc 截骨术有良好的效果，但现今更多采用改良 Le Fort Ⅲ型针对面中部畸形修复，特别是加上 DO 技术，可获得良好的效果。对于面中部整形术的最佳时机仍然存在争议。一些颌面外科的机构主张在早期 4~7 岁手术治疗，另一些认为除气道梗阻或眼球突出等特别的手术指征，则等到骨骼发育近青春期再进行手术。延迟手术的倡导者指出过早进行手术会导致患者反复周期性出现Ⅲ类咬合畸形，有时需要在青年期进行第二次手术。

提早手术的倡导者认为，早期手术改善面中部畸形对患儿整体美观有所改善，更重要的是对患儿的心理健康有正面影响，帮助建立自我价值观，而二次术式选择 Le Fort Ⅲ型或 Monobloc 截骨牵引成骨术仍是标准。过多的软组织会在生理上限制术中骨前移调动的空间，从而使骨畸形复发，DO 可促使骨和软组织同步前移生长，较好地解决了此问题。DO 最初应用于四肢骨骼牵引，后来又用于颅面颌骨部位。此方法给予软组织和在手术中形成的截骨面骨缝间牵引的力量，使骨缝重新塑形成骨。

在术后 5~7 天，当早期骨痂向截骨面生长时调整牵引器，每天可以伸长 1mm，直到达到原定计划位置。其后放置数月，直至截骨面完全愈合成骨，牵引器才取出。牵引术优点：①出血量低，减少第一次手术的时间；②比起规范的整形术，更大程度地改善外观(可以改善多至 20mm)；③不需要备骨移植片作为重新成骨所需；④比单纯截骨术感染风险降低；⑤复发率低。缺点：①牵引所需的时间较长，成骨时间较久；②需要二次手术来移除埋在颅骨的器械；③需要长期佩戴这个牵引装置。

3. 正颌手术　患有综合征性颅缝早闭的患儿因面部发育畸形，亦常伴有明显的咬合异常，多表现为Ⅲ类咬合畸形。但是要改善颌骨咬合异常，一般还需要牙齿正畸医师和颌面外科医师配合。手术需待颌骨发育完全，并在术前完成牙齿正畸后进行。手术方式包括用 Le Fort Ⅰ型截骨结合下颌升支矢状劈开截骨手术（SSRO）及颏成形术。这一系列的手术程序通常在 14~18 岁进行，此时面部骨骼发育已经趋向成熟。

4. 最终面部塑形　在面部发育完成和大部分切骨术完成后，对于部分骨骼的不平整的修复还是需要的，包括使之平整、骨移植和骨替代（如骨水泥）、面部软组织整形等。

【临床病例讨论】

1. 综合征性颅缝早闭　Crouzon 综合征（图 3-7-6）。

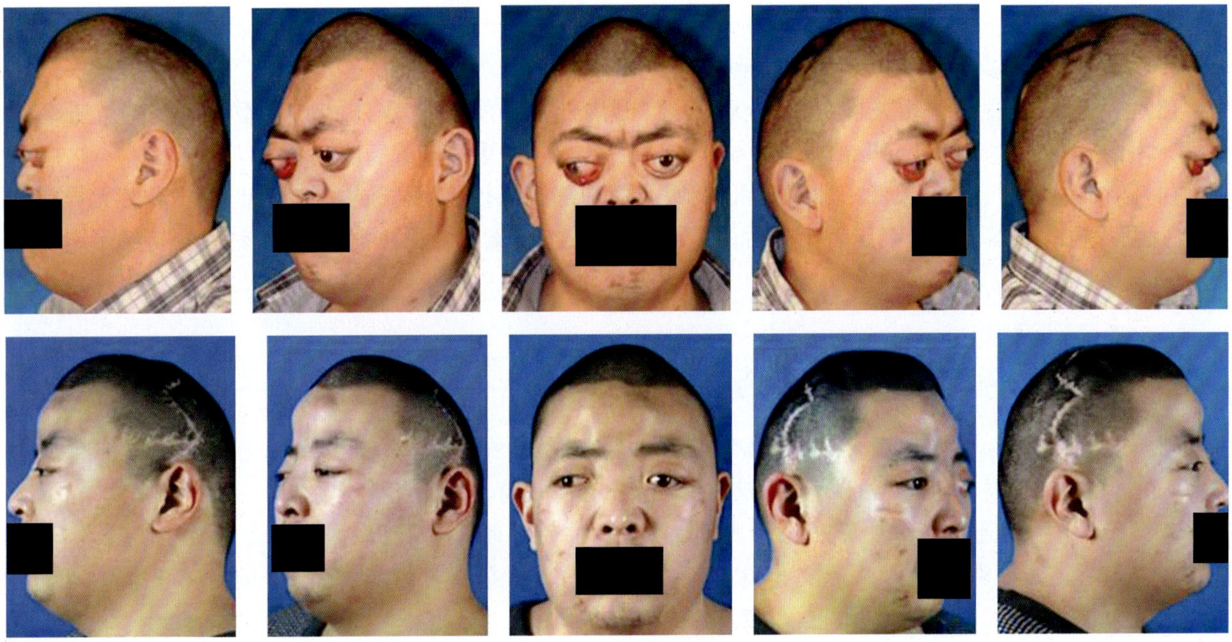

图 3-7-6　术前术后照片

患者，男，20 岁，主诉"面中部凹陷，突眼 15 年，加重伴夜鼾 5 年"。

现病史：患儿自生后即发现双眼前突，面中部凹陷，随年龄增长逐渐加重，近 5 年出现夜鼾、憋气等表现，双眼前突明显，闭目不全，畏光，视力逐渐下降，上牙列位于下牙后方，影响正常饮食，曾多家医院诊断"Crouzon 综合征"，但未能治疗，门诊拟"Crouzon 综合征"收治入院。

家族史：父亲 3 年前因"白血病"去世，母亲健在。否认家族类似疾病史及遗传病史。

查体：心肺正常，腹软，肝脾未触及。面中部凹陷，颅顶突出呈尖头畸形，双眼明显突出，突眼度左侧 28cm，右侧 29cm，外眦距 11cm，闭目露白 1cm，右眼下睑外翻，结膜充血水肿，突出约 1cm，双目四向活动可，右眼视力眼前手动，左眼视力 0.15，双侧鼻旁、眶下区凹陷，嗅觉检查正常，全牙列Ⅲ类咬合关系，前牙反牙合约 1cm，张口可，双侧颞下颌关节无弹响，抬眉、鼓唇、露齿等动作双侧基本对称。双手双足外观功能无明显异常。

辅助检查：X 线片见多处颅骨指压迹，Ⅲ类咬合畸形。CT 示双侧冠状缝，部分矢状缝早闭，面中部凹陷。*FGFR2* 基因检测局部位点异常。

（1）病情评估

1）初步诊断：Crouzon 综合征。

2）临床诊断：Crouzon 综合征的临床表现主要包括以下三点。①颅缝早闭，以冠状缝多见，亦可见矢状缝及人字缝早闭，最常表现为短头/塔头畸形。②中面部发育不良、眶腔狭小、颧骨退缩、上颌发育不良，表现为Ⅲ类咬合畸形，主要由上颌后缩短小及相对的下颌前突导致，同时上颌后缩常随年龄增长而加剧，这是因为上颌骨周围骨缝随颅顶及颅底骨缝的进行性闭合而关闭导致；其他咬牙合特征包括上颌牙列拥挤、牙弓V形，硬腭狭长、高拱或腭裂。③眼部畸形，显著突眼及眶距增宽畸形为Crouzon综合征的普遍表现，由于颞侧及颅底骨缝前后向生长不足，导致眶腔浅小。亦可见外斜视、眼球震颤、睑裂闭合不全、暴露性角膜炎、视力下降、视神经萎缩和失明等。

(2) 辅助检查

1) 一般检查：完成各项手术前检查，如血常规、血生化、凝血功能、血型、心电图及胸部X线等。

2) 影像学诊断：X线及CT扫描对Crouzon综合征的诊断及治疗有重要意义。头颅X线片上可明确颅缝早闭的程度、范围以及头颅畸形的程度，指压征是判断患者颅内压增高的良好指标。

3) 其他：眼科检查、听觉系统检查、呼吸道功能检查也有助于诊断。患者无手足畸形异常，而基因检测显示 *FGFR2* 局部位点异常，提示Crouzon综合征。

(3) 治疗：入院后完善相关检查，于全麻下行“颅内外联合颅骨重塑+Lefort Ⅲ型截骨+外置骨牵引术”。手术顺利，术中失血4 500ml，输血3 600ml，术后转入外科重症监护病房。

(4) 随访：术后半个月，患者一般情况可，突眼及面中部凹陷较前明显改善，结膜无充血，鼻腔无异常分泌物。患者病情基本稳定。嘱患者出院后保持创面清洁，红霉素眼膏涂抹消炎治疗，牵引器持续牵引3个月后取出，定期复诊。

知识点：Crouzon综合征的典型临床表现

短头畸形是最常见的颅骨畸形，也有报道分别由额缝和矢状缝融合形成的三角头畸形和舟状头畸形。其他相关特征包括眶距增宽、鹦鹉嘴鼻子、上颌骨发育不全和下颌前突。

颅底缝早闭是上颌骨发育不全的原因，当与正常的下颌骨生长相结合时，会导致Ⅲ类错殆和相对前突。这种综合征的眼球突出症可能特别严重。暴露性角结膜炎，眼睑闭合不全很常见。有时，眼球突出症可能非常严重，以至于眼球突出眼睑。为了保持视力，必须立即回纳，必要时可采用睑缘粘连。包括斜视在内的其他视觉变化亦有报道。手脚通常正常，智力正常或接近正常。

2. 双侧冠状缝早闭　短头畸形（图3-7-7）。

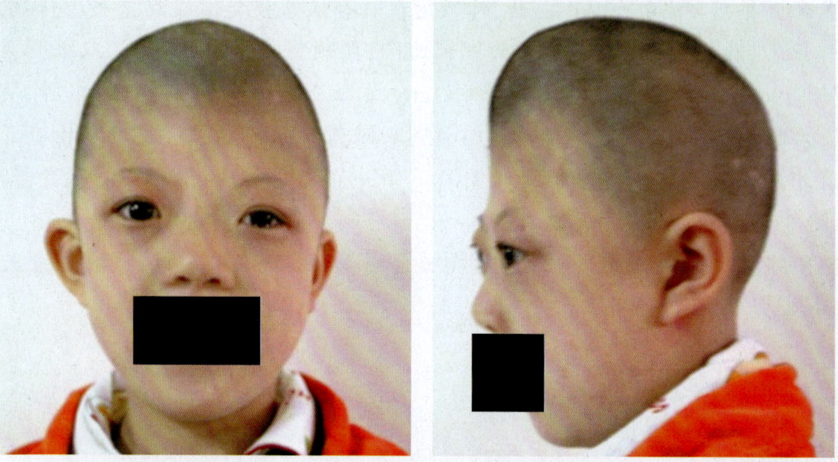

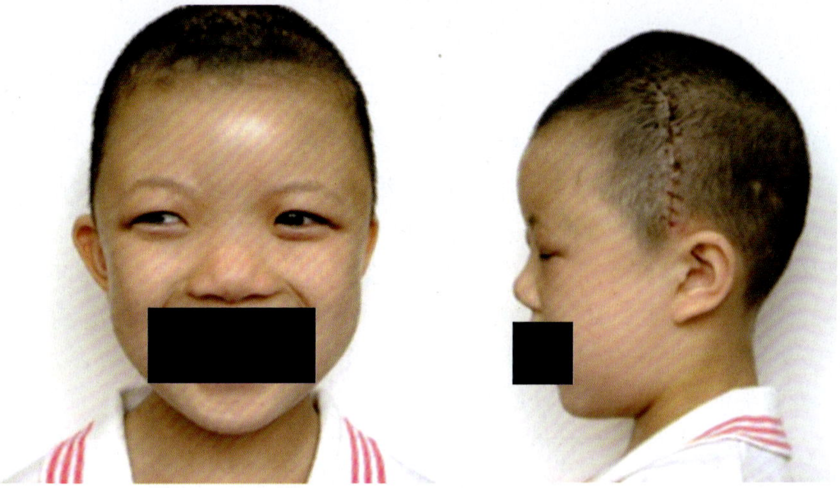

图 3-7-7　患者术前术后照片

患者，男，5 岁，以“头颅外观异常 5 年，睡眠打鼾、憋气 2 年，加重 1 年”为主诉来院就诊。

现病史：5 年前患者额部出现肿大畸形，未予特殊处理，2 年前患儿逐渐出现睡眠打鼾、憋气，并加重，面中部凹陷等症状，于某医院行腺样体肥大切除术，术后憋气症状暂时好转。术后 3 个月后，呼吸困难情况复发，面中部发育畸形，要求手术改善，故来我院就诊。门诊经查以“颅缝早闭”为诊断收入我科拟施手术治疗。

家族史：无。

查体：心肺正常，腹软，肝脾未触及。前额正中约 5cm × 8cm 肿大畸形，面中部轻度凹陷畸形，双眼球活动可，双眼突出，视物清晰。双目四向活动可，无角膜暴露，无复视、斜视，无视野受限，无溢泪，眼睑能完全闭合，张口可，牙列不整齐。鼻外观正常，发育良好。双侧鼻孔尚对称，嗅觉可，双侧鼻腔均无明显通气障碍。双手双足外观功能无明显异常。

辅助检查：X 线片见局部颅骨指压迹，CT 示双侧冠状缝早闭，基因检测无明显异常。

(1)病情评估

1)初步诊断：双侧冠状缝早闭，短头畸形

2)临床诊断：前额顶部正中可见一 5cm × 8cm 骨性隆起，额部扁平略凹陷，双眼球活动可，双眼略突出，视物清晰。双目四向活动可，无角膜暴露，无复视、斜视，无视野受限，无溢泪，眼睑能完全闭合，张口可，牙列不整齐。

(2)辅助检查

1)一般检查：完成各项手术前检查，如血常规、血生化、凝血功能、血型、心电图及胸部 X 线等。

2)影像学诊断：包括 X 线摄影及头影测量分析、头颅 CT 等检查。

3)其他：眼科检查、听觉系统检查、呼吸道功能检查也有助于诊断。神经外科术前会诊，必要时术中协同手术。智商测定等也很重要。

(3)治疗：入院后完善相关检查，于全麻下行“颅内外联合额眶前移 + 颅骨重塑术”。手术顺利，术中失血 1 000ml，输血 800ml，术后转入 SICU。

(4)随访：术后 3 个月余，患者来院复诊，伤口愈合良好，头颅外形较前明显改善，双眼无明显前突，结膜无充血。

知识点：颅骨重塑的要点

综合征性颅缝早闭及多颅缝早闭患者首先经历的整形外科手术是重塑颅骨。手术方式取决于所涉及的颅缝早闭类型，可以采取额眶前移（FOA）的方式，对前颅进行重塑改善外观和颅压，或者优先采用后颅窝扩大，使用牵引成骨的方法进行前颅和后颅扩大。

可以说，根据颅缝早闭的类型可以有许多方法重塑颅骨，并且传统方法正在不断得到改进，被新方法所取代。对于轻度或中度颅腔受限，例如单颅缝早闭，需在6月龄时进行前颅重塑。在症状较重的情况下，许多大的颅面中首先行后颅窝扩大，一般在3~6个月大时进行的首次干预，在1岁左右进行FOA，并根据需要进行面中部手术（Le Fort Ⅲ型）。

【复习题】

1. 颅缝早闭的定义是什么？
2. 简述颅缝早闭的分类及特征性临床表现，各列举1~2例。
3. 简述综合征性颅缝早闭的序列治疗原则。

（袁 捷 韦 敏）

参考文献

[1] STEPHEN J M, VINCENT R, et al. Plastic Surgery. 2th ed. Philadelphia: Elsevier Saunders, 2006.
[2] PETER C. NELIGAN. Plastic Surgery, 3th ed. Philadelphia: Elsevier Saunders, 2013.
[3] CHARLES H. THORNE, ROBERT W., et al. Grabb and Smith's Plastic Surgery, 6th ed. Boston: Wolters Kluwer, 2007.
[4] 王世玉. Crouzon 综合征的诊断及治疗进展. 中国美容医学杂志, 2012, 21 (7): 1273-1277.
[5] KREIBORG S, COHEN MM JR. Ocular manifestations of Apert and Crouzon syndromes: Qualitative and quantitative findings. J Craniofac Surg, 2010, 21 (5): 1354-1357.
[6] PATEL A, TERNER J, TRAVIESO R, et al. On Bernard Sarnat's 100th birthday: Pathology and management of craniosynostosis. J Craniofac Surg, 2012, 23 (1): 105-112.
[7] JOHNSON D, WILKIE A O. Craniosynostosis. European Journal of Human Genetics, 2011, 19: 369-376.

第八节 其他颅面畸形

一、Treacher-Collins 综合征

（一）临床表现

Treacher-Collins 综合征，又称下颌-面发育不良（mandibulo-facial dysostosis，MFD），是一种常染色体显性遗传性颅颌面畸形，主要累及中面部和下面部，涉及颅颌面骨骼及软组织。畸形特征包括：①反先天愚型睑裂倾斜；②下睑缺损；③下睑内1/3睫毛缺失；④颧骨及下颌骨发育不良或缺如；⑤外耳畸形或缺损；⑥鬓角前移。

Treacher-Collins 综合征畸形程度不一，可分为完全性和不完全性两大类。

不完全性 Treacher-Collins 综合征属于 Tessier 分类中的6型颅面裂，患者面部畸形程度远较完全型轻，尽管外耳形态接近正常，但常伴有听力缺损，轻微反先天愚型样睑裂倾斜，下睑缺损位于中外1/3处，面裂经口角外侧向下指向下颌角。颧骨存在但发育不良，颧弓连续性完整，于眶下缘外下区域可扪及骨裂切

迹，向下骨裂位于发育不良的上颌骨与颧骨之间的颧上颌缝，牙槽嵴无实际裂隙存在，但在磨牙区可见发育不良带。

完全性 Treacher-Collins 综合征属 Tessier 分类中的 6、7、8 号联合裂，表现为下睑缺损、下睑内 2/3 睫毛缺损或完全缺失；颧弓缺失、眶外缘缺失、眶外壁仅由蝶骨大翼构成，外眦韧带由于缺少附着点导致外眦下移而出现睑裂的反愚形倾斜。下颌骨发育不良，耳畸形及鬓角前移。

（二）诊断

根据患者典型的临床表现，多能作出明确诊断。为进一步了解骨骼畸形缺损情况，尚需做相关影像学检查。

1. X 线头颅正侧位、华氏位、颌骨全景片等初步确定骨骼畸形情况。

2. 三维 CT 成像可以很好地显示骨裂隙部位和骨发育不良，为明确诊断和手术设计提供直观参考。

由于下颌骨发育不良，有可能伴有咽后腔狭窄，导致阻塞性睡眠呼吸暂停低通气综合征（OSAHS），对此类患者应该做睡眠呼吸监测，充分评价后咽腔的功能。

（三）治疗

Treacher-Collins 综合征的治疗包括软组织缺损的修复和深面骨骼的重建，需要根据患者的年龄及畸形程度分期分步骤进行，为颅颌面外科领域中最为复杂的手术之一。

1. 手术时机　下睑缘缺损的修复应该在较早年龄时进行，可在 2~5 岁完成。中面部颧骨颧弓和眼眶的重建可在 4~10 岁时进行，但早期骨骼重建发生移植骨吸收及多次手术的概率增大，目前多倾向于成年后进行，眶颧区域的凹陷可采用自体脂肪注射充填。颌骨手术在颌骨发育完成以后进行。

2. 常用的手术方法

（1）下睑缘缺损的修复：轻度下睑缺损可采用下睑及邻近组织 Z 形术予以修复。中、重度下睑缘的全层缺损，采用以外眦为蒂的上睑眼轮匝肌肌皮瓣转移修复下睑（“Z” 形皮瓣），该皮瓣既能修复全层的下睑外侧缺损，同时也可将外眦予以重新固定，即在皮瓣切口内分离出外眦韧带束，将其直接固定于眶外侧、额颧缝残存的骨壁上（在眶外缘骨壁上钻孔固定），使外侧眼裂位于正常位置上，矫正外眦下移的反眼畸形。

（2）眶颧部骨缺损的重建

1）在颧骨缺损区植入分层叠加的肋骨片或自体颅骨外板。常规取冠状切口，也可选择上睑蒂瓣的局部切口入路。根据骨缺损情况，一般需植入 3~4 条自体骨（长 8~10cm）。手术时应在眶下外侧对眼眶外下部进行骨膜下剥离，必要时可部分切开骨膜，以松开眶周组织，有利于形成合适的植骨空间，但注意不要损伤眶下神经。为保证自体骨植入后的位置、减少吸收，植入的骨片应做可靠的内固定。

2）眶环外下角卵圆形向下倾斜者，可以选择磨掉眶上缘的外侧和部分额骨以扩大眼眶外上缘，同时在眼眶的外下角和外侧壁植自体肋骨片，使眼眶由原来向下倾斜的卵圆形，变成眶横轴水平的近正方形的正常眼眶形态。

（3）颌骨重建：Treacher-Collins 综合征具有特征性颌骨畸形面容，主要表现为上颌骨狭长前突，下颌发育短小，颏部后缩。颌骨畸形的矫治应在成年骨骼发育定形后进行。

对轻度畸形不伴有后咽腔狭窄而影响呼吸者，手术目的主要是改善颜面外形，可以通过颏部截骨前移予以改善。

对较严重的病例，特别是伴有 OSAHS 者，在考虑外形修复的同时，应进行生理功能重建，手术目的是改善咬合关系、扩大咽腔，以减少呼吸阻塞、改善下面部外形轮廓。术式可选用双颌手术，即上颌体部旋转前移术和下颌升支矢劈开截骨，同时行颏部截骨前移进一步改善面形。

伴有严重小下颌畸形者，目前多采用一期下颌骨牵张延长，二期再行正颌手术的方法予以矫正。

（4）面部软组织缺损的修复：通过上述骨骼重建后，面部软组织的修复可通过自体脂肪注射充填获得改善。为达到较好的效果，一般要充填 2~4 次，每次间隔时间 3~6 月。

【临床病例讨论】

患者，男，16 岁，因双侧眼眶发育不良，下颌短小后缩 16 年要求手术治疗。

现病史：患者出生后即被发现双侧眼眶发育不良，颧骨塌陷，双侧外眼角向下倾斜，下颌短小后缩，睡眠时偶伴有打鼾。随年龄增长，上述畸形愈发明显，且双耳听力差，为进一步治疗，门诊以 Treacher-Collins 综合征收住院。

既往史：否认高血压病史、否认冠心病史，否认糖尿病史，否认结核史。

个人史、家族史：无抽烟饮酒史，兄弟姐妹体健，否认家族遗传病史及类似疾病史。

查体：体温 36.5℃，脉搏 65 次 /min，呼吸 18 次 /min，血压 118/76mmHg。营养中等，自主体位，查体合作，可见佩戴助听器。全身皮肤、巩膜无黄染，浅表淋巴结未触及。双侧瞳孔等大等圆，对光反射灵敏。视力双侧 4.9，鼻居中，嗅觉正常。双耳前倾，听力下降。颈软，气管居中，甲状腺不大。胸廓对称，呼吸动度正常。心率 65 次 /min，率不齐，各瓣膜区未闻及病理性杂音。腹部平坦，肝脾肋下为触及。脊柱四肢无畸形，外生殖器未见异常。

专科检查：双侧眶下缘、颧骨发育不良。双下睑呈切迹畸形，外眦向外下倾斜。下颌严重短小后缩，侧面观呈“鸟嘴样”畸形。前牙开颌，双侧颞颌关节未见异常，开口度正常（图 3-8-1）。

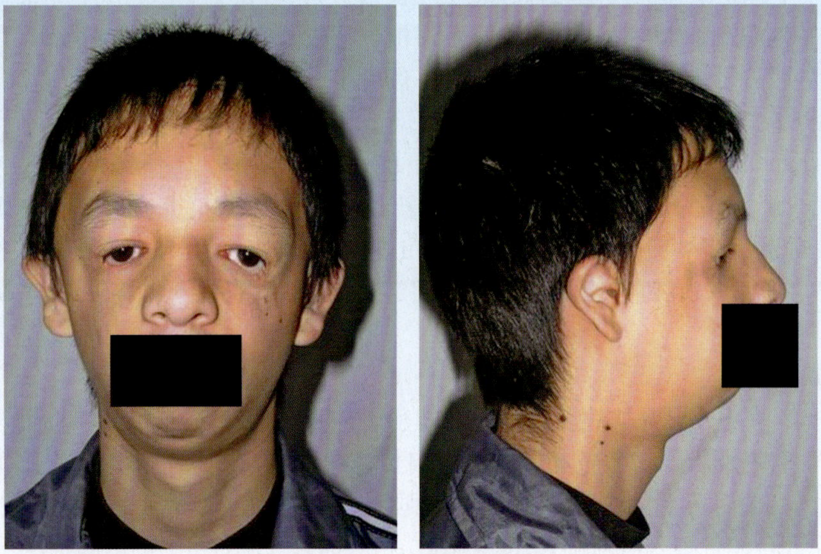

图 3-8-1 术前正侧面照

1. 诊断 完全型 Treacher-Collins 综合征，双侧，先天性。

知识点：

Treacher-Collins 综合征根据眶颧骨的缺损情况可分为完全型和不完全型，在同一患者双侧的畸形程度可有不同，可表现为双侧不完全型，双侧完全型，也可表现为一侧为完全型而另一侧为不完全型。

2. 临床诊疗决策

（1）病情评估：该患者为典型 Treacher-Collins 综合征，畸形设计到上、中、下面部，需要分期畸形手术重建。

1）小下颌畸形严重影响容貌，采用双侧下颌骨牵张延长配合二期颏部截骨前移重建下面部轮廓，术后正畸调整咬合关系。

2）采用上睑眼轮匝肌瓣转移修复下睑缺损，自体颅骨外板移植重建眼眶及颧弓。

(2) 辅助检查

1）一般检查：完成各项手术前常规化验检查，包括血常规、血生化、凝血功能、血型、尿常规、胸片、心电图等。

2）影像学检查：头颅正侧位 X 片、三维 CT（图 3-8-2）。

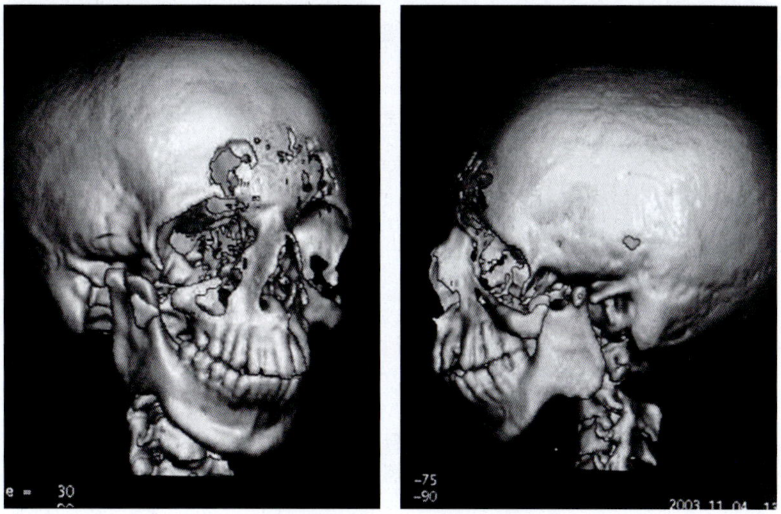

图 3-8-2　术前三维 CT

(3) 治疗

1）双侧下颌骨延长术（图 3-8-3）。采用骨牵引的方法，延长双侧下颌骨，增加下颌骨的前突度。

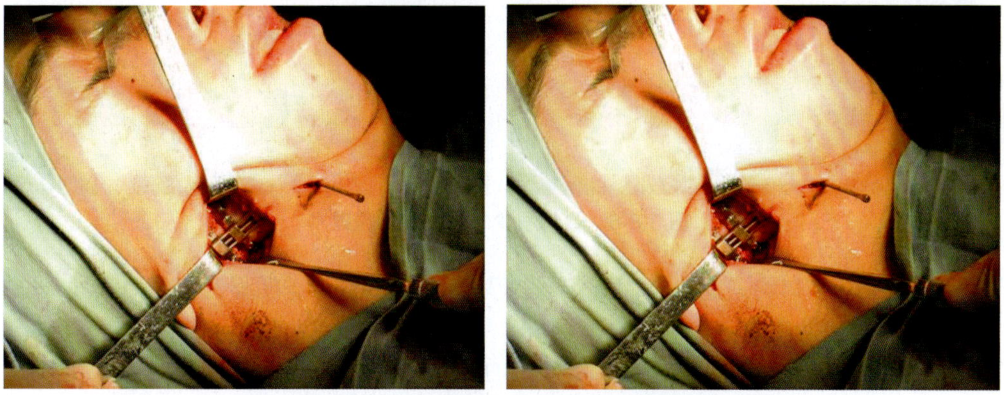

图 3-8-3　口外入路双侧下颌骨延长器置入术

2）上睑眼轮匝肌瓣转移修复下睑缺损（图 3-8-4），自体颅骨外板移植重建眼眶及颧弓重建术（图 3-8-5）。

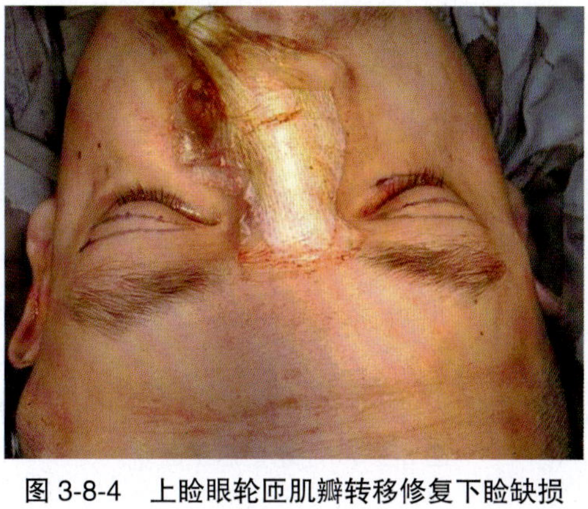

图 3-8-4　上睑眼轮匝肌瓣转移修复下睑缺损

知识点：上睑眼轮匝肌肌皮瓣设计要点

上睑皮瓣可沿重睑的切口设计，皮瓣长宽比例可为 1∶3~1∶5。皮瓣掀起时应稍厚，带部分眼轮匝肌，以充填下睑全层的组织缺损。该上睑 Z 形瓣的外上缘应相当于再造后的外眦角部位，或可稍高于正常外眦角水平 2~3mm，以起矫枉过正之效。

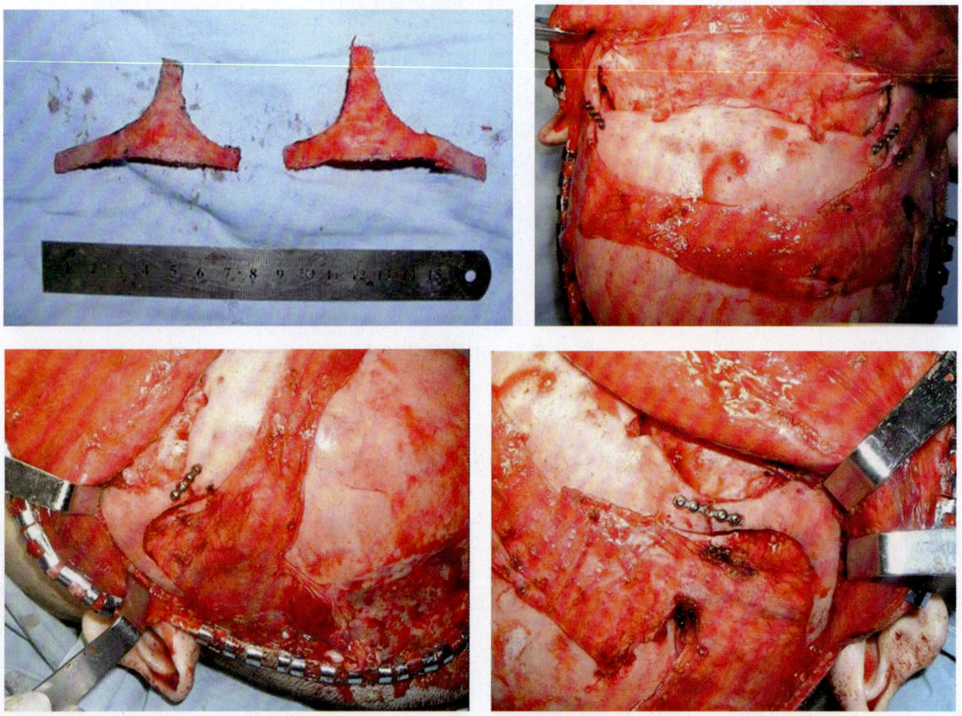

图 3-8-5 自体颅骨外板眶颧骨重建术

3. 治疗结果 患者伤口均一期愈合，无感染及骨块坏死。面部形态明显改善(图 3-8-6~ 图 3-8-8)。

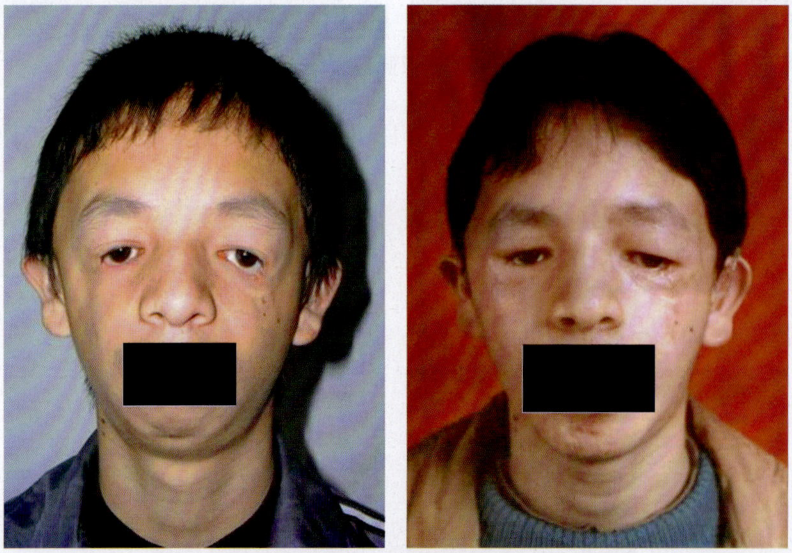

图 3-8-6 手术前后正面照

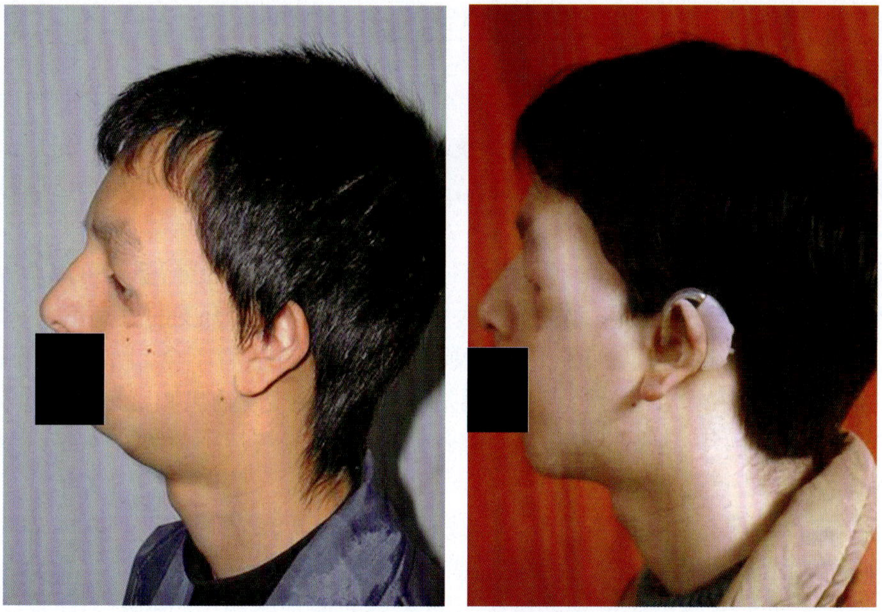

图 3-8-7　手术前后侧面照

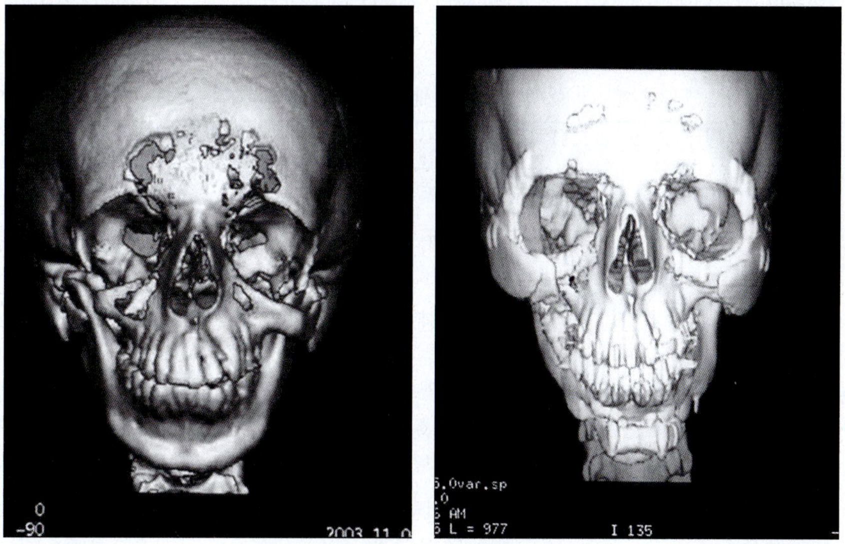

图 3-8-8　手术前后正面三维 CT

二、半面短小

半面短小（hemifacial microsomia，HFM），又称半侧颜面短小畸形、第一第二腮弓综合征、Goldenhar 综合征、眼 - 耳 - 脊柱发育不良（oculo-auriculo-vertebral spectrum，OAVS）、半侧颅面短小（craniofacial microsomia，CFM）、耳 - 下颌发育不良等，是仅次于唇腭裂畸形的第二常见的先天性颅面畸形。文献报道半面短小的发病率从 1/26 550~1/3 500 活产不等（平均为 1/5 600 活产）。

（一）发病机制

半面短小发病机制尚存在巨大争议，目前倾向于遗传因素和环境因素的共同作用所致。

动物实验已证实，胎羊颈内动脉的间歇性闭塞会导致半面短小样外貌畸形；小鼠在三嗪类、阿维 A 酯等药物影响下会出现颅面部畸形；通过病例对照研究，发现孕妇孕早期服用维 A 酸类、沙利度胺等药物、接触重金属等物、使用血管活性药物、多胎妊娠、糖尿病及妊娠中期阴道出血等可能是半面短小的风险因素。

遗传学方面，仅有约 2% 的半面短小患者呈现明显家族性，报道从常染色体显性遗传到常染色体隐性遗传不等；但总体上以散发患者为主，推测为多基因病，目前无明确可疑致病基因。

（二）临床表现

半面短小主要表现为患侧下颌骨的发育不全，可伴有眼球皮样囊肿、耳前肉赘、小耳畸形、脊柱畸形等，还可累及骨骼、循环、呼吸、泌尿生殖等多个系统。Goldenhar 综合征和眼 - 耳 - 脊柱发育不良（OVAS）是半面短小的两种特殊类型，约占全部患者的 10%，分别合并有眼部畸形（如脂肪瘤、结膜脂肪皮样囊肿、眼球皮样囊肿、眼组织缺失等）或颈椎畸形。

半面短小最显著的畸形是患侧下颌骨的发育不全。下颌骨升支和喙突、髁突可以从极轻微的发育受限到明显发育不全，甚至完全缺如、颞下颌关节失去关节连接。下颌骨升支的发育不全，导致该侧垂直距离缩短，体部上移，颏部朝该侧偏移。同时，该侧上颌骨牙槽突存在发育不全，上颌窦和鼻部高于对侧，牙槽和上颌骨的前后径和上下径明显缩短。因此半面短小患者通常表现为患侧密集的齿列及以患侧抬高为特征的倾斜咬合平面。除上、下颌骨外，其他颅面部骨骼也常有受累，特别是颞骨鼓部和乳突部，其他如颧骨、眼眶、额骨等均可不同程度受累。

半面短小患者患侧常伴有软组织不同程度的减少或缺失，包括肌肉、脂肪、腺体、皮肤等。患侧肌肉功能的受损，特别是翼外肌，常使下颌骨的前伸和横向运动受到限制。半面短小可合并各式各样的神经系统异常，临床上最常见的是继发于面神经颞支发育不全或面神经颅内段和脑干面神经核发育不全的面瘫。也曾有嗅神经、视神经、滑车神经、三叉神经、外展神经等发育不全的报道。半面短小患者常合并有颅面外异常。Horgan 等人梳理了 121 例半面短小患者颅面外异常与颅面部骨骼和软组织异常之间的关系（表 3-8-1）。

表 3-8-1 半面短小患者颅外异常与颅面异常的相关性

主要异常		相关异常	
		颅面部	整体
下颌骨	下颌骨发育不全（89%~100%） 关节窝畸形（24%~27%）	腭咽闭合不全（35%~55%）	脊椎 / 肋骨缺陷（16%~60%） 颈椎异常（24%~42%）
耳	小耳症（66%~99%） 耳前赘（34%~61%） 传导性耳聋（50%~66%） 中耳（听小骨）缺陷	上腭歪斜（39%~50%） 眼眶异位（15%~43%） 眼球运动障碍（19%~22%） 眼球皮样囊肿（4%~35%） 颅底异常（9%~30%）	脊柱侧凸（11%~26%） 心脏异常（4%~33%） 色素改变（13%~14%） 四肢缺陷（3%~21%）
面中部	上颌骨发育不全 颧骨发育不全 咬合平面歪斜	唇裂和 / 或腭裂（15%~22%） 眼睑缺损（12%~25%） 牙发育不全（8%~25%） 泪液排泄异常（11%~14%）	中枢神经系统缺陷（5%~18%） 泌尿生殖系统缺陷（4%~15%） 肺部异常（1%~15%）
软组织	咀嚼肌发育不全（85%~95%） 面横裂（17%~62%） 面神经麻痹（10%~45%）	斜头畸形（10%~12%） 感觉神经性耳聋（6%~16%） 耳前窦道（6%~9%） 腮腺发育不全 其他颅神经缺陷	胃肠道缺陷（2%~12%）

（三）诊断

1. 诊断标准　半面短小目前没有公认的诊断标准，因而其患病率和文献研究结果差异较大。Cousley 和 Calvert 所提出的半面短小最低诊断标准应满足下列条件之一：①同侧下颌骨和耳的缺损；②下颌骨不对称或耳缺陷且有两个或两个以上间接相关的异常或半面短小家族史。“间接相关的异常”指“在发育和功能方面通常不相关的异常”。

2. 鉴别诊断　面部不对称的鉴别诊断主要包括颞下颌关节强直、Romberg 综合征、辐照后畸形、良性髁突肥大、半面肥大等。Treacher-Collins 综合征或严重的眶面裂也可与双侧半面短小相混淆。然而，这些疾病中不存在半面短小特征性的下颌骨升支和髁突畸形，全头颅三维 CT 扫描可以协助鉴别区分。

出生后的创伤或感染，如果影响到髁突软骨，也会导致下颌骨生长受限，继而影响同侧颅颌面骨骼的生长。但后天畸形常有较为明确的外伤史，且较之后天畸形，半面短小患侧骨骼组织的发育不良、软组织缺陷和外耳畸形通常更为广泛，通常可包括颞骨、乳突和颅底。

（四）分类

鉴于半面短小临床表型复杂多样，目前没有一个理想的分类系统能够准确描述半面短小所有的解剖异常及其相应的严重程度。临床上常用 Kaban-Pruzansky 分类法（表 3-8-2）和 OMENS+ 分类法（表 3-8-3）两种。

表 3-8-2 Kaban-Pruzansky 下颌骨畸形分类法

类型	描述
Ⅰ	下颌骨和颞下颌关节的所有结构都存在，形状正常，升支存在轻微发育不良
Ⅱa	下颌骨升支、髁突发育不良、形状异常，但颞下颌关节仍存在
Ⅱb	下颌骨升支、髁突发育不良，形状和位置均显著异常，下颌骨与颞骨没有关节连接
Ⅲ	下颌骨升支严重发育不良，髁突缺失，颞下颌关节缺如，翼外肌和颞肌不与残存的下颌骨相连

表 3-8-3 OMENS+ 分类法

类型	描述
眼眶（orbit）	
O_0	患侧眼眶大小和位置均正常
O_1	患侧眼眶大小异常
O_2	患侧眼眶位置异常
O_3	患侧眼眶大小和位置均异常
下颌骨（mandible）	
M_0	患侧下颌骨正常
M_1	患侧下颌骨升支发育不良，髁突正常，颞下颌关节正常
M_{2a}	患侧下颌骨升支、髁突发育不良，颞下颌关节正常
M_{2b}	患侧下颌骨升支、髁突发育不良，颞下颌关节脱位
M_3	患侧下颌骨升支发育不良，髁突缺失，颞下颌关节缺如
耳（ear）	
E_0	患侧耳廓正常
E_1	患侧耳廓发育不良，但保留有基本结构特征
E_2	患侧耳廓结构缺失，外耳道缺如
E_3	患侧耳廓完全缺如，耳垂位置不正
神经（nerve）	
N_0	患侧面神经正常
N_1	患侧面神经上半分支（颞支或颧支）受累
N_2	患侧面神经下半分支（颊支、下颌缘支或颈支）受累
N_3	患侧面神经所有分支均受累

续表

类型	描述
软组织(soft tissue)	
S_0	患侧软组织正常
S_1	患侧轻度软组织缺失
S_2	患侧中度软组织缺失
S_3	患侧重度软组织缺失
巨口畸形(macrostomia)	
C_0	患侧无巨口畸形
C_1	巨口畸形裂隙在咬肌前缘内侧
C_2	巨口畸形裂隙在咬肌前缘外侧

(五)治疗

半面短小累及多器官多系统，目前临床上以对症治疗为主，根据患者的年龄和畸形的严重程度选择合适的术式，如口角成形术、下颌骨牵引术、自体骨移植术、耳再造术、微血管游离皮瓣移植术、自体脂肪填充术、正颌正畸治疗、颏成形术等。

(1)下颌骨牵引术：适用于任何年龄段，有足够下颌骨骨量的患者，通过行下颌骨截骨术，植入牵引器，人为延长下颌骨的长度，使患侧接近健侧，纠正其呼吸、咬合等生理功能。临床实践发现垂直方向牵引更为有效。在大约3~5天的适应期后，以每天1~1.5mm的速度进行牵引延长。对于呼吸窘迫的婴幼儿，适应期可缩短至1~2天，延长速率加快至每天2mm。对于单侧半面短小的患者，延长应使得咬合平面平衡或者过矫，即颏部中点到达或者超过中线，生长发育期的儿童推荐在不影响生理功能的情况下尽量过度矫正。对于双侧缺陷的低龄患者应该保持双侧持续延长，直到下颌骨前牙与上颌骨前牙对齐，甚至反颌。

经验表明，3岁前行下颌骨骨牵引术，通常会发生与下颌骨牵引相关的上颌牙槽自发性下降。而除年龄因素外，还可采用下述两种方法以控制上颌咬合面的倾斜。第一种方案：在下颌骨牵引延长完成，牵引器取出后，放置正畸牙垫，以填补牵引器移除后导致的上下颌牙列间的空隙。随访过程中逐渐减少咬块，使上颌骨牙槽逐渐下降。第二种方案：上、下颌骨同期骨牵引术，上颌骨行 Le Fort Ⅰ型截骨术；同期行下颌骨截骨术。随着牵引器的延长和上颌间的固定，会逐渐矫正上颌水平的咬合关系。

(2)自体骨移植术：适用于重度骨骼缺陷，如M_3型半面短小患儿，可利用自体肋骨或髂骨移植行下颌骨重建术，以改善气道功能及面部外观，同时一定程度矫正咬合功能。

(3)正畸正颌手术：适用于颅面生长发育已基本完成的患者，即女孩16岁，男孩17岁后。该阶段不必考虑之后的生长和发育变化，可以 Le Fort Ⅰ型截骨术＋下颌骨双侧截骨术＋颏成形术为主要手术方案，以修复颅面骨架结构，实现最佳咬合关系。单独颏成形术适用于仅表现为轻度下颌后缩和不对称的患者。

【临床病例讨论】

患者，男，6岁，主因"出生后面部不对称伴右耳缺如畸形6年"入院。

现病史：患者出生后即发现右耳缺如畸形，面部不对称，右侧面部偏小，右侧听力较差。此后随生长发育，右侧面部短小愈发明显，影响咀嚼，发音不清。为进一步诊治来我院，门诊以"右侧半面短小"收入院。

既往史：否认疾病及传染病史、手术及外伤史、药物及食物过敏史，预防接种随社会接种进行。

个人史：患者系第2胎，第2产，足月剖宫产。否认窒息史、抢救史，出生体重3kg。人工母乳喂养，按时添加辅食。

家族史：否认家族类似疾病、否认家族遗传病史、否认家族肿瘤史。

查体：体温 36.7℃，脉搏 80 次 /min，呼吸 18 次 /min，血压 110/80mmHg（右上臂）。营养良好，自主体位，查体合作。全身皮肤、巩膜无黄染，浅表淋巴结未触及。双侧瞳孔等大等圆，对光反射灵敏。鼻居中，嗅觉正常。右耳缺如畸形，听力下降；左耳正常。颈软，气管居中，甲状腺不大。胸廓对称，呼吸动度正常。心率 80 次 /min，心律齐，各瓣膜区未闻及病理性杂音。腹部平坦，肝脾肋下未触及。脊柱四肢无畸形，外生殖器未见异常。

专科检查：右侧半面短小，咬合平面偏斜，两眼水平偏斜，伴面部活动不对称，双侧闭眼可，张口尚可。右侧小耳畸形，听力粗测右耳较差。咀嚼肌力右侧略弱于左侧（图 3-8-9）。

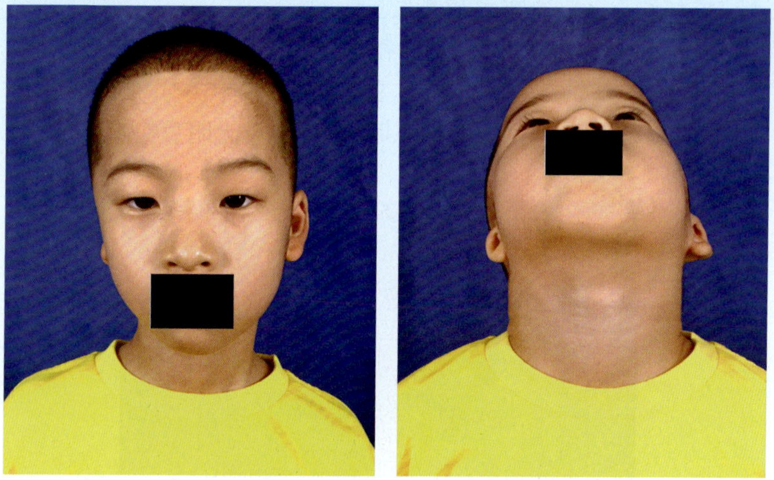

图 3-8-9　术前正面观及仰面观

1. 诊断　先天性半面短小症。

2. 临床诊疗决策

（1）病情评估：该患者为典型先天性半面短小症，主要以对症治疗为主，早期行下颌骨牵引术，后期视患儿恢复情况，可采取耳再造术、自体脂肪填充术、正畸正颌治疗等进一步改善外观。

（2）辅助检查

1）一般检查：各项手术前常规化验检查，包括血常规、血生化、凝血功能、血型、尿常规、胸片、心电图等。

2）影像学检查：全头颅三维 CT 扫描（图 3-8-10）、口腔全景片（图 3-8-11）/ 头颅正侧位片。

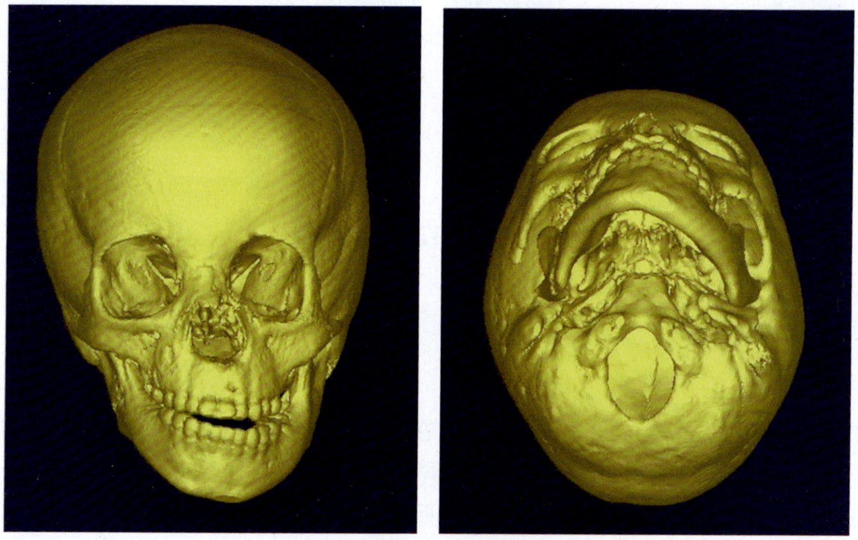

图 3-8-10　术前三维 CT 正面观及仰面观

3. 治疗 早期行下颌骨牵引术。

知识点：半面短小下颌骨牵引术手术要点

1. 牵引器植入术时，应尽可能水平截骨，垂直向牵引成骨。

2. 根据患儿年龄及术中情况，术后3~5天可开始延长，延长速率可为1~1.5mm/d，患儿年龄越小，延长开始时间应越早，延长速率应越大。

3. 延长应达到"矫枉过正"，以减少术后复发。

4. 延长到位后，稳固半年，骨骼充分生长后，行牵引器取出术。

4. 治疗结果 患者伤口均一期愈合。面部形态明显改善，且无明显瘢痕遗留（图3-8-12）。

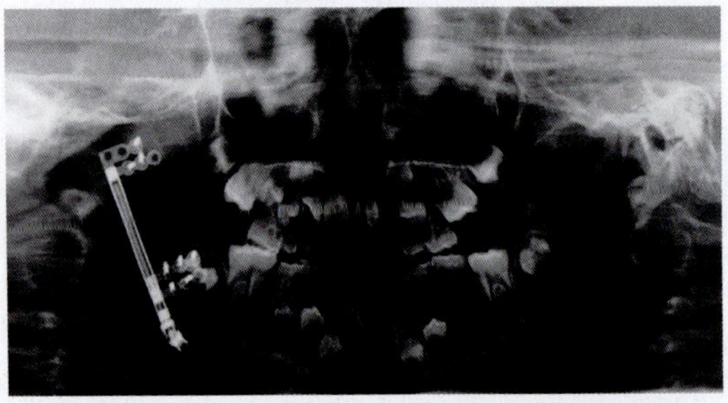

图3-8-11 牵引器植入术后口腔全景片

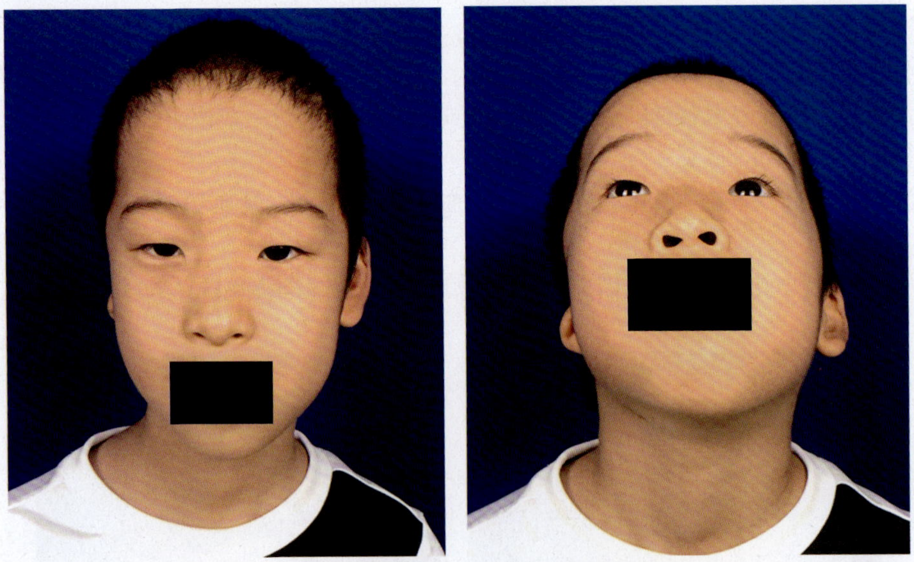

图3-8-12 术后正面观及仰面观

三、骨纤维异常增殖症

（一）临床表现

骨纤维异常增殖症，又称骨纤维发育不良，通常在10岁左右发病，贯穿于整个青春期，具体发病原因尚不清楚。根据发病骨骼的数量和部位不同可有不同的临床表现。主要表现为颅颌面部受累骨骼的缓慢膨胀性生长，造成面部不对称或变形扭曲，如半侧颜面肥大、牙槽骨肥大变形、下颌骨偏斜等，眼眶受累时，可发生眼球突出或位置异常，视神经受压还可导致视功能损害。发生在颅骨时可出现前额、颅顶等部位局部膨隆。

按发生病变骨骼的数量，颅颌面骨纤维异常增殖症可分为单骨型和多骨型。前者主要表现为单个骨块受累，病变比较局限，后者表现为颅面部多个骨骼受到累及，病变范围广泛。多骨型骨纤维异常增殖症同时伴有皮肤色素改变［咖啡（牛奶）斑］、内分泌紊乱、性早熟及骨骼过早成熟者称之为McCune-Albright综合征。

骨纤维异常增殖症可发生在身体的任何部位，颅面部同时受累者约占50%~100%，最常受累的骨骼由高到低依次为上颌骨、下颌骨、额骨、蝶骨、筛骨、顶骨、颞骨和枕骨。上颌骨病变可累及邻近骨骼，如颧骨、蝶骨、鼻骨、额骨等，这种在同一区域多骨骼同时受累的类型又被称为单病灶型（monofocal）。

（二）诊断

1. 诊断　颅颌面骨纤维异常增殖症的诊断需要通过病史、临床表现、影像学和组织学检查后才能确定。最常见的体征是因病变骨骼体积增大导致受累区域局部膨大、面部不对称畸形。在功能上可导致鼻腔阻塞、鼻窦炎，听力减退、头痛。眼部的功能损害包括眼眶移位变形、眼球突出、复视、视力减退，甚至失明。

放射线检查病变部位由于纤维组织和骨组织混杂而呈现“毛玻璃”改变，可分为以下三型。①囊泡型：病变区呈孤立或多发环形或玫瑰花形透亮区，直径大小不一，有的可达数厘米；②硬化型：此型多见于上颌骨，可导致齿槽嵴肥厚变形、牙齿排列不整，鼻腔鼻窦受压变小；③变形性骨炎型：常为多骨型病变的表现，其特点是颅骨增厚，颅骨外板和顶骨呈单侧泡状膨大，骨内板向板障和颅腔突入。放射线常见增厚的颅骨局限或弥漫的透明区和浓密区并存。

组织学检查可基于病变骨组织的结构和细胞成分，分为三型。①汉字型：是最常见的一种类型，骨小梁纤细并分离断开，可见活跃的由破骨细胞导致的骨吸收区，成骨细胞呈星状并可见大量的骨纤维存在；②变形性骨炎型：其组织学特征类似于变形性骨炎，主要为致密硬化的骨小梁组织；③高细胞密度型：表现为不连续的骨小梁呈有序平行排列。

2. 鉴别诊断　需要与以下两种疾病鉴别。

（1）骨化纤维瘤（ossifying fibroma）：近年来已明确骨化纤维瘤与骨纤维异常增殖症是两个完全不同的疾病。骨化纤维瘤属骨组织起源的良性肿瘤，多见于颌骨，其次为胫骨和颅骨，而骨纤维异常增殖症为骨间质发育异常而引起的增生性病变。其主要区别在于前者有清晰的界限和包膜，而后者病变组织与邻近组织相互融合，没有明确的界限。骨化纤维瘤一旦确诊，应行肿瘤完整切除，若采取刮除的方式，则很容易复发。

（2）骨纤维结构不良（osteofibrous dysplasia）：以往国内外众多学者认为，骨纤维异常增殖症和骨纤维结构不良属同一疾病或同一疾病的不同阶段，因此在诊断名称上也存在混淆。目前已明确他们是两种不同的疾病。鉴别要点在于，骨纤维结构不良多见于青少年，发病部位主要为胫骨，少数可发生于腓骨，其他部位较少见；而骨纤维异常增殖症可发生于任何年龄，发生部位可为全身任何部位的骨组织。

（三）治疗

目前颅颌面骨纤维异常增殖症尚缺乏有效的内科治疗手段，主要采用外科手术方法治疗。手术方式可分为姑息性病变骨骼部分切除塑形术和病变根治性切除重建术。

1. 手术方案的选择　颅颌面骨纤维异常增殖症的治疗比较复杂，需要综合运用颅颌面外科相关技术，并与现代科技紧密结合，如计算机辅助的数字化外科技术，包括诊断、术前设计、手术模拟、术中计算机导航等，才能取得好的手术效果。由于每个人患病的部位不同、受累骨骼的数量不同，畸形的程度不同，个人的身体状况和要求不同，因此个性化治疗方案的选择确定尤为重要。

Chen等基于手术安全性以及形态和功能的考虑，将颅面骨骼划分为4个区域，并针对不同区域的病变提出了相应的治疗方案（图3-8-13）。

（1）面部上颌骨齿槽嵴以上的区域为1区，该区域的病变可采取病变根治性切除并采用植骨的方法予以重建，不会对面部形态和功能造成损害。

(2)头顶毛发覆盖区域为2区,其对美容的要求不如1区重要。治疗方案可选择部分切除塑形或根治切除重建术。

(3)颅底、颞骨、乳突和翼骨区域为3区,包含颅神经和大血管,该区域的探查或重建不但危险,而且耗时。在治疗上主要观察,如果没有症状则不做任何手术。

(4)含牙的上颌骨和下颌骨为4区,一旦切除,则需要佩戴义齿,而义齿的功能远不及自然的牙齿,应采用保守治疗的方法进行局部塑形。

2. 手术方法

(1)病变骨骼局部切削塑形术:局部切削塑形术是目前常用的一种方法,适用于病变比较广泛,或病变累及重要结构无法行根治性切除者。手术方法如同雕塑一样,将突起、变形的骨骼局部削除打磨,参照正常侧进行塑形,进而达到改善面部外形的目的。该方法的主要优点是手术相对简单,创伤小,不需要植骨。缺点是治疗不彻底,为姑息性保守治疗,术后有复发的可能。一旦复发,可再次行切削术。

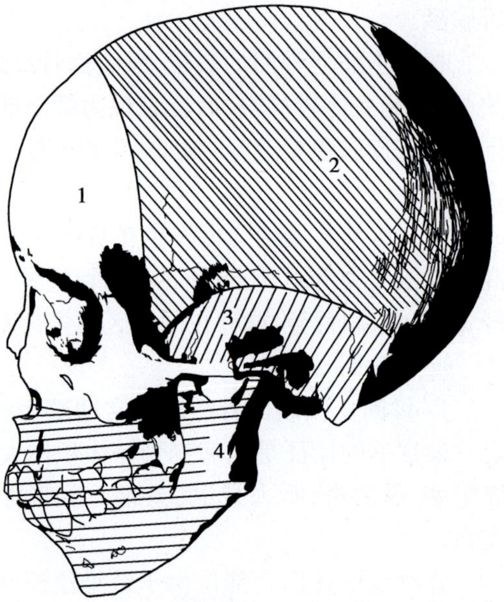

图 3-8-13 颅颌面骨骼分区及相应手术方案选择

有时单纯切削塑形尚不能达到理想的美容效果,需要和其他技术联合应用。①切削塑形联合轮廓整形:如发生在眶颧骨及上颌骨部位的面中份骨纤维异常增殖症,在行眶颧部切削、眼眶扩大矫正局部突起和眼球突出的同时,为避免面中部宽度矫正不足,可同时采用患侧颧骨截骨降低术矫正侧面突起;②切削塑形联合正颌手术:上颌或下颌骨纤维异常增殖症,有时可造成面部的偏斜和咬合面的倾斜,在行病变切削的同时,采用正颌外科技术行上下颌骨截骨,调整咬合平面,必要时加颏部截骨矫正颏部偏斜,可明显提高术后的整体效果。

(2)病变根治性切除,同时采用自体骨或骨生物代用品进行修复重建。随着外科技术的提高及相关技术的改进,该方法目前已逐渐为多数学者接受,明显提高了手术效果。对于单骨型非重要功能部位的病变,可采用此方法进行彻底切除,同时选用下列方法予以修复重建。

1)自体骨游离移植:根据缺损的大小及形态,可采用自体颅骨外板、髂骨、下颌骨外板等,经塑形后移植修复病变切除后的骨缺损,重建颅面部的形态。

2)吻合血管的骨瓣移植;对严重变形扭曲且无法保留功能的上、下牙槽骨畸形,可将畸形的牙槽骨节段性切除,采用吻合血管的游离腓骨瓣或髂骨瓣修复骨缺损,重建颌骨的连续性,二期在移植的骨瓣上行种植牙修复,恢复咬合功能。

3)生物材料修复:根据拟切除病变的部位,术前采集三维CT数据,并预制个性化修复体,病变切除后,将预制的修复材料置入,可明显提高修复的准确性。

上述方法的主要优点是治疗比较彻底,不易复发,在一些特殊部位,效果优于传统的切削术。缺点是手术相对复杂,对手术医生及医院条件设备有较高的要求。

【临床病例讨论】

患者,男,21岁,因左侧眶颧部骨性隆起9年要求手术治疗。

现病史:患者12岁时无明显诱因出现左侧面部隆起,随年龄增长左侧上颌骨、颧骨部位出现不规则骨性肿物,且逐渐长大,无红肿热痛,无眼球突出等症状。18岁时在当地医院行"颧骨骨纤维组织增生部分切除术",术后恢复顺利,近期又出现上述症状,为改善外形,来我院要求进一步整治。

既往史:既往体健,否认高血压、糖尿病及心脏病史,否认药物过敏史。否认其他手术史。

个人史、家族史：无抽烟饮酒史，兄弟姐妹体健，否认家族遗传病史及类似疾病史。

查体：体温 36℃，脉搏 67 次 /min，呼吸 18 次 /min，血压 103/79mmHg。发育正常，营养中等，自动体位，神志清醒，查体合作。皮肤黏膜无黄染，浅表淋巴结未触及。巩膜无黄染，眼球无突出，瞳孔等大对圆，对光反射存在，双侧外耳发育正常，双侧乳突无压痛，耳道无异常分泌物。鼻外形正常，鼻中隔未见偏曲咽部无充血，扁桃体不大。颈软，气管居中，甲状腺不大。胸廓无畸形，呼吸动度正常，双肺呼吸音清。心界不大，心率 67 次 /min，律齐，各瓣膜区未闻及病理性杂音。腹部平坦，无腹壁静脉曲张，无胃肠型，无压痛及反跳痛，肝脾脏未触及。脊柱四肢无畸形，生理反射存在，病理反射未引出。

专科检查：面部表情自如，左侧抬眉、皱眉较右侧稍弱。双眼眶基本位于同一水平，无眼球突出，动度未见异常。左侧颧骨部位可见不规则骨性肿物，凹凸不平，局部无压痛，表面皮肤软组织正常。咬合关系未见异常，左侧牙槽骨肥厚突出（图 3-8-14）。

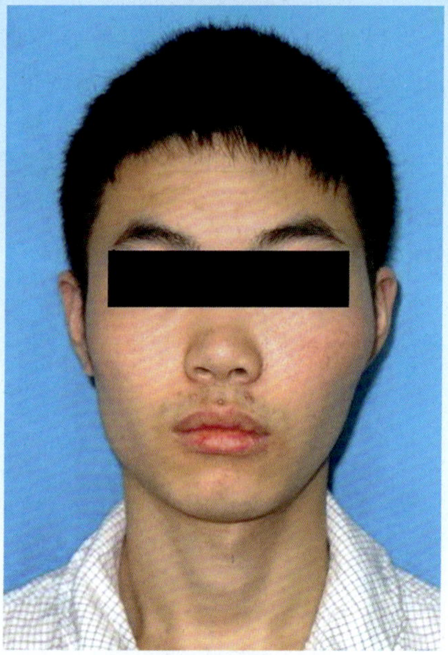
图 3-8-14　术前正面照

1. 诊断　左侧颧上颌骨纤维异常增殖症。

2. 临床诊疗决策

（1）病情评估：患者主要表现为左侧颧上颌部骨性突出，咬合关系正常，无明显功能障碍，目的是改善外形。由于病变累及颧骨、上颌骨及牙槽突，且咬合关系正常，不适合根治性切除，所以手术仍以局部病变组织切削塑形为主。同时，患侧颧弓较健侧突出，颧上颌部病变组织切削不能解决患侧面宽问题，因此可同时做患侧颧弓截骨内推，以进一步改善双侧不对称。

（2）辅助检查

1）一般检查：完成各项手术前血尿常规、生化、凝血功能、血型、胸片及心电图检查。

2）影像学检查：颅颌面三维重建对明确骨纤维异常增殖症病变范围、诊断及手术设计具有重要参考价值（图 3-8-15、图 3-8-16）。

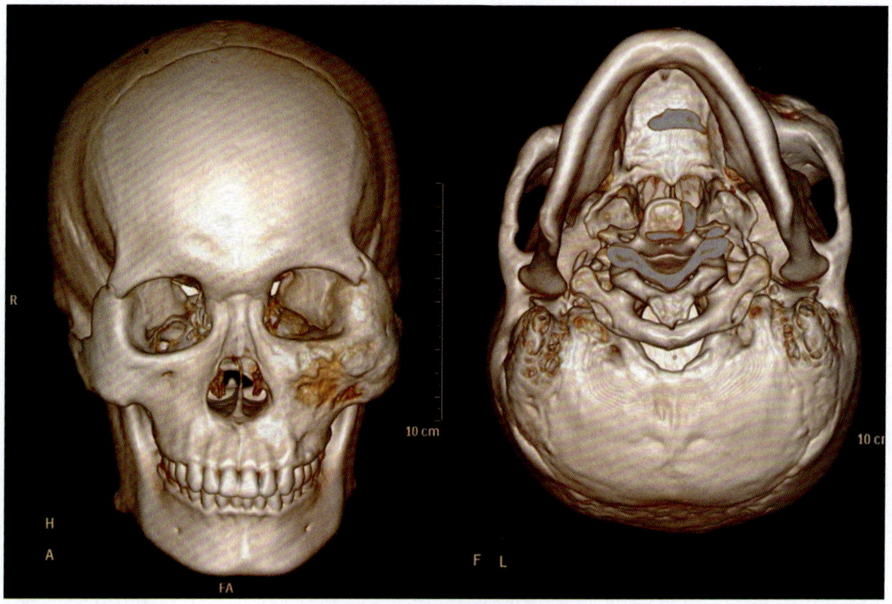

图 3-8-15　术前三维 CT

3. 治疗

(1)采用左侧下睑缘切口及口内切口入路行颧上颌病变组织切削术，尽量达到与健侧面部对称。

(2)左侧颧骨颧弓截骨降低内推，缩窄患侧颧弓的宽度。

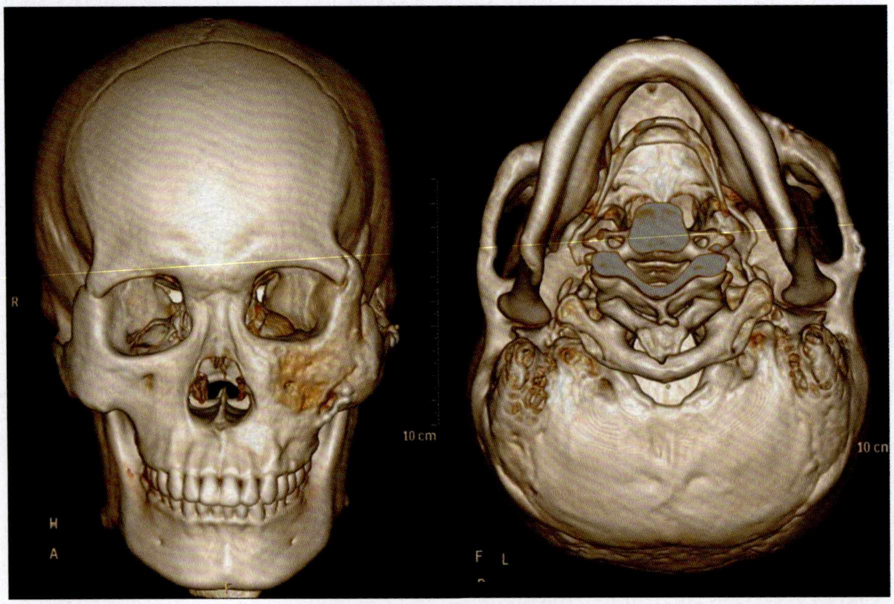

图 3-8-16 术后三维 CT

知识点：颧上颌部骨纤维异常增殖症切削塑形要点

眶颧骨部位病变骨组织除时，不仅要降低颧骨的突度，对伴有眶底增厚眼球抬高或眼球突出者，还要对眶底及眶外下壁病变组织进行切削塑形，扩大眶腔，在保证眶内容物安全的前提下，深度要足够，最好能超过眼球赤道；对上颌部位的病变，切除时要注意保留部分牙槽嵴部位的骨质，防止牙根受损外露。

4. 治疗结果 患者伤口一期愈合，无血肿及感染。治疗结束后，双侧面部基本对称(图 3-8-17)。

5. 随访 多骨型或位于重要功能部位的骨纤维异常增殖症，由于无法做根治性切除，局部切削塑形后有可能造成复发，应定期随访，对于出现复发的病例，应根据具体情况进行再次切除。

四、Romberg 综合征

进行性半侧颜面萎缩，也称 Romberg 病、Parry-Romberg 综合征。于 1825 年最先由 Parry 提出，Romberg 于 1846 年再次详细描述本病，1871 年 Enlenburg 首次提出了进行性半侧颜面萎缩(progressive facial hemiatrophy，PFHA)这一名称。进行性半侧颜面萎缩是以单侧面部皮肤、皮下组织、肌肉、软骨及骨组织进行性萎缩为特征的罕见疾病，其发病机制至今不明。该病女性多于男性，单侧面部发病率为 95%，左右面部发病率无明显差异。本病多于出生后前 20 年发病，可以起始于此期任何年龄段，发病越早，患者的骨组织畸形越明显。

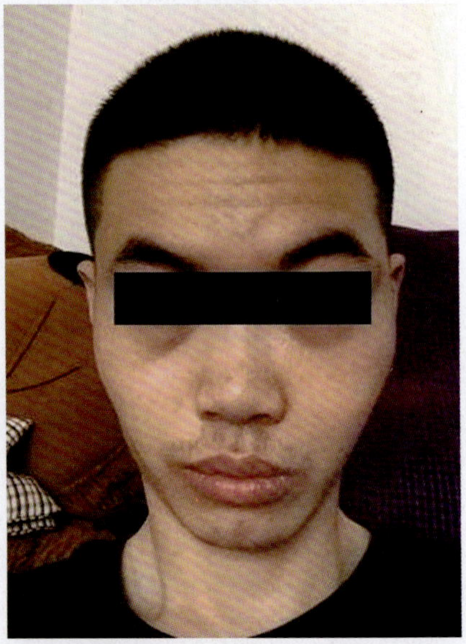

图 3-8-17 术后正位照片

（一）病因

进行性半侧颜面萎缩发病原因至今尚不清楚。病因假说很多，包括：

1. 损伤学说　患者面部、脑、甲状腺手术及颈部外伤等造成颈交感神经刺激后诱发半侧颜面萎缩。

2. 三叉神经炎学说　于尸体解剖中发现，在三叉神经分布区内的组织萎缩与三叉神经炎有关。

3. 感染学说　某些炎症过程，如猩红热、麻疹、丹毒、结核等传染性疾病，口腔病灶如牙槽脓肿、牙周炎等对交感神经系统的影响。

4. 硬皮病学说　有学者认为本病和硬皮病是同一类疾病，推断可能是累及深部组织的线性硬皮病的亚型。

5. 交感神经学说　有报道显示半侧颜面萎缩伴上颈部交感神经炎、脑干炎、三叉神经痛、三叉神经节肿瘤或延髓空洞症，因此推测本病与颅内的自主神经系统或颅外的交感神经结构功能紊乱有关。另外还有神经皮肤综合征学说、神经管嵴细胞迁移学说等。

（二）临床表现

该病多于 20 岁前青春后期发病。95% 的患者为单侧发病，持续 2~10 年后进入“静止期”。一般先出现患侧头发、皮肤或者虹膜的色素变化，继而出现患侧颊部、唇部、额部或眶下部皮肤萎缩，并逐渐累及皮下脂肪、筋膜、肌肉、鼻翼、红唇、颏外侧部、骨组织。萎缩的患侧与健侧交界处明显，称为“军刀痕”。可伴随皮肤色素变浅或加深，毛发脱失或白发，多汗或闭汗，患侧唾液分泌减少、同侧舌萎缩，可有同侧硬腭及上下颌骨发育不全、牙齿缺失、牙列不齐等。10%~40% 患者伴有眶部脂肪萎缩导致的眼球内陷，眼外肌活动受限或瘫痪。个别患者有三叉神经痛，患侧面部感觉障碍或癫痫发作等。

（三）诊断和鉴别诊断

本病多可根据临床表现和病史确诊，多为非遗传性疾病，应与以下疾病进行鉴别。

1. 先天性面部发育不良，如半侧颜面短小，后者为先天性单侧或者双侧颜面组织发育不良，常伴有面横裂、小耳畸形。

2. 进行性脂肪营养不良，其为全身性疾病，无骨组织及皮肤黏膜的萎缩。

3. 儿童时期肿瘤放疗后导致面部软、硬组织畸形，有明确的放疗病史。

4. 继发性局限性硬皮病，其只有皮肤变硬、萎缩，但呈实质性水肿，两者的病理改变也不同。继发性局限性硬皮病表现为水肿、变性、纤维化，真皮内不同程度的血管硬化和阻塞，两种疾病可同时发生。

（四）治疗原则

由于病因不清，目前国内外尚无有效的方法控制进展期患者的病情发展。多在病情稳定后，采用外科手术方式对面部畸形进行重建，以期重建和谐、对称的面部。

1. 软组织畸形的重建

（1）自体脂肪游离移植充填术：目前自体脂肪移植仍是治疗轻、中度半侧颜面萎缩最理想的方式。其优点是来源丰富、无排斥反应、手术费用低。但主要缺点是术后发生吸收，其吸收率可从 30%~70% 不等。但本术式仍不能完全矫正软组织萎缩较严重的病例，且可能导致脂肪栓塞。随着脂肪来源干细胞（adipose-derived stem cells，ADSCs）临床应用的高速发展，结合 ADSCs 的脂肪移植也逐步应用于临床，大大降低了脂肪的吸收率，为该疾病的治疗提供了有利条件。

（2）吻合血管的组织瓣移植

1）股前外侧脂肪筋膜瓣：目前股前外侧筋膜脂肪瓣应用广泛，现常取耳前、口内切口，将股前外侧脂肪筋膜瓣与血管吻合，并固定于上颌骨、颧骨骨膜的浅面，因其固定牢靠、层次较深，故可避免面部皮肤不平整、软组织下垂，减少面神经损伤的风险，且瘢痕较小。但本法仅适合矫正中度萎缩的颏、颊、下睑部，不适合唇、鼻、额部萎缩的矫正。

2）肩胛瓣及肩胛旁复合组织瓣：肩胛瓣及肩胛旁复合组织瓣供区较隐蔽，提供的血管蒂较长，软组织量较多。但供区和受区不能同时手术，术中需要改变体位。相较于肩胛瓣，去表皮的肩胛旁复合组织瓣更宽，血管蒂更长，切口容易缝合且隐蔽，不仅能作为骨皮瓣，而且携带的脂肪、筋膜较多。

3）大网膜瓣：大网膜瓣的优点为质地柔韧，适合任何大小、形状的缺损；血管蒂长、管径较粗；血供丰富、淋巴网发达，因此抗感染力强，更能抵抗萎缩进程并吸收渗出液，对于上、下唇萎缩较严重的患者尤其适合，供区并发症小等。主要的缺点是移植后的大网膜瓣容易下垂。因此常将其切成“指头状”，并打通皮下隧道，与筋膜及骨膜缝合，可减轻下垂。其他并发症包括：胃出口梗阻、腹部切口感染、术后腹内出血、肥胖患者术后移植的大网膜体积增加等。

4）背阔肌肌瓣：背阔肌肌瓣提供组织量较多，适合组织严重萎缩的面部凹陷，但是背阔肌的萎缩程度无法估计，长期效果和对称性难以保证。有学者同期将胸背神经与受区面神经颈支吻合，发现组织瓣远期吸收降低。

5）去表皮的腹股沟真皮脂肪瓣：去表皮的腹股沟真皮脂肪瓣供区并发症少、损伤小、瘢痕隐蔽、易塑形；组织瓣血运丰富，抗感染能力强。真皮脂肪瓣的吸收有一定自限性，其主要的缺点是容易脂肪堆积，需二次手术修补；提供的软组织量较少，不适合萎缩较重的患者。

6）腹壁下深动脉穿支皮瓣（DIEP）：腹壁下深动脉穿支皮瓣优点为供区瘢痕隐蔽、供区及受区手术可同时进行、术中可修补皮瓣的深层及浅层脂肪、保留腹直肌的完整性、避免了肌皮瓣的缺点。由于保留了腹直肌及其前鞘，保证了腹壁强度，故适用于儿童及有怀孕要求的妇女。

（3）带血管蒂的组织移植

1）以眶上、滑车上血管为蒂、带头皮的额肌岛状皮瓣：以眶上、滑车上血管为蒂，带头皮的额肌岛状皮瓣通过皮下隧道，将带毛囊的头皮转移到患侧眉部，用以修复半侧颜面萎缩患侧的额部凹陷及眉毛缺失。

2）颈阔肌蒂胸壁真皮脂肪瓣：在面部软组织萎缩最严重的面下部，可应用颈阔肌蒂，将去除表皮的胸部真皮脂肪瓣翻转充填于面部皮下腔隙内，该瓣血运丰富，不被吸收，适合中度半侧颜面萎缩，但严重性半侧颜面萎缩的面上部软组织缺损仍需其他手术方式矫治。

2. 骨组织畸形的重建

（1）骨牵引技术：经三维CT检查，若提示患者颌骨萎缩，早期可先行颌骨牵引技术，在骨牵引结束后6~8个月行软组织重建。

（2）正畸治疗：有研究证实在儿童时期坚持正畸治疗可以刺激颌骨生长，从而避免后期可能进行的正颌手术或骨牵张手术。但软组织畸形及成年后的咬合关系仍需再行矫正。

【临床病例讨论】

患者，女，1986年11月出生。3岁时左侧面部皮肤发亮、变薄。1年多后即出现双侧面部不对称，左面部发育不良，逐渐加重。术前3年（15岁时）病情无明显变化。

查体：左侧面部软组织异常菲薄，皮肤弹性差，左额、颧、上颌下颌骨均发育不良。咬合平面斜向左上，左侧开合畸形（图3-8-18）。

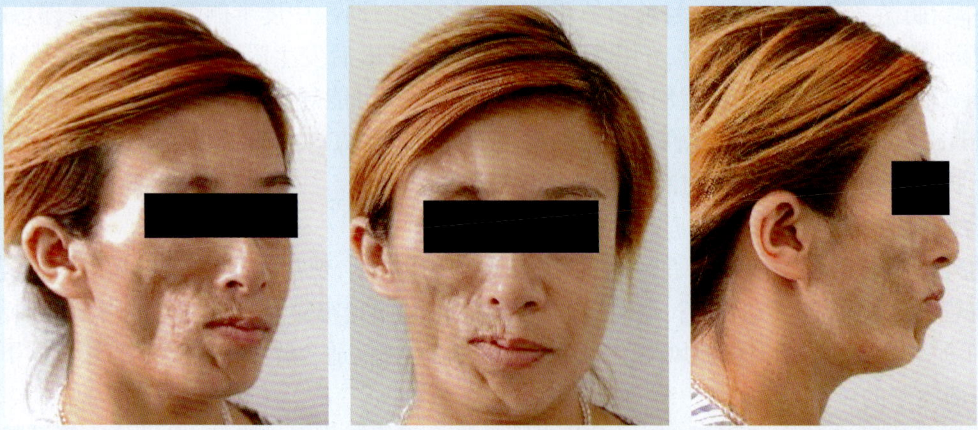

图3-8-18 术前正侧面照

1. 术前检查及手术设计　询问面部萎缩的发病、终止、稳定的时间。询问有无癫痫、三叉神经痛、偏瘫、偏头痛、精神病史。检查视力、斜视、复视情况。检查有无下睑回缩及萎缩、有无上睑下垂。检查牙列及咬合情况，查看患侧是否有开口畸形及是否影响咀嚼功能。嘱患者抬眉、皱眉、闭眼、耸鼻、示齿、鼓腮等，查看有无运动神经萎缩。行头颅 X 线（正、侧位、下颌骨曲面断层）、头颅 CT 及三维重建检查。查看面部软组织、上下颌骨畸形及颅内脑组织情况。行血常规、血生化、免疫学、凝血机制、尿常规、心电图、正位胸片等常规术前检查。询问有无供区血管疾病史。

2. 手术方法

（1）一期手术

方案：大网膜瓣游离移植术。

手术在全麻下进行，设计腹正中切口，开腹后选择大小适中、血管状况良好、管径适中的网膜备用。面部取经由耳前的除皱切口，寻找面动脉及其伴行静脉备用。完成血管吻合后，供区注意关闭网膜腔隙，避免发生肠疝及肠套叠等，受区将网膜与颧部及乳突区骨膜固定。术区放置半管引流。关闭切口，适度包扎固定。

术后患者颈部制动，常规予补液、抗感染。酌情应用低分子右旋糖酐、山莨菪碱、罂粟碱、低分子肝素等药物。病房温度保持在 25℃左右，湿度 50~60RH%。上述治疗保持 5 天。术后 24~48 小时内，如发现或怀疑血管危象，应立刻进手术室探查，必要时重新吻合血管（图 3-8-19）。

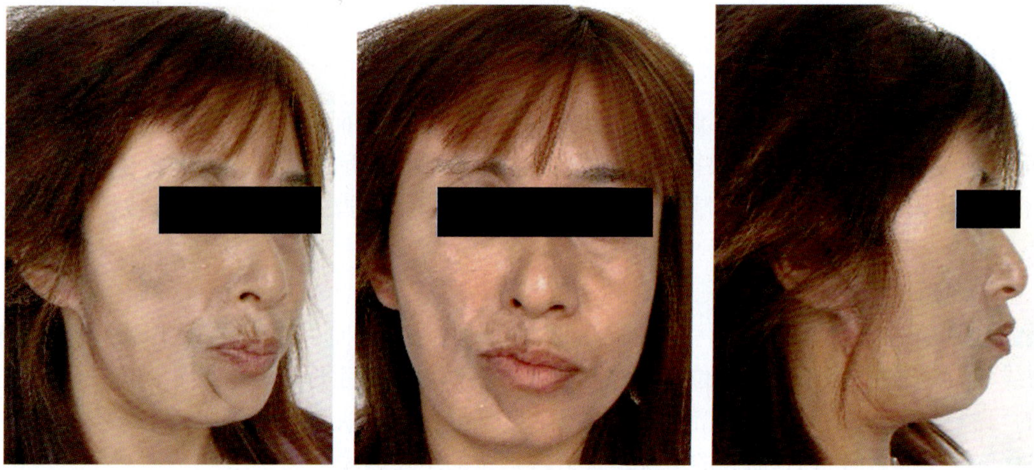

图 3-8-19　一期术后正侧面照

（2）二期手术

方案：面部脂肪填充。

在一期手术半年后，再次为患者实施自体脂肪游离移植术，吸取患者下腹部及大腿内侧脂肪，用 Coleman 法处理后的纯脂肪，多层次、多隧道注射于患者面部，共计注射 60ml 纯脂肪。术后局部保暖，供区穿塑身衣（图 3-8-20）。

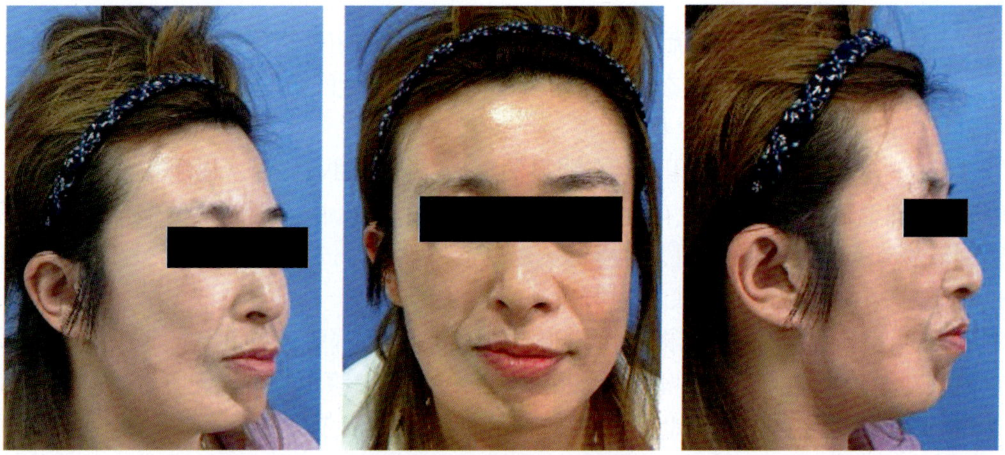

图 3-8-20　二期术后正侧面照

知识点：生物材料的应用

1. 膨体聚四氟乙烯（ePTFE，Gore-Tex） 在半颜面萎缩患者中，该材料可作为整体进行骨组织的修复，亦有学者将其切成数毫米的碎片，用 1ml 注射器充填于半侧颜面萎缩患者额部、颏部的骨膜和皮下之间及颊部的皮下隧道，取得了不错的效果。

2. 高密度多孔聚乙烯（porous polyethylene implant，Medpor） Medpor 材料在整形外科领域已得到了广泛应用，该种材料同样被用于半侧颜面萎缩患者的骨性结构重建，可以改善面部轮廓，其手感与骨组织类似，术后效果较好。

3. 羟基磷灰石（hydroxyapatite，HA） 有研究将多孔羟基磷灰石颗粒混合于生理盐水中，注射充填于半侧颜面萎缩患者的下颌骨表面、骨膜下，术后利用外力进行固定塑形。HA 具有良好的生物相容性，其注射操作方便，纤维结缔组织、新生血管可长入其中，且感染率较低。但其贴附移植于骨面的方式不易形成新的骨组织，而形成血管化的 HA。

五、面骨骨折

面部为身体显露部位，基于面部解剖组织结构与创伤的特点，面部外伤中常发生多次骨折和多骨受累，甚至可造成粉碎性骨折或骨质缺损。随着人们对骨愈合和骨折的生物力学研究、外科修复技术的进步、高分子合金与人工合成材料的研制等，改进了面骨骨折的治疗方法，提高了骨折修复的效果，使面骨骨折的治疗逐步趋于常规化和定型化。

（一）临床表现

1. 骨折段移位 上颌骨骨折后，一般是向后、内方移位，上颌骨向后方移位，则出现面中部凹陷。如上颌骨仅为线状裂缝骨折，则不发生移位。下颌骨骨折时医师可用双手握住骨折处两侧骨折段，轻轻向相反方向用力，可感觉到骨擦音和骨折段活动。颧骨、颧弓骨折后骨折块移位主要取决于外力作用的方向，多发生内陷移位。下颌骨骨折后，肌肉的牵拉是骨折段移位的主要因素。

（1）颏部正中骨折：单发的正中骨折，由于骨折线两侧的牵引力量基本相等，常无明显错位；如为双骨折线，正中骨折段由于颏舌肌和颏舌骨肌的牵引，骨折片可向下后移位；如为粉碎性骨折，或有骨质缺损，两侧骨折段由于下颌舌骨肌的牵引而向中线移位。

（2）颏孔区骨折：单侧颏孔区骨折，骨折线多为垂直，将下颌骨分成长短不同的 2 个骨折段，短骨折片上附着有一侧主要牵拉力使骨折段向上、向内移位。长骨折段与健侧下颌骨保持连续，有双侧降颌肌群的牵拉，向下、向后移位并稍偏向患侧，同时又以健侧关节为支点，骨稍向内旋而使前牙出现开𬌗。

（3）下颌角部骨折：下颌角部骨折后将下颌骨分为长骨折段和短骨折段。如骨折线位于咬肌肌附着之内，骨折片可不发生移位；若骨折发生在这些肌附着之前，则短骨折段骨向上移位，长骨折段因降颌肌群的牵拉，向下、后移位，与颏孔骨折的情况相似。

（4）髁突骨折：一侧髁突骨折时，耳前区有明显的疼痛，局部肿胀、压痛。以手指深入外耳道或在髁突部触诊，如张口时髁突运动消失，可能有骨折段移位。低位骨折时，由于翼外肌的牵拉，髁突向前内移位；严重者髁突可从关节窝内脱位，向上进入颅中窝。双侧低位骨折时，2 个髁突均被翼外肌拉向前内方，双侧下颌支被拉向上方，可出现后牙早接触，前牙开𬌗。

2. 功能障碍 咬合紊乱、张口受限、局部出血、血肿、水肿、疼痛等，致使咀嚼、呼吸、吞咽、语言等功能障碍。严重的颏部粉碎性骨折可发生呼吸窘迫和呼吸道梗阻。上颌骨骨折段向下、向后移位，常使后牙与下颌牙早接触，使前牙呈开颌状态。如上颌骨骨折段被推向后内上方，则可使面形缩短，前牙呈对刃合或反合状态。

3. 张口受限　由于颧骨骨折块发生内向移位，压迫了颞肌和咬肌，阻碍喙突运动，导致张口疼痛和开口受限。

4. 口、鼻腔出血　上颌骨骨折合并有口、鼻腔黏膜撕裂所致，其中以鼻腔和副鼻窦黏膜创伤机会较多。下颌骨骨折严重者可使舌上抬，并使其后坠发生呼吸道梗阻。

5. 视觉障碍　上颌骨不典型 LeFort Ⅱ型骨折波及眶底时，可改变眼球的位置。常使患侧眼球下降，左、右眼不在同一水平位置，则出现复视现象。如创伤波及动眼神经或外展神经，可使左、右眼球动度不协调，也能造成视觉障碍。如眼球或视神经受创伤，则将发生失明。颧骨骨折移位后，可因眼球移位，外展肌渗血和局部水肿及撕裂的眼下斜肌嵌入骨折线中，限制眼球运动等原因发生复视。同时眶周皮下、眼睑和结膜下出现出血性瘀斑。

6. 颧面部塌陷畸形　颧骨、颧弓骨折后骨折块移位主要取决于外力作用的方向，多发生内陷移位。

7. 神经症状　颧骨上颌突的骨折移位，可造成眶下神经的损伤，使该神经支配区域出现麻木感，如同时损伤面神经颧支，可发生眼睑闭合不全。

（二）检查

有损伤史者，在诊断过程中应重点了解伤因、外力作用的方向、距离和受伤部位及恢复后出现的主要畸形和功能障碍等，尤其是患者所需要解决的主要问题。视诊常可见软组织挫伤、肿胀、瘀斑、“眼镜”症状，口腔鼻腔出血、面部不对称、面型改变、咬合紊乱、眼球运动受限等。触诊患处触痛明显、可触及骨折断端台阶感等。X 线检查是常见的辅助手段，如瓦氏位、铁氏位、鼻颏位、颧弓位和全口曲面断层片，下颌骨侧位片、后前位片等，随影像科技发展，颌面 CT 和三维 CT 重建成像逐步成为主导的辅助诊断方法，尤其是后者能精确地显示异常骨折错位的位置、大小的立体形态，对诊断和治疗均有重要参考价值。对并发有严重颅脑损伤的上颌骨骨折患者，不能作过多的搬动，以免加重病情恶化。

（三）治疗原则及方案

1. 应首先抢救生命，如抗休克、心肺复苏及脑创伤处理。

2. 软组织伤应首先清创，根据需要先后缝合关闭伤口，有脑脊液漏者严禁鼻腔填塞，局部及全身应用抗生素。

3. 有深部难以控制的出血者，可先行气管切开，再填塞止血。

4. 治疗方式

（1）上颌骨颧骨骨折的治疗：在保障生命体征安全的前提下，对创伤可先作简单应急处理，以减轻症状，稳定骨折片，待后期复位治疗。上颌骨颧骨骨折时应特别注意对窒息的防治。如仅有轻度移位，畸形不明显，无张口受限及复视等功能障碍者，可不行手术治疗。凡有张口受限者均应作复位手术。虽无功能障碍但有显著畸形者也可考虑进行手术复位。

复位与固定治疗原则是使错位的骨折段复位，并获得上、下颌牙的原有咬牙合关系。骨折复位后，为防止骨折段再移位，应适当限制张口运动，避免碰撞，睡眠时应采用健侧卧位。

1）复位方法：①手法复位主要用于新鲜并且移位不大的线性骨折；②手法复位不能完全回复到原有位置，或者一时无法用手法复位时，则可采用牵引复位；③如骨折段移位时间较长，用上述两种方法都难以复位时，则需采用手术复位，尽量做到解剖复位。

2）固定方法

①骨折颌间牵引固定及颅颌固定：于上下牙列上安置有挂钩的牙弓夹板，使骨折段复位后按需要的方向和力量在上下颌之间进行弹性固定，并以颅颌弹性绷带或颏兜将上下颌骨一起固定于颅骨上。上颌骨骨折一般固定 3 周左右。

②切开复位坚强内固定：开放性上颌骨颧骨骨折、上颌骨无牙可作固定、上颌骨颧骨多发及粉碎性骨折或骨折处已发生纤维性愈合的病例，可采用切开复位，复位后以微型或小型钛板行坚强

内固定。

知识点：颌面骨折手术时机

颌面骨折早期处理是急救处理的继续，包括确保呼吸道通畅，进一步止血，抗休克、抗感染等，初期外科处理，原则上应尽早施行，如全身情况和伤情已趋稳定，软组织伤后水肿3~4天内开始消退。较彻底的开放性复位致鼻中隔偏曲等后遗症，比施行闭合性复位治疗者少得多。如爆裂性眶底骨折或其鼻眶骨缺损，还可用薄髂骨板进行初期骨移植。脑脊液鼻漏不是手术的禁忌证。

上颌骨骨折复位的宽限期约为30天，如未确诊即行复位，可导致面中部严重伸长畸形，错、反和开颌畸形等，刚受伤时整复较易，后期修复极为困难。下颌体部骨折，尚可适当放宽期限。

⑵下颌骨骨折的治疗：下颌骨骨折的治疗目标是解剖复位下颌骨骨折，恢复并保持正常的咬合。治疗原则是正确的复位和可靠的固定。儿童因乳恒牙交替后咬合关系还可以再次调整，故要求不像成人那样严格，首先应考虑保守治疗。但是，对于移位明显的下颌骨骨折还应考虑手术，切开复位内固定，可考虑选择使用可吸收板钉。无牙合者以恢复全口义齿的正常咬合关系为标准，可以利用原有的上下颌全口托牙或塑料牙托夹板作颌周栓丝结扎固定。

1）闭合式复位和固定

复位的方法：①手法复位；②牵引复位，常见颌间牵引复位。

2）切开复位和内固定

① 颌小型板系统固定：下颌骨颏部、下颌体以及下颌角单发骨折小型板固定为单层皮质骨固定，不会损伤下齿槽管，而且板易弯制成形，并按张应力轨迹放置。

② 颌骨骨折拉力螺钉固定：拉力螺钉固定是以最小的植入体获得最大的稳定性。临床主要用于下颌体斜断面骨折、颏部骨折、下颌角垂直断面骨折、髁颈下骨折和游离骨折块固定。

③ 生于颏/颏旁及下颌体的广泛的粉碎性骨折：重建接骨板主要用于连接骨折区两侧的骨段，骨折区内的小骨片可以用小型或微型接骨板连接，也可以直接用螺钉做穿接固定。

【临床病例讨论】

病例一

患者，男性，18岁，以“外伤伤及面部4天”为主诉就诊。患者4天前因摔伤头面部，当时无局部出血，无昏迷，于我院急诊就诊，未曾输血，现为伤后4天，曾行头CT未见异常。颌面部三维CT回报：左侧上颌窦壁骨折，左眶下缘受累，左侧颧弓骨折。

专科检查：患者双侧面部基本对称，无清亮液体自鼻流出。面部轻微肿胀，以左为主。口内咬合关系正常，无牙缺失。张口可容2指半。眼睑无肿胀，眼球向四周活动自如，无复视，视力无减退。颧骨颧弓处稍肿胀，有压痛。颧骨颧弓区感觉麻木，未见嗅觉减退（图3-8-21）。

辅助检查：上、下颌骨平扫三维CT（64排）（图3-8-22）。

诊断：左侧上颌窦壁骨折，左侧眶下缘受累，左侧颧弓骨折。

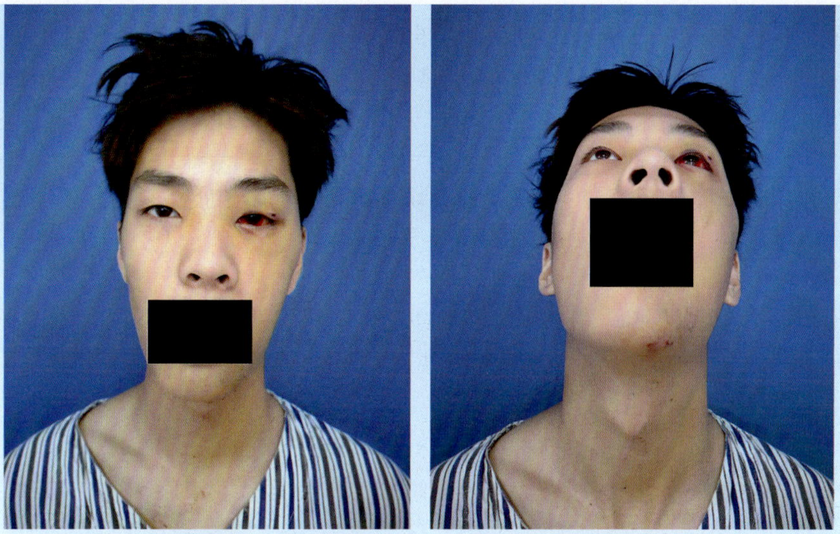

图 3-8-21　右侧上颌骨颧骨复合体骨折术前正面照，正面仰头位

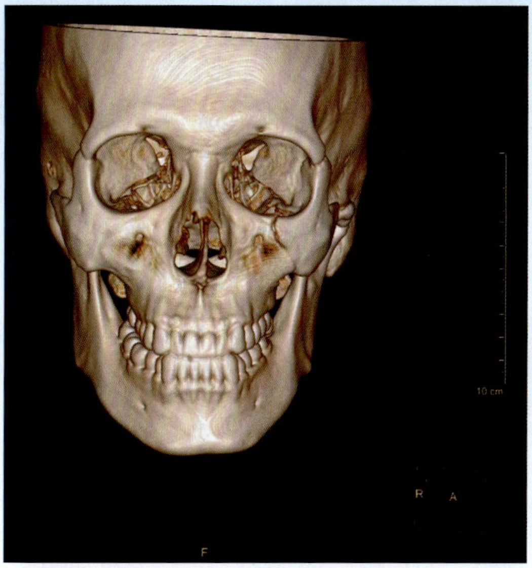

图 3-8-22　术前三维 CT 影像

1. 诊断　左侧上颌骨颧骨复合体骨折。

2. 治疗　患者仰卧，经鼻插管，全麻平稳后，碘伏常规消毒铺巾，口腔内过氧化氢，生理盐水及稀释碘伏溶液交替冲洗口腔，取左侧上颌前庭沟处、左侧眶下缘、左颧弓、左眉弓注射止血水，切开黏膜至骨面，分离暴露骨折断端，去除肉芽组织，充分松解骨折片，见双侧颧点高度一致，骨折连续性关系恢复好，取 1 枚 4 孔 4 钉钛板固定左侧眉弓，1 枚 4 孔 4 钉钛板固定左侧眶下缘，1 枚 6 孔 5 钉钛板恢复左侧颧骨颧弓连续性，1 枚 4 孔 4 钉 L 型钛板固定左侧上颌窦前壁，共计 4 板 17 枚钛钉，冲洗创腔，缝合骨膜及黏膜，留置胶皮膜引流条，消毒包扎，术毕，患者安返病房。

知识点：颌骨骨折治疗时机

颌骨骨折伤员应及早进行治疗。但如合并颅脑、重要脏器或肢体严重损伤，全身情况不佳，应首先抢救病员的生命，待全身情况稳定或好转后，再行颌骨骨折的处理。昏迷患者禁止作颌间固定。

小儿和老年不宜于手术者，可保守治疗。为避免发生错位愈合，应尽早进行骨折的复位与固定，并以恢复伤员原有的咬合关系为治愈标准。即使由于各种原因延误了早期治疗，也应争取时间，防止错位愈合，免使晚期处理复杂化。

3. 治疗结果 患者伤口均一期愈合，无感染及骨块坏死。治疗结束后，颜面外形明显改善，颌骨关系正常（图 3-8-23、图 3-8-24）。

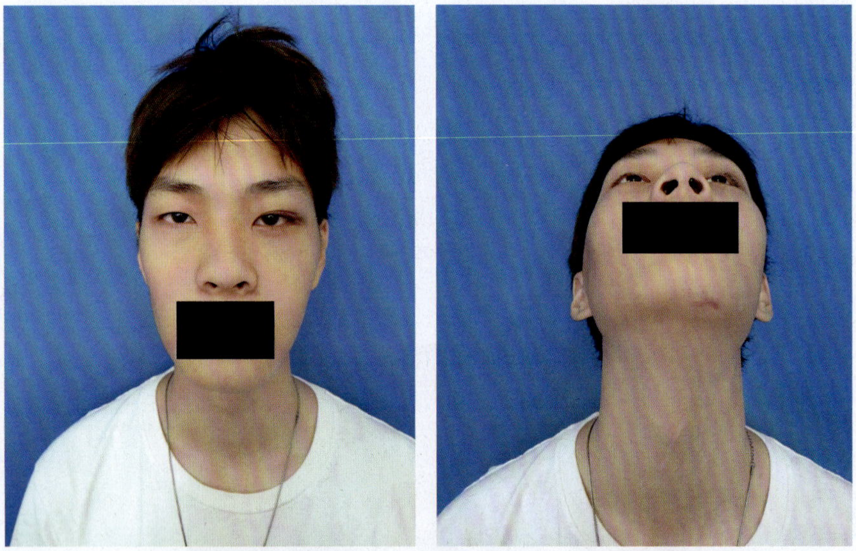

图 3-8-23 右侧上颌骨颧骨复合体骨折术后 2 周正面照，正面仰头位

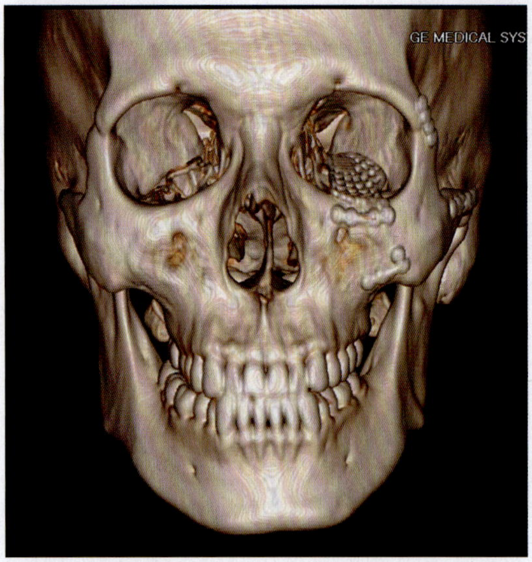

图 3-8-24 术后三维 CT 影像

病例二

患者，男性，56 岁，以“下颌骨骨折一天”为主诉收入院。患者 1 天前因车祸致头面部外伤，伤后意识不清，数分钟后恢复，患者遂就诊于我院急诊，行颅脑 CT，上下颌骨三维 CT 等检查，并以“下颌骨骨折”为诊断收入院。

专科检查：患者双侧面部外形不对称，右侧下颌部肿胀明显。开口重度受限，口内咬合关系紊乱，无牙缺失。右侧下颌麻木，压痛明显。无呼吸、吞咽、语言等功能障碍。

辅助检查：上，下颌骨平扫三维 CT(64 排)(图 3-8-25，图 3-8-26)。

诊断：右侧下颌骨骨折。

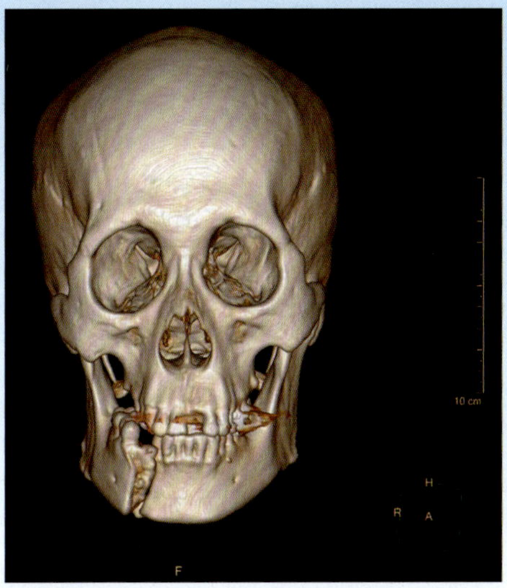

图 3-8-25　右侧下颌骨骨折术前三维 CT 影像

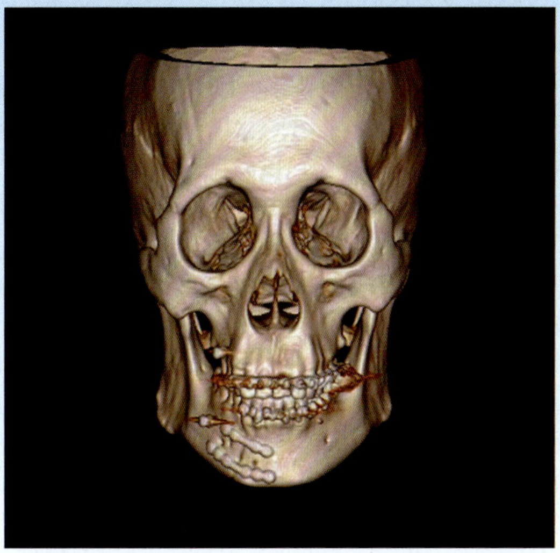

图 3-8-26　右侧下颌骨骨折术后三维 CT 影像

1. 诊断　诊断为下颌骨多发骨折。

2. 治疗　患者仰卧，经鼻插管，全麻平稳后，碘伏常规消毒铺巾，口腔内过氧化氢，生理盐水及稀释碘伏溶液冲洗口腔，行上、下颌牙弓夹板结扎固定，取下颌前庭沟处注射止血水，切开右下颌 2~6 号牙对应的黏膜至骨面，暴露下颌骨右下 3 至左侧颏孔区斜形骨折线，去除肉芽组织，充分松解骨折片，以 1 枚 4 孔钛板 4 枚钛钉固定下颌应力带，以 1 枚 6 孔钛板 6 枚钛钉固定下颌骨骨折区张力带，解除颌间结扎，见颌关系好，开口恢复正常，冲洗创腔，缝合创口，术毕，患者安返病房。

3. 治疗结果　患者伤口一期愈合，无感染及骨块坏死。治疗结束后，颜面外形明显改善，咬合关系正常。

4. 随访　建议术后 3 个月复查，并进行影像学检查，观察骨折愈合情况。要提醒患者合理饮食，循序渐进地恢复咬合功能。如患者有拆除钛板的意愿，则建议其术后 8 个月至 1 年拆除钛板。

【复习题】

1. Treacher-Collins 综合征的畸形特点是什么？
2. 简述 Treacher-Collins 综合征颌骨畸形的治疗原则和常用手术方法。
3. 简述半侧颜面短小畸形的治疗原则和常用手术方法。
4. 简述骨纤维异常增殖症的主要临床表现及鉴别诊断。
5. 简述骨纤维异常增殖症的治疗原则和常用手术方法。
6. 简述进行性半侧颜面萎缩的病因。
7. 简述进行性半侧颜面萎缩的治疗手段。
8. 颌骨骨折治疗原则是什么？
9. 颌骨微型钛板内固定术适应证有哪些？
10. 简述生物力学对骨愈合模式的影响。
11. 简述上颌骨骨折的临床表现。
12. 简述下颌骨骨折的临床表现。

(张智勇　柴　岗　陈骁俊　郭　澍)

参考文献

[1] HAYASHI T, SASAKI S, OYAMA A, et al. New grading system for patients with Treacher Collins syndrome. J Craniofac Surg, 2007, 18 (1): 113-119.
[2] KOUBUS K, WOJCICKI P. Surgical treatment of Treacher Collins syndrome. Ann Plast Surg, 2006, 56 (5): 549-554.
[3] XIE Y, LI Q F, ZHENG D, et al. Correction of hemifacial atrophy with autologus fat transplantation. Ann Plast Surg, 2007, 59 (6): 645-653.
[4] GRIMALDI M, GENTILE P, LABARDI L, et al. Lipostructure technique in Romberg syndrome. J Craniofac Surg, 2008, 19 (4): 1089-1091.
[5] ZHANG Z Y, TTANG X J, YU B, et al. The staged reconstruction for adult Treacher-Collins Syndrome. J Craniofac, 2009, 20 (2): 1433-1438.
[6] PETER C. NELIGAN, Plastic Surgery. 3th ed. Philadelphia: Elsevier Saunders, 2013.
[7] BELEZA-MEIRELES A, CLAYTON-SMITH J, SARAIVA J M, et al. Oculo-auriculo-vertebral spectrum: A review of the literature and genetic update. J Med Genet. 2014, 51 (10): 635-645.
[8] ZHANG Y B, HU J, ZHANG J, et al. Genome-wide association study identifies multiple susceptibility loci for craniofacial microsomia. Nat Commun, 2016, 8 (7): 10605.
[9] WEICHMAN K E, JACOBS J, PATEL P, et al. Early distraction for mild to moderate unilateral craniofacial microsomia: Long-term follow-up, outcomes, and recommendations. Plast Reconstr Surg, 2017, 139 (4): 941e-953e.
[10] VALENTINI V, CASSONI A, MARIANETTI T M, et al. Craniomaxillofacial fibrous dysplasia: Conservative treatment or radical surgery? A retrospective study on 68 patients. Plast Reconstr Surg, 2009, 123 (2): 653-660.
[11] WANG X D, LIN Y P, YU H B, et al. Image-guided navigation in optimizing surgical management of cranimaxillofacial fibrous dysplasia. J Craniofac Surg, 2011, 22 (5): 1552-1556.
[12] 张善珏 . 坚固内固定与坚固内固定加颌间牵引治疗陈旧性下颌骨骨折的对比研究 . 口腔医学研究 . 2008, 24 (01): 2.

第九节 正颌外科

正颌外科(orthognathic surgery)是应用手术和正畸的方法联合矫治牙颌面畸形,使患者不仅容貌美观且牙齿排列整齐,它是一门新兴的综合性边缘学科,是以研究和诊治牙颌面畸形为主要内容的学科。牙颌面畸形(dento-maxillofacial deformities)指因颌骨生长发育异常所引起的颌骨体积、形态,以及上下颌骨之间及其与颅面其他骨骼之间的关系异常,和随之伴发的牙合关系及口颌系统功能异常,外观表现为颌面形态异常。疾病的核心是颌骨畸形,由颌骨畸形引发面部不协调,牙列不美观,咀嚼甚至发音功能不完善,有的患者甚至出现心理问题。

牙颌面畸形是在个体颅颌面生长发育过程中,受先天性或后天性(获得性)因素影响,或由二者联合影响所致的一类生长发育畸形。流行病学调查显示,约 40% 以上的人群存在错颌畸形(malocclusion),其中约有 5% 是由于颌骨发育异常引起的骨性错颌畸形(skeletal malocclusion),即牙颌面畸形。中国目前约 14 亿人口,如按 5% 发病率,仍是一个庞大的患者群体。

一、上颌骨畸形

(一) 临床表现

上颌骨畸形主是上颌骨三维方向(前后向,垂直向,水平向)上的发育不足或发育过度,以及上颌骨两侧不对称发育畸形。上述三维方向的发育异常可以单独存在,也可能同时发生。

1. 前后方向的畸形　上颌发育过度,由上颌整体向前发育过度所致,临床表现为上唇及上颌前牙向前突出,呈凸面型,开唇露齿,自然状态下双唇不能自然闭合,微笑时牙龈暴露过多,前牙超覆盖,鼻唇角偏锐。上颌发育不足,又称上颌后缩,表现为眶下、鼻旁不同程度的凹陷,上唇凹陷,鼻唇角较钝,或露齿不足。前牙方颌或对刃,后牙关系为安氏Ⅲ类颌。

2. 垂直方向的畸形　上颌垂直向发育过度，主要由于上颌后牙槽发育过度所致，常伴有下颌逆时针方向旋转或后缩，面中部变长，前牙呈开颌。上颌垂直向发育不足，面中下 1/3 变短，前牙深覆颌。

3. 横向畸形　临床多见是上颌骨横向发育不足，表现为上颌牙弓的缩窄，腭盖高拱，后牙反颌。多数的横向发育不足伴有前后向及垂直向的发育不足，特别是唇腭裂继发的上颌骨畸形。

4. 两侧上颌不对称发育畸形　临床表现为两侧口角高度不一致，两侧鼻唇沟形态不对称，两侧眼内外眦到口角距不等。

由于上颌骨的各向畸形，生长在上颌牙槽突上的牙列也会继发畸形，如上颌平面的倾斜，牙弓缩窄或过宽，牙列拥挤或牙列散在间隙，牙或牙列代偿倾斜。唇齿关系不协调，前后牙呈深覆盖或深覆颌，甚至反颌、开颌关系。

（二）诊断

对患者的面部外形正侧面和各部分比例检查，并进行美学评价，进一步口腔内一般检查，牙颌模型分析，观察牙弓和基骨弓的情况及牙列对位情况，同时对颌骨曲面断层 X 线片分析，定位头颅正、侧位 X 线片测量分析。最后对口颌系统功能检查，并进行心理状态分析评估。根据检查作出最后诊断。

1. 分析畸形发生的原因，是先天性、发育性还是继发性。
2. 明确畸形的性质，是牙源性还是骨性的。
3. 明确畸形部位，是一侧还是双侧。
4. 明确畸形累及方向、范围与严重程度，是矢向、垂直向还是左右向。

（三）治疗

1. 术前正畸治疗　在手术方案确定后，必须根据计划矫正的牙颌位置先行正畸治疗，目的在于矫正错位牙，调整不协调的牙弓与牙颌关系，排除牙颌干扰，排齐牙列，消除牙的代偿性倾斜，以使术中能将切开骨段顺利地移动至设计的矫正位置，并建立良好的牙颌关系。这是获得功能与形态效果俱佳的十分重要的步骤和因素。

2. 确定手术计划　手术前的正畸治疗结束后，尚需最后进行一次原手术计划的评估和预测，并对手术计划进行必要的调整或对正畸治疗作必要的补充，使即将进行的手术能符合实际，取得最佳效果。

（1）完成术前准备，病史采集，术前检查，常规的全麻准备。

（2）X 线头影测量分析与效果预测。

（3）模型外科。

3. 正颌手术　必须严格按经过预测和术前再次确定的手术设计施术，不得在术中随意改动，但术中进行符合实际的必要调整是可以和应当注意的。目前治疗上颌骨畸形的手术方式有正颌外科手术、颌骨牵引成骨技术、骨性面部轮廓手术。各有其适应证。

4. 术后正畸治疗　即使是成功的外科手术，一般在术后都会存在上下牙的尖窝关系不协调、咬合不平衡等问题，因此通常需进行术后正畸治疗，旨在从功能及美容效果完善咬合关系，稳定、巩固手术矫正后的效果。如情况正常，术后正畸治疗可在正颌手术 3 个月后进行，同时进行恢复颌周肌肉及颞下颌关节功能为目的的康复治疗。

【临床病例讨论】

患者，女，25 岁，因“上颌前突、开唇露齿十余年”要求手术治疗。

现病史：患者上颌前突、开唇露齿十余年，前牙切割功能不佳，上唇突出，露牙较多，微笑时露齿加重，在我院正畸科咨询，诊断为骨性上颌前突，颏后缩，建议患者正畸正颌联合治疗，遂于 2014 年 5 月开始术前正畸治疗，现牙齿代偿已去除，牙列整齐符合手术适应证，托槽在位，可以行手术治疗。

既往史：否认高血压病史、冠心病史，否认糖尿病史，否认结核、SARS、禽流感史及密切接触史。

个人史、家族史：无抽烟饮酒史，兄弟姐妹体健，否认家族遗传病史及类似疾病史。

查体：体温 36.4℃，脉搏 106 次 /min，呼吸 20 次 /min，血压 120/75mmHg。查体合作，发育正常，营养良好，体位自动，步态自如，病容无，神志清醒，皮肤黏膜无黄染。头颅外形大致正常，无出血点，浅表淋巴结无触及肿大，无结膜出血，巩膜无黄染，无眼球突出，瞳孔等大对圆，瞳孔对光反射灵敏，双侧外耳道无分泌物，双侧乳突无压痛，鼻外形正常，鼻中隔无偏曲，唇无紫绀，咽无充血，扁桃体不大。颈无对抗，气管居中，甲状腺不大，无血管杂音。胸廓无畸形，呼吸运动对称，双肺呼吸音清，心界不大，心率 88 次 /min，律齐，无病理杂音。腹部平坦，无腹壁静脉曲张，无胃肠型，无压痛，无反跳痛，无肌紧张，肝脏未触及，无触痛，脾脏未触及，无移动性浊音。脊柱无畸形，无活动受限，无四肢畸形。神经系统生理反射存在，病理反射未引出。

专科检查：面部左右基本对称，面部上中下比例尚协调。静止状态下，上下唇不能闭合，上前牙开唇露齿。侧面观，上颌位置前突，下颌位置基本正常，颏后缩，颏唇角形态差。开口度开口型无异常，上下颌牙弓宽度协调，上下颌第一磨牙关系基本中性关系。腭盖略高拱，前牙深覆颌覆盖，上前牙牙轴唇倾（图 3-9-1）。

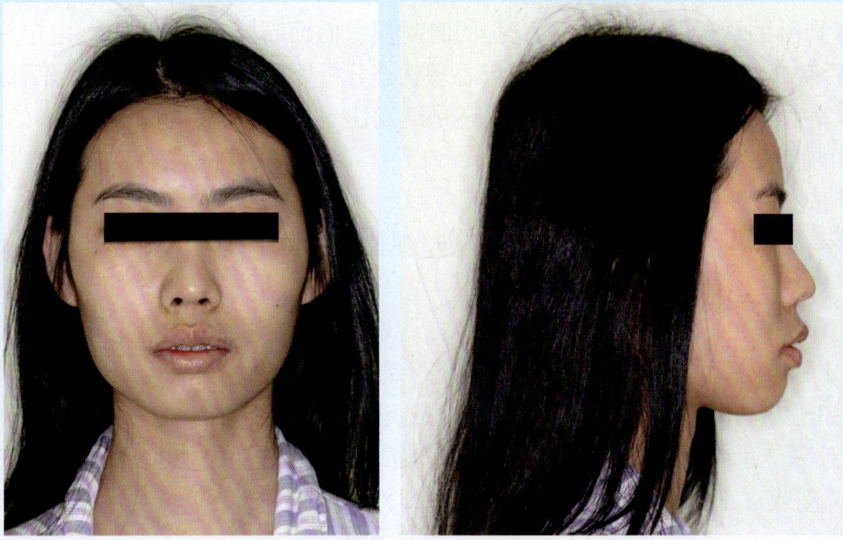

图 3-9-1 术前正侧面照

头影测量结果：SNA 87°，SNB 77°，ANB 10°，Gs-Sn 72mm，Sn-Mes 73mm，Sn-Stom 24mm，Stom-Mes 49mm（图 3-9-2）。

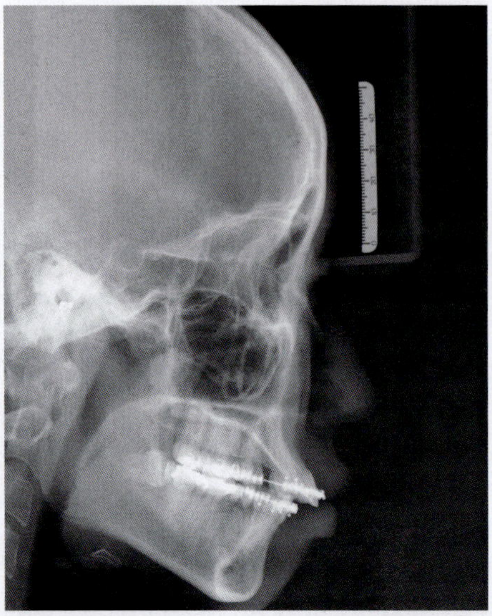

图 3-9-2 定位头颅侧位 X 线片示上颌前突，颏后缩

知识点：常规头影测量项目

1. SNA 反映上颌相对于颅部的前后位置关系。过大则上颌前突；反之上颌后缩。正常值 82.0°±3.0°。

2. SNB 反映下颌相对于颅部的前后位置关系。过大则下颌前突；反之下颌后缩。正常值 78.0°±3.0°。

3. ANB 反映上下颌骨对颅部的相互位置关系。二类错颌为正值，三类错颌为负值。正常值 4.0°±2.0°。

4. NP-FH 反映下颌的突缩程度。此角越大代表下颌越前突，反之下颌越后缩。正常值 85.4°±3.7°。

5. Y 轴角（SGn-FH） 反映颏部的突缩。此角越小则表示颏部越突，反之则表示颏部越缩；同时代表面部的生长发育方向。正常值 64.0°±2.3°。

6. NA-PA NA 与 PA 延长线之角。此角反映上颌部分相对整个侧面的关系。当 PA 延长线在 NA 的前方，此角为正值，反之为负值。此角越大代表上颌的相对突度越大。正常值 6.0°±4.4°。

7. 鼻唇角（Cm-Sn-Ls） 为鼻小柱点、鼻下点与上唇突点连线形成的角度，代表上唇与鼻底的位置关系，正常值为 90°~110°。改变上颌骨前后向位置及上前牙倾斜度均可改变该角的大小。

8. Gs-Sn/Sn-Mes 面中 1/3 的高度与面下 1/3 的高度。

9. Sn-Stom 上唇长度，上颌垂直向发育过度的患者，用力闭唇时唇被牵拉，常伴有上唇长度增加。

10. Stom-Mes 下唇长度，下唇过短常见于骨性二类错颌；下唇过长常见于骨性三类错殆伴开合。

知识点：临床检查时的注意点

询问病史时注意有否不良习惯，如口呼吸、吮指等，是否有鼻部疾患，如鼻甲肥大、鼻息肉、鼻中隔偏曲等。以上长期不良习惯与疾患，都可以引起上颌的前突。

临床检查时，观察自然静止状态与微笑功能状态上颌唇齿关系，上唇与牙龈的关系。理想的唇齿关系是上切牙切端暴露于唇红缘下方 2~3mm，上颌前突患者的唇齿关系多大于 3mm。还要注意上唇的高度，有的患者上唇过短，使唇齿关系更加不调。鼻唇角是诊断与手术设计的另一个重要参考指标，正常的鼻唇角角度在 90°~110°，上颌前突患者鼻唇角常呈锐角，上唇向上翘起。同时注意鼻唇颏关系的检查，相对后缩的颏常破坏了鼻唇颏的协调关系。

1. 诊断

（1）诊断为上颌前突、颏后缩畸形。

（2）鉴别诊断：上颌前突分为真性上颌前突与假性上颌前突两类，真性上颌前突指上颌骨在水平方向上的前突，其又可分为整个上颌骨的过度发育，称之为面中部前突，这种类型极为少见。临床多见的是以上颌牙槽突为中心上颌前份骨及上颌前牙的前突畸形。假性上颌前突又分为两种，一种是上颌骨发育正常，而下颌骨后缩甚至颏后缩，如果用 Ricketts 审美平面评价鼻唇颏的关系，可见上唇突出于此平面前方，在视觉上显得上颌突出。另一种是上颌骨发育正常，但上颌前牙过度唇倾，致使上唇前突，鼻唇角变锐，即所谓的上颌牙源性前突。

鉴别诊断一方面依靠临床检查，观察上颌唇齿关系、鼻唇颏关系、后磨牙的近远中关系、鼻唇角角度而定；另一方面依靠定位头颅侧位 X 线片测量分析 SNA 角度，上颌前牙的唇倾度。准确判断真性上颌前突与假性上颌前突。

2. 临床诊疗决策

(1)病情评估：上颌前突患者主要是上颌骨及牙槽突前突，使得开唇露齿，牙冠自然状态下暴露多，可能是颌骨突度引起，也有上颌垂直向发育过度的问题，部分患者存在白唇过短的问题，检查自然与微笑时露齿情况比较，口内牙弓形态，这些都影响着手术方案的选择。

(2)辅助检查

1)一般检查：完成各项手术前检查，如血常规、血生化、凝血功能、血型、尿常规、心电图及胸部 X 线等。

2)影像学检查：①定位头颅侧位片测量分析显示 SNA 和 ANB 大于正常，有的患者上中切牙长轴与 NA 连线的交角及上中切牙缘至 NA 连线的垂直距离同时增大。通过侧位 X 线片还可以观察根尖至鼻底的距离、唇腭侧骨板的厚度，这些细节的观察也可以调整手术方式，简化手术流程。②曲面断层片，上颌前份截骨在两邻牙间做垂直截骨线，术前需了解邻牙牙根的倾度，避免术中伤及邻牙牙根，同时每个人的牙根长度不同，特别是尖牙根尖的高度不一，必须术前测量定位，避免水平截骨线过低，损伤牙根(图 3-9-3)。

知识点：上颌前突常用的几个测量分析

1-FH：上中切牙长轴与 FH 平面之交角，代表中切牙和牙槽突倾斜度。此角度增大，表示前牙过度前倾。男(110.88±6.51)°，女(109.48±5.84)°。

SNA：代表上颌与前颅底的前后相对位置关系。此角度增大表示上颌骨有前突的趋势。男(82.99±3.05)°，女(82.02±3.29)°。

ANB：代表上颌基骨与下颌基骨的前后位置关系。此角度增大可能为上颌骨前突。男(2.82±1.84)°，女(3.30±1.90)°。

3)头颅 CT：如果选择上颌前份截骨，可不做 CT 检查。目前上颌前突的诊断，主要根据上唇突点位于 Ricketts 的审美平面前后，以及与面平面的距离来确定，但是很多患者在上颌前突的同时伴发颏部后缩，颏前点位置异常，所以不必过于倚重审美平面来评价上颌前突，只能作为参考。

3. 治疗 治疗方案的选择一般是正颌外科手术与牙齿正畸相结合，两科医生共同协商确定治疗计划及方案。

术前正畸：上颌前突患者前牙存在前倾，甚至拥挤，需术前正畸排齐牙列，去除牙代偿，整平颌曲线。对于上颌前份截骨的患者，根据相邻牙根的接触情况，必要时扩展根尖距，避免术中截骨损伤邻牙根。

手术方案：上颌骨前份截骨术，双侧上颌第一双尖牙拔除术，截骨块水平向后退 4mm，垂直向高度减少 2.5mm，立轴关闭拔牙间隙。水平截骨颏成形术，颏前点前移 5mm(图 3-9-4)。

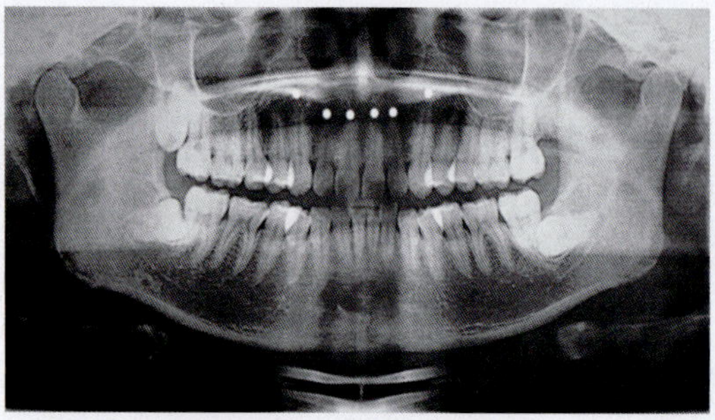

图 3-9-3 曲面断层 X 线片

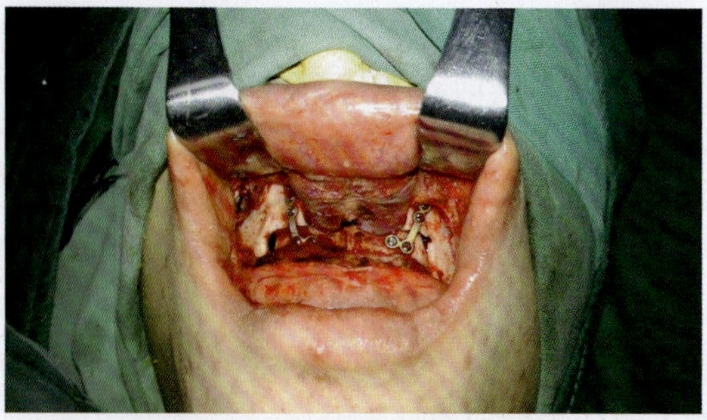

图 3-9-4 上颌前份截骨术中

术后正畸：如果选择上颌前份截骨后退手术，一般不用颌间结扎固定，颌板也在术后去掉，术后次日就可用后牙进软食，饮食后漱口液漱洗口腔，或定时口腔护理。患者术后 8 周左右开始术后正畸，排齐牙列，关闭尖牙 - 双尖牙区剩余间隙，以及上下颌尖牙、双尖牙区域的小开颌，进一步协调牙弓形态，建立精确稳定的咬合关系。

知识点：单纯正畸治疗上颌前突的误区

对于上颌前突的治疗，目前很多患者为了避免手术风险求助于正畸医生，希望通过前牙后退来进一步改善唇齿关系，且正畸学科也在此方面做了大量的工作，取得一定的效果。正畸治疗通过对牙齿的控制性移动，减少上颌前突患者的上唇突度。正畸治疗对牙齿的移动量明显、有效，但是对骨的后退量是有限的。

由于上颌前突患者最为关注的是治疗后上唇突度的变化，多数文献报道显示正畸治疗上唇突度改善程度没有外科手术方法理想。除前后向突度存在差异外，正畸治疗对露龈笑问题也有不足之处，虽然上唇随着牙的后退，有一定调整，但前牙很难在垂直向压低，微笑时露龈情况难以获得解决。成人正畸还存在治疗时间长的问题，一般要 1 年的时间关闭拔牙间隙，还需 1 年左右的保持。一些患者原本希望避免手术而采用拔牙正畸，但前突矫治效果不明显。进一步转至手术治疗，但由于拔牙间隙失去反而加重了手术的复杂性，只能采用上颌整体截骨后退。而在正颌手术的介入下，以上不足均可以得到解决。

知识点：术前正畸的必要性

上颌前突的患者，主要求诊目的是想解决唇齿的前突畸形。此类畸形患者的口颌的功能不受影响，多数患者牙列整齐，所以临床 80%~90% 的患者并不需要术前正畸，可先手术，术后正畸。以下三种情况必须术前正畸：①上颌前牙区存在拥挤、不齐，或严重前倾；②上颌颌平面前高后低；③同时合并其他需正畸兼顾解决的牙颌畸形。上颌牙列不齐、拥挤者，采用正畸方法排齐牙列，双侧第一前磨牙可留待手术时拔除，若牙列拥挤或牙轴需要适当舌倾，则可先拔除上颌第一前磨牙，利用部分间隙排齐牙列或调整牙轴，对预先拔除上颌第一前磨牙者，应注意控制好骨切开处相邻牙的牙根位置，防治牙根过于接近，影响手术截骨。

知识点：治疗上颌前突的术式及特点

1. 上颌前部截骨术　在上颌骨前份区截骨，拔除两侧第一前磨牙，形成包括前鼻嵴和前部骨性鼻底在内的牙骨段。

手术适应证：上颌前部截骨术适应于矫正上颌前突畸形，无论是前后方向的过长或垂直方向的过高均可以，这一手术还可以用于纠正开颌，或配合下颌前部手术矫正双颌前突畸形。

2. 上颌 Le Fort Ⅰ型截骨术　按 Le Fort Ⅰ型骨折线截骨，并使上颌骨折断降下，然后整体移动上颌骨及牙列，以矫正上颌骨畸形。

手术适应证：上颌 Le Fort I 型截骨术是治疗上颌各种畸形的主要术式，但利用此术式治疗上颌前突的较少，主要是截骨块后退时有蝶骨翼板的阻挡，所以临床上对一些做过拔牙正畸、上颌前份没有截骨后退空间的患者，可以拔除两侧上颌智齿，同时松解腭降动脉，去除上颌后份骨骼，也有学者习惯去除翼板区的骨骼，整体后退上颌，以治疗上颌前突畸形。

3. 上颌 Le Fort Ⅰ型截骨术结合前部截骨术　在上颌 Le Fort Ⅰ型截骨术的同时，拔除两侧上颌第一前磨牙，前部截骨术，也可同期腭部正中截骨缩窄后牙牙弓或扩展牙弓，调整牙弓形态。

手术适应证：上颌前份截骨后退或上抬骨段受到截骨间隙的限制，一般后退 4~6mm，上抬 2~3mm，后退前后牙弓形态欠佳，可以选择上颌 Le Fort Ⅰ型截骨术结合前部截骨术，治疗严重的上颌前突。严重露齿也可快速调整牙弓形态。

知识点：上颌前份截骨术后正畸的必要性

术中为避免邻牙损伤，截骨断端两侧留有一定的牙槽骨，使尖牙 - 双尖牙区残余少量间隙，牙弓的完整性被破坏；为解决垂直向颌骨过长，前份骨段上抬，致使上下颌尖牙、双尖牙区域的小开颌，这些都需进一步正畸协调牙弓形态，建立精确稳定的咬合关系，所以术后正畸是必要的。

4. 治疗结果　患者伤口均一期愈合，无感染及骨块坏死。治疗结束后，颌骨关系正常，牙弓形态及颌曲线正常，牙排列整齐，咬合关系良好，唇齿关系良好，面下 1/3 颜面外形明显改善，鼻唇颏关系协调（图 3-9-5）。

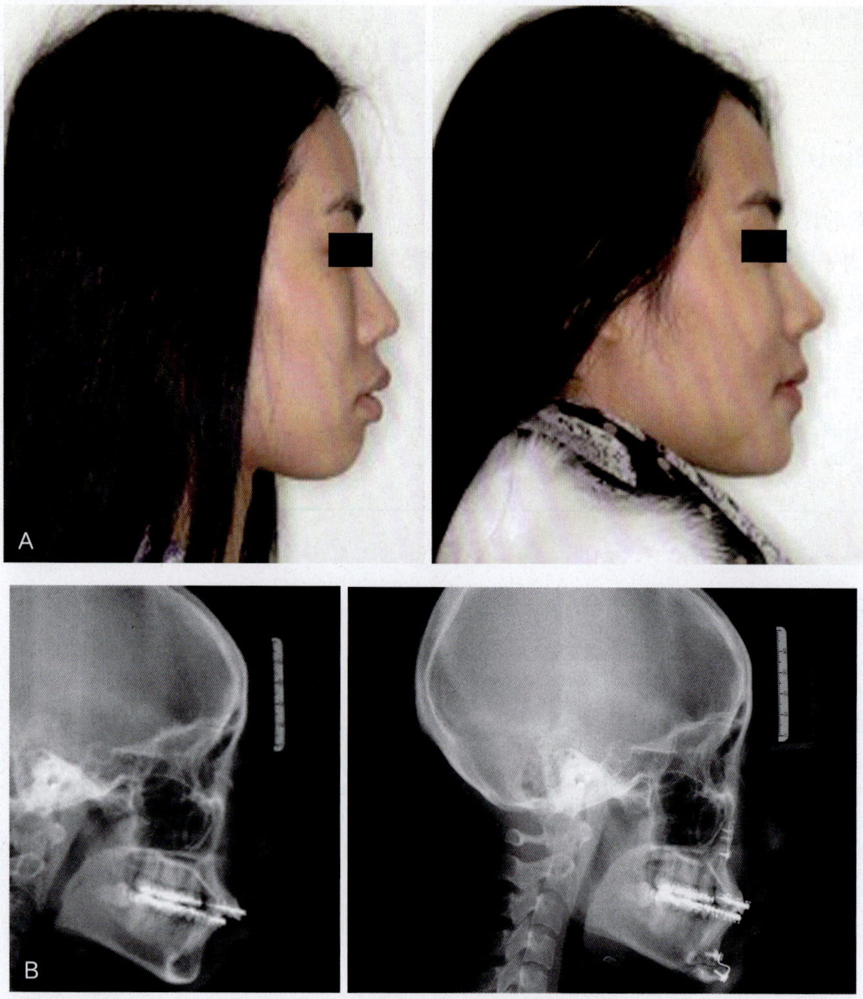

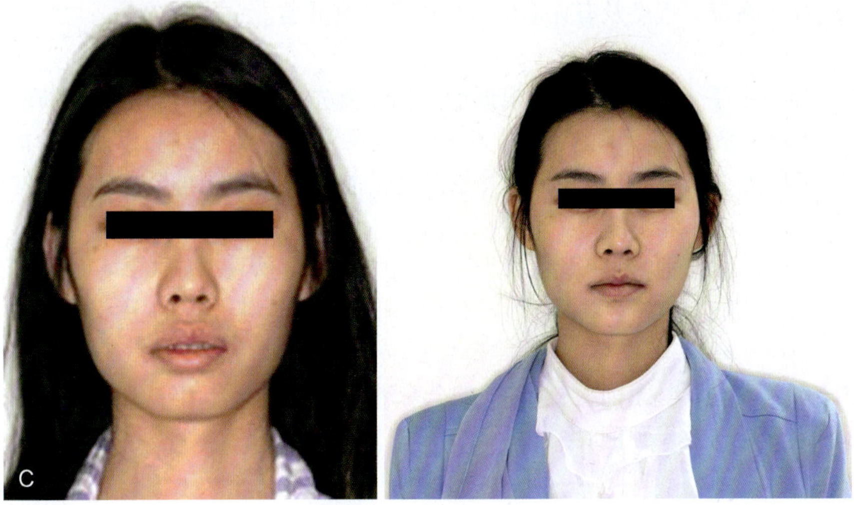

图 3-9-5　治疗前后对比

A. 治疗前后侧面照；B. 治疗前后定位头颅侧面 X 线片；C. 治疗前后正面照。

5. 随访　根据骨切开的愈合过程及其生物力学特点，术后的随访观察至少应持续 6 个月以上。了解术后颌、牙关系可能出现的变化，进行术后效果评价。移动、矫正后的骨块在愈合过程中，通常会出现轻微的移位，只要不影响临床效果，则进行术后正畸，巩固疗效即可。但如出现明显的复发倾向时，即需要进行相应的处理。

二、下颌骨畸形

（一）临床表现

下颌骨畸形是指下颌骨三维方向上的发育不足（下颌后缩）或发育过度（下颌前突），以及下颌骨两侧不对称发育畸形（下颌偏斜）。

下颌骨畸形可以导致牙齿的异常咬合状态，下颌前突畸形可表现出反颌、上前牙唇侧倾斜、下前牙舌侧倾斜、磨牙近中咬合关系；部分患者存在开颌表现。下颌后缩畸形可表现出深覆颌、深覆盖、磨牙远中咬合关系；部分患者由于口呼吸习惯可能伴有腭盖高拱，上颌牙弓缩窄，亦可伴有开颌表现。下颌偏斜畸形可表现出上下牙列中线不齐，一侧后牙覆盖加大或深覆盖、一侧后牙反颌或锁颌表现。异常咬合状态通常伴有后牙咬合接触点少、仅通过少数磨牙进行咀嚼等情况，故多数下颌骨畸形患者伴有颞下颌关节形态或功能异常情况。

面部软组织的继发畸形、下颌前突畸形多表现下唇外突、面部狭长、下颌角角度过大；部分下颌前突较严重的患者面中部凹陷明显。下颌后缩畸形多表现上唇外突，鼻唇角较锐，开唇露齿过多。下颌偏斜畸形临床表现多为颏部偏斜、两侧下颌下缘及下颌升支长度高度均不一致，两侧口角高度不一致，两侧鼻唇沟形态不对称。

（二）诊断

在完成患者的心理健康状态评估后，完善患者的临床检查，对正面观（面中面下高度、上唇及下唇颏高度、颏部位置、两侧口角及下颌角高度等）、侧面观（鼻唇角角度、上下唇形态、颏唇沟及颏肌形态）、口内检查（唇齿关系、咬合平面、牙列中线、有无开颌反颌及距离、磨牙近远中咬合情况）以及双侧颞下颌关节活动情况进行美学评价。完成 X 线头影测量分析，根据数值测量结果分析患者牙颌面骨畸形的真实情况，并结合牙颌模型观察牙弓、基骨弓的情况及牙列对位情况作出最后诊断。

明确诊断：

1. 根据主诉及现病史明确患者可能的病因。
2. 根据 X 线头影测量分析明确畸形为牙源性或是骨性。

3. 根据专科检查明确畸形程度及有无双侧或单侧髁状突异常。

（三）治疗

1. 术前正畸治疗　在手术方案确定后，根据治疗的需要先行完善正畸治疗，目的在于矫正错位牙，调整不协调的牙弓与牙颌关系，排除牙颌干扰，排齐牙列，消除牙的代偿性倾斜，以使术中能将切开骨段顺利地移动至设计的矫正位置，并建立良好的牙颌关系。这是能否获得功能与形态效果俱佳的十分重要的步骤和因素。

2. 确定手术计划　手术前的正畸治疗结束后，尚需最后进行一次原手术计划的评估和预测，并对手术计划进行必要的调整或对正畸治疗作必要的补充，使即将进行的手术能符合实际，取得最佳效果。

（1）完成术前准备，病史采集，术前检查，常规的全麻准备。

（2）X 线头影测量分析与效果预测。

（3）模型外科。

3. 正颌手术　必须严格按经过预测和术前再次确定的手术设计施术，不得在术中随意改动，但术中进行符合实际的必要调整是可以的。

（1）正颌治疗的适应证。

（2）牵引成骨治疗的适应证。

（3）骨性面部轮廓手术的适应证。

4. 术后正畸治疗　即使是成功的外科手术，一般在术后都会存在上下牙的尖窝关系不协调、咬合不稳定等问题，因此通常需进行术后正畸治疗，旨在从功能及美容效果完善咬合关系，稳定、巩固手术矫正后的效果。如情况正常，术后正畸治疗可在正颌手术 3 个月后进行，同时进行颌周肌肉及颞下颌关节的功能康复。

【临床病例讨论】

患者，女，21 岁，因“下颌前突、伴偏斜”要求手术治疗。患者 6 岁时即被发现面部形态出现异常伴咬合功能不佳，随年龄增长症状加重，未曾行正畸治疗及面部轮廓治疗，严重影响咀嚼功能及面部美观。

临床检查：面部左右不对称，面部上中下 1/3 比例不协调。面下 1/3 过长，静止状态下，两侧口角高度不一致，右侧口角较低，下颌骨及颏部左偏。侧面观，双侧鼻翼旁凹陷明显，鼻唇角较锐约 75°；颏唇沟形态尚可，颏部及下颌骨均显前突。开口度开口型无异常，右侧颞下颌关节张闭口有弹响、疼痛。上下颌牙弓宽度协调，上颌中线居中，右侧后牙深覆盖，左侧后牙反颌，下颌中线左偏。

头影测量结果：SNA 75°，SNB 82°，ANB-7°，Gs-Sn 72mm，Sn-Mes 73mm，Sn-Stom 24mm，Stom-Mes 49mm。诊断为下颌前突伴偏斜。

手术方案：右侧下颌升支垂直截骨术，左侧下颌升支矢状劈开截骨术，旋转后退下颌体部，使上下颌牙正确对位（图 3-9-6）。

术后切口一期愈合，无渗出及骨的坏死，口内上下颌咬合关系良好；术后 2 个月接受正畸治疗，调整个别牙颌干扰并保持已获得的颌关系的稳定。术后随访 12 个月，口腔各种功能恢复良好，上、下唇部外形良好，颏唇沟及颏部突度等各个结构外形满意（图 3-9-6E，图 3-9-6F）。

术后 1 年头影测量结果：SNA 82°，SNB 78°，ANB 4°，Gs-Sn 72mm，Sn-Mes 71mm，Sn-Stom 24mm，Stom-Mes 47mm。

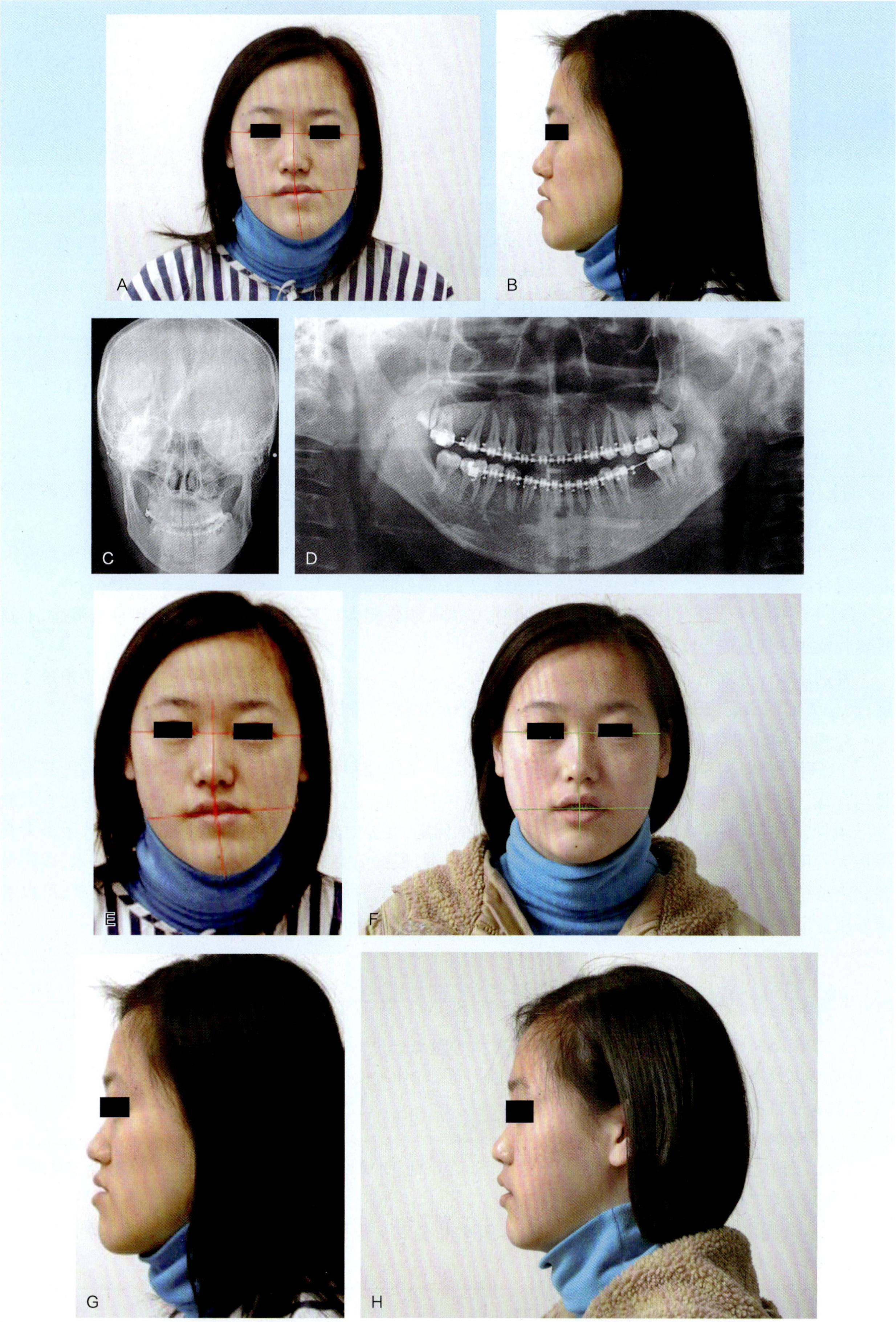
A
B
C
D
E
F
G
H

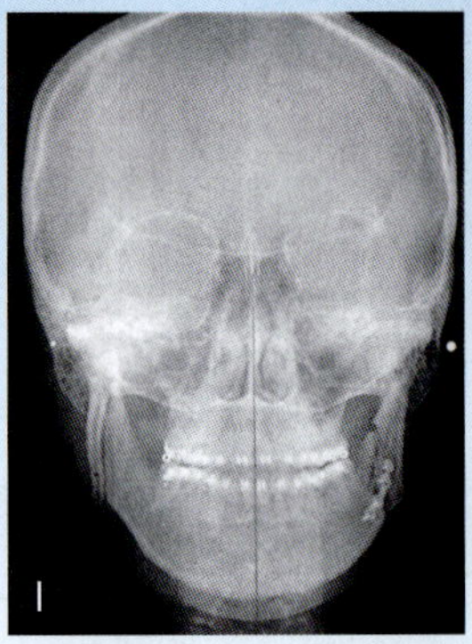

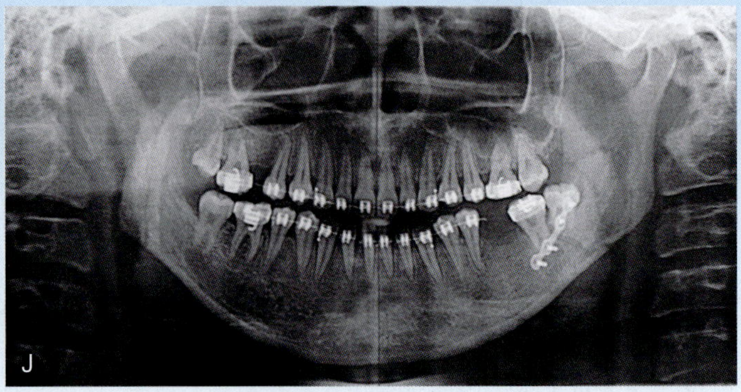

图 3-9-6 手术前后对比

A. 术前正位；B. 术前侧位；C. 术前定位头颅正位片；D. 术前曲面断层片；E、F. 手术前后正位对比；G、H. 手术前后侧位对比；I. 术后定位头颅正位片；J. 术后曲面断层片。

1. 诊断 颌前突伴偏斜（下颌偏突）

2. 鉴别诊断

（1）下颌偏斜：单纯下颌偏斜患者表现为下颌骨左右两侧不对称，但前后向突度及口内咬合关系无异常表现。

（2）下颌偏缩：下颌偏缩患者多表现为下颌骨不对称，同时伴有下颌骨及颏部的后缩表现，多表现安氏Ⅱ类咬合。

（3）下颌偏突：患者有时需与单纯颏部偏斜、单侧下颌骨肥大或萎缩、下颌骨骨纤维异常增殖症、下颌骨囊肿及成釉细胞瘤等鉴别。

鉴别诊断一方面依靠临床检查，观察上颌唇齿关系、鼻唇颏关系、后磨牙的近远中关系、鼻唇角角度而定；另一方面依靠定位头颅侧位 X 线片测量分析 SNA、SNB 及各项测量值等。

3. 临床诊疗决策

（1）病情评估：对于下颌前突、下颌后缩、下颌偏斜、下颌偏斜伴前突、下颌偏斜伴后缩的患者，其下颌骨均存在三维方向上发育异常的问题，表现为下颌骨的发育不足、发育过度或者不对称发育，因此手术通过下颌骨三维方向的移动来解决咬合及面部形态的问题，必要时辅助面型轮廓手术或假体植入手术来获得最大程度的面部美观及对称，对于严重下颌前突患者，根据前突距离可同期行上颌骨前移手术，以避免髁状突移位过多。下颌后缩严重的患者如果前移距离较大同时双侧髁状突存在进行性吸收表现，可以考虑采用骨牵引技术或联合水平截骨颏成形术来解决下颌骨前后向的发育不足。

知识点：下颌偏斜畸形

下颌偏斜畸形是临床最常见的面部不对称畸形之一，约占各类牙颌面畸形的 20% 左右，下颌偏斜畸形不仅影响患者容貌的对称、协调和美观，而且常伴有咬合关系的紊乱，给患者造成严重的精神负担和咀嚼功能障碍。

下颌偏斜畸形的危害：

1. 局部方面 影响颌面骨的生长发育、容貌外观、咀嚼功能、口腔健康，60%~70% 患者可能伴有颞下颌关节紊乱症状。

2. 全身方面 严重的下颌骨偏斜畸形，可引起患者心理和精神方面的障碍，或因咀嚼功能差引起胃肠消化疾病。

(2)辅助检查

1)一般检查：对于每一位准备进行正颌手术的患者都要进行完善的术前检查，包括血常规、生化常规、免疫常规、凝血功能、血型、心电图及胸部正侧位 X 线片，预防术中出血较大可以考虑术前备血，对于有乙肝、结核、HIV 等传染性疾病的患者要做好必要的防护措施，所有术前检查均合格或达到手术麻醉要求时才能进行手术治疗。

2)影像学检查：术前需进行完善的 X 线头影测量分析，测量项目主要包括 SNA、SNB、ANB、NP-FH(面角)、Y 轴角、NA-PA(颌凸角)、鼻唇角、面中面下 1/3 比例、上唇高与下唇颏高比例、审美平面等。

知识点：正颌外科手术术后并发症

1. 呼吸道梗阻　术中气管插管及手术操作均会导致呼吸道黏膜水肿，术后气管插管拔除时间选择不佳或呼吸道水肿表现明显等可能会出现呼吸道梗阻或窒息。

2. 术中术后出血　术中出血多出现在术中损伤知名血管或骨创面弥漫性渗血；术后出血多为术中出血点或部位止血不充分，或患者的不良操作撕裂创口所致。

3. 神经损伤　术中神经保护不良可致神经损伤或离断。

4. 伤口感染　术中术区污染、术后抗生素应用不及时、口腔清洁保持不佳等均会引起术后术区感染。

5. 术后复发　术后颌间牵引是防止术后复发的良好措施，但正颌外科患者术后均会有复发出现，颌间牵引拆除过早、患者过早恢复咀嚼及言语功能会加重复发表现。

4. 治疗　牙颌面畸形患者不仅存在面部形态异常，并且大都同时伴有牙齿咬合功能异常，因此通常需要正畸医师与正颌医师密切合作，共同制订治疗计划与手术方案，严格按照计划进行治疗。

知识点：下颌偏斜畸形的术式选择

1. 下颌升支矢状劈开截骨术(BSSRO)　这一经典术式适用于大多数下颌骨牙颌面畸形的正颌治疗，手术术式操作难度较大，有损伤下牙槽神经血管束的风险，同时 BSSRO 远心骨段移动后可能会引起患者术后颞下颌关节异常或加重原有颞下颌关节症状。

2. 下颌升支垂直截骨术(IVRO)　此术式对术野暴露要求较高，固定方式难度大，但对患者髁状突具有良好的保护功能。

3. 骨牵引技术(DO)　对于较为严重的下颌骨发育异常，特别是下颌偏缩过于严重(颞下颌关节强直)的患者可采用牵引成骨术完成一期骨延长手术，二期可进行其他下颌骨手术完善咬合关系及面部形态。

4. 面型轮廓修整　多可用于颌骨移动后的不对称边缘修整或丰满度修整。

(1)术前正畸：需要者拔牙、排齐牙列、去除牙齿代偿性倾斜，整平颌曲线。

(2)手术方案：下颌升支矢状劈开截骨术 + 水平截骨颏成形术为临床上矫治下颌骨畸形常规手术术式，必要时辅助下颌下缘去骨成形术、下颌骨去骨皮质术、下颌角截骨术等面型轮廓修整术来获得良好的外形容貌。

(3)术后正畸：术后 2 个月后，待口内切口及骨段愈合良好时，即可开始术后正畸来调整咬合关系，同时稳固手术效果，防止因咬合力恢复而导致术后复发。

知识点：下颌骨正颌手术术中出血的防治措施

(1)术前应严格排除有血液系统疾病的患者。

(2)手术操作过程中止血要彻底并配合控制性降压麻醉。

(3)术中需以结扎或电凝彻底止血。

(4)劈骨时需注意骨凿的进凿深度及角度，防止损伤下牙槽动脉、颌内动脉及分支等重要血管，必要时结扎颈外动脉。

(5)碘仿纱条或明胶海绵填塞止血。

5. 随访 通过术后定期的随访来观察患者外形轮廓及咬合关系可能出现的变化，并进行术后效果评价。正颌手术移动的骨块在愈合过程中，由于周围肌肉力量的恢复及神经反射的记忆性通常会出现朝术前的移位趋势，及时发现并进行干预对于术后的临床效果有很大的帮助，术后正畸的作用就是通过建立更加稳固的咬合关系来巩固疗效，术后随访至少应持续6个月至1年以上。

知识点：正颌术后伤口感染的防治

(1)术前洁牙，于入院前2~3日每日漱口液漱口。

(2)术后每日床头口腔冲洗2次。

(3)术后常规应用抗生素6~7日。

(4)术后常规应用漱口液浸泡口腔。

(5)术后术区积液的早期处理。

三、双颌畸形

(一) 临床表现

双颌畸形主要指患者上颌骨与下颌骨同时伴有发育异常的牙颌面畸形，同时包括因颌面部外伤、唇腭裂及颞下颌关节强直所继发的后天性双颌畸形。临床主要包括上下颌骨的三维方向上发育不足或发育过度，以及两侧不对称畸形，表现为上颌前突伴下颌后缩畸形、上颌后缩伴下颌前突畸形、双颌前突畸形(俗称龅牙)、面部不对称畸形、上颌垂直向发育过度伴下颌后缩畸形(长面综合征)及上颌骨垂直向发育不足伴下颌发育不足(短面综合征)等。由于上下颌骨的发育不协调或继发畸形，会使双颌牙弓产生大小及形态的不协调，颌平面与眶耳平面不平行，牙列呈现深覆合、深覆盖、反合、开合以及牙齿拥挤不齐代偿倾斜等。

(二) 诊断

根据患者主诉，结合临床专科查体及影像学检查对患者的面部轮廓进行综合分析并作出畸形分类。常见主诉包括面部凹陷畸形、侧貌嘴突明显及对称性不佳等。临床专科检查包括面部左右是否对称，面中下1/3是否协调，面下1/3是否过长或过短，双侧颧骨颧弓形态是否对称，双侧口角是否与眶耳平面水平。侧面观包括侧貌呈凸面型还是凹面型，上下唇突度是否协调，颏部是否伴有前突或后缩畸形，以及颏唇沟形态是否适中。口内观包括上下牙列中线是否一致，磨牙关系是否正常，有无牙龈、黏膜颜色及形态的异常等，同时也要评估是否伴有颞下颌关节症状等。影像学检查包括通过对曲面断层片，定位头颅正、侧位X线片测量分析并测量反映上下颌骨畸形的指标，包括SNA、SNB、ANB、NP-FH(面角)、Y轴角、NA-PA(颌凸角)以及鼻唇角等，综合分析患者的畸形类型，最后作出明确的诊断。

(三) 治疗

1. 术前正畸治疗 由于咀嚼功能的需要，人类牙齿会出现明显的代偿性倾斜来最大程度的满足咀嚼效率，但是这种牙齿的排列对于手术骨段的移动非常不利，同时也影响术后的稳定性，因此术前的正畸治疗就必不可少，其目的就是矫正错位牙，调整不协调的牙弓与牙颌关系，排除牙颌干扰及牙齿的代偿性倾斜，排齐牙列，从而使正颌手术能顺利将截骨骨段移动至设计的矫正位置，并建立良好的牙颌关系。

2. 正颌手术　手术通过三维方向移动上下颌骨来解决其位置及形态畸形，从而获得良好的容貌及正常的咬合关系。

(1) 上颌骨畸形的常规术式：上颌骨 Le fort Ⅰ型截骨术，上颌骨 Le fort Ⅱ型截骨术，上颌骨 Le fort Ⅲ型截骨术，上颌骨牵张成骨术，上颌前份截骨术，上颌正中劈开截骨术及上颌分块截骨术等。

(2) 下颌骨畸形的常规术式：下颌支矢状劈开截骨术，下颌支垂直截骨术，下颌前部根尖下截骨术，下颌体部截骨术，颏成形术，下颌角截骨术，下颌骨外板去骨成形术，下颌骨牵张成骨术。

3. 术后正畸治疗　外科手术可以解决下颌骨位置及形态的畸形，但是术后一般都会存在上下颌牙齿的尖窝关系不协调、咬合不平衡等问题，因此通常均需进行术后正畸治疗来完善咬合关系，进一步巩固手术效果。

【临床病例讨论】

患者，男，24 岁，主因“面部外形及咬合不佳十余年，影响美观及咀嚼”要求手术治疗。

现病史：患者 10 年前发现面部凹陷明显，牙齿咬合不佳，吃饭效率较差，随着年龄的增长，面部凹陷呈现逐渐加重趋势，后至我院咨询，建议患者正畸正颌联合治疗，遂于 2014 年 5 月开始术前正畸治疗，现牙齿代偿已去除，牙列整齐符合手术适应证，可以行手术治疗。

个人史、家族史：未婚，无嗜烟酒史，父母无牙颌面畸形存在，否认家族遗传病史等。

专科检查：面部左右基本对称，面中下 1/3 比例不协调，面下 1/3 过长，双侧颧骨颧弓形态是否对称，双侧口角等高且与眶耳平面平行，双侧鼻翼旁凹陷明显（图 3-9-7）。

侧面观：凹面型，鼻唇角约 90°，上下唇突度不协调，下唇前突明显，颏部前突明显，颏唇沟形态较浅，唇齿关系 1mm。

口内观：上牙列中线较正，下牙列中线右偏 2mm，两侧磨牙远中关系，牙龈及黏膜颜色正常，无溃疡及红肿等，开口型及开口度正常，双侧颞下颌关节无弹响及杂音（图 3-9-8）。

X 线头影测量结果：SNA 79°，SNB 89°，ANB-10°，Gs-Sn 74mm，Sn-Mes 76mm，Sn-Stom 20mm，Stom-Mes 56mm。

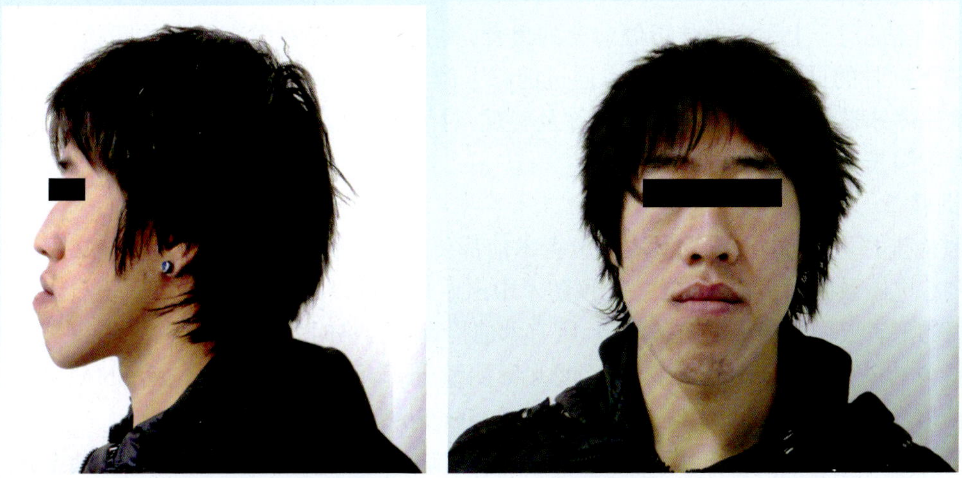

图 3-9-7　正颌术前正位像与侧位像

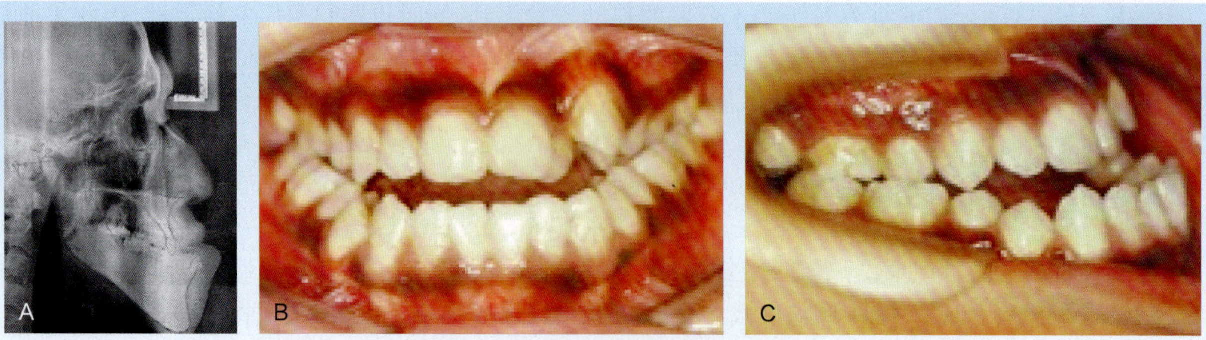

图 3-9-8 术前 X 线片及咬合关系

A. 术前定位头颅侧位片；B、C. 正畸前咬合关系正位及侧位像。

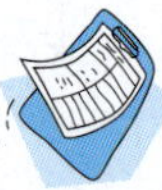

知识点：病史采集及专科检查时的注意点

病史采集时要重点询问患者幼时是否有吮指、吐舌、偏侧咀嚼等不良习惯，颏部是否曾受过外伤，以及是否伴有家族遗传性疾病史，以上长期不良习惯与疾患，都有可能引起上颌后缩、下颌前突畸形。

专科检查时，要全面评估患者的面部畸形情况，观察其静止状态及微笑说话时的面部表情肌肉收缩情况，要明确畸形产生的原因，是单纯的上颌后缩还是单纯的下颌前突，同时要重点考虑鼻唇角及颏唇沟的形态，正常的鼻唇角在 90°~110°，正常的颏唇沟深度为 2~5mm。

1. 诊断　上颌后缩、下颌前突畸形。

2. 鉴别诊断

(1) 单纯上颌后缩畸形：该类患者上颌骨后缩明显，两侧鼻翼旁凹陷明显，鼻翼扁平塌陷，侧面观呈凹面型，前牙反合，但是下颌骨通过 X 线片测量发现 SNB 仍在正常范围之内，颏部突度尚可，颏唇沟形态佳，该类畸形多见于唇腭裂继发的上颌后缩畸形。

(2) 单纯下颌前突畸形：该类患者的凹陷面型主要由于下颌骨过度发育前突所造成，单纯检查上颌骨可见鼻翼旁及鼻唇角均正常，SNA 处于正常范围，上前牙唇倾，下前牙舌倾明显，颏部前突明显，颏唇沟较浅。

3. 临床诊疗决策

(1) 病情评估：对于上颌后缩伴下颌前突的患者，其上下颌均存在发育畸形的问题，表现为上颌骨的发育不足伴随下颌骨的过度发育，因此手术通过前移上颌骨，同时后退下颌骨来解决面型的缺陷，必要时辅助面型轮廓手术来获得最大程度的面部对称及美观，对于严重上颌后缩的患者如果前移距离较大，则可以考虑采用骨牵引技术来解决上颌骨的不足。

(2) 辅助检查

1) 一般检查：每一位进行正颌手术的患者术前都要完善检查，包括血常规、生化常规、免疫常规、凝血功能、血型、心电图及胸部正侧位 X 线片，预防术中出血较大可以考虑术前备血，对于有乙肝、结核、HIV 等传染性疾病的患者要做好必要的防护措施，所有术前检查均合格时才能进行手术治疗。

2) 影像学检查：术前需进行完善的 X 线头影测量分析，测量项目主要包括 SNA、SNB、ANB、NP-FH (面角)、Y 轴角，NA-PA (颌凸角)、鼻唇角、Gs-Sn、Sn-Mes、Sn-Stom、Stom-Mes 等。

4. 治疗　由于牙颌面畸形的患者不仅存在面部的缺陷畸形，同时伴有牙齿的错乱不齐、代偿倾斜等，因此通常需要正畸医师与正颌医师密切合作，共同制订治疗计划与手术方案，严格按照计划进行治疗。但对于特殊情况可以适当调整手术方案，其目的就是尽量以最简单的手术方案使患者获得最好的手术效果。

(1)术前正畸：考虑到患者上颌前牙唇 拥挤明显，下颌牙齿舌倾，因此术前需先行正畸治疗排齐牙列，去除牙齿代偿，整平颌曲线，为手术做好准备(图 3-9-9)。

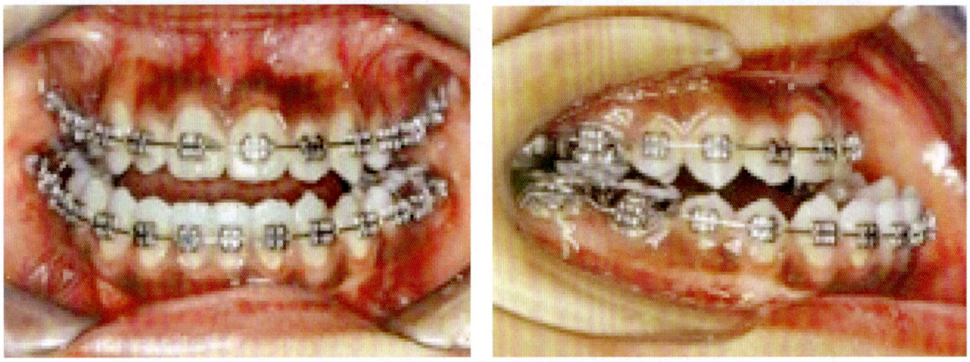

图 3-9-9　术前正畸结束后的口内咬合关系正位及侧位像

(2)手术方案：上颌骨 Le fort Ⅰ型截骨术 + 下颌升支矢状劈开截骨术 + 水平截骨颏成形术，必要时辅助面型轮廓修整术以获得良好的外形容貌。

(3)术后正畸：术后 2~3 个月后，待口内切口及骨段愈合良好时，即可开始术后的进一步正畸以微调整咬合关系，同时稳固手术效果，防止因咬合力恢复而导致术后复发(图 3-9-10~ 图 3-9-13)。

正颌术后头影测量结果：SNA 82°，SNB 79°，ANB 3°，Gs-Sn 74mm，Sn-Mes 73mm，Sn-Stom 24mm，Stom-Mes 49mm。

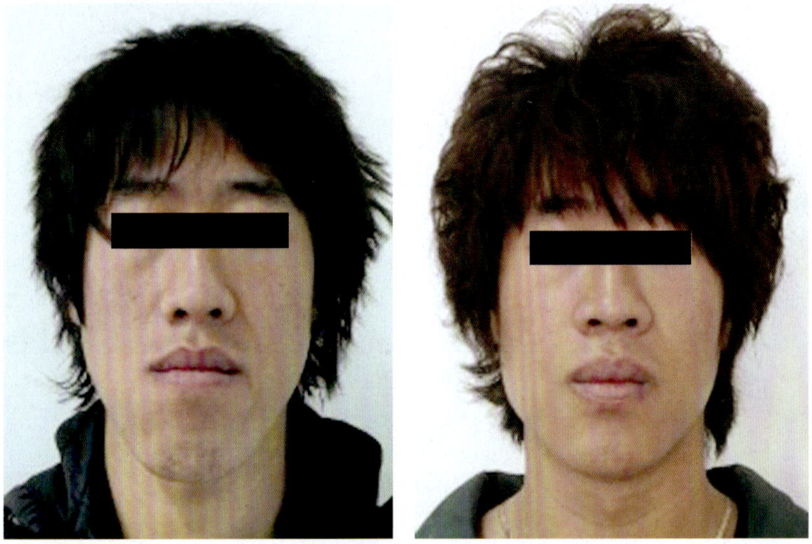

图 3-9-10　正颌手术前后正位像对比

知识点：双颌外科手术

双颌外科手术(bimaxillary surgery)即为上颌骨 Lefort Ⅰ型截骨术 + 双侧下颌支矢状劈开截骨术 + 颏水平截骨术，是正颌外科中高难度技术，也是矫治复杂牙颌面畸形最常用的方式。它具有适应证广、疗效显著等特点，对于严重牙颌面畸形患者，采用单颌手术往往达不到理想疗效，而且术后易导致复发，因而主张采取上下颌骨同期手术治疗，即双颌外科手术。

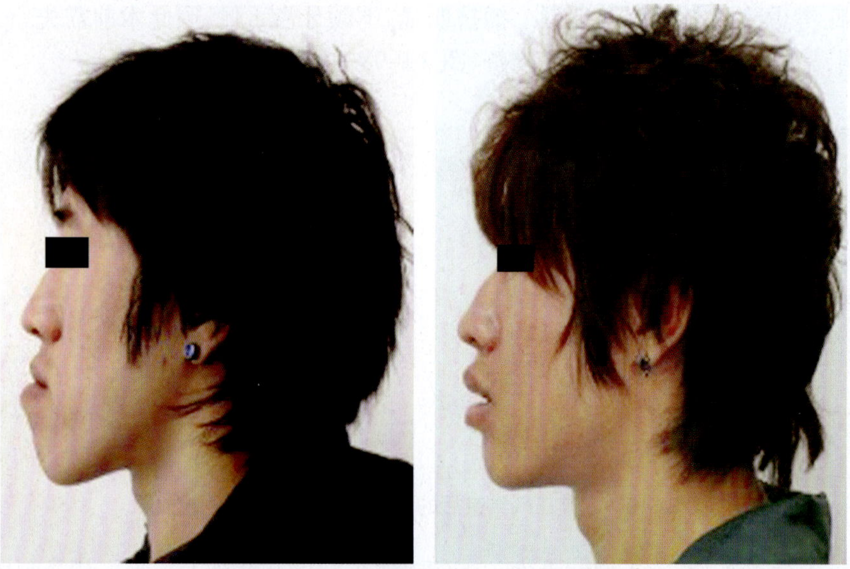

图 3-9-11 正颌手术前后侧位像对比

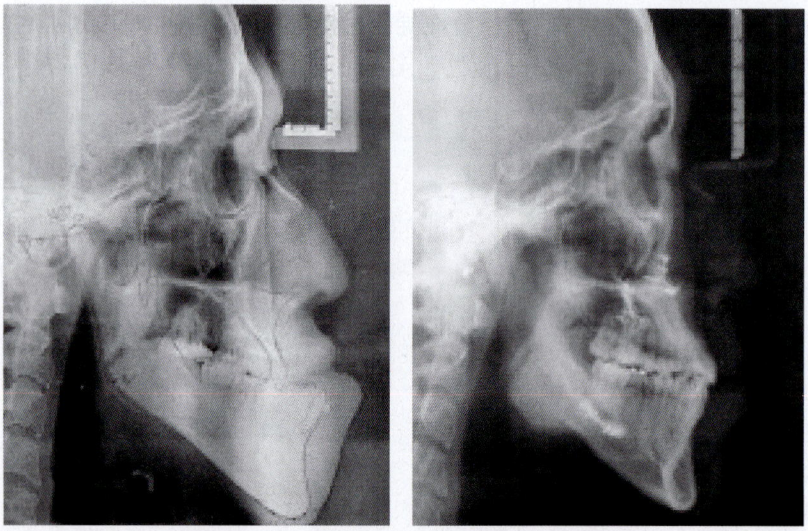

图 3-9-12 手术前后定位头颅侧位片对比

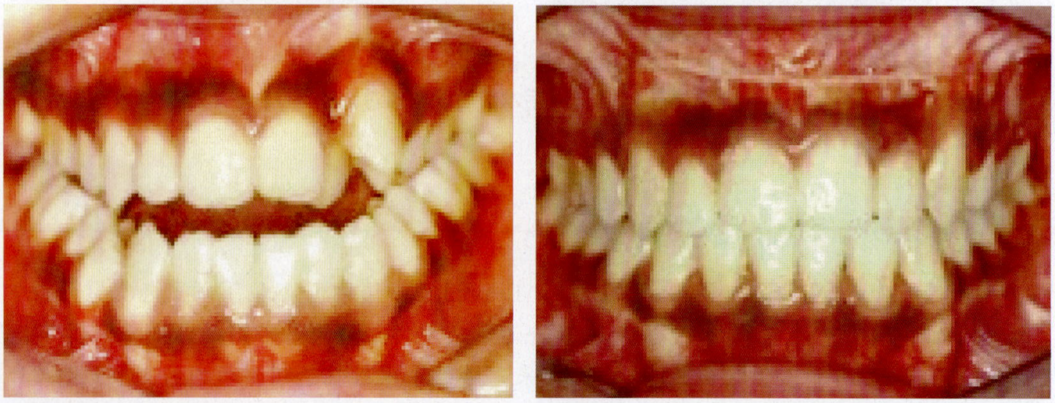

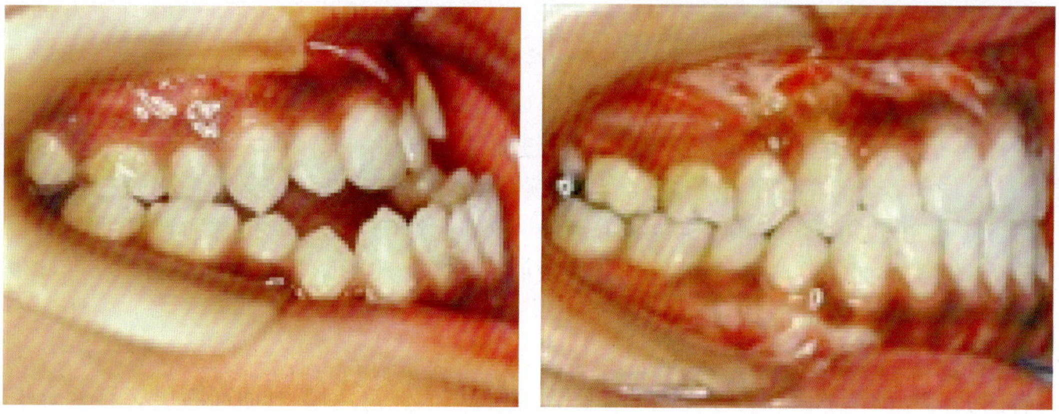

图 3-9-13 治疗前后口内咬合关系正位及侧位像

知识点：上颌骨凹陷畸形的术式选择

对于上颌骨凹陷畸形，可以选择多种手术方式，常规术式包括上颌骨 Le fort Ⅰ型截骨术、上颌骨 Le fort Ⅱ型截骨术、上颌骨 Le fort Ⅲ型截骨术、上颌骨牵张成骨术、上颌正中劈开截骨术及上颌分块截骨术，每一种术式各有其适应证。

上颌骨 Le fort Ⅰ型截骨术是临床中应用最广的手术，其适应证主要包括上颌骨在矢状向、垂直向的发育不足或者过度；牙弓过于狭窄或者过宽的患者可以辅助上颌正中劈开截骨术及上颌分块截骨术，以获得较好的手术效果；而对于严重上颌后缩畸形的患者（多见于唇腭裂继发的后缩畸形）也可以辅助上颌骨牵张成骨术来获得足够的前移距离。

上颌骨 Le fort Ⅱ型截骨术的手术截骨线与 Le fort Ⅱ型骨折基本相同，其手术适应证主要是上颌发育不足的安氏Ⅲ类错合畸形，同时伴有鼻眶区的发育不足；对于鼻突度正常，但颧上颌区发育不足的患者也可以采用改良术式，即方块形 Le fort Ⅱ型截骨术。

上颌骨 Le fort Ⅲ型截骨术涉及的范围比较广，包括眼眶、鼻、颧骨及上颌骨，因此对于严重面中份凹陷畸形的患者，以及患有 Crouzon 综合征、Apert 综合征的患者具有显著的优势，术后可以获得非常好的手术效果。

知识点：颌架与面弓转移

模型外科的准确与否与术前的面弓转移及上颌架有很大的关系。面弓转移的主要流程包括：患者取直立坐位，两眼平视前方，将合叉放入患者口内，与上颌牙齿咬合，力度适中，安装好面弓并将面弓放入患者的外耳道内，固定鼻托，要求一次推到位，否则面弓就会松动，将万向关节插入合叉后旋转万向关节螺丝，要求弓体与水平面平行，随后将万向体与合叉一并取下并安装至转移台，最后将上下颌骨的咬合关系转移至颌架上，通过进一步的模型外科设计来模拟手术移动，并制作中间及终末合板，指导手术的骨段移动。

5. 随访　通过术后定期随访来观察患者外形轮廓及咬合关系可能出现的变化，并进行术后效果评价。正颌手术移动的骨块在愈合过程中，由于周围肌肉力量的恢复及神经反射的记忆性，通常会出现朝术前的移位趋势，及时发现并进行干预对于术后的临床效果有很大的帮助，术后正畸的作用就是通过建立更加稳固的咬合关系来巩固疗效，术后随访至少应持续 6 个月至 1 年以上。

四、颏部畸形

（一）临床表现

颏部畸形也可为三维方向上的发育不足或发育过度，以及颏部两侧不对称畸形。其表现为颏后缩，颏前突，颏过长，颏短小，颏部左右径不足或过宽以及颏偏斜，小颌畸形是指颏部前后与垂直向均发育不足。颏部畸形可独立存在，也可是其他颌面部先天畸形的一部分。其咬合关系有正常和异常两类。

颏部前后向发育不足在临床上最为常见，其导致面下 1/3 比例减小，颏唇沟变浅，严重颏后缩畸形者侧面观似“鸟嘴”样。

（二）诊断

对患者的面部外形正侧面和各部分比例检查，并进行美学评价，对颌骨曲面断层 X 线片分析，定位头颅正、侧位 X 线片测量分析。最后对口颌系统功能检查，并进行心理状态分析评估。根据检查分析畸形发生的原因是先天性、发育性还是继发性；明确畸形累及方向、范围，是矢向，垂直向还是左右向；同时明确畸形的严重程度及是否伴有咬合功能的障碍。

（三）治疗

1. 非生物材料置入隆颏术　适用于轻中度的颏部畸形，由于手术简单，创伤小，费用低而在临床广泛应用，但其缺点是可能发生假体移位和进行性颏部骨质吸收等并发症。

2. 玻尿酸注射隆颏　适用于轻中度的颏部畸形。其缺点是玻尿酸易被吸收，颏畸形容易复发，需反复注射。

3. 下颌骨体水平截骨颏成形术　适用范围较广，可用于矫正各种颏部三维方向发育不足或过度畸形及不对称畸形。对仅有颏前后长度短缩或前突者，可选择作单纯水平截骨前移或后退颏成形术；对颏部矢状径短缩或过长者，可行水平截骨增加或缩短颏部高度，对于颏部高度增加超过 4mm 者，则需做好植骨准备；颏部左右径发育不足或过宽者，可行颏部矩形截骨增加或缩窄颏部宽度；颏部偏斜等不对称畸形者，行颏部水平截骨旋转颏部。目前，水平截骨颏成形术已经成为临床上应用最为广泛的颏部畸形的矫正办法。

4. 骨牵引技术　骨牵引技术费用较高，耗时长，适用于严重颏部发育不足者。但移动过度会导致颏唇沟过深。

【临床病例讨论】

患者，女，25 岁，因“颏部外形不佳 10 年余，影响美观”要求手术治疗。

现病史：患者 10 年前发现颏部发育不足，影响美观。后至我院咨询，建议正颌治疗，患者考虑后同意手术方案，我科以“颏部后缩”收治入院。入院时患者生命体征平稳，步行入院，体重 48kg。

既往史：否认高血压、心脏病史，否认肝炎、结核、疟疾病史，否认脑血管、糖尿病、精神病病史，否认手术、外伤史、输血史，否认食物药物过敏史，预防接种史不详，否认过敏史，否认传染病史。

个人史、家族史：无抽烟饮酒史，兄弟姐妹体健，否认家族遗传病史及类似疾病史。

查体：体温 36.4℃，脉搏 88 次 /min，呼吸 20 次 /min，血压 117/80mmHg。查体合作，发育正常，营养良好，体位自动，步态自如，病容无，神志清醒，皮黏膜无黄染。头颅外形大致正常，无出血点，浅表淋巴结无触及肿大，无结膜出血，巩膜无黄染，无眼球突出，瞳孔等大对圆，瞳孔对光反射灵敏，双侧外耳道无分泌物，双侧乳突无压痛，鼻外形正常，鼻中隔无偏曲，唇无发绀，咽无充血，扁桃体不大。颈无对抗，气管居中，甲状腺不大，无血管杂音。胸廓无畸形，呼吸运动对称，双肺呼吸音清，心界不大，心率 88 次 /min，律齐，无病理杂音。腹部外形平坦，无腹壁静脉曲张，无胃肠型，无压痛，无反跳痛，无肌紧张，肝脏未触及，无触痛，脾脏未触及，无移动性浊音。脊柱无畸形，无活动受限，无四肢畸形。神经系统生理反射存在，病理反射未引出。

专科检查：面部左右基本对称，面部上中下1/3比例不协调，面下1/3比例较短。眼平面与水平面平行，鼻翼旁软组织丰满度尚可，鼻背无偏斜；双侧颧骨形态尚可，双侧颧弓外凹不明显；鼻唇沟及人中嵴形态尚可；双侧口角高度一致，上下唇比例不协调，颏部居中。侧面观呈凸面型，鼻唇角角度约90°。下颌角轮廓明显，双侧下颌角角度110°，颏唇沟形态较浅，颏前点位置偏后约15mm。口内唇齿关系2mm，上下牙列中线正，覆合覆盖关系正常，双侧第一磨牙呈中性关系。

头影测量结果：SNA 83°，SNB 70°，ANB 13°，Gs-Sn 84mm，Sn-Mes 72mm，Sn-Stom26mm，Stom-Mes 43mm。

知识点：临床检查时的注意点

询问病史时应注意患者幼年或现在是否存在口呼吸等不良习惯，应特别注意患者是否有牙和颏部外伤史。幼年时期颏部外伤常常导致颏部生长发育停止，而造成下颌畸形。

临床检查时，观察静止状态下患者侧面观，正常情况下发际线至黄金点、黄金点至鼻下点、鼻下点至颏下缘的长度相等，颏后缩患者常变现为鼻下点至颏下缘点的长度较短，颏前点位置偏后。同时应注意是否伴有咬合关系的异常。颏后缩的严重程度以及是否伴有咬合异常是设计手术方案的一项重要参考指标，Richetts根据审美平面为依据将颏后缩7mm以内者归为轻度，颏后缩15mm以上者为重度，两者之间为中度。

1. 诊断　颏后缩畸形。

2. 鉴别诊断　颏后缩应与全下颌骨发育不足引起的小颌畸形予以鉴别。鉴别诊断一方面依靠临床检查，根据美学平面可了解鼻唇颏之间是否协调；另一方面依靠定位头颅侧位X线片测量分析SNB、ANB角度以及H角度，评价下颌体和下颌支的发育情况。准确判断是颏后缩还是全下颌骨发育不足引起的小颌畸形。

知识点：

特发性髁突吸收及颞下颌强直关节的患者常常会有下颌后缩的表现，故应注意与单纯颏后缩患者相互鉴别。特发性髁突吸收患者X线和CT表现为髁突短小，升支变短、髁突前斜面和顶骨质磨平、毛糙或骨刺，关节结节低平，关节窝变浅。颞下颌关节强直的患者其主要症状是张口受限，许勒位片、下颌升支侧位片可以看到关节骨性结构不同程度的破坏，或正常骨组织完全消失。

3. 临床诊疗决策

(1)病情评估：颏后缩患者主要是颏前后向发育不足，使得面下1/3外形较短，呈“鸟嘴样”外观，颏唇沟消失，颏部纵向长度可增长、缩短或正常。同时可伴或不伴咬合关系的异常。

手术方案的选择：该患者属于中度且不伴咬合关系异常的后缩畸形，可选用水平截骨颏成形术前移下颌。

知识点：

伴有垂直向高度异常的患者，手术还需通过水平截骨颏成形增加或减少颏的长度；伴有咬合功能障碍的患者，还需考虑畸形的原因和相应的治疗。

(2)辅助检查

1)一般检查:完成各项手术前检查,如血常规、血生化、凝血功能、血型、尿常规、心电图及胸部X线等。

2)影像学检查:X线头影测量分析显示ANB增大,SNB、Sn-Mes、Stom-Mes减小。

知识点:

1. 颏部前后位置的确定

(1)骨颏突距:指颏前点Pg相对于N点在FH平面上的投影距离。正常国人为(−5±4)mm。

(2)面下份突度:指软组织颏前点相对于额点在FH平面上的投影距离。正常国人为(−5±4)mm。

(3)通过面突角了解颏部突度,正常面突角为11°左右。

(4)通过软组织鼻根点做FH平面的垂线,软组织颏前点应该靠近此垂线。

(5)下唇突点到审美平面的距离正常为(2±2)mm。

2. 颏部垂直位置的确定

(1)下前牙槽高:即下中切牙切缘到下颌平面的垂直距离。正常值男性为(43±2)mm,女性为(39±2)mm。

(2)软组织颏唇高:即下唇长度,为下口裂点到软组织颏下点的垂直距离。正常男性为(50±3)mm,女性为(47±3)mm。

4. 治疗 该患者为中度颏后缩畸形,且不伴有咬合功能障碍,故不需要术前正畸。

手术方案:颏部双梯形水平截骨颏成形术,颏部上骨断前移4mm,下骨断前移8mm。

术后切口一期愈合,无渗出及骨的坏死。术后随访12个月,上、下唇部外形良好,颏唇沟及颏部突度等各个结构外形满意(图3-9-14)。

术后头影测量结果:SNA 83°,SNB 79°,ANB 4°,Gs-Sn 84mm,Sn-Mes 76mm,Sn-Stom 26mm,Stom-Mes 49mm。

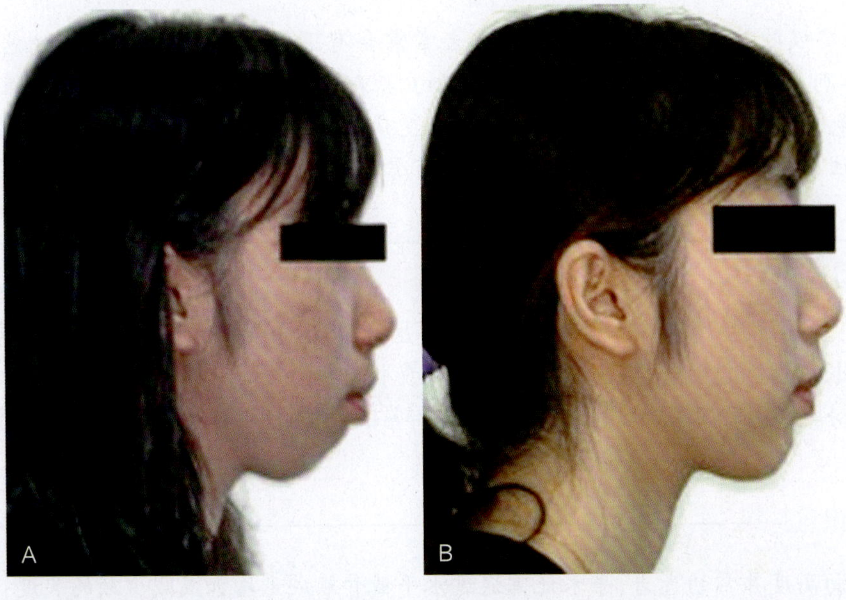

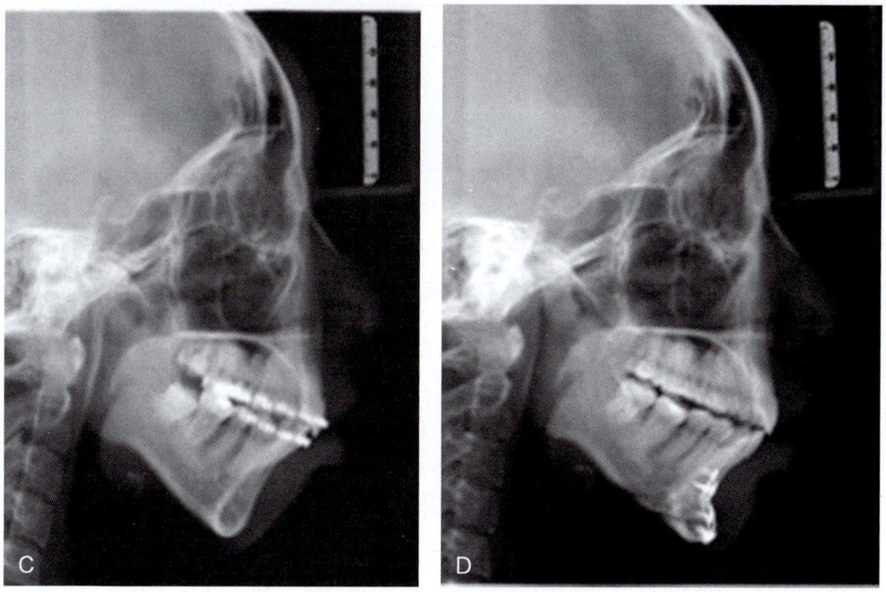

图 3-9-14　手术前后对比

A、B. 手术前后侧面观对比；C、D. 手术前后 X 线侧位片对比。

知识点：颏部双阶梯水平截骨与单层水平截骨

单纯水平截骨只在颏孔平面下方做一道截骨，故前移及下降的范围有限，最大前移量一般在 7mm 以内，不能满足颏部严重后缩畸形患者的需求。而颏部双阶梯水平截骨可使颏部前移及下降的范围增大，颏前点及颏下点可更接近于标准的美学位置，同时可使颏部形态有一个自然过渡，颏唇角及颏颈角形态更趋理想。颏部双阶梯水平截骨适用于颏部后缩明显，但颏部尚有一定高度的患者。

在进行双阶梯水平截骨前移手术时应注意，术中骨膜剥离的范围不宜过大；术中应注意保护颏神经，根据下颌曲面断层片将第一道水平截骨线设计在颏孔下方 5mm；术中截骨应用薄刀往复锯进行，避免过多骨损耗；应尽量多保留软组织的附着，以确保其血供，截骨段间尽量充分接触，以保证良好愈合；做颏部唇龈切口时，应保留龈侧有一定量的肌肉组织，在颏部缝合时，由于颏部骨断前移量较大，故应分层缝合骨膜、肌层和黏膜，必要时应用"V-Y"技术进行骨膜及下唇细带延长术，将唇侧肌肉组织向保留的龈侧肌肉组织悬吊，以关闭伤口，确保伤口顺利愈合，并可避免术后出现颏前软组织下垂移位引起的形态不良。

知识点：不同后缩畸形的手术指征及术式

1. 轻中度后缩畸形且不伴咬合功能障碍者　非生物材料置入隆颏术、玻尿酸注射隆颏术或水平截骨颏成形术。

2. 对仅有颏前后长度缩短的中、重度后缩畸形，可选择作单纯水平截骨前移颏成形术；颏部前后长度缩短且纵向长度增加者，可行水平截骨前上移颏成形；对于前后向及纵向长度均有缩短的患者，可行下颌骨体分层截骨前移，同时在截骨块间置入羟基磷灰石或游离骨组织移植以增加颏纵向长度，也可作下颌骨体斜行截骨前移来增加颏纵向长度。在截骨时应尽量保持颏下缘附着的肌肉组织不被切断，以便于形成带有肌肉软组织蒂的颏骨瓣，确保骨组织的血运，提高抗感染能力，促进骨愈合及骨骼再塑形。

3. 重度后缩畸形 骨牵引技术适用于伴或不伴咬合功能障碍的后缩畸形，颏部骨发育不良程度较重者，可行骨或软骨游离移植颏成形术。

5. 随访 了解患者术后的侧面观，鼻唇颏是否协调及面中下 1/3 比例是否相等，进行术后效果评价。移动、矫正后的骨块在愈合过程中，通常会出现轻微的移位，但如出现明显的复发倾向时，即需要进行相应的处理。根据骨切开的愈合过程及其生物力学特点，术后的随访观察至少应持续 6 个月以上。

【复习题】

1. 上颌前突的发病机制是什么？
2. 简述上颌前突的特征性临床表现。
3. 真性上颌前突与假性上颌前突如何诊断和鉴别诊断？
4. 简述上颌前突的治疗术式及特点。
5. 简述下颌偏斜畸形的临床分类。
6. 简述正颌患者完善术前正畸的必要性。
7. 简述正颌患者术后感染的防治措施。
8. 简述下颌骨正颌手术中出血的防治。
9. 简述双颌外科的定义及适应证。
10. 常规正颌患者的头影测量有哪些内容？
11. 双颌畸形的临床检查需要注意哪些方面？
12. 颏部畸形的分类有哪些？
13. 简述颏部畸形的临床表现。
14. 简述各类颏部畸形的治疗方法。
15. 简述颏部后缩畸形的治疗原则及治疗要点。

（侯 敏 张兰成）

参考文献

[1] 胡静 . 正颌外科学 . 北京 : 人民卫生出版社 , 2010.
[2] JAYARATNE YS, ZWAHLEN RA, LO J, et al. Facial soft tissue response to anterior segmental osteotomies: A systematic review. Int J Oral Maxillofac Surg, 2010, 39 (11): 1050-1058.
[3] SCHOUMAN T, BARALLE MM, FERRI J. Facial morphology changes after total maxillary setback osteotomy. J Oral Maxillofac Surg, 2010, 68 (7): 1504-1511.
[4] PARK JU, HWANG YS. Evaluation of the soft and hard tissue changes after anterior segmental osteotomy on the maxilla and mandible. J Oral Maxillofac Surg, 2008, 66 (1): 98-103.
[5] BAEK SH, KIM BH. Determinants of successful treatment of bimaxillary protrusion: orthodontic treatment versus anterior segmental osteotomy. J Craniofac Surg, 2005, 16 (2): 234-246.
[6] 沈国芳 , 房兵 . 正颌外科学 . 杭州 : 浙江科学技术出版社 , 2012.
[7] 傅民魁 , 口腔正畸学 . 六版 . 北京 : 人民卫生出版社 , 2012.
[8] 周诺 . 牵张成骨研究中的几个热点问题 . 口腔颌面外科杂志 , 2011, 21 (4): 229-237.

第十节　头皮缺损修复与头皮再植

一、头皮缺损的修复与重建

头皮缺损是指由外伤、烧伤、手术、感染、放射性骨坏死及先天畸形等原因造成的头皮组织的连续性中断并伴有部分残缺。其重建方法的选择主要取决于缺损范围及深度。

头皮血运丰富，抗感染能力强，有利于清创缝合时间的推迟。没有明显的感染征象时，行一期缝合的时限可比身体其他部位放宽，一般在24~48小时之内，个别病例可以延长到72小时。选择重建修复方案时，如果情况允许，尽量选择一期闭合。

较小的头皮缺损可以选择直接拉拢缝合。一方面，头皮血供丰富，可以承受一定程度的张力；另一方面，帽状腱膜相对缺乏弹性可以防止组织回缩。在帽状腱膜下层分离周围组织可使头皮产生一定活动度，足够使伤口闭合。在闭合开放性伤口前，需要对伤口进行清洗、清创或者清除纤维化边缘。

（一）应用解剖

1. 头皮的构成　头皮由皮肤、皮下组织、帽状腱膜或肌肉、腱膜下疏松组织、骨膜5层结构组成（图3-10-1）。腱膜下疏松组织形成许多垂直的结缔组织小梁，紧密连于表浅的皮肤和深面的帽状腱膜上，三者形成一个独特的整体结构即“头皮”。“头皮”借腱膜下疏松组织与颅骨膜相连。

头皮皮肤为人体最厚（在3~8mm）并且存在众多皮脂腺。皮肤下层由致密结缔组织和脂肪组织构成，其中含有丰富的动静脉、淋巴管、神经和头皮毛囊。腱膜下间隙位于帽状腱膜深方，该层相对缺血。该层使其上各层（皮肤、皮下结缔组织和帽状腱膜）作为一个整体在颅骨上滑动。头皮借此层与颅骨外膜疏松连接，故移动性大。因此，该层易于剥离，撕脱伤及头皮损伤断裂通常发生于此层。

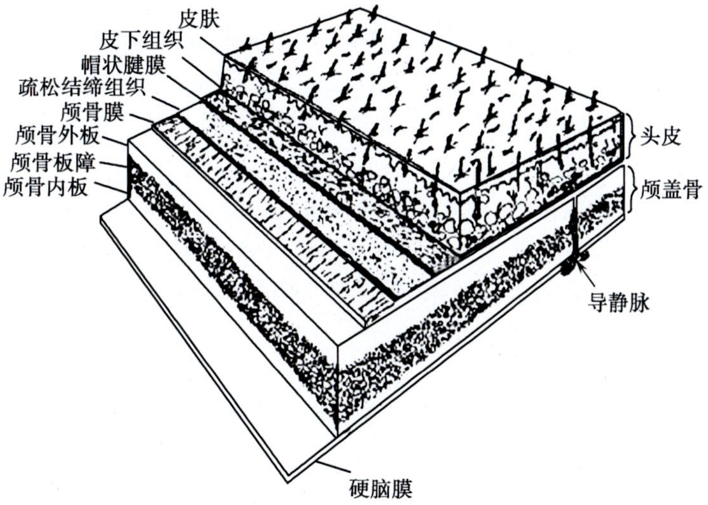

图3-10-1　头皮结构

2. 头皮的血管　头皮和前额由五对动脉供血，在皮下形成丰富的血管吻合。从前到后，分别为滑车上动脉、眶上动脉（颈内动脉）、颞浅动脉、耳后动脉和枕动脉（颈外动脉）。

头皮前部的血供主要来源于眼动脉（颈内动脉第一支）发出的滑车上动脉和眶上动脉。颞浅动脉作为颈外动脉的末终端分支，是最大的头皮血管，为颞部和头皮中央供血。枕动脉提供上项线以上头皮后部的血液供应，其沿脊柱后背的肌肉从颈外动脉分出，于斜方肌的颅骨附着点或斜方肌与胸锁乳突肌之间水平进入头皮。

头皮的静脉与同名动脉伴行，静脉血流通过导静脉与颅骨的板障及硬脑膜静脉窦相通。导静脉无瓣膜，若发生感染，易在腱膜下疏松结缔组织层经上述途径蔓延至颅内。

3. 头皮的淋巴回流　淋巴管主要位于皮下和真皮下水平，头皮部无淋巴结，因此无淋巴流动障碍。头皮淋巴通过腮腺、耳前及耳后淋巴结，颈上淋巴结和枕部淋巴结排出。

4. 头皮的神经　额肌由面神经的颞支支配。多达5个分支在表浅肌肉腱膜系统（SMAS）以上的疏松结缔组织内走行，跨越颧弓中部，到达额肌下水平。枕肌由面神经的耳后支支配，颞肌的运动功能由三叉神经（颅神经V）的下颌支支配。头皮前部及额部的感觉由三叉神经的眼支支配（图3-10-2）。

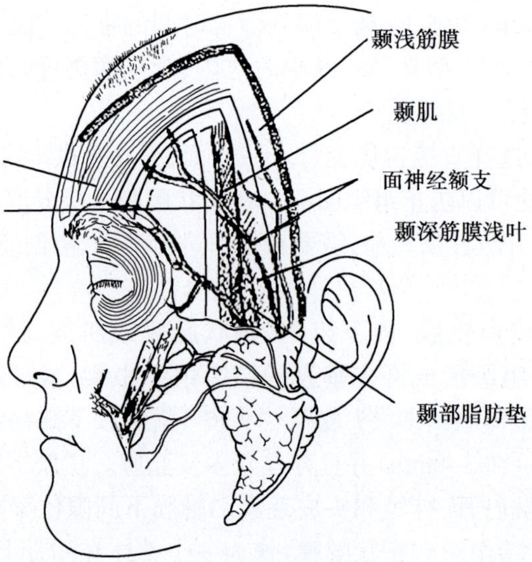

图3-10-2　面肌的神经支配

（二）治疗方案的制订

在制订修复头皮缺损的最佳治疗方案时需要考虑多个因素，缺损面积、形状及深度是衡量闭合创面所需组织量的主要决定因素。根据由简到繁、依次递进的原则选择适合的手术方案。其中缺损的范围和深度最为重要，其他影响因素还包括缺损的位置、周围组织的质量、发际线及患者的整体健康状况、功能水平、依从性和个人偏好等。

1. 顶骨区域的头皮组织移动度最大，因此顶部的缺损适合潜行分离及一期闭合，其他部位的缺损同样可利用顶部头皮的移动形成局部皮瓣进行修复。颞部头皮可通过颞肌下软组织进行重建。而枕部区域的头皮移动非常有限。为了得到最佳的美观效果，毛发区头皮缺损应采用带毛发的头皮皮瓣覆盖。缺损周围组织的厚度、弹性及血供均可影响皮瓣质量。

累及帽状腱膜的撕裂伤需对该层进行特殊关闭。颅骨上的植皮需要完整的颅骨膜来维持其持久性。当存在颅骨缺损时，修复前需要彻底清除暴露的死骨。外露的硬脑膜通常需颅骨重建以保护脑组织，但一些小面积的颅骨缺损可以通过血运丰富的皮瓣或其他软组织覆盖。

2. 由于组织的过度分离和利用，发际线形态可能会发生扭曲变形等。发际线改变的问题可通过设计旋转皮瓣法或头皮组织扩张法得以解决。

3. 在考虑复杂手术或者多期头皮再造之前，首先要评估患者的整体健康状况、功能水平、依从性和个人偏好，具有严重合并症的患者不适合长时间手术。肿瘤患者需进行特殊考虑，术前化疗药物的应用会影响伤口愈合，术前应评估营养状态。

对于不能直接拉拢缝合的较大头皮缺损，可以选择植皮术、皮瓣移植术、皮肤软组织扩张术及人工真皮模板等方式进行修复重建。

（1）皮瓣移植术：直径3~6cm的大多数缺损适合用全厚头皮皮瓣进行关闭。供皮区通常能够同时关闭。如果需要，进行头皮切口的时候，可以增加皮瓣的活动度，并减少伤口的闭合张力。①周围组织的广泛分离；②帽状腱膜切割；③皮瓣的回切切口（back-cut 切口）。直径为 6~9cm 的缺损，可以使用一个基于主要血管蒂的大头皮瓣，但是产生的继发缺损可能需要植皮。直径大于 9cm 的头皮缺损通常不适合用带蒂皮瓣关闭，往往需要游离皮瓣移植。

无论选择哪种皮瓣设计，主要重建原理如下：①利用尽可能多的头皮组织以覆盖原发性缺损（皮瓣及广泛的游离），并尽可能地减小继发缺损的面积（广泛的游离）；②设计继发缺损的位置，以最大限度地提高美学和功能效果，其中枕部尤为理想（图 3-10-3、图 3-10-4）。

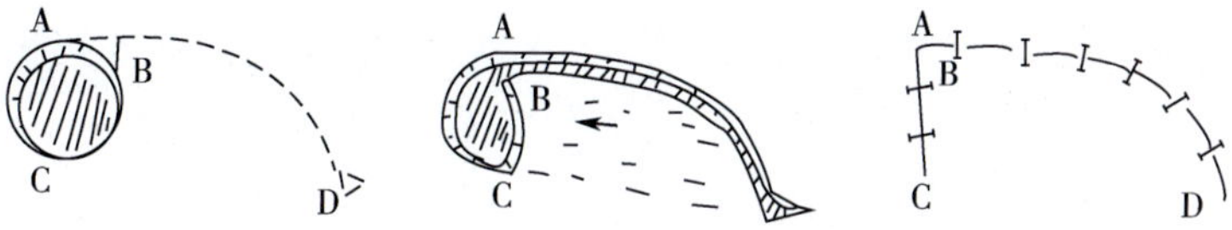

图 3-10-3 局部皮瓣修复示意图

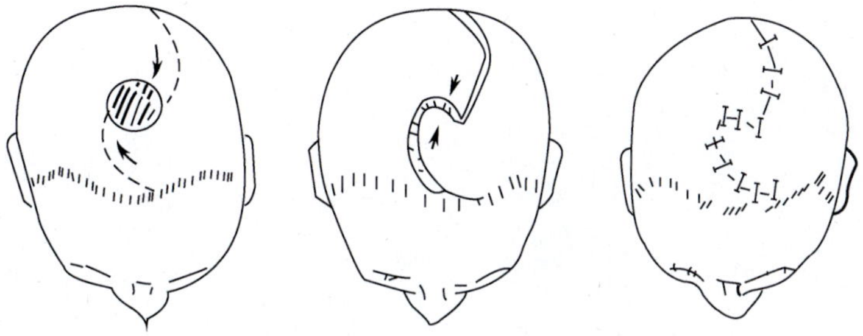
图 3-10-4 旋转皮瓣修复头皮缺损示意图

（2）皮肤软组织扩张术：皮肤软组织扩张术的主要优点是利用了头皮组织的扩张潜力，因此可以避免脱发或治疗现有的脱发。然而使用扩张器有很多限制，如伤口的未感染状态、被扩张组织血运良好、被扩张组织未曾行放射治疗、高达 25% 的并发症发生率以及漫长的扩张期等。

（3）植皮术：可以分为皮肤同种移植和皮肤异种移植。皮肤同种移植和异种移植均可暂时关闭任意大小的头皮缺损。移植物产生排斥通常需要 1~2 周的时间，这段时间内可以得到切除标本的确切病理结果，以确定最终重建方法。刃厚皮片自体移植在头皮重建中可以用于覆盖一期缺损和二期缺损（局部皮瓣的供区），以及覆盖缺乏皮肤的组织瓣，如颅骨膜皮瓣、肌皮瓣、大网膜皮瓣等。植皮术远期往往面临皮肤颜色色差以及局部秃发等问题，很难获得最佳美观效果。

（4）人工真皮模板：人工真皮模板是一种合成的由薄硅胶片覆盖胶原格组成的双层结构，这种结构使其具有不透水的特性。几周后，深层血管化形成，移除硅胶片进行刃厚皮片移植。使用人工真皮模板的优点包括最初创面处理简单，创面厚度增加使得随后的自体皮片移植更稳定，更薄的皮片减少了供区并发症的发生等。其缺点包括产品的成本高但应用受限，较长的加压包扎周期及秃发问题。

【临床病例讨论】

患者，男，39 岁。以“右头枕部包块 9 个月余”为主诉入院。

现病史：患者 9 个月前发现右侧头枕部有一黄豆粒大小包块，未予处理，其后自行反复搔抓后出血，包块逐渐长大，并出现溃烂，长期不愈合。现为求诊治入院。门诊以“右头枕部肿物”为诊断收入我科。

专科检查：右侧顶部见一 6.0cm × 4.0cm 肿物，表面溃疡伴黑色结痂，可见脓性渗出物。肿物质硬，形状不规则，边界不清，与深方组织有粘连。活动度差。压痛（+）。浅表淋巴结未触及。我院 CT 示右顶部肿物。

1. 诊断 右枕部头皮恶性肿物。

2. 治疗 全麻下行右枕部肿物扩大切除，邻近皮瓣转移修复，自体皮片游离移植术。术中沿肿物边缘外 2cm 扩大切除病变，头皮缺损 10cm×8cm。取安全缘和肿物一并送检。术中冰冻病理报告鳞状细胞癌，安全缘未见癌。遂按术前设计取邻近头皮瓣 16cm×8cm 转移覆盖创面，大腿后侧取皮修剪成中厚皮片植于供瓣区，供皮区直接缝合。术后切口及供皮区均Ⅰ期愈合，皮瓣及皮片均成活（图 3-10-5）。

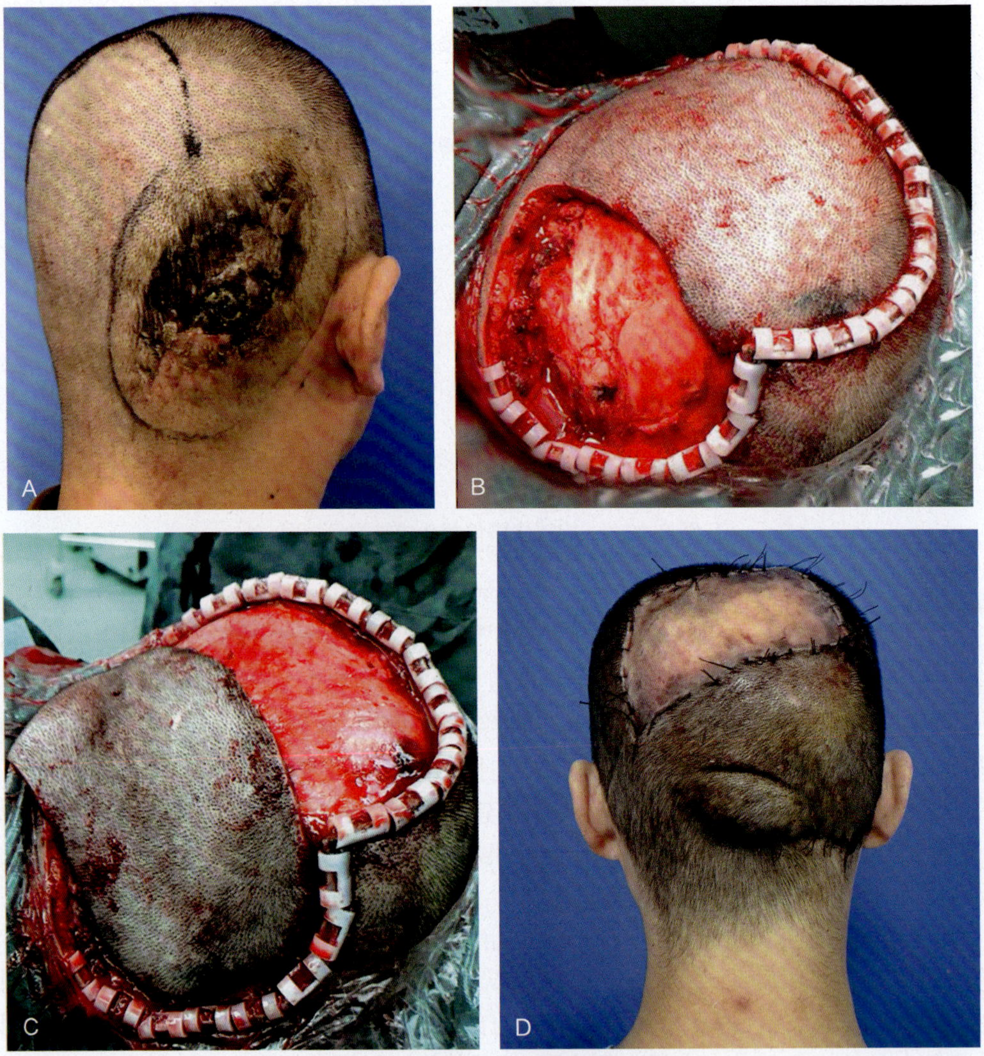

图 3-10-5 男性患者右头枕部包块

A. 病灶局部；B. 病灶切除范围；C. 皮瓣设计；D. 病例术后 1 周。

（三）肿瘤切除后头皮缺损的分类及创面修复方法的选择

1. 分类 根据损伤的深度可分为部分头皮缺损（颅骨膜存在）和全层头皮缺损（颅骨膜缺失）两大类。

部分头皮缺损：指直达头皮帽状腱膜的缺损，而颅骨膜尚完好，较小的创面可单纯拉拢缝合，较大的创面可用游离皮片转移、头皮皮瓣转移或游离皮瓣的方法修复。

全层头皮缺损：包括颅骨膜的缺失及单纯植皮不能存活者。根据缺损范围的面积及周围邻近头皮的情况可选择不同的治疗方法，携带帽状腱膜的头皮皮瓣移植、游离皮瓣移植、去颅骨外板即时或延时植皮、应用颅骨膜瓣及植皮。

2. 根据头皮缺损的范围　可分为轻、中、重度。

(1) 轻度头皮缺损：缺损范围直径小于 6cm，首选局部皮瓣，如旋转皮瓣、推进皮瓣、颅骨膜瓣等。

1) 局部旋转皮瓣：可用于修复小区域的头皮缺损，皮瓣面积应大于所切除的缺损区，旋转皮瓣的长度足够将其完全覆盖，供区需要在无张力下进行缝合。

2) 邻位转移皮瓣：可用于修复面积较大的缺损，尤其适用于前额受损的患者。其中，顶枕部头皮常为最佳供区，皮瓣转移后遗留的继发性缺损区域常可以一期缝合，若缺损区域过大，可选用中厚皮片移植法。目前临床常用的有颞 - 顶 - 枕皮瓣、侧头皮皮瓣以及颞部垂直皮瓣。

3) 双蒂皮瓣：将枕部头皮转移至前额部区域，以两侧颞部为蒂，充分修复前额缺损，供区继发性缺损通常采用一期缝合。

4) 多瓣法：是用于修复大面积头皮的重要方法，重点在于将全部头皮组成完全独立又相互关联的 3~4 个大皮瓣。

(2) 中度头皮缺损：缺损范围直径大于 6cm。如果颅骨膜完整，可单纯采用植皮术。如果颅骨膜缺如，可采用复合皮瓣转移修复或颅骨膜瓣配合皮肤移植的方法。

(3) 重度头皮缺损：缺损范围超过全头皮的 1/3 以上，并伴有颅骨暴露。可以应用吻合血管的游离组织瓣转移修复的方法。

常用的游离皮瓣：

1) 大网膜瓣：以大网膜作为皮肤移植的受床，以胃网膜血管为供应血管。该法需开腹切取大网膜，再进行血管吻合，因此其应用受到一定的限制。

2) 腹股沟皮瓣：以旋髂浅血管为血管蒂。但由于此血管蒂短小，同时伴有解剖变异，目前很少采用。

3) 背阔肌皮瓣：可采用肌皮瓣或单用肌瓣同时表面皮肤移植。此皮瓣血管蒂为胸背动静脉，解剖恒定，血管蒂长，并且面积足以覆盖整个头皮缺损。应用较为广泛，但该皮瓣组织过于臃肿，后期修复有一定困难。

4) 肩胛皮瓣：以旋肩胛动脉的终末支为血管蒂。该皮瓣血管较粗且解剖恒定，并且皮瓣没有背阔肌皮瓣的臃肿。缺点是该皮瓣面积较小，不能覆盖整个头皮。

（四）头皮撕脱伤治疗原则

除手术引起的头皮缺损外，创伤也是头皮缺损形成的重要原因之一。创伤可能引起头皮的部分甚至全部缺失，其中以头皮撕脱伤最为严重。常因头发被机器卷入所致，可造成前额、颞肌或骨膜的一并撕脱，如不及时治疗甚至可危及生命。

1. 全身治疗　头皮撕脱伤患者因全部或大部分头皮撕脱，常因大量出血及疼痛发生休克。应迅速建立静脉通路，纠正失血性休克，监测患者的血压、脉搏、呼吸等生命体征，观察患者是否存在面色苍白、口渴、眩晕、出汗、脉搏细数等休克症状，及时输血输液，给予镇静止痛等治疗。若患者头皮存在活动性出血，立即给予压迫或结扎止血等对症治疗，并同时观察患者神志、瞳孔对光反射等，以排除患者颅骨骨折、颅脑损伤的可能，必要时行颅脑 CT、MRI 等检查，请神经外科医师会诊。

2. 头皮撕脱伤后处理　撕脱头皮置于 1∶1 000 苯扎溴铵溶液中浸泡 5 分钟，生理盐水清洗待用。若头皮尚未完全撕脱，还有部分与机体相连，切勿轻易剪断，尚未撕脱头皮内可能存在完好的动静脉及神经。逐步修剪撕脱头皮直至头皮皮缘出现活跃性渗血，修剪后的头皮可原位缝合，剩余创面根据其缺损范围、颅骨是否外露、骨膜是否存在等因素选择皮片、皮瓣移植或其他重建方案。

3. 修复方法的选择　若头皮已完全撕脱但无严重碾压伤，首选运用显微外科技术进行头皮回植。若撕脱头皮碾压伤较重不能进行头皮回植，而颅骨膜尚存的情况下，可将残余头皮组织修剪为中厚皮片游离移植覆盖头皮缺损；颅骨膜缺损的情况下可采用游离皮瓣移植的方法覆盖缺损或采用外露颅骨外板多处钻孔至板障，诱导新鲜肉芽组织形成，待二期植皮覆盖头皮缺损。

知识点：头皮动静脉吻合要点

首先彻底清创，切除受损血管，受区及供区同时进行，可先吻合动脉，尽快为撕脱头皮恢复血供，供区静脉充盈方便术者寻找，进行静脉吻合。术中同时尽量恢复颞浅神经和耳大神经等感觉神经。术后慎用血管扩张药物及抗凝药物，防止再植头皮发生出血及血肿而影响其成活。

（五）头皮瘢痕及瘢痕性秃发的治疗方法

由于头皮的创伤、烧伤、头皮肿瘤切除、放射治疗等原因造成的创面，愈合后残留的瘢痕可能导致瘢痕性秃发，其治疗方法常采用毛发移植、秃发区瘢痕分次切除及头皮扩张术等。

1. 毛发移植术　该治疗方法详见“第五章第十一节毛发移植”。

2. 局部头皮皮瓣移植　头皮皮瓣应用于治疗瘢痕性秃发患者时，将较隐蔽部位的带皮头皮设计成各种类型的皮瓣，转移至更为重要的部位，尤其是重建前额发际线。需注意所有头皮皮瓣需要仔细设计，术前可用多普勒血流探测仪确定皮瓣血管走行。

3. 秃发区头皮分次切除　秃发区头皮常以纵行方向椭圆形切除，一般在额部发际线后 2cm 处直至枕部，椭圆的最大宽度以分离后能一期缝合为度，一般不超过 3.0cm，长度 12~15cm。如果存在较明显的张力，可在周围头皮中进行广泛的潜行分离，使继发缺损区域一期缝合。对于较大范围的瘢痕性秃发，可通过多次分期切除术使秃发得到最大程度的改善。

4. 头皮组织扩张器植入术　头皮扩张术（scalp expansion）是一种运用头皮扩张的方式增大头皮表面积、修复头皮缺损的方式。其优势在于术后头皮区域头发密度无显著变化。该方法将组织扩张器植入正常头皮组织下方，经过规律注水达到组织扩张的目的，待扩增的头皮皮瓣面积量达到手术需求后，切除头皮秃发区瘢痕，将扩增得到的头皮皮瓣作为旋转皮瓣、推进皮瓣或随意皮瓣转移覆盖缺损区域，从而达到修复瘢痕的目的。

该过程中需注意，头皮扩张应该采用较大的组织扩张器，必要时应放置多个扩张器以获得更多的组织，而放置扩张器的切口不能影响二期手术时所设计的皮瓣血供。此外，在扩张器注水过程中，初期可缓慢注水，而后逐渐加快扩张速度，必要时可以重复进行多次头皮扩张。然而，扩张器并发症发生率可能高达 25%，包括感染、暴露、挤压及植入失败等。因此，其间要密切观察扩张皮瓣血运，注意无菌操作，万不可急于求成，导致扩张皮瓣微循环障碍甚至感染，最终带来供区皮瓣青紫、组织坏死等扩张失败的情况。

二、头皮撕脱伤

头皮撕脱伤系头皮大片自帽状腱膜下撕脱称为头皮撕脱伤，多因头发被机器卷入所致，高速运转的钝物切线打击亦可造成。

（一）症状

患者常有大量出血，并伴有休克。撕脱处常在帽状腱膜与颅骨骨膜之间，有时整个头皮甚至连额肌、颞肌或骨膜一起撕脱。此类损伤特点是失血多，易感染。治疗不及时可危及生命或致颅骨感染坏死。

1. 病理解剖　头皮分为皮肤层、皮下脂肪层、SMAS 层（包含枕肌，帽状腱膜，额肌，颞浅筋膜层）和骨膜层（图 3-10-6）。头皮撕脱往往发生在 SMAS 层和骨膜层之间。原因是这两层之间的结缔组织疏松。头皮撕脱的范围大小不等，前方可包括眉毛甚至上眼睑，两侧可以包括耳朵甚至面部皮肤，后侧可达到发际线下方颈部皮肤。撕脱的头皮有时呈完整一块，有时裂为多块。患者往往伴有大量出血，出血量可达 800~1 500ml，甚至出现休克症状。部分患者伴有颈椎损伤。

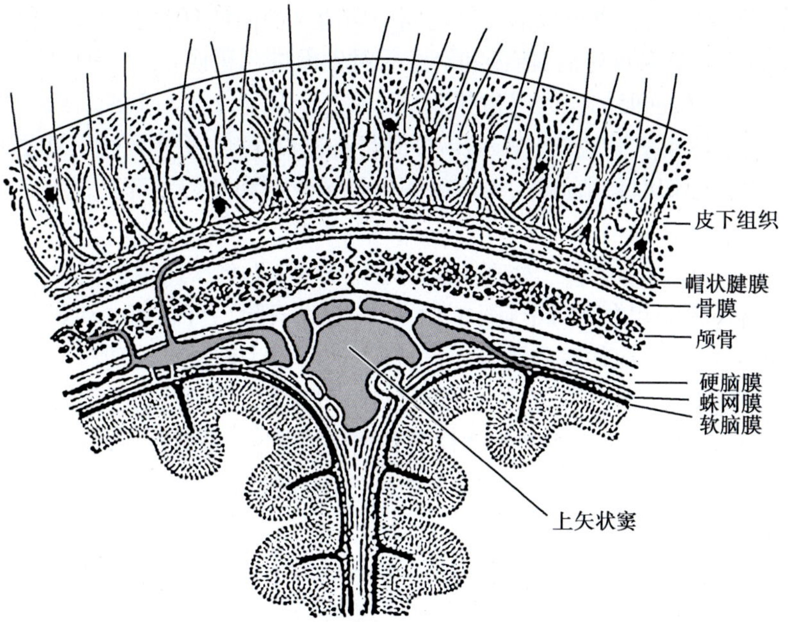

图 3-10-6　头皮的病理解剖

2. 分类　头皮撕脱伤的分类如表 3-10-1 所示。

表 3-10-1　头皮撕脱伤分类

分类	描述
不完全撕脱	撕开的头皮瓣尚有一部分基底和正常头皮相连,保留部分血液供应
完全撕脱	全头皮撕脱和部分头皮撕脱,头皮完全离体
	撕脱头皮无严重挫伤,结构上保持良好,创面干净,撕脱头皮内血管无严重挫伤
	撕脱头皮挫伤严重,头皮内血管亦受挫伤,无法进行头皮再植,头皮创面无明显污染,骨膜完整

（二）诊断依据

1. 头发被机器卷入或头颅外伤史,或伴有短暂的意识障碍。
2. 头皮从帽状腱膜下或骨膜下撕脱,范围常较大,短时间内出血多,伴有休克现象。
3. 头皮整层缺损,颅骨外露,日久可并发颅骨感染或坏死。

（三）现场急救

对于头皮撕脱伤的患者,现场急救包括患者平卧,创面加压、包扎、止血,如有休克需要补充液体或输血。开放两条静脉通路,甚至股静脉埋管,目的是快速输液或者输血。为了减少撕脱头皮热缺血时间,撕脱头皮用无菌纱布包裹后,置于密闭塑料袋内,并放在冰水混合物桶内保存和转运。如果疑似有颈椎损伤,在运送途中患者颈部需要制动,预防颈椎进一步损伤。对患者进行脉搏、血压等生命监护。患者到达医院后,积极完善术前检查,特别要注意检查血常规以判断失血情况,如有必要则进行输血纠正休克。即使血常规检查显示没有严重血红蛋白下降,也要积极备血 800ml 以上。

因为大量失血后,可能伴随着血液浓缩,血红蛋白浓度不能反映真实的失血量。患者体液补充后,红细胞浓度会有所下降。另一个原因是,随后进行的头皮再植术中及术后,头皮血液再通后,仍然会有较多出血或渗血。颈椎 CT 检查,判断是否有颈椎脱位。如果有颈椎骨折或者脱位,则不能进行头皮回植手术。因为在头皮回植过程中头部左右转动,易加重颈椎损伤。这种情况下,可以将头皮寄养在前臂上,待 3 周后再将头皮植回头部。如果没有颈椎损伤,立即准备撕脱头皮再植手术。

（四）治疗原则

头皮撕脱伤的原则是根据创面条件和头皮撕脱的程度选择不同的治疗方法。采用显微外科技术对撕脱头皮进行再植术是最佳手术方法。再植成活可以达到一期消灭创面恢复头皮毛发正常生长的目的。

1. 不完全撕脱　确定头皮血供良好后，清创和消毒后对创面进行止血，之后将撕脱头皮直接与周围正常头皮间断缝合，留置负压引流，创面加压固定包扎。2 天后拔出引流，7 天行间断拆线。10 天完全拆线。

2. 头皮完全撕脱　完全性头皮撕脱伤(图 3-10-7)应行头皮回植术，手术可由三组医生同时进行。第一组医生处理头皮，第二组医生切取移植血管，第三组医生受区清创和准备颞部血管。

（五）手术治疗方法

1. 处理头皮，寻找撕脱头皮内小血管　处理头皮的程序如下：先将头皮内侧肉面垫纱布，防止小段头发沾染肉面，不易去除。将头皮倒扣在钢碗上(图 3-10-8)，将头发去除。可以用电动剃发刀，也可以用大圆刀刮除头发。头皮用 0.01% 的苯扎氯铵浸泡消毒 10 分钟。然后用生理盐水清洗后，在 6~8 倍手术显微镜下寻找再植头皮血管。首选是在两侧颞区解剖寻找颞血管。若颞区血管受损严重，其次是枕血管和滑车上血管。头皮在撕脱的过程中，撕脱头皮内血管往往遭到严重撕拉伤，暴露在撕脱头皮边缘组织外面的血管损伤严重往往不能使用，需要解剖到头皮边缘内 1~2cm，直至被选中的血管在显微镜下外膜完整、内膜光滑方可使用。

动脉镜下管壁较厚容易吻合，静脉管壁非常薄，吻合时需要用冲洗液将血管口冲开，看到静脉管腔才能准确吻合。有时甚至需要将静脉浸泡在水中进行吻合，以便于血管张开。头皮再植中动脉和静脉吻合比例最佳是 1∶2。但实际操作中，能达到 2 根动脉 2 根静脉也可以。而且再植中需要吻合撕脱头皮二侧的动脉和静脉，仅做一侧血管重建另一侧头皮容易出现供血障碍。

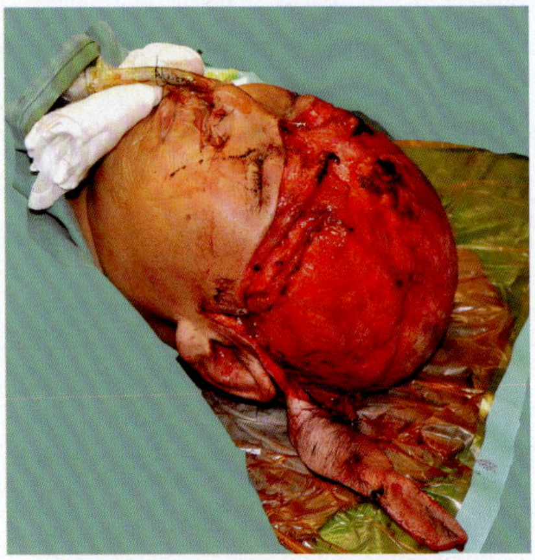

图 3-10-7　完全性头皮撕脱伤

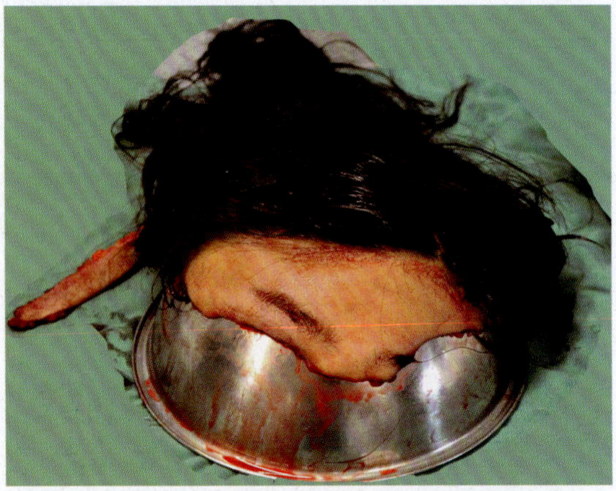

图 3-10-8　头皮撕脱伤患者皮瓣待移植术前

2. 获取移植血管　第二组医生准备移植血管。移植血管供区可以来自上肢贵要静脉或者下肢小隐静脉的分支，其中优选上肢贵要静脉分支。贵要静脉分支的管径、管壁和头皮内的颞浅静脉和枕静脉较匹配，并且静脉内瓣膜也相对较少，是头皮再植理想的桥接血管。前臂尺侧皮肤往往可以看见贵要静脉的走行，以此静脉为轴线，设计前臂 S 形切口(图 3-10-9)，逐渐分离所需相配的血管，结扎并切断提取。切记注意标记移植血管的近心段以及远心端，术中如果混淆，会造成血管吻合不通。取移植血管时可以使用上臂止血带，但不用驱血，这样充血的浅表静脉暴露清晰。可以切取双侧前臂的贵要静脉分支，每一侧贵要静脉桥接一侧头皮的颞浅动静脉。

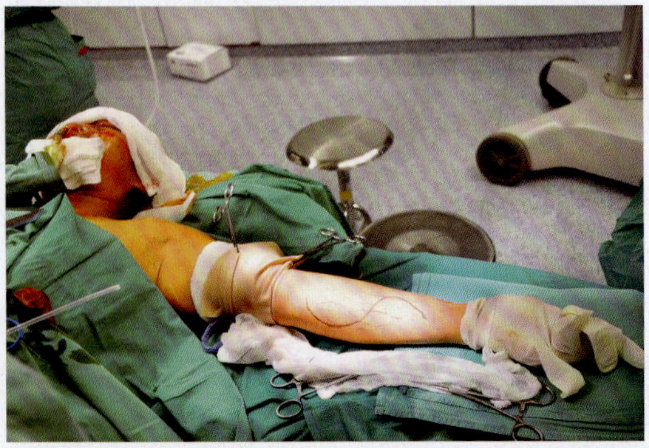

图 3-10-9　以贵要静脉走行为轴线设计前臂 S 形切口

3. 受区准备　第三组医生进行受区的清创和血管准备。清创止血修理创缘后在显微镜下进行受区的血管准备。头皮撕脱时因巨大的力量也造成了颞浅血管或枕血管的损伤，因此受区的血管也必须在显微镜下进行甄别，切除损伤的部分，直至外膜完整内膜光滑。

4. 吻合血管　注意鉴别移植血管是对应动脉端还是静脉端，因为移植静脉内有瓣膜控制了血流方向，如果移植方向反了会造成血栓，使再植手术失败。依次吻合颞浅静脉和颞浅动脉。缝合好一侧血管后，松开血管夹，尽早使头皮恢复供血。这时头皮的残端伤口会大量出血，此时应该对头皮进行止血处理，可以将头皮翻过来操作电凝止血。如需要对枕部血管止血，则可在显微镜下寻找撕脱头皮内血管时进行，如不使用枕部血管，此时则应当予以结扎。

止血完成后，再次固定头皮，进行另外一侧血管吻合。两套血管吻合都结束后，缝合头皮。枕部的头皮缝合时，可以将手术床摇起来，使患者半坐位。因为头皮在撕脱的过程中受到外力牵拉会变长，可于枕部剪除多余的头皮。若不去除，容易积血。头皮下放置两根引流管（图 3-10-10）。至此头皮回植手术完成。头皮缺血时间即使达到 18 个小时，有时仍然可以再植成功。但撕脱头皮热缺血时间超过 18 小时或冷缺血时间超过 32 小时，则再植不易成功，夏天这种情况更显著。所以缩短撕脱头皮缺血时间是再植成功非常关键的因素。

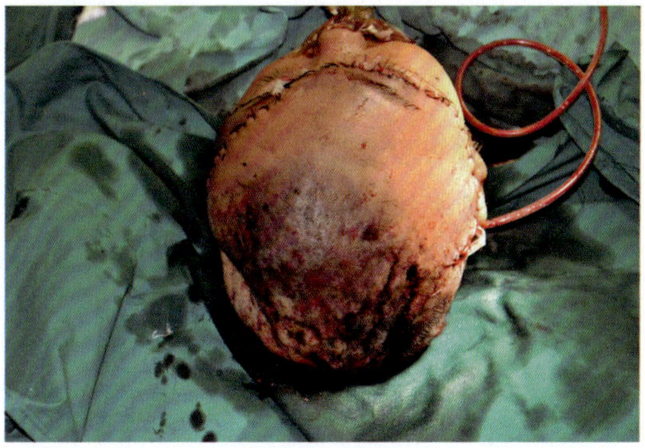

图 3-10-10　头皮撕脱伤患者术中已成功回植皮瓣并放置引流

知识点：头皮动静脉清创的要点

因为头皮被暴力撕脱后，常造成血管残端的内膜损伤。这种具有内膜损伤的小血管会造成血管吻合后的血栓，导致头皮再植失败。因此，在清创时，需要切除不健康的血管残端，直至健康的血管处。受区血管亦是如此。若要获得健康的血管，往往需要剪除暴露在头皮组织以外的残端血管，并向头皮组织内分离 1~2cm。健康血管的标准是，显微镜下血管内膜完整，没有内膜剥脱的情况。

5. 头颅创面的植皮　在创面小的情况下，可利用旋转皮瓣或筋膜转移覆盖保留的颅骨。同时供应区皮肤缺损行一期植皮。筋膜转移区，创面择期行二期植皮。颅骨暴露范围大，无法回植或者回植失败患者，无法做皮瓣和筋膜转移者，可以在颅骨上均匀钻孔。钻孔深度穿破颅骨外板即停止，内层颅骨并未钻破。然后以湿纱布包扎，保持伤口湿润。待肉芽从骨洞长出，并且覆盖整个颅骨后，进行断层皮片移植手术。肉芽生长的时间可长达 1 个月。不过，此种愈合经常形成不稳定破溃，数十年后，有的患者发生鳞状上皮癌。

（六）术后处理

1. 再植头皮血运观察　头皮回植术后最为首要的是观察回植皮瓣的血供。术后 7 天内，应每小时观察头皮血供一次（图 3-10-11）。如出现血管危象，则应立即行手术探查。

2. 术后输血　因头皮组织血供丰富，术后头皮仍有较大的出血可能性，甚至术后首日渗血量可达到 800ml 以上。应备血，并观察情况随时输血，补足血容量。同时密切注意监测患者生命体征，注意输血及补液速度。

3. 抗感染　术后常规使用广谱抗生素预防感染。

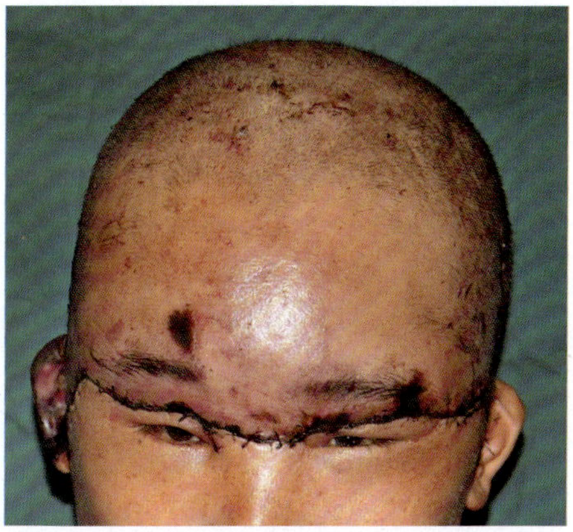

图 3-10-11　患者术后第 7 天观察回植皮瓣

4. 预防血管痉挛　术后由于创伤和疼痛可引起成再植头皮吻合的血管痉挛，持续有效的止痛是预防血管痉挛的重要效措施。除此之外，血容量不足也是血管痉挛的原因，因此补足血容量十分重要。防止血管痉挛还应常规使用罂粟碱 30mg，一日四次，应用 2 天后可将频率降低至一日三次，4 天后可改为一日两次，第 7 天停用罂粟碱。

5. 防止头皮压迫性褥疮 头皮再植后没有感觉功能，再植头皮长时间在某一个体位下容易引起头皮压迫性坏死。因此患者在平卧位下每 2 小时需要转动头部一次，防止再植头皮出现压迫性坏死。另外，让患者躺在水床也可有效防止此并发症。

【临床病例讨论】

患者，女，42 岁。以“全头皮撕脱伤 4 小时”为主诉入院。

现病史：4 小时前，患者工作中头皮卷入机器。送到医院后，门诊完成各项术前检查，主要包括血常规和头颈部 CT。血红蛋白为 8g/L，输全血 1 200ml，全麻手术。将头皮毛发处理好以后，在头皮内寻找动静脉。然后在双侧上肢取两根贵要静脉，桥接颞前动静脉和头皮内动静脉断端。

术后给予低分子右旋糖酐 500ml，静脉输入每天 2 次，使用 3 天。罂粟碱 30mg，肌内注射，每 6 小时一次，2 天后改为每 8 小时一次，3 天后改为每日 2 次，第 5 天停药。患者卧床休息，注意活动下肢及按摩。术后 10 天拆线出院。

【复习题】

1. 简述头皮的血管解剖。
2. 根据损伤的深度，肿瘤切除后创面修复选择何种方式？
3. 简述头皮撕脱伤治疗原则。
4. 简述头皮瘢痕及瘢痕性秃发的治疗方法。
5. 简述头皮动静脉吻合要点。
6. 全头皮撕脱伤常用的吻合血管是什么？
7. 如何确保吻合血管条件良好？
8. 头皮撕脱伤术前主要的辅助检查是什么？
9. 简述全头皮撕脱伤显微重建术的过程。
10. 简述全头皮撕脱伤显微重建术后的处理要点。

（谢 峰 程开祥 郭 澍）

参考文献

[1] 王炜 . 整形外科学 . 杭州 : 浙江科学技术出版社 , 1999.
[2] 祁佐良 , 李青峰 . 外科学整形外科分册 . 北京 : 人民卫生出版社 , 2016.
[3] 魏福昌 , 孙家明 . 皮瓣与重建外科 . 北京 : 人民卫生出版社 , 2011.
[4] 王原路 , 张金明 , 钟鸣 , 等 . 应用多个扩张器治疗头部大面积瘢痕性秃发 . 中国美容医学 , 2013, 22 (12): 1257-1259.
[5] SAKAMOTO Y, ARNAUD E. Multiple Delayed Scalp Reconstruction for Complicated Cranial Defects. PlastReconstrSurg Glob Open, 2016, 4 (8): e836.
[6] ECK D L, KOONCE S L, AL MAJED B M, et al. Evaluation of options for large scalp defect reconstruction: A 12-year experience. Eplasty, 2014, 14: e10.
[7] CEN H, JIN R, YU M, et al. Clinical decision model for the reconstruction of 175 cases of scalp avulsion/defect. Am J Otolaryngol, 2021, 42 (1): 102752.
[8] SINGH K, AGGARGGARWAL K. Total Scalp Replantation after Traumatic Avulsion. Indian J Plast Surg, 2020, 53 (2): 311-312.
[9] JIANG L, JONES S, WU Z, et al. Microvascular replantation of totally avulsed scalps: Failures and successes. J Craniofac

Surg, 2020, 31 (2): 185-189.
[10] DADACI M, YILDIRIM MEC, INCE B. Experience of replantation and reconstruction in total scalp, partial forehead, and ear avulsions. J Craniofac Surg, 2019, 30 (7): 2268-2270.
[11] KASHYAP N, SINGHAL M, TIWARI R, et al. Scalp avulsion injuries and replantation: Is deep temporal artery an alternate option？ Ann Plast Surg, 2020, 84 (2): 178-182.
[12] MALMANDE V, RAO N, BIRADAR A, et al. Scalp replantation in a cervical spine injury patient: Lessons learnt. Indian J Plast Surg, 2018, 51 (2): 243-246.
[13] JIN Y, HUA C, HU X, et al. Microsurgical replantation of total avulsed scalp: Extending the limits. J Craniofac Surg, 2017, 28 (3): 670-674.

第十一节　额部、面颊部和唇部缺损

一、额部、面颊部、唇部的范围和界限

额部是指面部上 1/3 的部分。额部的上界为发际线，下界为眶上嵴，两侧边界为颞骨前缘。

面颊部为面部的两侧从眼到下颌缘的部位，上界为睑颊沟、颧弓，前方为鼻背和鼻翼外侧、鼻唇沟、口角，后界为耳屏、耳垂，下界为下颌缘。

唇部的范围包括上下唇和口裂周围的面部组织，上至鼻基底，下至颏唇沟，两侧至鼻唇沟。

二、额部、面颊部、唇部的解剖

额部由外向内分别为皮肤、皮下组织、额肌（下部与皱眉肌、降眉肌、降眉间肌交织）、骨膜、额骨。额肌和皱眉肌由面神经颞支的额支支配，降眉肌和降眉间肌的神经大多来源于面神经颞支吻合网，一般 2~3 支，于皱眉肌的深面或浅面到达肌肉，另有一部分降眉间肌神经来源于颞颧支吻合网的分支。额部皮肤感觉由眶上神经和滑车上神经支配，它们为三叉神经眼支的终末感觉支。主要血供来源为眶上动、静脉，滑车上动、静脉和颞浅动、静脉的额支。

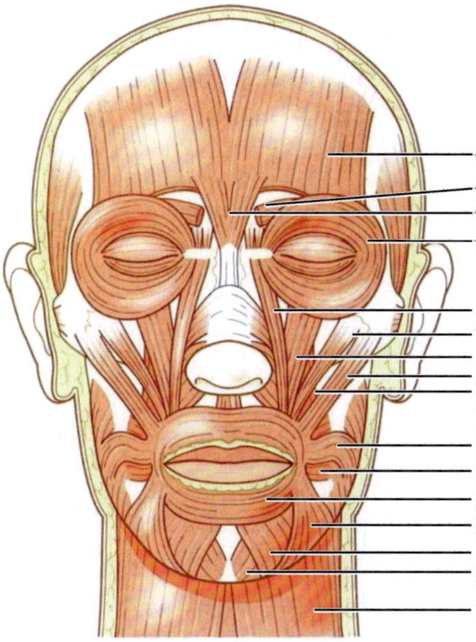

图 3-11-1　面部表情肌

面颊部解剖比较复杂，由外向内分别为皮肤、皮下组织、SMAS 筋膜（颧大肌、颧小肌、笑肌、上唇提肌、上唇鼻翼提肌、降口角肌、部分颈阔肌及其筋膜）（图 3-11-1）、颞浅动静脉、腮腺及腮腺导管、面神经分支（颧支、颊支、下颌缘支）、面动静脉、深部脂肪垫（颧部脂肪垫、颊部脂肪垫）、颊肌、咬肌、下颌骨及骨膜、部分颧骨、上颌骨及骨膜、颊部口腔黏膜。面颊部皮肤感觉主要由三叉神经分支 - 上颌神经的颧面神经、眶下神经和下颌神经的耳颞神经、颊神经支配（图 3-11-2）。面颊部血供主要来自面动、静脉，上颌动、静脉，眶下动、静脉。

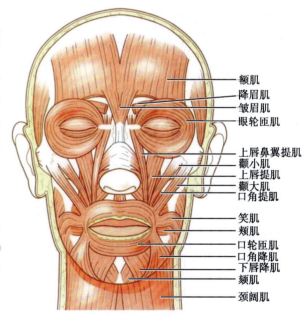

唇部由外向内分别为皮肤、皮下组织、口轮匝肌、黏膜下层和唇黏膜（图 3-11-3）。上唇皮肤感觉由眶下神经支配，下唇皮肤感觉由颏神经支配。唇部血供主要来自面动静脉（上唇动、静脉，下唇动、静脉）。

三、额部、面颊部和唇部缺损的原因

造成额部、面颊部和唇部缺损的原因主要有以下几方面。

1. 外伤　包括机械性损伤、热力损伤、物理化学损伤，如切割伤、撕脱伤、烧伤、放射性损伤等。

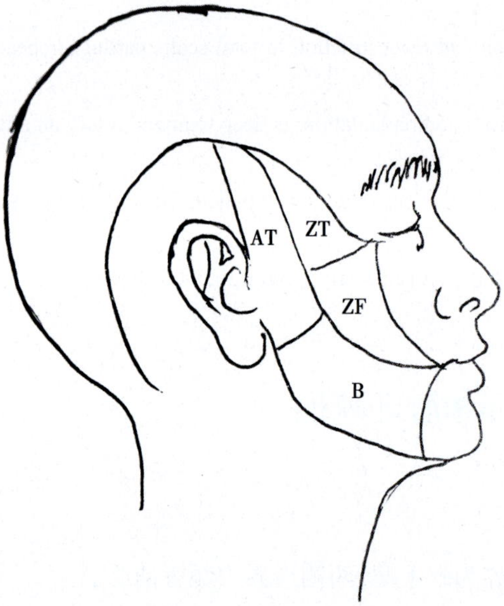

图 3-11-2 面颊部感觉神经支配区域（谭谦绘制）

ZT 颧颞神经；ZF 颧面神经；AT 耳颞神经；B 颊神经。

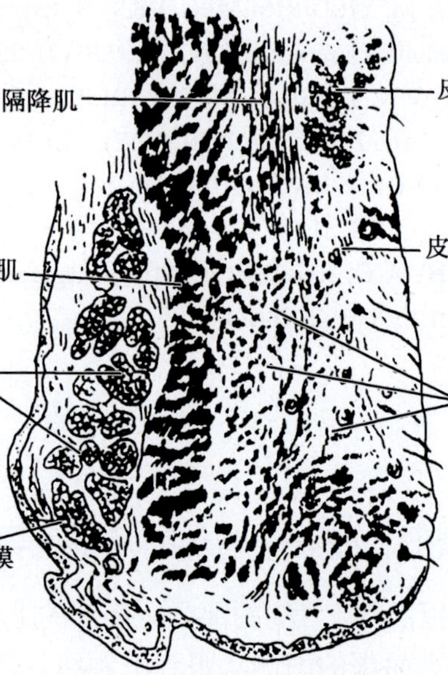

图 3-11-3 唇的组织结构

2. 肿瘤　常见的皮肤恶性肿瘤有鳞癌、基底细胞癌、皮肤隆突性纤维肉瘤、恶性黑色素瘤等切除术后造成的缺损。血管瘤、角化棘皮瘤、较大的色素痣等切除后也是造成缺损的常见原因。

3. 感染　各种原因的感染所致皮肤坏死、溃烂、窦道、瘢痕而造成额部、面颊部、唇部缺损，尤其是特殊感染，如口腔颊部厌氧菌感染、分枝杆菌感染等。

4. 先天性畸形　先天性唇裂（单侧、双侧），面裂（横裂、斜裂），第一、二鳃弓综合征，Treacher-Collins 综合征等。

5. 其他　半侧颜面萎缩（Romberg 综合征），注射材料血管内栓塞皮肤坏死，药物外渗，瘢痕等。

四、额部、面颊部和唇部缺损的特点

1. 功能和容貌的影响较大　面部缺损造成面部表情运动障碍，洞穿性缺损造成进食和语言障碍，而且造成结构破坏、不对称畸形、容貌改变。

2. 修复困难，难以达到理想效果　在面部其他部位不增加瘢痕的前提下，很难找到在结构、质地、色泽上与其相匹配的组织进行修复。

3. 造成缺损的原因多样　造成额部缺损的原因以外伤为多；造成面颊部缺损的原因以感染和肿瘤为多；造成唇部缺损的原因以先天性畸形为多，如唇裂。

4. 造成骨及重要软组织外露　额部由于软组织较薄，缺损后易导致额骨外露；面颊部缺损常合并面神经损伤；唇部缺损功能影响较大，进食、发音都会受到影响。

5. 心理影响大　由于面部容貌的影响，无法面对家人、面对社会，造成极大的心理压力，恢复容貌的愿望强烈。

五、额部、面颊部和唇部缺损的评估

1. 明确缺损的部位、大小、深度及与周围组织、器官的关系。

2. 明确缺损部位是否有骨、神经、血管外露，是否有腮腺瘘。

3. 明确缺损对周围组织结构有无影响，影响程度如何，有无面神经和 / 或三叉神经损伤。

4. 明确面颊部缺损有无合并与口腔、鼻腔相通的洞穿性缺损。

5. 明确有无功能影响、面部对称程度、容貌影响程度。

六、额部、面颊部和唇部缺损的修复

(一)修复时机

1. 外伤引起的急性缺损，在有条件的情况下可即刻修复，如污染重、全身情况差、缺损复杂一时难以修复等。可先清创止血，暂时用生物敷料覆盖或负压封闭治疗(NPWT)。对于深二度或三度烧伤创面，在全身情况允许并有足够自体皮源的前提下，可早期切削痂植皮。

2. 肿瘤切除术后缺损，在确定肿瘤切除干净的前提下即刻修复。如一时不能确定肿瘤性质或不能确定肿瘤是否切除干净，可暂时覆盖，等明确诊断后进行修复。

3. 感染造成的缺损应先清创、引流、换药、控制感染，然后再进行修复。如缺损复杂、水肿明显、瘢痕严重，可先简单修复，3~6 个月后再进行二次整形修复。

4. 先天性单侧唇裂在出生后 2~3 个月修复，先天性双侧唇裂在出生后 6 个月修复。

(二)修复原则

额部、面颊部和唇部缺损的修复应根据缺损的原因、缺损的部位和范围、可供修复的组织量来决定缺损的修复方案。一般应遵循以下原则。

1. 就近原则　修复后应达到色泽、质地与周围一致，最好的修复组织就是缺损周围的组织，因此，在供区影响最小的情况下尽量选用邻近组织进行修复。

2. 功能美观兼顾原则　面颊部及唇部的修复既要修复缺损满足功能的要求，又要考虑形态外观的改善，切口瘢痕最轻，如唇裂修复既要恢复解剖结构、修补裂隙，又要考虑修复后的外观，重建唇部美学结构。

3. 美学原则　面颊部、唇部缺损的修复不仅仅是单纯的修复缺损，更重要的是恢复容貌的美观，因此，应根据美学原则和患者的愿望权衡利弊，选择最佳供区、最合理的切口设计以及最佳修复方案。

4. “MLT”原则　面部缺损修复后在色泽、质地上应与周围组织一致(matching)；要有足够面积(large)的供区组织用于修复，且供区影响小；修复后皮瓣要薄(thin)，不能臃肿。

5. 一期愈合原则　口腔为污染区域，手术时不能做到完全无菌，颊部洞穿性缺损的修复或唇部缺损的修复为二类切口，如果达不到一期愈合，修复的效果就达不到理想的程度。因此术前、术中和术后都要加强抗感染措施，确保手术切口一期愈合。

(三)修复方法

1. 植皮　植皮是最简单最基本的方法，但修复后的美学效果较差。供皮区一般采用耳后、锁骨上区域、上臂内侧，取全厚皮片移植，供区可直接缝合。只适用于缺损区域基底血供良好，无骨、肌腱、神经、血管外露，浅而平整的创面。一般来说，额部无骨外露的创面可考虑植皮。对于全面部深度烧伤，以肉芽创面中厚皮片分区移植为佳。

2. 邻近皮瓣修复　缺损邻近组织是修复缺损最理想的组织，因此较小的皮肤缺损常用邻近皮瓣修复，如旋转皮瓣、推进皮瓣、移位皮瓣、皮下组织蒂皮瓣(风筝皮瓣)、O-Z 皮瓣、A-T 皮瓣、狭长窄蒂皮瓣(图 3-11-4)等。

由于面部血运丰富，局部皮瓣的设计长宽比可达(3~4)∶1，根据缺损的部位、大小选择合适的较为隐蔽的邻近皮瓣修复。

3. 轴型皮瓣或筋膜皮瓣修复　以颞浅动脉额支为蒂的额部皮瓣修复面颊部缺损；以滑车上血管为蒂的额部皮瓣修复面颊部缺损；以面动脉为蒂的鼻唇沟皮瓣修复面颊部或唇部缺损；以颏下动脉为蒂的颏下皮瓣修复面颊部或唇部缺损；以下唇交叉组织瓣(Abbe 瓣)修复上唇缺损(图 3-11-5)等。

4. 扩张皮瓣　将皮肤软组织扩展器置入额部或面颈部皮下进行扩张，利用扩张的皮瓣修复额部、面颊部缺损。颈横动脉颈段皮支扩张皮瓣修复面颊部、唇部缺损也是一个很好的选择。

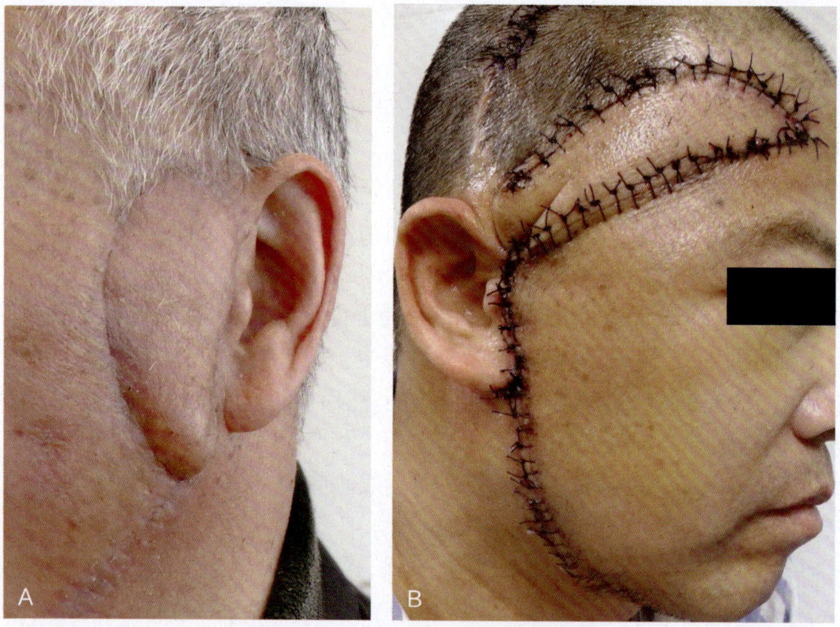

图 3-11-4 狭长窄蒂皮瓣的修复效果

A. 左耳前肿瘤切除皮瓣修复；B. 右额部缺损皮瓣修复。

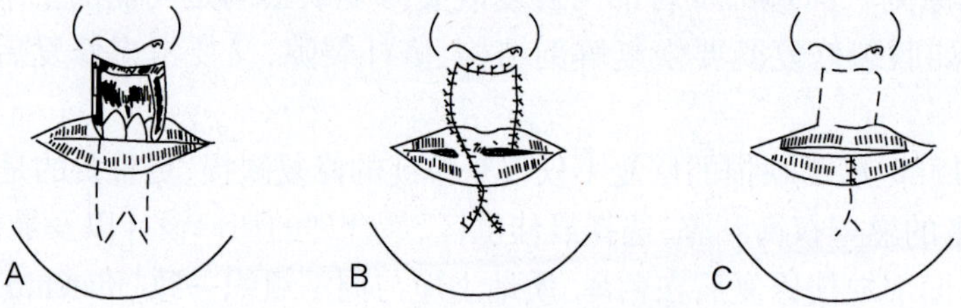

图 3-11-5 Abbe 瓣修复上唇缺损

A. 上唇缺损；B. 下唇皮瓣转移缝合后；C. 唇部断蒂后。

5. 游离皮瓣 常用的游离皮瓣供区为前臂皮瓣，股前外侧皮瓣，肩胛皮瓣，足背皮瓣，小腿外侧皮瓣。前臂皮瓣和足背皮瓣质地柔软，厚薄适中，更适合面颊部缺损的修复，如果需要同时修复骨缺损，可用小腿外侧皮瓣同时携带腓骨瓣的复合组织瓣游离移植，其蒂部为腓动、静脉。面颈部常用于吻合的血管受区为面动、静脉，颞浅动、静脉，甲状腺上动、静脉。

【临床病例讨论】

病例 1

患者，男，35 岁，因“右额部外伤后皮肤缺损 3 周”入院。

现病史：3 周前，患者因骑电动车跌倒致右额部外伤，皮肤撕脱，当时无昏迷，立即送往就近医院治疗，头颅 CT 检查无异常，给予清创缝合。入院前 1 周因额部皮肤坏死，予以清除坏死组织，负压封闭引流（VSD）治疗。现因右额部皮肤缺损，额骨外露转上级医院治疗。患者自受伤以来无昏迷，无呕吐，无发热，言语清晰，四肢活动正常。

既往史：既往无外伤史，无手术史。否认糖尿病、高血压病史。

个人史、家族史：无抽烟酗酒史，否认家族遗传病史。

查体：体温 37.1℃，脉搏 72 次 /min，呼吸 20 次 /min，血压 120/76mmHg，体重 68kg。神志清楚，双侧瞳孔等大等圆，对光反射灵敏。双肺呼吸音清，腹部检查无异常，四肢活动自如，肌张力正常，病理反射未引出。

专科情况：右额部见一创面，皮肤软组织缺损，约 11cm×6cm。近额部正中处见约 3cm×4cm 大小额骨外露，周围创面为肉芽组织，鲜红易出血，分泌物不多。创面周围皮肤无明显红肿（图 3-11-6）。

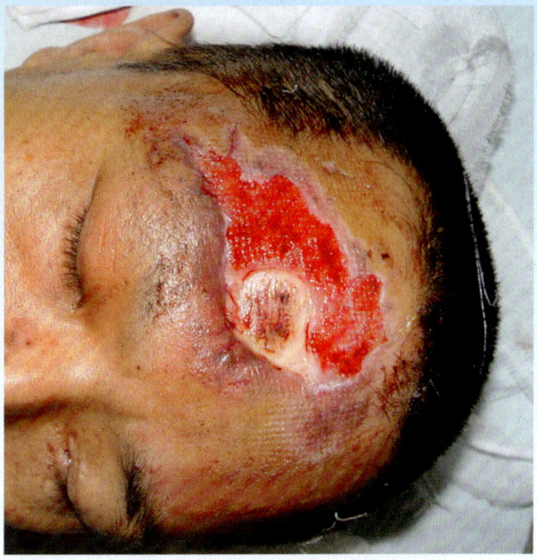
图 3-11-6 额部皮肤软组织缺损情况，见额骨外露

入院后经积极准备，在全麻下行右前臂皮瓣游离移植右额部创面修复术（该患者左手为优势手）。

在右前臂从肘窝中点到腕部桡动脉搏动处画一直线，标记桡动脉的体表投影。以此线的远端为中轴，在前臂下段偏桡侧设计 11cm×6.5cm 大小的皮瓣。

上臂系止血带，根据设计线，在皮瓣的桡、尺侧作适当的纵形切口。沿深筋膜与肌膜之间向中线作锐性分离。尺侧分离至桡侧腕屈肌腱，桡侧分离至肱桡肌腱，注意勿损伤自桡动脉发出的细小穿支。从桡动、静脉的深面掀起皮瓣，仔细结扎桡动脉发出的肌支。切断皮瓣远端的前臂正中静脉、头静脉、桡动脉及其伴行静脉，分别一一结扎。形成带桡动、静脉和头静脉蒂的前臂皮瓣。放松止血带，观察皮瓣血液循环，确定皮瓣血供良好无误，等待断蒂（图 3-11-7）。

右额部创面清创，将创面边缘切除整齐，刮除不新鲜的肉芽组织，彻底清洗。在患者右侧颞部做一弧形切口，从耳前到额部创面，切开头皮，注意尽量不损伤毛囊。在耳轮脚前方仔细分离出颞浅动静脉备用。

右前臂皮瓣断蒂，结扎近端桡动静脉。前臂创面中厚皮片移植，打包固定。

将桡动脉与颞浅动脉端端吻合，一根桡静脉与颞浅静脉吻合，另一根与耳后静脉吻合（图 3-11-8）。将前臂皮瓣缝合固定于额部创面，观察皮瓣血运良好。

术后 10 天拆线，切口愈合良好，皮瓣色泽与周围基本一致，无臃肿（图 3-11-9）。

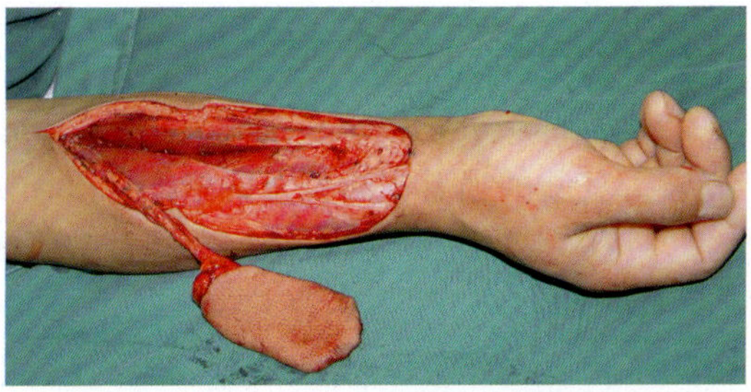
图 3-11-7 右前臂桡侧皮瓣分离完毕

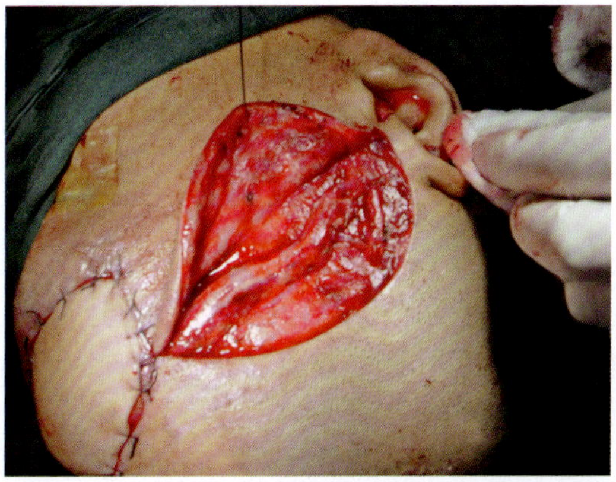
图 3-11-8 皮瓣蒂部血管与受区吻合

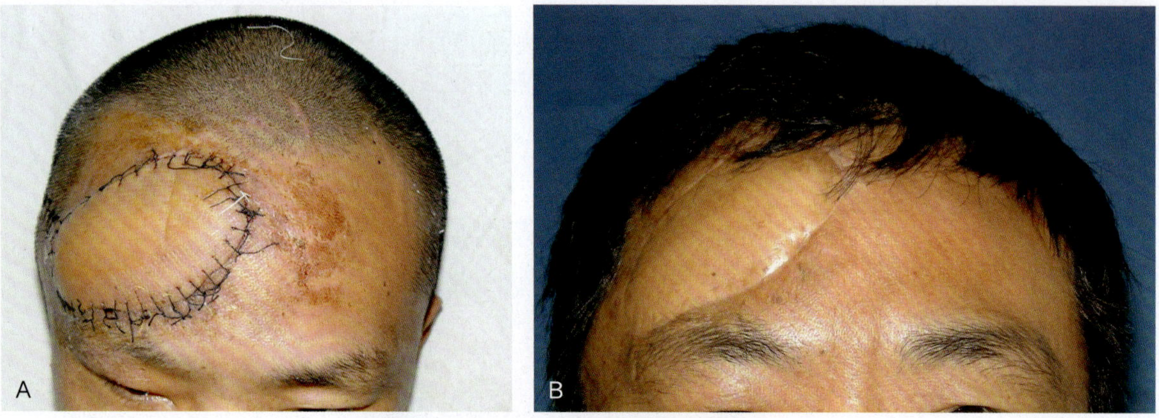

图 3-11-9 额部缺损前臂游离皮瓣修复后

A. 术后 7 天；B. 术后 3 个月。

1. 诊断 该患者诊断不困难，根据病史、临床表现、查体所见可以诊断为右额部外伤后皮肤缺损，额骨外露。

患者为头颅外伤造成的右额部皮肤缺损，需要明确的是患者有无颅骨骨折和颅内血肿。该患者外伤后无昏迷史，无呕吐史，CT 检查正常，在院外治疗 3 周无头痛，无意识改变，无神经系统定位体征，基本排除颅内损伤的可能。

2. 早期处理 该患者在当地医院进行清创缝合，但 2 周后发现皮肤坏死，因此在皮肤撕脱伤清创时一定要判断皮瓣的血运，在病情允许的情况下，根据撕脱范围、蒂部宽窄、皮瓣血运情况采取相应的处理措施。

知识点：面部皮肤撕脱伤清创时皮瓣血运的判断及处理

皮肤撕脱伤的基本治疗原则应是在判断撕脱皮瓣血运的基础上争取保留更多有血运的组织。撕脱的皮瓣通常会受到碾压、挫裂，所受暴力作用形式不同，通常造成损伤平面不一致。临床上经常发现越近蒂部损伤越轻，真皮下血管网保存越完整，损伤最严重的部位通常是远端，根据损伤平面相应地制成连带脂肪、带真皮下血管网及全厚皮等不同厚度的皮瓣或皮片，因为有蒂部相连，血液可以通过蒂部皮下血管网向皮瓣远端灌注，对回植皮肤的存活非常有利。撕脱皮瓣血液循环的判断对于手术方法的选择至关重要。对其活力判断有困难时，宁可将皮瓣多修一些或反取回植，也不要遗留已丧失活力的组织。

当处理皮肤撕脱伤时，应检查撕脱组织的范围、皮瓣的长宽比例、创缘活动性出血情况、组织挫伤的严重程度等情况来判断撕脱皮肤原位缝合后能否成活。对于撕脱皮肤面积小、皮肤无明显挫伤、血运好者可清创后原位缝合，术中按解剖层次对位缝合，尤其注意真皮层的有效减张，充分应用整形外科缝合方法和技巧进行处理，以减轻术后瘢痕的形成。当估计皮瓣不能成活时，应修剪成中厚或全厚皮片原位回植。面部血供丰富，采用保留真皮下血管网皮瓣原位回植成活率高、术后皮肤色泽弹性好、挛缩轻。

3. 修复方法 该患者为额部较大范围的皮肤缺损，且有额骨外露，皮片移植在额骨外露部位是不能成活的，且周围肉芽创面植皮后其美观效果差。因此，该患者额部皮肤缺损有皮瓣修复的指征。用于修复可供选择的皮瓣有额部扩张皮瓣、头皮扩张皮瓣、下颌部窄蒂狭长皮瓣和游离皮瓣，还可考虑带蒂颞浅筋膜瓣转移＋皮片移植，但各有利弊。

(1) 额部扩张皮瓣：先在额部右侧埋置扩张器，等扩张完成后，取出扩张器，用推进皮瓣修复创面。此方法修复后不存在色差、质地不一致、臃肿等问题，但需要1~2个月的扩张时间，皮瓣修复时需要做眉上和发际线横行切口，另外，仅靠扩张皮瓣有可能不能完全修复创面，尤其是右颞部创面。

(2)头皮扩张皮瓣：也是可考虑的修复方法，先在右顶部埋置扩张器，等扩张完成后，取出扩张器，用头皮瓣包括部分额部皮瓣修复创面。此方法同样需要二次手术，修复周期比较长，另外，修复后右侧发际线下移，后期需要脱毛。

(3)下颌部窄蒂狭长皮瓣：设计蒂部在耳屏前的颌颈部窄蒂狭长皮瓣修复也是一个选择。但要修复额部近中线处创面，需要皮瓣有一定长度。皮瓣过长，皮瓣远端有缺血坏死的风险。而且面颈部留有切口瘢痕。

(4)游离皮瓣：修复额部最好的游离皮瓣供区是前臂皮瓣和足背皮瓣，皮瓣较薄，修复后不至于过度臃肿。但前臂供区需要植皮，影响外观。

(5)带蒂颞浅筋膜瓣转移＋皮片移植：修复后的美观效果较差，而且颞部供瓣区有脱发可能。

总之，修复的方法比较多，各有优缺点，应该权衡利弊，根据患者的具体情况和医生的技术水平，遵循修复原则和美学原则，选择理想的修复方法。

知识点：选择皮瓣的原则

1. 就近原则　能用局部皮瓣，就不用远位皮瓣。

2. 简单原则　能用局部皮瓣或带蒂皮瓣，就不用游离皮瓣；能用简单的辅助切口，就不用复杂切口。

3. 恢复功能和美观兼顾原则　在保证创面愈合、功能恢复的前提下，尽量兼顾美观。

4. 供瓣区保护原则　尽量不影响供瓣区的功能和外观，保证其位置隐蔽、瘢痕形成轻微。

5. 美学原则　要考虑修复部位的功能分区、美学特征、皮肤特点(厚薄、色泽、弹性等)、对称性等。

4. 并发症防治

(1)出血、血肿：游离皮瓣术后发生出血血肿的原因有术中止血不彻底，吻合口漏血，扩血管药物和抗凝药物应用，术区渗血增多，静脉回流不畅，皮瓣淤血等。

防治措施：①术中仔细止血；②血管吻合后，仔细检查，避免渗漏；③掌握扩血管药物和抗凝药物的用量，尤其是吻合血管时局部肝素的用量；④确保吻合口通畅，动静脉比例合适；⑤一旦发生出血、血肿，应进行探查，清除血肿，彻底止血，必要时探查吻合口。

(2)感染、切口不愈合：创面的修复不属于一类切口，有感染的可能。感染或皮瓣边缘血运不良或全身因素造成切口愈合不良，切口裂开。

防治措施：①术前加强创面处理，控制感染；②术中有效清创，清除坏死组织，刮除不良肉芽组织，彻底清洗；③确保移植皮瓣血运良好；④预防性抗菌药物应用；⑤发生感染，应尽早清创引流，拆除部分缝线，降低皮瓣张力，针对敏感菌合理应用抗菌药物。

(3)血管危象：包括动脉危象和静脉危象。

血管危象的大胜原因：①吻合口不通畅；②吻合口血栓形成；③血管蒂部扭转；④血管蒂部受压；⑤血压低，动脉灌流不足等。

动脉危象表现为皮瓣苍白、皮温低、毛细血管反应迟缓、皮瓣动脉搏动减弱或消失；静脉危象表现为皮瓣肿胀、淤血、青紫，甚至水疱形成，皮瓣渗血增加且颜色发紫。

防治措施：①确保吻合口通畅；②避免血管蒂扭转、受压；③避免蒂部血肿形成；④缝合皮瓣时张力适中；⑤术后补充足够血容量，避免血压过低；⑥血管活性药物的应用；⑦注意保温；⑧一旦发生血管危象，应手术探查。

知识点：皮瓣术后的管理与血管危象的处理

早发现、早干预、早手术探查是挽救皮瓣危象的关键。手术探查时间和次数是影响成功率最为重要的因素，一般认为48小时以内的探查成功率较高，而72小时以后成功率则明显降低；单次探查的成功率要显著高于多次手术探查；高凝状态患者的手术探查大都以失败告终。

1. 皮瓣血运的监测　虽然有较多关于仪器辅助观测皮瓣血运获得成功的报道，但是根据无创、经济、可靠、可重复、能持续、易解读的原则，目前临床观察仍是穿支皮瓣游离移植术后血运监测的常规手段。皮瓣颜色、温度、肿胀情况和毛细血管反流是临床观察的4项指标，其异常变化常提示皮瓣血运的危象。为了能早期、及时发现危象，将术后的游离穿支皮瓣患者安排在一起，为他们提供一个恒温、安静的环境，并有专业的护理人员和医生对皮瓣进行定时观察是必要的。临床观察的持续时间和间隔现已逐步形成共识：基于皮瓣危象多发生于术后72小时内的事实，这一时段内至少每小时观察一次血运，而在72小时至术后1周内可每4~6小时观察一次。术后72小时开始，患者可在床上进行简单、轻柔的肢体和身体活动，避免深静脉血栓的形成。

2. 抗凝及血管活性药物的使用　虽然缺乏大样本前瞻性随机对照研究来提出最有效的游离穿支皮瓣术后用药方案，但是手术后使用抗凝和抗血小板凝聚药物可降低吻合口和深静脉血栓形成的风险这一观点已形成共识。皮下注射低分子肝素、口服阿司匹林、静脉给予其他扩血管和抗血小板聚集药物是临床上常规治疗方法。有动物实验证实，具有血管扩张、抗血小板聚集和细胞保护功能的前列地尔可显著增加皮瓣成活面积。另外，因不良反应过于严重，不推荐常规使用溶栓药物。

3. 术后皮瓣血管危象的处理　游离穿支皮瓣的瓣部、血管蒂全程以及吻合口位置中任何一处或多处的血流异常(血流中断、供血不足或回流受限)都会使皮瓣进入危象状态。根据原因不同，皮瓣危象既可以发生在局部，也可以蔓延至整个皮瓣区域；既可以缓慢进展，也可以快速变化。皮瓣危象的救治措施如下。

(1) 皮瓣灌注不足时，可先尝试拆除部分缝线，如危象范围继续扩展，则需立即改行手术探查，而整体灌注不足则应尽早手术探查，避免因长时间缺血导致的皮瓣无回流现象。

(2) 皮瓣回流受阻代偿状态时，皮瓣仅有颜色变深、毛细血管反流加快、轻度肿胀伴水疱出现，以及皮缘渗血增多等表现，此时非手术治疗常常有效。当部分失代偿时，皮瓣局部出现紫黑色的瘀斑，皮缘渗血较明显，但瘀斑进展缓慢，此时仍可局部肝素应用，皮瓣边缘放血(类似于医用水蛭的原理)等非手术治疗。而在失代偿时，皮瓣多个部位出现瘀斑且进展迅速，肿胀进一步加重，皮缘渗血难以控制，此时应立即手术探查。

(3) 溶栓药物的使用：为避免溶栓药物的不良反应，手术探查时血管内局部使用或导管引导至血栓处局部释放药物是常用的措施。当行全身性溶栓治疗时，需排除禁忌证并注意凝血时间的监测。

病例2

患者，男，74岁。因“左侧面部挫裂伤9小时”入院。

现病史：入院前9小时不慎被撞伤左面部致疼痛、出血、皮肤撕脱伤。当时无昏迷，无呕吐，大小便正常，四肢活动正常。入院治疗。

既往史：既往无外伤史，无手术史。有高血压病史20年。

个人史、家族史：无抽烟酗酒史，否认家族遗传病史。

查体：体温36.8℃，脉搏88次/min，呼吸22次/min，血压152/89mmHg。神志清楚，双眼视物清，双侧瞳孔等大等圆，对光反射灵敏。双肺呼吸音清，腹部检查无异常，四肢活动自如，肌张力正常，病理反射未引出。

专科情况：左侧额颞部至内眦角可见一不规则裂伤，约 15cm，左侧眉弓至上睑缘中点，可见一不规则裂伤，约 7cm，左上睑外侧 2/3 撕脱，下睑自内眦处向外完全撕脱，左侧颧弓处可见颧骨外露，组织缺损，左面部肿胀明显（图 3-11-10）。

辅助检查：头颅 CT 示颅内未见明显异常，左侧额颞部及面颊部软组织肿胀，局部破损。左侧眼眶外侧皮下异物可能。

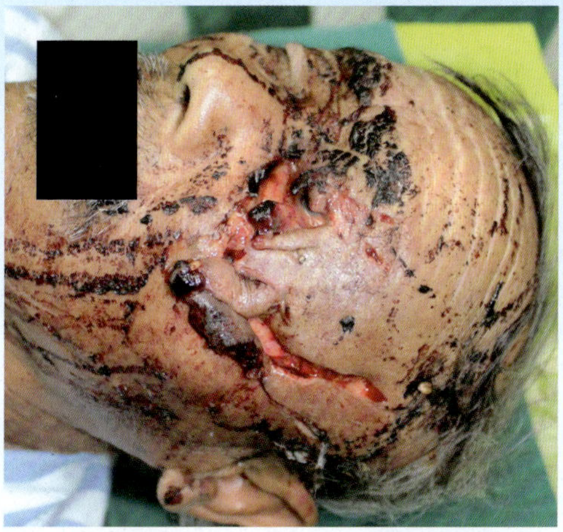

图 3-11-10 左面部外伤情况

入院诊断：①左面部皮肤软组织撕脱伤；②左侧上下眼睑缺损；③高血压病。

入院当天在急诊局麻下行左额面部外伤清创缝合术和左侧眼睑缺损修复术（图 3-11-11），术后给予加压包扎固定、抗感染等治疗。

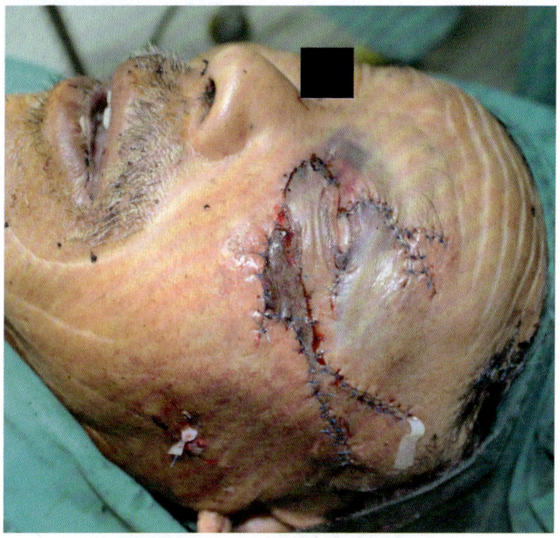

图 3-11-11 清创缝合术后

术后第 4 天发现左侧颧颊部缝合皮瓣坏死（图 3-11-12），随即再次在局麻下行左颧颊部皮肤坏死清除 + 鼻唇沟带蒂皮瓣转移修复术。术中将左侧颧部约 2cm × 4cm 大小的坏死皮瓣剪除，去除明确坏死组织，用碘伏、生理盐水反复冲洗（图 3-11-13）。沿左侧鼻唇沟内上方至外下方设计 2cm × 6cm 梭形岛状皮瓣，由远端切开皮肤皮下组织至 SMAS 筋膜浅层，于口角外侧小心分离肌肉，见左侧面动脉后予以结扎。供区皮瓣由远端逐渐向近端分离，至近端时小心保护蒂部，颧部缺损区与皮瓣供区间做一皮下隧道，宽约 2cm，将皮瓣穿过隧道修复缺损（图 3-11-14）。蒂部张力适度，皮瓣血供良好，供区直接缝合（图 3-11-15）。手术顺利，术中出血少，患者安返病房。术后 10 天拆线皮瓣成活良好，顺利出院。

1. 面部外伤早期急诊处理的问题　面部外伤会出现各种情况，皮肤裂伤、挫伤，皮肤撕脱，颊部洞穿性损伤，血管损伤，失血多，骨折，骨外露，神经损伤，面部重要器官损伤，如眼、鼻、口等，另外，还可能伴有颅脑损伤。因此，面部外伤的急诊处理较为复杂，应遵循以下原则。

（1）重危患者，以抢救生命为主。如呼吸道梗阻的紧急处理，活动性出血先暂时止血等。

（2）排除颅脑损伤及其他脏器损伤。

（3）尽量早期一期修复，尤其是重要器官，如眼睑损伤应早期重建，以保护眼球；伴有颌骨骨折者，根据情况复位固定；重要神经断裂应予以吻合；皮肤缺损应植皮或皮瓣修复。

（4）尽量利用面部残存组织进行修复，对血运不良的组织应能准确判断，予以清除。

（5）尽量达到美学修复的要求。

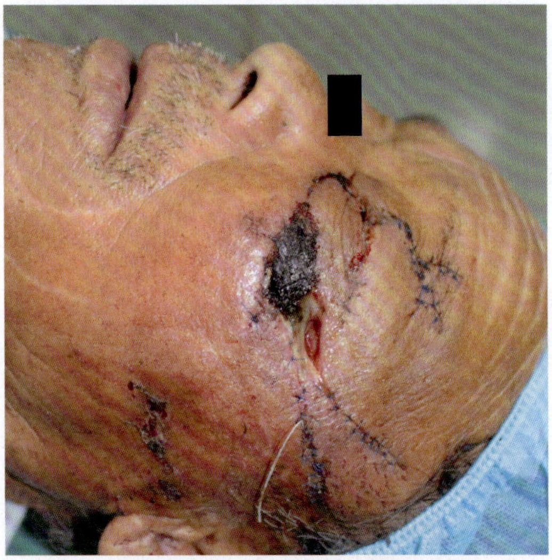

图 3-11-12 左颧部皮瓣坏死

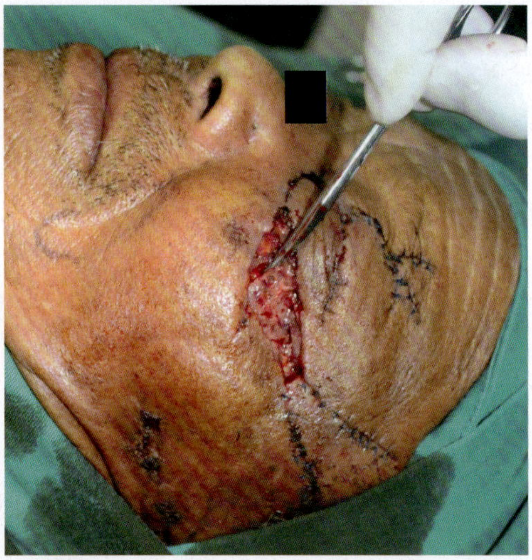

图 3-11-13 清创后左颧部缺损，深达颧骨

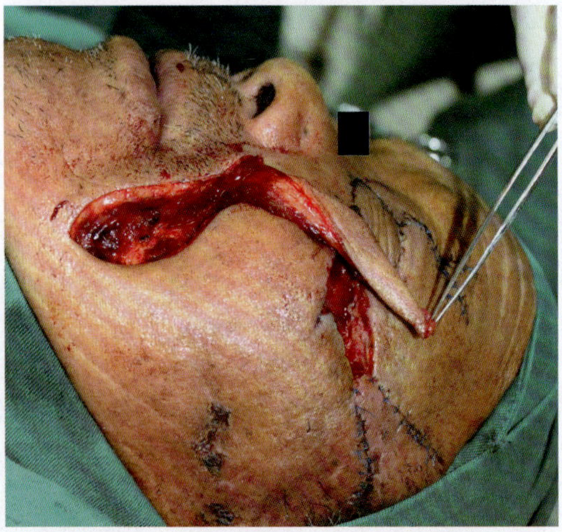

图 3-11-14 鼻唇沟皮瓣切取完毕

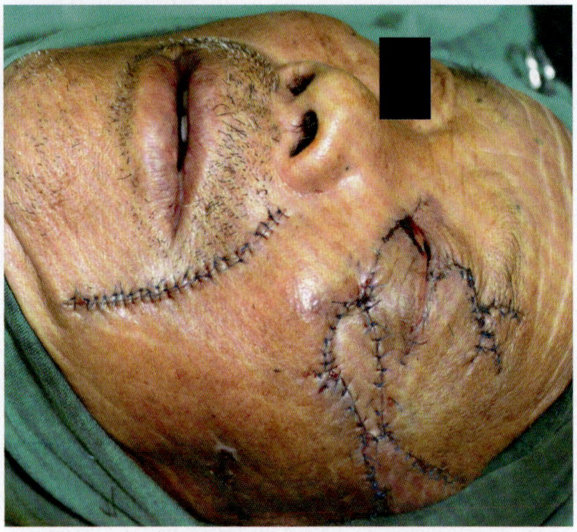

图 3-11-15 术后即刻

该患者急诊清创时利用残存皮瓣修复上、下眼睑，效果良好。但颧部皮瓣血运不良，出现坏死。

知识点：面部外伤急诊美容整形修复的原则

1. 先急后缓的原则 急诊工作的重要任务是抢救生命第一，因美容整形手术技术操作要求精细，耗时较长，特别有皮肤软组织缺损或颅面骨折时，故对外伤的患者，首诊医师必须执行抢救生命这一首要任务。当决定行面部外伤的美容修复时，须明确以下两点：一是要排除危及生命的合并伤，如内脏损伤、继发性脑损伤等。二是要准确判断病情，排除继续影响生命体征稳定的因素，如继续失血引起的休克等。在以上两点不确定的情况下，面部外伤创面先适当消毒，经简单的处置后加压包扎，待病情稳定后 48 小时内再做美容修复。抢救治疗应区别轻重缓急，先重后轻，先急后缓，绝不可因小失大。

2. 彻底清创的原则 清创缝合是外科医生最基本的技能。对于严重面部外伤，应由美容整形外科医师处理，尽量做到愈合最好，畸形最轻，瘢痕最小，达到美学修复的目的。清创过程中要特别注意：①彻底清除凝血块和异物，切除所有失活组织。对于真皮层严重挫伤的组织要果断切除，并做到皮缘整齐。②清创过程中要特别注意面部血管、神经的保护，以防误伤。③血肿是易于引起感染和过度肉芽形成造成瘢痕增生的基础，彻底清创后务必做到彻底止血。

3. 医学美学的原则　美容医学的发展对急诊医生有了更高的要求，因此急诊医师必须要提高自己的审美观，掌握美学知识和美容整形的理论和技术。对于面部外伤，须遵循以鼻梁中线为轴的容貌美的对称性，这就要求必须根据创伤的原因、创伤的部位、受损的程度及深度等，以对称美的原则进行综合判断、评价、设计并加以塑造。

另外，还要遵循容貌美的另一基本特征，即颜面各器官比例协调美的原则。影响比例美的面部外伤往往较重，涉及口腔、眼、耳鼻喉科等专业，要统一认识，协调步骤，相互协作，以求达到尽善尽美的目的。

4. 美容整形技术的原则　严格按照美容整形技术进行操作是避免瘢痕形成的重要环节。一要减张缝合。缝合时逐层进行，若有张力，应尽可能顺皮纹方向行"Z"成形术或利用皮肤移植术原则修复，严禁留有死腔。二要注意缝合技巧。选择小针细线，创缘对合整齐。针距宜小，有利于避免过度瘢痕形成；创缘一边厚一边薄时，在厚侧缘浅进针，薄侧缘深进针，可使创缘平整；遇有锐角创伤时，应在锐角的一侧创缘进针，穿过锐角尖端的皮下组织从另一侧创缘穿出结扎，经锐角的尖端进针缝合，以避免皮肤缺血坏死。

5. 预告效果的原则　经过清创、缝合或较复杂的皮肤移植术后，对其愈后即可有一定的判断。此时若患者有清醒的意识和自控能力，应将其愈后、注意事项、可能出现的问题告知患者。这对预防医患双方矛盾及医疗纠纷会起到积极的作用，也是对患者知情权的尊重。

6. 随诊指导的原则　由于急诊医生的工作特点，往往忽视随诊工作，从而造成了美中不足的后果。随诊的目的在于了解伤口有无感染、愈合后的变化、瘢痕形成情况等，以决定是否需要继续进一步的治疗。

2. 面颊部缺损的修复方法　该患者颧部皮肤坏死，缺损范围 2cm × 4cm，深达颧骨，不可能直接缝合或皮片移植修复，只能用皮瓣修复。可选择的皮瓣有颞部皮瓣、额部皮瓣、下颌部窄蒂皮瓣、面部旋转皮瓣、鼻唇沟皮瓣、扩张皮瓣等。因为该患者颞部、耳前具有外伤，颞部和下颌部皮瓣无法利用，只有选择额部皮瓣和鼻唇沟皮瓣。鼻唇沟皮瓣距离最近，而且老年患者皮肤松弛，供区缝合后对面部形态影响不大，术后瘢痕不明显，因此选择鼻唇沟皮瓣修复。

对于面颊部较大范围的缺损或颊部洞穿性缺损，可用游离皮瓣或颈胸部扩张皮瓣修复。

知识点：鼻唇沟皮瓣

鼻唇沟皮瓣作为面部组织缺损修复的一个供区，其主要优点是肤色质地与面部一致，血供来源丰富，蒂部可设置于皮瓣的任何一侧，转移灵活，供区可直接缝合，切口瘢痕隐蔽，鼻唇沟或鼻颊沟形态影响不大。

1. 解剖学基础　鼻唇沟区血供主要来源分为以下四种类型：①以面动脉为主型，占 43%；②以眶下动脉为主型，占 16%；③以面横动脉为主型，占 10%；④多源性（眶下动脉，面横动脉，面动脉，内眦动脉等），占 31%。面横动脉、眶下动脉大多于颊部穿出皮下，均进入鼻唇沟下 3/4 区，内眦动脉多来自眼动脉，而来自面动脉的极少。内眦动脉于鼻翼处分支进入鼻唇沟上 1/4 区，如为面动脉的延续则经鼻唇沟深面分支进入皮下。上唇动脉在唇外近鼻翼处有分支进入鼻唇沟区，所有动脉在鼻唇沟区有丰富的吻合。

2. 皮瓣蒂方向的选择　鼻唇沟区除下、外侧有面动脉，面横动脉供血之外，其上方有内眦动脉分支进入皮瓣的上区，内侧有上唇动脉的分支进入皮瓣。鼻唇沟区血循环丰富，皮内和皮下微动脉血管网密集并相互贯通，因而鼻唇沟岛状瓣的蒂在上、下、内、外四个方向均可以选择。外侧蒂可向上旋转或推进修复睑下缘缺损，内侧蒂可修复鼻内缺损，如鼻中隔洞穿性缺损，复杂性鞍鼻的治疗；上方蒂可以修复鼻翼、鼻背等处缺损，如为内眦动脉蒂还可转移至对侧修复鼻背和鼻旁缺损；下方蒂可修复上唇部缺损。

3. 皮瓣的切取　皮下蒂皮瓣血供主要依靠皮下血管供应，因而血管穿出部位对皮下蒂的形成是有意义的。剥离皮下蒂时其宽度与皮瓣相同或略小，其长度不应超过血管穿出皮下的部位，以防损伤进入皮下的主要血管，剥离平面不超越面肌平面，避免损伤面神经，切取内眦动脉蒂皮瓣时一般由下向上游离，可于鼻侧切开皮肤、皮下，两侧游离找到内眦动脉，可连带少量组织一起掀起，分离困难时甚至可连带骨膜一起掀起。

病例3

患者，男，75岁。因"面部红色新生物逐渐增大75年"入院。

现病史：患者出生后即发现右面部及上唇红色肿物，当时诊断为血管瘤，因为血管瘤较小，未引起重视，随着年龄增长，血管瘤逐渐增大，尤其是近两年上唇部血管瘤增大比较明显，现已影响进食和讲话，要求治疗。

既往史：既往有糖尿病病史十余年，服用格列齐特。

个人史、家族史：无抽烟酗酒史，否认家族遗传病史。

查体：体温37.0℃，脉搏78次/min，呼吸20次/min，血压140/86mmHg。神志清楚，胸、腹部检查无异常，四肢无异常。

专科情况：右侧下眼睑多发红色新生物，大小不等，范围约为4.5cm×4.0cm，隆起于皮肤表面；右侧面部可见数个红色新生物，突起于皮面，外至鼻唇沟，上至右侧鼻翼，下至上唇唇红缘，约6cm×8cm大小，质软，色暗红，无红肿破溃，压之无褪色，未触及明显血管搏动（图3-11-16）。

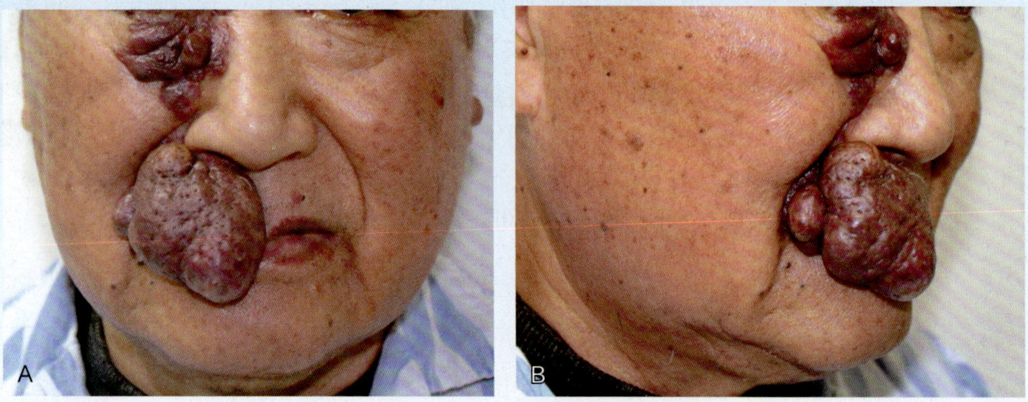

图3-11-16　右上唇血管瘤

A. 正面观；B. 侧面观。

入院诊断：①右侧面部血管瘤；②2型糖尿病。

入院后完善检查，局麻下行"右面部血管瘤部分切除+邻近皮瓣转移修复术"。手术过程：患者平卧位，常规消毒铺巾；用1%利多卡因（含1:100 000肾上腺素）局部浸润麻醉。沿设计线切开皮肤，皮下组织，分离血管瘤组织，完整切除肿块，充分止血。切除右上唇血管瘤后，遗留约3.2cm×4.0cm大小的缺损，部分口轮匝肌缺失，右侧红唇缺失（图3-11-17）。设计上唇左侧推进皮瓣和右侧口角旋转皮瓣修复缺损（图3-11-18）。手术顺利，出血约10ml。术后患者安返病房，切除组织送病理检查。术后患者恢复良好，顺利出院。术后10天拆线（图3-11-19）。

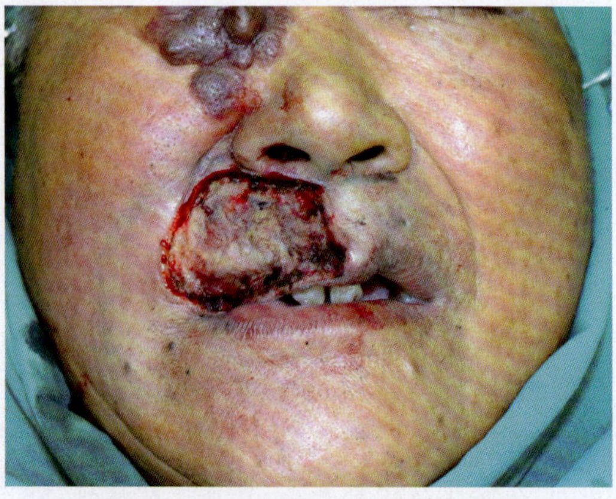

图3-11-17　血管瘤切除后上唇缺损

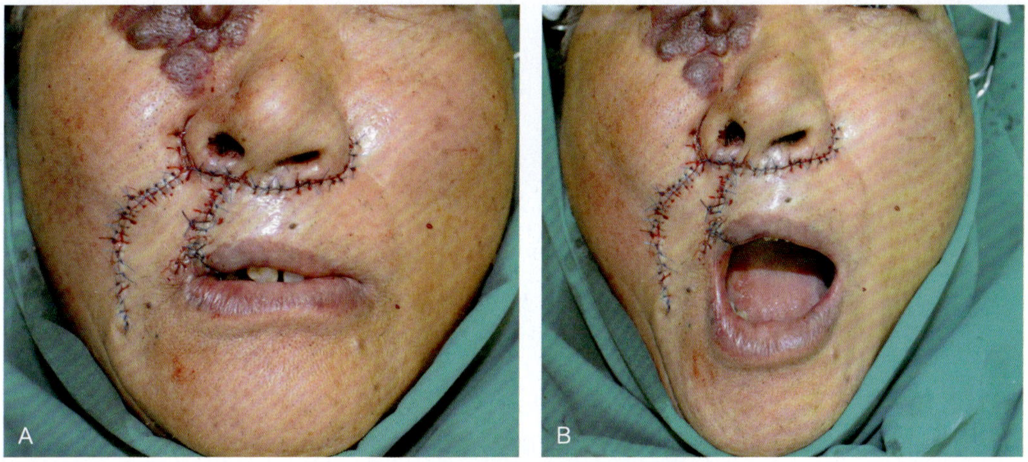

图 3-11-18　上唇缺损皮瓣修复术后即刻

A. 闭口正面观；B. 张口正面观。

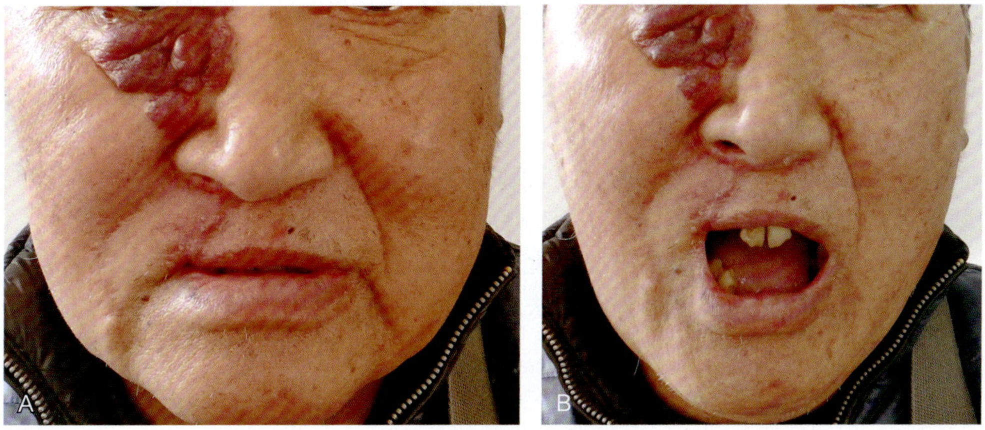

图 3-11-19　上唇血管瘤切除术后 3 个月

A. 闭口正面观；B. 张口正面观。

1. 唇缺损修复的重要性　唇的外形和功能在面部美学上占有很重要的地位。由于它与面部表情肌紧密相连，具有重要的生理功能和独特的表情功能，唇的外形色泽是人面部情感集中的焦点，仅次于眼，因而被称为“情意之门”。一旦唇部组织缺损畸形，不但会破坏面容，而且会造成生理功能障碍，给患者精神和心理上带来创伤，生活上带来不便。

唇组织解剖特点是外被皮肤，内衬黏膜，中有口轮匝肌环绕其间。修复时供区组织的选择和修复，应从唇部外形和功能的要求出发，修复后既要达到外形丰满、肤色协调，又不妨碍正常的张闭口运动功能，只有采用局部唇组织瓣修复才能获得唇部外形和功能上满意的效果。因此，对唇组织缺损的修复，应用邻近和对侧唇瓣组织转移修复，仍是目前较为理想的方法。

2. 上唇缺损的修复原则

(1) 上唇缺损与挛缩的处理，应首选邻近或对侧组织，只有缺损范围较大者才考虑应用远位组织。

(2) 合并有鼻缺损与上颌骨小范围缺损时，可在唇组织修复前先行托牙 - 赝复治疗，修复上颌骨缺损，然后再修复唇和鼻组织缺损，这是一条重要原则。这样除可恢复骨质缺损畸形和咀嚼功能外，对唇部软组织修复时正确估计其缺失量和支撑唇组织亦很有帮助。

(3) 修复时应尽量珍惜和利用残存的唇组织，不可任意切除或摒弃，尤其是唇红组织。

常用方法：上唇组织瓣推进（滑行）修复法；下唇组织瓣交叉移植修复法；方形唇部组织瓣修复；扇形皮瓣修复（图 3-11-20）；颞蒂前额隧道皮瓣修复法；带神经的口角提肌肌皮瓣修复法；前臂桡侧皮瓣修复法。

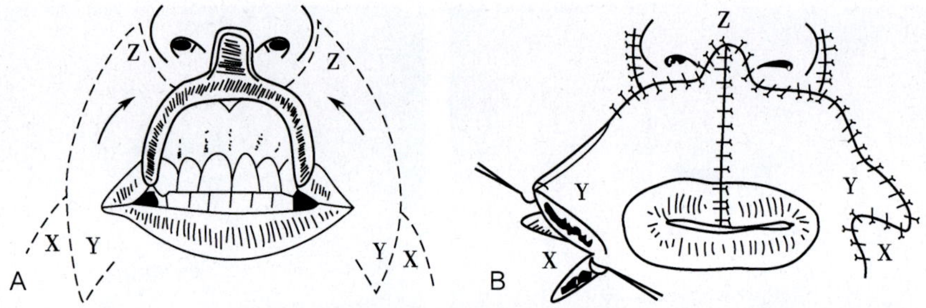

图 3-11-20 扇形皮瓣修复法

A. 皮瓣设计；B. 术中。

3. 下唇缺损的修复原则 除与上唇缺损相同外，尚应注意处理好以下问题。

(1) 如选用上唇部组织修复下唇缺损时，要尽量避免破坏上唇人中和上唇结节，因上述解剖外形破坏后修复较为困难。

(2) 合并有颏部软组织及下颌骨缺损时，如仅为牙槽部缺损，其处理原则为先安装托牙，后修复软组织。如合并下颌骨骨组织缺损，在修复次序上，应先修复软组织，然后修复骨组织，最后安装托牙，这是一条重要原则。

(3) 下唇大量组织缺损，多数可采用邻近组织或对侧唇组织修复。如局部唇颊部组织无法利用，需采用远位组织瓣修复时，组织瓣可能有自然下垂倾向，一定要采取防止下垂的措施。较为理想的远位组织瓣是足背皮瓣和前臂皮瓣，因均可包含肌肉在内，故对预防下唇下垂非常有利。对下唇缺损伴有颏部软组织或骨组织大块缺损者，在修复上较为困难，可选用胸肩峰皮瓣或胸大肌皮瓣。

常用方法：下唇组织瓣推进（滑行）修复法；上唇组织瓣交叉转移修复法；扇形皮瓣修复法；带神经的口角降肌肌皮瓣修复法；双侧颊组织瓣推进修复法；双侧鼻唇沟与颊组织瓣修复法；足背皮瓣修复法。

【复习题】

1. 简述额部、面颊部和唇部缺损的特点。
2. 简述额部、面颊部和唇部缺损的修复原则。
3. 面部皮肤撕脱伤清创时皮瓣血运如何判断？
4. 简述面部外伤急诊美容整形修复的原则。
5. 简述上唇缺损的修复原则。

（谭 谦）

参 考 文 献

[1] LI Q, ZAN T, GU B, et al. Face resurfacing using a cervicothoracic skin flap prefabricated lateral thigh fascial flap and tissue expander. Microsurgery, 2009, 29 (7): 515-523.
[2] 赵天兰，余道江，谢晓明，等. 狭长窄蒂皮瓣在面额部皮肤癌治疗中的应用. 中华整形外科杂志，2012, 28 (3): 181-184.
[3] 廖进民，钟世镇，徐达传，等. 颏下皮瓣的应用解剖. 中国临床解剖学杂志，1996, 14 (4): 255-258.
[4] 王炜. 整形外科学. 杭州：浙江科学技术出版社，1999.
[5] 宋儒耀，戚可名，宋业光，等. 耳后皮瓣的研究和应用. 中华整形烧伤外科杂志，1988, 4 (1): 1-3.
[6] 王春梅，杨思奋，范金财，等. 扩张预制超薄穿支皮瓣在面颈部瘢痕修复中的研究及应用. 中华整形外科杂志，2015, 31 (1): 5-10.
[7] 马显杰，夏炜，鲁开化，等. 撕脱皮瓣血运判断及治疗原则. 中国美容医学，2003, 12 (5): 487-488.
[8] LIMi H, HAN D H, LEE I J, et al. A simple strategy in avulsion flap injury: Prediction of flap viability using wood's lamp illumination and resurfacing with a full-thickness skin graft. Arch Plast Surg, 2014, 41 (2): 126-32.

[9] 谭谦，周宏礽，王淑琴，等．皮瓣修复创面的美学效果研究．中华烧伤外科杂志，2012, 28 (4): 248-252.
[10] 王欣，刘元波，张世民，等．“游离穿支皮瓣常见并发症原因分析与防治”专家共识．中华显微外科杂志，2017, 40 (3): 209-212.
[11] 李迎斋，陈学军，聂士峰，等．颜面部外伤急诊美容整形修复的原则．中华医学美学美容杂志，2005, 11 (2): 96.
[12] 熊明根，司徒朴，韩震．鼻唇沟皮瓣的解剖学研究及临床意义．广东医学，2001, 22 (1): 11.

第十二节　面　　瘫

面神经瘫痪（facial palsy）简称面瘫，是由多种原因造成的面神经核以上或以下的锥体系病变导致的以面部表情功能障碍为主要表现的综合症候群。

目前，成年人面神经瘫痪的发病率在万分之三，孕产妇可高达十万分之四十五。临床主要表现为面部表情肌功能不全或丧失，因此而导致口角歪斜、言语不便、患侧口腔滞留食物，以及由于眼睑无法完全闭合，而容易产生角膜炎，严重的导致角膜混浊甚至失明。这些功能性的障碍表现使患者面容变得丑陋，并给他们的生活、工作和社交都带来极大困难，导致他们失去参加社会生活的信心和勇气。

面神经在十二对脑神经中行程最为复杂，涉及脑干面神经核团，面神经颅内段，面神经管内段和面神经颅外段。因此，针对面瘫疾病的诊治也涉及神经内科、神经外科、五官科、头颈外科和整形外科等多个学科，这就造成了面瘫诊治的复杂性。此外，由于面瘫累及的部位和病程演变特点，造成了面瘫疾病的诊治具有序列性的特点。以常见的面神经炎导致的面瘫为例，在其发病的早期由神经内科或五官科介入，接着是面瘫的康复治疗期，到了疾病的后期，如果面瘫仍未恢复则需要整复外科医生针对功能和外观畸形进行整形修复治疗。

我们将着重讨论整复外科医生在诊治过程中所必须具备的和面瘫疾病有关的相关专科知识，这将有助于整形外科医生正确地判断面瘫患者的病情，并能在合适的阶段给予患者以适合的整形治疗。其次，在整形修复治疗方面，我们将系统地阐述面瘫整复治疗的不同技术，以及如何根据患者的具体病情给予包含了面瘫动力性修复、静态悬吊治疗、微整形技术的精细调整及康复治疗等综合性治疗模式，使患者最终达到面部功能恢复的最大化，并使其具备重新开始生活、工作和社交的能力。

一、面瘫的临床表现

面神经是由运动神经、感觉神经和副交感神经构成的混合性神经。其在颅内和面神经管部分是混合性的，而出茎乳孔后则主要是纯运动神经。病变发生于茎乳孔内还是孔外，其临床表现是不一样的：茎乳孔内的神经损伤表现为泪液分泌减少，味觉变化和面瘫等综合症候群，茎乳孔外的损伤则主要表现为面部表情肌瘫痪引起的症状。

（一）面部表情肌瘫痪（图 3-12-1）

1. 面上 1/3 分区　额部和眼周。

（1）额部症状：额肌有提眉的作用。额肌的瘫痪会导致眉下垂，并继发导致患侧上睑皮肤松弛而下垂，从而遮挡视野。

静态：表现为患侧额部额纹消失，眉下垂；健侧有额纹。

动态：患侧无法抬眉、皱眉等动作。

（2）眼部表现：眼轮匝肌使眼睑闭合。其瘫痪会导致眼睑松弛，闭合不全，并产生一系列的眼部不适症状。例如，眼睛的干涩，溢泪，容易出现结膜炎，严重的会有畏光、眼睛刺痛、流泪不止的角膜刺激征。

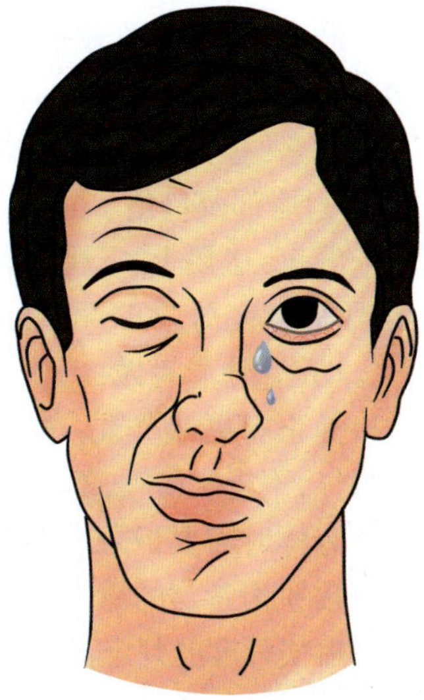

图 3-12-1　面瘫临床表现示意图（王佳怡绘制）

静态：和健侧相比，眼睑的位置可能不对称。下眼睑由于眼轮匝肌的瘫痪，会出现下眼睑眶隔筋膜松弛而呈“眼袋”样外观和下睑退缩，即下睑缘在角膜缘下，甚至露出巩膜，严重的会出现睑球分离，甚至下睑外翻。上眼睑的位置有不同变化，有些患者出现拮抗肌，即上睑提肌的肌力亢进，导致上睑退缩，上眼睑位于角膜缘甚至更高位置；有些患者则由于患侧眉的明显下垂，继发出现患侧上眼睑的下垂，从而遮挡了视野。两侧的睑裂大小不等，患侧眉明显下垂，则出现睑裂变小；当患侧出现下睑明显退缩或者上眼睑退缩，则会出现睑裂变大，加重了眼睑的闭合不全。

患者会出现溢泪，这是由于下睑眼轮匝肌的瘫痪会造成下泪点无法紧贴泪湖，和泪点周围眼轮匝肌无法收缩，使原来通过肌肉收缩而产生的虹吸作用减弱，而导致泪液回流障碍，产生溢泪。此外，由于眼睑闭合不全和眨眼功能减弱，并容易产生结膜充血的结膜炎表现，严重的会出现角膜刺激征表现。有些患者角膜出现反复炎症，导致角膜上皮脱落，产生角膜溃疡，进而形成瘢痕，即角膜白斑。如果白斑出现在瞳孔位置，则会影响视力。

动态：当患者做闭眼运动时，眼睑不能完全闭合，呈"兔眼"样畸形。如果是不完全性面瘫，眼睑虽然能够轻微闭合，但用手指撑开睑裂时，眼睑缺少张力抵抗。眨眼频率的检查患侧往往明显少于健侧。

面瘫患者由于眼睑闭合不全会导致眼部一系列的并发症，其中的"BAD"三联症则是较为严重的情况，需要得到积极治疗。那么何为"BAD"三联征？B，Bell 征阴性：正常情况下，闭眼后眼球可以向上或外上方偏斜，称为 Bell 征阳性。少数患者会出现阴性，即闭眼时眼球无法上翻，使得眼睑闭合不全的患者在睡眠时，角膜会长时间外露，造成严重伤害。A，角膜麻痹(corneal anesthesia)，即角膜接触试验阴性，意味着患者角膜感觉减弱或丧失。这是面瘫患者同时伴有三叉神经第一支眼支神经功能障碍所导致的，造成角膜反射减弱甚至丧失，使得患者的角膜无法得到有效防护。此外，角膜上皮细胞的更新来源于角膜缘干细胞的储备，而完好的感觉神经功能对干细胞的功能维持至关重要。当支配患者角膜的感觉神经功能发生障碍时，就会造成角膜上皮损伤后出现严重的愈合障碍，并导致难治性角膜溃疡，甚至会导致角膜穿孔而失明。"D"，泪液分泌减少而导致的眼睛感觉干涩(dryness)，可以通过泪液分泌试验来检测，或者患者主述眼睛明显干涩、无泪，就可以证实。对于有以上三个症状的患者需要进行积极的手术治疗来保护眼睛的功能。

2. 面中 1/3 分区　鼻部、颊部和唇部及口角。

(1)鼻部表现

静态：患侧鼻唇沟消失，鼻翼下降或塌陷，人中嵴偏向健侧。

动态：鼻孔不能缩小或扩大，不能皱鼻。

(2)颊部表现

静态：患侧颊部皮肤和皮下组织臃肿、松弛、下坠。特别是病程超过 3~5 年的陈旧性面瘫，以及年过 40 岁的患者尤为明显。

动态：患侧做吮吸动作时，颊部无法贴合牙齿。

(3)唇部及口角

静态：患侧上、下唇肌肉萎缩，唇变薄，闭合不全，口角下垂，失去正常口角外形，口裂向健侧歪斜，患者上、下唇红变薄。

动态：让患者做提上唇、下唇动作时，口裂歪斜更加明显。这类患者不愿讲话及谈笑，因为讲话和谈笑时口鼻歪斜更加严重。患者不能自主、对称地外翻上下唇，也不能对称地开唇露齿，做鼓气动作时患侧口角漏气，不能吹口哨，不能闭口鼓气。

查体时需要记录患者笑时的口角形态，是以颧大、小肌主导作用的蒙娜丽莎式的微笑，还是合并有上唇上提肌肉参与的露尖牙微笑，或是上下唇肌肉共同参与的全口型的微笑(图 3-12-2)。不同形态的微笑，对于瘫痪程度的判定，以及手术方案的设计都有极为重要的意义。

3. 面下 1/3 分区　颈及下颌部。

静态：颈部组织臃肿。

动态：不能自主地下降口角及下唇，颈阔肌不能收缩，使下唇偏向健侧。

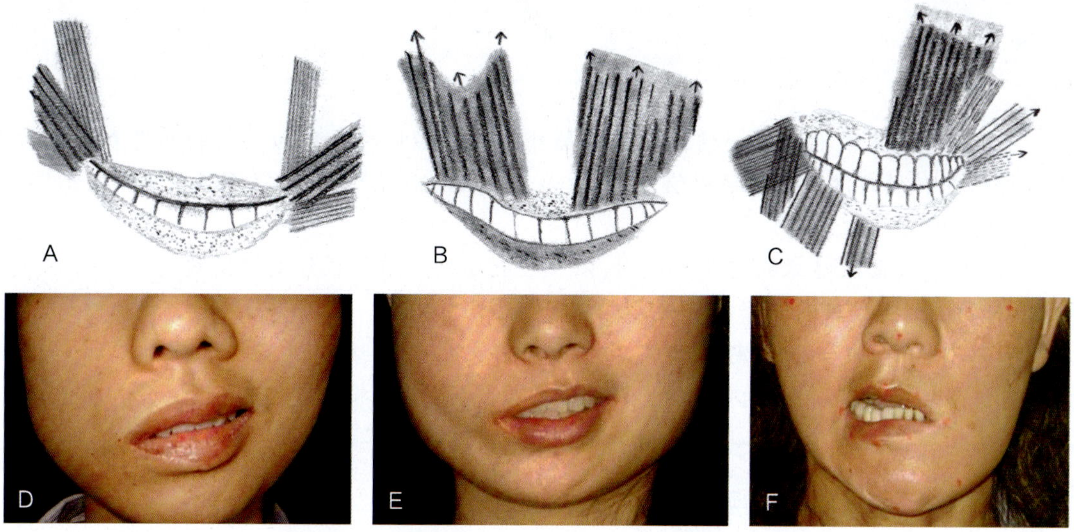

图 3-12-2 面瘫患者不同形态的微笑和形成机制

A. 颧大小肌主导的"蒙娜丽莎"的微笑;B. "蒙娜丽莎"微笑的面瘫患者;C. 上唇提肌和颧大小肌共同作用下的露尖牙的微笑;D. 露尖牙笑的面瘫患者;E. 上唇提肌和颧大小肌,下唇降肌共同作用下的全口型的微笑;F. 全口型的微笑面瘫患者。

4. 面肌联动 面神经损伤后患者的某块面肌运动时伴有的其他面肌不自主地收缩。临床上以眼睑活动伴有口角不自主地收缩,或口角活动时伴有眼睑收缩为主。此外,还有其他的联动组合。面肌联动的发生机制未明确,有神经损伤再生神经纤维杂乱生长学说、中枢再重塑改变学说和假突触传递学说。面肌联动的患者虽然有面部肌肉的动作,但是联动使得面肌动作不协调,严重的患者面容扭曲。其造成的伤害不亚于面部表情肌的丧失。这个临床表现很容易和面肌痉挛相混淆。

面肌痉挛指的是原发性的一侧面肌发生阵发性的不自主抽搐。其病因可能是桥小脑角面神经周围的血管,如小脑前下动脉压迫面神经,造成其髓鞘损伤,使得相邻的神经纤维彼此接触后出现冲动的异常传导,造成面肌痉挛。多见于中老年女性。发病前没有面瘫发生,抽搐起自一侧的眼轮匝肌,表现为不由自主地眨眼,并逐渐扩展到面部其他面肌,严重的会造成半侧面部面肌的不自主抽搐。根据发病前是否有面瘫以及临床表现是一个面肌的自主随意动作带来的另一个面肌的动作,还是无法控制的多块肌肉的不自主收缩可以鉴别。

5. 其他改变

1)语言改变:严重的患者常伴有语言不清,特别是发唇齿音时发音不清。

2)对进食的影响:由于颊部肌肉瘫痪,导致进食活动受到影响,食物残余积聚在龈颊沟内,且患侧颊部组织易被不自主地咬伤。

(二)味觉改变

面神经损伤发生于茎乳孔以内段,还可能伴有味觉丧失。检查时用手持纱布固定舌体,擦干唾液后,以棉签蘸糖水或盐水涂于患侧的舌前 2/3。嘱患者用手表示有无味觉,确定是否有味觉丧失。

(三)听觉改变

主要是检查镫骨肌的功能状态。分别对患侧与健侧由远至近比较,以了解患侧听觉有无改变。听觉的改变是由于镫骨肌神经麻痹后造成听觉过敏。

(四)泪液检查

亦称 Schirmer's 实验,目的是观察膝状神经节是否受损。用滤纸两条(每条为 0.5cm × 5cm),一端在 2mm 处弯折。将两纸条分别放置在两侧下睑结膜囊内作泪液流量测定。正常情况下 5 分钟末的滤纸浸湿长度约为 2cm。由于个体差异,浸湿长度可能不同,但两眼基本对称。如膝状神经节以上岩浅大神经受损害,则患侧泪液流量显著减少,该检查有助于面神经损害的诊断。在放置滤纸条的同时,必须将两眼所积存的泪液吸干。由于患侧的泪液运送障碍,故积留于结膜囊内的泪液增加,可能有假阴性结果。

知识点：

1. 颅外段和颅内段面神经损伤的鉴别 颅外段面神经损伤表现为单纯的面部表情肌功能障碍；面神经管内和颅内段的面神经损伤，除了面部表情肌功能障碍之外，根据损伤平面的不同，还会有味觉、听觉和泪液分泌障碍。

2. 面肌联动和面肌痉挛的定义和成因，以及彼此鉴别。前文已经对定义进行了各自描述。主要通过各自的成因及临床表现予以鉴别。

3. 眼部“BAD”综合征的定义和临床意义。前文已经阐述了其定义。面瘫患者一旦出现“BAD”综合征，意味着患者角膜有可能出现严重的损伤，需要手术治疗介入。

二、面瘫的分类、诊断和辅助检查

（一）面瘫的分类、诊断

面瘫可以根据病因、发病位置、病程长短和瘫痪程度等给予不同的分类。一个完整的诊断需要包括病因、病程、发病位置和瘫痪的程度。

病因诊断：通过采集面瘫患者的临床表现，发病急缓和病程的长短等来明确引起患者面瘫的不同病因。通过明确病因，来确定该患者是否适合由整形外科医生进行修复治疗。

1. 炎症性面瘫

(1) 贝尔面瘫：其临床特点表现为如下。①绝大多数急性发病患者在发病后 5 天达到高峰，一般不会超过 2~3 周；②完全 / 不完全性表情肌瘫痪；③面神经管内伴行的内脏神经损伤后可出现舌麻木，舌前 2/3 味觉减退，听觉过敏，眼干等症状；④感冒样前驱症状，如鼻塞、咽痛、肌肉痛等；⑤其他脑神经受累症状，如三叉神经功能障碍，包括颞部、乳突部疼痛或面部麻木，舌下神经受损，伸舌偏斜等；⑥自愈性病程，一般进展在 2~3 周后会出现改善，预后良好。

贝尔面瘫的诊断需要和面神经管内的占位性病变、桥小脑角的肿瘤、耳部炎症、颞骨骨折和中枢神经系统疾病相鉴别。由于大多数贝尔面瘫患者可以自行恢复，所以尽早通过激素和抗病毒治疗还是有可能改善患者的面神经功能恢复（72 小时内）。尽管如此，仍有 17% 的患者会留下明显的后遗症。对于完全性面瘫患者，在面瘫后 3~14 天做面神经电图（ENoG），如果神经变性大于 90%，或肌电图检查发现 F 波消失，则考虑由五官科医生进行面神经减压手术。不过对于这一治疗的疗效和手术引起的并发症仍有广泛的争议。对于病程 3 周以上未出现恢复的患者，需由五官科医生排除肿瘤压迫引起的面瘫可能。

(2) HUNT 综合征：其可能有感冒样前驱症状，典型的临床症状表现为“严重耳痛、耳道和耳周疱疹、面瘫”三联征，还会伴有耳鸣、听力下降、眩晕等症状。预后差。

临床诊断需要和贝尔面瘫，以及面神经鞘瘤等占位性病变引起的面瘫相鉴别。贝尔面瘫不伴有剧烈的耳痛、耳道疱疹、眩晕等症状，可以与之相鉴别；面神经鞘瘤等占位性病变引起的面瘫表现为进行性，面瘫，逐渐加重，无耳痛、耳部疱疹、眩晕等症状。颞骨薄层 CT 扫描和 MRI 可以排除肿瘤占位可能。

(3) 中耳炎、腮腺炎等：中耳炎会有耳部疼痛、耳道脓性分泌物、传导性的听力减退，面瘫多于中耳炎发病后几天内出现。腮腺炎会表现为发热、腮腺非化脓性肿痛，血清和尿淀粉酶增高（血清脂肪酶正常，以此和胰腺炎相区别）。

2. 外伤或医源性面瘫 有明确外伤或医源性治疗史（包括手术以及各类非手术治疗）所导致的面瘫。

(1) 外伤性面瘫的临床诊断要点

1) 损伤部位：明确面神经损伤发生于颅内段还是颅外段。颅内段的损伤，有头部外伤史，如车祸、高处跌落等暴力伤。患者伤后查体发现外耳道出血、听力下降或丧失等情况，高度提示颞骨骨折，由此会导致面神经管断裂而损伤面神经可能。进一步进行颞部的薄层 CT 检查可以显示颞骨骨折位置，在耳鼻喉科会诊帮助下有助于明确诊断。可借助听力学检查，面神经电图（ENoG）和肌电图（EMG）来判断神经损伤的程度。颅外段的损伤多见于面部的皮肤软组织的裂伤，同时伴有面部表情肌的功能障碍，就可以初步判断有面神经损伤。例如面部刀割伤的患者，在面颊部有显著的皮肤切割伤，伤后如果出现面颊部的明显肿胀，有清亮液体流出，怀疑腮腺导管断裂，则几乎可以明确面神经颊支损伤。

2）面神经是否离断：根据病史、查体以及电生理检查可以帮助判断面神经是否完全离断。锐性切割伤伤及面部软组织的全层或者伤及面神经深层，如颊脂垫、咬肌、腮腺导管等；面部表情肌收缩消失；伤后肌电图检查提示完全性神经损伤。如果无法确认神经是否离断，可以通过定期随访来判断，面颊部观察 3 个月，乳突或者更高位置至少观察 6 个月，如果没有很好地恢复，提示预后不佳。

3）明确创伤性质：是锐器伤还是钝击伤。前者损伤范围局限，但是往往造成神经离断，需要及时地吻合修复。后者往往造成颞骨骨折，会出现颅内段的神经损伤。如果是高速的机械性损伤，如车祸、枪击则会进一步造成广泛的颅内、外多部位损伤。这类患者往往需要神经外科或五官科医生会诊，协同诊断，以免疏漏病情。

4）明确损伤的程度：是创缘齐整的组织裂伤还是伴有广泛撕脱的严重损伤。前者可以及时进行神经吻合修复，并取得满意的疗效；而后者可能难以修复，疗效不佳。

（2）医源性面神经损伤的临床诊断要点

1）面神经是否已完全离断，或者是否已经难以自行恢复。通过病史、手术记录，以及定期随访，查体和肌电图检查评估面肌功能状况。面颊部观察 3 个月，乳突或者更高位置至少观察 6 个月，如果没有很好地恢复，提示预后不佳。

2）局部情况是否适合进行早期的面神经修复或者晚期的动力性重建。由此需要明确以下几点：①面神经损伤部位是否可以确定，以及损伤后面神经中枢端和外周端是否存在可供吻合的节段；②颞肌和咬肌功能是否完好，舌部活动是否正常；③面部浅表的动静脉是否完好；④如为肿瘤导致的面瘫，则需要了解肿瘤的生物学特性，以及需要临床观察多久才适合整形修复等。

3）计划中的面神经损伤：根据病变情况，例如肿瘤包裹侵犯面神经时，有时在临床治疗计划中不得不牺牲面神经。此时需要治疗原发疾病的专科医生一同会诊，制订合适的神经修复计划。如有可能，可以术中即刻面神经功能重建。

3. 肿瘤引起的面瘫　肿瘤可以直接造成面瘫，如果不及时治疗会引起更为严重的后果。因此对于这类面瘫，首先需要考虑的是原发肿瘤的治疗，而不是面瘫的整形修复。肿瘤导致的面瘫临床表现隐秘，有时需要和常见的面神经炎相区别以免误诊。临床上有如下表现要考虑肿瘤引起的面瘫。

（1）突发性的完全性面瘫，（ENoG）面神经电图振幅值在 5 天内迅速降至 0，而贝尔面瘫大部分可以引出。

（2）同侧反复发作的不全性面神经瘫痪呈渐进性加重。病程缓慢进展的面瘫，时间超过 3 周。

（3）出现进行性加重的面部麻木感，伴有不全性面瘫。

（4）面肌抽搐伴有不完全性面瘫，或者面瘫 6 个月没有好转。

（5）伴有或同时有其他脑神经受累迹象，如听神经瘤引起的听力下降、耳鸣、眩晕等表现。

（6）仅累及一支或多支的面神经瘫痪，其他的分支功能正常。

（7）腮腺区肿瘤可以在耳周和颈部检查发现肿块。

（8）恶性肿瘤病史，或发现恶性肿瘤。

一旦怀疑有肿瘤可能，就需要进一步的特殊影像学检查。如怀疑腮腺区肿瘤，可首先行腮腺区 B 超，如果位置不明，可以行面神经增强 MRI（包括内听道）检查。腮腺区的肿瘤可以请头颈外科医生会诊确诊，耳部和颞骨内的肿瘤由耳鼻喉科医生协助确诊，颅内肿瘤可以由颅底外科医生或者神经外科医生会诊确诊。

4. 先天性面瘫　表现为出生后面瘫，肌电图表现为不全面瘫或者呈现静息状态，不会自行改善。一般还会伴有其他部位的畸形以及家族遗传史。如第一、二腮弓发育不全引起的先天性面瘫患者，除了面瘫之外，还会伴有半面短小，患侧耳发育畸形等病变。Möbius 综合征是面神经核等发育畸形所引起的面瘫，可以累及多脑神经。因此典型临床病例表现为双侧性面瘫、双侧外展神经麻痹、两眼内斜视、面具样脸、无法吮吸、流口水等，可以有舌萎缩等表现。这类先天发育性面瘫需要和产伤引起的面瘫相鉴别。后者有分娩困难，使用产钳或吸引协助。查体可以发现患儿耳周有血肿或淤青等表现。受伤后两周肌电图检查可以发现面肌纤颤电位等失神经表现。一般会有不同程度的自行恢复。

5. 内科性疾病　如糖尿病、白血病等也会引起面瘫。患者有原发疾病的病史表现。可以请内科医生会诊明确诊断。

（二）病程分类

根据病程的长短，可以分为早期面瘫和晚期面瘫。

1. 早期面瘫　瘫痪时间在两年内，瘫痪面肌尚未完全被纤维化，肌电图检查可以发现肌内存在纤颤电位，能够通过神经修复手术，使瘫痪面肌再神经化而恢复原有瘫痪面肌功能的一种状态。不过，近期的临床实践表明，面瘫两年以上的瘫痪患者，如果瘫痪面肌内存在纤颤电位，依然能够通过神经修复的方法来改善原有面肌的功能。其可能的原因：①面神经连续性依然存在。少量连续的神经轴索尽管不足以使瘫痪面肌产生明显的收缩，但是能够使瘫痪面肌不出现不可逆的萎缩。②面部三叉神经对瘫痪面肌的营养作用避免了瘫痪面肌的不可逆萎缩。尽管如此，这仍需要更充分的临床数据来验证其临床效果。

2. 晚期面瘫　瘫痪时间在两年以上，瘫痪面肌完全被纤维化，肌电图检查呈现静息状态，无法发现纤颤电位，只能通过骨骼肌移植来替换原有瘫痪面肌功能的一种状态。

（三）根据瘫痪的程度

完全性面瘫和不完全性面瘫。

（四）瘫痪的位置

分为中枢性面瘫和外周性面瘫。中枢性面瘫指的是面神经核以上区域的损伤导致的面瘫；外周性面瘫指的是面神经核及以下区域的损伤。

（五）辅助检查

1. 电生理检查

(1) 面神经电图（ENoG）：一般在面神经损伤后 3 周内检查有意义。患侧面肌振幅小于健侧 10% 以上有临床意义，严重的损伤需要手术修复。

(2) 肌电图（EMG）：一般在面瘫 4 周后进行检查有意义，是面肌失神经状态的定性诊断。如果发现纤颤电位，则是面神经损伤的定性诊断，此外有学者将其存在与否作为瘫痪面肌肌纤维还存在电生理活动，可以进行神经修复手术，是瘫痪面肌再神经化的标志。

2. 特殊影像学检查

(1) B 超：当怀疑面部颈部，尤其是腮腺区的肿瘤占位性病变时考虑应用 B 超初查。

(2) CT：颞骨的薄层 CT 扫描，又称高分辨率 CT 高密度的薄层扫描。用于明确颞骨骨折导致的面瘫、先天性面瘫和胆脂瘤导致的面瘫的诊断。高密度的颞骨薄层扫描层厚 1~2mm 可以明确颞骨内面神经管内的微小病变，而一般的头颅 CT 扫描层厚在 5~10mm，显示的是大致的颅内病变。此外，怀疑腮腺区的肿瘤，也可以进一步做腮腺区增强 CT（范围可以扩大到从颅底到颈根）来明确。

(3) MRI：可以作为面神经占位性病变的定性和定位的影像学诊断。例如渐进性面瘫患者可以首选面神经增强 MRI，来明确是否有占位性病变导致面瘫。

3. 相关科室的会诊

五官科：当怀疑各类面神经炎、需要肿瘤情况排查、怀疑耳部疾病，或者颅底（颞部）有骨折等情况，需要五官科进行会诊。

神经内科或内科：面神经炎、神经或肌肉系统疾病；内科性疾病如白血病、糖尿病、甲状腺疾病等。

神经外科：颅内病变，如听神经瘤、脑膜瘤、颅内血管性畸形等。

口腔颌面外科：头面部肿瘤，尤其是腮腺区肿瘤。

三、面瘫的功能评价

面瘫的功能评价有主观性评价和客观性评价两种。主观性评价是由专业人员依据一定的量表，对患者的面部静态对称性和面部肌肉的运动加以评定，具有操作简单方便，但是易受评判者的主观意向而影响结果。目前代表性的有House-Brackmann量表、Sunny-brook量表等。客观性评价即通过对患者的静态照片或者动态面部表情录像进行面部五官位置和变化距离及方向进行测量后得到的量化数值，并同健侧的数值相比较。这样的评估避免了检测者主观意向带来的不良影响，结果更加精确，也便于统计分析。不过由于操作不便，不利于临床工作中的快速评价。目前更为先进的技术是利用激光三维扫描技术来对患者的面部功能进行精确地测量和评估。

1. 主观评价量表

(1) House-Brackmann量表简称H-B量表（表3-12-1）：它是由House和Brackmann两位学者提出，并以他们的名字命名，于1985年被美国耳鼻咽喉头颈外科学会所采用，作为学会标准，目前已经成为国际上使用最多的标准。

(2) Sunnybrook（多伦多）量表（表3-12-2、表3-12-3）；是由Ross和Nedzelski于1996年提出的一种评价系统。它包括两个表格，即静态部分评定和动态部分评定。和H-B量表比，它从静态和动态两方面更为细致地进行评定。总分100分，分值越高，面神经功能越好。

表3-12-1 H-B量表

分级	描述	特性
Ⅰ	正常	面部各个分区功能正常
Ⅱ	轻度异常	大体观察：靠近时可以发现轻微可见的力量减弱；可能有非常轻微的面肌联动 静态：正常的面部对称性和面肌的张力。 动态：额部，中度到好的功能 眼睛，轻微闭眼就可完全闭合 口，轻微的不对称
Ⅲ	中度的异常	大体观察：靠近时可以发现明显的面部两侧的不对称；有中度的面肌联动或者半面痉挛 静态：面部对称和面肌的张力正常 动态：额部，轻到中度的抬眉移动 眼睛，较为用力闭眼就可完全闭合 口，最大努力时有轻度的不对称
Ⅳ	较为明显的异常	大体观察：明显可见的力量减弱或者面部变形 静态：面部略微的对称和面肌的张力正常 动态：额部，无功能 眼睛，不完全闭合 口，最大努力仍不对称
Ⅴ	明显的异常	大体观察：只有少许可见的面部活动 静态：不对称 动态：额部，无功能 眼睛，不完全闭合 口，轻微的活动
Ⅵ	完全性瘫痪	没有活动

表 3-12-2 Sunnybrook(多伦多)面神经评定系统 - 表 A

静态时与健侧比较(每项评分只能选择一种)		静态评分
眼(睑裂)	正常	0
	缩窄	1
	增宽	1
	做过眼睑整形手术	1
颊(鼻唇沟)	正常	0
	消失	2
	不明显	1
	过于明显	1
嘴	正常	0
	口角下垂	1
	口角上提	1
静态项目分 = 静态评分总分 ×5		

表 3-12-3 Sunnybrook(多伦多)面神经评定系统 - 表 B

与健侧相比随意运动的对称性						随意运动评分	联动分级				联动评分
标准表情	无运动(完全不对称)	轻度运动	有运动但有错乱的表情	运动接近对称	运动完全对称		没有联动	轻度联动	明显联动但无毁容	严重的毁容性联动	
抬额头	1	2	3	4	5		0	1	2	3	
轻轻闭眼	1	2	3	4	5		0	1	2	3	
张嘴微笑	1	2	3	4	5		0	1	2	3	
咧嘴	1	2	3	4	5		0	1	2	3	
唇吸吮	1	2	3	4	5		0	1	2	3	
随意运动项目分 = 随意运动评分总分 ×4							联动项目分 = 联动评分总分				

注:最后得分 = 随意运动项目分 - 静态项目分 - 联动项目分 = 随意运动评分总分 ×4- 静态评分总分 ×5- 联动评分总分。

2. 客观评价方法 三维激光表面扫描技术是 20 世纪 90 年代中期开始出现的一项高新技术,它通过高速激光扫描测量的方法,快速、高分辨率地获取被测对象表面的三维坐标数据,具有高精度、非接触、数字化、自动化、方便快捷、易于保存、易于二期处理等优点。面部扫描时采用全室内顶置光源,受试者束发、端坐,自然姿势正视前方,眶耳平面与地面水平,扫描仪镜头水平抬高 10°,使用 14mm 焦距镜头,于受试者正前方及双侧各 80° 位置采集数据。

扫描范围为发际至相当于甲状软骨上平面位置,获取的数据利用面部标志点,如内、外眦、鼻翼、口角、唇峰甚至色素痣、瘢痕等进行初始配准。通过 Polygen Editing Tools 和 RapidForm 2006 分别进行一期配准和二期处理。利用三维激光表面扫描技术获得精确的测量数据,有助于对面瘫患者进行术前双侧面部静态、动态位置及对称性评估、辅助手术方法的选择。术后针对患者双侧面部不对称尚可通过三维激光扫描测量位置,指导二期手术调整。

知识点：

1. 面瘫的病因分类。

2. 外伤性面瘫的诊治要点

(1)损伤部位：颅内段或颅外段。

(2)面神经是否离断：根据病史、查体及电生理检查可以帮助判断面神经是否完全离断。

(3)创伤性质有助于辅助判断面神经损伤的部位和程度：如面部贯穿伤有可能神经离断；车祸或者坠落伤，有可能造成颅底骨折，形成颅内段的面神经损伤。

3. 医源性面瘫诊治要点

(1)面神经是否还有可能自行恢复。

(2)如果无法自行恢复，需要整形修复时必须考虑的情况：①针对早期面瘫患者，需要确定面神经损伤部位，即位于颅内段还是颅外段，以及评估断端的中枢端和外周端是否能够被吻合；②评估其他颅神经功能，明确可能被利用的神经供源，如通过咬肌功能检查评估咬肌神经功能；③针对晚期面瘫患者，还需要评估面部是否存在合适的受区血管；④如为肿瘤导致的面瘫，则需要根据肿瘤的生物学特性，明确需要临床观察的时限。

(3)计划中的面神经损伤。由于病变的情况，例如恶性肿瘤包裹侵犯面神经时，不得不术中牺牲面神经。此时需要考虑原发疾病特点，制定尽早神经修复的治疗计划。

4. 肿瘤性因素导致的面瘫，诊断需要结合病史、查体、特殊检查和会诊。尤其是面神经增强磁共振检查，有助于评估是否有占位性病变。

四、面瘫的整形治疗思路

面神经瘫痪的病因复杂多变，病变累及范围可自中枢到外周，颅内到颅外。根据发病部位的不同可涉及神经内、外科，五官科，口腔科和整复外科等多个临床专业科室。并且随着病程的演变，在疾病的不同阶段，面神经瘫痪治疗的主要矛盾和患者的主要诉求也在发生变化。因此面神经瘫痪是一个涉及多学科交叉的疾病，在疾病诊疗过程中需要根据病程演变进行多学科配合，序贯治疗。不恰当的干预可能会延误重要原发疾病的治疗，增加患者的负担，甚至危及生命。因此，对整复外科医生而言，为面瘫患者进行诊疗时，首先需要考虑是否应该由整复外科进行治疗；其次，据面瘫持续时间选择相应的整复治疗方法；最后，进一步根据患者的个体情况，制订适合的治疗计划(图 3-12-3)。

(一)暂不进行整形外科范畴的修复

1. 炎症性或内科疾病引起的面瘫急性期，即发病后的一年内。这类面瘫具有自愈性，有可能自行缓解。此外，糖尿病、白血病、甲状腺疾病等引起的面瘫，在原发疾病未得到有效控制，或者没有相应专科医生会诊意见时，不适合考虑重建修复。

2. 颅外段外伤性面瘫，面神经连续性或部分存在，神经损伤位于乳突周围，瘫痪时间在 6 个月内；或者神经损伤位置在外眦 - 口角连线以远，损伤时间在 3 个月以内。

3. 颅外段的面神经损伤，患者全身或局部情况较差(如污染严重，咬伤)、医疗技术准备不足等情况时，可以考虑稳定后择期修复。

4. 颅内段面神经损伤，无法明确神经是否离断，损伤时间在半年以内暂予以观察。

5. 婴幼儿期的先天性面瘫患者，即年龄小于 6 岁的患者，由于年龄过小，术后难以配合相应的护理，增加术后风险，暂不适合整形修复。

6. 肿瘤因素引起的面瘫，或者切除肿瘤后引起的面瘫，尚未得到相关专科会诊，不得进行整形修复。

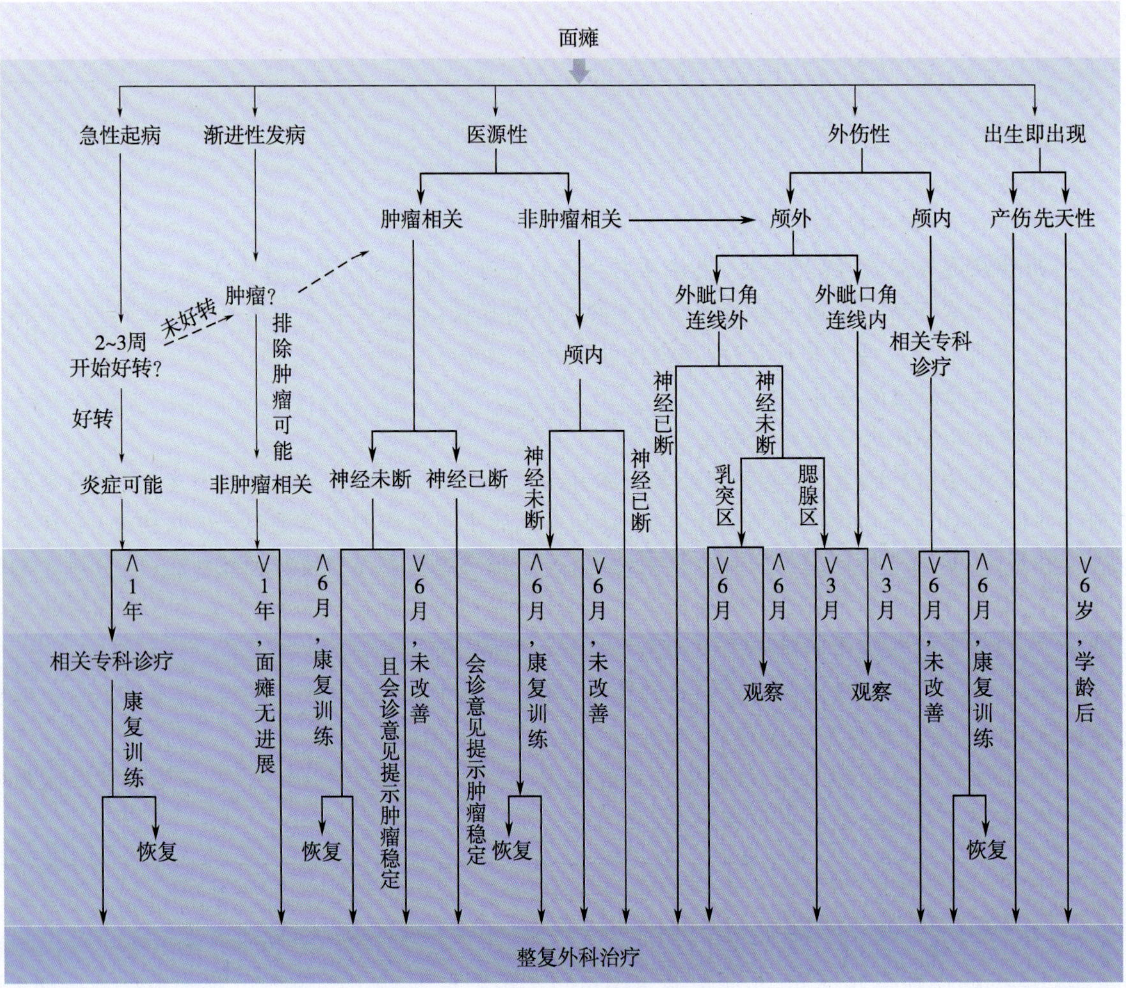

图 3-12-3 整形外科面瘫治疗思路

针对肿瘤因素导致的面瘫患者，临床上需要明确以下几点：①肿瘤的良恶性；②目前肿瘤是否已经清除彻底？是否还有残留？③肿瘤生物学特性如何？是否新神经生长？是否易复发需要较长时间观察？④近期是否有针对原发疾病的专科医生进行复诊排查？进一步通过相应专科医生会诊，根据会诊意见决定是否可以进行整形修复。例如，腮腺腺样囊性癌具有亲神经生长的特性，容易复发，因此术后不宜过早进行神经修复。

7. 面肌痉挛是一种原发性的面肌抽搐痉挛畸形。其特点是发病前无面瘫发生，多从眼轮匝肌开始发生抽搐，逐渐加重并向患侧整个面部发展，严重者引起整个面肌的抽搐。其病因往往是颅内血管压迫面神经后引起的异常放电导致。这类疾病多由神经外科进行治疗。

需要与之鉴别的是面肌联动。它是面瘫的后遗症，即面瘫后出现的一个部位的主动活动，同时伴随另一个部位的收缩活动。主要原因是神经再生过程中，轴突长入其他分支后产生的错误支配收缩。这类疾病可由整复外科医生进行治疗。

8. 面神经炎急性期引起的眼睑闭合不全畸形，临床表现无明显的角膜损伤，无“BAD”综合征表现。此类疾病具有自愈倾向，因此针对急性期的眼睑闭合不全，应考虑保守治疗。

（二）整形外科的治疗范畴

1. 早期面瘫患者，面神经离断位置位于内眦和口角连线以近，即腮腺和咬肌区域，需要及时进行神经探查修复。如果神经离断位置位于内眦和口角连线以远，观察 3 个月，临床查体和电生理检查都没有发现恢复迹象，可以考虑神经探查。颅内段面神经损伤的患者完全性面瘫 6 个月没有任何恢复，肌电图检查也确认没有复合动作电位和再生电位，可以考虑给予患者面神经功能重建。目前临床上，瘫痪时间在 2 年以内，肌电图显示存在纤颤电位，可以考虑进行早期面神经功能的修复，如局部神经转位手术修复瘫痪的面肌。

2. 晚期面瘫患者，面瘫时间大于 2 年以上者，肌电图显示呈现静息状态，排除上述不适合修复的情况后可考虑整形修复。（目前临床实践中出现面瘫时间更久的患者通过神经修复手术来恢复面肌的功能，这还需要进一步的临床研究来验证。）

3. 学龄期的先天性面瘫患者，即大于 6 岁的患者，如果能够配合术后的护理和康复治疗，可以考虑修复。

4. 如果医生判断患者的面瘫预后不佳，应尽早进行眼睑闭合不全的畸形整复；或者还在观察期，但是经保守治疗疗效不佳，出现严重的角膜炎症，或“BAD”综合征症状，有可能危及视力的情况下，需要积极进行眼睑闭合不全的修复。

5. 面瘫后遗症，如面瘫患者存在面肌联动、下唇肌力不平衡等畸形，需要整形修复。

（三）面瘫整复治疗方法的选择

通过面瘫病程来选择不同的治疗方法：针对早期面瘫患者，即瘫痪时间在 2 年以内，并且肌电图显示瘫痪面肌内纤颤电位存在，可以考虑应用面神经修复手术，使瘫痪的面肌重新获得神经支配，恢复原有的功能。临床上发现，越早进行神经修复，术后面瘫患者的面肌功能就能得到更好的恢复。针对晚期面瘫患者，即瘫痪时间在 2 年以上，并且肌电图显示瘫痪面肌内纤颤电位消失，提示瘫痪肌肉无法通过神经再生的修复方式来恢复原有面肌功能，只能通过局部肌肉转位手术或者其他部位肌肉游离移植的方法来取代原有瘫痪面肌的功能。此外，根据面部静态不对称情况，还需要选择相应的静态悬吊方法，如通过口角和下唇的筋膜悬吊等技术来提高患者面部的对称性，通过面部眼睑闭合不全、眉下垂和面肌联动等进行相应的整形修复。

（四）临床上常见的外伤性和医源性面神经损伤后的处理要点

外伤性或医源性损伤需明确以下几点：①神经是否连续？如果神经已离断应尽早修复；如果神经仍连续，应先行观察（颊部一般 3 个月，乳突区 6 个月，颅内段一般 6 个月），如仍无恢复，再考虑下一步治疗。②损伤部位在哪里？颅内（包括面神经管部）还是颅外，还是两者都累及？③受伤区域是否有条件进行神经修复？当创面严重污染或感染，则需要等待创面感染控制和处理稳定后方可进行神经修复。

如果损伤发生在肿瘤切除术后，则需要观察一段时间，并经过相应专科医生的评估原发肿瘤情况，以及是否会累及供区神经等因素后方可考虑修复。例如，腮腺区域肿瘤术后面瘫的早期功能重建，需要头颈外科医生予以会诊，评估术区是否有原发疾病的残留，观察是否有足够的时间，以及计划采用的咬肌神经是否功能完好。如果创面伴有严重的损伤，如撕脱伤，或者合并多发性骨折的复合伤，或者损伤区接受过广泛的清扫手术和放疗而形成广泛的瘢痕和不良血供，这些因素都会影响面瘫修复的效果。

总之，整形修复面瘫的技术有多种，如何选择合适的方案取决于术者的能力，还有需要考虑到患者的需求和自身的承受能力。其次，单次手术，或者单一区域的治疗难以使患者得到满意的功能和外形上的恢复。因此，通过术前详细沟通，术者为患者制订一个个性化的结合多种治疗措施的序列治疗方案，方能更好地使患者在功能和外观上得到最大程度的改善。

知识点：

1. 掌握整复外科面瘫的治疗思路。
2. 熟悉适合整复治疗的面瘫患者应具备的条件。
3. 熟悉整复外科治疗方法的选择。
4. 掌握外伤性和医源性面瘫的处理原则。

五、面瘫整复治疗方法和技术要点

根据面瘫时间的长短及残留面肌的功能，面瘫后的微笑功能重建分为早期面瘫和晚期面瘫的修复。此外，针对眼睑、眉和下唇及面肌联动，也有相应的治疗措施。

（一）早期面瘫的整形修复

指的是瘫痪时间不长，瘫痪面肌还有可能通过神经修复的方法来恢复其原有的功能。根据损伤部位不同分为颅外段和颅内段神经损伤后的神经修复治疗。

1. 颅外段面神经损伤　指茎乳孔以远的面神经损伤，主要修复方法为面神经探查吻合术。面神经吻合的方式主要有外膜缝合和束膜缝合两种。

(1) 面神经探查吻合术　根据神经两端的情况分为直接吻合、神经移植吻合和神经种植。

1) 直接吻合：面神经两端的断端小于 0.5cm，拉拢神经两端如果没有张力，可以直接吻合。

2) 神经移植吻合：面神经两端断端间距大于 0.5cm，直接拉拢会产生张力，需要神经移植桥接修复。

3) 神经种植：面神经远端缺失，近端的面神经分束后种入肌肉，并用显微缝线缝合肌膜和神经外膜以固定神经。

(2) 适应证：①锐性切割伤，伤及部位在外眦 - 口角连线以近部位，损伤后病程不超过 1 年的病例，表情肌无明显萎缩；②伤及部位在外眦 - 口角连线以远，则建议观察到伤后 3 个月，如无恢复，再考虑探查。

(3) 手术要点

①将神经损伤区域的远近部位充分显露，以便于神经远、近端的探查和暴露。

②面神经的探查应该是从相对健康的组织向瘢痕方向探寻，绝对不要反向进行。这是因为神经组织和瘢痕组织形态相近，在瘢痕区内很难分辨；然而，健康组织中的面神经还是相对容易被识别，并能够通过“顺藤摸瓜”的方式追踪神经直到瘢痕区内。

③结合面神经在面颊部走行的投影特点和所处的层次，首先对损伤近心端的面神经进行探查。应用显微蚊式钳进行组织分离，发现神经后沿着面神经向远端探查，直达瘢痕区的神经离断处并标记；接着，根据标记的近心端神经位置，在远端健康组织的相应区域探查远心端的面神经。同样，在发现后沿着面神经向损伤区域进一步探查，直达离断处，并标记为神经的远心端。

④将标记的神经远、近心端的瘢痕组织切除，直到显露出健康的神经轴突组织为止。

此时神经两端的间距如果小于 5mm，就能直接拉拢并进行神经外膜缝合（或束膜缝合，或外膜、束膜联合缝合）。如果大于 5mm，就需要进行神经移植手术，即切取同侧的耳大神经或左小腿区域的腓肠神经作为移植神经来桥接两端的缺损（图 3-12-4、图 3-12-5）。神经吻合时用 8-0 或 11-0 无创伤缝线，在手术放大镜下或手术显微镜下缝合，注意神经的对位和对线，并在无张力的情况下进行缝合。如果损伤位置在神经入肌处，会导致无法找到神经远心端。此时需要将神经近心端去除外膜，将其分成几个束支后埋入瘫痪面肌，用 11-0 线做神经束膜 - 肌膜缝合，即神经种植修复；⑤对于腮腺包膜打开者，应将腮腺包膜连续锁边缝合，以避免术后出现腮腺瘘。

(4) 手术关键点：①熟悉面神经的解剖，包括走行方向和所在的层次。②能够识别神经组织。面神经表现为银白色具有光泽的组织，表面有纤细的营养血管，或者有明显的血管伴行，容易和腮腺导管及瘢痕组织相混淆。其中，腮腺导管体表定位在鼻翼与口角连线中点到耳垂的连线，在咬肌前缘转折向内穿颊脂垫和颊肌，开口于口腔黏膜。其色泽缺少光泽，并且多位于面神经所在层次的深面。而瘢痕多为无序的条索样组织，方向杂乱，神经探查时避免直接在瘢痕区内进行。③无损操作，尽量用剪刀进行皮下组织的分离和术区的显露，用显微蚊式钳进行面神经的显露和分离操作，使用双极电凝进行止血。避免应用电刀进行组织分离和止血，有明显出血时，应该按压后小心地放开，然后用止血钳直接针对出血点进行钳夹，再用双极电凝或丝线结扎的方法止血。避免钳夹过多的出血点周围组织，并直接对出血点周围的大块组织进行电刀烧灼或丝线的结扎。④无张力的神经吻合，吻合后对神经组织有良好的覆盖。神经断端的间距大于 0.5cm，就需要考虑神经移植。一般用 8-0/10-0 的无损伤缝线，吻合修复神经组织。两端缝合 2~4 针。吻合口表面有软组织覆盖和保护。

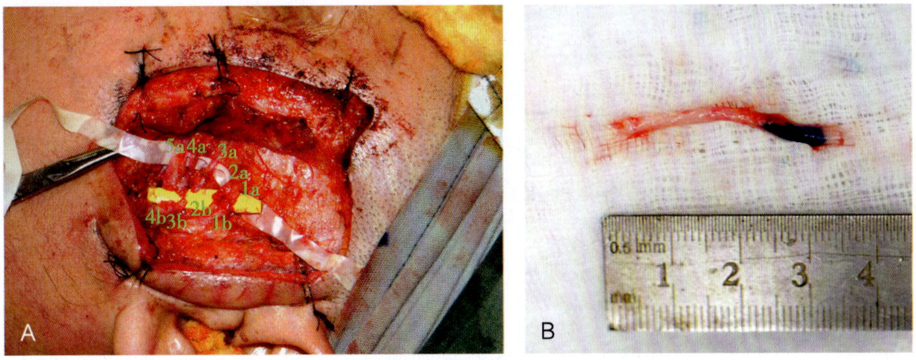

图 3-12-4 外伤性面神经颊支颧支损伤手术探查及修复一

1a,2a 为离断的面神经颧支远端;1b,2b 为离断的颧支近端;3a,4a,5a 为离断的面神经颊支远端;3b,4b 离断的面神经近端。颧支经修整残端后间距小于 5mm,可以直接吻合;颊支间修整后间距大于 5mm,需要神经移植。A. 术中离断的面神经颊支和颧支;B. 术中切取的腓肠神经。

2. 颅内段的神经损伤 指颞骨面神经管内的损伤(如颞骨骨折,胆脂瘤手术后)或颅内桥小脑角区域的病变或损伤引起的面神经损伤(如听神经瘤等)。主要修复方法包括跨面神经移植术,局部神经转位手术,"Baby-sitter" 技术(即跨面神经移植和局部神经转位的两者结合),可以分两期完成或者一期完成。

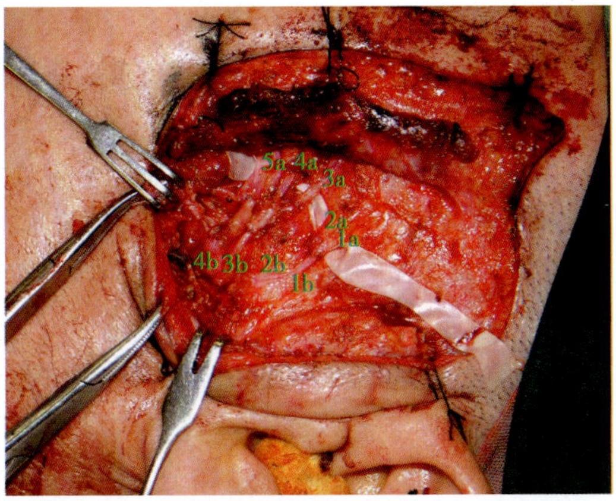

图 3-12-5 外伤性面神经颊支颧支损伤手术探查及修复二

1a,2a 为离断的面神经颧支远端;1b,2b 为离断的颧支近端;3a,4a,5a 为离断的面神经颊支远端;3b,4b 离断的面神经近端。颧支直接吻合,面神经颊支通过腓肠神经桥接移植后吻合。

(1)跨面神经移植术:这项技术最早是由 Scaramella 和 Smith 在 1970 年各自报道的一种创新的神经修复方法。有多种跨面神经移植方式,但手术方法可总结为以下 3 种类型:① Scaramella 法,健侧面神经颊支的分支与患侧面神经总干之间,通过腓肠神经移植相互吻接,移植的腓肠神经在下颌皮下穿过。② Anderl 法,将健侧与患侧面神经颧支、颊支、下颌缘支的各分支之间,通过 3~ 4 根神经段进行交叉联络。③ Fisch 法,取两根移植神经,把健侧面神经颧支、颊支的分支分别与患侧面神经的颞面干和颈面干吻合,两根移植神经都通过上唇皮下筋膜隧道到达患侧。手术可以分两期进行,即一期手术只做神经移植,把移植神经与健侧面神经各分支的近心端吻合起来。经过 8~10 个月后再进行第二期手术,将各移植神经的远心端分别与患侧各对应面神经的分支吻合。也可以一期直接吻合完成。

1)跨面神经移植术的特点:患侧表情肌接受来自健侧面神经的再生纤维,与健侧表情肌连动,面部表情比较自然;患侧表情肌的运动与健侧协调,表情有整体性,而且手术不造成其他功能障碍。但本术式的疗效并不很确定,这是因为供区神经提供的神经轴索数量有限,并且再生的神经需要通过两个神经吻合口,因此,最终进入患侧面肌内的有效神经数量大幅减少。

2)适应证:①由于各种面神经创伤所造成的早期面瘫,病程在 6 个月内,患侧面神经中枢端缺损或无法吻合,不能进行面神经吻合术及面神经移植术的病例;②面瘫经过其他方法治疗,1 年内功能未得到恢复;或早期修复后 1 年效果不佳,面部表情肌无明显萎缩,患侧面神经中枢端不能吻合的病例,也可以结合局部神经转位术一起治疗("Babysitter" 术式);③陈旧性面瘫,患侧面部表情肌严重萎缩,选择分两期进行的吻合血管神经的肌肉移植术的第一期手术;④健侧面神经功能正常,下肢腓肠神经功能正常。

3)禁忌证:①面瘫病程大于 6 个月,不适合应用跨面神经移植作为单一方式来治疗;②双侧面瘫的病例。

4）两期法跨面神经移植手术要点。

跨面神经移植术第一期

①切口：取双侧面部腮腺手术和面部除皱手术的切口。

②解剖健侧面神经：术区皮下浸润注射1∶100 000的肾上腺素生理盐水，5~10分钟后用剪刀在皮下层分离，可以用双极电凝进行止血。分离范围前方直达鼻翼和耳屏连线中点以远1cm左右，上方达颞部，下方达下颌缘。一般先探查腮腺外的面神经颊支。可以用显微蚊式钳进行皮下深层的神经探寻。在口角-耳轮脚连线的中点（Zuker点）处的深面可以发现平行于颧弓走行的面神经上颊支；在Zuker点的下方，耳垂下0.5cm和口角的连线上可以发现下颊支；在Zuker点的上方，紧贴着颧弓下缘可以发现平行颧弓，向前进入颧大、小肌的另一上颊支；在耳垂下方0.5cm与外眦的连线和颧弓相交处，较容易发现面神经的颧支。

神经发现后略作游离，用窄条的皮片在其下方穿过，以便于显露和标记。再利用电刺激仪，对面神经的各个分支进行术中电刺激。最终选择有功能重叠的神经分支作为供体神经。操作需要注意的是，刺激前要和麻醉师协调，确保患者体内已经没有肌松药的作用，不然无法引出肌肉收缩；其次，尽量选择最小的刺激强度，并保持神经组织周围的干洁，以免刺激传导到邻近的分支造成误判。选择相应的神经分支后做好标记。测量标记到耳屏前的距离就是所需切取得腓肠神经的长度，一般22~25cm。

③腓肠神经切取：根据需要切取一定长度的腓肠神经。腓肠神经的体表投影是跟腱外侧缘和外踝内侧缘连线中点和腘窝中点连线。一般位于小隐静脉内后方。跨面移植所需的移植神经长度在15~25cm不等（一期游离移植需要15cm左右，二期游离移植旷置在患侧耳屏前，因此需要22~25cm）。取下神经后需要标记神经的远心端，一般将远端作为运动神经的长入端，与健侧的面神经分支相吻合。

④皮下跨面隧道的制备：可以在两侧鼻唇沟和患侧的耳前做小切口，用钝头导针经患侧耳前-上唇皮下-健侧颊部进行皮下分离后形成隧道，再借助于细导尿管的导引将腓肠神经引入隧道，使其一端在健侧标记的面神经附近，另一端放置在患侧耳屏前切口的皮下。

⑤健侧面神经-腓肠神经远端吻合：目前我们应用Anderl法，跨面神经移植1~2支，分别各自桥接两侧的颊支和颧支。离断健侧标记的面神经分支，修整待吻合的神经两端，做健侧面神经分支-腓肠神经远心端吻合。腓肠神经近心端旷置于患侧耳屏前的皮下，并在皮下留线标记。

⑥缝合创口。

跨面神经移植术第二期：一般在第一期术后的8~10个月。

① 跨面神经的显露：患侧发际内-耳前-下颌角处手术切口切开，并在皮下分离。小心地查找上次手术所做的移植神经标记，并将移植神经游离出来。

②面神经分支的显露：根据术前设计，将支配口角活动的面神经颊支显露出来。一般以上颊支作为目标神经，将其离断，并将跨面移植神经旷置的近心端修整到合适的长度，和目标颊支的远端相吻合。

③创面关闭。

(2) 局部神经转位术：应用其他脑神经或躯体运动神经作为神经源和患侧面神经远端吻合，来恢复瘫痪面肌的功能活动的一种治疗方法。常用的神经源有舌下神经、咬肌神经、副神经、膈神经、颈7神经等。最多用的是舌下神经和咬肌神经。

1）面神经-舌下神经吻合术：Korte首先采取面-全舌下神经吻合术来恢复面部表情的对称。尽管该手术可以达到稳定的疗效，但是还会造成患者半舌萎缩，严重影响他们术后言语表达和进食。此外，术后患者会出现多块面肌的大块收缩，严重影响患者的面部表情。基于这些严重的并发症，目前很少将全部的舌下神经和面神经相吻合，而是改为1/3~1/2的舌下神经和面神经相吻合。这样既能获得面肌功能活动，又可以减少患者患侧舌萎缩、面肌大块收缩的副作用。

适应证：适用于面神经损伤处的近端缺失，而远心端神经具备吻合条件，并且面部表情肌无明显萎缩者（肌电图有纤颤电位引出），舌活动正常，无萎缩。多用于听神经瘤切除后早期面神经瘫痪（2年以内）。不过，有文献报道面瘫4年的患者也有可能通过手术得到功能的改善。

禁忌证：舌下神经已经受损，表现为患侧舌萎缩，舌活动受限。如Möbius综合征，或者颅内肿瘤等引起的舌下神经瘫痪的患者不适合。

手术要点：

①切口自耳前到乳突尖部沿胸锁乳突肌前缘向下颌骨下缘内 1.5cm 处，设计长 8~10cm 的切口。

②解剖面神经，其步骤是切开颈阔肌，暴露胸锁乳突肌、腮腺尾叶筋膜和颈外静脉，沿腮腺后缘和下缘与胸锁乳突肌之间作钝性分离，并将胸锁乳突肌往后牵引，显露二腹肌后腹。继而在乳突尖上方约 1cm 处、二腹肌后腹与外耳道软骨交角之间仔细地作钝性分离。暴露面神经干，沿面神经干向远心端解剖，游离面神经干，供吻接。

③解剖舌下神经及降支，沿胸锁乳突肌前缘向下分离，分别把胸锁乳突肌前缘向后牵拉，二腹肌后腹向前牵引，暴露颈动脉三角。逐渐向深层钝性分离，在颈内静脉和颈外动脉浅面，仔细寻找舌下神经及降支。一般在降支分出后，舌下神经的入舌支作为部分离断处。

④移植神经切取长度，根据测量舌下神经部分离断处和拟吻合的面神经干处这两者间的距离，来切取相应的腓肠神经或耳大神经，作为移植神经。

⑤切断 1/3~1/2 直径的舌下神经，并将移植神经无张力的显微吻合桥接舌下神经中枢端的断面和面神经干的远心端。

⑥缝合创口，冲洗创口，严密止血，逐层吻合，放置引流，加压包扎。

2）咬肌神经 - 面神经吻合术

咬肌神经的相关解剖：咬肌神经由下颌神经的前干分出，在进入下颌切迹时发出一些细小分支进入周围的肌肉，与此同时，其主干自下颌骨髁突前方穿下颌切迹后下行，斜下进入咬肌的深、中层之间，发出上下两支。上支扇形发散开，为细小的分支分布于附近的肌肉；下支分为前支和后支。下支的前降支为主干的延续，一般选择这支作为供体神经。为了获得一定的长度，咬肌神经离断点一般在下行的前降支离断。由于前降支主要支配咬肌浅层的肌肉群，而上支和先前入肌前的细小分支支配着咬肌上部的深、中层肌群，因此前降支的离断一般不会造成咬肌全部的萎缩，从而出现咬肌区明显的凹陷。此外，咀嚼功能还有颞肌、翼外、翼内肌参与，所以不会造成明显的影响。

适应证：①面神经近端缺失，患侧的面神经远端可用；②瘫痪面肌 EMG 提示纤颤电位存在，或面瘫时间 2 年。目前对于面瘫多久的患者适合用此方法进行修复没有明确的结论。在临床实践中，有患者瘫痪时间最长达到 32 个月，在神经修复术后仍出现明显的口角活动；而国外已有的报道是瘫痪 48 个月。不过，对于瘫痪时间大于 2 年的面瘫患者，还需要慎重地选择神经修复的方法。③咬肌功能正常，或略有萎缩。一些面瘫患者由于患侧面瘫进食不便，所以多用健侧，因此会出现失用性萎缩；还有些听神经瘤术后面瘫的患者，会出现三叉神经的部分损伤，造成角膜感觉减退、面部麻木和咬肌的部分萎缩。不过只要咬肌存在明显收缩，还是可以将其作为供区神经。④术前的影像学证实颅内肿瘤清除彻底，或者经神经外科或五官科医生会诊明确目前情况不影响神经修复手术。

禁忌证：咬肌神经功能受损严重，或三叉神经运动支有肿瘤侵犯。

手术要点：

①患侧面神经颞面干的显露。经患侧发际内 - 耳前 - 耳后和下颌下切口切开，并作皮下分离，直达咬肌前缘。在眉上外侧 1cm 处和耳垂下 0.5cm 连线处，用显微蚊式钳探在颞浅筋膜的深面寻找面神经颞支，发现后沿此神经向近端追溯，直达腮腺内。将神经表面的腮腺组织切开并结扎断面，显露出面神经，一直追溯到面神经颞面干显露。再沿着颞面干的各个分支，即颧、颊支，向远端游离，直达咬肌前缘和眼轮匝肌边缘。

②咬肌神经的显露和咬肌神经 - 面神经吻合。将患侧的面神经颞面干离断，并在咬肌表面掀起，以显露咬肌。在咬肌水平方向等分 3 份，在其中份中点水平，即颧弓下方 1cm 处。小心地将肌肉逐层离断，直到肌内的咬肌神经主干显露并用便携式的电刺激仪刺激来证实。为了获得一定的神经长度，需要进一步向远端游离，并在下颌切迹水平或更下方处离断，一般可以游离 1cm 到 2cm。吻合前，还需要对面神经颞面干进行一定的游离，为了能够和咬肌神经吻合，可能需要将下颌缘支离断，以使面神经和咬肌神经无张力吻合。

③将离断的咬肌褥式缝合,并小心保护神经吻合口。将切开的腮腺筋膜做连续锁边缝合以减少术后的腮腺瘘,并将 SMAS 筋膜覆盖面神经,关闭伤口。

术后护理:一般需要引流 2 天。为了减少术后口角活动和腮腺瘘的发生,术后一般要求患者进食清淡的流质饮食 2 周,并且需要弹力套在腮腺区加压 10 天左右(仅局限在腮腺区,不要在腮腺外侧缘,神经吻合口的皮肤投影处加压)。术后 1.5 个月需要患者减少口周活动,避免过多的咀嚼。术后一个半月后开始正常饮食,并开始咀嚼训练。

(3) "Baby-sitter" 神经寄养手术,即跨面神经移植结合局部神经转位术。Terzis 于 1988 年介绍了分两期的跨面神经移植结合部分舌下神经转位术,这一术式在过去的 20 余年内被广泛应用。近年来,咬肌神经转位术的出现,逐渐取代了舌下神经,并获得了满意的疗效。Ferrari 于 2014 年报道了一期完成的跨面神经移植结合咬肌神经转位术,也获得了令人满意的效果。现将两种不同的术式分别介绍如下。

1) "Babysitter" 舌下神经寄养术:跨面神经移植结合部分舌下神经转位术分两期进行。

第一期:将患侧的面神经总干或颞面干(即面神经的一级或二级分支)通过神经移植和 1/3~1/2 的舌下神经总干吻合,并同时做跨面神经移植的第一期手术,即将跨面移植的神经和健侧的面神经分支相吻合,而跨面移植神经的另一端旷置于患侧耳前的皮下。

第二期:8~10 个月后,将患侧旷置的跨面移植神经和患侧腮腺外的四级面神经分支相吻合。术后患者有可能出现双重神经支配下的面部表情活动,如舌尖顶上排切牙后方,出现口角和闭眼的活动;对侧闭眼或微笑时,患侧的眼睑或口角也会出现相应的活动。

2) "Babysitter" 咬肌神经寄养术:咬肌神经转位术能够使瘫痪面肌出现咬牙后的收缩活动,但是还是难以实现对称、协调和同步的笑容。如果患者希望术后拥有同步对称自然的笑容,那么就可以向患者推荐跨面神经移植结合咬肌神经转位的手术。手术可分两期进行,第一期手术完成患侧的咬肌神经 - 面神经颞面干吻合,同时完成跨面神经移植术的第一期,即跨面神经 - 健侧面神经分支吻合,跨面神经另一端旷置于患侧耳屏前皮下;8~10 个月后进行跨面神经移植的第二期手术。此外,一期完成的跨面神经移植结合咬肌神经 - 面神经吻合术也逐渐被临床医生所接受。

适应证:①~④同咬肌神经 - 面神经吻合术的适应证;⑤希望得到同步对称自然效果的患者,年龄应小于 60 岁;⑥健侧面神经功能正常,下肢腓肠神经功能正常。

手术要点:

第一期手术:①~⑤参见"跨面神经移植术"第一期的①~⑤;⑥~⑧参见"咬肌神经 - 面神经吻合术"①~③;⑨跨面移植神经旷置于患侧耳屏前。

第二期手术:第一期术后 8~10 个月左右进行。过程如下:

①跨面神经的显露。患侧发际内 - 耳前 - 下颌角处手术切口切开,并在皮下分离。小心地查找上次手术所做的移植神经标记,并将移植神经游离出来。

②面神经分支的显露。将支配患侧口角活动的面神经分支,如颊支和颧支显露出来,一般有多支。根据电刺激仪的刺激选择反应相对弱的分支作为目标支,并根据跨面移植神经的长度,在合适的位置将患侧的面神经分支离断,并将其和跨面移植神经的远端相吻合。

③创面关闭。

术后护理:同"咬肌神经 - 面神经吻合术"。

【临床病例讨论】

患者,女,39 岁,因"右侧听神经瘤术后口角歪斜 12 个月"入院。

现病史:12 个月前因右耳听力下降就医,经增强磁共振检查后发现右桥小脑角区域的听神经瘤,并予以切除。术后发生右侧面部表情丧失和听力缺失,至今无任何恢复。为进一步改善外形而来我科进行整形修复。

专科查体：右侧抬眉、闭眼、上下唇活动均消失；右侧口角静态无明显下垂；右侧颞肌和咬肌收缩正常；右侧听力缺失。左侧面部表情肌活动正常。左侧小腿感觉正常。

辅助检查：术前肌电图检查提示右侧面部表情肌内存在纤颤电位，无任何复合动作电位；术前增强磁共振提示右侧听瘤术后改变，无异常强化影。

专科会诊：神经外科会诊后建议整形修复手术。

(1) 诊断：早期颅内听神经瘤术后完全性面瘫。

病程诊断：早期面瘫，依据瘫痪 12 个月，肌电图提示纤颤电位存在。

定位诊断：根据颅内听神经瘤术后面瘫病史，可以明确定位于颅内桥小脑角的面神经损伤。影像学检查也帮助明确。

病因诊断：根据听神经瘤术后面瘫病史，可以明确为医源性面瘫。

病变程度诊断：患者病史反映其肿瘤术后出现完全的面肌活动障碍，并且没有任何恢复；患者查体没有发现任何面肌功能恢复；肌电图检查发现患侧面肌内没有任何复合动作电位出现，从而明确完全性面瘫。

(2) 鉴别诊断：早期面瘫和晚期面瘫。根据患者的面瘫病程 1 年，以及肌电图检查存在纤颤电位，可以与晚期面瘫相鉴别，符合早期面瘫诊断。

(3) 诊疗决策

1) 导致面瘫的原因：该患者为医源性因素导致，符合整形修复治疗范畴。进一步的术后影像学检查明确肿瘤无残留；神经外科会诊支持整形修复。

2) 面瘫时长：病程 1 年，符合早期面瘫，需要予以面神经功能修复。

3) 面神经损伤的定位分析：根据病史可以明确患者为颅内的面神经损伤。

4) 手术方法的选择：患者 39 岁，瘫痪病程 12 个月，咬肌功能良好。因此可以考虑咬肌神经 - 面神经吻合术，或者一期的 “Babysitter” 咬肌神经寄养术的几种方案。最终根据患者要求，选择了一期的 “Babysitter” 咬肌神经寄养术，即咬肌神经 - 面神经吻合术结合一期完成的跨面神经吻合术。

5) 手术结果：图 3-12-6~ 图 3-12-12 示一期 “Babysitter” 咬肌神经寄养术。

(二) 晚期面瘫的整形修复

如果患者的瘫痪面肌完全纤维化，无法再通过神经修复的方法来恢复原有面肌的功能，那么只能通过肌肉替换的方法来修复，即用其他部位的肌肉来替代原有的面肌功能。根据支配神经的不同，分为生理性修复和非生理性修复两大类。生理性修复，即以面神经作为神经支配源，支配替代肌肉的收缩活动，使患侧面肌具有和健侧相一致的协调收缩活动，符合生理上的特性，故称为生理性修复。典型的是超长蒂背阔肌瓣一期跨面游离移植术和分两期进行的股薄肌瓣游离移植术。非生理性的修复是以其他神经作为转移肌肉的支配神经，如应用很广的颞深神经支配的颞肌瓣转位手术，以及咬肌神经支配的股薄肌瓣移植术等。

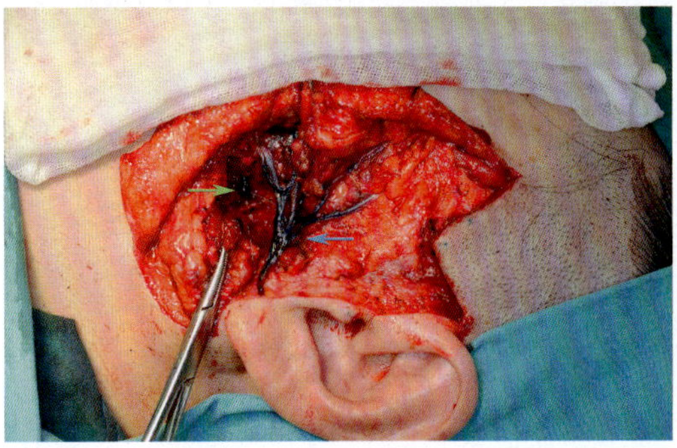

图 3-12-6　Babysitter 咬肌神经跨面神经双重支配一

咬肌神经和面神经颞面干显露，绿色箭头指示咬肌神经，蓝色箭头指示面神经颞面干。

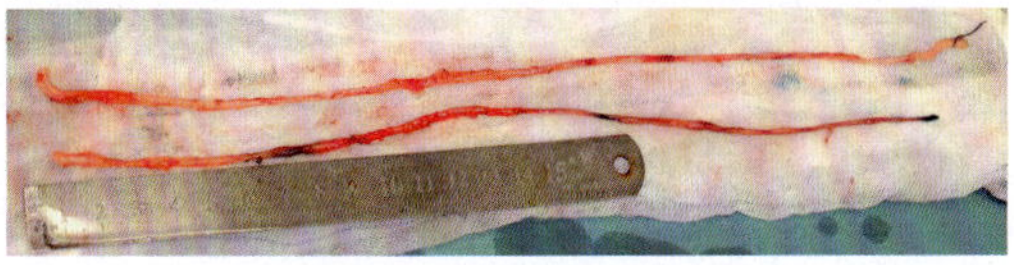

图 3-12-7　Babysitter 咬肌神经跨面神经双重支配二

腓肠神经切取。

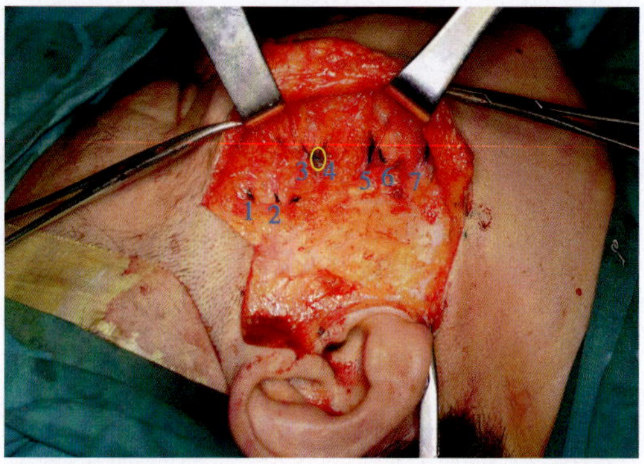

图 3-12-8 Babysitter 咬肌神经跨面神经双重支配三

健侧面神经分支(1~7)显露，1 和 2 为颧支，3~7 为颊支。绿色圆圈指示为 Zuker 点。通过术中电刺激后观察面肌收缩情况，选择第 2 支作为颧支的供给，第 4 支作为颊支的供给。

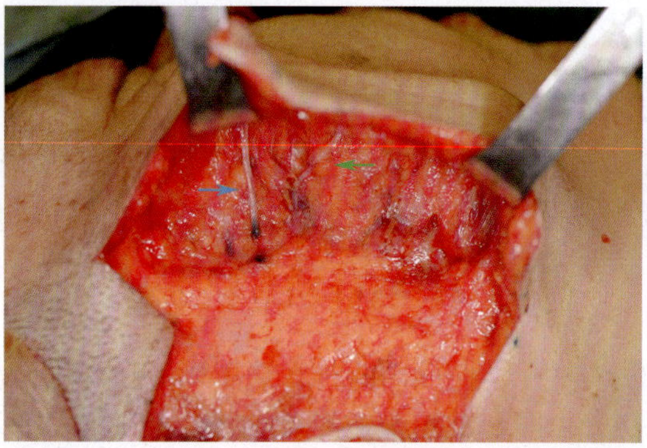

图 3-12-9 Babysitter 咬肌神经跨面神经双重支配四

健侧跨面神经吻合：自上往下，健侧面神经第 2 支，颧支和跨面的腓肠神经第 1 支(蓝色箭头)吻合；健侧面神经第 4 支，颊支和跨面腓肠神经第 2 支(绿色箭头)吻合。

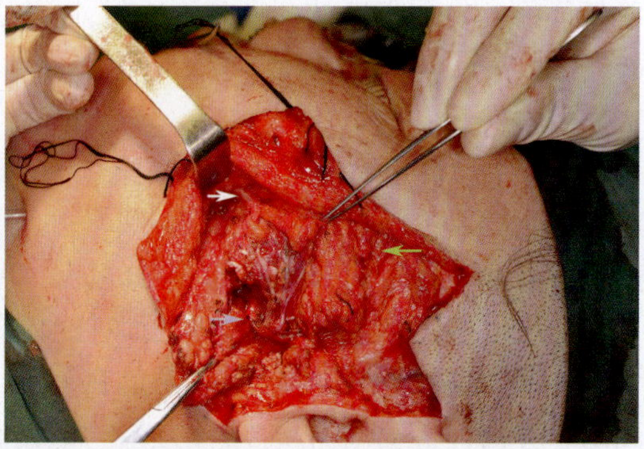

图 3-12-10 Babysitter 咬肌神经跨面神经双重支配五

患侧跨面神经咬肌神经吻合：患侧咬肌神经和面神经颞面干吻合(紫色箭头)；跨面神经第 1 支和患侧颧支吻合(黄色箭头)；跨面神经第 2 支和患侧的一支颊支吻合(白色箭头)。

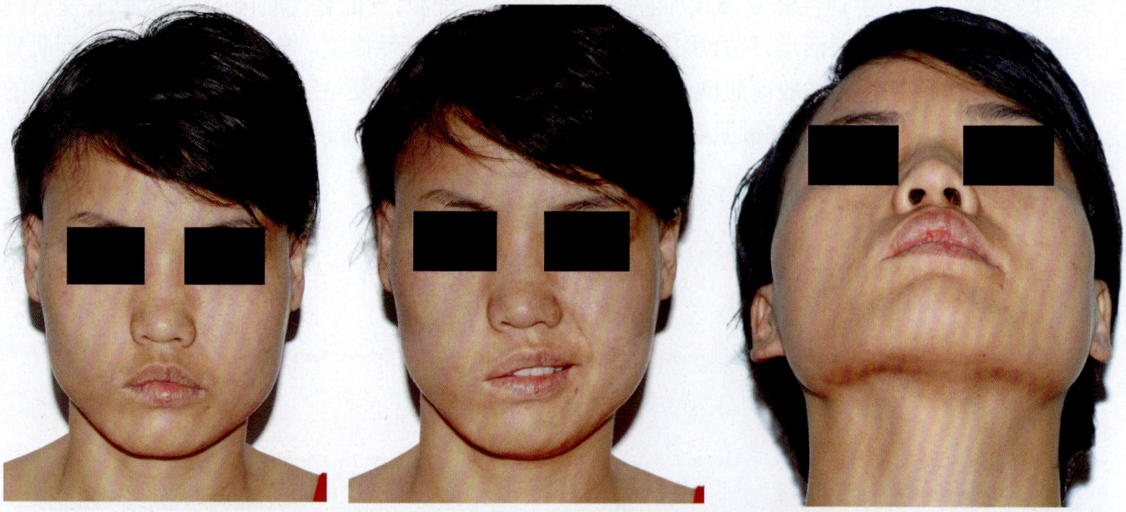

图 3-12-11 Babysitter 咬肌神经跨面神经双重支配六

术前评估患者：女性 31 岁，右侧听神经瘤术后完全性面瘫 12 个月。术前静态评分 1 分，动态评分 1 分，后仰位显示咬肌两侧对称。

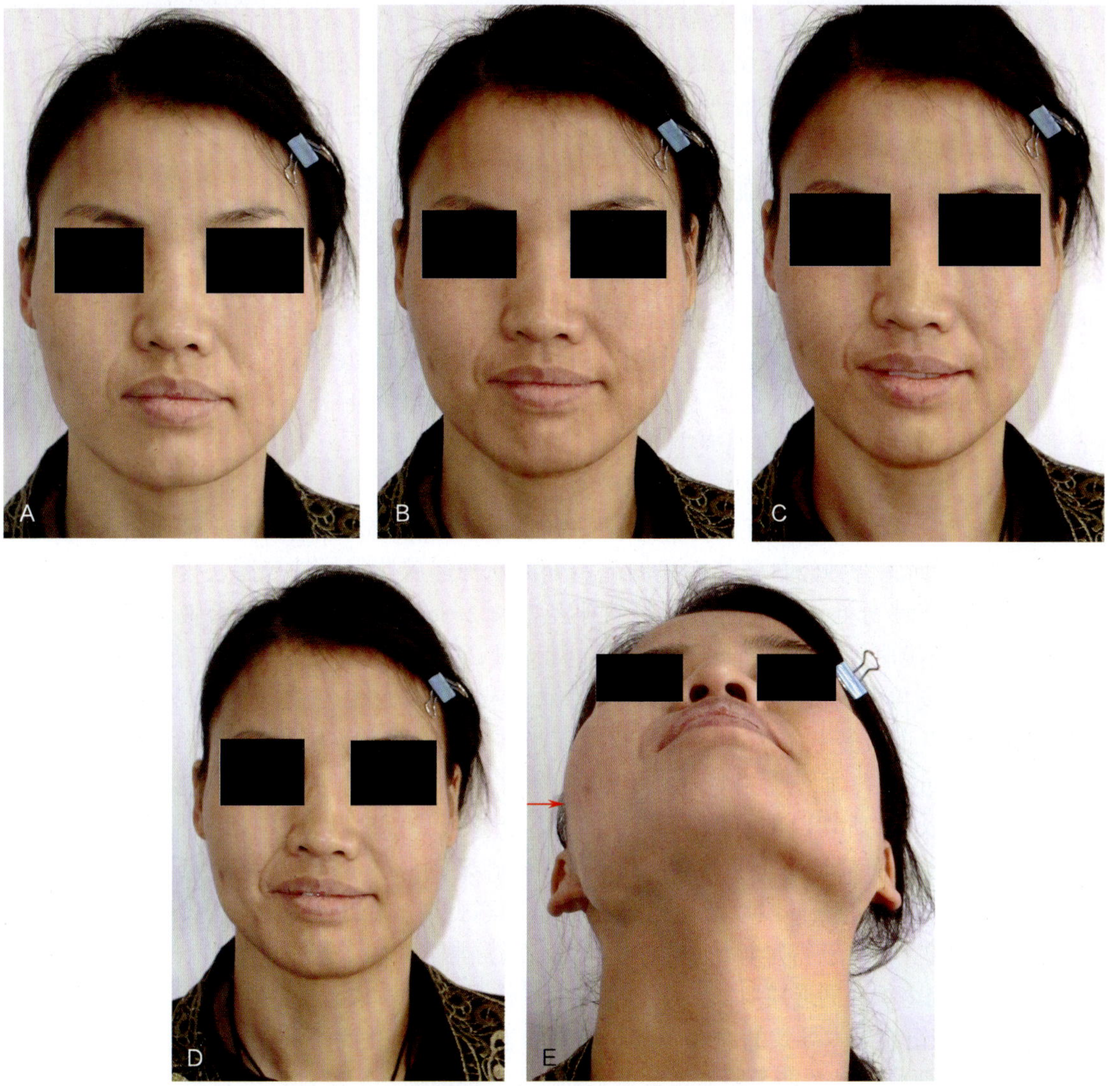

图 3-12-12　Babysitter 咬肌神经跨面神经双重支配七

术后评估：患者一期跨面神经结合咬肌神经转位术后 16 个月，术后静态评分 1 分，动态跨面结合咬肌神经评分 5 分，患侧咬肌区有明显萎缩。A. 术后静态；B. 术后跨面神经支配下的同步微笑；C. 术后患侧咬肌神经作用下的微笑；D. 术后咬肌神经和跨面神经双重作用下的微笑；E. 术后头后仰位显示患侧萎缩的咬肌。

1. 生理性修复

（1）超长蒂背阔肌瓣一期跨面游离移植术：王炜教授设计了超长血管神经蒂的节段性背阔肌肌瓣移植，1986 年用于临床并取得成功。背阔肌肌瓣可解剖获得 14.0~17.5cm 长的血管神经蒂，一期完成跨面神经移植和背阔肌肌瓣移植，缩短了治疗周期，减少了手术次数，提高了手术成功率，术后疗效良好。根据背阔肌显微解剖结果显示，背阔肌可分成 5～ 6 个节段肌瓣，一般采用胸背动脉外侧支外侧节段肌瓣供移植。

节段肌瓣解剖完成后，由于其厚度较厚，为防止臃肿，还可去除该肌瓣的腹侧部分，制成断层肌瓣供移植，并可根据患者的病情设计不同形态、不同厚度的肌瓣供移植，或制成一蒂两肌瓣的串联肌瓣供移植。这样做的不利处是有可能造成肌瓣和面部皮肤的粘连。Harii 曾于 90 年代将此方法加以变化，即将血管和神经分离，胸背神经跨面和健侧面神经颊支吻合，而胸背血管和患侧的面动静脉吻合。

这两种不同的手术方法有各自的特点。其差异在于，由于受区血管不同，所需的背阔肌瓣胸背血管蒂的长度不一样。

根据术前的预估测量可以得到大致所需的背阔肌瓣血管神经蒂长度。胸背神经蒂长度一般相近。测量的起点是患侧鼻唇沟和上唇 1/2 唇高的水平线交点，终点是健侧鼻底鼻翼外侧缘和健侧耳屏连线中点，

两者的距离 +1cm 即为所需的胸背神经蒂长度，一般需要 14cm 左右。不过所需的血管蒂长度则有不同。王炜教授方法中所需胸背血管蒂长度：起点相同，终点是健侧下颌骨咬肌前缘的面动脉搏动处，也是两者距离 +1cm，一般 15~17cm。Harii 方法所需的胸背血管蒂长度：起点相同，终点是患侧下颌骨咬肌前缘处的面动脉搏动处，两者的距离 +1cm，一般在 9~12cm。

王炜教授的方法，胸背神经和血管不分离，是带血管的胸背神经跨面移植，有利于神经的再生。不过，由于需要长达 17cm 的血管神经蒂，解剖操作较为困难，需要通过肌袖来保护入肌前的一段血管神经蒂。Harii 的方法是将胸背血管蒂和神经蒂分开，胸背血管和患侧的面动静脉吻合，所需的血管蒂短，仅 9~12cm。在背阔肌瓣切取过程中，胸背神经和胸背血管伴行。不过在胸背血管终末部分（肩胛下血管发出旋肩胛血管后的延续部分），胸背神经与之分离，并继续走向腋部深面，止于臂丛后根。通过进一步的游离，可以额外获得 3cm 左右的神经蒂长度。因此，最终获得跨面所需的 14~15cm 胸背神经蒂的同时可以获得 11~12cm 长的胸背血管蒂，减少了在肌肉内进行血管解剖的距离。

1）应用解剖：胸背动脉段动脉所供养的肌瓣，称为背阔肌节段肌瓣或背阔肌段肌瓣。胸背神经的段神经常与段动脉伴行，两者伴行胸背血管自肩胛下动脉的起始点后分离，神经走向腋部深面，止于臂丛后根。因此，在腋窝深面胸背神经自臂丛后根的起始处离断神经后获得的神经蒂长度，将比在腋窝浅层胸背血管和肩胛下血管移行处水平离断所获得的神经蒂长 2~3cm。肩胛下动脉由腋动脉分出后，在起点下方 2~3cm 处，分出旋肩胛动脉，并向下移行为胸背动脉，约在肩胛骨下角平面上方分为内、外侧支（占 92.45%），由内、外侧支再分出肌肉内走行的段动脉。内侧支多半分出 2~3 支段动脉，外侧支分出 3~4 支段动脉。段动脉的起点直径多半在 0.5~0.9mm，长度多半在 6~7cm。在临床应用上，超长蒂节段肌瓣移植，神经蒂长度需要 14cm 左右，而胸背血管蒂则需要 17cm 左右才能和健侧的面动静脉吻合。

为了获得这个长度，所切取的背阔肌的血管蒂不仅包括胸背动脉，还包括肩胛下动脉在内。即使如此，背阔肌的可见血管蒂长度也只有 11~14cm，即肩胛下动脉 2~3cm，胸背动脉 3~4cm，内或外侧支 2~3cm，段动脉 6~7cm。肌肉内的段动脉往往肉眼不易观察，此时的操作需要非常小心，并在头戴式放大镜的帮助下进行。为了无损地获得足够的血管神经蒂长度，常常需要将入肌前的一段神经血管蒂不做游离，而是连同周围的肌肉组织一同形成肌袖。通过这样的操作可以获得 17cm 的超长血管神经蒂。

2）适应证：①外伤或手术导致的面部表情肌缺失的患者；② Bell 面瘫及各种原因引起的面瘫，病程在 2 年以上，面部表情肌的运动功能无明显恢复的病例；③面神经损伤后经神经吻合术、神经移植术、神经松解等治疗无效的病例；④健侧面神经功能正常。

3）手术要点（图 3-12-13~ 图 3-12-19）：麻醉方法选择气管内插管麻醉。取半侧卧位，或健侧垫高 30° 的仰卧位，目的是使供、受区手术同时进行。手术分两组进行。一组在供区切取超长蒂节段断层背阔肌肌瓣；另一组在受区解剖健侧面神经和面动、静脉及患侧的肌瓣移植床。

①切取超长蒂背阔肌节段断层肌瓣

切口：在健侧腋后线相当于背阔肌前缘的后方 2~3cm 处，作大锯齿形切口，长约 25cm。

解剖胸背血管神经束：切开皮肤及浅筋膜，暴露背阔肌前缘，向后使背阔肌肌腹显露宽 6~7cm 的范围。钝性分离掀起背阔肌前缘，在背阔肌内侧表面的肌膜下，自上而下暴露肩胛下动脉。切断结扎旋肩胛动脉、胸背动脉的内侧支，沿胸背动脉的外侧支继续向下分离。一般选择胸背动脉外侧支的第 2 或第 3 段动脉作为肌瓣的供养血管。

超长血管神经蒂的准备：据事先测量的所需神经蒂和血管蒂长度来决定背阔肌内神经血管蒂所需游离的范围。

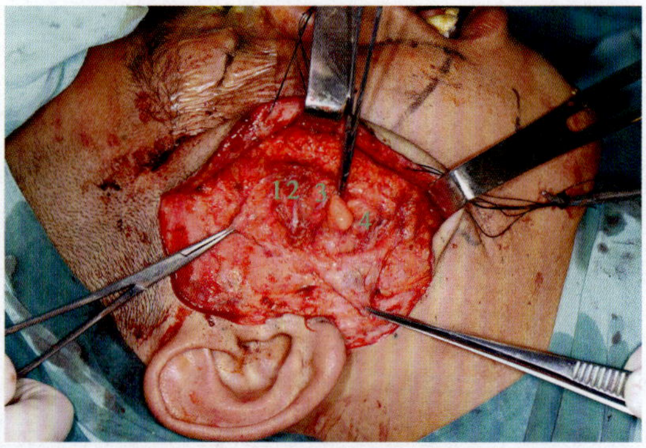

图 3-12-13 超长蒂背阔肌瓣一期跨面游离移植术一 健侧面神经显露和术中电刺激：1 面神经颧支，电刺激闭眼明显；2 面神经上颊支，电刺激显示轻微闭眼，上唇上提明显；3 面神经上颊支，电刺激显示上唇上提为主；4 面神经下颊支，电刺激显示口角水平方向牵拉，伴有明显的抿嘴动作。

自臂丛后根、胸背神经起始处测量，可以获得所需神经蒂的长度；而在腋动静脉发出肩胛下动静脉的位置测量，可以获得所需血管蒂的长度。一般需要 14~17cm 长的神经血管蒂。由于肌肉内和神经伴行的段动、静脉非常纤细，为了确保解剖安全，可以将进入肌瓣前的一段血管神经蒂不做分离，而是将其连同周围的肌肉一起形成肌袖后游离，以确保神经血管束的完整性。

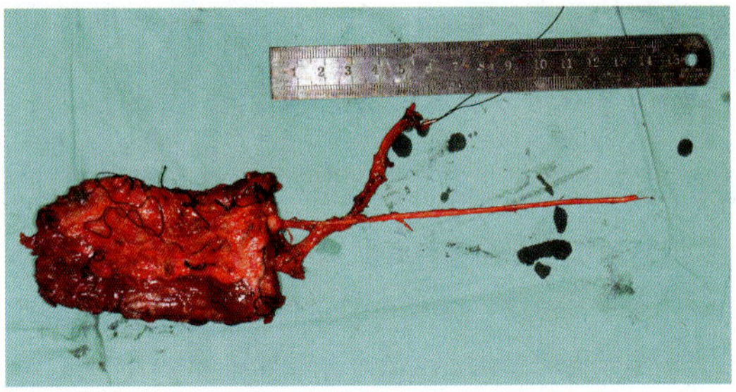

图 3-12-14 超长蒂背阔肌瓣一期跨面游离移植术二

长蒂背阔肌瓣切取。

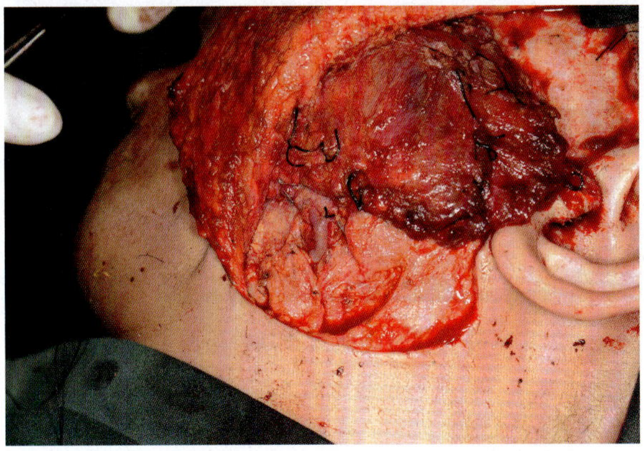

图 3-12-15 超长蒂背阔肌瓣一期跨面游离移植术三

患侧面部背阔肌瓣缝合固定。

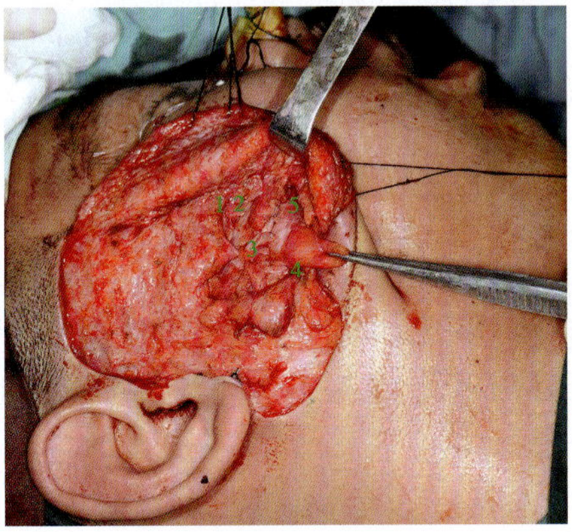

图 3-12-16 超长蒂背阔肌瓣一期跨面游离移植术四

健侧的面神经上颊支 3 和跨面的胸背神经 5 相吻合，1 为面神经颧支，2 为面神经上颊支，4 为面神经下颊支。

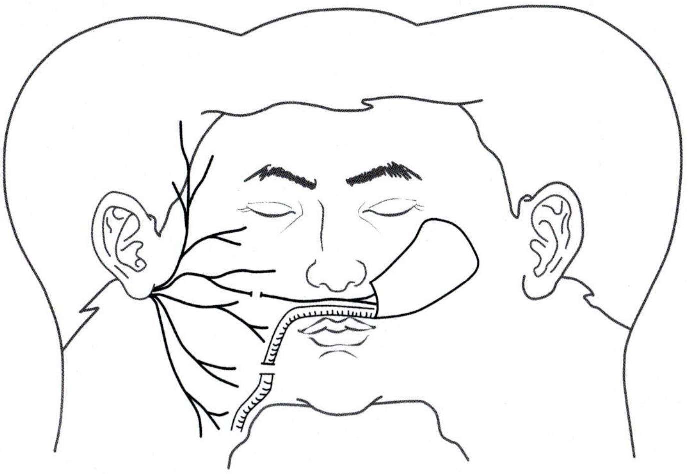

图 3-12-17 超长蒂背阔肌瓣一期跨面游离移植术五

一期超长蒂背阔肌瓣游离移植修复晚期面瘫手术示意图。健侧面神经上颊支与跨面的胸背神经相吻合，健侧面动静脉与胸背血管相吻合。背阔肌瓣固定在患侧面部。

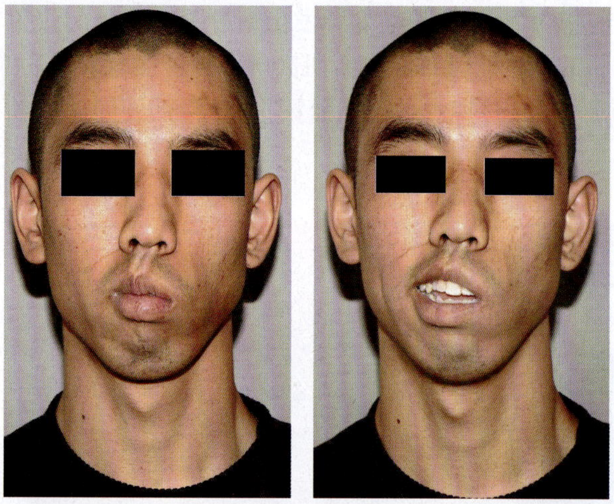

图 3-12-18 超长蒂背阔肌瓣一期跨面游离移植术六

术前评估患者：男，听神经瘤术后 5 年，左侧完全性晚期面瘫。术前检查无肿瘤残留。术前静态评分 3 分，明显下垂；术前动态评分 1 分，完全性面瘫。

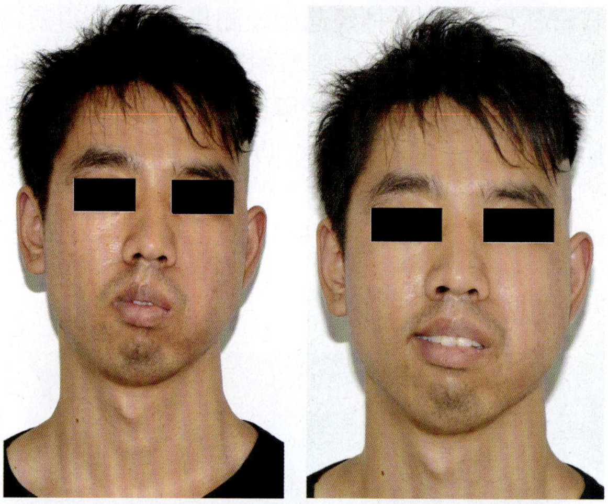

图 3-12-19 超长蒂背阔肌瓣一期跨面游离移植术七

术后评估：一期超长蒂背阔肌瓣游离移植术后 13 个月。术后的静态评分 2 分，轻微下垂；术后动态评分 3 分。背阔肌瓣游离移植术后肌肉的收缩功能一般在 2 年左右达到稳定，此时患者的收缩功能还将进一步改善。

节段及断层肌瓣的设计：根据术中所定的神经血管蒂的长度，就能够在背阔肌上设计所需的肌瓣。根据术前和术中的测量，大致可以确定肌瓣的大小。一般在背阔肌前外侧下端，选择薄的、有较粗段动脉滋养的肌肉作为供区。肌瓣呈梯形，长为上斜边 10cm 左右，下斜边 12~13cm，宽为 4cm 左右，用亚甲蓝描绘肌瓣形态，以便于切取。为了减少肌瓣的臃肿，可以以入肌的血管神经蒂平面为界，小心地将平面以下肌瓣腹侧面，即脏层的肌纤维组织去除。

肌瓣及血管神经蒂的切取：上述操作步骤完成后，在所选取的肌瓣表面的下斜边缘，以每 1cm 处缝合一针，以便肌瓣移植时作为测定肌肉张力的依据。结扎不需要动脉的分支，应使血管神经束完全游离，并用神经刺激仪检查肌瓣的神经支配，最后用电刀切断背阔肌，使肌瓣完全游离，并保护好血管神经蒂不受损伤。将节段肌瓣暂时埋藏在腋背部皮下，待准备完成后再断蒂供移植。

②解剖健侧面部血管、神经。此手术由另一组医师完成。

健侧切口：作腮腺切除手术耳前及下颌除皱切口。

解剖健侧面神经；健侧面部皮肤切开后，在腮腺筋膜表面掀起皮瓣，于腮腺前缘，鼻翼外缘和耳屏连线的周围可以发现面神经上颊支，并进一步在其周围发现其他的几支颊支，有时可以有 3 支颊支。这些颊支再向远端进一步发出四级分支，并常相互吻合成网。因此，离断此区域的 1~2 支面神经分支，不会给健侧面部的口角微笑带来严重的不良影响。应用神经刺激仪选择能引起上唇或口角表情肌收缩的分支，当明确有 2~3 支可以引起上唇上提，则选择其中一支予以切断，作为受区的吻合神经。同时，切断的神经分支还会起到减少健侧肌肉收缩力的作用，更有利于术后两侧肌力的平衡。解剖健侧面动、静脉：在下颌下缘触诊面动脉的搏动处，向深层钝性分离，找到面动脉和面静脉，并游离 2cm 左右的长度，备用。偶尔会出现面静脉缺如或过于纤细无法使用的情况。此时需要将颈外静脉作为受区血管。可以将其显露、游离，并离断后转位放置于面动脉周围。

③患侧面部受区的准备，同样由该组医生完成。

切口：同健侧。

肌瓣移植床的准备：掀起面颊部皮瓣，上方显露至颞浅筋膜，下抵下颌缘，前方达口角及鼻唇沟，在颞部切开颞浅筋膜，显露出深面的颞深筋膜，以此作为肌瓣固定和附着处，并在上唇制作隧道与健侧相通，可容血管神经蒂通过。在鼻翼外，上唇，口角和下唇，用 2-0 编织线，分别作留置线，并牵拉，观察术中牵拉留置线后模拟的微笑形态是否令人满意。

腮腺筋膜与颞浅筋膜的折叠：在肌瓣移植前，切除臃肿的皮下组织或部分瘫痪肌肉，作腮腺筋膜与颞浅筋膜折叠缝合，以矫正面部松弛，类同 SMAS 提紧术。

④超长节段性肌瓣移植：在面部健侧及患侧受区准备完成后，切断背阔肌节段肌瓣的血管神经蒂，使患者改为平卧位。

节段断层肌瓣移植到受区：将游离的节段断层肌瓣放置在患侧面部。再用细的导尿管导引，将与之固定的肌瓣的血管神经束从患侧面部通过上唇隧道穿到健侧，再用预先准备的 2-0 编织线，以褥式缝合，将肌瓣的近端（近蒂部的一端）固定在上唇、鼻唇沟、口角及下唇。根据肌瓣表面下斜边边缘上标记线的距离为参考，按切取前肌肉的正常张力，把肌瓣的远端止点固定在颞深筋膜处，切除过长的肌肉。

血管、神经吻合：应用显微外科技术先后依次吻合静脉、动脉、神经。在血管吻合完成后，可见胸背神经的断端有活跃渗血，再作神经外膜和束膜联合吻合，使胸背神经与面神经颊支的分支吻合，此时可见肌瓣的边缘有渗血，止血。

创面关闭：肌瓣移植完成后，先作健侧面部止血及创口冲洗，关闭创口，再于患侧面部进行细致止血，冲洗创口。

4）术后处理

①常规应用广谱抗生素：手术中参加人员较多，手术时间较长，因此，术后应常规预防性应用大剂量的广谱抗生素。

②常规应用血管活性药：术后给予低分子右旋糖酐、复方丹参等药物。术后 5~6 天开始，给予弥可保护这类维生素 B 族药物，持续应用 2 个月左右。

③防止患侧面部再度下坠：采用胶布索条牵引面部皮肤，或用口角塑料钩悬吊口角，应维持 3 个月。如患者有顾虑，可在夜晚应用。

④定期随访检查：如有条件，建议患者在术后每 3 个月进行肌电图检查，直到出现肌瓣收缩时。

5）手术关键点

①血管神经蒂的解剖：由于背阔肌内分布的段血管和神经非常纤细，一旦损伤就会造成肌瓣的坏死或收缩功能破坏，所以需要非常小心。术中操作需要术者在头戴式显微镜帮助下进行，并且进入肌瓣前的一段神经血管蒂可以不再分离，而是带上周围的肌肉组织，形成肌袖以保护神经血管蒂。Harii 的手术方法采用的是患侧的血管作为受区血管，因此可以减少血管蒂的长度。不过，这个方法进一步需要将神经和血管完全的分离，这在操作上同样带来很大的难度，尤其是肌肉内的段神经和段血管蒂之间的分离，需要非常的小心。此外，这样的神经移植不再是带血供的跨面神经移植。不过，这两类方法是目前一期超长蒂背阔肌瓣游离移植治疗晚期面瘫治疗中主要的两种方法。

②臂丛神经损伤；有文献报道，此类手术后，有些患者出现上肢局部的感觉麻木，甚至肢体活动障碍。虽然大多数患者自行恢复，但是仍有小部分患者需要手术治疗。这些都是肌瓣切取过程中造成的臂丛神经不同程度损伤引起的，值得手术医生的重视。分析可能造成神经损伤的因素：a 手术体位。长时间的侧卧和手术侧患肢的保护不当都会造成神经损伤。预防措施是术中在侧卧一侧的腋部需要有效的软垫保护，而在另一侧，即手术侧的上肢应放置于胸壁前方，或与肩关节呈 90° 夹角固定于支架上。应该避免该侧上肢与肩关节成角大于 90°，或出现术中上提，及向后的牵拉上肢的动作。b 术中的组织牵拉。在腋部的深面进行血管神经解剖，适当地对周围组织进行牵拉是必需的。不过需要避免长时间的用力牵拉，以免造成臂丛的损伤。

⑵两期的股薄肌瓣游离移植术

1）股薄肌瓣的解剖：股薄肌是位于股内侧位置浅表的一条长而扁平的肌肉。它始于耻骨体和耻骨支，上部较宽，逐渐收窄，远端形成扁圆的肌腱，最终止于胫骨平台下方的胫骨粗隆前内侧，起股内收和辅助屈膝的功能。它的血供主要来自股深血管，少数来自于旋股内侧血管。营养血管自长短收肌的内下方，在股薄肌上 1/5，前缘前中 1/3 的内侧深面进入肌肉，入肌点多位于耻骨结节下 8~10cm 左右。

其支配神经来自闭孔神经前支，和营养血管伴行入肌。股薄肌瓣入肌后的神经血管分支沿着肌肉长轴方向走行，因此，可以纵行沿着肌肉长轴方向进行分离，易于根据手术需要而被裁切成大小合适的肌瓣。

此外，由于它的血供和神经支配解剖位置较为恒定，并且肌肉形态长而薄，肌肉收缩方向和长轴方向一致，因而和背阔肌一起成为晚期面瘫生理性修复中最为理想的两个移植肌肉来源。

2）手术要点

第一期手术：跨面神经移植。参考之前的跨面神经移植第一期手术。

第二期手术：股薄肌瓣的移植

①股薄肌瓣的切取：肌瓣多取自健侧的下肢，以便于两组医师同时进行手术。患者平卧位，手术侧的下肢外展并略屈膝。以耻骨结节和膝内侧半腱肌上缘为肌瓣中轴的连线，在此连线的上部设计弧形切口，切口起于腹股沟韧带处，长约10cm。外展位时，股内侧可以触及最为明显的腱性结构为长收肌，在其内侧，即为股薄肌前缘。切开皮肤，显露长收肌和内侧的股薄肌。将长收肌钝性游离，并向外侧牵拉，在长收肌内下方发现营养股薄肌的血管束和伴行的闭孔神经。

它们一般是在耻骨结节下8~10cm进入股薄肌前缘前1/3的深面。根据术中测量，游离所需的神经血管蒂长度。由于股薄肌近端起始部是较薄的腱膜性组织，因此适合分束后和口角固定。此外，血管神经束入肌后沿肌肉长轴方向分布，因此可以安全地按肌肉长轴方向做肌肉分离和切取。术者根据患者面部的术前评估来决定肌瓣大小，即完全性面瘫，伴有患侧面部组织萎缩的，需要较大的组织移植，不完全性面瘫，两侧面部组织无明显萎缩，则选择较小的肌肉组织移植。再根据术中的测量，和电刺激后肌瓣的收缩情况来决定所切取的肌瓣组织大小和切取位置。将肌瓣完全离断并保护。

②患侧面部受区的准备：患侧面动、静脉的显露，和患侧受区组织床的准备，可以参考背阔肌瓣切取中患侧面部手术区的准备。

③健侧面部神经准备和跨面隧道的准备：参考背阔肌瓣切取中健侧面神经和跨面隧道的准备。

④肌瓣的固定和神经血管的吻合：参考背阔肌瓣移植中肌瓣的固定，以及神经血管的吻合。

⑤创面的关闭。

3）两期的股薄肌瓣移植手术的特点

①营养和支配股薄肌瓣的血管神经束解剖位置恒定，易于解剖和切取。

②肌肉收缩方向和肌肉长轴方向一致，便于力量的传递。

③供区切口瘢痕隐蔽，并且切取供肌后对下肢活动影响小。

④和一期的超长蒂背阔肌瓣游离移植术一起成为晚期面瘫生理性修复手术中最常用的两种方法。

⑤缺点是手术分期进行，患者术后需要等待更长的时间才能出现肌肉收缩。

2. 非生理性修复　以面神经以外的运动神经为神经源支配重建的肌肉收缩而产生口角活动的手术方法称之为非生理性修复。代表性的有颞深神经支配的颞肌瓣修复，副神经支配的胸锁乳突肌瓣，以及咬肌神经支配的股薄肌瓣游离移植修复术。

适应证：患侧面肌缺失或者发生不可逆的失神经改变，有以下几种情况。①先天性、手术或创伤导致的面部表情肌缺失的患者；②Bell面瘫及其他各种原因引起的面瘫，病程在2年以上，面部表情肌的运动功能无明显恢复；③面神经损伤后经神经吻合术、神经移植术、神经松解等治疗无效的病例。所选择的神经源和相应的肌肉功能正常。

（1）胸锁乳突肌瓣：早在20世纪40年代，就有医生尝试用胸锁乳突肌瓣治疗晚期面瘫。其手术设计是将肌瓣两端离断后平行上移到面颊部，以重建面肌微笑功能，但是，由于血管神经蒂的长度难以满足平行上移所需的距离，导致手术疗效不佳。1999年杨川教授改进了手术设计，将胸锁乳突肌胸锁止点处离断，并进一步游离肌肉的下2/3，上1/3不分离，形成以上端枕动脉营养肌支和副神经胸锁乳突肌支为血管神经蒂的胸锁乳突肌瓣，通过鼻唇沟切口和面颊部的弧形隧道将肌瓣固定于口角。术后患者通过特定的康复训练，获得口角活动。这项手术尤其适合于腮腺肿瘤术后晚期面瘫并伴有腮腺区凹陷患者的功能重建，可以同时改善面部轮廓和口角活动。

（2）颞肌瓣

1）颞肌的解剖：颞肌是位于颞部的一块扇形的扁平肌肉。上部起于颞上嵴，下部为腱性部分止于下颌骨的喙突。颞肌的血管神经束一般分为颞肌前神经血管束、颞中神经血管束和颞肌后神经血管束，分别支配前、中、后部的颞肌，大致可以通过颧弓中点垂线、乳突前基垂线将颞肌分为前、中、后束。它们在颞下嵴水平贴骨面上行后入颞肌，并穿过肌肉走行在肌肉的浅面。因此术中掀起颞肌瓣时需要贴着骨面进行，并保护颞肌浅、深两个面的血管神经束。此外，颞肌瓣前部的厚度要明显厚于中后部，选择颞肌瓣的中、后束作为翻转的肌瓣可以减少颧部的臃肿，也可以避免颞部发际外区域的凹陷，同时翻转方向有利于斜上的牵拉口角活动，和微笑方向相一致。

2）术前准备：为了有更好的术后疗效，需要术者在术前和患者进行充分沟通，让其了解手术原理，以及术后相应的康复训练。

术前术者对患者微笑形态进行分类，并根据其不同的分类予以相应的治疗。具体而言，一般患者的微笑可以分为：①最多见的蒙娜丽莎式的微笑，即以颧大、小肌的收缩为主，使口角向外上移动；②露尖牙的微笑，即以上唇提肌和颧大小肌共同作用，使上排牙列完全显露；③全口型的微笑，即除了上唇提肌、颧大小肌以外，还有使下唇下移的下唇降肌、降口角肌的共同作用，使上下牙列完全显露的微笑。颞肌瓣的移动方向最适合第一类的微笑形态重建；对于第二类，可以通过固定点和转位方向的调整来得到相应的改善，不过有可能由于上唇上提过多造成口角无法完全闭合；对于第三类，由于健侧下唇有明显下移，而患侧只有上提口角，却无法下移患侧下唇，因此患者术后微笑时将造成三角形的唇型畸形，需要二期进行下唇畸形的矫正。

术前进行颞肌功能的评估，包括咬牙时颞肌的收缩情况，以及患者牙列咬合是否正常。

3）适应证和禁忌证

适应证：①晚期面瘫患者；②颞肌功能正常；③患者心智正常，理解并能够进行术后咬牙上提口角训练；④部分性面瘫患者，尤其是口角上提明显弱于健侧的患者。

禁忌证：①颞肌功能明显减弱的患者。这类患者多有颞部手术或外伤史，或者患者无法正常咬合，后磨牙缺失。②小儿或者心智发育有障碍，无法进行术后康复训练的患者。

(3)根据术中将颞肌分离的部位不同，分为两类颞肌瓣转位术：将颞肌附着于喙突的止点离断并下移的颞肌瓣前移术，将附着于颞窝的颞肌起点剥离后向下翻转，即传统的部分颞肌瓣转位术。尽管两类方法各有特点，但是其共性就是以咬牙带动患侧口角的活动。

1）颞肌瓣前移术：1946 年 McLaughlin 提出了颞肌腱前移的治疗方法，即将下颌骨喙突截断，使得附着其上的颞肌腱下移，并以筋膜延长而固定到口角。之后，Labbe 等提出了通过颞面部联合切口，将颞窝部位的颞肌游离，使得下方的颞肌腱有更多的移动距离，从而使颞肌腱可以直接固定于口角。Croxson 等描述了鼻唇沟单一切口入路的方式，将颞肌腱所附着的下颌骨喙突截断，并将从喙突上剥离下来的颞肌腱和筋膜缝合而得以延长，并将筋膜的另一端固定于口角，使得颞肌腱可以拉动口角。

2）部分颞肌瓣转位术：在 1934 年，Gellies 以颞肌瓣治疗晚期面瘫。他将全部颞肌在颞窝的附着点剥离，并翻转，跨过颧弓，通过筋膜的延长而固定到口角。其优点是疗效明确，但缺点是颞部有瘢痕，颞部术区的毛发有可能脱落而造成秃发；此外，颞部会因肌肉的翻转而明显凹陷；同时，颧弓会由于肌肉的跨越而显得臃肿。针对这些情况，目前多用部分颞肌，尤其是中后部的颞肌瓣翻转来取代原有的全部颞肌瓣翻转术。根据固定口角处的筋膜而所选择的切口位置，进一步分为口内切口入路颞肌瓣转位术，和鼻唇沟切口入路颞肌瓣转位术。前者适合于面部静态对称性好或者轻度松弛的女性患者，后者适合于面部皮肤明显松弛或静态对称性差的女性患者。

相对禁忌证：男性患者，尤其是已经出现秃发或头发稀疏的患者。

a 口内入路颞肌瓣转位术手术步骤。

①切口：颞部弧形或锯齿形切口延续到耳前的除皱切口。

②用含 1∶100 000 的肾上腺素的生理盐水在颞部术区作皮下浸润注射。

③切开头皮全层，在颞浅筋膜浅面略作分离，显露颞浅血管。保留垂直走向的顶支，结扎额支分支。在颞浅筋膜上颞浅动脉的顶支前方，做与顶支平行的切口，将颞浅筋膜切开，直达颞深筋膜表面。将颞浅

筋膜掀起，在颞深筋膜表面分离，显露颞肌瓣。

④在颧弓中点和乳突前基部作垂线，将颞肌分为前中后三部，一般选择中部。并在颞肌深部，骨面表面做浸润注射。

⑤在颞深筋膜表面选择中份的颞肌，切开颞深筋膜和颞肌，达骨质表面，用骨膜剥离匙在骨质表面剥离颞肌。一般分离到颧弓上2cm左右为止。用电刺激仪刺激肌肉，查看肌肉收缩情况。充分止血。

⑥在左侧大腿外侧，膝上8~10cm做4cm左右切口，直达大腿阔筋膜表面，并在其表面向近端做10~12cm的分离（根据肌瓣到口角距离决定）。在切口处的筋膜做4cm×4cm的舌形筋膜瓣，切开，将舌形瓣对折，以圆针穿一号线做褥式缝合。用筋膜抽取器将筋膜切取下来。去除筋膜表面的脂肪组织，将其对折，用4-0编织线做连续锁边缝合后形成2cm宽的筋膜条，保存在湿纱布内。

⑦口腔内严格消毒后，在口角处，干湿黏膜交界内1cm处，做3cm左右弧形切口，达肌肉深面。止血后，自口内斜向颞部，形成皮下隧道。将预制的筋膜条自颞部向下引入，到达口角处。根据术前的微笑形态分析，如果是蒙娜丽莎型的微笑，就以口角蜗轴处为固定点；如果是露尖牙/全牙列型的微笑，则需要较宽的筋膜条，除蜗轴外，还延续到上唇1/2处。接着用2-0编织线将筋膜和口内切口黏膜深部的组织缝合，并关闭黏膜伤口。

⑧在颞部，将筋膜和翻转的颞肌瓣相缝合固定，调整张力，直到患侧的上尖牙显露，使得患侧口角呈现一定的“笑容”。充分止血，冲洗创面，放置负压引流。关闭创面。略微加压包扎。

⑨术后患者需要注意口腔的清洁护理，流质饮食7天左右，并在术后2个月内进食软质饮食，避免患侧过多口角活动和咀嚼。可以用拉钩轻托口角，以保护口角下垂2个月。在术后2个月可以正常饮食，并开始患侧的咬牙训练。

b 鼻唇沟入路的颞肌瓣翻转术（图3-12-20~图3-12-23）

①~⑥同口内入路的颞肌瓣转位术步骤①~⑥。

⑦鼻唇沟切口的设计和切开、鼻唇沟处多余皮肤的估计和皮下隧道的制备：在术前患者清醒时，术者将食指深入患者患侧口角，并向外上方顶，以模拟口角上提的外形。根据此时患者鼻唇沟的皱褶，画出相应的鼻唇沟切口线，并根据健侧的外形作相应的调整。将标记笔离开皮肤，停留在所画鼻唇沟切口线上方，将手指移除，鼻唇沟上方的松弛皮肤下移，用笔在其正下方的皮肤上做出标记，和先前的切口线之间的距离就是鼻唇沟处松弛皮肤的多余量。

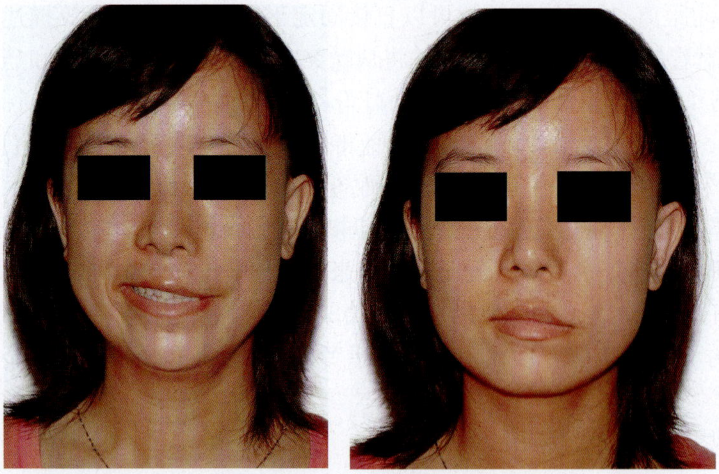

图3-12-20 口内入路的颞肌瓣翻转术一

术前评估：女性，左侧贝尔不全面瘫十余年。静态评分2分，动态评分3分。术前微笑评估为露尖牙的微笑，患者缺少上唇提肌方向的力量。颞肌筋膜计划固定于上唇提肌所在位置。

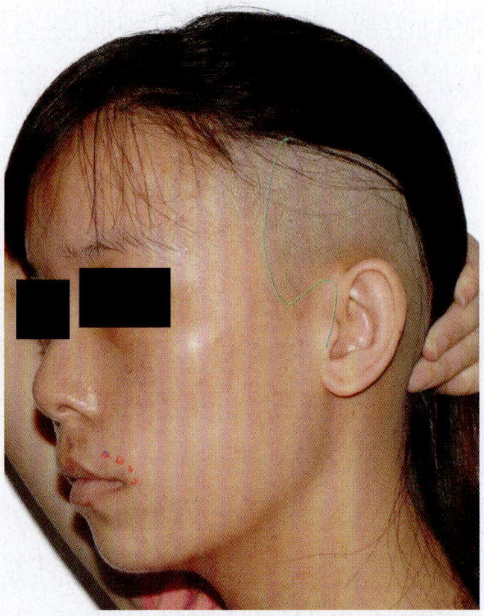

图3-12-21 口内入路的颞肌瓣翻转术二

术前设计：绿色线代表颞面部的手术切口线；左侧口角处的红色点标记代表口内切口和口内筋膜固定处，它偏向于上唇提肌所在的位置。

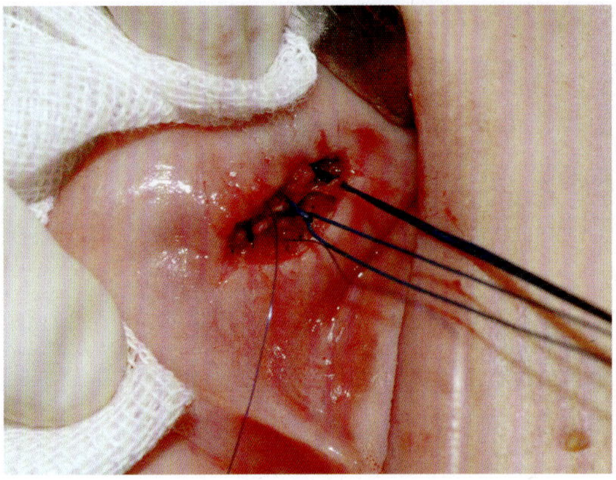

图 3-12-22　口内入路的颞肌瓣翻转术三

口内筋膜固定。

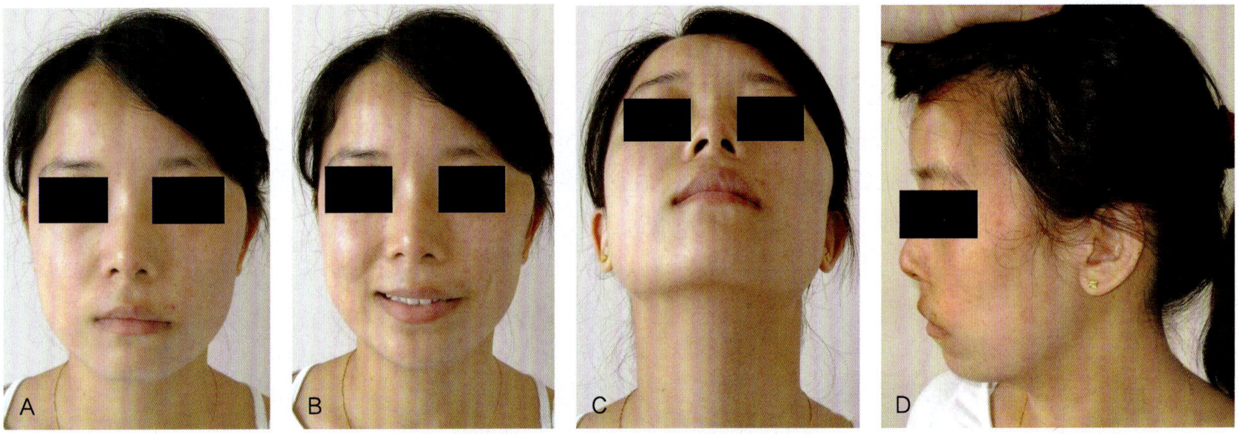

图 3-12-23　口内入路的颞肌瓣翻转术四

术后 12 个月评估：A. 术后静态评分 1 分；B. 术后口角动态评分 4 分；C. 术后头后仰位显示颧部有轻微的臃肿；D. 术后侧面显示颞部没有秃发和明显的手术瘢痕。

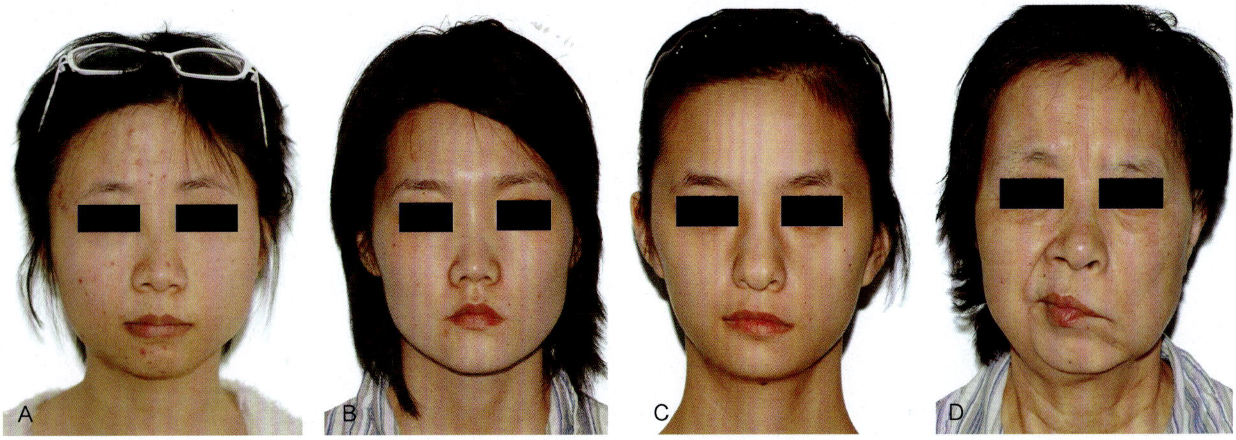

图 3-12-24　口角静态评分

A. Ⅰ分，对称；B. Ⅱ分，轻微口角下垂；C. Ⅲ分，明显口角下垂，但是皮肤不松弛；D. Ⅳ分，口角明显下垂伴有面部皮肤松垂。

切开鼻唇沟皮肤全层，并显露口周的残留口轮匝肌或皮下组织。和口内入路的方法相似，根据术前对患者不同微笑形态的评估，在口轮匝肌边缘上，各自分别在口角蜗轴处或上唇 1/2 和口角蜗轴处，用 2-0 编织线做 3 针留置线。术者牵拉缝线，以模拟口角“微笑”的形态，并调整至最佳形态。其后，自鼻唇沟向颞部做皮下隧道，并将筋膜条引入，一端和口角的预置线相固定。

⑧同口内入路的颞肌瓣转位术的步骤⑧。

⑨适当地去除鼻唇沟的多余皮肤，并关闭鼻唇沟切口。

⑩术后 2 个月内尽量减少口角活动，软食饮食，并用挂钩轻托口角 2 个月。术后 2 个月正常饮食，并开始患侧的咬牙训练。

3. 口角静态性的悬吊手术 静态悬吊技术目前临床上主要是作为动态性整形修复手术的补充，即通过筋膜悬吊来改善患者的静态表现；以及针对一些特定患者，如老年患者、身体健康状况不佳或者不愿意承受较大手术创伤的患者的面部静态对称性的改善。

(1) 术前评估

1) 评估患者口周下垂情况：静态对称、轻微口角下垂、明显下垂是否伴有面部皮肤松弛（图 3-12-24）。

2) 根据面部皮肤情况选择不同的手术切口。面部皮肤不松弛的可以考虑口内切口入路；面部皮肤松弛明显的患者，则需要考虑鼻唇沟入路。术前设计鼻唇沟的切口，评估需要切除的皮肤，并标记（参考“鼻唇沟入路的颞肌瓣翻转术”中的⑦）。

(2) 手术要点

1) 大腿阔筋膜组织的切取和筋膜条的制备：参考口内入路颞肌瓣翻转术第六点。一般需要切取 4cm × (10~12cm) 的筋膜组织，并折叠形成 2cm × (10~12cm) 的筋膜条。供区首选左侧大腿。

2) 颞部颞深筋膜滑车的制备：在颞部 - 耳前做除皱样切口，切开后显露颞浅筋膜，保护颞浅血管后切开颞浅筋膜，直达下方的颞深筋膜层。切开颞深筋膜，并形成纵行的筋膜滑车。

3) 口角处的筋膜固定点的准备：如患者以口内入路，则参考口内入路颞肌瓣翻转术第七点，进行口角固定点的准备。

如果以鼻唇沟入路，则参考鼻唇沟入路颞肌瓣翻转术第七点，进行口角固定点的准备。

4) 自口角向颞部方向，制备面颊部的皮下隧道，并将筋膜自上向下引入，从口角处引出。

5) 先固定口角处的筋膜：如患者以口内入路，则参考“口内入路颞肌瓣转位术”的⑦，进行口角处的筋膜固定，并关闭口内的切口。如果以鼻唇沟入路，则参考“鼻唇沟入路颞肌瓣转位术”的⑦，进行筋膜和鼻唇沟处的组织固定，暂不关闭切口。

6) 颞部筋膜固定：筋膜条穿过颞深筋膜处的滑车后反折，并用 2-0 编织线以褥式和八字缝合的方式和口周组织进行固定。在肌松药的充分作用下，使得患侧上唇能够上提并显露患侧上排第三枚牙齿。充分止血，放置皮片引流，并关闭切口。

7) 鼻唇沟切口处的多余皮肤去除和伤口关闭，根据术前估计和术中实际情况去除鼻唇沟处的多余皮肤，并关闭切口。

(3) 术后护理

1) 接受口内入路手术的患者术后需要流质饮食 1 周，术后第 2 周开始半流质饮食 1 周，接着是较软饮食 1.5 个月。餐后漱口，加强口腔卫生护理。

2) 术后减少口周活动 2 个月。可以佩戴挂钩 2 个月，以避免口角过多活动引起松垂（图 3-12-25）。

（三）面瘫后眼睑畸形的整形修复

面瘫后的眼睑治疗包括保守治疗和手术治疗两部分。

保守治疗适用于有可能自愈的面瘫患者在等待恢复期，针对一般症状，而采取的保护性措施。主要包括：①人工泪液、玻璃酸钠滴眼液等帮助滋润角膜的滴眼液可以用于干眼、泪液分泌减少的患者；②眼膏可以用于患者睡眠时眼球的保护；③还可使用眼罩、黏胶条等帮助眼睑闭合的措施。

手术治疗主要针对面瘫后上下睑的退缩。适用于已经无法恢复或预后不佳的面瘫患者；出现“BAD”综合征的患者；角膜炎症明显，甚至有溃疡并出现视力下降情况的患者。需要注意的是，由于面瘫后额肌肌力丧失，患者常出现眉下垂和上睑皮肤松垂，有时可掩盖上睑退缩表现。根据患者面瘫时间和临床表现可进行静态性修复和动态性修复。

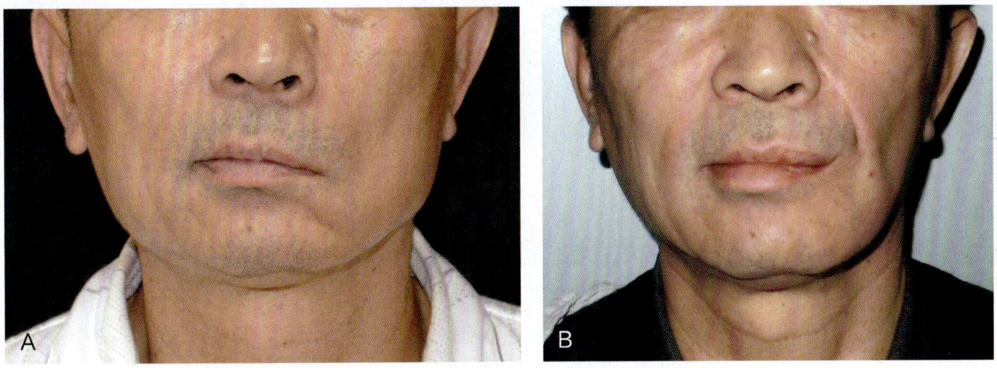

图 3-12-25　静态口角悬吊术前术后对比

A. 术前，静态口角评分 4 分，明显口角下垂伴有面颊部皮肤松弛；B. 口角筋膜悬吊，鼻唇沟成形，面部 SMAS 提紧术术后 12 个月，静态口角评分 1 分，对称。

1. 静态修复　这类术式不能主动产生眼睑的活动，而是通过改善眼睑的位置或形态，以减少眼睑闭合不全或帮助眼睑闭合。代表性的有睑缘粘连，内眦和外眦粘连，针对上睑退缩的上睑金片植入、上睑 Müller's 肌切断和针对下睑退缩的下睑肌腱悬吊、下睑睑板条再固定，下睑楔形切除等术式。注意面瘫后的眉下垂会导致上睑松垂，但是在矫正时需要先解决下睑退缩再治疗上睑松垂，否则会加重闭合不全。

(1) 上睑静态修复

1) 上睑金片植入

适应证：①没有软组织缺损的上睑退缩，保守治疗无效；②没有软组织缺损的上睑退缩，保守治疗有效，但面瘫无改善，需持续进行角膜润滑保护的患者。

2) 上睑 Müller 氏肌切断、切除术

适应证：适用于轻度上睑退缩，单纯 Müller 氏肌切除可矫正 2mm 上睑退缩，如行上睑提肌中央腱膜部分切断可矫正 3~4mm 的上睑退缩。

3) 上睑提肌中央腱膜切断术

适应证：适用于轻度上睑退缩 2~3mm 者。

(2) 下睑静态修复：正常下睑睑缘位于角膜下缘或遮盖下方角膜 1mm 左右。面瘫后由于下睑眼轮匝肌肌力减弱或消失，下睑向下移位，睑缘退缩至角膜下方，巩膜外露。严重者可出现下睑外翻。

1) 睑缘粘连(tarsorrhaphy)

适应证：适用于角膜严重损伤，现有治疗无效，需要紧急治疗使角膜得到有效保护；或者老年面瘫患者意识不清，眼睑无法闭合需要紧急处理。

睑缘粘连会造成睑裂变小，严重影响了眼睑的外形和患者的视野。即使再次打开粘连，也对睑缘造成了显著的破坏，因此需要慎重选择。一般有暂时和永久性的睑缘粘连。

①暂时性的睑缘粘连可以考虑缝线法。

②永久性的睑缘粘连手术，考虑将上下睑缘形成创面后缝合。

2) 下睑掌长肌腱悬吊(tendon sling)(图 3-12-26)

适应证：重度下睑退缩，巩膜外露 > 2mm。

3) 下睑的楔形切除

适应证：重度下睑退缩合并下睑松弛或外翻。

2. 动态修复

(1) 早期的神经修复，即通过面神经修复手术使瘫痪的眼轮匝肌再神经化。适应证：眼轮匝肌瘫痪时

间不长（2 年内，或肌电图可见纤颤电位）可以考虑通过面神经修复的方式来恢复眼睑的闭合功能。手术方法包括同侧面神经的修复、跨面神经移植或神经种植。

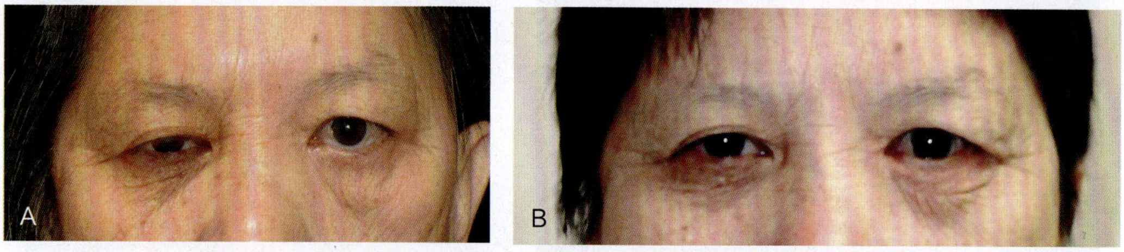

图 3-12-26 左下睑掌长肌腱悬吊术前及术后 12 个月对比

A. 术前；B. 术后。

（2）晚期的眼轮匝肌动力性重建手术：如果瘫痪时间很长，肌肉无法再神经化，则需要用其他肌肉来替代眼轮匝肌的功能。适应证：晚期面瘫患者。手术方法包括局部肌瓣的转位手术和生理性的游离肌瓣移植术。

1）局部肌瓣手术代表性的是颞肌筋膜瓣重建眼睑闭合功能。

2）生理性的游离肌瓣移植有两类。一类是将单一神经支配的肌瓣分为两部分，同时重建眼睑闭合和口角活动的功能，如单一胸背神经支配的两部分背阔肌瓣同时重建眼睑和口角功能。另一类是设计有两支神经分别支配同一肌肉的两个不同组分，从而可以重建患侧独立的眼睑闭合和口角活动功能的游离肌肉移植，如胸小肌或腹内斜肌瓣可以形成带有两支神经的两块独立肌肉组织分别重建闭眼和口角活动的功能。

（四）其他部位的静态悬吊整形手术

面瘫患者的治疗部位除了眼睑闭合和口角微笑功能之外，还有几个部位需要加以考虑，如眉下垂畸形、下唇不对称畸形等。

1. 眉下垂畸形治疗　眉下垂不仅带来眉部静态不对称，还会出现相应的眼裂变小畸形。根据眉下垂的程度不同而给予不同的治疗方法。如果患侧眉轻微下垂，可以考虑在健侧眉上区域进行肉毒毒素注射，使其下降以达到两侧平衡的目的；如果患侧眉和健侧相比下垂 1cm 以内，可以考虑额部发际缘切口的缝线悬吊术或内镜提眉术；如果和健侧相比，患侧眉的下垂超过 1cm，可以考虑眉上切口的开放式提眉手术。

2. 下唇畸形治疗　下唇降肌、降口角肌等瘫痪会造成下唇收缩力量的不均衡，造成健侧下唇丰满，患侧下唇变尖变薄。相应的治疗首选健侧下唇肉毒毒素注射，减弱健侧下唇收缩，以达到两侧下唇形态上的对称。如果患者不愿意持久地接受肉毒毒素治疗，就可以考虑手术进行治疗。手术方法则包括离断健侧下唇降肌或者健侧下颌缘支神经，以及患侧下唇的“T”型筋膜悬吊。

（五）面肌联动的治疗

1. 面肌联动轻微的患者，表现为轻微的连带收缩，没有影响到面部表情。可以通过面肌的康复指导训练或者结合肉毒毒素注射治疗来缓解。

2. 面肌联动中度的患者，表现为较为明显的连带运动，影响到了面部表情，但是没有造成面部表情的扭曲。这类患者需要积极的面肌康复指导训练，并结合肉毒毒素注射治疗，以平衡两侧的面肌活动。

3. 面肌联动重度的患者，表现为面肌频繁或持续的连带活动，造成面部表情的扭曲。需要手术治疗。

（1）面神经的选择性离断或者面肌的部分切断。对于明显的联动畸形，患者希望获得持久的联动减轻效果，可以考虑选择性地将连带运动相关的支配神经或面肌予以部分切断，以达到治疗的效果。这类手术有可能造成明显的面肌功能障碍，因此需要慎重选择，并且不能作为首选方式，而是在肉毒毒素多次治疗后，患者希望有持久的作用效果后才予以考虑。

（2）面肌的调整手术：适合于面肌联动程度严重的患者，表现为笑的时候患侧上唇无法上提，但是闭眼的时候上唇能够明显上提的连带畸形。这是由于来自患侧的颧支神经错误地长入患侧颊支神经并支配相应的面肌而产生畸形。对于这类患者，需要通过两期的跨面神经移植，即第一期跨面神经移植，将来自健侧支配上唇活动的颊支神经通过跨面移植的神经引入到患侧，在第二期手术时，切断产生连带收缩的患侧颊支，从而中断患侧颧支神经对上唇活动的支配，并将已经跨面移植神经和离断的患侧颊支神经远端相吻合。这样就能使健侧颊支神经支配患侧的上唇，并产生同步的收缩支配，同时也减轻了来自患侧颧支神经的错误连带活动。

目前，对于严重的面肌联动患者，面肌调整手术可以缓解，但是无法有效地根除。因此，还有待于我们进一步完善相应的治疗。

（六）非手术治疗

面瘫的治疗除了手术治疗之外，还有非手术的微创治疗，包括肉毒毒素注射，平衡两侧面肌的收缩以达到面部的对称，瑞蓝注射患侧过深的鼻唇沟以达到面部外形的对称，或者通过颊部的脂肪注射使两侧的面颊部对称。

（七）康复治疗

康复治疗指的是借助于被动的面肌按摩和主动的面肌控制训练等方式，使患者的面肌功能得到更好地恢复。

康复治疗的意义：面瘫患者在面瘫后的早期进行康复治疗可以延缓面肌的萎缩、促进瘫痪面肌的再神经化、减轻面肌联动的程度；在面瘫整形修复术后可以促使患者更好地控制面肌活动，产生协调的面部表情。我们对面瘫患者进行整形修复手术的最终目的不只是产生简单的口角活动，更需要对患者进行耐心的指导训练，使其能够更好地对瘫痪侧的面部活动加以控制，并产生协调的动作，从而使患者能够做出更为生动的表情，更好地帮助患者融入社会。

总而言之，作为整形外科医生，需要明确面瘫的整形治疗范围，根据患者的需求和实际情况，制订个性化的序列治疗计划，使患者得到最佳面部功能恢复。

知识点

1. 早期面瘫修复技术、适应证及禁忌证

颅外段面神经损伤后的修复方法：面神经探查吻合术。根据神经两端的情况分为直接吻合、神经移植吻合和神经种植。

适应证：①锐性切割伤，伤及部位在外眦 - 口角连线以近部位，损伤后病程不超过 1 年的病例，表情肌无明显萎缩；②伤及部位在外眦 - 口角连线以远的患者建议观察到伤后 3 个月，如无恢复，再考虑探查。

颅内段面神经损伤后，如颞骨面神经管内的损伤（如颞骨骨折，胆脂瘤手术后）或颅内桥小脑角区域的病变或损伤引起的面神经损伤（如听神经瘤等），修复方法包括：跨面神经移植术；局部神经转位手术；“Baby-sitter” 技术，即跨面神经移植和局部神经转位的两者结合。

2. 晚期面瘫的微笑功能重建分为生理性修复和非生理性修复两大类。

生理性修复，即以面神经作为神经支配源，支配替代肌肉的收缩活动，使患侧面肌具有和健侧相一致的协调收缩活动，符合生理上的特性，故称为生理性修复。典型的生理性修复是超长蒂背阔肌瓣一期跨面游离移植术和分两期进行的股薄肌瓣游离移植术。非生理性的修复，即以其他神经作为转移肌肉的支配神经，如应用很广的颞深神经支配的颞肌瓣转位手术，以及咬肌神经支配的股薄肌瓣移植术等。

晚期面瘫微笑重建的适应证如下：

1）患侧面肌缺失或者发生不可逆的失神经改变。有以下几种情况：①先天性的、手术或创伤导致的面部表情肌缺失的患者；② Bell 面瘫及其他各种原因引起的面瘫，病程在 2 年以上，面部表情肌的运动功能无明显恢复；③面神经损伤后经神经吻合术、神经移植术、神经松解等治疗无效的病例。

2）所选择的神经源和相应的肌肉功能正常。

（王　炜）

参考文献

[1] LECKENBY J, GROBBELAAR A. Smile restoration for permanent facial paralysis. Arch Plast Surg, 2013, 40 (5): 633-638.
[2] TERZIS J K, DRYER M M, BODNER B I. Corneal neurotization: A novel solution to neurotrophic keratopathy. Plast Reconstr Surg, 2009, 123 (1): 112-120.
[3] BERG T, JONSSON L, ENGSTROM M. Agreement between the Sunnybrook, House-Brackmann, and Yanagihara facial nerve grading systems in Bell's palsy. OtolNeurotol, 2004, 25 (6): 1020-1026.

第十三节 睑面重建

随着我国工业、交通、能源等领域的高速发展，烧伤、交通伤、工业创伤、爆炸伤等严重创伤日趋增多，头面部烧创伤已经成为一类新的多发病和高发病。严重的面部缺损畸形不仅使患者失去了正常的面容，变得“丑陋”甚至“恐怖”，也会造成患者的眼、口闭合与通气功能障碍、颈部活动受限等。这类患者往往丧失工作和生活的能力，并有严重的心理、社交障碍，生活在极度痛苦之中，成为社会和家庭的巨大负担，因此，睑面烧创伤后的修复重建一直是整形外科的重要内容。

一、睑面的解剖要点

1. 面部皮肤　皮肤薄而柔软，厚度不均一，富于弹性。面部皮肤含有较多的皮脂腺、汗腺和毛囊，且血供丰富。面颈部皮肤的皮纹分布具有一定的规律，称之为 langer's lines，可为面部手术切口提供参照。

2. 面部皮下脂肪　传统的观点认为，面部的皮下脂肪是一个连续的整体，但是最近的研究发现，面部皮下脂肪被来源于深层的骨或肌腱的面部支持韧带和筋膜隔系统分隔成很多的小室，称为皮下脂肪室。根据其分布的位置可以分为皮下浅脂肪室和皮下深脂肪室。皮下浅脂肪室主要分布在皮肤和 SMAS 筋膜之间，彼此相互独立。

浅层脂肪室包括：额正中脂肪室、额中部脂肪室、眶上脂肪室、眶下脂肪室、眶外侧脂肪室、颞颊外侧脂肪室、鼻唇外侧脂肪室、颊内侧脂肪室、颊中部脂肪室、颊下颌部脂肪室、颏部脂肪室等。皮下深脂肪室主要位于表情肌的深层，对浅层脂肪室起到支撑作用。

深层脂肪室包括：外侧眼轮匝肌下脂肪室、内侧眼轮匝肌下脂肪室、深层颊内侧脂肪室的内侧部、深层颊内侧脂肪室的外侧部、颊脂垫、口轮匝肌下脂肪室等。

3. 面部的支持韧带和纤维隔　面颈部支持韧带是起自骨膜或纤维膜的强韧纤维组织，垂直穿过面部层次锚定于真皮组织，起到支持和稳定面部皮肤和 SMAS 筋膜的作用。其中，起于骨膜而止于皮肤的韧带称为真性韧带，主要包括颧弓韧带、眼轮匝肌支持韧带、颊上颌韧带上颌部、下颌骨韧带。起于深筋膜止于真皮的韧带称为假性韧带，主要包括颈阔肌耳前韧带、颈阔肌皮韧带、腮腺筋膜皮韧带、颊上颌韧带颊部、咬肌皮韧带。韧带之间的部位为产生面部运动的部位。韧带纤维向浅层分散，将皮肤和 SMAS 筋膜联系在一起，使之在面部运动中成为一个整体，同时也把皮下层分隔成浅层的脂肪室。

颞韧带附着位于眶上缘上方 1cm，约 1.5cm × 2cm 的区域。从颞韧带分别向外上和外下发出颞上隔和颞下隔。颞上隔位于颞线位置，是帽状腱膜和骨膜与骨融合的位置。

眼轮匝肌支持韧带位于眶周，起自眶缘骨膜穿过眼轮匝肌止于睑颊沟处皮肤，眶支持带下半内侧半称为泪沟韧带，起自眶下缘下方上颌骨骨膜，分隔眼轮匝肌内侧半的睑部和眶部，向外止于眶外侧的眶外侧增厚，又称外眦浅韧带。

颧弓韧带起自颧弓下缘，向前止于颧骨体和颧弓交界处。咬肌韧带起自咬肌肌腱和咬肌筋膜前缘向浅层止于皮肤，也有报道起自咬肌前缘后 1~2cm 或咬肌中央位置。

颈阔肌耳前韧带 / 筋膜起自腮腺筋膜，将颈阔肌后缘固定于耳前，为耳软骨前方 2.5~3cm 的区域。

下颌骨韧带起自下颌骨前 1/3，穿过降口角肌下部，止于真皮。

4. 面部肌肉 面部肌肉按功能和来源分为表情肌和咀嚼肌两种。表情肌起自骨面或肌肉，止于皮肤，菲薄而细小，运动时通过牵动皮肤，产生面部表情。表情肌按分布位置可分颅顶肌、外耳肌、眼周围肌、鼻肌和口周围肌五群。咀嚼肌较粗大，均止于下颌骨，分布于颞下关节周围，受下颌神经运动纤维支配，参与咀嚼运动。咀嚼肌包括咬肌、颞肌、翼内肌和翼外肌。

面颈部浅层的表情肌和筋膜腱膜组织形成一个连续的解剖结构，称为表浅肌肉腱膜系统（SMAS）。SMAS 向上越过颧弓与颞浅筋膜，帽状腱膜相延续，向前上接额肌、眼轮匝肌、颧肌和口周肌肉，向后上接耳周肌肉和帽状腱膜，向下移行为颈阔肌。

5. 面部神经 支配面部运动的神经主要来自面神经和三叉神经中下颌神经中的咀嚼肌支。其中面神经于腮腺前缘浅出分成五组神经：颞支、颧支、颊支、下颌缘支和颈支，走行在咬肌筋膜深层，向前至咬肌前缘进一步交错成网，负责面部表情肌的支配；颞支主要负责支配额肌，眼轮匝肌大部，耳前肌和耳上肌。颧支主要支配眼轮匝肌，鼻周围肌，和提上唇的肌肉。颊支主要支配上唇肌肉。下颌缘支主要支配下唇肌肉，颈支支配颈阔肌。其中，颞支走行于前额部的颞浅筋膜和 SMAS 层深面，贴颞浅筋膜走行。其体表投影位置在耳屏下 0.5cm 至眉弓外 2cm 连线。下颌缘支在沿下颌骨下缘向前走行过程中，走行在颈阔肌深面。在相当于咬肌前缘的位置越过面动静脉，其位置比较恒定，也可作为寻找下颌缘支的标志之一。咀嚼肌支负责包括咬肌、颞肌、翼内肌和翼外肌在内的咀嚼肌的支配。除下颌角及耳垂部分皮肤由耳大神经支配外，面部大部分的感觉神经主要来源于三叉神经的三大分支，即眼神经、上颌神经和下颌神经。

6. 面部血管 面颈部的动脉血供主要来源于颈外动脉分支和锁骨下动脉。负责面浅部血供的主要包括面动脉和颞浅动脉。浅静脉主要包括面静脉和颞浅静脉。

7. 面颈部的淋巴回流 主要包括眶下淋巴结、颊淋巴结、颌上淋巴结和颧淋巴结，收纳眼睑、结膜、鼻、颊等部位的淋巴引流，注入下颌下淋巴结、腮腺及颈深淋巴结上群。

二、重建技术的发展及现状

植皮、皮瓣和皮肤扩张技术是治疗这类患者的常用手段。随着对皮瓣认识，特别是对皮瓣血管解剖认识的深入，穿支皮瓣、超薄皮瓣、预构皮瓣、预置皮瓣等皮瓣技术在脸面软组织修复中的应用逐渐增多。

1. 植皮 植皮是整形外科古老的修复方法之一。按皮片的成分不同，主要分为全厚（full-thickness skin grafts，FTSGs）和中厚皮片（split-thickness skin grafts，STSGs）。供皮区选择接近面部的前胸部、上臂内侧或大腿内侧为佳。但植皮后通常存在颜色、质地、厚度的差异，在有色人种中尤为严重，呈现为“补丁状”外观；由于缺乏皮下组织，移植皮片存活后易发生挛缩，造成面部器官如眼睑、口角牵拉变形，皮肤紧绷，难以传达表情。随着组织扩张、皮瓣技术的发展，以及对脸面软组织修复要求的提高，目前植皮技术在脸面修复中应用范围缩小，主要适用于校正面积较小的畸形，如上睑外翻、口唇外翻、鼻翼畸形等。

2. 皮瓣 20 世纪，皮瓣技术发展为脸面软组织修复带来新的发展。皮瓣组织具有可靠的血供，含有一定厚度的皮下组织，移植后不发生收缩，在修复脸面部畸形方面有着突出的优势，结合扩张器技术可以提供较多可供修复的组织量。在皮瓣的选择上，一般首先考虑局部皮瓣，即选择面部、颈肩胸等邻近区域作为供区，采用随意或轴型皮瓣转移的方式，修复缺损。当邻近部位不能作为供区时，原位游离组织移植也可以作为修复脸面的方法，但需要进行显微吻合，且修复后色泽质地可能与周边组织存在较大差异。总体来看，传统皮瓣修复面部的不足之处在于，受限于皮瓣血管自身构建，皮瓣大小有限，修复后通常外观臃肿，不适合面部表情的传递。

3. 皮肤软组织扩张 1957 年，Neumann 首次报道了应用皮肤软组织扩张的方法增加头皮面积用于耳重建。1976 年，Radovan 采用扩张的硅胶假体进行乳房再造。随着对皮肤软组织扩张技术相关的临床和实验研究的深入，通过组织扩张获得皮肤软组织的方法获得普遍认可。皮肤软组织扩张器经手术埋植于正常皮下，定期注入生理盐水扩张，可以使皮瓣厚度减小，面积增大，通过机械张力条件下皮肤组织再生和血管新生，可以获得“额外”的皮肤软组织，改善皮瓣的血供。

在脸面部修复重建中，组织扩张术已经成为广泛应用的治疗手段。当任何缺损不能直接闭合或常规的面部皮瓣不能提供足够多的所需组织时，可以组织扩张。组织扩张术可扩展传统局部皮瓣、邻位皮瓣或游离皮瓣的应用范围，可对面部缺损或有缺陷的组织进行满意的替换修复。

4. 穿支皮瓣（perforator flap） 1989 年，Koshima 和 Soeda 等最早提出穿支皮瓣概念，发现只要保留穿过肌肉的营养血管，即便除去作为周围的肌肉，肌皮穿支瓣也能存活。穿支皮瓣仅由管径细小的皮肤穿支血管供养，切取时不携带肌肉成分，从而大大减少了对供区的损伤，符合目前皮瓣小型化、精细化、薄型化、微创化的发展趋势。但对显微外科技术要求更高，需要使用更精细的显微手术器械，发挥更高超的显微操作技能，完成更细小的显微血管吻合。目前可以用于脸面部修复的主要穿支皮瓣有颏动脉皮瓣、锁骨上皮瓣、胸廓内动脉穿支皮瓣、颈浅动脉穿支皮瓣、肩胛皮瓣、股前外侧皮瓣等。

5. 预构（置）皮瓣（prefabricated or prelaminated flap） 皮瓣预构的概念由我国学者沈祖尧提出，1981 年，他发现通过血管蒂或血管载体植入的方式可以将任意皮瓣转化为轴型皮瓣，从而可以摆脱人体自身血管分区的限制，较为自由地选取组织、结构、质地与受区相近的区域作为供瓣区。进一步结合扩张器技术，可以形成大面积、超薄的皮瓣，适合大面积或复合组织缺损。1992 年，Pribaz 首次提出皮瓣预置的概念，并将其与皮瓣预构相区分，认为预置是通过增加组织成分形成复合组织瓣，以满足修复的需要。目前，预构皮瓣广泛应用于面颈部瘢痕、坏疽性口炎、严重的手和前臂外伤创面修复。预置皮瓣也成为鼻、唇、颊部、颚部、口腔黏膜、上下颌、耳等器官再造的有效方法。但是该技术通常需要显微外科基础，预构皮瓣血管化程度难以预测，因此在临床应用中受到一定的限制。

6. 超薄皮瓣（super-thin flap） 1983 年，中国司徒朴首次报告了暴露真皮下血管网的带蒂皮瓣移植，由于削除了皮瓣过多的脂肪，较之传统皮瓣更薄，又被称为超薄皮瓣。1992 年，高建华等在解剖学研究的基础上开发了一种含皮穿支窄蒂超薄皮瓣。1994 年，百束比古和高建华通过将窄蒂超薄皮瓣远端附加穿支吻合，形成包含两套血供的巨大超薄皮瓣，提高了修复效率。随后，Ogawa 等又开发了吻合双蒂穿支血管的超薄皮瓣技术，进一步解决了供受区选择受限的问题。超薄皮瓣可以形成薄而大、便于旋转，适用于修复外形和功能要求较高的部位。其中，枕颈背皮瓣、枕颈肩皮瓣、枕颈胸皮瓣适合面颈部皮肤软组织缺损畸形的修复，如烧伤、创伤所致面颈部皮肤组织缺损，烧伤后面颈部增生性瘢痕和瘢痕挛缩畸形（如颏颈粘连、颏胸粘连）等。

7. 其他修复技术 对于广泛烧伤、机体缺乏供皮区的患者，可以选用真皮替代物覆盖创面，它具有全厚皮片移植的优点，不会造成供区损伤。

在治疗脸面部微小复合组织如鼻翼、睑缘缺损时，一些复合组织如耳廓等移植是较好的选择，但是通常修复的面积有限、存在再血管化比较困难的缺点。

三、面部重建的难点

脸面重建相对于其他部位的重建，存在以下难点。

1. 面部体现了个人的特质，在社交活动中发挥重要的作用，因此修复的要求高。

2. 面部的解剖结构复杂，具有精细的五官，共同维持丰富的表情、视听、呼吸和进食等功能，严重头面部烧创伤后常伴有面部复合组织的缺损和器官功能障碍，进行形态和功能重建的难度高；

3. 人体缺乏与面部皮肤颜色、质地、厚度匹配的修复组织。

4. 难以构建与面部精细的器官组织类型、形态结构相近的复合组织修复材料。

四、脸面重建的原则

在进行脸面部烧创伤的重建时，应当遵循面部重建的原则，以获得更好的术后外形和功能改善，避免二次手术。

1. 相似替代原则（replace like with like） 修复重建时应当选用颜色、厚度、质地、结构和成分相似的组织。具体来说，对深层肌肉和骨骼的缺损，应选取肌皮瓣、骨皮瓣；对于选择修复面部缺损的皮瓣供区，应遵循邻近替代原则，即按照“局部面部 - 颈部 - 颈肩部 - 前胸 - 侧胸 - 身体其他部位”的顺序选取最佳修复供区。

2. 面部美学分区原则(facial aesthetic unit) 皮肤纹理和皮肤张力的解剖排列使面部形成各种皱褶沟线和自然的界限,把面部自然地分成若干区域:前额、双侧面颊、鼻部、双侧上睑、双侧下睑、双侧耳、上唇、下唇、颏区和颈部。根据这些分界线进行修复重建方便隐藏瘢痕、恢复面部的轮廓。随后又出现了亚单位(subunit)的概念,特性的分区进一步被细分出了亚单位。经过半个世纪的实践,根据美学分区和亚单位进行面部重建的原则被普遍接受。

3. "MLT"原则 依据睑面部独特的组织和解剖学特点,进行睑面大面积皮肤软组织修复时,用于修复的组织应具备以下条件:①色泽、质地与睑面部皮肤相匹配(matched color and texture);②面积足够大(large enough to cover the defect),皮瓣的面积足够大可以覆盖整个皮肤软组织缺损;③皮肤组织足够薄(thin thickness),能够传递表情,以利于面部形态和五官的塑形。

五、分析和治疗策略

对于睑面部烧伤畸形的修复,应该对其进行术前评估,主要包括三个方面。

1. 病史询问(病因诊断)。

2. 体格检查(解剖学诊断和功能诊断)

(1)形态学检查:皮肤、支架、神经肌肉组织、黏膜衬里等缺损评估与测量。

(2)功能学检查:头颈活动度、张闭嘴、鼻通气、睁闭眼等受限情况。

(3)供区的检查:可供皮肤区域,若取皮瓣,需保证供瓣区滋养血管的完整性及优势血管等。

3. 辅助检查(明确诊断,排除手术禁忌,辅助选择治疗方案)

(1)影像学检查:缺损的范围、性质(CT、MRI 等),皮瓣血管的位置(血管超声、CTA、吲哚菁绿血管造影)

(2)实验室检查:感染、贫血、其他合并症。

4. 治疗方案 根据对患者的评估结果及可选用组织供区的情况,综合考虑后制订合适的治疗方案。传统的面部软组织缺损分类较为混乱。主要有根据缺损部位分为中央区(眼周、外鼻、口周)和外周区(额部、颊部)的"两分法";也有根据损伤程序、组织类型的分类方法,从不同的角度反映了人们对这一疾病治疗的思考角度,各有一定的局限性,也各有可取之处。最新的面部缺损分型方法将睑面部美学分区简化为额部、颊部、口周、鼻及眼周五个区域,以便于临床分型。李青峰等依据根据创伤的范围不同,将睑面部皮肤软组织畸形与缺损分为四型(表 3-13-1,图 3-13-1)。

针对每一种面部缺损分型,相应地采用以皮瓣为主的治疗技术(表 3-13-2)。

表 3-13-1 睑面部皮肤软组织畸形与缺损的分型

分型	定义
Ⅰ型	单个分区的部分缺损
Ⅱ型	单个分区的完全缺损或邻近分区的部分缺损
Ⅲ型	涉及多个分区的缺损
Ⅳ型	亚全面 / 全面部缺损

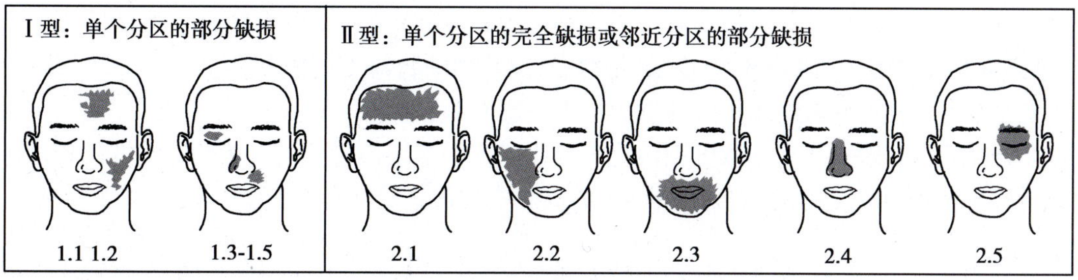

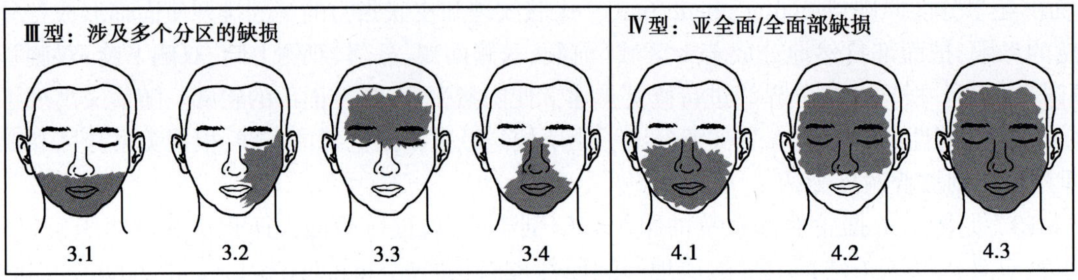

图 3-13-1 各类别脸面部皮肤软组织畸形与缺损的常见临床表现

表 3-13-2 各级脸面部皮肤软组织畸形与缺损的常见临床类型与建议治疗技术

分型及定义	临床常见情况	建议治疗技术
Ⅰ型：单个分区的部分缺损	1.1 额部的部分缺损	局部皮瓣；额部扩张皮瓣
	1.2 颊部的部分缺损	局部皮瓣；颊部扩张皮瓣；颈部扩张皮瓣
	1.3 口周的部分缺损	局部皮瓣；颊部、颈部扩张皮瓣
	1.4 鼻的部分缺损	局部皮瓣；额部皮瓣
	1.5 眼周的部分缺损	下睑局部皮瓣；上睑可行全厚或中厚植皮
Ⅱ型：单个分区的完全缺损或邻近分区的部分缺损	2.1 额部的完全缺损	游离穿支皮瓣；扩张的全厚或中厚植皮
	2.2 颊部的完全缺损	带蒂穿支皮瓣
	2.3 口周的完全缺损	双侧颈部扩张皮瓣；带蒂穿支皮瓣
	2.4 鼻的完全缺损	额部扩张皮瓣；远位带蒂或游离皮瓣
	2.5 眼周的完全缺损	额部扩张皮瓣；全厚或中厚植皮
	2.6 不相关的多个分区的部分缺损	参考Ⅰ型推荐技术分别治疗
	2.7 相关的多个分区的部分缺损	采用带蒂 / 游离穿支皮瓣同时治疗
Ⅲ型：涉及多个分区的缺损	3.1 以口周及双侧颊部为主的下面部缺损	血管增压的带蒂穿支扩张皮瓣 / 游离穿支扩张皮瓣结合二期口裂成型
	3.2 以一侧颊部及部分眼周、口周为主的半侧面缺损	
	3.3 以额部及双侧眼周为主的上面部缺损	颞浅筋膜颈部预构扩张皮瓣 / 游离穿支皮瓣结合眼睑的全厚或中厚植皮
	3.4 以鼻及口周为主的中面部缺损	颈胸预构扩张皮瓣结合二期口裂修整、鼻再造
Ⅳ型：亚全面 / 全面部缺损	4.1 以鼻、口周及双侧颊部为主的中下面部缺损	血管增压的颈胸预构扩张皮瓣结合受累器官的二期再造与塑型
	4.2 以额部、鼻、双侧眼周及上颊部为主的上面部缺损	
	4.3 面部各分区均受累的全面部缺损	

(1)带蒂 / 游离穿支皮瓣的选择：根据相似原则和 MLT 原则，依次优先选用锁骨上、前胸、侧胸以及背部、远位皮肤软组织作为供区，针对同一供区的多源性血供，根据术前彩色多普勒超声结果选择优势血管为蒂。最常用的穿支皮瓣为带蒂锁骨上皮瓣、带蒂、游离乳内动脉穿支皮瓣等。

(2)穿支皮瓣可结合皮肤软组织扩张的方法扩大皮瓣面积、避免供区植皮。

(3)多个分区的部分缺损尽量采取分别治疗方法以保证手术切口隐藏于自然轮廓线内。如供区同时缺损，无法设计局部皮瓣分别治疗时，需采用带蒂 / 游离穿支皮瓣进行一体修复。

六、全脸面重建

全面部损伤，在切除病损组织后，需利用自体或异体组织进行全脸面重建。这类缺损的治疗最为突出的难点在于皮肤软组织缺损面积大，常伴有骨骼和具有精细结构的五官损伤。传统的植皮和皮瓣技术都曾被用于修复全脸面的缺损，但植皮后存在颜色变深、质地僵硬等问题，皮瓣移植后则存在组织质地肥厚、面积有限、不易塑形和表情传递困难等问题。

皮肤软组织扩张器，皮瓣预构（置）理念的出现，为改造皮瓣、构建适合修复大面积复合组织缺损的材料提供了可能，胸前锁骨区和侧胸部等部位经过扩张能够获得结构、肤色、质地与面颈部相近的大张超薄皮瓣，适合面颈部较大范围的重建。通过血管预构，可能增加皮瓣的血供，且可以更为自由地选取供瓣区；应用皮瓣预置的理念，在皮瓣原有血供的基础上通过增加组织成分，构建复合组织瓣，预构（置）皮瓣的出现在一定程度上提高了全脸面重建的效果。

近年来，异体器官移植技术和免疫抑制技术的发展推动了异体脸面移植的开展。这类手术可以一次性修复不同层次的组织缺损，提供面部精细的器官结构，获得了优于传统治疗的重建效果。目前，国际上已经报道了 38 例异体脸面复合组织的"换脸术"。其中，全脸面移植 17 例，部分脸面移植 21 例，一些案例中，患者的外观和功能都得到了很好的改善。但总体来说，异体脸面移植尚属于实验性手术，面临术后排斥，长期服用免疫抑制剂带来的感染、代谢紊乱、癌变等风险，以及异体脸面移植后的社会、伦理问题等。

在基于自体组织的重建方面，目前较为有效的方案是将皮肤软组织扩张技术与预构皮瓣技术相结合，在前胸部构建预构扩张皮瓣。进一步结合干细胞注射治疗，可以增大扩张皮瓣的面积，获得足以覆盖脸面部的皮瓣。面部复杂的五官结构可以采用皮瓣预置、三维数字模拟和 3D 打印技术进行构建。利用自体组织进行重建，可以避免异体移植带来的伦理、心理和免疫抑制相关并发症等问题，是适用于绝大多数全面部毁损患者的方案。

【临床病例讨论】

患者，女，32 岁，面部及右上肢硫酸烧伤后 1 年余，闭眼受限。

现病史：患者自述 1 年前被硫酸烧伤，曾至外院行双侧上下眼睑、颊部、额部植皮术，鼻部皮管再造术。现皮片挛缩，色素沉着，左睑裂明显变小，视物受限，右睑闭合不全。患者自述平日双侧眼睑有干痛，溢泪，鼻腔干燥，张口轻度受限（图 3-13-2）。

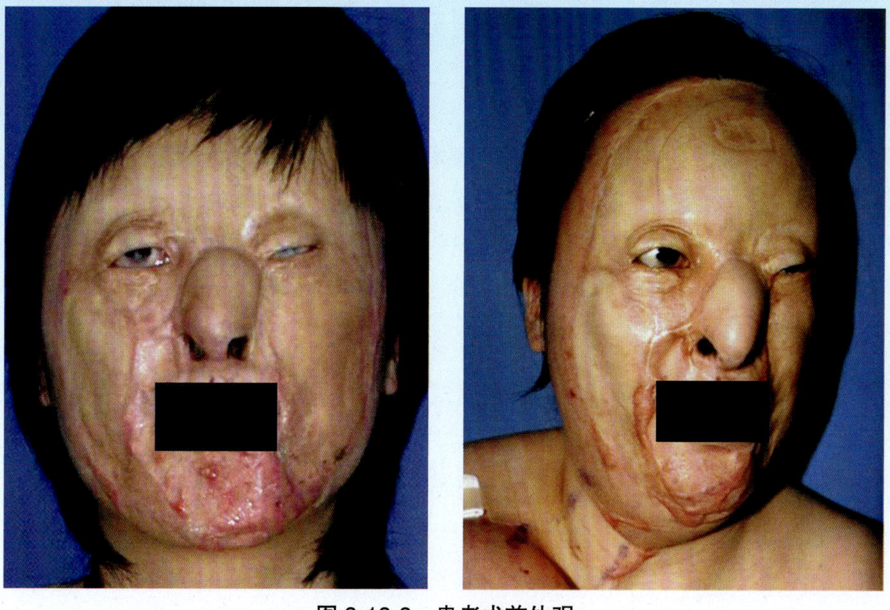

图 3-13-2　患者术前外观

专科检查：全面部及右上肢多处增生性瘢痕，面部植皮术后观，植皮区色素不均，呈花斑色，质韧，伴局部瘢痕挛缩。眉部缺失，双眼睑植皮术后观，自然闭眼时右眼睑闭合不全，左眼睑长约2.3cm，宽约5mm，视物严重受限。双侧眼球活动可。双侧眼睑未见黏膜缺损和睑板缺损；鼻缺损皮管再造术后观，鼻翼缺损，孔外露，通气无障碍；口唇无缺失，口周及下颌部瘢痕增生呈不规则隆起，色暗红，质韧，伴左下唇外翻。张口时双侧口角条索状瘢痕牵拉，张口受限。双下肢及双侧腰部取皮后瘢痕外观。面部表情受限。

1. 目前诊断　烧伤后面部和右上肢瘢痕增生，瘢痕性右睑闭合不全，瘢痕性左下唇外翻。

2. 治疗方案　患者面部大面积烧伤瘢痕和植皮区，属于面部Ⅳ型缺损，为获得较好的修复效果，考虑采用胸预构皮瓣为基础的自体组织全面部重建技术，并分期进行缺损器官的二期再造与塑形。术中切除去全面部瘢痕及原植皮，将鼻背原皮肤保留作为鼻衬里，植入硅胶假体支架进行鼻器官再造。二期皮瓣移植术中将胸廓内动脉穿支、侧胸动静脉与面部双侧颞浅动静脉吻合，由此能够一期打开眼口裂及鼻孔，患者术后恢复快，也减少了皮瓣感染的可能性。术后，患者恢复面部统一色泽，睁眼、张口无受限，表情传递自然。术后分期行口角开大、眼裂开大、皮瓣修整等多次手术，以达到全脸置换后面部形态结构的逐步恢复（图3-13-3）。

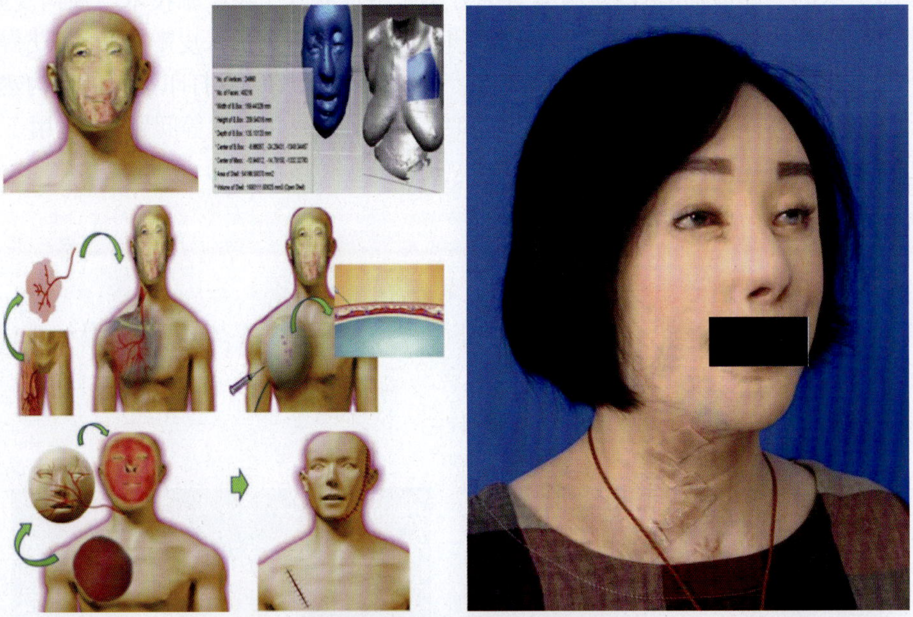

图3-13-3　自体组织全面部重建手术流程示意图和术后4年随访照片

知识点：患者术后的外形和功能评价

目前，对于脸面部修复后疗效评价，多局限在组织（皮瓣、皮片）存活率以及术前术后照片对比，缺乏量化标准。为了量化评估面部皮肤软组织重建的手术效果，可采用A&F疗效评估标准，以术前评分为参照，对患者在形态和功能上的改善情况进行疗效评价。

A&F评价法根据形态轮廓和脸部及五官功能评分为0~6分，具体评价标准见表3-13-3。

表 3-13-3 面重建术后的疗效评估标准建议(A&F 评价法)

形态轮廓美学评估	
3 分	近乎正常
2 分	颜面或五官形态正常,瘢痕较平坦柔软,颜色与周边组织软组织相似,界限不清。
1 分	颜面或五官的轻度变形,瘢痕明显高于正常皮肤、质硬,颜色较周围正常软组织区别明显。
0 分	颜面或五官明显扭曲、变形。
功能评估	
3 分	表情和五官近乎正常
2 分	五官功能基本正常,表情轻度受限,不自然
1 分	张口受限,张口大于 2 指;鼻孔通气轻度受限,呼吸有阻力感;睁闭眼不全;表情明显受限
0 分	闭口不全,或张口严重受限;鼻孔阻塞;睁闭眼不能等;表情严重障碍

通过对患者形态轮廓美学评估和功能评估评分,以获得总分数(满分:6 分)。术前和术后总分差异可以反映手术疗效。

【复习题】

1. 简述面部的解剖要点。
2. 面部重建常用的方法有哪些?
3. 简述面部重建的原则。
4. 简述全脸面重建的难点和目前的治疗方案。

(黄 昕 李海洲 昝 涛 李青峰)

参考文献

[1] SCHAVERIEN M V, PESSA J E, ROHRICH R J. Vascularized membranes determine the anatomical boundaries of the subcutaneous fat compartments. Plast Reconstr Surg, 2009, 123 (2): 695-700.

[2] O'BRIEN J X, ASHTON M W, ROZEN W M, et al. New perspectives on the surgical anatomy and nomenclature of the temporal region: literature review and dissection study. Plast Reconstr Surg, 2013, 131 (3): 510-522.

[3] ALGHOUL M, CODNER M A. Retaining ligaments of the face: review of anatomy and clinical applications. Aesthet Surg J, 2013, 33 (6): 769-782.

[4] GIERLOFF M, STHRING C, BUDER T, et al. Aging changes of the midfacial fat compartments: A computed tomographic study. Plast Reconstr Surg, 2012, 129 (1): 263-273.

[5] PINAR Y A, BILGE O, GOVSA F. Anaomic study of the blood supply of perioral region. Clin Ana, 2004, 18 (5), 330-339.

[6] AL-HOQAIL R A, MEGUID E M A. Anatomic dissection of the arterial supply of the lips: an anatomical and analytical approach. J Cranio Surg, 2008, 19 (3): 785-794.

[7] BRUSSELAERS N, MONSTREY S, VOGELAERS D, et al. Severe burn injury in Europe: A systematic review of the incidence, etiology, morbidity, and mortality. Critical Care, 2010, 14 (5): R188.

[8] LI Q, ZAN T, GU B, et al. Face resurfacing using a cervicothoracic skin flap prefabricated by lateral thigh fascial flap and tissue expander. Microsurgery, 2009, 29 (7): 515-523.

[9] ZAN T, LI H, GU B, et al. Surgical treatment of facial soft-tissue deformities in postburn patients: aproposed classification based on a retrospective study. Plast Reconstr Surg, 2013, 132 (6): 1001e-1014e.

[10] SOSIN M, RODRIGUEZ E D. The Face Transplantation Update: 2016. Plast Reconstr Surg, 2016, 137 (6): 1841-1850.

[11] DIAZ-SISO J R, Rodriguez E D. Facial transplantation: knowledge arrives, questions remain. Lancet, 2016, 388 (10052): 1355-1356.

[12] KHALIFIAN S, BRAZIO P S, MOHAN R, et al. Facial transplantation: the first 9 years. Lancet, 2014, 384 (9960): 2153-2163.

第四章

躯干和四肢整形

第一节 乳房再造

乳腺癌是女性乳房缺如最主要的病因。根据国家癌症中心2019年中国最新癌症报告显示，我国女性每年发病约为30.4万，位居女性恶性肿瘤之首，而城市地区尤为显著。随着乳腺癌的治愈率明显提高，肿瘤治疗与无癌生存已经不再是判断乳腺癌治疗成功与否的唯一标准，乳腺癌患者在生命获得延续的同时，更要求生活质量的改善以及对美的追求。乳房是女性显示性征和体态健美的重要标志。其特有的曲线美能给女性的社会心理、精神心理和性心理带来自信与骄傲。乳房缺失破坏女性心理健康，阻碍其正常的社会交往，会对患者的心理、家庭、职业及社会地位产生严重的影响，尤其是对于年轻的女性患者更是如此。

通过自体组织移植或联合人工材料恢复正常乳房的外形，重建因先天发育、良恶性肿瘤、外伤等导致缺失的乳房手术方法称为乳房再造术。乳房再造术的目的是通过恢复正常乳房形态，重塑女性胸部曲线，给予患者形体和心理的双重治疗。目前绝大部分乳房再造术应用对象为乳腺癌患者，对于她们而言，重建一个外形逼真、手感良好、与对侧乳房对称的新乳房是现代乳腺癌综合治疗不可缺少的一部分。

一、乳房再造的时机选择

根据乳腺癌患者接受乳房再造时间，分为即刻再造、延期再造和延期 - 即刻再造。

1. 即刻再造　对于乳房重建意愿强烈且无明显手术禁忌的乳腺癌患者，可在乳癌根治术的同时完成即刻乳房再造。其优点是：①单次手术完成乳癌切除和乳房再造，减少了患者痛苦，节省了时间和费用；②患者没有传统乳癌根治术后的乳房缺如心理适应期；③保留了乳房特殊的解剖结构，如下皱襞、内外侧边界、乳头乳晕等，最大限度地还原乳房结构的自然对称性；④一期再造术后胸部瘢痕增生不明显。

2. 延期再造　对于未选择一期乳房重建的患者，可以在乳癌根治术后3~6个月接受延期乳房再造。对于术后放疗患者，延期乳房重建宜在停止放疗6~12个月后，待放疗区皮肤及皮下瘢痕软化，或趋于软化后实施。由于受到瘢痕、放疗等因素影响，受区皮肤组织弹性较差，血管硬化，胸壁局部条件较差。但此时患者对手术的依从性和耐受程度会有所提高，适合于在乳腺癌切除的同时尚未准备好接受乳房再造，以及患者的一般情况不能耐受在乳腺癌切除同时进行乳房再造的病例。

3. 即刻 - 延期再造　又称为基于扩张法的分期即刻乳房再造。在乳腺癌切除的同时，于胸部受区置入组织扩张器或可扩张乳房假体，经过一段时期的组织扩张后，二期行皮瓣移植或假体置换扩张器完成乳房再造。其优点在于避免了放疗过程对移植皮瓣的损伤，以及假体周围软组织及胸部皮肤的瘢痕粘连和回缩，最大限度地为二期自体组织移植及假体置入保留了受区皮肤条件。适合于乳腺癌切除术后需要进行放疗或不能确定是否接受放疗的病例，以及患者一般情况不能接受即刻乳房再造，需要简化手术及缩短手术时间的患者。

二、乳房再造的材料选择

乳房重建术根据组织来源可分为自体组织乳房重建和假体乳房重建。其中,假体乳房重建主要通过乳房硅凝胶假体一期植入,或二期更换扩张器的方法进行乳腺组织的充填,重塑乳房形态。而自体组织乳房再造经历了自体脂肪移植填充(Czerny,1895)、局部组织瓣转移、腹部管状皮瓣移植(Millard,1976)、游离臀大肌皮瓣(Fujino,1976)、背阔肌肌皮瓣(latissimus dorsi myocutaneous flap,LDM flap)(Schneider,1977)以及横行腹直肌肌皮瓣(transverse rectus abdominis myocutaneous flap,TRAM flap)(Hartrampf,1982)等经典术式。至1994年,Allen和Treece率先于将腹壁下动脉穿支皮瓣(deep inferior epigastricperforator flap,DIEP flap)运用于乳房重建。

三、乳房再造的常用方法

1. 人工乳房假体　乳房假体能够提供一定体积,修复乳房容积和形态的缺失。单纯应用假体置入乳房再造手术简单、损伤小、没有供区损伤、不需要塑形。但其手感、大小和形态很难与健侧乳房完全匹配,可能面临假体相关的并发症,且远期形态固定,形态无法随健侧乳房变化而改变。即刻假体乳房再造适用于对大手术耐受性较差、术后无需放疗、没有皮肤缺损或缺损较小、皮下组织厚度大于0.5cm、胸大肌基本保留完整的即刻再造。尤其适合单纯乳腺切除术、保乳手术,同时行对侧预防性单纯乳腺切除的病例。乳癌术后二期再造因皮肤弹性较差、皮下瘢痕粘连等情况,一般很难单纯应用假体进行再造。部分Poland综合征在皮下组织厚度、皮肤弹性等局部条件较好的情况下也可执行假体乳房再造。

2. 背阔肌肌皮瓣(latissimus dorsi myocutaneous flap,LDM flap)　背阔肌肌皮瓣是自体组织乳房再造常用的组织供区来源。该皮瓣血管恒定,可带蒂转移重建同侧乳房,皮瓣血供充沛,移植后容易成活,手术相对安全可靠。同时背阔肌蒂部可以充填腋窝区的组织缺损,重建腋下皱襞。由于背阔肌肌皮瓣提供的皮肤面积和组织量有限,可独立应用于修复部分乳房缺损,或对侧乳房较小的乳房再造。在重建体积较大的乳房时,需配合假体植入,将皮瓣覆盖假体表面,补充胸壁缺失的皮肤组织量。此时,背阔肌肌皮瓣的主要作用是修补皮肤缺损和提供足够面积的软组织覆盖固定假体。其禁忌证包括同侧胸部手术史,背阔肌肌体被切断的患者,及腋窝清扫时胸背血管受损的患者。术后常见的并发症包括皮瓣血供障碍、皮瓣部分坏死、背部供区血清肿等。

3. 横行腹直肌肌皮瓣(transverse rectus abdominis myocutaneous flap,TRAM flap)　传统的TRAM皮瓣以单侧腹直肌为蒂,携带脐水平以下的横行腹部皮瓣,经皮下隧道转移至胸部受区再造乳房。其优点是提供的组织量大,无需使用乳房假体,同时还可以达到腹壁整形的效果。但是该皮瓣受限于血供范围,携带过多组织可能出现部分皮瓣坏死;同时腹壁供区神经肌肉受损,术后对腹部肌力会产生一定程度的影响,术后可能出现腹壁疝、腹壁膨隆等并发症。游离TRAM肌皮瓣是传统带蒂TRAM皮瓣的改进术式。该术式通过显微外科技术的应用,有效解决带蒂TRAM血供不足,蒂部隆起,难以塑形的问题。但相对于腹壁下动脉穿支皮瓣,游离TRAM术后腹壁疝发生率仍然偏高。对于有生育的要求、不能接受腹壁切口瘢痕、有长期腹内压增高的患者仍不宜采用。

4. 腹壁下动脉穿支皮瓣(deep inferior epigastricperforator flap,DIEP flap)　DIEP皮瓣是对游离TRAM皮瓣的再次改进。该皮瓣以腹壁下动静脉为蒂,术中将血管主干及其主要穿支从腹直肌中分离出来,将下腹部皮肤及皮下组织完全游离并转移至胸部受区,与胸廓内血管或胸背血管吻合。其最大优点是保留腹直肌及其前鞘的完整性,基本不影响腹壁功能,避免了术后腹壁薄弱及腹部疝的发生。该术式同样要求术者具备熟练的显微外科技术,且手术时间较长,术前需要仔细检查评估供受区血管情况,以确定手术设计,缩短手术时间,减少皮瓣血供障碍的风险。该术式再造乳房质地好、易于塑形,外形逼真,效果持久,目前已逐渐成为了自体乳房重建的金标准。

5. 自体脂肪颗粒移植　自体脂肪颗粒移植可以在乳房缺失的区域提供再造所需要的体积,并形成乳房形态。单独应用脂肪颗粒移植再造乳房时,可结合Brava无创持续负压装置进行组织外扩张,以增加胸部皮肤组织量,同时增加乳房的血管密度,加强移植脂肪的再血管化和存活率。在更多的情况下,可以利用自体脂肪颗粒移植的方法对初期再造的乳房或健侧乳房进行大小及形态调整,以使两侧对称。适合于有脂肪供区来源的双侧乳房再造或再造乳房的修整。

6. 其他术式 除以上常用的乳房再造方法，还有一些术式，如带蒂大网膜移植、腹壁下浅动脉皮瓣(superficial inferior epigastric artery flap，SIEA flap)、横行上方股薄肌肌皮瓣(transverse upper gracilis flap，TUG flap)、旋髂深动脉皮瓣(rubens flap)等，因适应证局限、供区损害较大、塑形差等弊端，在实际应用中较少使用，但仍然有其价值，在此就不一一赘述。

7. 乳头乳晕再造 乳头乳晕再造是乳房重建的最后一步，对于提升乳房美学效果和患者满意度尤为关键。理想的乳头乳晕复合体再造能够模拟对侧的大小、位置、突出度、颜色、质地，同时长期维持形态，不需要频繁地远期修复。为了预防再造乳头远期整体变小、突出度减少，在设计上要比期望的乳头大20%~30%。具体手术方法包括：局部皮瓣、远位移植、皮瓣加填充物、预构皮瓣等。

局部皮瓣的设计方法灵活多变，主要基于乳房皮肤帽的条件和手术医生的偏好，最常用的是在C-V瓣基础上进行的一系列改良皮瓣；预构皮瓣是在乳房再造一期手术的同时，预留用于重建乳头的组织瓣，包括预构穿支皮瓣、预构局部皮管等；远位移植术包括对侧乳头移植、其他部位皮片移植等方法，适用于乳头突出度要求不高的患者；真皮下填充物的方法能够解决乳头再造远期缩小的问题，填充物包括软骨、同种异体真皮、硅胶棒等，在一定程度上可起到支撑乳头突出度的作用。乳晕再造的主要方法是应用文身技术，在重建侧乳头乳晕文上与对侧类似的颜色，首次可较深，一般半年后需补色。

【临床病例讨论】

患者，女性，43岁，因右侧乳腺癌术后2年入院。

现病史：患者2年前因右侧乳腺癌于2015年2月在医院行右侧乳腺癌根治＋腋窝淋巴结清扫，术后病理示乳腺浸润性导管癌，组织学分级Ⅱ级，神经可见癌侵犯，淋巴结未见癌转移。免疫组化：ER(++，70%)，PR(+++，90%)，Ki67(+，10%)，P53(+，20%)，EGFR(−)，CK5/6(−)，CK14(−)，E-cadherin(+)。2015年2月行TC方案化疗一次，化疗后至今患者恢复良好，复查无肿瘤复发，现为重建乳房形态来我院就诊，拟诊“右侧乳腺癌术后乳房缺如”收治入院。

既往史：否认高血压、糖尿病史，否认冠心病史。

家族史：无抽烟饮酒史，兄弟姐妹体健，否认家族遗传病史及类似疾病史。

查体：体温36.4℃，脉搏76次/min，呼吸16次/min，血压120/74mmHg。右侧乳房缺如，可见12cm横行手术瘢痕，胸壁皮肤及皮下脂肪薄，未及明显结节肿块，右侧腋窝软组织缺损。左侧乳房丰满，轻度下垂，未及明显结节包块，乳头乳晕正常。

辅助检查：腹壁CTA示双侧腹壁下动脉显影良好，下腹壁穿支可见(图4-1-1)。

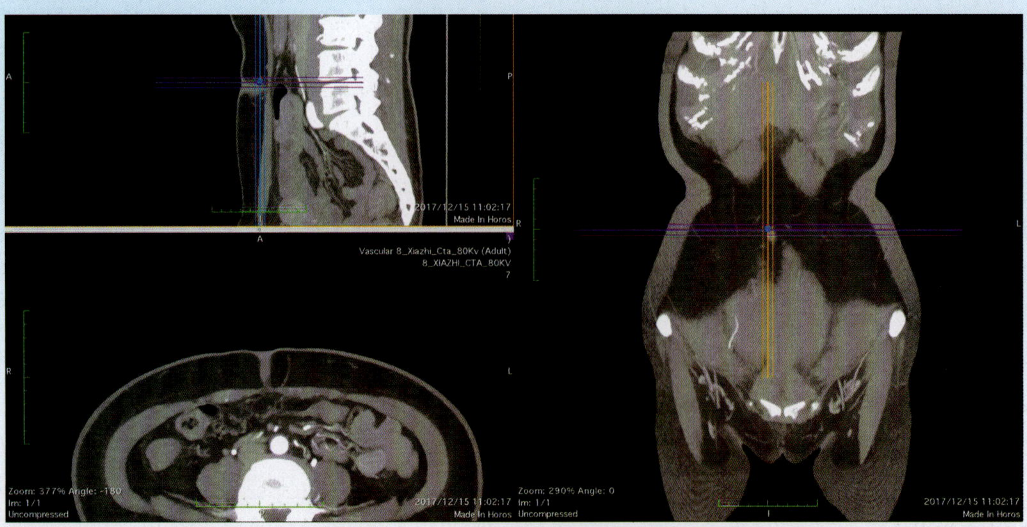

图4-1-1 腹壁CTA示双侧腹壁下动脉显影良好，下腹壁穿支可见

1. 诊断及鉴别诊断

(1) 诊断：右乳癌术后乳房缺如；左乳房轻度下垂。

(2) 鉴别诊断

1) Poland 综合征：同样可存在乳房缺如的问题，但同时存在胸大肌的发育不良，表现为腋前皱襞消失。该综合征自出生时即出现上述体征，但该患者未出现腋前皱襞消失和胸大肌体积不足的问题，故不予考虑。

2) 性腺发育不良：染色体为 XX 的单纯性腺发育不全患者为女性表型，表现为乳房及第二性征不发育。同时还存在原发闭经或神经性耳聋。该患者有明确的右侧乳腺癌手术史，左侧系哺乳后萎缩改变，故不予考虑。

2. 治疗　该患者系右乳癌根治术后，胸壁皮肤及皮下组织缺损较多，健侧乳房丰满且轻度下垂，腹壁皮肤及皮下组织较松弛，选择全麻下行 DIEP 皮瓣乳房重建术。

术前测量：术前患者站立位，双手叉腰，根据健侧乳房形态，标记患侧手术切口，以及再造乳房投影（图 4-1-2）。

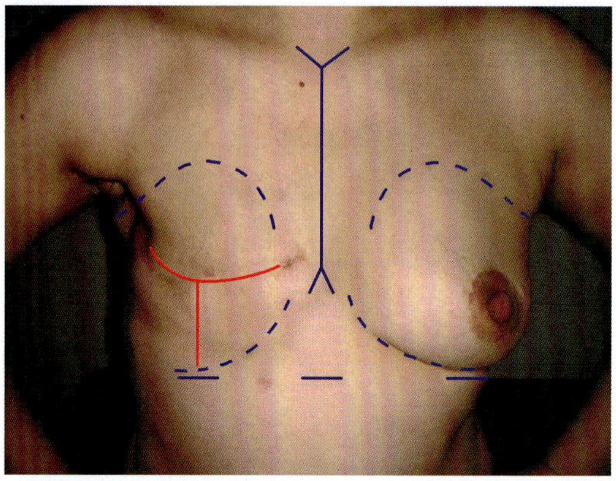

图 4-1-2　术前测量标记患侧手术切口及再造乳房投影

3. 手术过程

(1) 受区切口设计：横行切除原胸壁瘢痕，沿术前设计的再造乳房投影范围，自皮下脂肪层下平面分离横行切口上方和下方的胸壁皮瓣。取横行切口与锁骨中线交点，垂直切开下方胸壁皮瓣至再造乳房下皱襞中点，最终在胸壁形成一个"T"形切口（图 4-1-3）。

(2) 皮瓣设计：设定脐孔为点"A"，沿"A"点向下画一垂直线止于点"B"，"A-B"长度为健侧乳头至乳房下皱襞的距离。以点"A"为旋转点，以健侧乳房投影最高点至乳头的距离为半径画一弧线。同样，以点"B"为旋转点，以健侧乳房投影周长的一半为半径画一弧线。两条弧线在腹部两侧的交点分别标记为点"C"和点"D"。点与点之间由平滑的曲线连接，形成最终的皮瓣大小范围（图 4-1-4）。

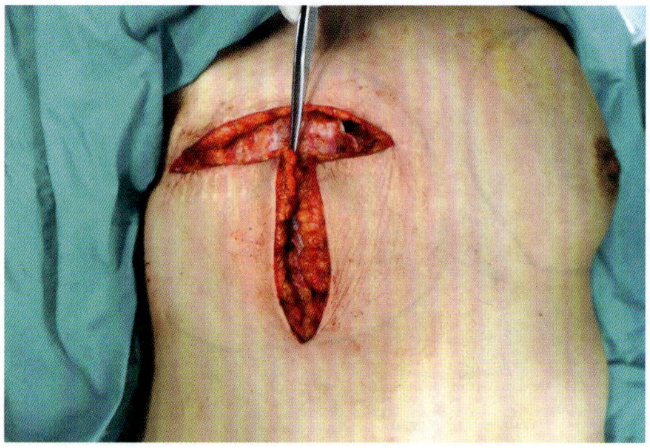

图 4-1-3　皮瓣受区设计"T"形切口

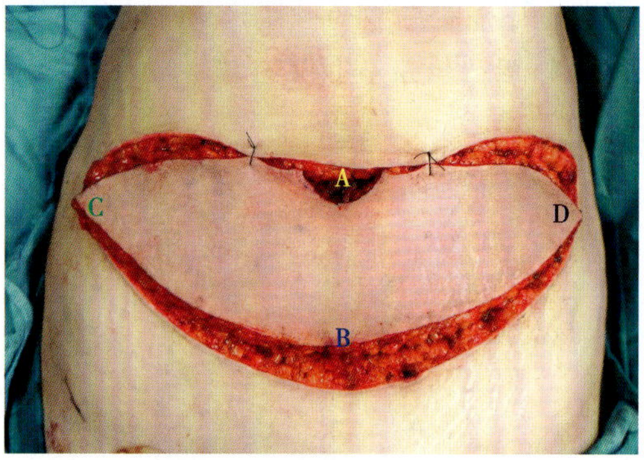

图 4-1-4　供区皮瓣设计

A. 脐孔；B. 皮瓣下界；C、D. 皮瓣外侧界。

知识点：长梭形 DIEP 皮瓣设计分型

根据健侧乳房的体积和垂度，将长形 DIEP 皮瓣设计分为 3 种类型。Ⅰ型：C 点与 D 点连线水平高于 A 点，为半月形皮瓣，适用于健侧乳房体积较小且无明显下垂的患者；Ⅱ型：C 点和 D 点连线与 A 点接近同一水平，为半椭圆形皮瓣，适用于健侧乳房体积适中伴轻度下垂的患者；Ⅲ型：C 点和 D 点连线低于 A 点，为梭形皮瓣，适用于健侧乳房体积较大并伴明显下垂的患者（图 4-1-5）。

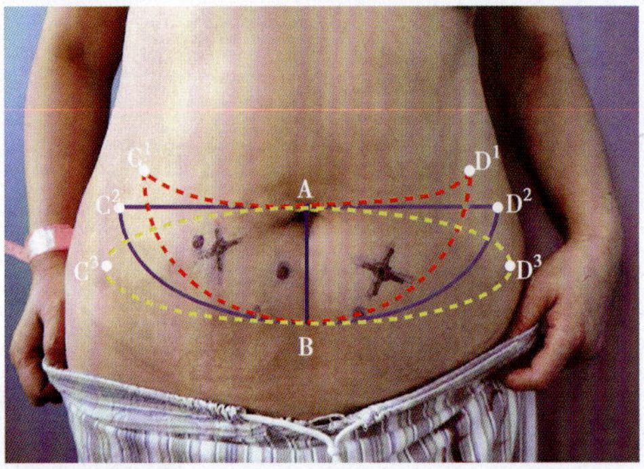

图 4-1-5 根据健侧乳房的体积和垂度，将 DIEP 皮瓣设计为 3 种类型

(3) 皮瓣切取及血供重建：沿皮瓣设计范围切开皮肤和皮下组织，沿腹外斜肌腱膜和前鞘表面由外向内掀起皮瓣两侧，分离及保护自腹直肌前鞘穿出的腹壁下深血管的穿支，选择口径较粗的优势侧穿支，以双侧外排穿支为佳。因对侧乳房下垂，设计双侧蒂 DIEP 皮瓣，双侧血管蒂的桥接后将主干与患侧胸廓内动静脉吻合。

知识点：双侧蒂 DIEP 皮瓣内血供桥接重建方法

首先切取双侧蒂 DIEP 皮瓣（图 4-1-6a）

方法一：将 A 侧蒂腹壁下深动、静脉远端与 B 侧蒂腹壁下深动、静脉近端进行端 - 端吻合（图 4-1-6b）。

方法二：当方法一中吻合口两端的口径差异较大时，选择将 A 侧蒂腹壁下深动静脉远端与 B 侧蒂腹壁下深动静脉内侧分支进行端 - 端吻合（图 4-1-6c）。

方法三：如果两者血管口径仍不匹配，则可将 A 侧蒂腹壁下深动、静脉远端 5cm 予以离断切除，同时将 B 侧蒂腹壁下深静脉中的一支在同样位置（距远端 5cm）予以离断，结扎远侧端，取近侧端与 A 侧蒂腹壁下深静脉中的一支远端行端 - 端吻合。同时，将 A 侧蒂腹壁下深动脉离断端与 B 侧蒂腹壁下深动脉距远端 5cm 位置行端 - 侧吻合（图 4-1-6d）。

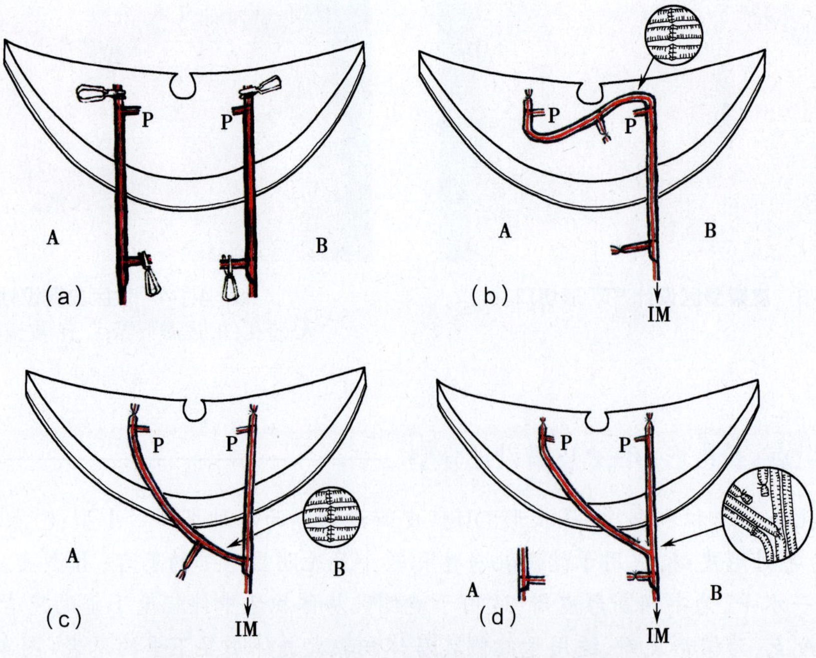

图 4-1-6 双侧蒂 DIEP 皮瓣内血供桥接重建方法

(4)皮瓣塑形：首先将皮瓣上点“B”固定于设计乳房投影最低点，以确定乳房下皱襞水平，同时能够将再造乳房的最突出点，即再造乳头的位置，保持在接近锁骨中线上。然后，将皮瓣折叠固定于下皱襞的最内侧（点“E”）和最外侧点（点“F”），必要时可去除边缘表皮将皮瓣埋置于胸壁皮瓣下，以确定乳房的外侧界与内侧界。下胸壁已掀起的皮瓣可以帮助我们获得再造乳房与胸壁较平滑的外侧过渡，以及较锐利的内侧过渡。多余的下胸壁皮瓣尖部可以修去或去表皮并埋置于再造乳房内。将折叠后的皮瓣位于横行切口以上的部分去表皮埋入上方胸壁皮瓣下，按健侧乳房上级的丰满度修整皮瓣埋入部的组织量。将埋入的皮瓣两侧的点“C”与点“D”与胸壁固定，最后将皮瓣与胸壁间断缝合（图 4-1-7）。

4. 术后随访　术后半年，利用三维立体模拟成像系统对每位随访患者进行乳房三维扫描，并利用 Geomagic studio 10.0 软件对图像数据进行分析。测量参数包括：下皱襞高度（至锁骨距离）、乳房宽度（最外侧点及最内侧点距离）、乳房体积、乳房凸度、乳头至锁骨中线距离、乳头至前正中线距离（图 4-1-8）。

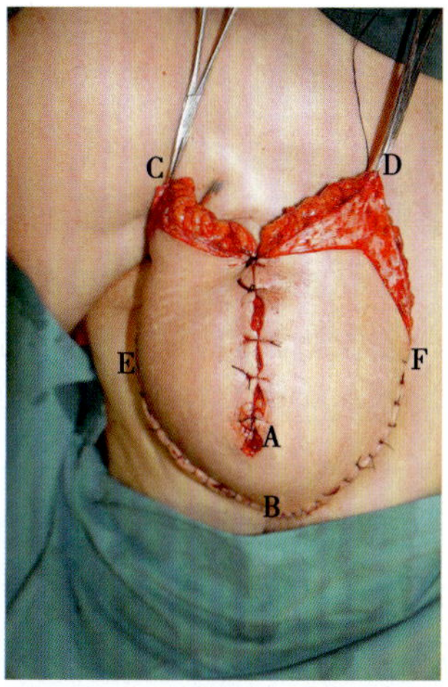

图 4-1-7　双侧蒂 DIEP 皮瓣乳房再造塑形方法

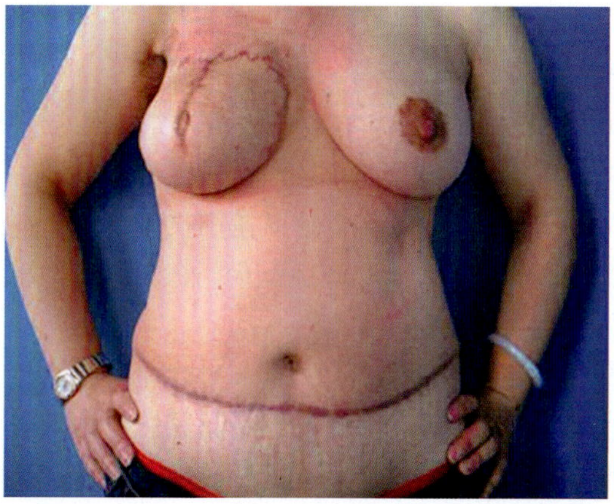
图 4-1-8　术后 6 个月随访，站立位

【复习题】

1. 现代乳房再造的目的是什么？
2. 乳房再造的手术时机如何选择？
3. 乳房再造的组织来源有哪些？
4. 乳房再造有哪几种常用术式？
5. 简述双侧蒂 DIEP 皮瓣乳房再造的塑形过程。

（董佳生　张　亦）

参考文献

[1] ZHANG M L, PENG P, WU C X, et al. Report of breast cancer incidence and mortality in China registry regions, 2008-2012. Zhonghua zhong liu za zhi [Chinese journal of oncology], 2019, 41 (4): 315-320.

[2] SAINT-CYR M, SHIRVANI A, et al. The transverse upper gracilis flap for breast reconstruction following liposuction of the thigh. Microsurgery, 2010, 30 (8): 636-638.

第二节 胸腹壁的修复重建

一、胸壁的修复重建

胸部位于头颈与腹部之间，是呼吸与循环等重要脏器的集中区域。胸壁分为皮肤、乳腺等体表软组织，骨骼及软骨和韧带组成的支撑结构，胸膜三层，共同构成胸廓，保护心、肺、气管等重要脏器，同时胸廓的活动也为机体的循环、呼吸运动提供理想的条件。

肿瘤、放射线损伤、感染及外伤等是造成胸壁缺损的常见原因。胸壁缺损不仅影响外观，还会伴有不同程度的胸廓内脏器损伤，面积较大的胸壁缺损往往造成反常呼吸，干扰正常的呼吸循环功能，甚至导致死亡。在进行任何修复手术之前应对患者的呼吸循环功能以及全身状况加以判定，必要时应在心肺功能适当改善后再进行修复。

胸壁缺损的修复目的是恢复胸壁结构的连续性，保护胸腔脏器，维护正常的呼吸循环功能，同时获得良好的外形。

（一）胸壁缺损的分类

根据缺损的深度可以分为单纯皮肤及软组织缺损、肋骨及胸骨等胸壁支持结构缺损、胸壁全层缺损。依据深度的分类可以为胸壁的逐层修复提供指导。

根据缺损的部位可以分为胸骨缺损、前胸壁、侧胸壁和后胸壁缺损。依据缺损部位的分类可以为修复皮瓣的选择提供帮助。如腹直肌肌皮瓣带蒂转移往往不能够达到胸壁的上端，勉强应用会导致皮瓣远端的坏死。

（二）原发病灶的切除

导致胸壁缺损的常见病因有肿瘤、放射性溃疡、胸壁感染、外伤等。首先需要去除原发病灶。肿瘤的患者需要注意无瘤原则，感染的患者需要注意区分相对污染与清洁伤口，及时更换手术器械和敷料。

如果肿瘤的生物学特性为局部容易复发，不容易转移且没有远处转移，则需要强调肿瘤切除的彻底性，给患者根治的机会。如果同时有远处转移，治疗目的则在于治疗溃疡破溃出血和恶臭，改善生存质量为主，为手术后化疗、放疗创造条件，属于姑息性治疗。但即便姑息性治疗也要注意局部切除的彻底性，否则切口位于瘤体内，很难完全愈合。

接受过放射治疗，发生局部溃疡的患者要明确溃疡的性质，是放射性溃疡还是肿瘤复发，需活检或术中冰冻。如果为放射性溃疡，多数可以保留肋骨等支撑结构，部分遗留的放射性损伤可以通过血供良好的组织覆盖进行生物性清除。如为肿瘤复发则需要彻底切除。对于部分以溃疡为表现的乳腺癌患者，可以先行新辅助化疗缩小瘤体范围，再行手术治疗。

累及纵隔、肺部、心包的肿瘤需要胸心外科协作手术。严重放射性损伤的患者，有时心包与胸壁粘连，切除胸壁时防止损伤心襞，心襞受损时应垫以垫片褥式缝合。手术后根据需要放置胸腔闭式引流，皮下软组织创面放置负压引流。

（三）胸壁缺损的修复原则

1. 胸膜缺损大多不需要修复，在胸壁修复后胸膜通过爬行修复，或形成假膜封闭胸膜腔。极少数情况下可以通过筋膜移植来封闭胸膜腔。

2. 胸壁支持结构可以通过肋骨交叉移植，或选用钛板、钛网、medpore 支架、涤纶片等人工材料修复，以维持胸壁的稳定性，防止出现反常呼吸。通常切除 2 根肋骨以下不需要修复。超过 3 根肋骨或切除胸骨时，需要对支持结构进行修复。目前胸壁支撑组织的修复以钛网和钛板最为常用。

3. 皮肤等软组织的修复应考虑到胸壁缺损的病因学因素，侵入性肿瘤常造成深而广泛的缺损，放射性损伤周围的血供不良，往往导致伤口愈合不良。根据缺损的大小，可以选用局部或邻位皮瓣修复，常用的皮瓣有胸大肌肌皮瓣、背阔肌肌皮瓣、腹直肌肌皮瓣及大网膜瓣等。值得注意的是，尽管显微外科技术已经成熟，但由于胸腹壁可以利用的组织瓣较多，吻合血管的显微游离皮瓣移植很少在胸壁缺损的修复中应用。另外，胸部由于存在呼吸等不自主运动，和其他部位相比，皮瓣有一定的剪力，容易形成积液，引流管应放置较长的时间，不要急于拔出，即便引流量不多也要放置 3~5 天。

（四）胸壁软组织缺损的修复方法

1. 局部皮瓣　乳腺癌切除后的创面可以应用局部皮瓣修复，皮瓣的设计尽量包含供血血管，如侧胸壁皮瓣、肋间皮瓣等，使用任意皮瓣时注意皮瓣的长宽比例，防止皮瓣坏死。

2. 背阔肌肌皮瓣　以胸背动脉为蒂形成的背阔肌肌皮瓣，其旋转弧可达头颈、肩部、上肢及同侧胸部。其临床应用广泛，是身体上可供游离移植或带蒂移植范围最广、功能最多的皮瓣之一，常用于修复大面积皮肤组织缺损、合并有肌肉缺损且需要进行功能重建的缺损、乳房再造等。手术时采取侧卧位或半侧卧位。自腋下沿背阔肌前缘切开皮肤组织，显露背阔肌前缘，钝性分离肌后间隙，可暴露胸背血管，保护血管入肌点。自远端切开皮瓣，切断肌肉，至需要的宽度和长度，形成背阔肌肌皮瓣，保护血管神经束，转移修复创面，供区直接缝合或植皮。

3. 腹直肌肌皮瓣　根据修复的需要，腹直肌肌皮瓣以腹壁上血管为蒂，可以设计为纵行腹直肌肌皮瓣和横行腹直肌肌皮瓣。用于胸壁缺损的修复，以纵行腹直肌肌皮瓣较为常用，术前要确认胸廓内血管没有受到损伤，否则需要选用其他皮瓣修复。下腹部横行腹直肌肌皮瓣多用于乳房再造。

4. 胸大肌肌皮瓣　胸大肌呈扇形，范围大，起点分为锁骨部、胸肋部、腹肋部三部分。锁骨部起自锁骨内侧半，肌纤维向外下斜行；胸肋部起自胸骨外侧上 6 个肋软骨前方，肌纤维大体平行向外行走；腹肋部起自腹直肌前鞘和第 5~7 肋远端，肌纤维向上外斜行。三部肌纤维向外集合，形成扁平腱止于肱骨大结节嵴。胸大肌的血供为多源性，主要有三个来源：胸肩峰动脉、腋动脉胸肌支、胸廓内动脉穿支。胸大肌的神经支配主要有胸前外侧神经和胸前内侧神经。

胸大肌用于胸部缺损的修复主要有两种方法，一是以胸廓内动脉穿支为蒂形成肌皮瓣，逆行翻转修复创面；二是以胸肩峰动脉为蒂，形成肌皮瓣修复创面。

5. 乳腺组织瓣　乳腺组织血液供应丰富，动脉血供主要有胸廓内动脉的肋间穿支、胸外侧动脉、肋间动脉及胸肩峰动脉的胸壁分支，这些血管相互吻合，在乳房的腺体表面和腺体内构成浅、深两组血管网。浅组动脉血管末梢最终向乳头乳晕聚集形成环状血管网，腺体内的血管沿乳房的横膈膜走向乳头。

由于乳房腺体具有良好的血液供应，同时又有一定的腺体组织，可以在覆盖创面的同时填塞死腔。乳腺组织瓣创伤较轻，尤其适用于一般状况较差、年龄较大的患者，对年轻的女性则应避免伤及健侧乳房，选用其他的皮瓣。

6. 大网膜瓣　胸部大面积的缺损或深部组织外露，无法用一般的皮瓣、肌皮瓣修复时，可以应用大网膜带蒂移植，然后在大网膜上游离植皮。临床实践发现，用大网膜修复体表缺损时，网膜上面如果不立即用皮片覆盖，会经历肉芽组织形成过程，网膜变硬；如果能立即植皮，则能保持网膜的柔软性。有腹部手术史和腹腔感染史者，大网膜粘连，应视为手术禁忌证。传统网膜移植时，需要剖腹手术，创伤较大，有发生肠粘连、肠扭转和腹膜炎的可能，应严格掌握适应证。随着腹腔镜手术的开展，腔镜下切取大网膜可以显著减少腹部并发症的发生。

大网膜由胃网膜左动脉和胃网膜右动脉形成大网膜上动脉弓，网膜左和右动脉下行至大网膜游离缘吻合形成大网膜下动脉弓。

【临床病例讨论】

患者，女，52 岁，左侧乳癌术后十余年，术区破溃伴疼痛半年入院。

现病史：患者 15 年前因“左乳腺癌”行左侧乳腺癌根治术，术后放疗过程中出现放射区域胸壁皮肤红肿、破溃，局部皮肤坏死，停止放射治疗，对症处理，具体不详。患者胸壁皮肤愈合好转后继续行放射治疗，后未出现不良症状。半年前患者无意间发现左胸壁皮肤破溃伴碎骨样物质外露排出，后破口逐渐增大伴周围皮肤红肿疼痛，体温升高。于当地医院治疗，给予抗感染对症治疗，局部炎症好转，胸壁创面清创后皮肤缺损面积增大。为行进一步诊治，至我院门诊，拟诊为“左乳癌术后，左胸壁溃疡伴肋骨骨髓炎"收治入院。

既往史:15 年前乳腺癌手术史。否认高血压及糖尿病史,否认冠心病史,否认传染病史。

个人史、家族史:否认抽烟饮酒,父母子女体健,否认家族遗传病史。

查体:体温 36.8℃,脉搏 80 次 /min,呼吸 20 次 /min,血压 120/70mmHg。神清,精神可,呼吸平稳,营养中等,表情自如,发育正常,自主体位,应答流畅,查体合作。全身无黄染,浅表淋巴结未及肿大,头颈查体无特殊。腹部检查无特殊,脊柱四肢无畸形。

本科检查:左胸壁乳房缺如呈乳腺癌根治术后改变,见 15cm × 10cm 皮肤缺损区域,第四、五肋骨部分外露伴表面坏死筋膜组织,周围部分区域不洁肉芽组织增生,周围皮肤呈放射性损伤后改变,皮肤色素沉着及色素缺失交替分布。左腋窝未及明显肿块,左肩关节活动幅度稍受限。

辅助检查:CT 提示左侧乳腺癌术后,左上胸壁感染性改变。第四、五肋骨慢性骨髓炎改变。

核医学骨扫描提示左侧第四、五肋骨异常放射性浓聚,请结合临床。余处骨骼未见明显放射性浓聚或稀疏缺损表现。

超声检查提示腹部肝胆胰脾肾各脏器未见明显异常,双侧颈部见数枚淋巴结最大约 9mm × 3mm,右侧腋窝见数枚淋巴结,最大约 9mm × 5mm,左侧腋窝未见明显肿大淋巴结。

1. 诊断

(1)诊断及依据:患者因 15 年前乳腺癌行手术及手术后放射治疗,放疗过程中曾出现放射性损伤溃疡,经短期治疗创面愈合后继续完成放射治疗(总剂量不详)。半年前出现原手术区域皮肤破溃伴窦道口碎骨排出,随后出现局部软组织炎症加重,考虑肋骨放射性骨髓炎诊断基本成立。随着死骨形成,胸壁接受放疗后的局部软组织出现继发性炎症感染,溃疡形成。同时患者因左乳癌行综合治疗,需排除乳癌肿瘤胸壁复发的诊断。

(2)考虑目前诊断:左胸壁放射性溃疡伴肋骨骨髓炎;左乳癌综合治疗后状态。

2. 鉴别诊断 胸壁放射性溃疡一般具有明确的放射治疗病史,但仍需要与乳腺癌胸壁肿瘤复发和肋骨转移相鉴别。此外特发性肋软骨炎及一些特殊细菌感染(如结核菌或非结核分枝杆菌等)引起的炎症性病变也需要鉴别排除。

(1)乳癌胸壁复发及肋骨转移:根据临床症状,表现多为局部发现肿物形成,一般结合影像学检查可以明确。超声检查可见局部肿瘤性新生物,骨转移可由核医学检查骨扫描判断。

(2)特殊细菌感染导致炎症病变:伤口分泌物的细菌培养可以帮助诊断,结核菌引起的软组织或骨组织感染形成的冷脓肿目前并不少见,多见于年轻人,发生部位多位于头颈血供丰富部位,病因并不明确,病灶常常表现为特殊的干酪样坏死,并且包裹感染灶的外膜较厚,感染骨组织后容易出现大量死骨,一般细菌培养可作出临床诊断。

3. 临床诊疗决策

知识点:胸壁溃疡的病因

胸壁溃疡根据病因可以分为放射性溃疡、肿瘤性溃疡、外伤性溃疡、感染性溃疡等,溃疡往往同时伴有感染。在弄清溃疡性质的同时,需要进行细菌培养及核酸检测,并做敏感抗生素检测,以便指导术后用药。

(1)病情评估:皮肤软组织接受放射治疗后会导致正常细胞的损伤,局部血供的减弱,皮肤及皮下组织变薄等退行性改变。局部的损伤不容易恢复,并且部分患者可能出现延迟的炎症并加重自发性破溃,局部的慢性不愈合创面容易出现细菌的繁殖增生,加重局部软组织炎症。评估创面炎症累及的范围及深度对制订治疗策略尤为重要。

(2)辅助检查

1)一般检查：本患者需进一步完善的检查包括血常规、血生化、凝血功能、血型及输血前全套检查、心电图及胸部X线等，创面分泌物的细菌培养+药敏试验。

2)影像学检查：对于胸壁溃疡或肿瘤性病变一般首先选择CT检查，明确病变累及范围，指导制订治疗策略。核医学骨扫描检查可用于了解肋骨或胸骨的病变性质，鉴别全身骨骼系统肿瘤性病变的情况。

4. 治疗　主要为外科治疗，本患者左侧乳腺癌综合治疗后出现放射性溃疡，并且在半年前起病，其后出现急性炎症期，经过当地医院治疗处理，急性炎症消退，转变为慢性创面，伴随肋骨骨髓炎及皮肤软组织缺损。目前首先评估局部创面，并进行创面准备，减少炎症及组织细菌量之后行手术治疗，彻底清除炎症坏死组织及部分受放射损伤的组织和呈骨髓炎病变的肋骨组织，切除三根肋骨组织，彻底清创后创面大小约15cm×15cm，应用人工材料20cm×20cm钛网修复支撑结构，应用背阔肌肌皮瓣修复软组织缺损，进行胸壁重建(图4-2-1)。

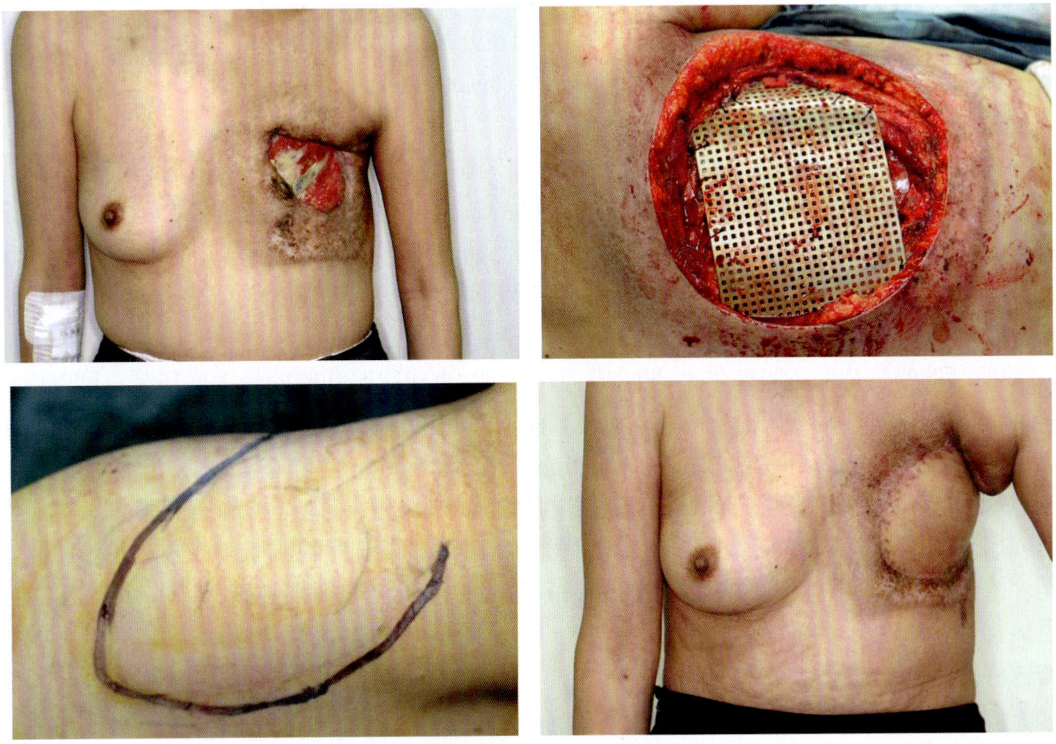

图4-2-1　女，42岁，左侧乳腺癌术后放射性溃疡，肋骨外露坏死，切除病变组织后，用钛网修复肋骨，背阔肌肌皮瓣修复软组织缺损

知识点：病变的累及范围及深度

术前通过相关辅助检查，正确判断病变的累及范围及深度，对切除病变后的缺损范围进行评估，为缺损的修复提供预判。

知识点：胸壁缺损的修复原则和方法

病变切除后需要针对缺损的深度与范围进行修复。切除2根肋骨以下，不需要修复。超过3根肋骨或切除胸骨时，需要对支持结构进行修复。胸壁支撑组织的修复以钛网和钛板最为常用。胸壁软组织的缺损可以选用背阔肌肌皮瓣、胸大肌肌皮瓣、腹直肌肌皮瓣、大网膜瓣、对侧乳腺瓣等进行修复。

5. 随访 经过手术彻底切除胸壁炎症坏死组织及部分放疗损伤后间生态组织及肋骨后，应用钛网重建硬性胸壁，皮瓣覆盖软组织缺损的创面，完成修复，两周后患者伤口完全愈合。出院后注意保护手术区域，避免压迫，胸部及左肩部适当锻炼，但避免过大幅度运动。

二、腹壁缺损的修复重建

腹壁由皮肤及皮下脂肪、肌肉、腹膜等组织所组成。腹壁构成了人体最大的腔隙，腹腔内含有多种重要脏器。完整的腹壁功能不仅对呼吸、呛咳、孕育及排泄等功能有维持作用，而且对行走、弯腰、姿势保持等具有重要作用。外伤和肿瘤是造成腹壁缺损的常见原因。因肿瘤导致的腹壁缺损，常见于腹壁肿瘤广泛切除的巨大创面，腹部切口愈合不良所致的切口疝，以及放射线损伤造成的皮肤慢性溃疡等。根据缺损的深度可以分为皮肤缺损、皮肤肌层缺损以及全层缺损，缺损范围小的可利用腹壁组织的弹性和延展性直接缝合，缺损范围大则需要组织瓣转移修复。根据缺损存在的部位，可以进行腹壁缺损的分区，分为左中右，上中下部位（图 4-2-2）。腹壁缺损的修复日益强调在开放性创面闭合的同时进行腹壁的功能性修复。目前腹壁缺损的修复原则是按照腹壁的层次逐层修复（layer-to-layer，like-to like）。

（一）腹壁缺损的修复原则

1. 腹膜缺损的修复 腹膜修复的重点在于防止腹腔脏器与腹壁的瘢痕粘连，防粘连补片的出现为大范围腹膜缺损的修复提供了有效方法。①腹膜小范围的缺损可以直接拉拢缝合。②不能直接缝合的缺损用大网膜覆盖缺损部位，在大网膜表面应用防粘连补片，防止肠管与补片粘连。补片的应用不仅可以修补腹膜的缺损，同时可以维持腹壁的张力。③应用阔筋膜移植，或去表皮的自体真皮移植；也可以直接用血供良好的带蒂阔筋膜张肌肌皮瓣覆盖缺损。

2. 腹壁肌层的修复是保持腹壁张力，防止腹壁疝形成，重建腹壁功能的最重要环节。可以应用对侧腹直肌前鞘、阔筋膜张肌或人工补片修复。目前人工补片的使用日益广泛。腹壁肌肉层的修复方法分为静态修复（static reconstruction）和功能性修复（functional reconstruction）。静态修复是用补片或筋膜，如腹直肌前鞘、阔筋膜等修复肌层，修复的材料没有肌肉的动态收缩功能，只能维持静态的张力。功能性修复是应用肌瓣或肌皮瓣修复腹壁肌肉，如带蒂或游离移植的股直肌肌瓣、背阔肌肌瓣或阔筋膜张肌肌瓣等修复腹壁肌肉。维持转移肌瓣的收缩功能必须保持移植肌肉的神经支配，如果神经蒂不够一定的长度，可以与移位的受区神经显微吻合，一般选用与肋间神经吻合。临床上可以两者联合应用，在应用补片的基础上使用肌皮瓣转移修复。

3. 皮肤缺损的修复需要血供良好的皮瓣覆盖，特别是使用人工补片的情况下，必须要用血供良好的皮瓣、肌皮瓣修复。皮肤的修复要兼顾美学的考量。腹壁软组织的修复可以参照腹壁缺损的分区，选择合适的（肌）皮瓣。腹壁软组织缺损常用的分区为上中下，左中右九个区域，临床上参考价值不大。

（二）补片的分类与选择

理想的腹膜修补材料不仅应具备良好的组织相容性，还要有一定的柔软性、抗张性。目前常用的是补片分为合成类织物和生物补片，前者如涤纶、尼龙等，成品有 prolene 网片等；后者有异体脱细胞真皮、脱细胞牛心包膜片等，生物补片具有一定的抗感染能力。根据是否与组织粘连的特性分为防粘连补片和不防粘连的普通补片，在有腹膜缺损直接放置在腹腔脏器表面时应选择防粘连补片，其他的部位应用不防粘连的补片。另外根据补片的降解特性分为可吸收补片和不可吸收补片，在预防性防止腹壁软弱时可以应用可吸收的补片。

补片放置部位有三种选择：①放置于脏层腹膜的内侧，直接面对腹腔脏器，多在腔镜下进行疝修补；②放置于腹层腹膜与肌肉之间（inlay graft/underlay）；③放置于肌膜的表面（onlay graft）。补片的位置有内层放置（inlay graft）和外层放置（onlay graft）。内层放置道理类似，将补片放在水缸的内侧，借助水压的力量，可以方便地堵塞水缸的漏水口，而放在漏水的水缸外面则需要很大的外力才能够堵塞漏水。理论上内层放置更加符合力学原理，应尽量选用内层放置的方法（图 4-2-2），但有时补片的内层放置方法伤口显露不够方便，操作比较烦琐，补片的固定缝线留到全部缝合后最后打结固定。补片外层放置时，补片大小必须超出缺损的范围 2~3cm，补片与缺损边缘的正常组织至少有 3~5cm 的重叠，于腹直肌前鞘无张力下间断缝合。

（三）肿瘤的切除与疝内容物的还纳

腹壁软组织肿瘤的治疗原则在于根治性切除肿块，以求得最低的复发率。同侧腹股沟淋巴结转移者，同时行腹股沟淋巴结清扫术。更换手术器械，没有腹膜缺损的病例选择合适的皮瓣或肌皮瓣覆盖创面；有腹膜缺损的病例，找到腹膜缺损的边缘，用两把血管钳钳夹牵引腹膜，尽可能地缝合腹膜，缩小腹膜缺损。不能完全缝合的患者将大网膜铺盖在暴露的脏器表面，然后用防粘连补片修复。补片边缘置于腹层腹膜与肌肉之间，与正常组织至少有2cm的重叠，最后选择合适的皮瓣或肌皮瓣覆盖创面(图4-2-2)。术后留置引流管，腹带加压包扎。

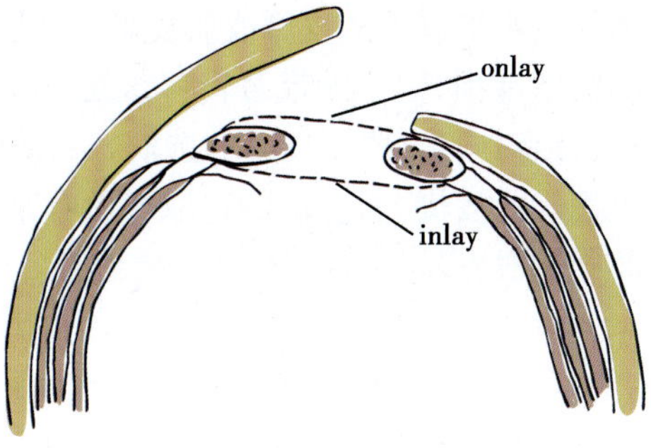

图4-2-2　补片的内外层放置（inlay & onlay graft）（亓发芝绘制）

腹壁疝的修复首先判断疝内容物与疝表面皮肤是否有粘连，特别是既往直接在肠壁上植皮时，否则切开皮肤时容易造成肠管损伤。用手指能否捏起表面的皮肤是判断皮肤是否粘连的有效方法。

巨大的腹壁疝内容物还纳后，应判断腹壁关闭后腹腔内压力的变化，防止腹内压过高形成腹腔筋膜室综合征(abdominal compartment syndrome，ACS)。ACS表现为腹内压力过高，膈肌上抬，胸式呼吸和腹式呼吸同时受限，换气功能不足，呼吸性酸中毒，严重者呼吸功能衰竭，患者死亡。

麻醉在腹壁手术时是重要因素之一，与常规麻醉不同，麻醉清醒前做好吸痰，防止清醒后吸痰刺激，患者呛咳，腹壁压力骤增，导致腹直肌前鞘缝合线崩裂。术后防止便秘、咳嗽等易引起腹壁压力增高的情况，也是值得注意的问题之一。全麻的同时加以硬膜外麻醉是良好的选择之一。

（四）腹壁缺损的常用修复方法

1. 缺损范围小的可利用腹壁组织的弹性和延展性直接逐层缝合。这种方法仅适用于小型、创缘组织血供良好的缺损。

2. 组织结构分离技术(component separation technique，CST)(图4-2-3)　对于腹壁正中的缺损，为了便于向正中拉拢缝合，减轻两侧张力，可以采用组织结构分离技术。解剖学研究表明，腹壁各层肌肉与腱膜组织间能够互相分离，保持原有的血供与神经支配，通过组织结构分离后离断部分肌肉腱膜，可以提高两侧组织延展性，为向正中拉拢缝合创造条件。在腹壁正中缺损的修复中CST得到越来越广泛的应用，但单纯应用CST复发率高，故在CST基础上进行补片加强修复成为主要手段之一。

CST根据入路的不同分为腹直肌前鞘外侧腹外斜肌腱膜松解的前入路CST，以及通过腹横肌切开使腹直肌后鞘向中间推进的后入路CST。传统的前入路CST是通过开放式广泛分离皮下组织与肌肉腱膜之间的间隙后，在腹直肌外侧肌肉腱膜融合处将腹外斜肌及其腱膜切开，使腹外斜肌与下方的腹内斜肌及腹横肌分离，达到腹直肌、腹内斜肌、腹横肌复合体向中间推进，重建腹白线的目的。为了减少腹直肌外侧穿支血管和神经的离断，减少对皮肤组织血供的破坏，现在应用内镜分离技术(endoscopic component separation technique，ECST)，可以显著降低并发症的发生。

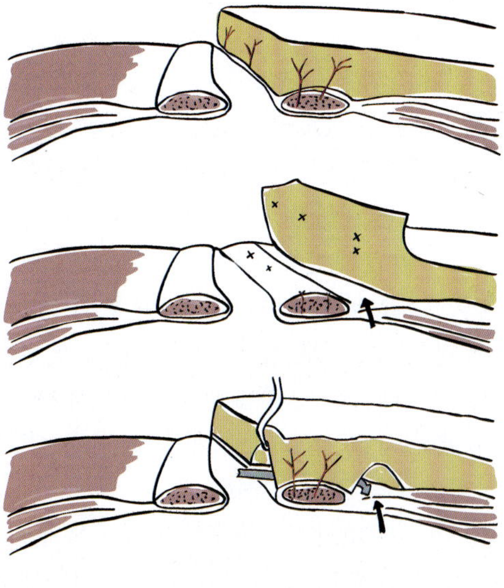
图4-2-3　组织结构分离技术（亓发芝绘制）

创面的修复可以选择皮瓣或肌皮瓣。皮瓣、肌皮瓣的选取应综合考虑缺损的程度和位置，依据创面情况不同也有所不同。目前应用比较多的皮瓣和肌皮瓣有阔筋膜张肌肌皮瓣、腹直肌肌皮瓣、肋间动脉穿支支配的皮瓣、背阔肌肌皮瓣、下腹部皮瓣、髂腹股沟皮瓣等。应用中应注意以下几个方面：①肌皮瓣兼有肌肉层的功能重建和创面覆盖的功能，为了保持腹壁良好的张力，腹壁肌肉、皮肤缺损的修复首选肌皮瓣。②由于皮瓣的长度和范围有一定的限制，我们在选择皮瓣时应注意合理性。上腹壁的缺损应尽量选择脐水平以上的皮瓣或肌皮瓣，下腹壁的缺损应尽量选择脐水平以下的皮瓣或肌皮瓣。特别是阔筋膜张肌皮瓣，它具有可以修复腹膜的阔筋膜，可以修复全层的腹壁缺损，但不能带蒂转移修复上腹壁的缺损。③皮瓣和肌皮瓣的选取以不造成继发的功能障碍为前提，特别是腹直肌肌皮瓣的选取。在缺损已造成一侧的腹直肌破坏的情况下，选用健侧的腹直肌肌皮瓣应慎用。④皮瓣、肌皮瓣的选取要留有余地，为肿瘤复发再次手术作好准备。应遵循从易到难，从近到远的原则选取皮瓣，尽量不破坏主要血管。

对于巨大腹壁缺损，无法利用皮瓣或肌皮瓣修复者，或年老体弱不能承受复杂手术作全层腹壁修复者，可将大网膜与缺损创缘缝合，在大网膜上植皮片修复，也可在大网膜上植以生物补片，待肉芽生长埋没植入物后再植皮片修复，腹壁全层缺损未作肌肉层等支撑组织修复，不能耐受腹压，术后须戴用腹部束带或其他支具加以保护。

【临床病例讨论】

患者，男，47岁，右腹壁肿物多次手术后复发一年入院。

现病史：患者13年前无意间发现右下腹壁一大小约4cm×3cm大小肿块，当时无疼痛等不适症状，至当地医院行肿物切除手术，病理提示“右侧腹壁纤维肉瘤（低度恶性），侵犯脂肪组织”。术后大约1年左右手术区域肿瘤再次复发，当地医院再次行肿瘤切除手术，此后约12年间每隔一到两年复发一次，其间共经历7次手术治疗，一年前最后一次手术治疗后4个月余再次在手术区域扪及质地偏硬组织，伴随局部针刺样疼痛。患者为行进一步诊治，至我院门诊，拟诊为“右腹壁软组织肿瘤”收治入院。

既往史：13年间腹壁肿瘤7次手术史。否认高血压及糖尿病史，否认冠心病史，否认传染病病史。

个人史、家族史：否认抽烟饮酒，父母子女体健，否认家族遗传病史。

查体：体温37.0℃，脉搏80次/min，呼吸20次/min，血压120/70mmHg。神清，精神可，呼吸平稳，营养中等，表情自如，发育正常，自主体位，应答流畅，查体合作。全身无黄染，浅表淋巴结未及肿大，头颈查体无特殊。胸部检查无特殊，脊柱四肢无畸形。

本科检查：右侧腹壁见陈旧手术瘢痕区域约12cm×8cm，位于脐与髂前上棘之间，脐右侧可扪及大小约5cm×5cm肿物，质地较硬，活动受限，边界不清，右腹壁近腋前线可扪及8cm×6cm质地较硬肿物，活动受限，边界不清。

辅助检查：MRI提示右侧腹壁隆起型皮纤维肉瘤术后复发。

病理会诊：（右下腹壁）隆突样皮纤维肉瘤，浸润横纹肌及脂肪组织。

1. 诊断　患者因13年前“腹壁纤维肉瘤”行手术治疗，之后12年间历经多次复发再手术的过程。根据患者病史及病理会诊诊断为隆突样皮纤维肉瘤。这是一种低度恶性的皮肤肉瘤，早期不易远处转移，但极容易局部复发，这与肿瘤的切缘不充分直接相关。目前诊断为右侧腹壁隆突样皮纤维肉瘤多灶复发。

2. 鉴别诊断　隆突样皮肤纤维肉瘤（dermatofibrosarcoma protuberans，DFSP）是一类低度恶性皮肤肉瘤，一般表现为无症状的皮肤或皮下肿物，颜色接近皮肤，部分外生结节型可能会呈现皮色稍红，不易与瘢痕疙瘩鉴别。生长缓慢，可从数月至数年，发生于躯干的比例多于发生于四肢。诊断主要依靠病理明确。需要与这一诊断相鉴别的包括非常多的皮肤软组织良恶性肿瘤。结节型的DFSP需要与良性神经纤维瘤、平滑肌瘤、皮样囊肿、纤维瘤、脂肪瘤等鉴别，另外与无色素恶性黑色素瘤、硬纤维瘤及各种皮肤肉瘤如卡波西肉瘤、脂肪肉瘤、肌纤维肉瘤、横纹肌肉瘤、血管肉瘤、恶性纤维组织瘤等相鉴别。

3. 临床诊疗决策

（1）病情评估：隆突样皮纤维肉瘤是一类低度恶性皮肤肿瘤，对本案例中的患者而言，12年间前后经历了7次手术，考虑到多次手术后的手术区域边界被反复扩大而又再次复发，结合影像学检查评估病灶范围累及腹直肌及腹膜组织，需要行手术扩大切除。

(2)辅助检查

1)一般检查:本患者需进一步完善的检查包括血常规、血生化、凝血功能、血型及输血前全套检查、心电图及胸部 X 线等,创面分泌物的细菌培养。

知识点:腹壁缺损的病因与特点

腹壁缺损的病因有肿瘤、外伤、疝等,不同病因引起的腹壁缺损的特点不同,术前要把握腹壁缺损的范围与程度,以选择正确的修复方法。疝内容物还纳时需防止腹腔筋膜室综合征的发生。

2)影像学检查:对于腹壁软组织肿瘤 MRI 可以协助明确病灶累及的范围,但这类检查仅仅在范围广泛深度不可判断时建议进行,对于早期较小的病灶,MRI 检查并非必需。

4. 治疗　隆突样皮纤维肉瘤的治疗方案主要为外科治疗,本患者经过多达 7 次的反复手术,经过体检及辅助检查局部为多灶复发,手术预计切除的范围更为广泛。该患者进行了右下腹壁广泛的全层切除,应用防粘连 Proceed 补片进行 inlay graft 重建腹膜,皮肤及肌肉缺损应用对侧垂直腹直肌肌皮瓣进行修复重建(图 4-2-4)。

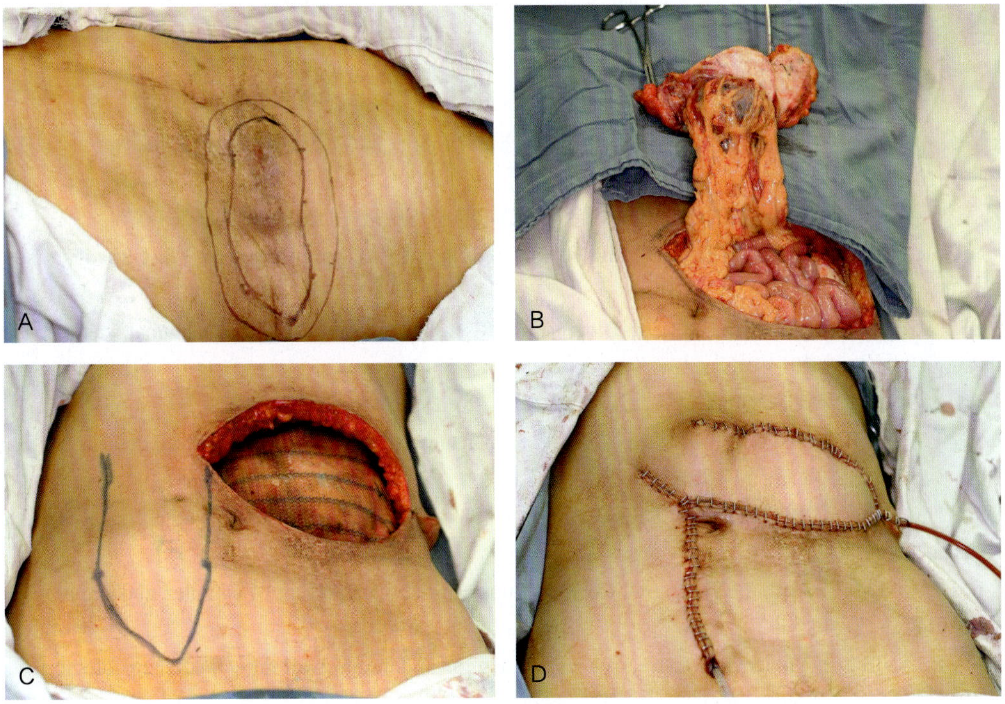

图 4-2-4　右腹壁肿物应用对侧垂直腹直肌肌皮瓣进行修复重建

A. 术前;B. 术中肿瘤切除后腹壁全层缺损;C. 补片修补腹膜;D. 术后。

知识点:腹壁缺损的修复方法

腹壁缺损的修复原则是按照腹壁的层次逐层修复。补片分为生物补片和合成补片,补片的放置层次有 inlay graft 和 onlay graft 的放置。肌肉层修复后皮肤修复选用合适的皮瓣和肌皮瓣。常用的方法有背阔肌肌皮瓣、腹直肌肌皮瓣、阔筋膜张肌肌皮瓣、股直肌肌皮瓣、髂腹股沟皮瓣、肋间动脉穿支皮瓣、下腹部皮瓣等。

5. 随访　经过手术扩大切除右下腹壁肿瘤及全层腹壁组织,应用防粘连补片及垂直腹直肌肌皮瓣进行腹壁缺损修复，术后2周患者伤口愈合良好，腹壁张力正常。出院后注意应用穿戴腹部加压带，避免用力排便或剧烈咳嗽等增加腹壁压力的行为，可以逐渐增加腹壁肌肉的锻炼。定期随访手术区域，密切监测肿瘤复发情况。

【复习题】

1. 胸壁缺损的主要原因有哪些？
2. 胸壁缺损的修复原则是什么？
3. 胸壁软组织缺损常用的修复皮瓣有哪些？
4. 列举腹壁缺损的常见原因。
5. 腹壁缺损的修复原则是什么？
6. 腹壁缺损补片的放置位置有哪些？ inlay 和 onlay graft 的区别是什么？
7. 腹腔筋膜室综合征的发病机理是什么？临床表现如何？如何避免发生？

（亓发芝）

参考文献

[1] 亓发芝. 美容外科学. 北京：中国医药科技卫生出版社, 2006.
[2] 中华医学会外科学分会疝与腹壁外科学组. 腹壁缺损修复与重建中国专家共识(2019 版). 中国实用外科杂志 2019, 39 (2): 101-109.
[3] 倪小冬，袁斯. 腹壁缺损重建方法的研究进展. 组织工程与重建外科杂志, 2019, 15 (4): 268-270.
[4] PATEL N G, RATANSHI I, BUCHEL E W. The best of abdominal wall reconstruction. Plast Reconstr Surg, 2018, 141 (1): 113e-136e.
[5] BROYLES J M, ABT N B, SACKS J M, et al. Bioprosthetic tissue matrices in complex abdominal wall reconstruction. Plast Reconstr Surg Glob Open, 2014, 1 (9): e91.
[6] 李基业. 腹壁切口疝修补技术现状和趋势. 临床外科杂志, 2012, 20 (6): 377-379.
[7] JERNIGAN T W, FABIAN T C, GROCE M A, et al. Staged management of giant abdominal wall defects: acute and long-term results. Ann Surg, 2003, 238 (3): 349-357.
[8] SLATER N J, MONTGOMERY A, BERREVOET F, et al. Critreria for definition of a complex abdominal wall hernia. Hernia, 2014, 18 (1): 7-17.
[9] GHAZI B, DEIGNI O, YEZHELYEV M, et al. Current options in the management of complex abdominal wall defects. Ann Plast Surg, 2011, 66 (5): 488-492.
[10] KHANSA I, JANIS J E. Modern reconstructive techniques for abdominal wall defects after oncologic resection. J Surg Oncol, 2015, 111 (5): 587-598.

第三节 会阴畸形修复

会阴畸形包括男、女性会阴部畸形及真、假两性畸形。其中男性会阴部畸形主要包括尿道畸形（尿道上裂、尿道下裂和膀胱外翻等）和阴茎畸形（隐匿性阴茎、阴茎大部分缺损、阴茎发育不良、阴茎弯曲和小阴茎畸形等）。女性会阴部畸形主要包括阴蒂肥大、阴道缺损、闭锁等。本节着重阐述尿道下裂、隐匿性阴茎的治疗方法，以及应用阴茎延长术矫正阴茎短小和阴茎大部分缺损的方法。

一、尿道下裂

（一）概述

尿道下裂（hypospadias）是一种较常见的先天性男性生殖器畸形，表现为阴茎小，向腹侧弯曲，尿道口异位。尿道口不是位于阴茎头的顶端，而是位于阴茎头颈部、阴茎体部、阴囊区域或会阴区。尿道下裂影响排尿，常不能站立排尿，影响儿童的心理发育，成年后影响性生活和生育能力。

（二）病因

妊娠第 9 周到第 12 周是阴茎形成的关键时期，在此期间，雌激素能够促进胎儿尿道和包皮发生，尿道下裂可能与这一阶段母体内激素水平异常有关。近年来研究认为尿道下裂发病可能的病因包括：遗传因素和家族倾向；与促性腺激素不足有关；母亲孕前或孕期使用促孕或保胎的激素。

（三）临床表现和分类

尿道下裂的临床表现首先是阴茎短小，阴茎头、阴茎体发育不良，阴茎向腹侧弯曲，阴茎弯曲程度与尿道下裂的畸形程度相关。

尿道下裂根据尿道口解剖位置可分为 4 型（图 4-3-1）。

1. 阴茎头型　尿道口位于冠状沟的腹侧，多数伴有轻度阴茎弯曲。

2. 阴茎体型　尿道口位于阴茎腹侧从冠状沟到阴茎阴囊交接处之间，多数伴有阴茎下弯畸形。尿道口越向后，阴茎下弯越严重，影响正常排尿及性生活。

3. 阴囊型　尿道口位于阴囊部，常伴有阴囊分裂，阴茎弯曲严重。

4. 会阴型　尿道口位于会阴部，阴囊分裂并发育不良，阴茎短小而弯曲，常误诊为女性。

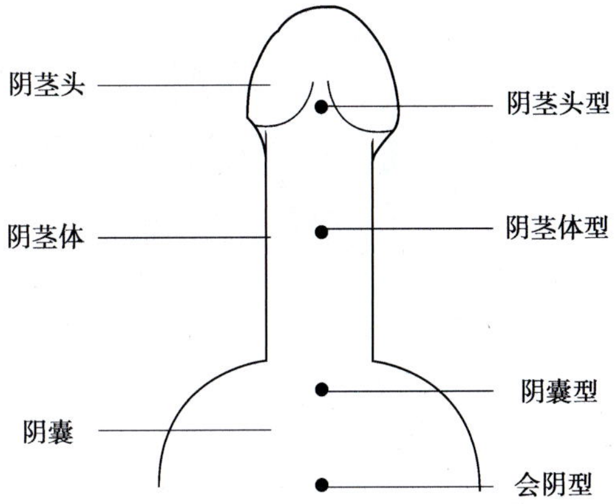

图 4-3-1　尿道下裂的分型

（四）治疗

手术治疗是尿道下裂的唯一选择，手术方法多样。

1. 手术目标

（1）矫正阴茎下弯。

（2）尿道口位于阴茎头正位。

（3）能正常站立排尿。

（4）阴茎外观接近正常，成年后能进行正常的性生活。

2. 手术时机的选择　从心理发育角度考虑，有两个适宜的手术时机。

（1）6~15 月龄：患儿在此年龄段尚无性别意识，从此年龄段开始治疗，在患儿入学前即可以结束治疗，且此年龄段组织愈合快。前提是在这个年龄期内，患儿的阴茎发育较好，阴茎头宽度达到 1.4cm 以上。

（2）2~4 岁：对于阴茎发育较小的患儿，常需到这个年龄段手术。对于一些小阴茎的患儿，需经过内分泌治疗后再做手术治疗。

3. 手术方法的选择　目前，多依据尿道下裂的严重程度及有无合并阴茎下弯，来选择手术方法。尿道下裂的修复方法很多，可分为一期修复法和分期修复法，能够一次手术修复的病例多选择一次修复法，当尿道下裂较严重或伴有畸形和阴茎下弯或一次手术无法修复的病例，可选用分期修复法。

4. 手术材料的选择　尿道再造是尿道下裂治疗的关键手术步骤。尿道下裂是由于在母体怀孕期间，尿道没有发育完全导致的尿道部分缺失，是一种先天性的畸形。目前医学上因无法找到原始的尿道黏膜材料，因而出生后再修复尿道下裂缺失的尿道，只能采用阴茎、阴囊的皮肤、口腔黏膜或膀胱黏膜等组织代替。阴茎周围的皮肤（如包皮）取用最方便，是目前手术中最常用的材料，但其耐受尿液腐蚀的能力较差，容易发生尿瘘或尿道憩室或炎症；口腔黏膜或膀胱黏膜虽耐尿液腐蚀性稍好一些，但口腔黏膜和膀胱黏膜易发生挛缩，且取材不方便。总之由于修复材料的原因，尿道下裂手术后会发生许多问题及并发症。

5. 手术后的并发症

（1）尿道瘘：术后最常见的并发症，指患者除尿道口外，还出现了位于阴茎或者会阴部的异常开口。当患者排尿时尿液除了从尿道口排出，还会从此瘘口排出。主要原因是尿道成形术中修复材料的血液供应差，局部组织缺血、坏死、感染，也有因为尿液引流不畅及尿道感染使其裂开。发生尿瘘不能急于处理，应待术后 3~6 个月以后，局部皮肤瘢痕软化，血液供应重建后再修复。宜选择有血供的阴囊岛状皮瓣等修复。

(2)尿道狭窄：可发生在阴茎头段尿道和尿道吻合口处。新成形的尿道血供差或尿道发生扭转变形是常见原因，可以进行尿道扩张，如果无效则需要在尿道狭窄部切开造瘘，6 个月后再做尿瘘修补术。

(3)尿道憩室：重建的尿道由于缺少尿道海绵体的固定，当有远端吻合口狭窄或尿道内有涡流时，会出现尿道扩张形成尿道憩室。

二、隐匿性阴茎

(一) 概述

隐匿性阴茎(buried penis/concealed penis)是指由于阴茎肉膜组织发育异常形成的纤维条索或者耻骨前阴阜阴囊基部脂肪垫过厚，从而使正常大小的阴茎隐匿于耻骨前皮下，表现出阴茎外观短小，包皮口与阴茎根部距离较短。包皮似一鸟嘴包住阴茎，而与阴茎体并不附着，呈现出背侧短、腹侧长；内板多，外板少的情况。如用手握住阴茎同时将阴茎周围皮肤后推，即可显示正常阴茎体(图 4-3-2)。

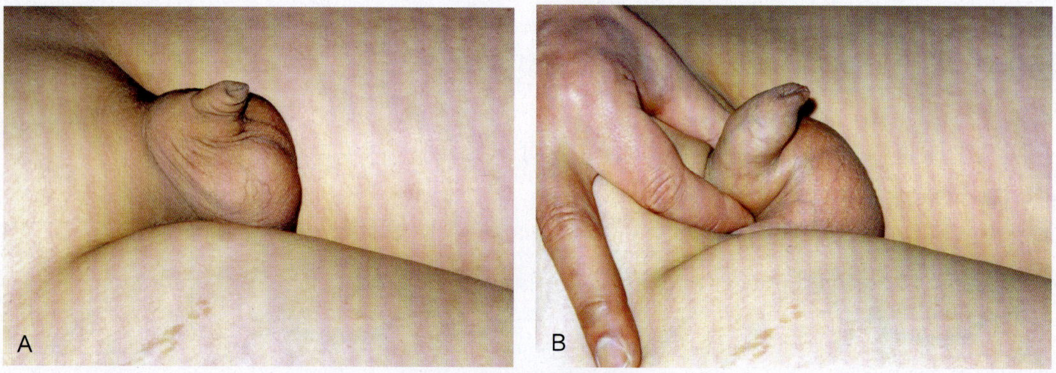

图 4-3-2 隐匿性阴茎

A. 隐匿性阴茎鸟嘴状外观；B. 挤压试验可显露发育正常的阴茎体。

(二) 病因

引起隐匿性阴茎的原因较多，大多数学者认为先天性隐匿性阴茎的主要病因是由于阴茎包皮肉膜层发育异常引起的。此外，包皮发育不良的患儿，因附着于阴茎体的皮肤不足也易导致隐匿阴茎的发生。有的鞘膜积液或者腹股沟斜疝，以及蹼状阴茎的患儿，在施行包皮环切术后并发包皮口狭窄，导致包皮外板缩短，也可形成隐匿性阴茎。许多肥胖儿由于阴阜脂肪堆积，有的阴茎深藏于皮下，但当其脂肪组织减少，发育成熟后，阴茎通常可恢复正常状态。

(三) 病理及分型

隐匿阴茎可分为以下两种类型。

1. 假性隐匿性阴茎　多见于肥胖患儿，由于下腹部特别是耻骨前脂肪较厚，使得阴茎深藏于皮下，而并无肉膜组织发育不良和皮下纤维素存在，随着患儿年龄增长，脂肪组织逐渐减少；青春期发育成熟后，阴茎外形可自行恢复正常状态，无需手术治疗。因此有部分学者不将此类情况归为隐匿性阴茎。

2. 真性隐匿性阴茎　正常阴茎皮肤下有一层肉膜。肉膜在阴茎头部将包皮内外板相分隔开，并延续至会阴浅筋膜。肉膜在阴茎体部与皮肤及其深面的阴茎筋膜附着，并向近端与腹壁浅筋膜相延续。正常发育的肉膜具有良好的弹性，能使阴茎皮肤在阴茎体上自由滑动。此类患儿由于阴茎肉膜组织发育不良，而在皮下形成纤维条索，近侧附着于 Scarpa’s 筋膜上，远端附着于冠状沟的白膜上，由于纤维条索缺乏弹性，因此限制了阴茎的活动，使阴茎不能正常在皮肤深层自由滑动，而隐匿在耻骨前的皮下层。因此纤维条索远端附着部位越靠近阴茎头，患儿阴茎的隐匿程度越严重。对于真性隐匿性阴茎的患儿需施行阴茎松解术，否则会影响其阴茎的发育，造成生理和心理上的障碍。

而根据 Bergeson(1993)的分类标准，将隐匿性阴茎分为以下三类。

(1)埋藏阴茎是指正常发育的阴茎隐藏于增厚的耻骨前脂肪内，由先天性发育异常所致。

(2)蹼状阴茎是指隐匿的皮肤延伸到阴茎的腹侧，阴茎与阴囊之间连接异常所致。

(3)束缚阴茎是一种后天性疾病，常见于包皮环切术后形成的环状瘢痕限制阴茎的伸出，使其埋藏在耻骨前脂肪内。此类患者多伴有腹股沟斜疝和鞘膜积液，使阴囊明显肿胀，或是因蹼状阴茎、埋藏阴茎而施行了简单的包皮环切术所致。

(四) 诊断

体检发现阴茎埋藏于皮下，阴茎短小，包皮似一鸟嘴状包住阴茎，耻骨前脂肪堆积。阴茎挤压试验可作出正确诊断。

阴茎挤压试验：用手握住阴茎，同时将阴茎周围皮肤向后推，能显示正常长度的阴茎为阳性。以此与小阴茎相鉴别。

(五) 治疗

对于存在阴茎肉膜发育异常和形成纤维条索的真性隐匿性阴茎通常采取手术治疗。对于手术最佳时间目前尚有争论，大多数学者认为以学龄前为宜。对于肥胖引起的假性隐匿性阴茎，由于其可随年龄增长而好转，尤其在减肥后更明显，故凡包皮能上翻显露阴茎头者，可减肥后再决定是否进行手术治疗。

(六) 手术方法

隐匿性阴茎手术的目的是扩大包皮口，暴露阴茎头，切除肉膜层纤维索带，使阴茎头得到松解，从而使阴茎能够正常发育。

隐匿性阴茎手术方法较多，至今尚无统一的理想手术方法。最简单的方法是先尽量将包皮外翻，露出阴茎头，分别于阴茎背侧中线(12 点)和阴茎两侧(3 点、9 点)纵向切开狭窄环，切除肉膜层纤维索，使阴茎得以松解，再横向间断缝合，扩大包皮口。由于术中松解了阴茎体的纤维条索，且术后阴茎包皮水肿明显，宜用弹力绷带包扎减轻包皮水肿。

目前常用的手术方法有 Shiraki 包皮成形术和 Devine 隐匿性阴茎矫正术等(图 4-3-3)。

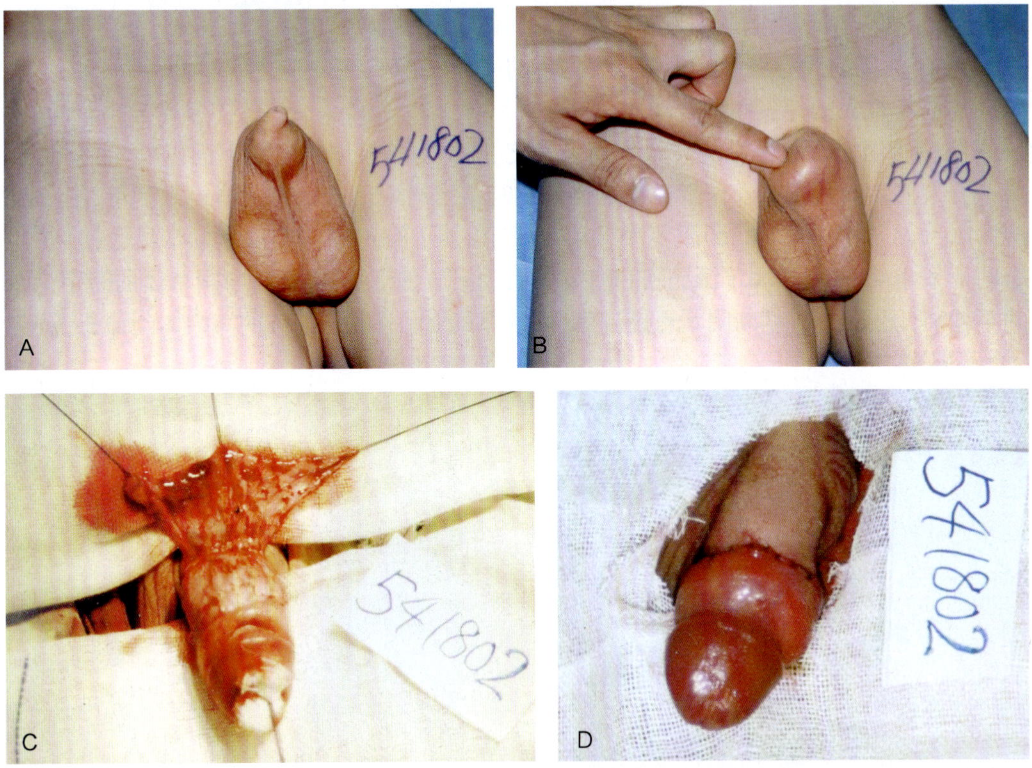

图 4-3-3　隐匿性阴茎矫正术

A. 隐匿性阴茎合并包茎；B. 阴茎海绵体位于皮下；C. 分离并切除阴茎背部及侧面增厚的筋膜纤维条索；D. 缝合伤口。

三、阴茎发育不良症

（一）概述

阴茎发育不良症（dysplasia of penis）是指阴茎发育欠佳，较同龄男性短小。大多数学者认为，阴茎勃起长度和周径小于 10cm 者，性生活一般不和谐。病因多为后天性的包茎、包皮过长未及时做包皮环切术，阴茎头外露受限抑制阴茎发育生长。目前临床上治疗阴茎发育不良症的方法主要为阴茎延长术。

（二）阴茎相关解剖及形态和结构

1. 阴茎白膜和海绵体　阴茎由 1 个尿道海绵体和 2 个阴茎海绵体组成，根部由两个阴茎海绵体脚将其固定在耻骨弓和两侧耻骨坐骨支上，尿道海绵体位于阴茎海绵体腹侧。尿道海绵体分为球部、体部及阴茎头部，前端膨大呈蘑菇状称为阴茎头，后端膨大为尿道球。3 个海绵体外周分别被一层致密纤维结缔组织包绕而构成白膜。阴茎海绵体白膜较厚，其厚度在 0.5~2.0mm。白膜分两层，表层为纵形胶原纤维，内层为环形弹力纤维，纤维向海绵体内伸入形成间隔。尿道海绵体的白膜较薄且富有弹性。阴茎海绵体内由平滑肌纤维、弹力纤维和自主神经纤维组成许多小梁，围绕成不规则间隙，即窦状隙。阴茎海绵体由小梁和窦状隙组成，外面为致密而坚实的白膜所包裹，每侧海绵体脚附着于耻骨弓的同侧耻骨坐骨支，被坐骨海绵体肌所覆盖。尿道海绵体从尿生殖膈下面前行，在腹侧面有球海绵体肌覆盖形成尿道球部（图 4-3-4）。

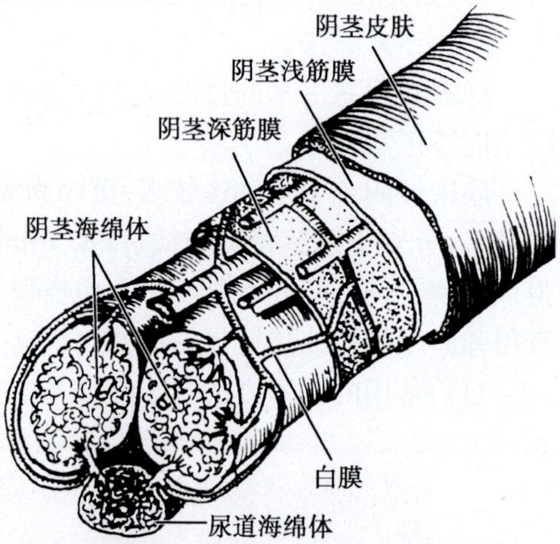

图 4-3-4　阴茎解剖结果示意图

2. 阴茎筋膜和悬韧带　阴茎的皮下组织为一薄层疏松结缔组织，不含脂肪，含少量平滑肌纤维。紧贴皮肤的称阴茎浅筋膜，该筋膜是腹壁浅筋膜深层的延续。在阴茎浅筋膜和白膜之间有阴茎深筋膜，深筋膜紧贴白膜，并伸入尿道海绵体与阴茎海绵体之间，在前端止于冠状沟，在后部至 3 个海绵体相聚合处逐渐消失，不与其他的深筋膜相续。阴茎浅静脉在浅深筋膜间走行，阴茎背动脉、神经和阴茎背深静脉位于阴茎深筋膜和白膜之间的阴茎背侧沟内。阴茎背侧沟是两阴茎海绵体背侧结合区的凹陷处。阴茎浅深两层筋膜包绕 3 个海绵体，阴茎的皮下组织疏松、无脂肪，皮肤有很大的伸展性和滑动性。

阴茎除了阴茎脚固定于耻骨弓及同侧耻骨坐骨支、球部附着于尿生殖膈下面以外，尚借助阴茎悬韧带固定于耻骨联合及腹白线的下部。作者通过尸体解剖和手术时阴茎悬韧带活体组织测量，阴茎浅悬韧带宽 1.2~2.0cm、厚 1.0~1.8cm（图 4-3-5）。距阴茎浅悬韧带深面 1.4~1.8cm，有阴茎深悬韧带呈底朝下的三角形，起自耻骨联合前面下半部，移行于阴茎深筋膜和海绵体白膜。该韧带强韧而短，与阴茎体的间距为 0.8~1.3cm，越向深处间距越窄（图 4-3-6）。切断阴茎悬韧带后，可使埋藏于耻骨联合前方的海绵体延伸 3~5cm。

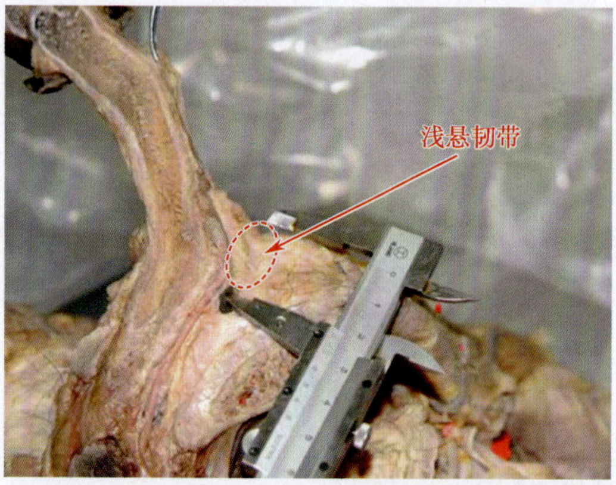

图 4-3-5　阴茎浅悬韧带

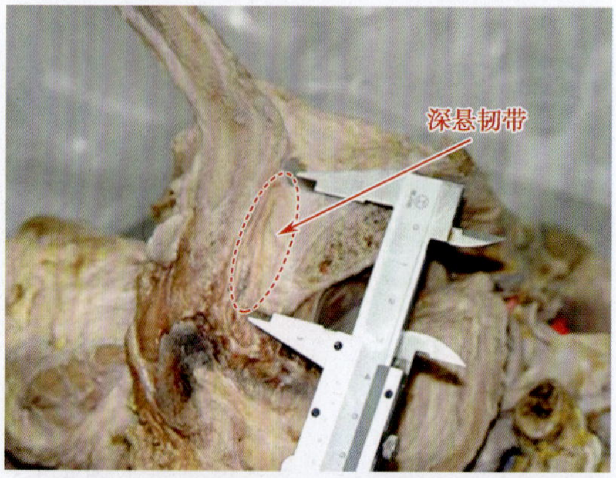

图 4-3-6　阴茎深悬韧带

3. 阴茎长度　正常中国汉族成人阴茎长度(活动部分)于常态下为4.5~11.0cm，平均长度为7.1 ± 1.5cm；周径为5.5~11.0cm，平均周径为7.8~0.7cm。勃起时阴茎长度为10.7~16.5cm，平均长度为13.0 ± 1.3cm；周径为8.5~13.5cm，平均周径为12.2 ± 1.2cm。但阴茎的长短与遗传基因、不同民族、不同地区密切相关。成年后如阴茎勃起长度短于10cm时，宜行阴茎延长术。

(三) 阴茎延长术的原理和关键技术

耻骨联合的高度为4~6cm，这是阴茎延长的解剖学基础(图4-3-7)。当切断阴茎浅深悬韧带后可使阴茎延伸3~5cm。当阴茎悬韧带被完全切断并分离至耻骨弓处时，原固定于耻骨联合和耻骨下支前方的阴茎段得以游离，从而增加了阴茎体长度。由于保留了阴茎海绵体脚的完整性，且有阴茎海绵体肌及腱膜覆盖固定，当阴茎体和海绵体脚勃起时，仍能保持阴茎强度和稳定性(图4-3-8)。

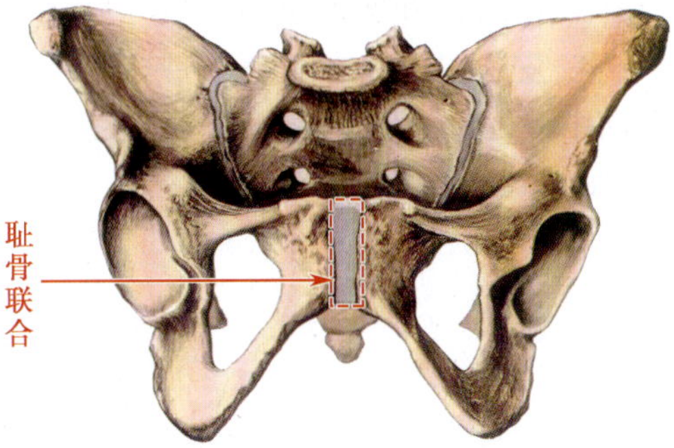

图4-3-7　耻骨联合高度

阴茎延长后如何保持已延长的长度，不使韧带切断后的创面再粘连，是阴茎延长术的关键。针对延长手术机制采用相应的缝合技巧是阴茎延长术成功的关键。浅深悬韧带切断后，将耻骨弓两侧的结缔组织和带血运的脂肪组织瓣拉拢缝合衬垫于耻骨弓的最低处，然后将阴茎根部两侧的阴囊皮肤缝合固定于耻骨弓的脂肪垫上，以防止韧带切断后的创面再度粘连。由于皮肤向深处缝合，术后可见皮肤下凹，但3个月后凹陷消失，变得平整自然，毛发生长后难以看出切口线。

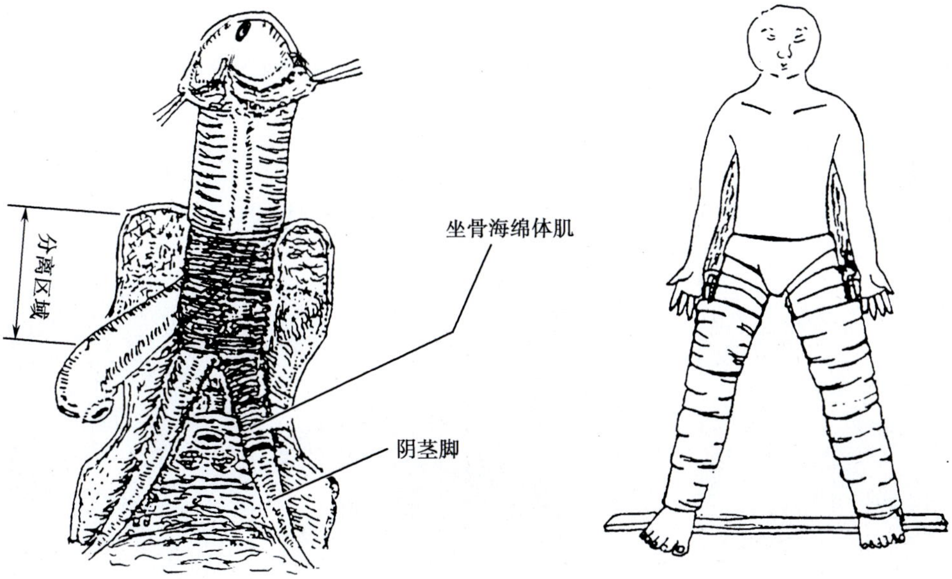

图4-3-8　阴茎稳定性示意图

(四) 手术适应证

1. 若阴茎发育不良，勃起时长度不足10cm且性生活不满意者，可做阴茎延长术。

2. 阴茎大部分缺损，勃起时长度仅为1~5cm。

3. 小阴茎勃起时，其长度和周径在4~6cm。睾丸体积大于8ml时，在阴茎增粗的同时做阴茎延长术，有利于阴茎的形态接近正常。小阴茎勃起时小于4cm者，宜做阴茎再造术。

4. 先天性阴茎异位畸形，可根据病情采用阴茎延长术。

5. 对阴茎静脉瘘性阳痿者，行阴茎背深浅静脉结扎的同时做阴茎延长术，常能取得更好的疗效。

6. 尿道上裂阴茎弯且短，在修复尿道时可同时做阴茎延长术。

(五) 手术方法

采用耻骨弓前阴茎海绵体延长法。

1. 在阴茎根部设计倒"V"切口,行倒"Y"形缝合,此种切口便于手术操作和切口缝合,有利于阴茎延长。

2. 按切口线切开皮肤、悬韧带和筋膜结缔组织。

3. 切断悬韧带至耻骨弓。

4. 皮肤切开后,因深悬韧带被切断,耻骨弓下留下间隙。将耻骨弓两侧带血运的结缔组织和脂肪组织瓣向中央拉拢缝合,衬垫于耻骨弓的最低处,并将阴茎根部两侧的阴囊皮肤缝合固定于耻骨弓处的脂肪垫上(图 4-3-9)。

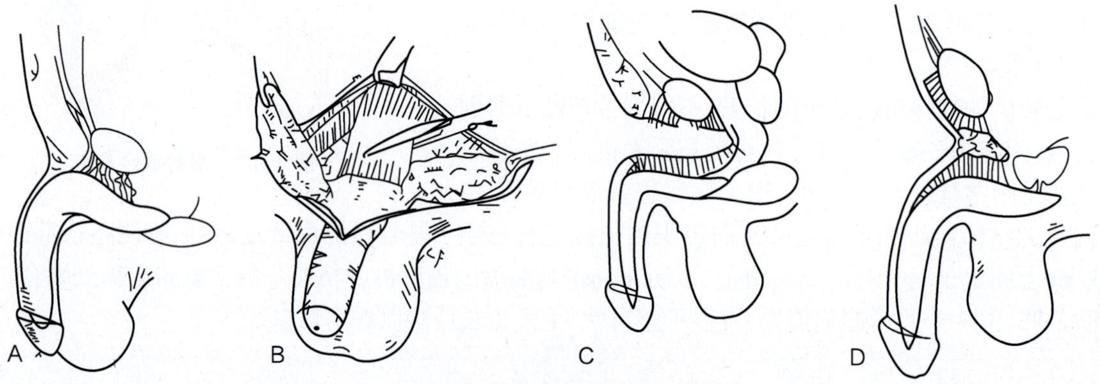

图 4-3-9 阴茎延长手术示意图

A. 矢状面阴茎悬韧带示意图;B. 分离并切断阴茎悬韧带并利用两边组织瓣填充断端;C. 矢状面切断阴茎悬韧带示意图;D. 矢状面创口缝合示意图。

(六) 相关病例介绍

1. 20 岁男性患者,汉族,因阴茎发育不良症行阴茎延长术(图 4-3-10)。

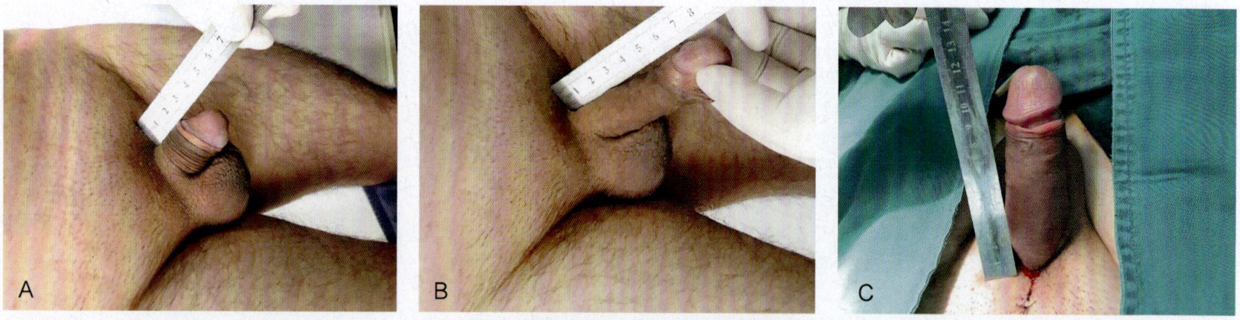

图 4-3-10 阴茎延长手术前后效果对比

A. 术前阴茎常态下(未勃起)长度为 4.5cm;B. 术前阴茎牵拉长度为 8cm(牵拉长度与勃起长度近似);C. 术后阴茎长度为 12cm(术后即刻)。

2. 55 岁加拿大男性,因阴茎短小而行阴茎延长术(图 4-3-11)。

四、阴茎大部分缺损

(一) 概述

阴茎因外伤、烧伤或医源性损伤(如包皮环切术、阴茎肿瘤、阴茎部分切除术等),可造成阴茎大部分缺损,阴茎体仅剩余 1~3cm,严重影响患者性生活。一般残留阴茎常态下 0.5~3.0cm,勃起时 3.0~5.0cm。

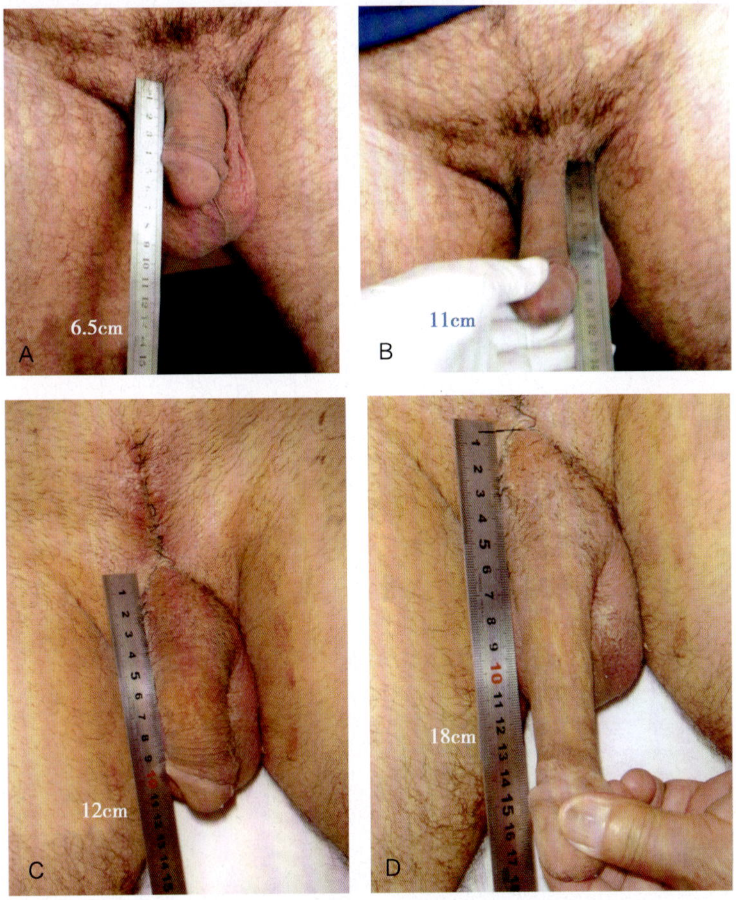

图 4-3-11　阴茎延长手术前后效果对比

A. 术前阴茎常态下(未勃起)长度为 6.5cm;B. 术前阴茎牵拉长度为 11cm;
C. 术后阴茎常态下长度为 11cm;D. 术后阴茎牵拉长度约为 18cm。

(二) 治疗方法

目前针对阴茎大部分缺损,主要采用阴茎再造的方法。这种方法虽然可以重建阴茎,但再造的阴茎没有感觉和自主勃起功能。我们应用阴茎延长术联合阴囊皮瓣治疗阴茎大部分缺损,取得了良好的效果。

本术式的优点:阴茎经延长后接近正常的长度,而且能保持正常勃起和近于正常的感觉功能,使患者免于阴茎再造;由于肉膜与皮肤紧密结合(厚度 1~2mm),内含平滑肌纤维、弹力纤维和致密结缔组织,所以皮瓣薄、柔软、弹性好、伸缩性大,利于阴茎的伸缩;阴茎能正常勃起,感觉基本恢复,但因缺少阴茎头,故较正常人感觉稍差;术后阴茎仅腹侧有缝合瘢痕,切口隐蔽;缺损后残余阴茎的自然长度 1.0~3.0cm,影响正常的性生活,通过延长术可以使海绵体延长 4.0~7.0cm,而且还保留了阴茎的勃起和感觉功能,明显地改善了性生活,益于家庭的和谐。

(三) 手术方法

1. 手术适用于阴茎大部分缺损同时阴囊完好的患者,阴囊前壁的宽度能包绕 3 个海绵体组织,外生殖器及会阴部无炎症病灶。

2. 距离阴茎残端 2~3cm 处做环状切口,分离阴茎皮肤和阴茎体。残端皮肤和阴茎体重新塑形成新“阴茎头”。

3. 切断阴茎浅深悬韧带,并利用阴茎根部两侧的筋膜组织填塞韧带分离处,防止再粘连。

4. 切开阴囊前壁,在阴囊根部两侧前动脉之间无血管区穿一孔,将延长的海绵体从孔中挽出至阴囊皮瓣下方,用以包绕延长的海绵体创面。

5. 缝合的切口线在阴茎腹侧,背侧阴茎体无切口,外观较好(图 4-3-12,图 4-3-13)。

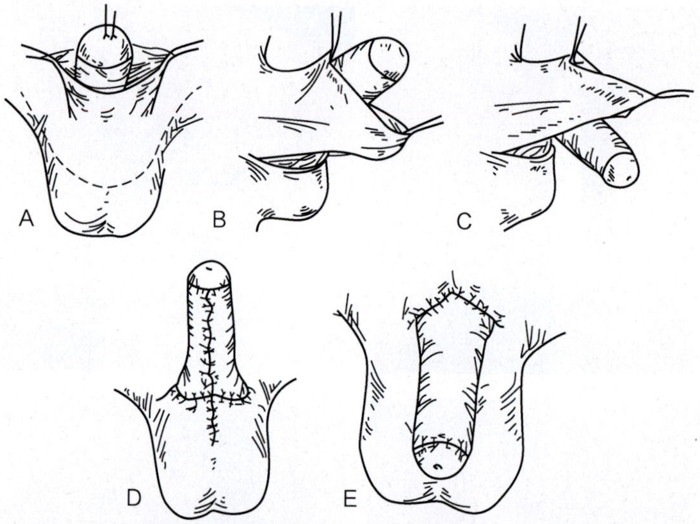

图 4-3-12 阴囊皮瓣联合阴茎延长矫正阴茎大部分缺损手术示意图

A. 手术设计，距阴茎残端 2~3cm 切开皮肤；B. 切开阴囊前壁皮肤并行阴茎延长术；C. 在阴囊皮瓣上开一孔包裹阴茎体；D. 缝合后瘢痕在阴茎腹侧；E. 阴茎背侧无缝合瘢痕。

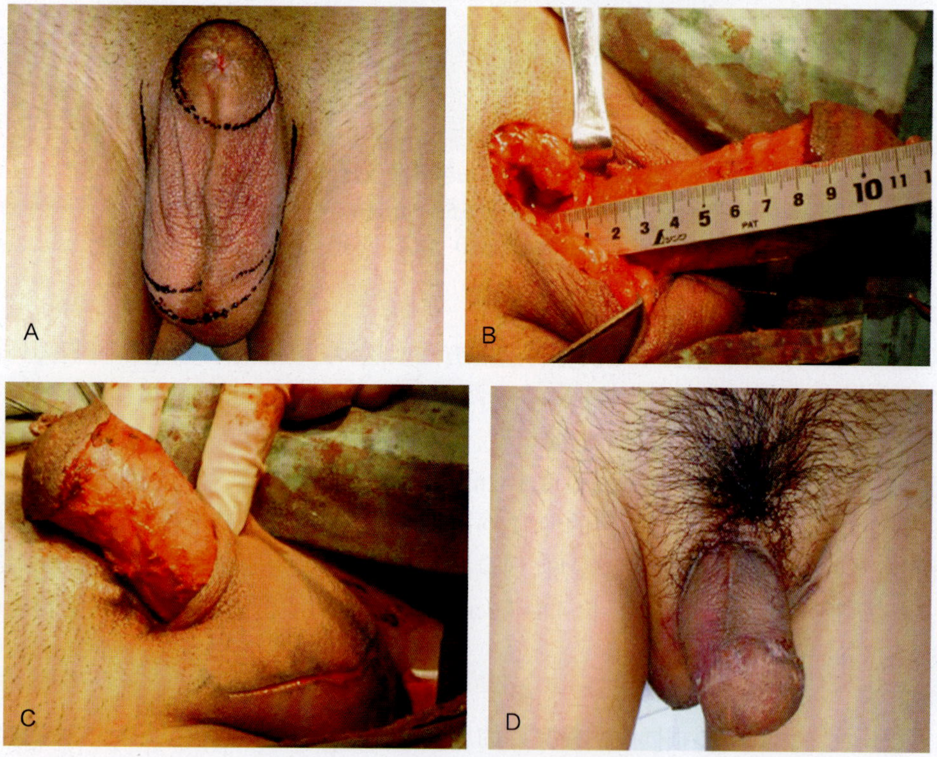

图 4-3-13 阴囊皮瓣修复阴茎大部分缺损

A. 术前设计；B. 阴茎延长后，阴茎术中牵拉长度为 10cm；C. 阴茎皮瓣切开；D. 术后效果。

五、女性外阴畸形

（一）阴蒂肥大

女性阴蒂一般情况埋藏在两侧小阴唇联合而形成的阴蒂包皮下，不显露在外。如女性阴蒂肥大外露形状类似小阴茎，即可诊断为阴蒂肥大。阴蒂肥大确诊前必须与男性假两性畸形（有睾丸组织、性染色体为 XY，性染色质为阴性；阴茎女性化，似肥大的阴蒂，大阴唇皮肤有皱褶如阴囊，阴道深浅不一、有盲端，无女性内生殖器官）及女性假两性畸形（有卵巢组织，性染色体为 XX，性染色质为阳性；阴道狭小，有男性体征，如阴蒂肥大、肌肉发达、有喉结、皮肤粗糙、男性面容、上唇有须、无月经等）相鉴别。阴蒂肥大常与遗传基因有关，有胚胎发育期在遗传基因控制下生殖结节发育异常所致；后天获得性则常与内分泌紊乱有关，即雄激素相对增高。

手术方法一般采用部分阴蒂切除术。取截石位，行局部或全身麻醉，于阴蒂背侧皮肤作“工”字形切口。将皮瓣向两侧剥离，显露阴蒂背神经和血管，分离阴蒂背侧神经血管束。切除肥大的阴蒂海绵体，并楔形切除肥大的阴蒂头部，以缩小阴蒂。缝合阴蒂头楔形创面，并将阴蒂头缝合固定于阴蒂根部，阴蒂皮肤自身折叠，缝合形成部分小阴唇。这样不仅形成了正常形态的女性外生殖器，同时还保留了阴蒂头的性敏感度（图 4-3-14）。

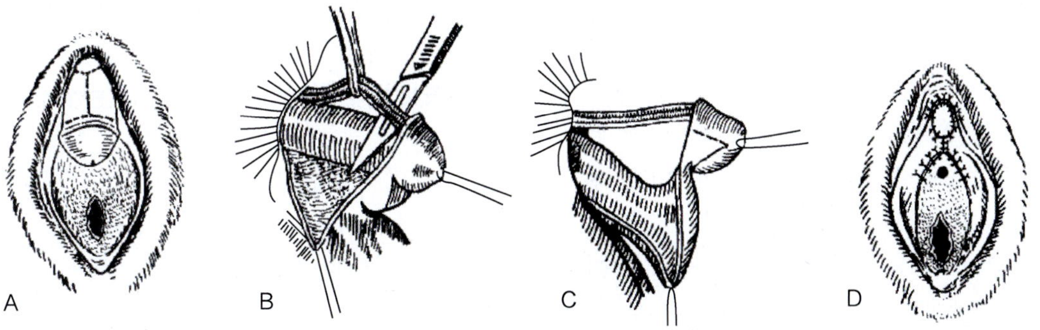

图 4-3-14　阴蒂肥大缩小术

A. 阴蒂背侧作“工”字形切口；B. 剥离出神经血管束，拟切除海绵体；C. 缩小阴蒂；D. 阴蒂阴唇成形。

（二）小阴唇肥大

小阴唇位于尿道口及阴道外口的两侧，具有保持阴道口湿润、防止外来污染、维持阴道自净的作用。小阴唇的正常宽度一般为 1.2~2.0cm。立位时两侧小阴唇贴拢于两侧大阴唇之间，微微显露。若小阴唇肥厚或肥大，外露甚为明显，超出大阴唇在 1cm 以上，行走时阴唇摩擦不适，影响尿流或尿流方向，甚至影响生活时，可做阴唇缩小术。

手术方法：两侧大阴唇并拢，以两侧唇缘接近的高度为基线，在小阴唇上画出高出大阴唇 0.5cm 的平行线，内侧切口线高于外侧切口线 0.5~1cm，致使切口线位于小阴唇外侧。术后创缘暴露，切口外涂抗生素软膏，以保持外阴洁净干燥。

（三）处女膜闭锁

处女膜闭锁的临床表现为青春期女子月经不来潮，并有周期性下腹痛，下腹正中可触及包块，阴道积血过多可压迫尿道及直肠。会阴检查可见膨胀而鼓起的处女膜，呈紫蓝色。

发病机制：因生殖道上皮增生的下界即处女膜褶发育旺盛，使阴道口不能与外阴前庭贯通而呈闭锁状态。于处女膜膨隆处穿刺，若抽出不凝的褐色或黑红色血液即可确诊。

治疗：如在月经来潮后发现症状，应行急诊手术治疗，放出经血。治疗不宜过晚，以免造成宫腔积血，甚至输卵管积血。在麻醉下将处女膜作“X”形切口放出经血，剪除多余黏膜，使处女膜呈圆环状，慎勿损伤尿道口。

（四）先天性无阴道

见第四节“阴道再造术”。

（余墨声　赵月强）

参考文献

［1］王炜 . 整形外科学 . 杭州：浙江科学技术出版社，1999.
［2］龙道畴，龙云，朱辉 . 龙氏阴茎整复术 . 武汉：湖北科学技术出版社，2015.
［3］余墨声，赵月强，陕声国，等 . 成人隐匿阴茎的外科矫正 . 武汉大学学报（医学版），2003, 24 (3): 286-288.

[4] 赵月强，陕声国，余墨声，等．临床外科杂志，2003, 11 (6): 409-410.
[5] ZHAO Y Q, ZHANG J, YU M, et al. Functional restoration of penis with partial defect by scrotal skin flap. J Urol, 2009, 182 (5): 2358-2361.

第四节 外生殖器再造

一、阴茎再造术

（一）概述

阴茎是男性重要的泌尿、生殖器官。男性外生殖器畸形如先天性性器官发育障碍、外伤及肿瘤术后阴茎缺损、异性病等患者常常发生性器官外形和功能的异常与缺失，导致不能站立排尿，不能进行性生活等，造成患者巨大的身心痛苦。这往往会导致患者严重自卑、丧失男性尊严，从而影响生活、生存质量及社会角色与分工。阴茎再造是治疗上述疾病的主要手段。

阴茎再造术是整形外科领域最具挑战的手术之一，因为阴茎作为男性重要的体表器官，不仅有独特的生理功能，也有其特有的外形和解剖结构。理想的再造阴茎需要符合以下几个特征：①手术可以一期完成；②具有理想的外观、逼真的形态；③可站立排尿及完成性交；④具有一般感觉及性感觉功能。

（二）历史

阴茎再造术至今已有80年的历史。自Bargoras于1936年首次报道应用腹部皮管成功完成阴茎再造术以来，各种皮瓣及不同的设计方法被相继报道应用于阴茎再造，迄今已有数十种之多。1999年Vesely J依据再造阴茎皮瓣的血供方式及是否需要多期完成等将众多阴茎再造方法，划分为传统阴茎再造及现代阴茎再造两大类。

1. 传统阴茎再造 传统阴茎再造是利用邻近会阴部位的组织形成皮瓣或皮管，经单次或多次断蒂转移后形成阴茎，如利用腹部斜形皮管、腹中部皮瓣、大腿内侧皮管、股薄肌皮瓣及腹股沟皮管等，其中比较有代表性的是Bargoras（1936）用腹部皮管进行阴茎再造，Morales与宋儒耀等（1956）应用大腿斜形皮管进行阴茎再造，Orticochea（1972）应用股薄肌肌皮瓣加对侧腹股沟内翻皮管进行阴茎再造。这些都是20世纪40至70年代常用的手术方法。一项耗时长、风险大、需要多次手术才能完成的阴茎再造术，其中每一次手术的失败都可能造成前功尽弃、全盘皆输的后果。因此在现代阴茎再造方法出现以后，传统阴茎再造已逐渐被摒弃不用，但其设计理念及在阴茎再造历史发展中的作用仍值得后人借鉴与尊重。

2. 现代阴茎再造 进入20世纪80年代以后，随着对皮瓣成活机理研究和认识的不断深入及显微外科的蓬勃发展，轴型皮瓣的应用日益广泛，各类轴型皮瓣如岛状皮瓣、肌皮瓣、游离皮瓣等均被应用于阴茎再造，将阴茎再造由经验时代推进到理性时代。

可以进行游离移植或岛状或轴型移植阴茎再造的皮瓣和方法：①前臂皮瓣游离移植阴茎再造；②脐旁岛状皮瓣移植阴茎再造；③下腹部岛状皮瓣移植阴茎再造；④髂腹部岛状皮瓣移植阴茎再造；⑤阴股沟皮瓣移植阴茎再造；⑥大腿内侧皮瓣游离或岛状移植阴茎再造；⑦股前外侧岛状皮瓣移植阴茎再造；⑧节段背阔肌肌皮瓣游离移植阴茎再造；⑨阔筋膜张肌肌皮瓣游离移植阴茎再造；⑩上臂外侧皮瓣游离移植阴茎再造；⑪股薄肌肌皮瓣游离移植阴茎再造；⑫腓骨骨皮瓣游离移植阴茎再造；⑬游离肩胛皮瓣移植阴茎再造等。

（三）常用及经典术式

游离前臂皮瓣移植阴茎再造术由张涤生教授首次于1984年报道。同年，高学书教授在*Journal of Reconstructive and Microsurgery*也报道了同一术式。这一术式创造性地提出了“管卷管”的设计理念，使再造阴茎的尿道和阴茎体只由单一皮瓣独立形成得以实现，并一期植入自体肋软骨做支撑体，使再造阴茎可以一期完成并具有排尿及性交功能。该术式因前臂皮瓣血供可靠、手术可一期完成、再造阴茎功能较好、并发症相对较少等优点而得到世界范围内的广泛应用，相继有多种基于该术式的改良游离前臂皮瓣阴茎再造法报道于世。迄今，游离前臂阴茎再造术已被公认为阴茎再造术的金标准。

1. 前臂皮瓣游离移植阴茎再造

(1)适应证：该法适用于阴茎外伤性次全或全缺损、阴茎严重发育不良而不能进行正常性交者，以及变性术阴茎再造等。

(2)术前准备：前臂皮瓣供区皮肤应健康、没有毛发、没有炎症，前臂尺、桡动脉良好，ALLEN 试验阳性，同时进行右季肋部和耻骨区皮肤备皮准备。手术前 1 个月禁烟。

(3)麻醉：气管内插管全身麻醉。

(4)手术方法与步骤：手术分两组进行。一组切取肋软骨、作受区准备，另一组切取前臂皮瓣。

1)切取、雕刻肋软骨：在右侧胸部切取 1~2 根肋软骨，长 9~11cm，宽 1.5cm，备用，做适当雕刻拼接后作为阴茎支撑物。

2)前臂皮瓣设计：在肱骨外上髁设计点 a、桡动脉与腕横纹交处设计点 b，ab 连线构成前臂皮瓣的纵轴。绘出桡动脉及头静脉的体表标志，阴茎再造的皮瓣设计在纵轴两侧，将桡动脉及头静脉包括在皮瓣之内。

3)阴茎再造皮瓣的设计及阴茎体预制。

阴茎再造皮瓣的设计：阴茎再造包括阴茎体再造、尿道再造。将前臂皮瓣分为 3 部分：尺侧部分宽 3.0~3.5cm，长 13~14cm，尺侧部分蒂部最好留有一条贵要静脉，作为尿道再造的皮瓣；桡侧部分宽 10~12cm，长 12~14cm，皮瓣蒂部有桡动脉、桡静脉及头静脉，作为阴茎体再造的皮瓣。桡、尺侧皮瓣之间留有 0.5~1cm 宽的去除表皮的区域。

切取皮瓣形成阴茎：按设计线切取前臂皮瓣，并游离支配皮瓣的桡动静脉及头静脉血管蒂。将尺侧皮瓣皮肤向内翻转，包绕 12 号橡皮导尿管制成尿道；将桡侧皮瓣皮肤外翻，使尿道包埋在桡侧皮瓣内，并将肋软骨包埋在皮瓣内，制成阴茎体部。等待断蒂后移植至受区。前臂创面以游离皮片移植修复。

4)受区准备：解剖尿道口及前臂皮瓣的移植床，在右下腹，沿着腹股沟韧带中点及肚脐的连线方向逐层切开皮肤、皮下，腹直肌及前鞘后鞘等，解剖腹壁下动静脉及腹壁浅静脉，分别与桡动、静脉及头静脉进行端端吻合。如有可以利用的阴茎背神经或髂腹股沟神经，需予以分离、解剖并与前臂皮神经吻合，有利于再造阴茎感觉功能的恢复。

5)预制阴茎体移植阴茎再造：将前臂皮瓣预制的阴茎体游离移植到会阴部，将皮瓣蒂部的血管通过隧道到达右下腹。先进行预制阴茎体与会阴部定位缝合，安插导尿管，再吻合动、静脉，证明血管吻合良好后，吻合尿道，将阴茎支撑物与会阴部组织缝合固定，然后缝合皮肤(图 4-4-1)。

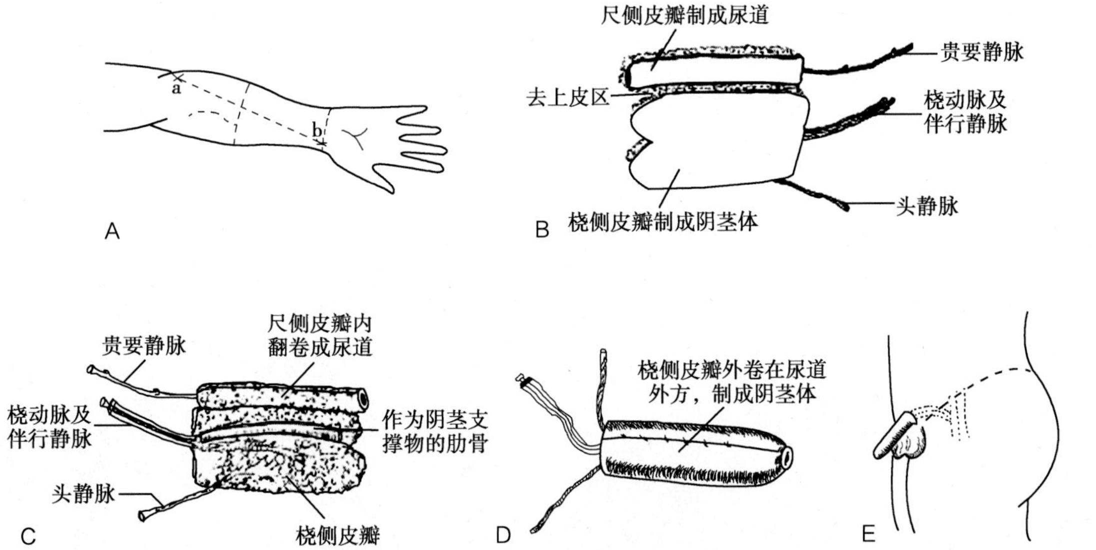

图 4-4-1 前臂皮瓣游离移植阴茎再造

A. 前臂皮瓣设计；B. 阴茎再造皮瓣的设计；C. 阴茎体预制，尺侧皮瓣皮肤向内翻转，制成尿道，植入阴茎支撑物；D. 阴茎体预制准备移植；E. 阴茎再造完成。

(5)术后处理

1)同一般显微外科手术处理。常规应用血管活性药物扩张血管,防止血管吻合口栓塞。

2)进食流质或无渣半流质饮食,防止粪便污染伤口。

2. 程式阴茎再造 "Cheng's method of phalloplasty"是*PRS*杂志以文章作者程开祥的姓氏"程"命名的一种阴茎再造术式(图4-4-2)。该术式再造的阴茎具有逼真的形态、勃起及感觉功能而明显优于其他术式,但也因为适应证局限及技术难度高而限制了应用与推广。

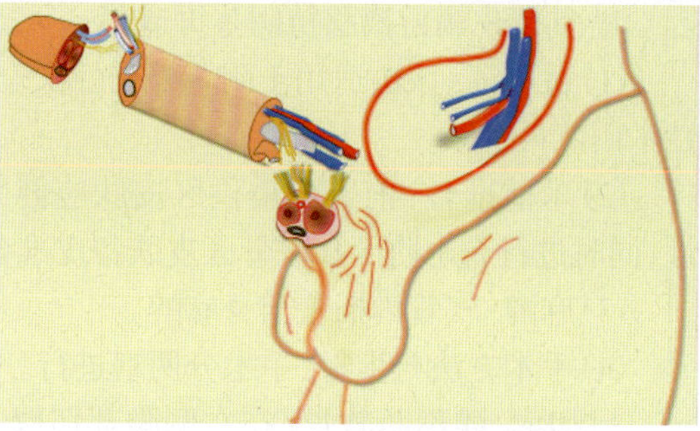
图4-4-2 程式阴茎再造术示意图

(1)适应证:需要进行全阴茎再造的患者,同时残留阴茎长度不少于2.5cm,或先天性小阴茎龟头发育尚可者(图4-4-3)。

(2)术前准备、麻醉方式及前臂皮瓣设计、切取及预制阴茎体等基本同前臂皮瓣阴茎再造术。

(3)技术要点

1)在解剖前臂皮瓣预制阴茎体的过程中留意桡动、静脉远端血管的细小分支及前臂皮神经的远端,分别予以标记及保留,留待与离断的阴茎背血管及神经进行吻合。

2)在显微镜下解剖支配残留阴茎体或小阴茎龟头的阴茎背血管及神经,依据显微镜下血管的搏动情况判定动脉及静脉,并予以明确标记(图4-4-4)。

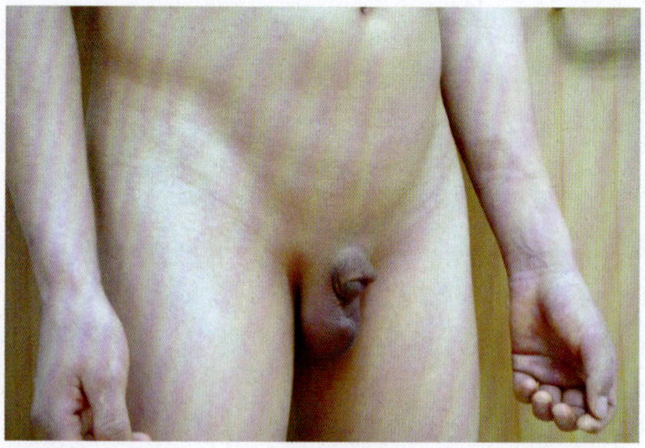
图4-4-3 男性,32岁,外伤后阴茎缺损,残留海绵体长度3cm

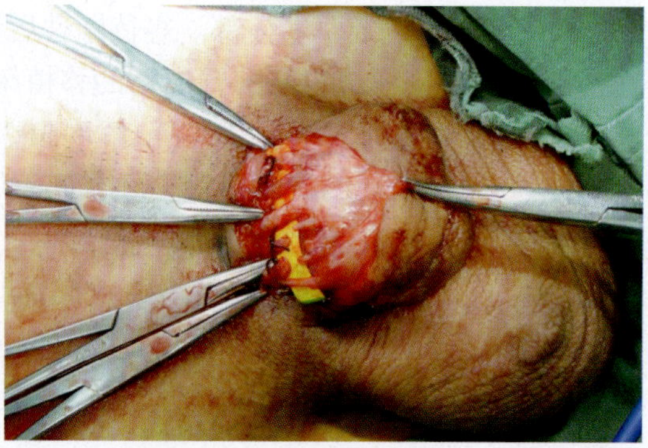
图4-4-4 显微镜下解剖阴茎背血管、神经束并予以标记

3)将离断的龟头或阴茎体残端移植到前臂预制阴茎体的远端(图4-4-5),显微镜下吻合血管、神经。判断移植物血供良好后于近心端离断血管蒂,移植到受区(图4-4-6)。

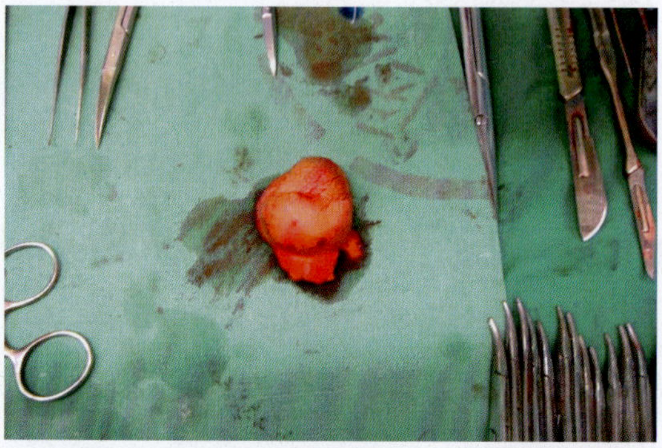
图4-4-5 离断残留阴茎准备移植到前臂再造阴茎体远端

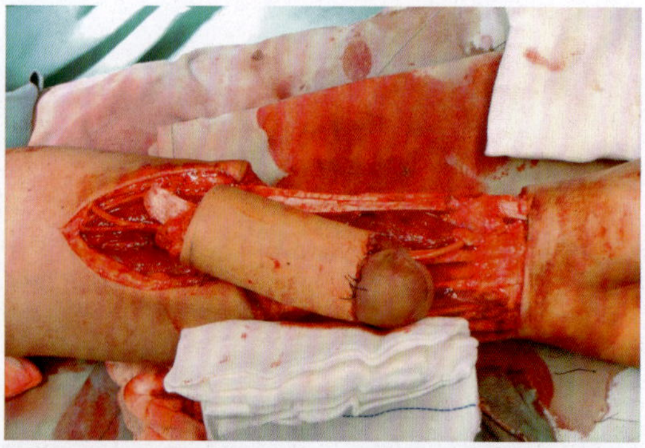
图4-4-6 离断的阴茎残端与前臂皮瓣再造阴茎体吻接再植完成

程式阴茎再造术完成后，一年随访（图 4-4-7，图 4-4-8），评估其功能、外观等情况。

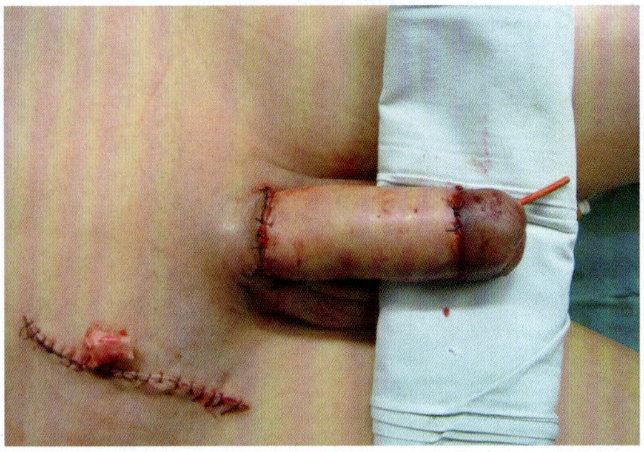

图 4-4-7　程式阴茎再造术完成

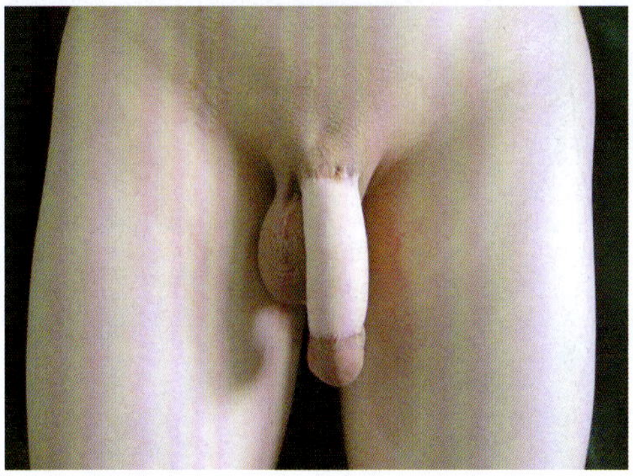

图 4-4-8　程式阴茎再造术后一年

3. 带蒂岛状皮瓣移植阴茎再造　带蒂岛状皮瓣移植阴茎再造是一良好选择，手术过程中不用吻合血管，更有利于推广应用。它包括下腹部岛状皮瓣移植阴茎再造、脐旁岛状皮瓣移植阴茎再造、髂腹部岛状皮瓣移植阴茎再造、阴股沟皮瓣移植阴茎再造、大腿内侧岛状皮瓣移植阴茎再造，以及股前外侧岛状皮瓣移植阴茎再造等。现以下腹部岛状皮瓣移植及髂腹部岛状皮瓣移植阴茎再造为例介绍。

（1）适应证：该法适用于阴茎全缺损或次全缺损，腹壁浅及旋髂浅动、静脉没有损伤，皮瓣供区皮肤健康、体型不肥胖、腹壁脂肪不肥厚的患者。

（2）术前准备：下腹部皮瓣和髂腹部皮瓣供区皮肤应健康、没有炎症。术前用多普勒超声血流仪检查腹壁浅血管状况和旋髂浅动脉状况良好。作右季肋部和耻骨区皮肤准备，宜按照显微外科术前准备。手术前 1 个月禁烟。

（3）麻醉：气管内插管全身麻醉。

（4）手术方法与步骤

1）切取肋软骨或髂骨：在胸部切取肋软骨，长 9.0~10.5cm，宽 1.5cm，作为阴茎支撑物备用，也可取髂腹股沟皮瓣带血管的髂骨移植。

2）下腹部皮瓣设计或髂腹部皮瓣设计：用亚甲蓝绘出多普勒超声血流仪测定的腹壁浅及旋髂浅动脉的走向，皮瓣设计在血管分布的范围内。皮瓣设计包括 4 部分，即皮瓣蒂部、尿道部、阴茎体部和去上皮部。

皮瓣蒂部设计：于左下腹设计一球拍样皮瓣，球拍柄为蒂部，位于腹股沟韧带下方的股动脉跳动区，作为皮瓣旋转移植的蒂部，内含轴型血管。球拍柄蒂长度以腹股沟韧带股动脉区到会阴部的距离为准，并比该距离长 2~3cm，长 10cm，宽 3.5~4.0cm。

尿道部皮瓣设计：宽 3.0~4.0cm，长 12~14cm。

阴茎体部皮瓣设计：长 12~14cm，宽 10~12cm。在尿道部皮瓣与阴茎体部皮瓣间有 1cm 宽的去上皮区域。

3）皮瓣的切取：先在皮瓣设计线内侧切开皮肤，直达腹外斜肌表面，再次证实腹壁血管良好。可按皮瓣设计线切取皮瓣，然后在皮瓣上去上皮，沿皮瓣设计线切开皮瓣，在皮瓣蒂部注意血管分布，防止损伤。当皮瓣从腹部游离而仅有皮肤蒂及广泛筋膜蒂部相连时，检查皮瓣血管及血供良好后准备阴茎体预制。

4）阴茎体预制：将尿道部分皮瓣内翻缝合，卷成尿道，植入阴茎支撑物，将阴茎体部分皮瓣外卷在再造尿道皮瓣外面，完成阴茎体的预制。

5）阴茎再造：在皮瓣预制成阴茎后，于皮瓣蒂部的内侧方作皮肤皮下组织切开，容皮瓣蒂部安放，将预制的阴茎体带蒂转移到会阴部，进行阴茎再造。先作软组织固定，再进行尿道口吻合和支撑物固定，缝合皮肤（图 4-4-9）。腹部供区游离植皮修复。

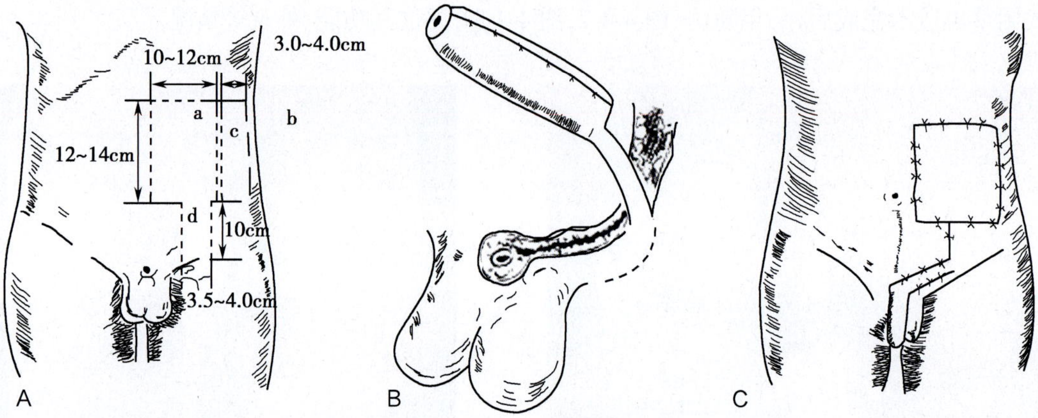

图 4-4-9 下腹部岛状皮瓣移植阴茎再造

A. 皮瓣设计，a 为阴茎体部，长 12~14 cm，宽 10~12cm，b 为去上皮部，宽 1.0cm，c 为尿道部，宽 3.0~4.0cm，长 12~14cm，d 为球拍柄为蒂部，约长 10cm，宽 3.5~4.0cm；B. 阴茎体预制准备移植；C. 下腹部皮瓣阴茎再造完成。

（5）术后处理：同前臂皮瓣阴茎再造。

髂腹部岛状皮瓣移植阴茎再造的手术设计、步骤及注意事项与下腹部岛状皮瓣移植阴茎再造相类似，只是皮瓣血管借助于旋髂浅及旋髂深血管供血。

（四）并发症及其处理

1. 皮瓣全部或部分坏死　皮瓣全部或部分坏死的发生率并不高，但后果严重。应当加以注意并严格防范。首先术前可通过多普勒血流探测仪、CTA 等检查了解皮瓣血供情况及血管走向。其次术中获取、游离皮瓣时要保证血管蒂的完整及防止血管穿支的损伤。术后严密观察，及时发现血管危象并予以相应处理。

前臂皮瓣的部分坏死往往发生在前臂背侧靠近尺侧的部分，原因可能在于这一部分皮瓣的血供多来自骨间背血管的穿支，术中予以结扎后靠桡动脉血管蒂发出的穿支血供不足以充足支配这一区域的血供需求。因此可考虑对前臂皮瓣骨间背血管支配区域进行延迟后再行阴茎再造术。

2. 尿道狭窄、尿漏及尿道结石　阴茎再造术后尿道狭窄的发生率相对较高，文献报道在 10%~20%。引起尿道狭窄的原因主要是尿道吻合处的瘢痕增生挛缩和局部毛囊炎反复刺激造成的。因此在阴茎再造手术过程中应注意以下几个环节，以减少尿道狭窄的发生。①吻合口两端皮瓣应有足够的宽度，保证尿道畅通无阻；②尿道吻合口吻合时一定要做到无张力严密缝合，避免吻合口出现裂口、伤口延期愈合、瘢痕增生；③吻合口两端皮瓣皮面上的毛发尽可能清除彻底，减少毛发在尿道内的刺激及毛囊炎症出现；④用于形成尿道部分的皮瓣如毛发较重，应在术前进行激光脱毛等治疗。而对于已经发生的尿道狭窄、尿道结石等，则可以通过尿道切开取石、狭窄段尿道瘢痕松解，局部皮瓣转移等予以修复（图 4-4-10）；而对于大段的尿道狭窄予以清除后的残缺尿道，则需要通过口腔黏膜移植等予以修复（图 4-4-11）。

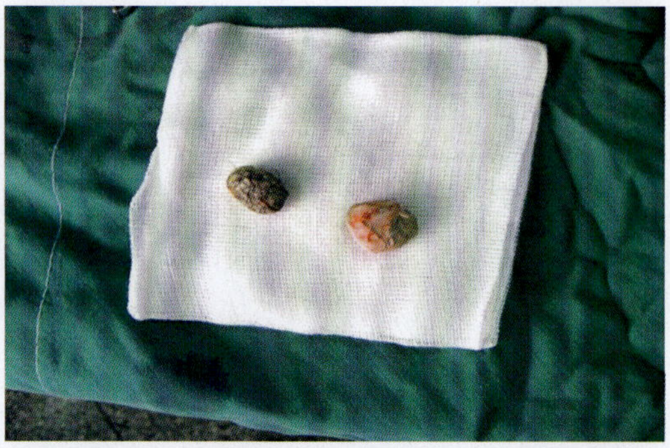

图 4-4-10 从再造阴茎尿道内取出的尿道结石

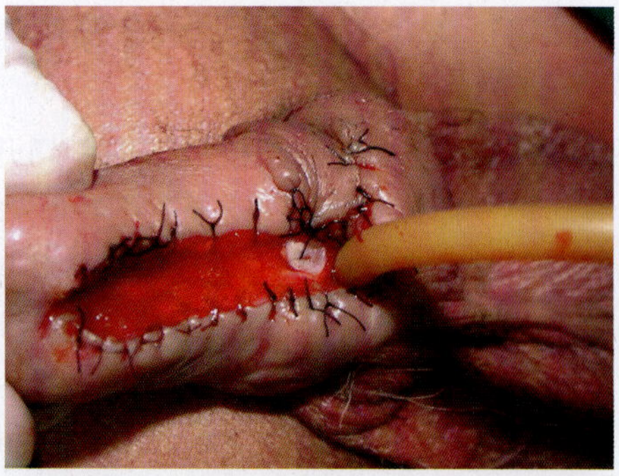

图 4-4-11 严重尿道狭窄的患者切除狭窄段尿道后移植口腔黏膜预制尿道

尿漏的发生多在早期，主要原因是尿道缝合不严密及用于再造尿道部分的皮瓣血供不良，导致缝合面愈合不良及术后肿胀引起伤口裂开等。因此保障皮瓣良好的血供及适度的严密缝合（过于严密会导致创缘血供障碍致愈合不良）、控制术后组织水肿等可以有效防止尿漏的发生。对于已经发生的尿漏，则可以在组织水肿消退以后予以荷包缝合、局部皮瓣转移等予以修复。

3. 支撑体折断、软骨外露　再造阴茎支撑体折断多发生在远期，而软骨外露则在早、晚期均可发生。软骨支撑体折断的现象并不常见，因发生后会影响患者性生活中正常使用而需要尽快处理，通常可通过植入多孔钢板，使折断的软骨重新链接成一个整体（图 4-4-12）。

早期发生的软骨外露多与伤口愈合不良、感染等有关，一旦发生往往不能挽回，因此术后严格控制感染、保障伤口一期愈合是预防软骨外露发生的关键。一旦发生伤口愈合不良或感染、软骨外露等，则需第一时间取出植入的软骨，将其埋置于远离再造部位的腹部或大腿等皮下，留待二期使用。取出软骨也有利于伤口尽早愈合（图 4-4-13）。

晚期发生软骨外露的情况并不常见，在排除感染的情况下，可以通过适当修剪软骨长度后直接缝合伤口消灭创面。

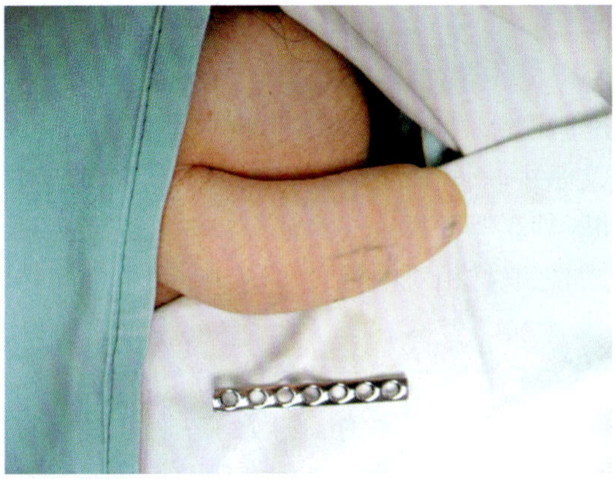

图 4-4-12　植入多孔钢板矫正肋软骨折断

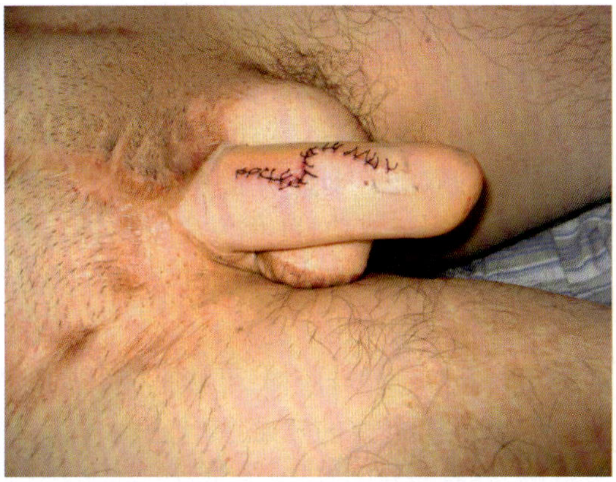

图 4-4-13　矫正术后即刻

（五）阴茎再造术的几个关键问题

1. 皮瓣的选择与设计　皮瓣供区的选择需要综合考虑患者的体型、皮下脂肪厚度、肢体健全情况、患者的社交需求及个性化的偏好等众多因素，并对不同供区感觉功能的差异及造成的供区损害情况等进行综合评估后决定（图 4-4-14）。

（1）前臂皮瓣：血供可靠，感觉神经相对丰富，并发症相对较少，成为阴茎再造的首选供区。但对于部分肢体残缺、生活在高海拔寒冷地区、注重社交需求、不愿意暴露前臂的患者则需要首选身体其他供区。对于前臂毛发较重的患者，需要提前进行激光脱毛治疗或选取其他毛发较少的皮瓣形成尿道，以避免毛石症堵塞尿道情况的发生。

对于前臂周径小于 15cm 或者前臂皮瓣过于菲薄（皮肤及皮下脂肪厚度小于 5mm）的患者，单纯前臂皮瓣不够形成再造阴茎或形成的阴茎过于细小，也需要寻找其他合适的供区或者采用复合皮瓣进行阴茎再造。如应用足背＋前臂串联皮瓣，分别用足背皮瓣形成尿道及前臂皮瓣形成阴茎体。以及髂腹股沟皮瓣＋前臂皮瓣，股前外侧皮瓣＋前臂皮瓣等不同的皮瓣组合方式进行复合皮瓣阴茎再造。

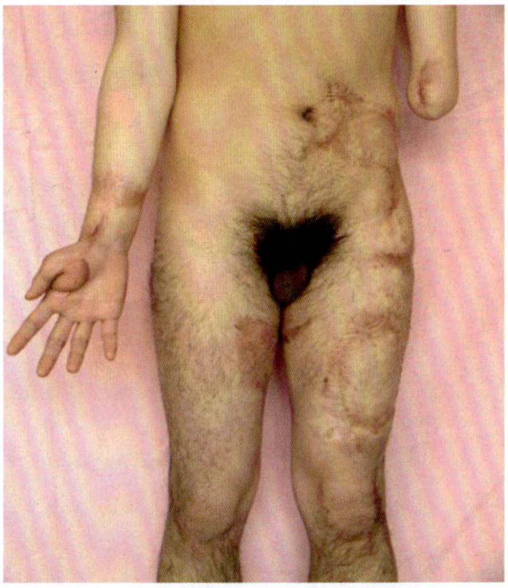

图 4-4-14　电击伤后肢体残缺，供区有限

(2)股前外侧皮瓣：股前外侧皮瓣阴茎再造因为可以不用吻合血管、供区损伤容易被服装遮盖而易于隐藏等优势，也越来越被广泛地接受和采纳。朱晓海等曾报道利用黏膜或皮片移植预制尿道的股前外侧皮瓣进行阴茎再造；Monstrey 等报道应用扩张的股前外侧皮瓣行阴茎再造术，并使得供区创面可以用扩张的皮瓣直接拉拢缝合，使得股前外侧皮瓣在阴茎再造方面的应用更为频繁。但对于体型肥胖及皮下脂肪肥厚的患者则需要慎重选用该皮瓣。股前外侧皮瓣再造阴茎的感觉功能恢复劣于前臂皮瓣的再造阴茎，也需要在选择皮瓣供区时予以综合考量。

(3)下腹部岛状皮瓣及髂腹部岛状皮瓣：其优势在于不用吻合血管，供区易于隐蔽；但也存在感觉功能差及血管支配欠恒定的劣势，同时也不适用于体型肥胖及皮下脂肪肥厚的患者。

2. 支撑体的选择与植入　为使再造阴茎获得足够的硬度，以满足性交功能的需要，往往需要在再造阴茎体中植入支撑物。这涉及支撑物材料及植入时间的选择。

(1)支撑物植入时间：多数学者主张二期植入支撑物，原因有二。

1)阴茎再造半年以上才能获得保护性感觉功能的恢复，在再造阴茎感觉功能建立以前植入支撑体，容易导致支撑体摩擦皮瓣，使皮瓣变薄、磨破、发生创面感染、假体外露等风险。

2)阴茎一期再造时植入支撑体使皮瓣发生肿胀、感染及坏死的风险增加，因此主张一期再造时不植入支撑体。

(2)支撑体材料

1)自体材料如肋软骨、骨等：Bargoras 报道世界首例阴茎再造时应用了自体肋软骨作为支撑物，之后得到多数学者的效仿。Hage JJ 曾在 1993 年针对公开发表文献中软骨作为支撑体的 64 例阴茎再造进行过统计，其中 33 例报道成功，11 例发生了软骨弯曲、吸收、折断、外露等并发症。自体骨如髂骨、腓骨、桡骨皮质等也曾被报道用于阴茎再造，但其吸收程度更甚于软骨，加之取材相对困难、供区有限等，不如自体肋软骨在阴茎再造领域的应用广泛。

2)人工材料如银丝硅胶棒、可膨胀植入式阴茎假体等：在人工材料方面，何清廉等曾利用银丝硅胶棒作为阴茎植入体，取得较好的效果，其优点在于不存在供区损伤、价格低廉、组织相容性好等。缺点是仍有异物反应及感染、外露情况的发生。Hobeke 报道了迄今为止最大的一组应用可膨胀植入式阴茎假体作为支撑物的病例，在 35 例患者中有 10 例植入了单根可膨胀阴茎假体，另 25 例因为单根可膨胀阴茎假体在 1997 年退出市场而选用了 3 根可膨胀阴茎假体植入。其中 28 例患者术后恢复顺利，7 例发生了感染、假体外露等并发症，4 例经治疗后再次植入假体获得成功，仅 1 例因导致再造阴茎部分坏死而失去假体再植入的可能。作者指出，虽然三根植入式假体较单根者手术操作更为困难，但两者在结果上并无明显的差异。

3)支撑体对再造阴茎外形的影响：植入自体肋软骨作为再造阴茎支撑物一直被沿用至今，而在此过程中，我们发现植入的自体肋软骨不仅作为支撑物可以使再造阴茎获得足够的硬度以完成性交，它还会对再造阴茎远期良好外形的维持起到积极或消极的作用。我们曾比较了直条状自体肋软骨(图 4-4-15)、“T”型(图 4-4-16)自体肋软骨及蘑菇状自体肋软骨(图 4-4-17)作为支撑体对再造阴茎远期外观形态的影响，

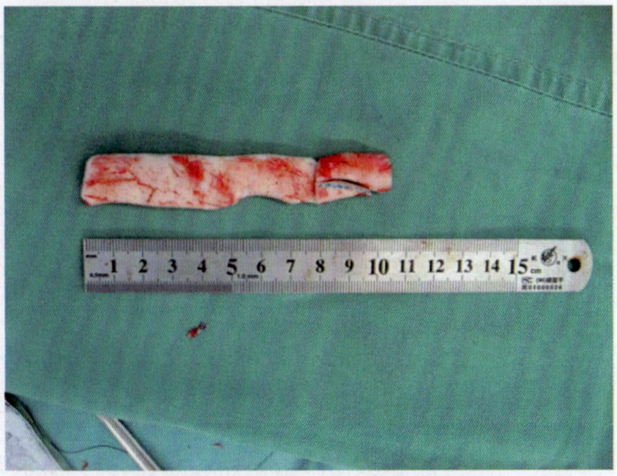

图 4-4-15　直条状肋软骨支撑体

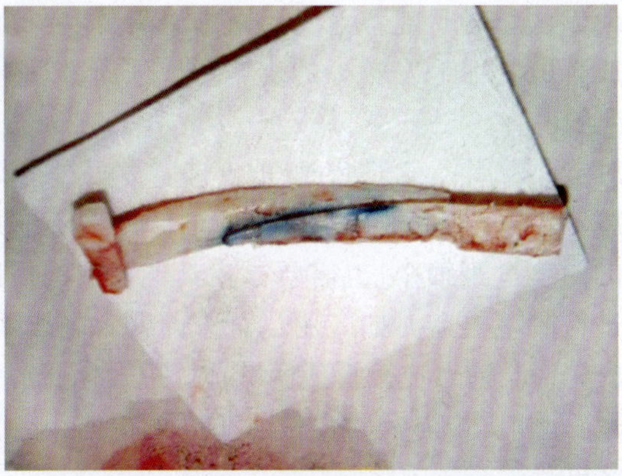
图 4-4-16　“T”型肋软骨支撑物

发现直条状和“T”形支撑体作为再造阴茎内的支撑体用以维持龟头的形态和丰满程度是不够的。除了组织量不够外,还有继发的变化。术后早期的形态变化较小是因为组织水肿尚未完全消退,皮瓣去感觉神经变化不显著所致。

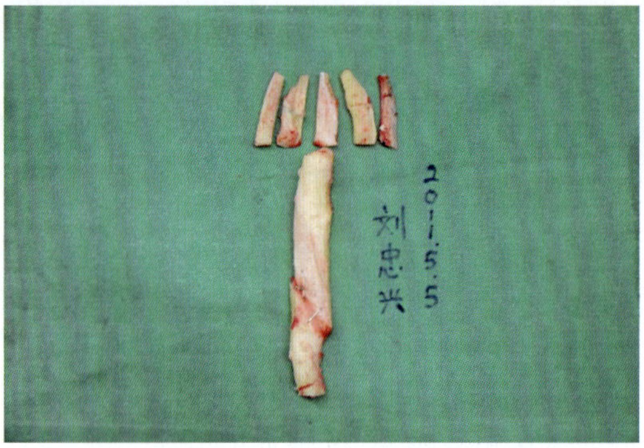

图 4-4-17　蘑菇状肋软骨支撑体

随着术后时间的延长,皮瓣内感觉神经部分不能恢复的皮瓣出现萎缩,而在支撑体远端组织量相对较少的情况下,再造阴茎龟头开始出现表面松软,没有丰满度。如果再造阴茎腹侧的切口瘢痕出现挛缩可进一步导致尿道外口后退,龟头形态变小变尖,甚至出现“鲨鱼头样”变(图 4-4-18),但没有尿道狭窄和排尿困难。采用蘑菇状支撑体植入,再造阴茎内因为有足够的组织量维持龟头的形态,避免了远期出现龟头皮瓣因失感觉神经而导致形态变化。蘑菇状软骨植入龟头后还可对抗切口瘢痕挛缩而造成的尿道口后退。再造阴茎外形较植入直条状及“T”型肋软骨者明显改善(图 4-4-19)。

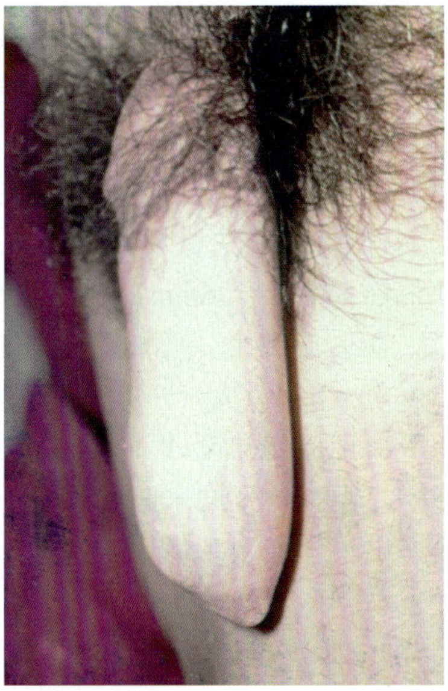

图 4-4-18　植入直条状肋软骨支撑物远期再造阴茎外形呈“鲨鱼嘴”样畸形

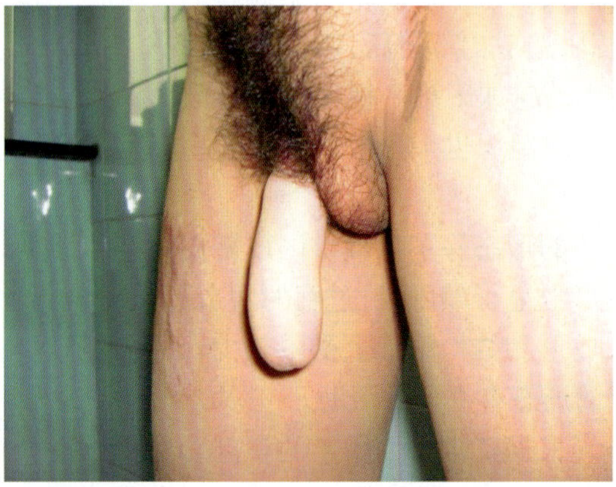

图 4-4-19　植入蘑菇状肋软骨支撑物再造阴茎外形稳定,龟头饱满

(3)感觉功能的重建:阴茎作为性器官,除了具有一般的痛、温、触、压、震动及本体感觉外,还有特殊的性感觉功能。因海绵体、龟头及包皮等组织结构的特殊性,目前再造阴茎所用替代组织都难以复制正常阴茎所具有的性感觉功能。在阴茎再造的过程中,努力重建再造阴茎的感觉功能仍是阴茎再造术中非常重要的环节,术后再造阴茎感觉功能重建的程度也是衡量再造阴茎质量优劣的重要指标之一。

历史上,曾有报道应用包含感觉神经的皮瓣作为供区带蒂转移形成阴茎,使再造阴茎恢复了不同程度的感觉。在显微外科技术应用到阴茎再造术后,将游离皮瓣内的感觉神经与受区神经吻合,文献报道可以使再造阴茎恢复良好的感觉功能。但是上述研究存在以下问题:①病例数不够多,多为个案报道;②缺乏对感觉神经功能恢复的统一客观检测指标。因此很难具有普遍的指导意义,不能说明再造阴茎感觉功能恢复的客观规律与影响因素。

麻苏香等对 45 例行游离前臂皮瓣再造阴茎的患者进行长期随访,平均随访时间为 9.1 年。患者平均年龄为 26.4 岁(18~48 岁)。其中 28 例皮瓣保留了感觉神经支配而 17 例没有。在保留感觉神经支配的皮瓣再造阴茎时进行了阴茎背神经和前臂外侧皮神经的端端吻合。对再造阴茎感觉功能评价的检测指标包括痛觉、温度觉、振动觉及静态两点分辨觉等，均按照标准单盲方法进行测试。

结果发现再造阴茎术后的痛觉及振动觉恢复在再造阴茎的近端 1/2 无显著性差异，在远端则神经支配组显著好于无神经支配组（$P<0.01$）。无神经支配组表现为感觉功能由远端向近端逐步恢复的过程，神经支配组则表现为同时恢复的过程。温度觉和静态两点分辨觉无论是在近端还是远端神经支配组都好于无神经支配组。通过上述研究，作者指出含有感觉神经支配的游离前臂皮瓣再造阴茎有利于再造阴茎感觉功能的恢复。如果受区可以找到感觉神经，则前臂皮瓣在切取时都应该保留感觉神经支配。

尽管影响移植皮瓣内感觉功能恢复的因素众多，如供区提供感觉神经的条件状况，是否有条件桥接供、受区内的感觉神经，受区内感觉神经末梢向移植皮瓣内长入的速度与范围，以及受区内感觉神经对应于大脑皮层内的面积等。我们认为应该尽可能选取感觉神经支配相对丰富的皮瓣作为再造阴茎的供区，同时术中进行供、受区感觉神经吻合对再造阴茎感觉功能的重建都是至关重要和大有裨益的。

(4) 再造阴茎的形态：阴茎再造术后外形主要受供区皮下组织多少的影响。皮下组织和脂肪过厚或过薄都不适合作为单一阴茎再造的供区。除此之外，肢体单薄细小的供区因提供组织量不足也不能作为单一供区。阴茎再造术后直径小于 2.5cm 或大于 5.5cm 都不能视为优良的外形。上、下腹部或腹前外侧皮瓣皮下组织和脂肪常比较肥厚，再造阴茎术后外形较粗大臃肿。如果手术时上述皮瓣皮下组织和脂肪适中，但术后随着体重的增加，皮下脂肪增厚，再造阴茎直径也会随之增加。而前臂皮下脂肪和足背皮下脂肪这种动态变化很小。小腿外侧皮瓣和肩胛皮瓣的皮下组织和脂肪比上、下腹部或腹前外侧皮瓣略胜一筹，但与前臂和足背皮瓣相比，不能作为首选供区。

如果选用皮下组织和皮下脂肪偏厚的皮瓣作为供区，还必须扩大切取皮瓣的宽度。否则阴茎成形时缝合张力过高，造成内部挤压，切口极易裂开，甚至出现再造尿道坏死和皮瓣边缘坏死。其次，内部张力过高还可导致术后排尿困难。相反供区皮瓣皮下组织过薄，(皮下脂肪厚度小于 6mm)，再造阴茎外形显得单薄、细小，阴茎体组织也十分松软。总之，再造阴茎外形过于粗大、臃肿或细小、单薄，患者不能获得满意的性生活。

再造阴茎的形态除了依赖供区皮瓣皮下组织厚薄之外，还取决于皮瓣的设计。一块皮瓣再造阴茎在龟头形态成形上显得较困难，过度的塑造形态对皮瓣血供有影响。而两块不同来源的复合游离皮瓣再造阴茎在龟头成形和结构塑形上受限较少，必要时随意增减皮瓣血供也不会出现障碍。这种塑形的便利性对再造阴茎的形态有很大的帮助。

程开祥等根据正常男性阴茎的解剖形态提出基于亚单位结构的阴茎再造术，首次利用两块皮瓣分别形成再造阴茎的体部和龟头部，获得良好的外形（图 4-4-20~ 图 4-4-23）。

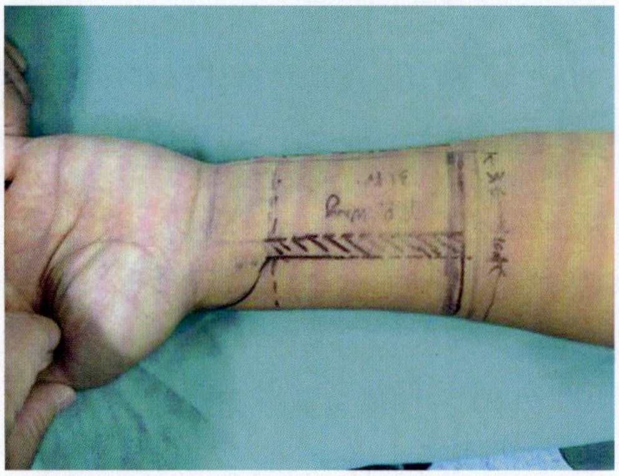

图 4-4-20 前臂皮瓣形成再造阴茎的体部

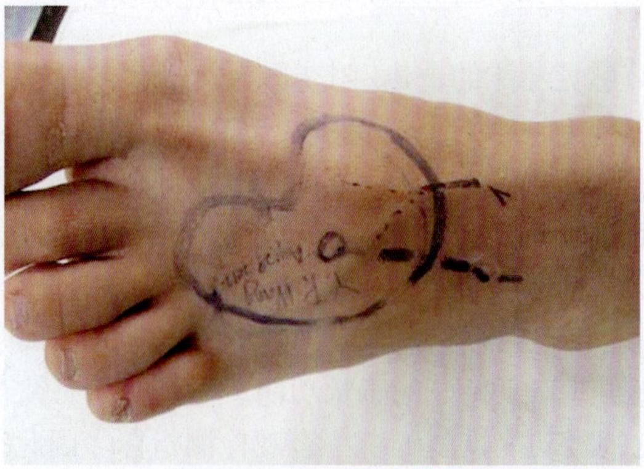

图 4-4-21 足背皮瓣形成再造阴茎的龟头部分

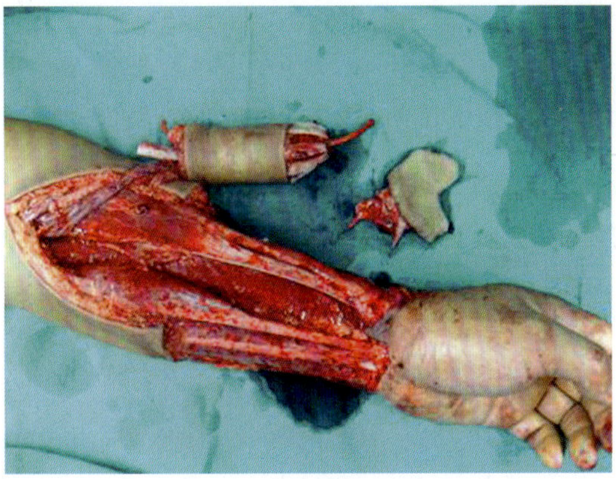

图 4-4-22 串联皮瓣的方式将足背皮瓣移植到前臂皮瓣的远端形成龟头

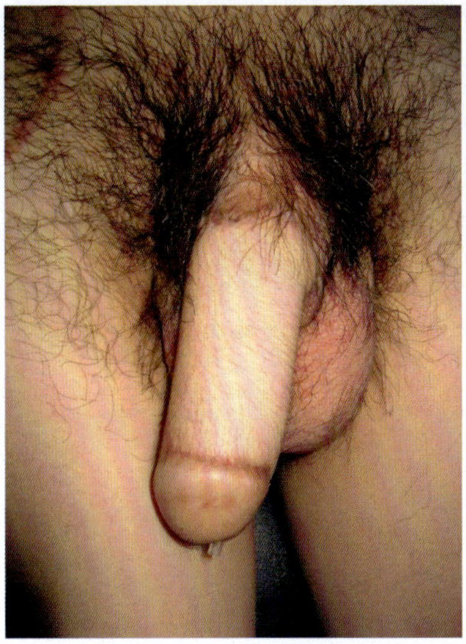

图 4-4-23 术后一年再造阴茎外形逼真，功能良好

【临床病例讨论】

患者，男，24 岁，因先天性阴茎发育不良入院。

现病史：患者出生时外阴呈男性外观，但随着生长发育阴茎未等比例发育。青春期后喉结和体毛等第二性征有发育，但阴茎仍未正常发育，仍呈幼稚形外观，长约 3cm。既往曾在当地医院内分泌科行性激素治疗，具体不详，但效果欠佳。现为重建阴茎收治入院。

个人史、家族史：无抽烟饮酒史，兄弟姐妹体健，否认家族遗传病史及类似疾病史。

查体：体温 36.5℃，脉搏 85 次 /min，呼吸 20 次 /min，血压 120/80mmHg。会阴区可见阴茎长约 3cm，直径约 1.5cm，呈幼稚形。尿道开口未见异常。双侧睾丸可触及，直径约 2.5cm。

1. 诊断 患者成年后阴茎呈幼稚形，长 3cm，诊断为小阴茎。

知识点：

小阴茎属于临床诊断，可由性发育异常引起。常见的病因有雄激素不敏感综合征，5α 还原酶缺乏症等，部分患者在行激素治疗后阴茎可有一定程度的再发育。小阴茎直接影响患者的性交功能，通常需要阴茎再造手术来进行治疗。

2. 鉴别诊断

(1) 隐匿性阴茎：属于肉膜发育异常所致的先天性畸形。由于在阴茎周围肉膜发育异常形成纤维筋膜或索条状物，将阴茎拉向近侧，拘束在耻骨联合的下方。通过松解肉膜和固定可矫正外观。

(2) 女转男易性症：外阴为正常女性外观，具有正常阴蒂、阴唇结构。在行性别重置术时通过手术建造阴茎来实现躯体的男性化。

3. 临床诊疗决策

(1) 病情评估：根据患者病史和体检情况诊断清楚，小阴茎患者，内科治疗效果不佳，目前手术是治疗的唯一途径。

(2) 手术方式选择：因患者前臂周径细小，皮下脂肪过薄，单纯利用前臂皮瓣不足以形成再造阴茎(图 4-4-24)。选择足背皮瓣形成尿道，和前臂皮瓣串联的方式行阴茎再造术。

（3）阴茎再造术：切取足背皮瓣内卷缝合形成再造的尿道（图 4-4-25），将足背皮瓣内的足背动脉、伴行静脉和足背浅静脉分别与前臂皮瓣的桡动脉远端、伴行静脉和头静脉远端吻合，形成串联皮瓣（图 4-4-26）。将前臂皮瓣包绕足背皮瓣再造的尿道，并置入肋软骨支撑体形成再造阴茎（图 4-4-27）。将再造阴茎游离移植于会阴区，前臂皮瓣内的桡动脉近端、伴行静脉和头静脉近端分别与腹壁下动脉、伴行静脉和腹壁浅静脉吻合，完成阴茎再造。

4. 随访　患者术后再造阴茎完全成活，排尿通畅，一期植入的支撑体可良好地维持阴茎形态。随访示阴茎外形和功能良好（图 4-4-28），前臂供区瘢痕不明显（图 4-4-29）。

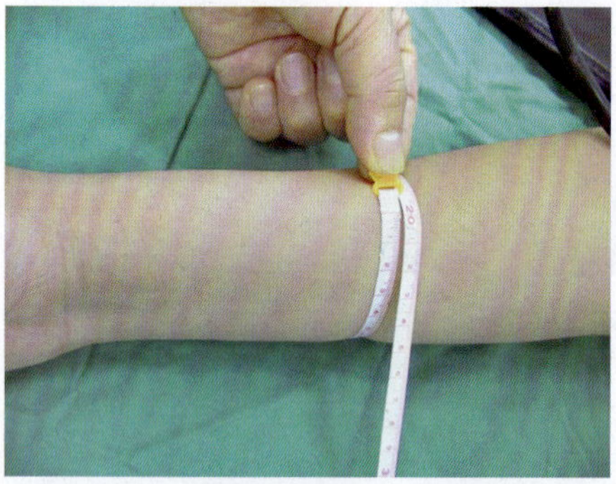

图 4-4-24　左前臂周径细小，皮下脂肪过薄，单纯利用前臂皮瓣不足以形成再造阴茎

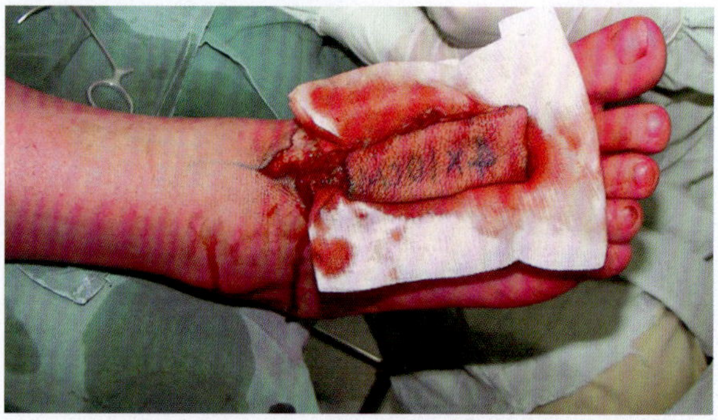

图 4-4-25　利用足背皮瓣形成尿道

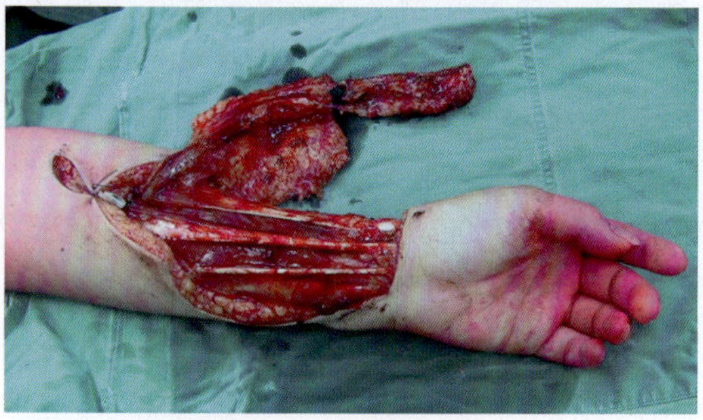

图 4-4-26　与前臂皮瓣串联

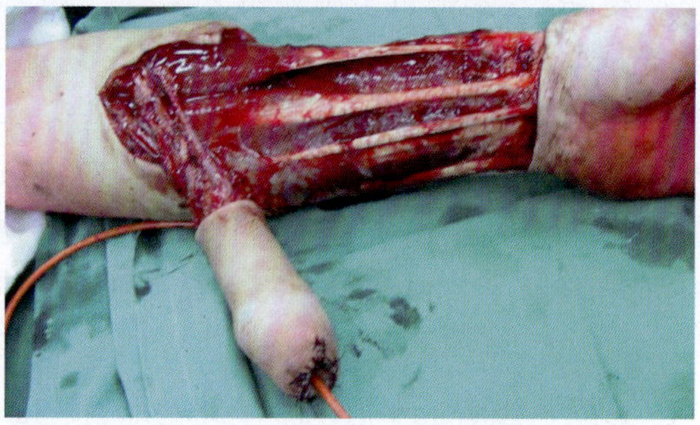

图 4-4-27　形成再造阴茎体

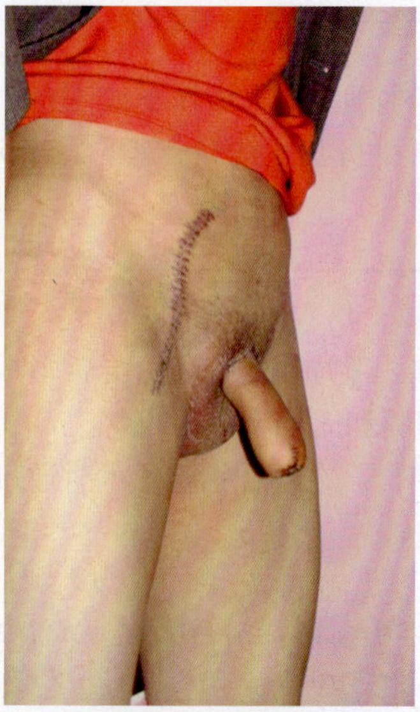

图 4-4-28　再造完成

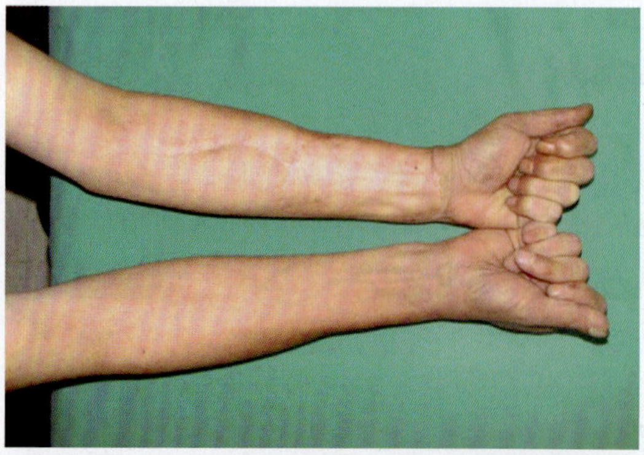

图 4-4-29　游离前臂皮瓣阴茎再造术后供区恢复情况

二、阴道再造术

(一) 概述

正常成年女性的阴道是一管状结构,从管腔内到外由三层结构组成,分别是由非角化鳞状上皮组织构成的阴道黏膜层,由平滑肌、胶原及弹力纤维组成的肌层,由弹力纤维和胶原组成的外膜层。阴道平均长度前壁为7cm,后壁为9cm。对于先天性无阴道或阴道发育不全、手术或者外伤等原因造成的阴道缺如或狭窄,以及要求行变性手术的男性等,需要通过阴道再造术进行治疗。目的是再造一个解剖和功能均接近正常的阴道。

(二) 常用阴道再造方法

最早应用的阴道再造法为非手术方法,其解剖学依据是在先天性无阴道的患者会阴部、尿道与直肠之间常为疏松结缔组织,用圆柱形模具在局部进行长期的持续性压迫,可逐渐形成阴道腔穴。此法简便,无需手术或麻醉,其主要缺点是耗时长且形成的阴道不够深,适用于会阴部阴道外口已有陷窝的患者,对于仅为阴道狭窄的患者则可能达到更理想的效果。

目前主要应用的手术方法主要有以下几类。

1. 皮片移植法　自体皮片法阴道成形术已有几十年历史,手术简单,损伤小,成功率高,并发症和感染率低,具有远期疗效好和外阴形态与正常女性无差别的特点。但是术后皮片发生收缩可以导致阴道狭窄。为此,患者在术后还需放置阴道模具6个月,以后可仅在晚上放置。皮片可取自大腿、腹部、臀部、阴股沟皮肤等处,取皮区将留有瘢痕。

2. 前庭黏膜上提法　1969年Vecchietti首创,适用于外阴发育良好,尿道口位置相对较高的患者。尤适宜于指压前庭黏膜出现2 cm以上凹陷者。该术式优点是简单、安全,成行后阴道黏膜由前庭黏膜再生而成,保留了神经功能,对性激素有反应,保持正常女性外阴形态,并发症少。但术后需每日提升缝线,疼痛较明显。另外不适合外阴条件较差的患者。

3. 皮瓣转移法　1972年,Harii首先提出轴型皮瓣的概念,即皮瓣内含轴心动静脉血管,可设计为仅保留有血管蒂相连于知名动静脉的岛状皮瓣,也可设计为具有轴心血供的带蒂或带皮下组织蒂皮瓣。主要应用的有小阴唇皮瓣、腹壁浅动静脉皮下蒂皮瓣、腹壁下动脉蒂上腹部岛状皮瓣和阴股沟皮瓣转移等。适用于盆腔脏器去除术患者的肌皮瓣阴道再造,最为常用的是股薄肌肌皮瓣和腹直肌肌皮瓣。皮瓣再造法的优点为血供良好,术后形成的阴道柔软、有弹性,不必长期佩戴并有腺体分泌功能。缺点为小阴唇等邻近皮瓣破坏了原有的外阴形态,腹部皮瓣较臃肿,供区将留有瘢痕。

4. 腹膜法　一段时期内,国内外均有学者认为对于需要行阴道再造手术治疗的患者,腹腔镜下腹膜代阴道是较好的选择。腹膜来源于自体,不会产生排异反应,且再生能力强,可以快速修复性生活导致的损伤。但受盆底腹膜的完整性及弹性所限,此术式目前多应用于先天性无阴道患者,尚未能用于因其他需要而重建阴道的患者。腹膜法形成的阴道壁黏膜化时间较长,愈合时间较长,术后需佩戴阴道模具较长时间。术后1个月内及1年后容易发生人工阴道狭窄和粘连。另外腹腔手术增加了患者并发症的可能。

5. 异体材料法　早期主要有羊膜法,一般取术前24小时内健康正常分娩或剖宫产的羊膜。该术式的优点在于手术操作简单,羊膜取材来源广泛,不用采取患者自体的材料。但是因为不是自体组织,有病毒感染的危险,应当严格检疫后再使用。羊膜生长比较缓慢,愈合时间长,需要佩戴模具的时间长,容易感染,形成的阴道容易狭窄挛缩。因此该术式已渐被废用。

近年来,脱细胞异体真皮(acelluar dermal allograft,ADM)作为一种新兴创伤修复材料已被用于阴道再造术。ADM作为一种天然生物材料支架,种属差异小,抗原性弱,具有良好的生物相容性和生物降解性。因此,从理论上讲,ADM移植后不引起受体的免疫排斥反应。应用ADM行阴道再造术所用材料来源方便,避免了自体移植的损伤和其他异体材料准备的繁琐,手术方法简单,可缩短手术时间及减少术中出血,手术风险降低,在阴道再造术的应用中具有一定前景。

6. 肠管法　主要有小肠法及乙状结肠法。肠管阴道成形术的优点在于形成的阴道能分泌黏液,可达到足够的深度和宽敞度，术后不需放置模具，手术不受年龄限制。患者外阴形态不被破坏。若使用腹腔镜取肠管，瘢痕小。但肠管形成阴道要考虑到术后肠炎、消化、肠梗阻、腹膜炎等手术并发症，在选择时仍应认真考虑。

（三）术式介绍

阴道再造术方法较多，各有其优缺点，应根据患者的实际情况及术者对各种术式的掌握程度予以选择。以乙状结肠阴道再造术为例介绍详细术式及围术期管理。

1. 术前准备　术前3天进流质饮食，口服庆大霉素作肠道准备。术前12小时和4小时各清洁灌肠1次。

2. 手术步骤　全身麻醉，取膀胱截石位，分腹部组和会阴组同时进行。

会阴组首先向膀胱直肠间隙注入加有肾上腺素的生理盐水，于阴道口处做一Y形切口，钝性分离膀胱及直肠间隙，形成一个能容3指，深10~12cm的洞穴，彻底止血。

腹部组开腹后，选择游离一段长12~15cm带血管蒂的乙状结肠段作为移植肠袢，游离乙状结肠系膜。如肠系膜系膜相对较短，乙状结肠动脉的分支范围广、面积大，在不影响血供的情况下，可切断部分近端及中部的肠系膜后将肠段顺时针旋转180°逆向移植。若肠系膜短且动脉分支范围小，可将远离左结肠动脉但靠近乙状结肠动脉第一分支处的肠系膜下动脉离断，该处8~10cm的游离肠段的营养可以通过直肠中、下动脉的交通支“倒流”供给。按常规将乙状结肠断端行端端吻合术，并间断缝合肠系膜的缺损部分。将充分游离的乙状结肠袢植入人工阴道洞穴内，近端缝合固定于后腹膜，以防人工阴道顶端脱垂，远端与洞穴外口皮肤间断缝合，形成人工阴道口。

3. 术后处置　术后放置直径4~5cm的凡士林油纱填塞阴道，留置导尿10天。72小时取出油纱条，冲洗阴道并放置阴茎模型，以后每日冲洗阴道并清洁阴茎模型至出院。出院后带阴茎模型3~6个月。肠道功能恢复前以静脉营养支持治疗为主，排气后由流质饮食逐渐过渡到普食。

分别于术后3、6、12个月各随访1次，1年以后每年随访1次。随访内容包括体格检查、性生活满意度评估、患者满意度调查。

【临床病例讨论】

患者，男，29岁，因性别认知不清二十余年，要求重置性别。

现病史：患者出生时性别为男性，约9岁时对自身性别认知产生疑问，1年后前往当地医院精神科就诊，初步诊断性别认知不清伴有焦虑，服用抗焦虑药物2年后仍存在性别认知问题，认为自身为女性的观念愈发强烈，之后转诊至上海精神卫生中心，诊断为易性症。患者25岁时开始以女性社会性别生活，26岁时赴泰国某诊所行假体隆乳术。现门诊拟“易性症”收治入院，拟行性别重置术。

既往史：患者无高血压、糖尿病等慢性病病史。

个人史、家族史：无抽烟饮酒史，兄弟姐妹体健，否认家族遗传病史及类似疾病史。

查体：体温36.4℃，脉搏96次/min，呼吸20次/min，血压120/80mmHg。胸部为假体隆乳术后形态。会阴区正常男性外观，阴茎长约8cm，双侧阴囊内可触及睾丸。

1. 诊断　患者生理性别为男性，但心理性别与之矛盾为女性，经过精神科长期的治疗和随访，诊断为易性症。

知识点：

易性症（transsexualism），又称易性病、易性癖，是一种顽固的性别自我认知障碍性疾病（gender identity disorder，GID），包括女转男和男转女患者。据报道，易性病在西方国家发病率为1/10万至1/3万，而国内的相关资料不详，一般认为该病的发病率为1/10万~1/5万。

患者的生理性别与心理性别不相一致，会对自己的性别感到持久的不舒服，或者认为自己目前的性别角色不合适，他(她)们强烈希望成为异性，因此目前认为接受性别再赋手术(sex reassignment surgery，SRS)是唯一有效的治疗措施。但在成功转变性别前，由于长期承受巨大的社会压力和心理煎熬，该类患者通常伴有严重的心理问题，甚至幻觉、妄想等精神病性症状；对自身家庭及社会关系均可造成极大的伤害，需得到重视和积极救治。

2. 鉴别诊断

(1)性发育异常：为染色体性别、生殖性腺性别和外生殖器性别的不统一，是由于先天发育异常引起的生理性疾病，也可在年幼时伴有性别认知障碍，但在诊断明确后一般不存在生理性别与心理性别顽固而持久的矛盾。

(2)同性恋：为性取向和自身性别相同的一种心理状态，即对同性产生爱情和性欲，对自身的生理性别和心理性别没有认知障碍。

3. 临床诊疗决策

(1)病情评估：患者病史和诊断明晰，为男转女易性症患者，手术是治疗的唯一途径。目前已通过假体隆乳手术获得女性乳房第二性征，仍缺乏女性外阴阴道结构，需进一步手术治疗。

(2)手术方式选择：因患者阴茎和阴囊仍存，皮肤组织较为充裕(图 4-4-30A)，可选择皮片移植方法来进行阴道成形术，同时行女性外阴成形术。

(3)皮片移植阴道成形术简述：手术切除阴茎和部分阴囊皮肤，修剪成全厚皮片备用。在尿道口和肛门口之间做手术切口，钝性分离盆底肌形成阴道腔穴。用无菌沙带卷或硅胶棒制成直径 2~3cm，长 8~10cm 的圆柱形模具，将皮片的皮肤面贴于模具上(图 4-4-30B)，最后将游离皮片连同模具置于建造的阴道腔穴内(图 4-4-30C)。

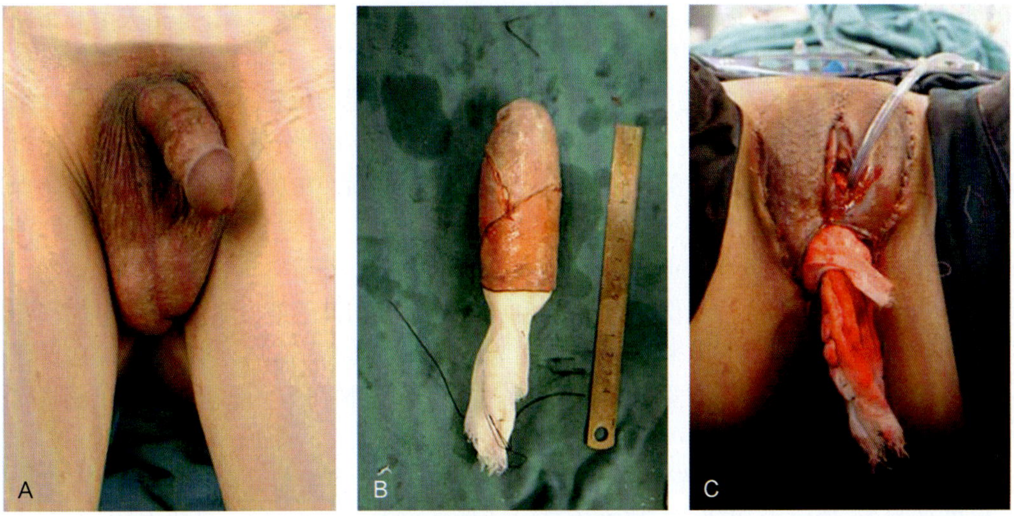

图 4-4-30　皮片移植法行男变女阴道成形术

A. 术前；B. 术中皮片贴合于纱条模具上；C. 术后即刻。

(刘　阳)

参考文献

[1] DOORNAERT M, HOEBEKE P, CEULEMANS P, et al. Penile reconstruction with the radial forearm flap: An update. Handchir Mikrochir Plast Chir, 2011, 43 (4): 208-214.

[2] MORRISON S D, SHAKIR A, VYAS K S, et al. Phalloplasty: A review of techniques and outcomes. Plastic and reconstructive surgery, 2016, 138: 594-615.
[3] CHENG K, CHENG C., CHEN F, et al. Comment on world's first baby born through natural insemination by father with total phalloplasty reconstruction. Annals of plastic surgery, 2017, 78: 360-361.
[4] NEUVILLE P, MOREL-JOURNEL N, MAUCOURT-BOULCH D, et al. Surgical outcomes of erectile implants after phalloplasty: Retrospective analysis of 95 procedures. The journal of sexual medicine, 2016, 13 (1): 1758-1764.
[5] MA S, CHENG K. LIU Y. Sensibility following innervated free radial forearm flap for penile reconstruction. Plastic and reconstructive surgery, 2011, 127 (5): 235-241.
[6] MA S, CHENG K, LIU Y, et al. A New Surgical Procedure for Penile Reconstruction by Combined Free Radial Forearm Flap and Dorsalis Pedis Flap. Urology, 2016, 97 (10): 232-237.
[7] 郝焰，卢丹，郑平，等. 2016 年 95 例阴道成形术的临床分析. 中国微创外科杂志，2011, 11 (7): 604-608.
[8] 乐杰. 妇产科学. 7 版. 北京：人民卫生出版社，2008.
[9] 麻荪香，程开祥，程辰，等. 带血管蒂乙状结肠代阴道术. 组织工程与重建外科杂志，2015,(3): 172-173.

第五节 手及上肢外伤的处理与断指再植

一、手及上肢外伤的处理

在手及上肢外伤中，开放性损伤最为常见。其组织损伤的程度，不仅仅是皮肤的切割、挫伤或撕脱，而且常常伴有深部骨折、关节脱位、肌腱、神经、血管损伤等。只有灵活运用骨科、整形外科、显微外科技术，加以正确及时的康复治疗，才能实现手及上肢外伤外形与功能的恢复。在治疗过程中，不仅要关注手部的损伤情况，还要注意全身其他伴发损伤的处理，如果伴有其他重要脏器的损伤而必须优先处理，应尽量保留有活力的手部组织以等待后期修复。在修复损伤的组织结构时，还要关心患者的心理变化。

手的姿势有休息位和功能位。休息位是手处于自然放松状态的姿势。此时，手内在肌、外在肌、关节囊和韧带的张力处于相对平衡的状态。特征为腕关节背伸 10°~15°，轻度尺偏；掌指关节和指间关节半屈曲位，从示指到小指，越向尺侧屈曲程度越大。各指尖指向舟骨结节。拇指轻度向掌侧外展，指腹接近或触及示指远侧指间关节桡侧。功能位是手可以随时发挥最大功能的位置。特征为腕关节背伸 20°~25°，轻度尺偏；拇指处于对掌位，掌指关节和指间关节微屈曲；其他手指略分开，掌指关节及近侧指间关节半屈曲，远侧指间关节轻微屈曲，各指的关节屈曲位置较一致。外伤后，在功能位固定，可使伤手保持最大的功能。

（一）手外伤常见的损伤方式和特点

手外伤病史的采集重点要关注受伤时间、地点和方式。由于伤口感染会随受伤时间的延长而加重，手外伤应在 6~8 小时内处理。受伤地点将提示伤口沾染的类型。在相对清洁环境中（如厨房）的伤口，清创的范围要远远小于战伤伤口。受伤方式将提示外力的方向和组织损伤的严重程度。常见的损伤方式和特点如下：

1. 刃器伤　切割伤口整齐、污染轻，常造成大量神经、肌腱、血管断裂，出血量大；可导致肢端缺损，断指，断肢。如果是刺伤，伤口小、损伤深，污染物可以被带入深部组织内，导致异物存留、腱鞘等深部组织感染。

2. 压砸伤　常因重物和机械打击手指或手掌、肢体所致。伤口不规则，伴有皮肤、甲床等软组织挫裂伤，可以伴有骨折。严重者可以造成手及上肢的各种组织毁损。

3. 撕脱伤　常常是由于肢体及手被重物、机器挤压，手及近端肢体保护性回拉所致。神经常被抽成鼠尾状，血管束长段损伤，肌腱可由肌腹部抽出，常伴有关节的开放性脱位及撕脱骨折。

4. 贯通伤　常由子弹、锐器高速贯穿手部或肢体所致。伤口不大、损伤深在，可以伴有深部神经、肌腱、血管、骨骼损伤，并导致异物存留。

5. 火器伤　常由鞭炮、雷管爆炸、高速弹片损伤所致。伤口不整齐，损伤范围广泛，常致大面积皮肤及软组织缺损和多发粉碎性骨折；污染重，坏死组织多，容易发生感染。

6. 注射损伤　可以继发于高压液体引起的皮肤穿透伤、化疗药物的治疗性注射或各种麻醉剂成瘾者的自我注射。根据注射剂的成分不同，损伤结果各异，常引起感染，局部软组织慢性硬化，可造成严重的组织缺血和坏死。

（二）手外伤相关专科检查

对于手外伤的检查应该在患者清醒的情况下，即进行麻醉或使用止血带之前进行。检查时为获得对受伤程度的准确判断，应在光线充足并且伤者呈仰卧状的情况下进行。主要包括以下方面：

1. 皮肤血运的检查

(1)颜色与温度：如损伤局部呈苍白、青紫且皮温低，表示皮肤血运不良。

(2)毛细血管回流实验：按压皮肤表面时，皮色变白，松开按压的手指，皮色很快恢复红色者，表示活力良好；皮色恢复缓慢，甚至不恢复者，则表示活力不良。

(3)皮瓣条件：皮瓣的形状、大小、长宽比，以及皮瓣的方向也影响损伤后血运的恢复。一般来说，舌状皮瓣及双蒂的桥状皮瓣活力良好，分叶状或多角状皮瓣其远端部分活力常较差，缝合后其尖端部分易坏死。此外，蒂在肢体近端的活力优于蒂在远端者。

(4)皮肤边缘出血情况：修剪皮肤边缘时，有点状鲜红渗血，表示皮肤活力良好；如皮肤边缘不出血，或流出暗紫色血液者，其活力差。

2. 肌腱损伤的检查　肌腱断裂表现出手的休息位发生改变，如屈指肌腱断裂时该手指伸直角度增大，伸指肌腱断裂时则表现为该手指屈曲角度增大，同时伴有该指的主动伸屈障碍。如指深、浅屈肌腱断裂，该手指呈伸直状态。掌指关节背侧近端的伸肌腱断裂则掌指关节呈屈曲位，近节指骨背侧伸肌腱损伤则近侧指间关节呈屈曲位，而中节指骨远端背侧的伸肌腱断裂则手指末节屈曲呈锤状指畸形。同一关节功能有多条肌腱参与者，其中一条肌腱损伤可不表现出明显的功能障碍。

屈指肌腱的检查方法：固定伤指中节，让患者主动屈曲远侧指间关节，若不能屈曲则为指深屈肌腱断裂。固定除伤指以外的其他指，让患者主动屈曲近侧指间关节，若不能完成则为指浅屈肌腱断裂。若指深、浅屈肌腱均断裂，该指两指间关节不能屈曲。检查拇长屈肌腱功能时，则固定拇指近节，让患者主动屈曲指间关节。

手部骨间肌的功能是手指内收和外展，以及屈曲掌指关节和伸指间关节，因此，即使指深、浅屈肌腱均断裂，掌指关节仍能屈曲。

3. 神经损伤的检查　手部外伤时所致的神经损伤主要表现为手部感觉功能和手内在肌功能障碍。主要表现：正中神经，拇短展肌麻痹所致拇指对掌功能障碍及拇、示指捏物功能障碍，手掌桡侧半、拇、示、中指和环指桡侧半掌面，拇指指间关节和示、中指及环指桡侧半近侧指间关节以远背侧的感觉障碍。尺神经，骨间肌和蚓状肌麻痹所致环、小指爪形手畸形，骨间肌和拇收肌麻痹所致的 Froment 征，即示指用力和拇指对指时，呈现示指近侧指间关节明显屈曲，远侧指间关节过伸及拇指掌指关节过伸、指间关节屈曲，以及手部尺侧、环指尺侧和小指掌背侧感觉障碍。桡神经，腕部以下无运动支，仅表现为手背桡侧及桡侧两个半手指背侧近侧指间关节近端的感觉障碍。

4. 血管损伤的检查　手部血循环状况和血管损伤可通过手指的颜色、温度、毛细血管回流试验和血管搏动来判断。如皮色苍白、皮温降低、指腹瘪陷、毛细血管回流缓慢或消失，动脉搏动消失，表示为动脉损伤。如皮色青紫、肿胀、毛细血管回流加快，动脉搏动良好，则为静脉回流障碍。

手部主要靠尺动脉和桡动脉供血。尺、桡动脉在手掌部有掌浅弓和掌深弓相互沟通，手掌的两动脉弓完整时，尺、桡动脉的单独损伤很少会引起手部血循环障碍。Allen 试验可检查尺、桡动脉通畅和两者间的吻合情况，方法为让患者用力握拳，将手中血液驱至前臂，检查者用两手拇指分别用力按压前臂远端尺、桡动脉，不让血液通过，再让患者伸展手指，此时手部苍白缺血，然后放开压迫的尺动脉，让血液通过，则全手迅速变红。重复上述试验，然后放开压迫的桡动脉，全手也迅速变红。若放开尺动脉或桡动脉压迫后，手部仍呈苍白，则表示该动脉断裂或栓塞。

5. 骨关节损伤的检查 局部疼痛、肿胀及功能障碍者，应疑有骨关节损伤。如手指明显缩短 / 旋转 / 成角或侧偏畸形及异常活动者，则可确诊为骨折。凡疑有骨折者应拍 X 线片，了解骨折的类型和移位情况，为其治疗做准备。因此，X 线片应列为手外伤的常规检查。除拍摄正侧位 X 线片外，特别是掌骨在侧位片时重叠，应加拍斜位片。

检查腕关节和手指各关节功能时，以关节完全拉直位为 0°。各关节活动范围存在个体差异，且尚无精确的统计数字，检查时应注意双侧对比。正常情况下，腕关节掌屈 50°~60°，背伸 50°~60°，桡偏 25°~30°，尺偏 30°~40°。两腕关节活动度的对比，可将两手掌合拢用力伸腕和两手背合拢用力屈腕。分别观察双侧腕关节的掌屈和背伸活动度的差异。拇指掌关节屈伸范围大者可达 90°，一般为 30°~40°，指间关节为 80°~90°。拇指外展即拇指与手掌平行方向伸展为 90°，内收至示指近节桡侧为 0°，拇指对掌以拇指指腹与小指指腹对合为标准。

手指掌关节屈曲 80°~90°，过伸 0°~20°；近侧指间关节屈曲 90°~100°，伸 0°；远侧指间关节屈曲 70°~90°，伸 0°。手指以中指为中心，远离中指为外展，靠拢中指为内收，内收外展的活动度为 30°~40°。

（三）手外伤的初步处理方法

目的是止血，减少创口进一步污染，防止加重组织损伤和迅速运转。手外伤的急救包括止血、创口包扎和局部固定。

1. 止血 局部加压包扎是手部创伤最简便而有效的止血方法，即使尺、桡动脉损伤，加压包扎一般也能达到止血的目的。手外伤时采用腕部压迫或橡皮管捆扎止血，阻断了手臂静脉回流，不能完全阻断动脉血流，出血会更严重。因此，这种方法是错误的。大血管损伤所致大出血才采用止血带止血。应用气囊止血带缚于上臂上 1/3 部位，记录时间，迅速转运。压力控制在 250~300mmHg，如时间超过 1 小时，应放松 10 分钟后再加压，以免引起肢体缺血性肌挛缩或坏死。放松止血带时，应在受伤部位加压，以减少出血。缚于上臂的橡皮管止血带易引起桡神经损伤，不宜采用。

2. 创口包扎 用无菌敷料或清洁布类包扎伤口，防止创口进一步被污染，创口内不要涂药水或撒敷消炎药物。

3. 局部固定 转运过程中，无论伤手是否有明显骨折，均应适当加以固定，以减轻疼痛，避免进一步加重组织损伤。固定器材可就地取材，因地制宜，采用木板、竹片、硬纸板等。固定范围应达腕关节以上。

（四）手外伤的治疗原则

1. 早期彻底清创 清创的目的是清除异物，彻底切除被污染和失去活力的组织，使污染创口变成清洁创口，避免感染，达到一期愈合。清创越早，感染机会越少，疗效越好。一般应争取在伤后 6~8 小时内进行，时间较长的创口应根据污染程度而定。清创应在良好的麻醉和气囊止血带控制下进行，无血手术可使解剖清晰，避免损伤重要组织，缩短手术时间，减少出血。

清创时，从浅层到深层，顺序将各种组织进行清创。创缘皮肤不宜切除过多，特别是手掌及手指，避免缝合时张力过大。挫伤的皮肤注意判断其活力，以便决定切除或保留。深部组织应既保证清创彻底，又应尽可能保留肌腱、神经、血管等重要组织。对于高压注射性损伤，注射物可以沿肌间隙蔓延，引起较大范围组织坏死，应结合 X 片显示的异物范围进行清创，力求彻底。

2. 正确处理深部组织损伤 清创时应尽可能地修复深部组织，恢复重要组织如肌腱、神经及骨关节的连续性，以便尽早恢复功能。创口污染严重，组织损伤广泛，伤后时间超过 12 小时，可仅作清创后闭合创口，待创口愈合后，再行二期修复。但骨折和脱位在任何情况下，均应立即复位固定，为软组织修复和功能恢复创造有利条件。影响手部血循环的血管损伤亦应立即修复。

3. 一期闭合创口 创口整齐，无明显皮肤缺损者采用直接缝合，但创口纵行越过关节、与指蹼边缘平行或与皮肤垂直者，应采用 Z 字成形术的原则，改变创口方向，避免日后瘢痕挛缩，影响手部功能。张力过大或有皮肤缺损，而基底部软组织良好或深部重要组织能用周围软组织覆盖者，可采用自体游离皮肤移植修复。皮肤缺损而伴有重要深部组织如肌腱、神经、骨关节外露者，不适于游离植皮，可根据局部和全身情况，选择应用局部转移皮瓣，邻近的带血管蒂岛状皮瓣，传统的带蒂皮瓣如邻指皮瓣、前臂交叉皮瓣、上臂交叉皮瓣、胸、腹部皮瓣等或吻合血管的游离皮瓣移植修复。

少数污染严重，受伤时间较长，感染可能性大的创口，可在清除异物和明显坏死组织后用生理盐水纱布湿敷，观察3~5天，再次行清创、延期缝合或植皮。

4. 正确的术后处理　包扎伤口时用柔软敷料垫于指蹼间，以免分泌物浸泡皮肤而发生糜烂，游离植皮处应适当加压。用石膏托将患肢固定，以利修复组织的愈合。一般应于腕关节功能位、掌指关节屈曲位、指间关节微屈位固定。如关节破坏，日后难以恢复活动功能者，手部各关节应固定于功能位。神经、肌腱和血管修复后固定的位置应以修复的组织无张力为原则。固定时间依修复组织的性质而定，如血管吻合后固定2周，肌腱缝合后固定3~4周，神经修复后根据有无张力固定4~6周，关节脱位为3周，骨折4~6周。抬高患肢，防止肿胀。

应用破伤风抗毒血清，并用抗生素防止感染。术后10~14天拆除伤口缝线，组织愈合后尽早拆除外固定，开始主动和被动功能锻炼，并辅以物理治疗，促进功能早日恢复。需二期修复的深部组织，根据创口愈合和局部情况，在1~3个月内进行修复。

（五）手外伤的具体治疗内容

1. 手部骨折与脱位　治疗目的是保持和恢复关节活动功能。治疗原则为早期准确复位和牢固地固定，闭合创口防止感染引起关节功能障碍，早期功能锻炼防止关节僵直。

无论创口情况和损伤的严重程度如何，骨折与关节脱位均应立即处理。关节脱位复位后，应注意关节侧副韧带和关节囊的修复。掌、指骨骨折应立即复位，并根据情况用克氏针作内固定，且克氏针应尽量不穿入关节，以免影响关节功能。亦可采用微型钢板螺丝钉固定。末指指骨骨折，多无明显移位，一般无须内固定。末指指骨远端的粉碎性骨折可视为软组织损伤处理。如有甲下血肿，可在指甲上刺孔引流，达到减压和止痛的目的。

2. 肌腱损伤　肌腱是手部关节活动的传动装置，具有良好的滑动功能，肌腱损伤将导致严重的手部活动功能障碍。

切割伤常导致屈指肌腱损伤，屈肌腱损伤的分类是根据其损伤的部位、治疗措施及预后等因素而划分。①屈肌腱抵止区（Ⅰ区）：从中节指骨中份至屈指深肌腱（FDP）止点，患者远侧指间关节（DIP）不能主动屈曲，该区肌腱损伤后近端回缩难以找到。②腱鞘区（Ⅱ区）：从腱鞘开始至指浅屈肌的至指浅屈肌腱的附着处（即中节指骨的中部），在此段指深、浅屈肌腱被限制在狭小的屈指腱鞘内，伤后很易粘连，处理困难，效果差，故又称为“无人区”，手术修复要求精细微创，目前由于缝合技术的改进，预后较好。③手掌区（Ⅲ区）：腕横韧带远侧至屈指肌腱进入腱鞘之前的区域。手掌内深肌腱的桡侧有蚓状肌附丽，断裂后限制近端肌腱回缩，治疗预后一般良好。④腕管区（Ⅳ区）：九条肌腱及正中神经挤在腕管内，空间较小，正中神经较浅，常与肌腱同时损伤。该区内结构较多手术探查要细心，容易错误吻合。⑤前臂区（Ⅴ区）：从肌腱起始至腕管近端，即前臂下1/3处。此区屈肌腱有腱周组织及周围软组织保护，粘连机会少。但此处往往有多根肌腱，甚至正中神经、尺神经同时损伤，容易漏诊。

肌腱损伤，有良好的皮肤覆盖时，均应进行一期修复。伸指肌腱无腱鞘，具有腱周组织，位于手背的疏松皮下组织中，术后粘连较轻，断裂后均主张一期修复，且术后效果良好。屈指肌腱，特别是从中节指骨中部到掌横纹，即指浅屈肌腱中节指骨的止点到掌指关节平面的屈肌腱鞘起点，亦称“无人区”。损伤后争取在12小时内一期修复肌腱损伤，二期修复可在伤后4周内进行，特殊情况时间可能更长，如皮肤缺损、伤口感染等。

另外一种屈指肌腱损伤类型为屈指深肌腱从末节指骨基底部撕脱，预后取决于撕脱骨折块的大小、损伤到修复的时间以及肌腱的血供等。早期腱鞘的处理原则：对于新鲜的均匀切割伤，要求深浅肌腱同时修复，一期关闭腱鞘。对于肌腱挫裂伤，则考虑浅腱切除，修复深腱，腱鞘开放或扩大成型。为防止修复后肌腱发生卡压，可以对相应滑车进行预防性切开。肌腱修复过程中，既要适应其在张力条件下的愈合，又要保持组织在张力条件下的连续性。

近年来，对肌腱的愈合机理有了较为深入的理解。大量研究发现，肌腱可以内源性愈合，力学刺激对于增加 DNA 合成、促进肌腱胶原形成具有重要意义。这推动了肌腱修复方法从强调对合面平整向提升修复肌腱的力学性能转变。肌腱主要核心缝合技术有改良 Kessler、Augmented Becker、Cruciate、Savage 及 M-Tang 法(图 4-5-1),周边缝合技术有连续、内置交叉(Wang)法、Halsted 法等(图 4-5-2)。一般核心缝合使用 4-0 缝线,周边缝合使用 6-0 缝线。传统的 Kessler 法正在经受多束组技术、锁式缝合的挑战;周边缝合的深度和方法将大大改变修复肌腱的抗张强度。运用力学强度良好的缝合方法结合早期保护性主被动相结合的锻炼计划提高肌腱愈合速度与促进功能恢复正成为一期肌腱修复的潮流。

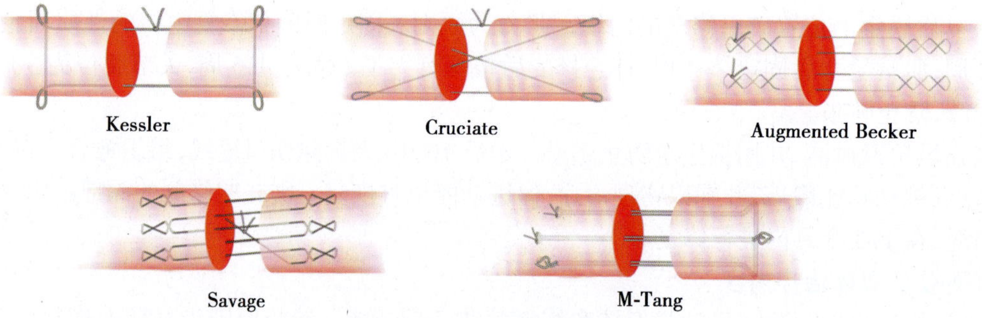

图 4-5-1 肌腱核心缝合技术

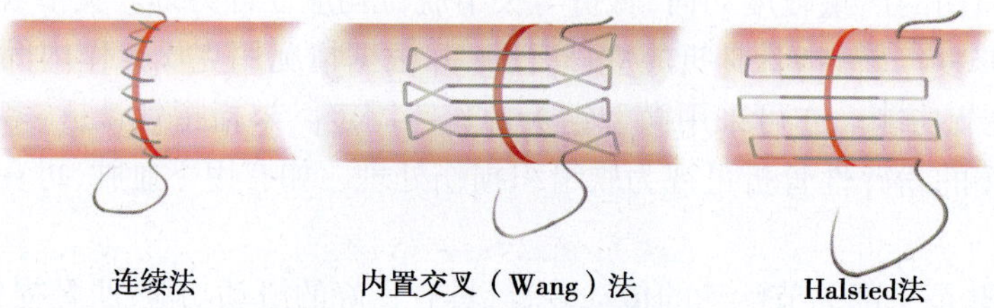

图 4-5-2 肌腱周边缝合技术

关于屈肌腱术后锻炼计划的实施,早期石膏托外固定的方法正在被保护性主动锻炼计划或保护性主被动相结合的锻炼计划所替代。推荐采用保护性主被动活动相结合的锻炼方式。用手部支具保持腕关节屈曲 20°,掌指关节屈曲 60°,指间关节伸直(图 4-5-3)。术后 72 小时即开始主被动屈指训练,要求术后第 1 周主动屈曲 PIP 关节 30°,远节指间关节(DIP)关节 10°。术后第 2~3 周主动屈曲 PIP 关节 80°~90°,DIP 关节 50°~60°(图 4-5-4)。锻炼过程中适时采用保持掌指关节(MP)屈曲下 DIP 关节伸展训练以消除关节僵硬。3.5 周后拆除外固定,转变为完全主动屈指,并尽可能屈曲到最大幅度。

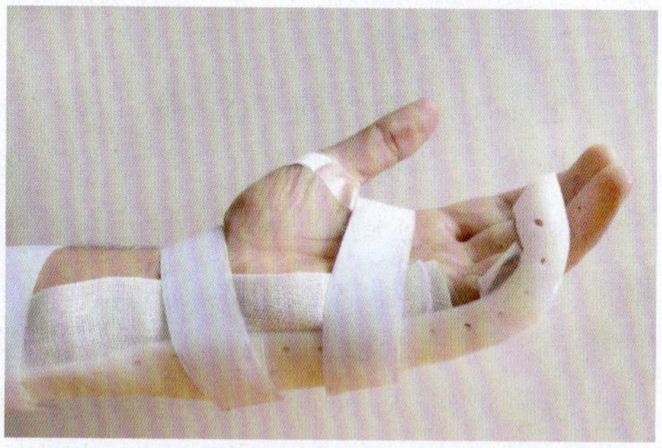

图 4-5-3 屈肌腱术后佩戴的手部支具

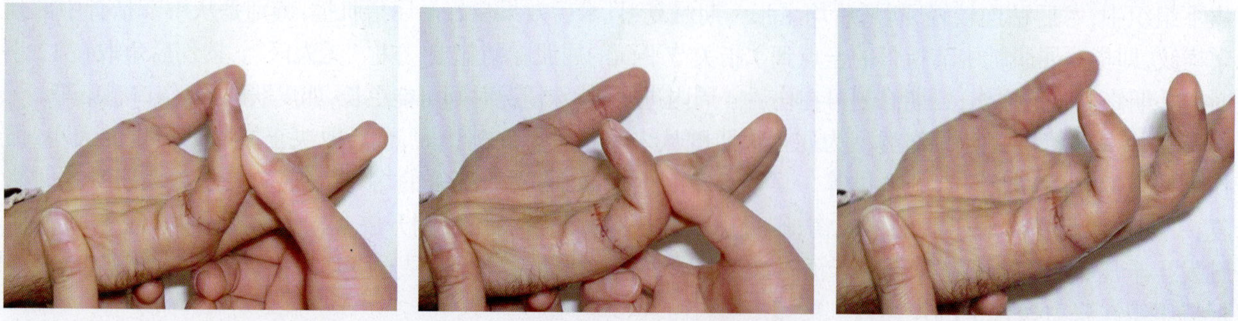

图 4-5-4 屈肌腱术后的主被动屈指训练

常用的肌腱修复效果的评价标准有 White 法、改良 White 法（又称 Boyes-White 法）、Strickland TAM 评价法等。其中 Strickland TAM 标准最常被手外科医生用来进行功能评价，其通过测量 PIP 和 DIP 关节的 TAM 来评价肌腱修复效果。PIP 和 DIP 关节的 TAM 等于 PIP 和 DIP 关节屈曲度数之和，减去 PIP 和 DIP 关节伸直欠缺度数之和。

根据 TAM 度数分 4 级：恢复 85%~100% 为优，70%~84% 为良，50%~69% 为可，0%~49% 为差（表 4-5-1）。

表 4-5-1　Strickland TAM 评价法

分级	TAM（PIP+DIP）度（角度）	恢复程度（PIP+DIP）
优	>150	85%~100%
良	125~149	70%~84%
可	90~124	50%~69%
差	<89	0%~49%

此外，肌腱损伤的最新进展包括基因治疗促进肌腱愈合，通过病毒转染的方法将 *bFGF* 等基因转染受体肌腱细胞，可以有效促进肌腱愈合，减少外源性粘连的发生；通过组织工程进行肌腱的构建，运用组织工程技术在体外已成功构建出包含中央束、侧腱束、矢状束的指伸肌腱复合体。使用复合支架材料提升早期抗张强度、以皮肤成纤维细胞为种子细胞构建的肌腱已应用于灵长类动物肌腱缺损的修复，正显示出良好的前景。

3. 神经损伤　对于新鲜切割伤口，在彻底清创后，神经应在无张力下吻合。对于严重污染，广泛组织缺损的伤口，神经缺损应在创面消灭后尽快修复。短距离神经缺损用自体神经（如腓肠神经等）直接桥接，长段神经缺损可以选择自体神经的电缆式移植。近年来，神经探查的时限有所缩短，通常 3 个月内观察，结合肌电图检查没有恢复迹象，就应手术探查，重新吻合或选择神经移植。

【临床病例讨论】

患者，46 岁，2 小时前在工作时不慎被机器绞伤致左手示中指损伤，当即出现左手示中指持续性剧烈疼痛、出血，现场简单包扎止血后送至医院急诊。

查体：体温 37.8℃，心率 93 次 /min，呼吸 21 次 /min，血压 145/95mmHg。

患者神志清晰，精神状况较差，痛苦面容，查体合作。左食指近节见环形伤口，长约 1.5cm，深达骨面。左食指近节指骨骨折，断端外露，伤口活动性渗血，肢端血运欠佳，感觉迟钝；左中指远节见长约 0.8cm 环形伤口，深达骨面，活动性渗血，指端血运良好；余无特殊。

辅助检查具体情况如下：

左手 X 线片：①左示指近节指骨粉碎性骨折；②左中指末节指骨骨折。

血常规：白细胞计数 $13.6 \times 10^9/L$，中性粒细胞百分比 73.9%，血红蛋白 121g/L，血小板计数 $341 \times 10^9/L$。

经检查后急诊拟诊：①左手绞榨伤；②左手示指近节不全离断伤；③左手中指末节骨折。收住入院。完善各项术前检查后，行“左手清创 + 左示指指骨切开复位内固定术 + 邻指皮瓣转移术”。

术后 X 线片：①左示指近节指骨粉碎性骨折克氏针内固定术后改变；②左中指末节指骨骨折。

术后 1 天，护士巡夜时发现患者皮瓣明显肿胀，颜色由红润转为暗紫，指腹张力增高，毛细血管充盈时间 <1 秒，报告值班医生后，立即打开敷料，床头抬高，切口放血后局部张力降低。之后每日用生理盐水 20ml+ 肝素钠 3 500 万单位敷皮瓣部位，每 2 小时一次，持续 1 周后皮瓣有所好转。护士进一步加强对患者的健康宣教，现患者病情稳定。

1. 诊断

(1)左手绞轧伤。

(2)左手示指近节不全离断伤。

(3)左手中指末节骨折。

知识点:手外伤的临床表现

1. 局部表现

(1)疼痛(疼痛的程度与创伤程度、部位、性质、范围、炎症反应强弱及个人耐受力有关)。

(2)肿胀(与局部出血及液体渗出有关)。

(3)伤口和出血。

(4)功能障碍(因局部组织结构破坏、疼痛、肿胀或是神经系统损伤所致)。

2. 全身表现

(1)体温升高(一般不超过38.5℃)。

(2)全身炎症反应综合征(体温>38℃或<36℃;心率>90次/min;呼吸>20次/min;$PaCO_2$<32mmHg)。

2. 临床诊疗决策

(1)病情评估:首先要排除重要脏器的损伤,并进行专科止血。简要询问病史,主要包括一般情况的了解、受伤的过程、相关病史(既往史、家族史),以及全面详细地对手外伤患者进行查体。

知识点:手外伤的查体

主要分为全身查体和专科查体。

1. 手部创口 部位、性质、程度、缺损。

2. 肢体血运障碍 断指(掌、腕)再植。

(1)骨折脱位压迫血管:尽早复位,固定。

(2)挤压综合征:切开骨筋膜室减压。

(3)血管损伤:修复肱动脉、桡动脉、尺动脉。

3. 污染状况的判断 伤口是否延迟关闭

4. 皮肤及软组织状况的判断

(1)软组织损伤的严重程度:是否出现肌腱、神经、骨骼外露,是否出现术后感染。

(2)严重的皮肤挫伤:是否有皮肤缺损,是否出现术后皮肤坏死

5. 神经损伤 感觉神经、运动神经。

6. 肌腱损伤 屈、伸指肌腱。

7. 骨关节损伤 骨折,行X线平片检查。

(2)辅助检查:辅助检查对于了解手外伤患者的受伤情况十分重要,可以通过X线了解是否存在骨折,进一步磁共振检查有助于判断肌腱和血管受损情况。

(3)治疗:手外伤的手术适应证包括手部皮肤软组织撕裂伤;肌腱损伤;血管及神经损伤;手部损伤的创面封闭(包括伤口直接缝合、游离植皮及皮瓣转移)。

1)手外伤麻醉方式的选择取决于患者的状态、受伤的部位、损伤的程度、手术者的喜好。

①全身麻醉:老人、小儿、多发伤、严重损伤。

②臂丛麻醉：大多数的手外伤，合并血管神经肌腱骨折。

③颈丛麻醉：术区位于颈肩部。

④指根麻醉：手指外伤，延长切口不过指根。

⑤局部浸润麻醉：手背、前臂、上臂单纯皮肤裂伤。

2）清创术用于清洗、扩创、探查、修复。

知识点：清创术过程

1. 清洗

(1) 创周皮肤的清洗（肥皂水、有机溶剂）：要注意保护创面。

(2) 创面清洗（过氧化氢、盐水、新洁尔灭）：血管修复术时禁止使用过氧化氢，防止使用低渗溶液。

(3) 消毒：防止碘酒、酒精流入创面，取皮区不能使用碘酒。

2. 扩创　修剪与清除皮缘、血肿、脂肪及污染严重的组织。

(1) 皮缘：修剪 1~2mm。

(2) 脂肪：尽量予以清除，防止液化、感染。

(3) 肌腱：尽量保留。

(4) 神经：予以保留。

(5) 皮肤：尽量保留，争取一期关闭伤口。

3. 探查　延长切口——从正常的解剖结构中分离神经、血管、肌腱等重要的组织。

4. 修复

(1) 顺序由深至浅——骨骼、肌腱、神经、血管。

(2) 创面关闭：尽量予以一期关闭（保护重要的组织）。

(3) 何时需要二期关闭伤口：骨筋膜室综合征；人或动物的咬伤；创面污染严重，需要多次清创；电击伤、烫伤、烧伤、冷冻伤。

(4) 较小的皮肤缺损可以直接缝合：指端缺损<0.75cm，手掌部缺损<1.5cm，手背部缺损<2.0cm。

(5) 皮肤不能直接缝合时可选择游离植皮（较大面积皮肤缺损，无神经、肌腱、血管、骨外露，非关节区）。

3）皮瓣移植术：当皮肤缺损面积较大，有深部组织裸露无法直接缝合时，常需要行皮瓣移植术。皮瓣分类方法众多，可根据是否带蒂、血供类型、组织成分等进行区分。在设计皮瓣时，需要遵循一定的原则。

术后需特别关注皮瓣移植的并发症，例如血运障碍、感染、皮瓣撕脱等。血管危象是最为常见的并发症之一，包括动脉危象和静脉危象。及早发现患者皮肤组织的血液循环变化，正确判断血管危象，积极处理，是提高血管危象救治成功率的关键。

知识点：皮瓣的设计原则

1. 综合分析（受区，供皮区，体位），确定切口，血管蒂位置。

2. 皮瓣长宽比<1.5∶1，否则会致皮瓣远端坏死。

3. 动、静脉的解剖位置　如果设计错误，由于静脉回流差或动脉供血不足，皮瓣就不可能成活。因此在膝部以下部位，越过中线的部位，有瘢痕的部位或放射线照射的部位使用皮瓣时必须特别谨慎，因为这些部位血供条件都很差。

4. 皮瓣走向与血管走向一致，蒂部应在血管近心端。

知识点：血管危象

血运情况可观察皮肤温度、皮肤颜色、毛细血管充盈反应、组织张力等内容。若再植、再造手指和移植皮瓣皮肤苍白、皮温降低、指腹张力降低、毛细血管反应慢，即为动脉危象；若再植再造手指、移植皮瓣皮肤暗红或紫红、张力高，皮温降低、毛细血管反应变慢即为静脉危象。

1. 血管危象发生的诱因　神经生理因素、疼痛因素、吸烟因素、情绪紧张因素、寒冷因素、体位因素等。

2. 血管危象的针对性处理治疗方法

(1) 综合性措施：解除致压原因，如干结血痂、松解纱布、皮肤缝合过紧，则间断拆开数针缝线，并予局部按摩；加强保暖措施，提高病房室内温度至25~28℃，局部用烤灯照射；在常规给予口服镇痛药基础上，肌肉注射镇痛剂以彻底止痛；对有高凝趋向的患者，如月经期妇女及血小板增高者，血黏稠度增加的老年人，可加大低分子右旋糖酐、阿司匹林、潘生丁等用量。

(2) 防止血管痉挛：除保温、止痛、禁止吸烟外，还可适当应用解痉药物，如罂粟碱等，来解除血管痉挛。

(3) 肝素钠抗凝及放血：因肝素钠抑制凝血酶原形成及活性，阻止血小板聚集，抑制纤维蛋白形成，防止内源性凝血。当出现血管危象时，应及时指端小切口放血、局部指腹皮下肝素钠浸润加甲床开窗放血，可降低治疗断指再植术危象的发生，也可用肝素钠侧孔灌注。

(4) 前列腺素 E_1 的应用：前列腺素 E_1 能有效地防止血管危象的发生，在常规“三抗”治疗基础上给予前列腺素 E_1 120μg 加入 5% 葡萄糖注射液 250ml 中静脉滴注，2 次 /d，14 天为 1 个疗程。

(5) 尿激酶的应用：近年来尿激酶大量应用于血管危象并取得了可靠的疗效，15 分钟内静脉注入尿激酶 5 万 ~20 万 U，后改为静脉微量泵注射(2.5 万 U/h)，维持 36 小时左右或病情稳定后停药，治疗时应注意监测凝血酶原时间。

(6) 高压氧及手术探查：高压氧及手术探查是传统的治疗方案，其疗效安全可靠，无明显的不良反应。高压氧可提高血液、组织氧分压，提高氧的组织弥散半径和弥散率，增加组织氧储量，从而改善组织循环，有利于移植皮瓣的成活。术后发生静脉危象，在排除伴发动脉危象后，可常规非手术行负压吸引治疗；术后出现顽固性动脉危象时应立即行探查手术。

二、断指(肢)再植

外伤所致肢体断离，没有任何组织相连或有残存的损伤组织相连，称为完全性断指(肢)。肢体骨折或脱位伴 2/3 以上的软组织断离、主要血管断裂，不修复血管远端肢体将发生坏死的称不完全性断指(肢)。

现场急救包括止血、包扎、保存断肢和迅速转运。完全性断指(肢)近端的处理同手外伤的急救处理，不完全性断指(肢)应注意将肢体用木板固定。如需远距离运送，则应采用干燥冷藏法保存，即将断指(肢)用无菌或清洁敷料包好，放入塑料袋中，再放在加盖的容器内，外周加冰块保存。但不能让指(肢)体与冰块直接接触，以防止冻伤，也不能用任何液体浸泡。到达医院后，立即检查断指(肢)，用无菌敷料包好，放在无菌盘中，置于 4℃冰箱内，若为多个手指，应分别予以标记，按手术程序逐个取出，以缩短热缺血时间。但不能放入冷冻层内，以免冻坏指(肢)(图 4-5-5)。

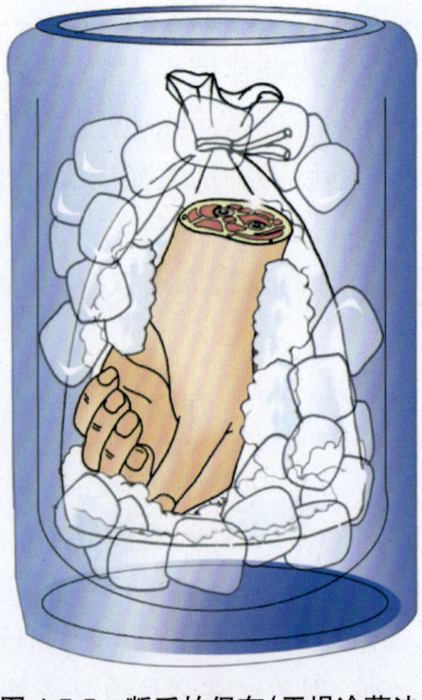

图 4-5-5　断手的保存(干燥冷藏法)

（一）断肢（指）再植的适应证

1. 全身情况　良好的全身情况是断指（肢）再植的必要条件，若有重要器官损伤应先抢救，可将断肢置于4℃冰箱内，待全身情况稳定后再植。

2. 指（肢）体的条件　与受伤性质有关，切割伤再植成活率高，碾压伤和撕脱伤相对较差。

3. 再植时限　与断肢的平面有明显关系。再植时限原则上越早越好，一般以6~8小时为限，如伤后早期开始冷藏保存，可适当延长。上臂和大腿离断，时限宜严格控制。

4. 离断平面　末节断肢再植的成功，使目前断肢再植已无明显的平面限制，断成两段的断指亦可以再植。

5. 年龄　老年人断指（肢）机会较少，且多有慢性器质性疾病，是否再植应慎重。

6. 双侧上肢或下肢，或多个手指离断，可组织多人同时手术。原则是先再植损伤较轻的肢体，如有必要可行异位再植。多个手指离断应先再植拇指，并按手指的重要性依次再植。

（二）断指（肢）再植的禁忌证

1. 患全身性慢性疾病，不允许长时间手术，或有出血倾向者。

2. 断指（肢）多发性骨折及严重软组织挫伤，血管床破坏严重，血管、神经、肌腱高位撕脱者。

3. 断肢经刺激性液体及其他消毒液长时间浸泡者。

4. 在高温季节，离断时间过长，断指（肢）未经冷藏保存者。

5. 患者精神不正常，本人无再植要求且不能合作者。

（三）手术原则

1. 彻底清创　除遵循一般创伤的清创原则外，要仔细寻找和修整需要修复的重要组织，如血管、神经、肌腱，并分别予以标记。在肢体血循环恢复后，需再次对无血供的组织进行彻底切除。

2. 重建骨的连续性，恢复其支架作用。修整和缩短骨骼，其缩短的长度应以血管、神经在无张力下缝合，肌腱或肌肉在适当张力下缝合，以皮肤及皮下组织能够覆盖为标准。

3. 缝合肌腱　重建骨支架后，先缝肌腱再吻合血管。一方面缝合的肌腱或肌组织作为适当的血管床，有利于吻合血管张力的调节；另一方面可避免先吻合血管在缝合肌腱时的牵拉对血管吻合口的刺激和影响。通常先缝合伸肌腱，再修复屈肌腱以利于调整张力。缝合的肌腱应以满足手部和手指主要功能为准，不必将断离的所有肌腱缝合。

4. 重建血循环　将动、静脉彻底清创至正常位置，在无张力下吻合，如有血管缺损应行血管移位或移植，动静脉比例以1∶2为宜，一般先吻合静脉，后吻合动脉。血管吻合应在手术显微镜下进行。

5. 缝合神经　神经应尽可能一期缝合，并应保持在无张力状态，如有缺损可行神经移植修复，可采用神经外膜缝合或束膜缝合。

6. 闭合创口　再植的创口应完全闭合，皮肤直接缝合时，为避免环形瘢痕，可采用Z字成形术，如还有皮肤缺损，应立即采用中厚或全厚皮片覆盖创面或采用局部皮瓣转移修复。

7. 包扎　应使用多层松软敷料包扎，指间分开，指端外露，便于观察血液循环。

（四）术后处理

1. 一般护理　病房应安静、舒适，室温保持在20~25℃。局部立灯照射，以利于观察血液循环并可局部加温。抬高患肢，使之处于心脏水平面，严防寒冷刺激，严禁吸烟及他人在室内吸烟，防止血管痉挛发生。

2. 密切观察全身反应　一般低位断指（肢）再植术后全身反应较轻。高位再植，特别是缺血时间较长的，除了注意因血容量不足引起休克和再植肢体血循环不良外，还可能因毒素吸收而出现高热、烦躁，甚至昏迷、血压下降、尿量减少、血红蛋白尿及无尿，均应及时加以处理，必要时可截除再植的肢体。

3. 定期观察再植肢体血循环，及时发现和处理血管危象。观察指标包括：皮肤颜色、皮温、毛细血管回流试验、指（趾）腹张力及指（趾）端侧方切开出血等。应每1~2小时观察一次；与健侧对比，警惕出现血管危象。

血管危象是指由于断指再植术后吻合的动静脉发生血运障碍而引起一系列生理病理改变的一种现

象，严重影响了再植指的成活。血管危象可由多种原因引起，多发生于术后24~72小时，包括动脉痉挛、动脉栓塞、静脉栓塞等。如果颜色苍白，皮温下降，毛细血管回流消失，指腹干瘪，指腹切开不出血，则表示动脉血供中断，即动脉危象。如果颜色由红润变成紫灰色，指腹张力降低，毛细血管回流缓慢，皮温降低，指腹侧方切开缓慢流出暗红色血液，则是动脉血供不足的表现。如果指腹由红润变成暗紫色，且指腹张力高，毛细血管回流加快，皮温从略升高而逐渐下降，指腹切开立即流出暗紫色血液，不久又流出鲜红色血液，且流速较快，指腹由紫逐渐变红，则是静脉回流障碍，即静脉危象。

一旦发现应解开敷料，解除压迫因素，应用解痉药物如罂粟碱等。有条件者，可行高压氧治疗。经短时间观察仍未见好转者，多为血管栓塞，应立即行手术探查，去除血栓，切除吻合口重新吻合。

4. 防止血管痉挛，预防血栓形成。除保温、止痛、禁止吸烟外，还可适当应用抗凝解痉药物。罂粟碱有利于解除血管痉挛，低分子右旋糖酐可以预防血栓形成。一般不用肝素。

5. 应用适当抗生素预防感染。

6. 肢体成活，应积极进行主动和被动功能锻炼，并适当辅以物理治疗，促进功能康复。若有肌腱、神经需二期修复者，应适时尽早修复。

（五）特殊类型的断指再植

特殊类型的断指再植术，即不同于条件较好及常规情况下的一般断指再植术。此类断指情况特殊，伤情复杂，再植难度大，技术要求高，需要一定的技术力量、特殊的技术手段方能顺利实施再植及保证手术成功。主要包括小儿断指、末节断指、多指断指、多平面断指、旋转撕脱离断性断指、老年断指、妊娠晚期断指、哺乳期断指、液体浸泡断指等。

1. 末节断指再植　末节手指血管解剖恒定，两侧指固有动脉沿指深屈肌腱的腱鞘两侧向远端走行，在指深屈肌腱止点以远形成指远侧掌横弓。约在甲半月线水平发出3~5条终末支，相互吻合成网，分布于指腹和甲床，终末支的外径为0.1~0.3mm，可供再植吻合（图4-5-6）。末节指背静脉起于指甲两旁，经甲襞走向近侧，在甲根以近汇成末端静脉。掌侧静脉常位于指腹中央或偏尺侧，外径为0.2~0.4mm（图4-5-7）。

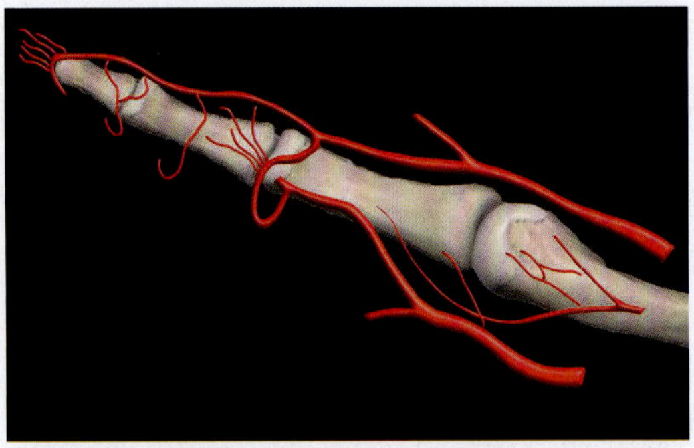

图4-5-6　手指的动脉血供

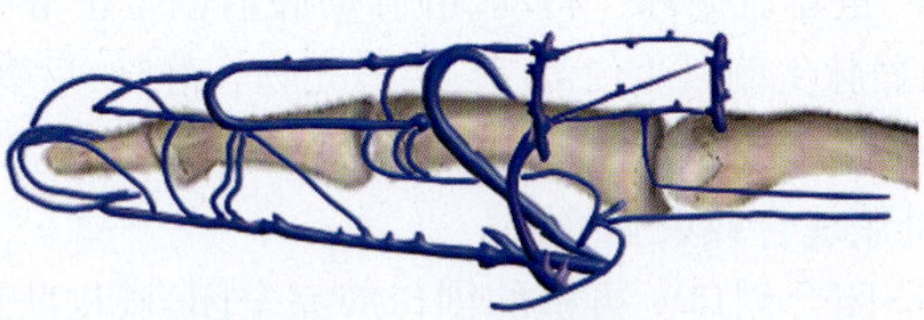

图4-5-7　手指的静脉回流

Yamano末节断指分区：Ⅰ区为指动脉远侧掌横弓以远的区域；Ⅱ区为远侧指间关节至指动脉远侧掌横弓之间的区域；Ⅲ区为中节指骨远侧1/3处至指间关节的区域（图4-5-8）。根据是否能在掌侧找到供吻合用的静脉，Yamano将Ⅰ区断指分为三型：Ⅰ型为甲半月线处的离断，正好伤及指动脉弓，在指腹侧能够找到供吻合用的静脉；Ⅱ型为甲半月线以远的离断，掌侧难于找到适宜吻合的静脉，指动脉弓发出的终末支也受到损伤；Ⅲ型为指端的斜行离断，掌侧有时也难于找到供吻合的静脉。

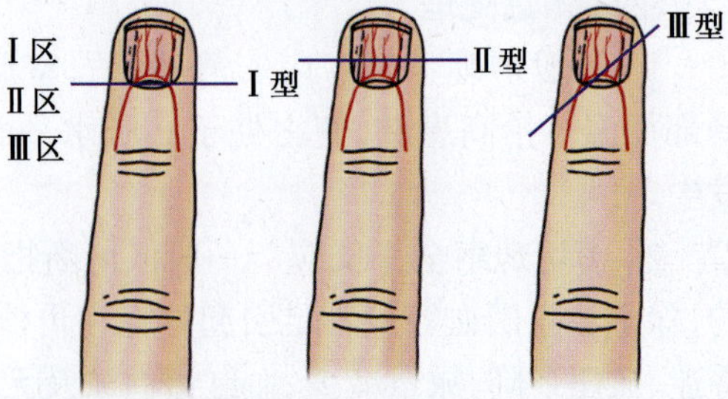

图4-5-8　Yamano末节断指分区

Ⅰ区断指，指骨不做缩短，对血管吻合无影响。清创时注意用1∶1 000新洁尔灭溶液冲洗骨端，用细克氏针做内固定。Ⅰ型和Ⅲ型断指可在掌侧找到供吻合用的动静脉，直接吻合。Ⅱ型损伤，如果离断创面整齐，可以原位缝合。Ⅱ区损伤，如果指间关节有骨折或骨缺损，可做关节融合。儿童应保护骨骺，尽量不做关节融合，以免影响手指发育。该区动脉直径 0.2~0.5mm，静脉直径为 0.3~0.6mm，血管吻合并不十分困难。Ⅲ区损伤，应以缩短中节指骨为主，尽量保存远侧指间关节，修复屈、伸指肌腱，以利术后恢复活动（图 4-5-9）。

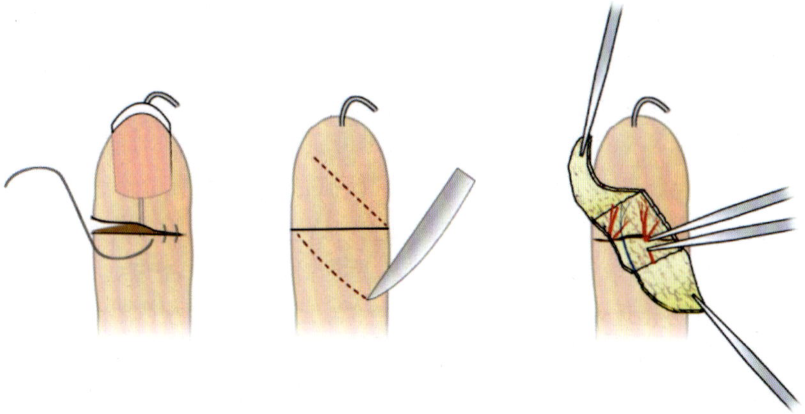

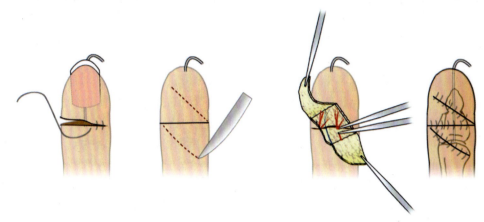

图 4-5-9　末节断指再植的血管显露

总之，手指末节组织少，低血流量供给即可成活。远侧指间关节即使做融合，对整个手指的功能影响亦不大。末节指神经丰富，稍加吻接即能恢复满意的感觉功能。末节指再植后指腹多显饱满，外形美观。末节断指只要条件允许，应力争再植。

2. 手部多平面离断再植　手部多平面离断是指包括腕、掌、指 3 个部位中 2 个以上平面的离断。分 5 种类型：①断腕、断掌并断指；②断腕并断掌；③断掌并断指；④手掌多平面离断；⑤手指多平面离断。

主要功能手指指体节段损伤较重，可将完整的次要功能手指离断节段移位至主要功能手指再植。若系单一手指离断血管、神经、皮肤挫伤严重或缺损较长时，则可采用邻指相应组织移位修复；邻指难以取材时，则应行游离移植修复。单纯手指多平面离断时，应先对远端平面在“无血状态”下进行再植。若系腕部、掌部或同时合并指部多平面离断再植时，则可依次从近侧平面向远侧平面再植，通血一个平面，再植一个平面。若中间段的血管、神经、肌腱、骨骼与皮肤较长无明显损伤者，应予保留行分段修复；若中间段的血管、神经、肌腱、骨骼、皮肤较短（ <1.5cm），可予舍弃。

总之，只要患者全身情况许可，指（肢）体缺血时间不长，离断的指（肢）体尚完整，无明显挫伤及血管、神经抽出缺损，预计再植后能成活并可恢复一定的功能者应予以再植。

3. 撕脱性断指再植　撕脱性断指是一种复杂性断指，其致伤暴力形式多样，一般在挤压暴力作用下，患者保护性回缩伤指，近端旋转抽脱形成，为挤压及旋转暴力共同作用所致。表现为血管、肌腱、神经多在薄弱处损伤。远端指体在车床、钻床等物体带动下从近端撕脱，多形成旋转撕脱性断指；也可以在重物碾压暴力下，由于疼痛刺激回缩指体的同时，近端指体产生一定程度上的旋转暴力，形成以远端指体局部碾压损伤、近端旋转撕脱为特点的碾转撕脱性断指。套状撕脱性断指是指患者保护性地回抽手指造成手指皮肤软组织的套状撕脱，严重者也会导致血管、神经、肌腱损伤和撕脱性骨折。

旋转撕脱性断指的肌腱常从腱腹结合部断裂拉出，神经多呈鼠尾状从近端抽出一段，血管多在离断平面附近断裂（图 4-5-10A，图 4-5-10B）。碾转暴力所致撕脱性断指又与一般旋转撕脱性断指有着不同之处：①骨质损伤情况不同，前者术中往往发现骨折部位位于暴力挤压点，且多为粉碎性骨折；部分指体于关节水平离断。后者以关节处离断较为多见；骨折多表现为螺旋形。②动脉损伤时，两者在动脉损伤的近端相似，多为肌层断裂形成“串珠”样损伤。但前者在远端暴力挤压区范围内，仍可能形成动脉的内、外膜剥脱，其损伤程度与暴力作用大小与范围有关。而后者远端动脉往往损伤较轻，前者动脉缺损更为常见。③静脉损伤时，前者患指侧方静脉往往损伤较轻。在碾压暴力保护下，侧方皮肤相对移位较小，静脉损伤范围有限。掌侧由于软组织丰厚，对于静脉的挤压相对较小，因此损伤较背侧轻。背侧静脉在暴力直接作用下，损伤最为严重。术中通血后往往发现指背静脉回流缓慢或无回流、难以持续，容易形成指背侧局部皮肤坏死或瘢痕愈合。

撕脱性断指因其损伤程度重而复杂，再植难度高，术中血管、神经、肌腱损伤严重，缺乏可供吻合的动脉，且再植时体位难以控制，增加了再植的难度与再植的时间。一般临床上采用桥接血管再植或转移邻指肌腱、神经、血管再植或者原位再植。

再植术的手术步骤主要如下：

(1)清创：对远近端进行仔细清创，并对静脉、动脉和神经进行标记。

(2)再植：对指背静脉、固定动脉和指神经进行吻合，然后尽可能吻合血管，并对前臂浅静脉进行移植，以确保动脉供血及静脉回流。手术要点：①骨折端的处理，碾转撕脱断指往往骨质粉碎比较明显。术中可进行适当的骨质短缩或关节融合，但应依据骨质粉碎情况，而不能单纯以皮肤及血管条件进行过分短缩，以免影响美观、功能。对于关节处离断者，应尽量保留关节面完整。②动脉修复方面，注重远、近端共同探查。近端应修整到持续、有力地喷血为止。防止近端肌层断裂而外膜连续，或近端血管顽固性痉挛，引起的不喷血或短暂喷血现象。另外碾压部位往往位于断指远端，受压处的动脉大多存在内、外膜剥脱，进而增加缺损长度。③静脉修复方面，侧方静脉往往缺损不明显，考虑在碾压暴力作用下，侧方断端组织移位相对较小，静脉损伤较轻。对于掌侧、指背静脉应尽量选择远离挤压中心，且以修复掌侧静脉为宜，术中可适当增加静脉吻合数量。修复侧方静脉可提高再植指体的存活率，并可减少指骨短缩或移植静脉的长度。④神经修复方面，指神经多于近端抽出，呈“鼠尾”样改变。修整后往往形成一定长度的缺损。考虑断指存活后的感觉功能重要性，可采用废指指神经或前臂皮神经移植、无张力缝合来重建感觉功能。⑤创面缺损的处理，碾转撕脱性断指合并皮肤缺损并不少见，因此可针对患者具体情况，采取局部皮瓣转移或远处植皮等方式修补皮肤缺损。

在拇指旋转撕脱性离断再植时，可将示指固有伸肌腱及环指指浅屈肌腱或掌长肌腱，分别移位于拇长伸肌腱及拇长屈肌腱；将第二掌背静脉及示指桡侧指动脉移位，分别修复拇指背侧静脉及拇指动脉；将示指尺侧指神经移位与拇指尺侧指神经吻合，也可以进行血管和神经的游离移植。一般认为，环小指的旋转撕脱性断指多不考虑再植。能否再植成功取决于是否有可供转位或移植的组织(图 4-5-10C，图 4-5-10D)。

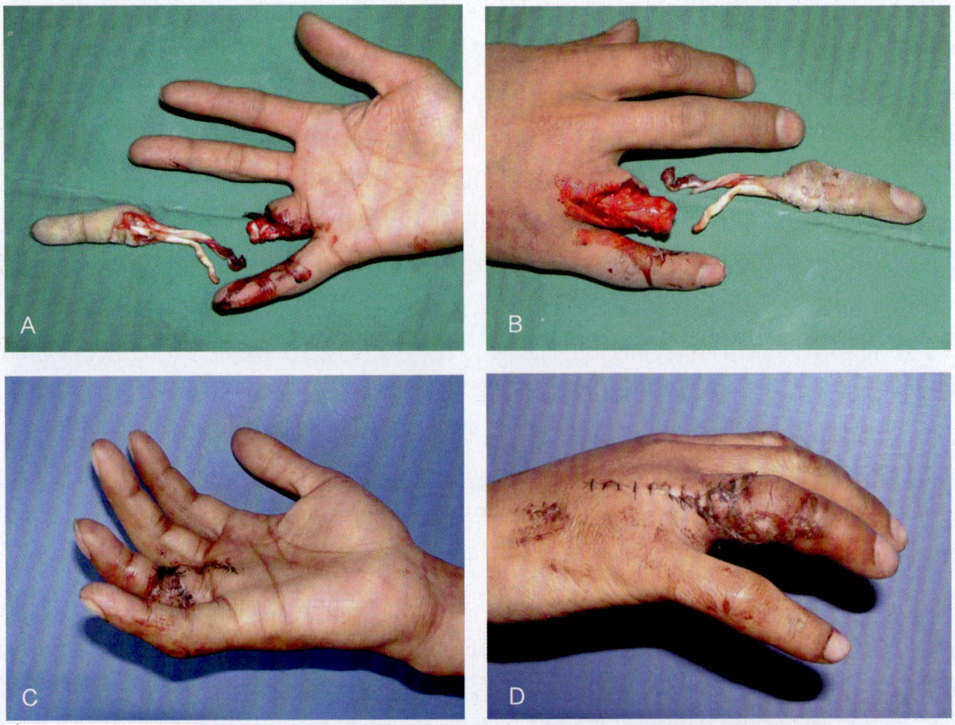

图 4-5-10 A、B 右手环指旋转撕脱性断指；C、D 再植术后 10 天

撕脱性断指的预后因受伤机制、采取治疗时间、断指的保存及医疗技术水平的不同而差别巨大。近年来，撕脱性断指再植成功率明显提高，国内外病例报道中不乏严重撕脱性指损伤后再植成活的案例，但严重的撕脱性断指再植仍是临床中难度较大的手术，因血管、神经、肌腱损伤严重，且缺乏可供吻合的动脉而影响疾病的预后。综合文献报道，完全性撕脱性断指总的成活率在 66% 以下。

4. 小儿断指再植　指 12 岁以下儿童的断指再植手术。

小儿手指的血管非常细薄。抗拉力小，容易痉挛。再植时应尽量少缩短骨骼，注意保护骨骺，一般不做关节融合。血管吻合时尽量在上肢气性止血带下进行而不用血管夹。术后患儿应以妥善制动，给 3~5 天镇静剂（如冬眠一号）。术后观察与护理非常重要。

在断指再植手术中还可以灵活应用以下方法重建血运。

（1）利用一侧动脉分支重建动静脉血运，即将动脉 Y 型分支一个切断与静脉吻合。

（2）借道回流法，保留优势动脉于背侧，在远侧指间关节近侧结扎优势动脉，使血液经优势动脉结扎部以远流入静脉。

（3）静脉动脉化。

（4）利用邻指皮瓣进行再植指体静脉引流。

（5）寄养再植，即将断指异位再植于身体其他部位，全身情况好转后再回植。

（6）非显微血管吻合法再植，如将离断指体去表皮后进行皮下埋藏，用筋膜瓣将断端覆盖后把离断指体做帽状缝合等。

【复习题】

1. 屈肌腱如何进行分区？
2. 肌腱损伤后如何对肌腱修复效果进行评价？
3. 简述撕脱性断指再植术的简要步骤。
4. 静脉危象与动脉危象如何鉴别？

（王　斌）

参考文献

[1] 顾玉东，王淑寰，侍德．手外科学．上海：上海科技出版社，2002.

[2] 宋楠，冒海蕾，杨茜，等．M-Tang 法肌腱缝合技术的生物力学研究及其在Ⅱ区屈肌腱修复中的应用．组织工程与重建外科杂志，2014, 10 (04): 211-214.

[3] 石志华，巨积辉，侯瑞兴．手指皮肤套状撕脱伤研究进展．中国临床解剖学杂志，2016, 34 (05): 593-595.

[4] 陈孝平．外科学．8 版．北京：人民卫生出版社，2013.

第六节　常见手及上肢先天畸形

一、手及上肢先天性畸形的发育生物学与分类

约 600 个新生儿中就有 1 个存在不同程度的上肢畸形。协调四肢发育的分子学机制的研究成为数十年来的焦点。胚系遗传、基因突变、环境因素与上肢畸形的发生密切相关。

通过精确的方法来描述与分类这些畸形，不仅有助于临床的诊断及治疗，而且有利于临床医师与科研人员就分类方案及畸形发生发展过程的联系性进行讨论交流。现今最常用的分类方法是基于 1964 年 Swanson 提出的方案，此方案在 1974 年被国际手外科学会联合会（IFSSH）所采纳。该分类方法结合了四

肢发育的形态学认识及临床手术学的观点，简单易用，几乎被全世界所采纳。然而，该方案对于病因的分类包含了描述性及推测性的内容，其简单性也导致无法对一些发育相关性畸形进行分类，容易造成误诊或多元诊断。随着对发育生物学的不断深入了解，这些描述性术语已经不能准确概括疾病特点。因此，该分类方法开始遭到异议。

Manske 和 Tonkin 近来在临床经验及发育生物学的基础上对原分类方法进行了改进。而本文旨在结合发育生物学，提出上肢畸形病理遗传学的最新概念，以助于改进畸形的分类方法，使之更精确适用。

（一）肢体发育的过程

1. 体轴的形成与分化　在胚胎发育早期，同源异形盒（*HOX*）转录因子介导颅 - 尾轴启动体节的分化。大约在发育第 4 周，上肢的生发区域确立，启动了 T-box（*TBX5*），无翅型 MMTV（WNT）及成纤维细胞生长因子（FGF）的表达，肢体的生长开始。覆盖着非薄外胚层表层的上肢芽自侧板中胚层膨出。肢芽诱导失败（tetra-amelia 综合征，四肢缺如）与 *WNT3* 及 *FGF10* 突变有关。*TBX4* 和 *TBX5* 分别与下肢与上肢的发育相关联。*TBX5* 突变（Holt-Oram 综合征、手 - 心畸形综合征）可导致一系列的上肢畸形。

随着肢芽的形成，发育在 3 个轴向上进行：近心 - 远心轴，前 - 后（桡 - 尺）轴，背 - 腹轴（图 4-6-1）。每个轴向的发育与分化由一群细胞控制，它们传送发育信息给局部细胞及组织，我们称之为信号中心。中胚层的 *FGF10* 与外胚层的 *radical fringe* 基因（*R-FNG*）在背腹边界的顶端连接，使外胚层增厚，以形成近心 - 远心轴的信号中心，称之为顶端外胚层嵴（AER）。AER 能产生 WNT3 及一些 FGF，维持中胚层 *FGF10* 的表达。而 *FGF10* 可以促进 AER 下区的细胞增殖，这些区域叫作进展区（progress zone）。进展区内的中胚层细胞受信号中心的调控，以决定其最终分化。外胚层和中胚层 *FGF*/*WNT* 之间的相互作用，维持着近心 - 远心轴的发育生长。

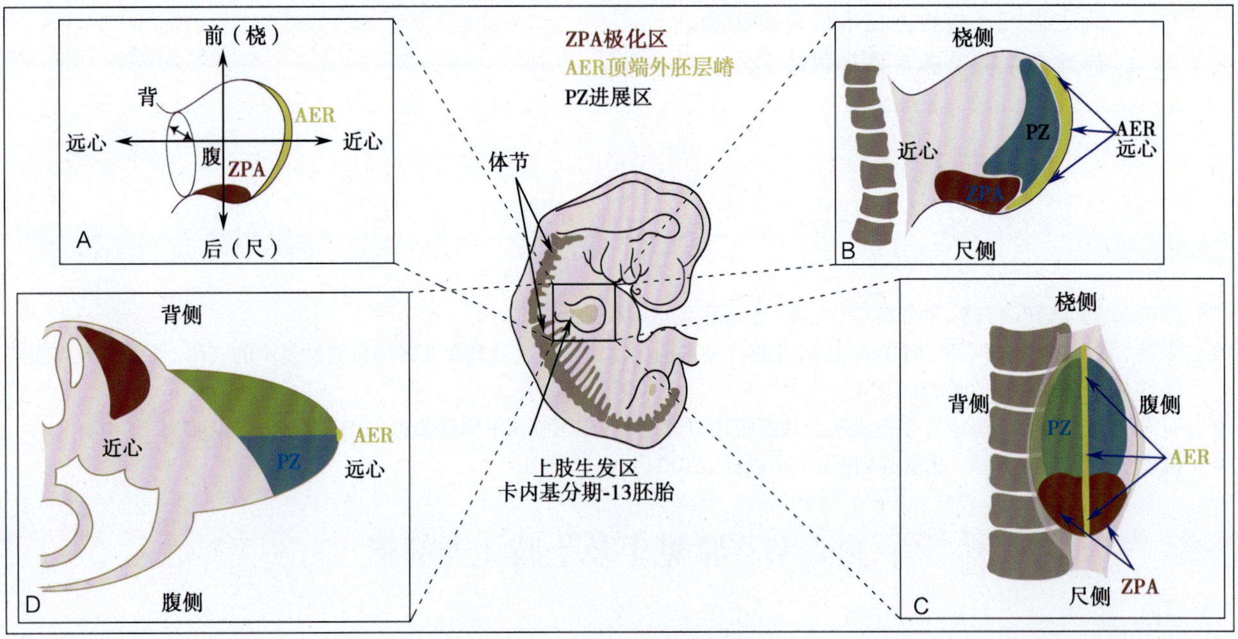

图 4-6-1　肢芽调节中心和体轴

卡内基阶段 -13 时，肢芽形成。（A、B）近心 - 远心轴上顶端外胚层嵴、进展区和极化区的空间分布；（C、D）腹 - 背轴上顶端外胚层嵴、进展区和极化区的空间分布。AER，顶端外胚层嵴；PZ，进展区；ZPA，极化区。

前 - 后（桡 - 尺）轴的发育与分化受控于中胚层后方的极化区（ZPA）。ZPA 增加肢体的宽度，使之向后（尺）方发育。它通过产生形态发生素音猬因子（SHH）发生作用。AER 和 ZPA 通过反馈回路紧密联系，维持生长过程中 AER 远端后（尺）方边界区 SHH 的表达（图 4-6-2）。

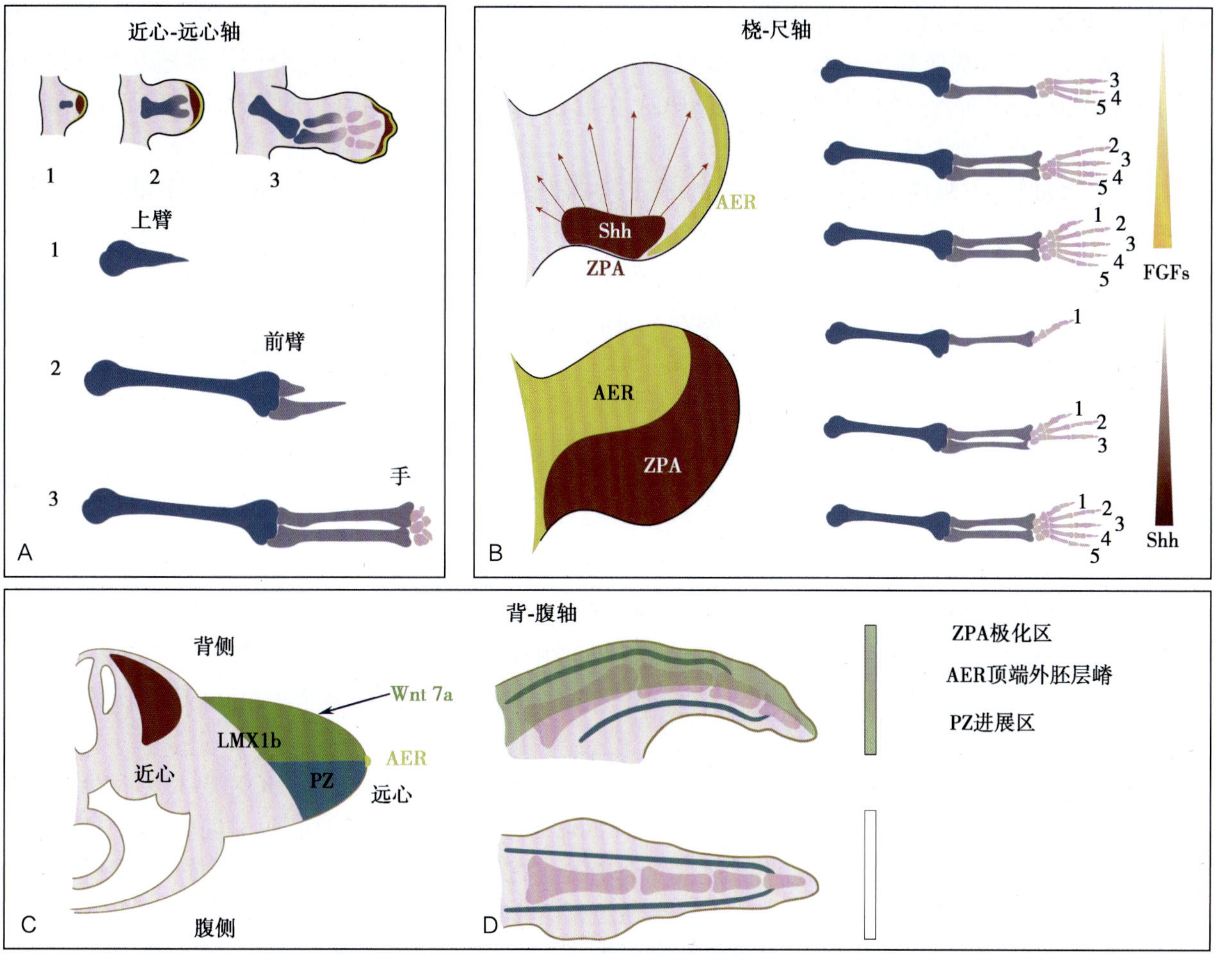

图 4-6-2　轴向分化和发育障碍

A. 肢芽的近心 - 选心轴、前(桡)- 后(尺)轴和腹 - 背轴的示意图;B. 上肢近心 - 远心轴的分化发育生长与异常时的发育障碍;C. 上肢桡 - 尺轴的分化发育与异常时的发育障碍;D. 上肢背 - 腹轴的分化发育与异常时的发育障碍。AER,顶端外胚层嵴;PZ,进展区;ZPA,极化区。Shh、Wnt 7a 和 LMX1b 为分化相关因子。

外胚层背侧产生的 *Wnt7a* 调控着肢体背 - 腹轴的发育。*Wnt7a* 通过诱导 Lim 同源盒转录因子 LMX1B 使下层的肢中胚层向背侧生长。*Wnt7a* 的缺陷也会导致肢体尺侧生长发育的障碍,提示 *Wnt7a* 的另一个重要作用在于维持与 ZPA 相关的 SHH 的产生。可以说,SHH 在肢体发育中扮演重要的角色,与近心 - 远心轴,前 - 后(桡 - 尺)轴和背 - 腹轴的发育相关联。

信号中心也同样能够通过常规及特殊的、不对称的分子通路,调控下游靶组织如骨骼、血管、肌肉和神经的生发。比如,骨骼的发生需要几种因子在合适的时机和部位发挥调控作用,包括性别决定区 Y 相关的高迁移率族蛋白 9(SOX9)使骨原基浓集;WNTs 和生长分化因子 5(GDF5)调控关节发育;类甲状旁腺素(PTHLH),印度刺猬因子(IHH),胰岛素样生长因子(IGFs),成骨蛋白(BMPs),WNTs,FGFs 和成骨特异性转录因子 2(RUNX2)促进骨原基生长及后来的软骨内骨化。此外,矮小同源盒基因 2(*SHOX2*)在近心侧软骨膜得到上调表达,促进了肱骨的延长。同时前臂软骨膜诱导 *SHOX* 以调节桡尺骨的生长。因此,下游通路的正确诱导对于各轴向的完全分化至关重要。

(1)近心 - 远心轴缺陷(横向缺陷):AER 产生的 FGFs 促进了和 ZPA 相关联的肢体的生长。彻底去除 AER 或者阻断 FGF 受体,会同时中断肢体在近心 - 远心轴向上的发育,临床上表现为横向生长阻断。动物实验提示横向生长阻断的程度与该轴破坏的时间相关。

最近,Winkel 等发现在 B1 型短指畸形(BDB1)中 WNT 及酪氨酸激酶受体(ROR2)常出现变异。WNTs 在 AER 相关的 FGFs 的调控下,通过 ROR2 受体促进整个肢体的延长,因此 AER 功能受限常导致短指畸形，亦属于近心 - 远心轴发育障碍。

肢节缺失或者海豹肢畸形一般不属于单纯的发育过程问题，它们中的大部分往往伴随着严重的纵向或桡 - 尺轴缺陷。然而，近来对于 *SHOX2* 及 *SHOX* 在近心 - 远心轴生长过程中的机制和潜能研究提示，可能与一些罕见的肢节缺失畸形有关。

（2）桡 - 尺轴缺陷（纵向缺陷）：AER 相关的 FGF 功能丧失导致横向缺失，而 FGF 功能不足可致纵向缺失。FGF 功能减退引起肢体生长减慢，形体缩小，尽管 ZPA 作用下的尺侧生长及增殖仍在进行中。其发展结果表现为类同畸形分类中的桡侧纵列缺失。FGF 受体 2 突变的畸形综合征，如 Apert 综合征、Pfeiffer 综合征或 Saethre-Chotzen 综合征，其桡 / 前侧关节异常、前臂骨间连结形成。

SHH 诱导上肢尺骨及手部尺侧指骨的形成。此外，SHH 也与后 / 尺侧肢体的生长相关。肢体发育过程中 SHH 表达减少或者靶向信号暂时中断，可使肢体生长减慢，形体缩小。SHH 缺失的发展结果表现为分类中的尺侧纵列缺失。其临床表现随 SHH 缺失的时间点、程度及持续时间而不同。而且，SHH 缺失可引起 FGF 表达减少。因此，除了肢体长度、大小及 FGF 表达减少以外，桡侧结构尤其是拇指的发育也潜在地受到影响。临床上表现为拇指及尺侧列的缺失。

过去，几种并发近侧肢体缺如的纵向缺失，属于节段缺失这一分类。对其中很多病例重新仔细体检，可见远端缺陷与桡侧列或尺侧列相一致，提示近端的畸形为纵列畸形的延续。

（3）背 - 腹轴缺陷（背向缺失）：外胚层背侧的 *Wnt7a* 或中胚层背侧的 *LMX1B* 减少或缺失可影响背向发育。在小鼠模型中，单倍剂量不足不会产生表现型。然而，在人类，*LMX1B* 单个等位基因缺陷可致背向发育不全，如甲 - 髌综合征，即肘与指甲的发育异常。

2. 手板的形成与分化　在发育的第 2 周手板可见。HOX 转录因子（尤其是 HOXD9-13 和 HOXA9-13）与 SHH 相互作用，确定了手指的数目与指别。SHH 同时也诱导产生自后向前（尺侧向桡侧）的 BMPs 梯度，这在手指的发育分化中至少有 2 个作用。第一，BMPs 能够诱导指间细胞凋亡，或程序性细胞死亡。通过抑制 AER 的 FGF 表达部分实现。第二，BMPs 通过指骨形成区参与完成手指的区分，指骨形成区位于手指远端的骨原基，其通过上调表达 *SOX9* 调控软骨形成，维持 *FGF* 表达，促进手指持续生长。然而，对于 BMP 家族如何在细胞凋亡与软骨形成中周期性转换功能，目前仍不明了（图 4-6-3）。

3. 指间区形成与分化缺陷（软组织缺陷）　有些动物趾间存在蹼，比如鸭子和蝙蝠。在这些动物模型中，指间区域有 BMP 拮抗剂 Gremlin（*GREM*）的表达，从而限制了细胞凋亡。指间区域 BMP 拮抗剂的异位过度表达，以及 AER 或中胚层的 FGF 功能的持续，抑制了指间区的细胞凋亡，导致并指畸形。BMP 拮抗剂 Noggin（*NOG*）的突变，临床上与关节骨化连接、并指及多指有关联，提示了 BMP 在其中的作用。

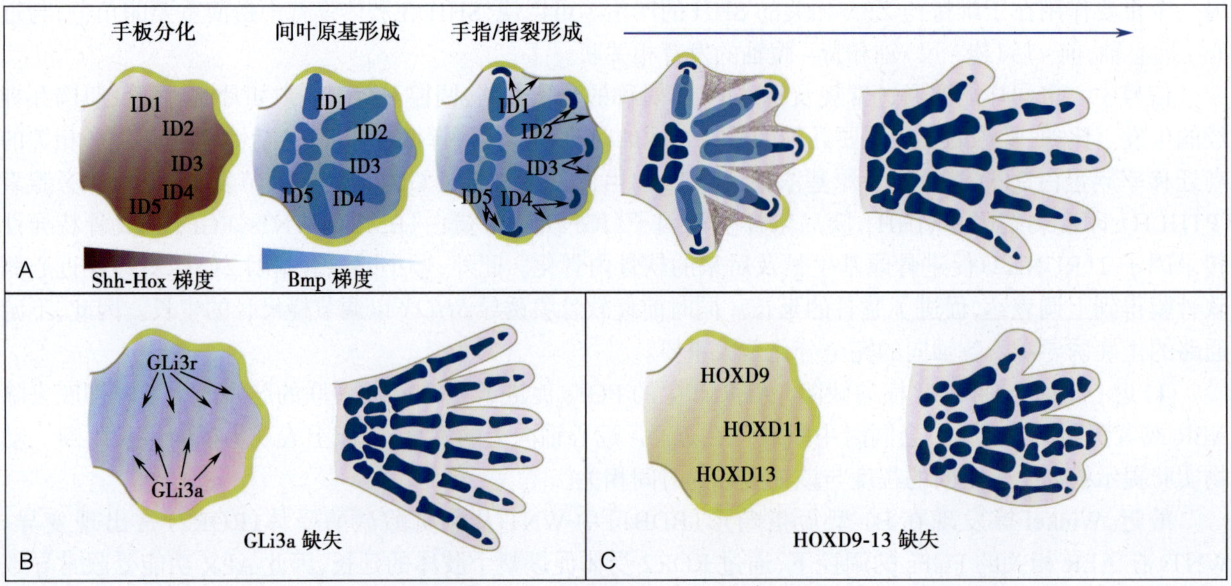

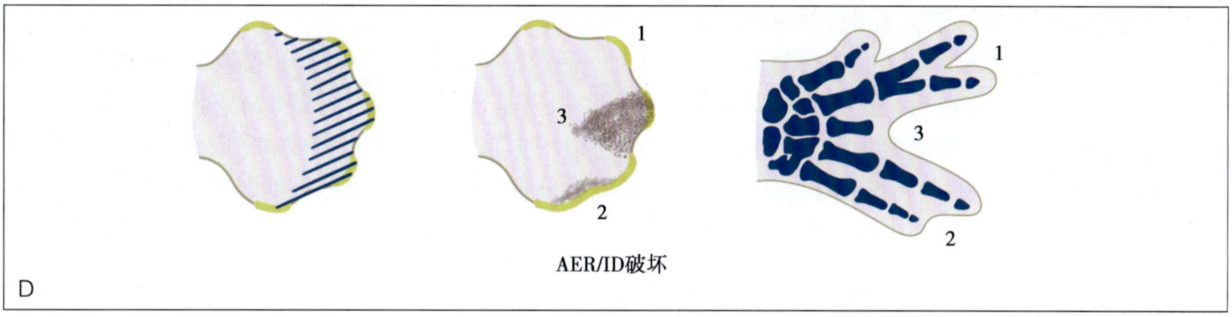

图 4-6-3　手板形成分化障碍

A. 手板形成和分化过程及 Shh-Hox、Bmp 在此过程中的浓度梯度；B. GLi3a 和 GLi3r 在手板形成分化中的拮抗作用及 Gli3a 缺失导致的多指畸形；C. 手板形成和分化过程中 HOXD9-13 的分布及其缺失导致的并多指畸形；D. 手板形成和分化过程中 AER/ID 破坏导致的手指发育障碍，中央指列发育不全。

Apert 综合征中的并指，是由 FGF 受体 2（*FGFR2*）突变引起，导致了 FGF 及氨基葡聚糖与受体的结合活性增加。受体处于持续激活状态，FGF 功能不断作用，覆盖了 BMP 的信号机制，从而导致复杂的并指畸形。

而背腹侧及各手指的韧带 / 肌腱形成和附着机制还没有很好地阐明。候补基因也许与屈曲 - 挛缩畸形有关，如僵直小指可能源于神经肌肉的相互影响和 / 或细胞外基质结构形成异常（如蛋白多糖 4，PRG4）。对于这些手部相关的软组织畸形的病因学基础，仍需要深入的研究。

4. 手指发育分化缺陷（骨缺陷）　同前所述，缺乏 SHH 导致尺侧手指缺失，及桡 - 尺轴的缺陷。然而，SHH 信号系统的异常也能导致多指畸形。在 SHH 信号传递中，转录因子 GLI3 体现出了桡 - 尺轴上 SHH 梯度的作用。在肢芽的桡侧面，GLI3 经转录后表达为短效抑制剂形式，阻断了 SHH 功能。在 ZPA 区，SHH 阻断 GLI3 的转化，成为全程的激活剂形式。这种双功能的转录因子突变，可致尺侧多指症（也叫轴后多指 A 型、B 型）及桡侧多指症（也叫轴前多指Ⅳ型）合并多指。在小鼠模型中，GLI3 的完全缺失，使得各趾丢失特征形态上类似于人类的五指手畸形或三节拇畸形。此外，肢体的 SHH 调节区变异致 SHH 在前侧（桡侧）表达异常，也可导致三节拇畸形。

HOXD13 缺陷或整个 *HOXD9-13* 区域的缺失可导致各种并指多指畸形，手指与指间的结构与形态均发生紊乱。*HOXA13* 功能的缺失与手 - 足 - 生殖器综合征有关，表现为发育不全的中节指骨及手指偏移。

手指的成形、分节及软骨发育涉及数个因子及通道。因此，它们的变异或者缺陷可致短指畸形。*HOXD13* 变异可致 D 型或 E1 型短指畸形。软骨发育中的因子，包括 IHH（A1 型）、BMPR1B（A1 和 A2 型）、GDF5（A2 型和 C 型）、ROR2（B1 型）、NOG（B2 型）和 PTHLH（E2 型），其变异也可导致短指畸形。

在指骨发育分化过程中，BMPs 调节着 AER 上层 SOX9 活化及维持 FGF 间的过渡。SOX9 的完全缺失可致肢体退化，因而无法诱导软骨的生成。SOX9 的单倍剂量不足可致骨屈曲发育不良，表现为软骨减少，长骨弓形以及短指。

Ogino 使用烷化剂白消安建立了中央缺失（分裂手）的模型。在手板形成期，观察到致畸因子使远侧进展区和 AER 的细胞凋亡增加，导致可中央分裂、中央并指及中央多指。手板细胞凋亡的增加也导致了 AER 相关 FGF 表达缺陷，使 AER 及其下中胚层 BMPs 分泌减少及紊乱，也使 ZPA 相关的 SHH 表达减少。以上机制共同构成了中央分裂、并指、多指在手板形成过程中的一般机制。

（二）肢体发育与分类的关系

手部发育生物学特点与 IFSSH/Swanson 分类法并不一致（表 4-6-1）。分子通道调控着上肢这种独特的不对称的发育过程，包括近心 - 远心轴、前 - 后（桡 - 尺）轴及背 - 腹轴。这些分子通路的破坏将影响整个肢体在各个轴向上的发育。IFSSH/Swanson 分类法如下。

IFSSH 1 型为形成障碍型，着重于影响近侧肢体轴的相关性，并有可能延伸至手部畸形。相应地，将其归类于能够反映病因学及整体影响是比较合理的，我们把这一分类称为轴形成 / 分化缺陷 - 全上肢型，并以具体哪一轴为主包括子类目。

IFSSH2 型，分化障碍型，着重于手板的结构与分化缺陷。

IFSSH3 型，重复畸形。其中多指畸形也包含了前 - 后（桡 - 尺）轴的形成与分化障碍。将多指从 1 型和 2 型中排除显然不合逻辑。这些手板缺陷的畸形可以根据是否存在轴的形成和 / 或分化障碍而分成各子类，比如多指畸形，一般确定为轴（桡 - 尺）缺陷；也可以根据是否存在手板形成和 / 或分化障碍分类，如并指畸形。此外，没有哪一个 IFSSH 分组能够适当的归类分裂手这一具有多样性的畸形，因此日本手外科学会在 IFSSH/Swanson 分类中增加了一组指列形成障碍型。

IFSSH4 型，过度生长型，是一个描述性的术语，不包含发病机制。

IFSSH5 型，发育不全低度发育型，缺乏病因学的信息及特征，而且将其归入分类显得随意。生长不足（如短指畸形或指蹼畸形）和横向缺陷或纵向缺陷一样。

IFSSH6 型，环状缩窄综合征。

IFSSH7 型，全身性骨骼畸形和综合征，常包含上肢畸形及多种多样的骨骼异常，一般为遗传性综合征，和描述畸形的形态比起来，将其细分类意义更小。

随着对肢体形态发生及畸形产生的认识不断深入，发现 IFSSH 分类存在着问题，这将激励着外科医生、病理学家以及遗传学家们在肢体先天畸形这一领域共同努力，并对该分类法提出质疑。

为了将分类方法与我们在分子水平上对肢体发育的认识相结合，提出 4 个分类：畸形、变形、发育不良和综合征。畸形是身体某一部分或复合组织的异常形成。变形与畸形不同，它是在组织正常形成后损伤所致。发育不良是指大小、形状以及组织内的细胞组成异常。畸形将根据发生缺陷的主要轴及缺陷发生位置，如在整个肢体还是以手部为主，再进行分类。

1. 畸形

（1）1A 轴形成 / 分化障碍—整个上肢：为了更准确地反映 IFSSH1 型中众多畸形的发病机理，我们根据不同的轴缺陷分为 3 个子类。将影响整个肢体的短指畸形（短指粘连畸形和短指畸形 B1 型），和横向缺陷及节间缺陷一起，归入近心 - 远心轴缺陷这一类。桡 - 尺轴缺陷不仅包括桡尺侧纵向缺失，还包括桡尺侧结构的重复畸形，如尺骨复肢畸形，以及桡尺骨融合（过去分别属于 IFSSH3 型中的复肢型及 IFSSH2 型中的分化障碍型）。还加入了背 - 腹轴缺陷这一型，如甲 - 髌综合征。

（2）1B 轴形成 / 分化障碍—手板：局限于手板的轴缺陷被分为第 2 小类。过去，多指畸形被归入重复畸形这一类，然而，这属于典型的轴信号通道障碍。比如，在桡 - 尺轴中转录因子 GLI3 功能障碍，将导致轴前多指症（Ⅳ型或多指并指畸形）和尺侧（轴后）多指症（A1 型）。

我们也把三节拇畸形归入此类。最近对于桡侧多指畸形（轴前多指Ⅱ型）遗传学研究发现，SHH 调节区存在点突变。在动物模型中，类似的点突变将引起桡侧 SHH 异位表达及轴前多指症。

背 - 腹轴的缺陷也可局限于手板，如背侧复肢畸形，所以这类畸形也属这一子类。

（3）1C 手板形成与分化缺陷—非特定轴：该类畸形列于 IFSSH 分类中的 2 型，分化障碍型，主要指手板发育，但不唯一。我们将局限于手板但不存在轴缺陷的畸形归入此类，如与调控指蹼形成及指骨分化的分子通道有关的畸形；可能涉及多个分子通路的畸形也归入此类，如并指多指畸形和分裂手畸形。Ogino 和他的同事演示了发育中的手板受到损伤后将导致并指、中央多指及分裂手，提示这些因素之间存在联系。

2. 变形　依照畸形学的命名法，我们确定了第 2 大类，界定已成形的肢体各部位的变形与破坏。该分类包括痉挛性缩窄环，它可以是综合征的一种表现，也可与羊膜束带有关。关节弯曲或先天性挛缩，可单发或涉及数个关节，病因可包括神经、肌肉或结缔组织因素。关节弯曲也被归入此类，因为挛缩的形成大约在孕中期，骨关节发育成形之后。扳机指也属此类，其在儿童中发生多于胎儿期。由病毒感染、血管损伤或机械刺激引起的变形或破坏，并不遵循一个固定的模式，但为了便于分类，可以并入 D 子类“其他”。

3. 发育不良　此分类包括那些和外形有关以及和细胞异型或肿瘤有关的特殊类型的畸形。肢体肥大常与肿瘤生成有关；巨指症与体细胞激活性突变有关，过去被分类为 IFSSH2 型，分化障碍（肿瘤因素），或仅作为描述性的术语而归入 IFSSH4 型，过度生长。对于这些表现究竟属于畸形还是变形，也许存在异议，未来对于发育生物学的进一步了解会对疾病有新的认识。

手与上肢的先天畸形需要一个可重复和连贯一致的命名法，世界范围内通用的语言才能支持对于复杂的临床实例的讨论、治疗适应证及疗效对比。随着我们对形态发生和畸形产生的分子生物学的了解，对这些畸形的分类也会更加清晰。

表 4-6-1　IFSSH 分类及新分类之间的比较

IFSSH 分类	OMT 分类
1. 形成障碍	1. 畸形
纵向缺失	A. 轴形成 / 分化障碍—整个上肢
桡侧纵列缺失	1）近 - 远心轴缺陷
尺侧纵列缺失	短肢合并短指
横向缺失	融合性短指
节段缺失	横向缺失
2. 分化障碍	节段缺失
软组织缺失	2）桡 - 尺轴缺陷
骨缺失	桡侧纵裂缺失
3. 重复畸形	尺侧纵裂缺失
桡侧多指	尺侧复肢
尺侧多指	桡尺骨融合
镜影手 / 尺侧复肢	肱桡骨融合
4. 过度生长	3）背 - 腹轴缺陷
5. 发育不全	甲 - 髌综合征
6. 环状缩窄综合征	B. 轴形成 / 分化障碍—手板
7. 全身性骨骼畸形	1）桡 - 尺轴
	桡侧多指
	三节拇
	尺侧多指
	2）背 - 腹轴
	背侧复肢（掌侧指甲）
	指甲发育不全
	C. 手板形成与分化缺陷—非特定轴
	1）软组织
	并指
	屈指
	2）骨异常
	短指
	斜指
	Kirner 氏畸形
	掌腕骨融合
	3）复合型
	分裂手
	多指并指
	Apert 手
	2. 变形
	A. 环状缩窄
	B. 关节挛缩
	C. 扳机指
	D. 其他
	3. 发育异常
	A. 肥大
	1）巨指症
	2）巨肢
	3）巨肢合并巨指
	B. 肿瘤

二、并指畸形

并指是指相邻指/趾间软组织和/或骨骼不同程度地融合，这是由于正常的指/趾分离及指蹼形成过程中的某一阶段失败所致。在正常的发育过程中，手指形成是胚胎期上肢终末手板内部中胚层分化的过程。手指间隙的形成是一个调控细胞凋亡的过程，其方向是由远向近直至正常指蹼所在。这一过程依赖于外胚层顶嵴和多种细胞因子的分子信号，包括骨形成蛋白、转化生长因子-β、成纤维细胞生长因子及维A酸。正常二、三、四指蹼是倾斜45°的沙漏样结构，由背侧向掌侧，从掌骨头至近节指骨中点水平，加入近侧指横纹（图4-6-4）。第二和第四指蹼比第三指蹼宽，这使得示指和小指可外展的程度更大。第二指蹼是一个广大的、菱形的宽阔皮肤，其由掌侧的无毛皮肤和背侧较薄的活动性高的皮肤组成。

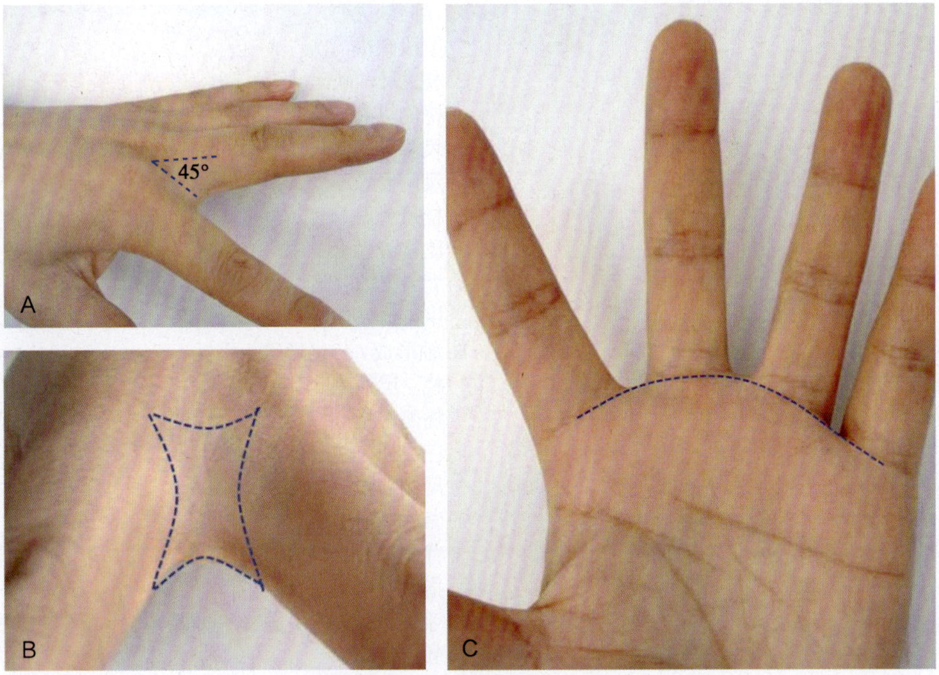

图4-6-4 指蹼亚结构的特点

A. 正常二、三、四指蹼存在由背侧向掌侧45°倾斜角。B. 从掌骨头至近节指骨中点水平的沙漏样结构；C. 近侧指横纹连成弧线构成的掌侧屈曲纹，是手部重要的美学标志之一。

（一）流行病学

并指畸形是一种常见的手部先天畸形，其发病率约为1/2 000。50%的病患为双侧性并指。10%~40%的患儿有家族史，表现为常染色体显性遗传（图4-6-5）。表现变异性及不完全外显率使得男性发病较多（男∶女≈2∶1），且同一家族中表现型多样。作为儿童手部先天畸形的一部分，并指畸形可单独出现或在许多综合征中出现，伴随于其他多种畸形，如多指畸形、指弯曲畸形、短指畸形、先天性指间关节融合、骨联合等。在单独出现的并指中，以中环指受累最常见（57%），其次为环小指（27%）。拇示指及示中指并指较少见。在综合征病例中，拇示指及示中指并指相对更常见。

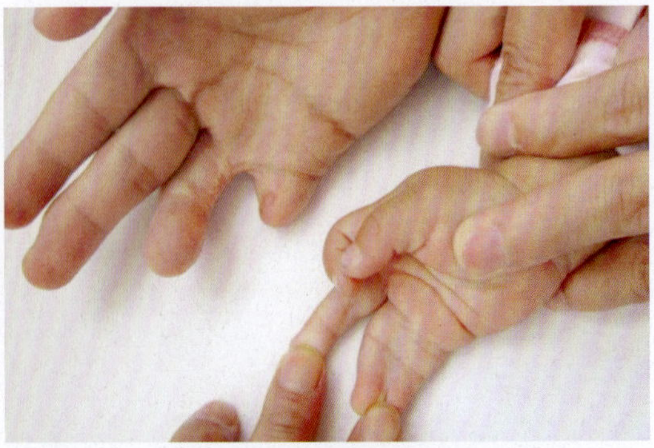

图4-6-5 父女均患有右侧环小指并指畸形，表现为常染色体显性遗传（父亲曾进行过手术）

（二）病理学分类

连在一起的手指可在指甲、指神经血管束、骨骼和肌腱等各方面表现出畸形。并指的皮肤外层不足以覆盖其分指后的各指独自的周缘。其皮下异常筋膜组成连续的、增厚的横向贯穿并指的结构。完全性并指是指从相邻手指的基底到指尖完全相连，不完全性并指是指相邻手指部分相连，指蹼成形于正常所在至指尖之间的任一位置（图 4-6-6）。

简单并指仅有相邻手指的皮肤或软组织相连。关节多正常，指屈伸肌腱可独立地活动。虽然指结构的分叉可能较正常水平更靠近末端，但指神经血管的解剖结构是正常的。复合性并指以骨骼异常为特征。最常见的复合性并指异常为远节指骨间侧 - 侧融合。这种远端骨联合表现为并甲，伴有指端甲皱减少及横过骨块的两指甲基质之间变得平坦（图 4-6-7）。复杂性并指有指骨或手指插于异常指蹼之间。肌腱及神经血管畸形的发病率随并指的复杂程度升高而增加（图 4-6-8）。

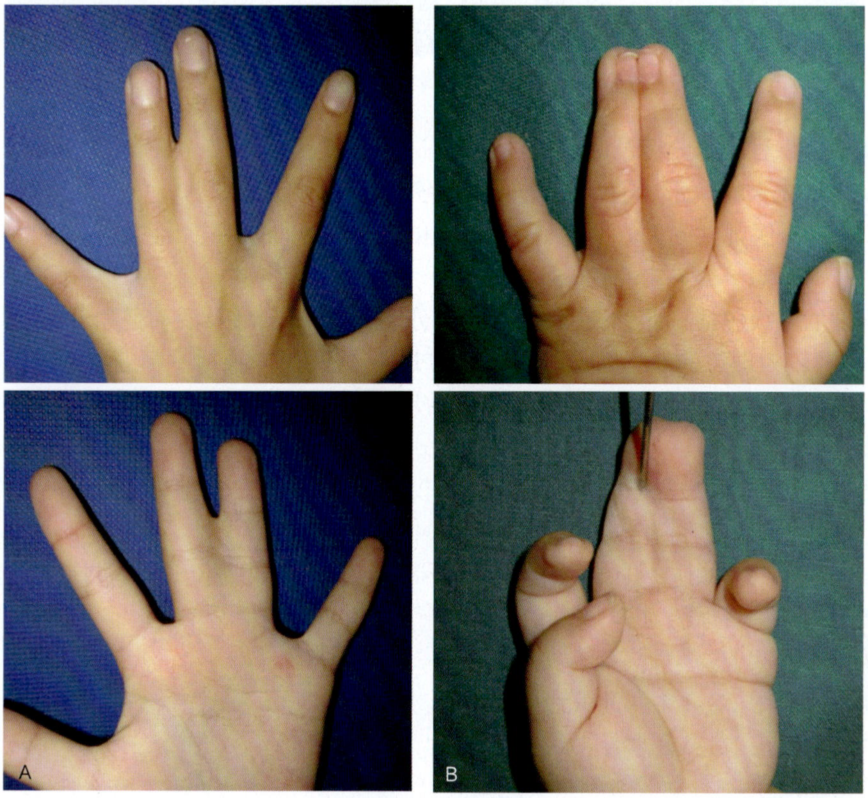

图 4-6-6　并指

A. 环中指不完全性并指；B. 完全性并指。

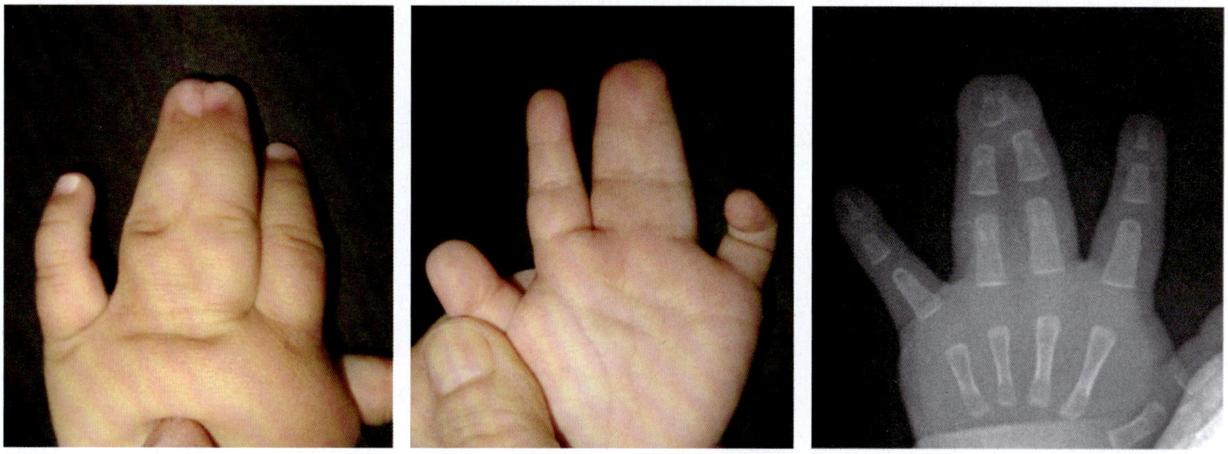

图 4-6-7　以骨骼异常为特征的复合性并指

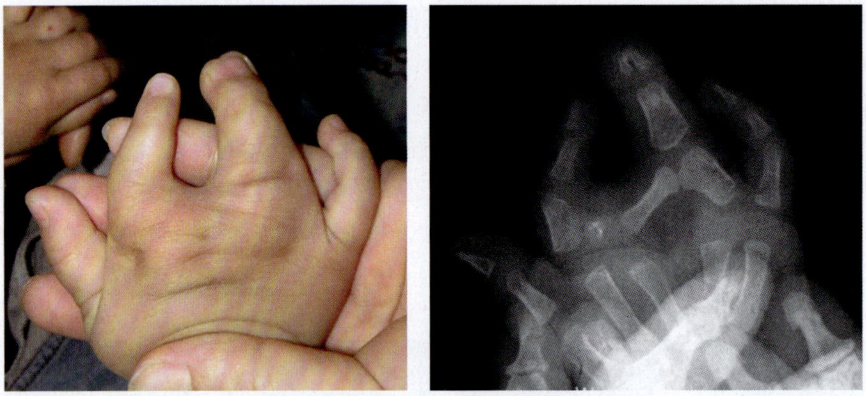

图 4-6-8 复杂性并指有多指指骨或横位指骨插于异常指蹼之间

（三）并指畸形损害程度的分级及评定

所有的手及上肢先天性畸形，均存在不同程度的外形及功能上的损害。如何来衡量其畸形及损害程度，是整形外科、手外科医师共同关心的事情。Eaton 和 Lister（1990）对先天性并指畸形程度分级就是一个有价值的尝试。

畸形损害程度的分级包括三部分：指蹼粘连程度分级、骨结构畸形及活动范围分级、形态损害分级等。有研究者认为，一种较为理想的并指畸形损害程度的分级方法，还应根据手部畸形形态、功能缺陷程度来分级，即根据手功能评定的方法，测定手各部的主动活动范围（TAM）及被动活动范围（TPM），缺陷程度，并进行分级。客观上，对于一个 1~2 岁的就诊患儿来说，要取得这些数据是不容易的。因此，Eaton 和 Lister 的这一分级方法，是目前简单易行的分类方法。它不仅可用于手术方法的选择，而且可以作为手术效果的评定依据。

1. 指蹼粘连程度分级　测量较长的手指，取其手指完全伸直及外展位时，测量指蹼到掌骨头距离与掌骨头到指尖距离之比例。其标准为：

(1) Ⅰ度：并指范围 ≤ 1/8 掌骨头到指尖距离。

(2) Ⅱ度：并指范围在 1/8~1/4 掌骨头到指尖距离。

(3) Ⅲ度：并指范围在 1/4~3/8 掌骨头到指尖距离。

(4) Ⅳ度：并指范围在 > 3/8 掌骨头到指尖距离。

2. 主动外展范围的分级

(1) Ⅰ度：拇 - 示指外展 ≥ 60°；手指外展 ≥ 30°。

(2) Ⅱ度：拇 - 示指外展 45°~60°；手指外展 20°~30°。

(3) Ⅲ度：拇 - 示指外展 30°~45°；手指外展 10°~20°。

(4) Ⅳ度：拇 - 示指外展 < 30°；手指外展 < 10°。

3. 主动伸指或屈指损害程度的分级（以伸指不足及屈指不足的厘米数来测量，拇指则以外展功能失去的厘米数测量）

(1) Ⅰ度：指伸或指屈范围减少 < 0.5cm。

(2) Ⅱ度：指伸或指屈范围减少为 0.5~1.0cm。

(3) Ⅲ度：指伸或指屈范围减少为 1.0~2.0cm。

(4) Ⅳ度：指伸或指屈减少范围 > 2.0cm。

4. 形态损害分级

(1) Ⅰ度：正常外观。

(2) Ⅱ度：接近正常。

(3) Ⅲ度：明显可看出畸形。

(4) Ⅳ度：严重畸形，或是经手术前后形态没有变化。

（四）综合征伴发的并指畸形

多种综合征伴发的并指畸形已在复合性并指畸形中描述。

并指畸形既可以是单独出现的畸形，也可能是其他畸形的症状之一，在多种手发育不良畸形中，并指是重要表现之一；在分裂手畸形中，表现有并指畸形很常见，尚有多指并指、短指并指、指端交叉并指、肢体环状狭窄合并并指、铲形手发育不良并指等。在很多综合征中，并指也是症状之一，如 Apert 综合征、Poland 综合征等。文献记载有 48 种综合征的临床表现中有并指畸形。部分综合征伴有并指畸形列表如表 4-6-2。

表 4-6-2　伴有并指的综合征

综合征	临床表现	遗传特征
Poland 综合征	单侧短指并指畸形，胸大肌、胸小肌，胸骨头发育不良，乳房发育不良，腋蹼	未定
Apert 综合征	狭颅症，眶距增宽症，突眼症，上颌骨发育不良，智力迟缓，复杂指端并指	常染色体显性遗传
Saethre-Chotzen 综合征	狭颅症，眶距增宽症，突眼症，上颌骨发育不良，不完全性单纯性并指	常染色体显性遗传
Waardenberg 综合征	尖头畸形，面口不对称，腭裂，耳畸形，鼻畸形，单纯性短指并指畸形，偶有末节指骨分裂	常染色体显性遗传
Pfeiffer 综合征	短头畸形，宽，短拇指及大足趾畸形伴有三节指骨单纯性并指	常染色体显性遗传
Summit 综合征	尖头畸形，各种类型手足畸形	常染色体显性遗传
Noack 综合征	尖头畸形，巨大拇指畸形，大足趾多趾，并指（趾）	常染色体显性遗传
Carpenter 综合征	尖头畸形，下颌骨发育不良，平鼻，智力迟缓，单纯性中、环指并指	常染色体显性遗传
Oculodentaldigital 综合征（眼齿指综合征）	小眼畸形，小角膜畸形，青光眼，小鼻，小鼻翼，小牙及牙釉发育不良，中、环指并指	常染色体显性遗传
oral-facial-digital 综合征 Ⅰ（口面指综合征 Ⅰ）	系带发育不良，裂舌，裂腭，唇中裂，下颌沟槽，齿槽突起，牙齿异常，上颌骨发育不良，单纯性并指等，男性易死亡	X 染色体显性遗传
oral-facial-digital 综合征 Ⅱ（口面指综合征 Ⅱ）	裂舌，唇中裂，牙槽裂，下颌骨发育不良，并指	常染色体隐性遗传
Acropectorovertebral 综合征	并趾，小足趾多趾，掌骨 / 骨融合，胸骨突出，隐性脊柱裂，智力迟缓，颅面畸形，拇指 - 食指并指	常染色体显性遗传

1. Poland 综合征　Poland 综合征（PS）是一种早已见报告过的罕见先天性畸形。包括一侧胸肋骨发育不良，一侧胸大肌、胸小肌及同侧上肢发育不良，女孩总是伴有乳房发育不良。手发育不良表现为患手短小、并指及短指。因患儿有先天性并指前来就诊。其病因常认为是锁骨下动脉系列畸形，常常发生在右侧（图 4-6-9）。

2. Apert 综合征　又称尖头并指综合征（acrocephalosyndactyly），由法国神经学家 Apert 于 1906 年报告，是一种较为罕见的综合征，在儿童中的发生率大约是 1/80 000，其特征是颅缝早闭、突眼、中脸部发育不良，对称型并指（趾）征。由于成纤维细胞生长因子受体 2 型基因（*FGFR2*）变异所致，其定位于染色体 10q，属于常染色体显性遗传。Apert 综合征的颅面形状与 Crouzon 综合征类似，但有些特征不同，头形前后扁而高，前囟门突出，眼眶上缘低陷，上颌骨发育不足，腭弓高而窄，常合并继发腭裂，有前牙开合，患者易伴痤疮（acne）、动眼神经麻痹、眼睑下垂、额部皮褶及大耳垂等特征。

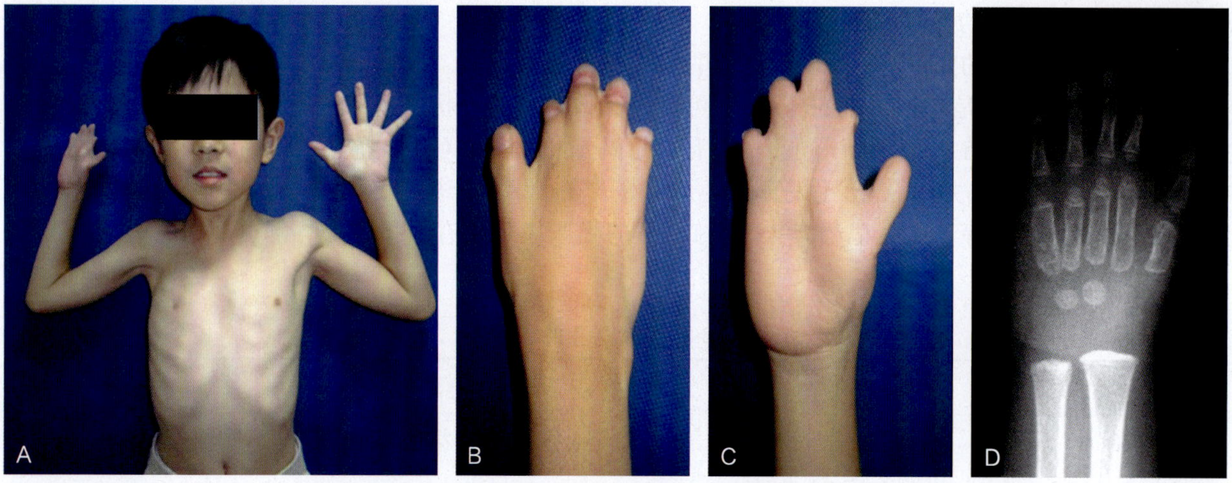

图 4-6-9 9 岁男性儿童 Poland 综合征

A. 右侧胸大肌、胸小肌发育不良；B、C. 右手发育不良，短指并指；D. X 线显示 2、3、4、5 手指指骨发育不良，虎口狭窄。

Apert 综合征所伴发的并指 / 趾严重复杂。尽管还有很多其他尖头并指畸形症候群被定义，然而，手部畸形均没有 Apert 综合征复杂。除了特征性的手部畸形外，上肢还表现为肩、肘畸形。盂肱关节的不对称发育导致粗隆过度生长及肩臼发育不良。随着生长发育的进行，肩关节活动受限越来越严重。肘畸形最常累及肱桡关节。

手部畸形包括示中环指的复合并指及环小指之间的简单并指。不同程度的拇示指并指妨碍有效的抓握功能，且因拇指桡侧侧弯而加剧。中列手指短且指间关节僵硬（图 4-6-10）。

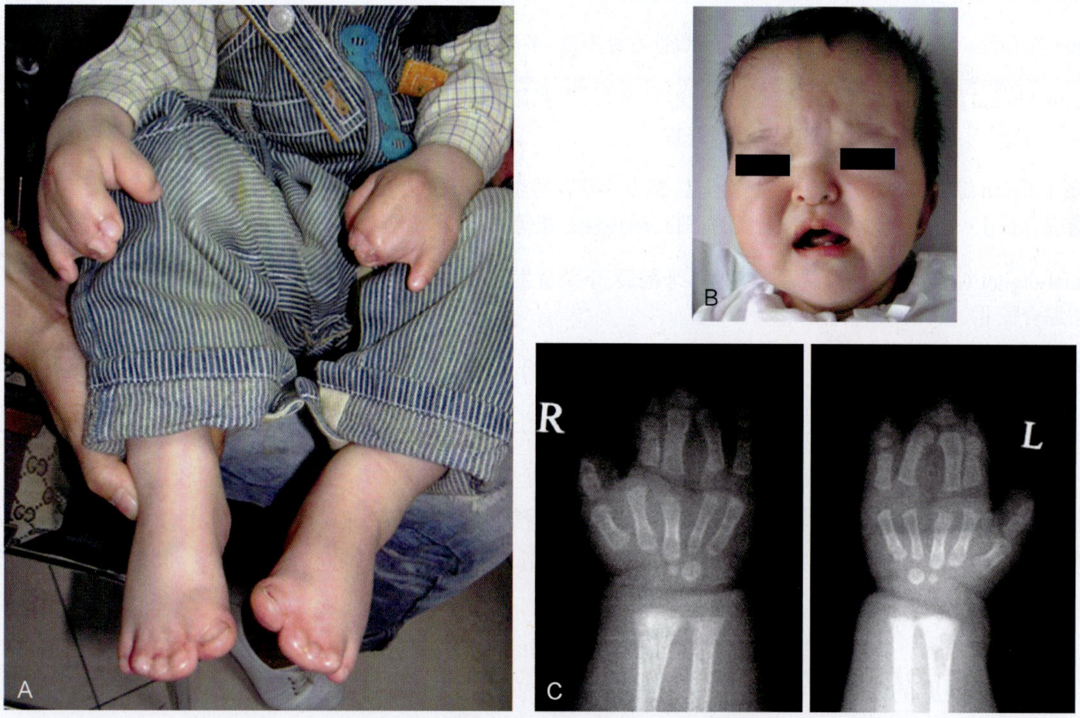

图 4-6-10 Apert 综合征的复合型多指并指

A. 手的畸形包括示中环指的复杂性并指、环小指的单纯性并指及拇指桡侧侧弯；B. 头颅畸形多为尖头和短头。婴儿时期前额部明显的扁平和后倾，前囟膨凸，枕部扁平无正常突起。中面部可见额部很高，轻度突眼，伴有中度的眶距增宽症，且眼眶水平轴线的外侧向下倾斜，鼻小而扁；C. X 光显示复合性并指。

在最严重病例中，所有远节指骨均互相融合，随着手指发育，外形变成花瓣样或成束状，且由于各指互相约束，在手掌上形成一个深洞。由于重叠及紧邻的甲板向内生长，常会导致甲皱感染。头钩骨融合及在环小指的掌骨之间骨性融合多见。手畸形的程度和颅面畸形程度呈逆相关。手畸形的分型依据包括第一指蹼有无受累及中央指列的情况（表 4-6-3）。

表 4-6-3　Apert 手畸形分型

分型	第一指蹼（虎口）	中央指列	第四（环小指）指蹼
Ⅰ型：铲形手	不完全单纯性并指	指块掌面平坦，掌指关节正常，指间关节不同程度融合	不完全单纯性并指
Ⅱ型：勺状手	完全单纯性并指	手侧凹陷，掌骨近端向外展，指尖融合，并甲	完全单纯性并指
Ⅲ型：蹄形手	完全复合性并指	拇指受累及，与手指一起，形成杯状结构；除小指外所有指并甲；示指骨骼畸形；甲沟感染和掌侧皮肤浸渍样改变	单纯并指，常伴有 4、5 掌骨的骨性联合

根据临床检查及家族史（常为散发型）即可确定诊断，辅以颅部 X 线片及 CT。手脚 X 线片可确定手、脚畸形骨病变。

3. Bardet-Biedl 综合征　Bardet-Biedl 综合征（BBS），或称为 Bardet-Biedl 病，是一种常染色体隐性遗传病。这是表格中未纳入的综合征。表现为腹部肥胖，智力迟缓，肢体畸形，包括并指畸形、短指畸形或多指畸形。视网膜营养不良，色素性视网膜病变，性功能减退或性腺发育不良。Bardet-Biedl 综合征可能发生并指畸形，但症状各异。

4. 神经源性脂肪纤维组织增生巨指并指　神经源性脂肪纤维组织增生引起的进行性巨指并指（progressive macrosyndactyly）是一种少见的并指巨指畸形，这类并指畸形的治疗需兼顾并指和巨指矫正。

（五）术前评估

在术前评估并指患者时，需考虑的重要因素包括：受累指蹼的数量，并指的范围，指甲受累情况及有无合并其他畸形。各手指间缺少差速运动可能说明骨性融合和 / 或有一多指隐藏于相邻手指之中。体格检查需包括整个上肢，对侧的手，胸壁及脚。放射检查有无骨融合，有无隐匿性多指（并指多指）或其他骨、关节畸形。进一步超声或磁共振检查有助于判断复合性并指的屈肌腱和血管解剖有无异常。

并指可对一个成长中的孩子在美观、功能及发育等各方面产生影响。患者手的外观与常人不同的，特别是完全性复杂性并指患者。拇示指并指会妨碍手抓捏功能的发育。其余各指间的并指会抑制各指独立运动，尤其是外展，并因此导致手横向跨度的减小。不同长度的手指指间并指还会导致较长的那根手指被拘束，从而导致其向较短的手指侧弯，随着进一步生长，可导致近指间关节处的屈曲挛缩（图 4-6-11，图 4-6-12）。

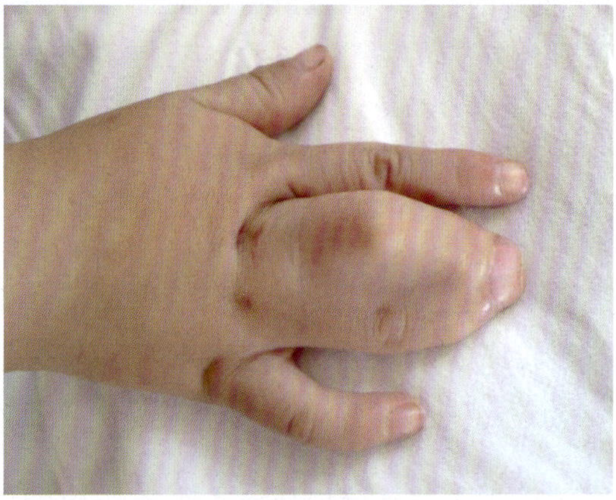

图 4-6-11　并指导致指间关节处的屈曲挛缩

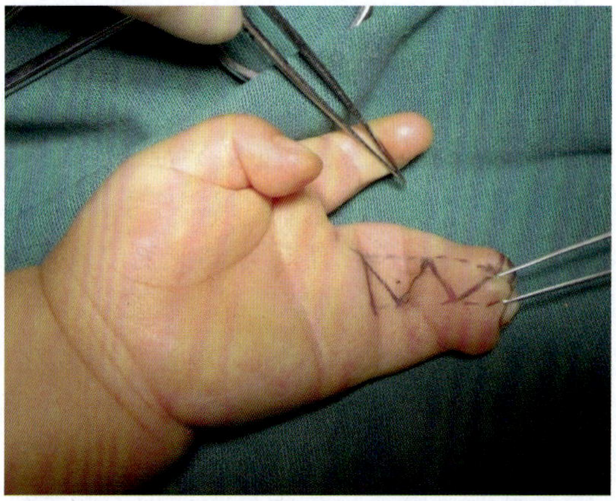

图 4-6-12　并指导致中环小指向尺侧成角

(六) 治疗

手术治疗适用于大多数病例。禁忌证包括:不伴有功能障碍的轻度不完全并指,不适宜手术的健康状况,或存在分指未遂会导致进一步功能障碍风险的复杂性并指。有时,组织量不足以再造独立、稳定并可活动的手指(图 4-6-13,图 4-6-14)。这种情况多见于中央性短并指畸形或并指多指畸形,分指有可能导致功能受损。

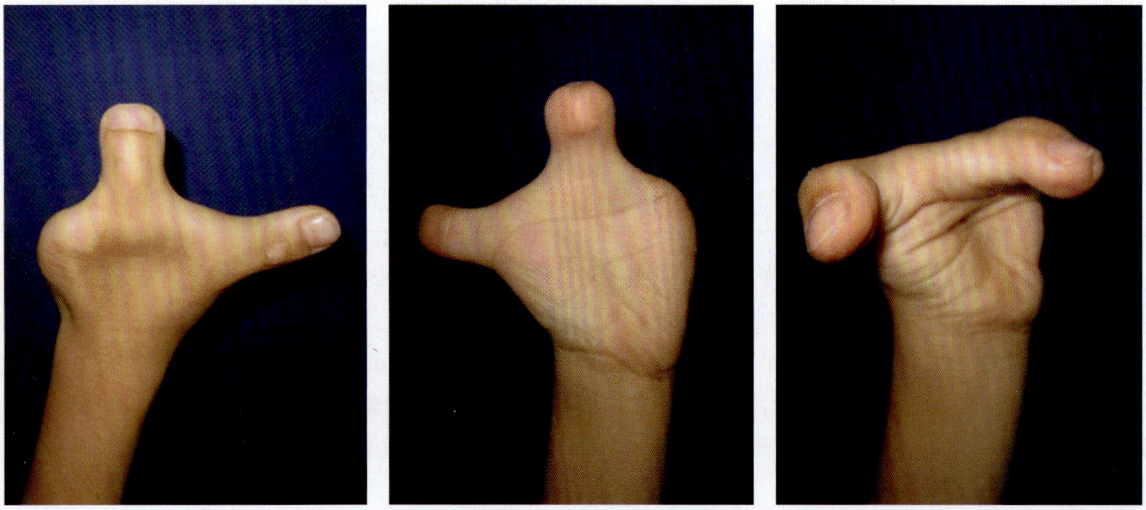

图 4-6-13 复杂性并指

关于并指的手术治疗需要重点把握以下方面:手术时机的选择,多指并指的分阶段分指,指蹼重建,手指分离与皮肤覆盖,术后包扎护理。

1. 手术时机 并指分离术在新生儿期,整个婴儿期,或延长至儿童期均可实施。Flatt 与 Ger 的长期随访发现,虽然骨骼偏斜及畸形需早期进行手术,但患儿 18 个月后进行并指分离的疗效更佳。治疗目标是在学龄前完成所有的分指手术。多根手指的并指,其手术需分阶段进行,因为一次仅可分离患指的一侧,以避免损伤皮瓣或手指的血管。所有手指并在一起时,其治疗常需分两个阶段。第一阶段是分离拇示指及中环指。3 个月后进行第二阶段手术,分离示中指和环小指。另外,在第一阶段可同时进行所有手指的指端分离及远节指骨融合的分离术,从而为第二次手术打下基础。

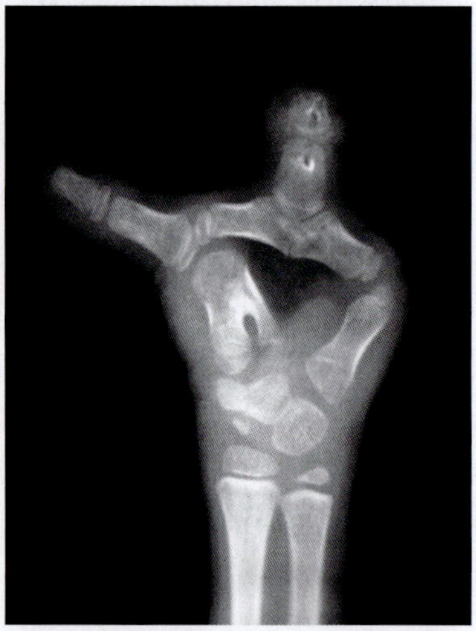

图 4-6-14 不宜手术分离的完全性指骨融合的复杂并指 X 线片

2. 指蹼重建 并指分离术的关键在于重建功能及外形良好的指蹼。最常用的方法是从并指背侧近端做一矩形瓣。还有很多变化形式,如背侧梯形瓣、背侧瓣合并侧翼来重建指蹼。结合处皮肤有很多备选方案。手背皮肤可设计为岛状皮瓣,按 V-Y 推进至指蹼空间。单独的并指掌侧面(或与背侧面一起)可通过三角形皮瓣交互插入来重建指蹼。对局限于手指近节的不完全性并指,指蹼可通过简单的 Z 成形、四瓣 Z 成形或蝴蝶瓣以加深或延长现有指蹼,达到复位效果(图 4-6-15)。

此情形下,其他方法包括局部皮瓣互相组合,如三瓣指蹼成形术或 X-M 成形术。不完全并指常造成局部拥有足够皮肤的假象。然而,当重建结合处及局部皮瓣转移之后,常在指蹼基底出现皮肤缺损,而在指蹼远端存在多余皮肤。Brennan 和 Fogarty 介绍了一种技术来处理相关情形,将远端皮肤通过岛状瓣向近端推进,并与三角瓣联合重建结合处。

Z 成形是并指畸形治疗中最常使用而且有效的手术方法,但由于 Z 成形的灵活性很大,可谓变化无穷,因此熟练掌握需要长期实践才能达到。

单 Z 成形，又称对偶三角皮瓣成形或交错三角皮瓣成形(图 4-6-15A)，适用于 Ⅰ 度并指，并指范围 ≤ 1/8 掌骨头到指尖的距离。

在指蹼设计 Z 形切口手术设计：以并指指蹼缘线或为 Z 成形轴，在两侧各作一斜形切口，称为臂，轴与双臂形成方向相反的两个三角形皮瓣，切开皮肤后，制成两个对偶的三角形皮瓣，使两个三角形皮瓣互相交换位置缝合，延长了轴线距离，即松解了张力，达到解除并指畸形的目的。两个皮瓣的角度以 60° 为最佳，易位后延长的距离最多，达 75%，45° 者增长 50%，30° 者增长 25%。超过 90° 的对偶皮瓣互相转位较困难，Z 形皮瓣的两个三角皮瓣，可以角度相等，也可一个角度大，另一个小些，称为不对称的 Z 成形术。这是最常选用的手术设计。以此为基础有许多演变，包括双 Z 成形，连续 Z 形术，四瓣、五瓣、六瓣等。

Z 形皮瓣的两臂长度通常可为 0.5~1.0cm 至 1.5~2.0cm。注意 Z 成形术的两臂切口，不一定是制成直线，而可依据皮纹的变化，而成弧形或流线形。

双 Z 成形(图 4-6-15B，图 4-6-15C)，俗称四瓣法。由于双 Z 成形增加了延长轴线距离，较单 Z 成形为佳。图 4-6-15B 为交错四瓣法，图 4-6-15C 为镜影式两个相对的 Z 成形，是又一种四瓣法，适合于 Ⅰ ~ Ⅱ 度并指的整形手术，但更适合 Ⅰ 度并指。

Y - V 成形术或 V - Y 成形术，也常在并指畸形矫正中应用。Y - V 成形术被应用到并指皮肤整形术中，是设计皮肤 Y 形切开，V 形缝合，增加横向的长度，达到矫正并指畸形的目的。V - Y 成形术是设计皮肤 V 形切开，制成使三角形皮肤组织松解，退回到需要的位置，Y 形缝合即达到组织复位。

多个 Y - V 成形术，可增加皮肤的横向长度，达到矫正并指畸形的目的(图 4-6-15D)。

矩形瓣推进加 Z 成形，在手背设计一个矩形推进皮瓣，在指蹼掌侧，设计一个单 Z 成形，加深了并指畸形矫正的深度，适合于 Ⅰ ~ Ⅱ 度并指的整形手术(图 4-6-15E)。

Y - V 成形术加双 Z 成形就构成了五瓣成形。指蹼中部设计皮肤 Y 形切开，V 形缝合，增加纵向的皮肤长度，达到矫正并指的目的，为了增加横向的皮肤长度，在 Y - V 成形的两侧，各设计一个单 Z 成形，达到矫正并指畸形的目的。图 4-6-15F 是蒂部在手掌的 V 形三角形皮瓣 Y - V 成形术，加双 Z 成形构成五瓣成形。图 4-6-15G 是蒂部在手背的 V 形三角形皮瓣 Y - V 成形术，加“海鸥”瓣双 Z 成形的五瓣成形。

手指侧方指蹼舌状皮瓣旋转移植，加深指蹼，这是常用于烧伤性不完全性并指的手术设计，也可用于先天性并指畸形的矫正，手术设计简单易行。其实，这也可归纳为 Z 成形的一种(图 4-6-15H)。

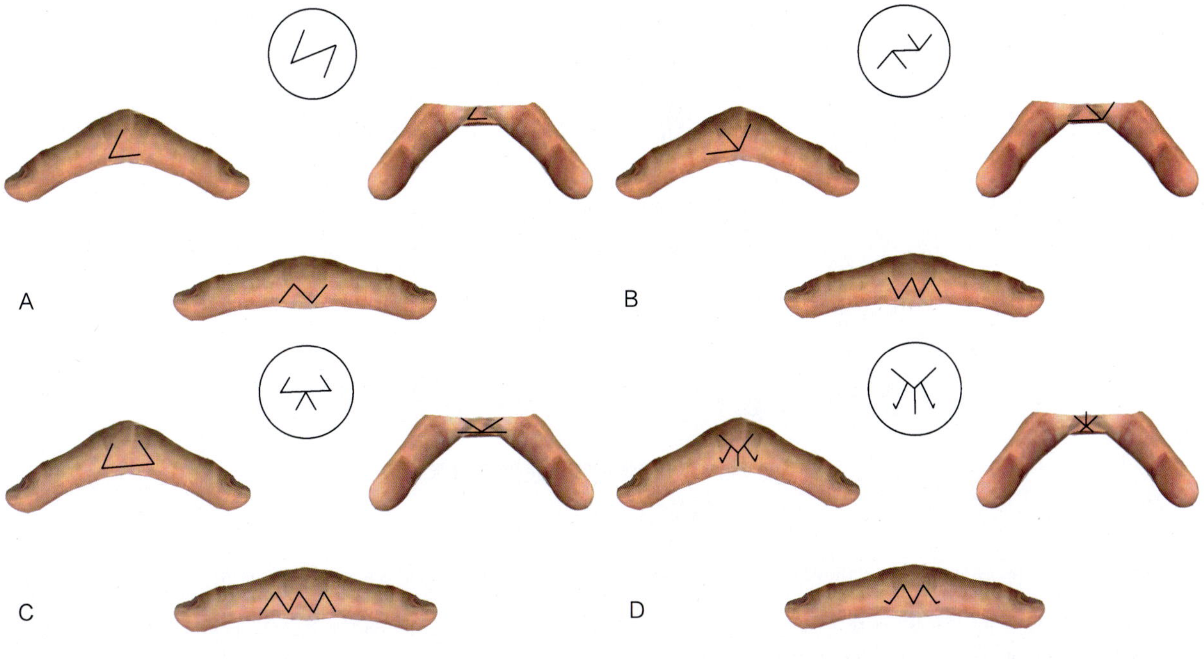

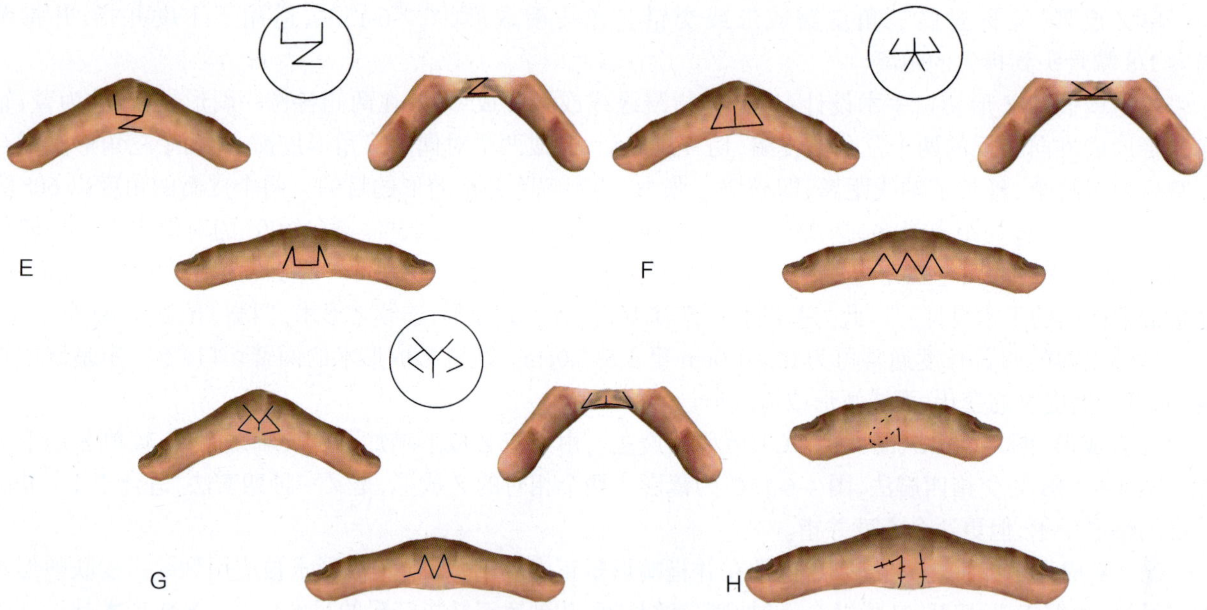

图 4-6-15 并指指蹼整形技术

A. 指蹼单 Z 成形；B. 交错四瓣法，反方向双 Z 成形；C. 镜影式两个相对的 Z 成形；D. V-Y 及 Y-V 成形；E. 矩形瓣加 Z 成形；F. 蒂部在手掌的 Y-V 加双 Z 成形，五瓣成形；G. 蒂部在手背的 V-Y 成形加海鸥瓣成形；H. 指侧舌状瓣转移。

姚建民、徐靖宏建立了筋膜蒂指蹼皮瓣后退术治疗单纯性并指，其设计要点如图所示（图 4-6-16）。在单纯性并指指蹼的远端设计指蹼皮瓣，以并指间纵向筋膜蒂的近端为蒂。手指掌、背侧尖端的皮肤设计 V 形切口，按正常指蹼比例，背面长度是掌面的 2 倍，锯齿状切口向近端延伸至蒂部，指蹼远端的筋膜蒂皮肤游离、转移进入指蹼深部，皮下组织仔细分离，形成一个皮下蒂，指动脉和筋膜蒂不被损伤，手指间两侧的皮肤用多个 Z 字缝合。该术式适用于指蹼皮肤丰富的单纯性并指，不能用于复合性并指及指端细小的完全性并指。

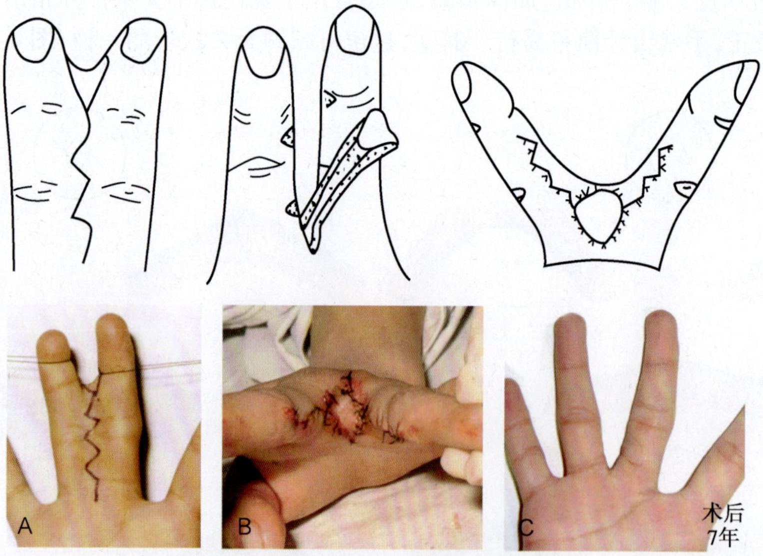

图 4-6-16 筋膜蒂指蹼皮瓣后退术

A. 术前；B. 术中；C. 术后。

丁晟设计了指间近远端筋膜蒂皮瓣以重建并指分离所造成的皮肤缺损，手术要点是于皮肤富裕的指间中段设计菱形皮瓣，横断一分为二。顺行的蒂点位于近节指骨根部，逆行蒂点灵活设计于轴线的远端，皮瓣顺行部重建指蹼，逆行部修复手指远端缺损（图 4-6-17）。

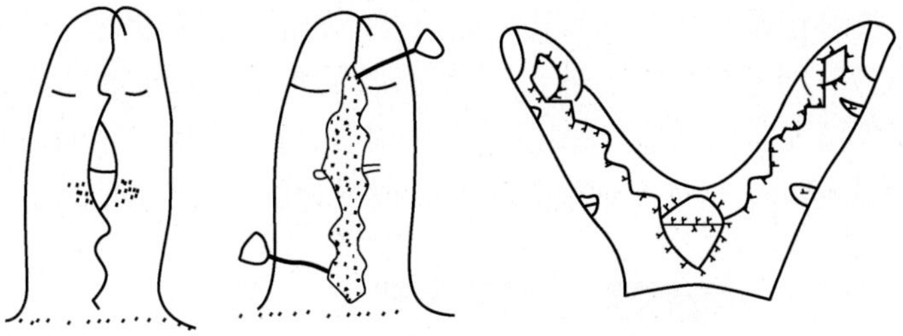

图 4-6-17　指间近远端筋膜蒂皮瓣设计要点

第一指蹼的并指可见于 3 型分裂手、尺侧发育不全或综合征患者，如 Apert 综合征，并常合并拇指畸形。其较其他各指发生并指更影响手的功能。轻至中度的第一指蹼并指可通过局部皮瓣治疗，如四瓣 Z 成形术。其他选项包括示指的转移皮瓣，联合应用示指桡侧及拇指尺侧的转移皮瓣，或在中央指蹼作 V-Y 皮瓣推进。严重并指伴显著的拇示指指蹼狭窄需要比局部皮瓣提供更多的皮肤。这种情况下，皮肤可通过手背部组织扩张后获取，或通过旋转推进皮瓣。远处的带蒂或轴形皮瓣，如腹股沟、骨间背侧或臂内侧皮瓣也可使用。游离皮瓣能为严重皮肤缺损的并指综合征患者提供更多的皮肤覆盖。

3. 手指的分离及皮肤覆盖　分离并指需要仔细设计切口，优化可用皮肤，暴露手指分指的结构。切口的设计必须确保瘢痕收缩不会导致关节及指蹼间挛缩。现已演变出为数众多的切口设计，包括侧方基底的三角瓣和矩形瓣。Cronin 技术一直是并指分离最常用的技术，通过多个锯齿形切口形成并指掌侧及背侧的三角瓣，从而实现避免挛缩的皮肤覆盖。该方法的改良较多，很多旨在重新分配可用皮肤，从而避免指蹼处两边的皮肤移植（图 4-6-18）。

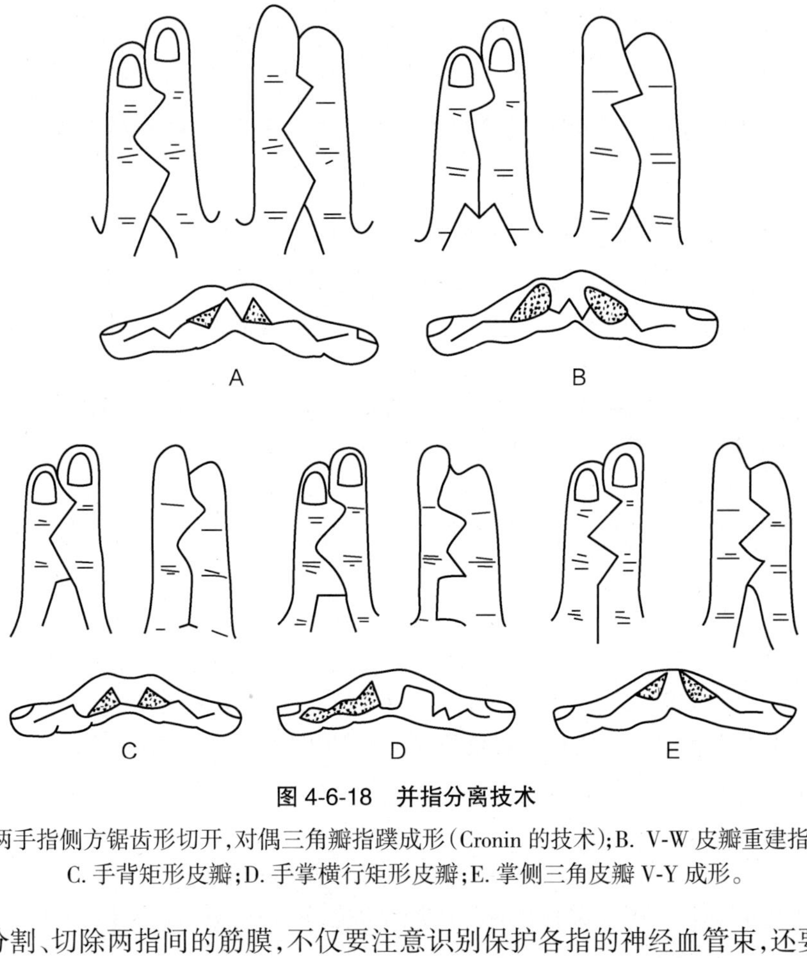

图 4-6-18　并指分离技术

A. 两手指侧方锯齿形切开，对偶三角瓣指蹼成形（Cronin 的技术）；B. V-W 皮瓣重建指蹼；C. 手背矩形皮瓣；D. 手掌横行矩形皮瓣；E. 掌侧三角皮瓣 V-Y 成形。

分指手术需分割、切除两指间的筋膜，不仅要注意识别保护各指的神经血管束，还要确保指蹼有足够的静脉回流(图 4-6-19)。指神经及动脉的分叉处可能较设计的指蹼位置更远。这种情况下,如该指另一侧未行手术或术后指动脉完好,则可结扎指动脉。否则,指蹼的水平受限于动脉分叉水平,或可通过静脉移植来延长动脉长度(极少数情况需如此)。当多根手指分离时,每根手指必须保留至少一根指动脉,因而这些病例一定要有精确的手术记录。指神经远端分叉的处理可为束间切断,近端分离。

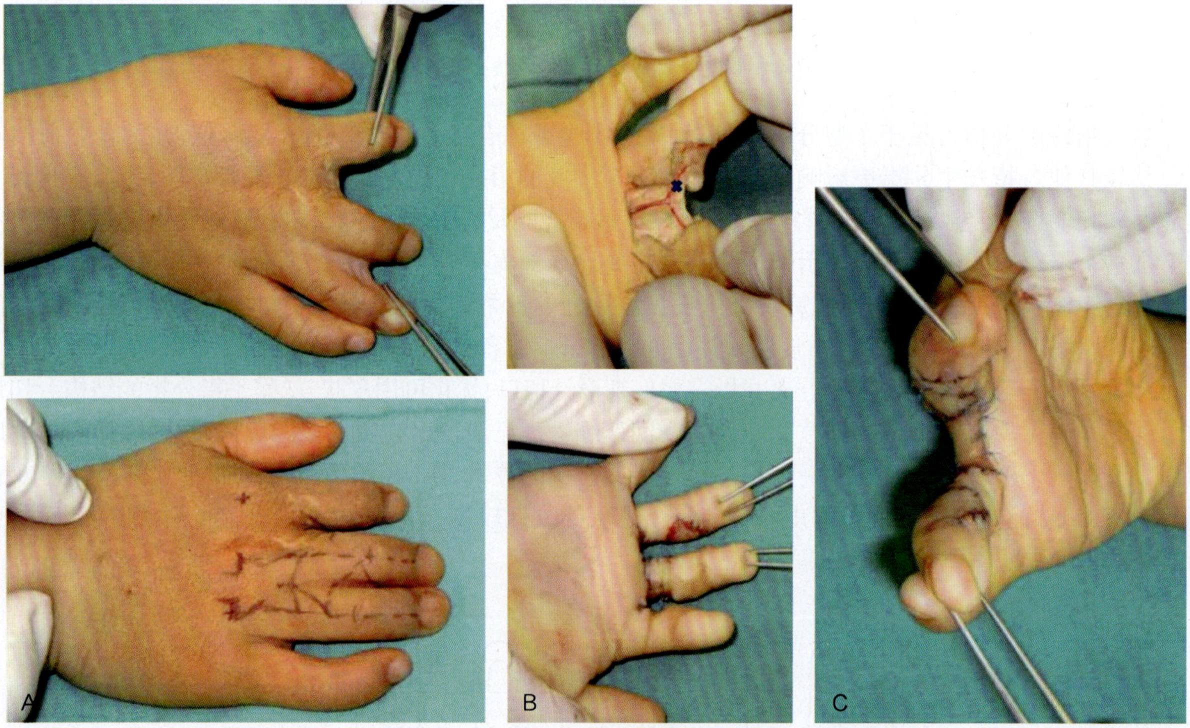

图 4-6-19 识别神经血管结构的分叉,避免单个手指双侧血运受到影响

A. 术前;B. 术中;C. 术后。

手指皮肤覆盖有赖于并指处掌、背侧皮瓣转移辅以皮肤移植。全厚皮片移植优先于中厚皮片移植,可减少挛缩。移植皮肤的供区多选择腹股沟区。其他供区包括上臂内侧、肘前窝、小鱼际、腕部或副指的皮肤。虽然包皮可能皮量不足及颜色不匹配,也曾被使用。不管选择哪里作为供区,都要向患者仔细解释并获其同意,因为会产生瘢痕。

为了改善皮肤整体的匹配度,避免皮肤移植后出现的挛缩,不移植皮肤的重建技术开始被应用。这一技术需要在保护好指血管系统和神经的同时,去除手指的皮下脂肪,从而减小手指周径(图 4-6-20)。另一个避免皮肤移植的方法是从手背和 / 或邻近指获取皮肤。如需更多的皮肤,可通过组织扩张获得。有学者在并指远端安放骨牵引支架,横向牵引,从而扩张并指远端皮肤,使完全性并指远端也获得足量可供转移的皮肤。虽然这一技术在并指中的应用有限,但为复合性并指的分离提供了新的手段。

4. 甲皱成形 完全性并指分离,特别是合并有远节指骨融合的,需要重建甲皱。远节指骨部可采用 Buck-Gramcko 介绍的技术处理。在并指远端设计交叉舌状瓣,分别折叠重建两侧甲皱(图 4-6-21);或者设计指背舌状旋转皮瓣 + 指端舌状皮瓣再造甲皱(图 4-6-22);也可以在相联合的指腹处做一皮瓣重建一指的甲皱,再用该处的皮下脂肪瓣 + 皮肤移植来重建另一指的甲皱;还可以运用鱼际皮瓣等带蒂皮瓣重建甲皱,从足趾移植皮肤及皮下组织重建甲皱。

(七) 并发症

早期并发症包括血管损伤、感染、伤口裂开及植皮坏死。术中的精细分离可以避免血管损伤,术前的指甲修整保洁可大大减少感染发生,无张力缝合有助于避免伤口裂开,在血运良好的组织床上植皮可减少坏死率。

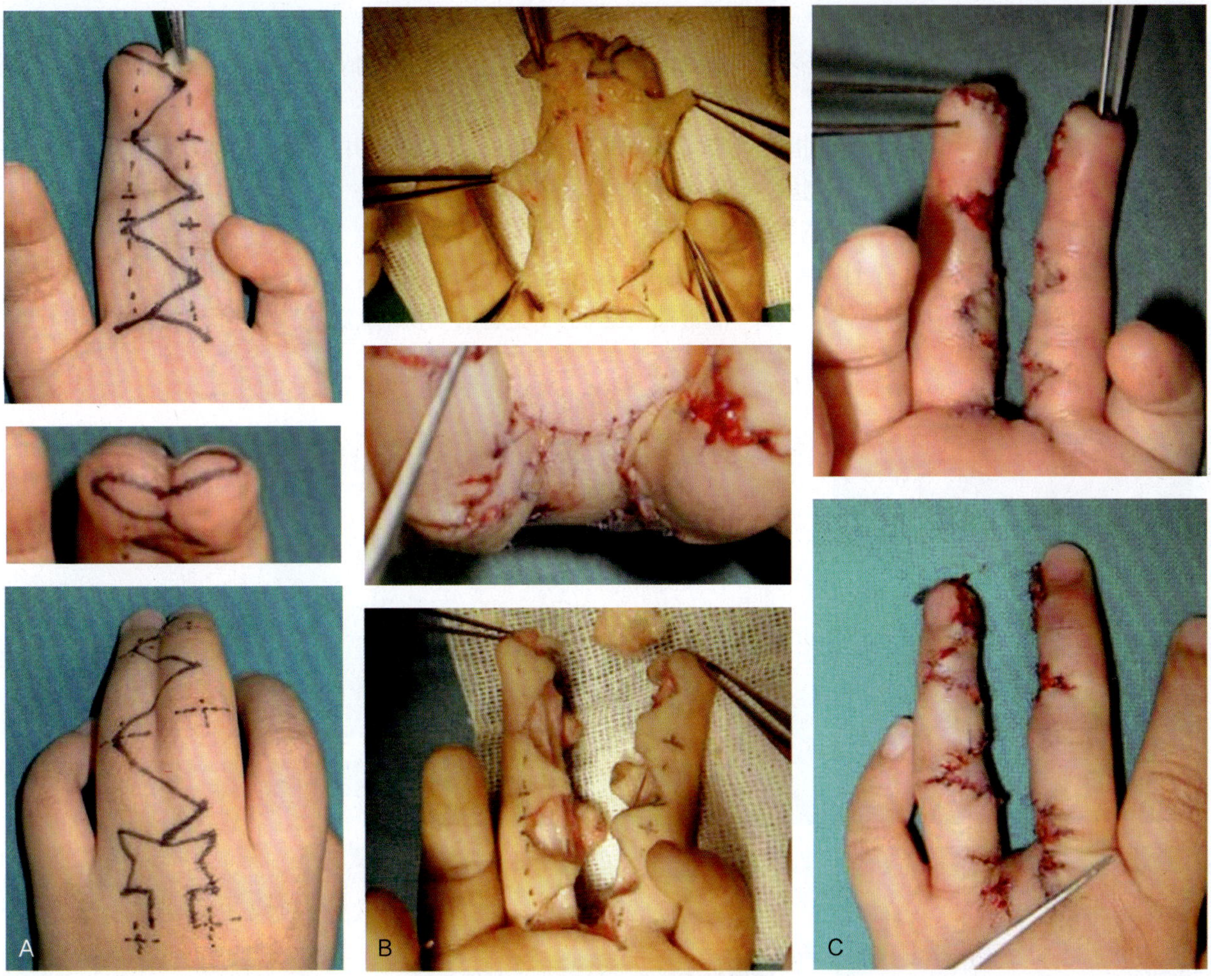

图 4-6-20　不植皮的并指分离术

A. 重建指蹼的背侧皮瓣设计；B. 甲皱成形，保留神经血管的减脂技术；C. 精确的三角瓣缝合。

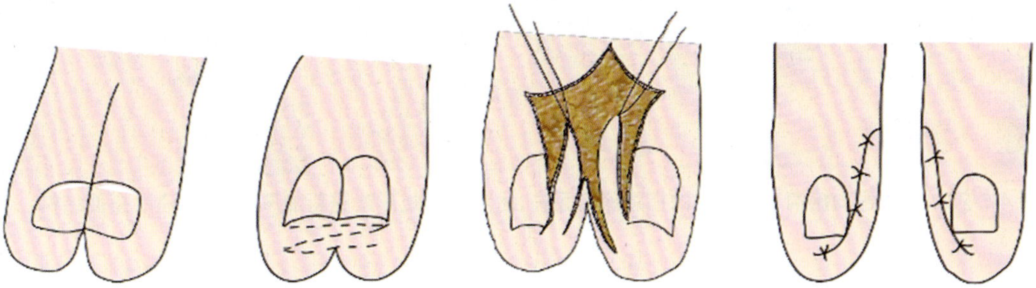

图 4-6-21　指端舌状旋转皮瓣，修复指端缺损，重建甲皱

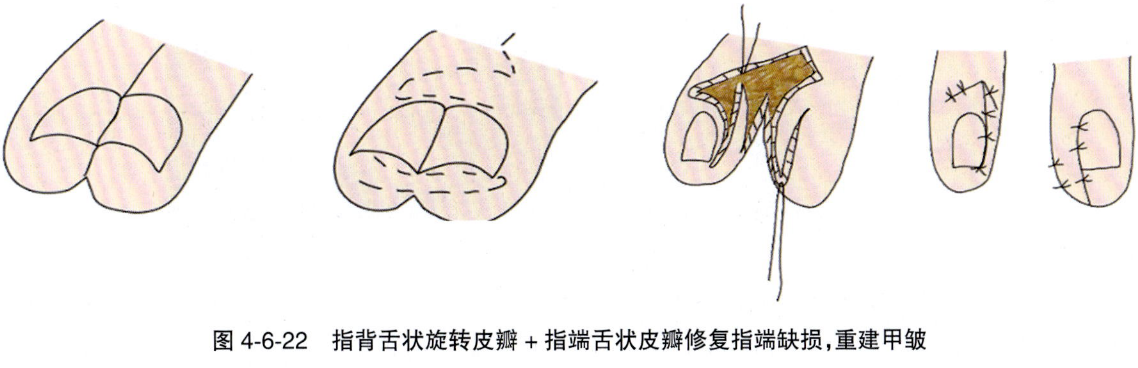

图 4-6-22　指背舌状旋转皮瓣 + 指端舌状皮瓣修复指端缺损，重建甲皱

晚期并发症包括：

1. 指蹼深度丢失（图 4-6-23） 多由于皮瓣设计不佳，在手指基底部形成纵向瘢痕所致；也可与植皮坏死、指蹼皮瓣裂开等有关。

2. 关节挛缩（图 4-6-24） 多由指间关节掌侧面瘢痕挛缩所致。这一并发症需切除瘢痕组织，并进一步行皮肤移植，如局部有足够皮肤，也可行 Z 成形术延长瘢痕。

3. 钩甲畸形、甲板歪斜 常由指尖、指腹软组织量不足导致。

4. 关节不稳 多由于复杂性并指分指后侧副韧带缺陷所致。

5. 瘢痕疙瘩形成 大多与体质有关，常常需要进行瘢痕疙瘩切除，重新植皮，进行瘢痕综合治疗（图 4-6-25）。

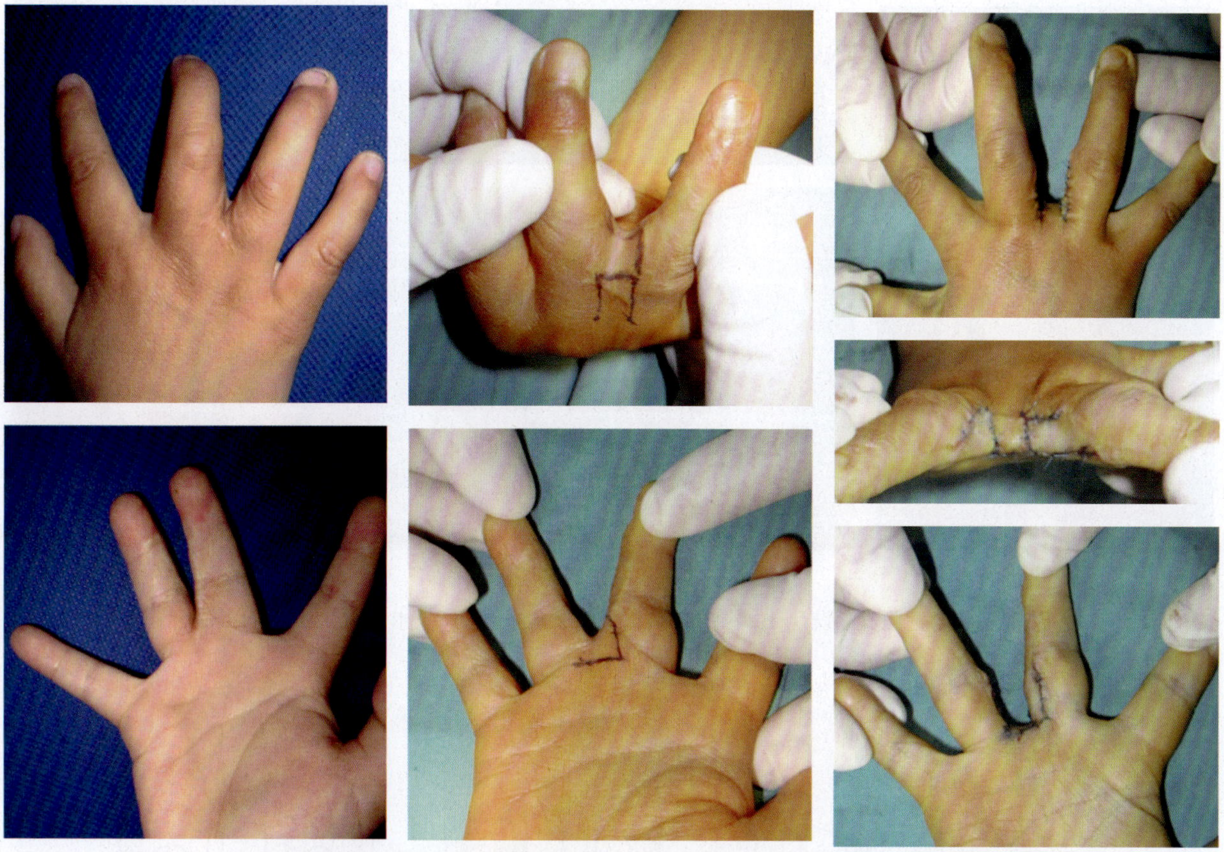

图 4-6-23 由于纵向瘢痕挛缩导致的指蹼深度丢失，术者运用矩形瓣重新加深指蹼，重建手指亚结构。

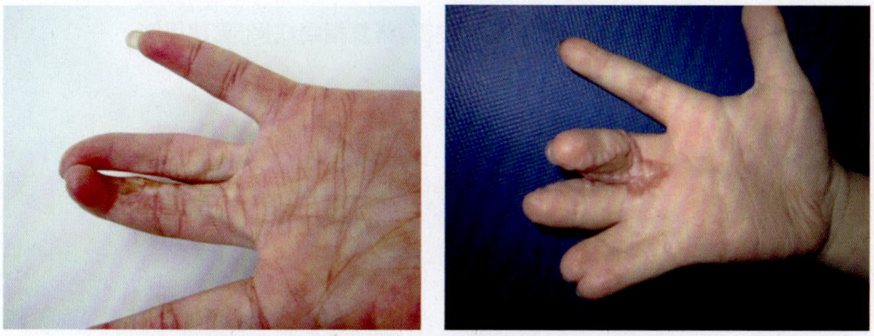

图 4-6-24 指间关节掌侧面瘢痕所致的关节挛缩

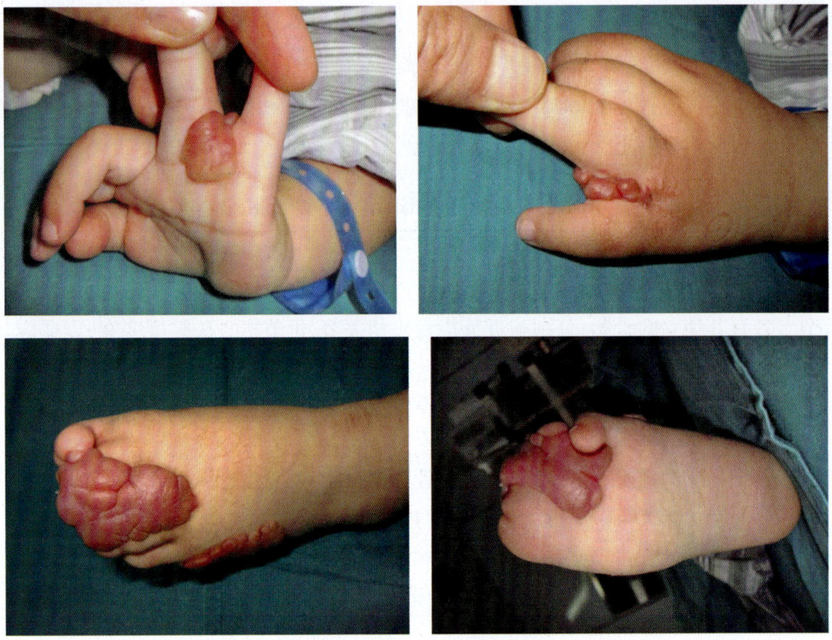

图 4-6-25　并指(趾)分离术后瘢痕疙瘩形成

三、复拇畸形

复拇畸形(thumb duplication)又称重复拇指,或者桡侧多指(radial polydactyly),表现为正常拇指以外的孪生手指,也可以是手指的指骨、单纯软组织成分或掌骨等的赘生,是临床上最常见的手部先天性畸形之一,据报道其发生率从 0.08‰~0.18‰ 不等。复拇畸形可以单独存在,也可能是各种综合征的表现之一,如 Beckwith-Wiedemann 综合征、Bloom 综合征、Holt-Oram 综合征等。

(一)病因和遗传学

复拇畸形的发生受遗传因素和环境因素双重作用的影响。在肢体的早期发育中,前后轴基因的表达调控手指的数量和外形。SHH 在轴后起决定性作用。在小鼠模型中,SHH 的浓度在肢芽的前后轴上呈现梯度分布,而 Gli3 是 SHH 的拮抗物,主要在轴前表达。这个通路中的基因突变或者浓度梯度改变会导致多指畸形的发生(图 4-6-26)。环境因素也会对胚胎发育过程产生影响,如某些致畸药物、病毒性感染、工业污染、放射性物质等,都可成为致畸因素。这些因素导致肢芽胚基分化早期受损害,是多指畸形的重要原因。复拇畸形即是由于顶端外胚层脊的发育异常所致。Gli3 的突变造成对 SHH 的抑制减弱,而导致多并指畸形的产生。

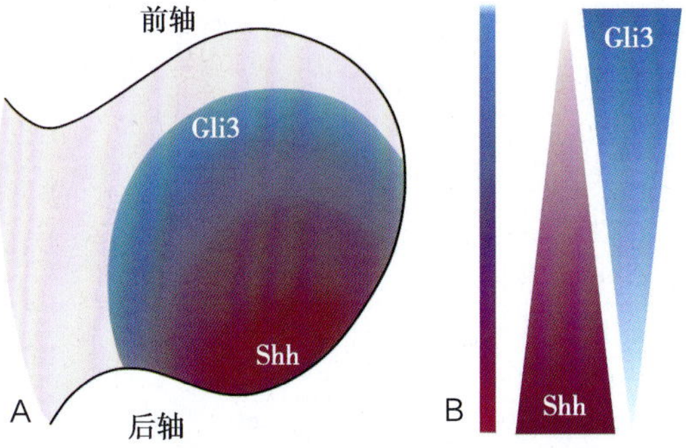

图 4-6-26　轴前结构的发生与基因调控

A. Shh 和 Gli3 浓度在前后轴上的梯度分布;B. Shh 和 Gli3 的浓度梯度和叠加后的色谱。

(二)临床表现和分类

复拇畸形的临床表现变化多端,主要表现为拇指的桡侧或者尺侧存在另一个拇指或手指,或拇指的两侧均多指。复拇畸形的两个拇指常常是不等大的,称为主次型复拇。其中较大的拇指大小、形态、结构和功能接近正常,而另一个较小的拇指与正常拇指相差悬殊。两个拇指可有不同程度的发育不良和畸形,其可以是二节指骨的拇指,也可以是三节指骨的拇指。有时两个拇指是形态相似的孪生拇指,又称作为镜影拇指。复拇畸形中的两个拇指伴有指间关节、掌指关节的侧屈、掌屈或成角畸形,其形态犹如蟹钳样,称为蟹钳样复拇指畸形。

复拇畸形目前多采用以解剖形态异常为基础的 Wassel 分类法,即末节指型、近节指骨型和掌骨型三种。每种畸形又根据重复指的分离程度，分为有骨性连接的分叉型和有关节连接的复指型两种，再加上三节指拇指型，共7型(表4-6-4，图4-6-27)，其中Ⅳ型最多，约占47%，Ⅶ型占23%，Ⅱ型占15%。此分类法简明扼要，符合病理和解剖学规律。Wood等在此基础上对Ⅳ型和Ⅶ型进行了亚类补充，形成了更加完善的Wood分类(图4-6-27，图4-6-28)。

表4-6-4 Wassel复拇畸形的Wassel分类

分型	主要特点
Ⅰ型：末节指骨分叉型	有共同的骨骺与指间关节，多数有两个独立的指甲，其间有沟，少数共用一个指甲，拇指有末端扁宽
Ⅱ型：末节指骨复指型	各有其独立的骨骺，分别与近节指骨头相关节，近节指骨头轻度变宽，以适应与重复的末节指骨相关节
Ⅲ型：近节指骨分叉型	近节指骨分叉，分别与重复的远节指骨形成关节，近节指骨与掌骨头之间有正常的关节，重复指可发育正常、退化或发育不良
Ⅳ型：近节指骨复指型	各有独立的骨骺，与轻度变宽的掌骨头相关节，重复指骨纵轴分叉
Ⅴ型：掌骨分叉型	第一掌骨分叉与重复指的近节指骨基底分别形成关节
Ⅵ型：掌骨复指型	掌骨重复，拇指完全重复，其中之一可发育不良
Ⅶ型：三节指骨型	拇指呈三节指骨或部分三节指骨手指，三节指骨拇指过度生长，而重复拇指发育不良

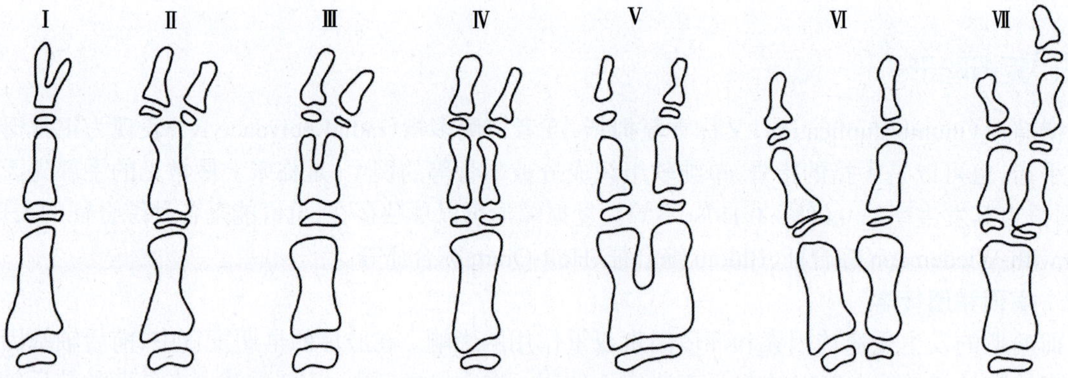

图4-6-27 复拇畸形的Wassel分类

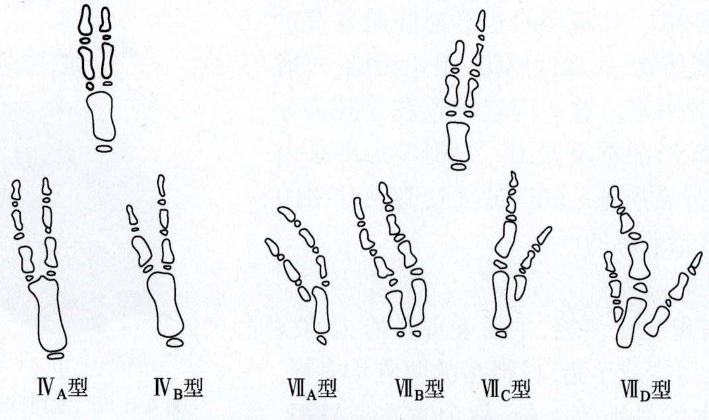

图4-6-28 复拇畸形的Wood分类

(三) 治疗

1. 治疗原则 复拇畸形的治疗目的是尽可能恢复其正常的解剖结构，达到外形和功能的重建。治疗原则是切除赘生拇指，保留近似正常的存留拇指。对于孪生拇指畸形，可将两个镜影拇指合二为一，重建一个新的拇指。因复拇解剖变异较大，其治疗往往比想象的复杂得多，简单的切除往往带来畸形、关节不稳定与功能障碍，因此应根据不同情况来制定个性化的手术方案。原则上保留外观较正常、功能较好的拇指。

拟切除的多指如有主要神经血管束时，应仔细分离，切勿损伤，予以保留；如有主要肌腱或内在肌止点时，也应移位到保留拇指的相应位置。对位于掌指或指间关节囊内的多指切除时，应保留多指的关节囊及韧带组织，用来修复拇指关节囊，维持关节稳定性。当保留的拇指过于偏斜时，尚需在骨骺发育基本停止后进行关节融合或截骨矫形术。

2. 手术时机 取决于主指移位程度和发育考量。通常手术应在引起明显关节歪斜和握捏力发育关键期之前进行。综合患儿心肺功能的发育和手术耐受性，通常手术时间为出生后 8~15 个月。对仅以狭长的皮蒂与正常手指相连的赘生指，简单切除即可，出生后即可进行；对简单型多指，特别是尺侧多指，可以出生后 3~6 个月手术；对有严重畸形、组织缺损的复杂多指，可借助显微外科技术，在 1 岁后行多指切除同时进行组织移植或移位等手术重建功能，并定期复查直至发育停止期。继发畸形的治疗一般应争取在学龄前完成。

3. 手术方法 因复拇畸形表现的多样性，手术方法的选择也因人而异，强调个体化治疗。其涉及整形外科、显微外科、骨科和手外科等多个学科技术的综合运用，临床上应根据具体病例合理选择。常用的手术方法有如下几种。

(1) 赘生拇指切除术：对于主副指明确的复拇畸形，可以进行赘生拇指的切除和存留拇指的整形，此时要注意侧副韧带的重建和加强关节的稳定性（图 4-6-29）。

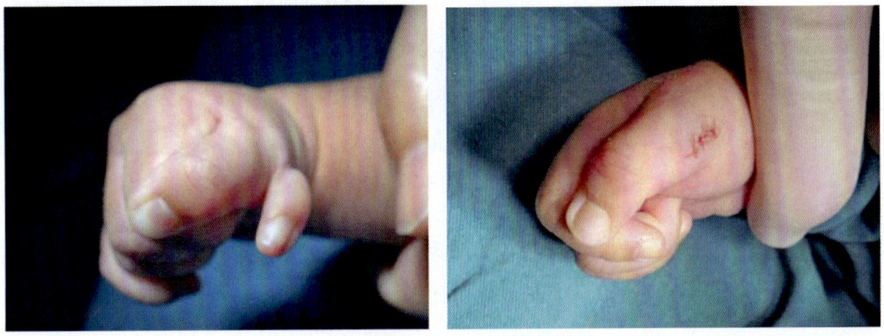

图 4-6-29 漂浮拇的切除

(2) 副指切除、侧副韧带重建术：对于主副指明确的复拇畸形，可以切除副指，将主指中央化，同时将侧副韧带缝合于主指侧方以稳定关节（图 4-6-30）。

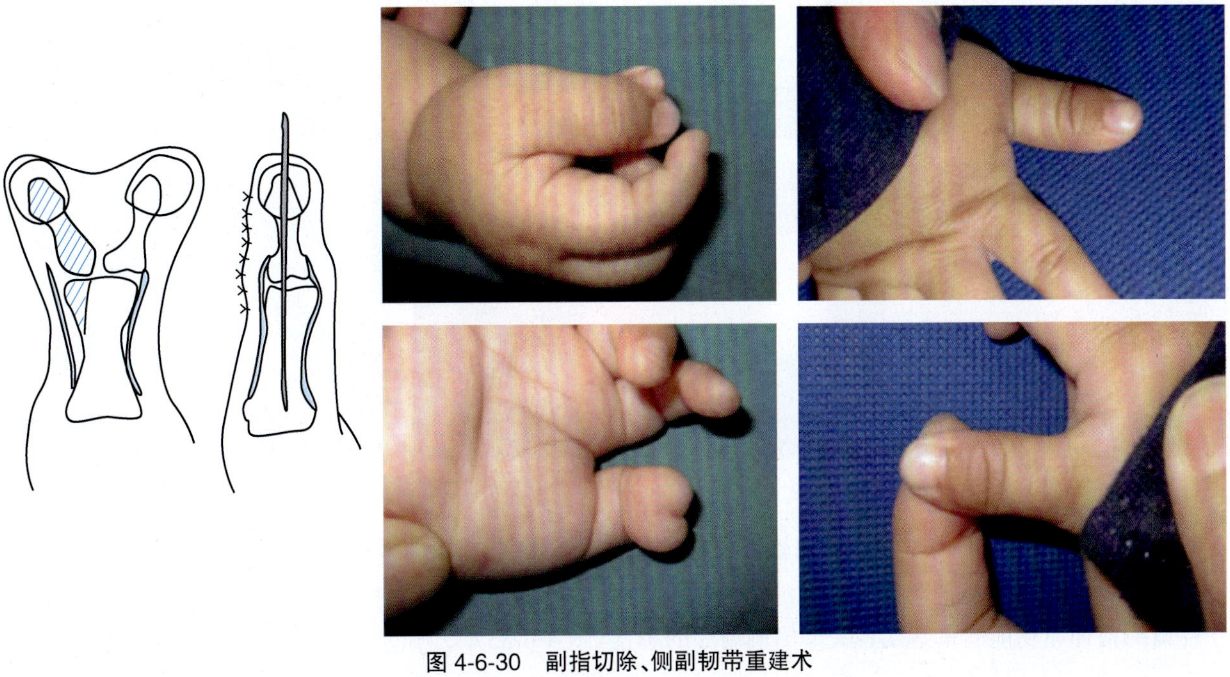

图 4-6-30 副指切除、侧副韧带重建术

(3) Bilhaut-Cloquet 术：对于两个拇指外形和指骨形态相似的拇指即镜影拇指时，可采取此种术式，即取两个拇指各一半的软组织、指骨和指甲合并组成新的拇指。在行此种术式时，要注意关节面的平整、肌腱止点的保留、骨面和甲床面的对齐，尽量减少后期指甲的突起或凹陷（图 4-6-31）。

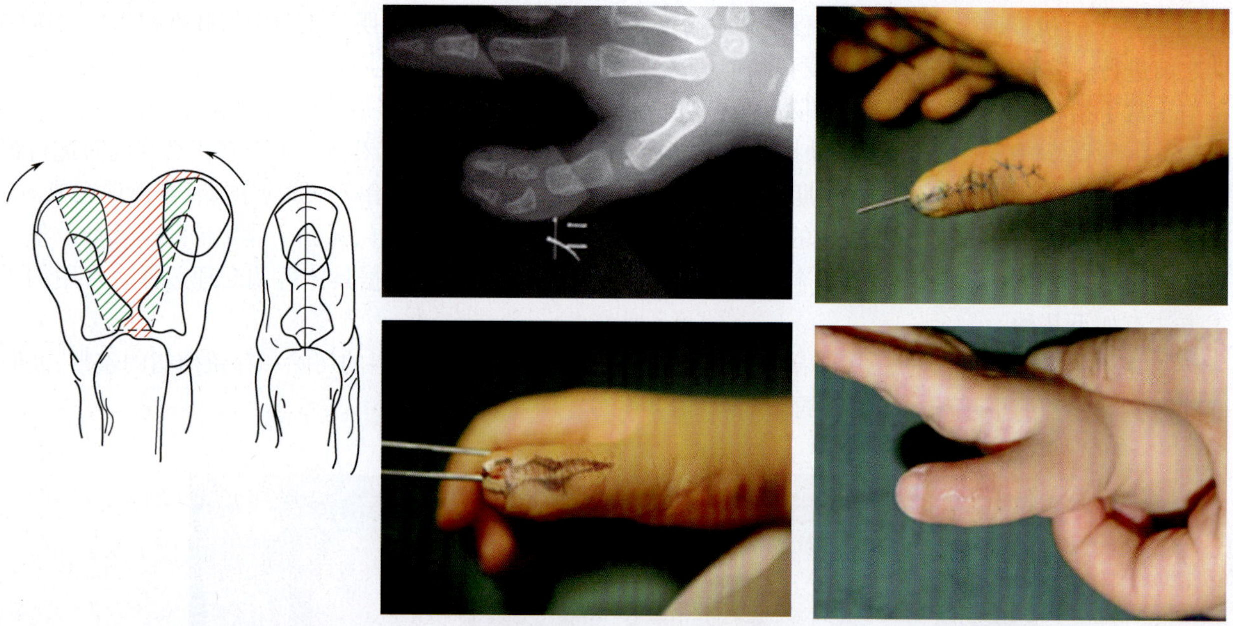

图 4-6-31 Bilhaut-Cloquet 术

(4) 截骨和骨移植：当掌指骨存在桡偏或者尺偏时，需要进行掌骨或指骨的楔形截骨，以矫正成角畸形，同时克氏针固定。必要时需要进行开放截骨同时副指多余松质骨的移植（图 4-6-32）。

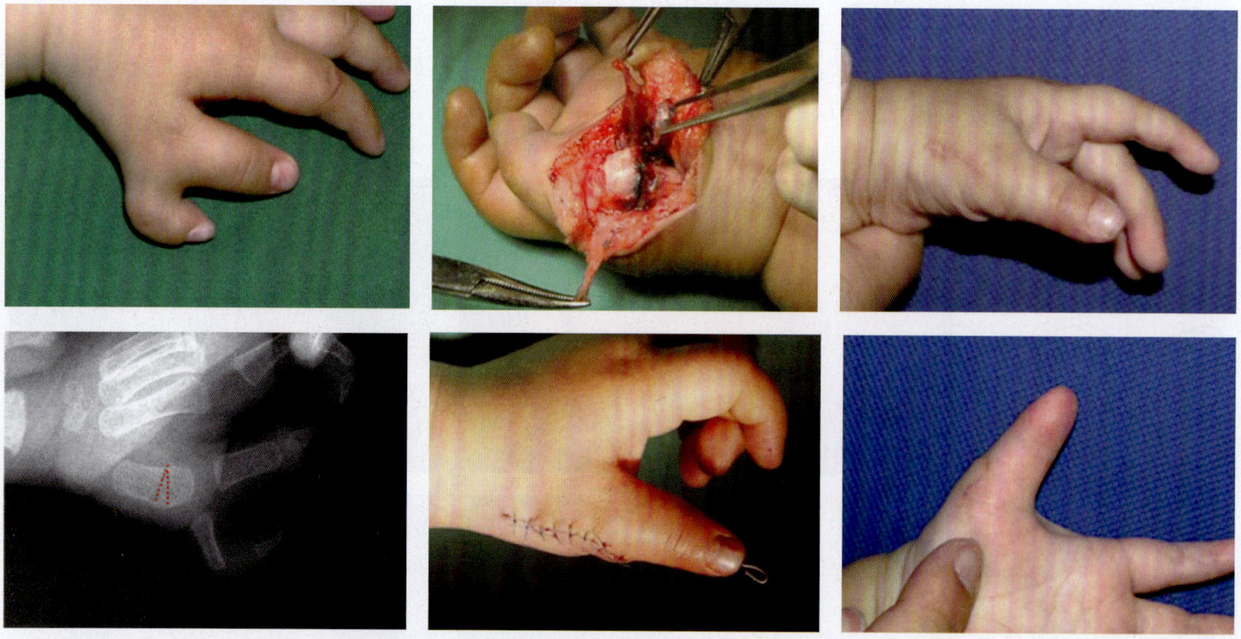

图 4-6-32 骺板下截骨矫正掌指关节成角畸形

(5) 肌腱动力平衡手术：复拇畸形常常存在伸屈肌腱及滑车系统的发育异常，将肌腱重新平衡于功能位有利于关节畸形的矫正和发育列线的维持。为此，拟去除拇指的伸肌腱和屈肌腱必要时应予以保留，用于存留拇指伸屈功能的重建或者关节侧偏畸形的矫正（图 4-6-33）。

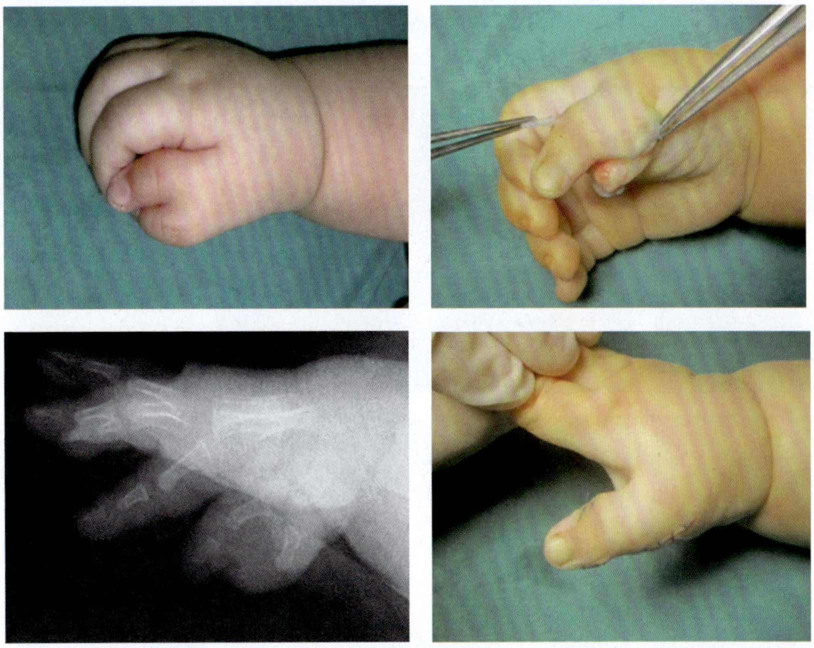

图 4-6-33　保留复拇桡侧指伸肌腱，转位固定于尺侧指末节基底部，以平衡肌腱，矫正发育列线

(6)局部岛状皮瓣修复：当去除另一个拇指后，存留拇指存在组织缺损或形态过小时，可以从拟去除拇指上分离出带神经血管蒂的局部岛状皮瓣，用以补充组织量的不足；皮瓣也可以带上部分指骨和指甲，用以增粗存留拇指，改善形态(图 4-6-34)。

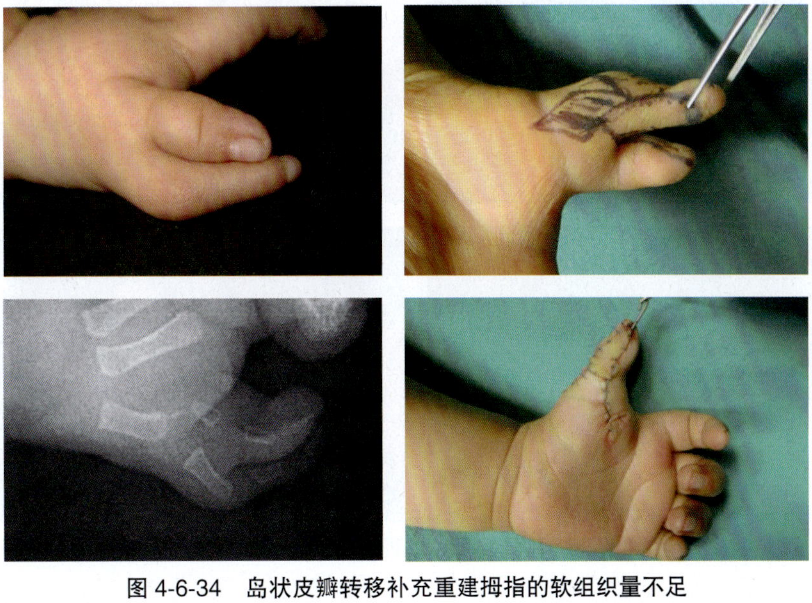

图 4-6-34　岛状皮瓣转移补充重建拇指的软组织量不足

(7)顶端成形术：即 On-top Plasty 术。当一拇指外形不佳但掌骨发育良好，而另一拇指外形良好但掌骨发育不良时，可选择此术式。此时可利用远端发育良好的拇指，保留神经血管蒂，平移到另一掌骨良好的拇指基底部。要根据拇指掌指关节的发育情况，决定保留哪个掌指关节和截骨平面(图 4-6-35)。

(四) Ⅶ型复拇中三节指骨拇指的矫正

三角形的多余指骨常可引起斜指畸形，对此可在三角形指骨作中央截骨，然后进行楔状植骨矫正畸形。还可采用反向楔形截骨植骨术，即将三角形指骨在其界面长的一侧作楔形截骨，移植到界面短的一侧，以矫正手指的成角畸形。对于无成角畸形的三节指骨拇指，可根据近侧指间关节或远侧指关节的发育情况，合理选择融合其中一个关节，必要时截骨缩短指骨或摘除三角形指骨（图 4-6-36）。

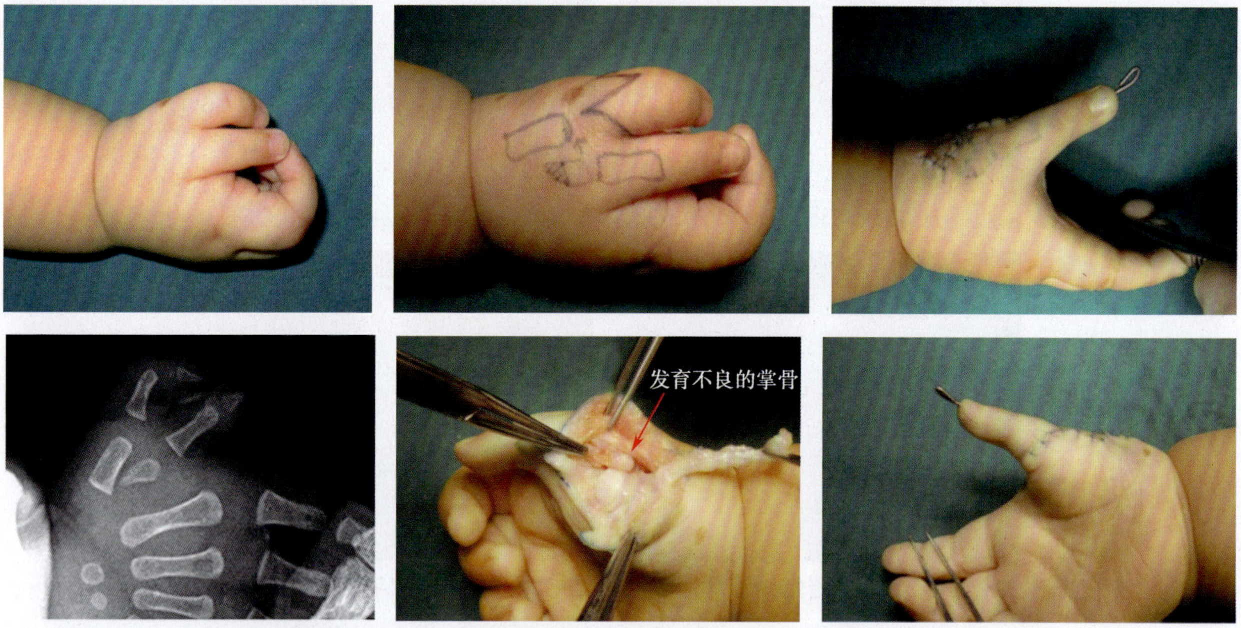

图 4-6-35 顶端成形术

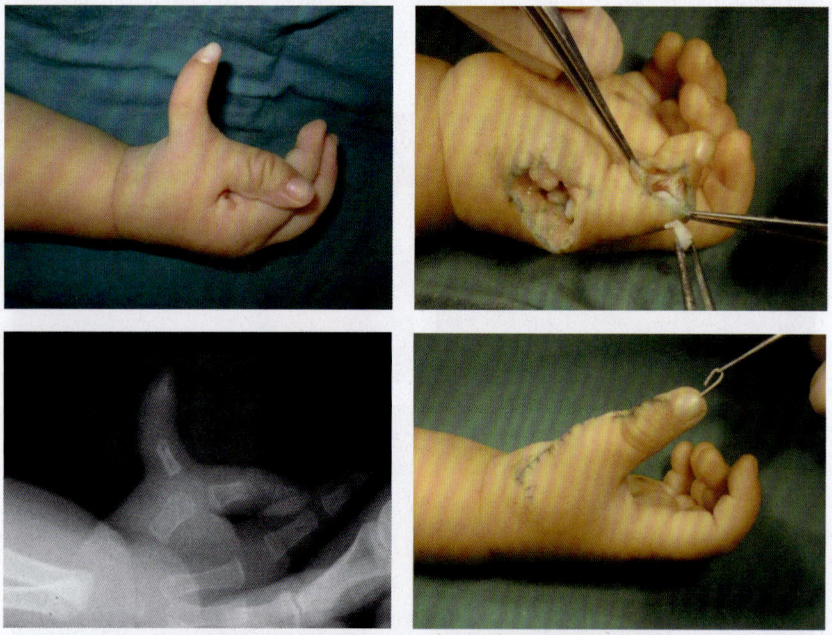

图 4-6-36 楔形截骨矫正Ⅶ型复拇的指骨歪斜畸形

（五）复拇术后继发畸形的修复

复拇简单切除常会导致后期继发畸形，如手指偏斜、拇指内收、关节不稳定、肌力不足，甚至出现拇指发育不良。此时，需要分析解剖上可能存在的异常情况，并针对性地采取相应措施进行综合修复，如关节面的修整和截骨，侧副韧带的重建，肌肉止点的重新固定，肌腱转移或移植，必要时进行拇指发育不良的再造等。

（六）复拇术后康复治疗

复拇术后康复有必要进行早期的支具固定以维持相对位置，合理适度的康复锻炼有利于达到更好的功能恢复。

【临床病例讨论】

一位 4 岁患儿因右中环指并连来门诊就诊。初步病史采集如下。

自出生后被发现右中环指并连在一起，相邻手指的基底到指尖完全相连，中环指指甲独立，中环指末端仅有微小移动度，手指屈曲功能存在，指体无肿胀。

知识点：临床检查注意点

并指是常见的手部先天畸形，可以单发，也可以是综合征的表现之一。因此询问病史时，应该注重了解家族中有无遗传史。

临床检查时，观察患者患指畸形情况，这对明确诊断具有提示作用。完全性并指、不完全性并指、简单并指、复合性并指、复杂性并指均具有明确的诊断标准。此外并指的损害程度与治疗方案密切相关，临床上需要详细地观察并记录下来。Eaton 和 Lister（1990）对先天性并指畸形程度的分级比较常用，其对畸形损害程度的分级包括三部分：指蹼粘连程度分级、骨结构畸形及活动范围分级、形态损害分级等。

1. 诊断　右中环指完全性并指。

2. 临床诊疗决策

（1）病情评估：并指患者连在一起的手指可在指甲、指神经血管束、骨骼和肌腱等各方面表现出畸形。部分患者仅有相邻手指的皮肤或软组织相连，但也有可能存在骨骼异常，因此需要进一步的辅助检查进行确诊。同时通过 Eaton 和 Lister 对先天性并指畸形程度的分级方法可以初步判断其畸形损害的严重程度。这些都影响着手术方法的选择。

（2）辅助检查：手部 X 线检查对于了解并指的严重程度至关重要，可以了解是否存在骨融合、横位指骨、有无隐匿性多指（并指多指）或其他的骨、关节畸形。进一步超声或磁共振检查有助于判断复合性并指的屈肌腱和血管解剖有无异常。需要注意的是并指畸形可以伴发于综合征和其他手部畸形。

知识点：可伴发并指畸形的综合征和其他手部畸形

在分裂手畸形中，并指畸形很常见。尚有多指并指、短指并指、指端交叉并指、肢体环状狭窄合并并指、铲形手、手发育不良并指等。在很多综合征中，并指也是症状之一，如 Apert 综合征、Poland 综合征等。文献记载有 48 种综合征的临床表现中有并指畸形。

（3）治疗：手术治疗适用于大多数病例，治疗方案需要重点把握的主要包括以下方面：手术时机的选择，多指并指的分阶段分指，指蹼重建，手指分离与皮肤覆盖，术后包扎护理。

手术时机的选择：并指分离术推荐的手术年龄是 12 个月，治疗目标是在学龄前完成所有的分指手术。该患儿已 4 岁，应尽早完成并指分离术。

手术方案：首先设计背侧皮瓣重建指蹼。皮瓣通过锐性分离，并使用双极电凝止血。保护好神经血管束的同时由远向近分离并指。在嵌入皮瓣前，两指相邻边要进行减脂。先缝合指蹼皮瓣，使其远端加入近侧指横纹，注意保持 45° 指蹼倾斜角，形成沙漏样结构。然后，指间三角瓣缝合，注意避免过多张力。

术后包扎护理：将防粘连敷料放于指蹼处，再用大纱布包扎固定。敷料必须对植皮区提供压力，同时保护分开的各指。可在加压包扎后再用过肘的支具行外固定，防止无意间移位。伤口愈合后，可使用弹力套、硅凝胶敷贴等控制瘢痕。

知识点：术中注意要点

皮瓣分离过程中，背侧皮瓣分离要注意保护好伸肌腱的腱旁组织。然后，分离掌侧皮瓣及其下的神经血管束。拉开两指，保持牵引力下处理组织，有助于分辨血管神经结构。在近端解剖时注意标示血管神经的分叉处。在显微操作下可轻易分离出远端的指神经。有时需要结扎指动脉。结扎动脉的选择有赖于邻侧指动脉是否成功分离。如两指的双侧指动脉均完好无损，常结扎较小的指动脉。然而，如果某一手指仍需再次手术（如二期并指分离），有时需结扎较大的动脉。如对侧动脉不清，可用血管夹夹闭指动脉后，松止血带，确认各指血运可靠。

知识点：术后观察要点

手指血运的观察仍然是常规，但对于复杂或复合性并指畸形十分重要，因为多指并指、末节骨融合的分离手术容易造成血管损伤。术后指腹张力和色泽、毛细血管充盈时间、指温测定是观察的重点。对于缝合张力较大的患者，静脉回流障碍会出现，72 小时内的张力减除（如部分拆线、指端放血等）对于挽救手指具有意义。

知识点：术后康复治疗要点

皮肤愈合后的早期保护性主动手指屈伸训练对于恢复关节功能十分有益。术后佩戴弹力手套、防瘢痕粘连固定带可以控制瘢痕的形成。佩戴指蹼拉力装置有助于防止指蹼爬行。持物、抓捏的功能训练拆线后就可以进行。对于 Apert 综合征手畸形的术后训练比较困难，最好能在专业的康复师指导下进行。

【复习题】

1. 请简述手与上肢的先天畸形的 IFSSH 分类及 OMT 分类并对其进行比较。
2. 如何对并指畸形损害程度进行分级，其评定内容包含哪些？
3. 并指分离术后的并发症有哪些？
4. 请简述复拇畸形的 Wassel 分类法。

（王 斌）

参考文献

[1] MANSKE P R, OBERG K C. Classification and developmental biology of congenital anomalies of the hand and upper extremity. J Bone Joint Surg Am, 2009, 91 (Suppl 4): 3-18.

[2] WINKEL A, STRICKER S, TYLZANOWSKI P, et al. Wnt-ligand-dependent interaction of TAK1 (TGF-beta-activated kinase-1) with the receptor tyrosine kinase R or 2 modulates canonical Wnt-signalling. Cell Signal, 2008, 20 (11): 2134-2144.

[3] OGINO T. Modified IFSSH classification. J Japan Soc Surg Hand, 2000, 17: 353-365.

[4] BRENNEN M D, FOGARTY B J. Island flap reconstruction of the web space in congenital incomplete syndactyly. J Hand Surg Br, 2004, 29 (4): 377-380.
[5] 丁晟，马亮，姚建民．两种指间筋膜蒂皮瓣治疗先天性并指 36 例．中华显微外科杂志，2013, 36 (1): 71-72.
[6] SOMMERLAD B C. The open finger technique for release of syndactyly. J Hand Surg B, 2001, 26 (5): 499-500.

第七节　烧伤后期手畸形

火焰烧伤、高温液体烫伤、高温容器接触烫伤或者化学物品灼伤等因素所造成的创面愈合往往导致手的瘢痕挛缩畸形。烧伤后手畸形是整形外科最常见疾病之一。表浅烧伤（浅Ⅱ度）由于损伤部位在真皮浅层，一般不会遗留挛缩畸形和明显功能障碍，而常常表现为局部色素沉着、脱屑等；如果烧伤达到或超过真皮乳头层以下，局部愈合后往往会形成瘢痕增生，并逐渐出现挛缩畸形。如果损伤范围较小，即使瘢痕形成后也不会影响手的局部功能；但如果损伤范围较大，尤其是在关节周围形成的增生性瘢痕，往往会伴有明显的挛缩畸形，并影响局部关节功能及发育。

瘢痕挛缩力量随时间推移逐渐增加，即使早期愈合后手无明显功能障碍，但随时间推移，瘢痕挛缩可造成肌肉、肌腱、血管、神经、骨骼的缩短乃至关节畸形和脱位。对处于生长期的儿童或青少年，瘢痕还可能导致骨生长受限及发育畸形。手的功能占人体功能的 57%，手烧伤后畸形给患者造成了严重的生活功能障碍。因此，及时的诊断及恰当的治疗对于预防烧伤后手功能严重障碍具有重要作用。

知识点：手烧伤深度分类

根据烧伤损伤深度的不同，可将手烧伤分类如下。

1. Ⅰ度烧伤　烧伤累及表皮浅层，创面自行愈合后一般不留痕迹。

2. 浅Ⅱ度烧伤　烧伤累及真皮浅层，有部分基底层细胞保留，愈合后遗留表浅瘢痕，一般无继发畸形。

3. 深Ⅱ度烧伤　烧伤累及真皮深层，有部分真皮网状层组织残留，伤后遗留明显瘢痕，累及关键部位可导致瘢痕挛缩畸形。

4. Ⅲ度烧伤：烧伤累及皮肤全层，甚至深及肌肉、肌腱、骨骼，创面形成后常不能自行愈合，需要进行植皮或者皮瓣转移修复，后期形成瘢痕挛缩继发畸形可能性最大。

（一）临床表现

患者有手烧伤或者高温物品接触烫伤病史。伤口愈合 1~3 个月后开始出现明显瘢痕，其临床表现与烧伤的深度、部位、面积及早期治疗情况密切相关。

1. 局灶性表浅瘢痕　对于损伤较轻的患者，伤口愈合早期 3 个月内瘢痕局部充血，毛细血管增生，主要表现为瘢痕红肿，可稍高出皮面；后随时间推移瘢痕逐渐萎缩，局部可伴色素沉着或减退等，但由于没有瘢痕挛缩，所以一般不产生功能障碍。

2. 手指掌侧瘢痕挛缩屈指畸形　当手掌侧损伤部位较深时，瘢痕愈合后可导致手指屈曲畸形。小面积皮肤烧伤愈合后，或者植皮术后的边缘挛缩，可导致单个手指或邻近数个手指屈曲畸形；对于大面积手掌烧伤愈合后，手指呈握拳状屈曲，被称为“烧伤后拳状手”。对于畸形早期，仅仅是瘢痕挛缩所造成，瘢痕切除后即可整复；但随时间推移，挛缩瘢痕可能造成皮肤深面骨骼、肌肉及关节的不可逆损害。

3. 手背侧瘢痕挛缩过伸畸形　手背侧烧伤后，由于手背瘢痕挛缩，可导致掌指关节过度背伸，掌心消失，掌面前突，近指间关节屈曲僵硬，指蹼间瘢痕粘连，类似于“爪”形，因此临床又称之为“烧伤后爪形手”。爪形手可分为轻型和重型，轻型患者瘢痕挛缩未累及深层骨骼及关节，作挛缩瘢痕切除后手法能够将畸形复原；而重型则常伴有局部肌腱、神经、骨和关节的畸形，这类患者将瘢痕切除后还需进行深面结构的手术修复。

知识点：手烧伤后易继发畸形原因

手背及手掌有大量横形皮纹，给皮肤提供足够延展性，手指屈曲及伸展时依赖于皮肤的伸展性。此外，手背皮肤薄，皮下脂肪少，而皮下肌腱、神经、骨关节多，一旦被烧伤较深，如果处理不当极易出现广泛的瘢痕粘连，常累及肌腱及骨关节，影响局部活动，从而导致继发畸形。

（二）诊断

根据患者病史及专科查体，烧伤后手畸形诊断并不困难。对于手局部瘢痕挛缩畸形的患者，术前应进行 X 线检查，以了解局部骨及关节畸形情况。为进一步手术治疗提供依据，必要时可结合 CT 及磁共振检查，以了解局部骨骼肌肉及关节韧带损伤程度。

（三）治疗

1. 非手术治疗　非手指治疗适用于手掌侧或背侧散在的、局部无功能障碍的瘢痕或者瘢痕形成早期预防性的治疗。瘢痕非手术治疗目前最常用的方法包括：

（1）局部使用硅凝胶产品：硅凝胶具有防止瘢痕增生的作用，使用硅凝胶后，皮下水分蒸发降低，水分累积形成一个“水库”，从而通过表皮 - 真皮传导信号通路影响成纤维细胞的活性。硅凝胶产品不仅能够有效地预防伤口发展为病理性瘢痕，而且还能很好地改善病理性瘢痕的颜色、大小和质地，要获得最佳的效果，应连续使用至少 6 个月，每天至少 12 小时。

（2）局部注射糖皮质激素：糖皮质激素局部注射是目前病理性瘢痕的一线治疗手段。根据实验显示，瘢痕内注射的激素能够减轻伤口周围的炎症反应，减少成纤维细胞的增殖，并且使局部组织缺氧，从而降低了瘢痕内胶原和黏多糖的合成。临床常常利用曲安奈德（10~40mg/ml）单独或者联合利多卡因注射，推荐注射频次为 3~4 次，每隔 2~3 周，部分瘢痕可能需要更长时间的治疗。

（3）激光治疗：临床常用的激光类型包括脉冲染料激光技术（pulsed dye laser，PDL），Nd：YAG 激光技术，CO_2 点阵激光等。585nm 和 595nm 的 PDL 能选择性地靶向于血红蛋白，破坏局部瘢痕组织微血管，从而使瘢痕内毛细血管闭塞，阻止瘢痕形成。相比 PDL 激光，Nd：YAG 激光技术治疗穿透深度较深，同样也具有抑制血管增生、抑制胶原合成等作用。CO_2 点阵激光主要用于较厚的增生性瘢痕。研究表明，应用 CO_2 点阵激光 4 次，间隔 1 个月就能明显改善瘢痕外观，并且能够使杂乱的胶原纤维变得有序。

临床上使用的非手术治疗还包括理疗、局部加压、放射等。非手术治疗能在一定程度上改善瘢痕质地和外观，但是对于挛缩瘢痕，需要手术才能达到满意的修复效果。

2. 手术治疗　非手术治疗效果不佳的增生性瘢痕或者是挛缩瘢痕，可行手术治疗。手术治疗的原则是切除挛缩瘢痕，充分松解挛缩，矫正畸形，根据局部组织缺损情况选择合适组织修复及再造。瘢痕切除过程中应保留肌腱腱膜完整性，瘢痕切除后使手指恢复正常功能或者保证功能位。

（1）皮片移植：瘢痕切除后，无局部邻近皮瓣可供转移并且缺损层次位于腱膜以上，优先考虑使用皮片移植。由于手指关节较多，对皮肤耐磨性要求较高，临床常取腹部、大腿、前臂内侧等部位的全厚游离皮片移植；单纯手背瘢痕切除后也可采用中厚皮片移植。皮片移植后采用“打包法”局部加压包扎，使移植皮片受力均匀。术后应利用克氏针或石膏固定手指。

（2）皮瓣转移：虎口及指蹼单纯直线形瘢痕挛缩者，如无明显组织缺损，可设计 V-Y 皮瓣、Z 形瓣或 M 形瓣等加深指蹼和虎口成形；对于单纯指蹼掌侧或背侧瘢痕者，可设计背侧矩形皮瓣修复掌侧或者设计掌侧矩形皮瓣修复背侧。瘢痕切除后有肌腱或者骨骼外露者可行邻位或者游离皮瓣覆盖缺损部位。临床常用的皮瓣包括髂腰皮瓣、前臂逆行岛状皮瓣、足背游离皮瓣、示指背皮瓣等。

（3）关节畸形、皮下组织结构继发挛缩畸形的处理：对于存在关节畸形的患者应彻底切除和松解挛缩的瘢痕组织，同时切除相应的指间、掌指关节挛缩的韧带，术后采用克氏针将手指和掌指关键固定于功能位，对于关节脱位严重畸形者可行关节融合术；如果肌腱出现继发挛缩畸形，可采用"Z"形肌腱延长或肌腱移植的方法松解肌腱；如果血管神经出现继发畸形，则应充分游离与松解与瘢痕组织粘连的血管与神经，利用皮瓣修复缺损。

(4)康复治疗：手术伤口愈合过程中或者是皮片移植后期都有继发挛缩的特点，为预防瘢痕挛缩复发，术后应加强手功能锻炼。功能锻炼包括主动锻炼和被动锻炼，术后伤口愈合后应适当增加手的活动，另一方面可佩戴合适的支具牵拉关节和韧带，达到防止关节挛缩和强直的目的。

知识点：烧伤后手畸形治疗时机

手烧伤后瘢痕挛缩畸形可继发导致皮下血管、神经、韧带、肌肉、关节的变形，因此，目前多主张早期治疗和干预瘢痕，一般创面愈合后3个月到1年如果有瘢痕挛缩发生就应及时手术治疗。对于儿童或关节附近损伤，手术可适当提前至3个月至半年。

【临床病例讨论】

病例1

患者，女，4岁9个月，主因左手烫伤3年余，烫伤后瘢痕挛缩3年余入院。

患者于3年前被火炉烫伤左手掌，烫伤后立即送往当地医院，医院给予换药、抗炎等治疗，伤口逐渐愈合，出院后1个月左手掌出现瘢痕挛缩，遂于北京某医院就诊，给予模具支撑及抗瘢痕治疗，具体治疗方案不详。后随时间推移左手瘢痕挛缩加重，为进一步解决手掌功能障碍来我院就诊，门诊以"左手掌瘢痕"收入院。

专科查体：左手掌掌侧正中可见"T"形瘢痕挛缩，瘢痕区皮肤正常，肤色苍白，触之较韧，瘢痕挛缩牵拉周围皮肤边缘不清，皮温正常，患侧小鱼际较健侧小(图4-7-1A)。左手拇指对掌、外展功能受限，内收功能不受限，其余四指轻微屈曲畸形(图4-7-1B)。

诊断及诊疗决策：根据患者病史及专科查体，诊断明确，为烫伤后左手掌瘢痕挛缩畸形。该患者受伤后3年，目前瘢痕已经趋于稳定，瘢痕挛缩明显，可见手指屈曲畸形，拇指对掌、外展功能受限。

由于目前瘢痕已经稳定，且已出现明显的挛缩畸形，非手术治疗难以解决目前问题。患儿正处于生长发育期，为预防瘢痕挛缩进一步影响关节及骨发育，应行手术治疗。手术应完全切除左手掌瘢痕，层次位于浅筋膜表面脂肪层上方，瘢痕切除后松解创面边缘皮下组织；于患者右下腹部取全厚皮肤，覆盖于瘢痕切除创面，1号丝线打包加压覆盖，6-0美容线缝合皮肤，外用石膏固定手功能位。3年后复查患者手指屈曲畸形以及拇指畸形得以纠正，效果满意(图4-7-1C、D)。

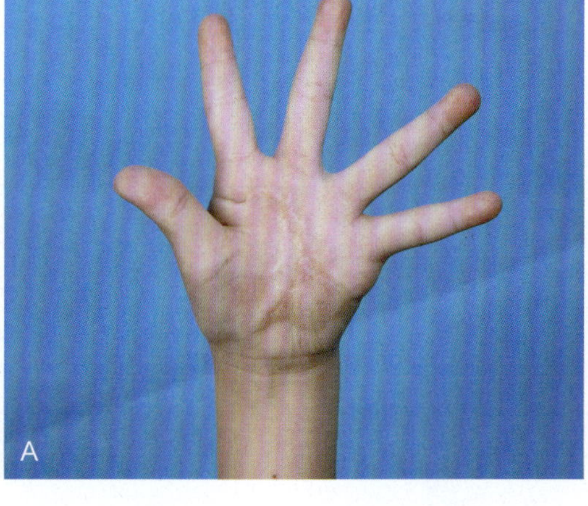

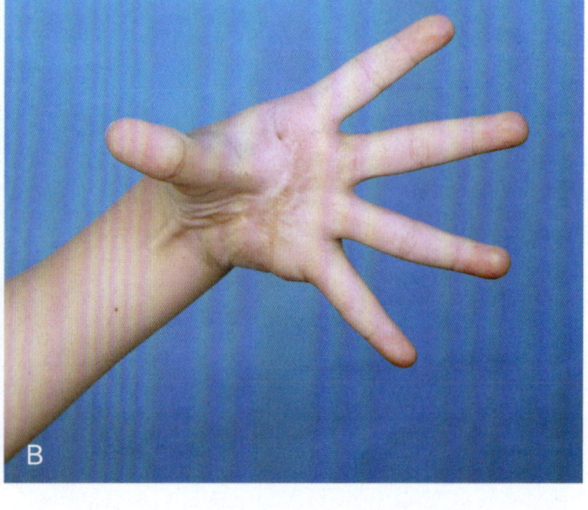

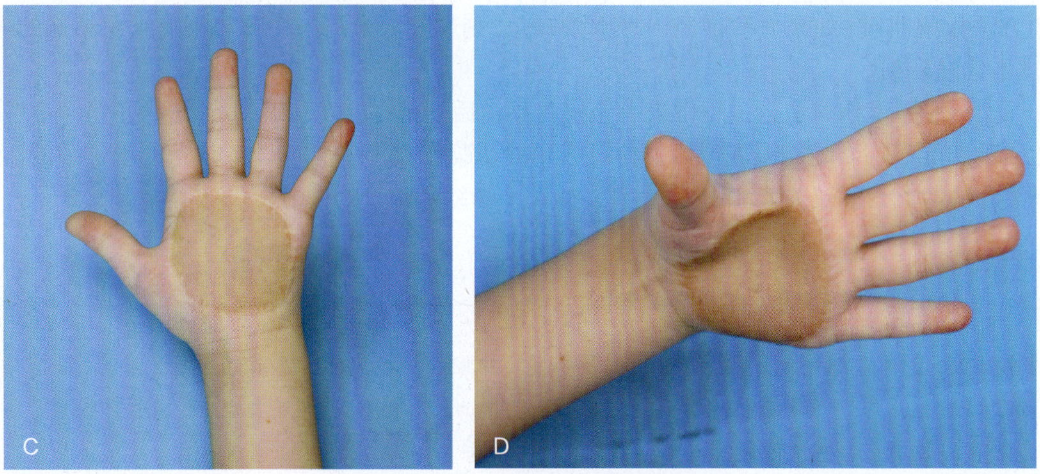

图 4-7-1 烫伤后左手掌瘢痕挛缩畸形

A、B. 术前;C、D. 术后 3 年。

病例 2

患者,男,1 岁 9 个月,主因右手背烫伤后 6 个月,瘢痕挛缩 3 个月余入院。

患者于 6 个月前不慎被开水烫伤右手,于当地医院就诊。给予对症支持治疗,并行头部取皮,右手背植皮术,手术顺利。术后予抗瘢痕治疗,效果欠佳,3 个月前手背瘢痕逐渐高出皮面,局部活动受限,严重影响外观及生活,患儿家长为求进一步治疗,来我院就诊,门诊以“右手背烫伤后瘢痕挛缩”收入我科。

专科查体:右手背植皮术后外观,可见大约 5cm×7cm 增生性瘢痕,瘢痕高出皮平面,质地硬。瘢痕表面色素沉着与正常皮肤边界不清,表面无破溃(图 4-7-2A,图 4-7-2B)。右侧中指及无名指部分粘连,右手指握拳,抓持功能障碍。

诊断及诊疗决策:根据患儿病史及专科查体,诊断明确,为手背烫伤后瘢痕挛缩畸形。该患儿受伤后 6 个月,瘢痕挛缩明显,可见右手指握拳,抓持功能受限。

该患儿瘢痕有明显增生及挛缩畸形,非手术方法难以迅速改善患者握持功能,如不及时手术可能导致皮下组织继发不可逆畸形。手术同样应完全切除右手背瘢痕,瘢痕切除后松解创面边缘皮下组织,利用局部皮瓣加深粘连指蹼;于患者下腹部取全厚皮肤,覆盖于瘢痕切除创面,1 号丝线打包加压覆盖,5-0 单桥线合皮肤,外用石膏固定手功能位。术后一月复查患儿右手指握拳,抓持功能恢复良好(图 4-7-2C,图 4-7-2D)。

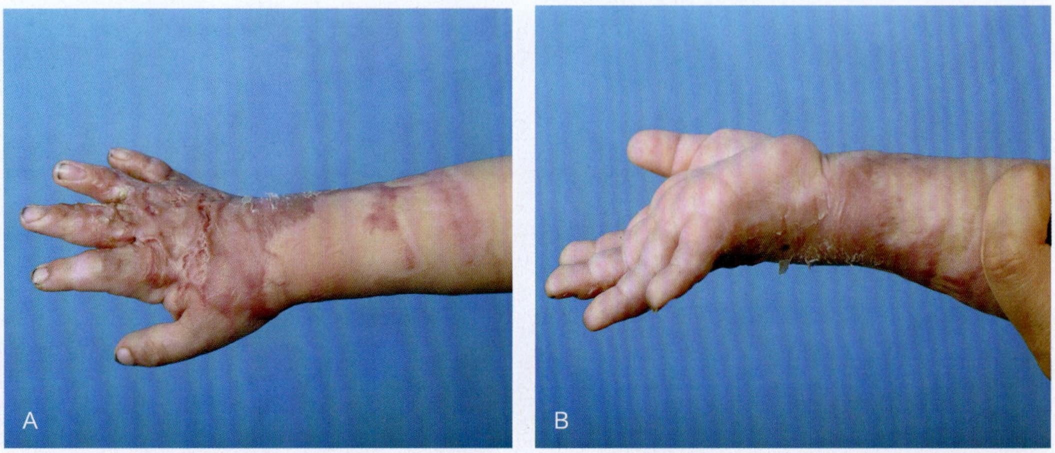

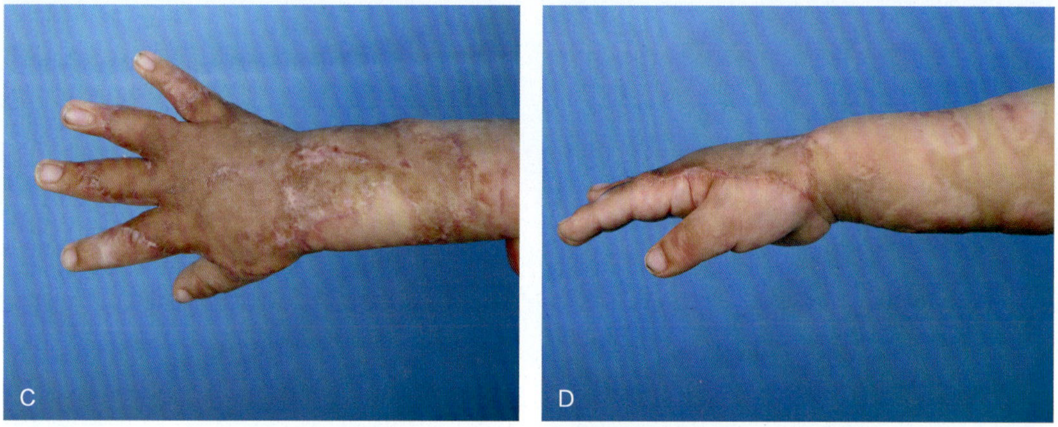

图 4-7-2 烫伤后右手背瘢痕挛缩畸形

A、B. 术前;C、D. 术后 1 个月。

病例 3

患者,女,24,主因左手灼伤后瘢痕畸形二十余年入院。患者 20 余年前不慎跌入石灰池,左手被石灰灼伤,皮肤破溃,受伤后立即于当地医院就诊,行换药、消炎等治疗后伤口逐渐愈合,但随时间推移手背瘢痕形成并逐渐挛缩,出现掌指关节活动受限,自觉严重影响功能及生活,遂于我院就诊,门诊以"左手背瘢痕挛缩"收入院。

专科查体:左手背可见瘢痕,大小约为 4cm×5cm,质地中等,表面光滑,皮肤无破溃,挛缩明显,掌指关节背屈畸形,手指不能伸直,活动受限(图 4-7-3A、B)。

诊断及诊疗决策:根据患者病史及专科查体,诊断明确,为灼伤后左手背瘢痕挛缩畸形。该患者受伤后二十余年,瘢痕趋于稳定,瘢痕挛缩明显,掌指关节明显背屈畸形,形似"爪"状。该患者具有明确手术适应证,应及时手术防止关节及韧带进一步继发畸形。

手术应完全切除左手背瘢痕,层次位于浅筋膜表面脂肪层上方,瘢痕切除后松解创面边缘皮下组织,松解指间蹼状畸形,利用克氏针将左手固定于功能位,手背创面面积约为 11cm×11cm;于患者右下腹部取全厚皮肤,大小约为 19cm×5cm 覆盖于瘢痕切除创面,1 号丝线打包加压覆盖,6-0 美容线缝合皮肤,外用石膏固定手功能位,术后 10 天拆除外包(图 4-7-3C);拆线后佩戴定制支具,牵拉防止瘢痕挛缩(图 4-7-3D);8 个月后复查患者手指背屈畸形得以纠正,手指可握拳,并能完成打字等日常工作,效果满意(图 4-7-3E,图 4-7-3F)。

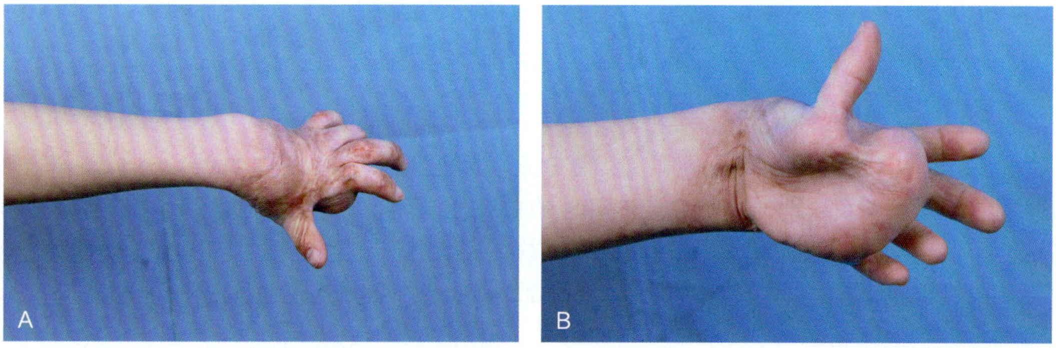

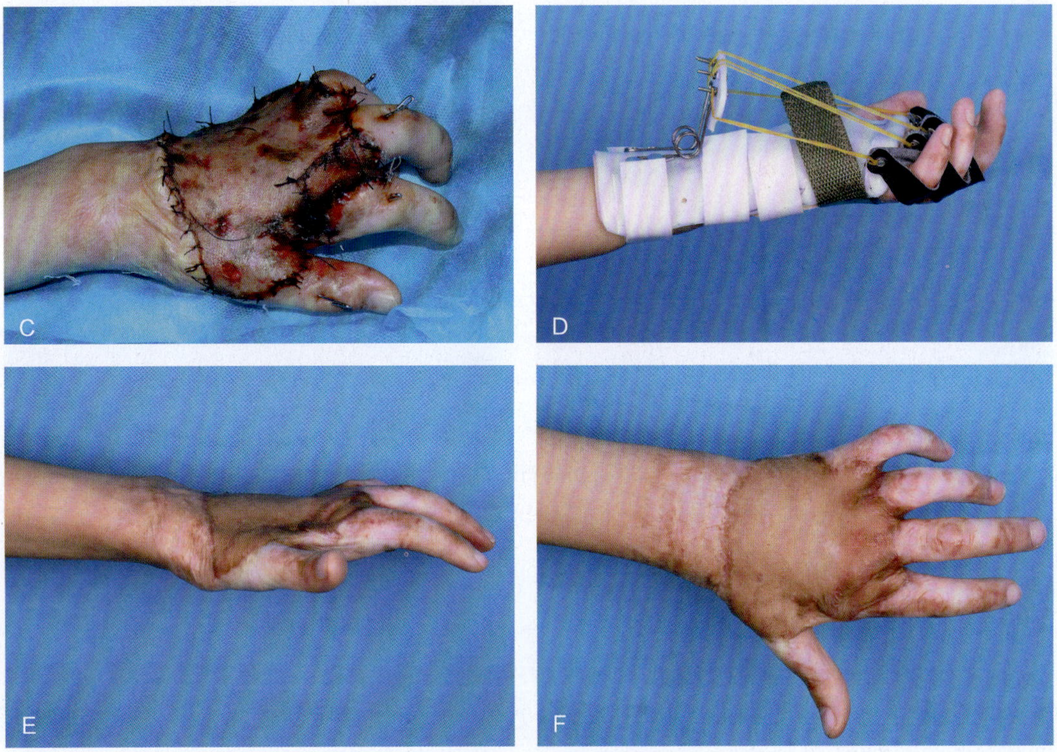

图 4-7-3 灼伤后左手背瘢痕挛缩畸形

A、B. 术前;C. 术后 10 天;D. 拆线后支具佩戴;E、F. 术后 8 个月。

(丁健科、马显杰)

参考文献

[1] 王炜 . 整形外科学 . 杭州 : 浙江科学技术出版社 , 1999.

[2] STEPHEN J. MATHES. Plastic Surgery. 2th ed. Philadelphia: Elsevier Inc, 2006.

[3] 丁健科 , 马显杰 . 瘢痕的预防与治疗进展 . 中华损伤与修复杂志 (电子版), 2017,(02): 94-98.

[4] GOLD M H, MCGUIRE M, MUSTOE T A, et al. Updated international clinical recommendations on scar management: Part 2 algorithms for scar prevention and treatment. Dermatol Surg, 2014, 40 (8): 825-831.

第八节 足踝部缺损

一、足踝部的软组织修复

足底部皮肤厚实、致密而坚韧、移动性差,在皮肤与深筋膜之间有致密的纤维小梁结构和脂肪组织,局部血液循环差。足底对负重时压力重新分布和吸收震荡十分重要、致密的纵隔纤维组织将皮肤与跟骨和足底筋膜紧密地连接在一起,以保持足底面皮肤极好的稳定性和耐磨性。足底面分为负重区(前足第一、第五跖骨及跟骨区)和非负重区(足底跖弓间内侧部)两部分。负重区能够承受各种压力、剪切力等应力作用。

足背皮肤较薄,皮下组织薄而疏松,神经肌腱等组织位于皮下,走行较表浅,易损伤暴露。踝部皮肤具有足背皮肤特点,特别是踝前部皮肤。踝后部(特别是近足跟处)具有足底皮肤耐摩擦的部分特点。

随着现代交通工具及工农业的高速发展,交通事故及工伤所造成的足踝部损伤频发。钝性和 / 或穿透性创伤可以引起骨及软组织的即刻损害。另外，感染、血供变化、感觉、免疫状态和生物力学的变化也容易造成足部的皮肤软组织慢性损伤。足踝部皮肤软组织缺损的病情复杂，一直是困扰临床医生的棘手问题。如治疗方法选用不当，则存在外观形态臃肿（不能穿鞋）、关节活动功能受限等缺点，特别是足底软组织容易形成溃疡，不能负重，不利于行走，从而严重影响生活质量。

因此，针对各种不同伤情的足踝部皮肤软组织缺损，选用合适的治疗方法对其进行修复，及时、合理地修复创面，控制感染，降低肢体的伤残率和截肢率，最大限度地恢复患肢功能是足踝部软组织修复的最终目标。

（一）临床表现和诊断

足踝部皮肤损伤原因多样，创伤、感染、肿瘤及瘢痕挛缩手术矫形等导致的足踝部软组织缺损临床上较为常见，诊断也相对明确。严重机械伤或交通伤造成的高能量损伤伤情极为复杂，特别是由于机动车车祸造成的碾压伤，或被摩托车车轮绞伤，或被重物压砸伤，均可造成伤肢皮肤软组织广泛挫伤，皮肤大面积潜行剥脱，皮肤血运破坏，最终可造成皮肤、软组织，甚至肌肉广泛失活坏死，部分患者可伴有足踝部骨折，主要神经、肌腱、血管等重要组织损伤。而烧伤后瘢痕挛缩是另一种临床较为常见的足踝部软组织畸形，通常是由于烧伤早期未得到及时有效的治疗和缺乏系统的康复训练导致的。瘢痕挛缩可导致足踝部关节发生屈曲、过伸等各种畸形，影响其正常的负重行走功能，严重者瘢痕区会出现反复感染、破溃的慢性溃疡，甚至癌变，从而严重影响到患者的生活质量和生命安全。

总之，足踝部皮肤软组织缺损的病情复杂，临床表现多样，但常表现以下特点。

1. 大部分病例有明确病因。
2. 足踝部皮肤较薄，脂肪、软组织少，伤者常造成肌腱、骨质外露，容易出现软组织感染或慢性骨髓炎等并发症。
3. 容易形成瘢痕挛缩，甚至影响骨骼发育生长。
4. 合并小腿下段皮肤软组织缺损的情况并不少见。
5. 损伤部位抗感染及愈合能力差。
6. 足底负重区组织缺损常造成明显的行走功能障碍。

（二）治疗

理想的修复应达到下述要求：①足底负重区缺损的覆盖需要有一定厚度，能抗压、耐磨，并有感觉；②足部缺损的覆盖要具有一定弹性、质地、耐磨且不能太过臃肿，所有的移植组织都必须有良好的血供。

由于足踝部皮下组织结构特殊，组织缺损修复时局部可供转移覆盖创面的皮肤组织有限，修复困难。为了满足患者对患肢在外观及运动、感觉等功能上的要求，足部损伤后的功能与外形必须兼顾。

知识点：足踝部血液供应

足踝部的血供来源于6个主要血管系统，以下是足部和踝部的主要血管供血系统：①胫前动脉远端供应踝前，向下延续为足背动脉供应足背部；②胫后动脉的跟骨动脉支滋养足底跟部和中部；③腓动脉的跟支供应足底和跟后部；④腓动脉的前穿支供应踝前外侧；⑤足底（跖）内侧动脉供应足底内侧；⑥足底（跖）外侧动脉供应足底外侧及前中段。足底跟部接受来自胫后动脉和腓动脉跟支的双向血液供应，因此当足跟部发生坏疽时往往提示胫后动脉和腓动脉同时出现严重的血管疾病。

为了更好地选择手术时机和手术方式，根据皮肤软组织损伤的程度及创面的污染程度可将其分为3类。

1. 对于皮肤软组织损伤程度较轻，界限明显，皮肤软组织缺损面积较小，污染程度相对轻，通过清创能够清洁创面且无深部组织外露。此类损伤可一期进行彻底清创，中厚皮片游离植皮或负压引流技术（VSD）覆盖创面二期植皮。

2. 对于损伤界限相对清楚，有多种组织损伤但范围较局限者，主要神经血管无损伤或肢体远端血供良好，污染中度，通过清创能够达到创面的相对清洁。此类损伤可进行骨、肌腱、神经及皮肤的修复，一期皮瓣移植覆盖创面。

3. 对皮肤软组织挫伤严重，损伤面积广泛，或伴有大面积皮肤潜行撕脱伤，或伴有骨组织大段粉碎骨折或缺损较大，或伴有下肢主要血管损伤影响肢体血运，伤口污染严重清创难以达到清洁创面。对此类损伤的治疗原则应先以挽救肢体为主，修复主要血管损伤以保证肢体血运。如有条件可清创后对损伤组织进行肌腱、骨及关节进行简单必要的修复，创面 VSD 覆盖，再行合适的皮瓣修复。创面封闭以血供好、抗感染力强的皮瓣为首选。皮瓣修复的原则从患者需求出发，选用修复后创面能获得良好的形态和功能，而供区组织损伤小、所耗费用低、质量好、存活率高的皮瓣。

因此，在对足踝部不同部位组织损伤进行修复时，选择最佳"个性化"的治疗方案。在条件允许的情况下，可结合术前的影像学造影进行组织瓣的数字化设计。

二、足背部软组织缺损的修复

足背软组织修复的主要目的是创面覆盖，如有骨关节及肌腱外露需选择皮瓣覆盖，否则尽量用植皮修复。足背晚期瘢痕常引起不同程度的足背挛缩和仰趾畸形，在行瘢痕彻底切除、松解后，以游离植皮修复创面创缘应作成锯齿状以避免直线瘢痕。为矫正仰趾畸形，需行克氏针固定于趾屈位 4~6 周，术后可获得满意疗效。如创面存在不利于植皮的因素时，可考虑以足背皮瓣转移修复，或以远位皮瓣修复。皮瓣修复足背皮肤缺损可根据创面的大小和部位，选择局部转位皮瓣，如踝前皮瓣、外踝上皮瓣、腓肠神经营养血管逆行岛状皮瓣等；选择游离皮瓣，如股前外侧皮瓣、肩胛部皮瓣等，如术后皮瓣臃肿，后期行皮瓣去脂术。

三、足踝及跟腱区软组织缺损的修复

足踝及跟腱区在足部功能活动中张力较大，软组织缺损修复后，要求有较好的稳定性，在此区的瘢痕往往伴有反复磨损、糜烂，形成慢性创面或慢性溃疡，影响足的功能活动，下肢静脉淤血性溃疡和神经营养不良性溃疡，也往往累及此区。对该区软组织缺损的修复，应力争在去除病因的基础上，切除瘢痕组织或慢性溃疡，以小腿逆行皮瓣、足部皮瓣或跟外侧皮瓣等局部皮瓣修复，也可选择穿支皮瓣或游离皮瓣进行修复。

四、足底软组织缺损的修复

足底皮肤软组织缺损的修复应与其负重、耐磨的功能相适应，感觉的恢复是必须的，良好的感觉可预防溃疡发生。

五、前足底创面皮肤缺损的修复

由于该部位在肢体远端，又是足负重的承重点，如软组织缺损面积较小，考虑用足底内侧皮瓣逆行转位修复。如皮肤缺损面积过大，则考虑游离皮瓣移植，如股前外侧游离皮瓣。

六、足跟创面皮肤缺损

足跟是人体负重的主要部位，该处皮肤缺损时，要求用有感觉、耐磨及稳定性能好的皮瓣修复，足底内侧岛状皮瓣转移是较理想的修复方法。如若创面直径 >8cm，可考虑腓肠神经营养血管皮瓣或游离皮瓣。

【临床病例讨论】

患者，女，20 岁，主因"右足跟瘢痕 16 年"入院。

现病史：患者 16 年前因车祸致右足跟部皮肤及软组织撕脱，于当地医院救治，行创面植皮治疗，具体情况不详。创面逐渐瘢痕愈合，足跟处瘢痕反复破溃，伴有行走疼痛，影响日常生活，为求进一步诊治来我院，门诊以“右足跟瘢痕”收入院。患者近来睡眠、食欲佳，大、小便正常，无明显体重改变。

既往史：否认糖尿病史，否认冠心病史，否认结核、禽流感史及密切接触史。

个人史、家族史：无抽烟饮酒史，兄弟姐妹体健，否认家族遗传病史及类似疾病史。

专科检查：右足跟底部见挛缩样瘢痕，大小约 4cm×3cm，瘢痕可见表面结痂，质硬、压痛明显，少许渗出和异味。右足跟骨发育不良，明显短于对侧。右踝活动无明显异常（图 4-8-1）。

辅助检查：双足 X 线片提示，右跟骨发育不良。

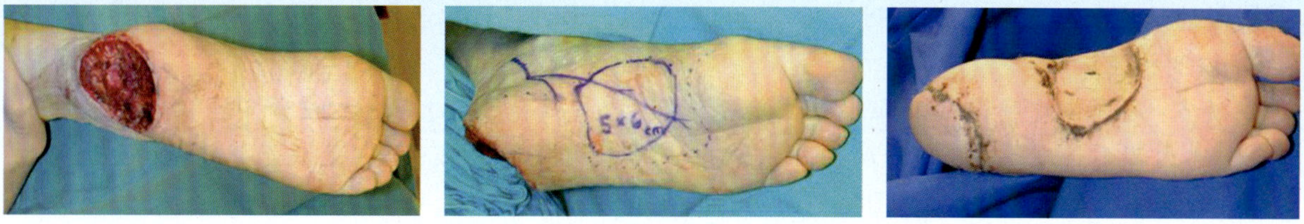

图 4-8-1　足底内侧皮瓣修复足跟部瘢痕

1. 诊断　右足跟挛缩瘢痕，右足跟植皮术后。

2. 临床诊疗决策　足跟是人体的主要负重部位，为与其功能相适应，其皮肤厚而坚韧、耐磨耐压，并有良好的感觉，皮下有一定厚度的致密组织。随着皮瓣移植技术的不断进步，对于足跟创面的修复方法，更注重足跟的功能重建和外形重塑。目前，在足跟创面修复方法的选择上遵循就近避远、就简避繁的原则，选择血供丰富、软组织适量、有较好衬垫作用并耐受摩擦的（肌）皮瓣来修复足跟创面已形成共识。

（1）病情评估：为使手术达到预期的疗效，必须根据足跟足底软组织缺损的原因进行相应处理。急性创伤所致的软组织缺损，如全身状况良好，创面污染轻，可一次性修复，反之则根据情况延迟修复。对于不稳定瘢痕及溃疡，应彻底切除。肿瘤切除应彻底，恶性者应距边缘 2cm 以上切除，深达骨面。手术时彻底清除病灶，包括切除感染创面、窦道、瘢痕及死骨，是治疗慢性骨髓炎的基础。

本病例存在不稳定瘢痕及溃疡，应彻底切除至健康组织。受区处理得好坏与否都直接影响到皮瓣的成活、手术的成败，必须认真处理。

（2）供区选择：在选择供区皮瓣时需全面考虑，根据各类皮瓣的优缺点，足跟部软组织缺损范围、缺损深度及患者的具体情况权衡选择。通常原则是先近后远，先局部皮瓣，后游离皮瓣，先同侧后对侧。

足跟皮肤致密坚厚，皮下组织有致密的脂肪和纤维隔，并与深部紧密相连。皮肤有足底内外侧神经的皮支分布，使足底足跟具有坚固、耐磨，有一定弹性，良好感觉及稳定性强的特点。Stevenson 等对足跟创面的修复提出 3 个基本原则：有感觉、稳定性好和外观满意。因此，足跟部软组织缺损的修复要求是，有一定的厚度，但不能过于臃肿，不影响穿鞋，耐压，耐磨，血运好，有感觉，转移后组织不会发生滑动。

修复足跟部软组织缺损的方法较多，如腓肠神经营养血管皮瓣、隐神经营养血管皮瓣、胫后动脉皮瓣、足背皮神经营养皮瓣、屈趾短肌岛状皮瓣等，大部分操作复杂，供区创伤大，外观影响明显。且皮瓣臃肿，感觉差，舍近求远，综合疗效均欠佳。

1983 年 Morrison 应用足底内侧非负重区岛状皮瓣转移修复足跟皮肤软组织缺损，取得满意疗效。修复足跟部软组织缺损，若创面较小，足底内侧皮瓣应为首选，疗效确切。足弓的皮肤厚度、组织结构与足底相似，足底内侧为非负重区，取皮后对足功能影响甚微，足底内侧皮瓣手术操作简单。无需吻合血管神经，血管解剖恒定，易于寻找，血管蒂长，转移范围大，皮瓣含神经。术后痛、温、触觉能恢复接近正常，皮瓣皮下结缔组织富含垂直纤维，行走稳定耐磨，具有其独特的优点。

如创面范围超过足跟部或需要组织填充足跟部，选用上述皮瓣不能满足要求。修复创面时，可选用游离（肌）皮瓣移植。游离（肌）皮瓣供区的选择亦以次要部位及相对隐蔽部位为佳，如股前外侧皮瓣、背阔肌肌皮瓣等。肌皮瓣不但可提供大量肌肉组织作充填，而且肌肉组织有丰富血运，抗感染能力强，特别适用于跟骨骨髓炎引起的跟骨缺损。但选用游离(肌)皮瓣技术要求高、手术时间长、风险高,不能普遍推广应用。

知识点:足底内侧皮瓣优缺点

优点:①皮瓣的血管较为恒定,位置表浅;②由于皮瓣的供区选择位于足底内侧非负重区,在对皮瓣切取后不至于对足的负重、行走及外观产生较大的影响;③此处皮瓣血供多源,成活质量可靠,可安全到达较远创面,且不损伤主要血管,抗感染能力强,有助于足部慢性溃疡类皮肤缺损的治疗;④皮瓣的结构与足底皮肤相近,耐磨,不滑动,愈合后创面外观及功能良好。⑤皮瓣内含有感觉神经(足底内侧神经)。

缺点:足内侧皮肤面积及血供范围有限,故切取皮瓣范围不能过大,皮瓣前至第1、2跖骨头处,后达内踝前缘下方,足背可从内踝前缘中点与趾内侧缘连线切取,足底至正中线,最大可达6.0cm×9.0cm,对于一些较大范围的创面仍有限制。

本病例足跟瘢痕挛缩切除后软组织缺损范围并不太大(5cm×4cm),同时创面无明显炎症,选择应用足底内侧岛状皮瓣修复比较理想,况且该手术操作简便,成功机会大,效果确实。

(3)治疗

1)皮瓣设计:采用多普勒超声检查患侧下肢及足部血管情况。用龙胆紫标明内踝前缘延续线与足底内侧缘的交点,为皮瓣旋转点。由皮瓣旋转点向第一及第二跖骨头间做一直线,为皮瓣轴心线。根据皮肤软组织缺损面积于皮瓣轴心线两侧足底非负重区域设计皮瓣,大小约5cm×6cm。注意皮瓣旋转点至皮瓣最远端的距离大于该点至创面最远端的距离。

2)皮瓣切取及转移:采用连续硬膜外麻醉,患侧膝关节屈曲90°~120°。根据足部皮肤软组织缺损情况采用顺行皮瓣。顺行皮瓣于内踝下方跖管处切开,寻找胫后动脉及足底内侧动脉深、浅支和足底内侧神经,以第一跖骨头足底内侧动脉穿支点为中心,以足底内侧动脉浅支为轴心,再次精确设计皮瓣;于皮瓣远端逐层切开皮肤和跖筋膜,再向皮瓣近端切开,注意保留皮瓣的近端血管、切断其远端血管,并分离足底内侧神经;由远至近深层游离皮瓣,游离蒂部时不解剖其血管神经束。切取皮瓣后,通过皮下隧道将皮瓣转移至受区,皮瓣下常规放置引流条。供区采用同侧大腿前内侧中厚皮片游离植皮,局部打包加压包扎。

3)术后处理:术后患足抬高制动10~14天。常规应用抗凝药、抗生素及扩张血管药物,严密观察皮瓣血运情况。术后9~12天拆包,2~3周拆除缝线。术后6~8周逐渐练习负重行走。

【复习题】

1. 简述足踝部软组织的解剖特点。
2. 简述足踝部软组织的血供。
3. 简述足踝部软组织缺损的皮瓣修复基本原则。
4. 简要说明足底内侧皮瓣手术过程。

(祝 联 张国佑)

参考文献

[1] 王炜.整形外科学.杭州:浙江科学技术出版社,1999.
[2] 张涤生.整复外科学.上海:上海科学技术出版社,2002.
[3] THORNE C H, BARTLETT S P, BEASLEY R W, et al. Grabb and Smith's Plastic Surgery. 6th ed. Philadelphia: Lippincott

Williams & Wilkins, 2006.
[4] SCHWARZ R J, NEGRINI J F. Medial plantar artery island flap for heel reconstruction. Ann Plast Surg, 2006, 57 (6): 658-61.
[5] ACIKEL C, CELIKOZ B, YUKESEL F, et al. Various applications of the medial plantar flap to cover the defects of the plantar foot, posterior heel, and ankle. Ann Plast Surg, 2003, 50 (5): 498-503.

第九节　烧伤后期会阴部畸形

一、概要

会阴部比较隐蔽，且有衣着保护，故烧伤发生率低，该部位瘢痕挛缩相对较少。以儿童居多，成人多发生于严重大面积烧伤。1965 年，桂世初等依据瘢痕组织涉及范围，将会阴部烧伤瘢痕畸形分为周围型和中央型。马恩庆等依据局部解剖特点分为前型、后型及全型。临床上多采用前者分类。

1. 周围型　多见，病变范围主要在会阴周围、大腿内侧、腹股沟区、耻骨上及臀部等，会阴中央的皮肤较正常或受周围瘢痕的牵拉。该类畸形包括：①会阴前部挛缩瘢痕，指两侧腹股沟 - 耻骨上之间的横拱形挛缩，影响站立和髋外展，常伴有脐下拉移位；②会阴中段挛缩瘢痕，系两大腿内侧会阴中点间的蹼状挛缩，下蹲横蹼明显，大腿外展受限；③臀间沟挛缩，即臀间沟至肛门的瘢痕增生与挛缩，使下蹲和坐位困难。若①②同时存在，可牵拉外生殖器移位或变形，或隐藏于环状瘢痕窝内。如②③并存，男童的睾丸可被瘢痕推挤进腹股沟管内，严重者可形成假性肛门狭窄畸形。

2. 中央型　病变范围主要在会阴中心，多由于烧伤源直接接触所致，组织受损较深，常为肛门或生殖器开口的闭锁或缺损。

二、治疗

1. 周围型会阴瘢痕挛缩的治疗

(1) 会阴前部瘢痕挛缩：治疗目标应先切除瘢痕，松解粘连，使腹股沟、大腿内侧、耻骨、上 - 下腹部、脐充分松解复位。必要时在阴囊、阴茎附近或大腿内侧设计皮瓣，修复阴茎或大阴唇的部分皮肤缺损。因此，在两大腿内侧 - 耻骨上出现较大的“H”形创面，可移植中厚皮片修复。较轻的蹼状条索状挛缩，可按“Z”或“W”成形原则和 / 或皮片移植修复。若此型瘢痕不广泛，常可转移两侧髂腹股沟皮瓣至大腿内侧，继发创面缩小后植皮。

(2) 会阴中段横蹼挛缩：治疗重点在于会阴中部要有皮瓣覆盖，以及大腿内侧松解充分，必要时补充植皮。常利用蹼内萎缩性瘢痕皮肤作连续“Z”成形术、五瓣成形术治疗。

(3) 臀间沟挛缩：主要用皮片移植修复。

2. 烧伤后瘢痕性肛门狭窄的治疗　烧伤瘢痕性肛门狭窄症状主要表现为排便困难。轻者可以借饮食调节，服轻泻剂等保持其排便功能；重者可导致真性肛门狭窄，需彻底切除肛门周围瘢痕，使肛门复位。不论肛门外有无正常皮肤残留，均应将皮肤或黏膜做放射状切开，使狭窄区充分松解。然后设计邻近皮瓣，转位修复肛门区。

总之，会阴部解剖结构复杂。在手术修复时，既要考虑功能的恢复，又要注重外形的修复再造，同时要避免术后再次发生畸形。因此，有学者根据各病例的不同特点，以皮瓣修复为首选，以患者的需求为基本原则，用最小的代价获取最理想的效果。在具体手术过程中，必须根据每例患者的局部畸形情况精心设计、合理选择手术方法。应注意：①瘢痕切除范围不宜过大，以彻底松解功能部位牵拉为主，可切除过度增生及影响功能、外观的瘢痕组织，过多切除瘢痕可增加植皮量，且愈后继发挛缩较重；避免做直线切口，肛门及外生殖器周围应以其为中心做星状切开。②充分利用局部邻位皮瓣，如“Z”成形术及“W”成形术、“五瓣”及多瓣成形术，覆盖外生殖器及肛门周围的创面，可以提高修复质量；③做“Z”形皮瓣时，由于所做皮瓣多系瘢痕组织，血液循环较正常组织差，故皮瓣尖端不能小于 60°，瓣长与蒂宽之比不小于 1.5∶1.0，并将皮瓣尖端修成钝圆状。④如果身体条件较好，使用局部皮瓣又不能充分松解瘢痕时，应尽量考虑采用轴型皮瓣转移修复，这样可避免皮瓣挛缩，其皮瓣基底及蒂部需保留较厚的组织，所以，皮瓣张力不能过大，尖端缝线应避免相交。⑤在瘢痕挛缩彻底松解后，选择厚中厚皮片移植量必须足够，不能有张力。⑥成年女性要保持阴阜部的丰满度，避免拼凑皮片移植。⑦皮瓣修复区更换敷料应早于皮片移植区，一般手术后 2~3 天开始更换敷料，以后每日或隔日更换敷料，皮片移植区 8~10 天拆线。

三、围手术期特殊处理

由于会阴部是肛门和外生殖器所在区域，极易受污染，加之瘢痕挛缩有利于细菌的积聚，要特别重视术前准备与术后清洁护理，防止粪便污染伤口。所以，术前及术后应留置尿管，避免尿液污染术区。术后禁食 3 天，行外周静脉营养，3~10 天给予低渣饮食，口服肠道收敛止泻药，尽可能保持 1 周内不排便。此外，会阴部伤口包扎较为困难，术中对植皮区应彻底止血，并打包加压包扎或放置封闭负压固定，如为皮瓣转移术，缝合伤口后，则可敞开暴露，方便观察和消毒处理。同时，患者术后应严格制动，卧床休息，下肢外展，石膏托固定，以免过多活动导致创面出血，敷料脱落，影响皮片成活及伤口愈合。

四、康复锻炼

手术治疗只能为功能恢复创造有利条件，要达到良好的功能恢复，还必须进行有效的功能康复锻炼。为了防止皮片继发挛缩和恢复功能，术后 2 周，创面愈合后即可穿戴弹性短裤压迫局部，防止切口瘢痕增生，并同时进行两侧髋关节被动活动功能锻炼，逐渐增加锻炼强度和幅度，持续 3~6 个月或更久。

【复习题】

1. 简述会阴部瘢痕挛缩畸形分型。
2. 简述会阴部瘢痕挛缩畸形围手术期处理。
3. 简述会阴部瘢痕挛缩畸形康复锻炼。

（霍 然）

参考文献

[1] 张沛 . 会阴部烧伤瘢痕 45 例的围手术期护理 . 中国误诊学杂志 , 2008, 8 (29): 71-77.
[2] 吕国忠 . 烧伤后的康复治疗 . 中华损伤与修复杂志 , 2008, 3 (1): 103-107.
[3] 杨宗城 . 烧伤治疗学 . 北京 : 人民卫生出版社 , 2006.
[4] 顾玉东 . 皮瓣移植修复创面的发展及临床应用原则 . 中华移植杂志 , 2011, 5 (1): 5-6.
[5] 王伟 . 整形外科学 . 杭州 : 浙江科学技术出版社 , 1999.
[6] 杨晓捕 , 殷国前 , 付时章 . 会阴肛周瘢痕挛缩的整复治疗 . 大肠肛门病外科杂志 , 2005, 11 (4): 277-278.
[7] 王波 , 王达利 , 曾雪琴 , 等 . 髂腹股沟皮瓣在会阴部瘢痕修复中的临床应用 . 中华整形外科杂志 , 2004, 20 (6): 477-478.
[8] 杜本军 , 刘晓军 , 胡志奇 . 会阴部及肛周重点瘢痕挛缩畸形整复治疗的临床观察 . 中国美容整形外科杂志 , 2012, 23 (5): 266-269.

第五章

美容外科

第一节　上睑及内眦整形

一、重睑术

睁眼时有些人的上睑皮肤在睑板上缘附近会形成一条皱褶，称“重睑皱襞”或“上睑重睑沟”。无此沟者上睑呈单睑形态（单眼皮）（图 5-1-1），有此沟者上睑呈重睑形态（双眼皮）（图 5-1-2）；若有多重皱褶，则称多层重睑。

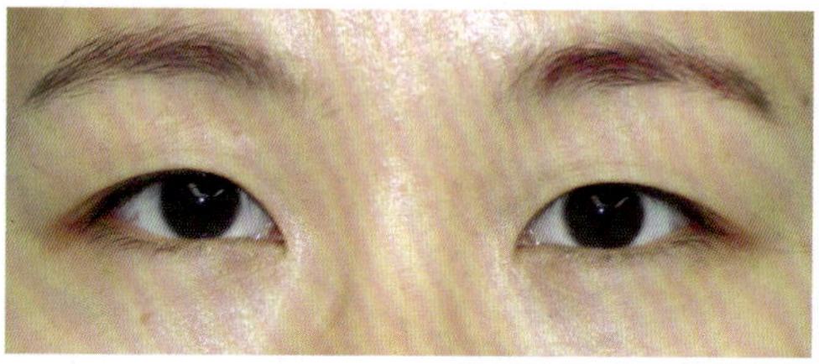

图 5-1-1　单睑

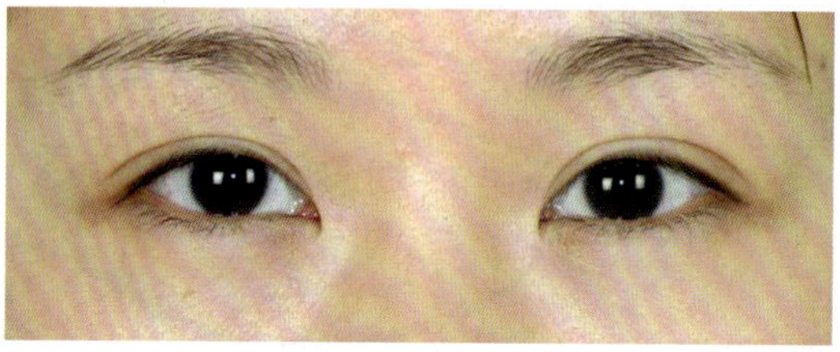

图 5-1-2　重睑

重睑在高加索人中达 99%，单睑在西方人中少见，被认为是畸形；而东方人比较常见，有约 50% 单睑、重睑的发生与遗传有密切关系。单睑的遗传方式为常染色体显性遗传；重睑的遗传方式为常染色体隐性遗传。父母都是重睑，子代一般为重睑；父母都是单睑，子代 75% 左右为单睑；父母一单睑一重睑，则子代约一半为单睑。除少部分人出生时是单睑，成年后逐渐变成重睑外，单睑、重睑一般终生不变（表 5-1-1）。

表 5-1-1　单睑与重睑的区别

区别	单睑	重睑
眼裂	较短、较窄	较宽、长
皮肤	较厚、多数下垂遮盖睑缘、无重睑皱襞	较薄、无下垂、有重睑皱襞
皮下组织	较多	较少
眼轮匝肌	发达、厚	较薄
肌后脂肪	较多	很少
睑板	较窄、薄	较厚较宽
提上睑肌腱膜	仅附着于睑板	较发达、除附着于睑板上缘及其前面外，还有纤维穿过睑板前肌肉分布于皮下
眶隔膜	与提上睑肌筋膜融合，位置较低	与提上睑肌筋膜融合，位置较高，在睑板上缘以上
眶脂肪	常下垂至睑板前	无脂肪下垂至睑板前
内眦赘皮	多见	无

一般情况下，重睑会使眼神更加灵动、明媚、传神，五官也会显得更加漂亮、生动，更加符合大多数人的审美标准。尽管现实生活中，有些单睑与五官协调，同样光彩动人，但是重睑术的手术量一直都居于门诊美容手术的首位。

（一）重睑形态分类

根据重睑线与上睑睑缘的关系，可以将重睑的形态分为以下几种。

1. 平行型　重睑线平行于睑缘，内、中、外侧重睑宽度大致相同（图 5-1-3）。

2. 开扇型　重睑线起始于内眦，距睑缘的距离由内至外逐渐增加，貌似呈折扇打开（图 5-1-4）。

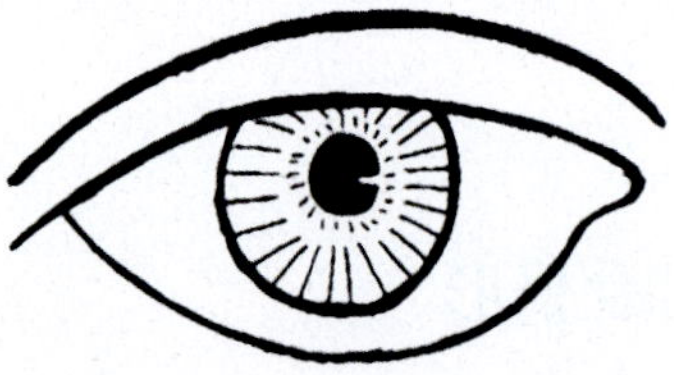

图 5-1-3　平行型（贺斌绘制）

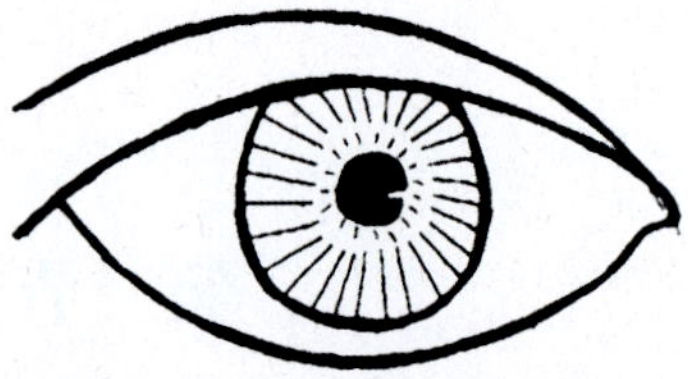

图 5-1-4　开扇型（贺斌绘制）

3. 新月型　重睑线起始于内眦，在瞳孔中线位置距睑缘最远，再慢慢下降，靠近外眦。与睑缘构成貌似弯钩向下的新月（图 5-1-5）。

4. 平扇型　也称内窄外宽平行型，其走向是紧靠内眦开始，逐渐向外与眼睑平行伸展，该眼型具有平行型和开扇型双重优点（图 5-1-6）。

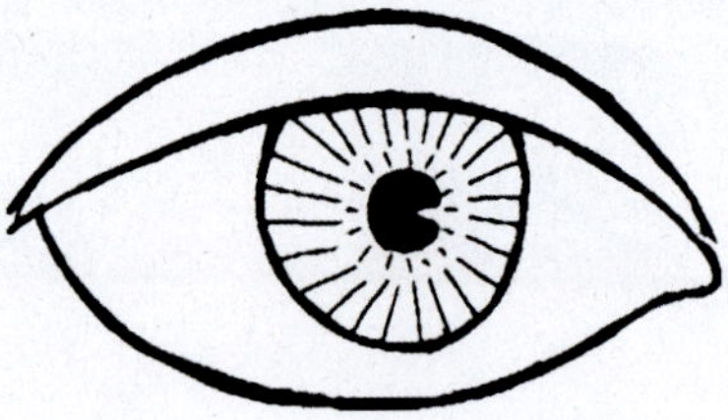

图 5-1-5　新月型（贺斌绘制）

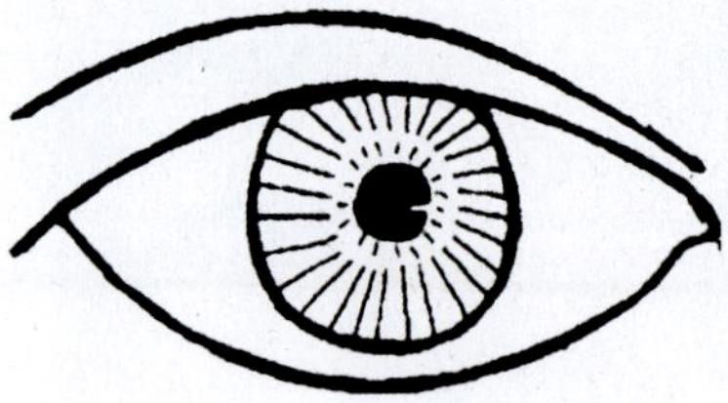

图 5-1-6　平扇型（贺斌绘制）

（二）应用解剖

上眼睑是覆盖在眼球前部的帘状组织，能灵活运动，可防止异物和强光损伤眼球，对角膜起到保护作用，避免干燥。上界在眶上缘附近，以眉毛下缘为标志；下界是上睑缘，内、外侧分别为内、外眦。当睁眼平视前方时，上睑缘位于角膜上缘下 2mm 左右，低于此位置考虑有上睑下垂。

在睑板水平面（重睑手术操作主要水平面），以肌下疏松结缔组织为界，眼睑分为前叶、后叶。前叶有皮肤、皮下组织和眼轮匝肌，后叶为睑板和结膜。按组织结构分层，眼睑分为皮肤层、皮下组织层、肌肉层、睑板和结膜五层（图 5-1-7）。

1. 皮肤　眼睑皮肤是全身最柔软、菲薄的皮肤，上睑皮肤仅厚约 0.3mm；由于其容易被关注到，皮肤的老化易在此部位暴露。

2. 皮下组织　薄而疏松，脂肪组织少甚至无，故眼睑皮肤可在肌肉上自由活动。由于组织疏松，易出现肿胀，如外伤或手术后易出现水肿和淤血；心脏、肾脏功能不全时眼睑处易显露出水肿。

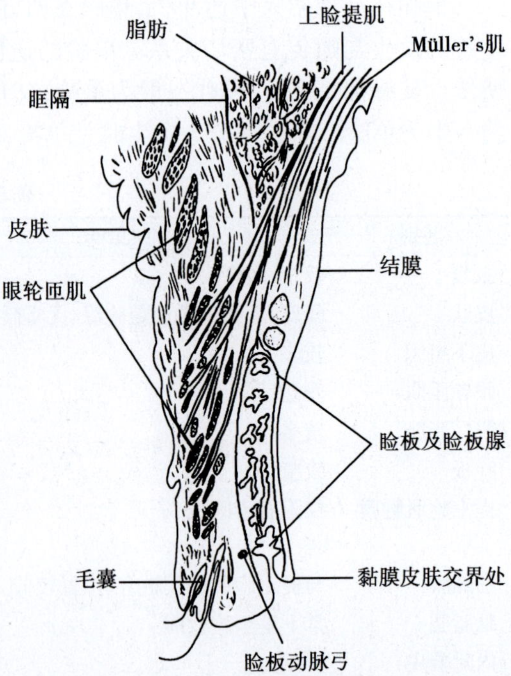

图 5-1-7　上睑解剖（贺斌绘制）

3. 肌肉 上睑肌肉主要有眼轮匝肌、上睑提肌、米勒氏肌(Müller's 肌)。

上睑提肌起睁大睑裂的作用,受动眼神经支配,当上睑提肌麻痹或力量不足时,可导致上睑下垂。上睑提肌起于眶尖肌肉总腱环的上方,呈扇形伸展于眶壁和上直肌之间,末端以宽阔的腱膜止于睑板前方及上缘,部分纤维穿过眶隔和眼轮匝肌,止于上睑皮肤。上睑提肌收缩时,睑板前方眼睑皮肤随之上提,形成上睑皱襞。

4. 睑板 包括睑板、睑板前组织、上睑提肌腱膜和眶隔。眶隔是致密结缔组织,下端连睑板,上端与眶缘的骨膜相连,将眶与眼睑隔开,如有出血互不干扰。睑板也是致密结缔组织,含有弹性纤维。上睑睑板长约 29mm,中部宽约 10mm,两侧边缘较窄,约 1mm。睑板有睑板腺,分泌油脂,可防止角膜干燥和避免黏着。

5. 结膜 位于眼睑最里层,与睑板连接紧密,不易剥离。分为睑部、穹窿部及球结膜三部分。

由于上睑提肌腱膜部分纤维止于上睑睑板上缘附近皮下,睁眼时上睑提肌收缩,其附着点以下的皮肤被牵引向上;而附着点以上的皮肤则悬垂形成皱褶,即重睑皱襞。这就是重睑形成的基本理论依据。尽管此理论尚不能被充分证实,但重睑术的基本原理都是将上睑提肌腱膜纤维或睑板与重睑线处皮肤形成粘连或固着(图 5-1-8)。

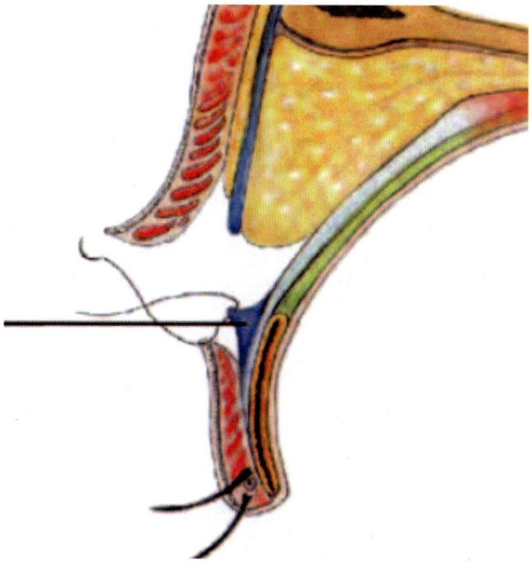
图 5-1-8 将上睑提肌腱膜纤维或睑板与重睑线处皮肤形成粘连或固着(贺斌绘制)

(三) 临床表现

睁眼时没有重睑皱襞。

(四) 诊断

查体可见无重睑皱襞。注意是否有上睑下垂、内眦赘皮、倒睫等合并症。

(五) 治疗

目前手术是形成重睑的最佳方法。

1. 重睑术的适应证 通常讲来,主动要求手术而无禁忌证的求美者均可考虑手术。

2. 常见的绝对禁忌证

(1) 青光眼等严重眼疾患者。

(2) 精神异常者。

(3) 有严重心肝肾脑脏器基础疾病者,出血性疾病患者,面瘫导致睑裂闭合不全的患者。

3. 相对禁忌证

(1) 女性经期、妊娠期。

(2) 瘢痕体质、过敏体质。

(3) 眼部有感染性疾病患者,需炎症治愈后酌情做手术。

(4) 本人心理准备不充分或对手术效果有不切实际的期望值。

(5) 亲属不同意做。

另外,伴有小睑裂、内眦间距过宽或鼻梁塌陷者,单纯重睑手术并不能很好地改善容貌,需考虑矫正其他畸形;在手术治疗上睑下垂、睑内翻时也可考虑同时重睑术。

4. 术前准备

(1) 术前检查

1) 询问全身健康情况,检查出、凝血时间全套,中老年人需测血压和作心电图,如有异常可考虑暂缓手术或做相应处理。

2) 了解是否有眼部疾患,如结膜炎、局部皮肤感染灶等。

3) 观察眼部外形是否臃肿,两侧是否对称,皮肤是否松垂,注意检查眉弓至睑缘的距离、睑板的宽度及有无内眦赘皮。

(2)术前沟通：整形美容医师需要了解求美者对重睑的审美观和心理需求，所以，术前沟通特别重要。其内容应包括以下几个方面。

1)手术方式选择。

2)重睑宽度：重睑皱襞的宽度取决于睑板宽度，一般为6~8mm，眼睛平视前方瞳孔的垂线在重睑线的投影为最宽点，外眦部皱襞线距睑缘宽度依据重睑皱襞形态调整。皱襞线在外眦部的延伸不超过眶缘。

3)重睑形态：包括平行型、开扇型、新月型、平扇型等。

4)是否去掉部分皮肤与脂肪。

5)可能的并发症。

6)是否做内眦赘皮矫正(开内眼角)。

7)是否需要做上睑提肌缩短术。

8)详细了解受术者的要求、心理状态、职业、年龄等。

9)了解术前用药情况，如有服用类固醇激素或阿司匹林类药物，需停药2周。

10)手术应避开月经期和妊娠期。

5. 手术方式　重睑术主要有切开法和非切开法两大类。

术前需要进行评估，有内眦赘皮的求美者可能有矫正内眦赘皮的需求(俗称开内眼角)；老年人皮肤松弛，可能会要求祛除部分冗余上睑皮肤。

根据求美者的性别、年龄、职业、种族及性格特征等进行个性化设计，确认重睑宽度。求美者对于重睑的设计会有不同需求。

东方人上睑板宽度7~9mm，适中的重睑宽度设计一般女性为7~8mm，男性为5~6mm，术后外形自然。而有些特殊职业需要较夸张的重睑线，会设计为8~10mm。依据求美者的具体情况进行设计，但并不是求美者要求多大就做多大。面型娇小、眉毛窄、眉毛至睑缘距离短、睑裂小、鼻梁低者重睑线应设计得窄一些；面型较宽、眉形好、眉毛至睑缘距离适中、睑裂大、鼻梁高者重睑线可以设计得宽一些。

重睑线的长度：重睑线从内眦延伸到外眦，旁开内眦2~3mm，超过外眦4~5mm。一般以超过外眦切迹为宜。

重睑线设计通常三点定位，分别位于中央线、内侧线、外侧线。中央线是指平视前方时通过瞳孔中央的垂线。内、外侧线分别位于中央线内外侧10mm。实际上，重睑线最高点并不位于中央线，而位于偏中内2/5交界处。此点定位最为关键，决定整个重睑线的布局。内侧定点则根据求美者的需求和具体情况设计并调整，一般内侧线定点与中央线相差1~3mm为宜，外侧线定点与之相等或相差1~2mm。

画线时嘱患者微闭双眼，眼球下视，上睑皮肤不宜绷紧或过于松弛，以免设计出现误差。总体原则是“宁窄勿宽，宁少勿多，力求适中”。

(1)切开法：依据切口大小分为全切开法、短切口法和间断切开法。

1)全切开法

①麻醉：睑缘皮下注射含1/20万肾上腺素的2%利多卡因，局部浸润麻醉。

②切口：依据术前设计的切口线直接切开上睑全层皮肤；或者可以用11号尖刀片在外眦部做2mm小切口。用弯剪或直剪伸入切口内，在肌肉和皮下组织之间钝性分离，边分离边剪开切口全长。注意下方不要太靠近睑缘，以免损伤睫毛毛囊及睑缘动脉弓。

③切除眼轮匝肌：切除切口下一条眼轮匝肌，暴露出睑板。

④必要时切除部分上睑皮肤和过多的眶内脂肪。

⑤缝合：首先在皮肤切口中央偏内侧(即重睑弧度最高点)以7-0单股尼龙线自切口下缘进针，继而穿过睑板前筋膜和上睑提肌腱膜，再从皮肤切口上缘对应位置出针。打结后观察重睑高度及睫毛上翘情况，满意后，再完成内侧、外侧点的缝合。整个上睑缝合5针左右。也可将重睑线切口下方的眼轮匝肌与睑板前筋膜或上睑提肌腱膜缝合固定，再分层缝合皮肤，使得远期切口瘢痕不明显(图5-1-9)。

⑥术毕消毒皮肤切口，纱布外盖。

⑦术后处理：嘱患者保持伤口清洁干燥，术后48小时内冷敷可促进肿胀的消退。术后口服抗生素。24~48小时后首次换药，观察伤口情况。如无感染，可局部皮肤消毒后外涂抗生素眼膏，不必包扎。术后5~7天拆线。

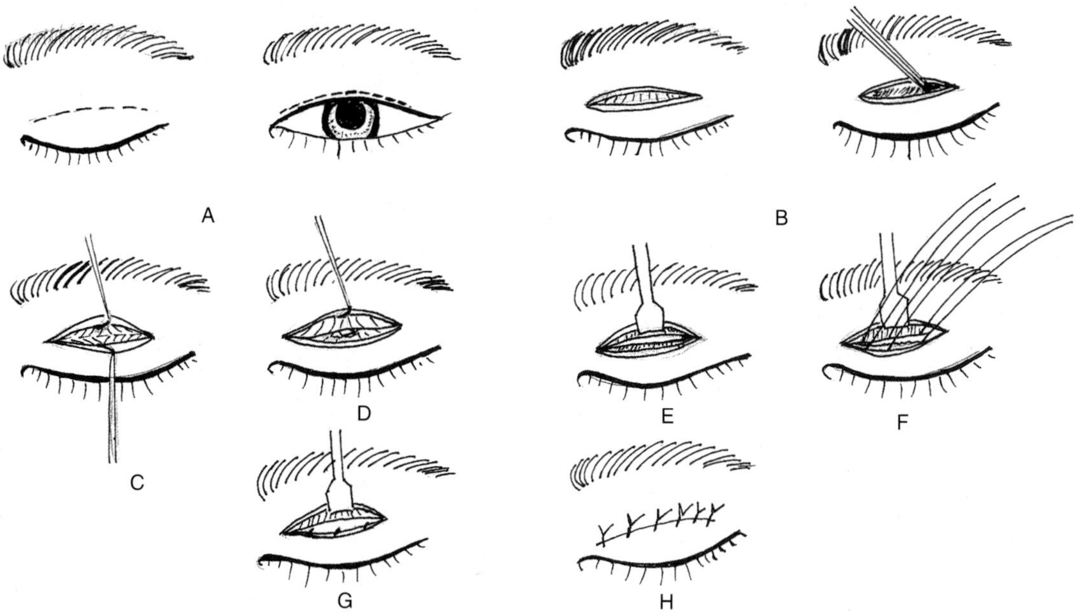

图 5-1-9　全切开法（贺斌绘制）

A. 术前设计线；B. 切开皮肤；C. 显露眼轮匝肌；D. 去除部分眼轮匝肌；E. 显露上睑提肌腱膜；F. 将切口下方的眼轮匝肌缝合至上睑提肌腱膜；G. 缝合完毕；H. 关闭切口。

2）短切口法

此法创伤小，恢复快，术后瘢痕不明显。但上睑皮肤松弛、臃肿的求美者不适用，因为无法祛除冗余皮肤和脂肪。

①麻醉：同上。

②切口：依据术前设计的切口线切开重睑线中1/3段约1cm的上睑全层皮肤。

③切除眼轮匝肌：切除切口下一条眼轮匝肌，暴露出睑板。

④缝合：在皮肤切口中央以6-0聚丙烯缝线自睑板前筋膜进针，继而穿过切缘下方真皮或真皮肌肉交界处。打结后嘱受术者睁开眼睛观察重睑形态，满意后，再在中央点内、外侧各完成一点缝合。整个上睑缝合3针。皮肤表面再缝合一层（图5-1-10）。

⑤术毕消毒皮肤切口，纱布外盖。

⑥术后处理同全切开法，术后5天拆线。

3）间断切开法

短切口法可能会出现术后重睑线不够充分的情况，故在短切口法基础上演变出间断切开法，主要特点是在设计的重睑线上间断做3~5个小切口。

①麻醉：同上。

②切口：依据术前设计的切口线在重睑线中央切开4mm上睑全层皮肤、皮下组织。

③切除眼轮匝肌：切除切口下一条眼轮匝肌，暴露出睑板。

④缝合：在切口下唇一端以7-0尼龙线进针，继而穿过睑板前筋膜或上睑提肌腱膜，从相应切口上唇皮缘出针，打结。切口另一端也进行类似操作。打结后嘱受术者睁开眼睛观察重睑形态，若满意则手术结束。若重睑皱襞显得短浅，则在其内、外侧各做1个类似切口，进行类似缝合。极少数情况下，可能三个切

口仍无法满足需求，可能要酌情在外侧切口以外再添加两个小切口。

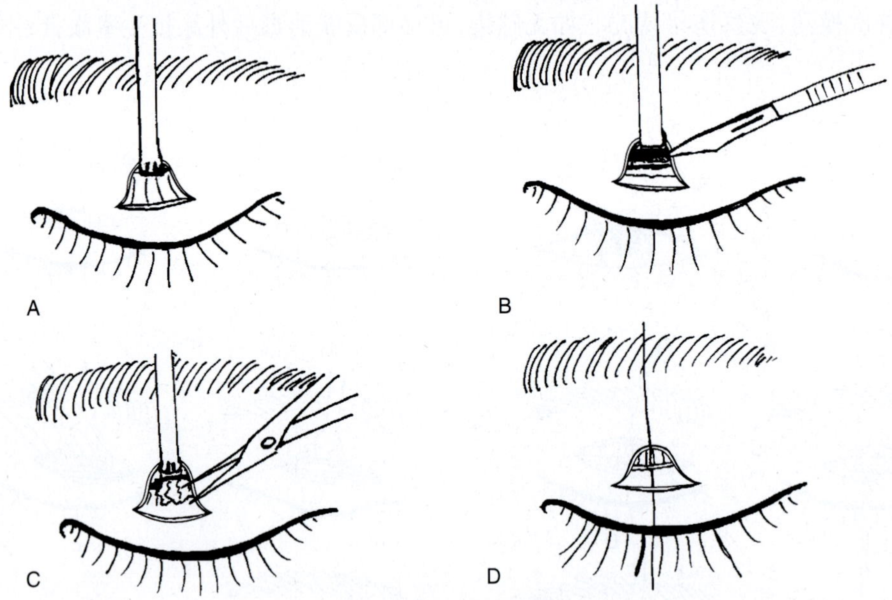

图 5-1-10 短切口法（贺斌绘制）

A. 切开皮肤；B. 切除切口下一条眼轮匝肌；C. 去除睑板前冗余组织，暴露睑板；D. 缝合。

⑤余处理同短切口法：以后随着术式演变，缩小切口到只有 1~2mm，也就是常说的“三点式”重睑术。操作方法同间断切口法一样，只是切口短一些（图 5-1-11）

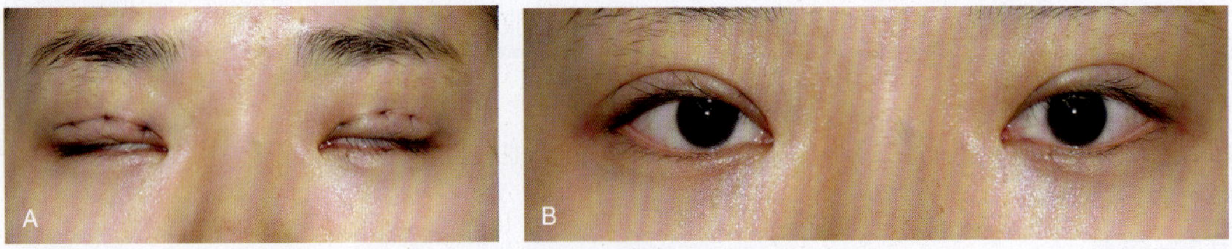

图 5-1-11 间断切开法

A. 术后即刻闭眼效果；B. 术后即刻睁眼效果。

（2）非切开法：非切开法主要是借助缝线将上睑提肌腱膜或睑板与皮下组织造成粘连，主要适用于上睑眶脂少、皮肤不松弛、无明显内眦赘皮者；年轻人或一侧单睑者尤为适用。有将线头置于皮肤外面的，称为皮外结扎缝线法，需要拆线；也有将线头埋于皮下的，称为皮下埋藏埋线法。

1）皮外结扎缝线法

①定点画线：设计重睑线，定出内、中、外的 a、b、c、d、e、f 六点位置，a-b，c-d，e-f 之间距离约为 3mm。

②麻醉：同上。

③翻转上睑，暴露穹窿部，透过结膜找到睑板上缘。从上睑皮肤 a 点进针，经过眼轮匝肌、上睑提肌腱膜自睑板上缘结膜出针，再在相当于 b 点处睑板上缘结膜处进针，经过上睑提肌腱膜、眼轮匝肌自上睑皮肤 b 点出针，拉锯式抽动缝线数次以增加创伤，使术后粘连牢靠。打结，完成一组缝合（图 5-1-12）。同法完成另外两组操作。每组缝线均打结于细硅胶管上，一方面加固粘连，另一方面防止线结陷入组织过深导致皮肤糜烂及术后拆线困难。

④术后 24~48 小时后首次换药，观察伤口情况。如无感染，可局部皮肤消毒后外涂抗生素眼膏，不必包扎。术后 5~7 天拆线。由于在缝线拆除前有眼部刺激症状及异物感，所以逐渐被各种改良术式替代。

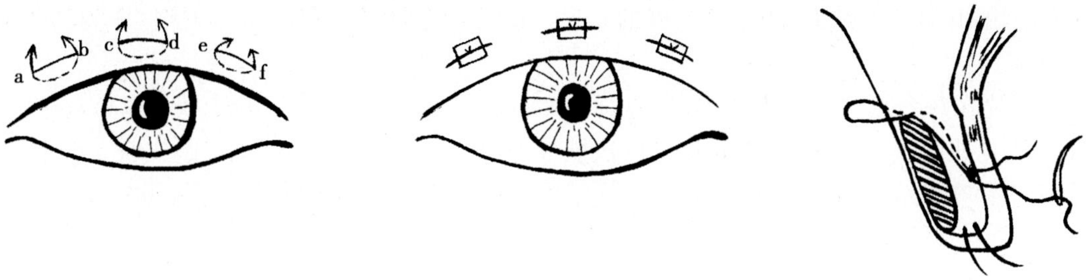

图 5-1-12 皮外结扎缝线法（贺斌绘制）

2）皮下埋藏缝线法

皮下埋藏缝线法有多种术式，如连续埋线法等（图 5-1-13）。宋儒耀教授在总结前人基础上加以改进，形成“宋儒耀式改良间断埋藏缝线法”（图 5-1-14）。该术式较为简单，介绍如下。

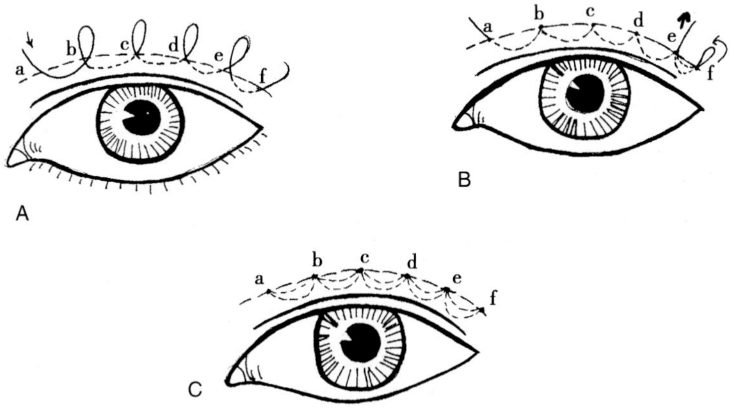

图 5-1-13 连续埋线法（贺斌绘制）

A. 从内到外逐点进针经过皮肤和睑板；B. 从外到内逐点进针经过皮肤浅面到深面；C. 术后状态。

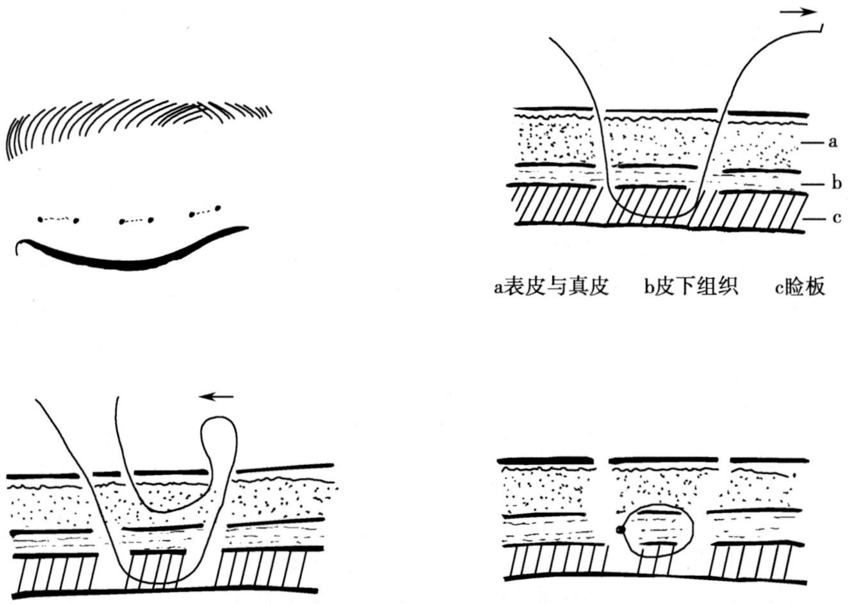

图 5-1-14 间断埋线法（贺斌绘制）

①定点画线：设计重睑线，定出内、中、外的a、b、c、d、e、f六点位置，a-b，c-d，e-f之间距离约为3mm。

②麻醉：同上。

③用尖刀片在每个点切一个皮肤小口。用双针线进行操作。一针从上睑皮肤a点小窝进针，横行约3mm穿过上睑提肌腱膜或睑板前筋膜，自上睑皮肤b点出针；另外一针继续从上睑皮肤a点小窝进针，穿过真皮层，由上睑皮肤b点出针。然后打结，将线结埋藏在小窝内。同法完成另外两组缝线。

④术毕外涂抗生素眼膏。

⑤操作时需要特别注意，第二针穿过的必须是纤维致密的真皮层，而不是疏松的皮下组织，否则效果不好。

6. 术后效果评价　关于重睑术后的效果评价，建议术后6个月再进行评估，以确认是否需要制订修复手术方案。其原因主要有三方面的考虑：①临床上重睑术后都会因局部麻醉和手术创伤导致局部组织水肿，影响效果的评判；②组织损伤的恢复需要半年左右，所以如有效果不满意需要二次修复，也需要等待半年；③受术者在重睑术后都会出现不同程度的心理反应（美容术后心理综合征），心态不稳定，所以不宜过早地施行二次手术。

7. 重睑术的并发症

(1) 血肿：重睑术后发生血肿或出血的主要原因是止血不彻底，所以术中一定要严格止血，在确认没有出血点的情况下才能关闭伤口。另一原因是局部过分用力，如用力闭眼、大笑等。重睑术后如果发生严重的出血或血肿，需尽早再次手术清除血肿、止血。

(2) 感染：其原因主要有消毒及无菌操作不严格，其次是手术者抵抗力下降或手术区域有感染灶。

(3) 重睑皱襞过高：一般是指重睑皱襞线至睑缘的距离超过10mm，严重者可达15mm以上，其原因是术前设计过高以及术中缝合时吊挂睑板前筋膜或上睑提肌腱膜的位置过高，有的甚至直接与提上睑肌相缝合。处理原则是在合适的高度重新设计重睑线，松解瘢痕粘连并切除瘢痕，按术前设计形成新的重睑皱襞，注意用眶隔脂肪或眶隔筋膜瓣覆盖原粘连处，防止再粘连。

(4) 重睑皱襞过窄：其原因是术前设计重睑皱襞线偏低及术中缝合时吊挂睑板前筋膜或上睑提肌腱膜的位置太低，或上睑皮肤较松弛。处理原则是在合适的高度重新设计重睑线，去除松弛多余的上睑皮肤，按术前设计形成新的重睑皱襞。

(5) 重睑皱襞消失或变浅：其原因是上睑下垂未矫正；也可能是睑板前脂肪和筋膜组织未去除或修剪不够，导致睑板前皮肤与睑板之间未形成粘连。处理方法是重新手术，矫正上睑下垂，去除睑板前脂肪和筋膜组织，使睑板前皮肤与睑板之间形成粘连。

(6) 重睑皱襞宽度左右不对称：一方面可能是设计定位画线、切开皮肤以及固定睑板的高度不一致；另一方面也可能是术后水肿导致左右不对称。处理方法是术后6个月水肿完全消退后再考虑第二次手术。

(7) 重睑皱襞的切口瘢痕：一般从伤口愈合的角度来说，手术切口都会有不同程度的瘢痕形成，早期会比较明显，在手术后半年会逐渐不明显。不良的切割与缝合技术、愈合不良及瘢痕体质会使切口瘢痕明显一些。硅酮类的抗瘢痕药物结合激光治疗可使瘢痕不明显。必要时可考虑手术切除瘢痕重新缝合。

(8) 睑裂闭合不全：原因其一是上睑皮肤去除过多导致皮肤缺损；另一原因是重睑皱襞线下方的皮肤较窄，同时固定睑板位置又太高。轻微的睑裂闭合不全随时间推移可能逐渐恢复，严重者需等半年后再次手术矫正。

(9) 多重皱襞：指上睑出现除重睑皱襞以外的皮肤皱褶，其多见的原因是在术中去除眶隔脂肪或眼轮匝肌时操作不当，使重睑皱襞线上唇的皮肤与上睑提肌腱膜发生粘连。处理办法是再次手术松解粘连并防止再粘连。

(10) 上睑凹陷：其原因是为消除“肿泡眼”或追求“欧式眼”而过多去除眶隔脂肪或眼轮匝肌。处理方法是再次手术填充凹陷。

【临床病例讨论】

患者，女，32岁，因双侧单眼皮32年要求手术治疗。

现病史：患者出生时即为单睑（单眼皮），未做过重睑等眼部手术和其他治疗，也无视力障碍等眼部疾患。因为爱美要求行重睑成形术。

既往史：否认高血压病史、冠心病史，否认糖尿病史，否认结核、SARS、禽流感史及密切接触史。

个人史、家族史：无抽烟饮酒史，兄弟姐妹体健，否认家族遗传病史及类似疾病史。

查体：体温36.4℃，脉搏86次/min，呼吸22次/min，血压110/70mmHg。查体合作，发育正常，营养良好，体位自动，步态自如，病容无，神志清醒，皮肤黏膜无黄染。头颅外形大致正常，无出血点，浅表淋巴结无触及肿大，无结膜出血，巩膜无黄染，无眼球突出，瞳孔等大对圆，瞳孔对光反射灵敏，双侧外耳道无分泌物，双侧乳突无压痛，鼻外形正常，鼻中隔无偏曲，唇无发绀，咽无充血，扁桃体不大。颈部无对抗，气管居中，甲状腺不大，无血管杂音。胸廓无畸形，呼吸运动对称，双飞呼吸音清，心界不大，心率86次/min，律齐，无病理杂音。腹部外形平坦，无腹壁静脉曲张，无胃肠型，无压痛，无反跳痛，无肌紧张，肝脏未触及，无触痛，脾脏未触及，无移动性浊音。脊柱无畸形，无活动受限，无四肢畸形。神经系统生理反射存在，病理反射未引出。

专科检查：双侧单睑，睁眼平视时两侧大小略有不对称，双上睑稍有肥厚臃肿；双上睑皮肤悬垂遮盖睑缘。

1. 诊断　双侧单睑。
2. 鉴别诊断　要注意是否伴有内眦赘皮、上睑下垂、倒睫和其他的眼部疾患。
3. 临床诊疗决策

(1)病情评估：患者为单纯的双侧单睑，没有过多的美学要求，仅希望有一双比较自然的重睑即可。

(2)辅助检查

1)一般检查：完成各项手术前检查，如血常规、凝血功能、血型、尿常规、心电图等。

2)影像学检查：术前X线片正侧位。

4. 治疗　术前先与患者沟通，最后确定的治疗方案是切开法、开扇型、宽度6.5mm。
5. 治疗结果　患者伤口均一期愈合，无感染。双侧重睑形成良好、自然，闭眼时瘢痕不明显。
6. 随访　术后随访观察4年，效果满意。

二、上睑皮肤松弛

随年龄增长，人体逐渐衰老，面部在30岁后开始出现衰老，在上睑主要表现为皮肤真皮层变薄、弹性减退，出现皮肤松弛与皱褶；眼轮匝肌松弛变薄、外眦下垂出现三角眼，眶隔筋膜松弛变薄、眶内脂肪膨出致上睑臃肿。严重者可伴有泪腺脱垂和眉下垂。

（一）临床表现

上眼睑松弛下垂，上睑臃肿，上睑呈“三角眼”或伴明显的上睑凹陷。外眦鱼尾纹出现，呈“鸡爪样”外观，眉下垂使眉眼间距缩小，进一步加重了上睑的松弛臃肿（图5-1-15）。

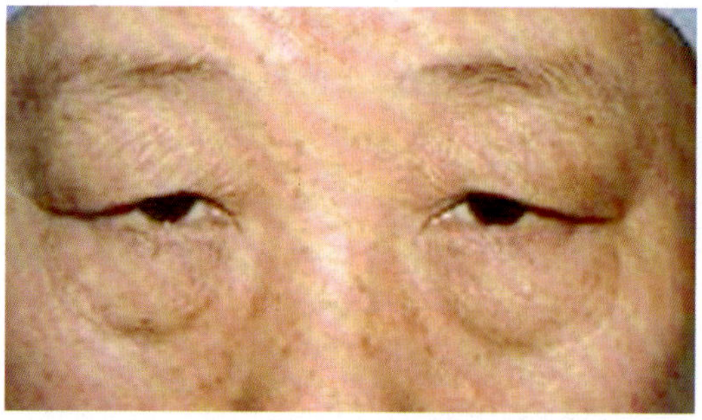
图5-1-15　上睑松弛

（二）诊断

根据临床表现即可做出诊断。

（三）治疗

1. 手术方式　上睑松弛的矫正主要是手术治疗，切除多余皮肤、膨出的眶隔脂肪和松垂的眼轮匝肌。切口选择主要有睑缘切口、重睑切口、眉下切口、眉部切口、眉上切口和发际切口，其中重睑切口兼做重睑成形术，眉部及上下切口可以同时改变眉形，发际切口则可以去除额部皱纹和提高眉毛的位置。另外，使用各种锯齿线或线袢提升眉毛的同时也可治疗上睑松弛。

2. 切除皮肤量的确定　以重睑切口为例，患者取立位，轻闭双眼，在上睑中内 1/3 交界处定点 a，在外眦角皮肤下垂最低处定点 b，然后用手上推眉毛至上睑皮肤展平，松垂矫正时 a、b 两点上移的距离即为皮肤去除的量（图 5-1-16）；也可用无齿镊夹持上睑皮肤致皮肤展平、睫毛微上翘时，无齿镊所夹持的上睑皮肤即为皮肤去除的量（图 5-1-17）。

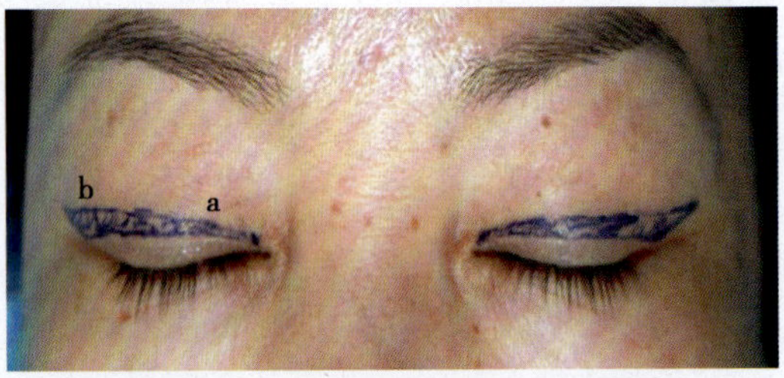

图 5-1-16　定点确定切除的皮肤量

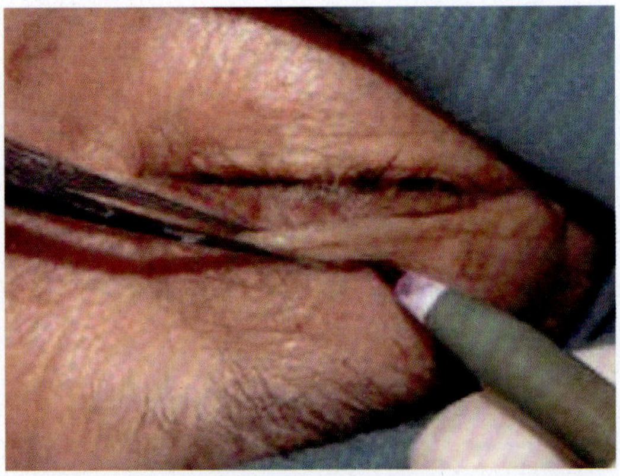

图 5-1-17　夹持法确定上睑皮肤去除的量

【临床病例讨论】

病例 1

患者，男，58 岁，因上睑松弛多年要求手术治疗。

现病史：患者随年龄增长出现上睑松弛，尤其在 50 岁以后逐渐加重致上睑臃肿，呈“三角眼”样改变。未做过眼部手术和其他治疗。也无视力障碍等眼部疾患。

既往史：否认高血压病史、冠心病史，否认糖尿病史，否认结核、SARS、禽流感史及密切接触史。

个人史、家族史：有抽烟史，兄弟姐妹体健，否认家族遗传病史。

查体：体温 36.3℃，脉搏 78 次 /min，呼吸 22 次 /min，血压 120/80mmHg。一般情况：查体合作，发育正常，营养良好，体位自动，步态自如，病容无，神志清醒，皮肤黏膜无黄染。头颅外形大致正常，无出血点，浅表淋巴结无触及肿大，无结膜出血，巩膜无黄染，无眼球突出，瞳孔等大对圆，瞳孔对光反射灵敏，双侧外耳道无分泌物，双侧乳突无压痛，鼻外形正常，鼻中隔无偏曲，唇无发绀，咽无充血，扁桃体不大。颈部无对抗，气管居中，甲状腺不大，无血管杂音。胸廓无畸形，呼吸运动对称，双肺呼吸音清，心界不大，心率 78 次 /min，律齐，无病理杂音。腹部外形平坦，无腹壁静脉曲张，无胃肠型，无压痛，无反跳痛，无肌紧张，肝脏未触及，无触痛，脾脏未触及，无移动性浊音。脊柱无畸形，无活动受限，无四肢畸形。神经系统生理反射存在，病理反射未引出。

专科检查：双上睑臃肿，呈“三角眼”样改变。睁眼平视时两侧大小约有不对称，双上睑皮肤皱纹较多并悬垂遮盖睑缘。双下睑看见明显眼袋。

1. 诊断　双上睑松弛，双侧眼袋。

2. 临床诊疗决策

（1）病情评估：患者为双侧上睑松弛，强烈要求行上睑松弛矫正。一般情况良好，有手术指征。

（2）辅助检查

1）一般检查：完成各项手术前检查，如血常规、凝血功能、血型、尿常规、心电图、睁眼与闭眼状态等。

2)影像学检查：术前X线片正侧位。
3)治疗：术前先与患者沟通，最后确定的治疗方案是重睑切口行双上睑松弛矫正。
3. 治疗结果　患者伤口均一期愈合，无感染。双侧重睑形成良好、自然，闭眼时瘢痕不明显(图5-1-18)。

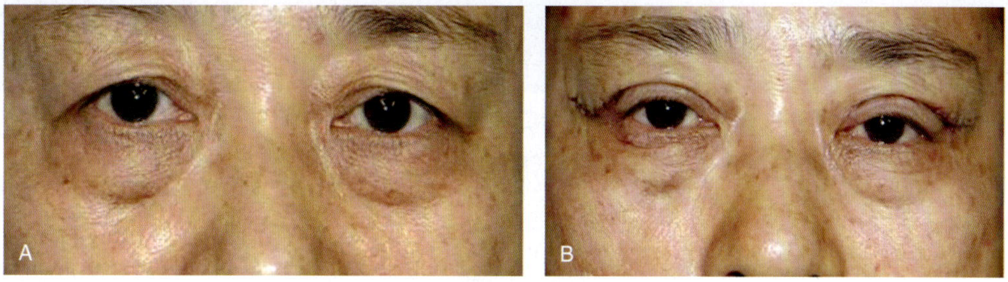

图5-1-18　重睑切口矫正上睑松弛。

A. 术前；B. 术后即刻。

病例2

患者，男，66岁，因上睑松弛多年伴有眉下垂要求手术治疗。

现病史：患者随年龄增长出现上睑松弛，伴有眉下垂和“三角眼”样改变。未做过眼部手术和其他治疗。也无视力障碍等眼部疾患。

既往史：否认高血压病史、冠心病史，否认糖尿病史，否认结核、SARS、禽流感史及密切接触史。

个人史、家族史：兄弟姐妹体健，否认家族遗传病史。

查体：体温36.1℃，脉搏84次/min，呼吸24次/min，血压126/80mmHg。一般情况：查体合作，发育正常，营养良好，体位自动，步态自如，病容无，神志清醒，皮肤黏膜无黄染。头颅外形大致正常，无出血点，浅表淋巴结无触及肿大，无结膜出血，巩膜无黄染，无眼球突出，瞳孔等大对圆，瞳孔对光反射灵敏，双侧外耳道无分泌物，双侧乳突无压痛，鼻外形正常，鼻中隔无偏曲，唇无发绀，咽无充血，扁桃体不大。颈部无对抗，气管居中，甲状腺不大，无血管杂音。胸廓无畸形，呼吸运动对称，双飞呼吸音清，心界不大，心率84次/min，律齐，无病理杂音。腹部外形平坦，无腹壁静脉曲张，无胃肠型，无压痛，无反跳痛，无肌紧张，肝脏未触及，无触痛，脾脏未触及，无移动性浊音。脊：无畸形，无活动受限，无四肢畸形。神经系统生理反射存在，病理反射未引出。

专科检查：双上睑皮肤松弛，呈“三角眼”样改变。伴有眉下垂。

1. 诊断　双上睑松弛并眉下垂。
2. 临床诊疗决策
(1)病情评估：患者为双侧上睑松弛伴眉下垂，要求行上睑松弛矫正。一般情况良好，有手术指征。
(2)辅助检查
1)一般检查：完成各项手术前检查，如血常规、凝血功能、血型、尿常规、心电图、睁眼与闭眼状态等。
2)影像学检查：术前X线片正侧位。
3)治疗：术前先与患者沟通，最后确定的治疗方案是眉上切口行双上睑松弛矫正。
3. 治疗结果　患者伤口均一期愈合，无感染。双侧重睑形成良好、自然，闭眼时瘢痕不明显(图5-1-19)。

知识点：上睑松弛矫正的切口选择

主要有睑缘切口、重睑切口、眉下切口、眉部切口、眉上切口和发际切口，其中重睑切口可兼做重睑成形术，眉部及上下切口可以同时改变眉形，发际切口则可以去除额部皱纹和提高眉毛的位置。

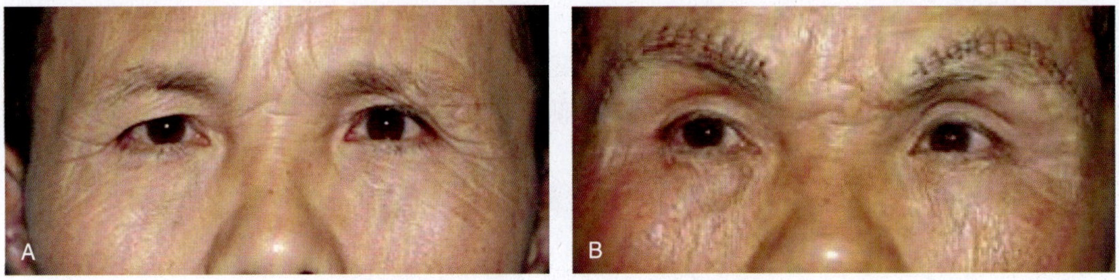

图 5-1-19 眉上切口矫正上睑松弛及眉下垂

A. 术前;B. 术后即刻。

知识点:上睑松弛切除皮肤量的确定

先确定切口线,然后上提皮肤至上睑皮肤展平、松垂矫正时,切口线所移动的距离即为皮肤去除的量;可用无齿镊夹持上睑皮肤致皮肤展平睫毛微上翘时,无齿镊所夹持的上睑皮肤即为皮肤去除的量。

三、内眦赘皮

内眦赘皮是指位于内眦角前方垂直向的皮肤皱襞,其将内眦角遮盖,使正常的内眦角外形不能显露,严重者遮挡部分视野,以及重睑的内侧部分;还可使内眦间距加宽,影响容貌的美观(图 5-1-20)。约有 50% 以上的亚洲人存在内眦赘皮,且在单睑的人群中出现率更高,达 70% 以上。

早期学者们认为皮肤过多是形成内眦赘皮的原因。1932 年,Blair 等认为不是由于内眦部皮肤多了,而是皮肤分布不均所致,故提出了通过皮瓣转移治疗内眦赘皮。目前认为内眦赘皮是眼轮匝肌深、浅头肌纤维(尤其是睑板前部和眶隔前部肌纤维)于内眦韧带起始处错位、错构所致,且伴有皮下组织增厚。

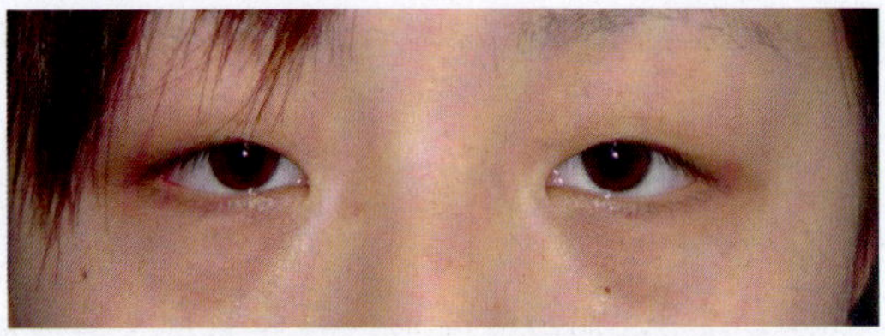

图 5-1-20 内眦赘皮

(一) 临床表现

其特征表现为睑裂变短,两内眦间距显宽。赘皮的掩盖会遮挡部分视野,严重的会有内斜视的错觉;内眦赘皮常伴有上睑臃肿、无重睑皱襞、上睑皮肤悬垂于睑缘并遮盖睑缘。若是重睑伴内眦赘皮,亦会因为赘皮的遮盖其内侧而成为“半双”,影响眼睛的美观。

(二) 分类

1. 按形成原因分类 ①先天性:其成因尚不完全清楚,有人认为局部皮肤发育过剩使多余的皮肤堆积形成皱褶;也有认为眼轮匝肌纤维在内眦处错位扭结或与内侧上睑提肌腱膜相连接所致;②后天性:多由外伤、烧伤、烫伤等原因所致,单侧多见,且多为瘢痕性,常伴有邻近组织器官的损伤。

2. 按解剖形态学(Duke-Elder)分类 ①眉型内眦赘皮,起自眉弓部,向下延伸至泪囊皮肤(图 5-1-21);②睑型内眦赘皮,起自上睑,经过内眦到下睑,与鼻颊皱襞融合(图 5-1-22);③睑板型内眦赘皮,起自上睑皱襞,至内眦部消失(图 5-1-23)。④倒向型内眦赘皮,起自下睑,经过内眦向上延伸到上睑(图 5-1-24),其中眉型内眦赘皮很罕见,有学者提出眉型内眦赘皮也许不存在。睑型内眦赘皮和睑板型内眦赘皮是亚洲人种中最常见的类型,常常单独存在。

倒向型内眦赘皮如伴有睑裂狭小、上睑下垂,称为小眼裂综合征(blepharophimosis, ptosis, and epicanthus inversus syndrome, BPES):是一种常染色体遗传疾病(图 5-1-25)。

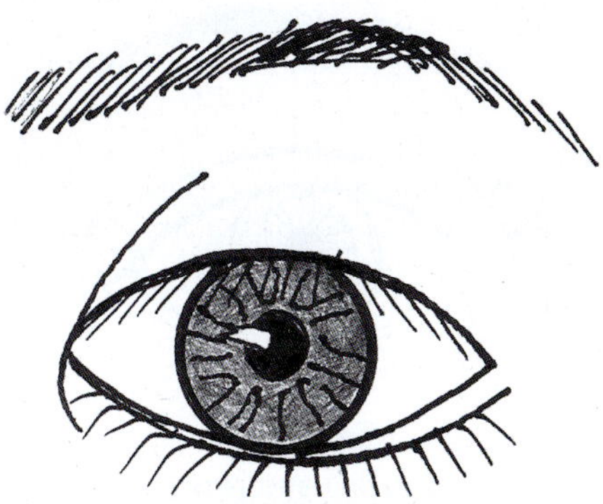

图 5-1-21 眉型内眦赘皮(贺斌绘制)

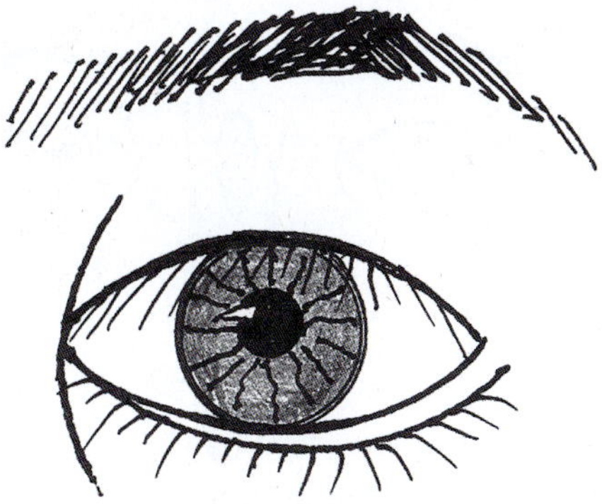

图 5-1-22 睑型内眦赘皮

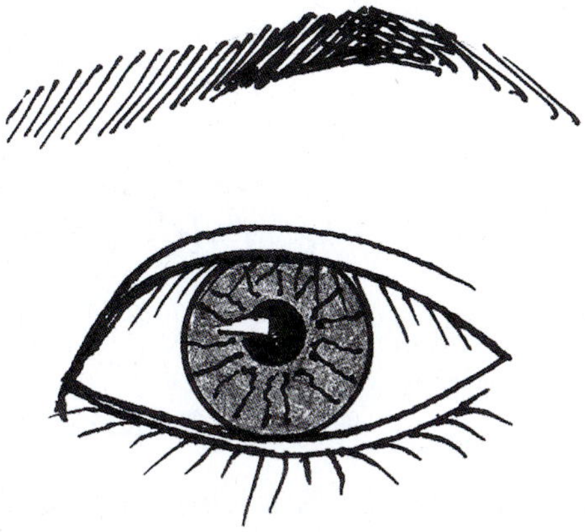

图 5-1-23 睑板型内眦赘皮(贺斌绘制)

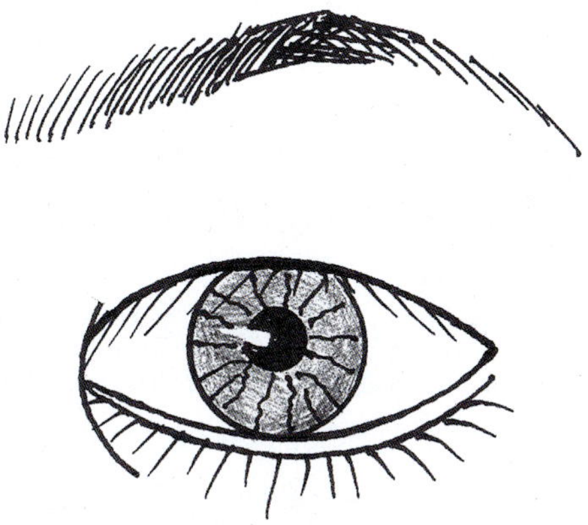

图 5-1-24 倒向型内眦赘皮(贺斌绘制)

3. 按内眦赘皮的严重程度分类 根据泪阜被内眦赘皮遮盖的程度将其分为三度。①轻度：泪阜被赘皮遮盖小于 1/2；②中度：泪阜被赘皮遮盖等于 1/2；③重度：泪阜被赘皮遮盖大于 1/2。

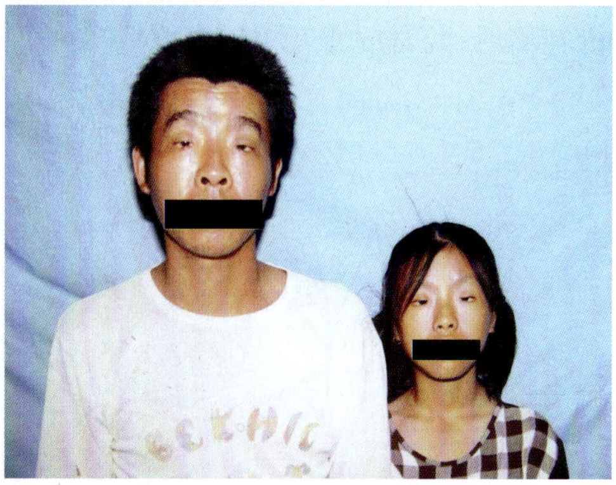

图 5-1-25 小眼裂综合征

(三) 治疗

目前，内眦赘皮的治疗只能通过手术矫正。轻度赘皮对眼睛的美观影响不大，而中、重度赘皮因严重影响眼部外形而需考虑手术矫正。儿童内眦赘皮可随着鼻梁的发育而逐渐减轻或消失。一般在青春发育期后考虑手术矫正。小眼裂综合征(BPES)可考虑在 2 岁后行内眦赘皮矫正。手术一般在局部麻醉下进行，儿童不合作者可考虑采用全身麻醉。

1. 单纯皮肤切除 早期，学者们认为内眦部横向皮肤过多是形成赘皮的原因，所以许多单纯切除皮肤的术式应运而生。如鼻背梭形皮肤切除法(图 5-1-26)、半月形皮肤切除法(图 5-1-27)、箭形皮肤切除法(图 5-1-28)。这些方法都是首先切除内眦部多余的皮肤，剥离皮下组织后，向鼻侧牵拉内眦部皮肤，露出内眦角后缝合皮肤。皮肤的切除使内眦部张力更为紧张，术后瘢痕明显，效果不佳。

2. 局部皮瓣转移(针对皮肤分布不均设计的手术方法)

(1) “Z” 成形术：皮瓣转移的基本术式之一。可根据赘皮轻重、类型及形态灵活地调整 “Z” 形切口的位置，各皮瓣的大小及转移角度。其缺点是术后刀口瘢痕相对明显。

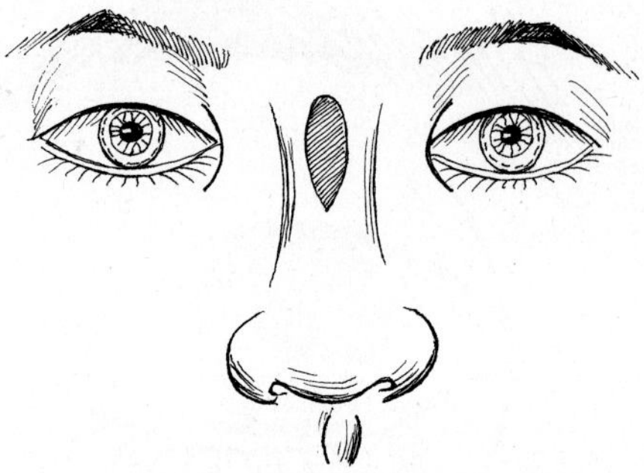

图 5-1-26 鼻背梭形皮肤切除法(贺斌绘制)

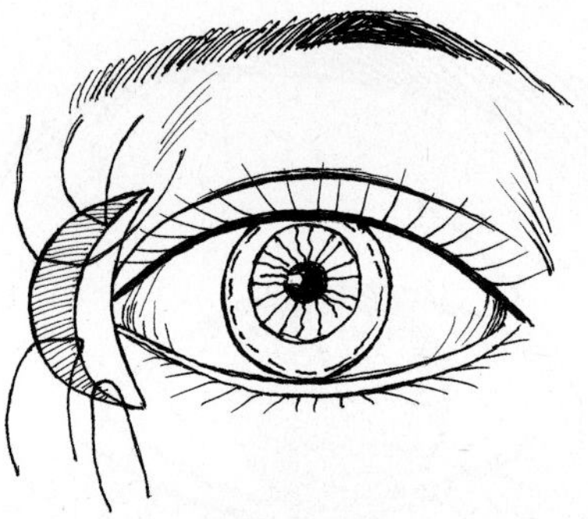

图 5-1-27 半月形皮肤切除法(贺斌绘制)

(2)单“Z”瓣方法：Rogman 法、Stallard 法、Park 法等均属此法。其方法是以内眦赘皮缘为纵轴做皮肤切口，在其切口上端与下端各设计一方向相反与纵轴成 60° 的三角瓣 a、b(图 5-1-29)，切开皮肤、分离皮下组织，两三角瓣交错转位后缝合。此法适合轻、中度的内眦赘皮。其缺点是形成内眦部切口瘢痕及新的瘢痕性内眦赘皮。改良的“Z”成形术使两三角瓣易位后，上睑缘切口延伸后恰好与重睑弧线吻接，不额外形成瘢痕。而下睑缘切口紧靠睑缘，可减少瘢痕遗留。

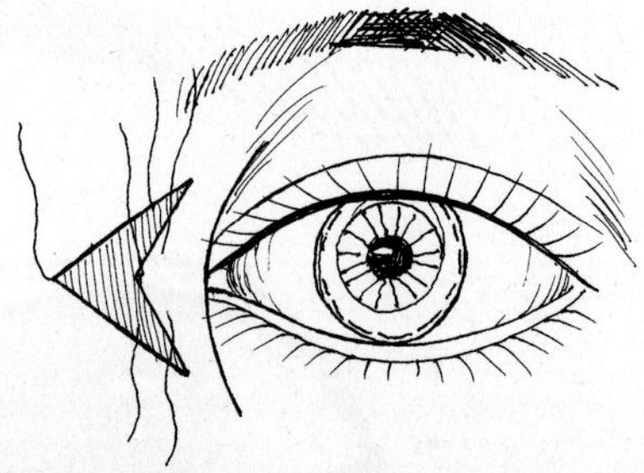

图 5-1-28 箭形皮肤切除法(贺斌绘制)

(3)双“Z”瓣方法：Converse 双 Z 法、Spaeth 法、Mustarde 法均属此法(图 5-1-30)。沿内眦赘皮缘全长切开皮肤及皮下组织，由切口中点向鼻侧上下分别作两等长的直线切口，长度为赘皮缘切口的 1/2，再于赘皮缘切口上下端各作一斜向上下睑缘的直线切口，长度为赘皮缘切口的 1/2，由此得到双“Z”形皮瓣。皮瓣下潜行剥离后，两对皮瓣互相转位，对应缝合。也可反方向形成双“Z”瓣，即沿内眦赘皮缘全长切开皮肤及皮下组织，在内眦角分别作两等长、平行于上下睑缘的直线切口，长度为赘皮缘切口的 1/2，再于赘皮缘切口上下端各作一斜鼻侧的直线切口，长度为赘皮缘切口的 1/2，由此得到双“Z”形皮瓣。皮瓣下潜行剥离后，两对皮瓣互相转位，对应缝合。

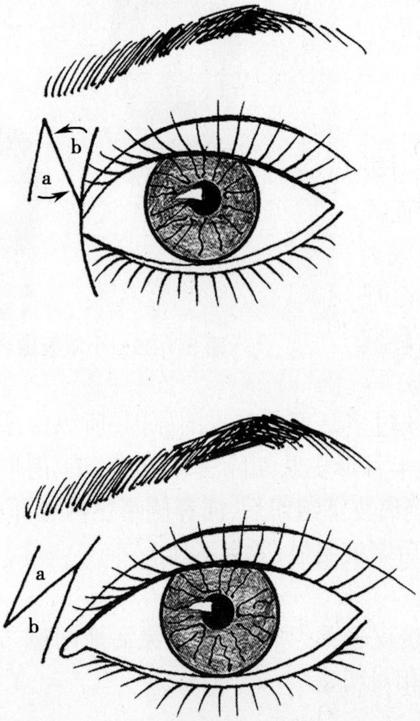

图 5-1-29 单“Z”瓣的方法(贺斌绘制)

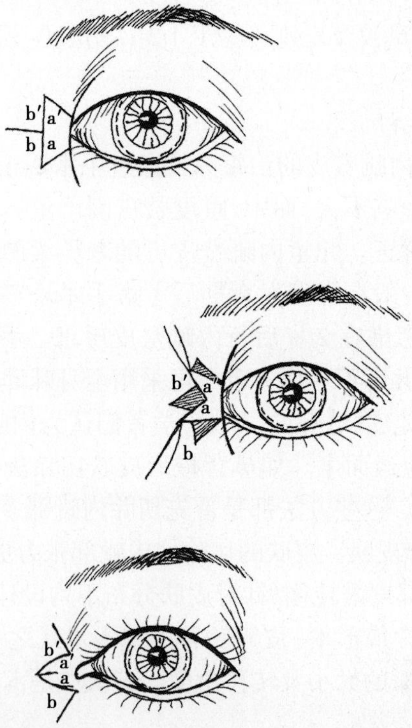

图 5-1-30 双“Z”瓣的方法(贺斌绘制)

(4) Mustarde 法(图 5-1-31):综合“Z”成形术与“Y-V”成形术两种手术方法而成的。患者睁眼平视时瞳孔中央与鼻中线之间连线的中点为新内眦点 p,向鼻侧牵拉皱襞,使赘皮消失,于显露的内眦点定 p′点,连接 pp′。于 pp′中点向外侧上下方分别做一与 pp′成 60° 的直线,长度均短于 pp′ 2mm。再于此两直线末端各作一 45° 向鼻侧的直线,长度均短于 pp′ 2mm。最后于 p 点(实际内眦点)向上下睑作短于 pp′ 2mm 的直线。沿标记线切开,皮瓣下潜行分离,得到四个皮瓣。将 p′点与 p 点缝合固定,其余皮瓣转位后对应缝合。四瓣法在矫正内眦赘皮中疗效确切,而且可用于严重的内眦赘皮而很少复发。但对于亚洲人来说,矫正后的内眦形态不自然,最终还会留下明显的瘢痕。

(5) Y-V 成形术(图 5-1-32):于内眦赘皮缘的泪阜水平定点 a,将赘皮向鼻侧牵拉皮肤直至完全暴露内眦赘皮下的内眼角,定出新内眦点 b,连接 ab 水平线即为“Y”的纵轴,其长度可根据赘皮情况而定。“Y”的两臂与上下睑缘平行,其长度应超过内眦赘皮的纵行皱襞线。“Y”形切开皮肤,皮瓣下分离后,“V”形缝合。为减少皮肤张力可行深部组织缝合。

3. 小切口 + 深部组织祛除法 在内眦赘皮下端近下睑缘部做一 2mm 的小切口,分离皮下并切除错位、错构与肥厚的眼轮匝肌,适当去除少量皮肤,缝合伤口。该方法因切口小可避免单纯皮肤切除或局部皮瓣转移术后遗留刀口瘢痕,适合轻度的内眦赘皮。

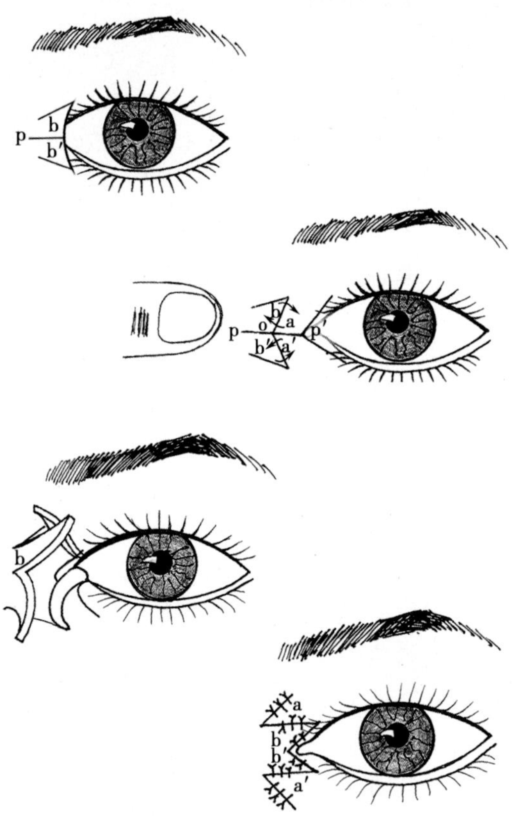

图 5-1-31 Mustarde 法(贺斌绘制)

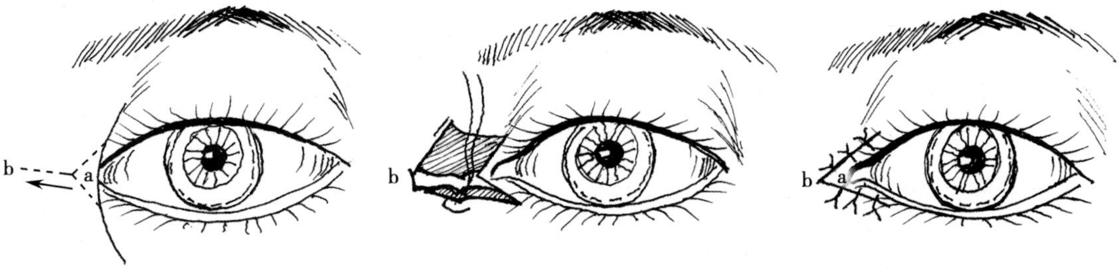

图 5-1-32 Y-V 成形术(贺斌绘制)

4. 鼻侧腱膜固定法 此法是将内眦韧带缝合固定于深部的鼻侧腱膜(紧挨鼻侧基底部的骨膜表面)。其优点是手术设计简单,操作容易,切口张力小,术后瘢痕不明显 . 适合于各种类型的内眦赘皮。

5. 内眦韧带固定或折叠术 内眦韧带的主要作用是对抗眼轮匝肌水平拉力(尤其是前支),并维持内眦角的形态。对内眦韧带采取折叠、悬吊、离断后重新定位的方法有三方面作用:①减少术后内眦角回缩,尤适于睑裂过小或眼距过宽的患者;②缓解内眦部皮肤张力、避免切口瘢痕增生;③加深内眦部的凹陷,凸显鼻根部和眼部的立体感,更加增添了眼睛的美感。

6. 深部组织祛除法 在处理皮肤的同时,去除内眦韧带浅面附着的错位眼轮匝肌及其筋膜组织。

【临床病例讨论】

患者，女，21 岁，因先天性双侧内眦赘皮 21 年要求手术治疗。

现病史：患者出生时即为双侧内眦赘皮并单睑(单眼皮)，未做过眼部手术和其他治疗，也无视力障碍等眼部疾患。因为爱美要求行内眦赘皮矫正、重睑成形术。

既往史：否认高血压病史、冠心病史，否认糖尿病史，否认结核、SARS、禽流感史及密切接触史。

个人史、家族史：无抽烟饮酒史，兄弟姐妹体健，否认家族遗传病史及类似疾病史。

查体：体温 36.3℃，脉搏 80 次 /min，呼吸 20 次 /min，血压 116/74mmHg。查体合作，发育正常，营养良好，体位自动，步态自如，病容无，神志清醒，皮肤黏膜无黄染。头颅外形大致正常，无出血点，浅表淋巴结无触及肿大，无结膜出血，巩膜无黄染，无眼球突出，瞳孔等大对圆，瞳孔对光反射灵敏，双侧外耳道无分泌物，双侧乳突无压痛，鼻外形正常，鼻中隔无偏曲，唇无紫绀，咽无充血，扁桃体不大。颈部无对抗，气管居中，甲状腺不大，无血管杂音。胸廓无畸形，呼吸运动对称，双飞呼吸音清，心界不大，心率 80 次 /min，律齐，无病理杂音。腹部外形平坦，无腹壁静脉曲张，无胃肠型，无压痛，无反跳痛，无肌紧张，肝脏未触及，无触痛，脾脏未触及，无移动性浊音。脊柱无畸形，无活动受限，无四肢畸形。神经系统生理反射存在，病理反射未引出。

专科检查：双侧内眦赘皮并单睑，睁眼平视时两侧大小略有不对称，双上睑稍有肥厚臃肿；双上睑皮肤悬垂遮盖睑缘。

1. 诊断

(1)诊断：双侧内眦赘皮并单睑。

(2)鉴别诊断：要注意是否上睑下垂、倒睫和患有其他的眼部疾患。

2. 临床诊疗决策

(1)病情评估：患者为双侧轻到中度的内眦赘皮并单睑，要求行内眦赘皮矫正、重睑成形术，希望外观自然。

(2)辅助检查

1)一般检查：完成各项手术前检查，如血常规、凝血功能、血型、尿常规、心电图、睁眼与闭眼状态等。

2)影像学检查：术前 X 线片正侧位。

(3)治疗：术前先与患者沟通，最后确定的治疗方案是“Z”成形术 + 深部组织祛除法矫正内眦赘皮；切开法、开扇型、宽度 6.5mm 行重睑成形术。

3. 治疗结果　患者伤口均一期愈合，无感染。双侧重睑形成良好、自然，闭眼时瘢痕不明显。

4. 随访　术后的随访观察 3 个月，效果满意(图 5-1-33)。

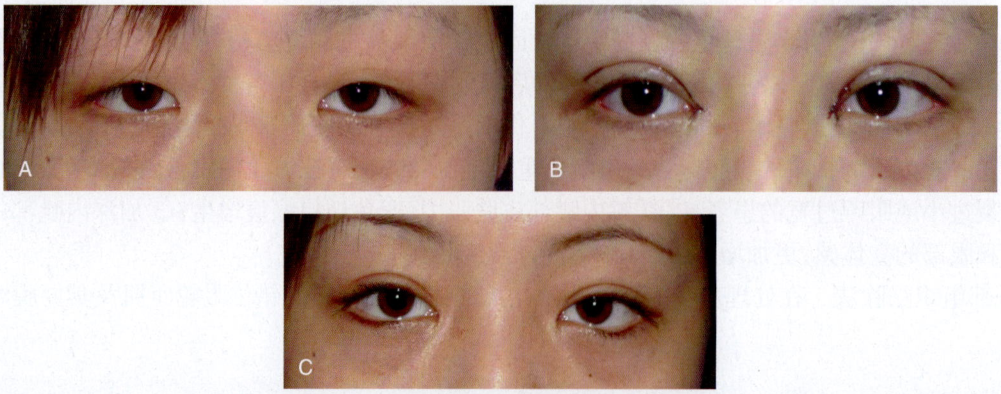

图 5-1-33　A. 术前；B. 术后即刻；C. 术后 3 个月。

【复习题】

1. 单睑与重睑在解剖上有哪些区别?
2. 重睑形成的机理是什么?
3. 重睑的手术方式有哪些?
4. 重睑有哪些不同的形态?
5. 阐述形成内眦赘皮的原因。
6. 内眦赘皮矫正术皮肤的处理方法有哪些?
7. 内眦赘皮矫正术深部组织的处理方法有哪些?
8. 阐述形成内眦赘皮的原因。
9. 内眦赘皮矫正术皮肤的处理方法有哪些?
10. 内眦赘皮矫正术深部组织的处理方法有哪些?

(龙剑虹 祁 敏)

参考文献

[1] 邢新,杨超.眼睑美容与重睑外科.杭州:浙江科学技术出版社,2018.
[2] 曹谊林,祁佐良,王炜.整形外科学高级教程.北京:人民军医出版社,2014.
[3] 宋建星.眼睑整形美容外科学.杭州:浙江科学技术出版社,2015.
[4] 曹谊林,祁左良,王炜.整形外科学高级教程.北京:人民军医出版社,2014.
[5] 王伟.整形外科学.杭州:浙江科学技术出版社,2008.
[6] 王艳波,郑斌,仇树林.上睑皮肤松弛矫正术方法选择研究.中国美容医学,2014, 23 (21): 1782-1784.
[7] 周素梅,韩剑鹏.不同程度上睑松弛合并眉下垂的手术设计.中国美容医学,2015, 24 (18): 20-22.
[8] 张晋光,何乐人,庄洪兴,等.眉下切口切改眉形及矫正上睑松弛 90 例.中华整形外科杂志,2010, 26 (5): 379-381.
[9] 刘晓荣,李文芳,万芸,等.重睑皱襞切口矫正上睑松弛.中国美容医学,2015, 24 (6): 15-17.

第二节 眼袋矫正术

下睑袋(lower eyelid bag)是指下睑部各层组织松弛,眶脂肪突出,外观有下睑臃肿、皮肤皱纹、下睑沟等,呈现老化形态。

一、临床表现

下睑袋多发生于 40 岁以后的中老年人,男女均可发生,它是面部组织老化的重要临床特征。也有青年时期出现的下睑袋,此现象多与遗传因素有关。根据下睑袋形成的病因不同可分为三种类型。

(一) 下睑皮肤松弛型

以下睑皮肤松弛下垂为突出表现,皮肤变薄,皱纹明显,严重者可致下睑外翻,睑球分离。

(二) 眶脂肪疝出型

由于眼轮匝肌、眶隔退变松弛,眶内脂肪向外疝出,使下睑呈半月形的臃肿膨隆。此型亦可见于有家族遗传史的年轻人,多因眶内脂肪过多所致。临床上常见下睑半丘形臃肿。

(三) 混合型

具有上述两型的特点,是临床上最常见的类型。严重时还可伴有下睑沟形成。

此外,有些年轻人下睑缘下方眼轮匝肌肥厚,使下睑显得臃肿,但无皮肤松弛和眶脂肪疝出,有学者认为这可称之为假性下睑袋。

二、诊断

根据病史、下睑是否有膨出的臃肿、明显下睑皮肤皱，得出下睑袋的诊断。

三、治疗

下睑袋的治疗以手术方法为主，即下睑袋祛除术（lower eyelid blepharoplasty），是通过手术的方法去除下睑松弛、多余的皮肤、皮下组织、眶隔、眶脂肪，并以缝合的方法加强下睑各层组织结构，达到减轻或消除下睑臃肿、松弛的效果。根据切口入路的不同可将其手术分为两类。

（一）结膜入路下睑袋祛除术（lower eyelid blepharoplasty conjunctiva approach）

1. 适应证　适于下睑眶脂肪疝出而皮肤和眼轮匝肌不松弛者。

2. 手术操作

（1）1%~2% 利多卡因 2~3ml 加适量肾上腺素作下睑穹隆结膜下及眼轮匝肌下浸润麻醉。

（2）暴露睑板，于下睑板下缘中部作 1~1.5cm 长的横形结膜切口达结膜下。

（3）用眼科剪沿结膜下层穿经眶隔，可见膨出的眶脂肪。

（4）剪开眶隔，轻压眼球，视情况去除疝出的内、中、外侧眶脂肪，仔细止血。

（5）结膜切口可不缝合，眼内涂眼药膏，加压包扎 24 小时。

（二）皮肤入路下睑袋祛除术（lower eyelid blepharoplasty skin approach）

1. 适应证　适于各型眼袋的修复，尤其是下睑皮肤松弛型和混合型。其中皮瓣法更适合较薄的皮肤且皱纹多而广泛的人群。

2. 手术操作（图 5-2-1）

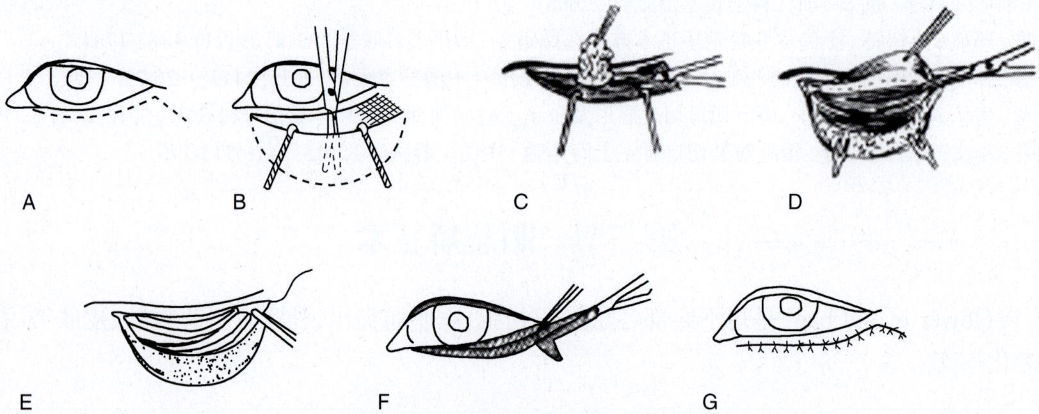

图 5-2-1　皮肤入路下睑袋祛除术

A. 切口设计；B. 剥离范围；C. 去除多余脂肪；D. 分离、切除松弛的眼轮匝肌；E. 上提、缝合眼轮匝肌；F. 去除多余皮肤；G. 缝合皮肤。

（1）切口设计：用龙胆紫在下睑缘睫毛下 0.5~1mm 平行睑缘处画线，内侧不超过内眦，外侧至外眦角时平行于睑裂延长线拐向外下，即相当于上睑缘向下延伸的方向延长 0.5~1cm。

（2）0.75%~1% 利多卡因加 1∶100 000 肾上腺素在眼轮匝肌浅层作局部浸润麻醉。需在麻醉后再行手术。

（3）皮瓣法：沿预定画线切开皮肤，并在眼轮匝肌浅面潜行剥离至下眶缘而后于眼轮匝肌浅面向深方剥离，打开眶隔。

（4）肌皮瓣法：可在切口下方约 0.5cm 处，横行分开眼轮匝肌，进入眼轮匝肌深面并显露眶隔膜。剪开隔膜，去除疝出眶脂肪，残端需要仔细止血，对位缝合切开的眶隔（图 5-2-2）。对于下睑沟较深的患者，该法更适合行眶脂肪释放，移转至泪沟处。具体方法可在下眶缘骨膜表面适当剥离，将部分疝出的眶隔脂肪移转填塞于骨膜与眼轮匝肌之间，缝合固定。

(5) 眼轮匝肌松弛者，可于外眦处去除一"V"形眼轮匝肌，用5-0可吸收线将眼轮匝肌断端对位缝合。

(6) 向上方牵拉皮瓣后放松，嘱受术者尽量上视或张大口，此时超过切口缘的皮肤即为需切除的皮肤。或采用预切除坐位观察法，即于下睑切开的皮缘中外段按保守去除皮肤宽度垂直切开，切口远端与睑缘预缝合，此时令患者坐起，观察下睑皮肤张力是否恰当。如仍有皮肤松弛可延长皮肤垂直切口再试，直至下睑皮肤张力适当为止。最后可先切除外侧三角形皮肤，再切除下睑缘其他多余的皮肤部分。

(7) 用7-0尼龙线缝合切口。缝合时先在下睑中部固定一针，再以等分法间断缝合其余切口。

(8) 术后24小时加压包扎，5~7天拆线。

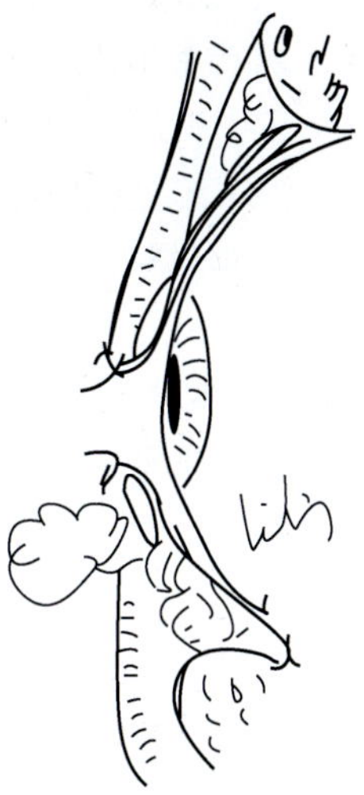

图 5-2-2 肌皮瓣法
（李东绘制）

四、并发症及处理

1. 皮下瘀血及血肿　眼袋矫正术的常见并发症。轻度淤血一般在1~2周内可自行吸收。对于较大的淤血和血肿可口服活血化淤药物促进其吸收。对已机化形成硬结者，可理疗和按摩，必要时手术取出硬结。如有眶隔内出血，须及时打开眶隔清除血肿，彻底止血，否则血肿压迫视神经可导致失明。

为尽量减少术后血肿形成，术中应仔细彻底止血，肾上腺素的使用不宜过多，以防术后出现反弹性渗血。此外，术后应加压包扎。

2. 下睑外翻(ectropion of lower eyelid)　最常见的并发症，多由于下睑皮肤切除过多、去除眶脂肪过多、眶隔缝合过紧、皮下淤血瘢痕挛缩、切除眼轮匝肌过多所致。轻度下睑外翻可作局部向上按摩，一般2~3个月后逐渐恢复；中度下睑外翻可沿原切口切开，充分剥离皮肤，短缩下睑板，将眼轮匝肌向外上方提紧固定于眶外缘骨膜上；重度下睑外翻采用短缩下睑板、眼轮匝肌悬吊、上睑眼轮匝肌肌皮瓣或游离皮肤移植的方法修复。

3. 下睑凹陷(retraction of lower eyelid)　眶脂肪除有保护和固定眶内结构的作用外，还使睑部充盈。因此，切除眶隔脂肪的量要适中，过多则引起下睑凹陷。处理此并发症的方法是透明质酸填充或游离脂肪移植，但需谨慎，注射过多或位置偏上又会造成眼袋出现。

4. 睫毛脱落　睑缘切口不应少于下睑缘下0.5mm，如切口过于靠近睫毛根部，损伤睫毛毛囊，则易造成术后睫毛脱落。处理方法是通过文眼线或睫毛种植予以弥补。

5. 感染　见于术中无菌操作不严；术前局部有感染灶未被发现；术后切口污染等。一旦发生感染，应给予有效的抗生素控制感染，同时局部拆除部分缝线、放置引流、清洁换药。

6. 干眼　由于切口瘢痕收缩，下睑轻度退缩致暂时性眼睑闭合不全导致干眼。处理方法：白天滴人工泪液，晚上涂眼药膏。必要时请眼科会诊。

7. 切口不对称、眼袋部分存留　可由于手术操作不当，或缝合深度不一致、眶脂肪去除不足、对多余皮肤量估计不足所致。处理办法：术后3~6个月酌情再行手术处理。

知识点：

1. 下睑袋的定义和手术名称　指下睑部各层组织松弛、眶脂肪突出、外观有下睑臃肿、皮肤皱纹、下睑沟等，因此虽然手术名称为下睑袋矫正术，但手术矫正的内容需根据不同的下睑袋临床表现形式而定。

2. 下睑的解剖结构　了解解剖结构的目的是手术中要保留其适当的完整性，不可过多地去除或产生不恰当的张力，以致呈现人为的眼睑畸形。

3. 下睑袋祛除术手术方法如果选择不当，会导致睑外翻或皱纹加重。

4. 如何避免产生下睑外翻？手术的标准操作流程是保证在手术操作过程中就可判断出是否能矫正到位、欠矫或过矫，因此不可简化手术的标准操作规程。

5. 如何正确选择去除下睑皮肤和眶脂肪的量？首先是要确认下睑三组眶脂肪突出度是否一致，其次是要在术中切除打开眶隔后疝出的脂肪，不可过度牵出眶脂肪，以免脂肪去除过多。更稳妥的方式是采用下睑皮肤预切除位观察法确定眶脂肪和皮肤去除恰当与否。

五、病例讨论

患者，女性，29 岁。下睑臃肿 7~8 年，要求行下睑袋矫正。

专科检查：双眼睑形态大致对称。双下睑中度臃肿，有下睑沟，轻度下睑皮肤皱纹，无倒睫，上睑轻度凹陷。

矫正方案设计：下睑皮肤轻度皱纹应予提紧，轻度下睑眶脂肪疝出也应予以去除，但考虑到有下睑沟，且上睑有轻度凹陷。如单纯去除眶脂肪会导致双下睑凹陷更加明显，故最终方案选择皮肤入路下睑袋祛除术，去除部分下睑皮肤和轮匝肌，不去除眶脂肪，仅将其松解移转至下睑沟处（图 5-2-3）。

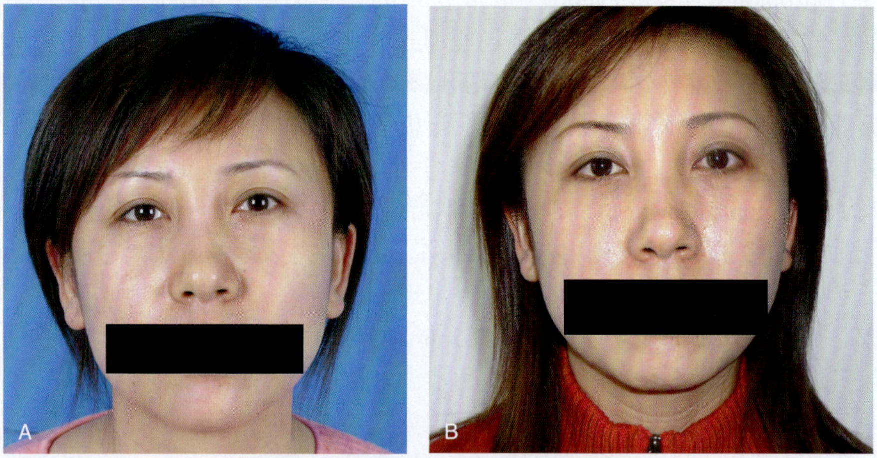

图 5-2-3　皮肤入路下睑袋祛除术效果

A. 术前；B. 术后 3 年。

【复习题】

1. 下睑袋的分类是什么？
2. 下睑袋祛除术的方法有几种？
3. 下睑袋皮肤入路的切口位置在何处？
4. 下睑袋的眶隔可以部分切除吗？
5. 下睑袋祛除术的并发症有哪些？相应的预防和处理是怎样的？

（李　东）

参考文献

[1] 吴念．整形外科诊疗常规．北京：北京医药科技出版社，2012.
[2] 曹宜林．整形外科教程．北京：人民卫生出版社，2014.
[3] 王志军．美容外科学，北京：人民卫生出版社，2012.
[4] 李健宁．眼睑及眼周美容外科手术图谱．北京：北京大学医学出版社，2006.
[5] 李世荣．整形外科学．北京：人民卫生出版社，2009.
[6] 朴大焕．现代韩国眼部美容成形术．北京：人民军医出版社，2009.
[7] 李圣利，王北华，林晓曦，等．眼轮匝肌下脂肪垫的解剖研究及其在睑袋整形中的应用．中国医学美容杂志，2000, 6 (4): 184-185
[8] DAVID B R, JESSICA L, ANIL RS. Prevention of lower eyelid malposition after blepharoplasty. Arch Facial Plast Surg, 2007, 9 (6): 434-438.
[9] MATSUO K, YUZURIHA S, YANO S, et al. Alternative etiology and surgical correction of acquired lower-eyelid entropion. Annals of plastic surgery, 2007, 58 (2): 166-172.

第三节 隆鼻和综合鼻整形

一、亚洲人群鼻外形的特点和隆鼻术

鞍鼻（saddle nose）是指亚洲人群常见的鼻梁低平、鼻头短小、鼻翼肥大、鼻基底宽等特点的外鼻形态，因这种鼻形态从侧面看类似马鞍的形状而得名。从解剖结构上来说，鼻梁部位额骨相对于眼眶的突出度亚洲人要显著小于欧洲，从而导致鼻中隔软骨和骨的发育较小，鼻骨体积小，形成的骨性鼻椎体低平；同时上外侧软骨（侧鼻软骨）、下外侧软骨（大翼软骨）发育较小，由于下外侧软骨的内侧脚短而无力，导致鼻尖低、突出度不足，人体为保证前鼻孔的进气量，必须配合一个相对较宽的鼻翼基底；同时也由于下外侧软骨厚度很薄需要比较厚的鼻翼软组织支撑鼻孔的形态，因而出现鞍鼻鼻翼厚、鼻翼基底宽的特点。

（一）鞍鼻的临床表现

患者主诉成年后感觉鼻形态高度低于一般人群大于 1 年，要求改变外形，或者由于生活或工作的需要要求增加鼻梁的高度，改善鼻外形。

1. 鼻梁低平不能支撑眼镜。
2. 鼻梁基底宽。
3. 鼻头过于肥大。
4. 鼻翼过于肥厚。
5. 鼻基底过于宽阔，尤其笑的时候更加明显。
6. 鼻梁轻度偏曲。

（二）诊断

1. 患者要求增高鼻梁，伴有或不伴有外伤病史。
2. 成年后有超过 1 年以上鼻高度不能支撑眼镜的情况。
3. 鼻外形测量数据支持鼻梁过低的诊断。
4. X 线片提示鼻骨发育差，CT 显示可能伴有鼻中隔偏曲。

（三）隆鼻注射和手术治疗

注射隆鼻因为简便易行而曾经风靡，早期用液体石蜡注射与液体硅胶注射，但因大量并发症而被淘汰。目前注射材料主要是以可吸收的交联透明质酸为代表的微生物发酵材料，同时自体颗粒软骨和颗粒脂肪组织充填也很盛行。

就手术植入材料而言，在美容整形术发展初期，人们就尝试用一些动物的材料，如海龟、象牙等进行隆鼻。但因其质地坚硬不易雕刻，且并发症较多，先后被废止使用。19 世纪，随着化学工业的发展，化学合成材料逐渐被用于美容整形，比如合成树脂材料，但因其质地脆硬、易折断、透光等缺点，很快被淘汰。

Beekhuis 最先在 1964 年使用固体硅胶进行隆鼻。固体硅胶材料组织相容性好，无毒，不致癌，无副作用，质地柔软结实，易于雕刻塑形，长期不变质，近五十年来非常受欢迎，但在强烈光线下有透光现象，可能观察到假体；另外，低温或局部皮肤张力过大时可能引起皮肤发红。近二十几年来，膨体材料逐渐被广泛应用于鼻整形中，膨体又称聚四氟乙烯，是一种柔软并具有微孔结构的材料，组织相容性好，顺应性好，人体组织可长入其微孔，如同自身组织一样，且不透光，因此膨体隆鼻术后形态自然、手感真实，是比较理想的隆鼻材料。与此同时，多孔聚乙烯材料因其孔隙率大，抗感染能力强，有比较强的支撑力而进入鼻整形领域，但是在植入方法上仍然需要研究。

1. 注射治疗方法介绍

(1) 交联透明质酸注射

适应证：1）初次鼻整形的求美者。

2）对手术有恐惧或者疑虑心理的求美者。

3）对自己外形变化没有把握，希望能够通过简单的方法实际了解外形变化的结果。

注射方法：根据患者鼻形特点和术前设计，采用中分子或者大分子的交联透明质酸从鼻梁到鼻头再到鼻小柱和鼻基底采用 3 点、4 点或者 5 点法锐针注射到鼻背筋膜和浅表肌腱膜系统（SMAS）深层，注射前注意回抽注射器以避免注射材料进入血管引起栓塞等严重并发症。

(2) 自体颗粒脂肪注射

适应证：1）轻度鞍鼻，主要以鼻梁低平为主。

2）鼻背皮肤菲薄需要增厚。

3）鼻头或者鼻翼软组织菲薄需要增加容量。

4）鼻整形术后局部轻度软组织不对称。

5）先天性发育不良或者后天性鼻软组织萎缩。

注射方法：肿胀麻醉液注射吸脂部位，0.6~0.8 个大气压下负压抽取自体颗粒脂肪，剪碎成小颗粒脂肪，0.9% 生理盐水清洗脂肪；随后离心法或者静置法去除下层的盐水和上层的油脂，中层的提纯颗粒脂肪装入 1ml 或 2ml 的螺旋口注射器，用 19~23G 的脂肪注射针采用分层、多点、多通道的方法注入鼻梁皮下和 SMAS 层上下，以及鼻头、鼻翼和鼻小柱的各个组织间隙。

(3) 自体颗粒软骨注射

适应证：1）轻度鞍鼻，主要以鼻梁低平为主，不需要鼻头部位的充填。

2）肋软骨手术后软骨弯曲，取出修整。

3）鼻根部凹陷。

注射方法：取自体肋软骨用切割法或挤压法做成颗粒状放入植入器中，从鼻前庭上穹窿开小切口，用鼻骨剥离子掀起鼻背筋膜和骨膜形成植入腔，放入植入器，均匀推注颗粒软骨，皮肤外手指塑形，夹板固定 2 周。

2. 外科手术治疗

(1) 单纯硅胶假体植入

适应证：

1）鞍鼻主要以鼻梁低平为主。

2）拒绝采用自体材料进行隆鼻的求美者。

3）拒绝采用膨体等有孔材料的求美者。

4）排除各种凝血功能障碍性疾病。

手术方法：根据患者鼻外形和目标外形雕刻鼻假体备用，单侧鼻前庭切口皮肤进入鼻头大翼软骨前间隙，沿软骨膜表面分离植入腔到鼻骨和软骨交界处，用鼻骨剥离子掀起鼻骨骨膜和鼻背筋膜并向两侧分离，保证植入腔的宽度，将雕刻好的假体植入腔隙内，间断缝合切口，鼻背夹板固定 1 周。

(2)单纯膨体材料植入

适应证：

1)鞍鼻主要以鼻梁低平为主。

2)原有硅胶假体由于滑动或者透光需要更换。

3)排除各种凝血功能障碍性疾病。

手术方法：根据患者鼻外形和目标外形雕刻鼻假体，隔绝空气，放入含抗菌成分的溶液中浸泡备用，经单侧鼻前庭皮肤切口进入鼻头大翼软骨前间隙，沿软骨膜表面分离，植入腔到鼻骨和软骨交界处，用鼻骨剥离子掀起鼻骨骨膜和鼻背筋膜，并向两侧分离保证植入腔的宽度，将雕刻好的假体通过特定植入器械植入腔隙内，间断缝合切口，鼻背夹板固定 1 周。

(四) 术后处理

1. 常规抗生素预防性应用 1 周，每天用生理盐水清洗手术缝合口，一般手术切口 7~10 天拆线。

2. 术后 5~6 天如果出现鼻头红肿，切口渗液增加，一般提示发生术后感染，可以用抗菌溶液冲洗植入腔，每天 1~2 次，如果治疗 1 周左右效果不好，建议立即取出植入假体。

【临床病例讨论】

患者，男，23 岁，自己和家长都认为鼻梁凹陷、形态不佳多年。

现病史：患者自青春期开始自觉鼻梁凹陷，鼻翼宽大，鼻部外形不佳，影响其自信心。为求改善鼻部外观，以“鞍鼻”收入我科。

既往史：否认外伤史，否认手术史，否认高血压、糖尿病史，否认肿瘤史，否认传染病史。

个人史、家族史：无抽烟饮酒史，父母体健，否认家族遗传病史。

查体：鼻梁居中无偏斜，鼻根、鼻背低平，向内凹陷呈马鞍状，鼻头圆钝，高度尚可，鼻翼宽大肥厚，鼻小柱居中，双侧鼻孔对称，通气正常。

辅助检查：血常规、凝血功能未见明显异常。头颅 CT 未见明显异常。

1. 诊断　先天性鞍鼻。

2. 鉴别诊断　先天性鞍鼻常需与以下疾病鉴别。

(1)外伤性鞍鼻：由于外力作用使鼻背形成不规则的坍塌畸形，查体可见鼻根及鼻背部凹陷及歪斜。CT 可见鼻骨骨折，向内凹陷。通常根据外伤史及头颅 CT 进行鉴别。

(2)肿瘤性鞍鼻：鼻腔、鼻窦恶性肿瘤如淋巴瘤后期，可致鼻中隔坏死、鼻甲脱落、骨质破坏、鼻梁塌陷成鞍鼻，可出现鼻塞、鼻出血、脓涕等症状。CT 可见鼻腔内肿物，侵蚀鼻骨及周围骨质。可根据症状及头颅 CT 进行鉴别。

(3)感染性鞍鼻：感染性疾病如梅毒侵犯鼻腔各壁，破坏鼻骨及鼻中隔骨部导致鼻梁塌陷成鞍鼻，CT 可见鼻骨骨质破坏。可根据梅毒感染史、头颅 CT 进行鉴别。

(4)其他原因：风湿免疫性疾病、医源性切除过多鼻中隔等也可导致鞍鼻。

3. 治疗方法　手术于鼻前庭作切口，于鼻背筋膜下植入根据所需形状雕刻的硅胶假体，增加鼻根及鼻背高度(图 5-3-1)。

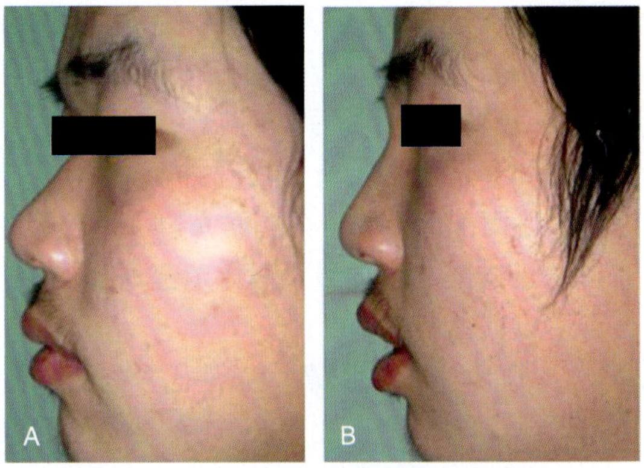

图 5-3-1　严重鞍鼻多层硅胶假体植入术

A. 术前；B. 术后即刻。

知识点：外鼻形态的测量

1. 角度的测量（图 5-3-2）

（1）鼻额角：鼻背与前额至鼻根间斜面交角，正常值为 120°~130°。

（2）鼻面角：鼻根垂线与鼻背线的夹角，正常值为 30°~50°。

（3）鼻尖角：鼻背线与鼻小柱线的夹角，正常值为 85°~95°。

（4）鼻基底角：头侧位于眼耳平面时鼻小柱线与水平线的夹角，正常值为 5°~10°。

（5）鼻唇角：鼻小柱前端至鼻底与鼻底至上唇红间的夹角，正常值为 90°~105°。

2. 面部侧面美学特征　从眶后缘到耳的距离与耳等长，也是头高的 1/3（图 5-3-3）。

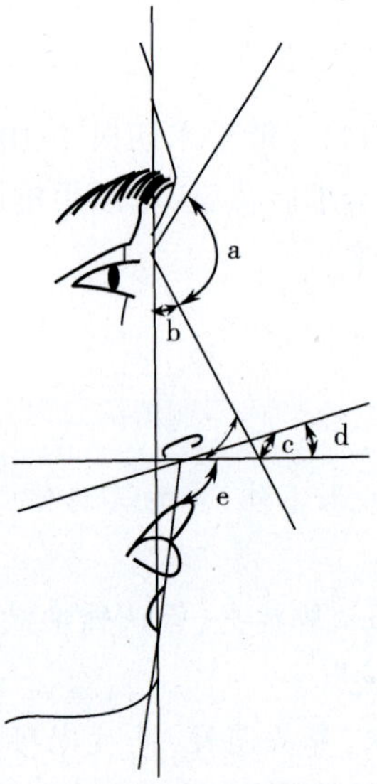

图 5-3-2　外鼻形态角度的测量

鼻额角（a），鼻面角（b），鼻夹角（c），鼻基底角（d），鼻唇角（e）。

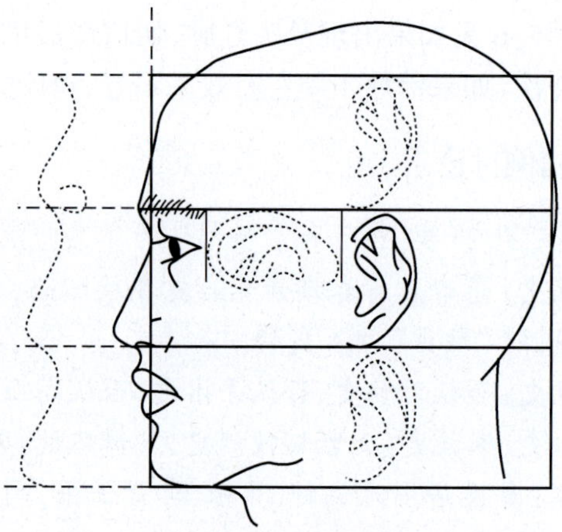

图 5-3-3　侧面鼻基底到眉毛平面的长度和耳廓长度的比例关系

二、综合鼻整形

经过多年单一材料塑形植入的隆鼻实践后，整形外科医生发现仅依靠这些方法进行鼻外形的增高不能完全达到鼻整体美观和功能改善的目的，特别是鼻尖的塑形，单纯用假体来塑造会显得突兀和不够真实，也比较容易出现鼻尖皮瓣长期受压出现破溃等并发症。同时也认识到，外鼻的缺陷和不足在鼻根、鼻梁、鼻尖、鼻小柱、鼻翼、鼻基底等不同部位是由不同组织的缺陷导致的，用单一组织或者材料无法解决所有问题，必须通过不同手段综合解决。因此各种不同的综合鼻整形方法应运而生。另一方面，如果没有配合泪沟和鼻唇沟的抬升，单纯的抬高鼻形会显得面容苍老，整体面部外形不满意，因此鼻整形同时有必要综合上述面部部位的自体脂肪充填手术。因此综合鼻整形应运而生，目前主流方法有以下几种。

（一）硅胶或膨体鼻梁假体组合耳廓软骨鼻整形

适应证：

1. 鼻梁增高为主，鼻尖条件比较好，只要少许增高的要求。
2. 耳廓软骨来源比较多，或者有矫正招风耳要求的患者。
3. 不同意采取鼻中隔软骨的患者。
4. 排除各种凝血功能障碍性疾病。

治疗原则：

1. 假体雕刻对称，鼻背宽度和高度以合理的比例增高。

2. 假体植入腔隙要充分，考虑到术后假体可能的卷曲。
3. 耳廓软骨塑性要充分考虑对称性和术后的变形、吸收。

（二）硅胶或膨体鼻梁假体组合鼻中隔软骨鼻整形

适应证：
1. 鼻尖大翼软骨条件比较好，但是内侧角薄弱。
2. 鼻中隔软骨质地比较坚实。
3. 有鼻中隔偏曲的患者。
4. 排除各种凝血功能障碍性疾病。

治疗原则：
1. 假体雕刻对称，鼻背宽度和高度以合理的比例增高。
2. 假体植入腔隙要充分，考虑到术后假体可能的卷曲。
3. 切取的鼻中隔软骨大小要合适，避免鼻中隔术后塌陷，软骨塑性要充分考虑对称性和术后的变形和吸收。
4. 术后注意包扎和引流，避免鼻中隔血肿。

（三）自体肋软骨组合鼻整形

适应证：
1. 外伤或肿瘤手术后鼻梁结构破坏较大。
2. Binder’s 综合征。
3. 拒绝外来材料植入的求美者。
4. 排除各种凝血功能障碍性疾病。

治疗原则：1. 鼻背软骨要雕刻对称，鼻背宽度和高度以合理的比例增高。
2. 植入腔隙要充分，考虑到术后肋软骨可能的卷曲。
3. 肋软骨塑性要充分切割释放肋软骨原有的应力，以保证软骨远期的稳定性，减少术后的变形和吸收。

知识点：Binder’s 综合征

又称先天性中面部凹陷，上颌鼻发育不全（maxillonasal dysplasia），最早是 Noyes 在 1939 年所提出，1962 年，Binder 将其确定为一种以中面部及鼻部发育不良为主要特征的先天性疾病。

Binder’s 综合征的临床表现差异较大，轻者可能只是单纯的鞍鼻畸形及鼻下部软组织的轻度改变，严重者可能出现所有涉及中面部的组织畸形及咬颌关系改变。典型临床特征：①鼻部畸形（重度鞍鼻、鼻短小、鼻背塌陷、鼻小柱短小 / 偏斜、鼻孔呈现特殊的“半月”型、鼻唇角变锐、鼻翼周围扁平）；②鼻骨发育畸形伴 / 不伴鼻中隔偏斜或鼻中隔下部发育不全；③鼻黏膜发育不良；④鼻前脊后缩；⑤上颌骨 / 梨状孔周围凹陷；⑥伴 / 不伴咬合错位。

目前国内外对 Binder’s 综合征的发病机理并不是十分统一，但认为是以遗传畸形、产伤、孕期维生素 K 的缺乏为主要因素。

Binder’s 综合征的确诊较为直观，根据头影测量片，测量鼻根部、上颌骨及下颌骨的位置，以及相对于颅底的角度即可。如果程度较严重，则需要行头颅三维 CT 检查，观察面部骨骼特点的细节，为制订全面治疗计划提供可靠依据。

Binder’s 综合征的治疗主要是对症矫正畸形，对于这类疾病的治疗具有序贯性。但是由于国人对于此类疾病的认识不充分，前来就诊时往往多为成年，畸形已发育成熟。对于这类患者，手术治疗是最好的办法：

首先是鼻畸形的矫正。切取自体肋软骨，将其雕刻成 L 型支架，支撑鼻背及延长鼻小柱；如鼻小柱后缩不严重，可于鼻小柱与上唇基底部行 V-Y 成形术，如组织量缺损过多，可采用耳软骨复合组织瓣游离移植，或双侧鼻基底瓣填充。如有需要则将肋软骨雕刻成 C 型，矫正鼻翼畸形。然后进行梨状孔周围的充填，利用自体肋骨/肋软骨，将其雕塑成C型，放置于梨状孔/鼻基底的部位，矫正其凹陷，使面中部隆起形态改善。

【临床病例讨论】

患者，女，21岁，自觉鼻梁、鼻头低平多年。

现病史：患者自觉鼻梁及鼻头低平，面中部凹陷，鼻部整体外观不佳多年。为求改善鼻部外观，以“先天性鼻畸形”收入我科。

既往史：否认外伤史，否认手术史。否认高血压、糖尿病史。否认肿瘤史。否认传染病史。

个人史、家族史：无抽烟饮酒史，父母体健，否认家族遗传病史。

查体：鼻梁居中无偏斜，鼻根、鼻背、鼻头低平，鼻翼宽大，鼻小柱短缩，鼻翼基底及鼻小柱基底凹陷，双侧鼻孔对称，通气正常。

辅助检查：血常规、凝血功能未见明显异常。头颅CT未见明显异常。

1. 诊断　先天性鼻畸形。

2. 治疗方案

（1）根据所需形状雕刻假体，植入鼻背筋膜下，垫高鼻根、鼻背（图5-3-4）。

（2）将双侧大翼软骨行穹窿上缝合及穹窿间缝合，取耳甲艇、耳甲腔软骨各一块，部分作为大翼软骨内侧脚间支柱，部分制作成盾牌状移植于鼻尖，从而突出鼻尖表现点。

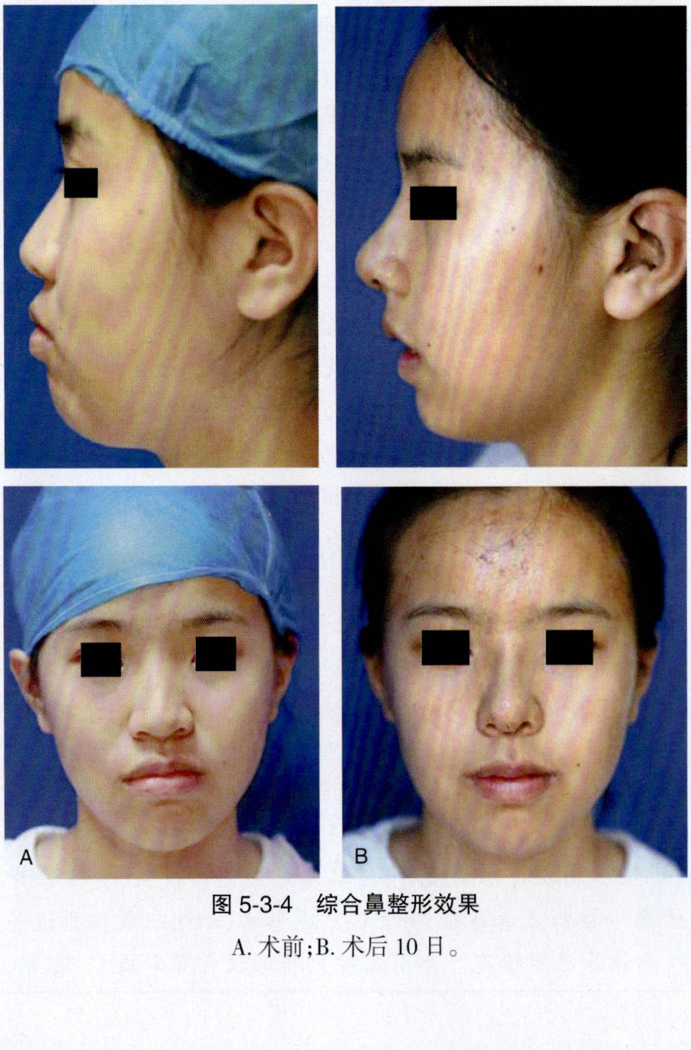

图5-3-4　综合鼻整形效果

A. 术前；B. 术后10日。

【复习题】

1. 鞍鼻的定义是什么？
2. 隆鼻手术的适应证是什么？
3. 简述注射不同材料隆鼻的优缺点。
4. 鼻形态测量的基本方法是哪些？
5. 简述综合鼻整形的治疗原则及治疗要点。

（刘 凯）

参考文献

[1] 王炜 . 整形外科学 . 6 版 . 北京 : 人民卫生出版社 , 2008.
[2] JUNG I P. 东亚人面部美容手术 (Asian Facial Cosmetic Surgery). 李航 , 译 . 北京 : 北京大学医学出版社 , 2009.
[3] KE X, CHEN G J, GU B, et al. Multi-plane Hyaluronic acid rhinoplasty Plastic and reconstructive surgery, 2012, 129 (2): 371e-372e.
[4] CHIANG C A, XUE K, GU B, et al. A novel single-rib recombination method in Binder's syndrome treatment. annals of plastic surgery, 2013, 70 (6): 659-662.
[5] TORIUMI D M. Structure approach in rhinoplasty. Facial Plast Surg Clin N Amer, 2002, 10 (1): 1-22.

第四节 隆颏与颏成形术

颏部作为面部轮廓的重要标志之一，对容貌整体外观的和谐有重要影响。发育良好的颏部形态能给人带来一种阳光开朗、坚毅果敢的性格印象；而颏部发育不足会给人一种胆怯懦弱，不可靠的性格印象。

颏部的骨性架构由双侧下颌骨水平支相互连接形成。Guyuron 等将颏部畸形分为 7 型：Ⅰ型，巨颏畸形；Ⅱ型，小颏畸形；Ⅲ型，颏过大伴其他轴向上的颏过小（混合型）；Ⅳ型，颏偏斜畸形；Ⅴ型，颏下垂；Ⅵ型，假性巨颏畸形；Ⅶ型，假性小颏畸形。在这些颏畸形中，小颏畸形最为常见，巨颏次之。

颏部整形手术在临床中可以大致分为两类：隆颏术与颏成形术。隆颏术，又称颏部充填术，通过使用各种充填材料（如各种人工假体、自体脂肪、玻尿酸、自体骨、人工骨等材料）填充颏部，使得颏部饱满、形态良好。颏成形术通过对颏部骨性结构的截取、移位、固定、再植等手段，矫正发育畸形的颏部，对颏部形态进行前移与后缩、增长与缩短、增宽与缩窄等多个方向的调整。

一、隆颏术

（一）适应证

1. 咬合关系基本正常的轻、中度小颏或颏后缩畸形者。
2. 正常颏部，但有强烈主观要求颏部适当延长或前突上翘、形态更为饱满者。
3. 颏成形术后形态仍欠满意者。

（二）术前准备

1. 术前摄影　术前应常规拍摄受术者的术前正、左右侧、左右斜 45° 照片，用于术前手术方案设计及术后手术效果对比。

2. 手术方案设计　颏部手术涉及面部三维形态改变，手术设计需充分考虑个体差异与面部整体和谐，为获得最佳效果，每个病例都应单独设计手术方案。

3. 充分的术前沟通　术前可借助模拟效果照片等方式，与受术者充分沟通，共同决定手术方案、填充材料类型及手术效果。

知识点：颏部的美学标准

1. 颏部长度符合面部比例，且具有适度的突度。

2. 下唇与颏部之间有一适当的凹陷，颏部侧面观有S形轮廓线。

3. 具有明显的颏颈角。

4. 在双唇轻闭的状态下，鼻、唇、颏形态符合Ricketts审美平面，即唇前缘在鼻尖与颏前缘连线上或以内。

（三）手术步骤（以人工假体植入隆颏术为例）

1. 标记设计线，常规消毒铺巾。

2. 雕刻假体　根据术前设计，进行必要的假体雕刻修饰。雕刻假体宜在与骨相接触的一面进行，略粗糙的表面有利于假体与骨面的贴合。植入的假体大小适中为宜，切勿过大，以免颏部形态突兀或假体轮廓明显。假体两翼及上下边缘与骨面交界处应尽量雕刻较薄并且平顺，使得假体边缘过渡良好自然。

3. 麻醉　隆颏术一般采用双侧颏神经阻滞麻醉，辅以局部浸润麻醉。

4. 切口　可分为口外切口和口内切口。口外切口于颏下缘0.5cm处做平行颏缘的弧形切口，但因其瘢痕外露痕迹明显，已罕见应用于临床。口内切口分为正中纵切口、一侧纵切口、横切口和倒“V”形切口等，目前临床上多采用倒“V”形切口，因其手术视野相对较为开阔，且不影响下唇系带。

5. 剥离　沿切口切开黏膜和黏膜下组织，钝性分离肌肉直达骨膜表面，在骨膜表面切开一小口，使用骨膜剥离器剥离骨膜，形成范围略大于假体的骨膜袋。剥离时需注意左右侧剥离范围的对称性，向下剥离范围应达颏下缘。

6. 假体植入　先将已雕刻修饰合适的假体一翼植入骨膜袋，然后再植入另一翼，将假体放置平整，检查假体有无歪斜，有无因肌肉收缩而移位，以及假体与周围轮廓线过渡是否自然。

7. 切口缝合　使用5-0可吸收缝线分层缝合肌肉、黏膜下及黏膜切口。黏膜切口需严密缝合，以免食物残渣进入切口内，导致术后感染。

8. 术后固定　术后常规使用胶布，在皮肤面交叉固定颏部3~5天，以防假体移位。

（四）常见并发症及预防

1. 出血和血肿　多因术前准备不完善或手术操作粗暴导致。术前需常规检查凝血功能；女性受术者手术当天需避开生理期；手术操作应轻柔细巧，术中需注意严密止血，术后适当加压包扎，避免术后血肿形成。

2. 感染　术后感染是假体隆颏术后较为常见的并发症之一。隆颏手术多取口内黏膜切口，患者切口护理难度较高，切口容易有食物残渣残留，术后应详细指导患者进行伤口清洁，漱口液漱口，流质或半流质饮食1周，必要时可口服抗生素3~5天。

3. 术后假体歪斜或移位　临床上导致术后假体歪斜或移位的因素较多，如术中骨膜下腔隙剥离范围不足可导致术后植入假体上抬移位，剥离范围过度可导致假体活动度较大，引起移位；假体未植入骨膜下腔隙内，而是置于骨膜表面，也是较为常见的引起术后假体移位的原因之一；颏肌对位缝合不齐，或固定缝合错误也可导致假体的上抬或移位；术后颏部外力碰撞、压迫也可导致假体歪斜或移位。

4. 假体排斥　较为少见，表现为持续的肿胀，有清亮液体从切口渗出，一旦发生假体排斥，应尽早取出假体。

5. 颏神经损伤　因术中剥离范围过大、操作粗暴导致，较为罕见。一般假体植入间隙的剥离范围应位于两侧颏孔以内，以大于假体范围0.5cm为宜。

【临床病例讨论】

患者，女，28 岁，因“自觉颏部形态不满意十余年”于我院整形外科门诊就诊。

既往史、个人史、家族史均无特殊，否认食物药物过敏史。

体格检查：颏部形态短小、略后缩，双侧木偶纹较明显，颏颈角略圆钝，表面皮肤完整，未见明显破溃及瘢痕，局部未扪及结节，浅表淋巴结未扪及，口腔前庭黏膜无特殊。

1. 诊断　小颏畸形。

2. 临床诊疗决策

(1)术前评估：根据术前患者正、侧、斜 45° 照片(图 5-4-1A~C)，与患者做充分沟通，共同决定手术颏部形态调整方案：①选用韩式生科硅胶假体植入隆颏；②取口腔前庭黏膜倒“V”形切口；③适当增加颏部长度，改善颏部短小，使得三庭比例和谐，适当增加颏前缘凸度使鼻、唇、颏更符合审美平面。

(2)辅助检查：术前查血常规、凝血功能、术前传染病四项，均无特殊。

(3)治疗：双侧颏神经阻滞麻醉联合切口局部浸润麻醉下，按术前设计方案，行“假体植入隆颏术”，5-0 可吸收线严密缝合黏膜切口，外部胶布交叉加压固定。术后各注意事项充分告知。

3. 随访

(1)术后颏部形态良好(图 5-4-1D~F)，基本达到预期手术效果，患者对术后效果满意。

(2)术后常规流质饮食，碱性漱口水漱口，7~9 天拆线，定期随诊。

二、颏成形术

颏成形术是矫正颏部畸形的重要手术，涉及颏部的前移与后缩、增长与缩短，以及左右向的移动、增宽和缩小。该手术是一种整形外科的经典术式。

1942 年 Hofer 首先施行了口外切口的颏部水平截骨术，并取得了良好的临床效果。1950 年后 Converse、Obwegeser 等将手术切口改为口内，避免了皮肤瘢痕的产生，但由于软组织的广泛剥离，骨吸收率较高，严重者可出现缺血性骨坏死，至 20 世纪 70 年代，Bell 提出了带广泛软组织蒂的水平截骨颏成形术的概念，保留颏部骨段舌侧的肌肉附着及颏下缘的软组织附着，且尽可能不剥离水平截骨线以下的软组织，有效减少了血运障碍、骨吸收率增高、缺血性骨坏死等不良并发症的发生。

(一) 适应证

1. 颏部发育不足所致的颏后缩畸形、颏短小畸形。
2. 颏部发育过度所致的颏前突畸形、颏过长畸形。
3. 颏在左右、前后、垂直三维方向上的不对称畸形。
4. 颏过宽、过窄畸形。
5. 联合其他手术，矫治复杂牙颌面畸形。

(二) 术前准备

1. 术前摄影　术前应常规拍摄受术者的术前正、左右侧、左右斜 45° 照片，用以术前手术方案设计及术后手术效果对比。

2. 术前检查　术前常规拍摄正、侧位 X 线头影测量片，必要时可做颏部三维 CT 检查，用以手术设计。此外，颏成形术多在全麻下进行，因此术前还需完善心电图、胸片、凝血功能、肝肾功能等临床常规全身检查。

3. 手术方案设计　通过术前颏部软组织测量情况及 X 线片检查结果，确定合理的截骨方案，如截骨线的位置、高度，骨块移动方向和移动距离等，并预测其移动后的软组织形态变化，以估计术后的颏部形态。

4. 充分术前沟通　术前可借助模拟照片等方式，与受术者充分沟通手术效果及术后注意事项。

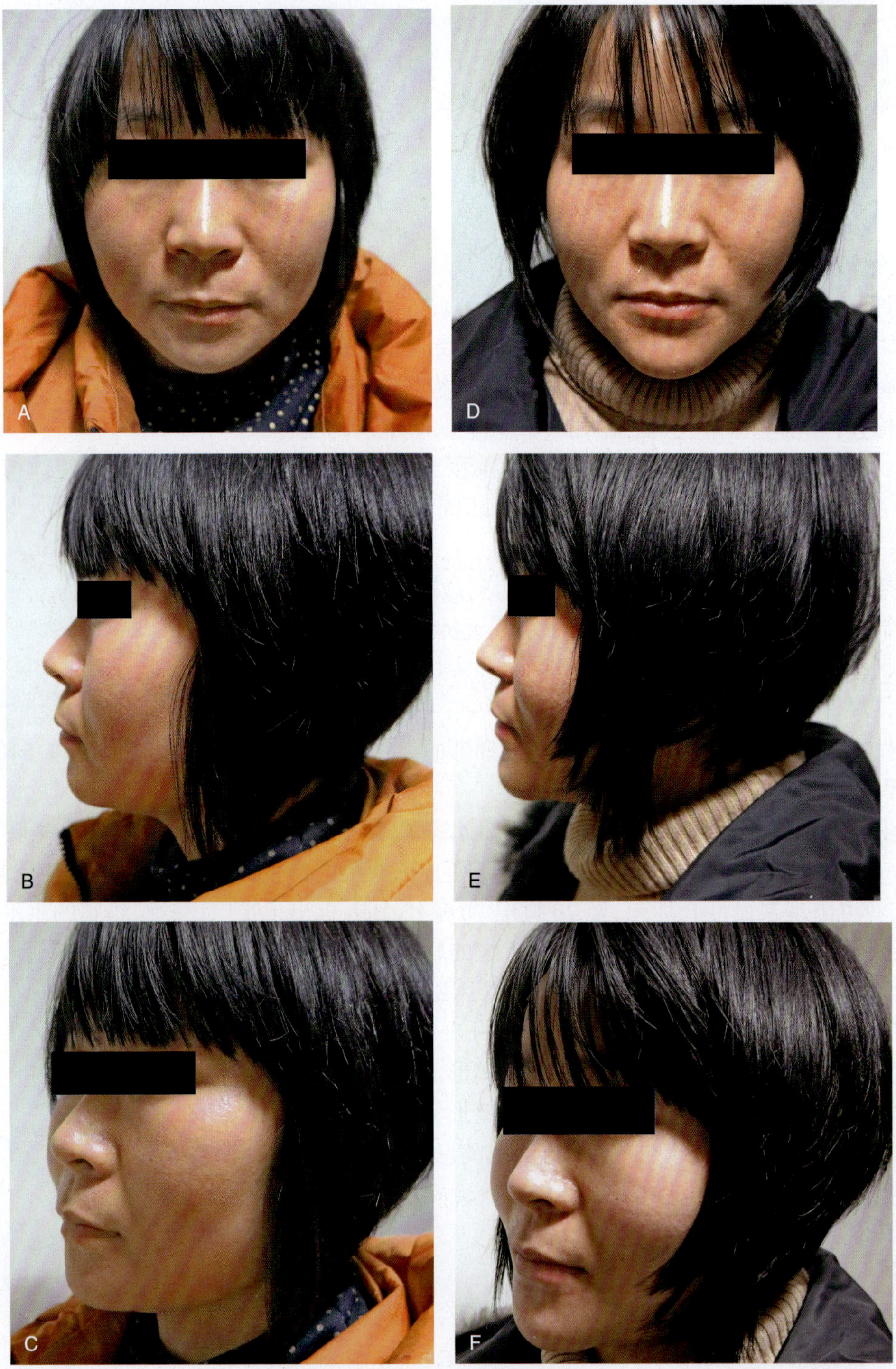

图 5-4-1　假体植入隆颏术

A. 术前正面；B. 术前侧面；C. 术前斜 45°；D. 术后 10 日正面；E. 术后 10 日侧面；F. 术后 10 日斜 45°。

（三）手术步骤

1. 麻醉　一般采用经鼻气管插管全身麻醉。

2. 体位　仰卧位，常规消毒铺巾。

3. 切口　切口设计应保证术野和颏神经的充分显露，手术切口可分为口内切口和口外切口，口外切口因为皮肤瘢痕外露现已废弃。目前常做口腔前庭沟靠唇侧黏膜“V”形切口，使得手术视野充分暴露的同时，不影响下唇系带的正常解剖结构。切开黏膜时，可将手术刀略向唇侧倾斜，使得龈侧有足够的肌肉组织，便于术后缝合。

4. 剥离　向下分离颏部软组织直至骨膜表面，剥离骨膜显露骨面。剥离范围满足截骨需要即可，向两侧剥离至颏孔下方，达第一磨牙区，剥离过程中注意仔细解剖分离颏神经血管束并予以保护，一般不剥离颏部下缘及舌侧的软组织，尽可能更多地保留截骨线下方的软组织附着。

5. 骨截开及骨块移动　充分暴露截骨区域后，按照术前设计，使用亚甲蓝在骨面上标记截骨线，骨切开线的设计要避免伤及下牙槽神经血管束及保证颏孔的完整性，一般位于根尖下 5mm 或颏孔下 3~4mm。使用来复锯或细裂钻在骨皮质表面做截骨标志线，并可在中线及双侧尖牙根方做与截骨标志线相垂直的对位标志线，以免发生中线偏移。

沿标志线向深部水平切割直至恰好切开舌侧骨板，在截开舌侧骨板时，动作应准确轻柔，勿损伤舌侧肌肉蒂软组织，最好将手指置于下颌舌侧黏膜处，以感受切割深度，避免锯片落空。确认骨块完全截开后，夹持骨块前移或后退至设计位置。移动骨块应避免暴力拉扯舌侧软组织蒂，以免影响骨块血供。颏部骨块的前徙距离一般不超过下颌骨颏部正中联合处的骨质厚度，以免前徙骨块后在颏部正中失去骨间接触，导致固定不稳和愈合延迟。

6. 固定　目前有两种固定方法，一为传统的钢丝结扎固定法。多为“8”字形结扎，于前正中线及两侧尖牙根尖下方骨段上制备结扎孔，骨块在舌侧钻孔，下颌骨段在唇侧钻孔，钢丝自颏部骨块骨松质穿入，从舌侧骨皮质穿出，再由下颌骨段唇侧骨皮质穿入，从骨松质穿出，确认位置后，结扎钢丝固定。二为钛板加螺钉固定法（即骨内坚固内固定法）。目前临床上常使用成品化的颏成形术专用阶梯形钛板，可根据术前手术设计，选用不同规格，既可靠固定，又不会损伤牙根尖，操作方便快捷，效果稳定，因此得到推广和普及，已逐渐取代传统的钢丝固定法。若单个钛板固定还不够牢固，骨块可左右摆动，可在两侧进行加强固定（图 5-4-2）。

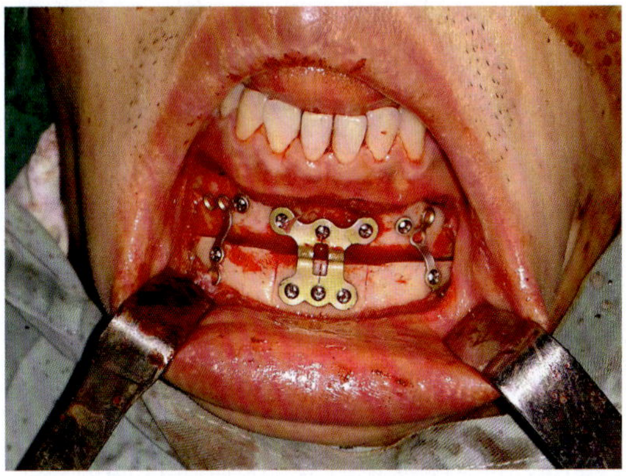

图 5-4-2　骨内坚固内固定

（浙江大学医学院附属第一医院刘建华医生供图）

7. 切口缝合　严密止血后，用生理盐水反复冲洗术腔，采用三层（骨膜、肌肉、黏膜）缝合方法关闭手术切口。缝合中应仔细确定唇中线，正确对位缝合，以免术后造成下唇形态异常。颏肌的对位缝合是防止术后下唇外翻，下前牙暴露过多的关键，至少应保证在中线即两侧尖牙部位做 3 针褥式缝合。缝合黏膜时应避免造成黏膜内卷，影响伤口愈合。

8. 术后包扎固定　颏成形术后一般无需留置引流管。术后常规加压包扎以减少死腔和血肿的形成，有利于术后愈合。颏部垫一层纱布后用蝶形胶布加压固定，必要时可使用网套适当力度加压，一般固定 1~2 周。

（四）常见颏成形术式

颏部畸形种类复杂，因此，在水平截骨颏成形术的基础上，衍生出了各种矫治术式。王兴等人对此做了归纳总结：

1. 水平前移式　此为颏成形术最基本最常用的术式，水平前移截骨骨块，以增加下颏前端高度，适用于单纯颏后缩而不伴有垂直方向及水平方向畸形的病例，前移的距离一般在 10~15mm。

2. 双台阶前移式　适用于较为严重的小颌畸形患者。此术式是将颏骨二次水平截骨后依次前移两个带软组织蒂的骨块，形成递进式前徙，颏部突度的增加可超过 15mm。该改良术式必须注意两点，一是颏部必须具有足够的长度，以保证顺利完成双重骨切开；二是实施截骨时应先完成下方截骨，再完成上方截骨，次序不能颠倒，否则在活动骨段上操作困难。前徙后的骨块间易形成较大的腔隙，容易引起感染及愈合不良，因此，也可在腔隙内植入松质骨，或术后建立负压引流。

3. 缩短前移式 适用于颏后缩同时伴有颏部过长者。此类术式的设计多用于长面综合征患者的颏部畸形矫治。经两次水平截骨后，将上段骨块取出，将下段骨块上靠前移，以缩短颏长度，增加颏凸度。本法操作要点同双台阶前移式。

4. 缩短后退式 适于颏过长过突的患者。本术式特点在于矫正颏部前突同时纠正颏骨过长，并可以保持颏结节的解剖结构。

5. 铰链前移式 适用于颏后缩并伴有轻微过长的情况。铰链式转动前移颏部骨段，使颏骨段前移并上移，增加颏部突度的同时也缩短高度。

6. 植骨加高前移式 适于颏后缩伴下唇颏高不足者。颏骨水平截断前移矫正颏后缩，同时在垂直方向下降，骨间隙内植骨增加颏部高度以矫正颏骨过短。移植骨块可选用髂骨、颅骨及颏前根尖下外侧骨板。

7. 水平移位式 将颏部水平截断后左右移位，适用于颏线偏斜但颏部形态及高度基本满意者。水平移位颏成形术的关键是使偏斜的颏中线与面中线一致，移动的距离根据面中线确定。

8. 水平旋转移位式 适用于颏偏斜且双侧颏结节突度及颏下高度不一致的情况。将颏骨水平截骨后左右移位纠正颏部偏斜，同时水平方向前后旋转以矫正颏结节突度不一致。截骨块的旋转应包括水平方向的前后旋转和垂直方向的上下旋转。垂直旋转边缘高度超过 5mm 时应考虑植骨。

9. 三角形骨段切除式 适用于颏偏斜，且双侧颏下缘高度不一致并伴有下唇颏高度较长的情况，如半侧颌骨肥大畸形常常伴有这类颏畸形。采用切除一个平卧的三角形骨块，其顶位于健侧而底位于患侧，三角形的宽度则以双侧颏下缘的高度差为依据。

10. 楔形骨段截除式 适用于颏较长并伴有轻度高度不足者。在外侧骨板设计两条截骨线，至舌侧骨板时融合成一条截骨线。完成截骨后形成一楔状骨块缺损区，然后使颏部骨段旋转固定于牙列骨段上，达到既缩短颏高又使颏前点向前向上翘起的目的。

11. 梯形骨段旋转移位式 适用于颏偏斜而两侧颏下缘高度不一致，下唇颏高基本正常者。以两侧颏下缘的高度差来设计梯形骨段的底宽，取其差值的 1/2 作为梯形骨段的顶宽。上方的截骨线应与平面平行，位于两侧颏孔下方约 5mm 处。完成骨截开并使梯形骨段旋转移位，因骨段下宽上窄，应予修整。

12. 颏部骨段加宽式 适用于颏部较窄者，完成水平骨截开后，再在颏中线处垂直截开颏部骨段，中间植骨或植入人工骨，并予以固定，达到颏部加宽目的。

13. 颏部骨段缩窄式 适用于颏部过宽者，在颏部骨段中线处截除部分骨组织或在骨段上靠舌侧骨板处截除一块楔形骨块，然后拉拢两侧的骨块，使颏部缩窄。颏部缩窄式同样适合于颏部宽大伴前突的病例。

14. 不需植骨的颏部加高式 近年有学者报道，改变水平截骨平行于平面的截骨线，就可不需植骨也能加高颏部高度。

15. 颏部修整术 适用于轻微颏畸形而不需水平截开颏成形术者，通过局部磨削修正即可达到美容效果。

（五）常见并发症及预防

1. 出血 出血的常见原因有软组织的活跃性出血、骨髓腔渗血、颏神经血管束损伤及口底软组织的损伤。及时使用电凝止血或结扎活跃的软组织出血；截骨时请麻醉配合采用控制性维持低血压；尽快完成截骨，减少骨髓腔渗血，必要时应用骨蜡；遇颏神经血管束损伤，应尽可能分离保护神经，电凝或结扎血管等措施可有效地预防及处理出血。

2. 口底血肿 因多为骨髓腔渗血或口底软组织损伤渗血等所引起，严重的口底血肿可引起呼吸道梗阻。术中应仔细操作，避免损伤舌侧软组织，对活跃的出血一定要严密止血，必要时从颏下缘做 2~3mm 小切口，建立负压引流。术后严密观察，一旦出现呼吸困难症状，及时予以气管插管，行手术清除血肿。

3. 感染 局部血肿、无菌操作不严格、术后口腔护理不良、缝合不适当等因素均可引起术后感染。若出现术后感染，使用过氧化氢冲洗伤口，碘仿纱条填塞覆盖，配合适当抗生素使用可控制。

4. 颏神经损伤　表现为唇颊部感觉障碍，多见于解剖不熟悉、手术操作粗暴或颏孔位置变异。术中应轻柔操作，时刻注意保护颏神经血管束，若术中发现颏神经切断，可予以神经吻合。颏神经牵拉等引起的损伤导致的面部麻木为暂时性的，可于术后3~6个月逐渐恢复，若颏神经离断，则其导致的感觉障碍往往是永久的。

5. 骨段骨折　常见于截骨不彻底时，暴力撬动骨块，使得下颌骨骨板骨折。

6. 骨坏死或愈合不良　可因剥离过多的附着软组织引起骨块血供障碍，或骨面对合不齐、接触不良引起。术中应注意保留广泛的软组织蒂，保证截骨骨块的血供，截骨骨面可适当使用圆钻打磨，使骨面贴合良好。

7. 下唇外翻　多见于术后切口肌层未对位缝合，或缝合组织撕裂，注意规范闭合手术切口，避免此类情况发生。

【临床病例讨论】

患者，男，22岁，因“自觉颏部短小后缩十余年”于我院门诊就诊。

既往史、个人史、家族史均无特殊，否认食物药物过敏史。

体格检查：颏部形态短小、明显后缩，呈鸟嘴状，颏肌紧张，颏颈角圆钝，表面皮肤完整，未见明显破溃及瘢痕，局部未扪及结节，浅表淋巴结未扪及，口腔前庭黏膜无特殊。

1. 诊断　颏后缩畸形。

2. 临床诊疗决策

(1) 术前评估：根据术前患者正、侧照片(图 5-4-3A~B)，术前口腔全景片及术前头颅正、侧位片，与患者做充分沟通，共同决定手术颏部形态调整方案。①选用水平截骨前徙颏成形术；②取口腔前庭黏膜倒“V”型切口；③适当调整前徙骨块增加颏部长度，使得三庭比例和谐，适当增加颏前缘凸度，使鼻、唇、颏更符合审美平面。

(2) 辅助检查：术前查三大常规、凝血功能、术前传染病四项、肝肾功能、胸片、心电图，均无特殊。

(3) 治疗：气管插管全身麻醉下，按术前设计方案，行“平截骨前徙颏成形术”，钛板钢钉内固定，5-0可吸收线严密缝合黏膜切口，外部胶布交叉加压固定。术后各注意事项充分告知。

3. 随访

(1) 术后患者颏部形态良好(图 5-4-3C~D，图 5-4-4，图 5-4-5)，基本达到预期手术效果，患者对术后效果满意。

(2) 术后常规流质饮食，碱性漱口水漱口，7~9天拆线，定期随诊。

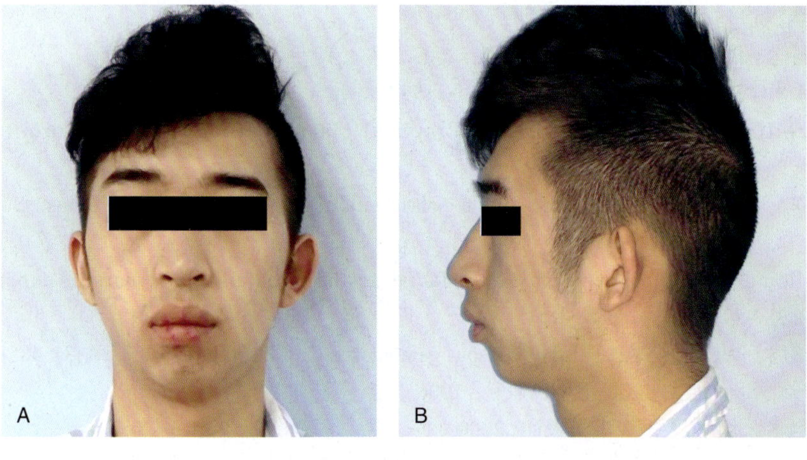

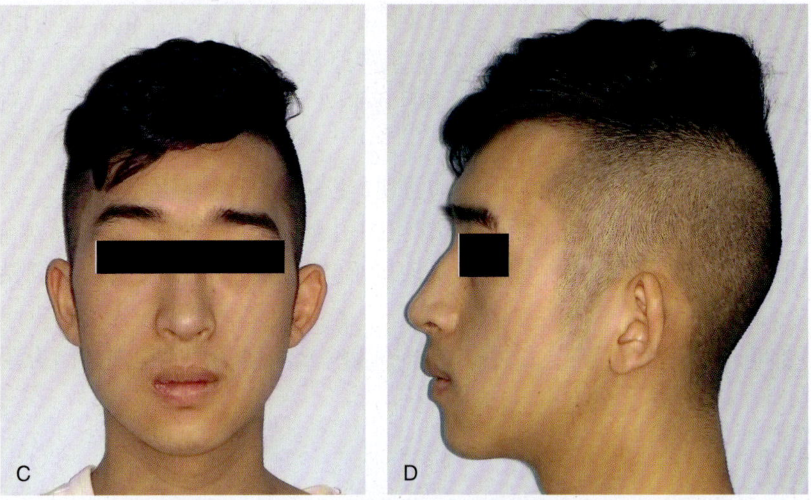

图 5-4-3 水平截骨前徙颏成形术(浙江大学医学院附属第一医院刘建华医生供图)

A. 术前正面;B. 术前侧面;C. 术后 3 个月正面;D. 术后 3 个月侧面。

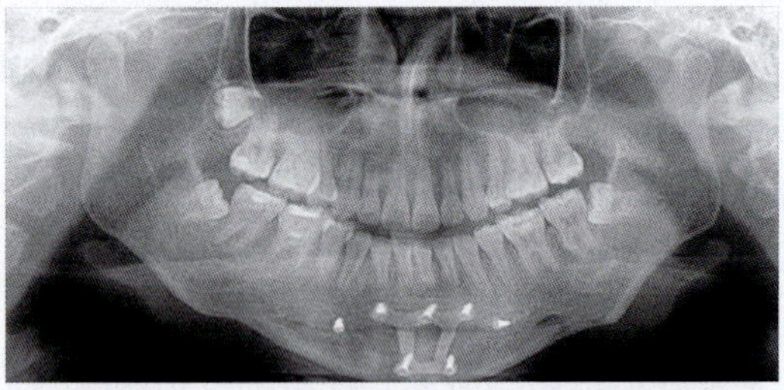

图 5-4-4 水平截骨前徙颏成形术后 X 线片正面(浙江大学医学院附属第一医院刘建华医生供图)

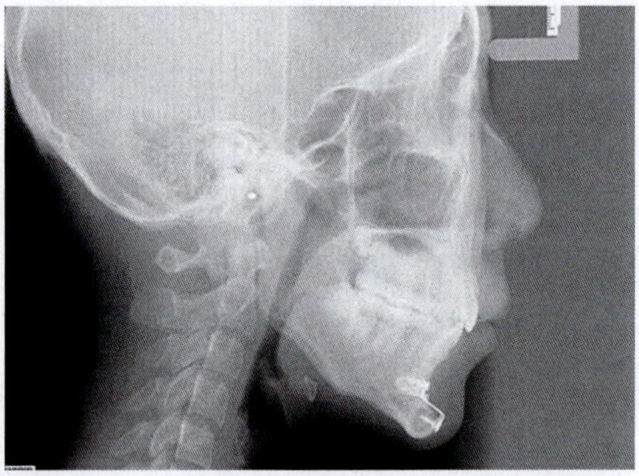

图 5-4-5 水平截骨前徙颏成形术后 X 线片侧面(浙江大学医学院附属第一医院刘建华医生供图)

(徐靖宏 于一佳)

参考文献

[1] 王炜.整形外科学.杭州:浙江科学技术出版社,1999.

[2] 高景恒.美容外科学.北京:北京科学技术出版社,2003.

[3] 王兴.正颌外科手术学.济南:山东科学技术出版社,1999.

[4] GUYURON B, MICHELOW B J, WILLIS L. Practical classification of chin deformities. Aesthetic Plast Surg, 1995, 19 (3): 257-264.

[5] HAZANI R, RAO A, FORD R, et al. The safe zone for placement of chin implants. Plast Reconstr Surg, 2013, 131 (4): 869-872.

[6] HOENIG J F. Sliding osteotomy genioplasty for facial aesthetic balance: 10 years of experience. Aesthet Plast Surg, 2007, 31 (4): 384-391.

[7] WARD J L, GARRI J I, WOLFE S A, et al. The osseous genioplasty. Clin Plast Surg, 2007, 34 (3): 485-500.

[8] 胡静,王大章.正颌外科.北京:人民卫生出版社,2006.

[9] 李世荣.整形外科学.北京:人民卫生出版社,2009.

第五节 颧骨缩小与下颌角整形

一、颧骨缩小

轮廓整形中的颧骨，通常指上颌骨颧突 - 颧骨 - 颞骨颧突共同构成的复合体，是面中部侧面重要的轮廓标志。其中颧骨是最坚硬的面颅骨之一，左右对称，近似四边形，外凸内凹，分别与颞骨、额骨、上颌骨和蝶骨的颧突相连接，参与眼眶的外侧壁和底壁、上颌窦的顶壁、颞凹和颧弓的构成，是脑颅骨与上颌骨之间的重要连接支架，对构成面颊部的外形具有重要的作用（图 5-5-1）。

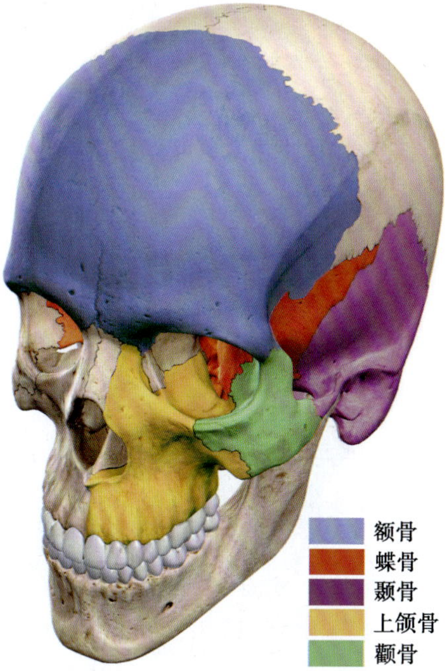

图 5-5-1 颧骨相邻的骨骼

颧骨区域有面中部的多条表情肌、咀嚼肌附着，颞骨关节结节下方有纤维韧带封闭颞下颌关节囊，颧弓上缘还有颞肌筋膜附着。不同于起止点仅限于骨膜表面的表情肌，咬肌起点穿过骨膜位于上颌骨颧突和颧弓深面，术中须予以保留，因此颧骨截骨术后如固定不当，强壮的咬肌在咀嚼运动中可以使截断的骨块下移，导致中、下面部软组织松垂，同时也可减弱颧骨截骨内收的效果。

在颧弓表面，面神经颞支与颞浅动、静脉走行在颞浅筋膜及骨膜紧密结合的结缔组织中。向上越过颧弓后，颞浅动、静脉浅出至颞浅筋膜的浅面并被其包绕，而颞支始终紧贴颞浅筋膜深面。因此在采用冠状切口截骨时，经颞深筋膜浅层以下的层次分离至颧弓骨膜下可避免损伤面神经颞支。而采用口内切口时，神经损伤风险较小，但需要避免腮腺导管在术中被切断或缝扎，其开口一般位于上颌第二磨牙相对的颊黏膜处。颧骨缩小术中出血主要来源于颞下窝中的翼静脉丛，颞下窝前内侧的翼腭窝中还分布有上牙槽后动脉的小分支及其伴行静脉，也可能在截断上颌窦后壁时造成出血。

（一）临床表现

轮廓整形中的颧骨，通常指上颌骨颧突 - 颧骨 - 颞骨颧突共同构成的复合体，是面中部侧面重要的轮廓标志。其中两侧颧弓间的距离决定了面中部正面观的骨性宽度。颧骨体向前部突出的程度，决定了面中部侧面观的轮廓形态。

临床上常见的菱形面型即为颧骨高耸、颧弓外扩所致，诊断上通常简化为颧骨颧弓肥大。颧骨缩小的手术需求在东亚地区的面部轮廓术中仅次于下颌角截骨，这是由于蒙古人种面型相对短、宽，鼻及眉弓外形较为平坦，若颧部过于突出会导致面型欠柔和，女性产生男性化面容。而高加索人种面型狭长，鼻及眉弓高耸，配以突出的颧部则显得和谐生动。

（二）诊断

对患者的面部外形正侧面进行美学评价，测量上、中、下面宽，并检查口腔内一般情况，排除颞下颌关节疾病，明确牙列对位情况。同时对头影测量的正位片、颏顶位片、口腔全景片及头颅三维 CT。最后进行心理状态分析评估。

根据诊断明确：

1. 颧骨颧弓肥大　是真性的颧骨颧弓肥大还是上 1/3 面过窄导致的假性肥大。
2. 明确肥大的程度　属于轻、中、重三级中的哪一级。
3. 明确对称与否　肥大是双侧对称还是一侧更为显著。
4. 明确肥大的具体类型　是以颧骨体向前部突出为主还是两侧颧弓外扩为主。

(三)治疗

1. 确定手术计划

(1)完成病史采集,术前检查,常规的全麻准备,术前一晚须嘱护士协助患者进行消毒液洗头、漱口的准备。拟采用冠状切口时还需提前在设计好的切口线旁编结头发。

(2)结合临床检查、影像学检查和手术者的美学修养,决定骨切除量以及骨块固定的位置。

2. 颧骨缩小手术　根据入路大体上分为冠状切口、口内切口和口内外联合入路。根据截骨方式可分为颧骨复合体的 L(F)形截骨内移、颧骨复合体斜形(直线或弧线)截骨内移和颧弓中段截骨内移 + 上移,各有其适应证。

3. 术后处理　预防性应用抗生素 3~5 天,术区肿胀和球结膜充血需 2 周左右消退,嘱患者冷敷和头套加压。术后 10 天拆线,半年后可拆除内固定。

【临床病例讨论】

患者,女,22 岁,因中面部宽大十余年要求手术治疗。

现病史:患者中面部宽大,颧突高耸,颧弓外扩,咬合功能正常,在我院整复外科咨询,诊断为颧骨肥大,建议患者行手术治疗。

既往史:否认高血压病史、冠心病史,否认糖尿病史,否认结核、SARS、禽流感史及密切接触史。

个人史、家族史:无抽烟饮酒史,兄弟姐妹体健,否认家族遗传病史。

查体:体温 36.4℃,脉搏 88 次 /min,呼吸 20 次 /min,血压 120/75mmHg。一般情况查体合作,发育正常,营养良好,体位自动,步态自如,病容无,神志清醒,皮肤黏膜无黄染。头颅外形大致正常,无出血点,浅表淋巴结无触及肿大,无结膜出血,巩膜无黄染,无眼球突出,瞳孔等大对圆,瞳孔对光反射灵敏,双侧外耳道无分泌物,双侧乳突无压痛,鼻外形正常,鼻中隔无偏曲,唇无紫绀,咽无充血,扁桃体不大。颈部无对抗,气管居中,甲状腺不大,无血管杂音。胸廓无畸形,呼吸运动对称,双飞呼吸音清,心界不大,心率 88 次 /min,律齐,无病理杂音。腹部外形平坦,无腹壁静脉曲张,无胃肠型,无压痛,无反跳痛,无肌紧张,肝脏未触及,无触痛,脾脏未触及,无移动性浊音。脊柱无畸形,无活动受限,无四肢畸形。神经系统生理反射存在,病理反射未引出。

专科检查:面部左右基本对称,双侧颧突高耸,颧弓外扩,面部上中下比例失衡,咬合功能正常(图 5-5-2)。

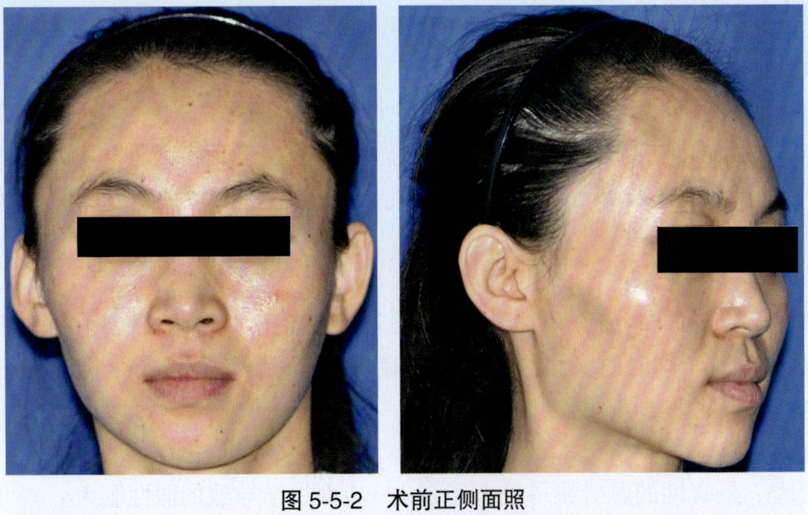

图 5-5-2　术前正侧面照

影像学测量结果:骨性上面宽 / 中面宽 =0.7,中面宽 13.6cm,上面宽 9.8cm,下面宽 9.2cm,颧骨体外侧间距 11cm,颧突距 8.5cm,颧突距 - 鼻根交角 =94.3°(图 5-5-3)。

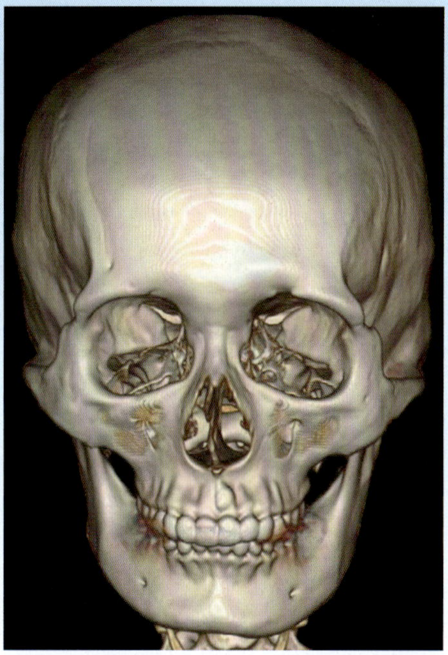

图 5-5-3 术前 CT

知识点：颧骨美学标准的相关参数

颧骨缩小作为纯粹的美容手术，其手术适应证虽然较宽松，但专科医师仍需要熟悉美学标准，以准确评估患者期望的合理性和手术可能达到的效果。国内学术界认可的颧骨美学标准以面宽比为基础，同时参考颧突距和中、上面宽的绝对值。相关定义如下。

1. 中面宽　两侧颧弓最高点之间的距离，即颧弓宽度（ZAW）。

2. 上面宽　两侧颧骨额突外侧缘与眶上缘连线交点之间的距离（FMSM）。

3. 颧骨体外侧间距　两侧颧骨额突根部的外侧缘与眶下缘连线交点之间的水平距离（ZFIM）（图 5-5-4）。

4. 颧突距　侧面观中外耳道前壁至颧突最高点的直线距离（EM）。

5. 颧突距 - 鼻根交角　侧面观中颧突距（EM）与鼻根点交角（∠ AMN），同样反映颧突的突度（图 5-5-5）。

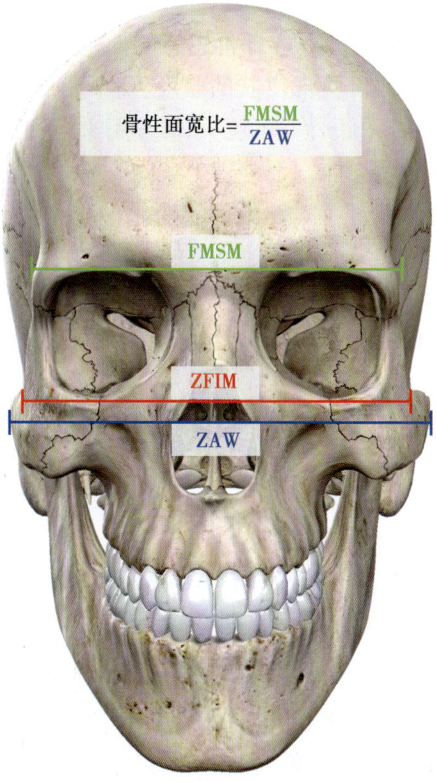

图 5-5-4 正面测量参数

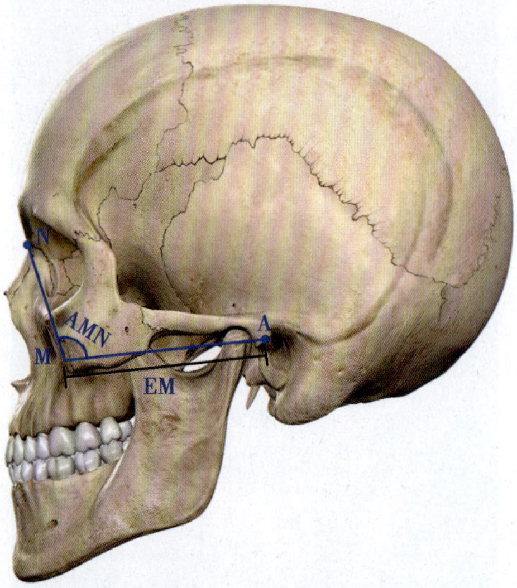

图 5-5-5 侧面测量参数

1. 诊断

(1)诊断：颧骨肥大。

(2)鉴别诊断：面宽过窄和颞肌萎缩可在视觉上产生中面部过宽的假象，即假性的颧骨肥大。鉴别中一方面依靠临床检查判断眶上缘水平的上面部宽度，另一方面依靠头颅正位片或 CT 测量骨性面宽比及上面宽、中面宽、ZFIM 的绝对值。

2. 临床诊疗决策

(1)病情评估：评价患者的期望，全面观察脸部的特征，如颊部、颞部是否凹陷，左右是否对称。用视诊和触诊评价脸部皮肤的厚度、皮下脂肪量、皮肤的弹性。此外，下颌骨肥大与颧骨的关系在美学上十分紧密的，若下颌骨并不肥大，重塑颧骨会使面型更加柔和，接近卵圆形。当下颌体部宽大，角区突出，则缩小颧骨反而会加剧下颌骨肥大的显著程度，面型更接近方形而缺乏美观。因此在下面部过宽时，须同时进行下颌角截骨手术。颧部的变化也会改变邻近的器官如鼻、眼的外形，因此为达到理想的美容效果，必须将颧部整形与面部其他器官的美容作为一个整体来考虑。

(2)辅助检查

1)一般检查：完成各项手术前检查，如血常规、血生化、凝血功能、血型、尿常规、心电图及胸部 X 线等。

2)影像学检查：头影测量正位片、颏顶位片及头颅三维 CT 对患者的面部外形进行美学评价，测量相关参数，并排除上颌窦炎症。

知识点：颧骨缩小适应证

国内学者祁佐良等经测量提出正常女性骨性面宽比 = 上面宽 / 中面宽 =0.76±0.43，与软组织面宽比(0.75)近似。艾玉峰等进一步将颧骨肥大划为轻中重三级，其骨性面宽比分别为 0.7±0.03、0.65±0.03、0.6±0.03。当面宽比小于正常时，除颧骨颧弓肥大外，也可能是上面宽过小，在此基础上要参考上面宽、中面宽、ZFIM 的绝对值，具体原则如下。

1. 上面宽正常(9.89±0.31)时，中面宽大于正常(12.99±0.67)或 ZFIM 大于正常(11.11±0.4)都可以诊断为颧骨颧弓肥大。

2. 上面宽过小时，中面宽和 / 或 ZFIM 过小或正常都不能诊断为颧骨颧弓肥大，而仅仅是上面宽狭窄。

3. 上面宽正常和 / 或过大时，若中面宽、ZFIM 也正常则属于正常面型，若中面宽和 ZFIM 任何一项过大，都可以诊断为颧骨颧弓肥大。

4. 当∠AMN 小于正常(89.1±0.43)时，颧突距过大或正常(7.03±0.6)均可以考虑颧突过高；相反则不能诊断为颧突过高。

(3) 口腔全景片：每个人的牙根长度不同，特别是尖牙根尖的高度不一，必须术前测量定位，避免 L(F) 形截骨时短臂截骨线过低，损伤牙根(图 5-5-6)。

(4) 治疗：颧骨缩小的术式根据入路大体上分为冠状切口、口内切口和口内外联合入路。根据截骨方式可分为颧骨复合体的 L(F) 形截骨内移、颧骨复合体斜形(直线或弧线)截骨内移和颧弓中段截骨内移 + 上移。经冠状切口的颧骨缩小术中已将面部软组织重新提紧，避免了下垂可能，但存在切口范围较大、出血较多和耗时较长的缺点，该病例患者较为年轻，中面部下垂风险较低，因此选择了更隐蔽的口内切口进行颧骨复合体的 L 形截骨内移。操作步骤如下。

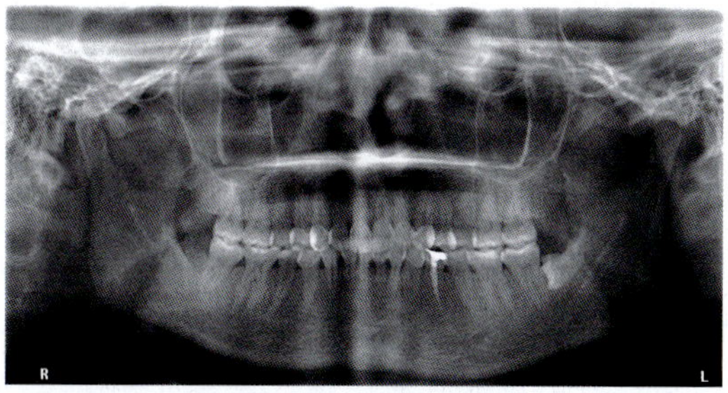

图 5-5-6 口腔全景片

1) 口内切口：在上颌尖牙至第一磨牙前庭沟偏颊侧 7mm 处切开黏膜至骨膜，显露牙槽嵴表面。在骨膜下剥离至颧骨眶下缘、眶外侧缘、颧颌缝、颧牙槽嵴及颧骨颞突外侧面，注意保护眶下神经血管束和颧弓下缘的咬肌起点。弯头剥离子紧贴颧突内侧面进入颞下窝，继续剥离颧骨体至颧弓根的内侧面。

2) 颧骨复合体截骨：来复锯的长柄锯片经颞下窝到达颧弓根内侧面，向上反挑截断颧弓根(A 点)。再从颧弓上前缘与眶外侧缘交界处(B 点)开始，向前下方做一条与颧骨下缘大致平行的截骨线，此线距眶下缘至少 6mm，止于第一磨牙远中的垂直线上(C 点)。从颧牙槽嵴(D 点)向 C 点做截骨线，使∠BCD 呈直角，再根据颧骨肥大的程度做平行于 CD 的截骨线 EF，DE 相距 5~10mm。CDEF 通常为上颌窦所在位置，全层截透前后壁时可完整取下 U 形骨片，此时颧骨复合体骨块已呈游离状态(图 5-5-7)。

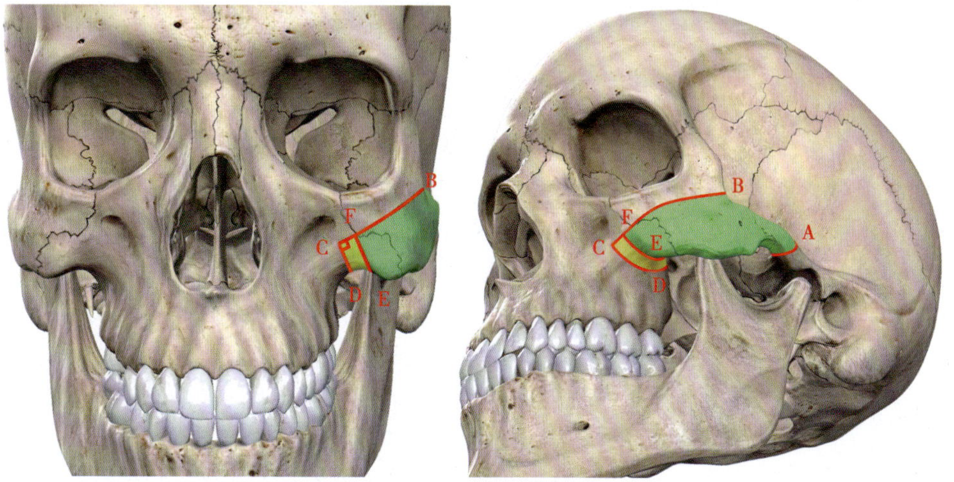

图 5-5-7 L 形截骨示意图

3) 骨块固定：持骨钳将骨块拉至近端截骨面，当骨块无法紧密贴合时需检查是否有骨片嵌顿，或进一步剥离松解骨块远端可能的肌肉附着。近端截骨面需进行坚固内固定，方法包括细钢丝结扎、微型钛板和高分子可吸收内固定系统。固定确切后需对截骨线两侧可能形成的台阶进行截除或磨头修整。按同样方法完成另一侧手术，注意保持对称性。

术后处理：预防性应用抗生素3天，术区冷敷48小时，头套加压4周。术后10天拆线，半年后拆除内固定。

知识点：冠状切口颧骨复合体斜形截骨内移

1. 冠状切口　自一侧耳轮上脚到对侧耳轮上脚切开头皮-帽状腱膜至骨膜浅面，切缘两侧用头皮夹止血。沿骨膜浅面分离至眶上缘以上2cm时切开骨膜进行骨膜下剥离，两侧沿颞上线向眶外侧缘剥离至下方颧骨蝶、额突，继续向下到达颧骨体部及上颌突边缘。颞窝部位的分离需在颞深筋膜深浅两面之间(颞中脂肪垫)进行，向下剥离至颧弓上缘，至此，颧骨体、颧弓截骨线可充分显露。

2. 颧骨复合体截骨及固定　内侧截骨点位于上颌切迹处，离颧颌缝下端内侧5~8mm，以来复锯截向上方止于近颧额缝部位，保留眶外侧缘的完整性。为避免伤及眶内容物，内侧截骨可能比预计更靠近外侧，导致颧突降低不充分并可能触及阶梯状畸形。因此需要充分理解眶外侧壁的弧度，保持锯片在正确的轴线及方向上不进入眼眶或损伤其他重要组织。外侧截骨点位于颧弓根处，来复锯从后斜向前方截断(图5-5-8)。在颧骨复合体完全游离后向内、向上和/或向后移位，并对眶外侧缘和颧弓根截骨面分别进行坚固内固定。按同样方法完成另一侧手术。

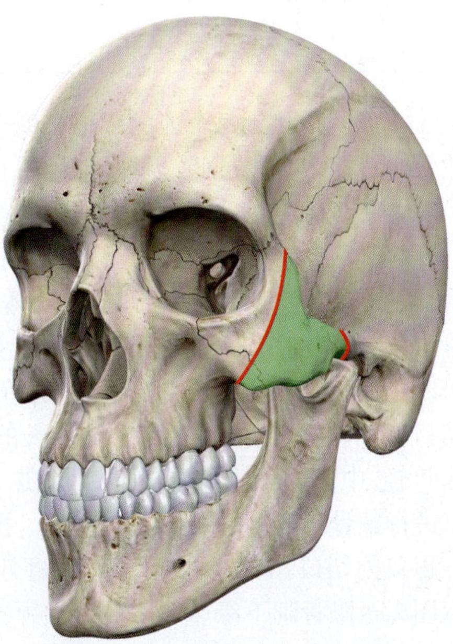

图5-5-8　冠状切口斜形截骨示意图
绿色区域为截骨后的移动骨块。

知识点：口内切口联合耳前小切口颧骨复合体L形截骨内移

1. 口内切口　同单纯口内切口入路法一样，切开、剥离，省略颧弓内侧面的剥离操作。

2. 耳前小切口　在耳屏前颧弓根部上方鬓角处(发际内)做5mm左右纵形切口，血管钳向骨面钝性分离至颧弓表面，用骨膜剥离子探明颧弓根位置后用薄刃骨凿在颧弓根前方(A′点)凿断颧弓。由于颧弓根的内侧面有宽大的平台与颞骨鳞部相连，在耳前从外侧面完全凿断颧弓根较困难，为避免异位骨折和损伤颞下颌关节外侧韧带，A′点通常比口内入路的截骨点A要靠前1cm左右，此处颧弓骨质较薄，更易于凿断或形成青枝骨折。也有术者选择扩大耳前切口，将来复锯伸入颧弓深面，选择和口内入路一致的截骨点A锯片向上截断颧弓根(图5-5-9)。

3. 颧骨上颌骨截骨及固定　同单纯口内切口入路法一样，截断BC、CD、EF线，并从口内对近端截骨面进行坚固内固定，同时可从耳前切口增加对颧弓截骨面的固定，进一步巩固颧骨复合体内移的效果。

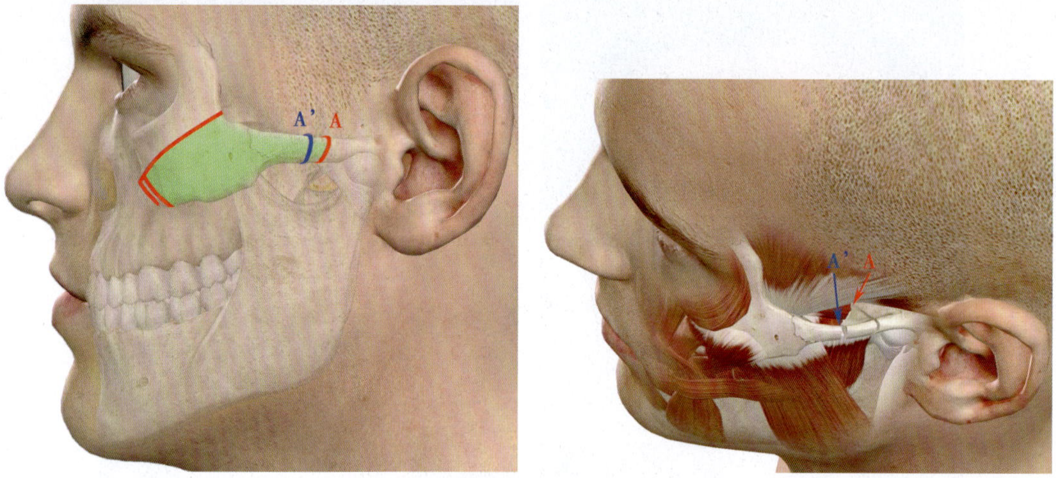

图 5-5-9 耳前切口凿断颧弓根示意图

知识点：颧骨缩小术可能出现的并发症

1. 神经损伤 眶下神经的牵拉导致眶下与鼻旁区麻木通常会逐渐恢复。解剖章节中提及面神经额支向上越过颧弓后始终紧贴颞浅筋膜深面。因此在采用冠状切口截骨时，经颞深筋膜浅层以下的层次分离至颧弓骨膜下可避免损伤面神经额支。经口内切口在骨膜下剥离时，面神经损伤风险较小。做耳前小切口时，应钝性向深面分离到颞深筋膜浅层乃至颞浅脂肪垫，可避免伤及额支。

2. 颊部凹陷或下垂 面颊下垂是颧骨缩小术后的常见现象，术中避免对颧弓下缘咬肌附着的剥离并对骨块进行确切固定有助于减少其发生。经冠状切口的颧骨缩小术中已将面部软组织重新提紧，避免了下垂可能，但存在切口范围较大、出血较多和耗时较长的缺点。

3. 骨块松动 术后由于咬肌的收缩牵引，颧骨颧弓复合体可能向下方移位，内陷的颧弓可能压迫下颌骨冠突影响张口功能。因此，牢靠的内固定十分重要。

4. 上颌窦感染 颧骨复合体的L(F)形截骨可能造成上颌窦的暴露，通常并无大碍，但可能引发炎症。术前应通过CT观察上颌窦有无炎症存在，术中若出现暴露，可强化抗生素的使用。

5. 面宽比失调 下颌骨肥大的患者在单独施行颧骨缩小术后会加剧下面宽的显著程度，脸型更呈方正生硬，缺乏美观。此类患者须同时进行下颌骨截骨手术。

3. 治疗结果 患者伤口均一期愈合，无感染或植入物外露。颞下颌关节功能正常，中面部外形明显改善，面部轮廓趋于柔和(图 5-5-10、图 5-5-11)。

4. 随访 根据骨切开的愈合过程及其生物力学特点，术后的随访观察至少应持续 6 个月以上。了解术后可能的并发症和面型可能出现的变化进行术后效果评价。

二、下颌角截骨整形

下颌角截骨术是改善咬肌下颌角良性肥大(prominent mandibular angles and masseter muscle hypertrophy)所引起的宽面综合征的一种手术方式。

咬肌下颌角良性肥大以东方人较为常见，具体发病原因尚不清楚，多数学者认为该病属于功能性肥大。其相关发病因素包括：咀嚼习惯异常、偏侧咀嚼、牙齿缺失、咬合异常、颞下颌关节异常及精神心理因素等。因东西方审美差异，东方人以圆润隐蔽的下颌角为美貌的特征之一，故改善容貌是患者就诊的主要诉求。

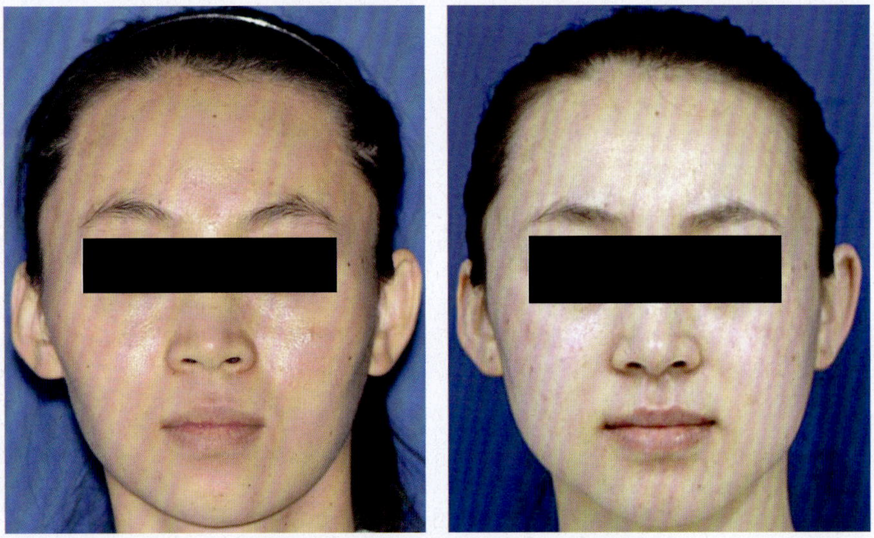

图 5-5-10 治疗前和术后 1 年正面照

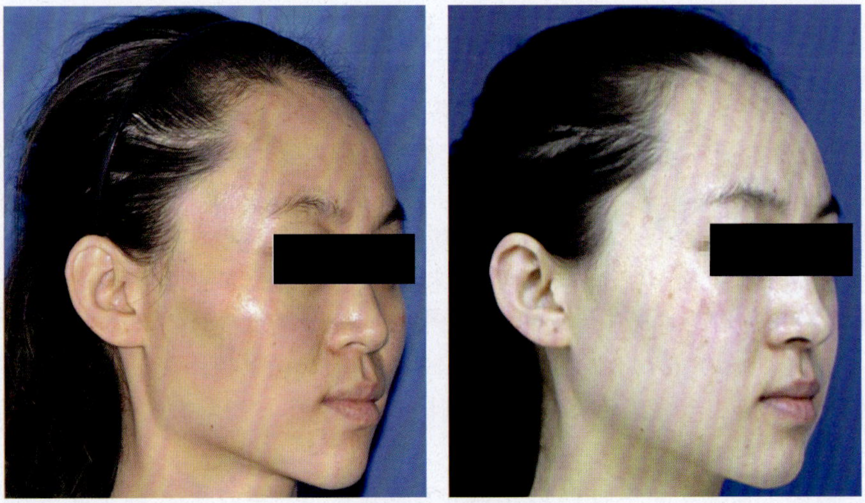

图 5-5-11 治疗前和术后 1 年侧面照

(一) 临床表现

咬肌下颌角良性肥大患者多为“国”字形或“风”字形面型，尤以面下 1/3 明显宽大，下颌角向后向外突出，咬合时可见明显条索状咬肌隆起。多数为双侧发病，少数患者为单侧。多数双侧发病患者常见双侧面型不对称，单侧发病患者面型不对称更加明显。多数患者无明显不适感，少数患者主诉咀嚼时局部疼痛、张口受限等表现。

(二) 诊断

咬肌下颌角肥大临床上常分为四型：

1. 咬合时可触及咬肌肥大。
2. 息止位可见咬肌肥大。
3. 咬肌肥大伴下颌角外突。
4. 咬肌肥大、下颌角外突伴咬合畸形。

临床检查时可见咬肌区肥厚性增大，咬合时可触及坚硬不可移动的咬肌，且下颌角部位向外突出。

术前检查通常采取曲面断层片、头颅正位和侧位 X 线，可以评估下颌角外突程度及下牙槽神经的走行。应用多层螺旋 CT 扫描可获得双侧咬肌肥厚程度、双侧下颌骨差异、手术预计截骨量及是否存在下颌骨自身病变等多种数据。

随着临床医学影像技术的发展、多层螺旋三维 CT 的成熟及数字化的应用，三维图像可在任意平面进行解剖测量，任意角度对其进行观察并生成实体模型，以供医生进行更详细的术前模拟设计、个性化手术预备和手术导板的制作，在颅颌面外科具有较高的临床价值。

（三）治疗

咬肌下颌角肥大通常采取下颌角截骨术去除部分外突的下颌角，当咬肌肥厚较为严重时，一并去除部分咬肌，使新生成的下颌角圆润，下颌角角度适中，面部轮廓清秀。

下颌角截骨术通常采用口外入路的下颌角截骨术及口内入路的下颌角截骨术两种术式。

1. 口外入路的下颌角截骨术

(1)适应证：适合非瘢痕体质且能接受较小瘢痕残留的咬肌下颌角肥大的患者。其优点是手术术野清晰，操作相对简单，不需要特殊器械。缺点是切口处瘢痕残留，操作不当可能术中损伤面神经下颌缘支导致口角下垂。

(2)术前准备：术前常规检查，评估患者身体情况及手术耐受程度。术前行曲面断层片、头颅正位和侧位 X 线检查，评价咬肌及下颌角肥大外突程度，确定下牙槽神经走行。有条件者，可以行多层螺旋三维 CT 检查并制作实体模型，术前模拟手术过程，确定下颌角切除量，并根据模型对患者进行手术过程的讲解，充分沟通，与患者取得下颌角截骨范围的共识。

(3)手术方法

1)麻醉：通常采取全身麻醉，经鼻或经口气管插管。切口处局部注射 1% 利多卡因加 1∶100 000 肾上腺素浸润麻醉，减少术中出血。

2)切开：于下颌角下后方 1.5cm 处作平行于下颌骨体皮肤切口，长约 2~3cm，逐层切开皮肤、皮下组织、颈阔肌直至颈深筋膜浅层。

3)咬肌附着切断：向上继续剥离即可见咬肌筋膜，可触及下颌角骨性突起，于下颌角后下缘咬肌粗隆上后切断咬肌附着，剥离下颌角周围软组织附着，充分显露下颌角。

4)下颌角截骨：按术前设计的截骨位置及截骨量大小设计截骨线，球钻于截骨线处间断钻孔标记，裂钻或微动力系统摆动锯沿标记点全层截开下颌角及部分下颌骨体骨块，球钻或骨锉对新下颌角进行打磨，修整边缘，防止出现双下颌角。

5)咬肌部分切除：对于咬肌肥大较为严重的患者，除注射 A 型肉毒毒素外，还可在手术中行下颌骨升支外侧面的部分咬肌切除。术中注意保护面神经及腮腺导管，彻底止血，防止咬肌间隙血肿。

6)缝合及后续处理：对创口内进行彻底冲洗，咬肌复位，肌肉附着点重新缝合固定，软组织对位缝合，留置负压引流装置，皮肤美容缝合。手术区域适当局部加压包扎，防止血肿发生。

2. 口内入路的下颌角截骨术

(1)适应证：适合瘢痕体质或对美观要求较高，不能接受明显位置处瘢痕的咬肌下颌角肥大的患者。其优点是手术不留体表瘢痕，口内操作，损伤面神经可能性较低。缺点是口内操作术野较小，操作不便；不能充分暴露下颌角，截骨线不易准确掌握，对医生技术要求较高；需要使用微动力系统摆动锯及光纤，有一定的设备要求。

(2)术前准备：基本准备过程同口外入路下颌角截骨术。术前需进行洁牙治疗，保证口腔卫生。

(3)手术方法

1)麻醉：通常采取全身麻醉，经鼻或经口气管插管。

2)切开：下颌升支前缘外侧平行于下颌升支前缘作口腔黏膜切口，并可向前延长至双侧下颌前庭区，长度约 4cm。也有学者主张向前延长切口直至下颌第一前磨牙对应的前庭沟区，以便显露颏神经。于切口线设计区局部注射 1% 利多卡因加 1∶100 000 肾上腺素浸润麻醉，减少术中出血。分层切开黏膜、黏膜下层、肌肉层，电凝止血，并以电凝离断部分肌肉附着。切开骨膜，以骨膜剥离器于骨膜下向后、向下、向后下分离，以光纤导引，确定下颌角周围肌肉附着已完全剥离，充分显露下颌角区。

如需显露颏神经者，于前庭沟区切开，在下颌第一前磨牙和第二前牙根尖之间分离显露颏孔，并显露由颏孔发出的颏神经，充分保护之。

3）下颌骨外板磨骨：以粗磨头在下颌升支外板处打磨，去除部分骨皮质，可减少侧面宽度，同时便于显露下颌角截骨线。磨骨时注意流水冲洗，降低局部温度，同时防止骨碎屑残留。

4）下颌角截骨：按术前设计的截骨位置及截骨量大小围绕下颌角及下颌升支对咬肌附着区进一步剥离，充分显露截骨部位。标记截骨线，充分拉开咬肌，以摆动锯或往复锯沿标记截骨线全层截开下颌角及部分下颌骨体骨块。术中切忌暴力，防止发生骨折。截骨位置不可过高，防止损伤颞下颌关节囊。截骨完成后，常有部分后部骨板相连，可用弯骨凿轻凿使骨质完成分离。对于要求下颌下缘同时修整者，截骨线可向前延长，直至颏神经下方，这种截骨需在颏神经暴露及保护下进行。

5）下颌角骨段取出：下颌角骨段分离后，常与翼内肌相连。此时注意防止骨块向深面移位。以持骨钳夹持分离的下颌角骨块。光纤导引下，电凝离断骨块深面附着的肌肉组织，直至完全分离。

6）咬肌部分切除：对于咬肌肥大较为严重的患者，除注射肉毒杆菌毒素A外，还可在手术中行下颌骨升支外侧面的部分咬肌切除。术中注意保护面神经及腮腺导管，彻底止血，防止咬肌间隙血肿。

7）缝合及后续处理：对创口内进行彻底冲洗，咬肌复位，肌肉附着点重新缝合固定，留置负压引流装置，粘骨膜全层缝合。手术区域适当局部加压包扎，防止血肿发生。

（四）术后并发症预防及处置

1. 术中出血及术后血肿　因颌面区血运丰富，血管众多，特别是下颌后静脉（面后静脉）仅与下颌角以菲薄骨膜间隔，且肥大咬肌通常肌间血管也较为粗大，在手术中操作不慎极易造成出血，影响术野及操作。尤其下颌后静脉位置深在，管径较粗大，口内法术野不佳，一旦损伤不易止血，危及生命。

术中截骨时咬肌剥离充分，尽量超出截骨线1.0cm，以方便操作，减少截骨时软组织阻碍，暴露术野也可清晰；并且在下颌角后缘拉钩进行保护，可较为安全进行骨膜剥离；术中操作轻柔细致，切忌暴力，防止损伤血管。

在肌肉剥离或截骨时，骨断端出血常为正常现象，由于骨断端存在，常呈现缓慢渗血，此时可以采用盐水纱布填塞，填塞5分钟后多可明显减少或停止。一旦发生短时间大量血液从深面涌出，可能是血管受损。最常受累的是下颌后静脉，也可能面动脉受损。对于突然的出血，切忌慌张，立即以盐水纱布填塞，并以手指辅助压迫止血。对于填塞后出血停止者，多为静脉出血。填塞5分钟后，由浅至深逐一取出填塞纱布。注意至深层时，需辅助光纤和吸引器，争取看到止血点，以长止血钳钳夹，之后以电凝止血。

对于填塞后出血停止，但是取出纱布后血液迅速涌满者，考虑为静脉破裂，可以尝试两次“填塞-取出纱布-探查止血”的操作过程。如果无效，需要采用口外切口，探查破裂血管，直视下将其修补或结扎。对于纱布填塞止血无效者，多为面动脉破裂。需要采用口外切口，显露面动脉，修复或结扎面动脉。

此时需要注意，迅速、可靠的止血是救命措施，需要当机立断，并于术中或术后向患者家属交代病情，取得理解。下颌角手术术中或术后大出血是下颌角手术死亡的最常见的原因之一，需要高度关注。

术后留置引流管便于引流，减少血肿发生，并在术后给予创口局部适度加压包扎以防止血肿形成。如患者凝血功能不佳，可给予止血药物治疗。

2. 感染　常继发于血肿，因此关键是防止血肿形成。术后创口应及时换药，观察术区情况，如出现明显红、肿、热、痛等情况，及时予以处置。

患者应保证口腔清洁卫生，予以生理盐水或漱口水，每日3~4次，饭后及时漱口，清除口内食物残渣。

3. 面神经与腮腺导管损伤　常于口外法下颌角截骨术及咬肌部分切除时发生。口外法设计切口时切口线需平行于下颌骨体并于其下方1.5cm，防止损伤面神经下颌缘支。咬肌部分切除时咬肌分离不可分离过高或过浅。分离过高易损伤腮腺导管及面神经颧支；分离过浅有损伤面神经颊支及下颌缘支可能。术中尽量在咬肌内层去除，以减少损伤的可能性。

如不慎切断面神经分支，术中应给予及时的神经吻合，术后应用营养神经药物治疗。如腮腺导管损伤，应给予腮腺导管修复，导管内留置引流管1个月，局部加压包扎并给予阿托品减少唾液分泌，防止腮腺导管瘘的发生。

4. 截骨后双侧面部不对称　截骨后双侧面部不对称通常发现在患者面部肿胀期过后。故术前必须仔细了解影像学检查情况，给予充分评估，可通过实体3D打印模型进行手术预演，确定截骨量及截骨线位置。术中采用口内法截骨，因术野及操作的原因，更容易发生术后双侧面部不对称，需要医生的手术操作和手术技巧不断提高。术前与患者要进行充分沟通，交代术中术后可能出现的情况，取得理解，并获得知情同意。

【临床病例讨论】

患者，男，24岁，主因双侧咬肌和下颌角肥大10年余入院。

现病史：10余年前，患者自青春期开始双侧下颌角逐渐肥大外突，影响面部美观和对称，未予诊疗。为进一步治疗，以"双侧下颌角肥大"为诊断收入。

既往史：否认高血压病史，否认糖尿病史，否认冠心病史，否认结核、SARS、禽流感史及密切接触史。

个人史、家族史：无抽烟饮酒史，兄弟姐妹体健，否认家族遗传病史及类似疾病史。

全身情况：体温36.4℃，脉搏78次/min，呼吸20次/min，血压107/74mmHg。系统检查未见异常。

专科查体：双侧面下1/3明显宽大，呈"国"字形，右侧较为左侧显著。下颌角被覆皮肤光滑柔软，移动性良好，无结节状、条索状突起。咬合时可明显触及条索样隆起的咬肌，触诊可及下颌角明显骨性外后突起，右侧尤为明显。咬合正常，无明显咬合畸形，无咀嚼痛及张口受限。

辅助检查：常规实验室检查未见明显异常。三维CT提示下颌角肥大外突。

1. 诊断　根据患者术前外貌、专科查体、正侧位术前照相（图5-5-12）及影像学检查结果，可以明确诊断。

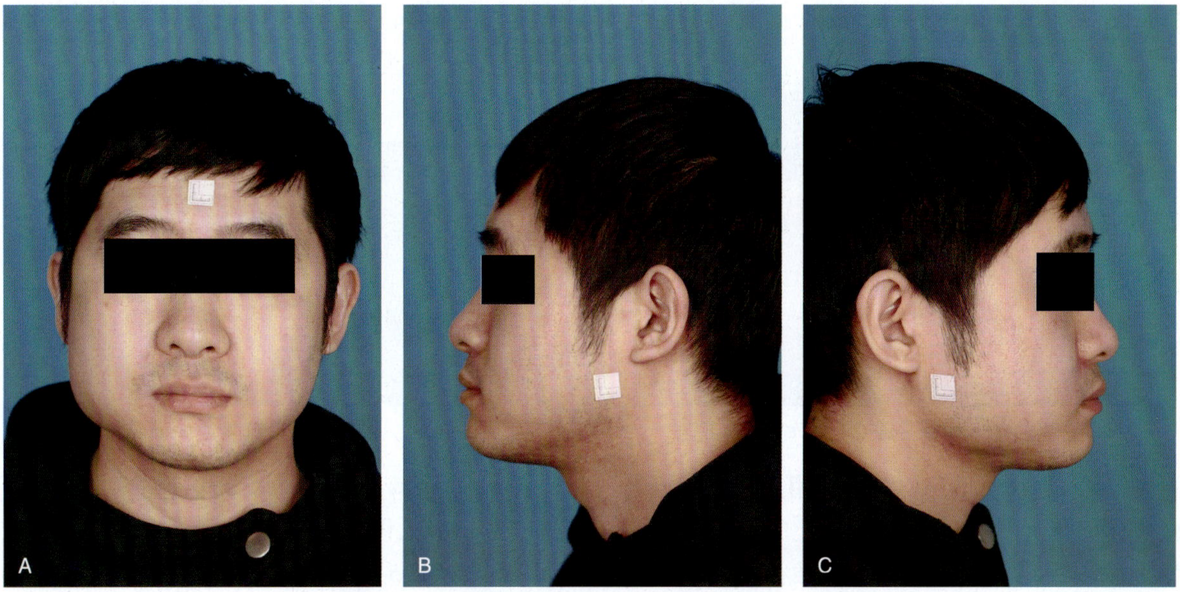

图5-5-12　患者下颌角外突伴咬肌肥大，以右侧为著

A. 正面像；B. 左侧位像；C. 右侧位像。

2. 鉴别诊断　咬肌下颌角良性肥大与以下疾病鉴别。

（1）腮腺区肿瘤：根据起病形式、临床症状、体征及影像学检查大多可以确诊。面部CT平扫或超声均可提示腮腺区内肿物影像。

(2)腮腺结石：根据起病形式、临床症状、体征及影像学检查大多可以确诊。腮腺结石通常存在进食时腮腺肿胀不适，进食后逐渐消退的体征。可通过口底X线及CT平扫显示结石存在，进行鉴别诊断。

知识点：咬肌下颌角良性肥大的分型

Curioni根据咬肌良性肥大患者临床表现将此疾病分为四型：

1型：咬合时可触及咬肌肥大。

2型：息止位可见的咬肌肥大。

3型：咬肌肥大伴下颌角外突。

4型：咬肌肥大、下颌角外突伴咬合畸形。

3. 临床诊疗决策

(1)病情评估：咬肌下颌角良性肥大以东方人较为见，具体发病原因尚不清楚，多数学者认为该病属于功能性肥大。其相关发病因素包括：咀嚼习惯异常、偏侧咀嚼、牙齿缺失、咬合异常、颞下颌关节异常及精神心理因素等。本病例患者咬合时可明显触及条索样隆起的咬肌，触诊可及下颌角明显骨性外后突起。咬合正常，无明显咬合畸形。属于Curioni分型的三型，是实施下颌角截骨术的适应证。

(2)辅助检查

1)一般检查：本患者行全麻手术，需完善的检查包括：血常规、血生化、动脉血气分析、凝血功能、血型及输血前全套检查、心电图等。

2)影像学检查

①全口曲面断层片及头颅正位和侧位X线片：评价咬肌及下颌角肥大外突程度，确定下牙槽神经走形；②多层螺旋三维CT：获得双侧咬肌肥厚程度、双侧下颌骨差异、手术预计截骨量及是否存在下颌骨自身病变等多种数据。三维图像可在任意平面进行解剖测量，任意角度对其进行观察并制作实体模型(图5-5-13)，以供医生进行更详细的术前模拟设计，制作导板(图5-5-14)，为进行个性化手术准备。

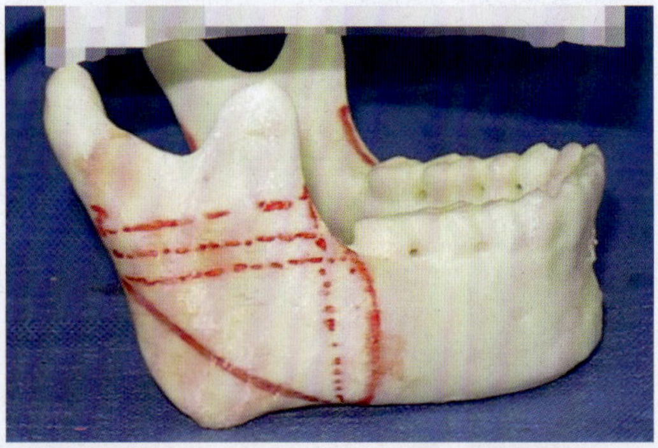

图5-5-13 根据三维CT制作实体模型

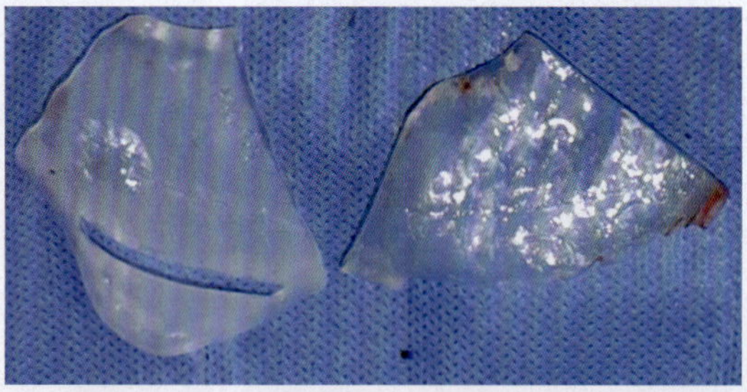

图5-5-14 根据术前设计生成的截骨导板

4. 手术治疗 本病例患者采用口内入路下颌角截骨术，全身麻醉并行口内气管插管。术中应用微动力系统摆动锯(图5-5-15)及个性化的手术器械(图5-5-16、图5-5-17、图5-5-18)。显露下颌角后以导板固定(图5-5-19)，摆动锯行全层下颌角截骨，骨块与术前设计吻合(图5-5-20)。确切止血，留置负压引流管并行粘骨膜全层缝合，术区适度加压包扎。

患者术后当日给予持续心电监护，监测生命体征，记录24小时液体出入量。给予补液、消肿等药物治疗。嘱患者予以清淡饮食，每日漱口水或生理盐水漱口3次。术后1周拆除缝合线出院。

5. 术后治疗 嘱出院后注意情绪变化及心理问题，改善生活饮食习惯，如减少坚硬食物、戒烟、限酒，定期随诊。患者术后1个月来院复查，可见下颌角形态清晰、圆润，下面宽减小(图5-5-21)。

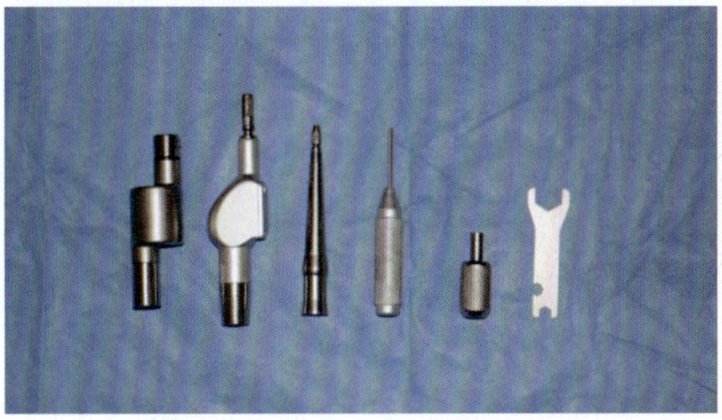

图 5-5-15　微动力系统摆动锯

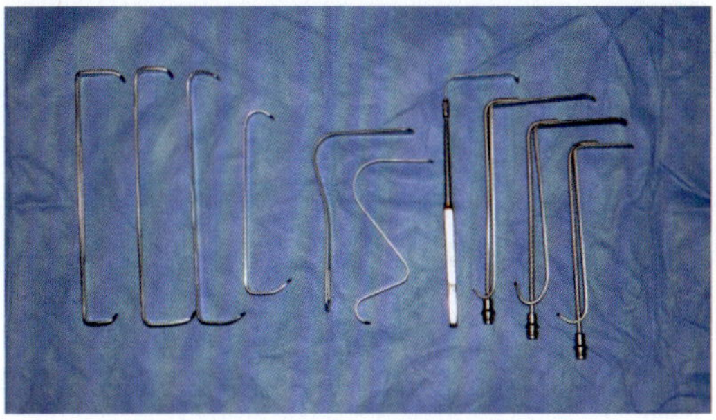

图 5-5-16　个性化拉钩

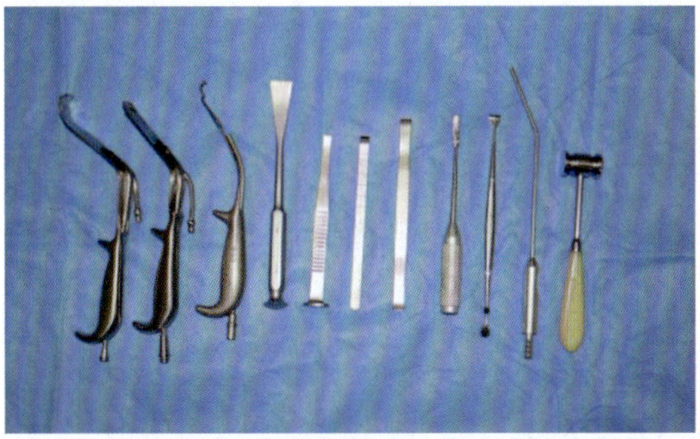

图 5-5-17　光纤拉钩、骨锤、骨凿

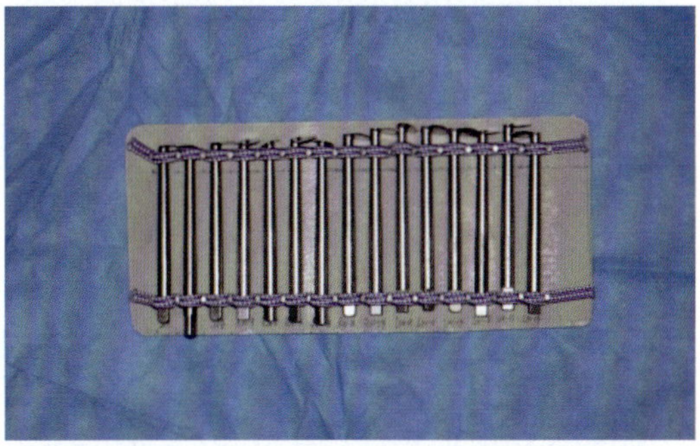

图 5-5-18　适应口内术区不同角度的摆动锯片

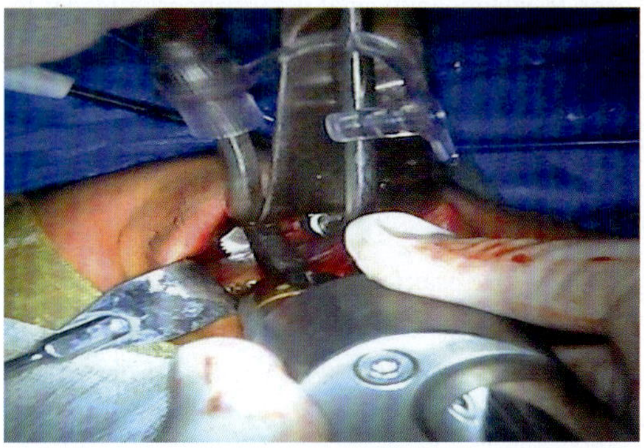

图 5-5-19　术中应用下颌角截骨导板进行截骨

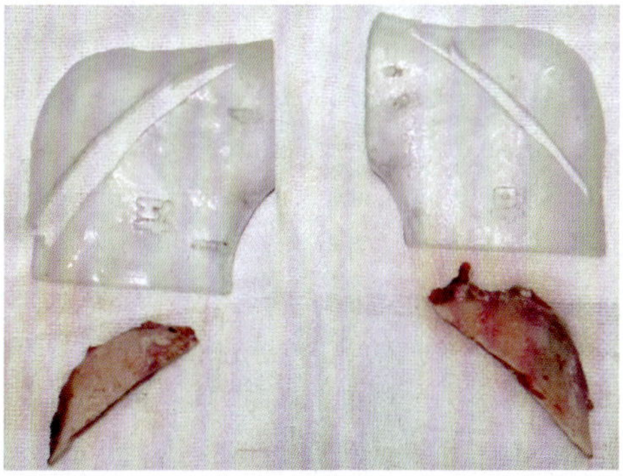

图 5-5-20　截除下颌角骨量及形状与术前设计相吻合

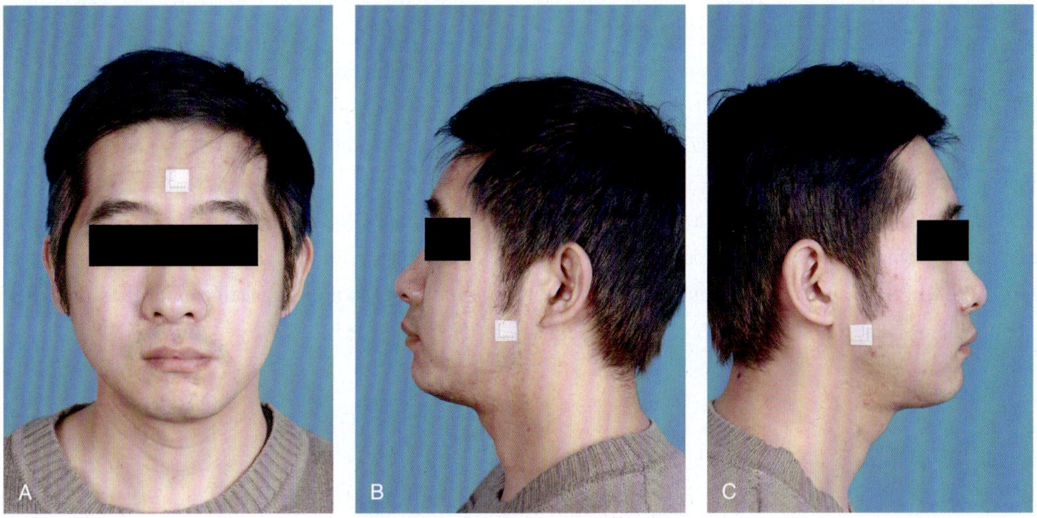

图 5-5-21　术后 3 个月随访照片

A. 正面像；B. 左侧位像；C. 右侧位像。

【复习题】

1. 面部轮廓整形中泛指的“颧骨”是由哪些骨性结构组成？
2. 简述颧骨肥大的特征性临床表现。
3. 真性颧骨肥大与假性颧骨肥大如何鉴别？
4. 颧骨肥大的截骨方式及特点。
5. 简述咬肌下颌角良性肥大的相关因素。
6. 简述下颌角良性肥大的临床分型。
7. 简述下颌角良性肥大的特征性临床表现。
8. 简述口内入路下颌角截骨术的治疗要点。
9. 简述口内入路下颌角截骨术中出血原因的判断及治疗方法。

（韦 敏 徐 苗 陶 凯 林 枫）

参考文献

[1] ZOU C, NIU F, YU B, et al. Zygomatic Complex Change After Reduction Malarplasty and Its Geometric Model: A Retrospective Clinical Study. Journal of Oral and Maxillofacial Surgery, 2015, 73 (11): 2196-2206.

[2] KETOFF S, GIRINON F, SCHLAGER S, et al. Zygomatic bone shape in intentional cranial deformations: a model for the study of the interactions between skull growth and facial morphology. Journal of Anatomy, 2017, 230 (4): 524-531.

[3] SU R, GUI L, LIU J, et al. Unilateral Zygomatic Hypoplasia Correction by L-Shaped Zygomatic Osteotomy With Natural Coral. Journal of Craniofacial Surgery, 2015, 26 (3): 914-917.

[4] LEE T S. The importance of shaving the zygomatic process during reduction malarplasty. International Journal of Oral and Maxillofacial Surgery, 2016, 45 (8): 1002-1005.

[5] BAEK W, WOO T, KIM Y S, et al. Reduction malarplasty by bidirectional wedge ostectomy or two percutaneous osteotomies according to zygoma protrusion type. Journal of Cranio-Maxillofacial Surgery, 2016, 44 (10): 1662-1669.

[6] TAKAMARU N, NAGAI H, OHE G, et al. Measurement of the zygomatic bone and pilot hole technique for safer insertion of zygomaticus implants. International Journal of Oral and Maxillofacial Surgery, 2016, 45 (1): 104-109.

[7] LEE S B, LEE J H, MIN H J. External radiopaque marking of Gillies posterior zygomatic arch osteotomy in reduction malarplasty. Journal of Cranio-Maxillofacial Surgery, 2016, 44 (7): 783-788.

[8] QIU S, GUI L, WANG M, et al. Biomechanical Analysis of Reduction Malarplasty With L-Shaped Osteotomy. Journal of Craniofacial Surgery, 2012, 23 (3): 749-754.

[9] KIM J J, LEE E Y, SEOK H, et al. An improved technique for zygoma reduction malarplasty. Journal of Cranio-Maxillofacial Surgery, 2018, 46 (4): 654-659.

[10] NAGASAO T, NAKANISHI Y, SHIMIZU Y, et al. An anatomical study on the position of the summit of the zygoma. plastic and reconstructive surgery, 2011, 128 (5): 1127-1138.

[11] XIANG L X, SHI J Z, HUI L, et al. n Anatomical Study of Maxillary-Zygomatic Complex Using Three-Dimensional Computerized Tomography-Based Zygomatic Implantation. BioMed Research International, 2017, 1-8.

[12] LI Q, GAO B, LI K, et al. A novel technique for reduction malarplasty by inward displacement of infractured zygomatic arch without fixation. Journal of Oral and Maxillofacial Surgery, 2017, 75 (12): 2658-2666.

第六节 面部提升和面部年轻化

面部衰老是一个渐进的过程，是多种外界和内在因素协同影响的结果。面部老化的根本是面部解剖学上的改变。在外界因素方面，有自然作用、化学物质作用和外伤等因素。其中长期日晒而累积的紫外线照射导致的光老化占据重要的地位。内在因素主要是指遗传、生理和病理因素等导致的自然老化。当然还有重力作用也是不可或缺的导致面部软组织下垂的因素。对某一个体而言,这些老化因素导致的结果各不相同,具有明显的个体差异性。知晓这些不同点有助于设计个性化且有效的手术,以获得理想的治疗效果。同时,了解面部解剖结构有助于避免手术并发症的发生。从手术方式而言,以解剖复位为基础的面部年轻化手段获得的效果更"自然",效果更持久,并发症也较少。

一、面部区域

通常以水平轴线将面部分为三等分,即面上部、中部和下部。这种传统的面部分区方法是面部美学评估的基础,但其忽略了面部的功能性。从面部功能的角度划分,面部可以分为正面部和侧面部。正面部是主要功能区,涉及言语交流和面部表情动作。同时有眼、鼻和口等重要的具有空腔结构的组织器官。骨性结构上覆盖的主要组织是以咀嚼为主的咀嚼肌。这两个面部区域的大致划分界限是以眶外侧缘向下延伸的垂直弧线。在分界线的内侧有一系列沿分界线上附着的韧带结构。同时,在正面部的眼、鼻和口周围有大量的面部表情肌附着。这些肌肉结构在完成面部丰富表情的同时,其长久收缩、舒张就导致这些区域的老化、松弛。与此相反,侧面部区域的结构相对固定,主要由颞肌、咬肌、腮腺及其导管等位于深筋膜层的组织器官协同完成咀嚼功能(图 5-6-1、图 5-6-2)。

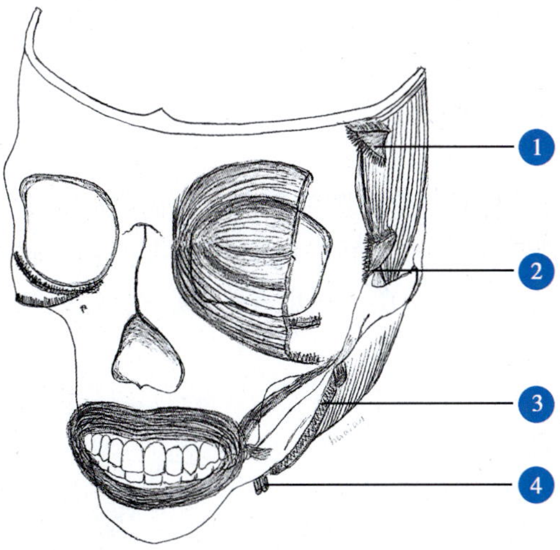

1. 颞眶韧带;2. 眶外侧韧带;3. 咬肌前韧带;4. 下颌缘韧带。

图 5-6-1 正面部和侧面部以两者交界处韧带划分

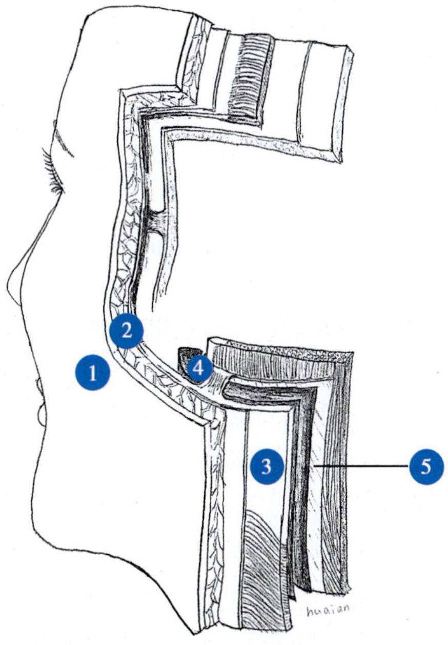

1. 皮肤;2. 皮下组织;3. 肌肉筋膜层;4. 间隙和韧带层;5. 骨膜层。

图 5-6-2 面部侧面组织层次

二、面部衰老的表现

年轻一般呈现圆润饱满的面貌,而衰老则呈现为一种下垂和疲惫的面容,有倦怠感。衰老是从面部骨骼开始,同时面部各个层次都会发生相应的衰老变化。老化的表面组织变化与第 2、3 层和第 4 层的解剖结构特点之间具有的相关性表明,衰老凹槽出现的原因与在组织腔隙边界上具有限制性地插入真皮的支持固定韧带有关联。同时,由于间隙的顶部膨出,与皮肤沟槽形成了鲜明对比变化。隆起的程度又与组织松弛度有关。

(一) 皮肤

皮肤老化受环境紫外线暴露程度、遗传、机体激素变化等因素的影响。随着年龄的增长,年轻的皮肤逐渐变薄变平而失去弹性。在组织层面表现为真皮成纤维细胞和胶原(特别是Ⅰ型和Ⅲ型)合成减少，弹性蛋白水平降低，基质金属蛋白酶(MMP)表达的信号转导改变。同时，氧化应激也是老化的重要过程，可引起过氧化氢和活性氧(ROS)增加，抗氧化酶降低。

这种变化可导致基因和蛋白质的结构变化。其他环境因素，尤其是吸烟会通过胶原酶的增加和皮肤血循环的减少而加速皮肤老化。面部表情活动也是导致皮肤皱纹出现的重要因素，面部肌肉的长期持续性收缩，以一定方向褶皱皮肤，同时随着皮肤胶原的减少、厚度变薄，真皮失去抗肌肉收缩的坚韧度，这些线条就在皮肤上被蚀刻出来，表情纹从动态逐渐转化为最终静止皱纹。

(二) 皮下脂肪层

皮下纤维脂肪组织在皮下分布不均匀，同时被相对固定在不同的脂肪隔(室)中。在特定的位置，明显突出的皮下脂肪已被赋予了特定的名称，如颧脂肪垫和鼻唇脂肪。这些皮下间隔的边界相当于支持固定韧带的位置，它浅出并插入真皮。年轻时脂肪之间的过渡是平滑的，界限不明显。随着年龄的增长，出现许多凹凸改变而凸显了这些隔室。这些变化归因于多方面的因素，如脂肪下垂，脂肪选择性萎缩和肥大，以及支持韧带的弱化，导致脂肪室的异位。因此，皮下脂肪不是作为一个整体的层次，融合在一起随年龄下垂，而是由支持韧带分割成不同腔室。

(三) 肌肉骨骼肌衰老

有研究表明，老化会导致肌肉萎缩50%。这可能主要适用于咀嚼肌肉，如颞肌、咬肌。其主要原因是随着年龄的增长，咬合需求下降，牙列关系的恶化及老化等多因素作用。另一方面，面部肌肉的表情肌肉与骨骼肌有所不同，由于不断使用面部表情肌，它们可能不会因老化而发生同样程度的退化。有研究表明，在组织学层面，眼轮匝肌没有明显变化，肌肉纤维没有随着老化而流失。基于磁共振成像(MRI)的肌肉长度、厚度和容积的测量表明，随着年龄的增长，上唇提肌、颧肌、提上唇鼻翼肌也基本保持不变。相反，上唇的轮匝肌随着年纪的增加会出现肌肉厚度减少，肌束变小等变化。

(四) 面部间隙和韧带

随着年龄的增长，纤维、韧带弱化，强度下降，松弛程度增加。组织腔隙随着老化而空间扩大。同时，伴随着韧带松弛，韧带脱离原有固定点位，导致在相对的韧带固定点之间出现膨出。同样，在年轻人群中，更多呈现为潜在的间隙，钝性分离不容易打开这些固有的间隙。而在老年患者中，韧带弱化松弛，间隙边界扩大，空间分离相对较为容易。

(五) 骨骼

随着年龄的增长，面部骨骼会有明显变化，这对面部的老化有着深远的影响。出生时，面部骨骼还没有发育好，这就是婴儿和儿童往往有明显的中面部节段性改变的原因。在成年期，骨骼饱满度达到峰值。此后，面部骨骼在不同部位选择性地出现渐进性的吸收。骨骼吸收较为严重的部位包括眼眶上内侧和外侧的区域，面中部骨骼的吸收改变主要涉及鼻部梨状孔周围区域的上颌骨和下颌骨的颏前区。骨骼容积的流失对覆盖在骨组织上的软组织位置有显著影响，这在中面部尤其明显。

上颌骨后缩导致泪槽凸显和鼻唇沟加深。面部骨骼的后退导致纤维支持韧带止点也向后移位，这就将其表面的皮肤也向内牵拉，进一步加剧了因衰老导致严重的相对凸出区域之间的凹陷部位的深度。中面部后缩没有了突度感，给人以衰老、组织下垂的视觉印象。另一方面，有些患者存在先天性骨骼结构薄弱或不足。在这种情况下，骨骼的先天性发育不足就可能成为面部过早老化的主要原因。因此，过早出现面部老化的患者，需要特别重视底层组织，针对性地采取相应的解决方案，以获得更好的美学效果(图5-6-3)。

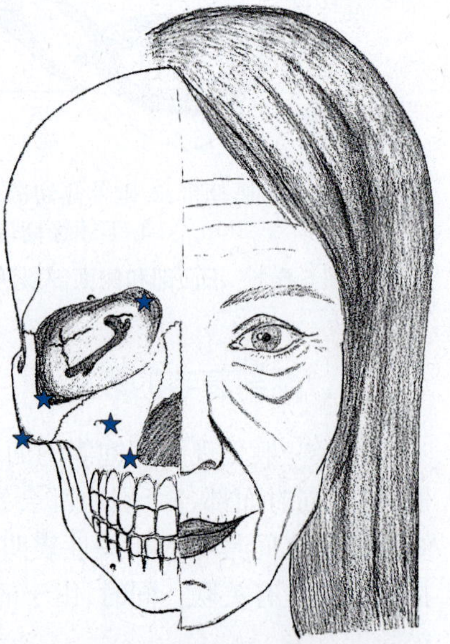

图5-6-3 面部衰老的软组织表现和对应的其深层骨骼萎缩(五角星标记的是骨质吸收较大区域)(林怀安绘图)

三、不同区域面部老化的表现

(一) 面上部

皱眉肌横头将眉毛拉向内侧产生垂直眉间纹。皱眉肌的斜头,降眉肌和眼轮匝肌内侧纤维可降低眉头并产生斜向的眉间皱纹。降眉肌也导致横向的鼻纹。皱眉肌横头和眼轮匝肌外侧纤维的共同作用导致眉下垂。额肌张力过高,从眉外侧提拉额部皮肤并拮抗降眉肌的向下收缩牵拉(皱眉肌、眼轮匝肌和降眉间肌)的结果就出现横向前额皱纹。相反,内侧眉头很少随衰老而下垂,位置反而可能会上升。其原因主要与额肌的慢性持续性收缩有关。机理主要是抬眉毛的提肌力量缺陷及额肌持续性收缩,以缓解由于上睑外侧皮肤过多而导致的视野障碍。解剖上,额肌止于颞融合线(颞脊以外没有额肌),在解剖结构的垂直线以外就没有向上的力量来抵消降眉肌肉及重力的作用向下牵引外侧眉毛。这就是外侧眉容易发生下垂的原因。

(二) 中面部

中面颊是面中部的前半部分。上方到下睑睑板,内侧为鼻侧和下方的鼻唇沟,外侧在颧弓和颧骨体交界处。圆润饱满的面颊是年轻有活力的象征。随着年龄的增长,逐渐出现三个脸颊部的沟槽,鼻颧沟、睑颧沟和中颊沟。这种中脸部上的沟槽割裂了面部的整体结构,使得容貌看上去衰老和劳累。面颊的骨骼边界由三个骨性腔隙构成,即眼窝、鼻腔和口腔。这些较大的腔穴会导致中面部具有一些与生俱来的结构性弱点。

中面部的结构特征决定了这个部位易随年龄增长而老化下垂,主要表现在以下三个方面。①睑颊部软组织呈现楔形改变,上薄而下厚;②中颊部骨骼由上而下自然后倾,眶缘部位相对突出前方;③上颌骨吸收及衰老而出现不均匀明显的后缩,通常上颌骨向内下方后退。老化早期,上颌骨后缩,同时伴随着楔形面颊软组织轻微下降而出现明显的上颊部容量减少。结果导致少量眶脂肪突出于眶下缘的边缘之外。早期由于颊部尚饱满而下睑延长不明显,后期逐渐显露,尤其在眼睑中部区域。同时,下颊部软组织厚度的增加在某种程度上掩盖了上颌骨质的吸收程度,这就造成了一个错觉,即软组织已经下垂到了中脸颊的下部。

在中面部,最明显的是随年龄变化的下眼睑部分,其表面有两个不同的凹槽,上凹槽在眼睑睑板前和眶隔之间的睑板下沟。在年轻的眼睑上,睑板前隆起是眼睑和下方颊部的视觉分界线。这样的高位睑颊交界线是远远高于眶下缘水平的,是年轻貌美的特征。沟槽的位置不随衰老改变,但它的轮廓常常消失。下面的沟是睑颊沟,即下睑睑颊交界处,是眶膈前部的下边缘。一般随着年龄的增长而出现,逐渐加深并下降。它的形状从一个柔滑的C轮廓,随着下移变化到更大的“V”形,其内侧是鼻颧沟而外侧边界是颧颊沟。“V”的中心点或最深处有鼻颧沟向睑颊延伸而叫做中颊沟。

(三) 下面部

年轻人没有下面部的下颌松弛和木偶线。下颌松弛的形成机制可以通过咬肌前间隙这个解剖结构来解释。随着老化的出现,咬肌前间隙的前壁和下缘强度减弱,伴随咬肌前间隙顶部出现松弛。而主要支持韧带(附着在咬肌和下颌骨上)却保持相对坚固,牢固地固定在深筋膜上。

下颌韧带是木偶线和下颌松垂的分界线,前者在其上方,后者在其下方。下颌松垂是咬肌前间隙扩张合并下颌骨体部组织下垂造成的。下颌下垂越明显,越能清楚看到下颌韧带拉扯皮肤的位置。因此,解剖学上,纠正这些衰老的方案是复位或去除向下移位的颊脂肪,收紧咬肌前间隙的顶部,闭合软组织下垂可能落入的潜在腔隙。

四、面部老化表现

主要表现为整体皮肤松弛、下垂,伴有皮肤质地、弹性、光泽、厚度的改变。面部各种色斑增多,毛细血管扩张显现等。同时,面部各个器官呈现由于组织支撑力弱化及重力作用下的各种衰老表现:眉下垂,眼角下垂并严重时呈三角眼外观,眼袋形成,口角下移,鼻唇沟加深,泪沟形成,颏部松垂,下颌轮廓线破坏以及颧、颊脂肪垫松垂下移等(图 5-6-4)。

五、面部年轻化的治疗

面部年轻化的方法有手术和非手术两种选择。手段上,亦可分为非侵袭性和侵袭性。他们在治疗深度上各有不同。手术治疗可以通过有针对性的手术步骤对面部结构作一定的调整和皮肤松弛度的改变,恢复面部的年轻容貌。面部年轻化手术方法包括额部除皱术、眼部除皱术、中下面部除皱术和颈部除皱术等。

非手术治疗是通过某种技术或设备靶向特定深度的面部结构和 / 或治疗面部的局部老化问题,例如细小皱纹、皮肤松弛、色素斑、色素沉着、毛细血管扩张和瘢痕等。非手术(无创)的面部年轻化治疗方法包括化学换肤,神经调节物质(如肉毒毒素),真皮填充物,激光,光子嫩肤,射频和超声刀等。当然面部保养也是缓和面部老化的方法之一。

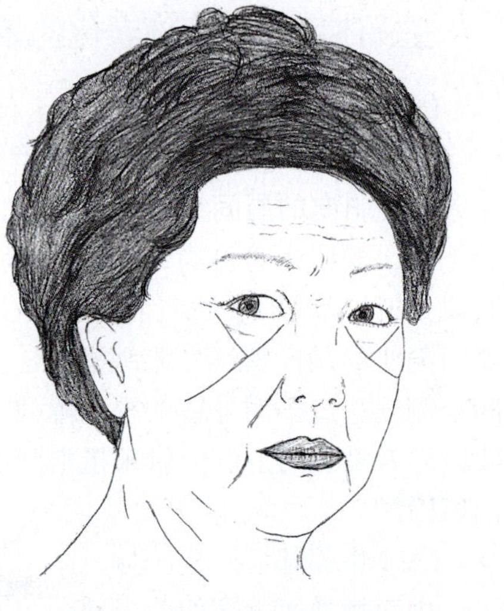

图 5-6-4 面部老化表现(林怀安绘制)

六、面部年轻化的治疗

面部手术治疗的历史可以追溯到 20 世纪初。1901 年 Hollander 描述了耳前后切口的下面部除皱术。1926 年 Noel 和 Hunt 报道了冠状切口的前额皮下分离除皱术。这统称为第一代除皱术,手术操作表现为仅仅皮下分离,松弛皮肤的切除和缝合。1970 年,学界提出并确立了浅层肌肉筋膜系统(SMAS)的概念,1974 年 Skoog 首创了 SMAS 悬吊技术,标志第二代除皱术的诞生和技术成熟。

1992 年 Hamra 建立复合除皱术,将面部提升的组织作为一个复合组织瓣,即将眼轮匝肌、颈阔肌、颧颊脂肪垫和 SMAS 作为一个整体解剖结构向上提升悬吊复位。此手术有一定的风险。第三代面部除皱术是以骨膜下除皱术为代表。Little 等针对面部全层组织松弛,提出容量除皱术(volumetric facelifting)的概念,面部进行广泛的骨膜下分离,通过贯穿面部全层组织的缝线悬吊于颞深筋膜,提升面部软组织,以解决面部软组织松垂。

诚然,面部年轻化的手术治疗由于其切口较长,剥离广泛,恢复期长等缺点,让相当一部分爱美人士望而却步。期待有较少损伤而又有相当年轻化效果的技术问世。伴随着物理学、化学、材料学及光子理论的突破和发展,开创了面部年轻化非手术治疗和手术治疗比翼齐飞的局面。

七、手术治疗

面部除皱术的手术方法,大体上分为传统的经典手术和其他改良方法和 / 或新技术。前者如额、颞部除皱术,中、下面部和颈部除皱术,以及全面颈部除皱术等;后者如内镜除皱术和小切口除皱术等。各种方法均有利弊,有其适应证和局限性。

(一)术前准备

除皱术的术前准备包括病史、体格检查以及专科准备等。

1. 病史 除皱术需要入院治疗。常规病史询问中应特别注意以下几点:①出血性疾病史;②用药史,如果有曾服用阿司匹林、激素、人参、丹参等,需停用 2 周后才能手术。

2. 体格检查 常规住院患者检查。包括:①血常规;②凝血酶原时间,出凝血时间;③肝功能,肾功能;④血糖;⑤乙肝、丙肝病毒检查;⑥心电图检查;⑦胸片检查等。

3. 专科准备

(1)术前照相:包括正位、侧位以及 45° 斜位。如需观察动力性皱纹的分布和密集程度,可以加拍静态和动态时的照片。

(2)术前用药:术前 2 天开始每日肌注维生素 K 或当日肌注巴曲酶(1~2 单位)。精神紧张者,术前夜酌情给予口服镇静安眠药。

(3)术前头发准备：术前 2~3 天开始用 1∶5 000 苯扎溴铵溶液洗头，每日 3 次。苯扎溴铵溶液洗头前应将肥皂水彻底冲洗干净。术前当日洗头后，沿手术切口位置梳理头发。预留额颞部切口前旁开 1.5~2cm 头发于术前剪除，沿额部发际后 5~6cm 以及额部中线旁开 7cm 分开头路，两侧与耳轮上脚相连，头路间的头发扎成小辫。

(4)患者评估：检查时患者处于坐位，观察额部、眉毛和上睑位置。评估眉下垂与上睑松弛之间的关系。提升眉毛，观察上睑剩余皮肤量。如果上睑皮肤仍然过多，可以考虑同时或者再加行上睑整形术。但通常情况下不同时进行上睑整形术。额部高度及头发疏密度也是重要的考量因素，以此来决定手术切口位置。

(5)麻醉与体位：面部除皱术通常采用全麻插管麻醉或局部浸润麻醉加基础麻醉。皮肤切口浸润采用 0.5% 利多卡因加 1∶20 万肾上腺素溶液；皮下分离区采用 0.25% 利多卡因加 1∶20 万肾上腺素溶液。可以在 100ml 0.25% 利多卡因溶液中加入 0.375% 丁哌卡因 5ml，以延长麻醉时效。

（二）额部除皱术

适合于额部皱纹多而深，眉毛与上睑皮肤松垂的患者。额部皱纹包括抬头纹、眉间纹、鼻根横纹等。这些皱纹均为动力性皱纹，是由于额肌(形成抬头纹)、皱眉肌(眉间纵纹)、降眉肌(鼻根横纹)的收缩所致。

根据不同的额部高度，手术切口选择在发际线上或发际线内 5cm 处。皮瓣分离的切口一般设计平行于毛根毛囊斜行切开头皮，达帽状腱膜下疏松层次。额部区域在帽状腱膜下分离，颞部在颞深筋膜浅层或颞浅筋膜浅层剥离，剥离范围到眉间、眶上缘和眶外侧缘。如果采用的是骨膜下分离技术，则在眶上缘 2.0cm 处切开骨膜，剥离子骨膜下剥离，远端到达眶上缘、鼻骨、颧突，甚至到上颌骨外上方。

肌肉切除是在皮瓣翻转下进行的。在额肌、皱眉肌和降眉肌的对应帽状腱膜处，切开显露相关肌肉，用针状电刀电凝器仔细切除或部分切断修薄额肌、皱眉肌、降眉肌等。手术中注意保护好眶上和滑车上神经血管束。额肌切除的效果优于额肌切断，当然应该考虑患者的接受度。同时切除时注意均一，防术后额部不平整或粘连。需要保留额肌外侧部分及颞脊处额颞部组织的延续性，以免眉部活动受限。

拉紧头皮的方向是向上、向后，固定为 3 点，第一点在耳轮脚附近处，第二点在额部中央，第三点在眉尾垂直线上的头皮处，用 1 号丝线固定，然后切除固定点之间的多余头皮，1 号线细致缝合切口。缝合时，拉紧头皮，在预设的固定点切开头皮前缘至后切缘对合处，间断缝合，缝合需带上帽状腱膜。此手术主要的缺点是，术后头顶部头皮麻木时间可达半年甚至更长时间，冠状切口处有秃发的可能。

（三）颞部除皱术

颞部除皱的目的是消除或减轻鱼尾纹，舒展颞部皮肤，和 / 或提升下垂的外眦皮肤。鱼尾纹是由于眼轮匝肌长期收缩引起的动力性皱纹，位于外眼角外侧，围绕外眼角呈放射状分布。手术切口同样既可选择在颞部发际线上，也可选择在颞部头发区域内。如果颞部皮肤过度松弛，切口需要选择在发际线上，以避免颞部发际过度后退导致畸形发区。

手术中分离的层次一般沿颞浅筋膜浅层或颞深筋膜浅层分离，保护好颞浅动静脉及颞部皮瓣上毛囊。处理(部分切除或三点固定)眼轮匝肌后，向后上方向提紧颞部皮肤并切除多余部分，细致缝合切口。此方法不能完全矫正鱼尾纹，鬓角容易移位，尤其针对男士，需尤为慎重做发际内切口的颞部提升术。

（四）面颈部或扩大下 1/2 除皱术

面颈部除皱术适合于面中下部和颈部的皮肤、软组织松垂、皱纹增多的患者，能减轻鱼尾纹，面颊和颈部皱纹，纠正软组织松垂，改善较深的鼻唇沟等。

手术前患者坐位评估面颈部的老化情况。主要包括有无皮肤感染灶，面部对称性，皮下脂肪厚度，皮肤松弛程度，面部各种凹槽的表现情况，如泪沟、中颊沟、睑颧沟、下颌松垂、鼻唇沟等。根据皮下脂肪堆积的程度及凹槽的表现，采取除皱合并或不合并脂肪移植或吸脂术综合应用。

手术切口沿耳轮沟、耳屏、耳垂沟、绕耳垂到耳后较隐蔽的耳后沟，并在对耳轮前脚水平相对应的耳后沟位置水平转到发际内。分离主要在皮下浅层，范围大致到眼轮匝肌外缘内 1cm，颧大肌外及鼻唇沟外

2cm 弧线。耳后在乳突附近和胸锁乳突肌膜浅层分离。耳后 SMAS 浅层脂肪很少,SMAS 与真皮连接紧密,以锐性分离为主。主要在颈阔肌浅层分离。颈部最大分离范围可以达中线附近。面颈部的分离完成后,需要在直视下仔细止血,最关注的部位有颧弓韧带附近的面横动脉分支,以及下颌角后的胸锁乳突肌浅面,其通常为颈外静脉的属支。

手术皮瓣分离有多种术式:SMAS 浅层分离,SMAS 深层分离及骨膜下分离等。无论哪一种分离层次或方法,其目的是松解皮下软组织,筋膜结构,然后将分离完成的 SMAS 层在不同位置,以不同的方式提升。可以大致分为高 SMAS 提升,低 SMAS 提升和容量提升法等。

通常在耳前皮肤切口前和颧弓下缘附近切开 SMAS,形成三角形的 SMAS 瓣,在腮腺筋膜表面锐性分离,不要破坏腮腺筋膜,以免出现腮腺瘘。在腮腺前缘远端的剥离需慎重,尤其到咬肌前缘,以免损伤面神经分支。SMAS 提紧固定方向未向后上,在耳屏前的颧弓根处或颞筋膜上固定 SMAS 瓣的后上角。提升 SMAS 瓣后,切除多余的 SAMS 组织,间断缝合。也可以将 SMAS 提紧后,在下颌缘下的 SMAS 颈阔肌瓣横行剪开,向耳后提紧。最后剪去瓣的多余部分,切缘对合缝合。

将 SMAS 层以一定的力量向外上提紧固定,而皮肤是无张力下向后上推进固定。其缺点是鼻唇沟无法获得良好的矫正,在术后一段时间内,面部表情会显得不自然。

皮瓣向后上方无张力提升。第一固定点在外眦水平,耳轮脚上方。如果同时行颈部提升,第二固定点在耳后乳突区。然后根据这两点的切口位置,无张力切除提紧多余皮肤。尤其注意在耳垂处的无张力切除和缝合,以免耳垂形态破坏。分别皮下、皮肤多层缝合,通常放置负压引流。

(五) 内镜除皱术

美国整形外科医师协会(American Society of Plastic Surgeons,ASPS)曾有调查显示,大约一半的医师选择经冠状切口完成眉提升术,并且多数医师认为比内镜术式更能达到较理想的提眉、减少额纹及眉间纹的效果。2004 年 Dayan 对冠状切口和内镜提眉术后 1 年的随访进行了比较,提示眉提升程度无显著性差异,冠状切口除皱术到术后第 5 年同样会出现眉形的改变与位置的下垂,提示日益改进的内镜皮瓣固定技术已经能使内镜除皱术基本达到传统除皱术的效果。

内镜除皱术最早由 Vasconez 和 Isse 分别于 1992 年 9 月和 11 月报道。Vasconez 和 Isse 在美国整形外科年会上报道了内镜在面部提升术中的应用,后续在全球范围内迅速推广。1993 年 Hamra 完善了内镜除皱中切断皱眉肌和降眉肌的技术。Isse 根据术中剥离层次的不同,提出内镜额颞部除皱术分 4 种,根据老化提供不同的治疗方案。内镜除皱术迎合了较年轻患者对减少瘢痕、降低并发症、缩短恢复期的要求。其最大的优势在于通过良好的视野暴露,放大医生的视野,瘢痕隐蔽而小,冠状切口易发生的头皮麻木大大减少了。而内镜的手术效果极大程度上依赖于有效处理肌肉,以及良好的固定技术。通过一定程度上的皮肤提紧,以及通过面部提肌和降肌的平衡性重新调整,从而达到面部提升,眉毛位置提升等面部年轻化的效果。

内镜的适应证主要是较年轻患者,额颞部皱纹较明显而皮肤无明显松弛的患者,眉部下移,轻度面中部松垂而无需切除较多皮肤者。

内镜额部除皱术主要的作用靶器官是眉毛提升,需要对额部和颞部的解剖有精确的了解和把握。在外侧,眉提升通过彻底松解所有的帽状腱膜致密粘连的同时,依赖一些机械固定方法,缝线或可吸收固定器,将头皮固定于较高位置。而眉毛内侧的治疗是通过去除降肌的方法,而间接地加强额肌的作用而达到提升眉头的目的。

内镜额部除皱术在头皮发际内 1~2cm 做 3 到 5 个小切口。分离层次如同冠状切口的层次:可以帽状腱膜下或骨膜下,外侧分离到颞嵴以内。通常内镜下分离,也有学者在眶上缘以上 2cm 才转为内镜下操作。颞部的层次在颞深筋膜上,保护好面神经的额支。贯通额部和颞部的分离腔隙。松解外侧眶缘的软组织粘连,以及眶上缘松解。眶外侧缘的分离在骨膜下或骨膜上。在分离皱眉肌时保护好滑车上动静脉和神经。在提升额瓣时注意不要过度提拉内侧组织以免眉头过高。固定有多种方式,有学者提出无需固定。目前主要是两种,外侧固定是浅层组织固定于颞深筋膜上,额部固定在额骨。

手术需要用到专业的内镜设备和内镜除皱器械。手术中通过头皮内的小切口，导入内镜，在内镜直视下，以特制的剥离工具做骨膜下或帽状腱膜下分离，分离一直到眉弓缘，切开眉弓缘骨膜或松解帽状腱膜，切断或部分切除额肌，切断或抓除皱眉肌和降眉肌。向上、后推进额部皮肤，提紧前额多余皮肤，用可吸收螺钉固定提升的额部皮肤。通过额部皮肤的错位愈合，达到提升额部的目的。内镜除皱术最大的优点是切口小、出血少、损伤轻，内镜的直视使得手术操作的精确性和精细性大为提高。堆褶在头顶部的皮肤，可望在术后一段时间内平复。

中面部内镜除皱术的方法有 Fuente del Campo 的内镜骨膜下面中部提紧，选择性内镜颧脂垫提紧；用于矫正泪槽畸形和面中部提紧的眼轮匝肌下脂肪（suboculaׂris oculi fat，SOOF）提紧并睑成形术。

（六）眉毛切口提升术

这个手术方法已经有一百多年的历史。这是最直接的方法，在眉毛的上缘做皮肤切口，切除一定宽度的皮肤组织，切除的比例和提升比例基本是 1∶1。这个方法的优点是手术简单，患者耐受性好，掌握良好的解剖层次就可能没有头皮麻木等并发症。没有面神经的影响，效果相对可控。缺点也较为显著，主要是在眉毛上缘可见线状瘢痕，其在眉弓高耸位置，所以较为明显，需要文眉等辅助手段覆盖。另外，眉毛的下压力会逐渐复发。如果要行上睑松弛的纠正，需要评估眉毛位置，以及眉毛和上睑的关系。如果通过眉毛位置评估认为无需提升眉毛，就不建议行眉毛上切口，可以考虑眉内切口或眉下切口。

眉内切口的方法是将眉毛的体部和尾部切除，切缘缝合而达到提升松弛上睑皮肤的目的。切除量以及切口设计的位置，需要根据患者上睑松弛的程度，原来眉毛的位置综合评估。通常保留眉头组织，不建议全切全长眉毛组织。可以修剪眼轮匝肌，减弱轮匝肌向心力的作用而导致眉毛后期复发性下垂。眼轮匝肌后脂肪（roof）的处理不同学者观点不一，通常情况下，roof 随着年龄增长而衰减，无需特殊处理。此方法的优点是稳定眉毛位置，但最大缺点是眉体和眉尾切除而没有保留眉毛，需要后期文眉修饰重现眉毛形态。

眉下切口主要适合一些眉毛高挑，眉毛位置较高的患者。一般情况下，不建议常规使用此切口做上睑提升的入路。因为此入路虽然离上睑松弛的位置最近，效应最大，但是会导致眉毛形态改变和弧线平缓。当然，通过深部固定能改善这一缺点。而术后眉下瘢痕显露和皮肤褶皱的出现是其缺点。

（七）线悬吊法眉提升

线悬吊法眉提升是使用各种锯齿线或线袢提升眉毛，不做任何的分离。这些方法非常简单而且相对安全。但是最大的缺陷是效果局限，维持时间较短。

（八）术中和术后并发症的诊断和处理

1. 血肿　在文献报道中最常见的手术后并发症之一，在男性除皱术患者中尤为常见。发生率报道不一，总体在 2%~10%。可表现为患者主诉面部疼痛加剧而无缓解，但是也有许多患者无任何主诉的出现，体检表现为面部两侧不对称肿大，皮肤光亮，张力增高，眼睑肿胀，甚至颊黏膜瘀斑出现。术后如有上述表现，需要立即去除敷料检查。一旦确诊，及时处理，拆除缝线，清除血肿，仔细止血，然后重缝切口，加压包扎。

2. 神经损伤　除皱术主要损伤的神经有面神经的各分支和耳大神经等。其中面神经的各分支中，以额支、颧颊支和下颌缘支损伤较为常见。面神经的损伤率一般在 0.9%，多数损伤是局部、暂时的，数月能恢复。术中如发现有神经支被离断，应立即行神经吻合术。术后发现应尽早探查修复神经。

3. 皮肤坏死　大面积的皮肤坏死较为少见，表浅或点状坏死时有发生。较常见的部位是耳后乳突区，此区域皮肤薄且张力较大。表浅坏死仅遗留局部皮肤色泽异常或色素减退。

4. 秃发　表现为术后头皮分离区域，切口两侧的头发大面积缺如。局部小区域的秃发可行手术切除解决。大面积的突发需要二期行自体头发移植。

5. 增生性瘢痕　在除皱手术的切口区均可发生，常见于乳突区和耳前耳垂区。局部增宽，隆起，充血，质硬。可采用局部瘢痕注射确炎舒松，每周 1 次。或者手术半年至一年后行瘢痕切除修整手术。

6. 色素沉着　通常发生于有血肿、瘀斑的部位，以颊部较为常见。多数半年后逐步消退。积极预防导致术后血肿的因素，术后积极观察，及时处理血肿，是避免色素沉着的有效手段。

八、非手术治疗

非手术治疗包括物理疗法、化学疗法、生物学疗法等。其中物理疗法涉及传统的机械磨削术、激光、强脉冲光、射频、点阵激光、微等离子射频技术等。化学方法涉及药物外用和化学剥脱法。生物学疗法主要包括肉毒毒素注射和注射填充治疗。其中，注射治疗包括可吸收和不可吸收的填充剂治疗及脂肪填充等方法。

（一）注射治疗

1. 肉毒毒素注射　由于先天因素、重力作用、骨骼吸收、紫外线损伤和吸烟等作用，面部衰老表现为真皮变薄、弹性组织变性、容量丢失、皱纹显现等。其中动力性皱纹的产生是重要方面之一。由于表情肌肉活动而出现的皱纹可以用肉毒毒素治疗。

肉毒杆菌毒素（botulinum toxin，BTX）也被称为肉毒毒素或肉毒杆菌素，是由肉毒杆菌（bacterium clostridium botulinum）在繁殖过程中所产生的一种神经毒素蛋白。肉毒毒素是 150kU 的多肽，它由 100kU 的重（H）链和 50kU 轻（L）链通过一个双硫链连接起来。肉毒毒素是毒性最强的天然物质之一，也是世界上最毒的蛋白质之一。感染了这个细菌可能会导致潜在的致命性疾病称为肉毒杆菌中毒。肉毒毒素作为最致命的毒素，估计人类的半数致死量（LD_{50}）大约为 1ng/kg，静脉注射或肌内注射。该毒素不耐热，但对乙醇、酶和弱酸有抵抗力。

产生肉毒毒素的肉毒梭状芽孢杆菌是厌氧菌，共有七种亚型的神经毒素，A~G 型。其中 A 型的毒性最大。A 型和 B 型能够导致人类疾病，也用于商业和医学领域。肉毒杆菌毒素 A 型和 B 型在医学上用来治疗各种肌肉痉挛。毒素作用于胆碱能运动神经末梢，阻碍横纹肌神经肌接头的乙酰胆碱释放而起作用，导致肌纤维不能收缩。

1920 年，Dr.Herman Sommer 开始对肉毒毒素进行分离、提纯。1946 年，Edward Shanz 在美国陆军医学机构中成功分离出 A 型肉毒毒素。1949 年，Burgeii 则发现了该毒素的功能和作用机制。肉毒毒素的临床应用始于 20 世纪 50 年代，到 70 年代有了进一步的推广，A 型肉毒毒素治疗效果的最早报道见于 1973 年，该研究指出 A 型肉毒毒素能使猴的眼外肌力减弱，直到 1977 年才开始用于人的治疗。1979 年，KFDA 批准 A 型肉毒毒素试用于斜视治疗。

1987 年学者开始研究 A 型肉毒毒素在美容领域的应用。1997 年 12 月，FDA 批准的 A 型肉毒毒素开始生产。2003 年又批准了肉毒毒素对眉间纹治疗的适应证。此后，新的应用范围涉及鱼尾纹和其他面部皱纹，均证明了它的安全性和有效性。在肉毒毒素作用下，面颈部表情肌松弛，从而减轻或消除由于表情肌收缩而引起的动态皱纹，某种程度上能延缓皱纹发展而达到美容效果。毒素与突触前神经元的受体结合快速、特异及不可逆。临床上肌肉麻痹在 24 小时 ~7 天后出现，7~14 天到高峰，12~24 周逐渐消失。也就是说其效力持续至少 3~4 个月，常会达 6 个月。市场上有 3 种商品化的 A 型肉毒毒素的产品。美国产的 BOTOX，我国的 A 型肉毒毒素（BTX-A，衡力）和英国产的 Dysport。临床医师必须清楚的是：BOTOX 的效力比后者大 2.5~4 倍，1 单位 BOTOX 等效于 2.5 单位 Dysport。

商品化的肉毒毒素共有两种剂型：100 单位和 500 单位。一个安瓿神经毒素含有少量的人类白蛋白作为稳定剂。安瓿必须储藏于 −20℃。稀释时，将生理盐水缓慢注入瓶中。生理盐水用量有一定区别，有加 1ml 入 100 单位中，将其稀释成 100 单位 /ml，认为这样稀释后的并发症较少。也有 2ml 加入 100 单位中，稀释成 50 单位 /ml。一般在一个部位，注射量愈多，愈有可能影响到不需治疗的肌肉。同时，此毒素极不稳定，厂商建议在 4 小时内用完。临床中建议一安瓿在一天中用完为宜。肌肉恢复活动是由于重新神经化，神经化的快慢个体差异较大，部分患者在术后 5~6 个月时肌肉力量仍较弱。

肉毒毒素的美容适应证主要是在 65 岁以下的人群中，暂时改善中度或严重的眉间纹，鱼尾纹，额纹，鼻横纹，颈纹等。肉毒毒素除皱常见的并发症有局部水肿和瘀斑，眼睑闭合不全，上睑下垂，眼眶脂肪疝，上唇下垂，鼻唇沟变浅，表情不自然，畏光流泪，视物模糊，头痛，额部紧绷感，眉下垂，轻度下睑外翻，暴露性角膜炎，吞咽困难，颈部不适等。这些不适一般在注射后1~7天出现，1~6周逐渐消失。在治疗前7~10天停止用阿司匹林。少部分患者注射后有头痛，许多原有头痛的患者在注射后会导致头痛复发。最重要的并发症是上睑下垂。发生率是1%~2%，下垂1~2mm，持续2~3周。肾上腺素能药物可缓解症状，而氨基糖苷类药物会加强其作用。

术后处理：关于肉毒毒素治疗后的第一个24小时的处理有较大分歧，但没有证据支持这些论点。有的推荐6小时内不低头，24小时内避免航空飞行。在治疗后的一个半小时，一般推荐避免繁重的体力活动。

合并治疗：最常见的合并治疗是肉毒毒素合并填充剂的治疗。肉毒毒素针治疗针对皮下的表情肌，对填充剂补充容量丢失和结构性老化这两种治疗手段具有良好的协同作用，可获得良好的效果。

2. 填充剂注射治疗　使用注射材料来改变皮肤和皮下组织的轮廓，是最近几十年才蓬勃发展起来。现在，整形外科能使用许多不同种类的填充剂材料，对老化的结构性凹陷和一些疾病导致的轮廓缺陷等进行修饰。为了更好地使用填充剂，人们必须了解每种产品的性质和特性。在掌握软组织填充物的使用之前，了解皱纹的形成是很重要的。

衰老是一个多因素共同作用的过程，是内在因素(软组织松垂、骨骼改变、萎缩、肌肉过度活动)和外在因素(重力，紫外线照射)的结果。在这些因素的长时间作用下，脸部平滑柔顺的外观逐渐被细而深的皱纹、明显的凹陷和凸起所取代。随着年龄的增长，骨骼的变化表现在面部饱满度总体减少和面部结构的扩大、加深。上颌高度的减少和眼眶容积的增加导致眼窝凹陷，可用于软组织附着的骨性空间更小。脸颊下垂，鼻唇沟加深，上唇过厚，泪沟显现等。

填充剂注射治疗是通过注射的方法消除或改善皱纹，修复或美化面部外形的美容外科技术。目前，全世界都在如火如荼地研究理想的填充剂材料。填充剂的种类根据原料种类可分为自身材料、生物源性材料和合成材料，根据维持时间长短可分为非永久性和永久性。非永久性填充剂能较快被吸收，作用时间相对短。而由于其可以被吸收就安全性较高。永久性填充剂的疗效较长，但对治疗的技术要求相对较高，一旦出现并发症就较难处理。

自体材料来源于患者自身组织。他们在安全性方面与理想的软组织填充物的要求最接近，但使用起来并不方便。自体材料必须从身体的另一个部位获取，这可能会产生瘢痕，获取和植入需要两个手术操作步骤。作为自体材料，没有毒性、过敏性、免疫原性、致癌性、致畸性等方面的问题，但存在感染、迁移、炎症反应、非永久性和可重复性较差等问题。自体填料包括：真皮，筋膜，软骨，SMAS，脂肪移植，富血小板纤维蛋白基质(PRFM)，培养的成纤维细胞等。

合成材料大多为永久性填充物。有注射和手术植入两种。许多有严重的并发症，如急性和迟发性感染、肉芽肿、迁移或位移、畸形，最终导致去除材料。主要代表性材料有ArteFill，Radiesse和Sculpra等。

生物材料来源于有机体(人，动物或细菌)，主要有脱细胞基质，胶原和透明质酸等三类。其好处在于易用性和现成可用性。潜在的风险是对异源性蛋白的过敏，疾病传播和免疫原性。生物材料效果是暂时的而非永久的，也就是说不可能完全抹平皱纹或皱褶。

理想的填充剂应该相对稳定地存在于植入部位，保持容积的相对稳定；应具有良好的生物相容性，不会被巨噬细胞吞噬而被快速清除；应抗原性弱而不易引发组织变态反应；应无致癌性和致畸性。透明质酸是目前最理想的非永久性皮肤充填剂。

透明质酸存在于皮肤、结缔组织、软骨、骨骼和滑膜液中。于1934年由美国哥伦比亚大学Karl Meyer首先发现，这是一种广泛存在于人和动物体内的黏多糖，是细胞外基质的主要成分之一。其特点是所有物质中透明质酸完全相同。我们的皮肤组织中含有大量透明质酸，同时透明质酸能锁住大量水分，是一种理想的保湿物质，与胶原蛋白能携带30倍水分比较，它可以吸收1 000倍体积的水分。在皮肤中透明质酸是吸附和维持水分的主要结构。随着年龄的增长，皮肤中透明质酸的含量和皮肤含水量下降，皮下组织体积减小，注射透明质酸可以缓解皮肤老化，使皮肤恢复活力，使我们皮肤组织光洁富有弹性。另一方面，其可以被降解，几乎无抗原性，因而成为理想的组织填充剂。

目前医用的透明质酸生产工艺主要有两种,细菌发酵法和来源于公鸡冠的方法。前者有 Restylane,后者有 Hylaform。Hylaform 系列是唯一的动物源性透明质酸填充剂,其余均为非动物源性,经链球菌发酵工艺生产出来。透明质酸的结构主要是由双糖体(disaccharide)、乙硫氨基葡糖(N-acetyl-D-glucosamine)以及葡糖醛酸(D-glucumnic aicd)共同组成的多糖,平均分子量为 105~107Da。自然界中,透明质酸被代谢的速度很快,人体可以将水化的透明质酸迅速降解为二氧化碳和水,而交联化的透明质酸可以显著延缓被降解的过程。所以只有做成聚合体(polymer)才能作为组织的填充物,而这样分子之间的化学键不但提供了生物学上的持久性,还强化了透明质酸的黏稠性和不溶水性。

非交联透明质酸在溶液中形成自然卷曲的透明质酸分子网,这种透明质酸(HA)分子链容易散开,并脱离分子网,其填充效果维持时间短。而交联透明质酸是在一定数量的化学键作用下,透明质酸分子可以保持稳定的互相缠绕状态,相互连接的化学键可以阻止透明质酸分子链离开分子团。此透明质酸填充效果维持持久。

在许多国家,使用的填充物必须是被国家主管单位批准的合格产品。在我国,SFDA 批准的填充物才能在我国合法使用。透明质酸可以用于面部各种年轻化的治疗,包括局部面部的提升,面部轮廓美化,面部各种器官的修饰及面部衰老征象的年轻化治疗。诚然,透明质酸填充也具有一些风险,包括感染、血肿、红斑、水肿、迟发和急性过敏反应、毛细血管扩张、色素沉着,组织坏死、视网膜动脉栓塞、单纯疱疹暴发、不平整、丁达尔现象等。

多数不良反应都为轻度的注射后常见反应,多出现在注射当天,于注射后 3~7 天内自行缓解。FDA 研究了 930 例报告的并发症,最常见的是肿胀、红斑、感染、血管事件和疼痛,其中肿胀位列第一位。其他并发症还包括持续的结节、肉芽肿形成及过敏反应等。真正严重的并发症主要是局部缺血坏死,甚至视力丧失。透明质酸能被透明质酸酶溶解,因此医疗机构常备透明质酸酶就显得非常重要,一旦有严重并发症发生,就可以及时清除注射进去的透明质酸。

(二)物理疗法

激光的概念始于 1917 年,由 Albert Einstein 发现。在其后的四十余年里没有发展和应用。直到 1960 年,Theodore Maimon 使用红宝石晶体激发了激光,而后激光飞速发展,迅速应用到眼科、皮肤科、妇产科、神经外科和泌尿外科等领域。

早期的激光局限于其非特异性的热效应,以水为靶向,加热的烧灼深度由波长,能量密度和脉宽。在 1990 年以后的十年中,由于技术的进步,出现了许多输出较高能量的脉冲激光,同时将不想要的热效应最小化。整形外科医生开始对激光感兴趣是因为氩激光和随后的脉冲燃料激光为葡萄酒色斑和其他皮肤血管缺损提供了非常好的治疗效果。1995 年,Roberts 第一位报道了 CO_2 激光的紧致焕肤作用。激光对皮肤的紧致焕肤作用对整形外科有较大影响。此方法能够改善皱纹,收紧面部皮肤,效果可以预期,而且安全性较高。

非剥脱性表皮重塑治疗(non-ablative resurfacing)是在不完全破坏表皮的情况下,通过对真皮层热刺激导致一定程度的创伤,刺激新的胶原形成,重塑皮肤。为避免表皮的损伤,在激光照射的同时使用接触式冷却装置。虽然非剥脱性激光还不能产生和剥脱性激光相似的效果,但是它们能在无表面创伤情况下,轻至中度改善萎缩性瘢痕,皱纹及寻常座疮瘢痕。对那些皮肤病轻微的患者,以及不愿意接受治疗后剧烈反应过程和较长时间色素沉着的面部年轻化受众是一个理想的选择。常用的非剥脱技术有强脉冲光,点阵激光,射频技术,微等离子治疗,红外线激光技术,血管治疗激光,宽带红外光技术,光调作用光子技术等。

(1)红外线激光:这一类的激光主要有 Q 开关 1 064nm Nd:YAG,长脉宽 1 064nm Nd:YAG,1 320nm Nd:YAG,1 450nm 半导体和 1 540nm 铒玻璃激光。Q 开关 1 064Nd:YAG 主要通过机械作用,其他 4 种主要通过光热作用达到治疗效果。红外激光的皮肤穿透性和被水吸收性均良好。通过真皮内水吸收而产生光热作用及光波机械作用,达到除皱、胶原增生的目的。

Q 开关 1 064 激光,通过机械作用损伤组织,进而刺激胶原增生,达到面部年轻化目的。长脉宽 1 064

激光主要刺激I型胶原，对皮肤弹性有较佳的效果，但治疗后红斑反应较明显。1 540nm铒激光真皮穿透性良好，该波长穿透深度为0.4~2.0mm，靶物质是水，表皮中的黑色素吸收很少。Nd:YAG 1 320nm激光作为第一个投放市场的非剥脱皮肤激光，真皮穿透性好，靶组织是水，由于其被真皮水大量吸收且散射明显，故真皮损伤较温和。但仍需要冷却装置，以免治疗后出现瘢痕，对皮肤弹性有轻微改善，红斑反应最轻，对I型胶原有刺激作用。比较而言，在真皮中，Q开关1 064激光被水吸收较少，散射较低，对真皮损伤刺激程度较严重，在改善胶原纤维的增殖活性和真皮厚度上优于1 320激光。1 320激光由于被真皮中的水大量吸收并被散射，所以真皮反应较温和。

(2) 血管治疗激光：这类激光主要波长在500~600nm的范围内。其原理是血红蛋白主要吸收波长为580nm左右，此范围内的激光被血红蛋白吸收大于被黑色素吸收，并且皮肤穿透深度为400μm，可以通过脉冲方式作用于真皮毛细血管。通过光热作用导致毛细血管轻微损伤，引发炎症反应，以修复损伤，刺激成纤维细胞增生，胶原纤维增生，达到除皱嫩肤效果。

仪器主要有585nm脉冲染料激光，此激光脉宽300~450μs输出光斑直径5mm。通过选择性光热作用引起血管内皮细胞损伤，刺激胶原增生而减少皱纹。另一种是595nm脉冲染料激光，相对于585nm脉冲染料激光，其脉宽更宽，同时具有可变脉宽。脉宽达到1.5~40ms，光斑7~10mm。对皮肤弹性有轻微改善，治疗后红斑反应轻。红外激光和脉冲染料激光在皮肤组织作用上有一定区别，1 320nm Nd:YAG激光提高皮肤保水能力比595nm效率更高。595nm脉冲染料激光对促进新胶原形成更有效。

(3) 宽带红外光技术：2006年，美国一家公司创新研制了宽带红外光设备Titan(酷蓝)，它是一种能发射波长1 100~1 800nm红外光的宽带光技术激光设备。它的作用有双重机制。治疗后，即刻会使胶原纤维收缩，同时能增加胶原和弹性纤维合成。有学者认为，这是发生在治疗后的一段时间，也许在6~8个月才能看到效果。通常使用的能量密度是28~40J/cm^2。皮肤色素对其吸收较少，而其穿透能力较佳，主要作用于深层。能量值的选择上，一般建议骨性组织能量小，软组织能量可以适当提高。

(4) 光调作用光子技术：590nm脉冲染料激光波长下的发光二极管(LED)能发射低能量密度的黄光。据研究可以在皮肤内通过非热压细胞信号途径调节细胞活性。这种效应对波长和脉宽敏感的作用叫光调作用。其机制被认为发生在线粒体水平上能量开关机制的活化。吸收的能量能活化细胞功能。线粒体细胞膜上的细胞色素氧化酶是一种细胞色素分子，是线粒体吸收光能量的色基。这种色素分子是由能吸收562~600nm光的原卟啉Ⅸ合成而来，吸收能量后细胞膜上触角分子结构改变，ADP变为ATP，细胞能量增加而获得足够能量。当然光调作用的参数在决定基因的上调或下调中起到关键作用。适合的参数能产生明显的嫩肤作用。有研究表明，其能改善光老化症状，皮肤光滑度改善，眶周皱纹减少，红斑和色素减轻。LED也能明显增加强脉冲光(IPL)、红外激光、脉冲染料激光和射频等嫩肤治疗的作用。

(5) 光子嫩肤(photorejuvenation)：光子嫩肤的原理是特定光谱(560~1 200nm)的低能量密度强脉冲光子照射皮肤后，这些携带足够能量的光子穿过表皮，经表皮吸收小部分能量而入真皮，大部分选择性地被皮下色素基团和血红蛋白等吸收并转化为热能，导致周围组织温度升高，达到选择性热解作用，靶组织被凝固、碳化和气化。病灶变淡或消失，而表皮被最大限度保护。

当脉宽相对固定，脉冲延迟时间大于表皮降温时间，而光子能量密度恰当时，热量正好被靶组织吸收，周围组织热损伤最小。当能量密度过大，靶组织和表皮吸收过多的光子能量，超过其散热速度，必然出现周围组织热灼伤。有学者建议针对Ⅳ和Ⅴ型皮肤，如果采用窄脉宽，脉冲能量低些较为安全。如果适当延长脉宽，能量可以稍提高。

强脉冲光(IPL)治疗主要针对皮肤光老化。皮肤光老化表现为皮肤色素斑增多，质地改变以及毛细血管扩张。要对光老化获得满意的效果，就要同时针对这3种皮肤问题。单纯治疗一种的效果是不理想的。IPL作为一种复合光，同时具有较长脉冲宽度，可以针对以上3种问题并获得一定疗效。效果包括：色素斑减淡，毛细血管扩张改善，皮肤光滑洁净，细小皱纹消除，轻微皮肤紧致。治疗需要分多次，每3周一次，连续5次，一般不影响工作。IPL具有4大优势：①非创伤性嫩肤；②单一疗程改善多种问题；③全面部治疗；④无需休假。

(6)点阵激光：点阵激光理论源自美国哈佛大学的光医学专家 Rox Anderson，他于 2004 年提出局灶性光热作用（fractional photothermolysis）。这理论可以认为是 Anderson 和 Parrish 提出的选择性光热理论的一个飞跃。它尤其适合有色人种的治疗。在面部年轻化的治疗中有较大的优势。其有剥脱性治疗的效果，又有非剥脱性治疗的安全性。

点阵激光（fractional laser）是指激光发射过程中，通过特殊方式使激光以无数个点阵状光束作用于皮肤组织，通常 50~80μm，也可 1mm 左右，每个小光斑之间有正常组织间隔作为散热区，减少了对皮肤的热损伤，在确保疗效的同时，增大安全性，减少并发症。

点阵激光主要是通过局灶性光热作用达到治疗目的。当无数个微小光束作用皮肤后，组织吸收激光能量而形成多个三维立体柱状微小热损伤区（MTZ）。MTZ 的直径通常为 50~150μm，一般认为 300μm 以下才是真正的点阵激光。深度可达 500~1 000μm，与传统的剥脱性激光产生的热损伤不同，因每一个 MTZ 周围都有未损伤的正常组织，其角质细胞可以迅速爬行，使 MTZ 很快愈合。

治疗后 6 小时和 12 小时病理检查分别可见部分和完全的上皮化，表皮在 24 小时内愈合，4 天后产生新胶原。同时，微小热损伤区造成表皮组织的热凝固变性，形成微小表皮坏死碎片（MENDs）。能量密度足够大时，可以将表皮组织气化形成真正的微小剥脱孔洞（MAZ）。以上两种都可启动创伤愈合过程。热凝固带出现胶原重塑，产生多中心的微小收缩，达到皮肤收紧的目的。同时，后期的真皮重塑范围超出 MTZ 区域，亦认为对皱纹有较明显的效果。

点阵激光分为气化型和非气化型两种，当激光光束照射到皮肤上仅仅引起一个柱状的热变性区域（并非真正的孔洞），这种技术被称为非剥脱型点阵激光（non-ablative fractional laser）。如果激光能量足够大，使真表皮组织气化形成微小孔洞，则称之为剥脱型点阵激光（ablative fractional laser）。非剥脱型点阵主要是波长为 1 320~1 550nm 范围内的中红外线激光，剥脱型点阵激光主要有 CO_2 激光和铒激光。

1）非剥脱型点阵激光：非气化型点阵激光，是一类波长在 1 400~1 600nm 的红外激光。以 Fraxel SR 铒玻璃激光（erbium glass fiber laser）和 affirm 复合点阵激光为代表。

Fraxel SR 铒玻璃激光是第 1 个能够通过微孔分解来达到非剥脱嫩肤目的的激光，波长为 1 550nm。通过电脑图形发生器（CPG）输出光束，此光束可根据治疗部位和病变组织的面积、形状选择不同的图形，MTZ 大小随能量在 90~160μm 变化，在每平方厘米的治疗范围内可形成约 1 600 个 MTZs。作用靶组织为水分，不损伤表皮角质层，形成的 MTZ 包括角质层下的表皮组织和不同深度的真皮组织。非气化型点阵激光通过 FDA 认证的临床适应证有表皮重建、皱纹、痤疮瘢痕、黄褐斑和日光性角化病。

Affirm 点阵激光是一种带有 1 320nm 和 1 440nm 的两种波长的复合点阵激光。微小光斑通过其特有的专利 CAP（combined apex pulse）技术衍射出。设备在很短的时间内通过一根光纤顺序发射 1 320nm 激光，300μm 后发射 1 440μm 激光，并使用 Smart Cooling 风冷系统保护表皮，用于皮肤紧致和痤疮瘢痕的治疗。

2）剥脱化型点阵激光

① CO_2 点阵激光：波长为 10 600nm，以 Lumenis 生产的 CO_2 点阵激光为代表，能提供 ActiveFX 和 DeepFX 2 种模式，在 ActiveFX 模式下，激光的光点为 1.25mm，光点的密度和能量可以任意调节。这种模式类似于剥脱性重塑，也可治疗色素性皮肤病。DeepFX 模式光点大小只有 0.12mm，光点大小和能量也可调节，这种模式下激光能穿透很深，可以观察到真皮的明显收缩效应。一般认为这两种模式结合使用可有更好的临床效果。

② Er：YAG 点阵激光：波长为 2 940nm，其特点是对水吸收好，表皮气化功能强，可作表皮的精细磨削。因此，对表皮的嫩肤功能较好，可治疗色素斑、皮肤粗糙、毛孔粗大，甚至浅表瘢痕等。由于穿透浅而对真皮的胶原刺激作用小，因此对皮肤松弛效果不理想。

③ YSGG 点阵激光：在 Er：YAG 的基础上改进诞生了一种新的钇钪镓石榴石激光（yttrium scandium gallium garnet，YSGG），波长为 2 790nm。这种激光对水的吸收作用介于 CO_2 激光和铒激光之间，具有一定的真皮热刺激作用和良好的组织气化功能。国外报道使用该激光有明显的临床效果，主要针对老化皮肤的治疗。治疗时无不适感，耐受性高且安全性高。术后无需特殊护理，不影响工作生活。

点阵激光的治疗重点是面部年轻化治疗，改善毛孔粗大、皮肤粗糙、细小皱纹、皮肤松弛、日光性角化以及一些色素斑等。对各类瘢痕的治疗也有一定显现的效果，如凹陷性痤疮瘢痕、手术切口瘢痕和外伤性瘢痕等。

（7）射频技术：射频（radio frequence，RF）技术是一种非剥脱性面部年轻化治疗手段。在医学领域，射频技术的应用已有20多年的历史。射频技术用于皮肤美容领域大约在2002年。当时，美国FDA批准了美国Thermage公司1996年发明的Thermacool射频技术。射频具有明显的改善皮肤皱纹和松弛的临床效果，且不良反应较少，其在面部年轻化治疗中有着无限潜力。

射频是位于微波和无线电波段的电磁波。当电磁波频率高于100kHz时，电磁波可以在空气中传播，这种可以辐射到空间的高频电磁波即为射频。射频频率从低到高分为极低频到极高频。医用射频的频率是使用FDA、国际无线电联盟确认的可用于人体的额定安全频段。

射频对生物组织的作用主要是热效应。高频率的射频电流通过人体组织时，可使处于电场的生物组织以相同的频率转换极性，同时，组织的天然阻抗使组织内改变极性的双极水分子瞬间以每秒几百万次的速度震动、旋转，从而产生热量，使深层温度达到45~60℃，从而导致胶原纤维收缩。决定热效应深度的因素有电极的表面积大小和冷却持续时间。治疗头电极的表面积越大，穿透深度越深，强效的表皮冷却可保护表皮及部分真皮免受热损伤。当然加大射频能量也可使热效应作用更深。

射频的热效应可以产生双重作用。首先是射频能量作用于胶原导致胶原纤维收缩，表现为皮肤收紧、皱纹平复及弹性增强。随后是射频能量引起胶原改变的远期效应，即热效应导致的胶原变性启动了机体的创伤愈合机制，从而胶原合成增多，并导致胶原重塑。和激光不同的特点在于：第一，射频穿透深，其作用深度取决于局部组织的阻抗和电流强度，作用深度可达到真皮深部和皮下组织，深于现有的激光技术。第二，射频热作用的产生主要取决于组织的阻抗，而不受皮肤色素的影响。因此，射频用于有色人种的治疗具有很大的优势。

射频按能量的作用方式不同，分为单极射频、双极射频和多极射频。治疗系统由主机和电极两部分组成，电极又分为发射极（阳极）和接受极（阴极）。单极射频的治疗头为发射极，治疗时需另接一个导电板作为接受极，治疗头与导电板之间构成射频电流的通路。双极射频治疗时无须导电板，治疗头本身具有2个电极，这2个电极之间构成为射频电流的通路。

1）单极射频：Thermacool射频技术是最早被美国FDA批准用于皮肤松弛和皱纹治疗的单极射频，Thermacool的电流穿透深度可达皮下2.5mm甚至更深，能使真皮乳头层至皮下组织都得到加热。当然需要有冷却装置保护表皮。

2）双极射频（biopolar radio frequence）：虽然单极射频在紧肤除皱治疗上取得了一定的效果，但治疗较为疼痛，甚至要在全麻下进行。同时关注射频对深部组织不可预知的影响，导致出现了双极射频技术。两者作用原理相同，差别在于能量的传导方式，双极射频的正负极为条状平行排列或同心圆梻列，电流只作用于2个电极之间很短的距离，导致有效穿透深度不足，临床效果不佳，限制了这一技术的广泛应用。于是出现了技术整合，以增加双极射频的作用效果。

Syneron Medical推出的光电协同技术（electro-optical synergy technology-ELOS），将双极射频系统和不同光学系统整合，其中有Aurora SR将双极射频和强脉冲光（IPL）相结合，也称为E光。目前射频主要的临床适应证有如下几种：①皱纹和皮肤松弛；②嫩肤治疗，尤其是ELOS技术；③皮肤橘皮样改变；④脱毛；⑤毛细血管和小腿静脉扩张；⑥痤疮。

（8）等离子皮肤再生术（plasma skin regeneration，PSR）：等离子皮肤再生术是利用微等离子体技术（micro plasma technology）对皮肤产生可控的热作用，致使表皮快速更新和真皮新生胶原再生，达到改善皮肤光老化的作用。这项技术的外来激发能量是超高频率的射频，其激发占空气体积78%的氮气分解为单态氮，最终转化为等离子体氮气。等离子氮气发射出一定波长范围的辐射脉冲波，波长在靛色和紫色范围内，在近红外段也有能量分布，脉冲宽度为毫秒级。

当等离子体氮气撞击皮肤后，其能量迅速传递到真皮，引起瞬间可控的、均匀的热效应，加热真皮胶原至 68℃，胶原收缩而达到皮肤收紧、去除皱纹、恢复皮肤弹性和光泽的效果。PSR 同时具有剥脱性嫩肤的疗效和非剥脱性嫩肤并发症少和恢复快的优势，是一种理想的新型嫩肤治疗手段。

等离子技术的作用特点：在治疗过程中没有表皮组织的热损伤，热效应过程是等离子气体自身能量的传递而非能量的吸收。因此，不需要冷却系统保护表皮，与普通的射频热效应由表皮传递至真皮有明显的不同。PSR 是非色素依赖性热作用，对皮肤的色素细胞不起作用，称为“色盲”特性。

等离子治疗此技术可用于各类型皮肤患者的面部皮肤光老化的治疗。有研究表明，氮气等离子皮肤再生治疗轻度至中度眼眶周围皱纹和暗沉有效且安全。此外对炎性痤疮、痤疮后凹陷性瘢痕、各类创伤性及萎缩性瘢痕也有改善效果。利用等离子微点状射频，使皮下脂肪受到定向加热作用，可达到溶脂的作用。禁忌证为瘢痕体质、皮肤有细菌或病毒感染、全身重要器官疾病或免疫系统疾病。

（三）化学焕肤疗法

化学焕肤最早可以追溯到 1880 年。皮肤科医师用于治疗枪火药烧伤的皮肤化学剥脱是一种用来改善和光滑皮肤质地的技术。通过将有剥脱作用的化学药物涂抹于治疗区域，使之立即发生角质层分离和蛋白凝固，导致表皮和真皮乳头层出现不同程度的坏死而剥脱，同时刺激胶原增生，弹性纤维收缩，新生上皮覆盖病变区。

真皮层启动伤口愈合机制，使皮肤发生重建，变得更光滑，因此化学焕肤有抗皮肤老化的作用。有的浅层焕肤药，例如羟基乙酸，有报道认为其不但可以渗透到真皮，直接加速成纤维细胞合成胶原，还可以通过刺激角质形成细胞释放细胞因子来调节基质的降解和胶原生成。化学焕肤属于医疗美容项目，需在有条件的医疗机构中进行。

化学焕肤根据深浅不同，分为浅、中和深层换肤。浅层焕肤的安全性较高，恢复时间短，但是临床上能达到的改善也较为有限。越深层的焕肤，不良反应越大，恢复期越长，效果也越明显。浅层焕肤安全、方便，所以成为目前临床上最常使用的焕肤术。中和深层焕肤对皮肤的伤害较大，容易导致瘢痕，东方人还容易留下色素沉着，所以很少被采用。

浅层焕肤作用于表皮或真皮浅层的皮肤疾病，例如寻常痤疮、炎症后色素沉着、脂溢性角化、日光性角化、雀斑、毛孔粗大、轻度皮肤瘢痕等，也适合用于预防和延缓皮肤衰老。浅层焕肤较适合亚洲人的皮肤。常用焕肤液有果酸、维 A 酸、小于 5% 的三氮醋酸、间苯二酚、Jessner 溶液（水杨酸、乳酸混合液）、干冰等。

化学剥脱和激光比较有优势。在费用上，剥脱较便宜，技术经过时间检验，有长期改善皱纹的作用，尤其是苯酚。大范围治疗效率高，技术准入低。主要的缺点是缺少精确控制剥脱入真皮的深度。剥脱是盲操作，依赖许多变量，例如皮肤治疗史、化学应用的方法、使用的次数和术后的护理等。最大的并发症是对色素细胞的毒性会导致严重的色素减退。导致皮肤出现不正常的蜡白样外观，这种色素减退通常有明显的边界。苯酚可能有心肌毒性，需要安全监测。

在低浓度下，三氯乙酸（TCA）通常对皱纹的效果较小。但是高浓度剥脱的安全边界较小。即使高浓度的 TCA 对改善口周的皱纹也较差。即使低浓度的乙醇酸，对皮肤的年轻化也效果较好。痤疮瘢痕通常没有很好的效果。

几种类型的化学焕肤：

1）果酸焕肤（α- 羟基酸）：果酸分为 3 类，α - 羟基酸（alpha hydroxy acids，AHA）、β - 羟基酸（beta hydroxy acids，BHA）、α 和 β- 羟酸（alpha and hydroxy acids，BF）。

α- 羟基酸的果酸是一组水溶性的、自然产生的化合物，如此命名是因为它们含有 α 位羟基。AHA 是天然羧酸，是甘蔗汁和乳酸的天然组成部分。

AHA 有两方面的作用，一种是保湿和抗角化。它有很强的吸水能力，可以增加角质层细胞的含水量，提高角质层的延展性；还可渗入真皮层，促进胶原蛋白增生，增加皮肤天然保湿成分的生成，因此是很好的保湿剂。另一种是与皮肤角质层产生离子键结合，破坏角质层细胞间的相互连接，去除多余的角质层，抗角化。低浓度的 AHA 往往作为皮肤保湿剂，高浓度（超过 20%）的 AHA 可用于化学焕肤。α- 羟基酸也可以采用较低的浓度混合在面部清洗制剂或药膏内，作为一个日常皮肤护理方案的组成部分，改善肌肤的质地。果酸焕肤可能会引起刺痛，皮肤发红，轻度皮肤过敏、干燥等副反应。有文献表明，果酸应用会增加光敏性，FDA 要在果酸产品加标识，提醒使用防晒保护措施。

2）乙醇酸（glycolic acid）：AHA 的一种，此方法通常被称为“午餐剥脱”，因为它可以在午餐时间内迅速、有效地完成，同时几乎没有能被察觉的征象。有学者认为，使用 AHAs 可使皮肤增加 25% 厚度，真皮中酸性黏多糖增加，组织学上显示改善了弹性纤维的质量，增加了胶原密度。最为重要的是，为了防止灼伤，乳酸剥脱使用后必须被中和。

3）多聚羟酸（polyhydroxy acids，PHA）：它们在结构上与 AHA 类似，在 α 位置上都有 1 个羟基，因此也属于 AHA。常用的有葡萄糖酸内酯和乳糖酸。分子上更多的羟基使 PHA 在吸湿性方面较传统的 AHAs 更为显著。葡萄糖酸内酯只有在环形结构打开，形成葡萄糖酸时才暴露出该分子的 AHA 形式，而在内酯结构时，酸性基团被“屏蔽”起来，与传统 AHAs 相比刺激性较小。PHA 较少增加皮肤对日晒的敏感性，同时许多 PHA 都是抗氧化药，因此 PHA 焕肤更适用于敏感皮肤人群。

4）β- 羟基酸（BHA）：又称植物酸，是从柳树皮、冬青叶中提取的，又称为柳酸或杨桃酸、水杨酸，是一种化学去角质剂。由于 BHA 脂溶性的特点，对痤疮效果好，它能深入毛孔深处和含脂质多的角质层中，发挥抗角化作用，并能清除毛孔中堆积的皮脂和黑头粉刺，减少痤疮的发生。在控制皮脂排泄、减少黑头和预防痤疮方面，BHA 的效果胜于 AHA。此外，与 AHA 相比，BHA 更稳定、刺激性更小。BHA 用于焕肤的浓度为 20%~30%。

5）中层焕肤主要采用干冰、果酸 /Jessner 溶液加 35%TCA、中浓度（35%~50%）TCA 或高浓度（88%）苯酚等。其中 TCA 最常用；联合焕肤的效果更好，常用的配方是 70% 羟基乙酸 +35%TCA，与传统的中层焕肤方法比较，该方式出现不良反应的概率低。

6）Jessner 剥脱液：含有 14% 水杨酸、乳酸和乙醇基间苯二酚。它被认为是打破角质细胞间的细胞内桥梁。由于其酸性所占百分比较低，较难漂白皮肤。同时不能和其他焕肤剂一样渗透较深。

7）维甲酸（retinoids）：一类从维生素 A 中提取的化合物。它比 β- 羟基酸剥脱更深，可用来改善瘢痕，以及皱纹和色素沉着的治疗。通常与 Jessner 一起使用。维 A 酸可以穿透到皮肤更深一层。剥离过程发生使用剥脱液后第 3 天。如果需要对皮肤有更明显的变化，则需要多次剥脱才能达效。干燥、脱皮和发红是最常见的副作用。通常发生在初始治疗的 2~4 天内。

化学剥脱可能的不良反应为色素沉着或减退、遗留瘢痕。焕肤液浓度越高，焕肤的深度越深，出现上述不良反应的概率越大。浅层焕肤产生瘢痕的概率很小，而色素沉着的出现与个体的皮肤差异有一定关系，东方人比较常见，白色人种罕见。其他不良反应包括出现粟丘疹、毛细血管扩张、毛孔变大、持续红斑、皮肤对风、紫外线和温度变化敏感性增加等。

【临床病例讨论】

病例 1

患者，女，60 岁，自述面部皮肤松垂近十余年，曾经在当地医疗美容机构先后注射过肉毒毒素去除上面部皱纹、透明质酸填充鼻唇沟、面部“超声刀”除皱纹，以及切眉和眼袋整形等手术。因各种治疗效果不理想而前来就诊。

专科检查：面颈部皱纹明显增多，包括额头纹、川字纹、鱼尾纹和颈纹。面部皮肤松垂，包括外眼角及口角下垂，下睑退缩。鼻唇沟明显加深，下颌囊袋松垂突出，面中下部比例失调，呈现方脸及双侧不对称。

选择手术方式：面部中下部及颈部提升术。

手术后效果：手术后 6 个月复查见面部轮廓明显改善，双侧基本对称。面部皮肤提紧，外眼角及口角上提，下睑退缩矫正。鼻唇沟明显变浅，下颌囊袋消失，下颌线清晰（图 5-6-5）。

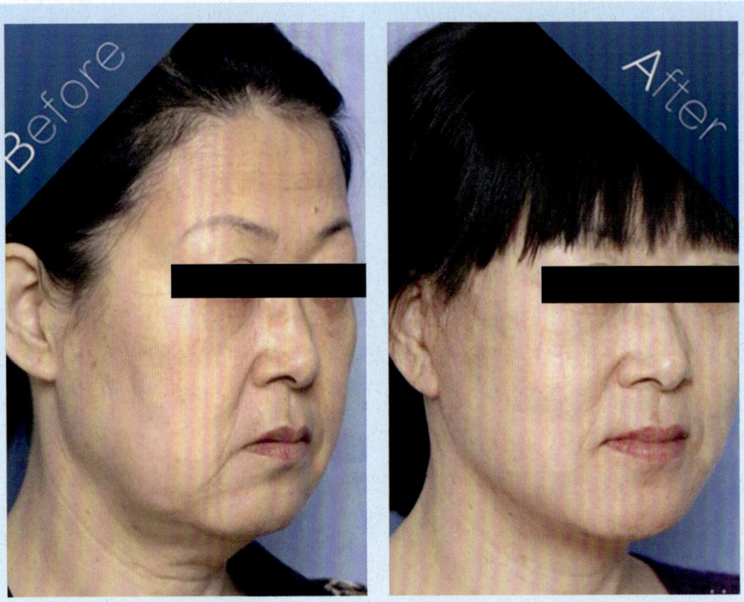

图 5-6-5 60 岁女性手术后 6 个月，面部中下部提升 + 颈部提升（杨大平教授供图）

病例 2

患者，女，55 岁，全面部皮肤皱纹近二十年，逐年加重。

既往史：否认高血压病史、冠心病史，否认糖尿病史，否认结核、SARS、禽流感史及密切接触史。

个人史、家族史：无抽烟饮酒史，兄弟姐妹体健，否认家族遗传病史及类似疾病史。

查体：体温 36.5℃，脉搏 87 次 /min，呼吸 20 次 /min，血压 105/60mmHg。查体合作，发育正常，营养良好，体位自动，步态自如，病容无，神志清醒，皮肤黏膜无黄染。头颅外形大致正常，无出血点，浅表淋巴结无触及肿大，无结膜出血，巩膜无黄染，无眼球突出，瞳孔等大对圆，瞳孔对光反射灵敏，双侧外耳道无分泌物，双侧乳突无压痛，鼻外形正常，鼻中隔无偏曲，唇无紫绀，咽无充血，扁桃体不大。颈部无对抗，气管居中，甲状腺不大，无血管杂音。胸廓无畸形，呼吸运动对称，双肺呼吸音清，心界不大，心率 88 次 /min，律齐，无病理杂音。腹部外形平坦，无腹壁静脉曲张，无胃肠型，无压痛，无反跳痛，无肌紧张，肝脏未触及，无触痛，脾脏未触及，无移动性浊音。脊柱无畸形，无活动受限，无四肢畸形。神经系统生理反射存在，病理反射未引出。

专科检查：面颈部皱纹明显增多，包括额头纹、川字纹、鱼尾纹和颈纹。面部皮肤松垂，鼻唇沟明显加深，面部比例失调，呈现方脸及双侧不对称。

知识点：临床检查时的注意点

询问病史时注意是否有：①出血性疾病史，如有，不宜手术；②用药史，如果曾服用阿司匹林、激素、人参、丹参等，需停用 2 周后才能手术；③手术史，是否有面部除皱史和 / 或上睑和 / 或眉部整形史。需要评估本次手术对瘢痕、上睑位置的影响。

临床检查的术前评估必须包括动静态下面部不对称性的评估和记录。这是患者常常忽略的。这些不对称点需要在术前与患者澄清并记录于病史中。患者术后往往有强迫性地近距离审视术区的习惯，术前澄清有助于精确诊断，减少患者对手术效果的误解。

1. 诊断

(1) 诊断：全面部皮肤松弛症伴皱纹增多。

(2)鉴别诊断:诊断明确,无需鉴别。

2. 临床诊疗决策

(1)病情评估:面颈部皱纹明显增多,包括额头纹、川字纹、鱼尾纹和颈纹。面部皮肤松弛,鼻唇沟明显加深,面部比例失调,呈现方脸及双侧不对称。

(2)辅助检查

1)一般检查:完成各项手术前检查,如血常规、血生化、凝血功能、血型、尿常规、心电图及胸部X线等

2)术前拍照

知识点:颞部分离层次的考量

面部除皱术颞部的分离层次通常有两种:在颞浅筋膜浅层分离和颞浅筋膜深层分离。前者层次感清晰,且由于颞浅筋膜是面部SMAS的颞部延伸部分,手术皮瓣可作为一个整体掀起,手术操作容易,眼轮匝肌舒展和固定可靠。然而这种术式不可避免地破坏了正常颞部头皮的解剖,并且阻断了颞浅血管作为知名血管的分支对头皮毛囊的血液供应,直接影响头皮乃至此处头皮中毛囊的血供。同时加上术后不可避免的术区肿胀压迫支配毛囊的血管,以及提紧后皮肤张力增大等因素,会导致局部片状脱发,甚至头皮结痂不愈。颞浅筋膜浅层的分离容易导致术后头发稀疏,秃发发生率较高。第二种分离层次虽然在颞浅筋膜的深层,维持了生理解剖上头皮毛囊所需的血供,较好地保护了对头皮的血液供应。但在此层次中分离不能舒展和固定眼轮匝肌。而眼轮匝肌的舒展和固定对鱼尾纹的消除,维持除皱术后的长期效果有较大作用。

即使手术操作在颞部的皮肤范围处转为浅层,亦通常结扎切断颞浅血管,最大限度地维持正常生理上头皮的血供,达到理想的美容手术效果。对头皮较薄,头发细疏的患者,建议采用带血管蒂的多层次除皱术。此方法在保留了知名血管对头皮血液供应的同时,又能舒展和固定眼轮匝肌,并且不妨碍颞浅筋膜的提紧。可避免术后头发斑脱,头皮长期结痂不愈等现象的出现。当然此手术操作难度较大,暴露有一定困难,手术中应用带冷光源的深拉钩,增加手术视野的暴露和照明。

知识点:除皱术式的选择

随着除皱手术的发展和进步,在经历了第一代的除皱手术式以后,学者公认面部组织的松弛不仅是皮肤的松弛,而在于其深部SMAS,甚至整个面部软组织的下垂,所以面部除皱术的关键是要对SMAS进行必要的处理。在处理方法上,除了文中讲述的经典方法以外,许多学者进行了尝试和改良。改良的方式有简单化的和复杂化操作两种趋势。在SMAS悬吊上,临床上采用对SMAS和颞浅筋膜的外上45°的折叠缝合提升,也获得了良好的除皱效果。

Hamra等认为人的衰老除了皮肤SMAS的松弛以外,还表现为眼轮匝肌、颧脂肪垫和颈阔肌的向下移位,将面部提升的组织形成一个复合组织瓣,将眼轮匝肌、颈阔肌、颧颊脂肪垫和SMAS作为一个整体结构向上提升悬吊复位。Little等针对面部全层组织松弛,提出容量除皱术,在面部进行广泛的骨膜下分离,通过贯穿面部全层组织的缝线悬吊于颞深筋膜,提升面部软组织,以解决面部软组织松垂。后两者术式,手术操作难度较大,操作层次深,涉及的解剖结构较多,容易损伤到颊部各面神经分支。

随着第三代骨膜下除皱术的兴起,一些学者提出了内镜除皱术的概念。以Ramirez、Campo等为代表。通过额正中小切口、颞部斜形切口、上龈颊沟切口和/或下睑眼袋切口行额部骨膜下、颞深筋膜浅层、颧骨和上颌骨骨膜下广泛分离,悬吊各部位组织,包括额帽状腱膜瓣、颞浅筋膜及眼轮匝肌下脂肪垫(SOOF)、颧骨膜等。额颞部内镜除皱术开展得较广泛,Guyuron、Behmand等认为其对

于提升眉毛，改变眉弓形态，去除皱眉肌及水平额纹的效果较持久。而颊部区域的内镜除皱术文献报道较局限，我们认为其对于以局部软组织松弛下垂的患者有较好的效果，但由于不能去除皮肤而有一定的局限性。同时手术恢复期长，肿胀明显，神经损伤仍然是其较为常见的并发症。

知识点：眶周皱纹的处理

眶周深皱纹的存在，会使年轻化的面部在有表情时更显得衰老，所以眶周深皱纹的处理是除皱术的关键点。鱼尾纹的处理需要分离皮肤和眼轮匝肌。分离要在冷光源和直视下进行，以确保分离层次的正确。然后将眼轮匝肌在水平、上下 30° 方向固定而舒展肌肉。对于严重的病例，有学者提出将眼轮匝肌在眼外眦水平方向上剪开，且认为可获得 90% 以上的优良效果。同时学者提出对于那些失去弹性的皮肤，此方法效果不佳。Viterbo 采用外眦外眼轮匝肌垂直切除加软组织充填的方法纠正鱼尾纹。后两者方法有损伤面神经颞支的风险，尤其是 Viterbo 的术式。

(3) 手术方案：额部提升 + 面部中下部及颈部提升术。

3. 治疗效果　患者伤口一期愈合。手术后 6 个月复查见面部轮廓明显改善，额部及面部皮肤提紧，额头纹、川字纹、鱼尾纹和颈纹明显减少。鼻唇沟明显变浅，下颌线清晰（图 5-6-6）。

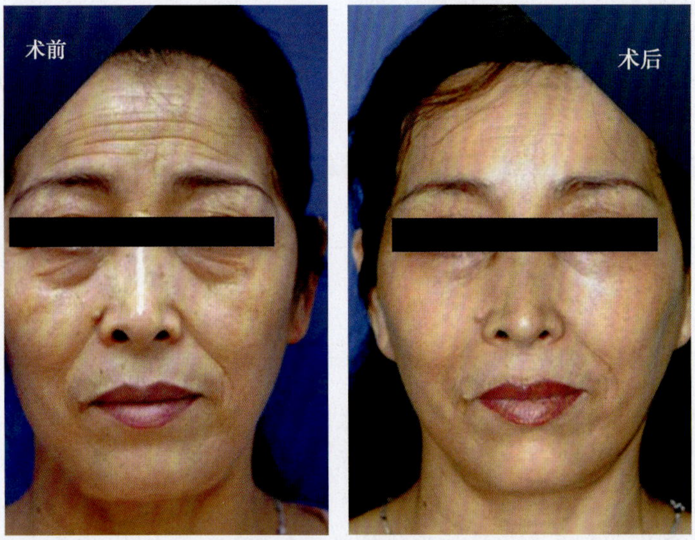

图 5-6-6　女性 55 岁，手术后 6 个月，全面部提升（额部提升 + 面部中下部提升）（杨大平教授提供）

【复习题】

1. 面部年轻化有哪些种类和方法？
2. 面部衰老的表现及各器官的组织特征变化？
3. 简述肉毒毒素的种类和治疗原理。
4. 简述点阵激光理论。
5. 简述颞部分离层次的考量。
6. 简述眶周皱纹的处理。

（余　力　杨大平）

参考文献

[1] PETER C, Neligan. Plastic surgey, volume two aesthetic surgery. 3th ed. Philadelphia: Elsevier Saunders, 2013.
[2] 王炜 . 整形外科学 . 杭州 : 浙江科学技术出版社 , 1999.
[3] 艾玉峰 , 王志军 , 王炜 . 面部年轻化美容外科学 . 杭州 : 浙江科学技术出版社 , 2015.

第七节 乳房美容整形

一、女性乳房应用解剖

(一) 解剖学位置

站立位时,正常女性乳房纵向分布于第 2~6 肋的浅面,横向分布于胸骨外侧缘至腋中线之间。乳房下极的横径代表了乳房的基底宽度,这是乳房非常重要的视觉特征。乳头位于乳房中央,为输乳管出口,乳头根部环绕褐色乳晕,少女乳晕可呈蔷薇色。乳晕表面有许多结节状突起,为乳晕腺及其开口。乳房下皱襞(inframammary fold,IMF)为乳房下缘半圆形的皮肤反折,乳房下皱襞的美观程度与乳房下垂分级成反比。

(二) 乳房体积和被覆组织

乳房由皮肤、乳头乳晕复合体、乳腺和脂肪结缔组织所构成,皮肤与脂肪的分布并不均质,乳头、乳晕皮肤最薄,缺乏脂肪,含有平滑肌纤维,最富有伸展性。乳房的大部分体积位于乳房下极,乳头乳晕复合体位于乳房隆起最高点。从正位观,乳房的上极欠饱满,而下极在乳头乳晕复合体的下方和外侧则饱满许多。从侧位观,乳房实质组织位于乳房下皱襞的上方,乳房的下极呈半球形。

乳房腺体被脂肪结缔组织分割成 15~20 个乳腺小叶及输乳管,呈辐射状排列,聚合开口于乳头。因此,在乳晕周围作切口时,腺体应作辐射状切开,以避免损伤乳腺导管。

(三) 乳头乳晕复合体

乳头乳晕复合体是乳房美学中心,它是乳房在视觉上的焦点。青年女性的乳头乳晕复合体通常在锁骨中线上,位于乳房中心的最高点、乳房下皱襞的稍上方。乳头乳晕复合体稍向内侧倾斜,其平均凸度约为 10mm。大多数患者的乳晕直径为 35~50mm。随着年龄的增长,乳头乳晕复合体会出现一定程度的偏离最高点,因此乳头乳晕复合体是乳房应用美学系统的基础。

(四) 乳房的支持结构

乳房悬韧带(Cooper 韧带)由致密纤维结缔组织组成,连接胸大肌筋膜与皮下浅筋膜,分隔包绕各乳腺小叶与脂肪组织,对乳房起固定、支持和限制作用,使乳房位置恒定,富有弹性。乳房手术中无法清晰分辨 Cooper 韧带的结构,因此 Cooper 韧带无法重建。该结构无弹性,当被伸展到超过一定限度时,即不能回缩,对乳房实质组织的支持能力也随即减弱。例如,患者体重在大幅或反复波动之后,Cooper 韧带的伸展性通常会发生明显改变。

(五) 乳房血供系统

1. 乳房的动脉

(1)胸廓内动脉的肋间穿支:为乳房提供约 60% 的血供,主要提供乳房内侧及中央部分的血液供应。该动脉的第 2~6 肋间穿支,在胸骨旁穿过肋间隙,进入乳房的内侧缘。

知识点:临床手术时的注意点

胸廓内动脉的肋间穿支中,第 2、3 肋间穿支最为粗大,为优势穿支,分别从第 3 肋软骨的上、下缘穿出进入胸大肌,故行胸大肌下假体隆乳术时,分离此处易引起大出血。

(2) 胸外侧动脉：为腋动脉的分支，自胸外侧壁下降到胸小肌和前锯肌的表面。其乳房分支与肋间动脉分支共同为乳房外侧组织供血。

(3) 胸肩峰动脉的胸肌支：在胸大、小肌之间下降，穿过胸大肌筋膜到乳腺组织，为乳房深部组织供血。

(4) 肋间动脉外侧穿支：第 3~6 肋间动脉外侧支的前支为乳房外侧供血。这些血管穿过胸壁外侧的前锯肌在背阔肌前缘进入乳房，供应外侧乳房及其表面的皮肤（图 5-7-1）。

由上可知，乳房的动脉系统是由内侧、外侧及深部不同来源的动脉分支组成。乳头乳晕还接受来自真皮下血管网与深动脉的血供，后者来源于胸廓内动脉（图 5-7-2）。因此，乳房整形术中至少应保留一个方向的血管蒂，剩余腺体的血供才有保障。

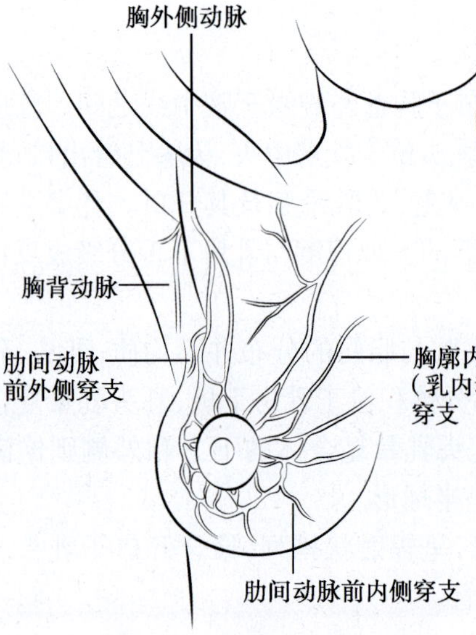

图 5-7-1　乳房的动脉血供

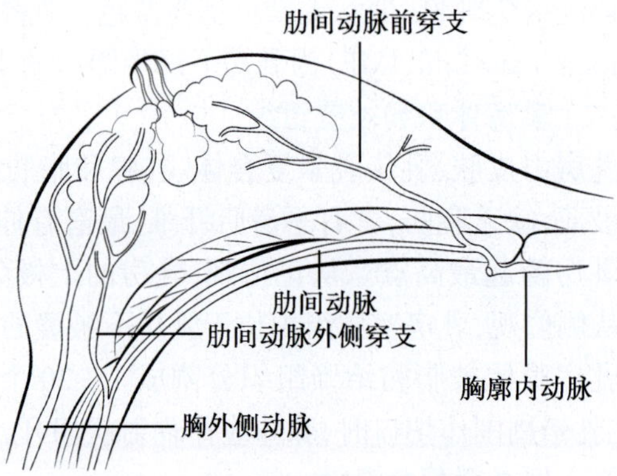

图 5-7-2　乳头乳晕复合体动脉血供

2. 乳房的静脉　乳房的静脉分为深、浅两组。浅静脉位于乳房浅筋膜浅层，在胸骨边缘汇入乳内静脉及颈前静脉；深静脉与其同名动脉伴行，主要引流乳腺和胸壁的静脉血，最终汇入腋静脉及胸廓内静脉。

（六）神经支配

来自颈丛的锁骨上神经分布于乳房上部皮肤。第 2~6 肋间神经的前皮支主要分布于乳房下半部皮肤。乳头乳晕的感觉神经主要来自于第 4 肋间神经的外侧皮支。另有交感神经纤维分布至乳头，可使乳头勃起。

知识点：临床手术时的注意点

第 4 肋间神经的外侧皮支在腺体后距边缘大约 1.5~2.0cm 处进入腺体，此处的体表投影是胸大肌外侧缘与第 4 肋间隙的交点，左侧乳房相当于 4 点钟位置，右侧相当于 8 点钟位置。如果此神经受到损伤，则会引起乳头和乳晕的感觉障碍。

二、乳房的应用美学参数

以下数据为乳房整形的术前设计提供定量的参考标准（图 5-7-3）。

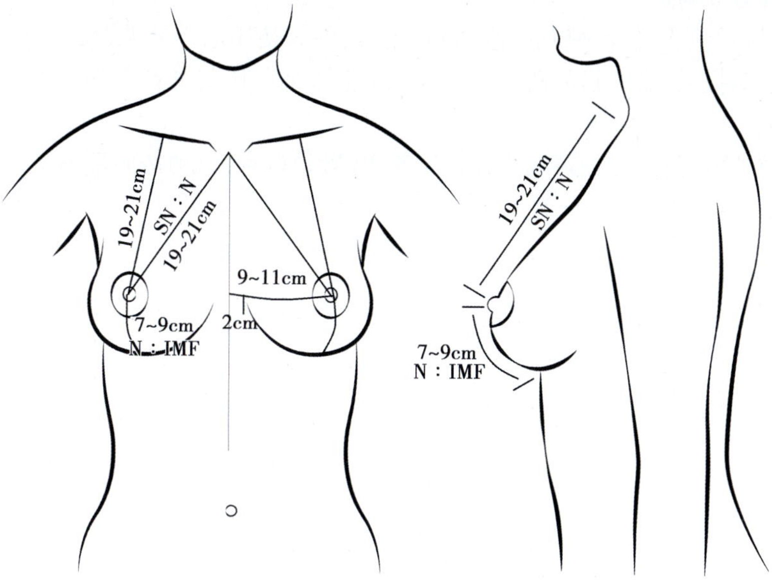

图 5-7-3 乳房的美学参数

知识点：乳房的美学参数

正常站立位和坐位时，年轻女性乳头位于第 5 肋间、锁骨中线外 1cm 处，中年妇女乳头位于第 6 肋间、锁骨中线外 1~2cm 处。乳头直径为 0.8~1.2cm，高为 1.0cm；乳晕直径为 35~50mm。乳房体积为 250~320ml。胸骨上切迹至乳头的距离（SN：N）为 19~21cm，乳头至乳房下皱襞的距离（N：IMF）为 7~9cm，胸骨中线至乳头 9~11cm，两乳头连线与胸骨上切迹三点构成等边三角形。

三、假体隆乳术

丰满的乳房是女性形体美的标志之一。乳房增大整形术就是使用外科手术技术对不发育或者发育不良的小乳房进行增大，称“假体隆乳术”。乳房过小的常见病因有先天性乳房发育不良或胸廓发育不良的序列表现（如波兰综合征）；哺乳后乳房萎缩或体重骤减后乳房萎缩等。乳房体积过小会导致女性体象障碍，缺乏自信，进而影响到女性的人际交往和生活质量，因此隆乳术成为女性常见的特需美容手术项目。

【临床病例讨论】

患者，女性，28 岁。

主诉：青春期后自觉乳房体积偏小，外观不满十余年。

现病史：患者十余年来自觉双侧乳房体积偏小，随年龄增加，逐渐产生自卑心理。今来我院要求行假体隆乳术。门诊以“双侧小乳症”收入院。

专科检查：胸廓对称无畸形，皮肤未见异常。双侧乳房小，左右较为对称。乳房内未扪及明显结节包块。双侧腋窝未触及肿大淋巴结。胸乳距左侧 18cm、右侧 18cm，锁乳距左侧 17cm、右侧 17cm，乳头至胸骨正中线距离左侧 9cm、右侧 9cm，乳头至乳房下皱裂距离左侧 5.5cm、右侧 5.5cm，乳头直径左侧 1.2cm、右侧 1.1cm，乳晕直径左侧 3cm、右侧 3.2cm。患者希望假体隆乳，术前应根据具体情况选择合适的假体及手术方式。

(一) 假体的选择与术前设计

目前，硅凝胶假体被认为是最理想的隆乳材料之一，临床使用已十分普遍，但近年偶有乳房假体可导致大细胞淋巴瘤的病例报道，需引起重视，虽数量极少，但术前仍应与患者充分沟通，告知假体隆乳可能导致的并发症。

人工乳房假体的外形可分为圆形和解剖形（又称水滴形）两种，每种按照最高点的凸度又可分为高凸、中凸和低凸。按照硅凝胶表面特性，分为光面型和毛面型。

知识点：解剖形假体的选择

明确假体的最大宽度：如果乳房较小，边界不清晰，以距前正中线 1.5cm 为内侧界，腋前线为外侧界，二者之间的直线距离为乳房宽度。

确定假体的凸度：一般情况下首选中凸，如乳房较为松弛或患者希望术后效果明显，可选高凸系列。

圆形假体无宽度 / 高度比例，故省去上述第一个步骤。

知识点：假体选择的注意事项

1. 依据乳房美学标准，结合受术者意愿定夺。
2. 根据受术者的局部条件进行增减容积：对于体型较胖、胸壁较厚、皮肤较松弛、身材较高的受术者，可适当增加，反之则适当减少。
3. 放置层次不同，选择的容积也不同，如放置在胸大肌后间隙的容积可增加。

(二) 切口的位置

假体隆乳手术入路常用的三种切口：乳晕切口、乳房下皱襞切口、腋窝皱襞切口。腋窝切口又有腋前皱襞切口、腋横皱襞切口之分，后者更为常用。一般应根据受术者的要求、局部条件及手术者的经验进行选择。医生应充分告知患者三种切口的优缺点，患者根据自己的喜好和价值观选择符合个人意愿的切口。

(三) 乳房假体放置的层次

为了保证术后的良好效果，假体表面需要有足够的软组织覆盖，以保证其不易被触及。

知识点：三种切口各自的利弊

1. 乳晕切口瘢痕不明显、入路便捷、假体植入区剥离及止血容易，特别便于二次手术的修复性隆乳，但假体植入时途中经过乳腺组织，有感染风险。此外乳晕小者手术操作较困难，有损伤乳腺导管的可能。
2. 乳房下皱襞切口瘢痕相对较明显，但手术操作较简便、创伤较小、对乳腺无影响，亚洲人应用较少，国内近年有增多趋势。
3. 腋横皱襞切口瘢痕不明显，且被腋毛遮盖，不损伤乳腺组织，常是内镜隆乳入路首选，缺点是创伤较大，假体植入路径长，此外修复性隆乳术不适合选择腋窝切口。

如乳房基础软组织较厚（乳房上极软组织厚度>2cm），则假体可放置于乳腺后间隙，如乳房基础组织较薄（乳房上极软组织厚度<2cm），则假体需要额外软组织覆盖，可放置于胸大肌后平面或双平面（图 5-7-4）。

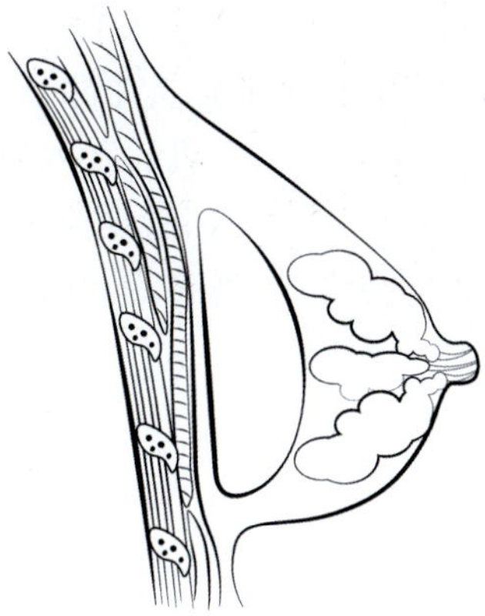

图 5-7-4 假体放置层次

双平面：在胸肌下植入时，若腔隙不够大，可离断下缘部分胸大肌附着点，称为双平面隆乳。

知识点：双平面隆乳分型（图 5-7-5）

Ⅰ型双平面：沿下皱襞完全离断胸大肌。
Ⅱ型双平面：从腺体上方松解剥离胸大肌，允许其滑向乳晕下缘。
Ⅲ型双平面：从腺体上更充分地剥离肌肉，允许滑向乳晕上缘。

需要注意的是，胸大肌内侧离断最高点不要超过乳晕下缘水平，否则容易出现难以矫正的畸形。

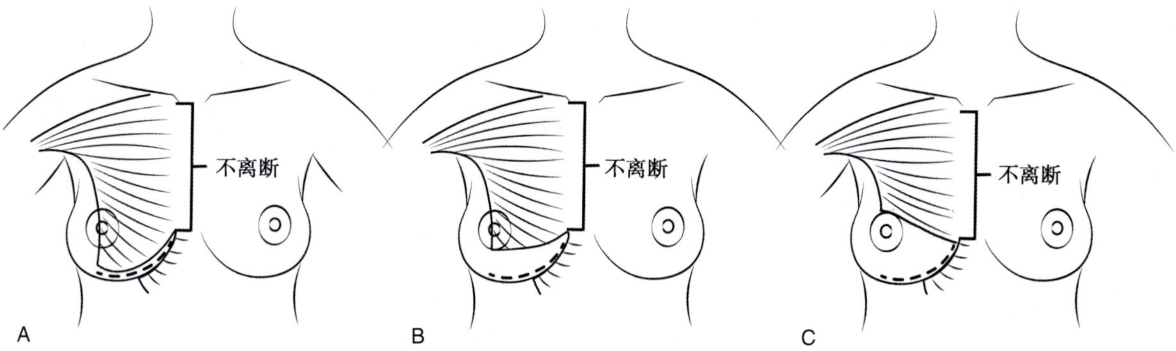

图 5-7-5 双平面隆乳分型

A. Ⅰ型双平面；B. Ⅱ型双平面；C. Ⅲ型双平面。

（四）手术操作

假体植入腔隙的设计：无论选择何种切口，均应术前于体表标记出假体的剥离范围。受术者取卧位或半卧位，一般以乳头为中心，以假体底盘直径 +3~4cm 的距离画圆，即为假体植入的剥离腔隙范围（术后乳房宽度）。如皮肤过紧、过于平坦，可适当增加剥离范围。内侧为胸骨外缘，上界应不越过第二肋间，外侧为腋前线，下界最大可达原乳房皱襞下 2cm 处。若将假体放置在胸大肌后间隙，应增大内下侧的剥离范围，可采取偏心圆法，即内下为直径的 3/5，外上侧占直径的 2/5，则术后乳房外形更优美（图 5-7-6）。

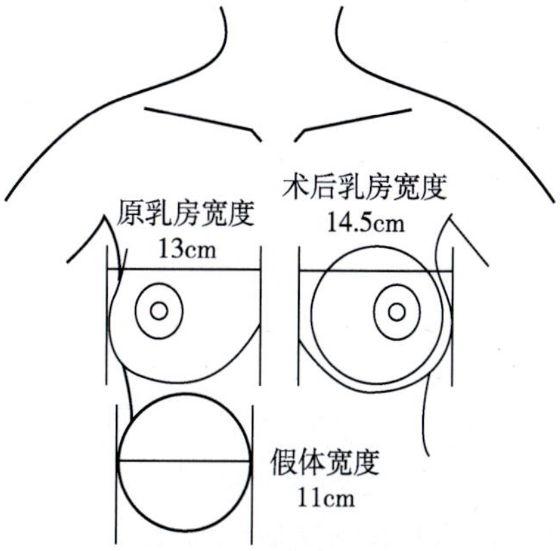

图 5-7-6 假体的选取与剥离腔隙的范围

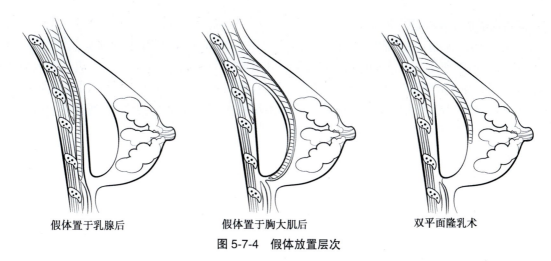

（五）不同入路的手术步骤

1. 腋下皱襞切口入路（内镜辅助） 于腋部横纹内作 3~5cm 切口，切开皮肤向胸壁钝性分离皮下腔隙，达胸大肌外缘后顺肌缘切开深筋膜，以手指钝性分离胸大肌后间隙，在进入胸大肌后置入内镜系统。镜下从外侧向内侧沿乳房假体腔隙中轴线向下进行剥离，而后由腔隙中轴向两侧扩大，直至完全剥离胸大肌下缘和部分剥离胸大肌下内侧缘。根据乳房的解剖结构不断调整牵开器位置，剥离的同时仔细止血。用“S”拉钩或直角拉钩提起腔袋，安放好乳房假体。分层缝合皮下组织和皮肤（图 5-7-7）。

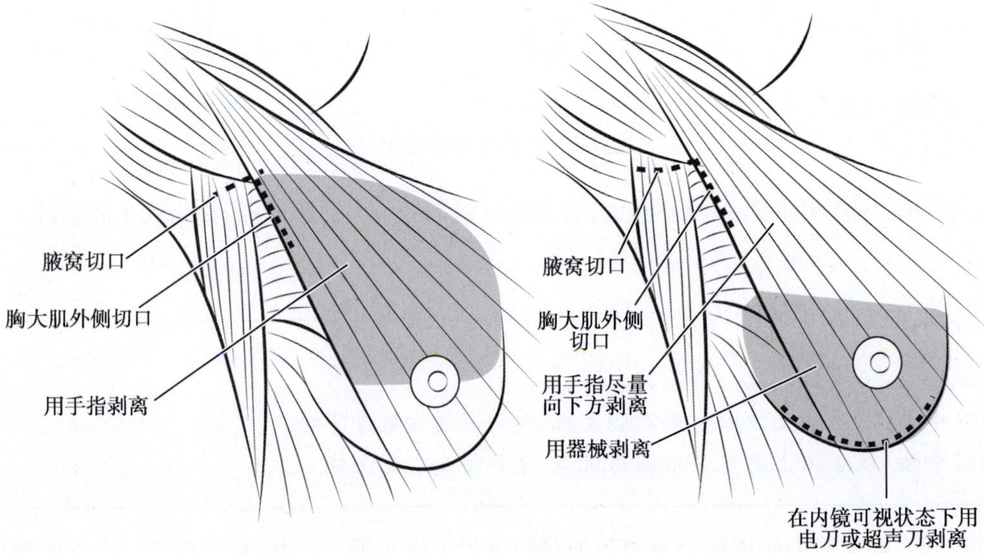

图 5-7-7 腋下皱襞入路手术操作

2. 乳晕切口入路 于乳晕周缘的内下或内上处做切口 3~4cm，最多可达内侧半个圆圈。切开皮肤、皮下组织，沿腺体表面分离至乳腺边缘，向乳头方向牵开乳腺，或放射状切开乳腺组织（或绕过腺体组织）达胸大肌表面，顺胸大肌纤维钝性分开至胸大肌后间隙，用手指或乳房剥离器钝性分离腔隙，仔细止血后植入乳房假体。乳晕切口分层缝合（图 5-7-8）。

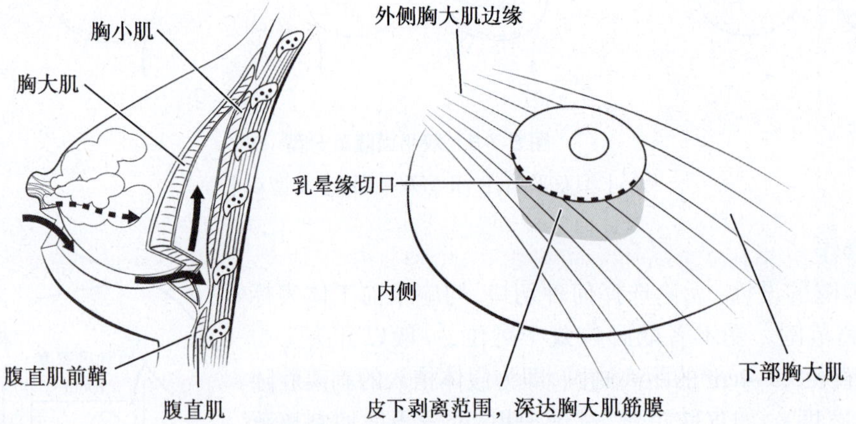

图 5-7-8 乳晕切口入路手术操作

3. 乳房下皱襞切口入路 切口设计在新乳房下皱襞处，切口长度以 3.0~4.0cm 为宜。切开皮肤及皮下组织，直达胸大肌筋膜，剪开肌筋膜，沿胸大肌纤维方向分离胸大肌下腔隙。压迫止血后植入假体，分层缝合切口（图 5-7-9）。

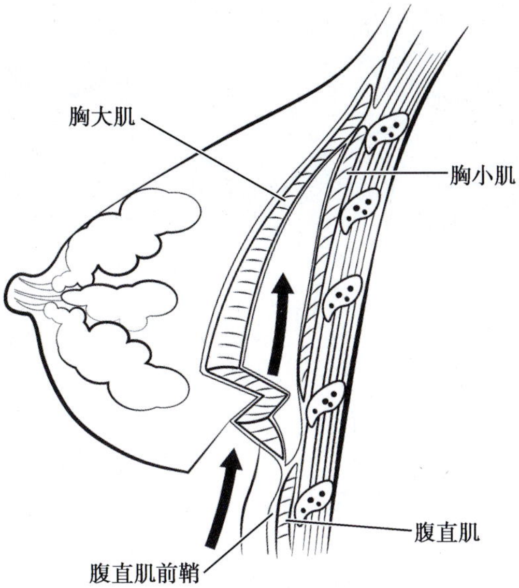

图 5-7-9 乳房下皱襞切口入路手术操作

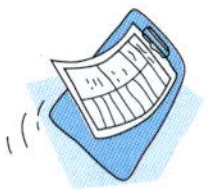

知识点：术中注意事项

1. 乳房假体植入前，应先对假体进行检查，明确假体上下极及其标志点。(解剖形假体)。

2. 手术应严格遵守无菌原则，尤其是对乳头乳晕复合体应重点消毒，假体植入前可选用二联或三联抗生素浸泡，植入过程中应尽量减少直接接触或过度挤压(可选用一次性辅助植入袋)。

3. 假体植入后、缝合切口前，患者取坐位，观察评估乳房形态及对称性，进行最后调整，对照两侧肩部、锁骨位置，确保两侧乳房对称。

(六) 术后处理

除切口需要包扎外，每侧乳房的四周应使用弹力粘胶带或弹力绷带加压包扎(图 5-7-10)，包扎的目的在于压迫止血和塑性，尤其是经腋窝入路的手术包扎的压力应偏重于乳房上、外侧。一般加压包扎可持续3~5 天。为防止积血，应放置引流，术后 24~72 小时视引流情况拔除。切口皮下减张充分的情况下，可术后7 天拆线，拆线后建议早期佩戴无内收的胸罩。术后一个月内应限制上肢上举运动。抗生素预防性术中应用或术后 24 小时内使用。

(七) 常见并发症的预防及处理

1. 血肿 手术区域血肿是早期并发症之一。临床表现：单侧乳房明显胀痛或跳痛，伴进行性体积增大及瘀斑，常提示有血肿。防治措施：避免月经期手术、严格掌握手术禁忌证(如凝血功能障碍者)。手术操作宜轻柔，尤其是乳腺后间隙或胸大肌外侧缘及胸大肌后间隙分离时，常易暴力导致大血管破裂。术中应严格止血，有条件者可应用内镜辅助止血。常规放置引流，术后加压包扎，限制上肢过早、过度活动，过早按摩乳房。常规应用止血药及抗生素。

2. 感染 临床表现：手术区域出现红、肿、热、疼、胀，并伴有发热及白细胞升高等感染体征，慢性感染往往全身低热，以局部单发或多发硬结为主。近年有较多亚临床感染的报道，感染常处于静息期或慢性期，无明显临床症状，有些为医源性，院内感染菌株对多种抗生素耐药，因此诊断困难，有效的治疗通常需要去除人工材料及周围感染组织。防治措施：术中用二联或三联抗生素溶液浸泡假体，围手术期严格无菌操作，术中、术后预防性使用抗生素。一旦发生感染，应立即使用敏感抗生素；出现脓肿后则需切开引流。必要时取出乳房假体，切除包膜，6 个月后可再行隆乳手术。

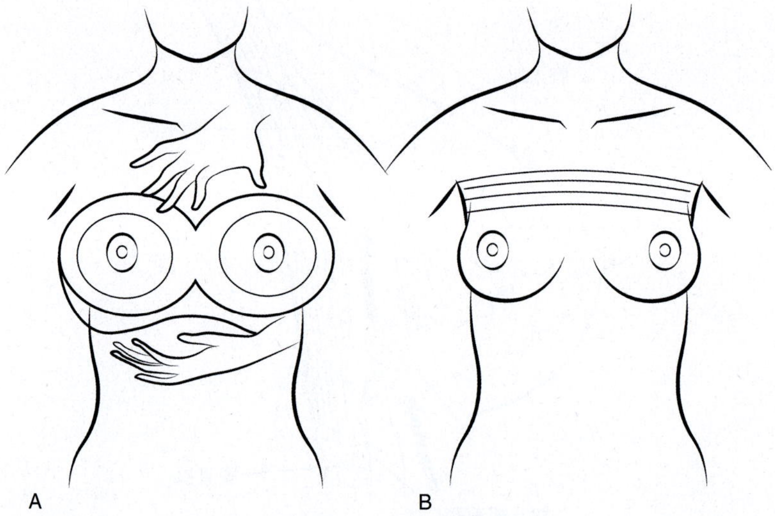

图 5-7-10 隆乳术后包扎

A. 每侧乳房的四周应使用弹力粘胶带或弹力绷带加压包扎；B. 腋窝切口隆乳术的包扎。

3. 乳头乳晕区感觉异常 有部分患者，尤以做乳晕切口者，有乳头感觉及勃起功能减退，系手术中损伤支配乳头乳晕的感觉神经所致，术中应尽量避免。如确实发生，一般可于半年至 2 年内自行恢复。

4. 乳房假体植入位置异常 乳房外形异常、两侧乳房不对称。其原因可能是乳房假体植入位置设计或剥离腔隙的范围有误，不当的加压包扎，假体包膜囊挛缩等。防治措施：正确设计乳房假体植入位置；按照设计充分剥离腔隙。术后注意上、外、下三个方位的均匀加压包扎。严格执行预防纤维囊挛缩的措施，限制上肢过度活动 2 周。通常先给予矫正性加压包扎，即对抗性加压包扎。指导患者加强按摩，以促进位置异常的纠正，若仍无法矫正者，待 3~4 个月后再次手术矫正。

5. 假体渗漏或破裂 多见于乳房假体的本身质量问题，外力冲撞或锐器所致假体破裂。硅胶囊老化、纤维包膜钙化或反复摩擦也会使已折叠成角的囊壁破裂。表现为患侧乳房体积迅速减少，数周或数月患侧乳房体积逐渐减少。硅凝胶假体破裂临床上并不一定有乳房红、肿、热、痛等炎症反应，多形成一个或数个柔软包块。当前常用的新型硅胶假体，内部硅凝胶无流动性。防治措施：术前严格检查假体质量，术中避免接触任何尖锐器械。剥离腔隙要充分，使假体充分舒展，一旦发生假体渗漏应立即取出假体。盐水充注式乳房假体取出后可以即刻进行隆乳术。一般认为，硅凝胶假体使用年限为 10~15 年，若接近这个年限，又有外伤或异常体征，建议预防性手术更换。

6. 乳房硬化变形 多为假体的包膜囊挛缩所致，常于术后 3 个月至半年内发生，其原因可能与术区亚临床感染、血肿、腔隙分离过小、异物刺激、患者的特异性体质、术后未坚持有效的乳房按摩而腔隙缩小有关。临床表现为隆乳术后乳房逐渐变硬，手感不佳，可触及乳房假体外形，甚至清晰可见假体的轮廓形状。防治措施：选择优质合适、高充盈度的假体。术中防止假体表面沾染滑石粉、纱布屑等异物。严格无菌操作、剥离腔隙充分、止血彻底；术中、术后常规预防感染治疗。术后正确地加压包扎、坚持按摩。乳房包膜挛缩Ⅱ级以上（不包括Ⅱ级），手术治疗是唯一有效的方法。通常切除挛缩的纤维包膜，扩大假体植入腔隙。术后常规放置引流，加压包扎需持续 5~7 天，早期进行按摩，如有明确的证据证明受术者对乳房假体有强烈排斥，则不宜再行乳房假体隆乳术。

知识点：包膜挛缩的 Baker 分级

Ⅰ级：不能扪及植入后的乳房假体，手感接近正常乳房。

Ⅱ级：略可扪及植入后的乳房假体，外形正常，受术者无不适感。
Ⅲ级：乳房假体中等硬度，受术者有感觉，可能有乳房形态变化。
Ⅳ级：乳房高度硬化，乳房外形明显异常，受术者不适感。

7. 切口瘢痕 手术切口的瘢痕多因减张缝合不充分、切口感染或延迟愈合，以及患者自身体质有关，尽量祛除瘢痕增生诱因，隆乳手术瘢痕多不明显。如确有增生，可考虑瘢痕封闭治疗、放射治疗以及手术切除重新缝合。

四、脂肪移植隆乳术

自体脂肪组织因具有供源充足、容易获得、组织相容性好等优点，成为理想的充填材料，自体脂肪隆乳术病例在隆乳术中所占比例逐年升高。

（一）脂肪的获取与处理

脂肪来源供区常选用上腹部、下腹部、大腿内侧、大腿外侧、大腿后侧、髂腰部、背部及臀部等。关于用何种方式获取脂肪，学术界目前尚存在争议。获取脂肪的方式有两种，一种为吸脂管连接负压吸引机抽吸脂肪，一种为注射器连接吸脂针手动负压吸脂，后者所得的脂肪细胞的活性及其功能破坏较少，故为目前普遍常用的获取脂肪方式。

对于脂肪的处理及加工，目前有 3 种方法：静置、纱布过滤及离心。静置法对细胞、组织的破坏程度最低，但肿胀液残留较多。纱布过滤法虽然能够去掉绝大多数肿胀液，但处理过程中暴露于空气，增加了污染的概率。前两者均比较耗时，而后者离心虽省时，但争议最多，支持者认为离心可以使上层的油及下层的血水（术中出血及残留肿胀液）与中间的脂肪细胞分离，通过离心所得的高密度脂肪比低密度脂肪更易存活，但离心与静置相比，操作步骤更多，可能会增加感染的概率，而且离心力过大会导致脂肪细胞的破坏。关于离心的最佳速度各家有所不同，笔者认为，离心速度的标准表达应为 g，不同离心机因半径不同，相同的离心力，用 r/min 表达时，数值不同，换算公式为 $g=1.11\times10^{-5}\times R\times(r/min)^2$。

（二）脂肪注射

关于注射方式，2001 年 Coleman 提出“多平面放射状注射”，国内李青峰等提出“3L3M”技术即多点、多平面、多隧道注射，同时退针注射，使脂肪呈串珠样排列，此法受到广泛认可。这些注射方式的目的均是使移植的脂肪与受区组织有更充分的接触，从而得到良好的血供。因为受区移植物中心在血管化前局部缺血，脂肪团块越大越容易出现中央坏死而产生囊肿、钙化，这些都可能导致乳腺检查影像学上的干扰。关于注射层次，目前多注射于皮下、乳腺后间隙及胸大肌区域。因上述间隙血管丰富且利于注射物成活。注射至腺体内易发生囊肿、钙化等，对乳腺癌的早期影像学诊断产生干扰，故不推荐注射至该层次。

（三）组织外扩张技术（BRAVA）的应用

为提高脂肪移植后的存活率及增加单次的脂肪注射量，从而减少手术次数，不少学者还采用组织外扩张器联合自体脂肪颗粒注射移植隆乳术，获得良好的隆乳效果。

注射前佩戴组织外扩张器：在接受自体脂肪颗粒注射移植隆乳术前 1 个月，患者均按照要求佩带外扩张器，保持恒定负压 2~4kPa（15~30mmHg），并以弹力衣固定。每天佩戴 8 小时，持续 1 个月，术前 1 天连续佩戴 24 小时。如在佩戴过程中出现乳房周围皮肤过敏、皮肤破溃等异常情况，需暂停使用扩张器，延期手术。

注射后佩戴外扩张器：术后供区及受区护理同常规自体脂肪颗粒注射移植术，术后 1 周拆线，并继续于乳房部位佩戴外扩张器，保持负压恒定，每天佩戴 8 小时，持续 2 周后停止使用，等待下一次自体脂肪颗粒移植隆乳术。

（四）术后并发症及处理

1. 吸收　脂肪吸收主要是由于机械性损伤、受区局部血运不良和肿胀液吸收等情况所导致的脂肪细胞坏死。脂肪吸收的比例可高达70%，因此通常需要多次脂肪移植手术才能达到满意的效果。

2. 囊肿　脂肪移植隆乳术后形成的囊肿常由坏死脂肪细胞和油滴积聚而成，并可见巨噬细胞附着。较小的囊肿通常可以自行吸收，较大的囊肿在术后早期可通过抽吸的方式进行处理。

3. 硬结　乳房内硬结是脂肪移植隆乳术常见的并发症之一，通常认为是脂肪坏死后的纤维化所致。术后较长时间内出现的硬结，因发生包膜包裹而质地坚硬，可通过手术将其去除。

4. 钙化　当少量的脂肪坏死诱导纤维沉淀，可逐渐形成或大或小的泥沙样钙化。有学者认为钼靶摄像上显示的大量泥沙样钙化或蛋壳样钙化可能干扰对乳腺癌的精确评估及诊断。但有经验的放射科诊断医师，仍然能将乳腺癌的微小钙化与脂肪注射后的泥沙样大钙化灶区分开来。尽管如此我们仍建议整形外科医师避免将脂肪注射进乳腺腺体及成团注射，并在术后定期复查。

5. 感染　一旦发生感染，可能导致脂肪移植部位形成脓肿，故应严格手术过程中的无菌操作，身体任何部位的感染灶（如疖）术前均应采取相应治疗。脓肿形成后按感染常规处理。

6. 栓塞　注射脂肪误入血管所致。为避免脂肪注射过程中可能出现的动脉栓塞，应注意使用退针注射法。一旦发生栓塞，应即刻高压氧、扩血管、抗凝等对症处理。

7. 气胸　脂肪注射层次把握不当，注脂针误入胸腔。

五、乳房缩小整形术（巨乳缩小术）

在某些病理因素或遗传因素的作用下，乳房的过度发育导致乳房体积过度增大称为乳房肥大症，它不仅影响女性的体态美，还会引起患者颈肩背部酸痛、乳房下皱襞皮肤潮湿糜烂等不适，给患者身心带来巨大的痛苦。因此，对于乳房肥大的整形兼有美容和治疗的双重意义。乳房缩小整形术（reduction mammaplasty）是以切除部分乳房皮肤、乳腺组织，使乳房体积缩小和乳房位置改善，并进行乳头、乳晕提升的系列整形技术。

（一）乳房缩小整形术手术原则

乳房缩小整形术及其改良术式多达几十种，并有各自的特点。迄今为止尚无一种手术方式能够解决所有乳房肥大的问题，关键在于术者尽可能熟练地掌握几种术式，领会其要领，方能灵活运用治疗各种条件的乳房肥大患者。对于初学者来说，选择手术方式时应以确保乳头乳晕的血供及感觉、乳房的形态与大小符合美学标准，以手术安全为原则，选用标准双蒂瓣法（倒“T”）或双环法缩乳术为最易掌握的手术方式。其遵循的原则如下：

1. 乳头、乳晕复合体的设计与处理　术前根据乳房肥大下垂的程度以及术者自身对不同手术的理解，设计含血管和神经的乳头乳晕复合体蒂，根据蒂的位置可分为上蒂、下蒂、水平或垂直双蒂、中央蒂等。

2. 切除肥大的乳腺及脂肪组织　术中既要保证切除足够的乳房组织，又应注意保留乳头乳晕复合体蒂足够的宽度和厚度，以保证其血供。

3. 剩余乳房组织塑形　将剩余乳房组织及周围皮肤瓣进行转移塑形，形成半球形的乳房形态，常常需要进行皮下或腺体下剥离，仍需时刻关注乳头乳晕复合体血供。

4. 切除多余皮肤与切口形态的变化　手术最后切除多余皮肤，并使切口尽量隐蔽美观。乳房缩小整形术常以术后切口形态来命名，如“倒T切口”“垂直切口”“L型切口”及“双环法”乳房缩小整形术等。

（二）乳房缩小整形术的基本设计

设计要点：①确定新乳头的位置；②手术切口划线；③预估计切除组织量。设计时患者应取坐位或站立位，手术者应根据患者身高、胸廓宽度、年龄大小、对新乳房形态的要求、准备选择的术式及施术者对手术的经验来确定。

知识点：乳房缩小整形术术前设计常用标志线

1. 胸骨中线 胸骨切迹中点至剑突中点连线，亦称正中线。
2. 乳房中轴线 锁骨中点经乳头至乳房下皱襞中点，亦称锁乳线。
3. 胸乳线 即胸骨上切迹至乳头的连线，末端终止于锁乳线上，距离为 18~22cm。该线距离的确定可根据受术者的身高、胸围的不同而适当调整。

知识点：确定新乳头位置的方式

1. 乳房下皱襞中点在乳房表面投影与锁乳线相交点上 2~3cm。
2. 胸乳线（18~24cm）与锁乳线相交点。
3. 双上臂中点水平线与锁乳线之交点。
4. 以胸骨上凹中点为圆心，以 18~24cm 为半径向下方画弧。再以剑突为圆心，以 11~13cm 为半径向上画弧，两弧相交点于锁乳线上为新乳头位置（图 5-7-11）。

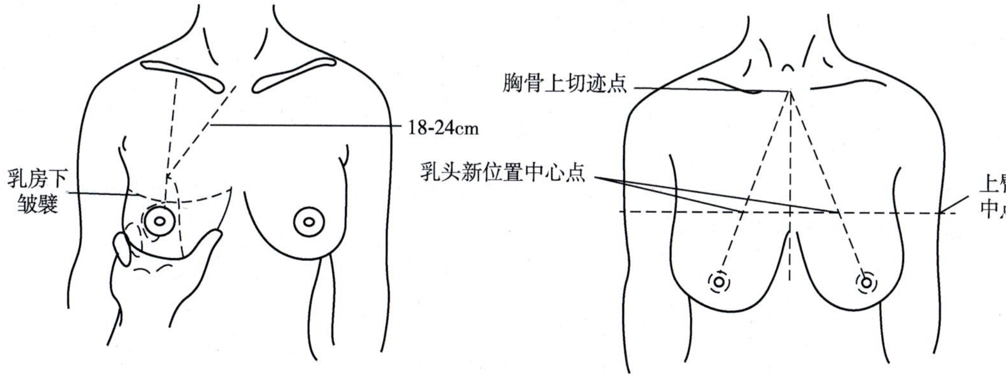

图 5-7-11 手术设计基本标志线及新乳头乳晕位置的确定

【临床病例讨论】

患者，女，36 岁。

主诉：青春期后乳房肥大重垂 20 年。

诊断：巨乳症（图 5-7-12）。

专科检查：站立位时左侧乳头较右侧乳头低约 4cm；胸骨切迹中点至左乳头距离 33cm，至右乳头距离 29cm；右侧锁骨中点至右侧乳头距离 29cm，左侧 33cm；左侧乳头距前正中线距离 13cm，右侧 14cm；左侧乳头直径 1.8cm，右侧 2.0cm；左侧乳晕直径 9cm，右侧 8cm；左侧乳头至乳房下皱襞距离 15cm，右侧 14cm；经乳头平面胸围 89cm。

术前设计：术前设计双侧新乳头位于锁骨中线上，距胸骨切迹中点 21cm，新乳晕直径 5cm，垂直蒂左侧宽 13cm，右侧宽 11cm，乳头距新乳头距离 10.5cm。

根据术者习惯选择倒 T 切口或垂直切口乳房缩小成形术。

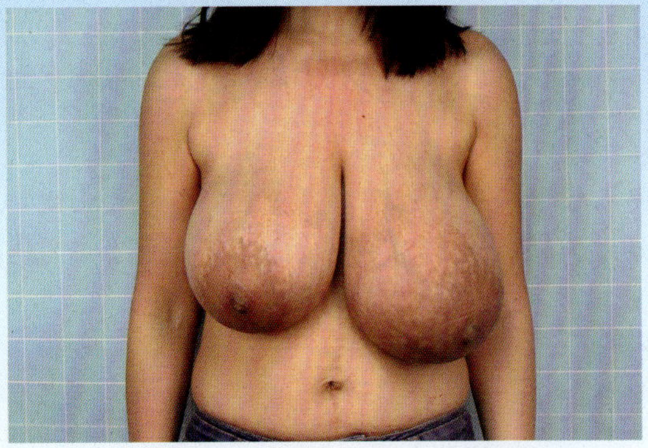

图 5-7-12 巨乳症患者站立位正面照

（三）垂直双蒂法乳房缩小整形术（倒 T 切口）

垂直双蒂乳房缩小整形（McKissock 法）是由 McKissock 于 1972 提出的。其手术内容：乳头、乳晕皮下蒂移植，蒂设计在垂直上、下方；乳房肥大的中下部皮肤切除，掀起乳房外侧皮瓣及内侧皮瓣并对合，乳腺部分作中下部楔形切除，然后将剩余乳腺于胸肌筋膜下部分游离，旋转对合，使乳腺成锥体形组织块。缝合皮肤切口呈倒 T 形。

1. 手术方法

（1）手术设计：术前坐位定位乳头的位置及定点 N，胸乳线为 19~21cm。以 N 为圆心，半径 2cm 画圆作为新乳晕。标记乳房外侧皮瓣及乳房内侧皮瓣。从点 N 向外下方设计点 C，向内下方设计点 D，分别连接点 NC 及 ND，形成∠CND，大约为 60°~130°，NC=ND ≈ 8.0~8.5cm，然后再设计 CB 及 DA 弧线，各自位于乳房下皱襞的外侧及内侧终点（图 5-7-13A）。

（2）皮瓣制作：于乳晕下方标记宽 6.0~7.0cm 去表皮区域，并设计皮下筋膜蒂的垂直双蒂乳头、乳晕皮瓣。按设计线将垂直双蒂瓣的部位去表皮（图 5-7-13A）。

（3）切除双蒂瓣两侧需去除的皮肤、皮下组织和腺体，直达胸大肌筋膜（图 5-7-13B）。

（4）制作皮瓣：于乳房内、外侧皮瓣浅筋膜层下分离，制成可推进移植的皮瓣。

（5）乳腺的分离和悬吊：切除部分乳房下部两侧及中部的乳腺组织。将保留的乳腺组织在胸肌筋膜表面分离，以缝线行下垂乳腺的悬吊，固定于胸大肌筋膜上，并对腺体组织作内陷折叠缝合，重塑圆锥形的乳腺实体（图 5-7-13C）。

（6）创口缝合：缝合内外两侧乳房瓣及乳房下皱襞切口，缝合口呈倒 T 形。分别进行筋膜层、皮下层及皮肤组织缝合，为减少瘢痕，多半采用皮内连续缝合（图 5-7-13D）。

（7）术后包扎：留置负压引流，外敷料适当加压包扎。

2. 特点

（1）手术切口设计规范，易为初学者掌握，又易在手术过程中变化操作。

（2）手术切口为元宝形，手术后有较明显的倒 T 形瘢痕。

（3）适应证范围较广，多用于重度乳房肥大的整形，也可用于轻、中度乳房肥大缩小整形或乳房下垂的矫正。

（4）乳头、乳晕以垂直的上或下方蒂移植，乳头、乳晕皮瓣血供较好，除特别严重的乳房肥大移植外，较少发生乳头、乳晕坏死。

（5）切口宽大，便于乳腺部分切除及剥离，更容易塑造半球形乳房。

（6）切口过长，几乎贯穿整个乳房下皱襞全长的瘢痕影响美观。

（7）术中部分乳腺导管被切断，会一定程度地影响泌乳功能。

倒 T 形乳房缩小成形术能够满足绝大多数病例的要求，这种术式既可靠又有效，所有经过整形外科专科培训的人员在结业后都应对该术式的设计与实施方法熟练掌握。

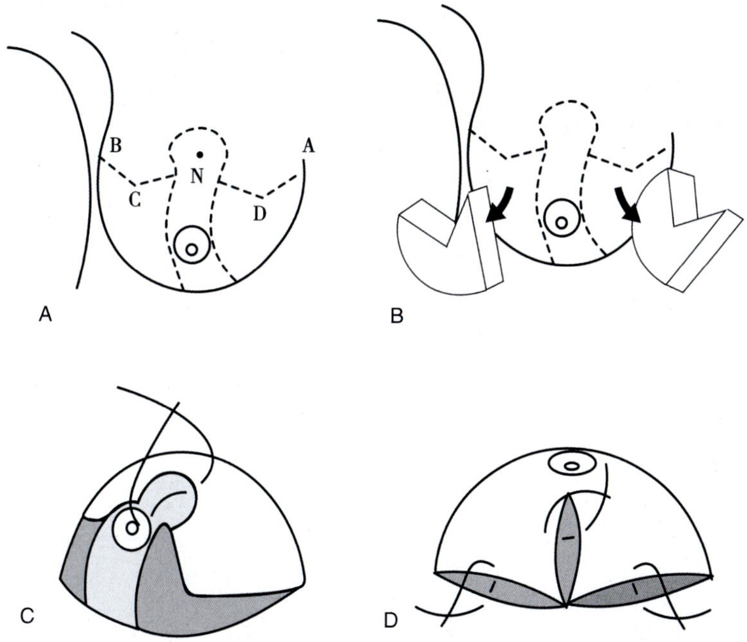

图 5-7-13 McKissock 垂直双蒂乳房缩小术操作示意图

(四) 内侧蒂法乳房缩小整形术(垂直切口)

为尽可能地减小术后瘢痕,1990 年 Lejour 提出的垂直切口手术方法,瘢痕明显减少,近年来临床应用也较为普遍,随后 1999 年 Hall-Findlay 报道了一种 Lejour 技术的改良术式,该技术运用了一种穹窿顶形皮肤标记模板,通过内侧全层真皮乳腺组织蒂转移乳头乳晕复合体,不进行皮下潜行剥离,蒂部不与胸大肌筋膜缝合。根据 2002 年美国美容整形外科学会和 2006 年美国整形外科医师协会的调查结果,Hall-Findlay 技术成为最广泛应用的小切口乳房缩小整形术。2008 年加拿大整形外科医师协会的调查结果也印证了这点。以下将经典 Findlay 法作简要介绍。

1. 手术方法

(1) 手术设计:乳房下皱襞在乳房前表面中线投影标记点 A。该点即为新建乳晕上极位置。于下皱襞上 2~4cm 标记 B 点,为皮肤切除的下限。C、D 点分别为新乳晕内、外侧两端点。以弧线连接 ABCD 四个点(图 5-7-14 A)。以乳晕内侧为蒂,乳晕的大部分位于 CD 连线以下(图 5-7-14B)。于腋区及沿外侧胸壁标记脂肪抽吸区域。

(2) 去除表皮:去表皮时应注意保护真皮深层血管,因此表皮去除尽可能薄,制成真皮瓣(图 5-7-14B)。

(3) 组织切除范围:整块切除标记线区域内的皮肤、脂肪及腺体组织,切除后乳房于矢状位和水平位剖面见图 5-7-14C。

(4) 垂直切口缝合:采用四点缝合拉拢垂直切口,有助于将下皱襞形成的猫耳皮肤均匀铺平,如产生横向皱褶,则采用真皮内缝合进行调整。应注意下皱襞是否需要重新定位,如有需要,则应进行真皮内的牢靠固定,将下皱襞缝合固定于胸壁上(图 5-7-14D、图 5-7-14E)。

(5) 闭合真皮层:间断缝合真皮深层,注意皮下减张。

(6) 吸脂修整:多在大部分乳房腺体已被直接切除后进行。吸脂目的并非用于减少脂肪总量,而是用于修整切除后尚存的臃肿组织。

2. 特点

(1) 与倒 T 形手术相比,瘢痕明显减少。

(2) 垂直楔形切除乳房组织,使得基底部变窄并增加了乳房的凸度。

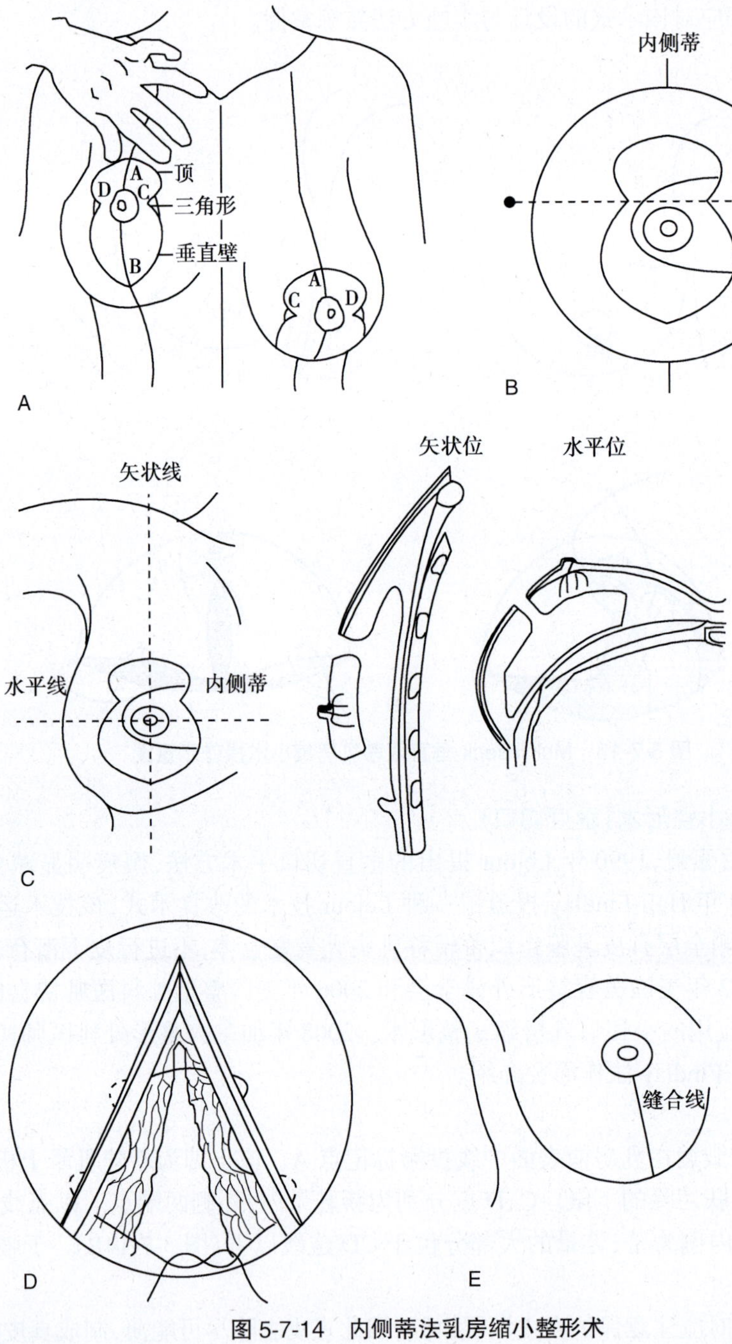

图 5-7-14 内侧蒂法乳房缩小整形术

(3)该法多用直接切除法或吸脂术，将所有多余的乳腺组织和脂肪移除，无论是软组织还是皮肤都应无张力缝合。

(4)常见切口下缘出现多余皮肤堆积形成褶皱，需再次手术修整。

(5)手术设计和操作较难掌握。

(五)乳晕缘切口法(Benelli 法)乳房缩小整形术(改良双环法)

Benelli 乳房缩小整形术适用于矫正轻、中度乳房肥大下垂的病例，术后仅遗留乳晕外环切口瘢痕。该方法通过一闭合环状的真皮缝线以荷包缝合法，治疗乳房下垂和肥大。

1. 手术方法

(1)手术设计：站立位标记新乳头乳晕的位置(基本同前)，以新乳头的位置上 2cm(新乳晕上缘)为 A 点，锁乳线上新乳晕下缘为 B 点；画出新乳晕轮廓，于新乳晕内、外侧标记 C、D 点，使 AB=CD，C 点距中线

8~12cm。S 点为乳房经线与下皱襞的交点。亦可根据乳房的形状将其设计为圆形、横椭圆形或纵椭圆形(图 5-7-15A)。

(2)去除内外环之间的表皮：沿外环切开皮肤、皮下组织达腺体，制成真皮帽。自 2 点到 10 点方向切开真皮，向乳房下皱襞方向剥离。乳腺的剥离始于乳晕下缘下方约 3cm(图 5-7-15B)。

(3)形成四个组织瓣：于乳房经线上垂直切开乳房下极腺体，直达乳腺后间隙，形成四个组织瓣；上方的真皮乳腺组织瓣，内、外侧腺体瓣，皮下剥离形成的乳房下极皮瓣(图 5-7-15C)。

(4)组织瓣切除、固定及重排列：将上述四个组织瓣改变位置、酌情修剪，重新组合，缩窄乳房基底。将上方腺体组织瓣缝合固定于胸大肌筋膜上，以提高乳头乳晕位置(图 5-7-15D、图 5-7-15E)。为使术后乳房形态向内靠拢，将内侧腺体瓣旋转、折叠、修剪后，远端缝合于胸大肌筋膜上(图 5-7-15F)。随后，将外侧腺体瓣向内侧推进，覆盖内侧瓣，并固定其上，此称为“交叉固定术”(图 5-7-15G)。

(5)腺体内陷折叠术：为使腺体形成圆锥状，需于乳房经线上将两侧乳腺瓣行内陷折叠缝合(图 5-7-15H)。

(6)乳晕位置的固定：于真皮瓣上端作 1cm 长切口，通过此切口，将乳晕缝合固定于真皮瓣上缘，仔细调整位置后缝线打结于真皮切口下(图 5-7-15I)。

(7)外环真皮层荷包缝合：缝合过程中确保皮肤皱褶均匀分布，缝线打结埋于此前作的 1cm 真皮切口下(图 5-7-15J)。为减少褶皱，皮下层可做中央部双荷包缝合，不可过浅、过紧，以防表面出现多处凹陷。

(8)贯穿乳晕直径的 U 形缝合：为防止乳晕过度前凸，可行贯穿乳晕直径的 U 形缝合(图 5-7-15K)。

(9)间断或连续缝合乳晕皮肤。

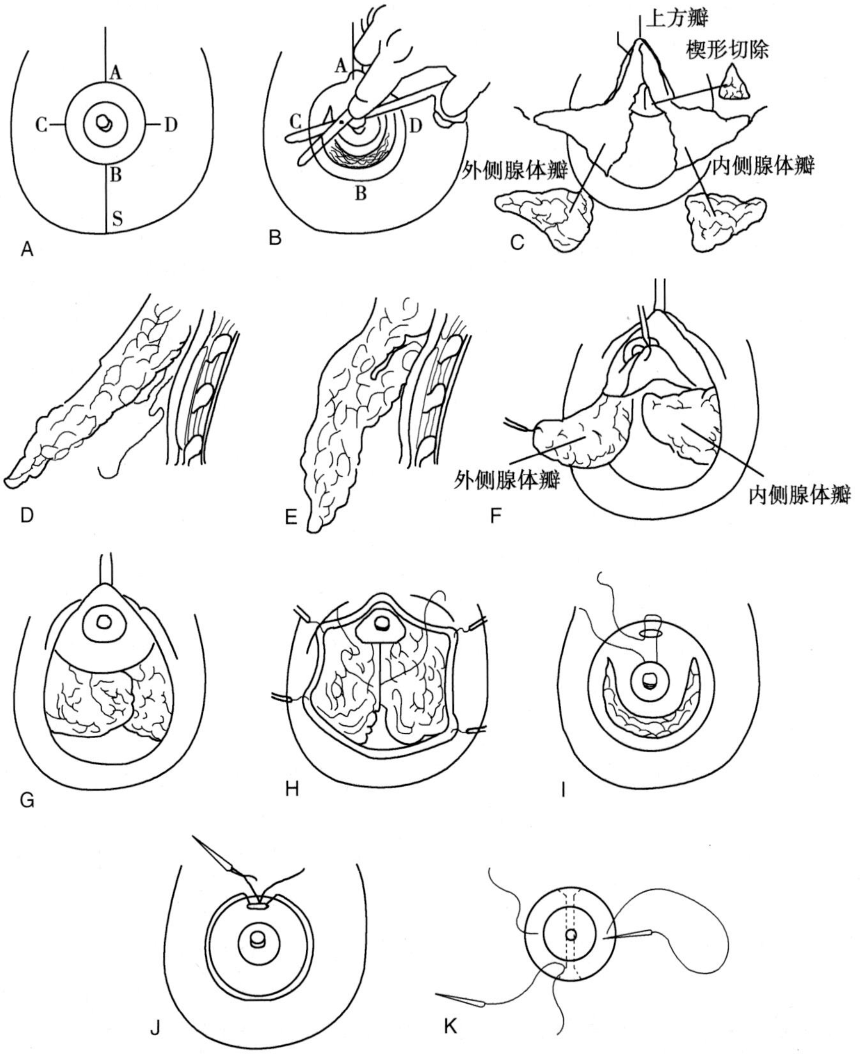

图 5-7-15　乳晕缘瘢痕法(Benelli 法)乳房缩小整形手术操作示意图

2. 特点 与传统的倒 T 形及垂直形皮肤切口方法完全不同，本法只在乳晕外缘遗留瘢痕，正常愈合后通常瘢痕不明显。Benelli 法是传统“双环法”乳房上提固定术的改进，即使乳房较大、下垂较多的病例也成为其适应证。该法的基本概念是将皮肤和腺体分为两个独立的部分来处理，即腺体组织是与被覆皮肤分开的。

术后有扩大乳晕和乳晕外周瘢痕的风险，乳晕周边瘢痕比较明显，乳晕轻度椭圆形（俗称“熊猫眼”），乳头部分扁平，乳房饱满度不够。

（六）乳房缩小整形术后处理

1. 负压引流 24~48 小时。

2. 术后 7~9 天拆线。

3. 常规预防性应用抗生素。

4. 严密观察乳头、乳晕的血供情况，对症处理。

5. 术后 5 天持续佩戴定型胸罩 3 个月。

（七）术后并发症及处理

1. 出血 包括术中及术后出血。由于乳房缩小整形术多为双侧手术，创伤较大，出血较多。因此，术前酌情备血，术中严格止血，术后加压包扎、应用止血药物，并严密观察。遇有明显的活动性出血，应及时加压包扎处理，必要时手术止血。术后血肿主要是由于引流不畅所造成。少量者可用注射器抽吸，必要时切开引流。

2. 感染 较为少见，分为急性感染及慢性感染。前者宜积极地抗感染处理，必要时作切开引流，慢性感染常因急性感染处理不当、局部存有坏死组织，造成切口长期不愈，宜彻底清创，改善局部组织血供，以控制感染。

3. 创口裂开、皮瓣坏死 皮肤切除过多、切口张力太大、感染都可造成创口裂开。皮瓣转移后血供不良，易致皮瓣坏死，术前精确的手术设计，术中细致操作，术后防止血肿、感染，减少皮肤缝合张力等，是防止创口裂开及皮瓣坏死的关键。

4. 乳头、乳晕坏死 其主要原因是蒂部过窄或蒂部血供受损。因此乳头、乳晕移植，其蒂宽与移植距离之比宜在 1∶(1~2)，超出此范围，宜作双蒂移植，以防止移植后乳晕血供不足。发生坏死者，需待二期行乳头乳晕再造术。

5. 形态不良 术后形态不良，包括乳房过大或过小、乳房位置不良、乳头重置过高、双侧乳房形态不对称、双侧乳头位置和饱满度不对称及乳头凹陷等。这些都应通过精确的手术设计及细致、对比性操作加以预防。一旦出现上述情况，常需二次手术予以矫正。

6. 瘢痕增生 腺体保留过多或皮肤过紧所致，缝合的切口张力较大，致使术后初期尚好的切口瘢痕逐渐增生变宽。预防的方法是缝合时减少切口的张力。

7. 乳头感觉丧失 主要为手术损伤或切断乳头乳晕的感觉神经所致。术者应熟悉解剖，避免乳头乳晕的感觉神经受损。损伤后可应用神经营养药。部分患者手术 3~6 个月后，乳头乳晕的感觉可部分恢复。

8. 哺乳功能丧失 对于轻度乳房肥大及下垂的病例，应尽可能只切除乳房下部，减少乳腺导管的损伤，尽可能保留哺乳功能。特别是对于未婚女性，则更应谨慎，若非必需，乳房缩小成形术应待生育哺乳后实施为妥。

六、乳房上提固定术

乳房松垂是一种生理现象。常见于历经多次妊娠并哺乳之后的中老年妇女，也可见于突然消瘦者，随腺体屡次增大、萎缩，被牵伸扩展的皮肤和悬吊支撑韧带弹性降低，致乳房松弛而向下垂坠、形似袋状。乳房下垂影响胸部体态，还会造成生活和工作的诸多不便，故乳房上提固定术（mastopexy）具有美容和治疗的双重意义。

（一）乳房下垂临床表现及外观形态分类

1. 纺锤状乳房下垂　系腺体组织疝坠至乳晕区域，形成乳房基底部小的纺锤状而得名，常合并大乳晕综合征，多见于哺乳后的中青年妇女。

2. 三角巾状乳房下垂　乳房呈扁平状，形似挂于胸壁上的三角巾而得名，多见于中老年妇女。

3. 圆柱状（桶状、牛角状）乳房下垂　乳房纵径较长、乳头位于乳房下极、外观如圆柱或牛角。乳房内主要是纤维及脂肪组织，乳腺组织较少，乳房手感较致密、皮肤弹性较好，多见于青年女性。

知识点：乳房下垂分度

Ⅰ度（轻度）：乳头下移不超过乳房下皱襞平面。

Ⅱ度（中度）：乳头位于乳房下皱襞平面与乳房最低点平面之间。

Ⅲ度（重度）：乳头位于乳房的最低位置。有些乳房远端肥大者伴下垂较严重，虽乳头位置不在乳房的最低处，也应视为Ⅲ度下垂。

（二）乳房上提固定术适应证

凡是迫切要求实施乳房松垂矫正术、身心健康者均为手术适应证。

（三）术式选择

对于不需切除乳腺组织的轻度乳房下垂者，可采用隆乳术、乳房悬吊术或两者结合矫正。轻度乳房下垂可行环乳晕切口的乳房上提术即“双环法”乳房上提术；对于中、重度乳房下垂者，根据是否合并乳房肥大而选择乳房缩小整形术或乳房悬吊术来修复。

手术的主要目的在于去除多余皮肤，提升乳头、乳晕及乳房的位置。

（四）术前准备

除常规术前检查外，还应注意：①明确患者要求手术的原因及要求，包括哺乳要求；②向患者说明可能发生的并发症，如瘢痕、积液、血肿等，乳头可能有 3~6 个月暂时失去知觉，得到患者充分理解与同意。

（五）手术方法

通常巨乳都有下垂的情况，各种乳房缩小整形术即可解决这一病症。在此仅论述无需乳腺组织重塑的乳晕缘切口乳房上提固定术。新乳头乳晕位置的确定、术后处理及并发症均同乳房缩小成形术。

乳晕缘切口乳房上提固定术是治疗乳房松垂的可靠手术方式，适用于各种类型的乳房松垂。基于仅皮肤与支持韧带发生松垂的病因，将去除表皮之后的真皮瓣埋入乳房内，在乳房内起到牢固支持固定的作用，使重塑后的乳房保持稳定，减少复发概率。

1. 术前设计　需要切除的皮肤量是由乳头乳晕复合体的位置决定的。术前必须考虑到将乳头乳晕复合体提升到适当的高度以纠正乳房下垂，需要切除一定量的皮肤和多余的乳晕组织。患者取坐位或站位标记出切除线。通过测量胸乳线以及胸骨旁线到乳头的距离，以检查乳头乳晕的对称性。需要保留的乳晕大小应在乳房拉伸时标出（图 5-7-16）。

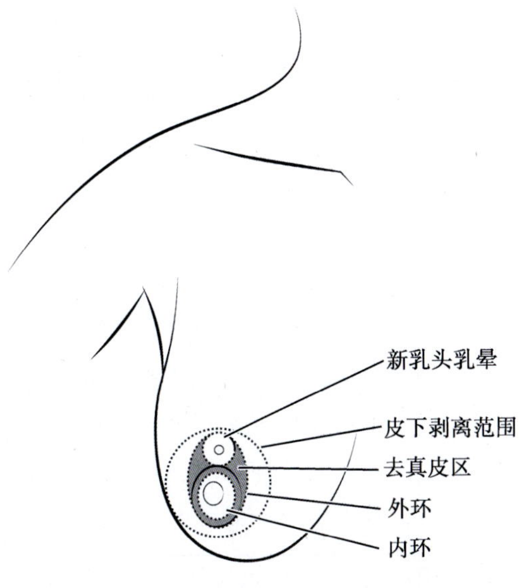

图 5-7-16　乳晕缘切口设计示意图

2. 乳晕缘切口设计原则　根据患者乳腺松垂的具体情况，确定内外环大小、形状。原则上，新乳晕的上缘与外环上顶点内切，原乳晕下缘与外环的下顶点内切。外环为以原乳头为中心的直径为 3.5~4.0cm 的圆形，外环可顺势绘成圆形、椭圆形等。

3. 手术操作　内、外环之间的皮肤用含 1∶200 000 肾上腺素的肿胀液浸润，以利于去除表皮。去除内外环之间的表皮，沿外环切开皮肤皮下至腺体表面，锐钝结合向周围扩大分离，形成环形皮瓣。随后间断缝合收紧腺体外下方。可先于环形瓣皮下荷包缝合一圈，逐步收紧外环，再于外环真皮内荷包缝合。拉紧荷包线，当圆环收至近似乳晕大小时打结。用 5-0 可吸收缝线作皮下连续缝合，最后用褥式缝合法缝合皮肤。

七、乳头内陷矫正术

乳头内陷是指乳头凹陷于乳晕平面之下，轻者乳头失去凸起，部分乳头凹陷于乳晕之中。重者乳头外观缺失，完全陷于乳晕平面之下，呈火山口样畸形。乳头凹陷易使局部积存污垢，产生异味；哺乳时婴儿不能吮吸乳汁，致乳汁排泄不畅，易诱发乳腺感染。

（一）病因

分为先天性和继发性。先天性乳头内陷主要是因为乳头乳晕的平滑肌和乳腺导管发育不良，乳头下缺乏支撑组织或组织挛缩所致。临床上常表现为双侧乳头内陷，其发病率在 1% 左右。继发性乳头内陷常因感染、创伤等导致乳腺管道周围瘢痕或肿瘤牵拉而出现程度不同的乳头内陷，处理上应对症治疗，消除病因。

（二）手术方法

乳头内陷手术矫正方法有很多，例如菱形二瓣或四瓣法、小三角形乳晕皮肤切除法、新月形乳晕皮瓣法、去表皮乳晕三角皮瓣支撑法等。现就最常见手术方法，即菱形二瓣法或四瓣法作介绍。

于乳头四周的乳晕内设计四个放射状分布的菱形切口。缝线牵引乳头，以近端或远端皮下蒂为蒂，去除菱形表皮，切开皮肤和皮下组织，形成带皮下蒂真皮瓣。在乳头下方仔细分离松解，切断过紧的平滑肌纤维和纤维结缔组织，充分解除导致乳头内陷的牵拉力，注意尽量不要损伤乳腺导管。将相对应两瓣在乳头基底部交叉缝合固定。将菱形切口逐层一一缝合（图 5-7-17）。

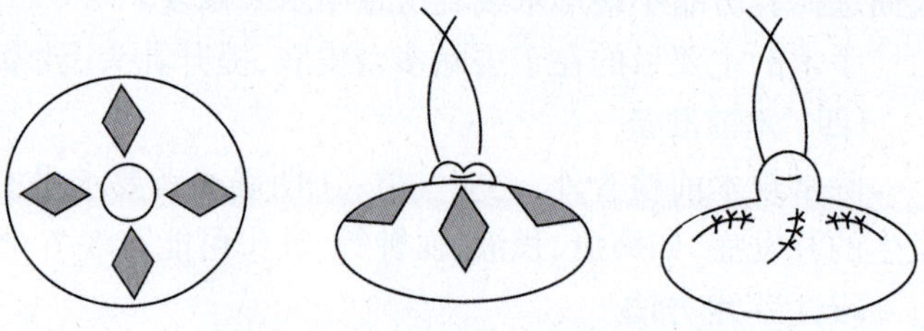

图 5-7-17　菱形法乳头内陷矫正术

知识点：乳头内陷临床分类

1. Ⅰ型乳头内陷　乳头部分内陷，乳头颈存在，能轻易将内陷乳头挤出，挤出后乳头大小与常人相似。

2. Ⅱ型乳头内陷　乳头全部凹陷于乳晕之中，但仍可挤出乳头，乳头较正常为小，多半没有乳头颈部。

3. Ⅲ型乳头内陷　乳头完全埋于乳晕下方，无法将内陷乳头挤出。

知识点：乳头内陷的手术原则

1. 术中须松解牵拉乳头的纤维束，必要时切断部分或大部分短缩的乳腺导管。
2. 组织移植填充空虚的乳头。
3. 将乳头颈部紧缩，防止乳头内组织疝出，可采取荷包缝合或部分皮肤切除的方法。
4. 术后须行一定时间的乳头牵引，防止复发。

(三)手术后处理

1. 使用有孔纱布环绕乳头包扎固定3~5天,避免乳头受压。

2. 术后应尽早进行乳头牵引悬吊,以预防复发。

3. 固定方法 剪取10ml注射器针筒尾端,在距针筒底座上5mm处打两个孔,将乳头牵引线自孔中引出,固定于针筒底座上。术后2周左右可去除固定装置。

4. 观察乳头血供,一旦乳头出现血供障碍,及时拆线减压,以防乳头坏死。

(四)手术后并发症及防治

1. 乳头内陷复发 常见于拆线后1~2周。原因:①乳头下方短缩的组织未完成松解;②乳头下方无支持组织;③创面愈合后瘢痕挛缩牵拉。防治措施:①主要针对以上原因进行处理;②一旦发生,于手术后6个月考虑再次手术。

2. 乳头坏死 主要与术中损伤乳头供应血管或皮肤缝合过紧有关。防治措施:在保证乳头血供的情况下,尽量切断过紧的纤维结缔组织,发现乳头血供欠佳应及时拆线减压。一旦乳头坏死,需待坏死组织界限清晰后,彻底清除坏死组织,待创面愈合,择期行乳头再造术。

3. 乳晕变小 主要因手术动员部分乳晕皮肤延伸为乳头所致。防治措施:此种情况一般没有功能障碍,若影响外形,可采用文刺法扩大乳晕。此外,术前应将手术后乳晕变小的原因告知受术者。

八、副乳腺

副乳腺,又称异位乳腺、多乳腺症,可伴有多乳头症发生。在胚胎时期,胎儿长到9mm时,从双侧腋窝一直到腹股沟连线上有6~8对乳腺始基,至出生前,除保留胸前一对外,其余均应退化。少数人群有多余乳腺没有退化或退化不全的现象,称为副乳腺,属于先天性发育异常。副乳腺男女均可发生,以女性居多,目前女性副乳腺发生率约占女性人群的2%~6%。

随着人们生活水平的不断提高,对美的要求也越来越高,不仅追求面部五官的美感,而且对体形美的要求也越来越高。副乳使腋前乳房外侧明显增大和增宽,显得肥胖和臃肿,与现代女性着装美学要求不相适应。

(一)临床诊断

副乳症者多因局部疼痛或美容要求而就诊,鲜见有恶性。由于该部位癌早期诊断困难,又由于靠近腋窝淋巴结,故认为副乳恶性者预后较差。当副乳症缺乏乳头时,更易恶变。副乳症的诊断,主要以临床查体再辅以B超或MRI等辅助检查为主。由于副乳腺与正常乳房的乳腺组织相类似,因此正常乳房可能发生的疾病,副乳腺同样可能发生。并且副乳腺没有正常的排泄通道,哺乳后乳汁在其内淤积,长期刺激腺体组织,也易发生恶变。临床考虑"副乳腺"的诊断时,还应排查副乳腺癌的可能性,对无乳头的副乳需更加谨慎对待。

(二)手术原则

副乳腺的存在对人体无任何益处,且留有隐患。故除无任何症状、体积较小、触诊无结节的患者可嘱其定期检查外,多数主张手术切除,尤其是以下类型:①影响美观;②可触及明显肿物者;③有明显疼痛症状;④有乳头溢液者;⑤有乳腺癌家族史者。

副乳腺的手术治疗常用方法主要有脂肪抽吸法、单纯切除法及二者联合法。有文献报道乳腺外科使用Mammotome微创旋切手术治疗系统,也有使用完全腔镜法手术治疗。

手术后应注意局部加压包扎,预防血肿出现。

九、人工材料注射隆乳的并发症处理

常见的乳房注射人工材料主要是聚丙烯酰胺水凝胶(polyacrylamide hydrogel,PAAG),其性状多表现为半透明淡黄色颗粒、胶冻样物体。注射隆乳术后可造成乳房疼痛、硬结、感染、皮肤组织变性破溃坏死、肉芽肿、血肿、乳头溢液溢血、乳头凹陷、乳房硬化、形态异常。

（一）诊疗环节注意事项

1. 详细询问患者注射史及临床症状。

2. 检查注射物范围、硬结、局部覆盖组织厚度，告知患者术中及术后可能的并发症情况。

3. MRI 影像学检查有助于准确判断注射物范围性状及分布层次，对手术取出注射物提供直观的参考依据。

4. 手术原则　鉴于 PAAG 对人体的危害，临床多主张尽早取出，无论有无异常并发症，有如下指征更应尽快处理：①疼痛不适；②硬结，包括局部单个、多个或弥漫性硬结；③炎症，主要为感染、破溃坏死等；④注射物移位；⑤心理障碍；⑥乳汁淤积；⑦伴有其他全身症状。术中应在直视下最大限度去除注射物及包膜组织，清除变性的腺体、肌肉组织。禁止盲视下盲目穿刺抽吸。

5. 重建原则　绝大多数患者在注射材料取出术后，可出现乳房体积缩小、局部畸形、组织缺失等症状，对乳房形态造成严重破坏。因此取出术后乳房畸形的修复，需要根据不同个体情况，采用个性化的治疗方案。一般在注射物取出术后半年，行假体隆乳的治疗，效果较为满意。

6. 知情原则　注射物取出术前应与患者充分沟通达成共识，注射物不可能一次性完全取出，可能出现多次手术取出后仍有少量残留的情况。此外，注射物取出后，乳房外形极有可能发生巨大的变化，例如不对称、表面凹凸不平、出现新的硬结等。

（二）手术方法

对于取出水凝胶手术方法的选择，不提倡采用盲目类似脂肪抽吸的方法，因其不但不能彻底取出水凝胶，还会损伤周围组织，在穿刺过程中可能使水凝胶移位，并形成多个散在的腔隙，给下次手术带来了极大的困难。

一般均采用乳晕下半环切口。首先切开乳晕皮肤及皮下组织后，沿腺体包膜浅面向下剥离直至腺体下极，继续向深面分离自此打开腺体后间隙。若注射层次较好，此时可以见到颗粒状、质地柔软如同果酱样注射物流出。如有多个腔隙，须切断隔膜，使之形成一个相通的腔隙，然后插入吸引器的导管，自导管内注入大量生理盐水冲洗后将异物吸出。如累及腺体或肌肉，须切开腺体或包膜，用刮匙刮除注射物。包膜较厚或组织变性、粘连明显，则必须切除部分肌肉及腺体组织，并送病例检查。几乎绝大多数患者注射腔隙内均有组织的变性和不同程度的肉芽肿及坏死，故一定要彻底切除变性组织，“双氧水—氯己定—生理盐水”反复冲洗。原则上不主张即刻放置假体，若注射物比较集中，但具有一定硬度，去除组织不多，可考虑换层次即刻植入假体。手术最后用手指探查无结节硬块残留为止。

（三）术后处理

注射物取出术切除的病变组织中，病理结果通常显示组织玻璃样变，组织周围有巨噬细胞浸润及异物巨细胞聚集，提示水凝胶可引起明显的异物反应。部分注射时间不长者，水凝胶形成的包膜较薄，可能会因为外力或创伤等因素而导致水凝胶向周围正常组织渗透，引起水凝胶移位并重新分布，导致乳房严重变形。而部分注射时间较长且经过多次抽吸者，水凝胶周围有很厚的包膜形成，如同置入硅凝胶假体较长时间后所形成的包膜。具体原因目前仍不清楚，可能与注射时的创伤、局部感染有关，但不排除水凝胶降解所产生的毒性物质刺激周围组织所发生的严重异物反应。

多数患者无法接受术后乳房形态变化，因此我们建议术后半年复查 B 超，如无明显水凝胶残留，可考虑行假体隆乳术，术中应尽量避开原注射物腔隙，以防感染。

十、乳头缩小整形术

正常女性乳头直径 0.8~1.2cm，高 1.0cm，先天发育或后天哺乳刺激所致的乳头肥大或过长均为乳头缩小整形术的适应证。

（一）手术原则

1. 为缩小乳头，切除乳头深部组织，切口设计应尽量与乳腺导管平行。

2. 为缩短乳头，切除组织时应尽量以浅层皮肤组织为主。

3. 避免切除乳头组织过多、缝合张力过大，导致乳头血供障碍甚至坏死。对于未育女性患者，应选择保留哺乳功能的手术方式，并告知患者术后仍可能影响哺乳功能。

（二）手术方法

1. Sperli 法　将乳头划分为 6 个区，对其中间隔的 3 个区域，行楔形切除，对乳头下半部分表皮进行圆周状切除后缝合，以使乳头缩小、缩短。如乳头周径不大，只是过长或下垂，仅需行下半部分表皮的圆周状切除。

2. 武藤靖雄法　于乳头基底部进行圆周状切除，如乳头仍显肥大，则楔形切除一块乳头组织，缝合切口。该法可能影响哺乳功能。

3. 半侧乳头切除法　把乳头从中央纵行切开，一分为二，此切口与跨过乳头基底一半的第二个切口相交，切除乳头的一半。把被保留的另一半折叠，缝合切口。该法同样可能影响哺乳功能。

（三）注意事项

1. 如切除乳头组织过多，缝合张力过大，则可能发生乳头坏死。
2. 乳头缩小整形术可能破坏一部分乳腺导管，因此不适用于计划母乳哺乳的育龄女性。
3. 对于小乳症伴乳头过大过长者，宜先行隆乳术，再根据情况决定是否行乳头缩小术。
4. 于乳头基底部进行圆周状切除时，切口不可过深，以免影响乳头血运及感觉，一般仅切除表皮即可。

十一、男性乳房肥大矫正术

男性乳房肥大症是一种较常见的男性乳腺增生肥大的良性疾病，有研究表明每 10 万名男性中就有至少 8 人患病，且可发生于任何年龄阶段。临床上将这一疾病定义为伴有扩增腺体组织的男性乳房增大。另一种相关类型为假性女性型乳房（pseudogynecomastia），表现为脂肪组织堆积，而无腺体组织的增生。

（一）临床表现

男性乳房肥大症患者的乳房增大常见双侧。此类患者多因此有心理焦虑及社交障碍，不愿穿紧身衣物，为掩饰增大的乳房而低头驼背。实验室检查可见患者血浆雌激素水平高于雄激素水平。

（二）手术原则

手术治疗通常于青少年睾丸发育成熟后，通过尽量小的切口切除乳腺、脂肪组织。手术方式主要根据临床分级来确定，包括腺体、皮肤切除及脂肪切除。

知识点：男性乳房肥大症临床分级

Ⅰ乳房轻度增大，不伴有多余皮肤。
ⅡA 乳房中度增大，不伴多余皮肤。
ⅡB 乳房中度增大，伴中度多余皮肤。
Ⅲ乳房重度增大，伴大量多余皮肤，如同乳房下垂。

（三）手术方法

1. 轻、中度男性乳房肥大不伴有或伴有少量多余皮肤　可通过乳晕下缘切口，辅以脂肪抽吸的方法，可达到较好的手术效果。手术过程中，先在术区局部进行肿胀麻醉，在皮下深层脂肪层进行抽吸，使纤维化腺体组织与胸大肌及胸肌筋膜分界清晰。遂通过乳晕下缘切口，剪断连接胸肌筋膜与腺体组织间的 Cooper 筋膜，去除增生的腺体，通常保留乳晕下方 0.5~1cm 厚度的腺体，以免术后出现乳头乳晕坏死及凹陷。术后术区皮肤会有一定的回缩量，因此有少量多余皮肤者通常不需特殊处理。

2. 重度男性乳腺肥大伴有中重度多余皮肤　在脂肪抽吸及腺体切除的基础上，须进行多余皮肤的切除。手术类似乳房上提术，有些患者还需上移乳头位置。术后双侧术区均需放置负压引流 2~3 天。

（姚　尧　高建华）

参考文献

[1] 王炜. 整形外科学. 杭州: 浙江科学技术出版社, 1999.
[2] SHERRELL J A, DOUGLAS S S, JENNIFER L W. 美容整形外科学. 宋儒耀, 方彰林, 译. 北京: 北京大学医学出版社, 2012.
[3] GROTTING J C, ROBERT J. 麦卡锡整形外科学. 3 版. 范巨峰, 江华, 李洪生, 等, 译. 北京: 人民卫生出版社, 2015.
[4] 李世荣, 高建华, 姜世正. 整形外科学. 北京: 人民卫生出版社, 2009.
[5] 查选平, 高建华. 乳房形态测量研究的进展. 中华整形外科杂志, 2005, 21 (5): 384-7.
[6] 单磊, 高建华. 乳房体积测量技术. 中华医学美学美容杂志, 2004, 10 (4): 252-4.
[7] 中华医学会整形外科学分会乳房专业学组. 硅胶乳房假体隆乳术临床技术指南. 中华整形外科杂志, 2013, 29 (1): 1-4.

第八节 脂肪抽吸与移植

一、脂肪抽吸术

脂肪抽吸术是目前全世界范围内进行最普遍的美容整形手术之一。美国美容整形外科协会正式发表的统计资料显示,自 1997 年至 2016 年共 20 年中,除 2008 至 2010 年及 2012 年共四年为第二名以外,其余年份脂肪抽吸术的实施例数均位居美容整形手术的第一名。脂肪抽吸术如此火爆的原因在于,其可以通过合理地去除皮下脂肪达到重塑体型的目的,如果操作得当,具有创伤小、恢复快、疗效显著等优点。

在进行脂肪抽吸术设计时,身体可以被分为较小的塑形单位,如上臂、项部、腰腹部、背部、大腿前、后、内、外及小腿等,这些部位通常可以单独抽吸;在此基础上,一些经验丰富的医师也会将上述数个部位进行联合抽吸,如上臂及项背部、腰腹环抽及大腿前内侧、大腿后外侧及小腿联合抽吸等。这对需要全身抽吸塑形的患者来说可以减少停工时间和手术总费用。当然,大范围脂肪抽吸术必须由经验丰富的医师来进行,否则很可能引起不必要的各种并发症。

(一) 术前准备

脂肪抽吸术适用于局限性或全身性脂肪堆积者,但需排除由于代谢障碍引起的肥胖。患者应无器质性的心、肺、肝、肾等重要器官疾病,无重大的药物过敏史,无血栓性静脉炎,无出凝血障碍等。一般不建议小于 18 岁的青少年及年龄过大的老年人行脂肪抽吸术。对于妊娠后肥胖者,建议至少停止哺乳 3~6 个月再进行脂肪抽吸术,此时患者皮肤回缩基本稳定,体内泌乳素等激素水平已基本恢复正常。

门诊沟通中应仔细了解患者的病史,完成体检和评估,并与患者进行深入细致的交流,包括相关风险、手术细节、恢复时间及二次手术的可能,注意不要为有不切实际要求的患者进行手术。术前完善常规术前检查,排除手术禁忌,签署知情同意书。于站立位观察脂肪的分布特点、不同区域的皮下脂肪量及皮肤弹性等,并用不同颜色的记号笔标记出抽脂范围,一般按等高线原则标记出不同的皮下脂肪厚度,其他重点如抽吸部位皮下重要的神经血管走行、需保留的脂肪支撑柱、手术切口及需要同时填充脂肪的部位等,用其他颜色的记号笔一一标记出来。身体某些部位皮下脂肪稀少,真皮和深筋膜之间有致密的纤维连接,术前特别需要重点标记以防止在术中对该区域的过分干预而形成局部凹陷。手术切口一般选择在较为隐蔽的部位或皮肤张力较低的皮肤皱褶里,数量尽可能少。患者需要在光线较好的房间进行手术部位设计和拍照,通常选择正前、左前、左侧、左后、正后、右后、右侧、右前 8 个方位行拍照记录,特殊部位如面部等需要增加抬头位、低头位及做表情时的照相记录。

观察腹部脂肪堆积情况时,尤其需注意腹部膨隆不仅与皮下脂肪组织堆积有关,也与腹腔内脏脂肪堆积有关。由于腹腔内脏脂肪无法通过脂肪抽吸吸除,且腹腔内脏脂肪堆积在男性较多,在术前检查中需要有效鉴别并向患者指出,以防术后纠纷产生。简单的抓捏测试腹部皮下脂肪厚度和腹肌的收缩放松实验可以有效鉴别腹部脂肪分布情况。

（二）麻醉选择

根据抽脂范围选择合适的麻醉方式。一般较小范围的脂肪抽吸，单纯应用肿胀麻醉足够。如果抽吸范围较大，可行全身麻醉或基础麻醉，再结合使用肿胀麻醉，以减少手术刺激引起的不适。每个医师所采用的肿胀液配方各不相同，但主要成分都是一致的，通常包含生理盐水或乳酸林格液、利多卡因、肾上腺素和碳酸氢钠。利多卡因是主要的麻醉剂，可以减轻脂肪抽吸时的疼痛。同时，浓度大于 0.5% 的利多卡因溶液具有抗菌特性，且抗菌效果与浓度成正比。根据美国皮肤外科学会的建议，55mg/kg 是肿胀麻醉的最大用量。也有医师认为 35mg/kg 为安全用量。虽然还有人用到 90mg/kg 未引发利多卡因中毒症状，但一般情况下并不提倡。

利多卡因中毒主要影响心脏和中枢神经系统表现，中毒早期可表现为口周麻木、耳鸣、头痛等。随着利多卡因剂量的增大，可能出现颤抖、痉挛，甚至心肺功能抑制。术中如果出现心律不齐的表现，应考虑利多卡因中毒，需及时给予对症处理。过去的十余年间，经过不断努力，逐步降低肿胀液中利多卡因的浓度，以适应逐步扩大手术范围的需要，保证了大范围肿胀麻醉时利多卡因不会超量。目前采用的利多卡因浓度在 0.025%~0.03%，同时采用相对浓度较高的肾上腺素，麻醉效果确切。肾上腺素的浓度一般在 1∶50 万 ~ 1∶200 万，使用最普遍的是每 1 000ml 生理盐水或乳酸林格液中加 1~2mg 的盐酸肾上腺素，其主要作用为收缩血管，减少出血等严重并发症，同时可延缓和减少利多卡因的吸收，从而有效降低利多卡因中毒的风险。

应用肿胀麻醉进行脂肪抽吸术时，吸出物中通常失血量仅占吸出物总量的 1%~3%，而在非肿胀麻醉中则可高达 40%。肾上腺素中毒反应在肿胀麻醉中很少碰到，目前建议单次使用肾上腺素的总量不超过 10mg。然而，有时大范围抽脂时，单次肾上腺素总量超过 15mg，也未发现肾上腺素中毒症状。当然，在这种情况下，分次注射是较好的选择，术前需仔细检查心肺功能是否良好。肾上腺素中毒症状包括焦虑、激动、心慌、血压高、心率快、心律不齐等。碳酸氢钠的作用为缓解肿胀液的酸度，减少注射肿胀液时的烧灼感，同时加入碳酸氢钠呈弱碱性的肿胀液具有一定的抗菌活性。

术中大剂量的利多卡因注射之所以安全，基于多个原因：肿胀液的稀释、缓慢注射、注射部位血管少、肾上腺素的血管收缩作用以及利多卡因较短的半衰期。较高的肾上腺素浓度理论上减少了利多卡因的吸收速度，并使利多卡因的血清峰值浓度显著降低，出现时间推迟，一般在术后 12~14 小时出现。笔者使用了更低溶度利多卡因的肿胀液，利多卡因血清高峰浓度更是推迟到了术后 16 小时，这样可更有效地预防利多卡因中毒的发生。

一般来说，肿胀麻醉脂肪抽吸术中吸出物和所需肿胀液体积之比为 1∶(1~3)。肿胀液的用量主要与抽吸范围、局部的脂肪量及皮肤松弛程度相关，皮肤松弛越明显，需使用的肿胀液的量越多。因此对于皮肤松弛严重的患者，术前应予以充分评估，抽脂范围应适当缩小，避免注入过多的肿胀液，引起不良反应。尽管肾上腺素可减缓生理盐水进入微循环，避免血容量过高，但大剂量使用肿胀液时肺水肿的风险是存在的，此时围手术期的液体管理十分重要，须有效管控患者的液体平衡。就经验而言，总量 6L 的肿胀液一般可以一次注射完成，如果一次手术中需要注射更多量的肿胀液，可以分批注射，同时尽量控制围手术期的静脉补液量。

（三）手术技术

为方便抽脂，比较双侧对称性，通常会采用仰卧位或俯卧位，当然也有少数医师会采用侧卧位等其他体位。为减少术中反复变换体位以节约时间，术前设计时可考虑采用同一体位的多部位联合抽吸。俯卧位时可以针对上臂、肩背部、髋部、侧腰、大腿后、后内和后外侧、小腿等，仰卧位可以对乳房、躯干腹侧、大腿前侧及前内、前外侧进行塑形。

注射肿胀液时，注射针应在皮下同一个层次，走行与皮肤表面和深筋膜层平行，这样可以保护深层结构并减少患者的不适。注射速度一般控制在 100~180ml/min，按次序进行注射。通常先注射一侧，再注射另一侧。注射层次一般集中在皮下表浅脂肪层，其他层次可以少注射或者不注射，这是因为真皮内感觉神经的末梢相比皮下软组织丰富得多，浅层注射越靠近真皮，麻醉效果越好，同时虽然肿胀液仅仅注射在较浅层次，但皮肤变得坚硬后肿胀液会自动向下渗入中层及深层皮下组织。当注射针在皮下缓慢移动时，可以看到注射部位呈橘皮样改变，一般 15~30 分钟后皮肤变得坚硬苍白，表明肿胀液已在皮下全层均匀分布，肾上腺素的缩血管作用和肿胀麻醉效果已完全达到。当大范围抽脂塑形时，分次注射肿胀液的时间间隔应保持至少 1 小时以上，这样可以减少利多卡因及大量液体的快速入血，有效防止利多卡因中毒和液体过量的风险。

手术方案通常根据手术部位和患者的个人特点做适当调整，但是手术操作的基本原则是相同且经典的。主控手紧握抽吸管做前后往复运动，非主控手通过按压、抓捏、提拉、挤压等把控抽吸部位，以方便主控手精确轻松抽吸脂肪。通过多个切口，扇面抽吸、交叉抽吸，以达到术后抽吸部位皮肤的平整光滑。目前最常用的抽脂管直径为 3~5mm。一般来说，抽吸管外径越粗，抽吸效率越高，但引起高低不平等并发症的概率越高。为了避免凹凸不平，保证外形的平整，只有经验丰富的医师才建议选择采用较大管径的抽吸管抽吸。实际操作中，通常用较大管径的抽吸管先抽吸浅深筋膜之间的深层脂肪，然后挑选较小管径的抽吸管逐渐向皮下浅筋膜系统和真皮下血管网之间的浅层脂肪过渡。

最后对于较小的脂肪团块，通常使用直径为 2.4mm 左右的抽吸管进行最后的修整。术者必须要有整体观，要清楚身体凹凸的自然过渡并注意术区和非术区的自然过渡，以避免畸形的发生，同时要注意两边是否对称以达到完美塑形。吸脂的任何部位皮下都应留有一薄层脂肪，术中不时检查外形和皮肤厚度，尽量避免出现皮肤凹凸不平。关于抽脂部位留多厚的皮下脂肪层，要通过不断累积经验得知。一般来说，所留皮下脂肪的厚度和真皮层厚度成正比，例如，上腹部真皮层较下腹部厚，通常术后保留的上腹部脂肪厚度会大于下腹部，所以，术后患者体重增加等原因导致局部反弹时，上腹部相对于下腹部来说更易反弹变形。总体来说，术中应尽量避免过度抽吸，因为抽吸不足导致脂肪有残留时，可以通过相对简单的二次抽吸达到修复塑形效果；但当过度抽吸导致凹凸不平等畸形时，修复手术相较于单纯的再次抽吸术的难度要大很多。

脂肪抽吸术的难点在于皮下脂肪的厚度是个动态变化的过程，需要不断通过观察、指捏、触摸等评判以明确手术终点。观察主要是看两侧对称性、抽吸物的颜色，当抽吸物呈现为较深的血性液时就该结束抽吸。指捏也是一个重要的评判标准，不同部位指捏厚度通常因为真皮厚度而有所不同，但是在同一部位捏起来都一样是重要的评判标准之一。此外，手触摸的感觉也很重要，小的脂肪团块和轻微的凹陷只有在触摸时才能发现，小的脂肪团块可以通过管径较细的抽脂管抽吸均匀，或者可以通过较粗的抽吸管在没有负压的情况下将小脂肪团块打碎，轻柔地按揉皮肤，使破碎的脂肪颗粒转移到邻近的轻微凹陷部位以达到平复轻微高低不平的效果，这称之为脂肪均衡术。

（四）技术适用领域

脂肪抽吸术目前主要应用于脂肪堆积患者的形体塑形及获取移植脂肪颗粒两个方面。随着抽脂设备的改进、麻醉及手术技术的不断完善，脂肪抽吸术的目的已从最开始的去除局部堆积脂肪转变为全身形体雕塑，需将身体各个部位的抽吸和全身体型的改善结合起来以获取漂亮的曲线。术前根据患者的身高、体重、皮下脂肪厚度、皮肤松弛程度等综合评估抽脂范围。对于皮肤松弛的患者，抽脂范围应保守，在条件允许的情况下可以结合使用射频或光纤溶脂紧肤技术促进皮肤回缩，对于腹部皮肤松弛下垂严重者，可同时行腹壁整形术。对于为实施脂肪移植进行的抽吸手术，可根据脂肪移植所需脂肪量的多少及患者的要求，只抽取较小范围内的脂肪或同时完成抽脂区域的整体塑形。

（五）术后处理

脂肪抽吸完成后，缓慢彻底挤出术区残留肿胀液，切口分层缝合，并立即穿戴弹力束身衣，保持抽脂区域皮肤平整。如果出血不多，依据经验不建议术后放置负压引流，因为穿束身衣后术区的组织液渗出会自动停止，残留在组织间隙的肿胀液会自行吸收。束身衣压力应适中，压力过大会引起抽脂区域远端明显肿胀、淤青，严重者甚至会在脱下束身衣时出现体位性低血压、晕厥等。术后 1~2 周束身衣需 24 小时持续穿戴，早期根据水肿消退随时调整束身衣大小，后期可根据情况调整穿戴时间，一般术后穿戴 1~3 个月以促进塑形。鼓励患者术后早期活动以减少并发症，如深静脉血栓的形成。术后 3~5 天水肿初步消退后可以慢慢增加活动量，术后 4 周基本可以恢复正常活动。

（六）并发症

在遵循良好的肿胀麻醉、无菌操作、单次合理的抽脂面积、精准快速地抽吸，术后良好管理及束身衣穿戴等原则的情况下，由经验丰富的术者进行的脂肪抽吸术的并发症发生率通常很低。操作不当等引起的常见并发症主要有血肿或血清肿、感染、局部皮肤坏死、表面不平整等。血肿通常是由于术中操作粗暴导致血管过度损伤引起。脂肪抽吸时尽量避免跨层次抽吸，长时间高负压、过粗抽吸管等粗暴操作易引起血管损伤。吸脂过程中术者应该注意抽吸物颜色的变化，当抽吸物中含血较多、颜色较深、脂肪较少时，应该停止抽吸。血清肿与术中损伤大、皮肤回缩差、术后束身衣穿戴不当等有关。皮肤越松弛，血清肿发生的可能性越大。

面积较小的血清肿，可以通过注射器抽出液体后局部加压固定，使积液量逐渐减少，一般需多次抽吸方能愈合。脂肪抽吸过程中如果发生局部过量抽吸，可能引起表面皮肤坏死，可能与表浅脂肪过度抽吸损伤真皮下血管网有关。脂肪抽吸术后感染的发生率很低，一旦发生感染，导致坏死性筋膜炎时则比较凶险，严重者甚至可以发展为败血症，危及生命。通常无菌操作不当是直接原因，所以应严格遵循无菌原则，手术器械务必高温高压蒸汽灭菌，采用不符合标准的浸泡消毒法是不可行的。当然，脂肪抽吸术后最多见的并发症还是皮肤表面的凹凸不平，主要原因是术者技术欠佳导致某些部位过度抽吸，或皮下保留脂肪厚度不一致等，若出现这种情况常需手术修复。修复手术通常包括脂肪移植、瘢痕松解等，严重凹凸不平有时需要光纤溶脂等辅助设备行皮下纤维组织溶解、松解，并结合多次脂肪移植才能纠正畸形，最终改善表面皮肤平整度。

脂肪抽吸后严重并发症总体比例较少，一旦发生通常较严重且死亡率很高。最新文献统计脂肪抽吸术后的严重并发症有血栓栓塞性疾病、脂肪栓塞、肺水肿、利多卡因中毒及脏器穿孔等。近年来，学者们开始关注脂肪抽吸术后的深静脉血栓问题。深静脉血栓的形成是一个连续变化的过程，一般首先在下肢深静脉中形成血栓，如血栓脱落，则可能进展为肺动脉栓塞，死亡率很高，因此需高度重视。术中正确的体位及术后早期活动是预防深静脉血栓的重要因素。手术时间较长的患者，术中可帮助患者适当变换体位，术后鼓励患者早期活动，必要时安排陪护。

二、自体脂肪移植

1893 年，德国医生 Neuber 将上臂小脂肪块填充至面颊凹陷处修复缺损；20 世纪 50 年代，Peer 提出脂肪移植后存活理论。到 20 世纪 80 年代，Klein 发明肿胀麻醉并将其应用于脂肪抽吸术，使术者在门诊局麻下就可以获得大量的颗粒脂肪组织，这为脂肪抽吸及脂肪移植的飞速发展奠定了坚实的基础。但是，在脂肪移植过程中因各种原因导致的脂肪坏死、囊肿或钙化、感染等不良情况使得该技术一度被禁止，但这项手术技术并没有被摒弃，反而受到越来越多的关注。

20 世纪 90 年代，Coleman 介绍了新的脂肪移植理念，即将抽吸获取的脂肪颗粒通过离心去除杂质后，通过小容量注射器移植，这样每条通道每个点少量注射，以保证脂肪颗粒获取血供并成活，这项技术也被称为结构脂肪移植或 Coleman 技术。通过基础研究及临床技术不断改进，脂肪颗粒的获取及移植得以推广。近年来，李青峰教授等建立了 3L3M 移植方法（低负压低剂量低速离心、多层次多通道多点注射），这些操作都在脂肪移植过程中最大限度保留脂肪活性，最大程度增加移植脂肪颗粒和受区的接触面积，有利于脂肪存活或留存的原则。

相较于其他填充材料，自体脂肪有着无可比拟的优越性，如获取容易、组织相容性好、移植入受区后自然无异物感，是一种理想的填充材料。近年来自体脂肪移植被广泛应用于美容或修复重建中，均取得了满意的效果。该技术用最小的创伤为患者带来最佳的治疗效果，也符合目前提倡的微创治疗方向。自体脂肪移植术主要包括获取、分离、移植、术后处理等环节，每个环节均可影响脂肪颗粒的活性和 / 或移植后的脂肪留存率。

（一）获取

皮下脂肪分布于全身各处，适合成为脂肪移植的供区部位很多。虽然有研究表明下腹部及大腿内侧脂肪组织中的干细胞含量远远高于身体其他部位，但大多数研究认为腹部、侧腰、大腿内侧、大腿外侧、膝内侧、乳房等部位的脂肪细胞活性及移植后脂肪留存率、血管化、囊肿形成、炎症浸润等均无明显差异。在临床应用中，脂肪移植后的留存率受到多方面因素的影响，目前学者们倾向于认为身体各个部位的脂肪组织均可提供大量的活细胞，但不同部位获取脂肪组织难度不同，获取过程中脂肪组织相应的损耗可能会有所差别，因此选择哪个部位作为供区，主要是根据获取方便与否及患者的意愿。

虽然有报道肿胀液中的利多卡因和肾上腺素会暂时抑制脂肪细胞活性，但这个过程是可逆的，最终不会对脂肪细胞的活性和移植脂肪颗粒的成活有明显影响。当然也有报道证明相较于不使用肿胀麻醉的“干抽法”，肿胀麻醉后获得的脂肪细胞的活性明显提高。临床脂肪移植的报道中，多数采用了加入利多卡因、肾上腺素的肿胀麻醉方法，在后续的操作中脂肪经过处理，残留的药物浓度非常低，对脂肪成活的影响可以忽略。

在脂肪组织的获取中，还有一个比较重要的影响因素，即抽吸负压，目前应用较多的有注射器抽吸及吸脂机抽吸。注射器抽吸灵活、操作方便，但较费力；而吸脂机抽吸则省时、省力，并可一次获取大量颗粒脂肪。虽然吸脂机和注射器抽出的脂肪在代谢活性和成脂潜能方面等无明显差异，但需要注意的是，使用吸脂机时，负压不宜过大，建议小于 50kPa。当负压低于 50kPa 时，不同的负压对脂肪细胞的损伤无显著性差异，而当负压大于 50kPa 时，随着负压增大，脂肪细胞的损伤程度增加，尤其当负压大于 95kPa 时，会出现“脂肪沸腾”现象，即液体的气化作用使脂肪细胞破碎，可造成脂肪损伤。而采用注射器作为抽吸工具时，轻轻回抽数毫升一般产生的压力较低；完全回抽也会产生高负压，有人测算 10ml 注射器回抽 3ml，可产生约 45kPa 的负压，而 60ml 注射器回抽可以产生的最大负压约为 –95kPa。此与吸脂机产生的负压已无数量级的差别。在脂肪需求量较小的情况下，可考虑使用相对简单易行的注射器抽吸方法。

在临床实际工作中，可以使用 10ml 螺纹注射器连接合适外径的抽吸管，手控回抽 1~3ml 产生的低负压足够进行有效的脂肪抽吸。当需要大容量的颗粒脂肪时，通常使用吸脂机获取会更为方便快速，而机器抽吸的另一个好处是可使用脂肪收集罐收集脂肪，可以方便过滤掉脂肪中的纤维组织，这样获取的脂肪颗粒大小均匀，更利于脂肪注射和成活，同时采用脂肪收集罐的方法操作，全程密闭不和外界接触，降低了脂肪污染的可能性。用于注射的脂肪颗粒不宜过大，小颗粒脂肪更有利于受区组织液渗入其中，利于脂肪存活。所以，在吸脂时避免使用孔径过大的抽脂管，建议吸脂管直径在 3~4mm。侧孔大小为 2~7mm 时可获得大颗粒脂肪，而当侧孔大小为 1mm 时可以获得微颗粒脂肪。

（二）处理

经过抽吸获得的脂肪颗粒尚含有油脂、肿胀液（含量约为 30%）、血液、细胞碎片、纤维组织等杂质，将含有杂质的脂肪移植到受区会增加无菌性炎症的发生率，术后脂肪颗粒有高吸收率、感染、坏死、成活率低等可能。所以，移植到受区的脂肪应通过适当的处理以减少各种干扰因素对术后效果的影响，同时合理的处理方法可提高脂肪组织中干细胞含量，从而提高脂肪移植后留存率。

脂肪处理方法主要有漂洗、静置、离心、过滤等。漂洗，即使用生理盐水或乳酸林格液与脂肪颗粒反复多次混合后，去除血液、麻药、游离脂滴或细胞碎片等杂质。如果脂肪抽吸术中损伤较大，抽出含有较多血液和细胞碎片的脂肪，需行漂洗术以去除杂质。离心、静置、过滤这三种常用的脂肪纯化方法各有优缺点，目的均为去除水分及油脂等杂质。目前 Coleman 提出的离心法较为经典，脂肪离心后可以去除水分、油脂、脂肪碎片等，实现“结构脂肪移植”。

一般来说，根据经验，面部等精细部位的脂肪填充建议使用离心法，离心后的脂肪可以提高注射量的精准度，减少因水分带来的双侧注射误差，这点在面部等需要考虑双侧对称性的部位尤为重要；离心还有一个重要的优点是术者可以挑选质量更优的高密度脂肪。而对于大容量脂肪填充，离心法较费时，一般使用静置法或过滤法即可，或使用手动低速离心去除一些水分即可。过滤法优点是可以较充分地去除油脂，但脂肪损耗率常达 50% 左右，因此对体型较瘦、脂肪量较少、脂肪需求量又较大的患者要慎用。

离心可以节省纯化的时间，提高有活力的脂肪颗粒密度。目前学者们均认为温和的离心对脂肪细胞的活性无明显影响，但较大的离心力会破坏部分脂肪细胞。关于使用多大的离心力，学者们报道不一。

Kurita 等从去除血细胞、保存脂肪细胞和脂肪干细胞的活性、移植物成活质量等几个方面综合评价，推荐离心力 1 200g、3 分钟比较合适。国内易成刚教授等发现使用 1 200g 离心后最下 1/3 层的脂肪颗粒中活性细胞的密度最大、基质血管成分（stromal vascular fraction，SVF）的含量最多，中层次之，最上 1/3 层则最少，因而最下 1/3 层的脂肪颗粒移植后留存率最高，约为最上 1/3 层的 2 倍。所以，如果获取的脂肪组织较多，可以优先使用离心后下层的脂肪进行移植。

为提高脂肪移植后的留存率，Yoshimura 等于 2007 年提出了细胞辅助脂肪移植（cell-assisted lipotransfer，CAL）的概念，该研究小组将抽吸的脂肪一分为二，一份用来提取 SVF，混入另一份脂肪后进行移植丰胸，发现脂肪留存率明显提高。CAL 技术还被用于面部萎缩填充治疗，同样取得了理想的效果。SVF 是脂肪来源的异质性细胞群体，含有脂肪来源干细胞、血管内皮细胞、外周血细胞、T 细胞和其他炎症细胞等。将浓度为 0.25% 的 I 型胶原酶溶液加入获取的脂肪颗粒后，于恒温摇床中消化 30 分钟，加入等体积含有 10% 自体血清的 PBS 溶液终止消化，200 目尼龙网过滤，滤过物离心后弃上清，使用红细胞裂解液裂解收集的细胞团块中的红细胞，反复洗涤离心后收集到的细胞即为 SVF。

SVF 可以旁分泌多种促血管化的细胞因子、抗凋亡因子等，还可以直接参与血管系统的重建，这些对于移植后脂肪颗粒成活是极为关键的。有学者对 CAL 和传统方法进行了 Meta 分析，结果发现 CAL 成活率（64%）明显高于传统移植组（44%），受区部位不影响此结果，但仅在脂肪移植量 <100ml 时二者之间才有差异。对于需多次脂肪移植的患者，借助于 CAL 后脂肪移植次数并未减少，但并发症（主要是囊肿形成）的发生率（8.4%）却显著高于传统移植组（1.5%）。所以，此方法的有效性仍需要未来大量研究数据证明。

（三）移植

常用的注射层次可选择皮下、筋膜间、肌肉内、骨膜上等。除了增加注射部位的容量外，较深层次注射的目的通常为增加组织突度，而浅层注射可以改善表面不平整等，起到很好的修饰作用。在不同部位的注射层次和方向都是不同的，对于注射部位的解剖结构应该了然于胸，注射过程中应特别注意重要血管神经的分布。由于肌肉血运丰富，脂肪移植于肌肉中理论上成活应更好。但目前能够注射于肌肉中的解剖部位相对有限，对于有精细功能的肌肉是否有影响尚无明确结论，且肌肉的活动可能最终会影响到脂肪体积的留存。临床上在乳房各层次注射脂肪后，留存较好的部位是皮下组织层和乳腺后间隙，胸大肌内的体积保留并不高。

近年研究发现，真皮内注射填充剂后可以舒展皮肤皱纹，但常规大颗粒脂肪由于直径较大，无法通过细针进行真皮内注射，此时可使 Nanofat 或细胞外基质（extracelluar matrix，ECM）/SVF-Gel 用锐针真皮内脂肪注射（sharp needle intradermal fat injection，SNIF）技术。Tonnard 等为实现 27G 锐针行较浅层真皮内注射，将获取的脂肪组织进行机械乳化并进行过滤，收集过滤后的组织，命名为 Nanofat（国内通常翻译命名为纳米脂肪）。通过此方法获得纳米脂肪不含有活性的脂肪细胞，但富含脂肪干细胞。将 Nanofat 通过锐针行真皮下注射结合微颗粒脂肪移植后发现其可以明显改善肤质，如黑眼圈、口周皱纹等。

Nanofat 中脂肪细胞基本被破坏，因此一般没有增加容量的作用。在此基础上，国内鲁峰教授等将 Nanofat 行进一步处理，并通过高速离心、萃取分离去除其中的液体和脂滴，获取富含 ECM 和 SVF 的复合物，命名为 ECM/SVF-Gel，并使用裸鼠创伤愈合模型，证明 ECM/SVF-Gel 注射后可显著提高创伤愈合速度，其效果优于单纯使用 SVF。Nanofat 或 ECM/SVF-Gel 作用的发挥可能主要依赖于其中的干细胞。一般 10ml 脂肪组织仅能制备 1~2ml 的 ECM/SVF-Gel，其特点为保留了脂肪组织中的 ECM 成分，而脂肪组织的 ECM 具有自发性诱导成脂能力，因此 ECM/SVF-Gel 移植后的容积保留率达到了 85%，高于常规脂肪组织移植后的容积保留率。最近研究证明，ECM/SVF-Gel 中仍有小颗粒的脂肪细胞并未被破坏，因此 ECM/SVF-Gel 移植后成脂的确切机制仍需进一步阐明。

最初移植到供区的脂肪颗粒靠周围宿主组织液的渗入提供营养，周围组织血管长入一般需要 3~5 天。Yoshimura 等已经证明移植的脂肪颗粒直径 >3mm 时，脂肪颗粒中央的脂肪细胞不能成活或被替代，将发生缺血坏死，形成囊肿、钙化等。因此，为使移植的脂肪颗粒成活，需要采用多点、多隧道、多层面的注射方式，以提高移植脂肪颗粒和受区的接触面积，获得最多的营养。注射针前进过程中如果遇到较大阻力，应该退针后更换方向，切勿暴力操作，避免破坏主要血管神经等结构。

注射时应边退针边注射，推注速度不宜过快，以精准地控制单点推注量，这在面部脂肪移植时尤为重要。面部脂肪注射最大的危险来自于脂肪注射入血管后栓塞造成的组织坏死、失明、中风甚至死亡，防止产生此类严重并发症的关键在于采用 1ml 注射器通过 18G 左右钝针精准注射，单点注射量一般可以控制低于 0.03ml，并在退针过程中动态注射，保证万一误入血管的情况下，进入血管内的脂肪量极少，不会产生脂肪栓子倒流进入视网膜中央动脉和颈内动脉系统。

（四）术后处理

已有研究表明，脂肪注射时或注射后形成血肿的部位几乎没有成活的脂肪细胞，说明血肿的形成对脂肪成活的影响较大，所以有学者建议脂肪移植术后应给予加压包扎，以有效防止血肿的发生及已有血肿的加重。但是，笔者认为术后加压包扎并不是必需的，关键在于预防血肿形成。血管特别是动脉一般管壁较厚且富有弹性，脂肪注射时不过分粗暴操作的话，穿破血管的概率不大。注射针前行过程中如果遇到阻力，需要更换方向继续进针，而不是暴力突破阻力，否则很可能破坏较粗的血管。防止形成大的血肿的关键在于手术中要仔细观察术区细微变化，一有出血征兆应立即予以按压，不要等到形成较大的血肿再行处理。一般按压几十秒确定无出血后可以继续行脂肪注射，少量出血一般也不会影响到脂肪成活。待手术结束时，已产生的血肿即使加压包扎也不可能马上消退，因此关键是防止明显的血肿形成。

脂肪移植受区术后建议制动 1 周，可配合肉毒毒素、敷料固定等方式，减少移植区肌肉的活动，以免对脂肪颗粒产生挤压，影响其成活。术后 1 个月内嘱患者勿按摩填充部位。为预防感染的发生，可根据手术的时间及范围，选择口服或静滴抗生素。抗生素一般使用 3 天足够。脂肪填充术后 1 个月初步退肿，完全稳定需要 3~6 个月。6 个月后根据效果确定是否需要再次填充。

（五）技术适用领域

目前脂肪移植适用的领域较广，最主要包括两个方面，一是应用于美容性手术，常见的主要有面部年轻化、丰胸、丰臀等；二是应用于各种先天性和后天性畸形的矫正和修复，常见的如半面萎缩、脊髓灰质炎后遗症、各类手术引起的继发性凹陷不平畸形等，目前较多见的还有脂肪抽吸术后引起的皮肤高低不平畸形。需要特别指出的是，近年自体脂肪移植应用于乳腺癌放疗后难治性溃疡及对糖尿病性溃疡等的治疗中，取得了满意的效果。此外，大量实验及临床研究结果均已证明，脂肪移植可以改善各类增生性瘢痕的症状及其引起的不适，其确切机制值得进一步深入研究和观察。

1. 脂肪移植在美容性手术中的应用　为追求面部年轻化行自体脂肪填充已是目前较常见的美容手术之一。中老年患者常出现面部脂肪萎缩，表现为额部凹凸不平、颞部凹陷、上睑凹陷、颊部凹陷、颧鼻区变平、泪沟加深、法令纹及木偶纹加深等症状，上述部位适当的给予颗粒脂肪注射是十分有效的。这种填充应该以年轻人面部脂肪分布特点作为参照。在手术设计及实施过程中需注意个性化设计，以满足不同的审美要求。因此，术前与患者的沟通非常重要，应以患者的要求作为主要参考因素，结合患者自身情况给出合适的建议。脂肪填充的次数也是因人而异，两次手术的间隔时间不小于 3 个月。

人体皮下脂肪并不是呈大片均匀分布，而是被各类支持韧带和纤维隔等分隔以“脂肪室”的状态存在，这点在面部尤为明显。面部脂肪室通常以面部 SMAS 和面部表情肌为界分为浅层和深层两部分，存在于面部各个部位。深层脂肪室一般位于表情肌的深层，对浅层脂肪室起到支撑作用。颞部以颞浅筋膜为界，皮下组织层包含 2 个脂肪室，分别为颞颊外侧脂肪室和眶外侧脂肪室，位于颞浅筋膜和颞深筋膜浅层之间疏松蜂窝状组织中 2 个颞深层脂肪室，分别为上颞室和下颞室。

颞部的 4 个脂肪室是脂肪移植的理想受区，发际线和颞线交界处内侧缘是安全有效的进针部位，“哨兵静脉”走行于下颞室的前半部分，是注射的“危险区域”。前面部特别是面中部由于其特殊的解剖特点，较侧面部更易老化。面中部同样的有浅层脂肪室和深层脂肪室，4 个浅层脂肪室由外向内分别为颞颊外侧、颊中部、颊内侧和鼻唇外侧脂肪室，深层脂肪室分别为内侧的颊内侧深层脂肪室和外侧的颊脂垫。其中，颊内侧深层脂肪室可细分为内外侧两个部分，外侧部分位于颧大肌下，支撑着颧大肌及其上的浅层结构，填充此脂肪室后，会看到面中部的前突，为年轻化的特征之一。

自体脂肪移植在乳房的应用曾备受争议。1895 年，Karl Czerny 首次报道了自体脂肪瘤团块移植入乳房区域以修复乳房肿块切除术后缺损。1912 年，Hollander 等将脂肪组织注射入乳房中完成局部组织缺损修复。20 世纪 80 年代，随着脂肪抽吸技术的发展，单次手术即可获得大量的颗粒脂肪，使得自体脂肪隆乳术得到了快速发展。但是脂肪移植术后乳房中囊肿、结节、钙化的形成阻碍了该术式的发展。1987 年，美国整形重建外科医师协会特别委员会谴责脂肪移植隆乳这一术式，主要的理由为术后引起的钙化会影响乳腺癌的筛查和鉴别诊断。20 年后，美国整形外科医师协会组建了脂肪移植专家组，探讨了脂肪移植到乳房的安全性和可行性，认为脂肪移植隆乳术及修复乳房缺损是可行的，前提是必须采取合适的术式及由有经验的术者来进行。

近年来许多学者对自体脂肪移植隆乳术及乳腺癌术后乳房再造分别进行了系统回顾和 Meta 分析，结果显示自体脂肪隆乳术术后总的并发症发生率在 15%~17%，主要为术后结节形成等，而自体脂肪移植乳房再造术后并发症发生率在 3.9%~12.7%。其中，比较有代表性的分析由 Groen 完成，他选取了 2005—2014 年共 43 篇相关文献，包含 6 260 例患者，术后随访 33.2 个月(12~136 个月)，显示总体并发症发生率在 8.4%，主要是术后结节、囊肿、血肿、钙化形成；肿瘤局部复发率为 2.5%，远处转移率为 2%，都低于乳癌根治术后即刻乳房再造及保乳加放射治疗后的复发率和远处转移率。

虽然目前许多基础研究表明，脂肪来源干细胞和乳腺癌细胞共培养会促进癌细胞的分化和转移等，但到目前为止并未发现脂肪移植乳房再造后乳腺癌局部复发及远处转移率的提高。目前的临床证据表明，自体脂肪移植到乳房是较安全的技术。从影像学上看，自体脂肪移植后引起的钙化也较易和乳腺癌所致的钙化区分开来，并不会影响乳腺癌的诊断。根据文献报道，脂肪移植隆胸的注射层次为皮下组织层、乳腺后、肌肉内、肌肉后，但临床工作中一般注射乳腺后及皮下组织两个层次。不建议注射入乳腺组织中，以免影响乳腺肿块的诊断。

臀部脂肪注射填充可用于改善先天性扁平臀部，或矫正臀肌挛缩引起的臀部凹陷。1986 年，Gonzalez 和 Spina 首次将脂肪移植入臀部。理想的腰臀围比例为 0.7，为达到较理想的臀围和臀型，往往需要多次填充。正常情况下臀部填充层次有皮下脂肪层及臀大肌，其中皮下脂肪层较厚，是主要的填充层次，应注意的是臀大肌中注射时，注射方向应和皮肤表面平行，且应尽量注射至肌肉浅层，因为臀大肌下有直径较粗但管壁菲薄的臀上、下静脉，深层注射时注射不当会引发血管栓塞，致死率极高。

2017 年后国际主流学术界进行了相关系列研究，目前的共识是臀部脂肪仅注射在安全的皮下层，但不提倡注射到臀大肌内或其下方。臀肌挛缩引起的臀部凹陷常由于此区域真皮层与深筋膜直接粘连，可以结合使用 V 形分离器或小针刀之类的锐利刀具立体松解挛缩区域的瘢痕粘连，然后将脂肪颗粒填充其中，防止其再次形成粘连。需要注意的是，松解瘢痕粘连注意多点、多层次立体进行，避免在同一平面大范围剥离，否则形成较大的腔隙后脂肪移植，不利于脂肪成活。具体操作时可以按脂肪注射、瘢痕松解、再脂肪注射的次序进行，挛缩严重者经多次松解填充后一般可明显改善凹陷。

2. 脂肪移植修复各类畸形及缺损　临床上应用脂肪移植进行畸形及缺损修复比较多见的是矫正脂肪抽吸术后皮肤表面的高低不平。导致术后高低不平的原因很多，绝大部分是由于操作者技术欠佳，脂肪抽吸过量、不足或层次把握欠妥导致。修复原则之一是就近修复，术前应将需要脂肪移植的凹陷部位与邻近的脂肪残留较多的凸出部位分别标记清楚，术中抽取凸出部位脂肪移植到邻近的凹陷部位，从而抹平高低不平。凸起部位较明显时，可先行脂肪抽吸塑形，抽出的脂肪可以提供移植脂肪来源，散在的凸起可以用较粗的抽脂管在没有负压的情况下将凸起部位的脂肪捣碎，轻揉皮肤，细小的脂肪颗粒会自行滑入轻微凹陷处，称之为脂肪均衡术。若需要的移植脂肪量大，也可从身体其他部位抽取足量的脂肪。如果真皮和深筋膜粘连，术中可使用锐性刀具或钝性抽脂管将粘连分开，再注入脂肪颗粒，原则上应分层交叉注射，但皮下组织极少时可单层注射，只要局部凹陷填平即可，部分严重病例常需进行多次脂肪填充。

脂肪组织中的干细胞成分由于具有显著的组织再生的能力，使得脂肪移植后不仅仅起到了恢复容积的作用，还可以有效地改善皮肤质地、促进血管化等，从而发挥其在再生医学方面的功能。Rigotti 等于 2007 年首次报道将脂肪颗粒应用于乳腺癌放疗后溃疡的治疗中，发现脂肪组织中的干细胞成分可有效改善受区受损的血运及纤维化情况，逆转受区组织缺血，使受损组织得以重新获得再生能力，最终使慢性溃疡愈合，取得满意的效果。临床上半面萎缩的患者行脂肪填充后，不仅患侧容积明显增加，而且患侧皮肤质地明显改善，表现为色素沉着逐渐变浅，接近正常肤色，皮肤弹性也明显提升。此外，面部肿瘤切除或外伤后引起的局部凹陷一般较深，皮肤与深层组织粘连紧密，且经常可见皮肤与骨膜直接粘连，质地坚硬，尤其是恶性肿瘤术后结合放疗后，局部纤维化及瘢痕粘连会更为突出，这些情况下可将脂肪颗粒均匀平铺于凹陷区域的皮下组织层中，一般需要多次注射。首次脂肪注射的目的主要是在皮下组织层和深层组织之间平铺一层脂肪，分隔开两层组织，防止粘连复发，并可改善局部皮肤质地。半年后可行再次注射，多次注射后一般临床效果较为满意。

大量的研究及综述已表明，脂肪移植后不仅可以填充瘢痕引起的凹陷，还可以刺激胶原再生，从而使真皮厚度增加，改善皮肤质量，缓解瘢痕引起的疼痛。研究表明，脂肪移植后的瘢痕真皮与正常真皮具有相同的特性。脂肪移植减缓瘢痕引起的疼痛的作用机理可能与脂肪干细胞改善局部微环境有关。全面部烧伤后会形成明显的增生性挛缩瘢痕，影响面部表情及功能，将自体脂肪颗粒多次注射入这些患者面部瘢痕的真皮下层，术后随访发现瘢痕的质地、厚度、色泽等均有明显改善，组织学检测发现胶原沉积、血管新生、真皮生长等多种皮肤再生的表现。回顾文献可以发现很多关于脂肪移植改善瘢痕的成功报道，说明此技术是安全有效的。但关于脂肪移植或脂肪干细胞改善瘢痕的随机对照研究的报道尚少，相关研究还需要进一步推进。

（六）并发症及处理

脂肪移植的并发症分为轻、中、重度，轻度并发症主要包括水肿、瘀斑、皮肤泛红、痤疮、头痛等，中度并发症主要包括囊肿、钙化、不平整、双侧不对称、瘢痕等，重度并发症主要包括血管栓塞导致的皮肤坏死、失明、中风，甚至死亡等。并发症的发生与术者技术及经验有密切关系，术者应对这些并发症有完整的认识，尽可能降低这些并发症的发生。轻度并发症一般无需处理，大部分可自行缓解，但术前应告知患者。囊肿、钙化形成的原因主要是移植的脂肪颗粒未完全成活，常见于乳房脂肪注射后，而面部血运较好，一般较少见。此并发症的发生主要与注射技术、脂肪质量、注射次数等有关。

注射次数越多，囊肿和钙化形成的可能性越高。冷冻脂肪注射后形成囊肿的可能性远高于新鲜脂肪，因而优先使用新鲜脂肪。囊肿一旦形成，处理较棘手。一般直径大于 2cm 的含液化脂肪的囊肿，可行针刺抽出其中的液化脂肪，并给予加压固定，促进其缩小闭合。较小的囊肿或钙化结节尚无较好的治疗方法，如位于较表浅的皮下组织层，也可以通过微创手术切除。脂肪注射最严重的并发症为血管栓塞，引起失明、中风甚至死亡。注射时应使用钝性注射针，切勿暴力操作，边退边打，每点注射脂肪量要少。如果在局麻手术中患者出现部分或全部视力丧失、斜视、眼球疼痛、恶心、呕吐、头痛等不适，应及时停止注射，并请神经内科或眼科行急诊对症处理。

【临床病例讨论】

患者，女，33 岁。

因妊娠剖宫产生育后腰腹部皮肤松弛、脂肪堆积等来院，要求行腰腹部脂肪抽吸塑形术。术前检查发现：腰腹部脂肪堆积明显、妊娠纹显著，下腹正中可见剖宫产瘢痕，约 10cm × 10cm，且凹陷低于周围皮肤及皮下组织。髂腰部脂肪堆积较多，伴有其下外方臀部凹陷。根据患者特点，建议其行腰腹部 360 环吸结合射频紧肤，同时行迷你腹壁整形术，切除下腹部瘢痕及其两侧部分松弛皮肤，臀部凹陷行自体脂肪移植，改善腰背臀大腿曲线。手术设计见图 5-8-1~ 图 5-8-4。

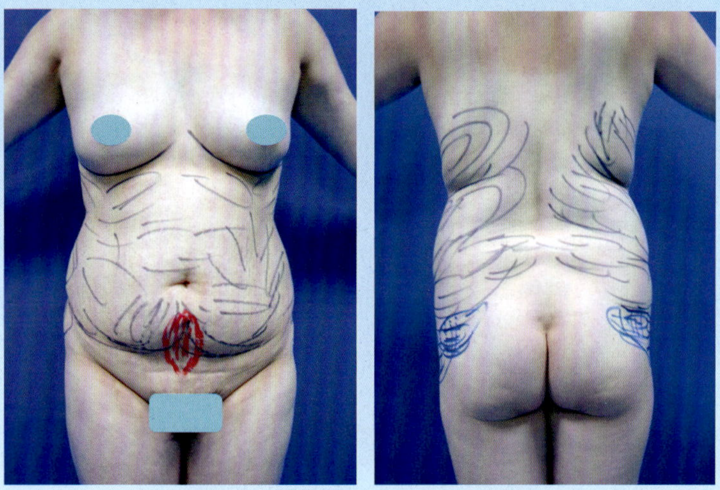

图 5-8-1　术前设计正面观和后面观

腹侧面和背侧面等抽吸范围（紫色标记）、下腹部瘢痕及部分松弛皮肤切除区（红色标记）及臀部凹陷脂肪移植区（蓝色标记）。

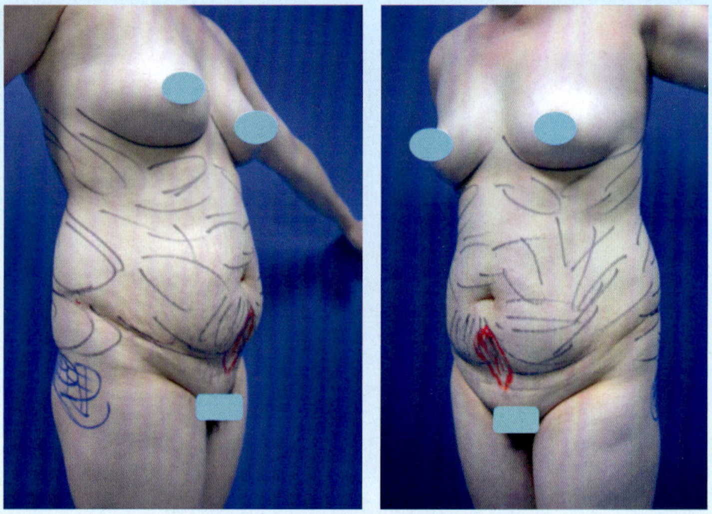

图 5-8-2　术前设计标记前斜位观

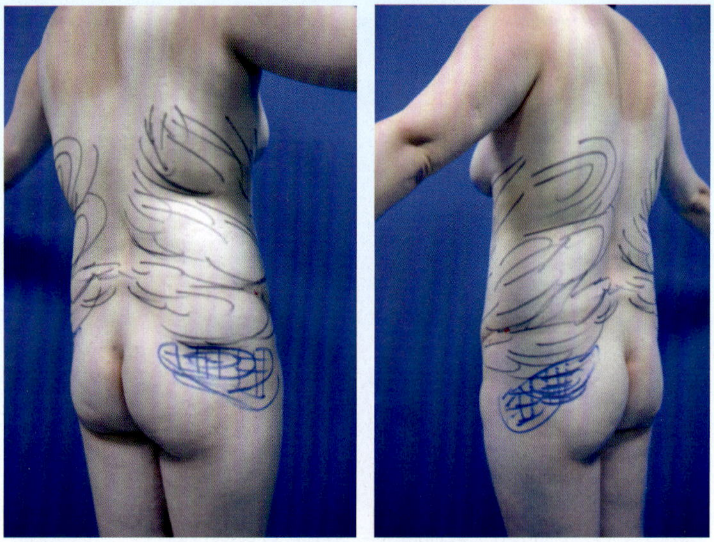

图 5-8-3　术前设计标记后斜位观

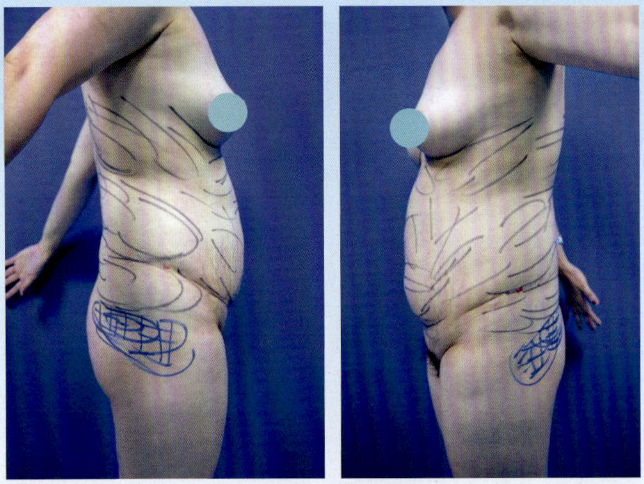

图 5-8-4 术前设计标记侧位观

患者术后 9 个月随访效果见图 5-8-5~ 图 5-8-12，和术前相比，术后腰腹部轮廓形体明显改善，妊娠纹变细，腰背臀大腿连接曲线流畅、过渡自然；下腹部瘢痕虽然尚有部分色沉未完全恢复，但和术前相比其变细、平整，和周围腹壁皮肤过渡自然，凹陷明显改善。腰背部游泳圈样畸形消失，臀部凹陷基本纠正。

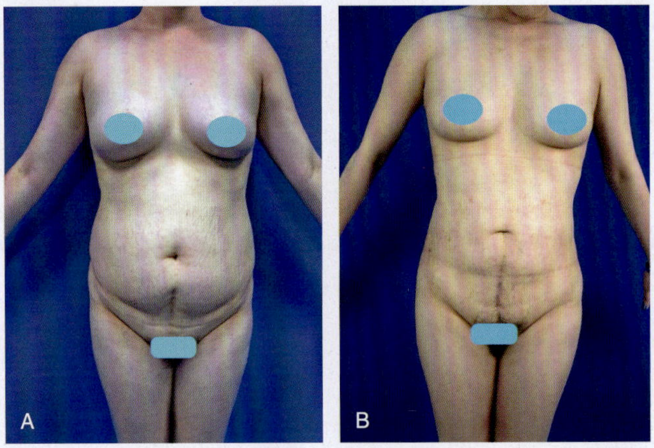

图 5-8-5 术前和术后 9 个月正位对比

A. 术前；B. 术后 9 个月。

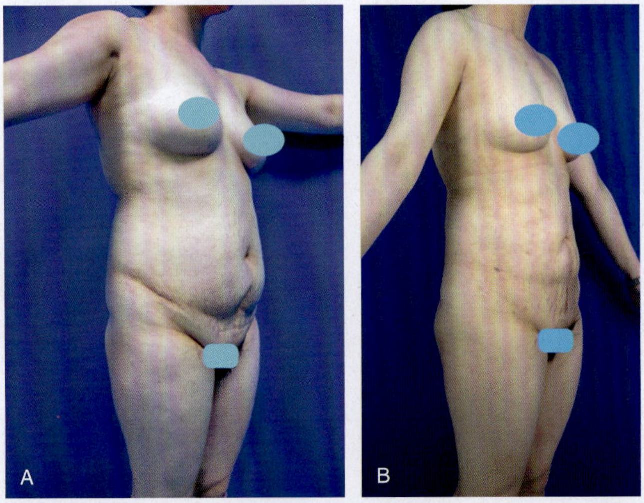

图 5-8-6 术前和术后 9 个月右前斜位对比

A. 术前；B. 术后 9 个月。

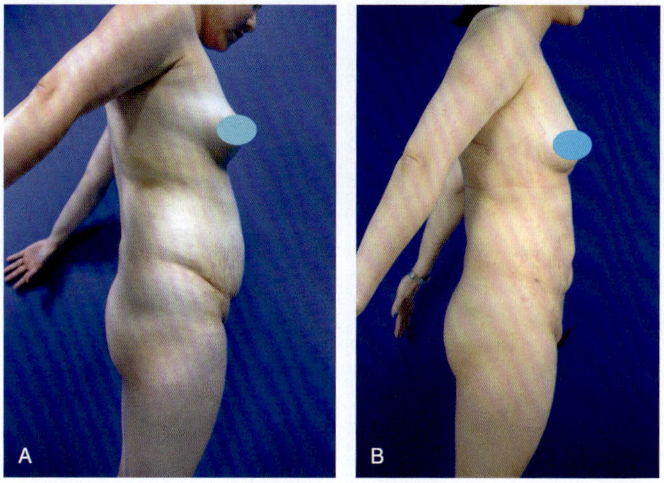

图 5-8-7 术前和术后 9 个月右侧位对比

A. 术前；B. 术后 9 个月。

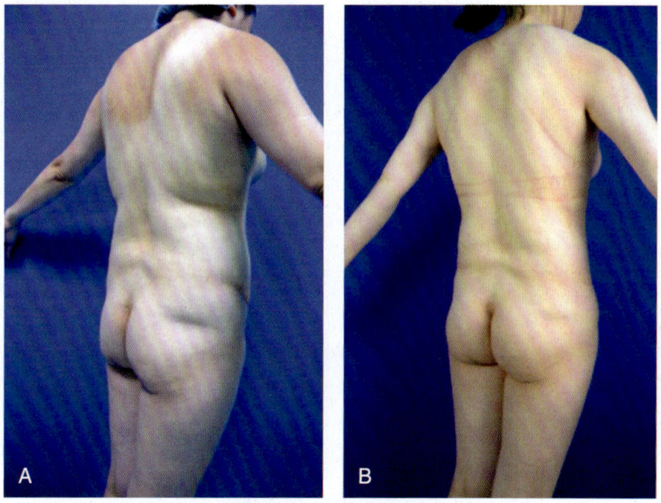

图 5-8-8 术前和术后 9 个月右后斜位对比

A. 术前；B. 术后 9 个月。

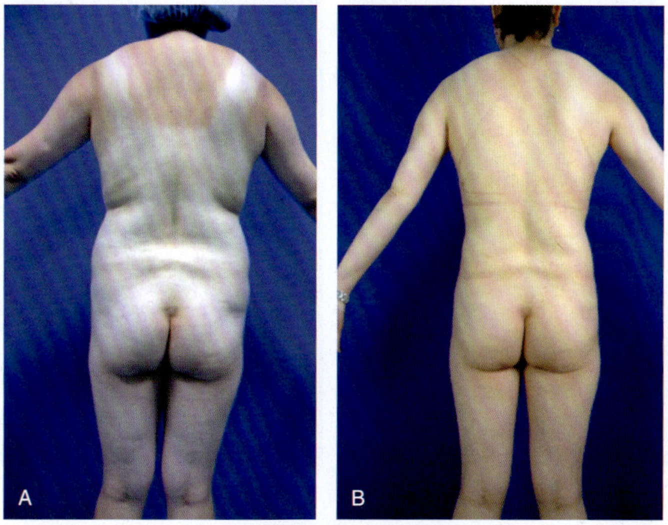

图 5-8-9 术前和术后 9 个月后位对比

A. 术前；B. 术后 9 个月。

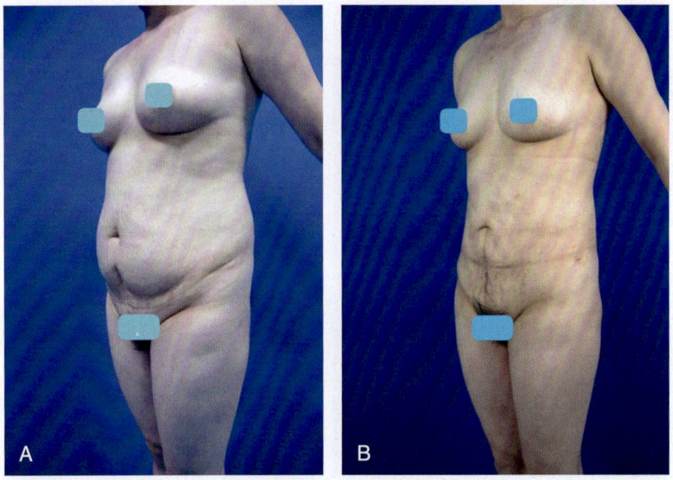

图 5-8-10 术前和术后 9 个月左前斜位对比

A. 术前;B. 术后 9 个月。

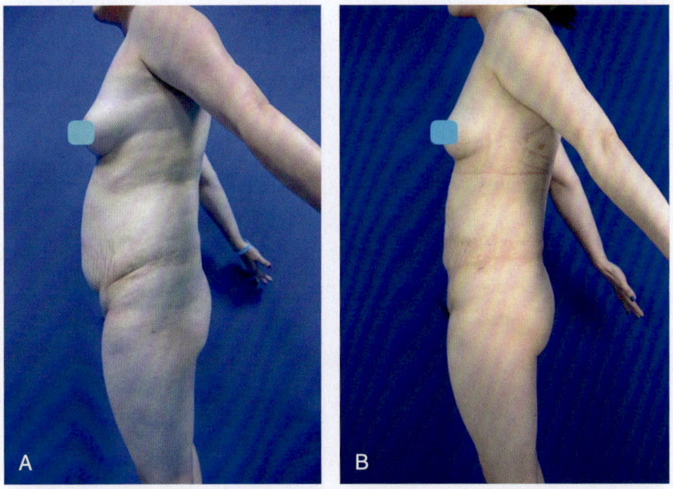

图 5-8-11 术前和术后 9 个月左侧位对比

A. 术前;B. 术后 9 个月。

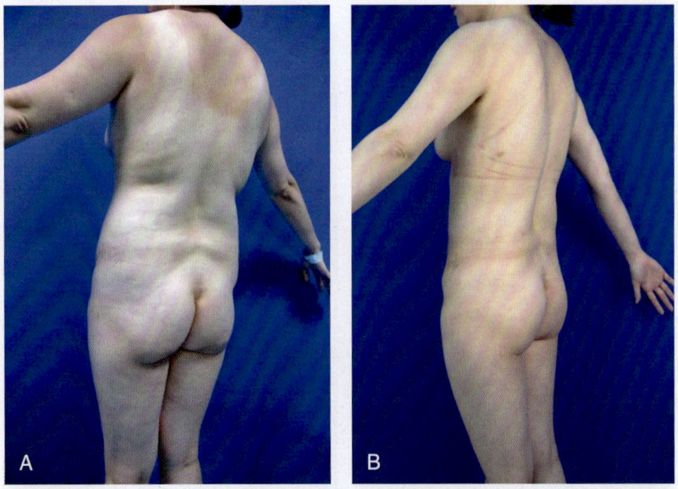

图 5-8-12 术前和术后 9 个月左后斜位对比

A. 术前;B. 术后 9 个月。

(曹卫刚 盛玲玲 李青峰)

参考文献

[1] SVEDMAN K J, COLDIRON B, COLEMAN W P, et al. ASDS guidelines of care for tumescent liposuction. Dermatol Surg, 2006, 32 (5): 709-716.

[2] WWANG G, CAO W. Tumescent liposuction: Partitioning of lidocaine at a lower dose (252mg/L). Dermatology, 2011, 222: 274-277.

[3] WANG G, CAO W G, LI S L, et al. Safe extensive tumescent liposuction with segmental infiltration of lower concentration lidocaine under monitored anesthesia care. Ann Plast Surg, 2015, 74 (1): 6-11.

[4] CARDENAS-CAMARENA L, ANDRES GERARDO L P, DURAN H, et al. Strategies for reducing fatal complications in liposuction. Plast Reconstr Surg Glob Open, 2017, 6: e1539.

[5] RUBIN J P, XIE Z, DAVIDSON C, et al. Rapid absorption of tumescent lidocaine above the clavicles: A prospective clinical study. Plast Reconstr Surg, 2005, 115 (6): 1744-1751.

[6] XIE Y, ZHENG D N, LIU K, et al. Integrated autologous fat graft in face recontouring. Zhonghua Zheng Xing Wai Ke Za Zhi, 2010, 26 (3): 178-181.

[7] KURITA M, MATSUMOTO D, SHIGEURA T, et al. Influences of centrifugation on cells and tissues in liposuction aspirates: optimized centrifugation for lipo transfer and cell isolation. Plast Reconstr Surg, 2008, 121 (3): 1033-1041.

[8] QIU L, SU Y, ZHANG D, et al. Identification of the centrifuged lipoaspirate fractions suitable for post grafting survival. Plast Reconstr Surg, 2016, 137 (1): 67e-76e.

[9] YOSHIMURA K, SATO K, AOI N, et al. Cell-assisted lipo transfer for cosmetic breast augmentation: Supportive use of adipose-derived stem/stromal cells. Aesthetic Plast Surg, 2008, 32 (1): 48-55.

[10] TONNARD P, VERPAELE A, PEETERS G, et al. Nanofat grafting: Basic research and clinical applications. Plast Reconstr Surg, 2013, 132 (4): 1017-1026.

[11] YAO Y, DONG Z, LIAO Y, et al. Adipose extracellular matrix/stromal vascular fraction gel: A novel adipose tissue-derived injectable for stem cell therapy. Plast Reconstr Surg, 2017, 139 (4): 867-879.

[12] GROEN J W, NEGENBORN V L, TWISK D, et al. Autologous fat grafting in onco-plastic breast reconstruction: A systematic review on oncological and radiological safety, complications, volume retention and patient/surgeon satisfaction. J Plast Reconstr Aesthet Surg, 2016, 69 (6): 742-764.

[13] WANG G, REN Y, CAO W, et al. Liposculpture and fat grafting for aesthetic correction of the gluteal concave deformity associated with multiple intragluteal injection of penicillin in childhood. Aesthetic Plast Surg, 2013, 37 (1): 39-45.

第九节　腹壁整形术

腹壁整形术（abdominolasty）是指切除腹部皮肤，吸除腹部皮下脂肪，折叠腹壁肌肉筋膜及肚脐换位，以改善腰腹部外形的手术方法。腹壁整形术最早的记录是 1890 年由法国医师 Dermars 和 Marx 做的大量切除腹部皮肤、脂肪的手术。下腹部横行低位切口由德国医师 Jolly 在 1911 年首次报道。关于在腹壁整形术中保留肚脐的方法由 Thorek 在 1924 年首次描述。

随着生活水平的提高，我国人民对形体美的重视日渐提高。另外，饮食结构及生活习惯的变化使越来越多的人出现腰腹部过量脂肪、松弛皮肤堆积及腹壁肌肉松弛。因此腹壁整形术得到越来越多的重视和施行。

一、腹壁解剖要点

（一）皮肤、皮下脂肪及浅筋膜

腹壁的浅层包括皮肤、浅层脂肪、Camper 筋膜、Scarpa 筋膜及深层脂肪。Scarpa 筋膜是腹壁整形中的重要解剖结构。如果缝合时将张力置于此筋膜上，可以减轻皮肤张力，减少切口愈合并发症，减轻术后瘢痕。

(二) 深筋膜及腹壁肌肉

腹直肌前鞘是非常重要的解剖结构，绝大多数肌筋膜折叠术都在该结构上进行。腹直肌前后鞘由腹外侧壁肌肉(腹外斜肌、腹内斜肌及腹横肌)向中部移行构成。弓状线以下腹直肌无明显后鞘，后方紧贴腹膜。

(三) 腹壁血管

腹壁软组织主要由腹壁上、下动脉构成的深层血供和腹壁下、旋髂浅、肋间及肋下动脉构成的浅层血管进行供血。腹壁整形术中至少会切断一个血供来源。绝大多数腹壁整形术掀起的腹部皮瓣由双侧肋间及肋下血管提供血运。

(四) 腹壁皮肤神经支配

主要来自 T_4~L_1 的分支，由肋间神经及肋下神经外侧支及前皮支支配。肋间神经及肋下神经的前支在腹直肌前鞘穿出深筋膜，其在皮肤的分布和深层动脉系统穿支位置一致。肋间神经及肋下神经的外侧支在腋中线附近从深筋膜穿出后走行在腹外斜肌表面。下腹壁最下方皮肤的神经支配来自髂腹股沟神经。腹壁整形术采用接近腹股沟的切口时，要特别注意避免误伤股外侧皮神经造成大腿前外侧麻木。

二、全腹壁整形术

全腹壁整形术是最常见的腹壁整形方法。这是因为腹壁脂肪堆积，软组织松弛，双侧腹直肌分离，腹壁皮肤皱褶等情况在大多数患者中同时存在。全腹壁整形术的切口通常到达双侧髂前上棘，腹壁软组织分离到达剑突。该手术的效果可以是永久性的，尤其对于术后良好保持体重的患者。

(一) 适应证

多数希望改变腹壁形态的患者均为全腹壁整形术的适应证。全腹壁整形术的理想患者有如下特征：脐部以下有妊娠纹，中度脂肪堆积，皮肤和软组织松弛，腹直肌分离。

(二) 相对禁忌证

吸烟，糖尿病，营养不良，各种伤口愈合不良，肠道或膀胱功能障碍，免疫缺陷，使用抗凝药物，深静脉血栓病史，下肢淋巴或静脉功能不全，一般情况差等不能耐受手术者。应该与患者讨论将来妊娠的可能性。如果患者有妊娠计划，应该将腹壁整形术安排在最后一次妊娠后进行。

(三) 手术方法

1. 患者取站立位进行术前标记。嘱患者双手提起下腹部赘肉以标记切口下缘。将标记线延自然皮肤皱褶向外延伸，通过测量确保双侧切口线的对称性。画出下切口线后，根据可能切除的组织量标记上切口线。同时标记吸脂范围。

2. 全麻完成后，患者取仰卧位。常规消毒铺巾。吸脂部位注射常规肿胀液，等待 5~10 分钟后进行常规吸脂。

3. 吸脂完成后，刀片切开先前标记的下部横行切口。使用单极电刀切透浅筋膜达深筋膜。可见腹壁下浅血管，进行确切止血。

4. 切口以上水平用电刀分离，直至到达脐水平。仔细确认脐周穿支。这些血管是术后血肿形成的主要来源之一。进行电凝或结扎。

5. 沿肚脐周围切开皮肤，在脐周向深部解剖以分离肚脐与皮瓣。注意肚脐周围要保留少量脂肪以保护血运。

6. 继续分离皮瓣至肋缘和剑突水平。向下分离皮瓣至耻骨联合水平。止血。

7. 进行腹直肌折叠术时要先标记出腹直肌的内侧界，标记的范围与腹直肌分离的范围相同。头侧起于剑突，尾侧止于耻骨联合。使用 0 号或 1 号合成线进行肌筋膜折叠。从剑突开始行连续缝合直至耻骨联合并打结。如果第一条折叠线没有完全矫正松弛，可以进行第二次折叠。进行腹直肌肌筋膜折叠术后，在肋缘会有部分组织形成牵拉，需要剥离以改善外观。这时应在皮瓣和腹壁间行间断分离以保护穿支血管及皮瓣血供。

8. 随后将手术床调整至屈膝屈髋位，从下向上切开皮瓣并同时下拉腹壁皮瓣，反复测试切口缝合口张力，直至切除足量组织，切口张力在可缝合范围内。一旦界定了切除范围，测量双侧以保证对称性，然后分别切除两侧多余组织。

在合适的位置标记新肚脐，切开腹壁皮肤及皮下全层，将肚脐穿出。可以切除少量皮肤及皮下脂肪，以减少周围组织对肚脐的压迫，改善肚脐外观。

切口两头分别放置一根引流管后固定。在 Scarpa 筋膜层进行缝合，以减少皮肤缝合口张力。然后分层缝合皮下组织及皮肤。

（四）术后护理

术后 1~2 周内腰腹部保持半屈曲位，佩戴腹带，禁止吸烟，术后 4~6 周避免剧烈活动和提重物。

三、吸脂术在腹壁整形术中的作用

腹壁整形术是否应同时进行吸脂手术？关于这个问题一直存在争议。总的原则是，如果患者的腹部皮肤皮瓣去薄厚外观能够改善，则可以同时进行吸脂手术。

应重点强调膨胀浸润麻醉的重要性。浸润注射完成后组织处于膨胀状态，组织坚硬，表面发白。膨胀压迫血管造成局部驱血作用。受到挤压延长的血管束暴露于肾上腺素下，达到最大的血管收缩效果。这种驱血作用减少了吸脂区域对皮瓣不利的血液淤积，神经同样也被拉长，暴露于利多卡因中被充分麻醉。

对有吸烟史的腹壁整形患者一般不做激进的吸脂术。对于这类患者以及有其他影响伤口愈合因素的患者，必须小心谨慎。

四、腹壁整形术中肚脐的处理

脐是腹部的中心，也是躯干的重要美容结构。一个美观的脐对于漂亮的腹部来说是必需的。为了创造一个美观的脐，术者必须首先认识脐的美学特征，包括适当的大小，纵向椭圆形外观及内陷而不是外凸。进行腹壁整形时应充分考虑脐部的垂直位置，脐的深度及大小。

脐的垂直位置取决于患者的躯干长度及与患者年龄和肥瘦相关的软组织松弛度。脐应该位于腹部的中线位置，呈纵向，并且位于双侧髂前上棘连线的上端。在传统的腹壁整形术中，仅将脐与周围的软组织分离后直接插入腹壁皮瓣中，这限制了脐在垂直方向上的移动性。进行肌筋膜折叠术后，脐蒂缩短，脐在垂直方向上的移动性就随之更小。

外观年轻的脐通常呈纵向椭圆形，理想的脐大小应该与患者躯干相匹配，不能僵化地将统一的标准用于所有患者。如果可能的话，可将脐做小一点，因为脐会随着年龄老化变得更宽大。

健美的女性腹壁通常表现为脐部有一个上极向上的凹陷。下极略凹陷或呈斜坡状。上极的凹陷通常是由于脐被脐蒂牢牢固定，而站立时重力对于上方的皮肤及软组织施加了向下的牵拉作用而导致脐上的皮肤软组织在脐上部堆积。

在固定新肚脐时，可以通过剑突和耻骨联合间拉一条紧绷的缝合线来定位腹中线。皮肤的切口应做得比脐略小。在腹壁皮瓣上应制备足够的空间使脐可以顺畅通过而不产生压迫。将脐周的腹壁皮下组织修剪掉，以在脐周制造出下陷的效果。

【临床病例讨论】

患者，男，21 岁，因“腹部皮肤松弛 3 年余”入院。

现病史：患者 3 年前因参加减肥夏令营，快速减肥后造成腹部皮肤松弛及乳房下垂，体重最重时为 130kg，现体重为 86kg，自觉腹壁松弛及乳房下垂随体重减轻逐渐加重，影响美观，现为求胸腹部外观改善来我院就诊，门诊以“腹壁松弛，乳房下垂”收入。近来患者精神饮食睡眠可，大小便正常，体重无明显变化。

既往史：无疾病史。否认糖尿病史，否认冠心病史，否认结核、SARS、禽流感史及密切接触史。

手术史：无。

个人史、家族史：无抽烟饮酒史，兄弟姐妹体健，父母健在。

查体：体温36.5℃，脉搏80次/min，呼吸20次/min，血压130/80mmHg。神志清楚，查体合作，面容正常，淋巴结未见明显异常，心率80次/min，心律未见明显异常。心音未见明显异常。杂音未见明显异常。腹部外形正常，腹部触诊未见明显异常，压痛及反跳痛未见明显异常，腹部包块未见明显异常，肝脾肋下未及。双下肢未见水肿，生理反射存在，病理反射未引出。

专科情况：双侧乳房发育，右侧体积略大于左侧，未触及明显肿块，经腋、乳头及乳房下皱襞胸围分别为99cm、101cm及90cm。腰腹部脂肪堆积，皮肤松弛下垂，皮肤弹性可，皮下脂肪厚度4cm，腹围94cm，肚脐位于髂前上棘连线水平，呈横行（图5-9-1）。

辅助检查：无。

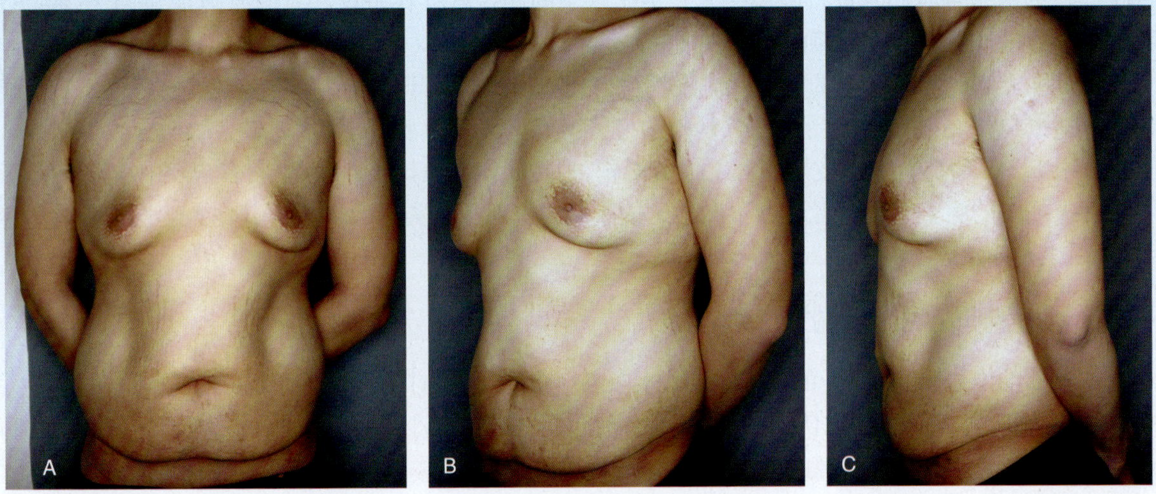

图5-9-1 术前

A. 正面观；B. 侧面观45°；C. 侧面观。

1. 诊断 腹壁松弛、男性乳房发育。
2. 诊断依据

(1) 因"腹部皮肤松弛3年余"入院。

(2) 专科情况：双侧乳房发育，右侧体积略大于左侧，未触及明显肿块，经腋、乳头及乳房下皱襞胸围分别为99cm、101cm及90cm。腰腹部脂肪堆积，皮肤松弛下垂，皮肤弹性可，皮下脂肪厚度4cm，腹围94cm，肚脐位于髂前上棘连线水平，呈横行。

(3) 辅助检查：无。

3. 鉴别诊断 诊断明确。
4. 诊疗计划

(1) 完善血、尿常规、肝肾及凝血功能检查。

(2) 择期手术。

(3) 全腹壁整形术：患者诊断明确，由于同时存在腹部脂肪堆积，皮肤松弛，需行全腹壁整形术。快速大量体重减轻后导致的皮肤堆积通常包括下腹部、两侧腰部及背部，切口设计需较普通腹壁整形患者长，通常延伸至两侧腰背部，以减少术后猫耳的形成。男性腹壁整形主要是皮肤脂肪的切除，女性患者通常还应给予腰部及侧腹部吸脂、腹直肌前鞘拉拢缝合，以更好地塑造腰腹部曲线。

(4) 男性乳房缩小术：肥胖男性患者通常伴有乳房发育。在行腹壁整形术的同时可对男性乳房进行脂肪抽吸和乳腺摘除，一般不需切除多余皮肤。术后加压包扎，皮肤可自然回缩，与胸壁贴紧呈平整状态。

5. 随访 患者术后 10 天出院，切口愈合良好。3 个月后随访，患者腹壁形态满意，腰腹部无活动受限，嘱患者行抗瘢痕治疗（图 5-9-2）。

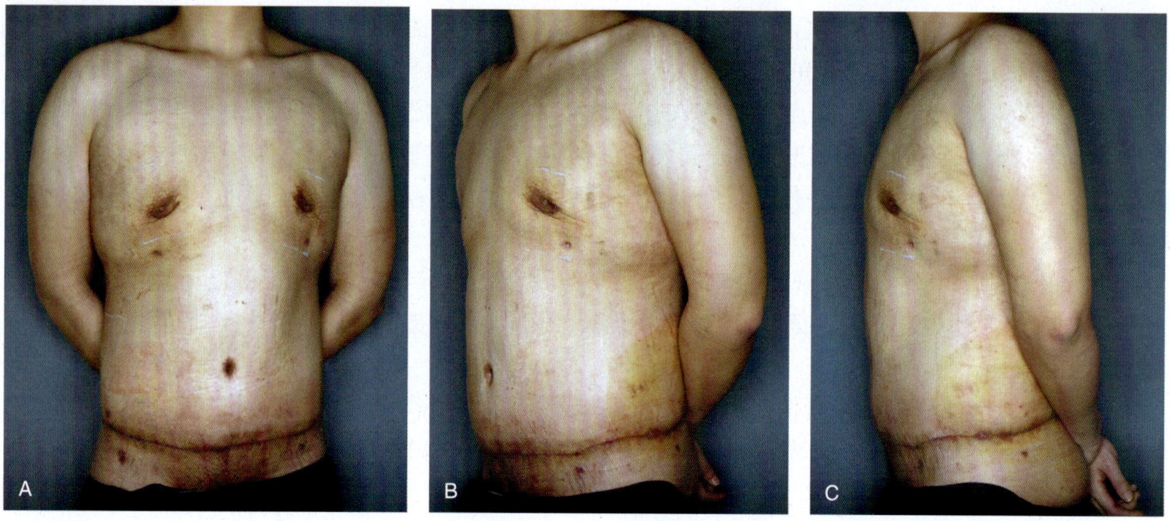

图 5-9-2 术后随访

A. 正面观；B. 侧面 45° 观；C. 侧面观。

【复习题】

1. 腹壁整形术的定义是什么？
2. 腹壁整形术中腹壁皮瓣的主要血供来自哪里？
3. 全腹壁整形术的相对禁忌证是什么？
4. 全腹壁整形术中如何确定新肚脐的位置？

（孙家明）

参考文献

[1] 王炜. 整形外科学. 杭州：浙江科学技术出版社，1999.
[2] 汉斯特德. 腹壁整形手术图谱（翻译版）. 北京：人民卫生出版社，2011.
[3] JOSEPH W J, SINNO S, BROWNSTONE N D, et al. Creating the perfect umbilicus: A systematic review of recent literature. Aesthetic Plast Surg, 2016, 40 (3): 372-379.
[4] ALMUTAIRI K, GUSENOFF J A, RUBIN J P. Body Contouring. Plast Reconstr Surg, 2016, 137 (3): 586e-602e.

第十节 注射美容

注射美容技术也称微创注射技术（minimally-invasive injection technique），是指通过注射器注射的方式将肉毒毒素或充填剂等安全注入目标区域，起到纠正面部缺陷、美化面部轮廓、改善皮肤质地或同时改善功能，以获得面部年轻化、美化的目的。该技术创伤轻微，操作简单，恢复快，疼痛感不显著，基本不影响正常工作和生活，易于被求美者接受。2017 年美国整形外科医师协会（ASPS）数据统计显示，微创美容操作占所有美容手术操作的 85.5%，而肉毒毒素及充填剂的应用占全部微创美容操作的 56.2%，总量较去年同期增长了 5%。随着核心技术的不断改进和完善，微整形受到越来越多专业医生和求美者的青睐，已经成为目前最常用的面部年轻化及抗衰治疗方法。本节将主要阐述面部年轻化综合治疗中最常用的肉毒毒素注射及皮肤充填剂注射的核心技术要点。

一、肉毒毒素概述

肉毒毒素有 7 个血清型,依次命名为 A~G。A 型较 B 型安全性高、持续时间长、免疫抵抗低,应用广泛,也是整形外科领域临床最常用的类型。

对于肉毒毒素的研究,目前热点主要集中在以下四大方面:①靶向非神经元机制的工程新型重组肉毒毒素;②如何克服免疫抵抗问题;③如何提高和拓展肉毒毒素的医学应用(对人类分泌过多疾病的潜在治疗);④如何实现效果持续维持(持久性的分子作用机制)。其中每一项科研突破都将为肉毒毒素的安全性和适用性拓宽带来巨大推进。

目前已报道的应用范围有斜视、眼痉挛、面肌痉挛、颈肌张力异常症、美容应用(眉间皱纹、水平额纹、鱼尾纹、鼻皱纹、口周皱纹、下巴凹陷皱纹、颈阔肌条索、颈部水平皱褶和减肥)、多汗症、慢性偏头痛、逼尿肌过度活动等的治疗。

另外,关于标示外的肉毒毒素使用也有报道,可应用于下尿路紊乱、胃肠道疾病、痉挛(上运动神经元紊乱)、痉挛性发音障碍、流涎、颞下颌关节紊乱、其他(阴道痉挛、伤口愈合和糖尿病神经病变等)。

二、肉毒毒素在整形美容方面的应用原则

应用肉毒毒素进行面部年轻化治疗有两个黄金原则:①找准目标肌肉;②使肉毒毒素平衡分布。面部表情肌主要有四大功能:平衡、协调、提升、下降。其中上提肌群 7 块,下降肌群 5 块,轮匝肌 2 块(图 5-10-1)。

眉水平上提肌有额肌;下降肌包括眼轮匝肌上半部、降眉肌、降眉间肌。

口周水平上提肌包括眼轮匝肌下半部、鼻翼提上唇肌、鼻肌、提上唇肌、颧小肌、颧大肌、笑肌、颏肌;下降肌包括降口角肌、降下唇肌、颈阔肌。

在充分考虑皱纹产生原因的前提下,注射医师同时对患者进行动态及静态评估,才能制订出精确的肌肉阻断方案,平衡各组协同和拮抗肌肉的作用效果,对面部五官进行微调。

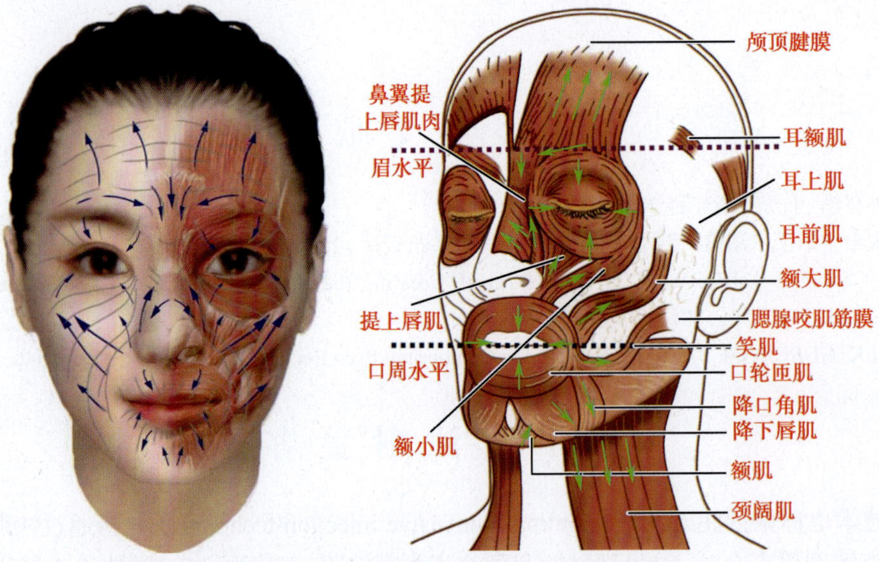

图 5-10-1 面部表情肌的力学方向

肉毒毒素面部塑形与皱纹舒平,要时刻考虑肌肉平衡。阻断一块肌肉,必然使另外的肌肉失去平衡。例如,颊部纵纹,可以选择微滴注射技术改善,但务必记录该区域使用的总量。皱纹走行的方向总是与肌肉收缩的方向垂直,这个规律可以帮助找准目标肌肉和注射点。

三、肉毒毒素在面部各美学亚单位的注射方法

（一）额纹

额部的动态皱纹是通过额肌收缩而产生，肉毒毒素主要作用于神经肌肉接头，通过抑制乙酰胆碱的释放而麻痹肌肉，减少皱纹，因此可将肉毒毒素注射在该层次来发挥作用（图 5-10-2）。

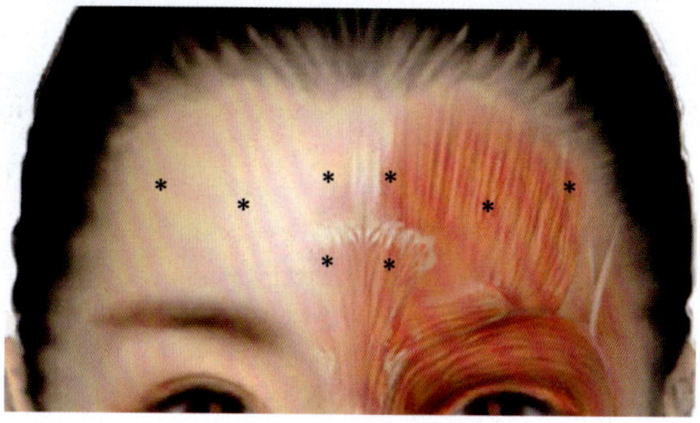

图 5-10-2 额纹注射点

* 表示注射点及位置。

1. 注射要点

（1）注射点位数：8~12。

（2）每点注射剂量：2U。

（3）总剂量范围：16~20U。

2. 注射操作注意事项

（1）注射点要高于眉上缘 1.5cm 以上，以免药液作用到额肌下半部分，引起眉下垂。

（2）由于轻度上睑下垂而引起的额纹加深，注射肉毒毒素后可能会加重原有的上睑下垂。

（3）注射点和注射量要左右对称，避免出现眉毛外形双侧不对称。

（4）注射时若将注射点靠近额部中央而忽略两侧，可导致眉尾上挑。

（5）对于要保持眉形或提高眉位置者应避免注射眉上第一条皱纹。

（二）眉间纹

眉间纹是两侧眉头之间的复合皱纹，由眉间川字纹、鼻根部横行皱纹及额部正中的横行皱纹组成。眉间纹主要由皱眉肌、降眉肌、降眉间肌、部分眼轮匝肌及部分额肌的共同收缩造成的，这五块肌肉位于前额部中间的下部及鼻根部，又称为眉间复合体。眉间复合体通常是共同收缩的，所以在注射时需要同时针对这五块肌肉，将其收缩功能大部阻断，使眉间舒展。

1. U 型或 V 型（图 5-10-3）

（1）注射点位数：6。

（2）每点注射剂量：* ≤ 4U，△ ≤ 2U，+=1U。

（3）总剂量范围：≤ 14U。

2. 向内集中型（图 5-10-4）

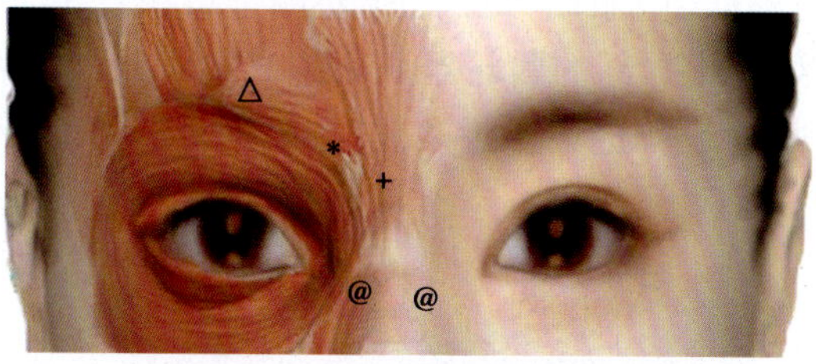

图 5-10-3 U 型或 V 型

△、*、+ 表示注射点。* 注意避开滑车动静脉；△注射在皱眉肌止点处；+ 注射在降眉肌中部。如果皱眉肌伴有明显鼻横纹，可以补充注射 @ 点（鼻横肌）。

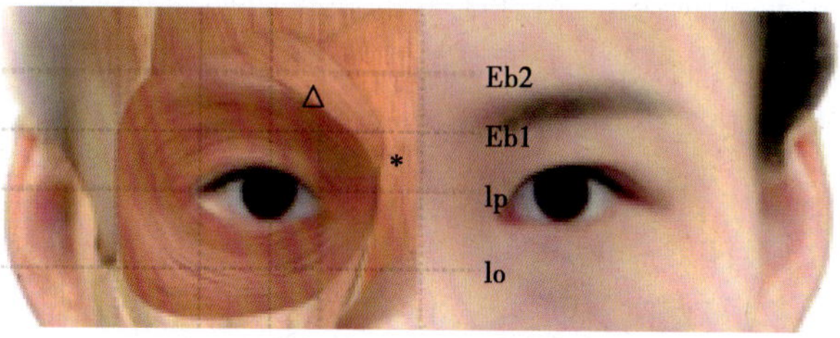

图 5-10-4 向内集中型

* 注意避开滑车动静脉；△注射在皱眉肌止点处皮下；Eb2 为眉上水平线；Eb1 为眉下水平线；lp 为经瞳孔水平线；lo 为经下眼眶缘水平线。

（1）注射点位数：4。

（2）每点注射剂量：* ≤ 4U，△ ≤ 2U。

（3）总剂量范围：≤ 12U。

3. Ω 型（图 5-10-5）

（1）注射点位数：6。

(2)每点注射剂量:* ≤ 4U,△ ≤ 2U,@=2U。

(3)总剂量范围: ≤ 20U。

4. ℧ 型(图 5-10-6)

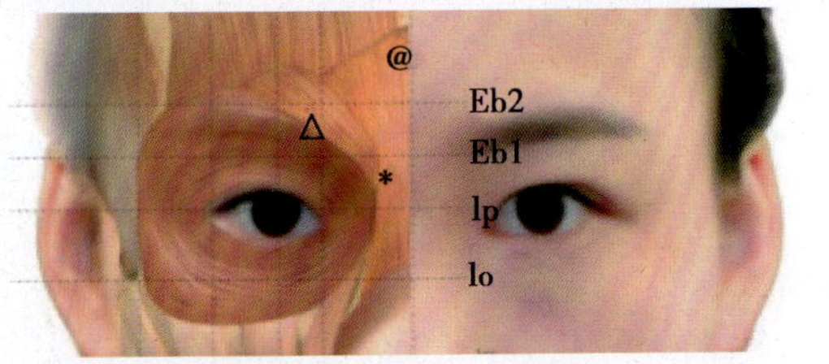

图 5-10-5 Ω 型

* 注意避开滑车动静脉;△注射在皱眉肌止点处;@ 注射在 Ω 顶点两侧;Eb2 为眉上水平线;Eb1 为眉下水平线;lp 为经瞳孔水平线;lo 为经下眼眶缘水平线。

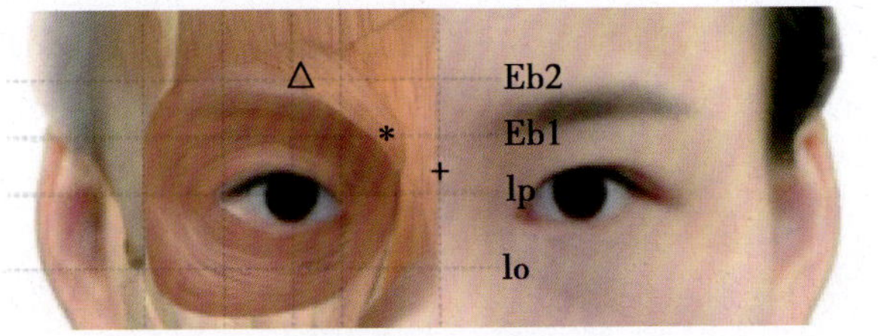

图 5-10-6 ℧ 型

* 注意避开滑车动静脉;△注射在皱眉肌止点处;+ 注射在降眉肌中部;Eb2 为眉上水平线;Eb1 为眉下水平线;lp 为经瞳孔水平线;lo 为经下眼眶缘水平线。

(1)注射点位数:6。

(2)每点注射剂量:* ≤ 4U,△ ≤ 2U,+=2U。

(3)总剂量范围: ≤ 14U。

知识点:肉毒毒素注射经验小结

1. 在眉间部可垂直进针,当感觉针头碰到阻力时停止,开始注射。

2. 眉头处注射点是皱眉肌起点,注射后药物可弥散至皱眉肌腹头部,注射时可用手指按住注射点下缘,以阻止药液向下扩散。

3. 注射后强光刺眼时无法很快做出眉毛向中央聚集的动作,因此注射后短期内可能会畏光,应在术前告知受术者。

4. 针对不同类型的眉间纹,采用不同的 A 型肉毒毒素注射方法。

(三) 眼周纹

1. 鱼尾纹 指外眦部的眼轮匝肌收缩后牵扯其表面的皮肤,由眼睛外眦点向外侧呈放射状分布的皱纹,因形似鱼尾而得名。此皱纹在笑容时更加明显,针对外侧眶部的眼轮匝肌实施肉毒毒素注射,可以使其收缩力下降,鱼尾纹得以减轻或消失。鱼尾纹的治疗一般首选肉毒毒素注射,慎用皮肤填充剂(图 5-10-7)。

(1)注射点位数:6。

(2)每点注射剂量:△1=4U,△2=2U,△3=2U。

(3)总剂量范围:16~20U。

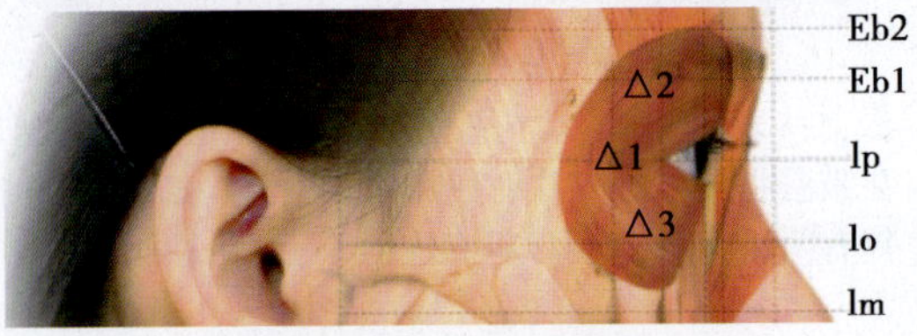

图 5-10-7 鱼尾纹

△1 距外眼角 1cm 处皮下肌内注射 4U;△2 皮下肌内注射 2U;△3 皮下肌内注射 2U,但位置不能低,以免影响到颧大肌颧小肌;Eb2 为眉上水平线;Eb1 为眉下水平线;lp 为经瞳孔水平线;lo 为经下眼眶缘水平线;lm 为颧突水平线。

2. 下睑细纹(图 5-10-8)

(1)注射点位数:每侧 2~3。

(2)每点注射剂量:0.5U。

(3)总剂量范围:3~5U。

(四) 鼻部

1. 皱鼻纹 由鼻肌收缩时在鼻背及其外侧、眶下区内侧产生的皱纹。鼻肌起自鼻骨与上颌骨联合处,横跨鼻骨上,融入鼻背腱膜,也叫鼻孔压肌,其功能是压闭鼻软骨

(图 5-10-9)。

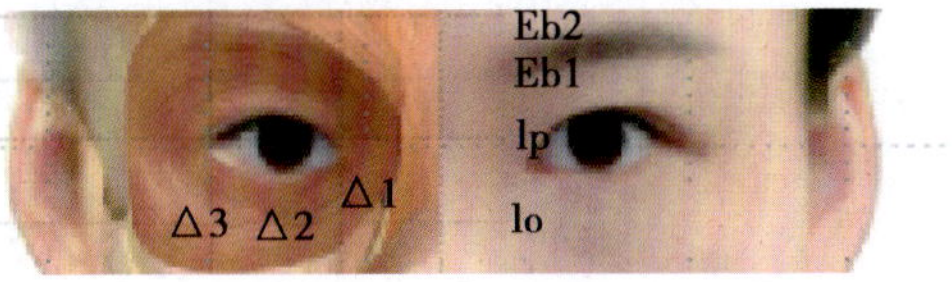

图 5-10-8 下睑细纹

△1 注射于皮下眼轮匝肌上,避免过深,避开内眦动脉;△2 注射于下睑中点沿眶缘处皮肤下;△3 注射于颧突周围眼轮匝肌浅表;Eb2 为眉上水平线;Eb1 为眉下水平线;lp 为经瞳孔水平线;lo 为经下眼眶缘水平线。

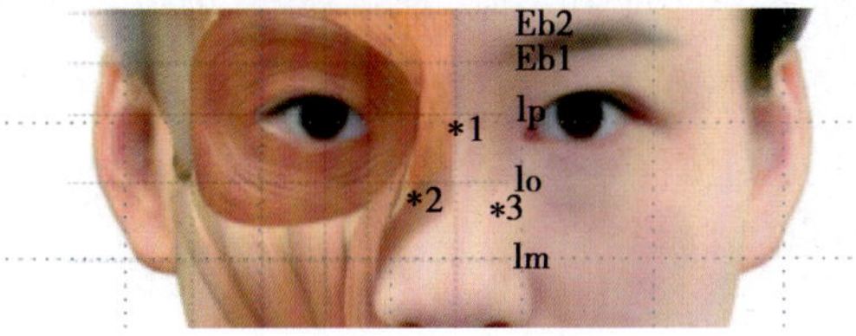

图 5-10-9 皱鼻纹

*1 如果皱眉时出现鼻纹,应当与眉间纹联合治疗;*2、*3 不要在鼻外侧外开太多,避免阻断提上唇鼻翼肌,导致同侧唇下垂;Eb2 为眉上水平线;Eb1 为眉下水平线;lp 为经瞳孔水平线;lo 为经下眼眶缘水平线;lm 为颧突水平线。

(1)注射点位数:2~3。

(2)每点注射剂量:1~2U。

(3)总剂量范围:3~6U。

2. 鼻尖抬高(图 5-10-10)

(1)注射点位数:1。

(2)每点注射剂量:2U。

(3)总剂量范围:2~3U。

(4)目标位置:鼻小柱基底部的降中隔肌。

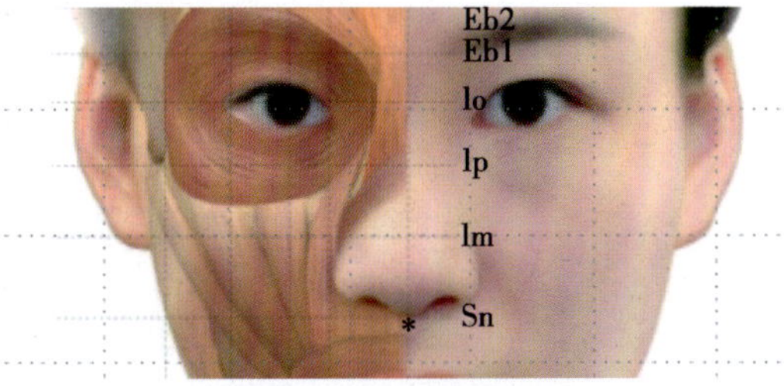

图 5-10-10 鼻尖抬高

* 鼻尖过低时常选择鼻小柱基底部一点进针,目标肌肉为降中隔肌,2~3U 即可,不可过度治疗,容易导致上唇下垂,上唇过长;Eb2 为眉上水平线;Eb1 为眉下水平线;lp 为经瞳孔水平线;lo 为经下眼眶缘水平线;lm 为颧突水平线,Sn 为鼻小柱基底水平线。

(五)鼻唇沟

鼻唇沟从鼻翼外侧延伸至口角,是最早出现面部老化的标志之一。该区域有大量的表情肌交错,包括上唇鼻翼提肌、上唇提肌、颧小肌、颧大肌、提口角肌、降口角肌、颊肌、笑肌。鼻唇沟常分为五型:皮肤型、脂肪垫型、肌肉型、骨后移型及混合型。

不同类型鼻唇沟的治疗方法不同,正确地评估与分型非常重要。其中,肌肉型鼻唇沟(图 5-10-11)包括眼轮匝肌下部、部分横向鼻肌、提鼻翼肌、提上唇肌、颧小肌以及口角降肌等,其部分肌肉纤维嵌入鼻唇沟处,其中,提鼻翼肌、提上唇肌与颧小肌是延伸鼻唇沟的主要肌肉。如果这些肌肉过于活跃,便会在鼻唇沟处产生皮肤折痕以及真皮损伤。可选择适量肉毒毒素 + 玻尿酸改善。

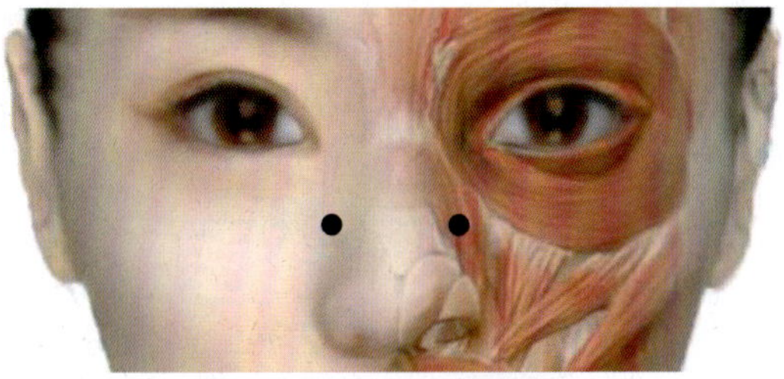

图 5-10-11 肌肉型鼻唇沟

知识点:鼻唇沟治疗四原则

(1)加:玻尿酸、脂肪、假体。

(2)减:吸脂或溶脂。

(3)松:肉毒毒素。

(4)提:玻尿酸定点提升、除皱、线提。

(1)注射方法

1)标记注射位点,张嘴微笑时,左右鼻唇沟上部隆起处一点,不需麻醉。

2)选择 30G 针。

3)针尖与皮肤呈 30° 进入肌肉浅层,缓慢推注,注射剂量单侧为 1~2U。

(2)注射经验与教训:应用肉毒毒素配合透明质酸联合治疗鼻唇沟时,肉毒毒素的主要作用为阻断鼻唇沟区域的提上唇鼻翼肌或提上唇肌的运动,因此注射层次应在肌肉浅层且对称注射,如阻断深部的肌肉,可能会出现上唇下垂。

(六)口周区

1. 露龈笑(图 5-10-12)

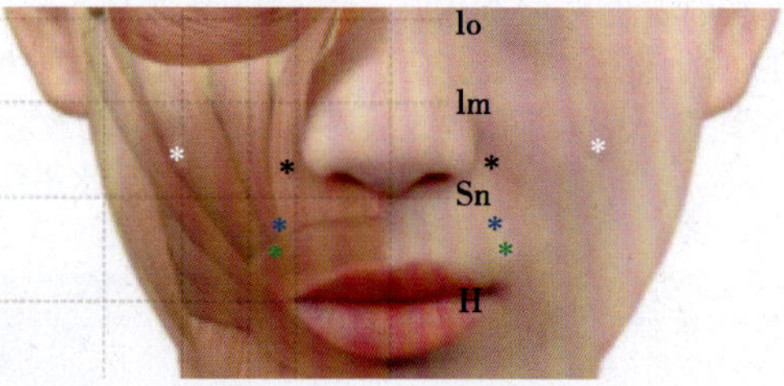

图 5-10-12 露龈笑

上颌露龈笑:鼻唇沟上每侧 1 个注射点:*(黑)上唇鼻翼提肌;

严重上颌露龈笑:根据类型选择注射点,每侧 2 点注射点:*(蓝)上唇鼻翼提肌与提上唇肌重合点;*(绿)提上唇肌与颧小肌的重合点(上唇鼻翼提肌、提上唇肌、颧小肌);

下颌露龈笑:每侧 2 点注射点:*(黑)微笑时,鼻唇沟侧面收缩最大点;*(白)侧向距离第 1 点 2cm 处,耳屏水平线上(颧大肌、颧小肌);

不对称露龈笑:*(白)颧大肌、颧小肌。

(1)注射点位数:根据类型选择点位。

(2)每点注射剂量:1~2U。

(3)总剂量范围:2~4U。

2. 口周细纹(图 5-10-13)

(1)注射点位数:上唇 4 点,下唇 2~4 点。

(2)每点注射剂量:1~2U。

(3)总剂量范围:8~10U。

3. 口角下垂(图 5-10-14)

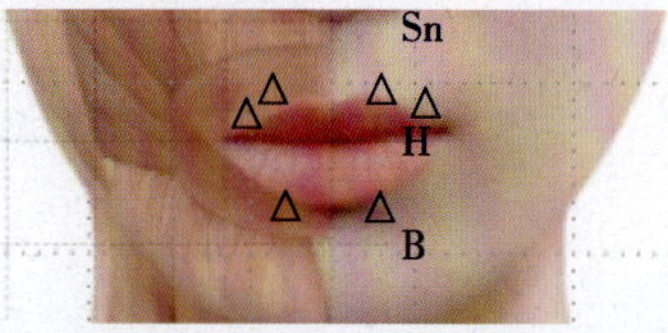

图 5-10-13 口周细纹

△为进针点。避免过量,可与填充剂联合治疗。

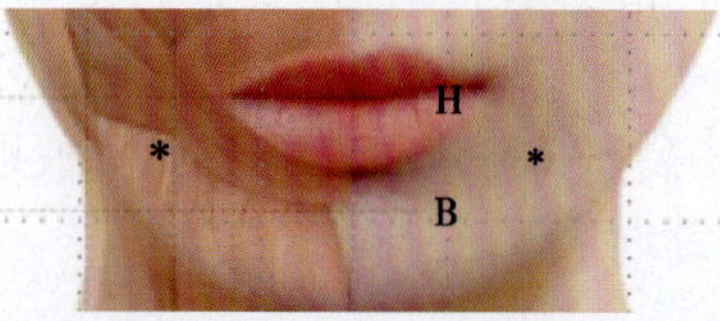

图 5-10-14 口角下垂

* 为进针点:口角外侧、下方 1cm 处的降口角肌,注意避开面动脉。

(1)注射点位数:1/ 侧。

(2)每点注射剂量:2~5U。

(3)总剂量范围:4~10U。

(七)颊部

咬肌肥大(图 5-10-15)属于较为常见的面部整形问题。良性咬肌肥大呈现“方脸”的面部形态,是一种常见于东方民族的美学缺陷。咬肌肥大发病机理尚未完全清楚,但与患者饮食、咀嚼习惯等密切相关。

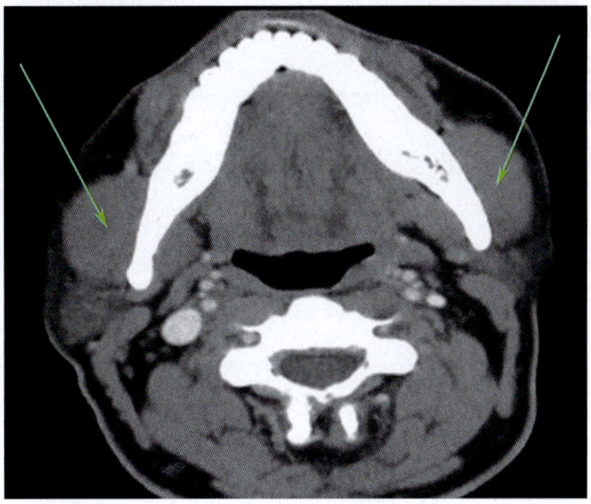

图 5-10-15 CT 示咬肌位置

知识点：注射安全区的标记

嘱患者咬紧后牙根，触及膨大质硬的咬肌形态后，标记以下四条线(图 5-10-16)。

(1) 第一条线：耳垂 - 嘴角连线；

(2) 第二条线：咬肌前缘线；

(3) 第三条线：咬肌后缘线；

(4) 第四条线：下颌骨边界线。

以这四条线合围区为咬肌注射的安全区。

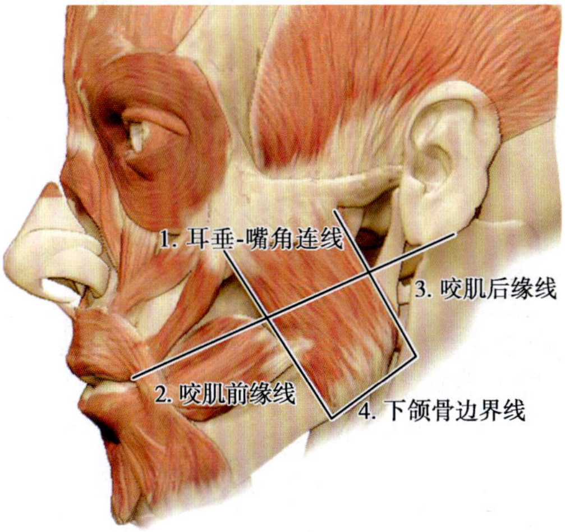

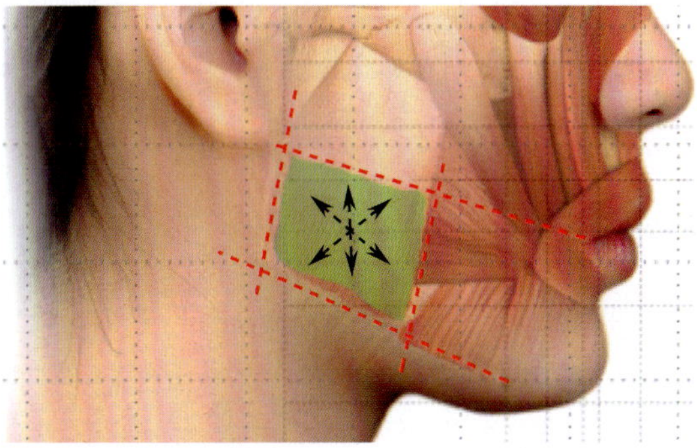

图 5-10-16 咬肌肥大注射安全区域

1 点进针，多向注射能减轻患者疼痛。进针点在咬肌紧张时最凸出处，但距咬肌前缘 1cm。在绿色安全区域内注射，避免注射过浅导致"蛙腮"。

(1) 注射点位数：1 点进针，5~6 点注射。

(2) 每点注射剂量：3~5U。

(3) 总剂量范围：18~30U。

知识点：操作经验及教训

（1）注射点要在安全区范围内，并且应注射在肌肉深部。如果注射过浅或过高，容易影响到表情肌或腮腺。

（2）注射针头进入肌肉深部后，回抽确认不在血管内，再缓慢轻柔地推注药液，使药液均匀扩散。出针前须稍作停顿，确定药液停止外渗后再拔出针头。

（3）注射后大约1个月起开始出现咬肌缩小，效果会持续4~6个月。

（4）对于一些较大的咬肌，需要经过多次注射才能达到满意的效果。建议注射后3个月进行下一次注射，根据咬肌情况可适当减少药量，既不影响功能又会有很好的累积效果。

（5）咬肌肥大的求美者通常喜爱咀嚼较硬的食物或口香糖，注射后应减少此类食物，以免肌肉经过锻炼后重新增大，抵消肉毒毒素的缩小作用。

（6）注射起效后咬合力量会下降约一半以上，对于一些坚硬的食物在咀嚼过程中会觉得难以咀嚼。

（八）颏部

两类颏部可行A型肉毒毒素注射。一种是下颏紧绷感较强，特别是随着年龄的增长，下颏砾石样形态尤为突出的。另一种是想要增加下颏的长度使外形更美观者，可于下颏单纯注射A型肉毒毒素和/或填充剂联合应用，改善下颏形态（图5-10-17）。

（1）注射点位数：3~4。

（2）每点注射剂量：2U~4U。

（3）总剂量范围：6~16U。

（九）颈部

1. 下颌缘提升（图5-10-18）

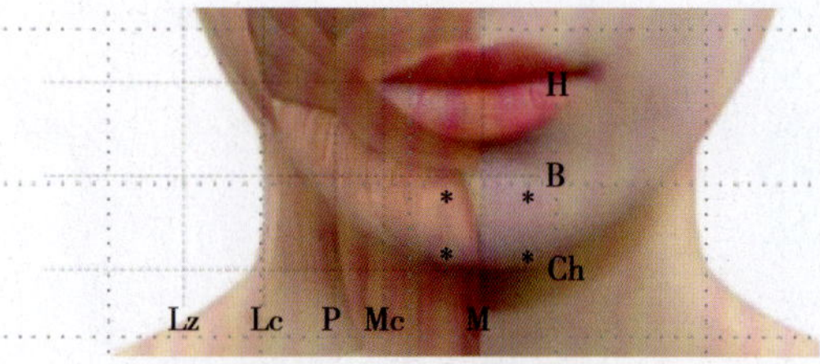

图5-10-17 颏部注射

避开口轮匝肌，防止出现颏部下垂或流口水。

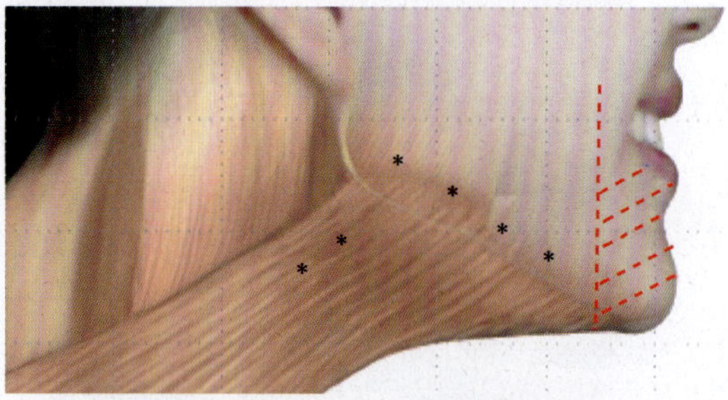

图5-10-18 下颌缘提升

红色区域禁止注射，避开面动脉。

（1）注射点位数：4~6/侧。

（2）每点注射剂量：1~2U。

（3）总剂量范围：4~12U/侧。

2. 颈阔肌条索（图5-10-19）

（1）注射点位数：3/条。

（2）每点注射剂量：3~5U。

（3）总剂量范围：15U/条。

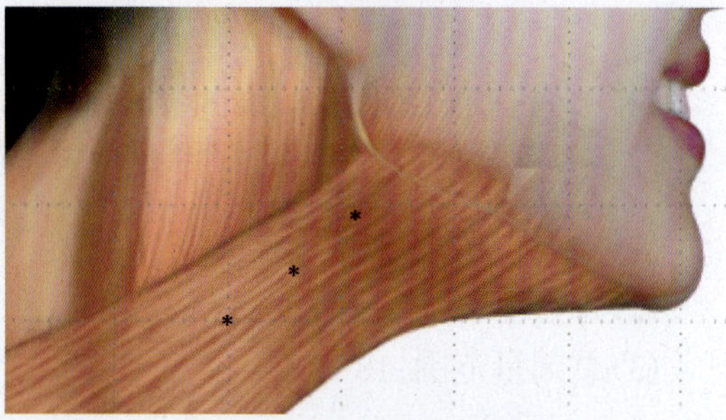

图5-10-19 颈阔肌条索

注射点间隔1.5~2cm；避免过量导致吞咽困难。

四、填充剂种类

公认的理想注射充填材料需要具备的条件：组织相容性好；无过敏反应，非致热源；非微生物生存基质；与宿主组织具有一定的结合能力；不引起或少引起炎症及异物反应；无抗原性，不导致免疫及组织相关性疾病；具有适当的流动性；置入宿主体内后易于成型，塑形及固定，效果持久。

现今常用到的注射填充剂有透明质酸、自体脂肪、胶原蛋白、聚左旋乳酸（PLLA）、血液成分分类及自体脂肪组织提取物，如富血小板血浆（platelet-rich plasma，PRP），富血小板纤维蛋白（platelet-rich fibrin，PRF），ECM/SVF-gel（脂肪胶）等。它们在整形外科临床中的主要用途有填补缺损凹陷、改善局部深在皱纹、改善局部皮肤质地、维持面部年轻化状态等。

填充剂工具有锐针及钝针两种。不同部位及解剖结构需要作出不同选择。锐针针头尖锐，注射精细，可行真皮内注射或凹陷瘢痕注射，缺点是易刺破血管，误将充填物注入血管造成栓塞；钝针虽无锐端，无法单独行真皮内注射，但是在血管密集区进行注射时不宜刺破血管，相对安全。需要注意的是，注射操作务必轻柔，虽然钝针不易刺穿血管壁，但是仍有血管内误注的风险。

五、填充剂在面部年轻化治疗中的应用原则

注射总体原则：旋紧针头—充盈针头—层次准确—边退边推—均匀推注—轻揉按压塑形。

（一）面部年轻化综合治疗顺序

软组织提升→支持塑形→缺失容量填充→皮肤舒平（肉毒毒素）。

软组织填充剂和肉毒毒素联合应用，可以延缓填充剂的代谢，维持更长效的填充效果，如较深的动态皱纹、口周或鼻唇等复杂区域。通常两者不会互相影响，因为它们注射层次不同，但仍建议分期注射，先注射 A 型肉毒毒素，1 周左右再注射填充剂。同期注射要先注射充填剂，后注射肉毒毒素。

实现精准安全注射效果的“四合理”：合理的注射技术；合理的注射量（适度）；合理的层次（准确）；合理的立体注射（精准）。

如图 5-10-20A：面部两个提升部位共八个有效点位。

1. 中面部提升　V1 颧弓中点（颧弓韧带起点）；V2 颧骨最高点（颧大、小肌起点）；V3 上唇方肌起点；V4 鼻唇沟（提上唇鼻翼肌附着点）。

2. 下面部提升　V5 木偶线；V6 下颌韧带；V7 下颌角；V8 咬肌前缘韧带及颊部。

3. 面部韧带提升　面部支持韧带（retaining ligaments）是皮肤和浅表肌腱膜系统（SMAS）与周围组织结构的固定装置。Fumas 于 1989 年首次提出了面部支持韧带，并进行了详细描述，同时区分了真性韧带和假性韧带。真性韧带起于骨膜，假性韧带起自浅筋膜或 SMAS，都止于皮肤。面部支持韧带支撑面部软组织在其正常解剖位置，抵抗重力变化。随着年龄增长，韧带逐渐松弛，对软组织的固定作用减弱，出现松垂老态。新的韧带注射提升技术是基于面部支持韧带原解剖位置的恢复与稳定（图 5-10-20B）。

A 颞韧带（图 5-10-21）：也称颞上融合区（superior temporal fusion），由筋膜延伸至骨膜而形成融合区，决定前额与颞窝之间的深层边界，其作用在于限制前额组织向外侧移动。A 点注射能起到提升眉尾的作用。

B 眶外缘韧带（图 5-10-22）：眼轮匝肌支持韧带在眶缘和颧弓外侧增厚形成的膜性结构（即眶外侧增厚区），代表颞窝的深层边界。对跨越眼眶外侧游离缘的眼轮匝肌起到稳定作用。B 点注射有助于提升并锚着外眼角的美学位置。

C 颧韧带：面部真性韧带，由皮下穿过眼轮匝肌固定于骨面上，与颧部的深层脂肪垫共同支撑颧部形态。

D 颧弓韧带（图 5-10-23）：颧弓表面的膜性结构，SMAS 筋膜系统中颞深筋膜浅层与深层包绕颧弓，与下方的咬肌筋膜相互融合移行。

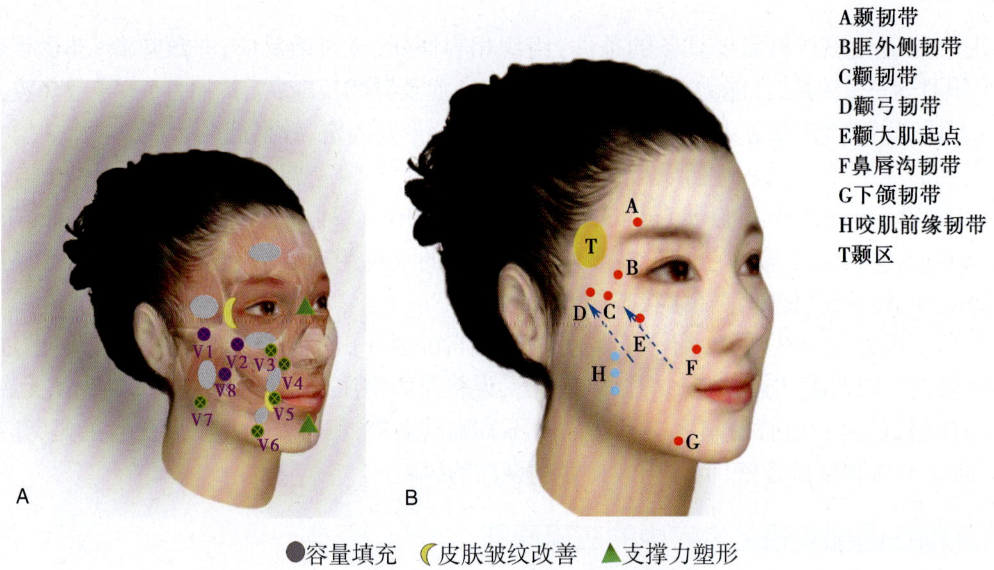

图 5-10-20 面部注射组织提升

A. 软组织定点提升注射的有效点位；B. 面部韧带提升注射位点。

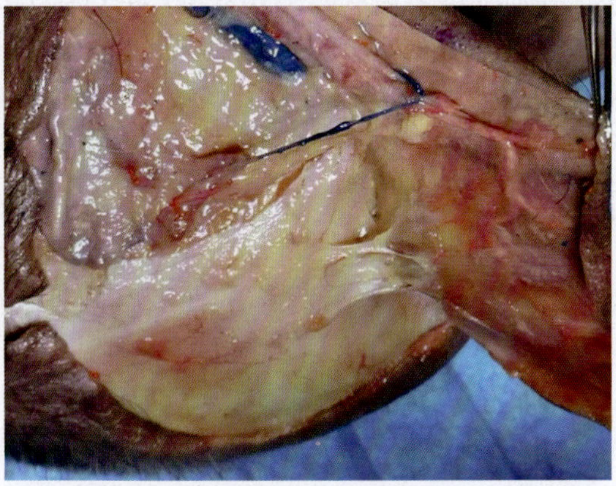

图 5-10-21 颞韧带（眶上韧带）解剖位置

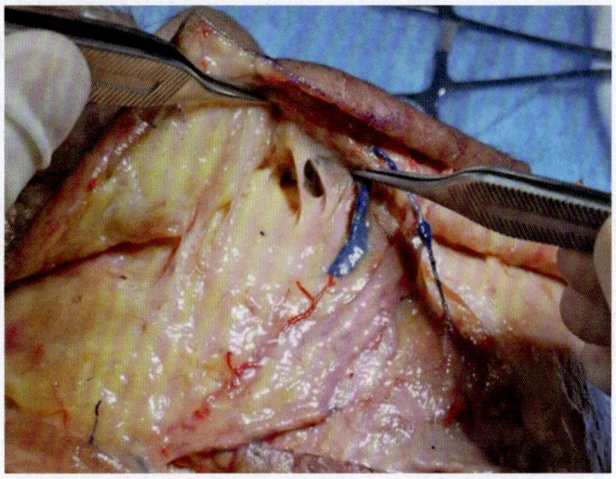

图 5-10-22 眶外缘韧带解剖位置

E 颧大肌起点：颧大肌在鼻唇沟的形成及面中部软组织固定中起到重要作用。对颧大肌起点的锚着固定能有效改善中面部松垂，减轻鼻唇沟深度。

F 鼻唇沟韧带：面中部表情肌颧大肌、颧小肌、笑肌、提上唇肌、提上唇鼻翼肌肌腱融合，协同提升上唇作用，在口角上方形成鼻唇沟韧带，下方有对应的面动脉的鼻唇沟分支走行。颧部脂肪厚，而唇部脂肪薄，形成了鼻唇沟皱襞外观。F 点注射对于提升口角，减轻鼻唇沟深度有效。

G 下颌韧带：该点注射填充对于改善下颌缘有效。

H 咬肌前缘韧带（图 5-10-24）：咬肌筋膜表面可见多条固定于皮下的韧带结构。该点注射填充有助于提升颊部松垂组织。

（二）面部容量填充建议

1. 先整体，后局部 自上而下，额头—颞部—鼻部—颧骨—下颌角—下颏。

2. 先静态，后动态 额—鼻—下颏—颧骨—眼—上下唇。

最科学的注射理念：适宜的产品、适宜的容量、适宜的注射技术。理想的面部注射充填是实现适宜的结构亚单位重塑，而不是简单地填充或丰满。理想的注射效果：安全、自然、和谐、美感、个性化。

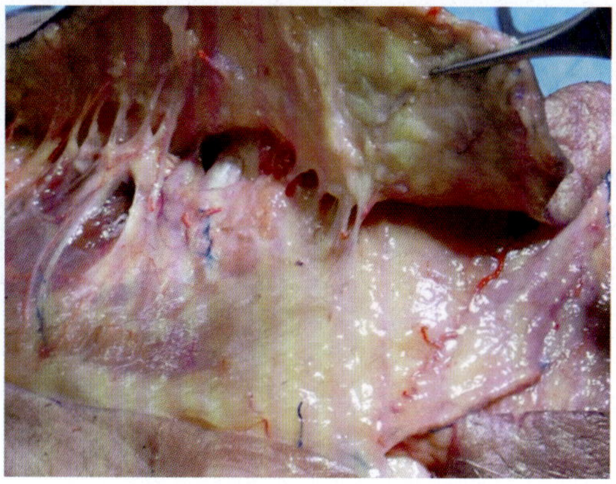

图 5-10-23 颧弓韧带解剖位置

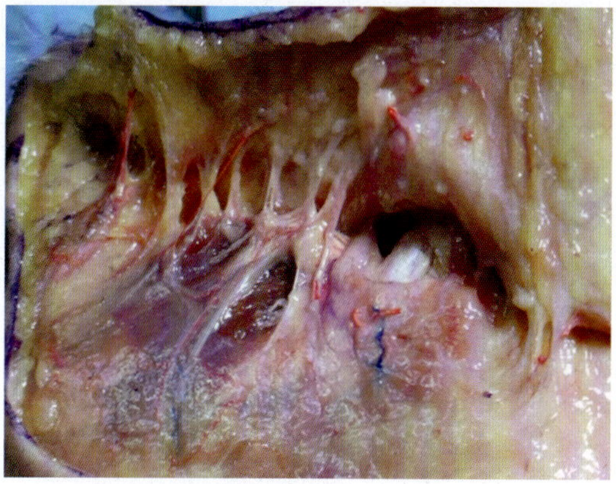

图 5-10-24 咬肌前缘韧带解剖位置

T 颞区：该部位的填充有助于改善面部的轮廓线，补充缺失容量。

(三) 填充层次

在注射前需要区别面部不同解剖亚单位，选择安全的注射层次。

解剖亚单位(anatomic subunits)是由浅层或深层脂肪室的边界所决定的面区，内含非连续的脂肪室及在其中走行或穿行的肌肉、神经和血管。

1. 额部

(1) 浅筋膜层：此间隙含有丰富的血管神经和致密的连接组织，可以通过注射透明质酸和自体脂肪组织来填充凹陷，改善额部外形。但由于此间隙质地紧密，注射阻力较大，注射填充剂的量受限。

(2) 额肌下疏松结缔组织层：此层由疏松结缔组织构成，活动度较大，填充阻力较小，注射填充剂后易塑性，不易出现凹凸不平，额部外形更为自然，适合填充自体脂肪。

2. 眶周　眶周组织由于没有深筋膜的支持，眶部软组织的支撑只能来自眶周的韧带，如眼轮匝肌支持韧带和泪沟韧带等，所以比较容易出现下垂或凹陷性改变。此外，眶骨老龄化出现较早，也可以引起眶周的老龄化表现。主要表现为眶骨的吸收和移动，可造成眼眶纵径和横径延长、眼眶形状改变、眼眶容积增大及眶下缘后移等。

眶骨的老龄化表现辅以浅层软组织的改变，可造成眶周的衰老外观，如眶上凹陷、泪沟、眶颧区凹陷、眉尾部低平等，通过填充剂可以在一定程度上予以弥补。

为了避免锐针头刺破血管，建议在眶周注射时尽量使用钝针头，钝针头注射前先使用相应型号的锐针头在皮肤上制备针眼，以供钝针头插入皮肤。眶颧区针头插到骨膜上，而眼轮匝肌下脂肪垫 ROOF 层注射，然后皮下浅层脂肪注射，将眶颧区凹陷填充后再水平进针，经过下眼睑眼轮匝肌深面的疏松组织层，一直到达内眦点泪沟的起点，边退边注射。注射量一定要适度，针头抽出后在皮肤外面均匀按压，使注射材料平铺，不足之处再次重复注射，直至外观平整。注意不能注射在上、下睑皮下浅层，易造成丁达尔现象。

3. 鼻部　鼻部注射首要保证注射层次的准确性，保证针头在中线走行，避开鼻背两侧血管；还要遵循均匀推注、轻柔按压的原则，切忌强行推注、暴力揉捏；注射过程中，手眼要协调配合，时刻观察患者皮肤色泽、表情变化、疼痛程度，感受指腹间皮肤膨胀情况，如突然剧烈疼痛及皮肤发白发紫，应当立即停止注射。

使用质量有保证的钝针只是相对安全，并非绝对安全，所以用钝针也不可以太过粗暴；不要试图通过玻尿酸填充达到抬高鼻尖的目的：由于鼻头处的皮肤厚，皮脂腺丰富，且与下方组织附着紧密，过多注射会使鼻头处皮肤压力增加，从而导致局部血液循环障碍的发生。充分掌握鼻部解剖是做好玻尿酸隆鼻术的基础(图 5-10-25)。

4. 颞部　颞部由浅入深可分为皮肤及皮下组织层、颞浅筋膜层、颞深筋膜浅层(也称颞中筋膜)、颞深筋膜深层、颞肌筋膜层、颞肌、颞骨骨膜、颞骨。以解剖结构为基础的注射方法不尽相同，也不断创新改进。

其中，颞深筋膜下间隙疏松易分离且相对封闭，既能避免充填材料因重力或颞肌活动而向下、向前、向后位移，又能避开重要血管及分支，同时，注射层次处于中等深度，可以减少凹凸不平的注射隧道的可视概率，从而获得更高的满意度。因此，颞深筋膜下间隙是安全有效的注射充填层面，配合颞部发际线边缘外侧进针点，既能达到充填塑形的目的，实现美学效果，又能最大程度降低并发症发生率。值得强调的是，正确科学的注射方法、扎实的解剖学基础、规范的实践训练、丰富的注射经验及适当的注射技巧，才是颞部注射充填安全有效的保障（图 5-10-26）。

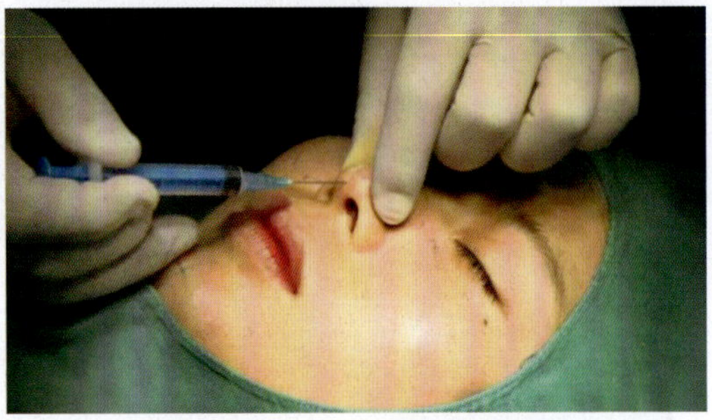

图 5-10-25　鼻部注射填充

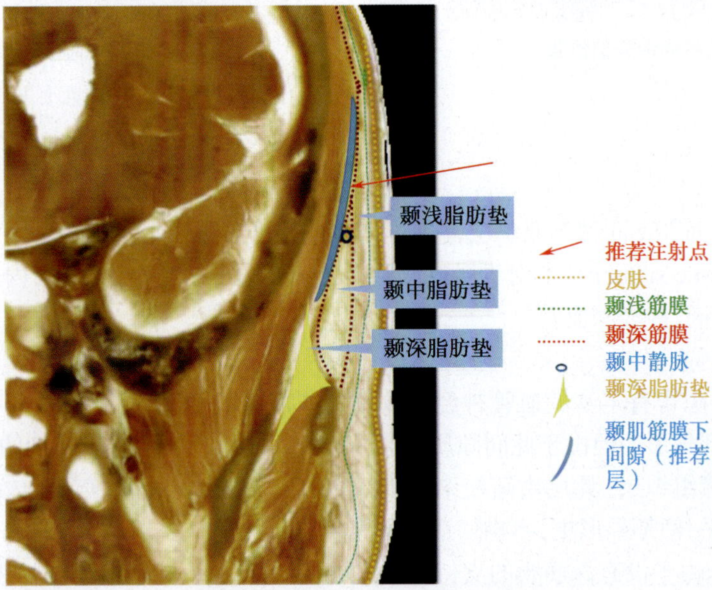

图 5-10-26　颞部注射目标层次

5. 颊部　颊部注射时尽量选取坐位或半坐位，注射中禁用锐针头穿刺，避免损伤面动、静脉，面神经分支和腮腺导管等重要结构。注射层次多选择 SMAS 筋膜上方，应保持颞、颊及下颌的侧影线柔和连贯。其中，颧弓处的注射会显著改变面部的宽度，注射剂量要注意。同时，口角水平以下避免注射过多的脂肪。最大注射量不超过需要量 10%~15%。

注射后轻轻按摩塑形，构建新的侧面部轮廓线，应从每个角度观察，及时按摩调整，避免局部突起及不平整。可以将食指插入患者口腔，拇指在皮肤表面，两指对捏，检查充填区是否平整，如口腔内有包块，可适度按摩使脂肪均匀分布。术后保持进针点清洁干燥，面颊部一般不需要包扎。

6. 鼻唇沟　鼻唇沟下有面动脉分支上唇动脉走行（图 5-10-27），走行深度为皮下 3mm 以下，故为避免栓塞或损伤，填充鼻唇沟时注射层次应选在皮下 3mm 以内，注射剂量也不宜过多。一则注射剂量过多会加速透明质酸的降解，影响脂肪的成活率，缩短维持时间；二则防止透明质酸或脂肪压迫周围血管，由于鼻部、鼻唇沟、唇部这一区域是由面动脉分支滋养，因此填充过量会造成局部组织缺血坏死。

因鼻唇沟填充的注射层次较浅，故选择透明质酸填充时不易选弹性模量高的透明质酸，以免注射时局部出现硬性结节，如选择自体脂肪填充，不建议采用大颗粒的脂肪细胞，SVF-gel 填充效果会更好。

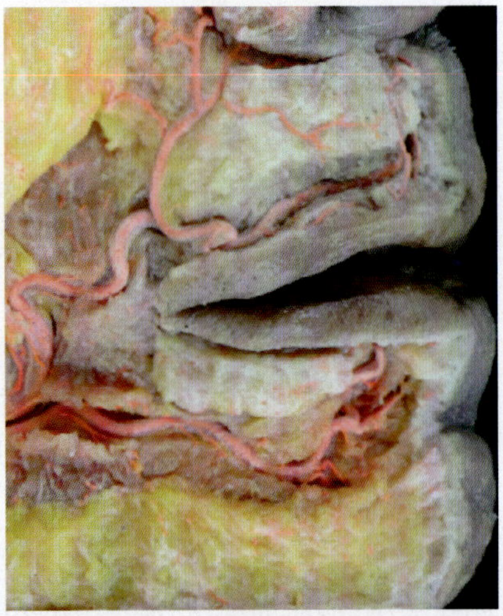

图 5-10-27　上唇动脉和下唇动脉

7. 唇部　唇部的注射需求有两类。一类是重塑唇缘，使唇的轮廓立体有型；另一类是红唇填充，使唇型更加饱满。注射前评估有无不对称非常重要，尤其注意上下唇比例。

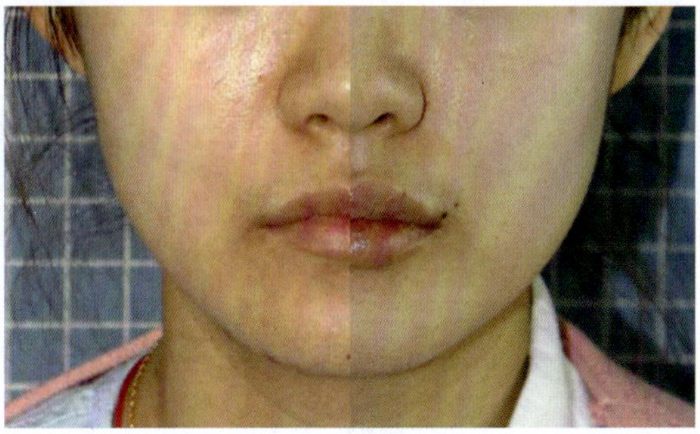

图 5-10-28　透明质酸丰唇术前术后对比

注射唇珠部位选择在唇红缘或黏膜干湿缘正中进针，层次为黏膜下层，均匀推注，填充唇珠。唇瓣注射分为三步：首先注射上唇唇缘，注射点选择红唇口角内侧，层次选在皮肤与口轮匝肌之间，在唇缘一侧进针后沿唇缘退针注射。其次进行红唇两侧容积的填充，层次选在皮肤与口轮匝肌之间，达到很好的过渡和衔接效果（图 5-10-28）。

上唇皮肤与口轮匝肌之间无粗大的唇部动脉走行，通常只有细小分支；下唇动脉迂曲细小，注射相对安全，说明唇部的注射层次选择很重要。注射唇缘时可选择弹性模量较大的透明质酸，但一定控制好量，以维持唇缘良好的形态。注射唇珠及上唇时，应选择弹性模量较小、黏滞度高、质地较软的透明质酸，既可以达到饱满的效果，又可以获得自然柔软的唇部状态。

8. 颏部　颏部注射是容量填充，骨膜上是最大量的注射层次，其他层次均为修饰。填充不是为了局部的隆起，是为了更加和谐、自然，符合或接近审美标准。充骨膜层面的填充可选择弹性模量较高的透明质酸，支撑力更佳。皮下修饰更多是了衔接、补充、柔和，可选择小分子的填充材料。

脂肪填充多是为了获得一个圆润微挺的下颏部，透明质酸填充则是为了获得一个坚挺的颏尖。

（四）面部填充危险区

面部危险区（facial danger zone）是指面部注射操作易引起严重并发症的部位，这些区域内通常有面部知名动静脉走行或密集毛细血管分布。操作不当或解剖结构不熟悉容易引起注射物误入血管，引起局部或远位栓塞、血肿、坏死、失明等，因此，注射医师必须充分掌握面部解剖（图 5-10-29~ 图 5-10-32）。

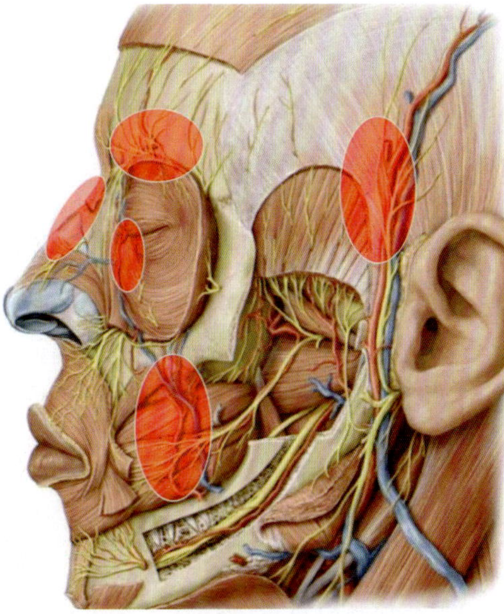

图 5-10-29　面部填充的危险区

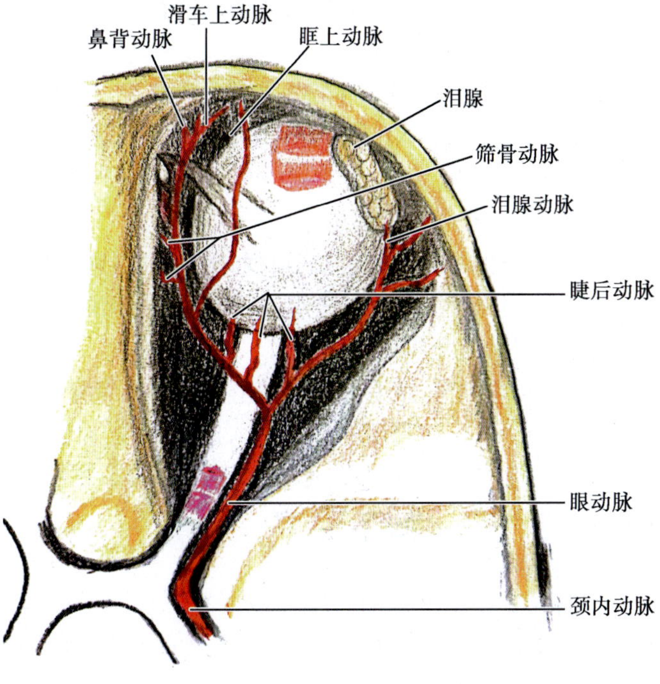

图 5-10-30　眼部危险区血管分布（徐海倩绘制）

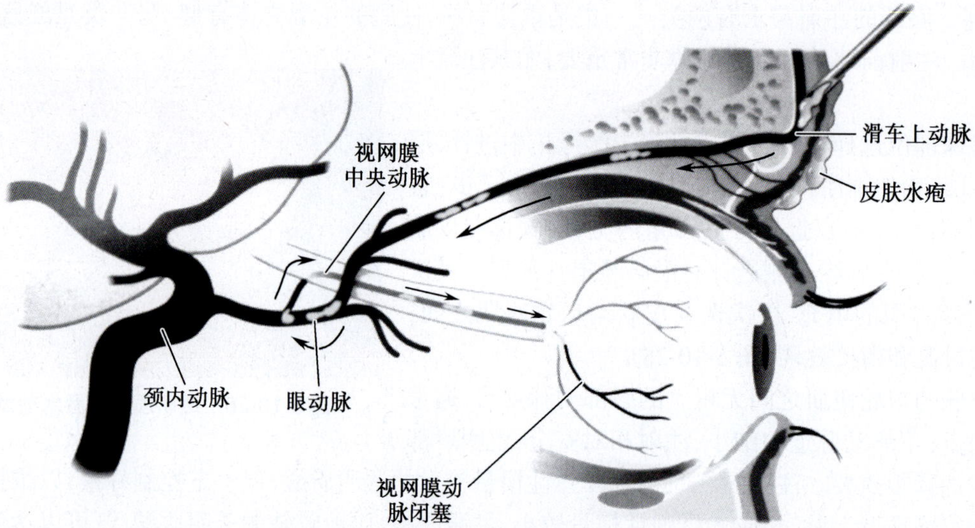

图 5-10-31 滑车上动脉误注导致眼部及颅内严重并发症的通路

1. 与面部注射填充密切相关的危险区 眶上孔周围(眶上动静脉、滑车上动静脉);鼻背/鼻根部(鼻背动脉与眼周动脉的交通支);内眦区(内眦动脉与眼动脉、鼻背动脉的交通支);口角/鼻唇沟区(面动脉的鼻唇沟分支);颞部(颞浅、中、深动静脉及其分支,哨兵静脉)(图 5-10-29)。

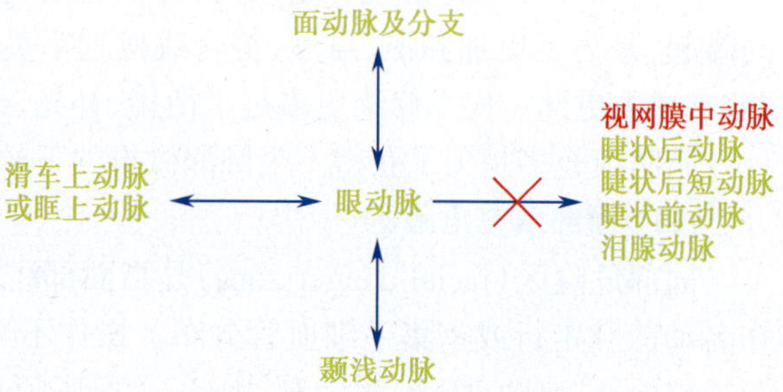

图 5-10-32 眼动脉交通

2. 面部注射填充常见并发症

(1) 红肿、疼痛不适:多为一过性。

预防:适量注射,层次正确。

治疗:可自行消退,术后冷敷或服用消肿药物。

(2) 瘀血、瘀斑

预防:应在良好光照下操作,避开可见血管,注射层次正确。

治疗:通常可自行消退,可早期局部冷敷,3 天后热敷或消肿药、红光治疗。

(3) 炎症或感染

预防:避免注射部位有疱疹或炎症。

治疗:早期局部酒精湿敷或可挽救。有脓性渗出物时切开引流。加用抗生素支持治疗。

(4) 凹凸不平:注射层次过浅,注射不均匀导致。

预防:尽量避免皮下浅层注射。

治疗:按摩铺平,或者及时用溶解酶溶解或者穿刺挤出过多填充物。

(5) 栓塞形成:注射填充材料误入血管所致,血管栓塞处下游分布区皮肤或组织缺血坏死。并发症发生率为自体脂肪>透明质酸>胶原或其他。脂肪颗粒易随血运移动,引起远位栓塞。透明质酸吸水性强,原位膨胀栓塞常见,不易远处扩散。

1) 皮肤缺血坏死

预防:

a. 熟悉动脉走行分布(滑车上动脉、内眦动脉、颞浅动脉等)。

b. 特殊部位特殊对待(如鼻尖皮脂腺丰富,纤维致密,皮肤弹性差,建议注射量 ≤ 0.3ml)。

c. 进针后确认层面安全,边退边推注。

d. 充填物不能替代假体等固体植入物作隆起鼻尖之用。

治疗见图 5-10-33。

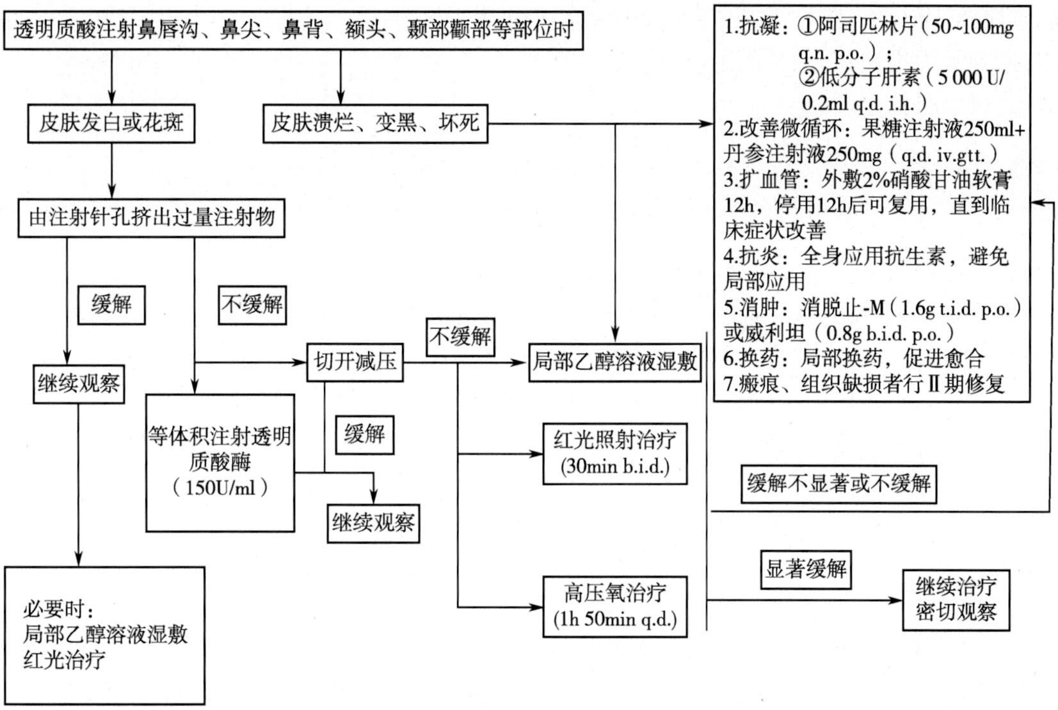

图 5-10-33　皮肤缺血坏死的治疗

2）视野缺失或失明：表现为大部分伴随剧烈眼球疼痛，瞳孔扩大，眼肌麻痹，上睑下垂，且注射时即刻出现的失明或视力下降。黄金救治时间为 60~90 分钟，最迟不应超过 120 分钟。

预防：熟悉眼周注射区的血管分布

治疗见图 5-10-34。

图 5-10-34 视野缺失或失明等相关注射并发症规范化治疗流程

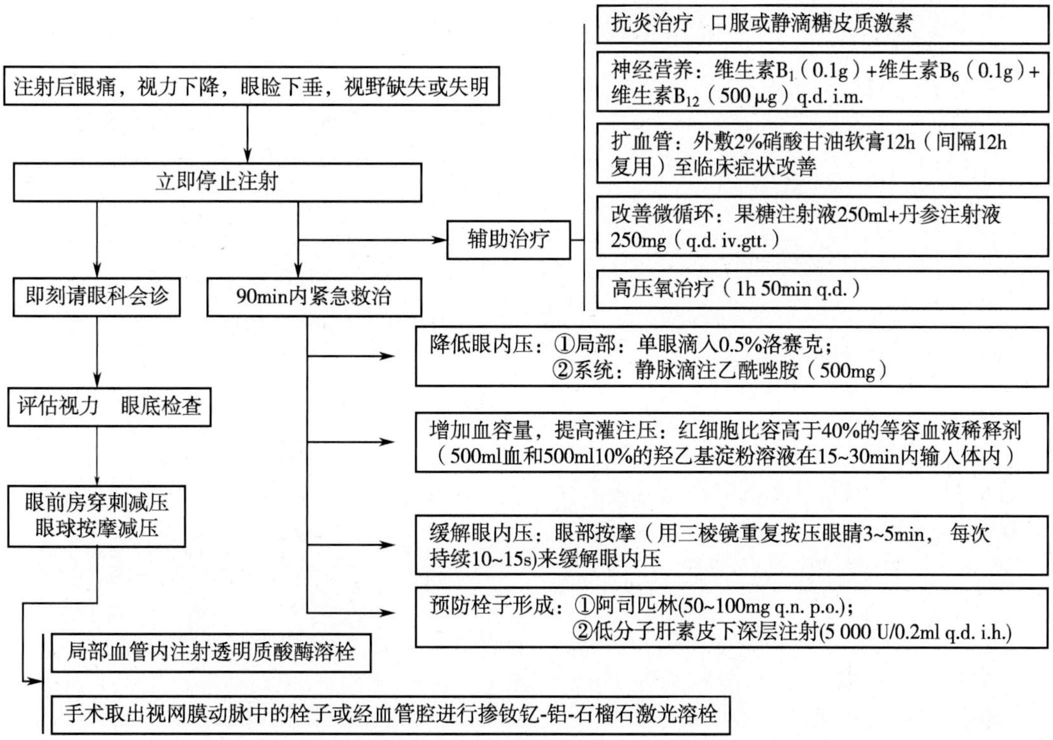

图 5-10-34　视野缺失或失明等相关注射并发症规范化治疗流程

3）远位栓塞：肺栓塞、脑梗死等，在血管中大量注射、大力推注。

预防：避免大力推注，熟悉解剖走形，注意回吸。

治疗：建议专科治疗。

知识点：面部注射填充并发症的预防

（1）注射时配合使用肾上腺素收缩血管。

（2）熟悉注射危险区，边退边推，如鼻中线乏血管区垂直进针，达鼻骨或软骨后回退给药。

（3）少量，慢速，轻柔（填充物黏滞度高时，回抽通常意义不大）。

（4）避开既往创伤区，如近期的钝击伤。

（5）如果患者主诉疼痛或视力下降，马上停止注射，立刻请眼科会诊，而不是常规急诊。

（6）过敏性休克：少见，但危重。建议及时发现，专科治疗。

【临床病例讨论】

案例一：患者，女，21 岁。以“注射隆鼻术后皮肤花斑 2 天”为主诉入院。4 天前因鼻外形低平，在某美容院行“注射隆鼻术”（注射玻尿酸，品牌、剂量不详）。因鼻部剧烈疼痛而终止注射。1 天前鼻背及右侧鼻翼红肿疼痛，未经诊治。今日右侧鼻翼及部分鼻背颜色变暗且疼痛加重（图 5-10-35），来我院就诊。

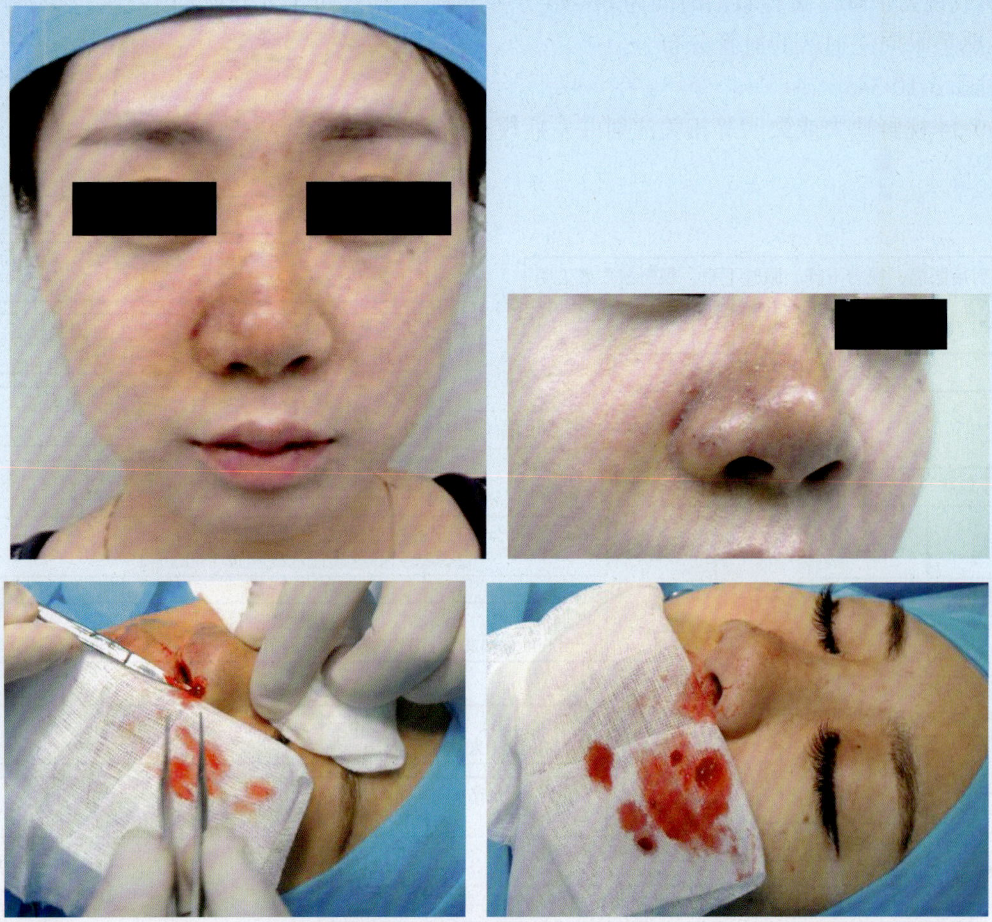

图 5-10-35 就诊当天鼻部情况

(1)诊断：注射隆鼻术后局部血运障碍。

(2)治疗方案：即刻行“鼻部注射物取出术”，进行局部减压。

术后：红光治疗 20min/ 次，每日 2 次；高压氧治疗 110min/ 次，每日 1 次；局部换药(酒精湿敷)，每日 2 次；① 0.9% 氯化钠注射液 250ml 或果糖注射液 250ml+ 头孢替唑钠 2.25g，每日 2 次，静脉滴注；②丹参多酚酸盐 200mg，每日 1 次，静脉滴注；③马栗种子提取物 2 片，每日 2 次，口服。

治疗后 3 天及 7 天的效果见图 5-10-36、图 5-10-37。

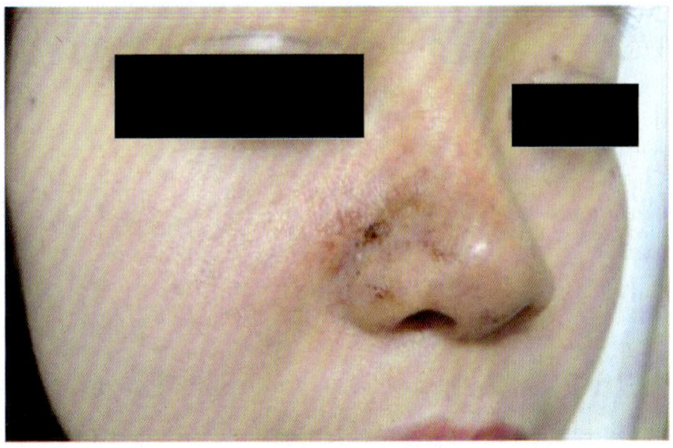

图 5-10-36　治疗后 3 天鼻部皮肤状况

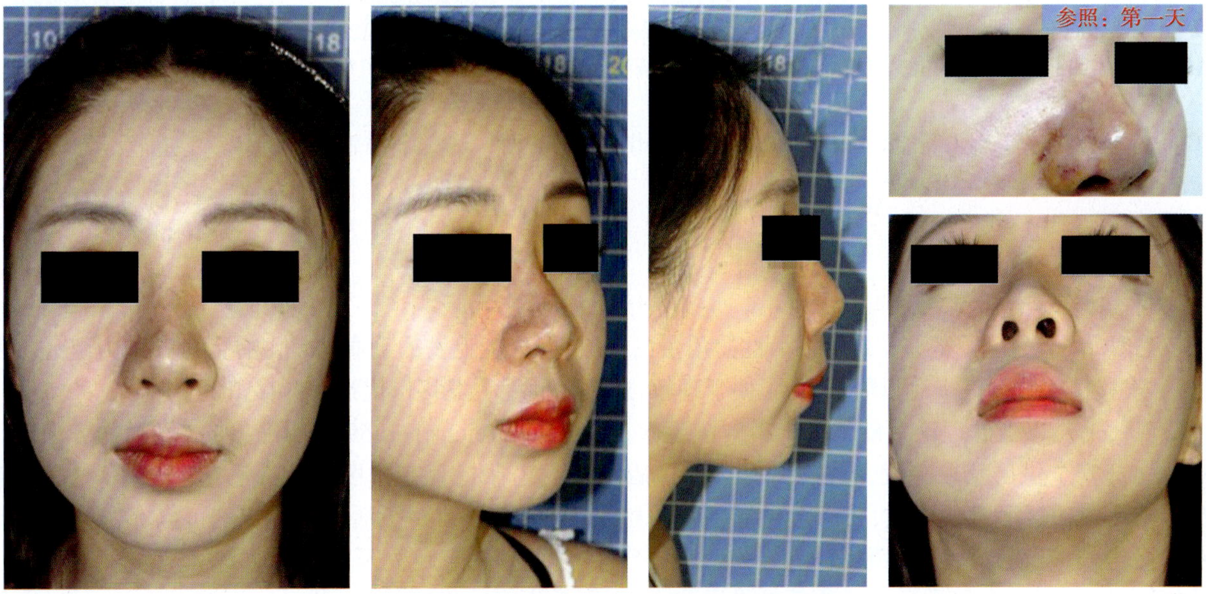

图 5-10-37　规范化治疗 7 天后，成功挽救缺血区

【复习题】

1. 简述肉毒毒素的应用禁忌证及适应证。
2. 简述面部常见注射填充危险区。
3. 面部注射填充术常见并发症有哪些？

(郝立君　龙剑虹　徐海倩　祁　敏)

参考文献

[1] 刘萍,刘毅,李霞.面部美学分区及其在脂肪颗粒注射面部年轻化中的应用.中华医学美学美容杂志,2015,(5): 273-276.

[2] 齐向东,张斌,周婕,等.注射美容相关的颞部解剖学研究.中国美容整形外科杂志,2014, 25 (9): 526-529.

[3] 潘卫峰.双平面多隧道自体颗粒脂肪移植在额颞部凹陷中的临床应用.中国美容医学,2010, 19 (4): 484-485.

[4] 金蓉,施耀明,濮哲铭,等.颞部凹陷充填方法的比较研究.组织工程与重建外科杂志,2008, 4 (4): 225-226.

[5] 冀宇.面部注射填充剂致视力丧失的研究进展.中华医学美学美容杂志,2016,(2): 127-128.

[6] CHUNDURY R V, WEBER A C, MCBRIDE J, et al. Microanatomical location of hyaluronic acid gel following injection of the temporal hollows. Ophthal Plast Reconstr Surg, 2015, 31 (5): 418-20.

[7] COTOFANA S, SCHENCK T L, TREVIDIC P, et al. Midface: Clinical anatomy and regional approaches with injectable fillers. Plast Reconstr Surg, 2015, 136 (5 Suppl): 219S-234S.

[8] WILSON A J, TAGLIENTI A J, CHANG C S, et al. Current applications of facial volumization with fillers. Plast Reconstr Surg, 2016, 137 (5): 872e-889e.

[9] STERN C S, SCHREIBER J E, SUREK C L, et al. 3D topographical surface changes in response to compartmental volumization of the medial cheek defining a malar "augmentation zone". Plast Reconstr Surg, 2016, 137 (5): 1401-1408.

[10] MEIER J D, GLASGOLD R A, GLASGOLD M J. 3D photography in the objective analysis of volume augmentation including fat augmentation and dermal fillers. Facial Plast Surg Clin North Am, 2011, 19 (4): 725-735.

[11] AMIR M, AZADEH S, JEANETTE M. A 12-month, prospective, evaluator-blinded study of small gel particle hyaluronic acid filler in the correction of temporal fossa volume loss. J Drugs Dermatol, 2013, 12 (4): 470-475.

[12] PESSA J E, ROHRICH R J. 面部临床外形解剖学:望浅表标志知深面结构.朱国章,罗盛康,译.北京:人民卫生出版社,2016.

[13] 徐海倩,罗赛,祝仰东,等.《微创注射填充安全操作管理规范及并发症防治措施指南(2015版)》在救治透明质酸注射后并发血运障碍中的应用.中国美容整形外科杂志,2017, 28 (3): 135-137.

第十一节 毛发移植

毛发始于毛囊,虽然毛发是由无活性的角蛋白构成,但产生毛发的毛囊却是由有生命的细胞组成。因此,毛发移植实际上是指毛囊移植,为了便于理解,通常我们将毛发移植代指毛囊移植。

现代毛发移植的理论基础是基于美国医生 Norman Orentreich 在 1959 年所提出的"供区优势理论":从后枕部安全供区获取毛发,移植到受区,移植后的毛发仍保持其在供区的特性进行生长。简言之,毛发移植是指通过手术的方式,将患者供区毛囊移植至受区,而移植后成活的毛囊仍然可以保留其原有特性进行生长,从而达到毛发覆盖的效果,通常用于治疗秃发、眉毛缺失及胡须缺失等。毛发移植两个必要条件:①供区具有足量且合适的毛发供提取,且提取后不影响供区外观;②受区有较丰富的血供,以保障移植后的毛发良好成活。根据毛囊移植物获取方式的不同又可将毛发移植分为皮条法(follicular unit transplantation,FUT)和毛囊转取法(follicular unit extraction,FUE)两种。FUT 是采用手术刀片在供区切取一条含有完整毛囊的头皮条,供区创面直接拉拢缝合,而获取的毛囊头皮条再在显微镜或放大镜下用刀片分为单个毛囊单位(follicular units,FUs)移植物;FUE 主要是指采用外径为 0.8~1.2mm 的圆形空心针将供区的毛囊转开并取出。

一、毛发移植的适应证

(一)头部毛发种植

包括雄激素源性脱发、斑秃(稳定期)、瘢痕性秃发、发际线调整、美人尖种植、鬓角种植等。

（二）眉毛种植

包括眉毛稀疏、瘢痕性眉毛缺损、先天性眉毛缺损等。

（三）其他

包括胡须种植、体毛种植、会阴部毛发种植、胸毛种植和睫毛种植等。

二、术前沟通和准备

术前需与毛发移植患者详细沟通，了解并评估其脱发病史、术后期望值、对手术的耐受度及药物过敏史等，告知患者毛发移植无法增加毛发的实际数量，仅仅是通过手术实现毛囊的再分布达到恢复外观的目的；对于脱发患者而言，种植的密度可能达不到正常的毛发密度；对于进展期脱发患者而言，还要配合药物治疗才能实现较好的效果；同时也要告知患者不同术式的优劣，如 FUT 主要不足是术后需要拆除手术缝合线，且存在切口瘢痕风险，而 FUE 主要特点是术后会存在分散的点状痕迹等，让患者参与到术式的选择中来。

术前需要做常规的凝血、血常规、传染病（艾滋、梅毒、甲肝、乙肝等）检查等；术前血压、血糖控制在正常范围内；女性患者要避开生理期。术前当日洗头。

三、术前评估和设计（以雄激素源性脱发为例）

（一）供区的范围与评估

1995 年 Unger 报道了经过他研究的 300 余例 65 岁以上的患者所得出的毛发安全供区理论。

对于 FUT 而言，供区的前界在耳屏前约 28mm 并平行于耳颞发际线。上界在外耳耳颅沟上 20~70mm 的水平线，向后枕部与枕部正中线相交，在颞部宽约 50mm，在枕部宽约 80mm，下界要根据家族遗传史来决定。供区切取的范围主要取决于后枕部头皮的弹性，弹性好者可切除 2.0cm 宽度的头皮条，弹性差者可切除 1.0~1.5cm 宽度的头皮条；切取头皮条的长度主要取决于所需的移植量。

对于 FUE 而言，供区为整个非脱发或秃发区域，有时胡须（图 5-11-1）、会阴部毛发、体毛也可作为毛发移植的供区。

（二）受区的评估与设计

1. 受区的分区（图 5-11-2）

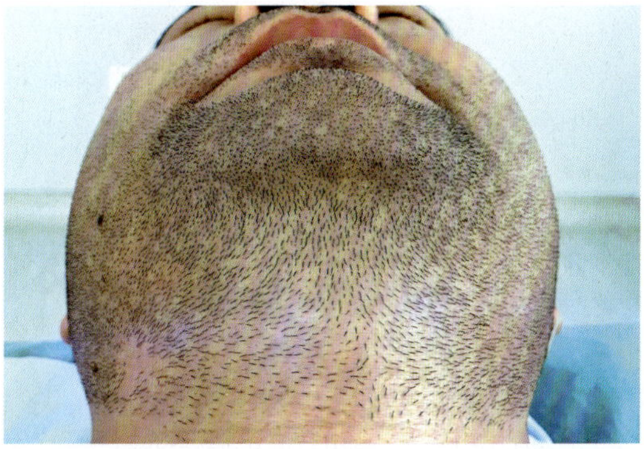

图 5-11-1 特殊部位供区，胡须

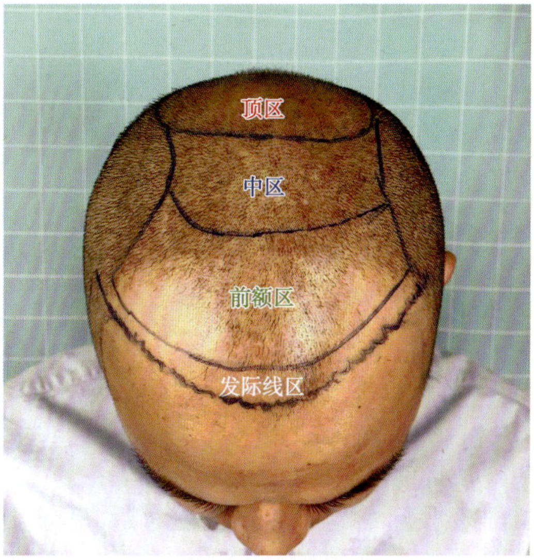

图 5-11-2 受区的分区

（1）发际线区：位于发际线前缘的位置，一条由前向后毛发密度逐渐增加的移行过渡区，宽 6~10mm。

(2)前额区：毛发移植术中重点移植毛发的区域，有时甚至是唯一移植毛发的区域；额区的移植将塑造脸型并对患者面部外观形成最直接的影响；它向两侧延伸，与颞区、顶区边缘相连接。

(3)头皮中区：头部相对水平的区域。它的边界在两侧位于颞部头发的边缘，前方边界是连接两侧额颞角的连线，后方位于顶区边界线的前缘。

(4)顶区：此区是雄激素源性脱发患者最靠后的区域。具有近乎圆形或者椭圆形轮廓，以头发生长方向不同形成的涡旋为标志。后边界是枕缘头发的最上边缘。为了形成完整的镜像，这条曲线向前突出，范围可以从早期很小的中央稀疏区到 Norwood 七级患者超大的顶部无发区不等。

(三) 受区设计基本要点

在设计种植区域时要考虑以下几种因素。

1. 年龄　对于进展期的雄激素源性脱发患者而言，其脱发通常是逐渐加重的。因此，在设计前额发际线时要考虑其后期脱发的严重程度，通常需要设计得合理一些，如果患者药物治疗有效且愿意配合用药，发际线位置可以按照五官比例设计，通常在 7cm 左右；如果患者没有用药治疗脱发的经历并且对用药治疗有抵触情绪，除了要告知其脱发继续加重风险外，发际线位置通常要设计得高一些，尽量在 8cm 及以上，同时要非常谨慎处理颞部及顶部的移植。对于年龄在 45 岁以上的中年脱发患者而言，其脱发程度通常已经达到了相对稳定的状态，此时的发际线位置可以根据其实际情况进行定位。

2. 面部轮廓　患者的自然面部轮廓对于最终效果的呈现十分重要。对于宽而圆脸型的患者，发际线需要设计得更高、更平；而较窄脸型的患者则需要一个相对收紧(不向外展开)的发际线。

3. 毛发特征　毛发密度、颜色、弯曲度都对移植毛发的设计有影响。

4. 意愿及期望　医生和患者之间必须有足够的交流，使患者的期望与医生的治疗计划可以基本达成一致，术前不切实际的期望往往是患者术后不满意的主要原因。

5. 性别　对于男性而言，为了显示其阳刚之气，通常设计成小“M”型的发际线；对于女性而言，为了显示其柔美特性，通常设计成“半圆”或“圆”型发际线(图 5-11-3)。

6. 种族　根据不同种族的特点与个人要求设计。

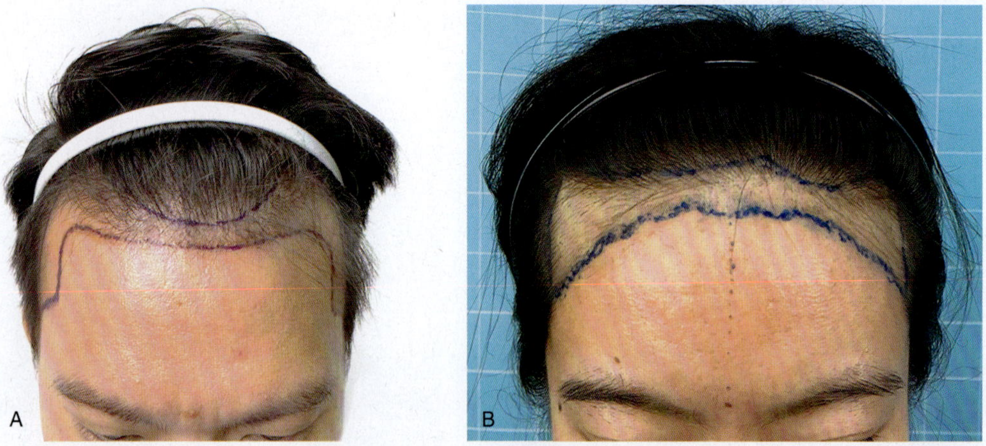

图 5-11-3　发际线设计

A. 男性发际线设计，呈“M”型；B. 女性发际线设计，呈“半圆”型。

(四) 发际线特点及各区密度设计

1. 自然发际线特点　不规则的前缘，呈锯齿状或不规则状分布，女性可以具有 2~3 个“美人尖”；不规则的头发密度，自然过渡；细软的头发位于发际线的最前面，越到后面头发越粗；毛发按自然方向分布。

2. 密度设计　一般来说，低密度种植是指植入毛囊的密度在 10~20 毛囊单位 / 平方厘米(FUs/cm^2)；通常用于经过第一次毛发移植后密度欠理想而需要加密的患者；或者原来毛发密度尚高，只是需要加密以达到更加自然效果的患者。高密度种植是指植入毛囊的密度在30FUs/cm^{2}以上。各部位密度可以均匀分布，也可以呈现阶梯状分布，根据个人脱发情况与要求而定。一般在“前额中心区”密度最高，其次是发际线和额角，顶部过渡区不必成为高密度移植区，否则晚期会造成“孤岛样”外观，与周围毛发极不协调。

四、麻醉

麻醉药包括神经阻滞麻醉药及局部浸润肿胀麻醉药两种，由于作用部位不同，两种药液的成分浓度不同。

（一）眶上神经和滑车上神经阻滞

受区的麻醉方式。眶上神经阻滞部位位于眉下方，因为在眶缘，眶上神经与滑车上神经都有广泛的分支发出。行眶上神经阻滞时将一只手示、中、环指并拢竖向放置于眉间，中指对准面部中线，眶上神经的主要神经分支的穿出位置都恰好位于示、环两手指的外侧；此时另一手，在前一手三指外侧缘和眉下缘交界位置，以5号针头向眶上缘刺入，直到感觉顶到骨面，注意不要刺入眶上裂中，回抽无血确保针未刺入血管，注入0.5~1ml含1:10万肾上腺素1%利多卡因溶液；然后稍稍向后退出针头，在未退出皮面情况下向内侧变更针头方向，再刺入达骨膜面，在此位置再注射0.5ml相同的麻醉药液。

患者一般在麻醉药注射后几秒钟内就会有上睑的滞重感，这主要是由于眶上神经的返支同时被麻醉了，此分支支配上睑皮肤的感觉。出现这种滞重感说明阻滞麻醉已经成功有效。双侧眶上神经阻滞麻醉操作相同，一般注射完成后轻轻在注射部位按摩一会儿可帮助麻醉药扩散，在95%患者中，眶上神经阻滞在注射后30秒内可以达到完全。

（二）环形封闭麻醉（Ring Block 麻醉）

在标定的拟植发区域的下边界行环形封闭麻醉，具体操作如下：在标定区域下方边界的一侧端进针，针头平行于边界线方向走行于皮下深度，注射含1:10万肾上腺素1%利多卡因溶液至形成一皮丘，出针，再在前一皮丘的最尖端进针，针头继续沿标定边界线方向走行，相同深度注射相同麻醉药液，直至边界线的另一端，这样注射形成一条连续的“麻醉带”，完成环形封闭麻醉。

（三）局部浸润肿胀麻醉

在阻滞麻醉的基础上，起到进一步麻醉及止血的作用。通常选择在皮内或皮下注射，这样即能增加毛囊间隙以减少局部损伤，又可增加毛囊根部与下方神经、血管平面之间的距离，在打孔时可以减少损伤头皮主要神经、血管的概率，防止术后术区出血、感觉异常的出现。此外，大量稀释的肿胀麻醉药对局部头皮形成的静水压可以压迫微小血管，对止血起到很好的效果。一般而言，局部肿胀麻醉液的配制通常是生理盐水200ml、1%利多可因15ml、0.5ml含1:10万肾上腺素。

五、毛囊获取及保存

根据毛囊获取方式不同，患者采取的体位也不尽相同，对于FUT而言，通常选择俯卧位；对于FUE而言，可以选择坐位、俯卧位或侧卧位。

对于FUT而言，通常切取后枕部安全供区内的一条头皮条，待切取头皮条的宽度通常在1~2cm，以能够无明显张力闭合切口为度。所需头皮条大小＝所需总的移植物数量/平均密度。例如，所需移植物总数为2 500FU，供区平均密度为70FUs/cm^2，那么所需头皮面积大小就是2 500除以70，约等于36cm^2，如果头皮条宽度为1.5cm，则头皮条的长度需要24cm。用手术刀片沿设计线切开头皮，切口要表浅，太深容易横断毛囊，切割时一定要注意避免伤及毛囊部分，减少毛囊横断。将切取的头皮条放置于冰冷的林格液，此时可由助理或护士在放大镜下将头皮条分割成含有1~3个毛囊的毛囊单位移植胚，分离过程勿损伤毛囊（图5-11-4）。供区创面进行无张力缝合，7~9天后拆线。

对于FUE而言，通常选择外径为0.8~1.2mm的提取针（图5-11-5）转取毛囊，转取深度通常为3mm左右，FUE机器转速为2 500~5 000r/min为佳。毛囊提取后的后枕供区所遗留的孔状创面（图5-11-6）采用红霉素油膏涂抹后包扎。

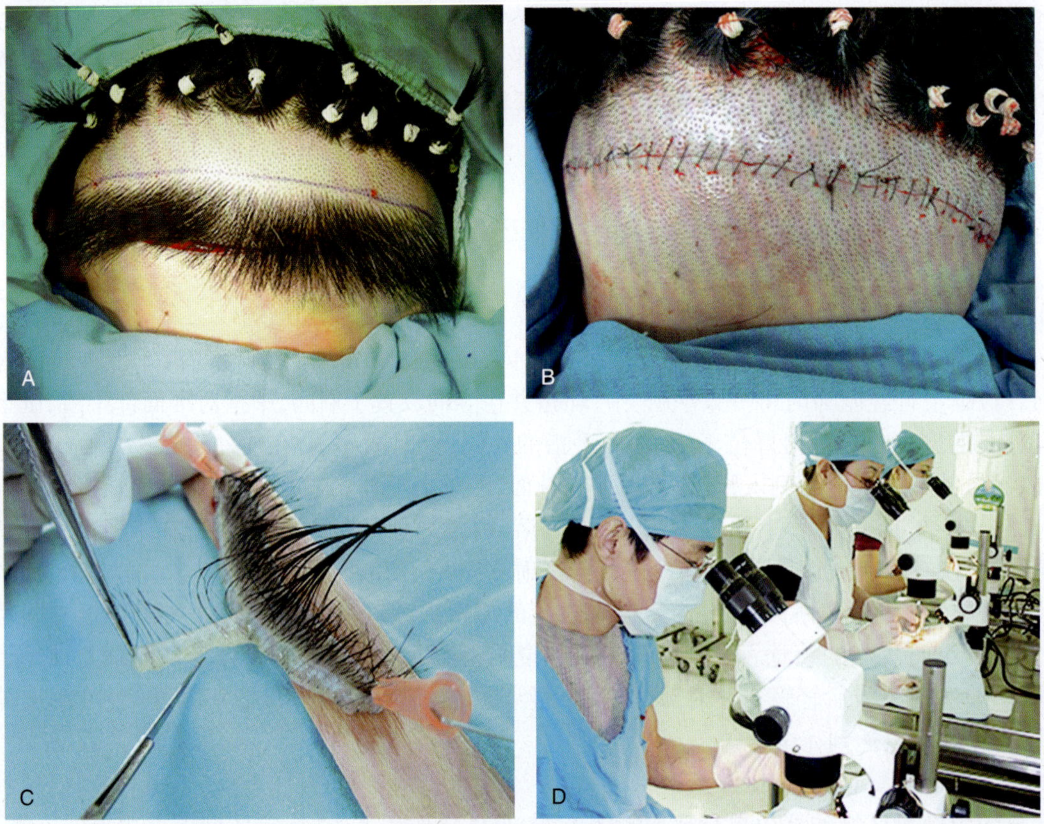

图 5-11-4 FUT 手术过程

A. 取发区域设计；B. 缝合切口；C 分离头皮条；D. 体视镜下分离单个毛囊。

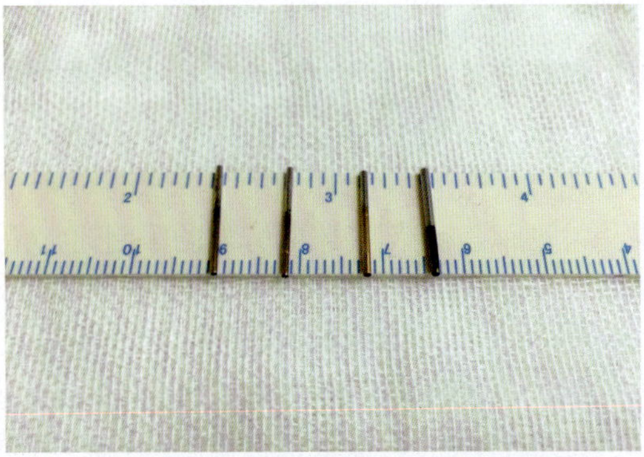

图 5-11-5 不同规格 FUE 提取针管

从左至右外径分为 0.8mm、0.9mm、1.0mm、1.2mm。

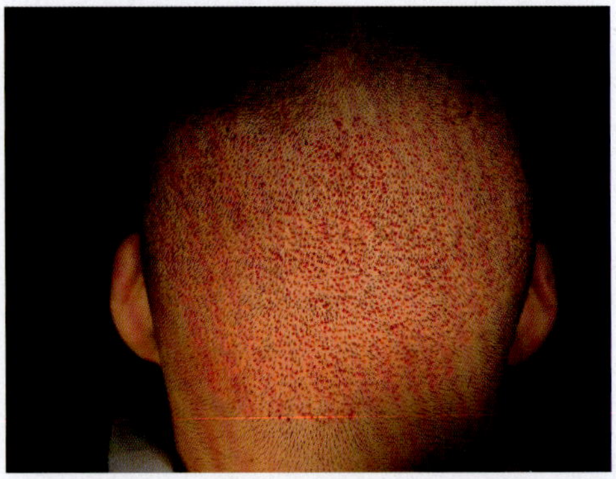

图 5-11-6 FUE 术后供区孔状创面

无论是 FUE 还是 FUT，都需要将获取的毛囊保存冰冷的林格液中待种植。为了便于移植物的统计和种植，通常将含有 1 根、2 根、3 根的毛囊分开储存，5 或 10 个为一堆（图 5-11-7）。

六、毛囊种植

对于眉毛、睫毛、胡须或发际线及前额部的毛发种植，通常选择仰卧位；对于头顶发旋部位的毛发种植，通常选择坐位。

（一）受区打孔

1. 打孔器械 打孔器械工具有多种，包括宝石刀、种植笔或针头等，无论使用什么器械来打孔，都要尽可能减少对皮肤的损伤，打孔器械的直径要略大于待移植的毛囊。

2. 打孔密度　一般而言，高密度移植通常是指 30~35FUs/cm^2 或以上，而一般的移植密度通常在 15~25FUs/cm^2。

3. 打孔深度　一般而言，采用可以固定打孔深度的宝石刀(5mm)打孔较好，由于受区注射了肿胀麻醉，通常打孔深度不会超高 5mm。

4. 打孔方向和角度　要达到自然的术后效果，重要因素是移植毛发的角度和方向。通常可以通过患者待植发区域残存毛发判断打孔方向和角度，如果遇到特殊情况可适当修改。

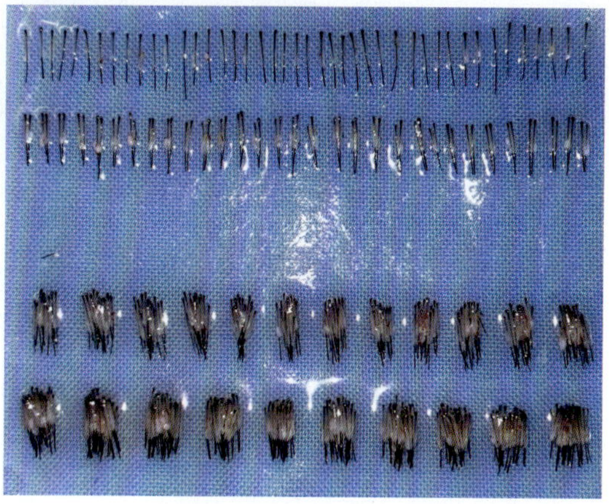

图 5-11-7　毛囊的保存，获取的毛囊保存于冰冷的林格液中

(二) 毛囊种植

根据毛囊种植过程中所采用器械的不同，可以将种植分为显微镊种植和移植笔种植。对于显微镊种植而言，根据打孔和种植的顺序不同，又可分为分步种植和同步种植。

分步种植主要是指用手持一把弯头或尖头钟表镊(显微镊)撑开刚才打的孔隙，然后再另一只手持显微镊将毛囊移植胚植入孔内(图 5-11-8)。注意种植过程中勿夹持毛囊，以免造成毛囊损伤，而应夹持毛干或毛囊周围脂肪；同时也要不断给待移植毛囊滴水保湿以避免毛囊活性降低；种植过程应顺势，勿暴力插入损伤毛囊。

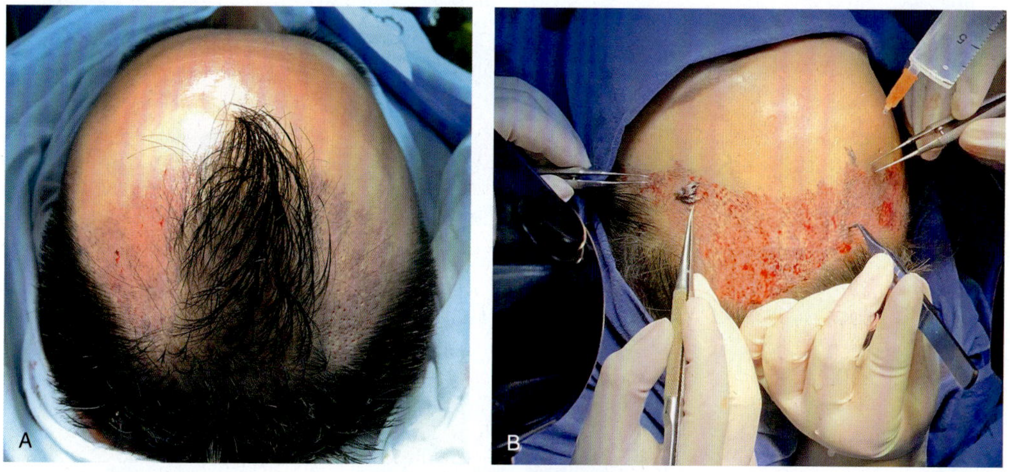

图 5-11-8　毛囊分步种植

A. 先统一打孔；B. 再统一种植。

同步种植是指“边打孔边植入”。术者一只手用 22~19G 针具或刀具在受区打孔，拔出针具后即刻用另一只手握持种植镊子插入毛囊。移植笔种植主要是指助手将获取的毛囊提前装入移植笔内，术者直接借助于移植笔将毛囊植入所需要种植的部位。

典型案例如图 5-11-9、图 5-11-10、图 5-11-11、图 5-11-12。

七、毛发移植术后的护理

(一) 创面包扎

术后伤口护理的目的是预防痂皮形成，并且创造一个适当的湿度平衡来促进伤口愈合。维持创面湿润可以通过药膏或凝胶来实现，通常在供区创面涂抹大量红霉素或金霉素软膏后覆盖敷料并包扎，受区通常暴露，无需包扎。

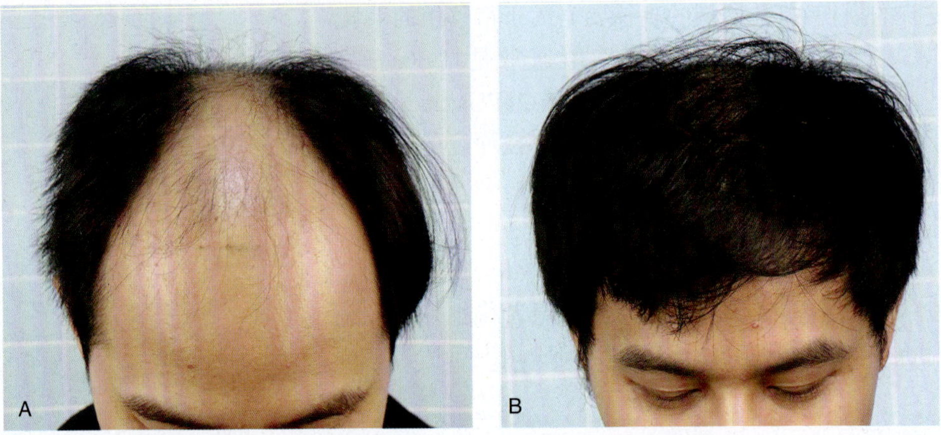

图 5-11-9 男性雄激素脱发患者植发前后对比照

A. 术前;B. 术后 13 个月。

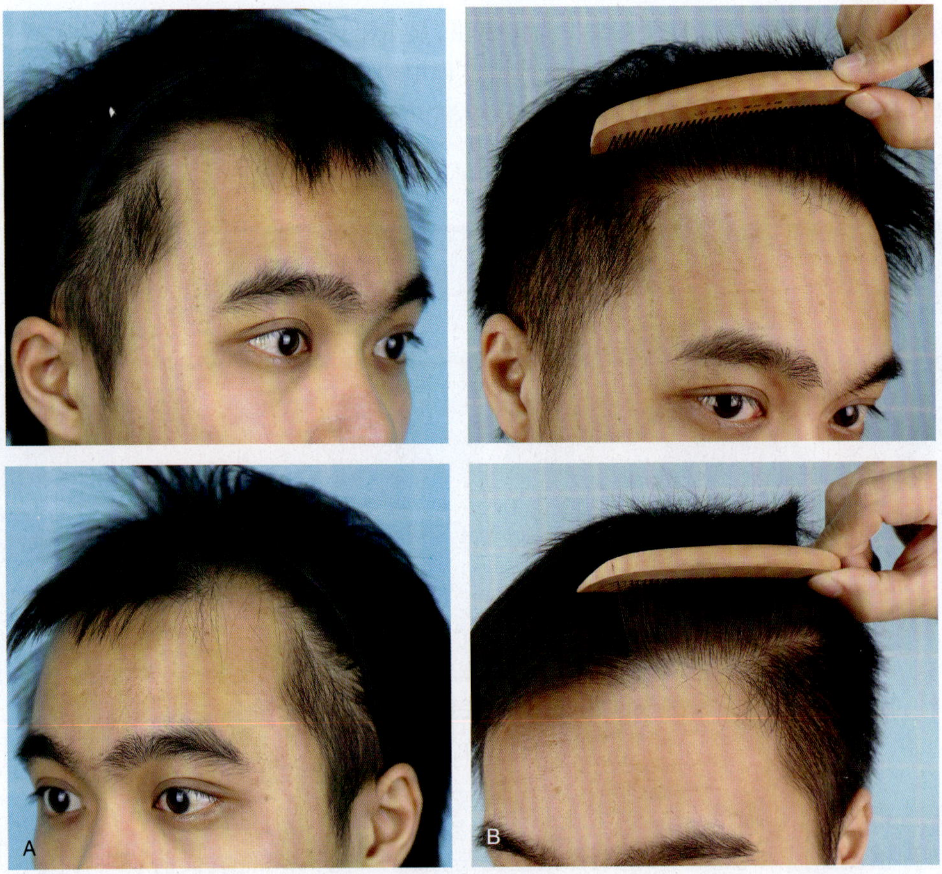

图 5-11-10 男性额角植发前后对比照

A. 术前;B. 术后 12 个月。

(二) 术后清洁头皮

通常在术后第 2 天即可进行术区的清洗和换药,通常在医院进行。和湿敷一样,洗澡和浸泡头皮是预防痂皮形成和促进痂皮溶解的一个重要手段。早期使用温和低敏的洗发水(如婴儿洗发水)对术区进行清洗,可以有效防止因痂皮过厚导致的毛发生长不良,注意清洗时用指腹,动作轻柔,融化血痂,不宜抓搔以防止移植体被带出皮肤。如果发现有移植体脱出,则立即用显微镊子再次植入,可以保障移植体再成活。洗完后用吹风机凉风吹干头发。术后第 5 天可以正常清洗术区。

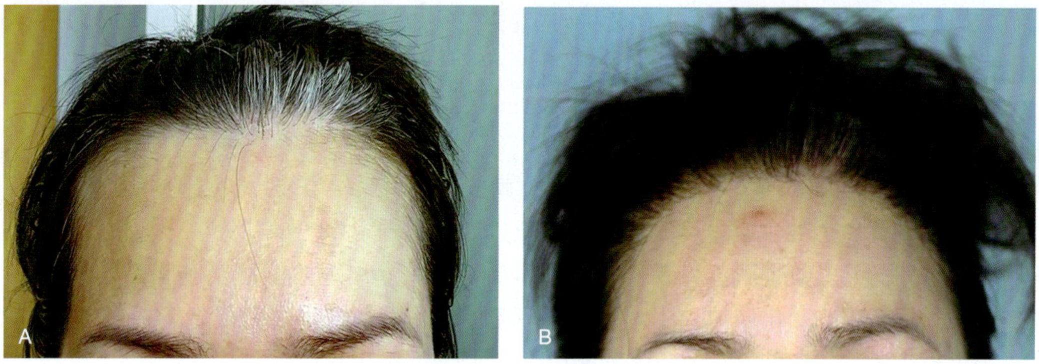

图 5-11-11 女性发际线种植前后对比照

A. 术前;B. 术后 15 个月。

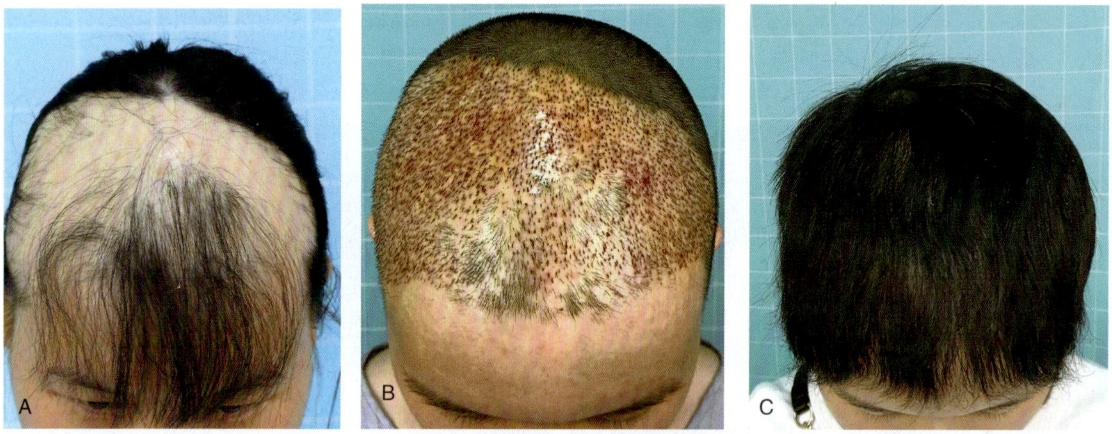

图 5-11-12 瘢痕性患者植发前后对比照

A. 术前;B. 术后即刻;C. 术后 18 个月。

(三) 缝线或皮钉的拆除

对于选择 FUT 术式的患者而言,通常还需在术后 7~10 天拆除缝线,但如果切口闭合时存在一定的张力,则缝线保留时间需要延长,一般是 10~14 天。

(四) 恢复工作时间

何时恢复正常工作主要取决于患者的工作性质、手术后并发症的明显程度以及患者个人的顾虑。在比较脏乱的环境中工作、从事体力劳动工作的患者,或者希望手术不被人所知者,则建议在术后 5~7 天内不要恢复工作。如果发生前额明显水肿或者出血感染等其他不适,更应该延迟恢复工作的时间。

(五) 运动

术后 1~2 周可以进行一些轻运动量的锻炼(如游泳),或者其他低运动量的活动,但应该循序渐进。术后 3~4 周开始可以进行大的运动量的锻炼,但要避免任何可能引起的头部创伤的活动,如打球等。

(六) 米诺地尔溶液的使用

很多医生建议在术后 7 天后使用米诺地尔溶液,喷在供区和受区上,每日 2 次。但理论上,使用米诺地尔溶液可能舒张血管,增加术后出血的概率。更重要的是,米诺地尔溶液可能会刺激头皮,所以不建议术后马上使用。如果术后出现长时间的头皮发红情况,也建议待皮肤颜色转至正常后再使用米诺地尔。在使用过程中,一旦发生不良反应,要减少米诺地尔溶液使用的剂量以及次数。如果这些反应仍继续发展,则需停用米诺地尔溶液。

(七) 帽子及假发的使用

术后第 2 天头皮清洗后,受区及供区通常不再包扎,但对于有渗血者,还是需要继续包扎 12~24 小时。

即使保证不摩擦种植发，也不建议使用帽子或者佩戴假发。通常建议术后 5~7 天后正常佩戴帽子或假发。

八、毛发移植并发症及预防

（一）术中并发症及防治

1. 过敏　极少部分患者对利多卡因、布比卡因等局麻药物过敏，一旦发生过敏反应，立即停止注射，对症处理。术前仔细询问患者的过敏史可以有效地避免过敏反应的发生。

2. 晕厥　较少发生，多数是由于患者长时间平躺后瞬间站立出现体位性低血压而导致的。一般嘱患者术中适当活动，经常性地变化体位。手术时间较长时，在毛囊提取完之后嘱患者短暂休息，适当进食。手术结束后嘱患者平躺一段时间。一旦发生晕厥，应立即平躺，给予相应的对症支持治疗。

（二）早期并发症及防治

1. 水肿和瘀斑（图 5-11-13）　进行额部发际线的毛发移植或眉毛与睫毛种植时较易发生水肿和瘀斑，一般在术后第 2 天出现，主要分布在额头、眼周、眉间，少数患者可表现为上睑水肿、淤血。可以服用一些消肿的药物或者激素，48 小时内尽量抬高头部，可在前额部局部冰敷，常规使用头部绷带 2~3 天，基本能缓解肿胀。一般在术后 7~10 天，肿胀会自行消退。

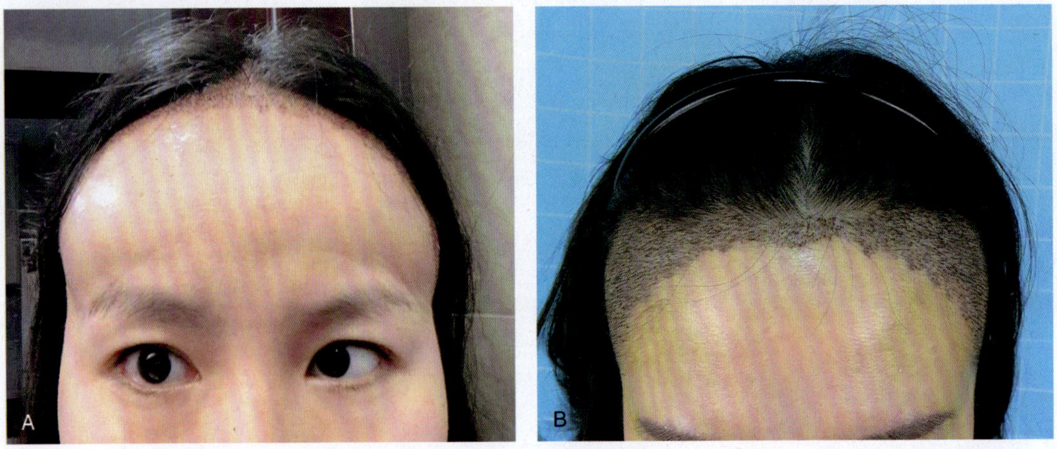

图 5-11-13　水肿和瘀斑

A. 术后 4 天水肿；B. 发际线调试后 7 天，双侧颞部瘀斑。

2. 出血（图 5-11-14）　术后通常不会出现出血情况，但如果术中打孔的针具或道具较大，而种植的毛囊较小时可出现出血情况；其次，术后 3 天内如不小心摩擦掉种植的毛囊，则会出现较多出血。预防办法就是打孔器具直径和待种植毛囊大小相匹配，术后避免摩擦插入的毛囊；如出现术后出血，只需用无菌纱布或棉棒轻轻压迫即可。若出现更严重的情况，应立即联系手术医师。

3. 感染（图 5-11-15）　头部血液循环丰富，感染发生可能性很小，若发生也较局限。免疫力降低、糖尿病、头皮本身有潜在感染灶的患者，发生感染的概率要高。如果术中供区缝合张力过大，愈合差，也可导致感染。术前头皮的清洁以及术后毛发移植区域头皮的清洗能有效降低感染发生率。

4. 移植单位的脱出　一般在移植后 5 天内可能发生。由于部分移植单位在 5 天内还未生长牢固，所以术后 5 天内勿自行清洗移植区域，尽量避免移植的毛囊单位受到摩擦。若发现有移植体脱出，可以用镊子将其原位植入，术后 2~3 天返院清洗术区的痂皮也能有效预防脱出。

5. 疼痛　一般毛发移植患者术区有几百至数千个小的创面，表浅神经的损伤可能导致感觉过敏，部分患者在术后 1~3 天内会轻微疼痛，大多可以忍受。少部分疼痛剧烈者，可适当口服止疼药。

（三）晚期并发症及防治

1. 坏死　通常发生于 FUT 手术，后枕部切取的头皮条太宽，缝合的张力就会很大，可能会导致局部血液循环障碍和组织坏死。适当控制头皮条的宽度可有效防止这一严重并发症的发生。也可见到种植区坏死的情况，通常见于毛囊种植过密导致血液循环破坏所致，有效的预防方法是根据供区实际头皮条件选择种植密度。

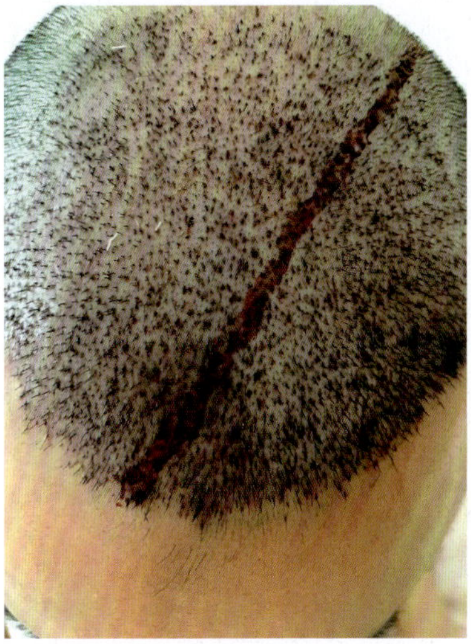

图 5-11-14 由于术后第 3 天不小心摩擦出种植的毛囊导致出血

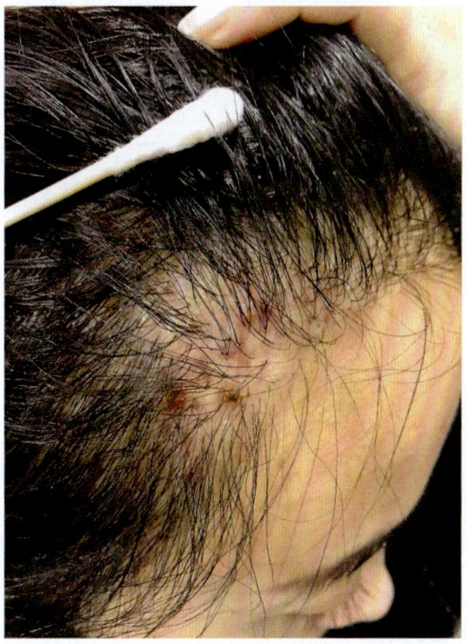

图 5-11-15 术后种植区域反复感染

2. 表皮囊肿、毛囊炎（图 5-11-16） 多发生在术后 2~4 周，可持续半年。对于毛囊供区而言，常见于 FUE 术后，多由于毛囊转取时离断或局部消毒不严格所致；对于受区而言，常见原因是移植孔太深，移植物埋入其中，无法长出于表皮。已植入一个毛囊单位之后在其上又植入一个毛囊单位也会导致囊肿形成。另外，毛囊单位带有表皮且将表皮埋入皮下，横切毛囊及将断发与毛囊单位一起移植也可以引发炎症。一般较少个数的毛囊炎不用特殊处理。囊肿较大或者较深时，可在局麻下做一切口，将囊肿内容物排出，并行局部适当抗感染治疗即可。

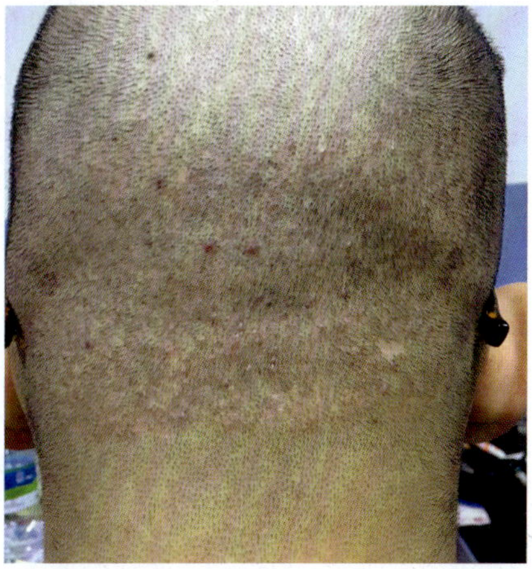

图 5-11-16 FUE 术后供区毛囊炎

3. 感觉迟钝或麻木、过敏 FUE 和 FUT 术后患者后枕部供区术后均可出现感觉迟钝或麻木，也有些表现为感觉过敏的情况。多由表浅神经损伤所致。一般无需治疗，多数患者会在数月至半年后恢复，少数可能延迟至一年以上。为了减低术后感觉异常的发生率，对于 FUT 而言，术中应注意以下几点：①减少或避免使用电凝；②解剖层次应在脂肪浅层，以免层次过深伤及神经束；③供区缝合张力适中；④充分肿胀麻醉，使毛囊的位置抬高至血管神经的上方。

4. 术后继发性脱发（图 5-11-17） 通常发生于术后 2~3 周，供区和受区都可出现暂时脱发。在供区，手术过程中暂时性的缺氧可引起生长期的头发突然脱落，其范围可仅仅沿着缝线的周围，也可大到累积缝合线的上方，范围较大则常常因为较大的血管受到损伤所致，缝合张力较大时也会发生。

这种脱发只有极少数会发展到比较严重的程度。供区脱发一般在术后 3 个月开始重新长出。受区继发性脱发分为两种情况，一是种植的毛发脱落，脱落原因具体不知，但目前的主流观点认为毛囊从取出到种植出现了缺血再灌注损伤，因此术后出现暂时性脱落情况；二是受区原有头发的脱落，主要是指加密区域原生发的脱落，出现这种情况的原因主要在于打孔过程中损伤了原生发。但无论属于哪种情况，术后均可在最晚 6 个月后重新长出新的头发，无需特殊处理。

5. 瘢痕（图 5-11-18） 理论上而言，只要有创伤都有可能产生瘢痕，但对于毛发移植而言，瘢痕通常产生于 FUT 手术。供区瘢痕多由于切取的头皮条过宽、缝合技巧欠佳或皮下电凝止血损伤过大等造成。因此,行 FUT 手术时切取的头皮条宽度应尽量控制在 2.0cm 以内。缝合时可去除一侧或双侧皮瓣的部分表皮后行双层缝合,以便使瘢痕更小。尽量避免在有瘢痕的地方取头皮条。对于 FUE 而言,通常无明显瘢痕,但会形成点状的色素缺失外观。

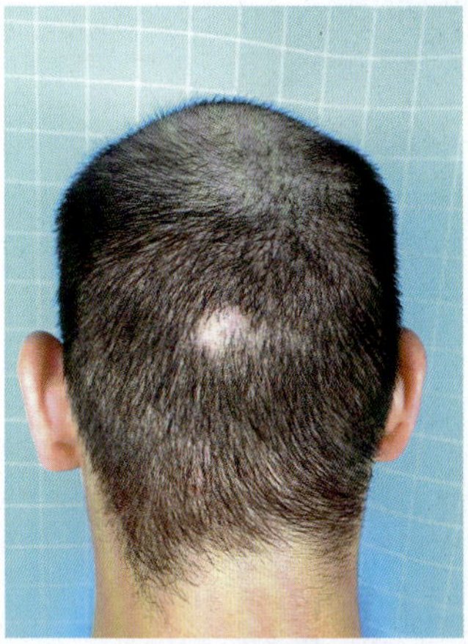

图 5-11-17 FUE 术后取发区继发性脱发

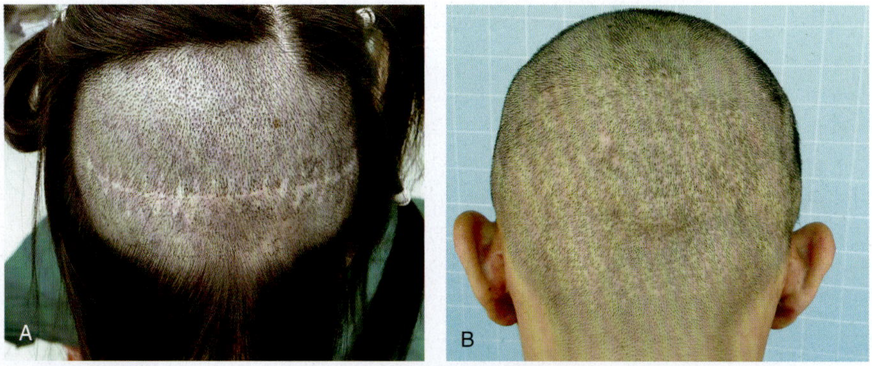

图 5-11-18 术后取发区外观

A. FUT 术后供区瘢痕外观;B. FUE 术后供区点状色素缺失外观。

6. 毛发生长不美观(图 5-11-19) 包括 3 方面:①种植的头发与该区域正常毛发生长方向不同;②种植毛发的生长方向杂乱;③发际线形状不自然。出现这种情况的原因主要在于设计和种植时没有遵循毛发的自然生长规律。对于发际线而言,发际线边缘要种植成波浪状外观以避免术后太过呆板的外观;此外,发际线前 2~3 排还要采用含有单根头发的毛囊进行种植,以避免术后出现“簇”状假发不自然外观;在种植时应仔细辨认残存毛囊的生长方向,种植的毛囊要尽量同原有毛囊生长方向保持一致,且呈现出规律的方向。如果术后出现外观不自然的情况,可根据情况进行修复。如发际线不自,可通过添加锯齿状小尖或采用单根毛囊进行加密修饰和改善。

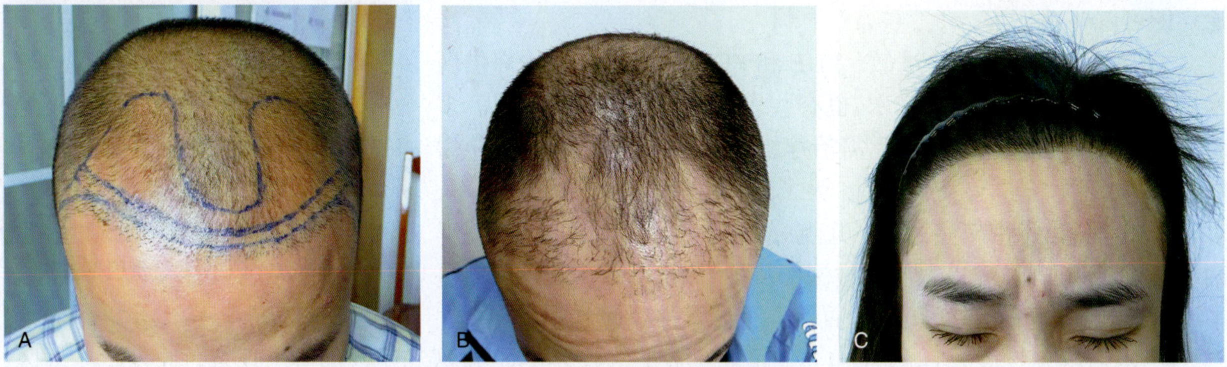

图 5-11-19 术后发际线形态不佳

A. 种植发生长方向不自然;B. 种植发生长方向杂乱;C. 发际线形态不自然。

7. 毛发卷曲(图 5-11-20) 术后 3~6 个月毛发开始长出时,会发现有些长出的毛发是卷曲的,这可能是因为在植入毛囊单位的过程中,毛囊乳头未被放置在底部,而是被折叠于孔内。术中注意放置位置和方向对改善术后毛发卷曲有帮助,同时应注意毛囊单位的保湿,在保存过程中尽量勿使毛囊发生弯曲。有些毛发在经过 1~2 年的生长后会逐渐好转。在打孔时根据毛囊单位大小的不同选择合适的刀具,避免孔洞过小,也能有效减少毛发卷曲的发生。

8. 表皮凸起和凹陷 毛囊单位植入的深度非常重要,毛囊植入太深会引起凹陷,如果植入过浅又会引起凸起。如果表皮凹陷和凸起很多,则会影响美观,特别是在发际线处。常见原因有打孔器械所制作的裂隙过深或过大，或者是移植的毛囊单位过于密集，相互挤压。在手术过程中应根据不同患者毛囊单位的大小选择合适规格的种植刀，种植时避免毛囊单位植入过深，可适当修建毛囊单位附带的皮肤组织。一般情况经过数月至一年以上会渐渐与周围一致。个别情况可通过皮肤磨削来使之与周围皮肤齐平。

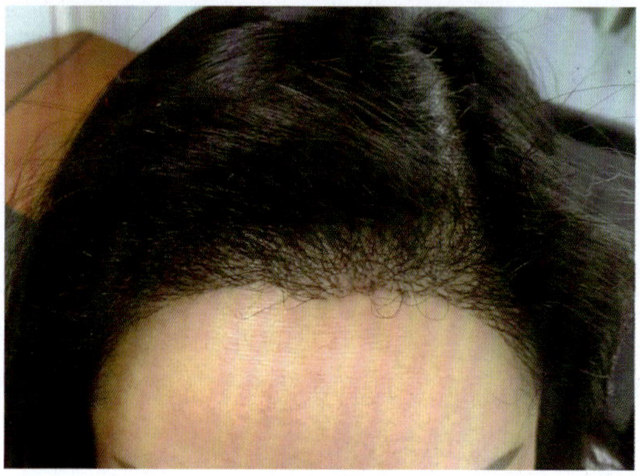

图 5-11-20 种植的毛发生长卷曲

【临床病例讨论】

患者，男，35 岁，脱发近 15 年。

现病史：患者 15 年前无诱因情况下出现头发脱落，发际线逐渐后退，未见其他异常。自发病以来曾先后前往当地医院诊治，诊断为“脂溢性脱发”，药物治疗不详，脱发进行性加重。

既往史：否认高血压、糖尿病史等病史。

个人史、家族史：无抽烟饮酒史，父母体健，父亲有脱发病史。

查体：生命体征平稳，全身无增生瘢痕，除脱发外，无与疾病相关的阳性体征。

专科检查：头皮油腻，头发纤细，前额及顶部脱发外观，呈 C 型脱发，Norwood-Hamilton 分级 6 级，后枕部头发资源相对较好，络腮胡（图 5-11-21）。

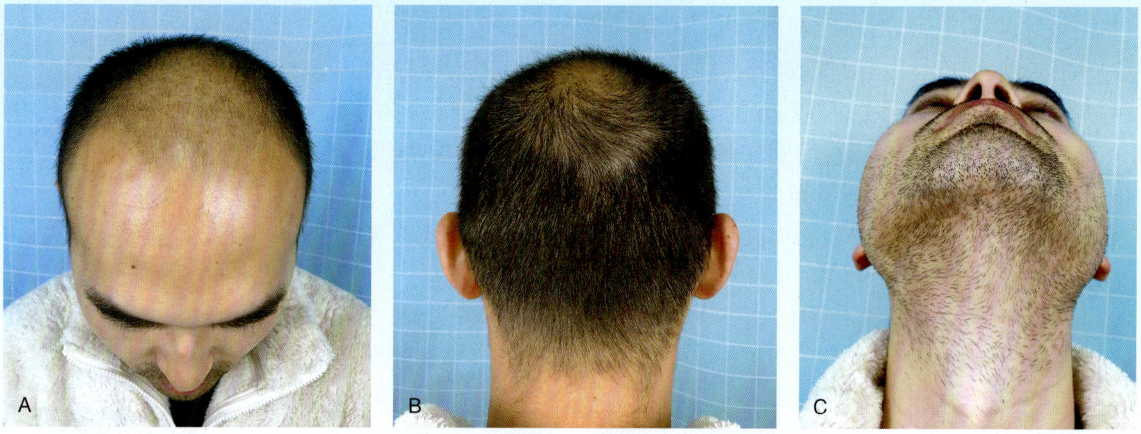

图 5-11-21 Norwood-Hamilton 分级 6 级脱发

A. 脱发外观；B. 后枕部条件；C. 胡须情况。

1. 诊断 雄激素性脱发。

知识点：雄激素性脱发的特点

1. 青春期发病。
2. 发际线逐渐后退。
3. 脱发区头发纤细、头皮油腻。
4. 通常具有家族遗传史。

2. 治疗 治疗分为内科药物治疗和毛发移植手术治疗。药物治疗需要长期使用非那雄胺片和 5% 米诺地尔溶液；毛发移植手术选择 FUE 技术获取毛囊，其脱发面积较大，后枕部供区毛囊不足，可以选择络腮胡毛囊作为供区。

九、特殊部位的毛发移植

（一）眉毛种植

眉是面部非常重要的外貌标志，各种原因造成的眉毛缺损都会影响美观。术前应向求美者说明种植眉毛所用的毛发具有头发生长的特性，终生不会脱落，成活后需要定期修剪，5~7 天修剪一次。

1. 适应证

(1) 因切眉等手术留下瘢痕者。

(2) 先天性眉毛缺失。

(3) 不活动的自身免疫性疾病，如斑秃。

(4) 感染引起的秃发症，如结核或麻风。

(5) 创伤，如烧灼伤、裂伤，直线瘢痕所引起的部分或完全缺失，使用激光或者酸性物质去除文身所引起的缺陷。

(6) 眉毛过于稀疏或正常眉毛需要加密。

(7) 眉毛过短或不够宽。

(8) 因个人需要想改变眉形者。

(9) 文眉患者需激光脱色至颜色较淡后再进行手术。

2. 操作要点

(1) 根据个人要求及患者脸型综合考虑，合理设计眉形，男性眉应稍宽和浓密，女性眉应略窄和稍疏淡。

(2) 若受术者的上睑、眉弓或额部有明显畸形，应先矫正这类畸形。

(3) 供区通常选取耳后、后枕或前额发际缘部较细毛囊，用直径较细的单根毛发移植。

(4) 局部麻醉后用直径 0.6~0.7cm 的刀具或针具打孔，打孔时刀具尽量贴近并平行于皮肤，打孔方向与各部位眉毛自然生长方向一致，特别注意眉头的方向，大部分人眉头部眉毛方向向上。

(5) 种植密度尽可能高，通常单侧在 150~200FUs。

(6) 术后供区涂抹抗生素软膏并包扎以预防感染，眉毛区域暴露无需任何处理，术后 3 天换药，5 天内避免眉毛区域摩擦。

3. 典型案例（图 5-11-22）

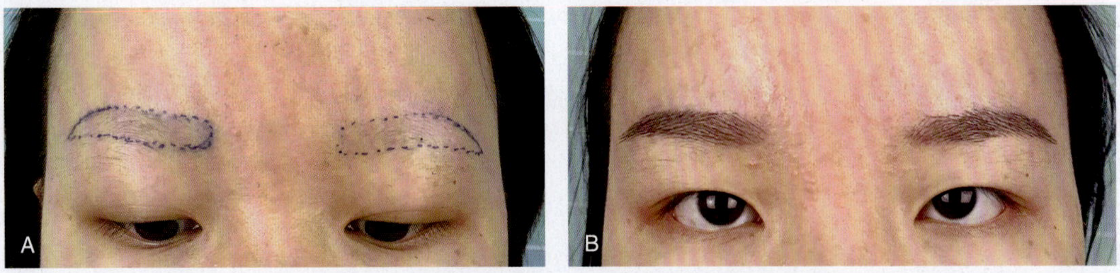

图 5-11-22 先天性眉毛稀疏患者行眉毛种植术后对比

A. 术前；B. 术后 7 个月。

（二）胡须种植

作为男性第二性征，胡须能让男人看上去更加成熟、稳重、有魅力，或是标榜一种颓废、不羁、狂野的诱惑力。胡须可以展示男士的气质、个性和独特风度。胡须缺失不仅影响容貌，而且会给患者带来沉重的心理负担。如今胡须的种植受到越来越多求美者的欢迎。

1. 适应证

(1)先天性胡须缺失。

(2)对目前胡须形状不满意，要求塑造新的胡须形状。

(3)现有胡须密度过于稀疏需要加密。

(4)对意外损伤或者医源性损伤如唇裂修复、唇部肿瘤切除等造成的唇部瘢痕、下颌部外伤所致瘢痕进行遮盖。

2. 操作要点

(1)根据患者要求及脸型综合设计胡须形状。

(2)坐位或者半卧位进行，足够肿胀麻醉，形成较大的局部张力，便于打孔和减少出血。

(3)用直径 0.7~0.8cm 的刀具或针具打孔，打孔时刀具尽量贴近并平行于皮肤，打孔方向与各部位胡须自然生长方向一致。胡须的生长方向俯视时以鼻尖为中心呈放射状向下外方向分布生长，由正中向外胡须与人中嵴的角度由基本平行逐步转变为约呈 50°，侧面观胡须与上唇呈 25°~35°。对于胡须完全缺损者，在种植方向上，与人中嵴基本平行，然后逐步转变角度：在与上唇皮肤的夹角上，即针头与下唇皮肤之间的角度采用 30°。

(4)尽量用单根毛发的毛囊单位移植。

(5)术后 24 小时内少讲话，流质饮食，尽量减少口周运动，必要时局部包扎，尽量避免低头弯腰等动作。

3. 典型案例(图 5-11-23)

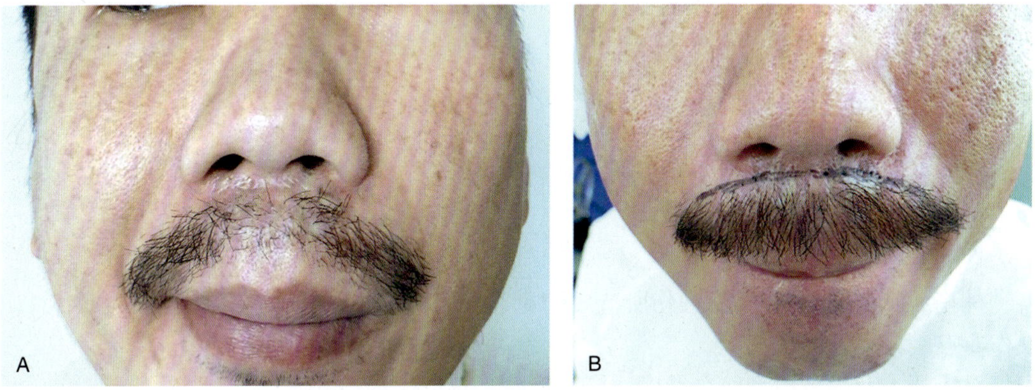

图 5-11-23　上唇瘢痕，胡须种植前后对比

A. 术前；B. 术后 9 个月。

(三)会阴部毛发种植

1. 适应证　会阴部毛发是成人的第二性征，阴毛的疏密度个体差别很大。虽然阴毛对人体并无特殊功能，也不能反映性功能或生育能力。但阴毛的审美观依地域、风俗、时尚流行不同而异，在我国部分地区的风俗仍然认为成年女性阴毛缺失为不祥之兆。这些疾病往往导致患者的心理问题，例如自卑和由此产生的社会歧视。外科手术治疗可以帮助患者恢复他们的心理健康。

2. 操作要点

(1)根据阴部特征设计阴毛形状，呈橄榄状或者倒三角形、长方形、菱形或扩散形。

(2)足够肿胀麻醉，形成较大的局部张力，便于打孔和减少出血。

(3)用直径 0.7~0.8cm 的刀具或针具打孔，打孔时刀具尽量贴近并平行于皮下，打孔方向与阴毛自然生长方向一致。

(4)尽量用单根毛发的毛囊单位移植。

(5)密度为阴阜部阴毛按 20FUs/cm^2 植入 . 然后向外扩散密度逐步减小，最少不低于 10FUs/cm^2。

(6)术后 24 小时内局部严格制动，尽量减少活动，必要时卧床插导尿管。

(7)因移植部位特殊，尽量去除所分离的毛囊单位附带的表皮，减少毛囊炎的发生。

3. 典型案例(图 5-11-24)

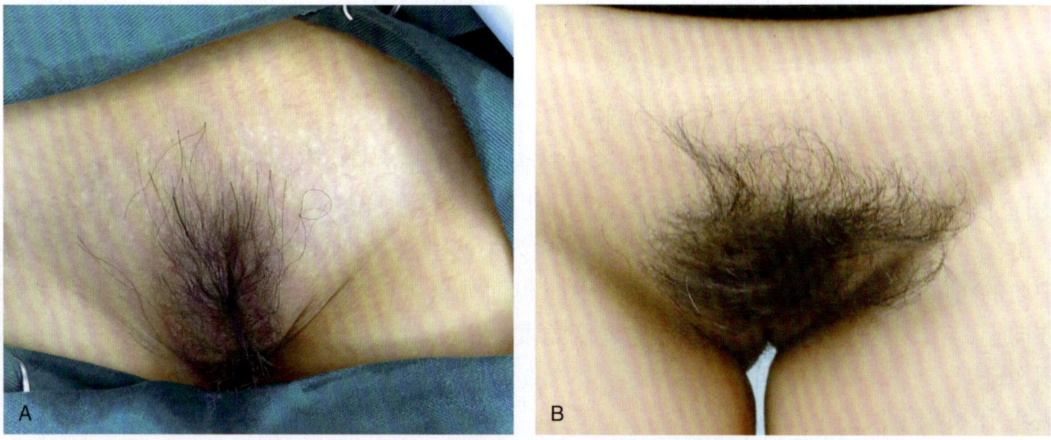

图 5-11-24 先天性阴毛稀疏患者阴毛种植前后对比

A. 术前；B. 术后 23 个月。

(四) 睫毛的种植

睫毛可以衬托显示眼睛的轮廓，增添眼睛的神韵。细长、弯曲、浓密的睫毛对眼部，乃至整个面部容貌都有重要的作用。

1. 适应证

(1)自身睫毛过短。

(2)先天性睫毛缺失。

(3)睫毛过于稀疏。

(4)先天性两侧睫毛密度不均一。

(5)各种外伤尤其是灼伤、化学腐蚀伤所造成的睫毛缺损。

2. 操作要点

(1)根据个人要求及患者脸型综合考虑，合理设计。

(2)眼睑部感觉较敏感，为使患者减少疼痛，应做充分局麻。

(3)用直径 0.7~0.8cm 的刀具或针具打孔，注意掌握打孔的深度，勿过深，避免眼部神经损伤，打孔方向与睫毛自然生长方向一致。

(4)取耳后较细毛囊单位，用直径较细的单根毛发移植。

(5)结合眼部形态、年龄、职业及化妆的特点综合考虑移植的数量，一般每侧睫毛可植入 40~50FUs，勿植入过密，避免不自然。

(6)睫毛种植后应注意用眼卫生，勿过度用眼。

3. 注意事项

(1)术前应向患者说明，用毛囊单位移植的睫毛具有头发生长的特性，终生不会脱落，且移植的睫毛需要定期修整，以免过长影响美观以及遮挡视觉。

(2)应告知患者因毛发种植后有自然脱落期，当种植的睫毛发生脱落后勿急于行二次种植，以免睫毛密度过高，影响美观。

(3)目前种植的睫毛尚无法达到自然睫毛外观，手术时需慎重考虑。

4. 典型案例(图 5-11-25)

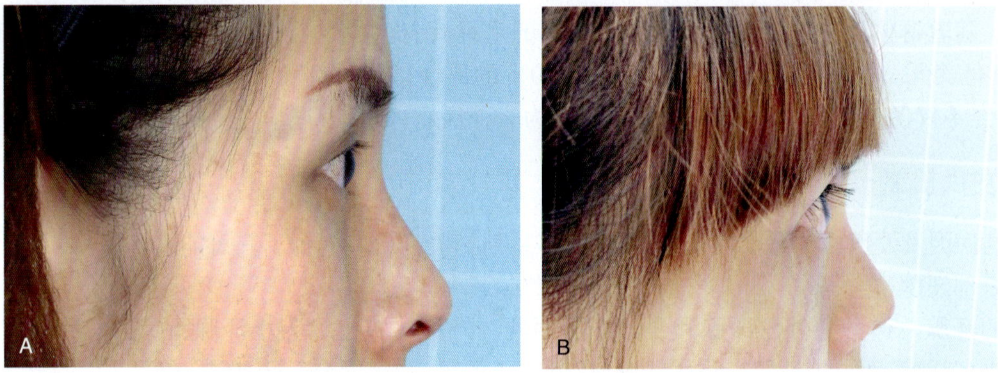

图 5-11-25 睫毛稀疏患者睫毛种植前后对比

A. 术前;B. 术后 12 个月。

【复习题】

1. 毛发移植的定义是什么?
2. 毛发移植的术前设计要点是什么?
3. 简述 FUT 及 FUE 两种毛发移植的优缺点。
4. 简述毛发移植的并发症及防治要点。
5. 几种特殊类型的毛发移植手术操作要点。

(胡志奇 张菊芳)

参考文献

[1] UNGER W P. The history of hair transplantation. Dermatol Surg, 2000, 26 (3): 181-189.

[2] BUNAGAN M J, BANKA N, SHAPIRO J. Hair transplantation update: Procedural techniques, innovations, and applications. Dermatol Clin, 2013, 31 (1): 141-153.

[3] HARRIS J A. Follicular unit extraction. Facial Plast Surg, 2008, 24 (4): 404-413.

[4] BUCHWA K A. Graft harvesting and management of the donor site. Facial Plast Surg Clin North Am, 2013, 21 (3): 363-374.

[5] MIAO Y, LIU B C, FAN Z X, et al. Evaluation indicators of aesthetic effects on hair transplantation. Annals of Plastic Surgery, 2016, 77 (Suppl 1): S30-S31.

[6] MIAO Y, FAN Z X, HU Z, et al. Single hair grafts of the hairline to aesthetically restore eyebrows by follicular unit extraction in Asians. Dermatol Surg, 2016, 42 (11): 1300-1302.

第十二节 腋 臭

腋臭(axillary osmidrosis,AO)是整形外科常见的一种疾病,临床表现为腋窝汗液增多,汗液中的脂肪酸类物质在皮肤表面细菌的分解作用下,散发出刺鼻的臭味,可传播较远距离。多在青春期发病,夏季多汗时表现最明显,步入更年期后逐渐减退。多有家族史。人类腋窝的皮下含有大量的腺体,包括大汗腺(顶泌汗腺)、小汗腺、皮脂腺等。该区域能分泌大量的气化有机物质(volatile organic compounds,VOCs),同时在腋窝皮肤表面定植着各种细菌,由于这些细菌的存在,加上腋窝部位潮湿的环境,使本身无味的分泌物分解产生难闻刺鼻的异味。

研究数据表明,腋臭在西方发病率高达 95% 以上,在东方,韩国的调查数据为低于 5%。腋臭本身对机体没有直接危害，但由于其刺鼻的气味，导致患者在日常交往中产生自卑感，严重者会产生一定程度的心理障碍。随着群体社交的发和个体对个人形象的重视，调查显示美国人每年花在腋臭外用药方面的费用高达 1.9 亿美元。英国有超过 90% 的女性和 80% 的男性把除臭剂和止汗剂作为日常用品。某种意义上，腋臭已经不仅仅是一个生理学症状，而被定义为一种疾病，涉及心理学、经济学等领域。

一、发病机制

腋臭的病因及发病机制目前尚未完全阐明，一系列相关的研究揭示了其可能的病因。

（一）腋部汗腺

人体的汗腺总体分为外泌汗腺和顶泌汗腺两种。外泌汗腺也称为小汗腺，在人体遍布广泛，其分泌过度可造成多汗症，而顶泌汗腺也称大汗腺，仅分布于鼻翼、腋窝、脐窝、腹股沟、会阴及生殖器等处。在腋部，顶泌汗腺主要分布于真皮网状层和皮下脂肪浅层，其分泌物呈黏稠乳状液，与细菌作用后产生的臭味被认为是腋臭气味的主要来源，故多数学者认为，顶泌汗腺的存在是腋臭气味产生的根本原因。

（二）腋部微生物

顶泌汗腺分泌物本身是无异味的，但在腋窝皮肤表面定植着葡萄球菌属、微球菌属、棒状杆菌属和丙酸杆菌属等革兰氏阳性菌，使本身无味的分泌物分解产生难闻刺鼻的异味。上述细菌在形成腋臭气味的过程中均有一定作用，以棒状杆菌属最为主要，在其作用下分泌物分解产生腋臭特征性的刺鼻气味。

（三）气味分子

产生气味的物质基础在于气化的有机物质。大量研究发现，引起腋臭的气味分子前期均以无味的“气味前体”形式分泌，此后在腋窝皮肤表面革兰氏阳性菌的作用下最终形成难闻的腋臭气味。通过对气味前体的进一步研究发现，其为一系列无色无味的水溶性物质，密集于大汗腺内部，最终经由大汗腺分泌至表皮。主要成分：①类固醇衍生物；②脂肪酸和氨基酸盐结合物，已被证实有 Gln.3M2H 结合物；③ 3M3SH 和氨基酸盐结合物，已被证实有 Cys.Gly.3M3SH 或 Cys.3M3SH 结合物。

（四）*ABCC11* 基因单核苷酸多态性

ABCC11 基因是 ATP 结合盒（the ATP binding cassette，ABC）蛋白家族中的成员之一。该类蛋白以 ATP 水解为动力，主要参与细胞膜的转运过程。*ABCC11* 基因编码的蛋白为多耐药相关蛋白 8（multidrug resistance protein 8，MRP8），参与转运多种亲脂物质，其中包括 3M2H 和 HMHA。近年来，多项研究表明，*ABCC11* 的单核苷酸多态性（SNPs）与腋臭的产生相关。由于 SNP 的存在，*ABCC11* 基因 rsl7822931 位点的 538 碱基中鸟嘌呤（G）可以被腺嘌呤（A）所取代，使等位基因型分为 GG 型、GA 型和 AA 型，其中，腋臭患者的基因型基本为 GG 和 GA 型，正常人均为 AA 型。当 G 被 A 取代后，由 *ABCC11* 编码的蛋白 MRP8 因为构象发生改变而失去其原本的转运特性，很快被细胞内的蛋白酶体系分解，从而干扰亲脂物质的转运。

（五）其他相关因素

大汗腺分泌物气味结合蛋白（aprocrine secretion odor-binding protein，ASOB）、血管紧张素Ⅱ受体 2 的表达水平均可能与腋臭发生密切相关。

二、临床表现与诊断

临床表现为臭汗气味轻重不同，大多与多汗有关，夏季加重，以青春发育期臭味最浓，随年龄增长而减轻。

诊断：患者在腋臭气味强度检测前一天沐浴并禁食辛辣刺激食物，检测当天在舒适的环境下进行（室内清洁，室温 28℃，关闭门窗）。患者充分暴露腋区，由 3 名医生分别距患者 1m、3m、5m 闻腋臭气味。按照能在 ≤ 1m、≤ 3m、≤ 5m 距离闻及气味把腋臭程度分为轻、中、重 3 级。还可以采用 IH Kim 设计的棉棒法，将腋臭分为四级，将棉棒放入患者腋下夹紧，10 分钟后由至少两名医生或护士确定气味级别。Ⅰ级（最轻度腋臭）棉棒上几乎没有气味；Ⅱ级（轻度腋臭）距离棉棒 15cm 内可闻到；Ⅲ级（中度腋臭）距离棉棒

30cm 内可闻到；Ⅳ级（重度腋臭）距离棉棒 30cm 外可闻到。

三、治疗

腋臭治疗依据的基础是其发生的组织学变化，即顶泌汗腺异常，因此只要去除、破坏或抑制腋窝部顶泌汗腺，即可起到治疗作用。目前通过手术和非手术两大类方法进行治疗。

非手术治疗类：①口服或外用药物，抗胆碱能药、抑菌药等；②皮下注射治疗，A 型肉毒毒素、消痔灵等；③各种物理方法，如 Nd：YAG 激光等治疗手段。

手术治疗类：①盲视类型手术如，脂肪肿胀麻醉抽吸术，皮瓣法微创手术和微小切口搔刮术等；②直视手术，如大汗腺修剪术、皮肤切除或皮瓣修薄。特点主要是翻转直视皮下浅层组织，用手术剪修剪清除腋窝顶泌汗腺腺体、腺管、毛囊等组织结构，是腋臭味道清除率最高的方法。腋窝皮肤切除的方法无论是部分切除还是全部切除，对于腋窝皮肤活动度都有很大影响，瘢痕面积大，外观不美观，现今很少采用（图 5-12-1~ 图 5-12-4）。

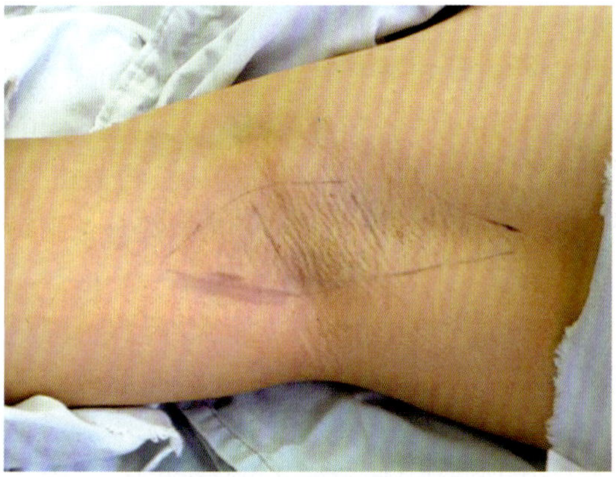

图 5-12-1 腋窝皮肤切口

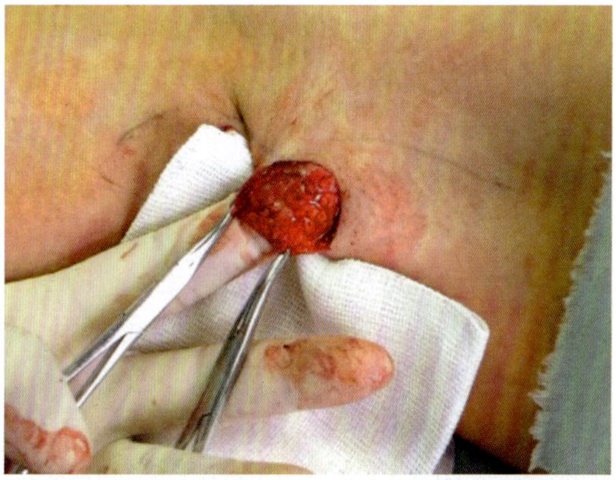

图 5-12-2 用剪刀潜行分离皮肤与皮下组织后翻转皮瓣，暴露皮下浅层脂肪和大汗腺

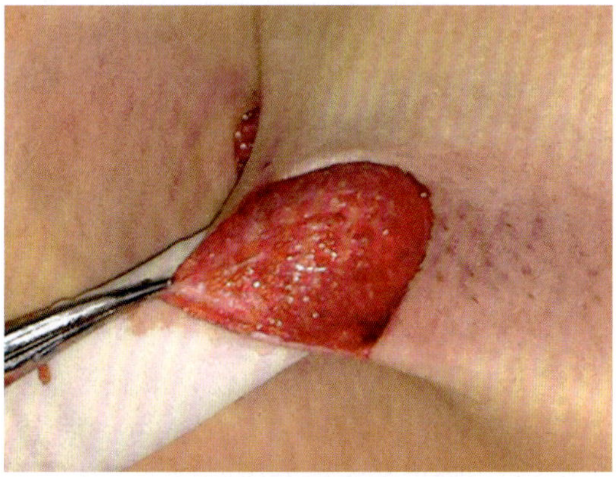

图 5-12-3 被掀起的保留真皮下血管网的皮瓣，直视下修剪皮瓣上的大汗腺

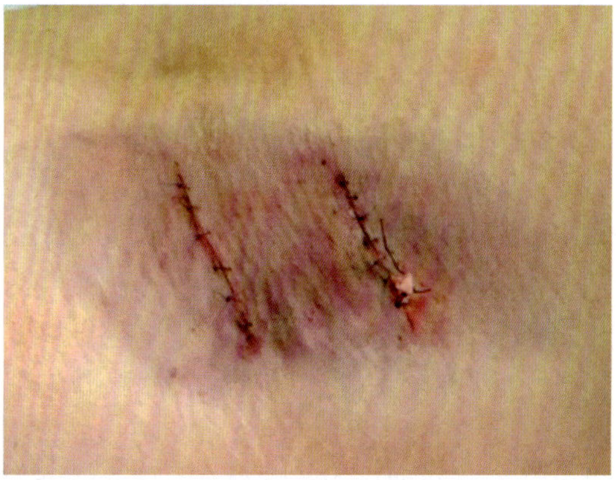

图 5-12-4 经修剪后极薄的皮瓣外观，伤口已缝合，留置皮片引流

1. A 型肉毒毒素局部注射 使用 A 型肉毒毒素，以 100U/ 瓶溶解稀释在 2ml 0.9% 氯化钠溶液中（5U/0.1ml）。患者术前先在换药室刮除腋毛，并提前涂抹利多卡因胶浆做表面麻醉。注射时患者平躺，呈仰卧屈肘抱头的姿势，以充分暴露腋窝。用生理盐水擦净利多卡因胶浆。

标记注射点，依照腋毛区分布，一般标记 15~20 个注射点，点与点间隔 1.5~2.0cm。常规消毒后注射 2~5U/ 注射点（总注射量每侧腋窝 <50U），注射深度约 3.0mm。注射后嘱患者双前臂交叉压迫腋窝 10 分

钟，用于预防血肿。因为有极少数患者对A型肉毒毒素过敏，注射前应备常用的抗过敏性休克的药物，如肾上腺素、地塞米松等。注射后应常规观察30分钟，嘱患者当天不洗澡。

2. 1 444nm Nd:YAG激光　手术区域采用局部麻醉（肿胀麻醉）方式，肿胀液配制为250ml生理盐水+5%利多卡因30ml+0.1%肾上腺素0.25ml，每侧腋窝注入50~80ml肿胀液，治疗区域至少包括腋毛周围1cm腋窝部，腋毛区上臂端内侧0.3cm为穿刺标记点。使用1 444nm Nd:YAG激光进行治疗，光纤治疗皮肤深度为皮下和真皮层，治疗脉冲能量为175mJ，脉冲频率40Hz（功率为7W），总能量范围1 706~2 267J，每0.5~1.0cm^{2}面积1.5秒使用负压吸引器吸出溶解的腺体组织，冲洗干净，术区加压包扎，3天后可去除敷料。手术时间为45~75分钟，术后7天拆线。

3. 脂肪肿胀麻醉抽吸术　给予脂肪肿胀麻醉抽吸术治疗。患者取仰卧位，肩背部垫高，上肢外展上举暴露腋区，聚维酮碘消毒后标记腋毛区，在患者腋前皱襞偏下方2~4mm小切口处注射1 000~1 500ml麻醉药物（成分含有1 000~1 500ml生理盐水、40ml利多卡因、0.6mg肾上腺素）。再使用20ml注射器连接负压进行抽吸。抽吸位于皮下脂肪浅层，以破坏皮下脂肪、大汗腺、汗腺导管、毛乳头等组织结构。最后生理盐水冲洗伤口，放置引流管排尽积液，外置敷料和棉垫八字绷带固定。

4. 微小切口盲视搔刮术　常规备皮后，患者取平卧位，外展双臂屈肘，掌心向上置于枕后，充分暴露双侧腋毛区，用甲紫溶液标记腋毛分布范围。常规消毒术野后铺巾，配制利多卡因肿胀麻醉液（30ml 2%利多卡因+50ml生理盐水+1∶20万肾上腺素），画线区域内注射配制好的肿胀麻醉液，每侧注射量约40ml，至局部皮肤肿胀发白、坚硬为止。麻醉成功后，于腋窝中区下缘，沿皮纹方向做横行小切口长约1cm，深达真皮基底部，以弯止血钳在画线范围内的真皮基底层与皮下脂肪层之间做钝性分离，完全游离整个腋窝部皮肤与皮下组织，分离范围超出腋毛区外0.5~1.0cm，形成局部皮瓣。

用5号刮匙从不同方向由皮肤底面用力搔刮，以求彻底将皮瓣内皮下脂肪、皮脂腺、汗腺、汗腺管、毛囊及部分真皮深部组织等结构彻底刮除，直到皮瓣表面呈紫红色，皮瓣内面平坦，无脂肪球或腺体附着，残留毛根轻轻用力即能拔出为止。最后挤压分离区域，使残余组织经切口挤出。观察无明显活动性出血后，放置橡皮引流片，以5/0号线间断缝合切口。取1块乙醇纱布拧干，盖于分离区域上方，再盖上干纱布和棉垫，绷带后“8”字加压包扎固定，使其上臂轻度外展。次日取出橡皮引流片，仍然以纱布、棉垫、绷带后“8”字加压包扎固定。嘱患者限制上肢活动1周，予以抗生素5天以预防感染，术后10天拆线。

5. 直视大汗腺修剪术　患者平躺，呈仰卧上举上臂屈肘置于头顶之姿势，腋窝暴露充分。标记术区，切口和腋毛分布区外围可注射麻药2%利多卡因（含1∶20万浓度的肾上腺素）；其余腋毛分布区可注射1%利多卡因（含1∶20万浓度的肾上腺素）。切口设计在腋窝区皮肤皱褶处，沿皮纹作两个长度为3~4cm小切口，两切口之间形成的皮桥符合长宽比例，不宜超过1∶1；或中央一个4~5cm的切口。切口设计的目标是保证皮瓣血供及反转皮瓣后能暴露所有腋毛区的皮下组织。

手术步骤：切开切口皮肤至皮下腋浅筋膜层，用组织剪仔细钝性分离皮下组织至标记线处，分离应充分并注意及时止血，血管钳夹住切口边缘少许皮肤，将分离好的皮片翻转暴露汗腺、脂肪等组织。直视下修剪，仔细剪除紧贴真皮深层的大汗腺分泌部及毛囊，保护真皮下血管网。修剪切口位置被血管钳牵拉磨损的皮肤，充分止血，生理盐水冲洗。放置引流条，最后6-0线缝合切口。腋部敷料加压包扎并固定，使用弹力绷带腋窝加压“8”字包扎。嘱患者术后第3天换药拔皮片，拔除皮片后腋窝继续加压包扎。术后7天解除腋窝加压包扎，术后2周拆线。嘱患者手臂制动7天。

6. 直视腋窝皮瓣修薄　皮瓣修薄术和大汗腺修剪术的手术目标都是清除大汗腺。在能够辨识脂肪血管和大汗腺的情况下，不需要剪除大汗腺以外的结构，此时叫作大汗腺修剪术更为精确，手术对皮肤质地的保护更好。但是在反复治疗后腋臭味仍然不能清除的病例中，腋窝皮瓣瘢痕组织厚，组织结构不清晰，大汗腺体积小且隐藏于瘢痕组织中。此时，参考皮肤厚度作为手术平面，以皮瓣修薄甚至形成全厚皮的形式作为手术的策略，对提高大汗腺清除率有很大帮助，因此在命名上与“大汗腺修剪术”略有不同。

手术方法则遵循整形外科基本操作，于切口处翻转出腋窝皮肤反面，修剪形成腋窝局部含真皮下血管网或全厚皮的皮瓣（肤），严密止血后缝合伤口。遵循皮肤原位移植原理进行打包包扎和肩关节制动，术后7~10 天拆包拆线。

四、并发症治疗及预防

（一）血肿

血肿通常发生于术后第 1~2 天。

临床表现：患者自诉腋区有明显疼痛、肿胀感。检查敷料有大量血迹浸湿外辅料，周围皮肤可发现明显淤青。拆除敷料后，可见腋区呈青紫色，肿胀明显，皮肤张力较大。切口处可有红色血性液或血凝块流出，挤压时更为明显。

治疗：一旦发现血肿，应及时处理。血肿较小者可拆除一针缝线，轻轻挤压出血凝块；血肿较大者需及时手术清除血肿，如果有活动性出血，予以电凝止血。

预防：术前常规检查血常规、凝血四项。女性避开月经期，询问近期是否服用阿司匹林等药物以及既往病史。不要使用过多的盐酸肾上腺素，防止术后反跳性出血。分离时切勿过深，紧贴真皮层进行分离，以减少对脂肪组织血管的损伤。术中充分止血，检查无活动性出血后再进行缝合。加压包扎确切可靠。术后上肢制动。

（二）血清肿

血清肿是血清液在组织间隔、潜在腔隙或术后残腔的异常汇聚。

临床表现：通常在术后 7 天拆除包扎后可见术区局部肿胀，皮肤颜色正常或发红，触之有波动感，有轻压痛。注射器穿刺或拆除一针缝线，可见淡黄色清亮液流出。

治疗：使用注射器于血清肿部位穿刺抽吸（若发生于切口周围，可酌情拆除部分缝线），排空积液。延长加压包扎时间 5~7 天，每隔 1 天换药 1 次，如仍有皮下积液，继续抽吸处理。长期不愈合者，应手术清除纤维包膜，直至暴露鲜红色健康肉芽组织，重新缝合，并加压包扎。

预防：包扎牢靠，覆盖术区完全，纱布辅料对腋窝凹陷的填充确切，不留空腔。防止皮瓣与皮下组织间存在腔隙。

（三）皮瓣血运障碍、坏死

正常皮瓣颜色多呈淡红色。

临床表现：皮瓣血运障碍时皮瓣呈苍白色或者紫红色，或出现青紫斑点，严重时可出现瘀斑、水疱。表皮坏死时术区皮肤出现暗褐色或灰黑色斑，或形成表皮水疱。表皮水疱可逐渐干燥结痂并脱落。全层坏死后皮瓣变黑变硬。

治疗：表皮坏死时清除坏死表皮，经多次换药，一般 2 周后愈合，无瘢痕残留。如已出现全层坏死，应逐渐清除坏死组织，予以隔天换药。一般可自行愈合，愈合后留有明显瘢痕。若通过换药不能愈合，建议重新缝合，严重者行自体皮移植或者邻近皮瓣转移术来修复创面。

预防：术中修剪大汗腺组织时，要精准精细操作。如能分辨真皮下血管与大汗腺球形腺体，理想的操作是从网状血管结构中，挑拣出大汗腺；即使无法辨认，也尽可能保留贴近真皮的薄层筋膜。要鉴别和保护好真皮结构，在没有发现大汗腺嵌入真皮情况时，不要过度修剪真皮。如遇个体差异，大汗腺辨别不清需要修剪真皮时，也不能过度修薄，并按植皮处理原则辅以皮片固定的措施。

五、复发

临床表现：腋臭味重新出现。

处理：如果患者复发，于术后 6 个月再次行手术治疗。

预防：手术范围超过腋毛区 3~5mm；手术层次不宜过深，减少大汗腺的遗漏，减少复发。

【临床病例讨论】

患者,男,23岁,因"希望减少腋臭味要求行手术治疗"来门诊就诊。

既往史:1年前曾行双侧腋窝小切口刮除法治疗腋臭。术后1个月开始,仍然自觉有味道,虽已较前减轻,但臭味减轻程度不大,故希望进一步治疗。

查体:患者着衬衫,走进诊室即可闻及腋臭味。双侧腋窝皮肤可见大量腋毛生长,中央区略稀疏,外围腋毛密集。皮肤颜色质地正常。腋窝后皱襞可见局部短横瘢痕,瘢痕色白,平软。

1. 诊断 腋臭。

2. 处理

(1)告知患者如能接受手术瘢痕,方可进行手术清除大汗腺的治疗。

(2)告知手术有腋窝皮肤坏死、腋毛脱失和皮肤质地颜色改变的风险。

(3)如患者接受手术风险,可以择期行单切口大汗腺修剪术治疗。

【复习题】

1. 简述腋臭的A型肉毒毒素治疗原理。
2. 简述腋臭的A型肉毒毒素治疗的方法。
3. 简述腋臭手术治疗的并发症种类和预防。

(郑丹宁 高 雅)

参考文献

[1] 粟颖利,陈辉.腋臭发病机制的研究进展.中国美容医学,2010,7(19):1082-1084.

[2] 王朋,罗东,安彩霞,等.Nd:YAG激光治疗腋臭206例疗效观察.中国美容医学,2019,28(3):66-69.

[3] 朱力,毕洪森,李比.微创单纯抽吸术与皮下组织剥离剪除术治疗腋臭的临床效果对比.中华医学美学美容杂志,2014,20(3):203-205.

[4] BEER G M, ZECHS B N, WYSS P, et al. Immunohistochemical differentiation and localization analysis of sweat glands in the adult human axilla. Plast Reconstr Surg, 2006, 117 (6): 2043-2049.

[5] ANDREAS N, FABIAN K, JEAN-MARIE T. Lack of evidence for HLA-linked patterns of odorous carboxylic acids released from glutamine conjugates secreted in the human axilla. Chem Ecol, 2010, 36 (8): 837-846.

[6] HARKER M, CARVELL A M, MARTI V P. Functional characterisation of a SNP in the *ABCC11* allele-effects on axillary skin metabolism, odour generation and associated behaviours. J Dermatol Sci, 2014, 73 (1): 23-30.

[7] 孙杨,龙剑虹,王永洁.*ABCC11*基因单核苷酸多态性与中国人群腋臭发病的相关性研究.中南大学学报(医学版),2013,38(11):1141-1145.

[8] HOSP C, NAUMAN M K, HAMM H. Botulinum toxin in focal hyperhidrosis. An update. Hautarzt, 2012, 63 (1): 469-476.

[9] 茅付勇.A型肉毒毒素注射治疗腋臭疗效探讨.中国美容医学,2015,24(5):13-15.

[10] QIAN J G, WANG X J. Effectiveness and complications of subdermal excision of apocrine glands in 206 cases with axillary osmidrosis. J Plast Reconstr Aesthet urg, 2010, 63 (6): 1003-1007.

第十三节 激光在整形外科的应用

激光(laser)是20世纪以来继核能、电脑、半导体之后,人类的又一重大发明,被称为"最快的刀""最准的尺""最亮的光",是一种"通过辐射受激发射的光放大"(light amplification by stimulated emission of radiation)。

原子中的电子吸收能量后，从低能级跃迁到高能级，再从高能级回落到低能级，回落的时候释放的能量以光子的形式放出。激光就是被激发出来的光子队列，这光子队列中的光子，其光学特性一样，步调极其一致。

激光医学是激光技术与医学相结合的一门新兴学科。激光医学的发展大致可以分为 3 个时期，从 1960 年代以基础研究为主的时期，到 70 年代临床广泛应用期，至 80 年代步入激光医学成熟期，激光技术从临床诊断、治疗到基础医学研究被广泛应用，在医学科学中起着越来越重要的作用。近年激光技术飞速发展，已广泛应用于整形美容外科，使原常规方法不能治疗的疾病得以解决。应用特殊波长的激光治疗各种皮肤色素性疾病、血管性疾病、外伤文身、瘢痕、脱毛及除皱等整形手术已取得一定成效。因此，整形外科医师需要更多地掌握这些新治疗手段，以取得更理想的疗效。

一、激光的基本原理

光与物质的相互作用，实质上是组成物质的微观粒子吸收或辐射光子，同时改变自身运动状况的表现。微观粒子都具有特定的一套能级。任一时刻粒子只能处在某一能级上。与光子相互作用时，粒子从一个能级跃迁到另一个能级，并相应地吸收或辐射光子。

（一）受激吸收（简称吸收）

处于较低能级的粒子在受到外界激发，吸收了能量时，跃迁到与此能量相对应的较高能级。这种跃迁称为受激吸收。

（二）自发辐射

粒子受到激发而进入的激发态，不是粒子的稳定状态，如存在着可以接纳粒子的较低能级，即使没有外界作用，粒子也有一定的概率自发地从高能级激发态（E_2）向低能级基态（E_1）跃迁，同时辐射出能量。这种辐射过程称为自发辐射。众多原子以自发辐射发出的光，不具有相位、偏振态、传播方向上的一致，是物理上所说的非相干光。

（三）受激辐射、激光

1917 年爱因斯坦从理论上指出，除自发辐射外，处于高能级 E_2 上的粒子还可以另一方式跃迁到较低能级。他指出当特定频率（$v=(E_2-E_1)/h$）的光子入射时，也会引发粒子以一定的概率，迅速地从能级 E_2 跃迁到能级 E_1，同时辐射一个与外来光子频率、相位、偏振态及传播方向都相同的光子，这个过程称为受激辐射。

可设想，如果大量原子处在高能级 E_2 上，当有一个特定频率（$v=(E_2-E_1)/h$）的光子入射，从而激发 E_2 上的原子产生受激辐射，得到两个特征完全相同的光子，这两个光子再激发 E_2 能级上原子，又使其产生受激辐射，可得到四个特征相同的光子。这意味着原来的光信号被放大了。这种在受激辐射过程中产生并被放大的光就是激光。

二、激光发生器的基础知识

（一）激光的基本特性

1. 定向发光　普通光源是向四面八方发光。要让发射的光朝一个方向传播，需要给光源装上一定的聚光装置，使辐射光汇集起来向一个方向射出。激光器发射的激光则是朝一个方向射出，光束的发散度极小，大约只有 0.001 弧度，接近平行。

2. 亮度极高　激光亮度极高的主要原因是定向发光。大量光子集中在一个极小的空间范围内射出，能量密度自然极高。

3. 颜色极纯　光的颜色由光的波长（或频率）决定。一定的波长对应一定的颜色。太阳辐射出的可见光段的波长分布范围约在 0.4~0.76μm 之间，对应的颜色从红色到紫色共 7 种颜色，所以太阳光谈不上单色性。发射单种颜色光的光源称为单色光源，它发射的光波波长单一。比如氪灯、氦灯、氖灯、氢灯等都是单色光源，只发射某一种颜色的光。单色光源的光波波长虽然单一，但仍有一定的分布范围。光辐射的波长分布区间越窄,单色性越好。激光器输出的光,波长分布范围非常窄,因此颜色极纯。以输出红光的氦氖激光器为例,其光的波长分布范围可以窄到微米级别,是氪灯发射的红光波长分布范围的万分之二。由此可见,激光器的单色性远远超过任何一种单色光源。

4. 能量极大 光子的能量是用 $E=h\nu$ 来计算的,其中 h 为普朗克常量,ν 为频率。频率越高,能量越高。

5. 其他特性 激光有很多特性。首先,激光是单色(单频)的。有些激光器可同时产生不同频率的激光,但是这些激光是互相隔离的,使用时也是分开的。其次,激光是相干光。相干光的特征是其所有的光波都是同步的,整束光就好像一个"波列"。再次,激光是高度集中的,也就是说它要走很长的一段距离才会出现分散或者收敛现象。

6. 激光对组织的生物效应 即光热作用、光化学效应、压强作用、电磁场效应和生物刺激效应。压强作用和电磁场效应主要由中等功率以上的激光所产生,光化学效应在低功率激光照射时特别重要,热效应存在于所有的激光照射,而生物刺激效应只发生在弱激光照射时。

(二) 激光发生器的基本组成

激光器的种类虽然很多,但制造原理基本相同,大多由激励系统、激光物质(工作介质)和光学振腔三部分组成。

激励系统是产生光、电、化学能的装置。激励系统提供能量,使激光物质里的大多数电子吸收能量跳到原子的外层轨道上去,为以后放出激光创造条件。现在使用的激励手段主要有光照、通电、化学反应等。

激光物质是能够产生激光的物质。人们已经发现了上千种这样的物质,如红宝石、钕玻璃、氖气、氮气、二氧化碳、金属蒸气、半导体、有机染料等。目前的激光器按激光物质的物理状态分类,主要有四种:用固体物质作激光物质的激光器叫固体激光器,用气体物质作激光物质的激光器叫气体激光器,用半导体作激光物质的激光器叫半导体激光器,用有机染料的溶液制成的激光器叫液体激光器。

光学谐振腔的作用是加强输出激光的亮度,调节和选定光的波长和方向。

(三) 激光器的分类

1. 按激光物质(工作介质)分类 一般激光器的名称是根据其受激发光的工作介质来命名的,例如工作介质是铜蒸气,就称为铜蒸气激光器。受激发光的工作物质按其物态特性可以分为固体、气体、液体和半导体四大类。

(1) 固体激光器:固体激光器的工作介质,是把具有能够产生受激发射作用的金属离子按一定的比例,掺入到晶体或玻璃基质中而制成晶体棒或玻璃棒,选择它们作为工作物质的激光器分别被称为晶体激光器或玻璃激光器。如红宝石激光器、钕玻璃激光器等。

(2) 气体激光器:气体激光器所使用的工作物质可以是原子气体、分子气体或者离子气体。如氦氖激光器的工作介质属于原子气体,CO_2 激光器属于分子气体,Ar^+ 激光器属于离子气体激光器。

(3) 液体激光器:液体激光器的工作物质主要有染料溶液,如若丹明 6G 染料激光器和含有稀有金属离子的无机化合物溶液两大类。

(4) 半导体激光器:这类激光器按其有电注入式、光泵式和高能电子束式的激励方式而称为电注入式半导体激光器、光泵式半导体激光器和高能电子束式半导体激光器。

2. 按运转方式分类 由于激光器所选择的激光物质不同,激光器的使用目的不同,所以相应的运转方式也不同。常用的有单脉冲式、重复脉冲式、连续式、Q 突变式和波形可控式。

(1) 单脉冲激光器:指在较短的时间内施加较强的激励,使激光工作物质获得较大程度的粒子数反转,从而在较短时间内输出一个较强的激光脉冲。单脉冲激光器就是指接通激励源后只发生一个脉冲激光的过程,也就是只输出一次较强的激光。

(2) 重复脉冲激光器:重复脉冲激光器输出的激光也是脉冲式的,但不同于单脉冲激光器在接通激励源后只输出一个脉冲,重复脉冲激光器输出一串激光脉冲。单脉冲激光与重复脉冲激光统称脉冲激光(pulse laser),都通过脉冲泵浦源泵浦。由于脉冲工作介质可在脉冲瞬间内承受较高功率的泵浦冲击,所以在高功率泵浦下可以输出比连续激光高得多的功率激光，但平均功率远远不如连续激光。脉冲功率通常比连续激光高三个数量级。

(3) 连续激光器：通过连续激励工作介质，能够使激光连续输出的激光器。输出的连续激光(continuous wave)在一段时间内输出功率基本稳定。

(4) Q 开关激光器：Q 值是无线电技术中的一个术语，其值越大，即表明器件的品质因素越好，转换效率越高。Q 突变激光器是在谐振腔内增设某些装置，来提高其 Q 值，把脉冲过程压缩在极短的时间内完成的激光器。如在谐振腔内设置一光电开关，阻止光子通过，储存能量。当能量达到一定值时，开关打开，释放出一个高能脉冲。这类激光器的峰值功率可达 1×10^{12}W，所以又称为巨脉冲激光器。巨脉冲激光(giant pulse laser)与上述的脉冲激光相比，其脉冲宽度更窄，大约压缩了三个数量级，约为 10^{-7} 秒，每个激光脉冲除产生光热作用以外，还产生一个机械性声波。这种激光器在色素及文身治疗中起主要作用。

(5) 波型可控制式激光器：激光器的振荡波形有很多，而且不同波型之间的相位关系和波型的振荡频率多会随机变动。如采用波型限制技术使振荡波型只有一个，这种激光器称为单波型激光器。如不同波型之间的相位差固定，这种激光器称为锁模激光器，比如超短脉冲激光(ultrashort pulse laser)，把上述 Q 开关脉冲时间再大大压缩，缩短三个以上数量级，其峰值功率因此可提高三个以上数量级，此常用锁模技术来实现，属于锁模激光器。如采用稳频技术使激光振荡频率稳定在一个较小的范围内变动，这种激光器称为稳频激光器。这三种激光器统称波型可控激光器。

激光器的还可依据激励方式、波段范围、输出功率大小、激光器用途、光学谐振腔、激光波谱、激光束模式等分类，但按工作物质分类是最常用的分类方法。

(四) 临床常用的激光物理量

基本的激光参量包括波长、频率、功率、能量密度等。

波长是光在一个振动周期内所传播的距离，以纳米为单位，往往依据波长与吸收组织的特性决定靶组织，波长同时也决定了光在组织中的穿透深度。在可见光范围内，反射随波长增加而增加，投射也随波长增加而增加，但吸收则随波长增加而减少。

频率是单位时间内完成周期性变化的次数，是描述周期运动频繁程度的量，常用符号 f 或 v 表示，单位为秒分之一，符号为 s^{-1}。频率的单位为赫兹(Hz)。

功率反应了一定时间内所做的功的大小，或能量传递的速率，单位是瓦(W)，即焦耳 / 秒。焦耳是电磁能量的最基本单位，它由产生激光的系统的特点决定。

能量密度是在 1 秒的持续照射时间内在单位面积内所传递能量的大小，以焦耳 / 平方厘米为单位。

(五) 激光束分布模式

光学谐振腔里的光子群的量子统计状态通常不止一个，而是在谐振腔轴的横向和纵向上有一个或多个状态分布。在横向上分布的状态叫横模(transverse electromagnetic mode，TEM)，在纵向上分布的状态叫纵模(longitudinal mode)，只有一个状态叫单模，同时具有多个状态叫多模，每一种量子状态就叫一种模式(mode)。

三、激光与组织的相互作用

激光的能量必须转化成其他形式的能量才能起到对组织的治疗作用。构成生物组织的分子和原子能够吸收激光的能量，并最终把它转化成其他形式的能量。激光与组织的相互作用就是根据组织将激光转化成何种能量来分类。

(一) 光热作用(photo thermal interactions)

指组织吸收激光光能并转化为热能，导致组织温度上升。不同的组织含有不同发色基团(chromophore)，因此不同的组织有不同的吸收系数(absorption coefficients)，存在不同的吸收曲线。

对于远红外波长的激光，组织中的水是吸收光能的主要成分。某些特殊波长的红外激光也能直接被某些特定组织的成分所吸收，如色素颗粒对 1 064nm 波长的吸收。位于可见光波段的激光很难被水分子吸收，通常主要被血液中的血红蛋白和组织中的色素吸收并转化成热能。在组织中能吸收可见光的分子有血红蛋白、叶黄素和黑色素，这对整形外科的激光治疗来说是最重要的。蛋白质、DNA、RNA 能很好地吸收位于紫外波段的激光能量，把光能转化为热能。

激光诱发的光热效应主要导致局部高热、凝固、止血、气化、融合及选择性光热作用。其中选择性光热作用是通过选择适当的波长，被病灶中的靶基团最优先吸收；选择足够短的脉冲宽度，可以减少热传递引起的周围组织非特异性损伤；选择足够高的能量，能导致靶组织的热损伤破坏。利用选择性光热作用这一重要原则来选择相应的波长与脉宽，可在脉冲时间里对巨噬细胞内的文身颗粒、色素细胞及微小血管等特殊结构实现选择性破坏。选择性光热作用通常是通过高能脉冲激光系统实现。

光热作用的另一种效应是气化，即利用激光的高能量把固体组织转化成气态，可以用于整形手术中的组织精细切割与止血，以及消除细小面部皱纹。

（二）光爆裂效应（photo disruptive interactions）

这类效应主要由脉冲激光产生，激光能量转换成声能，属机械能，产生高冲击力的冲击波（shock wave）。这种冲击力量可用来爆裂与粉碎组织，该效应通过调节峰值功率（peak power）、脉冲宽度、脉冲强度及激光的聚焦程度实现预期效果。

（三）光化学效应（photo chemical interactions）

当激光的能量被组织吸收并转化为化学能，此时，组织间的化学联结直接被激光光能破坏，同时，激光激发这些分子进入生物化学活跃状态，这就是激光光化学效应。激光波长是此效应的决定性因素。通常激光波长小于 400nm 时才可能直接破坏这种分子间的化学键，如准分子激光。一些特殊可见光波长的激光也可产生光化学效应。由于不同种类反应分子的电子激发态能量值不同，而且只有相应特异光子才最容易被该反应分子吸收，因此光化学效应具有波长选择性；光化学效应决定于照射光强度与曝光时间的乘积。

光化学效应包括两种类型：光分解效应，即通过组织吸收光能后导致化学分解反应的过程。比如，光合作用就是一种光致分解效应，光导致了水分解为氧与氢离子。光分解效应是通过破坏分子间的化学键来清除组织，从而精确地切割组织，对周围组织无热损伤。典型的例子是用 193nm 的氟化氩（ArF）准分子激光来矫正角膜变形，治疗角膜折射畸形。

（四）光动力学效应（photodynamic interactions）

光动力学效应是生物系统特有的由光引起的在光敏化剂帮助下发生的一种化学反应。光动力学效应实际上是一种特殊的光化学效应，当组织中光敏分子在合适波长的激光作用下，产生生物化学反应，产生单态氧。所用的可吸收光的分子媒介称为光敏剂。目前光敏剂有四百种以上。根据光敏化剂的不同可选择不同波长的光，通常相干或不相干的特殊波长的可见光或近红外波长光来控制光动力学作用。主要原理：光敏化剂吸收光能量，被激活成电子激发态分子，然后将其能量传递给邻近的氧分子，使之成为单态氧。单态氧能氧化和永久性破坏周围一定范围内的组织，导致局灶的组织变性。利用这一原理开展的治疗即光动力学治疗（photodynamic therapy，PDT）。

（五）生物刺激效应（biostimulation）

在临床用低反应水平的激光剂量（弱激光）治疗中，人们发现了一些至今不能解释的效应，如弱激光照射局部具有消炎、止痛、扩张血管、提高非特异性免疫功能和促进伤口愈合等作用，尚无法用激光的上述效应解释。目前认为生物组织吸收弱激光能量后可产生一种光致生物刺激作用。

（六）荧光效应（fluorescence）

如果所用的波长合适，某些组织在与激光相互作用后，会重新发射部分它所吸收的激光能量。这种组织发射的光是向各个方向散射的，波长也不同于所吸收的激光波长，是代表这个组织特征的特有波长。当生物组织处于健康或良、恶性病变状态时，可致波长、偏振、相干图形等光学参数的改变明显不同，因此激光诱发组织荧光可用于临床的检测和诊断。

四、常用激光仪器及其特点(表 5-13-1)

表 5-13-1　与整形外科有关的激光器及应用

激光器种类	工作物质	波长 /nm	运转方式	主要吸收基团	治疗适应证
氩	氩	488/514	连续	血红蛋白	扩张型葡萄酒色斑
KTP	磷酸钛氧钾	532	脉冲	血红蛋白	浅表血管扩张
倍频 Nd:YAG	掺钕钇铝石榴石	532	Q 开关	黑色素、文身颗粒	色素增多、文身
倍频 Nd:YAG	掺钕钇铝石榴石	532	长脉冲	血红蛋白	浅表血管性疾病
铜蒸气(溴化亚铜)	铜	578/510	准连续	血红蛋白 光动力学治疗	扩张型葡萄酒色斑 葡萄酒色斑的光动力学治疗
闪光灯泵浦脉冲染料	不同的有机溶液可供选择	400~800 510 585 630	脉冲	 黑色素、文身颗粒 血红蛋白 光动力学治疗	 色素增多、文身 浅表血管性疾病 浅表血管性疾病、体表恶性肿瘤
金蒸气	金	628	准连续	光动力学治疗	浅表血管性疾病、体表恶性肿瘤
红宝石	红宝石晶体	694	Q 开关	黑色素、文身颗粒	色素增多、文身
红宝石	红宝石晶体	694	脉冲	毛囊黑色素	毛发增多
翠绿宝石	紫翠玉晶体	755	Q 开关	黑色素、文身颗粒	色素增多、文身
翠绿宝石	紫翠玉晶体	755	脉冲	毛囊黑色素	毛发增多
Nd:YAG	掺钕钇铝石榴石	1 064	Q 开关	黑色素、文身颗粒	色素增多、文身
Er:YAG	掺铒钇铝石榴石	2 940	脉冲	水	细小皱纹、皮肤磨削、高精度组织切割
二氧化碳	二氧化碳气体	10 600	连续	水	非特异性组织破坏
高能二氧化碳	二氧化碳气体	10 600	脉冲或连续	水	细小皱纹、细小瘢痕磨削、高精度组织切割

(一) 红宝石激光

红宝石激光是人们最早研制成功而至今仍被经常采用的一种固体激光器。其工作物质为红宝石晶体,化学式为 $Al_2O_3:Cr^{3+}$,是将作为发光中心的三价铬离子(Cr^{3+})掺入刚玉(Al_2O_3)基质中并经人工生长方法而成;其中铬离子是辐射激光的激活离子,输出波长是 694nm 的红光。

Q 开关红宝石激光器的脉宽 20~40μs,峰值功率可达十兆瓦以上。该激光可被黑色素或蓝黑色的异物颗粒吸收,是选择性较高的一种色素增生类疾病或文身治疗手段。

近年脉冲红宝石激光开始用于尝试多毛症的实验与治疗。常用的脉冲宽度为 200~400μs,治疗要求的能量密度较大,多在 $30J/cm^2$ 以上。激光脱毛仍然是利用了毛囊富含的黑色素对 694nm 波长的相对高选择吸收,达到光热破坏的目的。

(二) 掺钕钇铝石榴石激光器(Nd:YAG 激光器)

其工作物质是掺钕钇铝石榴石,为掺有三价钕离子(Nd^{3+})的钇铝石榴石晶体,其中钕(neodymium,Nd)是发光物质,钇铝晶体(yttrium aluminum garnet,YAG)是基质,输出波长为 1 064nm 的近红外激光。连续输出的功率就高达数百瓦。Nd:YAG 激光器具有连续波长、准连续波长、倍频、Q 开关和自由运行脉冲等不同模式。由于其 1 064nm 波长在软组织中能穿透力强，可达到 3~5mm 的深度，并可与光导纤维联合使用，连续输出时常用组织气化、血管凝固、切割等，在整形外科中目前应用较多的是 Q 开关 Nd:YAG、Q 开关倍频 Nd:YAG 以及脉冲 Nd:YAG 激光器。

Q 开关 Nd:YAG 输出的 1 064nm 波长激光是近红外光，十分易于被黑色文身颗粒吸收，也可被黑色素吸收，是黑色文身的首选治疗手段之一。有些作者认为，也是太田痣的首选治疗。

倍频 Nd:YAG 激光器是通过波谐转换将 1 064nm 的基本波长转换成一半的波长，即 532nm。这种经过双重晶体后转换成的激光是绿光。Q 开关倍频 Nd:YAG 激光除可被黑色素、文身颗粒吸收，该激光还可较特异地被红色文身颗粒吸收。

脉冲倍频 Nd:YAG 激光波长 532nm，脉冲宽度 2~10μs 可调，由于脉冲宽度可调，可根据靶血管直径选择治疗脉宽，且其波长在血红蛋白吸收峰附近，因此也是葡萄酒色斑或其他浅表血管疾病治疗的选择之一。

（三）脉冲染料激光器

染料激光器是一种液体激光器。自 1966 年 Sorokin 等成功研制染料激光器以来，现已发现数千种有机染料可实现受激辐射输出，其中有实用价值的激光染料已达到近百种。每种染料都有一个波长连续的谱线宽度可供调谐，每种染料的可调谐波长范围可达数十纳米至数百纳米。

脉冲染料激光器（flashlamp-pumped pulsed dye laser，FPPDL）以脉冲闪光灯或其他激光为泵浦源。由于血红蛋白在 585nm 附近存在能量吸收高峰，选择的脉冲宽度 450μs、波长 585nm 的脉冲染料激光，成为以葡萄酒色斑为代表的多种浅表血管疾病最常用的治疗方法。另一种常用的脉冲染料激光器可发射波长 510nm，脉冲持续时间 300μs 的绿色可见光，主要被黑色素或文身染料吸收，作用原理与倍频 Nd:YAG 激光相似，用于治疗体表色素性疾病或文身。此外，脉冲染料激光器发出的 630nm 波长的红光，还可用于葡萄酒色斑、体表肿瘤等浅表血管疾病光动力学治疗的光敏光源。

（四）翠绿宝石激光器

闪光灯泵浦翠绿宝石激光器与红宝石激光相似，翠绿宝石激光器也是发射红光，使用的工作物质是翠绿宝石晶体，波长较长，为 755nm，脉宽 40~80μs。该波长也易被黑色素或黑、蓝或绿色异物颗粒吸收，加上 Q 开关翠绿宝石激光提供的瞬间高能与短脉宽使组织的损伤较小，因此是色素增生类疾病与深色文身的治疗方法之一，长脉冲翠绿宝石激光则可用于脱毛。

（五）二氧化碳激光器

这是一种典型的分子气体激光器，工作物质为二氧化碳（CO_2）分子气体，其最基本的应用就是通过光热作用切割组织。二氧化碳激光器发出激光波长 10 600nm 的远红外不可见光，能迅速被水吸收，使细胞内外的水分即刻加热并汽化。但连续过量的热传导导致了非特异性的周围组织损伤，易于出现增生性瘢痕等无法接受的并发症。近年出现了两类较新的二氧化碳激光器，一种是高能超短脉冲二氧化碳激光器，在每 600μs 至 1ms 的脉冲时间内，能产生高达 500MJ 的高能，使照射组织瞬间完全气化，从而防止了治疗组织残余热量的非特异性传导，使破坏的精度大大降低。

另一类新型二氧化碳激光器是采用通用的连续二氧化碳激光器，配以微处理器控制的高速旋转镜头，输出的高能量密度的激光呈螺旋式扫描，使每照射点的时间短于皮肤的热弛豫时间。输出的每光斑直径 2~6mm，完成一次旋转周期的时间约 0.2 秒。这两类新型二氧化碳激光器的出现，使利用激光进行的皮肤表面重塑（laser skin resurfacing）成为可能，并用于临床的面部细小皱纹消除、萎缩性痤疮瘢痕的治疗等，而不产生在传统的皮肤磨削或化学剥脱术中常见的深度控制的困难，从而减少了瘢痕形成、永久性色素改变等并发症。

五、激光在整形外科中的临床应用

（一）皮肤血管性疾病

20 世纪 80 年代，应用脉冲染料激光治疗葡萄酒色斑（毛细血管畸形），成为这一时代重大进展。脉冲染料激光治疗的重要理论为选择性光热作用原理。该核心内容是特殊波长的激光被特定的靶组织选择性吸收，通过光热作用达到去除病变组织的目的。对于血管性病变，靶组织就是血管中红细胞内的氧和血红蛋白；再者，激光的热作用时间（脉宽）必须小于靶组织的热迟豫时间，才能最大程度地减少周围正常组织的热损伤。脉冲激光原始波长为 577nm，不久被调整成 585nm 及 595nm，这两个波长也有更深的穿透深度，同时闪光灯可以更有效地激发染料，脉冲染料激光还提供了表皮冷却装置，以保护表皮不受热损伤。

1993 年，强脉冲光技术（IPL）的应用标志着光学治疗技术又一个新进展。IPL 使用的不是单一波长的光，而是一个宽光谱的可见光，其光段波长在 420~1 000nm，脉冲输出可为单一脉冲、双脉冲及三脉冲形式，并有 1.5~2.0ms 脉冲延迟，以便在脉冲之间使表皮得以冷却。

1. 葡萄酒色斑（port-wine stains，PWS）　又称鲜红斑痣，民间俗称“红胎记”。这是一种常见的先天性毛细血管畸形（congenital capillary malformation，CM），发病率约为 0.3%。病理表现为真皮内数量增多的扩张畸形毛细血管。出生常为粉红色 - 鲜红色，随年龄增长并不出现自发消退，并且可以出现病灶颜色加深、增厚、结节形成。脉冲染料激光为葡萄酒色斑目前的一线治疗方式，其 585~595nm 波长可以被血红蛋白特异吸收，达到病灶血管的破坏。其治疗安全，操作简便，并发症少，是目前使用最广泛的治疗方式。另外，532nm、1 064nm、755nm、强脉冲光、光动力学治疗等亦是目前可作为染料激光疗效不佳时的选择方案。

2. 婴幼儿血管瘤　本质上是内皮细胞异常增殖而形成的良性肿瘤，常见于体表。由于以染料激光为代表的激光光热作用的有效治疗深度有限，所以，婴幼儿血管瘤接受脉冲染料激光等选择性光热作用治疗的适应证是浅表型、病变稳定或消退期浅表残余毛细血管病灶。经过 2~3 次治疗后可达到较理想的效果。

3. 其他体表血管性疾病　体表的多种血管性疾病，如毛细血管扩张、红斑狼疮（酒糟鼻），静脉湖、充血性增生瘢痕等通过激光治疗均可有一定程度改善，皮肤异色病、卡波西肉瘤、化脓性肉芽肿、疣也均是治疗的适应证。

（二）皮肤色素疾病

激光治疗是黑色素增多类疾病的首选治疗方法。皮肤色素性疾病常见的有色素痣、褐青斑、咖啡牛奶斑、太田痣、脂溢性角化、雀斑等，目前常用激光治疗，包括 Q 开关激光（1 064nm、755nm、532nm）。由于黑色素对上述较大波长范围的激光均能较好吸收，Q 开关激光提供的微秒级脉宽与瞬间高能实现了对黑色素颗粒的选择性光热作用，对其他皮肤组织的损伤很小，因此成为色素增生类疾病与深色文身的首选治疗方法。另外，近年出现的皮秒激光（1 064nm、755nm、532nm）能够更好地粉碎黑色素，对于文身、真皮类色素增多疾病获得更佳疗效。

1. 太田痣是 1938 年日本学者首先描绘的一种波及巩膜及同侧面部三叉神经分布区域，呈地图状的蓝灰色斑块，由乳头状和上层真皮中的良性树状黑色素细胞增多引起。组织中黑素细胞在真皮的位置较深。常选用长波段（755nm，1 064nm）的 Q 开关 / 皮秒激光用来治疗深部色素，利用上述激光进行太田痣的治疗可达到理想效果，一般需要 3~7 次治疗，即可接近完全消退。

2. 雀斑是一种具有遗传倾向的色素增加性皮肤病，常见于面部，主要见于曝光部位，雀斑的颜色受日光照射的量而异，冬季色浅，呈淡棕色，夏季色加深，呈棕色或暗棕色，孤立存在而不融合。组织中见表皮基底层黑素增多，但黑素细胞密度并未增加，常选用 755nm 波长的 Q 开关翠绿宝石激光。

3. 黄褐斑是后天获得性面部色素代谢异常性皮肤病，为常见的慢性损容性皮肤病，多发生于育龄女性。临床上主要表现为面部对称性分布、形态不规则的褐色斑片，色素深浅可能与季节、日光、内分泌变化有一定关系。镜下表现是基底层的黑色素增加，但无黑色素细胞的增殖，即主要是黑色素形成活跃，有的在表皮，有的在真皮，还有的在表真皮交界部，且颜色深浅不一。黄褐斑的治疗主要包括局部外用药物，化学换肤，光电治疗和中医药治疗。

虽然黄褐斑的治疗手段多样，但疗效并不十分满意，且停止治疗后易复发。因此，激光治疗联合其他方法，包括口服药物、外用药物及防晒等，是目前比较可行的治疗选择。由于黄褐斑在病理生理上表现为黑素细胞异常活跃，激光或强脉冲光在治疗黄褐斑时应最大程度减少对黑素细胞的刺激，避免黄褐斑加重。因此，在能量选择上只针对黑素细胞内或细胞间的黑素颗粒进行选择性光爆破，通过低能量、多次光爆破作用使黑素细胞功能失活或抑制，同时黑素颗粒的多次光爆破，可以使黑素颗粒更微小化，更有利于被吞噬排出。目前常规激光治疗采用 Q 开关 1 064nm 激光配合大光斑，低能量，反复多遍治疗。

4. 咖啡牛奶斑是先天性的皮肤淡棕色的斑块，是单纯的表皮色素增多的表现，也见于神经纤维瘤病及其他神经外胚层综合征患者。色泽自淡棕至深棕色不等，表面皮肤质地正常。镜下表现与雀斑十分相似，主要表现为表皮中的黑色素数量异常增多，但黑色素细胞的数量是正常的。目前常用的激光治疗包括 Q 开关 532nm 激光、Q 开关 694nm 激光、Q 开关 755nm 激光、Q 开关 1 064nm 激光、强脉冲光等。虽然治疗咖啡牛奶斑的激光种类很多，但尚没有一种治疗方式能够获得稳定的疗效，治疗的安全性、有效率及复发率仍是一个亟待克服的难点。

5. 脂溢性角化，俗称老年斑，是常见的表皮黑色素沉着。常选用 Q 开关 755nm 激光，上述多种激光治疗亦有效，一般经 2~3 次治疗即可明显改善。

（三）文身及外伤性文身

通常所指的文身是一种人工的化妆，又称人工文身、职业文身（professinal tattoo）。常是由专业文身人员利用专用工具不可溶的颜料，如卡红、靛蓝、铬绿、钴蓝和汞等刺入皮下的装饰手法，形成各种花纹与图案。但目前在中国最常见的文身还是由非专业的人员用缝针将墨水刺入皮下形成的，多数是黑色或蓝色的。镜下可观察到真皮层内色素颗粒及数量不同的嗜色素巨细胞积聚。

文身治疗目的是用最短的时间彻底清除文身色素，不留瘢痕。经历了电灼、手术、冷冻、磨皮等创伤较大的文身治疗阶段，Q 开关激光因能安全有效地祛除文身，已经成为治疗文身的金标准。

Q 开关激光包括 Q 开关 532nm 激光、Q 开关 694nm 红宝石激光、Q 开关 755nm 紫翠宝石激光及 Q 开关 1 064nm Nd：YAG 激光。Q 开关激光治疗文身是基于选择性光热效应原理。文身色素颗粒作为靶组织选择性吸收相应波长的激光，且激光脉宽短于热弛豫时间（组织加热后温度降到一半所需要的时间），形成更小的碎片，被巨噬细胞吞噬后经淋巴系统排出体外，而真表皮及皮肤附属器的损伤极小。

近年来，皮秒激光的问世让色素类治疗多了新的选择。通常文身色素颗粒的直径是 30~300nm，热弛豫时间在 10 纳秒以内。当前 Q 开关激光脉宽是纳秒。脉宽更短的皮秒激光能提高激光束的能量峰值，使得文身色素得到更有效地爆破，成为更细小的颗粒，更有利于机体淋巴系统的清除，进而加速文身的清除。

巨脉冲模式在短脉冲时间内提供了极高的能量，产生的瞬间高温使文身颗粒因热膨胀而破碎，碎片中的较大颗粒容易为组织中的巨噬细胞或其他炎症细胞所吞噬，最后被输送至局部淋巴结。此外，治疗过程中也有部分碎片经表皮消除。

对于黑色文身，上述的激光均可出现明显的效果，一般认为业余文身经过 3~5 次治疗多可消除，尤其是装饰性的文眉或眼线，色素颗粒分布表浅，多数经 1~2 次治疗即可消除。但多色职业文身可能需要更多的次数，较难完全清除，这主要是因为职业文身使用的是有机金属染料，且刺入部位较深。以一组 Q 开关翠绿宝石激光的治疗结果为例，业余文身与职业文身达到清除时的平均治疗次数分别为 4.6 次与 8.5 次。此外，职业文身中不同色彩的颗粒对激光吸收还与波长有密切关系（表 5-13-2）。

表 5-13-2 彩色文身颗粒对不同波长激光的吸收程度

激光器类型	波长	黑色颗粒	绿色颗粒	红色颗粒
Q 开关红宝石激光	694nm	+++	++	–
Q 开关翠绿宝石激光	755nm	+++	+++	–
Q 开关 Nd：YAG 激光	1 064nm	+++	+	–
Q 开关倍频 Nd：YAG 激光	532nm	–	–	+++
闪光灯泵浦脉冲染料激光	510nm	–	–	+++

注：+++，++，+，– 分别代表对该激光反应的程度从极强到弱。

专业文身往往包含多种颜色，需要多种波长，上述的任何一种 Q 开关激光都能有效地去除黑色或蓝色文身，治疗后的瘢痕或皮肤质地改变罕见。一般认为，绿色文身颗粒可选择 Q 开关翠绿宝石激光治疗，红色文身可选择 Q 开关倍频 Nd：YAG 激光，反之则无效。彩色文身如能选择合适波长的激光，经过多次治疗，多数能得到较理想的结果。

外伤性文身，即外伤性色素沉着（post traumatichyperpigmentation，PTH）是因各种创伤导致皮肤受损而引起的皮肤色素改变，表现为棕褐色或浅褐色斑片，可分布于各个部位，形态大小由所受外伤而定，日晒后颜色会有所加深。通常恢复较慢，一般 3 个月才开始逐渐变淡，有少部分终生存在，给患者带来很大的精神痛苦及心理负担。对于此类文身的治疗需根据异物的颗粒大小、色泽、深浅而定，较表浅的可以通过上述的选择性激光光热作用治疗达到理想的效果，但对于异物颗粒较大而密集的病例，可能难以奏效，只能选择整形外科手术治疗。

（四）激光除皱及皮肤表面重塑

皱纹是皮肤衰老的主要表现，如何治疗或减轻已出现的皱纹是目前皮肤美容科学最为关注的课题之一。皮肤皱纹的治疗方法多种多样，从传统的手术，到注射、填充，以及近年来迅速发展的射频、激光治疗等，为治疗提供了多种选择。而各种光电技术，如点阵激光、射频、强脉冲光等，在静态皱纹的治疗中因其有效性高、停工期短、创伤小、不良反应小而被认为是安全有效的治疗皱纹的方法。

激光治疗皱纹的手段多种多样，应依据皱纹的不同程度及患者的要求而选择不同的治疗方案。点阵激光可以延缓并缓解，甚至是治愈皮肤老化的多种状态（皱纹、松弛、色素沉着、皮肤粗糙、轮廓改变、皮肤萎缩、毛细血管扩张、弹性丧失等），且无传统药物治疗的系统不良反应，安全性较高。强脉冲光对毛细血管扩张、面部潮红、雀斑等色斑及毛孔粗大、脸部静态皱纹的治疗确有较好的治疗效果，具有痛苦小、无皮肤损伤、不良反应小等优点。

射频技术用于改善皮肤皱纹是美容的一种全新理念，与其他除皱方法相比，它具有安全性高、不良反应极小、患者耐受性好的优点。尤其是近年出现的皮内射频，作为一种新型技术，其治疗效果良好，并发症少，安全性高，且作用时间长，适用于较为粗大的静态皱纹。聚焦超声能够在无创的皮肤表面上起到良好的疗效，眼周、面颊部、下颌缘都有明显的改善，并减少颏下皮肤松弛，但是对 BMI>30kg/m^2 的皮肤松弛患者疗效欠佳。另外，瘢痕磨削、面部除皱、眼袋等整形手术可应用超短脉冲或超脉冲 CO_2 激光进行治疗。激光联合应用更立体的解决多种皮肤老化问题，相互补充、联合治疗，并减少不良反应，已成为治疗皱纹的大趋势。

（五）多毛症与脱毛

1963 年激光开始应用于医学时，即有人曾经尝试过用当时的红宝石激光脱毛，但较成熟的治疗是在近年开始形成的。激光脱毛术是利用毛囊、毛球等毛发结构中的黑色素细胞对激光能量的选择性光热吸收而破坏，从而达到脱毛的目的。目前可选择脉冲翠绿宝石、红宝石激光及新型的半导体二极管激光（800nm、694nm 及 755nm 波长的激光）等多种激光发生器，初步报道提示每次治疗后的暂时性毛发脱落将持续 1~3 个月，长效的脱毛效果需要长期的门诊治疗。相对于以往的治疗，激光脱毛无疑易于操作，而又可能达到类似毛发电解术毛发破坏效果，是脱毛治疗的重要进展。这一方法减少了脱毛过程的痛苦。

此外，由于毛发的生长分为三期：生长期、退行期及休止期。只有生长期及部分退行期的毛发具有上述的黑色素分布及热动力学特点，因此，对未成熟的毛发作用不大。因此，激光脱毛一般需要反复治疗才能实现持久的脱毛目的。

（六）瘢痕

瘢痕是各种创伤后所引起的正常皮肤组织的外观形态和组织病理学改变的统称，它是人体创伤修复过程中必然的产物。瘢痕生长超过一定的限度，就会发生各种并发症，诸如外形的破坏及功能活动障碍等。根据其临床表现又分为瘢痕疙瘩，增生性瘢痕，萎缩性瘢痕。

1. 瘢痕疙瘩（keloid form） 是一种皮肤创伤愈合过程中成纤维细胞异常增殖所导致的皮肤良性肿瘤，亚裔人群的发生率约为 0.15%，尚无根治方法。激光治疗是瘢痕疙瘩新兴的治疗手段，主要包括传统的剥脱性激光和新兴的非剥脱性激光，不同激光的作用机制和疗效差异较大，其治疗后复发率也不尽相同。有多种因素影响瘢痕疙瘩的疗效与复发。治疗上最大挑战是瘢痕疙瘩的高复发率，据统计，单纯手术切除或皮质醇注射的复发率超过 50%。瘢痕疙瘩的激光治疗主要包括传统的剥脱性激光，包括二氧化碳（CO_2）激光和铒（Er）激光，主要依靠光热效应发挥作用，但是往往伴随着较高的复发率（39%~92%）。

比起传统的剥脱性激光，新兴的非剥脱性激光，如 PDL 和 Nd：YAG 激光，能够发挥选择性光热效应，尽管其作用机制尚不明确，其对病理性瘢痕的治疗作用也已得到公认。595nm 的 PDL 激光可选择性破坏红细胞，进而减少组织毛细血管。自此，PDL 成为瘢痕疙瘩激光治疗的常用方式，可提高温哥华瘢痕评分量表评分，改善瘢痕的色沉。PDL 激光能提高瘢痕疙瘩或者增生性瘢痕的总体评分，但是瘢痕各项指标，如水肿、色泽等，并非在 PDL 治疗后都获得改善，PDL 激光联合治疗作用可能主要是改善瘢痕的症状。相比于 PDL 仅能作用于表皮和真皮乳头层的浅层血管，Nd：YAG 激光能够达到更深层次的血管，与 PDL 激光类似，均能抑制病理性瘢痕组织中的新生血管形成。此外，Nd：YAG 激光能够破坏毛囊，减少其对瘢痕疙瘩生长中的促进作用。

2. 萎缩性瘢痕　多见于痤疮遗留的瘢痕，痤疮瘢痕又可以进一步分为冰锥样瘢痕（icepick scar）、厢车样瘢痕（box carscar）和碾压样瘢痕（rolled scar）。激光是治疗痤疮瘢痕有效的方法之一。用于治疗痤疮瘢痕的激光分为剥脱性激光及非剥脱性激光。前者包括 CO_2 激光、波长 2 940nm 的 Er：YAG 激光，此类激光脉冲相对较窄，能量高，可将足够的能量打入目标皮肤组织使之气化，并通过限制作用时间来控制热损伤的深度。能刺激真皮内成纤维细胞产生新的胶原蛋白，使真皮内胶原纤维增加并重新排列，从而使瘢痕变浅。后者包括波长 1 320nm 的 Nd：YAG 激光、波长 1 064nm 的长脉冲 Nd：YAG 激光、波长 1 550nm 的 Er：Glassrr 激光、半导体激光。与剥脱性激光相比，非剥脱性激光发生作用时避免了表皮的气化，通过直接热刺激真皮来促进胶原的重塑，因此具有较高的安全性。

另外，剥脱及非剥脱激光，亦可选择点阵模式，通过发射呈点阵排列的微小激光光束，作用于表皮和真皮。每一光束穿透皮肤后形成中心的剥脱带和周围的热凝固带，在皮肤特定的深度造成均匀的微热损伤区。点阵激光的光热作用能够选择性地损伤真皮组织，从而通过热损伤反应来诱导胶原形成。微损伤区在修复的过程中产生胶原蛋白，表皮重塑，进而改善瘢痕症状。总体而言，剥脱性激光疗效好，但不良反应大；非剥脱性激光不良反应小，但疗效差于剥脱激光。

此外，皮肤微针及射频也可用于痤疮瘢痕的治疗。微针的滚筒穿透表皮造成表皮损伤及微血管的少量出血。与剥脱激光不同的是，这种治疗并不会将表皮剥脱掉，因此此种治疗相对来说更加安全，并且可以重复治疗。射频通过皮肤真表皮组织的阻抗产生热量而进一步激活组织的修复，临床上一般采用双极射频来治疗瘢痕痤疮。双极射频装置的正负极有序的放置于同一治疗手具上，在治疗中，两极产生电流，通过有电阻的组织时，这种电磁作用则可以通过微针或者多电极针来产生热量，进而导致表皮的微剥脱及真皮组织的凝固。

3. 增生瘢痕　各种创伤、烧伤、手术、感染和注射等均可引起增生性瘢痕的发生。各种年龄均可发生，发生部位不定，病变突出于表面，早期疼痛伴瘙痒，色红质硬，一般在 1 年后逐渐萎缩、稳定。近 30 年来，激光的发展为增生性瘢痕的治疗提供了创伤小、治疗过程容易被患者接受的选择，解决瘢痕所带来的容貌损害、色素异常、瘙痒疼痛、供区皮肤缺乏等症状及功能缺陷问题。随着激光技术的发展，有多种激光用于增生性瘢痕的治疗，但不同激光应用于增生性瘢痕的不同病变阶段，临床疗效差异较大。

对于增生期瘢痕，即瘢痕形成的早期，1~3 个月开始，持续 3~6 个月，表面充血明显，呈鲜红或紫红，病理表现为毛细血管扩张、成纤维细胞增殖、大量胶原纤维形成，痒痛症状轻重不一。因此治疗时应根据早期增生性瘢痕的病理特点选择波长 500~600nm 激光作用于瘢痕内血管。应用于增生性瘢痕早期最具代表性的激光有 585~595nm 脉冲染料激光，强脉冲光、KTP532nm、可调脉宽倍频 Nd：YAG 532nm 等。对于成熟期瘢痕，也称静止期，12 个月后开始，或者 2~3 年才开始进入成熟期，此期瘢痕仍高于皮肤，质地较韧，瘢痕与基底及周边皮肤分界较清楚。病理特点为瘢痕内大部分毛细血管已闭合，胶原纤维由增生漩涡状排列变成结节状排列，重新出现细小的弹性纤维。常用于此期的激光有超脉冲点阵 CO_2 激光、Er：YAG 激光。点阵激光的作用机制是点阵式光热作用理论，即点阵激光作用于瘢痕时产生矩阵状排列的微热损伤，会刺激皮肤重新均匀地启动修复程序，最终使包括表皮和真皮在内地全层皮肤发生重塑和重建，达到治疗目的。

4. 总结　激光技术已普及成为整形外科的常规治疗范畴，是不可忽视的新治疗手段，为许多棘手问题提供了更佳疗效及更多元选择。因此，整形外科医生需更多地掌握相关知识，与传统的手术治疗结合使用，才能为患者选择更合理、全面的治疗。

【临床病例讨论】

患者，女，43岁，因“双侧面部褐青色斑片25年”于我科就诊。

现病史：患者25年前无明显诱因出现双侧颧部、鼻背散在界限分明的褐青色斑片，无瘙痒、疼痛、红肿等不适。自觉日晒后加深。自行外用“淡斑精华”等自觉无明显改善。13年前患者妊娠后自觉斑片颜色进一步加深，范围扩大，斑点延伸至颞部及额部，并融合成片。后患者严格防晒，采用外用防晒霜及面部遮挡的方式，自觉颜色稍有淡化。现觉斑片影响外观，于我科就诊。

既往史：既往体健，无药物过敏与其他变态反应性疾病及传染病史。

个人史、家族史：无抽烟饮酒史，兄弟姐妹体健，否认家族遗传病史及类似疾病史。皮肤类型为Fitzpatrick Ⅲ型。

查体：双侧颧部、鼻背、颞部可见散在褐青色斑点，圆形或不规则形，部分融合成片，斑片间可见正常皮肤。体位实验阴性（图5-13-1）。

Wood灯检查：Wood灯下颜色对比度无改变。

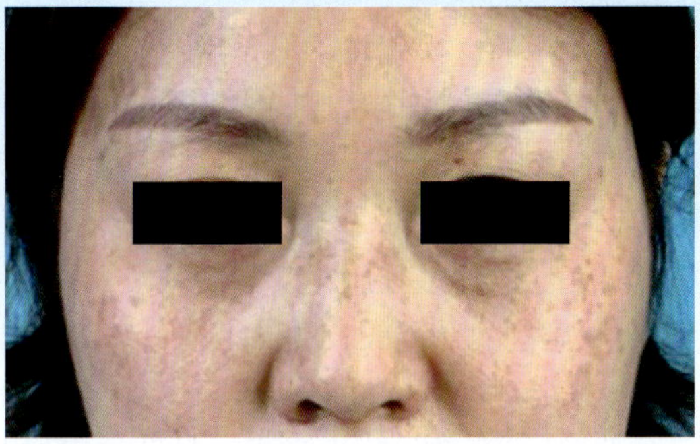

图 5-13-1　双侧对称分布散在褐青色斑片

知识点：Fitzpatrick 皮肤分型

Ⅰ型：总是灼伤，从不晒黑；主要见于北欧人种。
Ⅱ型：总是灼伤，有时晒黑；主要见于高加索人种。
Ⅲ型：有时灼伤，有时晒黑；主要见于高加索人、黄色人种。
Ⅳ型：很少灼伤，经常晒黑；主要见于地中海人、黄色人种。
Ⅴ型：从不灼伤，经常晒黑；主要见于西班牙人、黄色人种。
Ⅵ型：从不灼伤，总是晒黑；主要见于黑色人种。

知识点：褐青斑发病机制假说

1. 表皮黑色素细胞迁移导致获得性真皮黑色素细胞增多。
2. 由于炎症或皮肤萎缩，激活真皮内原本存在的真皮黑色素细胞。
3. 毛球中黑色素细胞迁移至真皮。
4. 治疗后的黑色素细胞再次激活，导致皮损复发。

1. 诊断

（1）定性诊断：根据患者典型外观表现——双侧对称分布褐青色斑点，圆形或不规则形，部分融合成片，斑片间可见正常皮肤，考虑褐青斑。

(2)定位诊断：褐青斑病损一般位于真皮层，表现为真皮层树突状和星状黑色素细胞增多。患者斑点在 Wood 灯下颜色对比度无明显改变可以辅助证明。

(3)鉴别诊断：褐青斑常需与以下疾病鉴别。

1)雀斑：雀斑常在儿童时期发病，多发于女性，好发于光暴露部位，尤其是面正中部。日晒后加重，不发生于黏膜处。皮损为褐色小斑点，粟米大小，散在不融合。常有家族史。

2)瑞尔黑变病(Riehl melanosis)：Riehl 于 1917 年首先报道，本病与多种因素有关。主要见于饥饿、营养不良、维生素缺乏及长期使用劣质化妆品等，此外与性腺、垂体、肾上腺皮质、甲状腺等内分泌功能等有关。本病多见于中年妇女。皮损常好发于额、颈部，灰紫色或紫褐色网状斑点，粉状小鳞屑，后可融合成片。初起面部红斑伴瘙痒，继之色素沉着，皮损可为淡棕色，后期出现皮肤轻度萎缩。

3)黄褐斑：好发于中青年妇女。与妊娠、日晒、口服避孕药、不恰当使用化妆品等多种诱发因素有关。皮损常对称分布于面颊，表现为黄褐色或深咖啡色斑片，颜色深浅不一，斑片间无正常皮肤，边缘常不清晰。皮损范围大小可随日晒、精神状态等改变。

2. 临床诊疗决策

(1)病情评估：褐青斑一般预后良好，多数患者经激光多次治疗后可完全清除。影响患者预后的因素包括：①病灶颜色深浅；②患者 Fitzpatrick 皮肤分型；③是否有持续的诱发因素。

本病例患者病灶颜色较深，且肤色类型属于 Fitzpatrick 皮肤分型Ⅲ型，平时在室内工作，较少外出，预后较好。

(2)治疗：以往多采用化学剥脱或皮肤磨削的治疗方法。化学剥脱疗效欠佳，并容易引起持久的色素改变；皮肤磨削术需要较长的停工期，且容易遗留瘢痕和长期的色素改变。

近年来光电技术的发展，已经证实 Q 开关激光(694nm 红宝石激光、1 064nm Nd：YAG 激光、755nm 翠绿宝石激光)可有效治疗褐青斑。最新的皮秒级翠绿宝石激光因脉宽较短，对表皮光热损伤更小，同时通过光声效应对色素基团产生更大破坏效应，其疗效可能优于 Q 开关激光。副反应包括疼痛、结痂、炎症后色素沉着等，程度更轻、恢复更快，患者满意度高。

每次治疗间隔可根据皮损和炎症后色素沉着恢复情况决定，一般为半年至一年。

(3)炎症后色素沉着处理

1)注意防晒，可外用防晒霜配合物理防晒。

2)可适当外用美白产品，如氢醌霜(2%)、壬二酸、维生素 C、烟酰胺等。

3)必要时可采用低能量皮秒翠绿宝石激光辅助治疗。

知识点：炎症后色素沉着(post-inflammatory hyperpigmentation，PIH)

PIH 是一种炎症后皮肤色素增加病变，可由各种内源性或外源性因素导致。当炎症发生时，表皮细胞膜产生炎症因子，包括前列腺素、白三烯和血栓素，这些代谢物可以增加黑色素细胞大小，导致黑色素细胞树突状增殖。

据统计，褐青斑激光后 PIH 发生率约为 27.7%~87% 不等，因其可造成原有色素皮损范围扩大，颜色加深，引发不必要纠纷。因此需在术前与患者详细告知，并告知患者相应处理措施，减少患者不安情绪。

3. 随访 应注意门诊随访，尽量避免诱发因素。全年注意防晒，避免在每天日光照射最强烈的时间(10 时至 16 时)长时间暴露在日光下。外出前 20~30 分钟开始涂抹防晒霜，间隔 3~4 小时涂抹一次。

【复习题】

1. 简述褐青斑的特征性临床表现。
2. 褐青斑该如何诊断和鉴别诊断?
3. 简述褐青斑的治疗要点。

(马 刚 林晓曦)

参考文献

[1] ANDERSON R, PARRISH J. Selective photothermolysis: Precise microsurgery by selective absorption of pulsed radiation. Science, 1983, 220 (4596): 524-527.

[2] HAMILTON M, CAMPBELL A, HOLCOMB J D. Contemporary laser and light-based rejuvenation techniques. Facial Plast Surg Clin North Am, 2018, 26 (2): 113-121.

[3] STEWART N, LIM A C, LOWE P M, et al. Lasers and laser-like devices: Part one. Australas J Dermatol, 2013, 54 (3): 173-183.

[4] SEBARATNAM D F, LIM AC, LOWE P M, et al. Lasers and laser-like devices: Part two. Australas J Dermatol, 2014, 55 (1): 1-14.

[5] RINALDI G, BATUL SYED S. Laser for vascular anomalies: Successful outcomes in children. Clin Exp Dermatol, 2020, 45 (2): 141-146.

[6] YU W Y, ZHU J F, YU W X, et al. A split-face, single-blinded, randomized controlled comparison of alexandrite 755nm picosecond laser versus alexandrite 755nm nanosecond laser in the treatment of acquired bilateral nevus of Ota-like macules. J Am Acad Dermatol, 2018, 79 (3): 479-486.

[7] PLENSDORF S, LIVIERATOS M, DADA N. Pigmentation disorders: Diagnosis and management. Am Fam Physician, 2017, 96 (12): 797-804.

[8] Tanghetti E A, Hoffmann K A, Hoffmann K. Short-pulsed laser for the treatment of tattoos, pigmented lesions, scars and rejuvenation. Semin Cutan Med Surg. 2017, 36 (4): 148-154.

[9] CONNOLLY D, SCHILLING L, SAEDI N. Advances in fractional technology for skin rejuvenation, skin tightening, drug delivery, and treating scars and skin defects. Semin Cutan Med Surg, 2017, 36 (4): 138-147.

中英文名词索引

G

H

J

K

L

M

N

O

P

Y

Z